W0263049

Verhandlungen der Deutschen Gesellschaft für Neurologie

3

58. Tagung
Jahrestagung vom 19.–22. September 1984
in Heidelberg

Kardiovaskuläre Erkrankungen und Nervensystem

Neurotoxikologie

Probleme des Hirntodes

Herausgegeben von
H. Gänshirt, P. Berlit und G. Haack

Mit 216 Abbildungen und 133 Tabellen

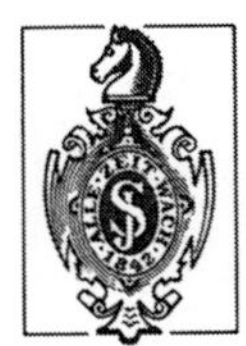

Springer-Verlag
Berlin Heidelberg New York Tokyo

Prof. Dr. HEINZ GÄNSHIRT
Neurologische Klinik der Universität
Voss-Straße 2, 6900 Heidelberg

Privatdozent Dr. PETER BERLIT
Neurologische Klinik Mannheim
der Universität Heidelberg
Theodor-Kutzer-Ufer,
6800 Mannheim

Dr. GABRIELE HAACK
Neurologische Klinik der Universität
Voss-Straße 2, 6900 Heidelberg

CIP-Kurztitelaufnahme der Deutschen Bibliothek

Kardiovaskuläre Erkrankungen und Nervensystem, Neurotoxikologie, Probleme des Hirn-
todes: [Jahrestagung vom 19.–22. September 1984 in Heidelberg] / hrsg. von H. Gänshirt ... –
Berlin ; Heidelberg ; New York ; Tokyo : Springer, 1985.
  (Verhandlungen der Deutschen Gesellschaft für Neurologie ; 3) (... Tagung / Deutsche
Gesellschaft für Neurologie ; 58)

ISBN-13: 978-3-540-13949-2   e-ISBN-13: 978-3-642-46521-5
DOI: 10.1007/978-3-642-46521-5

NE: Gänshirt, Heinz [Hrsg.] ; Deutsche Gesellschaft für Neurologie: Verhandlungen der
Deutschen ...; Deutsche Gesellschaft für Neurologie: ... Tagung

Verantwortlich für den Anzeigenteil: M. Olle, Kurfürstendamm 237, D-1000 Berlin 15
2125-3130/543210

Inhaltsverzeichnis

Verzeichnis der Autoren und Vortragenden

Ackermann H., Dr.med., Neurologische Klinik der Universität Tübingen

Adam H., Dr.med., Abteilung für klinische Chemie und Zentrallaboratorium der Universität Marburg

Agnoli A.L., PD Dr.med., Abteilung für Neuroradiologie am Zentrum für Radiologie der Justus-Liebig-Universität Gießen

Alexopoulos T., Dr.med., Neurologische Universitätsklinik Hamburg-Eppendorf

Altenkirch H., Prof.Dr.med., Neurologische Klinik im Klinikum Steglitz der FU Berlin

Anderseen C., Dr.med., Sektion Neurophysiologie der Universität Ulm

Angstwurm H., PD. Dr., Neurologische Klinik der Universität München Klinikum Großhadern

Anstätt T., Dr.med., Neurologische Abteilung der Nervenklinik, Universität des Saarlandes Homburg/Saar

Arendt G., Dr.med., Neurologische Universitätsklinik Düsseldorf

Argyrakis A., Dr.med., Zentren für neurologische und psychologische Medizin der Universität Göttingen

Arlt A., Dr.med., Neurologische Universitätsklinik und Poliklinik Hamburg-Eppendorf

Arold N., Dr.med., Funktionsbereich Neurochemie im Zentrum für Nervenheilkunde der Universität Marburg

Aulich A., Dr.med., Neurologische Klinik der Universität Düsseldorf

Autenrieth G., Dr.med., I. Medizinische Klinik des Klinikums Großhadern der Ludwigs-Maximilians-Universität München

Baas H., Prof.Dr.med., Zentrum für Neurologie und Neurochirurgie, Abteilung für Neurologie der J.W. Goethe Universität Frankfurt a.M.

Balck F., Dr.med., Neurologische Klinik der Universität Erlangen

Barner A., Dr.med., Stadtkrankenhaus Fürth

Barnett H.J.M., M.D., Dept. of Clinical Neurological Sciences, London, Canada

Bauer H.J., Prof.Dr.med., Zentrum für Neurologische Medizin, Göttingen

Bauer R., Dr.med., Neurologische Universitätsklinik Hamburg

Baumgarten F. v., Dr.med., Neurologische Klinik der Universität
Würzburg

Bayerl J.R., Dr.med., Neurologische Klinik der Universität Heidelberg

Bechinger D., Prof.Dr.med., Abteilung Neurologie der Universität Ulm

Beginn U., Dr.med., Medizinisches Institut für Umwelthygiene an der
Universität Düsseldorf

Benecke R., PD Dr.med., Zentrum für Neurologische Medizin der Universität Göttingen

Berlit P., PD Dr.med., Neurologische Universitätsklinik Heidelberg

Bertram H.P., Dr.med., Institut für Pharmakologie und Toxikologie,
Münster

Besinger U.A., Prof.Dr.med. Neurologische Klinik der Technischen
Universität München

Besser R., Dr.med., Neurologische Klinik Mainz

Bette L., Prof.Dr.med., Innere Medizin III, Kardiologie, Homburg/Saar

Bewermeyer H., Dr.med., Neurologische Klinik Merheim und Max-Planck-
Institut für neurologische Forschung Köln

Biniek R., Dr.med., Neurologische Abteilung der Rheinischen Landesklinik Bonn

Birk P., Dr.med., Neurologische Klinik der TU München

Bleistein J., Dr.med., Neurologische Universitätsklinik Bonn

Böckle F., Prof.Dr.theol., Moraltheologisches Seminar an der Universität Bonn

Bogdahn U., Dr.med., Neurologische Universitätsklinik Würzburg

Böhlen R., Dr.med., Neurologische Universitätsklinik Würzburg

Bollensen E., Arzt, Zentrum für Neurologische Medizin der Universität
Göttingen

Braeuer H.C., Dr.med., Neurologische Klinik, Universitätskrankenhaus
Eppendorf, Hamburg

Breyer-Pfaff U., Prof.Dr.med., Institut für Toxikologie der Universität Tübingen

Brinkmann A., Dr.med., Neurologische Klinik der Universität Tübingen

Brune G.G., Prof.Dr.med., Neurologische Universitätsklinik Münster

Brunier A., Dr.med., Institut für klinische Strahlenkunde der
Johannes-Gutenberg-Universität Mainz

Brüske-Hohlfeld I., Dr.med., Medizinische Klinik der Universität
Düsseldorf

Buchinger B., Dr.med., Abteilung Klinische Neurophysiologie der
Justus-Liebig-Universität Gießen

Buchner H., Dr.med., Abteilung Neurologie des Klinikums der RWTH Aachen

Buddenberg D., Dr.med., Neurologische Universitätsklinik Mainz

Bützow G.H., PD Dr.med., I. Medizinische Universitätsklinik Hamburg-
Eppendorf

Burger L., Dr.med., Universitäts-Nervenklinik, Psychiatrie, Homburg/
Saar

Burkhardt E., Dr.med., Institut für Veterinär-Pathologie der Justus-
Liebig-Universität Gießen

Burkowski H., Dr.med., Medizinische Hochschule Lübeck

Busch W., Dr.med., Neurologische Klinik im Klinikum Mannheim

Busse O., Prof.Dr.med., Neurologische Klinik des Klinikums Minden

Buttinger C., Dr., New York University School of Medicine, Dept. of
Psychiatry, USA

Carls C., Dr.med., Institut für Immunologie, Abteilung für Immun-
pathologie der Universität Heidelberg

Christiani K., PD Dr., Neurologische Universitätsklinik Kiel

Clarenbach P., PD Dr., Neurologische Universitätsklinik Bonn

Claus D., Dr.med., Neurologische Klinik der Universität Erlangen-
Nürnberg

Conrad B., Prof.Dr., Abteilung Klinische Neurophysiologie der Universität Göttingen

Corradini C., Dr.med., Institut für Medizinische Mikrobiologie der
Universität Mainz

Cramer H., Prof.Dr.med., Abteilung Klinische Neurologie und Neurophysiologie, Freiburg i. Brsg.

Czernicki Z., Dr.med., Neurochirurgische Universitätsklinik Bonn

Daffertshofer M., Dr.med., Neurologische Klinik der Universität
Düsseldorf

Damm W., Dr.med., Neurologische Klinik der Universität Würzburg

Daun H., Prof.Dr.med., Neurologische Universitätsklinik mit Poliklinik,
Erlangen-Nürnberg

Decker I., cand. med., Universitäts-Nervenklinik, Neurologie, Homburg/
Saar

Deecke L., Prof.Dr.med., Neurologische Universitätsklinik Ulm

XXIV

Del Pozo E., Prof.Dr.med., Sandoz AG, Basel

Demisch K., PD Dr.med., Zentrum der Psychiatrie, Universitätsklinik Frankfurt/M.

Dengler R., PD Dr.med., Neurologische Klinik der TU München

Dichgans J., Prof.Dr.med., Neurologische Klinik der Universität Tübingen

Dieckmann G., Dr.med., Abteilung Funktionelle Neurochirurgie der Universität Göttingen

Diekmann V., Dr.med., Sektion Neurophysiologie der Universität Ulm

Diener H.C., PD Dr.med., Neurologische Klinik der Universität Tübingen

Dierich M.P., Prof.Dr.med., Klinik und Poliklinik für Neurologie der Universität Mainz

Dietrich H.-J., Dr.med., Klinik für Neurologie der Medizinischen Hochschule Lübeck

Dillmann U., Dr.med., Klinik und Poliklinik für Neurologie der Universität Mainz

Dizinger H.G., Dr.med., Abteilung Neurologie der RWTH Aachen

Dommasch D., Prof.Dr.med., Max-Planck-Gesellschaft, Klinische Forschungsgruppe für Multiple Sklerose, Würzburg

Dorndorf W., Prof.Dr.med., Neurologische Klinik der Justus-Liebig-Universität Gießen

Druschky K.-F., Prof.Dr.med., Neurologische Klinik mit Poliklinik der Universität Erlangen-Nürnberg

Dwyer D.S., Dr., Max-Planck-Gesellschaft, Klinische Forschungsgruppe für Multiple Sklerose, Würzburg

Ebner A., Dr.med., Klinikum der Albert-Ludwigs-Universität, Abteilung klinische Neurologie und Neurophysiologie, Freiburg

Eckardt V.F., Dr.med., Gastroenterologisches Institut Wiesbaden

Eckhardt H., Dr.med., Neurologische Universitätsklinik Würzburg

Eckstein H., cand.med., Neurologische Universitätsklinik Heidelberg

Einhäupl K.M., Dr.med., Neurologische Klinik, Ludwig-Maximilians-Universität München

Gräfin von Einsiedel H., Dr.med., Institut für Röntgendiagnostik der Technischen Universität München

Eissner D., Prof.Dr.med., Neurochirurgische Abteilung der Universität Mainz

Eggers R., Dr.med., Institut für Anatomie, Medizinische Hochschule Lübeck

Elger C., PD Dr.med., Universitäts-Nervenklinik Münster

Emde H., Dr.med., Institut für Neuroradiologie, Medizinische Fakultät der Universität des Saarlandes, Homburg/Saar

Engelhardt A., Dr.med., Neurologische Klinik der Universität Erlangen-Nürnberg

Englert D.H., Dr.med., Neurologische Universitätsklinik Würzburg

Enzensberger W., Dr.med., Zentrum für Neurologie und Neurochirurgie, Abteilung für Neurologie der J.W. Goethe Universität Frankfurt a.M.

Epping J., PD Dr.med., Medizinische Universitätsklinik Würzburg

Epstein L.B., Dr.med., University of California, San Francisco, USA

Erbel R., Prof.Dr.med., II. Medizinische Universitätsklinik Mainz

Esser G., Prof.Dr.med., Abt. für Medizin, Akustik und Audiologie der Universität Düsseldorf

Ewert T., Dr.med., Neurologische Universitätsklinik Essen

Falkenstein M., Dr.med., Dipl.Ing., Lehrstuhl Physiologie II, Ruhr-Universität Bochum

Fateh-Moghadam A., Prof.Dr.med., Klinikum Großhadern, Institut für Klinische Chemie, Ludwig-Maximilians-Universität München

Feistner H., Dr.med., Institut für Klinische Neurophysiologie und Experimentelle Neurologie der Medizinischen Hochschule Hannover

Felgenhauer K., Prof.Dr.med., Zentrum für Neurologische Medizin der Universität Göttingen

Ferbert A., Dr.med. Dipl.Psych., Abteilung Neurologie des Klinikums der RWTH Aachen

Filger J., Dr.med., Neurologische Universitätsklinik Würzburg

Fischer A., Dr., Klinik und Poliklinik für Neurologie der Universität Mainz

Fischer P.-A., Prof.Dr., Zentrum für Neurologie und Neurochirurgie, Abteilung für Neurologie der J.W. Goethe Universität Frankfurt a.M.

Fleischer B., Dr.med., Virologisches Institut der Universität Würzburg

Flügel K.A., Prof.Dr.med., Neurologische Abteilung des Krankenhauses Bogenhausen, München

Fornadi F., Dr.med., Klinik Dr.med. E. Wohlauf, Behandlungszentrum für Parkinsonkranke, Wolfach

Frackowiak R.S.J., Dr.med., MRC Cyclotron Unit Hammersmith Hospital, London

Fraedrich G., Dr.med., Klinikum für Herz- und Gefäßchirurgie der Justus-Liebig-Universität Gießen

Franz M., Dr.med., Neurologische Klinik am Klinikum Mannheim der Universität Heidelberg

Frech M.M., Dr.med., Sektion Neurophysiologie der Universität Ulm

Freier G., Dr.med., Neurologische Abteilung der Nervenklinik, Universität des Saarlandes, Homburg/Saar

Freund H.-J., Prof.Dr.med., Neurologische Universitätsklinik Düsseldorf

Friedemann H.-H., Dr.med., Psychiatrische Klinik der Universität Düsseldorf

Fritz K.-W., Dr.med., Zentr. Anästhesie, Medizinische Hochschule Hannover

Frowein R.A., Prof.Dr.med., Neurochirurg. Universitätsklinik Köln

Fuchs G., Dr.med., Neurologische Klinik der Universität Würzburg

Garner C.H., Dr.med., Neurologische Klinik, Ludwig-Maximilians-Universität München

Gebes S., Dr.med., Neurologische Universitätsklinik, Knappschafts-krankenhaus Bochum-Langendreer

Gehlen W., Prof.Dr.med., Neurologische Universitätsklinik, Knappschafts-krankenhaus Bochum-Langendreer

Gerharts W., Dr.med., Abteilung für Nuklearmedizin der Universität Würzburg

Gerhold B., Dr.med., Neurologische Klinik der Universität Göttingen

Gerlach M., Dr.med., Max-Planck-Forschungsgruppe für Multiple Sklerose an der Neurologischen Klinik Würzburg

Gerstenbrand F., Prof.Dr.med., Neurologische Universitätsklinik Innsbruck

Gibbs J.M., Dr.med., MRC Cyclotron Unit, Hammersmith Hospital, London

Glombitza R., Dr.med., Neurologische Klinik mit Klinischer Neuro-physiologie, Alfred Krupp Krankenhaus Essen

Gnahn H., Dr.med., Neurologische Klinik der Technischen Universität München

Goebel H.H., Prof.Dr.med., Abteilung für Neuropathologie der Universi-tätsklinik Mainz

Goldhirsch A., Dr.med., Neurologische Universitätsklinik und Ludwig Institut für Krebsforschung, Inselspital Bern

Gottwald W., Prof.Dr.med., Universitäts-Nervenklinik Erlangen

Graser W., Dr.med., Neurologische Klinik und Klinische Neurophysiologie Augsburg

Gregersen P., MD, Rigshospitalet, Arbeitsmedizinische Klinik Kopenhagen

Greulich E., Dr.med., Neurologische Universitätsklinik, Knappschafts-krankenhaus Bochum-Langendreer

Greulich W., Dr.med., Neurologische Universitätsklinik, Knappschafts-
Krankenhaus Bochum-Langendreer

Grotemeyer K.-H., Dr.med., Klinik für Neurologie der WWU Münster

Grözinger B., Dr.rer.nat., Sektion Neurophysiologie der Universität
Ulm

Gunreben G., Dr.med., Neurologische Universitätsklinik Würzburg

Haan J., Dr.med., Neurologische Klinik der Ruhr-Universität am
St.Josef-Hospital Bochum

Haas J., Dr.med., Neurologische Klinik Medizinische Hochschule Hannover

Haaß A., PD Dr.med., Universitäts-Nervenklinik, Neurologie, Homburg/
Saar

Haberl R.L., Dr.med., Neurologische Klinik der Universität München

Hacke W., PD Dr.med., Dipl.Psych., Abteilung Neurologie des Klinikums
der RWTH Aachen

Hackl J.M., Doz.Dr.med., Institut für Anästhesiologie und Wiederbelebung, Innsbruck

Hahn K., Prof.Dr.med., Neurologische Universitätsklinik Mainz

Hamel E., Dr.med., Neurochirurgische Universitätsklinik Köln

Hammann K., Dr.med., Institut für Medizinische Mikrobiologie der
Universität Mainz

Haneke E., Prof.Dr.med., Dermatologische Universitätsklinik Erlangen

Hanisch E., Dr.med., Gandhistr. 3, 5300 Bonn 1

Hartmann A., Prof.Dr.med., Neurologische Universitätsklinik Bonn

Hartung H.-P., Dr.med., Neurologische Klinik der Universität Düsseldorf

Hassel W., Bioingenieur, Neurologische Universitätsklinik Würzburg

Haubitz I., Dr.rer.nat., Rechenzentrum der Universität Würzburg

Heidbreder E., Dr.med., Medizinische Universitätsklinik Würzburg

Heidemann E., PD Dr.med., Medizinische Klinik der Universität Tübingen

Heidland A., Dr.med., Medizinische Universitätsklinik Würzburg

Heininger K., Dr.med., Neurologische Klinik der Universität Düsseldorf

Heiss W.-D., Prof.Dr.med., Neurologische Klinik Merheim und Max-Planck-
Institut für neurologische Forschung Köln

Heitmann R., Dr.med., Neurologische Abteilung der Rheinischen Landesklinik Bonn

Heller W.J., Dr.med., Neurologische Universitätsklinik Ulm

Helm E.B., Prof.Dr.med., Zentrum der Inneren Medizin der J.W. Goethe Universität Frankfurt a.M.

Henkel B., Dr.med., II. Medizinische Universitätsklinik Mainz

Henn R., Prof.Dr.med., Institut für Gerichtsmedizin Innsbruck

Hennerici M., Prof.Dr.med. Neurologische Klinik der Universität Düsseldorf

Henning K., Dipl.Chem., Neurologische Universitätsklinik Würzburg

Henningsen H., Dr.med., Neurologische Universitätsklinik Heidelberg

Herold S., Dr.med., MRC Cyclotron Unit, Hammersmith Hospital, London

Herrmann D., Dr.med., Abteilung Klinische Neurophysiologie der Justus-Liebig-Universität Gießen

Hesseling M., cand.med., Neurologische Universitätsklinik Münster

Heun R., cand.med., Max-Planck-Gesellschaft, Klinische Forschungseinheit für Multiple Sklerose Würzburg

Heuser M., Prof.Dr.med., Neurologische Klinik der Universität München, Klinikum Großhadern

Hielscher H., Dr.med., Neurologische Universitätsklinik Essen

Hilgers R., Dr.rer.nat., Abteilung Medizinische Statistik der Universität Göttingen

Hillesheimer W., Dr.med., Sektion Neuroradiologie, Klinikum der Albert-Ludwigs-Universität Freiburg

Hiller E., Prof.Dr.med., III. Medizinische Klinik der Universität München

Hirschberg M., Dr.med., Neurologische Universitätsklinik Münster

Hoege R., Dr.med., Klinik für Herz- und Gefäßchirurgie der Justus-Liebig-Universität Gießen

Hömberg V., Dr.med., Neurologische Klinik der Universität Düsseldorf

Hofferberth B., PD Dr.med., Neurologische Universitätsklinik Münster

Hoffmann O., Dr.med., Neurochirurgische Klinik der Justus-Liebig-Universität Gießen

Hofmann W.E., Dr.med., Neurologische Universitätsklinik Würzburg

Hohlfeld R., Dr.med., Neurologische Klinik der Universität Düsseldorf

Hohnstädt P., Dr.med., Neurologische Universitätsklinik Hamburg-Eppendorf

Hoke M., Dr.med., Klinik für Anästhesiologie und operative Intensivmedizin der Westfälischen Wilhelms-Universität Münster

Holl G., Prof.Dr.med., Klinik für Radiologie und Nuklearmedizin, Klinikum Steglitz der FU Berlin

Holzgraefe M., Dr.med., Zentren für neurologische und psychologische Medizin der Universität Göttingen

Hoormann J., cand.ing., Lehrstuhl Physiologie II, Ruhr-Universität Bochum

Hopf H.C., Prof.Dr.med., Klinik und Poliklinik für Neurologie der Universität Mainz

Hornig C., Dr.med., Neurologische Klinik der Justus-Liebig-Universität Gießen

Hossmann V., Dr.med., Medizinische Universitätsklinik II, Köln

Hoyer S., Prof.Dr., Abteilung für Neurochemie der Universität Heidelberg

Hüfner M., Prof.Dr.med., Medizinische Universitätspoliklinik Heidelberg

Hufnagel M., Dr.med., Neurologische Universitätsklinik Ulm

Hündgen R., Dr.med., Abteilung Neuroradiologie am Klinikum RWTH Aachen

Husstedt I., Dr.med., Neurologische Universitätsklinik Münster

Ikonomou N., Dr.med., Neurologische Universitätsklinik, Knappschafts-Krankenhaus Bochum-Langendreer

Ilsen H.W., Dr.med., Neurologische Klinik Städtisches Krankenhaus Merheim Köln

Isler W., Prof.Dr.med., Universitäts-Kinderklinik Zürich

Jäger H., Dr.med., Universitäts-Nervenklinik, Neurologie, Homburg/Saar

Janz D., Prof.Dr.med., Neurologische Abteilung Klinikum Charlottenburg Freie Universität Berlin

Janzen R.W.C., Prof.Dr.med., Neurologische Universitätsklinik und Poliklinik Hamburg-Eppendorf

Japp G., Dr.med., Abteilung für Neurologie der J.W. Goethe Universität Frankfurt a.M.

Jerusalem F., Prof.Dr.med., Neurologische Universitätsklinik Bonn

Jörg J., Prof.Dr.med., Neurologische Universitätsklinik Essen

Jones T., Dr. med., MRC Cyclotron Unit, Hammersmith Hospital, London

Jünemann K.H., Dr.med., Abteilung für Anästhesiologie der Universitäts-kliniken Heidelberg

Jutzi P., Institut für Anorganische Chemie der Universität Bielefeld

Kachelries H., Dipl.biol., Institut und Poliklinik für Klinische Immunologie und Rheumatologie der Universität Erlangen-Nürnberg

Kalden J.R., Prof.Dr.med., Institut und Poliklinik für Klinische Immunologie und Rheumatologie der Universität Erlangen-Nürnberg

Kalies I., Dr.rer.nat., Institut und Poliklinik für Klinische Immunologie und Rheumatologie der Universität Erlangen-Nürnberg

Kammerer-Hoch M.A., Dr.med., Abteilung Klinische Neurologie und Neurophysiologie Freiburg i.Brsg.

Kappos L., Dipl.Psych., Dr.med., Max-Planck-Gesellschaft Klinische Forschungsgruppe für Multiple Sklerose Würzburg

Kaps M., Dr.med., Neurologische Klinik der Justus-Liebig-Universität Gießen

Kaschka W.P., Dr.med., Psychiatrische Klinik mit Poliklinik der Universität Erlangen-Nürnberg

Kauerz U., Dr.med., Neurologische Universitätsklinik Hamburg

Keeser W., Dr.med., Institut für medizinische Psychologie der Ludwig-Maximilians-Universität München

Kellhammer U., Dr.med., Institut für Medizinische Informationsverarbeitung Statistik und Biomathematik der Ludwigs-Maximilians-Universität München

Kessler C., Dr.med., Neurologische Klinik der Universität Heidelberg

Kiesewetter H., PD Dr.Dr., Abteilung für Klinische Hämostaseologie und Transfusionsmedizin Homburg/Saar

Kießling W.R., PD Dr., Privatklinik für Multiple Sklerose Schönmünzach

Kijewski H., Dr.med., Institut für Rechtsmedizin der Universität Göttingen

Kim J.-S., Dr.med. Department of Neurology, Yonsei University College of Medicine, Seoul

Kimmig B., Dr.med., Strahlenklinik der Universität Heidelberg

Kisselbach G., Dr.med., Hals-Nasen-Ohren-Klinik der Justus-Liebig-Universität Gießen

Kleider A., Dr.med., Institut für Medizinische Mikrobiologie der Universität Mainz

Kleihues P., Prof.Dr.med., Abteilung Neuropathologie Universitätsspital Zürich

Kleine T.O., Dr.med., Funktionsbereich Neurochemie im Zentrum für Nervenheilkunde der Universität Marburg

Klinkert W.E.F., Dr.med., Max-Planck-Gesellschaft Klinische Forschungsgruppe für Multiple Sklerose Würzburg

Klös G., Dr.med., Abteilung für Neurologie des Klinikums der J.W. Goethe-Universität Frankfurt a.M.

Klug N., PD Dr.med., Neurochirurgische Klinik JLU Gießen

Knapp W.H., Prof.Dr.med., Deutsches Krebsforschungszentrum Heidelberg

Knepel W., Dr.rer.nat., Pharmakologisches Institut der Universität
Freiburg

Koch B., Dr.med., Institut und Poliklinik für Klinische Immunologie
und Rheumatologie der Universität Erlangen-Nürnberg

Koch J., Dr.med., Rehabilitationszentrum Bad Segeberg

Kochs E., Dr.med., Abteilung für Anästhesiologie Universitätskrankenhaus Eppendorf, Hamburg

Kochsiek K., Dr.med., Medizinische Universitätsklinik Würzburg

Köhne W., Dr.med., Neurologische Klinik der Universität Düsseldorf

Kölmel H.W., PD Dr.med., Abteilung für Neurologie des Klinikums
Charlottenburg der FU Berlin

Kömpf D., PD Dr.med., Klinik für Neurologie der Medizinischen Hochschule Lübeck

Köpruner V., Dr.Dipl.Ing., Institut für Elektro- und Biomedizinische
Technik der Technischen Universität Graz

Koppenhagen K., Prof.Dr.med., Klinik für Radiologie und Nuklearmedizin
Klinikum Steglitz der FU Berlin

Kohler J., Dr.med., Klinikum der Albert-Ludwigs-Universität Abteilung
klinische Neurologie und Neurophysiologie Freiburg

Kohlhepp W., Dr.med.Dr.rer.nat., Neurologische Universitätsklinik
Würzburg

Kollmeier W., Dr.med., I. Medizinische Klinik im Klinikum Mannheim

Korbmacher G., Dr.med., Abteilung Neurologie, Klinikum der Technischen
Hochschule Aachen

Kornhuber H.H., Prof.Dr.med., Abteilung Neurologie der Universität Ulm

Kornhuber J., Dr.med., Abteilung Neurologie Universität Ulm

Kotzian J., Dr.med., Neurologische Universitätsklinik mit Poliklinik
Erlangen-Nürnberg

Kountouris D., Dr.med., Neurologische Universitätsklinik, Knappschafts-
Krankenhaus Bochum-Langendreer

Krämer G., Dr.med., Klinik und Poliklinik für Neurologie der Johannes-
Gutenberg-Universität Mainz

Krause K.-H., PD Dr.med., Neurologische Universitätsklinik Heidelberg

Krauseneck P., Prof.Dr.med., Neurologische Klinik der Universität
Würzburg

Kreidt A.G., Dr.med., Neurologische Universitätsklinik Essen

Kreiten K., Dr.med., Epileptologie der Universitäts-Nerven- und Poliklinik Bonn

Krier C., Dr.med., Abteilung für Anästhesiologie Universitätskliniken
Heidelberg

Krüger C., Dr.med., Augenklinik der Medizinischen Hochschule Hannover

Krüger H., Dr.med., Neurologische Universitätsklinik Würzburg

Krumsiek J., Dr.med., Neurologische Klinik der Medizinischen Hochschule
Hannover

Kübler W., Prof.Dr.med., Abteilung für Kardiologie der Medizinischen
Universitätsklinik Heidelberg

Kühne D., Prof.Dr.med., Alfrid-Krupp-Krankenhaus Neuroradiologie
Essen

Kühner, A., Priv.Doz.Dr.med., Neurochirurgische Abteilung des
Chirurgischen Zentrums der Universität Heidelberg

Kütemeyer M., Dr.med., Abteilung für Neurologie des Klinikums
Charlottenburg der FU Berlin

Küther G., Dr.med., Neurologische Klinik der TU München

Kufner G.M., Dr.med., Neurologische Klinik und Poliklinik des Klinikums Großhadern der Ludwig-Maximilians-Universität München

Kuhn H., Prof.Dr.med., Medizinische Klinik II der Städtischen Krankenanstalten Bielefeld

Kuhn W., Dr.med., Neurologische Universitätsklinik Würzburg

Kummer R. von, PD Dr.med., Neurologische Universitätsklinik Heidelberg

Kunze K., Prof.Dr.med., Neurologische Universitätsklinik Hamburg-
Eppendorf

Kynast G., Dipl.Stat., Neurologische Universitätsklinik Heidelberg

Lachenmayer L., PD Dr.med., Neurologische Universitätsklinik Hamburg-
Eppendorf

Lagrèze H.L., Dr.med., Neurologische Universitätsklinik Bonn

Lang C., Dr.med., Neurologische Klinik mit Poliklinik der Universität
Erlangen-Nürnberg

Lang W., Dr.med., Neurologische Universitätsklinik Ulm

Langbehn A.-F., Dr.med., Rehabilitationszentrum Bad Segeberg

Lange H., Dr., Rheinische Landesklinik der Universität Düsseldorf

Lange W., Prof.Dr.med., Anatomische Anstalt der Universität München

Laufs A., Prof.Dr.jur.Dr.h.c., Institut für Rechtswissenschaft der
Universität Heidelberg

Laun A., Dr.med., Neurochirurgische Klinik JLU Gießen

Lechner P., Dr.med., Neurologische Klinik der Universität München

Lenarz Th., Dr.med., Universitäts-HNO-Klinik Heidelberg

Leutschaft R., Dr.med., Chirurgische Universitätsklinik mit Poliklinik Erlangen-Nürnberg

Lichtlen P.R., Prof.Dr.med., Abteilung Kardiologie der Medizinischen Hochschule Hannover

Lindner P., Dr.med.rer.nat., Radiologische Abteilung des Städtischen Krankenhauses Passau

Link J., Dr.med., Klinik für Anaesthesiologie und operative Intensiv-medizin Klinikum Steglitz der FU Berlin

Lisson G., Dr.med., Abteilung Neurologie der Universität Ulm

List W., Prof.Dr.med., Institut für Anästhesiologie der Universität Graz

Lopez J., Dr.med., Neurologische Universitätsklinik Bonn

Ludolph A., Dr.med., Universitäts-Nervenklinik Münster

Lüer W., Dr.med., Abteilung Neurologie der Universität Göttingen

Madler T., Dr.med., Universitäts-Nervenklinik, Neurologie, Homburg/Saar

Maier U., Dr.med., Institut für Toxikologie der Universität Tübingen

Maisch B., Prof.Dr.med., Medizinische Klinik der Universität Würzburg

Malin J.-P., Prof.Dr.med., Neurologische Klinik der Medizinischen Hochschule Hannover

Matthes M., Dr.med., Klinik für Radiologie und Nuklearmedizin, Klinikum Steglitz der FU Berlin

Meencke H.-J., Dr.med., Neurologische Abteilung Klinikum Charlotten-burg, Freie Universität Berlin

Meier C., Dr.med., Neurologische Universitätsklinik Hamburg

Meier C., PD Dr.med., Neurologische Universitätsklinik und Ludwig Institut für Krebsforschung, Inselspital Bern

Meister W., Dr.med., Medizinische Klinik Innenstadt der Ludwig-Maximilians-Universität München

Menck S., cand.med., Zentrum für Neurologische Medizin der Universität Göttingen

Menzel J., Prof.Dr.med., Neurochirurgische Klinik Städtisches Kranken-haus Merheim, Köln

Merkel K.H., PD Dr.med., Pathologisches Institut der Universität des Saarlandes Homburg/Saar

Mertens H.G., Prof.Dr.med., Neurologische Klinik der Universität Würzburg

Metzger U., Dr.med., Neurologische Klinik der Universität des Saarlandes Homburg/Saar

Meythaler F.-H., Dr.med., Augenklinik mit Poliklinik der Universität Erlangen-Nürnberg

Mielke U., Dr.med., Neurologische Universitätsklinik Homburg/Saar

Möller W.-D., Prof.Dr.med., Neurologische Universitätsklinik Kiel

Mohs C., Dr.med., Neurologische Universitätsklinik Eppendorf-Hamburg

Mühlberg J., Dr.med., Klinik für Anästhesiologie FU Berlin Universitätsklinikum Steglitz

Müller C., Dr.med., Medizinische Klinik der Universität Tübingen

Müller E., Prof.Dr.med., Neurologische Universitätsklinik St.Josefs-Hospital Bochum

Müller M., Dr.med., Innere Medizin III Kardiologie Homburg/Saar

Müller P., Prof.Dr.med., Abteilung Psychiatrie der Universität Göttingen

Müller-Jensen A., Dr.med., Neurologische Klinik Universitätskrankenhaus Eppendorf-Hamburg

Neher K.D., Dr.med., Sektion Neurophysiologie der Universität Ulm

Nerb P., Dr.med., Neurologische Klinik mit Poliklinik der Universität Erlangen-Nürnberg

Neundörfer B., Prof.Dr.med., Neurologische Klinik mit Poliklinik der Universität Erlangen-Nürnberg

Neunzig H.P., Dr.med., Neurologische Universitätsklinik Hamburg-Eppendorf

Nickel O., Dr.rer.nat., Institut für Nuklearmedizin der Universität Mainz

Nitsch J., Dr.med., Sektion Neurophysiologie der Universität Ulm

Nix W.A., PD Dr.med., Klinik und Poliklinik für Neurologie der Johannes-Gutenberg-Universität Mainz

Noth J., Prof.Dr.med., Neurologische Klinik mit Klinischer Neurophysiologie Alfried Krupp Krankenhaus Essen

Ochs G., Dr.med., Neurologische Klinik der Universität München

Oehler K.U., Dr.med., Neurologische Klinik der Justus-Liebig-Universität Gießen

Opitz G., Ärztin, Medizinische Universitätspoliklinik Heidelberg

Oppermann J., Dr.med., Klinik für Neurologie der Medizinischen Hochschule Lübeck

Orengo F., Dr.med., Klinik und Poliklinik für Neurologie und Institut für Medizinische Mikrobiologie der Universität Mainz

Oster O., Dr.med., Zentrallabor der Universitätsklinik Mainz

Osterhaus A., Dr.med., Medizinische Hochschule Zentr. An. Abt. I
Hannover

Paetzke I., Dr.rer.nat., Klinisch-Chemisches Institut des Städtischen
Krankenhauses München-Schwabing

Patzhold U., Prof.Dr.med., Neurologische Klinik der Medizinischen
Hochschule Hannover

Pause M., Dr.med., Neurologische Klinik der Universität Düsseldorf

Pfaffenrath V., Dr.med., Neurologische Klinik und Poliklinik des
Klinikums Großhadern der Ludwig-Maximilians-Universität München

Pfeifer B., Dr.med., Neurologische Universitätsklinik Mainz

Pfister H.W., Dr.med., Max von Pettenkofer Institut für Hygiene und
Medizinische Mikrobiologie der Universität München

Pflughaupt K.W., Dr.med., Neurologische Klinik der Universität
Würzburg

Pfurtscheller G., Prof.Dr.Dipl.Ing., Institut für Elektro- und Biomedizinische Technik der TU Graz

Pichlmayr R., Prof.Dr.med., Chirurgische Klinik der Medizinischen
Hochschule Hannover

Pick-Kober H., Dr.med., Abteilung für klinische Chemie und Zentrallaboratorium der Universität Marburg

Pickert U., Dr.med., Neurologische Klinik der Universität Würzburg

Pöllmann W., Dr.med., Neurologische Klinik und Poliklinik des Klinikums Großhadern der Ludwig-Maximilians-Universität München

Pohlmann-Eden B., Dr.med., Neurologische Klinik am Klinikum Mannheim
der Universität Heidelberg

Poser H.-L., Dr.med., Röntgeninstitut des Zentralkrankenhauses
Bremen-Nord

Poser S., Dr.med., Zentren für neurologische und psychologische
Medizin der Universität Göttingen

Poser W., Prof.Dr.med., Zentren für neurologische und psychologische
Medizin der Universität Göttingen

Prange H., PD Dr.med., Zentrum für Neurologische Medizin der Universität Göttingen

Preac-Mursic V., Dr.med., Max von Pettenkofer Institut für Hygiene
und Medizinische Mikrobiologie der Universität München

Preiss K.-D., Dr.med., Städtisches Krankenhaus Forchheim

Prosiegel M., Dr.med., Neurologische Klinik der Universität München

Prugger M., Dr.med., Neurologische Universitätsklinik Innsbruck

Przuntek H., Dr.med., Neurologische Universitätsklinik Würzburg

Ratzka M., Dr.med., Abteilung für Neuroradiologie der Universität Würzburg

Rautenberg W., Dr.med., Neurologische Universitätsklinik Düsseldorf

Reich H., Dr.med., Neurologische Klinik Augsburg

Reifschneider G., Dr.med., Neurologische Universitätsklinik Würzburg

Reimann G., Dr.med., Neurologische Universitätsklinik Würzburg

Reiter M., Dr.med., Neurologische Klinik der Universität München Klinikum Großhadern

Reske S.-N., Dr.med., Institut für Nuklearmedizin der Universität Bonn

Rettig G., PD Dr.med., Innere Medizin III Kardiologie Homburg/Saar

Reusche E., Dr.med., Institut für Neuropathologie der Medizinischen Hochschule Hannover

Reuther P., PD Dr.med., Hauptstr.96, Bad Neuenahr

Reuther R., Prof.Dr.med., Neurologische Universitätsklinik Heidelberg

Richard K.-E., Dr.med., Neurochirurgische Universitätsklinik Köln

Ricker K., Prof.Dr.med., Neurologische Universitätsklinik Würzburg

Rieder J., Dr.med., Neurologische Klinik der Ludwig-Maximilians-Universität München

Ries F., Dr.med., Neurologische Universitätsklinik Bonn

Ries R., Dr.med., Neurologische Universitätsklinik Bonn

Riess H., Dr.med., III. Medizinische Klinik der Universität München

Riffel B., Dr.med., Neurologische Klinik und klinische Neurophysiologie Augsburg

Rinck P., Dr.med., NMR-Arbeitsgruppe der Deutschen Klinik für Diagnostik Wiesbaden

Ringelstein E.B., PD Dr.med., Abteilung Neurologie, Klinikum der Technischen Hochschule Aachen

Ritschl A., Dr.med., Neuropsychiatrische Praxis Esslingen

Ritter G., Prof.Dr.med., Neurologische Klinik der Universität Göttingen

Röder R., Dr.med., Klinik und Poliklinik für Neurologie der Johannes-Gutenberg-Universität Mainz

Rösch M., cand.med., Neurologische Universitätsklinik Heidelberg

Rodiek S.O., Dr.med., Neuroradiologie des Instituts für Röntgendiagnostik der TU München

Rohkamm R., Dr.med., Neurologische Universitätsklinik Würzburg

Rohling R., Dr.med., Klinik für Anästhesiologie FU Berlin Universitätsklinikum Steglitz

Rohr W., Dr.med., Neurologische Universitätsklinik Hamburg-Eppendorf

Roizin L., M.D., Dept. of Neuropathology and Neurotoxicology, New York
State Psychiatric Institute and Division of Pathology, Columbia
University New York

Rolf L., Dr.med., Klinik für Anästhesiologie der westfälischen Wilhelms-
Universität Münster

Rommel Th., Dr.med., Neurochirurgische Klinik Städtisches Krankenhaus
Merheim Köln

Roscher D., Dr.med., Klinik für Psychiatrie der Universität Göttingen

Rosenow D.E., Dr.med., Klinik für Anästhesiologie FU Berlin Universitätsklinikum Steglitz

Rumpl E., Doz.Dr.med., Neurologische Universitätsklinik Innsbruck

Rupniak H.T.R., Dr.med., University of California San Francisco

Russ H., Dr.med., Neurologische Universitätsklinik Würzburg

Ruß M., Dr.med., Abteilung für Neurologie des Klinikums der Universität Frankfurt a.M.

Russ W., Dr.med., Abteilung für Anästhesiologie der Justus-Liebig-
Universität Gießen

Schäffer R., PD Dr.med., Pathologisches Institut der Universität
Würzburg

Schalke B.C.G., Dr.med., Neurologische Universitätsklinik Würzburg

Schelp A., Dr.med., Neurologische Universitätsklinik Hamburg

Scherb W., Dr.med., Sektion Neurophysiologie der Universität Ulm

Schick F., Dr.med., Abteilung für Nuklearmedizin der Universität
Würzburg

Schierz G., Dr.med., Neurologische Universitätsklinik München-Großhadern

Schimrigk K., Prof.Dr.med., Universitäts-Nervenklinik Neurologie
Homburg/Saar

Schirmeister J., Dr.med., Medizinische Klinik des Klinikums der Stadt
Karlsruhe

Schlenker M., Dr.med., Psychiatrisches Landeskrankenhaus Emmendingen

Schlichting P., Dr.med., Neurologische Universitätsklinik Knappschafts-
krankenhaus Bochum-Langendreer

Schmidt H., Dr.med., Pathologisches Institut der Universität Erlangen

Schmidt W., Dr.med., Abteilung Neurologie der Universität Ulm

Schneider E., Prof.Dr.med., Neurologische Universitätsklinik
Frankfurt/M.

Schönle P.W., Dr.phil.Dr.med., Zentrum für Neurologische Medizin
der Universität Göttingen

Schoeppner H., Dr.med., Klinik für Anästhesiologie der Westfälischen
Wilhelms-Universität Münster

Schönbrunn E., Dr.med., Abteilung für Neurologie des Klinikums der
Universität Frankfurt a.M.

Schörner W., Strahlenklinik und Poliklinik Klinikum Charlottenburg
Freie Universität Berlin

Scholz A., Dr.med., Klinik für Anästhesiologie der Freien Universität
Berlin-Steglitz

Schrank B., Dr.med., Neurologische Universitätsklinik Würzburg

Schubert W., Dr.med., Neurologische Universitätsklinik Bonn

Schuchardt U., Dr.med., Neurologische Abteilung der Rheinischen
Landesklinik Bonn

Schuchardt V., Dr.med., Neurologische Abteilung der Rheinischen
Landesklinik Bonn

Schütz H.J., Dr.med., Zentrum für Neurologie der Justus-Liebig-
Universität Gießen

Schuier F.-J., Dr.med., Neurologische Universitätsklinik Düsseldorf

Schulte am Esch J., Prof.Dr.med., Abteilung für Anästhesiologie
Universitätskrankenhaus Eppendorf Hamburg

Schultz U., Dr.med., Abteilung für Neurologie des Klinikums Charlottenburg der FU Berlin

Schultz H., Dr.med., Klinik für Anästhesiologie FU Berlin Universitätsklinikum Steglitz

Schulz M., Dr.med., Zentrum für Neurologische Medizin der Universität
Göttingen

Schumacher M., Prof.Dr.med., Klinikum der Albert-Ludwig-Universität
Abteilung für Röntgendiagnostik Sektion Neuroradiologie Freiburg
i. Brsg.

Schumm F., PD Dr.med., Neurologische Klinik der Universität Tübingen

Schwalbach M., Dr.med., Privatklinik für Multiple Sklerose Schönmünzach

Schwarz G., Dr.med., Institut für Anästhesiologie der Universität Graz

Schwartz A., Dr.med., Neurologische Klinik der Universität Düsseldorf

Schwendemann G., PD Dr., Neurologische Klinik der Universität Düsseldorf

Schwirz D., Dr.med., Neurologische Klinik der Justus-Liebig-Universität Gießen

Schworm H., Dr.med., Zentralinstitut für Seelische Gesundheit Mannheim

Segurado O., Dr.med., Neurologische Universitätsklinik Würzburg

Seitz D., Prof.Dr.med., Neurologische Abteilung des Allgemeinen Krankenhauses St.Georg, Hamburg

Seitz R.J., Dr.med., Neuropathologisches Institut der Universität Düsseldorf

Seitz W., Dr.med., Medizinische Hochschule Zentr. An. Abt. I Hannover

Sen S., Prof.Dr.med., III. Medizinische Klinik der Universität des Saarlandes Homburg/Saar

Senges J., Prof.Dr.med., Abteilung für Kardiologie der Medizinischen Universitätsklinik Heidelberg

Sennhenn R., Dr.med., Universitäts-Nervenklinik Münster

Seyboldt D., Dr.med., Neurologische Universitätsklinik Würzburg

Skaril F., Dr.rer.nat., Institut für klinisch-experimentelle Tumorforschung der Universität Tiefenau-Spital, Bern

Skondras S., Dr.med., Neurologische Universitätsklinik Knappschaftskrankenhaus Bochum-Langendreer

Solymosi L., Dr.med., Neurochirurgische Universitätsklinik Bonn

Sörensen N., Prof.Dr.med., Neurochirurgische Universitätsklinik Würzburg

Sörgel-Hoegen G., Dr.med., Augenklinik der Universität München

Soyka D., Prof.Dr.med., Neurologische Universitätsklinik Kiel

Sprengel V., Dr.med., Neurologische Klinik der Justus-Liebig-Universität Gießen

Stark E., Dr.med., Neurologische Klinik der Medizinischen Hochschule Hannover

Stefan H., Dr.med., Abteilung für Epileptologie der Universitäts-Nervenklinik Bonn

Steigerwald A., Dr.med., Neurologische Universitätsklinik Würzburg

Steller U., Dr.med., Neurologische Universitätsklinik Kiel

Steldern D. v., Dr.med., Institut für Medizinische Mikrobiologie der Universität Mainz

Stille W., Prof.Dr.med., Zentrum der Inneren Medizin der J.W. Goethe Universität Frankfurt a.M.

Stober T., Dr.med., Neurologische Abteilung der Nervenklinik Universität des Saarlandes Homburg/Saar

Stöhr M., Prof.Dr.med., Neurologische Klinik und Klinische Neurophysiologie Augsburg

Stoll G., Dr.med., Neurologische Klinik der Universität Düsseldorf

Stoltenburg-Didinger G., Dr.med., Institut für Neuropathologie im Klinikum Steglitz der FU Berlin

Strauer B.E., Prof.Dr.med., Klinikum Großhadern-Medizinische Klinik I der Ludwig-Maximilians-Universität München

Strenge H., Dr.med., Neurologische Universitätsklinik Kiel

Struppler A., Prof.Dr.med., Neurologische Klinik der Universität München

Suschka-Sauermann L., Dr.med., Abteilung Neurologie der Universität Ulm

Teshmar E., Arzt, Klinik Dr.med. E. Wohlauf, Behandlungszentrum für Parkinsonkranke Wolfach

Tettenborn B., Dr.med., Neurologische Universitätsklinik Mainz

Thönnes W., Dr.med., Universitäts-Nervenklinik Neurologie Homburg/Saar

Tigges R., Dr.med., Neurologische Universitätsklinik Essen

Tilsner V., Prof.Dr.med., Abteilung für Blutgerinnungsstörungen, Chirurgische Universitätsklinik Hamburg

Tophof M., cand.med., Neurologische Universitätsklinik Mainz

Toyka K.V., Prof.Dr.med., Neurologische Klinik der Universität Göttingen

Traupe H., Dr.med., Neuroradiologische Abteilung der Universitäts- klinik Hamburg

Treede R.D., Dr.med., Physiologisches Institut Universitätskrankenhaus Eppendorf-Hamburg

Triebig G., Dr.med.Dipl.Chem., Institut für Arbeits- und Sozialmedizin und Poliklinik für Berufskrankheiten der Universität Erlangen-Nürn- berg

Trockel U., Dr.med., Neurologische Universitätsklinik Düsseldorf

Ullrich A., Dr.med., Neurologische Klinik und Klinische Neurophysio- logie Zentralklinikum Augsburg

Ullrich P., Dr.med., Neurochirurgische Abteilung der Universität Mainz

Unger J., cand.med., Anatomische Anstalt der Universität München

Vogel P., Dr.med., Neurologische Universitätsklinik Bonn-Venusberg

Vohl M.L., Dr.med., Neurologische Klinik Würzburg

Vonofakos D., Dr.med., Abteilung Neuroradiologie der Universitäts- klinik Frankfurt/M.

Wagner W., Dr.med., Abteilung für Nuklearmedizin FU Berlin Universi- tätsklinikum Steglitz

Wahlländer A., Dr.med., Institut für klinische Pharmakologie der
Universität Bern

Walker A.E., M.D., The University of New Mexico School of Medicine
Albuquerque

Walle H., Dr.med., St.Ingberter Str.73, 6676 Heckendalheim

Wandel A., Dr.med., Neurologische Klinik Merheim und Max-Planck-
Institut für neurologische Forschung Köln

Wappenschmidt J., Prof.Dr.med., Neurochirurgische Universitätsklinik
Bonn

Wechsler W., Dr.med., Neuropathologisches Institut der Universität
Düsseldorf

Weindl A., PD Dr.med., Neurologische Klinik der Technischen Universität München

Weischer K., Dr.med., Universitäts-Nervenklinik Münster

Weißenborn K., Dr.med., Neurologische Klinik der Medizinischen
Hochschule Hannover

Weisner B., PD Dr.med., Neurologische Universitätsklinik Hamburg-
Eppendorf

Weitbrecht W.-U., Dr.med., Neurologische Universitätsklinik Erlangen

Wekerle H., Prof.Dr.med., Max-Planck-Gesellschaft Klinische Forschungsgruppe für Multiple Sklerose Würzburg

Welter F.L., Dr.med., Neurologische Universitätsklinik St.Josef-
Hospital Bochum

Wende S., Prof.Dr.med., Institut für Neuroradiologie der Universität
Mainz

Wernze H., Prof.Dr.med., Medizinische Universitätsklinik Innere Medizin
Würzburg

Wessel K., Dr.med., Neurologische Klinik der Universität Tübingen

Westarp M.E., Dr.med., Neurologische Klinik Würzburg

Westphal K.P., Dr.med., Sektion Neurophysiologie der Universität Ulm

Wiedemann K., PD Dr.med., Abteilung für Anästhesiologie Universitätskliniken Heidelberg

Wiethölter H., PD Dr.med., Neurologische Klinik Universität Tübingen

Wilhelm H., Dr.med., Neurologische Universitätsklinik Essen

Wilske B., Dr.med., Neurologische Universitätsklinik München-Großhadern

Winckler K., Prof.Dr.med., Oskar-Schlemmer-Str., 2000 Hamburg 74

Winneke G., Dr.med., Medizinisches Institut für Umwelthygiene an der
Universität Düsseldorf

Wise R.J.S., M.D., MRS Cyclotron Unit, Hammersmith Hospital, London

Wismann H., Dr.med., Abteilung Psychiatrie der Universität Göttingen

Witt Th.N., Dr.med., Neurologische Klinik der Universität München
Klinikum Großhadern

Wohlauf E., Dr.med., Behandlungszentrum für Parkinsonkranke Wolfach

Wolf D., Prof.Dr.med., Kardiologische Abteilung der Universitäts-
Kinderklinik Heidelberg

Wolf W., Dr.ing., Hochschule der Bundeswehr Abteilung Elektrotechnik
Neubiberg

Wolschendorf K., Dr.rer.nat., Institut für Angewandte Physik der
Universität Kiel

Wolters K., Dr.med., Neurologische Klinik der Universität Düsseldorf

Wulfinghoff F., Dr.med., Abteilung Neurologie, Klinikum der Technischen
Hochschule Aachen

Wussow W., Dr.med., Institut für Neuroradiologie Homburg/Saar

Zangemeister W.H., PD Dr.med., Neurologische Universitätsklinik
Hamburg-Eppendorf

Zeumer H., Prof.Dr.med., Abteilung Neuroradiologie des Klinikums
RWTH Aachen

Zimmermann A., PD Dr.med., Pathologisches Institut der Universität
Bern

Zimmermann M., Prof.Dr., II. Physiologisches Institut der Universität
Heidelberg

Zschocke St., PD Dr.med., Neurologische Universitätsklinik Eppendorf-
Hamburg

Zülch J., cand.psych., Lehrstuhl der Physiologie II Ruhr-Universität
Bochum

Vorwort

Die 58. Tagung der Deutschen Gesellschaft für Neurologie fand nach 76 Jahren erstmals wieder in Heidelberg statt. Wilhelm Erb stand jener Tagung im Jahre 1908 vor. Die Verhandlungen hatten damals u.a. zum Inhalt die Neurosyphilis und die Stellung und den Wert der Neurologie innerhalb der Medizin.

Zum Jubiläum der 50. Jahresversammlung in Wiesbaden 1980 hatte Mertens den Druck der Kongreßverhandlungen wieder aufleben lassen. Diesem ersten Kongreßband folgte 1982 (erschienen 1983) der zweite Band zur 75-Jahrfeier der Deutschen Gesellschaft für Neurologie, den Seitz redigierte.

1984 stehen wir ein Jahr vor dem Weltkongreß für Neurologie, der erstmals in Deutschland abgehalten wird. Aus diesem Grunde haben wir uns zu einer bescheideneren Tagung in Heidelberg entschlossen unter Verzicht auf eine gemeinsame Veranstaltung mit einer unserer europäischen Nachbargesellschaften.

Bei der Auswahl der Themen waren Überschneidungen mit dem bevorstehenden Weltkongreß zu vermeiden. Der Vorstand einigte sich deshalb auf die Hauptthemen: Kardiovaskuläre Erkrankungen und Nervensystem mit Schwerpunkt auf den Erkrankungen des Herzens und ihren zerebralen Komplikationen. Die Neurotoxikologie, insbesondere die der Umweltgifte, entbehrt ebenfalls nicht der Brisanz. Das Problem des Hirntodes, ungewolltes Ergebnis der modernen Intensivmedizin und Voraussetzung für die Transplantationschirurgie lebenswichtiger Organe, nimmt den Neurologen kategorisch in die Pflicht und unsere wissenschaftliche Gesellschaft in die Verantwortung.

Wir haben uns bemüht, für die Leitthemen hervorragende Fachvertreter zu präsentieren, denen wir für ihre Mühe an dieser Stelle danken möchten.

Natürlich sollen auf einer Jahrestagung auch all jene zu Wort kommen, die Neues erarbeitet haben, auch wenn ihr wissenschaftliches Arbeitsgebiet nicht gerade die Leitthemen trifft. Die große Zahl der Vorträge dieser Art zeugt von der Aktivität unserer Mitglieder und vom regen wissenschaftlichen Leben unserer Gesellschaft.

Bevor wir in unsere Tagung eintreten, lassen Sie uns der seit unserer letzten Jahrestagung Verstorbenen gedenken. Von unseren Ehrenmitgliedern sind von uns gegangen

Professor Dr.E.A. Carmichael, London,
Professor Dr. Y. Uchimura, Tokio.

Von unseren Mitgliedern sind verstorben

Dr. H.J. Dammann, Hamburg,

Dr. K. Fontheim, Liebenburg/Harz,
Professor Dr. W. Götze, Wieda (früher Berlin),
Dr. H. Günther, Nürnberg.

Auf unserer diesjährigen Tagung hatten wir die Freude, drei Preise
der Gesellschaft an verdiente Wissenschaftler zu vergeben.

Die Erb-Denkmünze wurde verliehen an Professer Dr. S. Környey, Ungarn.
Die Laudatio hielt Professor Dr. D. Seitz, Hamburg.

Den Hugo-Spatz-Preis erhielt Dr. Terry Jones, London. Die Laudatio
hielt Professor Dr. W.D. Heiss, Köln.

Der Parkinson-Frosst-Preis wurde verliehen an Professor Dr. P. Riederer,
Wien. Professor Dr. P.A. Fischer, Frankfurt/M., hielt die Laudatio.

Heidelberg, im Juli 1985   H. Gänshirt

Verleihung der Wilhelm-Erb-Denkmünze
Laudatio auf Professor Dr. med. Stefan Környey

D. Seitz

Die Deutsche Gesellschaft für Neurologie verleiht die Wilhelm-Erb-
Denkmünze ihrem langjährigen Ehrenmitglied wegen seiner hervorragenden
wissenschaftlichen Leistungen auf dem Gebiet der klinischen Neurologie
und Neuropathologie.

Damit wird die Erb-Denkmünze, die höchste Auszeichnung unserer Gesellschaft, die seit 70 Jahren verliehen wird, zum ersten Mal an einen
Vertreter der ungarischen Neurologie vergeben.

Professor Környey ist noch ein Sproß des alten Österreich-Ungarn. Er
wuchs in Budapest auf und gehört zu der Generation, die nach dem
ersten Weltkrieg antrat, um ihr Leben der neurologischen Wissenschaft
zu widmen.

Während seiner Studienjahre in Budapest arbeitete er als Hilfskraft
am dortigen Institut für Anatomie, das M. Lenhossék leitete, der
jahrelang als ao. Professor und Prosektor bei Kölliker in Würzburg
und Froriep in Tübingen tätig war. Er dürfte dem jungen Studenten
einen ersten Einblick in die deutsche Medizin vermittelt haben.

Seine Assistententätigkeit begann Környey bei Karl Schaffer, ein Zeit-
genosse von Nonne, der in Wien noch von Theodor Meynert angeregt worden war, sich der Nervenheilkunde und morphologischen Forschung zu-
zuwenden und die Neuropathologie in Ungarn begründete.

Die wissenschaftliche Zielsetzung Környeys wird bereits in seiner
ersten Studie über "Beiträge zur Entwicklungsmechanik und Pathologie
des fötalen zentralen Nervensystems" deutlich. Er geht davon aus, daß
die Erforschung von Mißbildungen sich nicht in der einfachen Berücksichtigung der rein morphologischen Gesichtspunkte erschöpfen darf,
sondern auch pathogenetische und entwicklungsmechanische Aspekte beobachtet werden müssen. Seine Untersuchungen führen ihn zu dem Ergebnis, daß in der kausalen Genese der Anenzephalie Krankheitsprozesse
und äußere Einflüsse eine wichtige Rolle spielen und die Mißbildung
nicht allein durch die unmittelbare Einwirkung der Noxe geprägt wird,
sondern auch Bahnsysteme fehlen bzw. verkümmert sind, welche ihren
Ursprung von den geschädigten Hirngebieten nehmen, oder zu ihnen hin-
führen.

Hier zeichnet sich bereits eine Betrachtung morphologischer Zustandsbilder ab, die für das wissenschaftliche Wirken Környeys bestimmend
wurde.

Nach alter ungarischer Tradition zog es Környey mit 25 Jahren nach
Wien, um dort am Neurologischen Institut der Universität seine wissenschaftlichen Arbeiten bei Marburg und E.A. Spiegel fortzusetzen.

Mit letzterem, dem 1978 die Erb-Denkmünze für seine bahnbrechenden
pathophysiologischen Studien verliehen wurde, untersuchte er die
Tonusänderungen bei Reizung des Mittelhirnquerschnitts von Katzen.
Dabei zeigte sich, daß Gewebszerstörungen, die die substantia nigra
einschließen, die Wirkung der Mittelhirnreizung aufheben, während
die Läsion aller anderen mesenzephalen Strukturen ohne Effekt bleibt.

Wieder in Budapest, wandte sich Környey der Histopathologie zu, speziell den Folgezuständen der Encephalitis epidemica. Er fand stets
einen hochgradigen Untergang der pigmentierten Nervenzellen der substantia nigra bei Unversehrtheit der das Kerngebiet durchziehenden
Nervenfaserung. Daraus folgerte er, daß für die Verteilung der Parenchymläsionen nicht die Lokalisation des mesodermal-gliösen Entzündungsprozesses maßgebend sein kann, vielmehr eine besondere Affinität des Krankheitserregers zur Nigrastruktur besteht.

Wahrscheinlich bewog Környey sein frisches Interesse an der Pathogenese
der entzündlichen Krankheiten, 1930 Assistent bei Heinrich Pette zu
werden, zunächst in Magdeburg, später in Hamburg-St.Georg.

In diese fast fünfjährige fruchtbare Periode gehören vor allem seine
grundlegenden Arbeiten mit Pette und Demme über die Pathogenese der
Poliomyelitis, insbesondere ihre ausgeprägte Systemelektivität, ferner
über die Borna'sche Krankheit und die akut-entzündliche Form der
Landry'schen Paralyse.

Ebenso wie diese Studien wurde in der Hamburger Zeit eine kasuistische
Mitteilung für das weitere Lebenswerk Környeys bestimmend. Auf Anre-
gung des damaligen hervorragenden Prosektors Wohlwill, der kurz
darauf Deutschland verlassen mußte, berichtete er über einen Gehirn-
befund nach Einspritzung einer Seifenlösung in die Gebärmutter. Den
klinischen Zeichen: Bewußtseinsverlust, kortikale Reizerscheinungen
und subkortikale Enthemmungsphänomene entsprachen Erbleichungen der
Rinde und der Stammganglien. Környey zeigte schlüssig, daß diese Veränderungen nicht unmittelbar toxisch bedingt waren, wie es damals angenommen wurde, sondern infolge Sauerstoffmangels entstanden waren.

Daraus entwickelte er die Lehre von den anoxisch-vasalen Hirnschäden,
die ihn immer wieder beschäftigt hat und die er Jahre später in einer
Monographie ausführlich darstellte.

1936 konnte sich Környey als Assistent der Psychiatrisch-Neurologi-
schen Klinik im jenseits der Donau gelegenen Szeged bei Desiderius
Miskolczy habilitieren. Die letzten Vorkriegsjahre verbrachte er in
den USA bei Bailey und Peet als Rockefeller-fellow, um sich mit der
jungen Neurochirurgie vertraut zu machen und mitzuwirken, dieses neue
Spezialgebiet in Ungarn zu etablieren.

Als 1940 ein Teil Siebenbürgens Ungarn wieder eingegliedert wurde,
kehrte die königliche Franz-Josef-Universität, die nach dem ersten
Weltkrieg nach Szeged verlegt worden war, nach Klausenburg zurück.
Dort wurde Környey zum ao. Professor und Abteilungschef bestellt.

Die unruhigen Zeitläufte, die damals angebrochen waren, berührten auch
seinen weiteren Lebensweg. Als am Ende des Krieges der Evakuierungs-
befehl kam, blieb Környey mit Miskolczy und anderen Professoren an
Ort und Stelle, um für die ungarische Bevölkerung den Hochschulunter-
richt in ihrer Muttersprache fortführen zu können. Die einrückenden
Rumänen ernannten ihn zum ordentlichen Professor für Neurochirurgie
und verlegten das Klinikum nach Neumarkt an der Marosch.

1947 wurde Környey auf den Lehrstuhl für Neurologie und Psychiatrie
in Fünfkirchen (Pécs) berufen. Dort konnte er die Nervenheilkunde
25 Jahre bis zu seiner Emeritierung vertreten.

Die Verbindung mit der deutschen Neurologie hat Környey bis zum heutigen Tag aufrechterhalten. Besonderer Erwähnung bedürfen seine Beiträge
zur Symptomatologie des Hirnstamms und über die Myelitis im Handbuch
von Bumke und Förster. Weiterhin sind seine tiefgründigen Studien über
die Stirnhirnsyndrome - speziell der Area 6 a - zu nennen, der er
einerseits die Manifestation des Greif- und Saugreflexes zuordnete,
zum anderen kataleptische Zustände und einen allgemeinen Antriebsver-
lust. Noch vor zwei Jahren hat er, inzwischen 80jährig und wieder
nach Budapest zurückgekehrt, die Symptomatologie der Großhirnlappen
im Handbuch der praktischen Medizin didaktisch klar und übersichtlich
dargestellt.

Zu erwähnen ist ferner die Untersuchung eines Frühstadiums der Schil-
der'schen Krankheit, bei der Környey feststellte, daß die das ganze
Stirnhirn betreffende diffuse Entmarkung aus kleinen Herden vom Typ
der akuten Enzephalomyelitis bzw. der akuten perivenösen Entzündung
zusammengeflossen war. Daraus schloß er auf eine neuroallergische
Gewebsreaktion.

Darüber hinaus bereicherte Környey Tagungen der Deutschen Gesellschaft
für Innere Medizin durch grundsätzliche Beiträge. In den letzten Jahrzehnten folgte er gern Einladungen zu Referaten und Vorträgen in
Berlin und Bonn, ferner in Marburg, Zürich und Erfurt, sowie in Köln,
Frankfurt, Halle, Leipzig und Graz und nicht zuletzt in Hamburg. Dort
stand er auch immer wieder in lebhaftem Gedankenaustausch mit dem Ehe-
paar Pette über Probleme der neurologischen Grundlagenforschung.

Professor Környey, Nestor der Neurologie in Ungarn und zeitlebens mit
der Neurologie des deutschen Sprachraums verbunden, zählt zu den glän-
zenden Vertretern der postklassischen Periode der neurologischen Wissenschaft, die den ersten Schritt taten, um die Bedingungen und Korrelationen der Krankheitsprozesse des Nervensystems zu ergründen. Wir
zollen ihm dafür hohe Anerkennung in Verehrung und Dankbarkeit.

Verleihung des Hugo-Spatz-Preises
Laudatio auf Dr. Terry Jones

W.-D. Heiss

Zu meiner großen Freude wurde mir die ehrenvolle Aufgabe übertragen,
den diesjährigen Spatz-Preis an Herrn Dr. Terence Jones zu überreichen
und eine kurze Einführung zu seinen Leistungen zu geben. Herr Dr.
Terence Jones ist kein Arzt und kein Neurologe, sondern hat seine
Ausbildung als Physiker und Strahlenbiologe erhalten. 1964 trat er
in die Medical Research Council Unit am Hammersmith Hospital ein, wo
er anfänglich als Gesundheitsphysiker arbeitete und an Untersuchungen
über Tumorbehandlung mit Neutronen beteiligt war. 1966/67 begann er
mit Radioisotopen für Tracer-Studien zu arbeiten und sich für kurz-
lebige, im Cyclotron produzierte Isotope zu interessieren. Um auf
diesem Gebiet die notwendigen Grundlagen zu erarbeiten, verbrachte
er 1972 und 1973 je 6 Monate bei Professor Ter-Pogossian in St. Louis
und bei Professor Brownell in Boston. Während dieser Zeit wurden die
grundlegenden Experimente für die später als Standard-Methode etablierte Technik zur Untersuchung des Sauerstoffverbrauchs im Gehirn
gemacht. Diese ursprünglichen Untersuchungen wurden noch zweidimen-
sional mit einer Gamma-Kamera durchgeführt. Nach seiner Rückkehr
nach London wurden anfänglich diese Untersuchungen mit zweidimen-
sionaler Technik weitergeführt. Doch begannen gleichzeitig schon
Vorbereitungen, um die Positronen-Emissions-Tomographie zur dreidimensionalen Messung von Stoffwechsel- und Durchblutungsverhältnis-
sen im Gehirn am Hammersmith-Hospital zu institutionalisieren. 1978
konnte dann ein PET-Scanner bestellt und 1979 mit der Arbeit am PET-
Scanner begonnen werden. Zusammen mit dem von ihm geleiteten Team
wurde nun die steady-state-, d.h. Gleichgewichtsmethode zur Untersuchung des Sauerstoffbedarfs und der Durchblutung im Gehirn für den
klinischen Gebrauch entwickelt und die ersten quantitativen Messungen
des regionalen zerebralen Sauerstoffverbrauchs gemeinsam mit der
Durchblutung beim Menschen durchgeführt. Diese Methode entwickelte
sich zur Standard-Methode im Hammersmith-Hospital, womit in der Folgezeit etwa 1.000 Patienten untersucht wurden. Mit dieser Methode ist
es möglich, in 2 Untersuchungsstufen regional und dreidimensional
beim Menschen die Durchblutung, den Sauerstoffverbrauch und die Sauer-
stoffextraktion aus dem Blut zu bestimmen. Es wurden damit wichtige
Erkenntnisse über die Durchblutungs- und Stoffwechselverhältnisse
besonders bei Patienten mit Hirninfarkten gewonnen. Die Methode wurde
aber auch bei Tumorpatienten und bei Patienten mit Demenzen angewandt
und ergab auch in diesen Fällen wichtige Aussagen zur Pathophysiologie.
In den letzten Jahren wurde das Spektrum der Untersuchungen erweitert.
Es wurden Untersuchungen des Glukosestoffwechsels im Vergleich zu
Sauerstoff- und Durchblutungsstudien durchgeführt. Zusätzlich wurden
auch Methoden entwickelt, um Dopamin-Rezeptoren mit ^{11}C-Methyl-Spipe-
ron oder ^{18}F-markiertem L-Dopa darzustellen.

Herr Jones erhält den Preis für seine bahnbrechenden Studien über Veränderungen von Durchblutung und Sauerstoffverbrauch im Verlauf nach Schlaganfall. Diese Studien, die neue Einsicht in die Kopplung und Entkopplung von Durchblutung und Stoffwechsel im ischämischen Hirngewebe geben, werden in den nächsten Jahren auch unser therapeutisches Vorgehen bei diesen Patienten entscheidend beeinflussen.

Verleihung des Parkinson-Preises Frosst-Pharma
Laudatio auf Professor Dr. med. P. Riederer

P.-A. Fischer

Die Deutsche Gesellschaft für Neurologie verleiht in diesem Jahr erstmals einen Preis für herausragende Arbeiten auf dem Gebiet der Parkinson-Krankheit. Der "Parkinson-Preis Frosst-Pharma" wurde von der Firma Frosst (MSD Sharp u. Dome) in München gestiftet und wird alle zwei Jahre während der Tagung unserer Gesellschaft verliehen werden. Mit dem Preis sollen vor allem jüngere Forscher des deutschsprachigen Raums ausgezeichnet werden, die sich durch besondere wissenschaftliche Leistungen auf dem Gebiet des Parkinsonismus und anderer extrapyramidal motorischer Erkrankungen hervorgetan haben. Die Auswahl der Preisträger erfolgt durch eine Kommission der Deutschen Gesellschaft für Neurologie.

Die Stiftung eines Preises zur Auszeichnung wissenschaftlicher Arbeiten über das Parkinson-Syndrom fällt in eine Zeit, in der sich nach einer Periode stürmischer Fortschritte in der Parkinson-Therapie mit Einführung stereotaktischer Operationen, von L-Dopa, Dopaminagonisten, Amantadinen und MAO-Hemmern neue Fragen stellen und alte Beobachtungen und Befunde unter anderen Aspekten überprüft werden müssen. Die auf die Wiener Gruppe um Birkmayer und Hornykiewicz und die kanadischen Forscher um Barbeau zurückgehende L-Dopa-Therapie brachte zweifelsohne bis heute den größten Fortschritt in der Behandlung des Parkinson-Syndroms. Die Entwicklung der L-Dopa-Therapie zeigt besonders eindrucksvoll, wie erst auf der Basis zahlreicher, sich ergänzender und stützender Befunde der Grundlagenwissenschaften die pathogenetisch bedeutsamen Neurotransmitterstörungen erkannt und einer gezielten Beeinflussung zugänglich gemacht werden konnten. Die L-Dopa-Therapie führt zur nachhaltigsten Reduktion der Parkinsonsymptomatik und ermöglichte erstmals eine Besserung der im Kern des Syndroms stehenden Akinese und Bradyphrenie. Nach der allgemeinen Verwendung von L-Dopa in der Therapie seit Anfang der 70er Jahre hat sich die Lebenserwartung Parkinson-Kranker der gleichaltriger Gesunder angenähert. Dies bedeutet, daß wir heute Verlaufsstadien der Erkrankung sehen, die früher wegen des vorzeitigen Todes an Sekundärkomplikationen bei Immobilität nur ausnahmsweise erreicht wurden. Langzeitbeobachtungen haben ergeben, daß alle bekannten Therapieverfahren isoliert oder in Kombination an Wirksamkeit verlieren und mit Nebenwirkungen belastet sind. Dabei stellen sich diese Verhältnisse von Fall zu Fall sehr unterschiedlich dar. Fragen nach den Gründen für die unterschiedliche Progredienz des Nigra-Prozesses, nach den Interaktionen zerebraler Neurotransmittersysteme bei unbehandelten und behandelten Kranken, nach der Identifizierung dopaminerger Rezeptoren und der Rezeptorbeeinflussung durch die Parkinson-Therapie sind deshalb in den Mittelpunkt des wissenschaftlichen Interesses gerückt. Anzufügen sind außerdem die vielfältigen Probleme, die mit der häufigen zerebralen Polypathie der Parkinson-Kranken und den Interaktionen zwischen Parkinson-spezifischen und seneszenten Hirnveränderungen bei dieser Alterskrankheit zusammenhängen.

Vor dem Hintergrund einiger kurz skizzierter Themen der derzeitigen
Parkinson-Forschung möchte ich Ihnen den diesjährigen Preisträger,
Herrn Universitätsprofessor Peter Riederer aus Wien vorstellen. Herr
Riederer wurde am 21. März 1942 in Königsberg in Ostpreußen geboren
und wuchs in Wien auf. Nach der Reifeprüfung studierte er Chemie an
der Naturwissenschaftlichen Fakultät der Technischen Hochschule Wien.
Nach der Diplomprüfung 1968 trat er als Hochschulassistent in das
Institut für Botanik, Technische Mikroskopie und organische Rohstoff-
lehre der Technischen Hochschule Wien ein. Die Promotion erfolgte
1970. Seit 1971 arbeitet er am Ludwig Bolzmann-Institut zunächst unter
Professor Birkmayer und dann Professor Jellinger. Seit 1979 ist er
Leiter der Arbeitsgruppe Neurochemie am Ludwig Bolzmann-Institut für
Klinische Neurobiologie. 1983 erhielt er den Titel eines a.o. Univer-
sitätsprofessors.

Herr Riederer hat seit seiner Zugehörigkeit zum Ludwig Bolzmann-
Institut als Mitglied der Forschungsgruppe um Birkmayer den wesentlichen Teil seiner Forschungsarbeit auf die Parkinsonsche Krankheit
verwandt. Bei seinem Einstieg in die Parkinson-Forschung hat er in
enger Zusammenarbeit mit den Klinikern zunächst über die Balance
biogener Amine bei Parkinson-Kranken gearbeitet. Es ging ihm hierbei
vor allem um die interneuronalen Beziehungen und Abhängigkeiten, die
jenen mononeuronaler Struktur gegenübergestellt wurden. Seine Arbeiten
beschäftigten sich in diesem Zusammenhang mit dem hemmenden Einfluß
von Serotonin auf dopaminerge Mechanismen des Striatums und den Interaktionen von noradrenergen und dopaminergen Systemen. Herr Riederer
hat außerdem im Rahmen der Gruppe wichtige theoretische Grundlagen
für die therapeutische Anwendung selektiver MAO-B-Hemmer beim Parkinson-Syndrom geliefert.

Nach der Beschäftigung mit diesen auch heute noch aktuellen Themen-
kreisen wandte sich Herr Riederer Fragen zu, die ich einleitend als
zentrale Themen der derzeitigen wissenschaftlichen Diskussionen auf
dem Parkinson-Gebiet kennzeichnete. Bei degenerativen Erkrankungen
sind in den letzten Jahren Störungen der genetischen Information
alternder Zellen stärker beachtet worden. Diese Problematik hat Herr
Riederer für das Parkinson-Syndrom aufgegriffen und bei Parkinson-
Kranken tendenzmäßig eine Zunahme von Histonen in der Substantia nigra,
nicht aber in anderen Hirnabschnitten gegenüber Kontrollpersonen gefunden. Dieses Protein soll dann vermehrt nachweisbar sein, wenn eine
Zelle von einem Zustand ausgeprägter in einen solchen reduzierter genetischer Transskription übergeht. Für die Parkinsonproblematik ist
in diesem Zusammenhang besonders interessant, daß die Synthese von
Proteinen des Zentralnervensystems zusätzlich über die synaptische
Aktivität gesteuert werden kann und bei chronisch-progredienten Störungen postsynaptischer cAMP-abhängiger Rezeptoren eine gestörte
Proteinsynthese zu erwarten ist.

Bezüglich des Verlaufs der biochemischen Störungen beim Parkinson-
Syndrom beschrieb Herr Riederer erstmals die zeitliche Abfolge der
Dopaminabnahme bei Parkinson-Kranken und stellte eine Beziehung zum
Verlaufsstadium der Erkrankung her. Er untersuchte außerdem den Dopa-
minverlust im normalen Alterungsvorgang des Gehirns.

Einen breiten Raum nehmen Untersuchungen zur Rezeptorfunktion bei Parkinson-Kranken ein. Herr Riederer wies eine Störung postsynaptischer
D1-Rezeptoren nach und erbrachte erste Hinweise auf einen Funktions-
verlust von dopaminergen D2-Rezeptoren in der Spätphase der Erkrankung. Seine Untersuchungen zur Beeinflussung der Rezeptorfunktion
durch die Parkinson-Therapie ergaben theoretische Begründungen für
die auch aufgrund klinischer Beobachtungen geforderte Abkehr von der
Maximaldosierung der Behandlung mit L-Dopa und Dopaminagonisten.

Seine Fragestellungen weisen Herrn Riederer als einen klinisch orientierten biochemischen Forscher aus. In bester Tradition der Wiener Schule hat er mit dieser Ausrichtung durch sorgfältige Untersuchungen unsere Kenntnisee über die biochemischen Vorgänge beim Parkinson-Syndrom und ihre Beeinflussung durch therapeutische Maßnahmen wesentlich erweitert.

Seine Fragestellungen weisen Herrn Riederer als einen klinisch orientierten biochemischen Forscher aus. In bester Tradition der Wiener Schule hat er mit dieser Ausrichtung durch sorgfältige Untersuchungen unsere Kenntnisee über die biochemischen Vorgänge beim Parkinson-Syndrom und ihre Beeinflussung durch therapeutische Maßnahmen wesentlich erweitert.

I. Kardiovaskuläre Erkrankungen und Nervensystem

Valvular Diseases in Relation to Cerebral Ischemia

H. J. M. Barnett

Introduction

The decline over two decades of morbidity and mortality from ischemic
stroke has been matched, paradoxically, by a very substantial increase
in the number of strokes related to heart disease. Figures from stroke
registries and data bank in the past decade have been estimating the
incidence of heart-related strokes at 20-25% of all cerebral ischemic
events. Stroke in patients under 45 years of age constitutes approximately 3% of stroke victims but the heart is implicated in 50% of these
individuals (1).

The changing ratio is a reflection of the sharpened accuracy of diagnosis and the newer entities detectable in the heart resulting from
newer cardiac imaging technology. Holter monitoring of the electrocardiogram has been important in identifying rhythm disorders related
to thromboembolic phenomena and perfusion abnormalities. Radionuclide
wall motion studies have been invaluable in detecting cardiomyopathies
which may be the source of thrombi with and without atrial fibrillation. For valvular disease the most important imaging advance has been
echocardiography: two-dimensional echocardiography is superior to the
earlier M-mode techniques.

This communication will consider mitral valve prolapse and calcified
mitral annulus in relation to cerebral and retinal ischemia.

Mitral Valve Prolapse

Myxomatous degeneration of the mitral valve is known to occur in 6% to
8% of normal populations. A recent study of the Framingham population
indicated that among 1056 individuals with a mean age of 70 from the
original Framingham population cohort, 4% were found to have mitral
valve prolapse with an increased incidence among females (2). In the
offspring population with a mean age of 41, 1509 patients were studied
and 9% have mitral valve prolapse, with 13% of the female and 4% of
the male population affected. This high prevalence of mitral valve
prolapse among normal populations has raised questions about the at-
tempts to attribute a causal relationship to ischemia in any population including the young. There are however epidemiological studies
which bear on the topic. Among 141 patients entered into the Canadian
platelet antiaggregant study for ischemic events, 8 (5.7%) had evidence on M-mode echocardiography of mitral valve prolapse and this
compared with 141 controls (7.1%) matched for age (3). Sixty patients
admitted for cerebral and retinal ischemic events under the age of 45
indicated that 24 (40%) had mitral valve prolapse which contrasted
with 6.6% in age and sex-matched controls. The mean age of the older
patients band control group was 64.7 and 63.3 respectively. For the

patients and controls under 45 the mean ages were 33.9 and 32.7 respectively. Six of the 24 young victims of cerebral ischemia had another potential cause for the events but 18 (30%) remained for whom no cause other than the association with prolapsing mitral valve could be found. Scharf et al. reported on 12 male and 35 females with cerebral ischemic events under the age of 45 with a mean age of 35.4; other studies seeking a cause of the ischemia were negative; thirteen of the 47 (28%) exhibited mitral valve prolapse (4). At the same time 40 controls were studied and only 3 (7.5%) had mitral valve prolapse. Two other studies have corroborated this association and the evidence appears to be incontrovertible (5,6).

Many cardiologists are perplexed by these striking findings and are concerned that in their populations of patients under study for other evidence of mitral valve prolapse and for its incidental occurrence they rarely encounter cerebral and retinal ischemic events. This is comparable to the situation which exists with cervical spondylosis: this condition is almost universal in populations over the age of 45, and rarely does spastic paraparesis develop. Nevertheless, if groups of patients over the age of 45 affected with spastic paraparesis are analyzed, a common cause if not the commonest single identifiable cause is spinal cord compression related to cervical spondylosis. The absolute incidence of spastic paraparesis from spondylosis is low. The relative incidence of cervical spondylosis in a group of individuals with spastic paraparesis is high.

Sufficient time has not elapsed since the identification in 1974 of this association between mitral valve prolapse and cerebral ischemic events to indicate the eventual risk of stroke to such populations. Nevertheless, some calculations have been made and are of interest. The overall incidence of stroke under the age of 45 is given at 3 per 100,000 per year. Mitral valve prolapse prevalence is approximately 6% and mitral valve prolapse in association with stroke in the young is approximately 30%. From this one might calculate that the risk of stroke in a population of individuals with mitral valve prolapse is approximately one ischemic event in 6000 patients per year (7). This of course means that it is not likely that one individual cardiologist following a series of 200 or 300 patients afflicted with mitral valve prolapse would not encounter strokes except uncommonly. The fact appears to be inescapable however that among the young people with cerebral and retinal ischemic events the commonest single identifiable association is with mitral valve prolapse.

The cause of ischemic events of a focal nature is thromboembolic in the majority of patients; such focal symptoms and signs are not expected with rhythm disorders unless the rhythm disorder is atrial fibrillation or another which is conducive to the formation of thrombus in the left cardiac chambers. Atrial fibrillation occurs as a complication of MVP. Retinal emboli have been visualized on a number of occasions in which mitral valve prolapse is implicated and a number of individuals have been studied with heart valve lesions capable of producing thromboembolism. Four post-mortem examinations have been conducted in patients who have had ischemic stroke and mitral valve prolapse (8-11). Ulcerative or thrombotic cardiac lesions associated with thromboembolic material in otherwise normal middle cerebral arteries appropriate to the symptoms were identified. One surgical specimen is on record with thrombus seen on the endocardium related to the mitral valve leaflet; the young individual had been observed to have retinal emboli and the surgery had been conducted to repair rupture of a chordae tendinae (12).

An instructive study has been conducted on patients with prolapsing
mitral valve at post-mortem (13). In 14 instances a post-mortem was
conducted as a sequel to sudden death and 5 out of the 14 had platelet and fibrin lesions between the posterior leaflet and the myxomatous degeneration of the mitral valve on the left atrial wall. The
suggestion was advanced that the sudden death might have been related
to embolization of the coronary arteries. In the same post-mortem
study there were 102 patients in whom there was non-sudden death;
4% had platelet fibrin deposits attached to an ulcerative lesion at
the site of valvular attachment.

The prognosis for individuals who have had the cardiac symptoms related to prolapsing mitral valve has been studied in one group of 28
patients in the older age group (60-81 years); they were followed for
10 years and in this time 12 had disabling chest pain of whom 10 had
normal coronary angiograms, 2 experienced recurring syncope, 1 had a
cardiac arrest, 7 developed mitral regurgitation with congestive heart
failure and 1 had a retinal embolus (14).

The author's series of 32 patients with cerebral and retinal ischemic
events has been followed to determine the likelihood of further re-
currences (15). The series consists of 19 male and 13 female patients
with a mean age of 30 followed for a mean period of 8 years. Other
causes of cerebral and retinal ischemic events were actively sought
and not found; 84% were submitted to cerebral angiography. Seventy
five percent of them had negative cardiac physical findings at the
bedside and all had been shown to be affected with mitral valve prolapse as a result of the investigation conducted after cerebral or
retinal ischemic events. Twenty-four of this group had been affected
with a stroke and the presenting ischemic events were in the carotid
territory in 17 and in the vertebral basilar territory in 7. Twelve
of the 24 strokes were of major consequence. Eight individuals suf-
fered only TIA. Five of the 32 patients had ischemic events during
the follow-up period although this included 21 events at mean inter-
vals of 3 to 6 years. Four were in more than one territory and 4 were
afflicted only with TIA. Two patients had 5 ischemic events with residuum representing an ischemic stroke. The stroke recurrence rate
was 6.8 per 100 patient years. This figure is lower than a recurrence
rate of 8.9 per 100 patient years calculated by Marquardsen in a series
of patients afflicted with arteriosclerotic thromboembolic disease
producing stroke (16).

Treatment for patients who have had ischemia in association with mitral valve prolapse is empirical. It is improbable that there will be
any controlled studies conducted because of the difficulty of mount-
ing such studies in a disorder of such uncommon occurrence. Empirical
recommendations by the author are for platelet antiaggregant therapy
in the form of approximately 1 gram of Aspirin per day and the use
of 3 to 4 months of Coumadin therapy if the ischemic events continue
despite platelet antiaggregant therapy. In conjunction with antithrom-
botic management it is recommended that other risk factors be attended
to including cessation of the contraceptive pill, elimination of smok-
ing and strict regulation of any elevation of blood pressure.

Whether or not individuals with prolapsing mitral valve should have
any form of therapy when they have had no cerebral ischemic events is
beyond the scope of this presentation. The possibility exists of cerebral emboli in association with complicating bacterial endocarditis.
It is estimated that a minimum of 5% of individuals afflicted with
subacute bacterial endocarditis have this condition superimposed upon
a myxomatous degeneration of the mitral valve. Penicillin prophylaxis
for dental work has been recommended. A recent calculation estimates

that 26 million dental procedures will be carried out in the United States each year in individuals affected with the prolapsing mitral valve and that 130 individuals will develop bacterial endocarditis related to these dental procedures (17). Without any prophylaxis it is estimated that two deaths will occur in this group but if prophylactic penicillin is given to all of these patients on all ocasions of such dental work; estimate has been made that 175 deaths will occur because of penicillin reaction. If any prophylaxis is to be recommended the use of Erythromycin has been suggested with the estimate that there will be one death per year among the 26 million dental procedures carried out.

Mitral Annulus Calcification

In geriatric populations mitral annulus calcification has emerged as an important valvular lesion. In one population in the tenth decade of life submitted to post-mortem examination, there was evidence of mitral annulus calcification in 27% (18). Clinical observations have indicated that this lesion may bear a relationship to the occurrence of stroke and retinal ischemia (19). Two post-mortem observations have been made in which this association has been established without reasonable doubt (20,21). Several series have been published indicating the importance of mitral annulus calcification in serial observations made on patients afflicted with stroke. One study has investigated 350 supra-tentorial ischemic strokes and compared them with 350 age and sex-matched controls (22). Twenty nine of the patients and 12 of the controls were afflicted with mitral annulus calcification (23). Tihal has studied 105 ischemic strokes by two-dimensional echocardiogram. Forty-eight had no cardiac history and 57 had experienced some cardiac symptoms. In the first group there were 3 examples of mitral annulus calcification and 11 in the latter. A further observation by Irino highlights the enigma which is presented by this entity (24). In a series of his patients who where submitted to both intensive cardiac study including echocardiography and cerebral angiography there were 20 patients with mitral annulus calcification. In this group with a calcified mitral annulus, 60% had additional arterial disease appropriate to the symptoms: irregularly ulcerative disease or stenosis of the carotid artery. The presenting enigma is to identify with exactitude which one of the lesions potentially capable of producing cerebral and retinal ischemic events has in actual fact been operative in the individual patient. It is hoped that more sophisticated imaging directed towards identifying active thrombus formation will allow decisions to be made as to which of two potential lesions is active in a given individual.

Decisions Regarding Cardiac Investigation

The vexed question recurs commonly as to how often and how extensively the heart should be investigated in patients afflicted with cerebral and retinal ischemic events. It is reasonable to conclude that a 65 year old patient reporting amaurosis fugax and contralateral hemisphere events appropriate to a bruit is not a candidate for an immediate intensive cardiac workup. Nevertheless, at all ages more than one appropriate cause may be found and in the older age group this is more commonly the case than in the younger age groups. Guidelines as to which patients presenting with cerebral and retinal ischemic events require cardiac investigation are suggested:

1. Those with history or signs of heart abnormalities. On careful bedside physical examination (15), only 25% of patients reported from

this centre in the PMV and cerebral or retinal ischemic events had evidence of cardiac abnormality.
2. Patients under the age of 45 without other overwhelming risk factors such as juvenile diabetes and significant hypertension.
3. Those in whom multiple territories are involved in symptoms or signs in more than one hemisphere or in both carotid and vertebral basilar circulation.
4. Patients with angiographic evidence of occlusion of intracranial artery branches but with no good evidence of atheroma and normal major extracranial arteries.
5. Patients with CT evidence of hemorrhagic infarction.
6. Those with evidence of emboli in other organ systems.
7. Those with evidence of systemic disease suggestive of infective endocarditis.

The type of cardiac investigation will be related to the presenting clinical features but in the full investigation of young patients with ischemic events 48 hours of Holter monitoring, radionuclide angiocardiography and 2-dimensional echocardiography are becoming routine investigations for the clarification of this clinical picture. Whether or not there is an optimum cost-benefit ratio for this amount of detailed study is not addressed here. It is difficult to put a figure in terms of cost on the value of a precise diagnosis to be offered a young individual threatening with an episode of as much concern as a retinal or cerebral ischemic event.

References

1. Barnett HJM (1983) Heart in ischemic stroke —a changing emphasis. Neurologic Clinics 1:291-315
2. Gresham GE, Fitzpatrick TE, Wolf PA et al. (1975) Residual disability in survivors of stroke —The Framingham Study. N Engl J Med 293:954-956
3. Barnett HJM, Boughner DR, Taylor DW, Cooper PE, Kostuk WJ, Nichol P (1980) Further evidence relating mitral-valve prolapse to cerebral ischemic events. New Engl J Medicine 302:139-144
4. Scharf RE, Hennerici M, Bluschke V, Schneider W (1982) In vivo platelet activity in young patients with cerebral ischemia and mitral valve prolapse. Thromb Hemostasis 46:268
5. Bensaid J, Cuisinier Y, Renaudin D et al. (1980) Accidents vasculaires cerebraux ischemiques: Role etiologique du prolaps valvulaire mitral. 10 observations. Nouv Presse Med 9:1716
6. Sandok BA, Giuliani ER (1982) Cerebral ischemic events in patients with mitral valve prolapse. Stroke 13:448
7. Hart RG, Easton JD (1982) Mitral valve prolapse and cerebral infarction. Editorial. Stroke 13:429-430
8. Cook AW, Bird TD, Spence AM, Pagon RA, Wallace JF (1978) Myotonic dystrophy, mitral-valve prolapse, and stroke. Letter to the editor. Lancet 1:335-336
9. Geyer SJ, Franzini DA (1979) Myxomatous degeneration of the mitral valve complicated by nonbacterial thrombotic endocaritis with systemic embolization. Am J Clin Pathol 72:489-492
10. Bramlet DA, Decker EL, Floyd WL (1982) Nonbacterial thrombotic endocarditis as a cause of stroke in mitral valve prolapse. South Med J 75:1133-1135
11. Schnee MA, Bucal AA (1983) Fatal embolism in mitral valve prolapse. Chest 83:285-287
12. Donaldson RM, Emanuel RW, Earl DJ (1981) The role of two-dimensional echocardiography in the detection of potentially embolic intracardiac masses in patients with cerebral ischemia. J Neurol Neurosurg Psychiatry 44:803-809

13. Chesler E, King RA, Edwards JE (1983) The myxomatous mitral valve and sudden death. Circulation 67:632-639
14. Wooley DF, Kolibash AJ, Bush CA, Kilman JW, Ryan JM (1982) Mitral valve prolapse syndrome —natural course as reflected in seventh-ninth decade patients. Am J Cardiology 49:900
15. Jackson AC, Boughner DR, Barnett HJM (1984) Mitral valve prolapse and cerebral ischemic events in young patients. Neurology 34: 784-787 (1984)
16. Marquardsen J (1969) The natural history of acute cerebrovascular disease, a retrospective study of 769 patients. Acta Neurol Scand (Suppl 38) 45:1-192
17. Bor DH, Himmelstein DO (1984) Endocarditis prophylaxis for patients with mitral valve prolapse. A quantitative analysis. Am J Med 76: 711-717
18. McKeown EF, De Senectute (1975) The F.E. Williams lecture. J Royal College Physicians (London) 10:79
19. DeBono DP, Warlow CP (1979) Mitral annulus calcification and cerebral or retinal ischemia. Lancet 2:383
20. Ridolphi RI, Hutchins GM (1976) Spontaneous calcific emboli from calcific mitral fibrosis. Arch Pat Lab Med 100:117-120
21. Fulkerson PK, Beaver BM, Auseon JC, Graber HL (1979) Calcification of the mitral annulus. Etiology, clinical associations, complication and therapy. Am J Med 66:967-977
22. Nishide M, Irino T, Gotoh M, Naka M, Tsuji K (1983) Cardiac abnormalities in ischemic cerebrovascular disease studied by two-dimensional echocardiography. Stroke 14:541-545
23. Tihal H, Silver M (1982) Mitral valve prolapse —The most common cause of pure mitral regurgitation requiring mitral valve replacement. Chest 82:222
24. Irino T (1984) Personal communication

Herzrhythmusstörungen und neurologische Komplikationen

J. Senges und W. Kübler

Die Beziehung zwischen Herzrhythmusstörungen und neurologischen Komplikationen läßt sich in folgende vier Abschnitte gliedern: 1. Herzrhythmusstörungen als Ursache von neurologischen Komplikationen; 2. Neurologische Erkrankungen als Ursache von Herzrhytmusstörungen; 3. Neurologische Therapie als Ursache von Herzrhythmusstörungen; 4. Antiarrhythmische Therapie als Ursache von neurologischen Komplikationen.

1. Herzrhythmusstörungen als Ursache neurologischer Komplikationen

Durch Arrhythmie verursachte akute neurologische Symptome reichen von leichtem Schwindel über die Präsynkope und Synkope bis zum apallischen Syndrom. Ein weiteres wichtiges und häufiges klinisches Bild ist die zerebrale Embolie, welche in über der Hälfte der Fälle durch Vorhofflimmern verursacht wird. Wegen ihrer besonderen differentialdiagnostischen Bedeutung in der Anfallsambulanz soll auf akute Bewußtseinsstörung und die Zerebralembolie näher eingegangen werden.

Bei gesundem Herzen und Hirnarterien wird die zerebrale Durchblutung erst bei extremen Änderungen der Herzfrequenz vermindert. Mit einer klinischen Symptomatik ist normalerweise erst bei Bradykardie unterhalb von 35-40 Schlägen/Min. oder bei ektopen Tachykardien über 180/Min. zu rechnen. Dieser weite Toleranzbereich wird allerdings im Einzelfall bei zerebrovaskulären oder kardialen Erkrankungen sowie bei Anämie erheblich eingeschränkt.

Die Differentialdiagnose von akuten Bewußtseinsstörungen wurden von Kapoor in einer prospektiven Studie bei 204 Patienten untersucht. Ausgeschloßen wurden Patienten mit eindeutiger oder sehr wahrscheinlicher Epilepsie. Auch bei intensiver nichtinvasiver und invasiver Diagnostik blieb die Hälfte der Fälle ungeklärt. Von den restlichen 50% fand sich bei etwa der Hälfte kardiovaskuläre Ursachen, bei der anderen Hälfte eine nichtkardiovaskuläre Ätiologie. Von besonderer Bedeutung ist, daß Herzrhythmusstörungen bei weitem der häufigste Grund für kardiale Synkopen waren.

Im einzelnen waren tachykarde und bradykarde Arrhtythmien als Ursache akuter Bewußtseinsstörungen etwa gleich häufig. Ein wichtiger und bisher wenig beachteter Befund war, daß ventrikuläre Tachykardien fast die Hälfte aller arrhythmie-bedingten Synkopen erklärten. Obwohl im Langzeit-EKG 80% aller 204 Patienten signifikante tachykarde Rhythmusstörungen hatten, sollten diese nur dann als Ursache einer Synkope akzeptiert werden, wenn simultan auch eine entsprechende Symptomatik bestand. Bei supraventrikulären Tachykardien bestand diese Koinzidenz nur in 3 Fällen. Unter den Bradykardien überwogen das Sick-Sinus-Syndrom und höhergradige AV-Blockierungen, eine hypersensitive Karotis-

Sinus-Synkope wurde nur bei gleichzeitig auslösbarer Symptomatik in einem Fall akzeptiert.

Die wichtigsten diagnostischen Methoden zur Abklärung von Synkopen waren Anamnese und einfache klinische Untersuchung. Am zweithäufigsten ergaben elektrokardiographische Befunde und ganz überwiegend das Langzeit-EKG ätiologisch relevante Befunde. Nach neueren Untersuchungen können bei unklaren Synkopen invasive elektrophysiologische Methoden einschließlich HIS-Bündel-Elektrographie und programmierter Stimulation weitere 10-25% der Fälle klären. Auch hierbei überwiegen mit etwa 2/3 ventrikuläre Tachykardien.

Entscheidend für die Prognose von akuten Bewußtseinsstörungen ist deren Ätiologie. Bei kardiovaskulärer Ursache betrug die 1-Jahresmortalität 30%, 2/3 davon verstarben plötzlich. Bei trotz intensiver Diagnostik ungeklärten Fällen lag dagegen die Mortalität wesentlich niedriger, insgesamt verstarben pro Jahr nur 3% am plötzlichen Tod und weitere 3% an anderen Ursachen.

Zerebrale Embolien bei Vorhofflimmern sind eine weitere wichtige neurologische Komplikation bei Herzrhythmusstörungen. Etwa 1/3 aller zerebralen Insulte ist durch eine Embolie bedingt, die Hälfte davon beruht auf Vorhofflimmern. Auf Grund von zahlreichen Untersuchungen kann angenommen werden, daß bei chronischem Vorhofflimmern ohne Klappenvitien in etwa 30% mindestens eine periphere oder pulmonale Embolie auftritt, dagegen bei 90% von Vorhofflimmern mit Mitralstenose. Prognostisch wichtig ist auch die hohe Rezidivquote nach der ersten Zerebralembolie von 80%.

Der prophylaktische Nutzen von Antikoagulantien ist eindeutig bewiesen, die Emboliehäufigkeit wird um 60-90% gesenkt. Antiarrhythmika sollten nur bei intermittierendem Auftreten eingesetzt werden. Mittel der Wahl ist Chinidin, kombiniert mit Digitalis. Der Versuch einer Kardioversion lohnt sich in aller Regel nur dann, wenn persistierendes Vorhofflimmern kürzer als ein Jahr besteht und der linke Vorhof im Durchmesser kleiner als 45 mm ist.

2. Neurologische Erkrankungen als Ursache von Herzrhythmusstörungen

Dieser Zusammenhang ist zwar praktisch wesentlich seltener, differentialdiagnostisch ist er jedoch von Bedeutung. So führen zerebrale Insulte/Trauma und Tumoren häufig zu Bradykardien, aber auch nicht selten zu einer Verlängerung des QT-Intervalls mit terminal negativer T-Welle, was zur Verwechslung mit intramuralen Vorderwandinfarkten führen kann.

Das angeborene QT-Syndrom ist durch eine ausgeprägte QT-Verlängerung, Sinusbradykardie sowie durch rezidivierende Synkopen infolge ventrikulärer Tachykardien gekennzeichnet. Zusätzlich besteht beim hereditären Jervell-Lange-Nielson-Syndrom eine Innenohrschwerhörigkeit. Diese Erkrankung bildet gewissermaßen eine Schnittstelle zwischen Neurologie und Kardiologie, denn die Ursache der Kammertachykardien liegt in einer pathologischen Dominanz des linken über den rechten Sympathikus. Synkopen bei akutem körperlichem und vor allem psychischem Streß sind für diese Erkrankung fast pathognomonisch und müßten vor allem von hysteriformen Bildern abgegrenzt werden.

Bei Erkrankungen aus der Gruppe der Myopathien ist das Herz häufig miteinbezogen. Besonders typisch ist eine selektive Degeneration des spezifischen kardialen Erregungsleitungsgewebes mit Befall des Sinusknotens, Vorhofes, AV-Knotens und des ventrikulären HIS-Purkinje-

Systems. Auch Kammerarrhythmien wurden gehäuft beobachtet. Diese selektive Degeneration der Reizleitung ohne relevante Beteiligung des Arbeitsmyokards ist vor allem für die dystrophische Myotonie, aber auch für bestimmte Formen der progressiven Muskeldystrophie charakteristisch.

3. Neurologische Therapie als Ursache von Herzrhythmusstörungen

Die wichtigsten Medikamente in diesem Zusammenhang sind Levodopa sowie trizyklische Antidepressiva, Phenothiazine und Lithium. Zwar wurden unter diesen Substanzen fast alle Formen von Reizbildungs- und Erregungsleitungsstörungen des Herzens beobachtet, betroffen waren jedoch ganz überwiegend Patienten mit toxischen Dosen und/oder vorgeschädigtem Herzen. Bei Einsatz dieser Medikamente sind regelmäßige EKG-Kontrollen erforderlich.

4. Antiarrhythmische Therapie als Ursache von neurologischen
   Komplikationen

Wichtig sind vor allem die zentralvenösen Nebenwirkungen von Chinidinartigen Antiarrhythmika einschließlich Tremor, Benommenheit, Schwindel, Sprachstörungen bis zu generalisierten Krämpfen. Digitalis als das am häufigsten eingesetzte Kardiakum kann zu Farbensehen, toxischer Psychose und Delirium führen. Die Kardioversion von Vorhofflimmern kann sehr selten, wahrscheinlich in weniger als 1%, eine zerebrale Embolie auslösen. Als schwerwiegendste neurologische Komplikation einer antiarrhytmischen Therapie kann das apallische Syndrom angesehen werden, welches nach Reanimation wegen protrahierter Asystolie oder Kammerflimmern eintreten kann.

Literatur beim Verfasser.

Endokarditis und ihre Auswirkung auf das Zentralnervensystem

P. R. Lichtlen

Bei der Endokarditis handelt es sich um eine entzündliche Erkrankung des Endokards, welche sich vornehmlich an den linksventrikulären Klappen, der Mitral- und Aortenklappe, seltener an der Trikuspidalklappe manifestiert —im letzteren Fall vorwiegend bei Drogenabhängigen —, wobei davon auszugehen ist, daß die Besiedlung durch körpereigene Organismen entsteht (Abb. 1). Eine der Voraussetzungen ist die Ausbildung einer intravaskulären "Schad- oder Schwachstelle", eine primäre Endothelläsion aufgrund einer abnormen Hämodynamik bei einer bereits vorgeschädigten Klappe, meist nach vorausgehender rheumatischer Endokarditis (Lichtlen 1983). Am freigelegten Kollagen setzt sich ein steriler Plättchenthrombus fest (Stadium der nichtbakteriellen thrombotischen Endokarditis). Um die Besiedlung mit körpereigenen Bakterien zu ermöglichen, sind spezielle immunologische Vorgänge notwendig. Bakteriämie an sich ist ein häufiges Phänomen und führt auch bei Patienten mit Vitien nicht immer zur sofortigen Besiedlung der Klappen, vorwiegend noch immer mit Streptococcus viridans, seltener mit Staphylo- oder Streptokokken. Es kommt dann zur Ausbildung von sogenannten Vege-

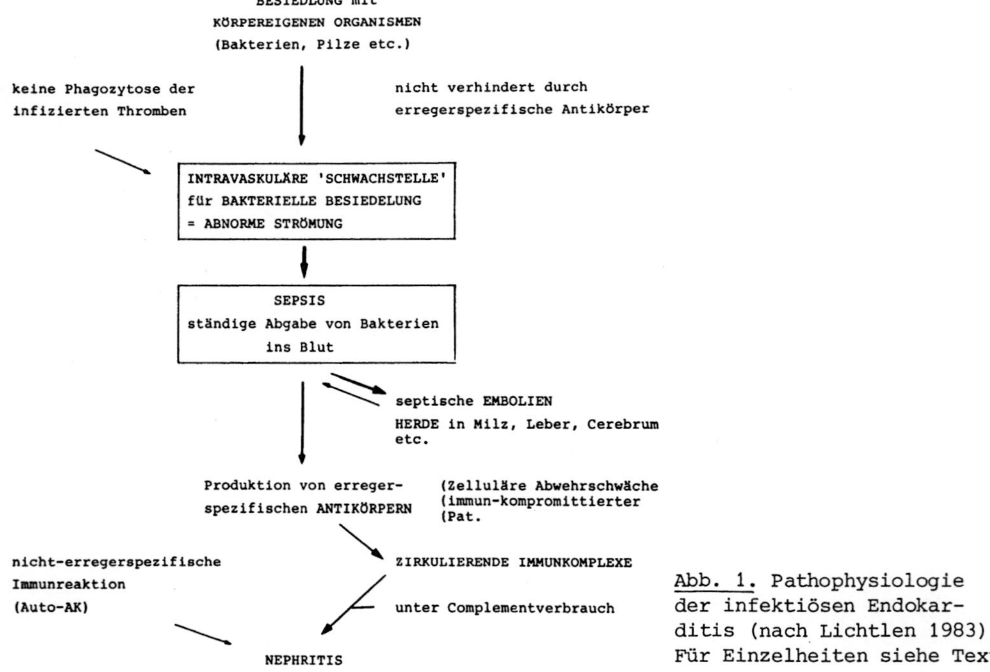

Abb. 1. Pathophysiologie der infektiösen Endokarditis (nach Lichtlen 1983). Für Einzelheiten siehe Text

tationen, fibrinhaltigen Thromben, welche mit Fibroblasten und Granulozyten durchwandert sind und in welchen die Erreger sich festsetzen.
Das klinische Bild wird im weiteren Verlauf weitgehend von den Folgen
dieser Vegetationen bestimmt, nämlich der ständigen Abgabe von Bakterien ins Blut, der Sepsis, sowie der Loslösung von einzelnen Thromben, welche zu Embolien teils septischer, teils aseptischer Natur führen, wobei Milz, Leber und vor allem das *Zentralnervensystem* im Vordergrund stehen.

Im folgenden sollen vor allem die *zentralnervösen Komplikationen* besprochen
werden. Diese stehen nach Arnett et al. (1982) mit ca. 20% an zweiter
Stelle der tödlichen Komplikationen; an erster Stelle liegen die kardialen mit etwa 50% (Tabelle 1). Die neurologischen Komplikationen
lassen sich im wesentlichen in zwei Gruppen unterteilen, in vaskuläre,
vorwiegend Embolien sowie das entzündlich bedingte mykotische Aneurysma
kleinerer zerebraler Gefäße und in akut-entzündliche, die Meningitis
und Enzephalitis (Jones 1969, Ziment 1969, Bohmfalk 1978, Cobbs 1981).

Tabelle 1. Todesursachen bei infektiöser Endokarditis

I. *Kardial*   n = 72 (47,6%)

     Herzinsuffizienz n = 65
     Koronarembolien   n = 2
     Arrhythmien   n = 4
     Tamponade   n = 1

II. *ZNS*   n = 28 (18,5%)

     Embolien   n = 15
     Entzündlich   n = 13

III. *Sepsis*   n = 26 (17,3%)

IV. *Andere*   n = 25 (16,6%)

     Nicht bezogen auf SBE

[nach: Arnett E.N., Roberts W.C.: Thoracic CV Surgeon 30, 327 (1982)]

Neurologische Komplikationen sind relativ häufig, je nach Statistik
kommen sie bei bis zur Hälfte der Patienten mit infektiöser Endokarditis vor. Pruitt et al. berichteten 1978 bei 281 Patienten mit infektiöser Endokarditis über eine Inzidenz von 39% neurologischer Komplikationen, mehrheitlich Patienten im Alter über 50 Jahre. Im eigenen
Krankengut ließen sich bei 165 Patienten mit nachgewiesener infektiöser
Endokarditis (positive Blutkulturen, operativer Nachweis, Autopsie)
bei 39 Patienten, also in 24%, neurologische Komplikationen finden
(Gahl 1984). Dabei wiesen 16 Patienten (9,7%) eine Hemiparese, 2 Patienten eine Tetraspastik (1,2%), 10 Patienten eine Bewußtseinstrübung bzw. ein Koma (6,1%), 6 Patienten Sensibilitätsstörungen (3,6%),
4 Patienten eine Dysarthrie (2,4%) und 1 Patient tonisch-klonische
Krämpfe (0,6%) auf. Die Mortalität wird durchweg als relativ hoch
angesehen; so berichten Pruitt et al. (1978) im akuten Stadium über
eine Mortalität von 58% bei denjenigen Patienten, welche neurologische
Komplikationen aufwiesen, gegenüber lediglich 20% bei denjenigen ohne
neurologische Komplikationen; dies entspricht auch der Erfahrung im
eigenen Krankengut.

Tabelle 2. Neurologische Komplikationen bei infektiöser Endokarditis, links die entsprechenden Krankheitsbilder, rechts Symptome, Ursachen, klinisches Bild (Ziment 1969, Cobbs 1981, Gahl 1984)

Toxisch	Kopfschmerzen, Konzentrationsschwäche, Sehstörungen Vaskulär (Vasculitis), Medikamentös
Psychische Auf- fälligkeit	Verwirrtheit, Desorientierung, Sehstörungen Vasculär, Medikamentös
Zerebro-Vaskuläre Insulte	10-30% aller Patienten, 50% aller neurolog. Komplikationen häufig zuerst TIA, motorisch-sensorisch häufiger bei Mitral- als Aortenklappenendoc., Staphylokokken! Mortalität bis 80% (im ersten Jahr 75%); fokal (Hirninfarkt), generalisiert (MA, Hirnabszesse)
Krämpfe	MA, Hirninfarkt, -abszess, Meningitis, Hypoxie, Urämie bei Herzinsuff., Medikamentös (Nierenschaden bei Aminoglykosid, Neurotoxisch)
Meningitis Encephalitis	Rupturiertes MA, Hirnabszess, -infarkt, Thrombose, Vasculitis, Liquor oft aseptisch
Bewußtseinstrübung	Metabolisch (Säure-Basen-Gleichgewicht, Elektrolyte, Hypoxie, Hyperthermie, Rhythmusstörungen, intrakranielle Blutung etc.)
Hirnnervensfall	Hemianopsie, Diplopie, Facialis-, Gaumenparese
Stamm-, Klein- hirnschäden	bei Mikroembolien
Spinalmark, periphere Nerven	bei Mikroembolien
Subarachnoidal- blutung	MA, Purpura, Petechien (immunologische Gefäßschäden)

Die neurologischen Komplikationen und ihre Ursachen sind in Tabelle 2 zusammengefaßt, wobei die Erfahrungen von Ziment (1969) und Cobbs (1981) sowie unsere eigenen (Gahl 1984) zugrunde gelegt sind. Leichtere Fälle mit Kopfschmerzen, Konzentrationsstörungen, leichten Sehstörungen usw. sind wahrscheinlich *toxisch* zu erklären. Ebenfalls für eine mehr diffuse Schädigung sprechen *psychische Auffälligkeiten* wie Verwirrtheit, Desorientierung, visuelle Störungen usw. In beiden Situationen sind entweder vaskuläre Ereignisse, generalisierte Vaskulitiden oder häufig auch medikamentös bedingte Alterationen zugrunde zu legen. *Zerebrovaskuläre Insulte* kommen in ca. 10-30% aller Patienten mit Endokarditis vor bzw. betreffen 50% aller neurologischen Komplikationen (Greenlee 1973, Pruitt 1978). Häufig geht ihnen eine *transitorische ischämische Attacke* voraus, in der Regel sind sie motorischer oder sensorischer Natur, meistens lokalisiert, nicht selten mit Krämpfen verbunden. Ursache ist häufig eine Embolie, septischer oder nichtseptischer Natur bzw. ein mykotisches Aneurysma mit oder ohne Blutung, wobei in der Regel dann eine Hemiplegie, Paraplegie oder auch Aphasie resultiert. Paresen kommen offensichtlich häufiger bei Staphylokokken- als bei Strepto- kokkenendokarditis vor, auch ist häufiger die Mitral- als die Aorten- klappe betroffen. Echte Krampferscheinungen finden sich häufig lokali- siert bei Hirninfarkten, aber auch generalisiert bei Hirnabszessen, Meningitis, Hypoxie, Urämie, bei Herzinsuffizienz oder medikamentös, z.B. bei toxischem Nierenschaden nach Verabreichung von Aminoglyko- siden. Die Mortalität für Insulte bei infektiöser Endokarditis liegt sehr hoch, entsprechend der Literatur (Jones 1969, Ziment 1969, Pruitt 1978) zwischen 17 und 80%, wobei sie im ersten Jahr nach Auftreten der Endokarditis ca. 75% beträgt. Die Meningo-Enzephalitis bzw. die reine Meningitis geht oft mit einem aseptischen Liquor einher, insbesondere

bei der subakuten Endokarditis, während im akuten Stadium der Liquor
meistens positiv ist. Zugrunde liegt häufig wiederum ein rupturiertes
mykotisches Aneurysma, ein Hirnabszeß, ein Infarkt bei Embolie, Thrombosen, Vaskulitiden usw. Die *Bewußtseinstrübung* ist häufig metabolisch
bedingt, bzw. es liegen Änderungen im Säurebasengleichgewicht oder
Elektrolytverschiebungen, eine Hypoxie oder Hyperthermie, aber auch
Rhythmusstörungen oder medikamentös bedingte Störungen zugrunde; auch
primär neurologische Ursachen wie intrakranielle Massenprozesse, Subarachnoidalblutungen, Hirninfarkte usw. sind dafür verantwortlich zu
machen. Erwähnenswert sind schließlich auch Hirnnervenfunktionsstörun-
gen, die zu Hemianopsie, Diploplie, Fazialis- und Gaumenparese usw.
führen können. Die *Subarachnoidalblutung* ist in der Regel auf ein mykotisches Aneurysma oder auf eine Purpura bzw. Petechien im Rahmen
einer immunologischen Gefäßstörung zurückzuführen.

Zwei Situationen sollen speziell noch angesprochen werden, der *embolische Hirninfarkt* und das *mykotische Aneurysma*. Embolien finden sich generell bei ca. 30% aller Patienten (Tabelle 3), wobei vorwiegend das
Zentralnervensystem, die Nieren, die Milz, das Splanchnikusgebiet und
auch die Haut betroffen sind. Der embolische Hirninfarkt kommt nach
Weinstein (1974) bei ca. 6-30% der Patienten vor; er findet sich häufiger bei Mitralklappenendokarditis und ist, wenn er früh auftritt,
ca. 2 Wochen nach Beginn der Endokarditis häufig durch Staphylococcus
aureus bedingt (70%), bei Späteintritt, d.h. 4-6 Wochen bis Monate
nach Beginn der Endokarditis durch Streptococcus viridans. Die Mortalität des embolischen Infarktes liegt mit 20-80% relativ hoch, wobei
in allen Statistiken insbesondere Staphylococcus aureus mit einer
hohen Sterblichkeit einhergeht (Gahl 1984).

Tabelle 3. Übersicht über die häufigsten Komplikationen sowie ihre Inzidenz

Kardial-Herzinsuffizienz	ca. 55%
Embolien-ZNS, Milz, Niere	ca. 28%
Nierenbeteiligung	ca. 30%
Persistierende Sepsis	ca. 8%

Als eine der gefürchtetsten neurologischen Komplikationen gilt das
mykotische Aneurysma. Es wird durch einen Verschluß eines Gefäßes durch
einen infizierten Embolus verursacht, meistens im Bereich der Arteria
cerebri media. Mykotische Aneurysmen treten bei ca. 10-20% aller Patienten mit infektiöser Endokarditis auf, 50% davon sind zerebral lokalisiert bzw. ca. 7-10% aller Patienten erleiden somit zerebrale
Embolien und mykotische Aneurysmen (Bingham 1977, Bohmfalk 1978).
Seltener ist die Ausbildung eines mykotischen Aneurysmas ohne embolischen Verschluß, lediglich aufgrund des Haftens verschleppter Erreger an einer bestimmten Gefäßstelle, in der Regel hinter Verzwei-
gungen zweiter Ordnung.

Bei über der Hälfte der mykotischen Aneurysmen besteht die Gefahr der
Ruptur und der damit verbundenen *Blutung*, sei es intrazerebral oder
subarachnoidal. Blutungen gehen nach Bohmfalk (1978) mit einer Mortalität von bis zu 80% einher, während bei intakten Aneurysmen diese
bei ca. 30% liegt. Insgesamt liegt die Mortalität für angiographisch
nachgewiesene mykotische Aneurysmen nach diesem Autor bei ca. 45% im
ersten Jahr nach Auftreten der Endokarditis. Ca. 30% bilden sich unter
medikamentöser Therapie oder auch spontan zurück bzw. lassen sich nach
einem oder mehreren Monaten angiographisch nicht mehr nachweisen. Wegen dieser hohen Mortalität wird vorgeschlagen, bei singulären mykotischen Aneurysmen, wenn sie geblutet haben, eine neurochirurgische

Tabelle 4. Vorgehen bei mykotischem Aneurysma. Für Einzelheiten siehe Text

---

- singuläres MA mit Blutung --+ Neurochirurgisch, Klippen
- asymptomatisches MA, wenn leicht zugänglich --+ Neurochirurgisch
- asymptomatisches MA, wenn schwer zugänglich --+ Überwachen, Angiographie in
  kurzen Abständen, alle 2-3 Wochen, auf Größenzunahme achten
- MA im Bereich des circulus Willisi: zuwarten bis fibrosiert, da sehr brüchig,
  später Neurochirurgie
- MA bei schwerer Herzinsuffizienz und Indikation zum sofortigen Klappenersatz:
  wenn möglich zuerst Neurochirurgie wegen Gefahr der Blutung an HLM, Bioprothese
- MA --+ Bettruhe, Blutdrucksenkung, Antibiotika

Ausschaltung durch Klips vorzunehmen (Tabelle 4). Asymptomatische mykotische Aneurysmen, wenn leicht zugänglich, sollten ebenfalls operiert werden; sind sie schwer zugänglich, sollten sie überwacht und ihre Größenzunahme sollte in bestimmten Abständen (zweiwöchentlich?) bestimmt werden. Dies gilt besonders auch für Aneurysmen im Bereiche des Circulus Willisii, da diese häufig sehr brüchig sind und die Operation mit massiven Blutungen einhergehen kann. Auf jeden Fall sollte bei jedem mykotischen Aneurysma der Neurochirurg hinzugezogen werden! Probleme in der Behandlung der mykotischen Aneurysmen ergeben sich vor allem bei gleichzeitig schwerer Herzinsuffizienz und der dringenden Notwendigkeit eines raschen Klappenersatzes. Da dieser an der Herz-Lungenmaschine durchgeführt werden muß und damit eine volle Heparinisierung notwendig wird, erhöht sich das Risiko einer Massenblutung erheblich. Es wird deshalb vorgeschlagen, hier, wenn immer möglich, zuerst das Aneurysma durch Klips auszuschalten und überdies eine Bioprothese, welche keine Dauerantikoagulation benötigt, einzusetzen. Hier ist jedoch zu bedenken, daß diese Patienten mit Herzinsuffizienz im Stadium IV der New York Heart Association-Klassifizierung stets in einem sehr schlechten Allgemeinzustand sind und damit auch der neurochirurgische Eingriff mit großen Problemen behaftet ist. Aus diesem Grunde wird auch in dieser Situation häufig zuerst der Klappenersatz durchgeführt, allerdings mit dem vollen Risiko einer eventuellen Blutung.

Schließlich ist noch zu bedenken, daß mykotische Aneurysmen auch bei relativ blande verlaufenden Endokarditiden mit wenig oder fehlendem Fieber einhergehen können und damit *die neurologische Symptomatik* z.B. eine Hemiparese aufgrund eines solchen Aneurysmas der *erste Hinweis auf das Vorhandensein einer Endokarditis sein kann*. Bei jeder neurologischen Symptomatik und gleichzeitigem Vorhandensein eines Vitiums ist deshalb unbedingt an eine Endokarditis bzw. an das Vorliegen eines mykotischen Aneurysmas zu denken und eine Antikoagulation verbietet sich so lange, bis die Sachlage geklärt ist. Im Zweifelsfall läßt sich heute die Diagnose einer Endokarditis auch mit dem Echokardiogramm sowohl mit der M-Mode-Technik wie auch mit dem zweidimensionalen Echokardiogramm mit sehr hoher Sensitivität stellen (Daniel 1984).

Wie soll man sich bei Vorhandensein von neurologischen Symptomen bzw. einer *neurologischen Verschlechterung* verhalten, a) bei Endokarditis mit neurologisch *fokaler* und b) bei *generalisierter* Symptomatik, Krämpfen, Sehstörungen, Nervenausfällen usw. (Tabellen 5 und 6). Bei *fokaler* Symptomatik empfiehlt es sich, zuerst einen CT-Scan durchzuführen. Liegt ein Abszeß vor, so hängt das weitere Vorgehen von der Größe ab; große Abszesse sollten raschestens neurochirurgisch angegangen werden; sie sind jedoch sehr selten und werden postmortal nur in etwa 1-2% gefunden (Weinstein 1974, Cobbs 1981). Häufiger sind kleine multiple Ab-

Tabelle 5. Vorgehen bei neurologischen Symptomen bei infektiöser Endokarditis:
fokale Symptomatik

Bewußtseinstrübung, fokale oder generalisierte Symptome, Synkopen, Krämpfe, Sehstörungen, psychische Veränderungen etc.

Fokale Symptomatik

    CT-Scan

Abszess	– klein, multipel --+ Antibiotika groß ---+ Neurochirurgie
Mykotisches Aneurysma	– Angiographie, ev. Neurochirurgie
Blutung	– Angiographie, ev. Neurochirurgie
Embolie, ischämischer Infarkt	– Angiographie, ev. Klappenersatz (kardiales Echokardiogramm!)
Normal	– Lumbalpunktion, ev. Angiographie

Tabelle 6. Vorgehen bei neurologischen Symptomen bei infektiöser Endokarditis:
generalisierte Symptomatik

Generalisierte Symptomatik

    keine Anhaltspunkte für gesteigerten Liquordruck

    Lumbalpunktion

Abnorm	– CT-scan, Angiographie, ev. Neurochirurgie
Normal	– Überwachung, ev. wiederholte LP

szesse; solche sollten antibiotisch weiterbehandelt werden. Bei Vorliegen eines mykotischen Aneurysmas ist, wie bereits erwähnt, eine Angiographie indiziert, und das weitere Procedere, chirurgische oder konservative Therapie, hängt von dessen Größe und Lage usw. ab. Bei Blutungen sollte ebenfalls zuerst eine Angiographie durchgeführt und die Situation mit dem Neurochirurgen besprochen werden. Das gleiche gilt für Embolien, welche zu einem ischämischen Infarkt bzw. zu einer Parese geführt haben. Auch hier empfiehlt sich zuerst eine Angiographie und dann je nach Stadium der Krankheit und auch Lokalisation der Endokarditis evtl. ein rascher Klappenersatz (Lichtlen 1983, Gahl 1984). Beim normalen CT-Scan empfiehlt sich häufig eine Lumbalpunktion oder, wenn diese negativ ausfällt, eine Angiographie. Liegt keine fokale, sondern eine generalisierte Symptomatik vor und kein Anhaltspunkt für einen gesteigerten Liquordruck, so wird als erstes eine Lumbalpunktion empfohlen. Ist diese abnorm, so sollten wiederum zuerst ein CT-Scan und dann eine Angiographie durchgeführt und evtl. je nach Befund der Neurochirurg zugezogen werden. Ist die Lumbalpunktion unauffällig, so ist der Patient zu überwachen und die Lumbalpunktion evtl. später zu wiederholen (Cobbs 1981).

Es sollte schließlich noch darauf hingewiesen werden, daß, wie bei allen neurologischen Affektionen, auch hier der *Augenhintergrundsbefund* oft hinweisend sein kann. Pathologische Befunde lassen sich bei ca. 10% der Patienten mit infektiöser Endokarditis nachweisen (McAnulty 1978), vor allem bei den subakuten Formen. Im Vordergrund stehen konjunktivale Petechien und die von Roth 1972 beschriebenen varikösen Degenerationen, welche nahe der Makula liegen. Wahrscheinlich sind diese Veränderungen immunologisch bedingt; sie weisen aber auf einen zerebralen Befall hin.

Schlußfolgerungen

Die neurologischen Komplikationen gehören zu den schwerwiegendsten der
Endokarditis; sie sind schon seit sehr langem bekannt und finden sich
bei ca. 30-50% der Patienten mit infektiöser Endokarditis, insbesondere
auch, wenn die Diagnose über längere Zeit nicht gestellt wurde bzw.
keine spezifische Therapie eingesetzt hat (Tabelle 7). Als wichtig erscheint, daß bei jedem Patienten mit einem Herzfehler bei Vorliegen
einer neurologischen Symptomatik, auch wenn kein Fieber vorliegt, an
eine Endokarditis gedacht wird! Im Vordergrund stehen das mykotische
Aneurysma sowie zerebrale Embolien, welche beide nach wie vor eine ungünstige Prognose haben, auch wenn aufgrund der frühzeitigen antibio-
tischen Therapie in den letzten Jahren die Inzidenz von Embolien und
mykotischen Aneurysmen zurückgegangen ist (Pruitt 1978). Neurologische
Komplikationen sollten sehr früh und rasch durch den Neurologen abgeklärt und wenn nötig ohne Verzögerung neurochirurgisch angegangen werden; dies gilt insbesondere für das mykotische Aneurysma sowie die relativ seltenen großen Hirnabszesse. Nur eine sehr intensive Zusammenarbeit zwischen behandelndem Kardiologen und Neurologen bzw. Neurochirurgen kann hier zum Ziele führen und die noch immer erschreckend
hohe Mortalität dieser Komplikationen senken.

Tabelle 7. Faktoren, welche die Prognose der infektiösen Endokarditis bestimmen

---

abhängig von ....

Alter

Art und Virulenz der Erreger

    Staph. aureus, Enterokokken, Gram-neg. Bakterien,
    Pilze ≫ Streptokokkus viridans

Intervall Krankheitsbeginn - Therapiebeginn

Lokalisation und Schweregrad des Klappenbefales

    Aortenklappe ≫ Mitralklappe

Nierenbefall: Immunkomplex-Nephritis

Komplikationen: Embolien (ZNS, Milz), Mykotisches Aneurysma
             Abszesse (Klappenring, Myokard, Milz)

Stadium der Herzinsuffizienz

5-Jahres-Überlebensrate 50-90% je nach Vorhandensein der oben erwähnten Faktoren,
allein oder in Kombination

Literatur

Arnett EN, Roberts WC (1982) Pathophysiology of active infective endocarditis: A necropsy analysis of 192 patients. Thorac Cardiovasc
Surgeon 30, 327
Bingham WF (1977) Treatment of mycotic intracranial aneurysms. J Neu-
rosurg 46, 428
Bohmfalk GL, Story JL, Wissinger JP, Brown WE (1978) Bacterial intra-
cranial aneurysm. J Neurosurg 48, 369-382
Cobbs CG, Livingston WK (1981) Special problems in the management of
infective endocarditis. In: Al Bisno (ed) Treatment of infective
endocarditis. Grune and Stratton, New York, p. 147-166
Daniel W, Mügge A, Gahl K, Lichtlen PR (1984) Echokardiographische
Diagnostik. In: K. Gahl (Hrsg) Infektiöse Endokarditis. Steinkopff-
Verlag, Darmstadt, p. 108-133

Editorial (1970) Neurologic complications of infective endocarditis.
   Br Med J 2, 619
Gahl K, Mügge A, Nonnast-Daniel B (1984) Das klinische Bild der in-
   fektiösen Endokarditis. In: Gahl K (Hrsg) Infektiöse Endokarditis.
   Steinkopff-Verlag, Darmstadt, p. 40-68
Greenlee JE, Mandell GL (1973) Neurologic manifestations of infective
   endocarditis. A review. Stroke 4, 958-963
Jones HR, Siekert RG, Geraci JE (1969) Neurologic manifestations of
   bacterial endocarditis. Ann Int Med 71, 21-28
Lichtlen PR, Mügge A, Gahl K, Nonnast-Daniel B, Daniel WG (1983) Infektiöse Endokarditis. Verh Dtsch Ges Herz- und Kreislaufforschg
   49, 1-20
McAnulty JH, Rahimtoola SH, De Mots H, Griswold HE (1978) Clinical
   features of infective endocarditis. In: Rahimtoola SH (ed) Infective endocarditis. Grune and Stratton, New York, p. 125-147
Morawetz RB, Acker JD (in press) Management of mycotic (bacterial)
   intracranial aneurysms. Contemp Neurosurg
Pruitt AA, Rubin RH, Karchmer AW, Duncan GW (1978) Neurologic complications of bacterial endocarditis. Medicine 57, 329-343
Weinstein L, Schlesinger JJ (1974) Pathoanatomic, pathophysiologic
   and clinical correlations in endocarditis. N Engl J Med 291, 832,
   1122
Ziment I (1969) Nervous system complications in bacterial endocarditis.
   Amer J Med 47, 593-607

Kardiomyopathien

H. Kuhn

Einleitung:
Im folgenden Referat sollen drei Aspekte besprochen werden.

1. Allgemeiner Überblick: Klassifikation, Diagnose, Therapie der
   Kardiomyopathien

Dies geschieht vor dem Hintergrund, daß vor gut 10 Jahren noch eine
internationale Verwirrung bzgl. der Einteilung, Definition and Diagnose der Kardiomyopathien bestand. Zum anderen können heutige Erfahrungen bei den Kardiomyopathien auf die Herzmuskelerkrankungen bei
neurologischen Erkrankungen übertragen werden. Wie später zu zeigen
sein wird, lassen sich diese Erkrankungen bei neurologischen Krankheitsbildern den idiopathischen Kadiomyopathien grundsätzlich zuordnen. Erfahrungen bei idiopathischen Kardiomyopathien liegen zudem bei
großen Patientenzahlen heute vor, während Mitteilungen über Herzerkrankungen bei Erkrankungen des Nervensystems meist nur wenige Patienten oder sogar nur kasuistische Mitteilungen umfassen.

2. Die Kardiomyopathien als Ursache einer neurologischen Symptomatik

Dies gilt insbesondere für das Auftreten einer Bewußtlosigkeit, meist
als Folge maligner tachykarder oder bradykarder Herzrhythmusstörungen.
Ferner gilt dies für hirnembolische Ereignisse sowie für eine Muskelschwäche infolge zunehmender Herzinsuffizienz.

3. Neurologische Krankheitsbilder mit Beteiligung des Herzens

Eine Vielzahl neurologischer Krankheitsbilder zeigt eine Miterkrankung
des Herzens. Es soll die Frage geklärt werden, inwieweit sich diese
Herzerkrankungen den idiopathischen Kardiomyopathien zuordnen lassen.
Ferner impliziert dieser Aspekt das Problem, daß häufig bei Erkrankungen des Nervensystems unter Mitbeteiligung des Herzens eine Überlappung der Symptomatik in der Form besteht, daß Beschwerden sowohl von
einer primären Erkrankung des Nervensystems als auch primär kardial
bedingt sein können [z.B. Auftreten eines apoplektiformen Bildes als
Folge der Erkrankung zerebraler Gefäße oder Folge von tachykarden malignen Herzrhythmusstörungen bei gleichzeitiger Miterkrankung des
Herzens (z.B. bei Morbus Fabry)].

Allgemeiner Überblick sowie Kardiomyopathien als Ursache einer neurologischen Symptomatik

Die idiopathischen Kardiomyopathien werden heute nach einer allgemein akzeptierten Einteilung in die hypertrophischen Kardiomyopathien und in die dilatative Kardiomyopathie eingeteilt. Als vierte Form findet sich häufig die latente Kardiomyopathie (andere Bezeichnungen Syndrom X, Angina pectoris bei normalen Koronararterien). Von anderen Autoren wird an vierter Stelle die sog. restriktive Kardiomyopathie eingeordnet. Allerdings handelt es sich dabei um die Erkrankungen des Endokards (Endokardfibrose, Endokarditis eosinophilica Löffler), so daß eine Zuordnung zu den Myokarderkrankungen nicht gerechtfertigt erscheint. Für die Miterkrankungen des Herzens bei Erkrankungen des Nervensystems sind die hypertrophischen Kardiomyopathien und die dilatative Kardiomyopathie von Bedeutung. Häufig fehlinterpretierte psychische Störungen finden sich bei der hier nicht abgehandelten latenten Kardiomyopathie (2).

Die Unterscheidung erfolgt nach zwei Kriterien: Größe des Ventrikelcavums und Dicke des Myokards. Bei den hypertrophischen Kardiomyopathien ist die Wand, wie der Name schon sagt, stets verdickt, das Ventrikelcavum ist normal groß oder verkleinert, die Kontraktionen sind normal oder gesteigert. Im Gegensatz dazu ist bei der dilatativen Kardiomyopathie das Ventrikelcavum dilatiert, die Kontraktionen sind global vermindert. Die hypertrophischen Kardiomyopathien werden in zwei Gruppen aufgeteilt: Hypertrophisch obstruktive Kardiomyopathie (HOCM) und hypertrophische nicht obstruktive Kardiomyopathie (HNCM). Die Unterscheidung erfolgt dadurch, daß bei der HOCM als Folge des Hypertrophieprozesses innerhalb des Ventrikelcavums eine Stenosierung während der Systole zustande kommt, während bei der HNCM diese Stenosierung nicht nachweisbar ist (2).

Hypertrophische Kardiomyopathien

Wie die Analyse von 353 Patienten vor etwa 3 Jahren am Düsseldorfer Krankengut ergab, liegt das Alter im Mittel bei 37,4 Jahren (2-68 Jahre). Neurologische Symptome bestehen vor allem in Form von Synkopen in einer Häufigkeit von immerhin 26% bei der HNCM, bzw. 11,9% bei der typischen HOCM (typisch in dem Sinn, daß die Obstruktion unmittelbar unterhalb der Aortenklappen gelegen ist und nicht wie bei der atypischen Form mehr zur Ventrikelmitte oder zur Ventrikelspitze hin verlagert ist). Relativ häufig klagen die Patienten auch über Schwindelerscheinungen (21,2% bei der HNCM und 18,3% bei der typischen HOCM. Hirnembolien sind bei diesen Erkrankungen selten. Sie kommen als Komplikation im Verlauf vor.

Die Diagnose wird überwiegend echokardiographisch abgesichert. Entscheidend ist bei der obstruktiven Form ein insbesondere unter Belastung stark zunehmendes Systolikum mit punctum maximum im 4. ICR links parasternal, während bei der HNCM symmetrische abnorm negative T-Wellen in hoher Spezifität auf die Erkrankung hinweisen. Dies ist erst eine Erkenntnis der letzten Jahre, so daß erst in den letzten Jahren die Diagnose häufiger gestellt wird. So war die Relation der Häufigkeit der Diagnosen von HOCM und HNCM in früheren Jahren noch 95/5 und ist heute etwa 35/65. Echokardiographisch finden sich insbesondere verdickte Wände, wobei in der Regel die Verdickung des Ventrikelseptums überwiegt (2,3).

Hat man die echokardiographische Diagnose einer hypertrophischen Kardiomyopathie gestellt, so ist damit noch keine definitive Diagnostik erfolgt. Insbesondere bei der hypertrophischen nicht obstruktiven

Kardiomyopathie ist zusätzlich eine endomyokardiale Katheterbiopsie
erforderlich, da eine Vielzahl von Speicherkrankheiten das Bild einer
HNCM nachahmen können. So fand sich beispielsweise eine Phospholipid-
speicherkrankheit (Morbus Fabry) in 10 von 40 konsekutiven Patienten
mit HNCM (3).

Geht es um den Ausschluß unklarer Synkopen, so kann man sich heute
ferner nicht mit Ruhe-, Belastungs-EKG und Langzeit-EKG begnügen.
Vielmehr gewinnt, ähnlich wie das bei der koronaren Herzerkrankung
der Fall war, die programmierte Ventrikelstimulation zum Ausschluß
potentiell maligner Herzrhythmusstörungen zunehmend an Bedeutung
(künstliches Auslösen von Kammerflimmern oder Kammertachykardien durch
Verabreichung von Elektrostimuli in die vulnerable Phase des Elektro-
kardiogramms). Kommt es zum Auslösen maligner Herzrhythmusstörungen,
kann offensichtlich nach heutigen Befunden ebenfalls mit einer hohen
Wahrscheinlichkeit davon ausgegangen werden, daß eine primäre kardiale
Ursache der Synkope vorliegt.

Prognostisch findet sich eine Mortalität zwischen 3 und 5% pro Jahr,
operierte Patienten schneiden prognostisch weitaus am besten ab (Mortalität nur 1-2% pro Jahr). Die medikamentöse Behandlung erfolgt heute
überwiegend mit Verapramil, während die Betarezeptorenblocker in Langzeitstudien sehr enttäuscht haben.

DCM: Im Gegensatz zur HOCM ist die Prognose der DCM wesentlich
schlechter. Im Mittel liegt die jährliche Mortalität bei 10%. Häufig
finden sich bei derartigen Patienten im Bereich der Spitze des linken
Ventrikels oder im Bereich des Vorhofs Thromben, so daß es relativ
häufig zum Auftreten hirnembolischer Ereignisse kommt. Bei verstorbenen Patienten lassen sich praktisch immer arterielle Embolien einschließlich Hirnembolien nachweisen. Die Therapie erfolgt in der
klassischen Weise mit Digitalis, Diuretika und Vasodilatatoren, ferner
zur Prophylaxe von Hirnembolien mit Antikoagulantien (Marcumar). Allerdings gibt es bisher keine kontrollierten Studien, die die Wirksamkeit
dieser Maßnahme belegt haben (2).

Neurologische Krankheitsbilder mit Beteiligung des Herzens

Sieht man vom Ergebnis systematischer Untersuchungen ab, so machen
innerhalb eines kardiologischen Krankengutes Patienten mit Herzbeteiligung bei Erkrankungen des Nervensystems nur einen geringen Anteil
aus. So wurden bis 1984 915 Fälle idiopathischer Kardiomyopathien
diagnostiziert (ganz überwiegend natürlich Krankengut aus Düsseldorf,
seit 1 1/2 Jahren Krankengut in Bielefeld). Der Anteil der Patienten
mit Myokarderkrankungen bei neurologischen Krankheitsbildern betrug
nur 3,3% (n=31) (Muskeldystrophie 10, Polani-Moynahan Syndrom 4,
Friedreich Ataxie 3, Morbus Fabry 4, Polymyositis 4, Kearns-Sayre-
Syndrom 2, Rhabdomyolyse 2 und Myositis fibrosa (?) 1). Versucht man
eine Zuordnung der verschiedenen Herzerkrankungen bei neurologischen
Krankheitsbildern zu den idiopathischen Kardiomyopathien anhand der
eigenen Erfahrungen sowie des intensiven Studiums der Literatur mit
entsprechenden Angaben über den Herzbefund vorzunehmen, so läßt sich
feststellen, daß dies offensichtlich durchaus möglich ist. Es ergibt
sich folgendes Bild: (Literatur s. 1-5 und 7)

Hypertrophische Kardiomyopathien oder echokardiographisches Bild einer
hypertrophischen Kardiomyopathie

Friedreich Ataxie, Lipoidspeicherkrankheiten (Morbus Fabry), Glycoge-
nosen, Polani-Moynahan Syndrom, Myositis fibrosa.

Dilatative Kardiomyopathie

Muskeldystrophien, Karnitinmangelsyndrom, Reye-Syndrom, Nemaline Myopathie, Zentronukleäre Myopathie.

Nur Herzrhythmusstörungen

Kearns-Sayre-Snydrom, Rhabdomyolyse, Leigh-Syndrom, peroneale Muskelatrophie, Skapuloperoneales Syndrom, Guillain-Barrè-Syndrom und maligne Hypertermie (Familienangehörige bzw. Patienten mit Neigung zu maligner Hypertermie). Ferner ist zu beachten, daß bei allen Patienten mit hypertrophischer und dilatativer Form der Kardiomyopathie die neurologischen Erkrankungen auch nur in Form einer nicht malignen oder malignen Herzrhythmusstörung (Kammerflimmern, Kammerflattern, av-Blockierungen) auftreten können.

Eigene Untersuchungen bei Erkrankungen des Herzens und gleichzeitiger neurologischer Erkrankung

Neben den erwähnten Fällen von Morbus Fabry (3), die mittels endomyokardialer Katheterbiopsie beim Bild einer HNCM aufgedeckt wurden (bei diesen Fällen allerdings kein neurologisches Bild, der Morbus Fabry kann jedoch primär durchaus in Form einer neurologischen Symptomatik erstmals auffallen (Insulte)), wurden bei fast allen anderen erwähnten Fällen, insbesondere denen mit Muskeldystrophie endomyokardiale Katheterbiopsien durchgeführt. Bei den Patienten mit Muskeldystrophien fanden sich dabei licht- und elektronenmikroskopisch (Zusammenarbeit mit dem Pathologischen Institut der Universität Düsseldorf, Prof. Knieriem, später Prof. Hort und Prof. Frenzel) bisher keine spezifischen Veränderungen. Insbesondere ließen sich die verschiedenen Grade degenerativer Herzmuskelzellveränderungen nachweisen. Interessant ist, daß sich in zwei Fällen von Konduktorinnen einer Muskeldystrophie in der Myokardbiopsie beim übrigen normal großen Herzen fokal ausgeprägte licht- und elektronenmikroskopische Veränderungen in Form einer interstitiellen Fibrose und von degenerativen Veränderungen nachweisen ließen. Zur Aufdeckung von Konduktorinnen, die in der Regel durch erhöhte CPK-Werte auffallen, wurde vor kurzem von Rott und Mulz auf die unterschiedlichen sonographischen Befunde bei Beschallung der Oberschenkel hingewiesen. Bei Konduktorinnen finden sich wesentlich ausgeprägtere echodichte Strukturen (6).

Das Polani-Moynahan-Syndrom wurde erstmals 1972 beschrieben. Wir hatten Gelegenheit, die erste Beschreibung im deutschen Sprachraum 1974 zu liefern. Das Krankheitsbild kann mit einer überwiegenden neurologischen Symptomatik einhergehen (Demenz, Intelligenzdefekte, depressive Verstimmungszustände). Klinisch fällt insbesondere eine Veränderung der Haut (linsenförmige nävusähnliche Veränderungen - Lentigines) auf. Ferner hört man ein in Ruhe oder unter Belastung ein lautes systolisches Geräusch im 4. ICR linksparasternal als Ausdruck einer HOCM. Zusätzlich können noch eine Reihe von Fehlbildungen u.a. des Skeletts vorliegen (2).

Eine weitere hypertrophische Kardiomyopathie wurde vor kurzem bei einem Patienten gefunden, bei dem mit großer Wahrscheinlichkeit eine Myositis fibrosa vorliegt (Unfähigkeit den Kopf auf die Brust zu beugen bei entsprechend schwerem Vernarbungsprozess der Nackenmuskulatur (histologische Untersuchung Prof. Schnabel, von Bodelschwinghsche Krankenanstalten Bielefeld). Dieser Fall wird zur Zeit weiter abgeklärt. Es besteht das ausgeprägte Bild einer HNCM mit entsprechenden EKG-Veränderungen, wie sie auch bei mehreren Fällen von Morbus Fried-

reich bisher festgestellt wurden (abnorm negative gleichschenklige
T-Wellen im EKG). Die Myokardbiopsie schloß eine Speicherkrankheit
bei diesem Fall aus.

Spezifische Befunde, wie sie bisher bei keinem Fall von über 400 Patienten mit verschiedenen Herzerkrankungen gesehen wurden, fanden
sich bei einem Patienten mit Kearns-Sayre Syndrom. Es zeigten sich
z.T. erheblich vergrößerte Mitochondrien mit einem inkompletten oder
kompletten Verlust der Christa-Struktur.

Schließlich publizierten vor kurzem Meyer und Mitarbeiter (4) erstmals einen Fall einer Nemaline Myopathie, die primär lediglich durch
eine dilatative Kardiomyopathie auffiel. Histologisch ergaben sich in
der Skelettmuskulatur und im Herzen postmortal die typischen stäbchen-
förmigen Nemalinkörper innerhalb der Muskelfasern. Dieser Fall hat
insofern erhebliche Bedeutung, als er nicht als neurologisches Krankheitsbild, sondern als kardiales Krankheitsbild auffiel. Erst die weitere Diagnostik und der weitere Verlauf wiesen auf die Myopathie hin.
Dieser Fall wäre ein Argument dafür, bei Patienten mit DCM grundsätzlich Herzmuskelbiopsien durchzuführen. Allerdings haben wir bei bisher etwa 120 Fällen mit DCM in keinem Fall Veränderungen im Sinne
einer Nemalinveränderung gesehen.

Zusammenfassung

Hinsichtlich Einteilung, Definition, Diagnose, Therapie und Prognose
bestehen heute bezüglich der idiopathischen Kardiomyopathien HOCM,
HNCM und DCM weitgehend akzeptierte einheitliche Vorstellungen. Neurologische Symptome können diese Erkrankungen als Folge maligner
Herzrhythmusstörungen oder Embolien verursachen (Schwindelerscheinungen, Synkopen, cerebrale Herdsymptomatik). Die HNCM wird erst in
jüngster Zeit zunehmend diagnostiziert, während sie in früheren Jahren auf Grund fehlender diagnostischer Kriterien weniger bekannt war.
Ihre Diagnose hat u.a. zur Klärung vieler ätiologisch unklarer Synkopen beigetragen.

Eine Vielzahl neurologischer Krankheitsbilder geht mit einer Miterkrankung des Herzens einher. Diese Herzerkrankungen bei neurologischen
Krankheitsbildern lassen sich den hypertropischen oder der dilatativen
Kardiomyopathie zuordnen. Diagnostische, therapeutische und prognostische Überlegungen bei diesen Miterkrankungen des Herzens können sich
grundsätzlich an den Erfahrungen bei den idiopathischen Kardiomyopathien
orientieren. Die endomyokardiale Katheterbiopsie hat bei den idiopathischen Kardiomyopathien und nach eigenen Erfahrungen bei einer
Vielzahl von Patienten mit Erkrankungen des Nervensystems und gleichzeitiger Herzerkrankung Einblicke in den myokardialen Krankheitspro-
zess ermöglicht, der früher ohne diese Methode nicht möglich war. Dabei wurden z.T. unspezifische, z.T. jedoch sehr spezifische Veränderungen des licht- und elektronenmikroskopischen Bildes der Herzmuskel-
zellen nachgewiesen.

Literatur

1. Jerusalem F (1979) Muskelerkrankungen. Thieme
2. Kuhn H, Loogen F (1981) Erkrankungen des Myokards. In: Krayenbühl
   HP, Kübler W (eds) Kardiologie in Klinik und Praxis. Thieme, p.
   48.1
3. Kuhn H, Mercier J, Köhler E, Frenzel H, Hort W, Loogen F (1983)
   Differential diagnosis of hypertrophic cardiomyopathies: Typical

   (subaortic), hypertrophic obstructive cardiomyopathy, atypical
   (mid-ventricular) hypertrophic obstructive cardiomyopathy and hypertrophic non obstructive cardiomyopathy. Europ. Heart J. 4,
   Suppl. F, 93
4. Meier C, Voellmy W, Gertsch M, Zimmermann A, Geissbühler J (1984)
   Nemaline myopathy appearing in adults as Cardiomyopathy. Arch
   Neurol 41, 443 (1984)
5. Perloff JK (1980) Neurological disorders and heart disease. In:
   Braunwald E (ed) Heart disease. WB Saunders, Philadelphia, p. 1801
6. Rott HD, Mulz D (1982) Muskeldystrophie Duchenne: Konduktorinnen-
   erfassung mit Ultraschall. DMW 107, 1678
7. Swash M, Schwartz MS (1981) Neuromuscular diseases. Springer
8. Young RR, Rebeiz J, Adams RB (1977) Diseases of striated muscle.
   In: Harrison's Principles of Internal Medicine. McGrawHill, p. 1971

Herz, Hypertonie und hypertensive Krisen

B. E. Strauer

Einleitung und Definitionen

Der arterielle Bluthochdruck ist aufgrund seiner hohen Inzidenz und
Morbiditätspotenz die häufigste Ursache einer Druckbelastung des linken Ventrikels mit konsekutiver, hypertensiver Herzhypertrophie,
Herzdilatation und Herzinsuffizienz. Neben der Auslösung myokardialer
Organmanifestationen stellt er einen der gravierenden Risikofaktoren
der koronaren Herzkrankheit dar. In Anbetracht der multifaktoriellen
Herzbeteiligung und der hohen Gesamtmortalität der kardialen Hoch-
druckfolgen gewinnt die Erkennung und therapeutische Beeinflußbarkeit
einer hypertensiven Herzerkrankung besondere klinische Bedeutung. Eine
wirksame Diagnostik und Behandlung der essentiellen Hypertonie ist somit gleichbedeutend mit einer wirksamen Prophylaxe und Therapie der
hypertensiven kardialen und extrakardialen Organmanifestationen.

Entsprechend den kardialen Auswirkungen sind prinzipiell der Grad der
Hypertonie, das Ausmaß, die Lokalisation und die Schwere der resultierenden Herzmuskelhypertrophie (= Myokardfaktor) sowie andererseits
die Summe der koronaren Manifestationsmöglichkeiten (= Koronarfaktor)
voneinander abzugrenzen (Abb. 1). Beide Faktoren können sich unabhängig
entwickeln, führen allerdings bei länger dauernder und höhergradiger
hypertensiver Herzbeteiligung fast stets zu gegenseitigen ventrikel-
mechanischen und koronaren Auswirkungen.

Ventrikelmasse und Hypertrophieentwicklung

Morphologisch zeigt das Hochdruckherz ein kompensatorisches Myokard-
wachstum, das nach dem Konzept von Linzbach bis zu einem Gewicht des
linken Ventrikels von etwa 200 bis 250 g als harmonisch einzustufen
ist. Makroskopisch ist die kompensierte Druckhypertrophie durch eine
dicke Kammerwand, ein verdicktes Kammerseptum, ein normales oder kleines Kammerinnenvolumen (hohe Masse-Volumen-Relation) und eine verlängerte Ausflußbahn des linken Ventrikels gekennzeichnet. Dagegen treten
im dekompensierten Stadium große Ventrikel mit hohem enddiastolischem
Volumen und konsekutiv abnehmender bzw. numerisch normalisierter Masse-
Volumen-Relation auf.

Ausmaß, Art und Dauer der Druckbelastung des linken Ventrikels sowie
humorale, Herzfrequenz- und Kontraktilitätseinflüsse und genetische
Determinanten sind wesentliche Faktoren der Hypertrophieentwicklung.
Bei lange bestehendem und stabil erhöhtem Blutdruck ist eine stärkere
Massenzunahme als bei labilem Bluthochdruck mit kurzer Hochdruck-
periode zu erwarten. Darüber hinaus nimmt die absolute Ventrikelmasse

Mit Unterstützung der Deutschen Forschungsgemeinschaft

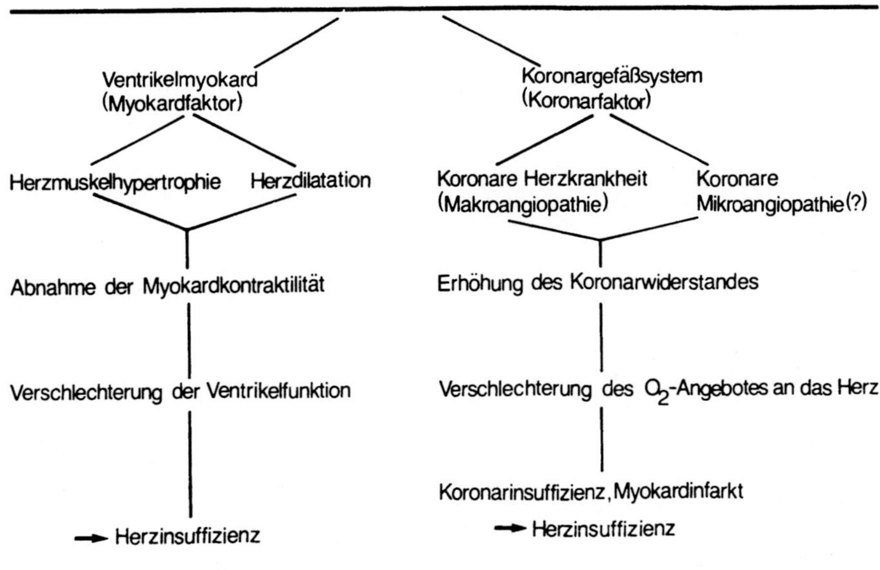

Abb. 1. Kardiale Organmanifestationen des arteriellen Bluthochdruckes

mit zunehmenden kardialen Hochdruckmanifestationen (koronare Herzkrankheit, Ventrikeldilatation) zu.

Epidemiologische Kenndaten des Hochdruckherzens

In der Bundesrepublik Deutschland wird die Zahl der Hypertoniker auf
ca. 9 Mio. geschätzt, entsprechend 15% der Gesamtbevölkerung. Davon
dürften 2/3 bekannt und ca. 1/3 dürfte Dunkelziffer sein. Nahezu alle
Hypertoniker weisen eine Herzbeteiligung im Sinne einer hypertensiven
Hypertrophie auf, und etwa jeder 2. Hypertoniker hat kardiale Organ-
manifestation von Krankheitswert. Die Gesamtletalität an Bluthochdruck
betrug 1979 etwa 25%. Damit ist der Bluthochdruck mit seinen Folgeer-
krankungen eine der häufigsten Erkrankungen bzw. Todesursachen überhaupt.

Ventrikelgröße und Ventrikelfunktion

Wie aufgrund umfangreicher Herzkatheterstudien an über 900 Patienten
gezeigt werden konnte, besteht für die Mehrzahl angeborener und er-
worbener Herzerkrankungen eine inverse Beziehung zwischen Herzgröße
und Herzfunktion: Mit zunehmender Herzgröße nimmt die Herzfunktion ab.
Dies trifft in ganz besonderem Maße für das Hochdruckherz zu. Werden
als quantifizierbarer Parameter der Herzgröße das enddiastolische Volumen und als Parameter der Herzfunktion die Auswurffraktion des linken Ventrikels herangezogen, so zeigt sich, daß die Auswurffraktion
des linken Ventrikels auch bei schwerer arterieller Hypertonie mit
linksventrikulärer Hypertrophie so lange normal bleiben kann wie eine
Zunahme des enddiastolischen Volumens nicht einsetzt (kompensierte
arterielle Hypertonie mit oder ohne Koronarstenosen). Dagegen ist bereits bei beginnender Ventrikeldilatation mit einer deutlichen Abnahme
der Auswurffraktion entsprechend einer Regression wie bei Patientengruppen mit koronarer Herzkrankheit und Aortenstenosen zu rechnen
(Abb. 2, 3).

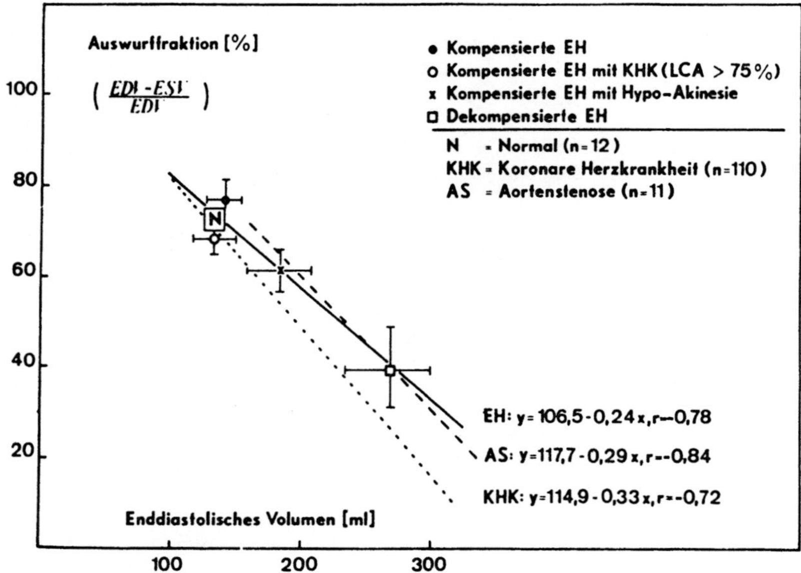

Abb. 2. Beziehung zwischen dem enddiastolischen Volumen des linken Ventrikels und der Auswurffraktion. Beachte die Abnahme der Ventrikelfunktion (Auswurffraktion) mit steigender Ventrikelgröße

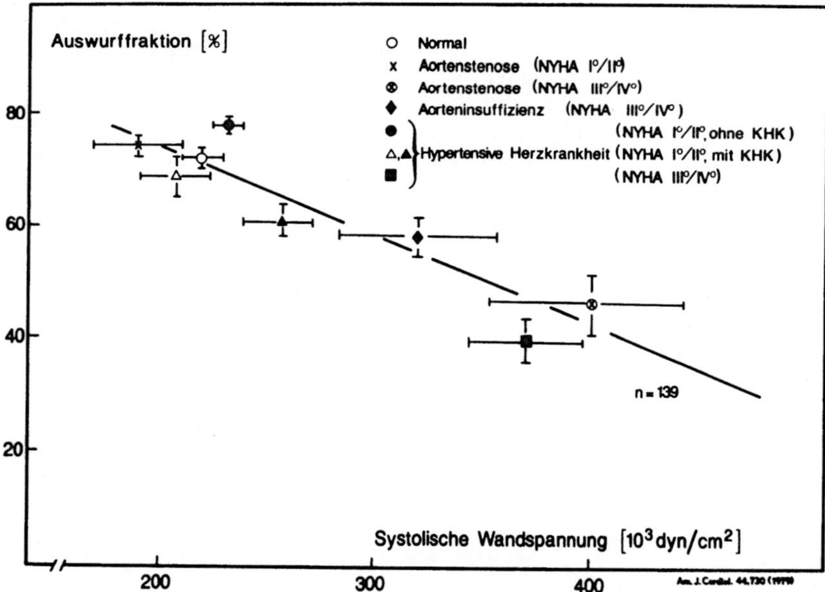

Abb. 3. Beziehung zwischen der systolischen Wandspannung des linken Ventrikels (Äquivalent dem Afterload) und der Auswurffraktion. Beachte, daß mit steigender Wandspannung die Auswurffraktion konsekutiv abnimmt

Damit gehört die essentielle Hypertonie gemeinsam mit der Aortenstenose und der koronaren Herzkrankheit zu den Herzerkrankungen, die bei zunehmender Linksherzvergrößerung mit einer im Vergleich zum volumenbelasteten Herzen (Mitral- und Aortenvitien, Ventrikelseptumdefekt u. a.) ausgeprägteren und empfindlichen Abnahme der Pumpfunktion und Kontraktilität, meßbar an der Änderung der linksventrikulären Auswurffraktion und geschwindigkeitsbezogener Auswurfgrößen, einhergeht. Die standardisierte Erfassung der Größe des linken Ventrikels ist somit für die Funktions- und Therapiebeurteilung des Hochdruckherzens von klinisch-praktischer Bedeutung. Methodologisch werden physikalische (Perkussion, Palpation), röntgenologische (standardisierte Thorax-Röntgenaufnahmen) und echokardiographische Verfahren (qualitative sowie quantitative Echokardiographie) verwendet.

Ventrikeldynamik und Hypertrophiegrad

Das Hochdruckherz manifestiert isch ventrikeldynamisch, funktionell, diagnostisch und damit dem klinischen Untersucher in prinzipiell drei unterschiedlichen Hypertrophieformen (Abb. 4). Im Gefolge der arteriellen Druckbelastung kommt es zunächst zu einer konzentrischen Myokardhypertrophie mit Vermehrung der Wanddicke, der linksventrikulären Muskelmasse, mit Zunahme der Masse-Volumen-Relation des Ventrikels bei konsekutiver Konstanz der systolischen Wandspannung (Afterload). Herzindex und Auswurffraktion sind normal. Signifikante Änderungen

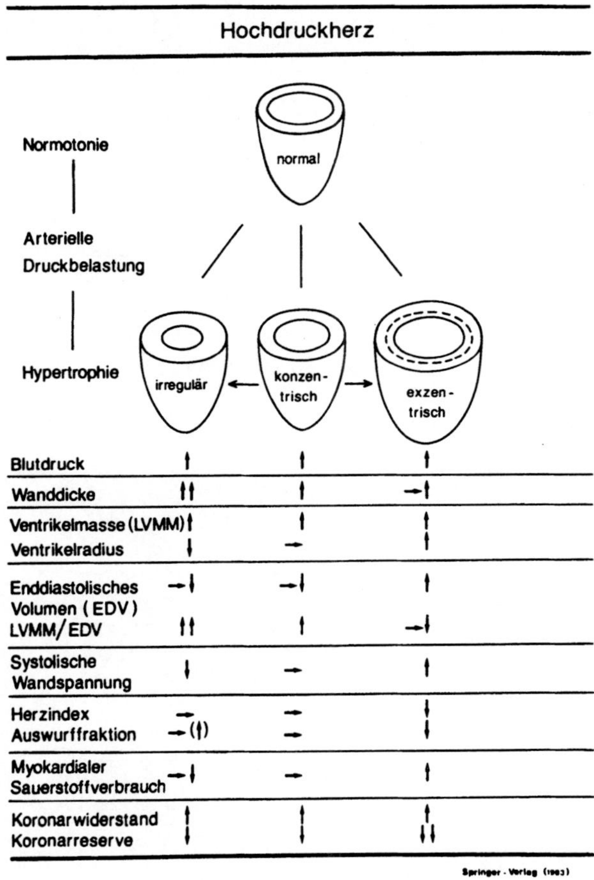

Abb. 4. Hypertrophieformen bei arteriellem Bluthochdruck: (1) konzentrisch, (2) irregulär, (3) exzentrisch normal, erhöht, erniedrigt

des myokardialen Sauerstoffverbrauches treten nicht auf. Allerdings ist bereits der Koronarwiderstand erhöht und die Koronarreserve auch beim jugendlichen hypertrophierten Hochdruckherzen deutlich eingeschränkt.

In 14% aller Hypertoniker entwickelt sich eine irreguläre Hypertrophie mit asymmetrischen Hypertrophiearealen, die im Bereich der Vorderwand, Hinterwand, Herzspitze, Herzbasis und des Septums lokalisiert sein können. Die Wand ist regional erheblich verdickt, die Masse-Volumen-Relation ist erheblich vermehrt und die systolische Wandspannung ist erniedrigt. Ventrikuläre Funktionsgrößen bleiben weitgehend normal, der pro Gewichtseinheit relativierte myokardiale Sauerstoffverbrauch ist normal oder herabgesetzt. Wie bei der harmonischen konzentrischen Hypertrophie ist der Koronarwiderstand erhöht und die Koronarreserve erniedrigt. Beiden Formen (konzentrische Hypertrophie, irreguläre Hypertrophie) ist eine Konstanz (konzentrische Hypertrophie) oder gar Abnahme (irreguläre Hypertrophie) der globalen bzw. regionalen Wandspannung (Afterload) gemeinsam.

Bei starker und langdauernder Druckbelastung mit fortschreitender Herzmuskelhypertrophie und interstitieller Bindegewebsvermehrung, bei koronaren und extrakardialen Zweiterkrankungen sowie bei begleitender Myokarditis und pharmakologisch-toxischen Wirkungen·kann es zu einer myokardialen Schädigung mit Zunahme des Ventrikelradius, Zunahme des enddiastolischen Volumens und Zunahme der systolischen Wandspannung kommen. Der Ventrikel dilatiert definitionsgemäß exzentrisch. Die ventrikulären Pumpgrößen (Herzindex, Auswurffraktion) nehmen ab, und der myokardiale Sauerstoffverbrauch pro Gewichtseinheit ist gesteigert. Wie bei den anderen hypertensiven Hypertrophieformen ist der Koronarwiderstand infolge Zunahme der vasalen Komponente (hypertensive Makro- und Mikroangiopathie) erhöht, die Koronarreserve ist jetzt allerdings, infolge zusätzlicher Erhöhung der myokardialen Komponente des Koronarwiderstandes, beträchtlich eingeschränkt.

Die drei Hypertrophieformen können sich konsekutiv entwickeln (z.B. konzentrisch → irregulär; konzentrisch → exzentrisch; irregulär → exzentrisch), sie können aber auch jeweils primär entstehen, so daß gerade in Anbetracht der diagnostischen und therapeutischen Konsequenzen stets mit der Existenz einer dieser drei Hypertrophieformen bei jedem Hypertoniker zu rechnen ist.

Koronare Hämodynamik

Der koronarwirksame Perfusionsdruck (+ 56%), der Koronarwiderstand (+ 38%) und die Koronardurchblutung des linken Ventrikels (+ 16%) sind gegenüber der Norm bei weitgehend normaler arteriokoronarvenöser Sauerstoffdifferenz signifikant erhöht (Tabelle 1). Die Koronarreserve des linken Ventrikels ist bei Hypertonikern mit signifikanten Koronarstenosen hochgradig (von 4,8 ±1,99 (normal) auf 2,01 ±0,12 (p < 0,001)), d.h. wie bei normotoner koronarer Herzkrankheit mit vergleichbaren Koronarstenosen, eingeschränkt. Allerdings zeigen bereits jugendliche und kardial kompensierte essentielle Hypertoniker mit normalem Koronarangiogramm eine deutliche Einschränkung der Koronarreserve des linken Ventrikels (von 4,8 ±1,99 (normal) auf 3,2 ±0,31 (p <0,01)), ein Befund, der das koronare Risiko bereits beim normal großen Hypertonikerherzen mit normalem Koronarangiogramm demonstriert und möglicherweise auf eine organisch fixierte oder funktionelle Einbeziehung der kleinen, im Koronarangiogramm nicht erkennbaren Herzkranzgefäße entsprechend einer hypertensiven Mikroangiopathie zurückzuführen ist.

Tabelle 1. Koronare Meßgrößen bei koronarer Herzkrankheit und arterieller Hypertonie. P_{cor}: koronarer Perfusionsdruck; AVDO2: arterio-koronarvenöse Sauerstoffdifferenz; V_{cor}: Koronardurchblutung des linken Ventrikels; R_{cor}: Koronarwiderstand; EH = essentielle Hypertonie, KHK = koronare Herzkrankheit

	P_{cor} (mm Hg)	$avDO_2$ (Vol.%)	V_{cor} (ml/min·100 g)	R_{cor} (mm Hg·min·100 g·ml^{-1})
normal (n = 12)	82 ± 2	$12,2 \pm 0,1$	71 ± 3	$1,15 \pm 0,04$
EH (n = 63)	129 ± 8^c	$12,9 \pm 0,2$	83 ± 2^b	$1,57 \pm 0,06^c$
KHK (n = 38)	87 ± 5	$12,8 \pm 0,6$	64 ± 3^a	$1,36 \pm 0,09$

[a] $p < 0,02$; [b] $p < 0,005$; [c] $p < 0,001$

Als Ursache der bereits bei jugendlichen Hypertonikern eingeschränkten Koronarreserve des linken Ventrikels kommen u.a. eine druckinduzierte Mediahypertrophie der arteriolären Widerstandsgefäße mit konsekutiver Zunahme der Wanddicke-Radius-Relation der Koronararteriolen, ein vermehrter intramuraler Wassergehalt (10-15%) der Arterien und Arteriolen, eine abnorm elongierte Arteriolenstrombahn und eine veränderte Vasoreaktivität auf physiologisch relevante Transmitter der Koronarregulation in Betracht.

Myokardialer Sauerstoffverbrauch

Der Sauerstoffverbrauch des linken Ventrikels pro Gewichtseinheit ist bei der Gesamtgruppe der Hypertoniker im Mittel um 21% erhöht. Es besteht eine lineare Beziehung zur systolischen Wandspannung, die die wesentliche Determinante des myokardialen Sauerstoffverbrauchs dar-

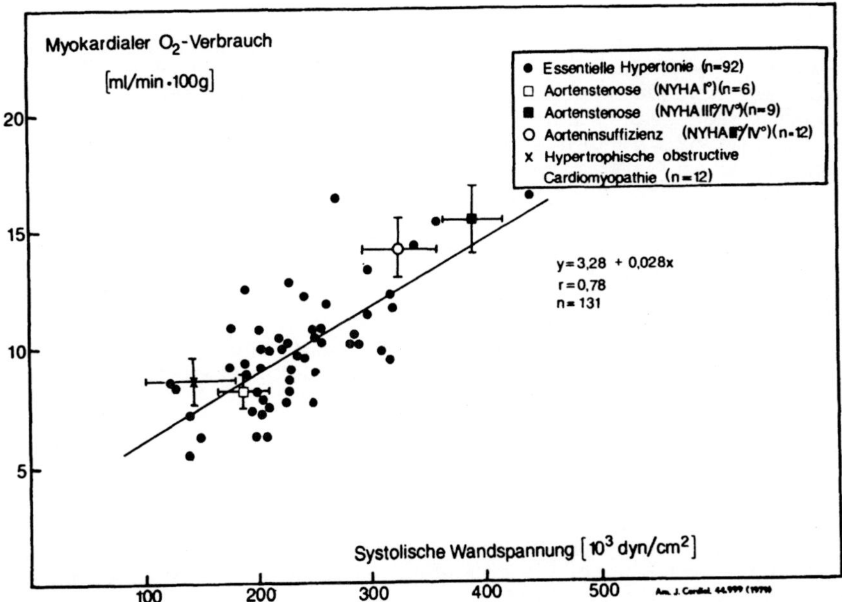

Abb. 5. Beziehung zwischen der systolischen Wandspannung und dem myokardialen Sauerstoffverbrauch. Beachte, daß der myokardiale Sauerstoffverbrauch mit steigender Wandspannung zunimmt

stellt (Abb. 5). Da die systolische Wandspannung mit zunehmender Ventrikeldilatation zunimmt, stellt die Ventrikelgröße beim essentiellen Hochdruck nicht nur ein klinisch brauchbares Korrelat zur Erfassung der Ventrikelfunktion dar, sondern repräsentiert darüber hinaus einen Index zur Abschätzung des myokardialen Sauerstoffverbrauchs und der Ischämiegefährdung des linken Ventrikels.

Klinische Schweregradeinteilung des Hochdruckherzens

Nach symptomatologischen und diagnostischen Kriterien läßt sich das Hochdruckherz in vier klinisch unterscheidungswürdige Stadien einteilen:

Stadium I: Selten Herzbeschwerden, Herzsilhouette, Ventrikelfunktion und Koronarangiogramm normal. Bereits deutliche Einschränkung der Koronarreserve.

Stadium II: Häufig Herzbeschwerden (Angina pectoris) Herzsilhouette und Ventrikelfunktion (Ruhe, Belastung) noch normal.

Stadium III: Häufig Beschwerden (Angina pectoris, Belastungsdyspnoe), Herzsilhouette vergrößert, Einschränkung der Ventrikelfunktion und Kontraktilität unter körperlicher Belastung.

Stadium IV: Klinische Zeichen dekompensierter Herzinsuffizienz, Herzsilhouette deutlich vergrößert, Einschränkung der Ventrikelfunktion in Ruhe.

Durch die Erfassung der genannten Symptomatologie und Befundkonstellation ist auf der Basis von Funktion und Arbeitsweise des Hochdruckherzens eine klinisch relevante Grundlage für eine Stadieneinteilung und rationale Differentialtherapie gegeben.

Hochdruckherz: Therapeutische Konsequenzen

Die positiv inotrope Wirkung von Digitalisglykosiden läßt sich am dekompensierten Hochdruckherzen in eine signifikante Verbesserung der Pumpfunktion mit Zunahme von Herzindex und Schlagindex umsetzen. Dagegen kommt es am kompensierten Hochdruckherzen zwar zu einer positiv inotropen Wirkung, meßbar an den Änderungen isovolumetrischer Geschwindigkeitsindices, jedoch werden die für die Pumpfunktion wesentlichen Größen der auxotonen Auswurfphase (Herzindex, Schlagindex usw.) nicht nur nicht gesteigert, sondern oft sogar gesenkt. Ursächlich kommt eine durch Digitalisglykoside zusätzliche Steigerung des peripheren Widerstandes in Betracht. Zudem nimmt die Koronardurchblutung ab und der Koronarwiderstand zu, so daß bei annähernd gleichbleibendem Sauerstoffverbrauch eine Verschlechterung des Sauerstoffangebotes an das Herz auftreten kann. Die Indikation zur Anwendung von Digitalisglykosiden sollte daher beim kompensierten Hochdruckherzen zurückhaltend gestellt werden.

Unter Betarezeptorenblockern werden Blutdruck und Herzfrequenz wirksam gesenkt, so daß Koronardurchblutung und myokardialer Sauerstoffverbrauch abnehmen. Die pharmakologisch erschließbare Koronarreserve wird unter therapeutischer Dosierung um etwa 20–30% erhöht. Das kompensierte Hochdruckherz kann somit unter Betarezeptorenblockern ventrikeldynamisch (systolischer Druck, Wandspannung usw.) und metabolisch (Sauerstoffangebot, Sauerstoffbedarf usw.) entlastet werden. Allerdings ist die Anwendung von Betarezeptorenblockern beim nicht digitalisierten dekompensierten Hochdruckherzen infolge negativ inotroper Einwirkung limitiert bzw. kontraindiziert.

Eine wirksame Verbesserung der Ventrikelfunktion läßt sich beim kompensierten und dekompensierten Hochdruckherzen durch arteriolär angreifende Vasodilatatoren erreichen, die infolge Afterload-Reduktion (Wandspannung, peripherer Widerstand, Impedanz) zu einer Zunahme von Pumpgrößen führen. Darüber hinaus wird die Koronardurchblutung gesteigert. Der myokardiale Sauerstoffverbrauch bleibt bilanzmäßig annähernd unverändert, so daß das Hochdruckherz pro vergleichbarem Energiebedarf mehr Pumparbeit zu verrichten vermag. Ursache ist die Einsparung an Sauerstoffverbrauch durch Afterload-Reduktion, ein Prinzip, das für die Therapie des kompensierten und dekompensierten Hochdruckherzens zunehmend klinische Bedeutung erlangt.

Hochdruckkrisen: Definition, Ätiologie und Herzfunktion

Die Hochdruckkrise gehört unter anderem wegen ihrer myokardialen (akute Linksherzinsuffizienz), koronaren (Koronarinsuffizienz, Myokardinfarkt) und zerebralen Auswirkungen (Blutung, hypertensive Enzephalopathie u.a.) zu einem der bedrohlichsten Krankheitsbilder der inneren Medizin. Die hohe kardiale und vaskuläre Krankheitswertigkeit resultiert aus der im Gefolge der akuten Blutdruckerhöhung resultierenden Steigerung der Gefäßwandspannung und ventrikulären Nachlast (Afterload, Tabelle 2). Abnorme Änderungen der Nachlast (abschätzbar aus der Ventikelgröße und meßbar durch Bestimmung der systolischen Wandspannung) verursachen im Gefolge abnormer intra- und extrakardialer Druckbelastungen sowie inadäquater Myokardhypertrophie eine durch Drucküberlastung induzierte Myokardinsuffizienz. Klinischer Prototyp ist die hypertensive Herzkrankheit auf dem Boden chronischer Druckbelastung und akuter Hochdruckkrisen.

<u>Tabelle 2.</u> Definition und Kriterien der Hochdruckkrise

---

1. Akute kardiale und/order cerebrale Symptomatik infolge rascher, meist "krisenhafter" Blutdruckanstiege:

   → Koronarinsuffizienz (koronar)
   → Myokardinsuffizienz (myokardial)
   → hypertensive Enzephalopathie (cerebral)

2. Variabler Blutdruck (systolisch, diastolisch)
   kardiale, neurologische und gastrointestinale Symptome
   Fundus hypertonicus I-IV
   Nierenfunktion normal oder eingeschränkt

Hochdruckkrisen können bei der essentiellen Hypertonie aber auch bei sekundären Hochdruckformen auftreten. Die Symptomatologie betrifft überwiegend koronare, myokardiale und zerebrale Organmanifestationen (Tabelle 3). Beim Phäochromozytom findet sich lediglich in etwa der Hälfte der Fälle ein paroxysmaler Hochdruck; bei etwa 50% der Patienten besteht eine Dauerhypertonie, die nicht selten mit nur mittelgradigen Blutdrucksteigerungen einhergeht. Unter emotionaler Belastung wird das Auftreten hoher Blutdruckwerte bei nahezu allen Hochdruckformen begünstigt, ebenso nach abruptem Absetzen von Antihypertensiva (Clonidin u.a.).

Wie im Rahmen unserer Studien über das Hochdruckherz gezeigt werden konnte, nimmt die systolische Wandspannung, das Äquivalent der myokardialen Nachlast, mit steigender Masse-Volumen-Relation, d.h. mit steigendem Hypertrophiegrad des linken Ventrikels, ab (Abb. 6). Diese inverse, unlineare Beziehung bleibt auch für Bereiche unterschiedlicher systolischer Drücke (Isobaren) qualitativ erhalten. Die sys-

Tabelle 3. Symptomatik bei hypertensiver Krise

Kopfschmerzen Schwindel Ohrensausen Aphasien Sehstörungen Verwirrtheitszustände Paresen Bewußtseinstrübungen	cerebral
Angina pectoris Atemnot Herzrhythmusstörungen Linksinsuffizienz	kardial
Bauchschmerzen Koliken Übelkeit etc.	abdominal

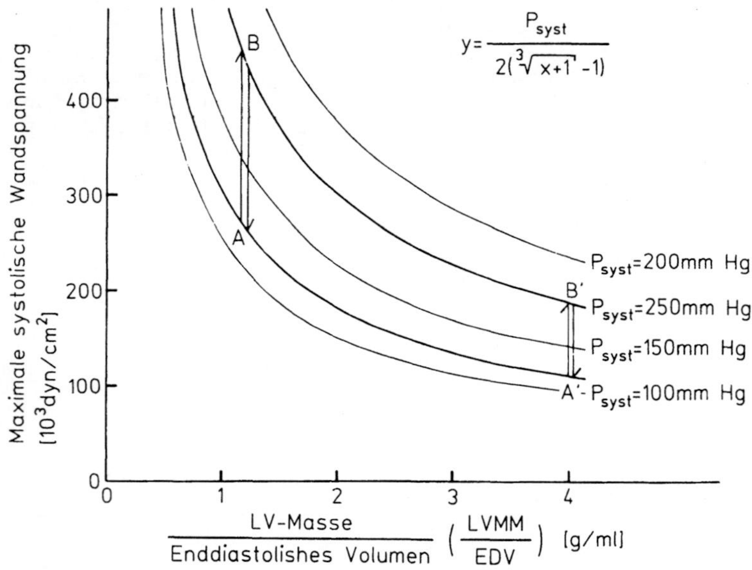

Abb. 6. Beziehung zwischen der Masse-Volumen-Relation des linken Ventrikels und der systolischen Wandspannung (Nachlast). Die Pfeile (A ⇌ B; A' ⇌ B') kennzeichnen akute Hochdruckkrisen (120 mmHg 200 mmHg) bzw. entsprechende reziproke Drucksenkungen bei zwei unterschiedlichen Hypertrophie- bzw. Dilatationsgraden des linken Ventrikels: Masse-Volumen-Relation 4 g/ml (A' →B'), Masse-Volumen-Relation 1,2 g/ml (A B). Beachte, daß ein gleichstarker Druckzuwachs bei einem stark hypertrophierten Herzen (A'—B') eine Wandspannungszunahme um 80 (10^3 dyn/cm²) bewirkt, während der gleiche Druckzuwachs beim dilatierten Hochdruckherzen mit niedriger Masse-Volumen-Relation einen mehr als doppelt so hohen Wandspannungszuwachs erfährt (A →B). Entsprechendes gilt für therapeutisch induzierte Drucksenkungen. Daraus resultiert, daß beim dilatierten Herzen bereits niedrigere Drucke zur Erzeugung einer gleich starken Herzinsuffizienz ausreichen, wie sie sonst am kompensierten Herzen nur bei extremen Spitzenbelastungen hervorgerufen werden

tolische Wandspannung ist bei vergleichbarer Masse-Volumen-Relation bei höherem systolischem Druck größer, so daß eine Aufwärtsverlagerung der Isobaren resultiert. Dieser quantitativ unterschiedliche Isobarenverlauf, der jedoch nicht parallel, sondern bei abnehmender Masse-Volumen-Relation wandspannungsbezogen ausgeprägter als mit zunehmender Masse-Volumen-Relation erfolgt, hat erhebliche klinische Konsequenzen (Hochdruckherz, Hochdruckkrise, Therapie der hypertensiven Herzerkrankung): Ein gleich starker Anstieg des systolischen Druckes, z.B. um 80 mmHg, d.h. von 120 auf 200 mmHg (im Rahmen einer Hochdruckkrise), führt bei einem konzentrisch oder überproportional hypertrophierten Herzen (A' →B') zu einem Anstieg der systolischen Wandspannung um 80 Einheiten (10^3 dyn/cm^2), während der gleich hohe Blutdruckanstieg bei einem dilatierten Hochdruckherzen (A B) zu einem weitaus größeren Wandspannungsanstieg führt, in dem gezeigten Beispiel um 180 Einheiten. Daraus folgt, daß ein gleich hoher Blutdruckanstieg bei einem bereits dilatierten Herzen (hohe Ausgangswandspannung, niedrige Masse-Volumen-Relation) zu einer weitaus höheren Zunahme der systolischen Wandspannung und konsekutiv zu einer stärkeren Abnahme der Ventrikelfunktion führt als bei einem nichtdilatierten konzentrisch hypertrophierten Herzen mit niedriger Ausgangswandspannung und hoher Masse-Volumen-Relation (Abb. 6). Ebenso steigt der myokardiale Sauerstoffverbrauch bei bereits bestehender Herzdilatation unter vergleichbarer Druckbelastung wesentlich stärker als bei konzentrisch hypertrophierten, nichtdilatierten Herzen. Daraus folgt ferner, daß bereits mittelgradige, nicht "krisenhafte" Blutdrucksteigerungen am dilatierten Ventrikel zur kardialen Dekompensation führen, so daß das Kriterium einer Hochdruckkrise weniger die absolute Höhe des erreichten Spitzendruckes als vielmehr den potentiellen Krankheitswert am Zielorgan (Herz, Koronargefäß, Hirngefäße etc.) darstellt, der aus Blutdruckhöhe, Funktion und Dilatationsgrad des Ventrikels bzw. der Arterie resultiert. Die ventrikeldynamische Ausgangslage (Masse-Volumen-Relation, systolische Wandspannung) ist somit für die Entstehung einer Myokardinsuffizienz und deren differentialdiagnostische Schweregradeinstufung unter veränderter Nachlast von wesentlicher Bedeutung.

Entsprechendes gilt umgekehrt für therapeutisch induzierte Drucksenkungen, da ein dilatiertes Hochdruckherz bei gegebener Drucksenkung eine wesentlich stärkere Wandspannungsabnahme und Verbesserung der Ventrikelfunktion erreicht als ein konzentrisch hypertrophierter Ventrikel.

Gefäßwanddynamik bei Hochdruck und Hochdruckkrisen

Die für das Herz erarbeiteten ventrikeldynamischen Bedingungen sind prinzipiell auch auf das arterielle Gefäßsystem übertragbar und ergeben wesentliche Aussagen für die Entstehung und Komplikationen hypertensiver Gefäßschäden. Während chronischer Druckbelastung kommt es in Abhängigkeit vom Muskelgehalt an den großen Arterien und insbesondere an den arteriolären Widerstandsgefäßen zur Mediahypertrophie. Dies impliziert meist regelhaft eine der Zunahme der Wanddicke proportionale Lumeneinengung des arteriellen Blutgefäßes; seltener bleibt der Gefäßinnenradius, bei Zunahme des Gefäßaußenradius, konstant. In beiden Fällen nimmt die Wanddicke-Radius-Relation des betroffenen Gefäßes zu. Dieser Vorgang ist, wie am Herzen, gefäßdynamisch günstig, da die Wandverdickung infolge Mediahypertrophie die Gefäßwandspannung, trotz erhöhten intravaskulären Druckes, kompensiert bzw. normalisiert. Die Gefäßwandhypertrophie ist demzufolge adäquat bzw. proportional, solange die Wandspannung normal bleibt, d.h. solange die Wandhypertrophie mit der intravaskulären Drucksteigerung Schritt hält. Eine adäquate Hypertrophie setzt sein, wenn eine Erhöhung der

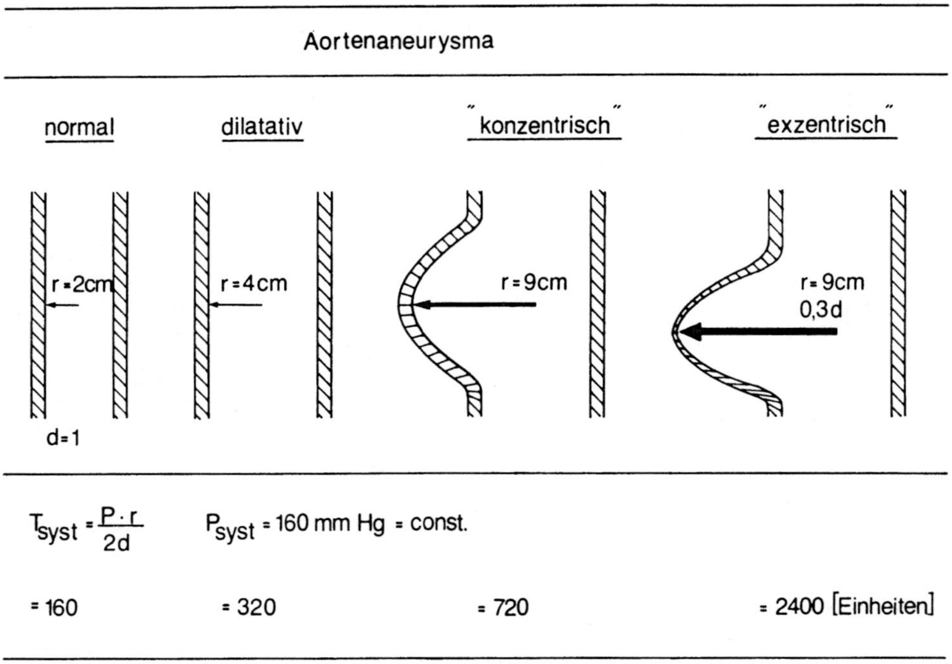

Abb. 7. Wandspannungsverhalten bei Aortenaneurysmen. Beachte, daß bei Aortendilatation eine proportional der Radiuszunahme einsetzende Wandspannungszunahme auftritt. Damit steigt das Rupturrisiko an. Beachte ferner, daß bei gleichzeitiger regionaler Aortenwandverdünnung eine extrem hohe Zunahme der Aortengefäßwandspannung einsetzt, wodurch die Ruptur- und Dissekationsgefährdung erheblich gesteigert werden

Gefäßwandspannung auftritt. Dies ist dann der Fall, wenn nutritive Gefäßwandschäden, meist durch extreme und langdauernde Blutdrucksteigerungen und durch arterielle Skleroseformation begünstigt induziert, zur regionalen Radiuszunahme des Gefäßes und damit zur Steigerung der Wandspannung führen. Die Wandspannungszunahme wiederum führt zur Zunahme des Sauerstoffverbrauches des arteriellen Blutgefäßes, so daß die Gefahr nutritiver Gefäßschäden weiter begünstigt wird. Der Circulus vitiosus der hypertensiven Vaskulopathie ist somit an ein Mißverhältnis zwischen arteriellem Blutdruck und Gefäßwandgeometrie gebunden und wird durch Blutdrucksteigerungen, durch Gefäßwandläsionen und Gefäßwanddilatation intensiviert (Abb. 7). Im Rahmen von Hochdruckkrisen kann somit einerseits eine Gefäßwandläsion auftreten, andererseits ist die Gefahr durch Ruptur, Mikroblutung und paravaskuläre Exsudation proportional zur bestehenden Gefäßwandschädigung.

Hochdruck und arterielle Aneurysmen

Die dargestellten Beziehungen zwischen Blutdruck und Gefäßwanddynamik werden am Beispiel von Ektasien und Aneurysmen großer und kleiner Arterien besonders verdeutlicht. Bei Verdoppelung des Arterienradius kommt es unter vergleichbaren Ausgangsbedingungen zur Verdoppelung der Wandspannung. Daraus resultiert eine gesteigerte Neigung zur Ruptur und Dissekation. Tritt zudem eine Verdünnung der Arterienwand auf, wie sie bei Aneurysmen häufig ist, so nimmt die Rupturgefährdung weiter zu (Abb. 7). Sorgfältige Überwachung und Therapie des arteriellen Bluthochdruckes sind daher bei Ektasien und Aneurysmen besonders zu

beachten, zumal auch hier —vergleichbar dem dilatierten Hochdruckherzen —weitaus geringere, nicht "krisenhafte" Blutdruckerhöhungen
zur Auslösung der gravierenden Komplikationen ausreichend sind.

Therapeutische Ziele bei Hochdruckkrisen

Die Ziele der Hochdruckbehandlung bestehen in der Verhinderung der
kardiovaskulären, zerebralen und renalen Komplikationen (Tabelle 4).
Durch eine konsequente antihypertensive Therapie läßt sich das kardiovaskuläre Risiko des Hypertonikers bilanzmäßig um ca. ein Drittel reduzieren. Inwieweit eine Rückbildung bestehender morphologischer Veränderungen (Herzhypertrophie und -dilatation, Arteriosklerose u.a.)
möglich ist, bleibt offen.

Patienten mit sehr hohen Blutdruckwerten (>200/120) sterben gewöhnlich
an den "hypertensiven" Komplikationen (Gehirnblutung, Nierenversagen,
Lungenödem), da sie meist die sich über Jahrzehnte langsam entwickelnden arteriosklerotischen Komplikationen nicht mehr erleben. Patienten
mit einer milden arteriellen Hypertonie, d.h. diastolischen Blutdruckwerten zwischen 90 und 100 mmHg und systolischen Blutdruckwerten unter
200 mmHg, sterben in der Regel an hypertonieunspezifischen Herzerkrankungen oder an Zweiterkrankungen wie Tumoren, die gänzlich vom Hypertonus unabhängig sind.

<u>Tabelle 4.</u> Therapeutische Ziele der Hochdruckbehandlung

---

I.   Verhinderung der kardiovaskulären Komplikationen
- Verhütung und Rückbildung der Herzhypertrophie
- Verhütung der hypertrophiebedingten Myokardinsuffizienz
- Rückbildung der koronaren Mikroangiopathie (Prophylaxe der Koronar-
  insuffizienz)
- Verhütung der Entwicklung und Progression der koronaren Makroangio-
  pathie (Prophylaxe von Koronarinsuffizienz und Myokardinfarkt)

II. Verhinderung der cerebralen Komplikationen
- Ischämie, Blutung u.a.

III. Verhinderung der renalen Komplikationen
- Niereninsuffizienz, Nierenversagen u.a.

Die Tatsache, daß eine schwere Hypertonie zu "hypertensiven" und eine
milde Hypertonie zu vorwiegend arteriosklerotischen Komplikationen
führt, ist für die Beurteilung der Effizienz der antihypertensiven
Therapie bei der milden Hypertonie mit diastolischen Blutdruckwerten
von 90 bis 105 mmHg bedeutungsvoll. Aus epidemiologischer Sicht spielt
diese Form der Hypertonie die wichtigste Rolle, da 75% von 10500 Hypertonikern des amerikanischen "Hypertension Detection Follow Up Pro-
gram" (HDFP) diastolische Blutdruckwerte in diesem Bereich hatten und
nur 25% diastolische Werte von über 105 mmHg. Aus den Studien der Veterans Administration, der australischen Hochdruckstudie und der
HDFP-Studie zeigt sich, daß eine antihypertensive Therapie vornehmlich
die Inzidenz hochdruckspezifischer, kardialer und nichtkardialer Komplikationen verringert, während die Inzidenz arteriosklerotischer
Komplikationen (u.a. koronare Herzkrankheit und Myokardinfarkt) nicht
beeinflußt wird. Eine antihypertensive Therapie senkt also nur die
Mortalität, aber nicht die Morbidität der koronaren Herzkrankheit als
Komplikation der Hypertonie. Eine antihypertensive Therapie sollte
daher geeignet sein, Veränderungen in der zentralen Hämodynamik und
im myokardialen Energiebedarf zu induzieren, die die Letalität des
akuten Myokardinfarktes günstig beeinflussen.

Therapie der Hochdruckkrise

Die Hochdruckkrise wird vorrangig medikamentös behandelt (Tabelle 5).
Für die ambulante Therapie (Prähospitalphase) hat sich zunehmend Nifedipin (Adalat) durchgesetzt (10 bis 20 mg sublingual) (Tabelle 6).
Der Wirkungseintritt erfolgt rasch, nach ca. 10 Minuten, das Wirkungs-
maximum ist nach 20 bis 30 Minuten erreicht. Bei antihypertensiver
Ineffizienz kann die Dosis repetitiv verdoppelt werden. Mit negativ
inotropen Wirkungen ist unter dieser Dosierung nicht zu rechnen. Bei
herzinsuffizienten Patienten wird die Pumpfunktion infolge Nachlast-
reduktion und Impedanzänderung verbessert. Läßt sich unter Nifedipin
keine befriedigende Blutdrucksenkung erreichen, kommen Dihydralazin,
Urapidil oder Diazoxid in Betracht (Tabellen 7 und 8). Alle drei Antihypertensiva wirken prinzipiell vasodilatatorisch und werden intravenös appliziert. Wegen der meist deutlichen Tachykardieneigung sollte
Dihydralazin i.v. bei koronargefährdeten Patienten zurückhaltend appliziert werden. Auch wenn Diazoxid selten überschießende Drucksenkungen
hervorruft, erscheint bei Therapierefraktärität gegenüber Nifedipin als
Mittel der zweiten Wahl in der ambulanten Therapie der Hochdruckkrise
Urapidil indiziert, da es schnell und sicher wirkt, selten hypertensive Blutdruckwerte erzeugt, kardioneutral ist und ohne erhebliche reflektorische Tachykardien wirkt. Nitroglycerin verwenden wir wegen der
Gefahr plötzlicher Kollapszustäde nicht zur ambulanten Therapie der
Hochdruckkrise.

Für die stationäre Behandlung kommt als Mittel der Wahl Urapidil intravenös zur Anwendung, wodurch mit einzelnen oder repetitiven intravenösen Injektionen wie auch mit anschließender Dauerinfusion in mehr als
zwei Drittel der klinisch auftretenden Hochdruckkrisen eine wirksame
Blutdrucksenkung erreicht wird. Bei Therapierefraktärität wird Nitro-
prussidnatrium intravenös unter strenger Beachtung und Kontrolle des
arteriellen Blutdruckes verwendet. Meist läßt sich durch eine gleich-
wertige orale Therapie ein additiver bzw. potenzierender antihypertensiver Effekt erreichen, so daß eine allmähliche Dosisreduktion der
intravenösen Antihypertensiva möglich ist.

Prophylaxe von Hochdruckkrisen

Die Prophylaxe der Hochdruckkrise beruht auf der Vermeidung von Aus-
lösungsbedingungen hoher Blutdrücke, der Behandlung der zur Hypertonie führenden Grundkrankheit, einer konsequenten antihypertensiven
Behandlung u.a. (Tabelle 9). Bei Patienten mit Neigung zu hohen
Spitzendrücken hat sich als Basistherapie die Applikation von Betarezeptorenblockern besonders bewährt. Bei maligner Hypertonie wird
zur Verhütung bzw. Verzögerung der Progredienz meist der Einsatz der
Vielzahl verfügbarer Antihypertensiva in hoher Dosierung erforderlich.

Zusammenfassung und Schlußfolgerung

Die Ventrikelfunktion beim essentiellen Hochdruck wird vorrangig vom
Hypertrophiegrad (Myokardfaktor) sowie von den koronaren Organmanifestationen (Koronarfaktor) bestimmt. Die Ventrikelfunktion korreliert invers mit der Ventrikelgröße und systolischen Wandspannungen,
indem mit Zunahme beider Variablen eine Abnahme der Ventrikelfunktion
einsetzt. Bereits das jugendliche, normal große und im Koronarangiogramm unauffällige Hochdruckherz scheint ischämiefällig, da die Koronarreserve auch bei Fehlen von Koronarstenosierungen erheblich eingeschränkt ist. Die myokardiale Dehnbarkeit kann im Unterschied zur Ven-
trikeldehnbarkeit auch bei ausgeprägter Myokardhypertrophie normal

Tabelle 5. Medikamentöse Therapie der Hochdruckkrise

Wirkgruppe	Substanz	Dosierung	Nebenwirkungen	Kontraindikationen	Antidot
I. Vasodilatatoren	-Urapidil	25-100 mg i.v.	Kopfschmerzen Angina pectoris	Aortenisthmusstenose arteriovenöse Shunts	Dihydergot 1-2 mg i.v.
	-Dihydralazin	25 mg i.v.	Tachykardie Kopfschmerzen	Schwere Koronar- insuffizienz	Volumenzufuhr
	-Diazoxid	100-600 mg i.v. 5 mg/kg als Bolus i.v.	Übelkeit Tachykardie	Aortendissektion	Noradrenalin
	-Nitro- prussid-Na	0,03-0,5 mg/ min i.v.	Thiozyanat- Intoxikation	Überschießende Drucksenkung	Na-Thiosulfat
	-Nitroglycerin	0,4-1,2 mg sublingual 2-6 mg/h i.v.	Kopfschmerzen	Hypovolämie	Volumenzufuhr
II. Zentral angrei- fende Pharmaka	-Clonidin	150-300 mcg i.v.	kurzfristiger Blutdruckan- stieg	Bradykardie schwere Herz- insuffizienz	Priscol 25-50 mg i.v.
III. Calcium- antagonisten	-Nifedipine	10-20 mg p.o.	Kopfschmerzen	Schwere Herz- insuffizienz	Noradrenalin Calcium
IV. Alpha- Rezeptoren- blocker	-Phentolamin	5-10 mg i.v.	Tachykardie	Hypovolämie	Beta-Blocker Volumenzufuhr

Tabelle 6. Nifedipine (Adalat) bei Hochdruckkrise

I.   Vasodilatation durch Calcium-Antagonismus

I.   Vasodilatation durch Calcium-Antagonismus

      → Arterielle Drucksenkung
      → Impedanzänderung und Nachlastreduktion
      → Verbesserung der Ventrikelfunktion

II.   Rascher Wirkungseintritt (10-20 mg sublingual) nach 10 min;
      Maximum der Wirkung nach ca. 20-30 min;
      Selten überschießende Drucksenkung

III. Kopfschmerzen, Wärmegefühl, Herzklopfen

Tabelle 7. Urapidil (Ebrantil) bei Hochdruckkrise

I.   Blutdrucksenkung durch zentrale Alpha-Rezeptoren-Stimulierung,
      periphere postsynaptische Alpha1-Rezeptoren-
      Blockade und periphere präsynaptische Alpha2-Rezeptoren-
      Stimulierung

II.   Wirkungseintritt nach 5 min. Dosierung (25-100 mg i.v.) nach
      Wirkung (RR), durchschnittlich 25 mg/3 min i.v.
      Bei rezidivierenden Blutdruckkrisen Dauerinfusionen (1-6 mg/min)

III. Schwindel, Kopfschmerzen, Herzklopfen

Tabelle 8. Diazoxid (Hypertonalum) bei Hochdruckkrise

I.   Vasodilatation durch Hemmung des Exzitations-Kontraktionsprozesses (?)
      der glatten Muskulatur

      → Arterielle Drucksenkung
      → Senkung des peripheren Widerstandes

II.   Rascher Wirkungseintritt (2-10 min) bei rascher (15 sec) intravenöser
      Applikation (150-300 mg i.v.)
      Selten überschießende Drucksenkung
      Lang anhaltende Wirkung (3-24 Std.)

III. Übelkeit, Erbrechen, Tachykardie

Tabelle 9. Prophylaxe von Hochdruckkrisen

I.   Regelung der Lebensweise, Gewichtsreduktion bei Adipositas, Einschränkung
      der Kochsalzzufuhr

II.   Behandlung der zur Hypertonie führenden Grundkrankheit (systemische
      Kollagenosen, Polyglobulie u.a.)

III. Konsequente antihypertensive Therapie

IV.   Kein abruptes Absetzen von Antihypertensiva

V.   Meiden von Ovulationshemmern

sein. Mit abnehmender myokardialer Dehnbarkeit nimmt die systolische
Wandspannung zu und die Ventrikelfunktion ab. Mit 14% repräsentiert
das Hochdruckherz die häufigste Form einer irregulären Ventrikelwand-
hypertrophie. Die Hypertrophiegradanalyse zeigt, daß die Hypertrophie
überproportional (hohe Masse-Volumen-Relation, erniedrigte Wandspannung), proportional sowie unterproportional (normale Masse-Volumen-
Relation, erhöhte Wandspannung) sein kann. Für das dilatierende Hochdruckherz sind Digitalisglykoside neben antihypertensiven Maßnahmen
indiziert; für das kardial kompensierte Hochdruckherz mit und ohne
Koronarstenosen sind Betarezeptorenblocker sinnvoll. Auf der Basis
der kardialen Hochdruckmanifestationen wird eine Einteilung der hypertensiven Herzkrankheit (Hochdruckherz) gegeben.

Die Hochdruckkrise gehört wegen ihrer bedrohlichen, krankheitswertigen
Auswirkungen auf die Myokardfunktion (Herzinsuffizienz, Lungenödem),
den Koronarkreislauf (Koronarinsuffizienz, Myokardinfarkt) und die
Gehirngefäße (intrazerebrale Blutung, hypertensive Enzephalopathie)
zu einem der bedrohlichsten Krankheitsbilder der inneren Medizin. Ein
die Hochdruckkrise determinierender Blutdruckwert existiert nicht;
stets werden die spezifischen Organläsionen vom Grad der Vorschädigung (Herzhypertrophie, Herzdilatation, Koronarstenosen, Arterien-
ektasie, Aneurysmen u.a.) mitbestimmt, so daß mittelgradige Blutdruckerhöhungen auch zum Vollbild einer hypertensiven Krise führen können.
Demzufolge müssen auch die Kriterien der malignen Hypertonie nicht
immer erfüllt sein. Im Vordergrund der Therapie steht die Akutbesei-
tigung der notfälligen Blutdruckerhöhung: in der ambulanten Prähospitalphase durch (a) Nifedipin (Adalat), (b) Urapidil (Ebrantil), in
der stationären Hospitalphase durch (a) Urapidil (Ebrantil), (b) Diazoxid (Hypertonalum) oder (c) Natriumnitroprussid. Eine gleichzeitige
orale Basistherapie ist überlappend mit der intravenösen oder sublin-
gualen Soforttherapie anzustreben. Ein abruptes Absetzen von Antihypertensiva ist zu vermeiden. Bei unbekannter Hochdruckursache ist
stets nach der Grundkrankheit zu suchen.

Literatur

1. Bock KD (1969) Medikamentöse Therapie der Hypertonie. In: Heintz
   R, Losse H (Hrsg) Arterielle Hypertonie. Thieme, Stuttgart, S. 346
2. Bürger S, Strauer BE (1981) Left ventricular hypertrophy in chronic pressure load due to spontaneous essential hypertension. I.
   Left ventricular function, left ventricular geometry, and wall
   stress. In: Strauer BE (Hrsg) The heart in hypertension. Springer,
   Berlin Heidelberg New York, S. 13-36
3. Bürger S, Strauer BE (1981) Left ventricular hypertrophy in chronic pressure load due to spontaneous essential hypertension. II.
   Contractility of the isolated left ventricular myocardium and
   left ventricular stiffness. In: Strauer BE (Hrsg) The heart in
   hypertension. Springer, Berlin Heidelberg New York, S.37-52
4. Frohlich ED (1973) Clinical-physiologic classification of hypertensive heart disease in essential hypertension. In: Onesti G,
   Kim KE, Moyer JH (Hrsg) Hypertension: Mechanism and management.
   Grune and Stratton, New York, S. 181
5. Frohlich ED: Beta-adrenergic receptor blockade in the treatment
   of essential hypertension. In: Strauer BE (Hrsg) The heart in
   hypertension. Springer, Berlin Heidelberg New York, S. 425-436
6. Hanrath P, Mathey D, Kremer P, Bleifeld W (1981) Left ventricular
   relaxation and filling pattern in different forms of left ventricular hypertrophy. In: Strauer BE (Hrsg) The heart in hypertension.
   Springer, Berlin Heidelberg New York, S. 377-386

7. Hood WP (1971) Dynamics of hypertrophy in left ventricular wall of man. In: Alpert NR (Hrsg) Cardiac hypertrophy. Academic, New York, S. 445
8. Hort W (1971) Quantitative morphology and structural dynamics of the myocardium. Methods Arch Exp Pathol 5:3
9. Hort W (1981) Microscopic pathology of heart muscle and of coronary arteries in arterial hypertension. In: Strauer BE (Hrsg) The heart in hypertension. Springer, Berlin Heidelberg New York, S. 183-192
10. Hort W (1977) Spezielle pathologische Anatomie der Kreislauforgane. In: Eder W, Gedigk P (Hrsg) Lehrbuch der allgemeinen Pathologie und der pathologischen Anatomie 30. Aufl. Springer, Berlin Heidelberg New York, S. 297
11. James T (1977) Small arteries of the heart. Circulation 56:2
12. Just H, Limbourg P (1981) Arterial hypertension: Left ventricular function at rest and during exercise. In: Strauer BE (Hrsg) The heart in hypertension. Springer, Berlin Heidelberg New York, S. 333-344
13. Kannel WB, Dawber TR (1973) Hypertensive cardiovascular disease. The Framingham study. In: Onesti G, Kim KE, Moyer J (Hrsg) Hypertension: Mechanism and management. Grune and Stratton, New York, S. 93
14. Kathke N (1955) Die Veränderungen der Koronararterienzweige des Myokards bei Hypertonie. Beitr path Anat 115:405
15. Linzbach AJ, Linzbach M (1951) Die Herzdilatation. Klin Wschr 29: 40
16. Linzbach AJ (1960) Heart failure from the point of view of quantitative anatomy. Amer J Cardiol 5:370
17. Linzbach AJ (1981) Structural adaption of the heart in hypertension and the physical consequences. In: Strauer BE (Hrsg) The heart in hypertension. Springer, Berlin Heidelberg New York, S. 243-250
18. Lund-Johansen P (1967) Hemodynamics in early essential hypertension. Acta med scand 183, Suppl:482
19. Meurer KE, Feltkamp H, Bönner G, Konrads A, Lang R, Helber A, Kaufmann W (1981) Pathophysiologic basis of antihypertensive therapy in man. In: Strauer BE (Hrsg) The heart in hypertension. Springer, Berlin Heidelberg New York, S. 401-412
20. Rahlf G (1981) Microscopic pathology of intramural arteries and arterioles of the left ventricle in arterial hypertension. In: Strauer BE (Hrsg) The heart in hypertension. Springer, Berlin Heidelberg New York, S. 192-208
21. Schettler G (1978) Angina pectoris and Arteriosklerose. In: Gill E (Hrsg) Angina pectoris. Fischer, Stuttgart, S. 227-247
22. Schölmerich P (1960) Klinik der Hochdruckkrankheit. In: Die Blutkrankheit. Nauheimer Fortbild.-Lehrgang (Steinkopff, Darmstadt) 25:1
23. Siegenthaler W, Veragut U, Werning C (1976) Blutdruck. In: Siegenthaler W (Hrsg) Klinische Pathophysiologie. Thieme, Stuttgart
24. Strauer BE (1976) Änderungen der Kontraktilität bei Druck- und Volumenbelastungen des Herzens. Referat 42. Verh dtsch Kreislaufforschg 42:69
25. Strauer BE (1977b) Die quantitative Bestimmung der Koronarreserve in der Diagnostik koronarer Durchblutungsstörungen. Internist 18: 579
26. Strauer BE (1979a) Myocardial oxygen consumption in chronic heart disease: role of wall stress, hypertrophy and coronary reserve. Amer J Cardiol 44:730
27. Strauer BE (1979b) Ventricular function and coronary hemodynamics in hypertensive heart disease. Amer J Cardiol 44:999

28. Weber KT, Reichek N, Janicki JS, Shroff S (1981) The pressure-overloaded heart: physiological and clinical correlates. In: Strauer BE (Hrsg) The heart in hypertension. Springer, Berlin Heidelberg New York, S. 287-306
29. World Health Organisation: Hypertension and coronary heart disease. Classification and criteria for epidemiological studies. First report of the expert committee on cardiovascular disease and hypertension. Wld Hlth Org techn Rep Ser 168
30. World Health Organisation: Arterial hypertension and ischemic heart disease, preventive aspects. Report of an expert committee. Wld Hlth Org techn Rep Ser 231

Angeborene Angiokardiopathien

D. Wolf

Der kurze Überblick, den ich Ihnen im folgenden gebe, ist eher ein
R ü c k blick, denn hier und heutzutage sind die neurologischen Komplikationen im Spontanverlauf angeborener Angiokardiopathien fast zu
einer Quantité négligeable geworden. Ich darf Ihnen zunächst, um das
Terrain zu skizzieren, auf dem wir uns im folgenden bewegen, in Er-
innerung bringen, daß angeborene Herzfehler mit einer Häufigkeit von
0,6-0,8% zu erwarten sind. Das bedeutet bei der gegenwärtigen Gebur-
tenrate in der Bundesrepublik eine jährliche Zahl von etwa 4-5000
Patienten. Ungefähr zwei Drittel davon sind azyanotisch. Zu ihnen gehören, um die wichtigsten zu nennen, die Scheidewanddefekte und der
offene Ductus arteriosus, die isolierte Pulmonal= und Aortenstenose
sowie die Aortenisthmusstenose, von der noch die Rede sein wird. Den
Hauptanteil der zyanotischen Gruppe —ungefähr ein Drittel des Ganzen —
bilden die Pulmonalstenose-Syndrome, insbesondere die Fallotsche
Tetralogie, auf die ich gleich zurückkomme, ferner die Herzmißbil-
dungen mit Transposition der großen Gefäße.

Thrombembolie und Hirnabszess

Bei der Fallotschen Tetralogie, die um 10% aller angeborenen Herzfehler ausmacht und das häufigste zyanotische Vitium ist, handelt es sich
um die Kombination eines Ventrikelseptumdefektes mit einer Pulmonalstenose, in der Regel einer valvulären und einer infundibulären Stenose (6), d.h. nicht nur die Pulmonalklappe ist verengt, sondern auch
der Ausflußtrakt des rechten Ventrikels, das Infundibulum. Ich weise
darauf besonders hin, weil die Infundibularstenose zum Verständnis der
sog. hypoxämischen Anfälle, über die wir noch sprechen, von gewisser
Bedeutung ist. Wegen der Pulmonalstenose kommt es zum Rechts-Links-
Shunt in Ventrikelebene, d.h. zur Zumischung venösen Blutes zum arteriellen und damit zur Zyanose. Jede chronische arterielle Untersätti-
gung führt zur Polyglobulie und zum Ansteigen des Hämatokrits, wobei
60-65% eine kritische Grenze darstellen. Denn die damit verbundene
Viskositätssteigerung des Blutes mit mehr oder weniger ausgeprägten
Veränderungen einiger Gerinnungsparameter (5, 12, 16), event. flan-
kiert von relativem Eisenmangel und daraus resultierender relativer
Anämie (9) —ich kann im einzelnen darauf nicht eingehen —führen zu gesteigerter Gerinnungsfähigkeit des Blutes und damit haben Sie schon
in groben Zügen das pathogenetische Prinzip der häufigsten neurologischen Komplikationen bei der Fallotschen Tetralogie und sinngemäß
bei anderen zyanotischen Vitien: den Thrombembolien des Gehirns.

Theoretisch kann die Thrombose in der Peripherie der Körpervenen entstehen. Eine Embolie wird wegen der Pulmonalstenose nicht in die Lungen, sondern über den Ventrikelseptumdefekt fast immer ins Cerebrum

gelangen. Der thrombotische Prozess kann sich aber auch primär im Gehirn abspielen, wahrscheinlich ist das sogar häufiger. Ist der Embolus infiziert oder infiziert er sich im Rahmen einer Lentasepsis, entsteht ein Hirnabszess. Da Thrombose und Embolie nicht immer sicher von einander abgrenzbar sind, hat man sich angewöhnt, von "Thrombembolien" zu sprechen.

Nach einer Zusammenstellung von Lorenz, Schreiber und Brodherr (10), die 1979 auf der hiesigen Jahrestagung der Deutschen Gesellschaft für Pädiatrische Kardiologie vorgetragen wurde, betrug die Thrombembolierate aller zyanotischen Vitien 1-3%. Betroffen war hauptsächlich das erste Lebenshalbjahr, in dem sich die Hälfte aller Thrombembolien abspielt. Vornehmlich hier müssen also die therapeutischen bzw. prophylaktischen Bemühungen einsetzen, um besonders effektiv werden zu können. Für die Letalität ergaben sich insgesamt 10%, für Defektheilungen 20%. Dabei fanden sich Hemiplegien der rechten und linken Seite gleich häufig. Ferner sind unter den Defektheilungen Paraplegien, symptomatische Epilepsien und psychomotorischer Entwicklungsrückstand. Bei 70% der Patienten fanden die o.g. Autoren eine völlige oder jedenfalls weitgehende Rückbildung der neurologischen Symptome.

Ich meine aber, daß diese Zahlen nicht mehr gelten. Die Häufigkeit der Embolierate bei operablen zyanotischen Vitien sollte nach unserer Erfahrung in den letzten Jahren unter 1% abgesunken sein, denn die Prophylaxe besteht im wesentlichen darin, den Hämatokrit unter 60-65% zu halten. Entweder man führt eine Totalkorrektur am offenen Herzen — Verschluß des Ventrikelseptumdefektes und Beseitigung der Pulmonalstenose —durch, und das ist in den letzten Jahren bei immer kleineren Patienten mit tragbarem Operationsrisiko möglich geworden (3) —zwischen 7 und 10 kg liegen die unteren, keineswegs aber die untersten Grenzen — oder man muß sich unterhalb dieser Grenze zu einer Palliativ-Operation durch Anlegen eines aortopulmonalen Shuntes entschließen, klassische Methode ist die schon 1945 angegebene Blalock-Taussig-Anastomose (2), eine End-zu Seit-Verbindung der linken Armarterie mit der linken Pulmonalarterie. Dadurch gelangt mehr Blut in den Lungenkreislauf, die arterielle O_2-Sättigung steigt, der Hämatokrit fällt oder normalisiert sich sogar und damit bringt man die Säuglinge über eine kritische Zeitspanne hinweg bis zur frühen Totalkorrektur. Das Problem der zerebralen Thrombembolien ist also durch die heutzutage in den meisten Fällen mögliche Frühoperation praktisch gelöst.

Hypoxämische Anfälle beim Pulmonalstenose-Syndrom

Im Spontanverlauf der Fallotschen Tetralogie und anderer Pulmonalstenosesyndrome kommt es mit einer Häufigkeit von 20-35% zu einem Symptomenkomplex (20), der auch im neurologischen Context interessant ist, es sind die sog. Anfälle tiefer Zyanose, Dyspnoe und Bewußtlosigkeit (im angloamerikanischen Schrifttum als "spells" bezeichnet). Dabei werden die Patienten plötzlich tief zyanotisch, zyanotischer als sie ohnedies schon sind, sie werden unruhig, zunehmend dyspnoisch und vorübergehend mehr oder weniger bewußtseinseingetrübt. Die Dauer beträgt meist einige Minuten. Stundenlange Anfälle sind selten und sollten mit den heutigen therapeutischen Möglichkeiten nicht mehr vorkommen. Manche Kinder bekommen die Anfälle bevorzugt morgens. Die Anfallshäufigkeit ist von Patient zu Patient sehr unterschiedlich. Mehrere Anfälle pro Tag können vorkommen. Die ersten Lebensmonate bleiben in der Regel anfallsfrei.

Als Ursache der Anfälle nimmt man u.a. an, daß der Schweregrad der Infundibularstenose —ich hatte vorhin schon auf ihr Vorhandensein hingewiesen —plötzlich zunimmt (7), etwa durch einen Spasmus der Muskulatur der rechtsventrikulären Ausflußbahn. Jedenfalls nimmt der Rechts-Links-Shunt zu, die Lungendurchblutung ab. Beides senkt die arterielle O_2-Sättigung. Die entstehende Hypoxie führt zu einer metabolischen Azidose. pH-Werte unter 7,O sind dabei keine Seltenheit. Der Organismus versucht über die Lunge saure Valencen loszuwerden. Die Dyspnoe ist somit nichts anderes als eine Kussmaulsche Atmung. Die zerebrale Hypoxie führt zum Bewußtseinsverlust, gelegentlich zu tonisch-klonischen Krämpfen. Ganz selten kam es früher zu tödlichem Ausgang. Auch zerebrale Läsionen, Hemiparesen, Hemiplegien wurden beobachtet. Leichtere Anfälle sehen aus wie Absencen. Die differentialdiagnostische Abgrenzung gegenüber zerebralen Anfallsleiden ist aber schon angesichts der Grundkrankheit einfach, und außerdem ist das entscheidende Kriterium die metabolische Azidose. Hier setzt auch die Therapie an: Pufferung mit intravenösem Natriumbicarbonat, außerdem O_2-Zufuhr und Sedierung mit einem Morphinderivat, β-Rezeptorenblocker wurden versucht, im Anfall ohne eindeutigen Erfolg, teilweise aber mit gutem Erfolg in der Prophylaxe der Anfälle. Gelingt die medikamentöse Prophylaxe nicht, erfolgt die Palliativ-Operation nach Blalock-Taussig, wie vorhin gezeigt, oder falls vom Alter bzw. Körpergewicht her möglich, die Totalkorrektur.

Transposition der großen Gefäße

Die Vermeidung der zerebralen Hypoxie ist selbstverständlich für alle zyanotischen Vitien der entscheidende Punkt zur Vermeidung von Hirnschäden und Hirntod. Dies gilt ganz besonders für die Transpositionen der großen Gefäße, etwa 7% aller angeborenen Herzfehler, bei denen die Aorta aus dem rechten, also dem venösen, und die Pulmonalarterie aus dem linken Ventrikel entspringt. Großer und kleiner Kreislauf sind nicht wie normalerweise hintereinander, sondern parallel geschaltet, ein Zustand, der mit dem Leben nur vereinbar ist, wenn Scheidewanddefekte vorhanden sind, über die ein mehr oder weniger guter Erythrozytenaustausch erfolgen kann.

Die Prognose dieser Mißbildung war bis Mitte der sechziger Jahre trostlos, 70% waren am Ende des 3. Lebensmonats, 90% am Ende des ersten Lebensjahres tot. Sicher starben viele Kinder in den ersten Lebenstagen gar nicht an einer Herzinsuffizienz, sondern an hypoxischem Hirnversagen. Rashkind hat 1965 ein relativ einfaches, auch schwerstkranken Säuglingen zumutbares Verfahren angegeben, die sog. Ballonatrioseptostomie (13, 14). Ein Katheter, an dessen Spitze sich ein Ballon befindet, wird über die untere Hohlvene, den rechten Vorhof, das Foramen ovale in den linken Vorhof vorgeschoben, der Ballon dort entfaltet und mehrmals ruckartig in den rechten Vorhof zurückgezogen. Dabei wird das Foramen ovale aufgerissen und ein großzügiger Kreuz-Shunt in Vorhofebene ermöglicht. Rashkind-Prozeduren werden jetzt oft schon in den ersten Lebensstunden notfallmäßig durchgeführt, d.h. nach Stellung der Diagnose mit Hilfe der zweidimensionalen Echokardiographie ohne vorherige diagnostische Herzkatheterung oder Angiokardiographie. Wir helfen den Kindern mit der Ballonatrioseptostomie über die ersten Lebensmonate hinweg, bis sie dann einer weiterführenden Operation, etwa einer Vorhofumkehr nach Mustard (1) oder Senning (18) zugeführt werden können. Dabei werden durch eine Art Tunnel in Vorhofebene das pulmonalvenöse Blut über die Mitralklappe in den rechten Ventrikel und in die Aorta, um den Tunnel das systemvenöse Blut über die Mitralklappe in den linken Ventrikel und in die Pulmonalarterie geleitet und so normale Kreislaufverhältnisse hergestellt.

Für gut zwei Drittel aller Transpositionen wurde so die Prognose sowohl quo ad vitam als auch quo ad sanationem entscheidend gebessert (8).

Aortenisthmusstenose

Ganz kurz möchte ich noch auf die Isthmusstenose der Aorta zu sprechen kommen, in isolierter Form ein nicht zyanotisches Vitium mit einer Häufigkeit um 7%. Vor der Stenose, also an der oberen Körperhälfte findet sich eine arterielle Hypertonie, an der unteren Körperhälfte ein Hypotonus. Früher, als man Isthmusstenosen bei Kleinkindern und erst recht bei Säuglingen noch nicht operativ beseitigen konnte, gab es mit einer Häufigkeit bis zu 10% zerebrale Insulte als neurologische Komplikation. Ich beziehe mich hier auf eine Arbeit aus dem Jahre 1947 von Reifenstein und Mitarbeitern (15). Auch in einer noch älteren Arbeit von Maud Abbott aus dem Jahre 1928 werden Todesfälle bei Isthmusstenosen infolge intrakranieller Blutung mitgeteilt (1). Heutzutage können Isthmusstenosen, falls erforderlich schon bei Neugeborenen erfolgreich operiert werden, so daß zerebrale Läsionen nach meiner Erfahrung vermieden werden.

In der klinischen Symptomatologie der Isthmusstenose erscheinen oder besser gesagt, erschienen noch zwei Stichworte, die neurologische Differentialdiagnosen berühren, einmal die Kopfschmerzen, Folge des Hypertonus und zum anderen Paraesthesien an den unteren Extremitäten als Folge des Hypotonus bzw. der Minderdurchblutung. Die klinische Erfahrung der letzten Jahre lehrt, daß beide Symptome bei Isthmusstenosen nicht mehr vorkommen, weil die Kinder in der Regel erfolgreich operiert werden, bevor sie diese Symptome gegebenenfalls wahrnehmen oder angeben können.

Aneurysma der Vena Galeni

Lassen Sie mich abschließend noch auf eine angeborene Gefäßmißbildung hinweisen, die wir in den letzten Jahren mehrfach beobachtet haben — davon zwei Fälle publiziert (17) — und die neben kardiologischen auch neurologische Implikationen enthält: die arteriovenösen Fisteln im Bereich des Schädels, in Sonderheit das Vena Galeni-Aneurysma. Die Säuglinge erkranken entweder an einer schweren Herzinsuffizienz, oder zeigen — die Herzinsuffizienz ist nicht manifest — die Symptome eines Hydrocephalus occlusivus. Die Herzinsuffizienz entsteht durch den beträchtlichen Links-Rechts-Shunt über das Aneurysma. Die Darstellung eines Vena Galeni-Aneurysma im zweidimensionalen Ultraschallbild (19) ist verhältnismäßig einfach und da Neugeborene und junge Säuglinge in der Regel einen Rechts-Links-Shunt in Vorhofebene aufweisen (4), läßt sich im Verdachtsfalle eine echofreie Zone in der Gegend hinter dem III. Ventrikel durch Injektion von wenigen Millilitern 5%iger Glukoselösung als "Kontrastmittel" leicht identifizieren. So einfach die nichtinvasive Diagnostik dieser Gefäßmißbildungen geworden ist, so schwierig ist es, wie Sie wissen, diesen Patienten wirkungsvoll zu helfen.

In summa: die Fortschritte auf dem Gebiet der Säuglingskardiologie und der Säuglingskardiochirurgie haben die neurologischen Komplikationen bei angeborenen Angiokardiopathien — und damit komme ich auf meinen ersten Satz zurück — annähernd zum Verschwinden gebracht.

Literatur

1. Abbott ME, zitiert nach McNamara DG, Rosenberg HS (1968) Coarctatio of the aorta. In: Paediatric cardiology. Lloyd-Luke, London, S. 204
2. Blalock A, Taussig HB (1945) The surgical treatment of malformations of the heart in which there is pulmonary stenosis or pulmonary atresia. J Amer med Ass 128:189
3. Castaneda AE, Norwood WI (1983) Fallot's tetralogy. In: Surgery for congenital heart defects. Grune and Stratton, London
4. Cumming GR (1980) Circulation in neonates with intracranial arteriovenous fistula on cardiac failure. Am J Cardio 45:1019
5. Göbel U (1981) Veränderungen der plasmatischen Blutgerinnung bei angeborenen Herzfehlern. In: Hämostase bei Herzfehlern und Angiopathien. Müller und Steinicke, München
6. Goor DA, Lillehei CW (1975) Congenital malformations of the heart. Embryology, anatomy, and operative considerations. Grune and Stratton, New York
7. Honey M, Chamberlain DA, Howard J (1964) The effect of betasympathetic blockade on arterial oxygen saturation in Fallot's tetralogy. Circulation 30:501
8. Kawabori J, Guntheroth WG, Morgan BC, Mohri H, Dillard DH (1977) Surgical correction in infancy to reduce mortality in transposition of the great arteries. Pediatrics 60:83
9. Linderkamp O, Mayr S, Sengespeik C, Klose H, Betke K (1976) Eisenmangel bei Vorliegen von cyanotischen Herzvitien: Eine Ursache für cerebrale Komplikationen. Mschr Kinderheilkde 124:301
10. Lorenz HP, Schreiber R, Brodherr S (1979) Risiko und Inzidenz cerebraler Embolien bei Kindern mit zyanotischen Herzfehlern. Herz/Kreisl 11:361 (Abstract)
11. Mustard WF (1964) Successful two-stage correction of transposition of the great vessels. Surgery 55:469
12. Phornphutkul C, Rosenthal A, Nadas A, Berengerg W (1973) Cerebrovascular accidents in infants and children with cyanotic congenital heart disease. Amer J Cardiol 32:329
13. Rashkind WJ, Miller WW (1965) Creation of an atrial septal defect without thoracotomy: a palliative approach to complete transposition of the great vessels. Abstract. Section on Cardiology, Am Academy of Pediatrics, Okt 1965
14. Rashkind WJ, Miller WW (1966) Creation of an atrial septal defect without thoracotomy, a palliative approach to complete transpositions of the great vessels. J Amer med Ass 196:991
15. Reifenstein GH, Levine SA, Gross RE (1947) Coarctatio of die Aorta: a review of 104 autopsied cases of the "adult Type", 2 years of age or older. Amer Heart J 33:146
16. Schenck W, Kollmann W, Künzer W (1967) Untersuchungen zur Blutgerinnung bei Kindern mit angeborenen Herzfehlern. Z Kinderheilkde 100:213
17. Schwechheimer K, Kühl G (1983) Arteriovenosis angioma of the vein of galen causing cardiac failure in the neonate. Neuropediatrics 14:184
18. Senning A (1959) Surgical correction of transposition of the great vessels. Surgery 45:966
19. Snider AR, Scott JS, Silverman HH (1981) Detection of intracranial arteriovenous fistula by two-dimensional ultrasonography. Circulation 63:1179
20. Wood P (1958) Attacks of deeper cyanosis and loss of consciousness (syncope) in Fallot's tetralogy. Brit Heart J 20:282

Zur Aussagekraft der eindimensionalen Echokardiographie bei Schlaganfallpatienten

H. Henningsen, Ch. Kessler, R. Reuther, G. Opitz und M. Hüfner

Einleitung

Die kardiale Hirnembolie (KHE) ist eine häufige Ursache von zerebralen Ischämien (2, 4, 13). Neben der Anamnese, dem Auskultationsbefund, dem EKG und der Röntgen Thorax-Untersuchung wird häufig die
Echokardiographie zur Bestätigung der klinischen Verdachtsdiagnose
einer KHE herangezogen (6). Vor allem bei Schlaganfallpatienten mit
unauffälligem Angiogramm und fehlenden Risikofaktoren wird häufig
eine Echokardiographie in der Annahme durchgeführt, daß mit ihrer
Hilfe eine KHE nachgewiesen werden kann. Inwieweit dieser therapeutische Schritt auch dann sinnvoll ist, wenn alle anderen klinischen
Parameter (Anamnese, EKG, Röntgen Thorax) regelrecht sind, ist Ziel
dieser Studie.

Material und Methode

Von 1058 Patienten, die vom Januar 1981 bis März 1984 mit zerebralen
Durchblutungsstörungen in unserer Klinik stationär behandelt wurden,
war bei 295 Patienten (27,9%) eine eindimensionale Echokardiographie
mit der Frage einer kardialen Embolie durchgeführt worden. Bei diesen Patienten bestand anamnestisch oder klinisch ein Anhalt für eine
kardiale Erkrankung oder aber angiographisch keine Arteriosklerose,
die die Durchblutungsstörungen erklären könnte. 186 der untersuchten
Patienten (63,1%) waren Männer, 109 (36,9%) Frauen. Der Altersdurch-
schnitt lag bei 58,3 Jahren, 21 Patienten waren jünger als 40 Jahre.
175 der Patienten (59,3%) erlitten einen kompletten Schlaganfall,
120 Patienten (40,7%) eine transitorisch ischämische Attacke (TIA).
Bei allen Patienten wurde eine eingehende fachärztliche internistische
Untersuchung, ein EKG, eine Röntgen-Thorax-Übersichtsaufnahme und in
der Mehrzahl eine Angiographie des betroffenen Gefäßgebietes durchgeführt. Jedes Echokardiogramm wurde von zwei erfahrenen Untersuchern
befundet. Bei Unstimmigkeiten wurden die Echokardiogramme noch einmal
gemeinsam ausgewertet, um zu einer endgültigen Diagnose zu gelangen.

Die Echokardiographie wurde durchgeführt mit einem Picker-Echoview-
System 80 C.

Die Ergebnisse der Echokardiographie wurden in Befunde mit hoher und
niedriger Wahrscheinlichkeit einer kardialen Embolie unterschieden.
Zu den Befunden mit hoher Wahrscheinlichkeit zählten (3, 10, 11, 14,
18):

1. Mitralstenose
2. Mitralinsuffizienz mit Vergrößerung linker Vorhof
3. Mitralringverkalkung (nur, wenn in Kombination mit 2.)
4. Mitralklappenprolaps (nur, wenn in Kombination mit 2.)

5. Erhebliche Kontraktilitätseinschränkung des linken Ventrikels mit
   Ventrikelvergrößerung
6. Klappenauflagerungen bei Endokarditis
7. Vorhofmyxom
8. Aneurysma im linken Ventrikel
9. Thrombus im linken Vorhof bzw. linken Ventrikel

Befunde mit niedriger Wahrscheinlichkeit einer KHE waren (12, 15, 16):

1. Aortenklappenverkalkung, -verdickung
2. Aortenstenose
3. Mitralringverkalkung ohne Mitralinsuffizienz
4. Vergrößerter linker Vorhof
5. Septum- oder Hinterwandexkursionseinschränkung mit grenzwertiger
   Ventrikelvergrößerung
6. Mitralklappenprolaps.

Der Mitralklappenprolaps gilt in Verbindung mit einer Mitralinsuffizienz als sichere Emboliequelle, alleine auftretend sind die Meinungen kontrovers (5, 6, 12). Sicher ist, daß eine Altersabhängigkeit
vorliegt, jüngere Patienten mit einem Mitralklappenprolaps sind eher
gefährdet als ältere Patienten (1, 9, 17).

60 dieser 295 Patienten wurden am Ende des stationären Aufenthaltes
mit der Diagnose einer kardialen Hirnembolie entlassen. Ausschlaggebend für diese Diagnose waren folgende Kriterien: Rhythmusstörungen,
in der Mehrzahl der Fälle Vorhofflimmern, weniger oft eine Brady- und
Tachyarrthythmie: 17 Patienten. Erhebliche Kontraktilitätsstörungen
des linken Ventrikels, hierzu gehören primäre und sekundäre Kardiomyopathien sowie die Kontraktilitätsstörungen nach Herzinfarkt: 16
Patienten. Mitralstenose: 7 Patienten. Mitralinsuffizienz mit vergrößertem linken Vorhof mit/ohne Mitralringverkalkung: 6 Patienten.
Angiographiebefund, der auf eine Embolie hoch verdächtig war: 5 Patienten. Kombiniertes Aortenvitium: 3 Patienten. Mitralklappenprolaps:
2 Patienten. Einziger pathologischer Befund ein mitralkonfiguriertes
Herz, beide Patienten waren jünger als 35 Jahre alt und hatten keine
Risikofaktoren: 2 Patienten.

Ergebnisse

Insgesamt hatten 47 Patienten ein pathologisches Echokardiogramm,
davon erfüllten 28 Patienten die sogenannten harten Kriterien für
eine Emboliequelle. 16 Patienten hatten erhebliche Kontraktilitätsstörungen, die übrigen Patienten hatten Mitralvitien, 3 davon mit
einer Mitralringverkalkung. 19 Patienten hatten Echokardiographie-
Befunde mit nur einem niedrigen Embolierisiko, 7 Patienten mit einer
Septum- oder Hinterwandexkursionseinschränkung, 4 Patienten mit einer
Mitralringverkalkung ohne Mitralinsuffizienz, 5 Patienten einer Aortenstenose, 3 davon kombiniert mit einem Aortenvitium. 3 Patienten hatten
einen Mitralklappenprolaps.

Vergleich Klinische Diagnose und Echokardiographiebefund

Tabelle 1a. Echokardiographiebefunde mit hohem Embolierisiko (n = 28)

	positiv	negativ
Abschließende Diagnose: V.a. KHE (n = 60)	23 (38%)	37
Abschließende Diagnose: Kein V.a. KHE (n = 235)	5 (2%)	230

Tabelle 1b. Echokardiographiebefunde mit niedrigem Embolierisiko (n = 19)

	positiv	negativ
Abschließende Diagnose: V.a. KHE (n = 60)	5 (8%)	55
Abschließende Diagnose: Kein V.a. KHE (n = 235)	14 (6%)	221

Tabelle 1a und b zeigen die Echokardiographiebefunde mit hohem und
niedrigem Embolierisiko im Vergleich mit der abschließenden Diagnose.
Es zeigt sich, daß bei 23 der 60 Patienten mit einer kardialen Hirnembolie, das sind 38%, echokardiographisch die Diagnose bestätigt
werden konnte. 5 Patienten hatten zusätzlich erhebliche arteriosklerotische Gefäßwandveränderungen an den klinisch betroffenen hirnversorgenden Gefäßen, die ebenfalls als Ursache der zerebralen Durchblutungsstörung in Frage kamen. Bei diesen Patienten wurde die abschließende
Diagnose kardiale Hirnembolie nicht gestellt. Die 19 Patienten mit
einem niedrigen Embolierisiko waren prozentual gleichmäßig auf die
Fälle mit und ohne kardiale Hirnembolie verteilt. Es läßt sich somit
keine Korrelation zwischen Echokardiographiebefund und abschließender
Diagnose herstellen. Das Echokardiogramm hatte bei den verschiedenen
kardialen Erkrankungen eine unterschiedliche Aussagekraft. Bei den
Rhythmusstörungen und der Endokarditis hat es zur Diagnose KHE in keinem Fall beigetragen, hier war das EKG ausschlaggebend. Bei den 16
Patienten mit eingeschränkter Ventrikelkontraktilität konnte die Diagnose zwar schon durch EKG, Röntgen Thorax, Anamnese und die kardiale
Symptomatik gestellt werden, das Echokardiogramm erhärtete diese aber.
Bei den Patienten mit einer Mitralstenose bzw. mit einer Mitralinsuffizienz und vergrößertem linken Vorhof mit und ohne Mitralringverkalkung führte das Echokardiogramm in über 80% zur Diagnose, allerdings konnte diese bereits klinisch schon durch Auskultationsbefund,
und Thoraxübersichtsaufnahme gestellt werden. Dreimal wurde ein kombiniertes Aortenvitium als Ursache einer kardialen Hirnembolie diagnostiziert. Hier wirkte ebenso das Echokardiogramm zusammen mit Auskultationsbefund, Anamnese und kardialer Symptomatik bestätigend. Bei den
beiden Patienten mit einem Mitralklappenprolaps wurde die Diagnose
durch das Echokardiogramm gestellt.

Diskussion

Die eindimensionale Echokardiographie bestätigt die durch Röntgen
Thoraxübersichtsaufnahme, Auskultationsbefund, Anamnese und klinische
Symptomatik erhobene Verdachtsdiagnose von Mitralvitien sowie die
durch diese Untersuchungen meist bereits vordiagnostizierten Kontraktilitätsstörungen des linken Ventrikels.

In zwei unserer Fälle wurde durch das Echokardiogramm ein Mitralklappenprolaps diagnostiziert, der dann als Ursache der kardialen
Hirnembolie angenommen wurde. Wenn auch der isolierte Mitralklappenprolaps als Quelle von kardialen Hirnembolien umstritten ist, muß in
beiden Fällen doch die Echokardiographie als die Untersuchungsmethode
angesehen werden, die letztendlich zur Diagnose geführt hat. Nur bei
einem dieser beiden Patienten ist aufgrund des Echokardiographiebe-
fundes eine Marcumarisierung durchgeführt worden, bei diesem Patienten hatte also die Echokardiographie therapeutische Konsequenzen. Bei
allen anderen Patienten mit Mitralvitien bzw. mit erheblichen Kontraktilitätsstörungen hätte die Diagnose bereits durch andere Untersuchungsmethoden gestellt werden können. In keinem Fall gelang mit der eindi-

mensionalen Echokardiographie der direkte Thrombusnachweis. Inzwischen
ist durch die von Kessler et al. eingeführte Methode der Thrombozyten-
szintigraphie der direkte, intrakardiale Thrombusnachweis möglich (7,
8).

Bei einer Kostennutzenanalyse ergeben sich im Hinblick auf die therapeutischen Konsequenzen bei nur einem positiven Ergebnis Kosten in Ge-
samthöhe von 19.765,-- DM.

Die Durchführung einer eindimensionalen Echokardiographie erscheint
uns nur noch in Fällen indiziert, bei denen durch andere Voruntersuchungen der Verdacht auf eine erhebliche Kontraktilitätsstörung
oder auf Klappenvitien besteht. Eine Anwendung als Suchmethode bei
unauffälligen kardiologischen Routineuntersuchungen ist nicht sinnvoll.

Zusammenfassung

Es wurden retrospektiv die eindimensionalen Echokardiogramme (Echos)
von 295 Patienten mit zerebraler Ischämie untersucht. Alle Patienten
hatten Hinweise auf eine kardiale Erkrankung oder angiographisch keine
Arteriosklerose. 60 dieser Patienten wurden mit der Diagnose kardiale
Hirnembolie (KHE) entlassen.

47 der 295 Patienten hatten ein pathologisches Echo, von diesen 28
Patienten Befunde mit hoher Wahrscheinlichkeit für eine KHE, 19 Patienten mit nur niedriger Wahrscheinlichkeit für eine KHE. Die Echokardiographie diagnostiziert den Mitralklappenprolaps, bestätigt die
durch andere Untersuchungsmethoden erhobenen Befunde Klappenvitien
und erhebliche Kontraktilitätsstörungen des linken Ventrikels. Sie
ist nicht als Suchmethode bei regelrechten kardiologischen Routineuntersuchungen geeignet.

Literatur

1. Barnett HJM, Boughner DR, Taylor DW, Cooper PE, Kostuk WJ, Nichol
   PM (1980) Further evidence relating mitral-valve prolapse to cerebral ischemic events. N Engl J Med 302:109-144
2. Berlit P (1983) Die kardiale Hirnembolie. Nervenarzt 54:389-398
3. Cosnett JE, Pudifin DJ (1964) Embolic complications of cardiomyopathy. Br Heart J 26:544-548
4. Duncan GW, Pessin MS, Mohr JP, Adams RD (1976) Transient cerebral
   ischemic attacks. Adv Intern Med 21:1-20
5. Easton JD, Sherman DG (1980) Management of cerebral embolism of
   cardiac origin. Stroke 11:433-442
6. Greenland P, Knopman DS, Mikell Fl, Asinger RW, Anderson DG, Good
   DC (1981) Echocardiography in diagnostic assessment of stroke.
   Ann Intern Med 95:51-53
7. Kessler Ch, Reuther R, Berentelg J, Kimmig B (1983) The clinical
   use of platelet scintigraphy with 111-In-oxine. J Neurol 229:
   255-261
8. Kessler Ch, Kniffert T, Reuther R, Kimmig B, zum Winkel K (1984)
   Szintigraphie mit Indium-111-markierten Blutplättchen. DMW im
   Druck
9. Kostuk WJ, Boughner DR, Barnett HJM, Silver MD (1977) Strokes: A
   complication of mitral-leaflet prolapse? The Lancet II:313-316
10. Lillicrap D, Piesowicz A (1964) Mitral stenosis and systemic em-
    boli. Br Med J 2:1169-1171
11. Loew DE, Harken DE, Ellis LB (1972) Valvular heart disease: un-
    diagnosed valvular involvement, concomitant coronary artery dis-
    ease and systemic embolization. Amer J Cardial 30:222-228

12. Lovett JL, Sandok BA, Guliani ER, Nasser FN (1981) Two-dimensional echocardiography in patients with focal cerebral ischemia. Ann Intern Med 95:1-4
13. Meyer JS, Charney JZ, Rivera VM, Mathew NT (1971) Cerebral embolization: prospective clinical analysis of 42 cases. Stroke 2: 541-554
14. Nishide M, Irino T, Gotoh M, Naka M, Tsuji K (1983) Cardiac abnormalities in ischemic cerebrovascular disease studied by two-dimensional echocardiography. Stroke 14:541-545
15. Robbins JA, Sagar KB, French M, Smith PJ (1983) Influence of echocardiography on management of patients with systemic emboli. Stroke 14:546-549
16. Somerville W, Chambers RJ (1964) Systemic embolism in mitral stenosis: relation to the size of the left atrial appendix . Br Med J 2:1167-1169
17. Strian F, Maurack R, Kliepera C (1981) Das Mitralklappenprolaps-Syndrom als ätiologischer Faktor bei Herzphobie und juvenilem Insult. Fortschr Neurol Psychiat 49:200-203
18. Thompson PL, Robinson JS (1978) Stroke after acute myocardial infarction: relation to infarct size. Br Med J 2:457-459

Nicht-invasive Diagnostik nicht-stenosierender extrakranieller Karotisläsionen mit der Ultraschall-Dopplersonographie

M. Hennerici, M. Daffertshofer, G. Esser und A. Aulich

Während stenosierende Strömungsbehinderungen der extrakraniellen
Karotisstrombahn mit der kontinuierlichen Dopplersonographie zuverlässig erfaßt und bei Verwendung der einfachen Nulldurchgangszähler
mit einem Analogsignal der mittleren Strömungsgeschwindigkeit auch
hinreichend genau dokumentiert werden können, sind umschriebene Modifikationen des laminären Strömungsprofils bei nichtstenosierenden Wandveränderungen mit der vorbeschriebenen einfachen Methodik nicht zu
registrieren und auch von einem erfahrenen Untersucher kaum gegen physiologisch vorkommende Turbulenzphänomene akustisch zu differenzieren. Da diese arteriosklerotischen Plaques aber Emboliequellen zerebraler Ischämien sein und Ausgangspunkt hämodynamisch signifikanter
Strömungsbehinderungen werden können, ist ihre Diagnostik sowohl beim
symptomatischen wie beim asymptomatischen Patienten notwendig und für
Verlaufskontrollen eine zuverlässige Dokumentation wünschenswert. In
der Literatur ist vornehmlich die schnelle Fourier-Transformation
(FFT) zur Dokumentation der gepulsten Dopplerfrequenz-Spektren beschrieben (1,3), während nur vereinzelt Untersuchungen zur FFT der
kontinuierlichen Dopplersonographie vorliegen (2,5,7-8). Da diese Arbeiten aber keinen Vergleich mit anderen Analyseverfahren der Dopplersignale beinhalten und insbesondere den diagnostischen Wert der FFT
über die Audiosignal-Analyse hinaus nicht untersuchen, haben wir an
einer ausgewählten Serie von Patienten, bei denen eine stenosierende
Lumeneinengung der extrakraniellen Karotisstrombahn bereits ausgeschlossen war, verschiedene, zum Teil neu entwickelte Methoden der
Signalanalyse auf ihre Treffsicherheit untersucht und diese mit der
in jedem Fall durchgeführten Angiographie verglichen.

Material und Methodik

22 Patienten (13 Männer, 55,2 8,0 Jahre und 9 Frauen, 55,7 6,0 Jahre,
28 Gefäße: 19 pathologisch, 9 normal) wurden wegen zerebrovaskulärer
Ereignisse (Insult n = 5, transitorische ischämische Attacke TIA n = 4),
im neurologisch asymptomatischen Stadium bei bekannter Arteriosklerose
der Herz- oder großen Körperarterien (n = 5) oder wegen anderer neurologischer Erkrankungen (n = 8) dopplersonographisch und angiographisch
untersucht, wobei eine mit der einfachen kontinuierlichen Dopplersonographie nachgewiesene, über 50%ige Lumeneinengung der extrakraniellen Karotisstrombahn als Ausschlußkriterium galt (10). Voraussetzung
für alle Analyseverfahren war eine optimale Plazierung der Sonde am
Ort der akustisch deutlichsten Unregelmäßigkeit des Dopplersignals
bzw. im Normalfall im Bereich der proximalen A. carotis interna unmittelbar an der Bifurkation. Alle Signale wurden auf einem leistungs-
fähigen Kassetten-Band-Gerät (Tandberg TC 340A) dokumentiert und später

---

Mit Unterstützung der Deutschen Forschungsgemeinschaft SFB 200/D2 unter identischen Voraussetzungen analysiert. Im einzelnen wurden folgende Verfahren angewandt:

1. Audiosignal-Analyse

Der akustische Eindruck der Dopplersonographie wurde in den Kategorien "normal" und "pathologisch" zusammengefaßt, letztere subsummierte "leicht", "mäßig" und "schwer verändert" im Sinne von Turbulenzphänomenen.

2. Analog-Intensität-Frequenzregistrierung (TUI2, Sonotechnik)

Mit einem technisch relativ einfachen Zusatz herkömmlicher CW-Ultraschallgeräte können selektiv Intensitäts- und Frequenzschwankungen im Hoch- und Tieftonbereich analog registriert und ausgewertet werden (Abb. 1A/B).

3. 1/3 Oktave-Spektrumanalyse (SPEKTRODOP, Gruber)

Das von Milleret (6) entwickelte, computerunterstützte Filterbanksystem führt eine 1/3 Oktave-Spektrumanalyse durch, d.h. innerhalb einer Oktave werden 3 Frequenzbanden über ein Meßintervall von 30 ms differenziert und für die Datenausgabe in zwei- und dreidimensionaler Darstellung verarbeitet (Abb. 1C/D).

4. Schnelle Fourier-Transformation (FFT)

Bei der FFT (ECHOSPEC, NBN) werden die im Dopplersignal in einem bestimmten Analyseintervall auftretenden Frequenzen (entsprechend der unteren Grenzfrequenz von 70 Hz in 16 ms) als scheinbar simultan auftretend registriert, wobei Amplitudenschwankungen farb- oder in Graustufen intensitätsmoduliert abgebildet werden können (Abb. 1E/F). Wie bei der 1/3 Oktave-Spektrumanalyse galten Abweichungen der Maximal-Frequenz, der Fensterweite (9) sowie der Spektrumbreite (8) als pathologische Parameter.

5. Signalfarbtransformation (SFT) (SFT, Sapper und Hortmann)

Das von Esser und Ruhrberg ursprünglich zur Umwandlung von Sprache in Farbe entwickelte farbkodierte Signal-Transformationssystem ordnet jeder Signalfrequenz einen bestimmten Farbton, also jedem akustischen Spektrum ein genau definiertes Farbspektrum zu, die Amplitude des Signals formt die Hüllkurve als Funktion der Zeit. Durch 3 parallel geschaltete Bandpässe erfolgt die Frequenzanalyse für 3 verschiedene Filterparameter (300 Hz = rot, 1000 Hz = grün und 4000 Hz = blau). Voruntersuchungen kontinuierlicher Dopplersignale bei Patienten mit umschriebener Plaquebildung der Karotisbifurkation haben eine gute Auflösung besonders rascher Frequenzänderungen, wie sie für Turbulenzen charakteristisch sind, gezeigt (4).

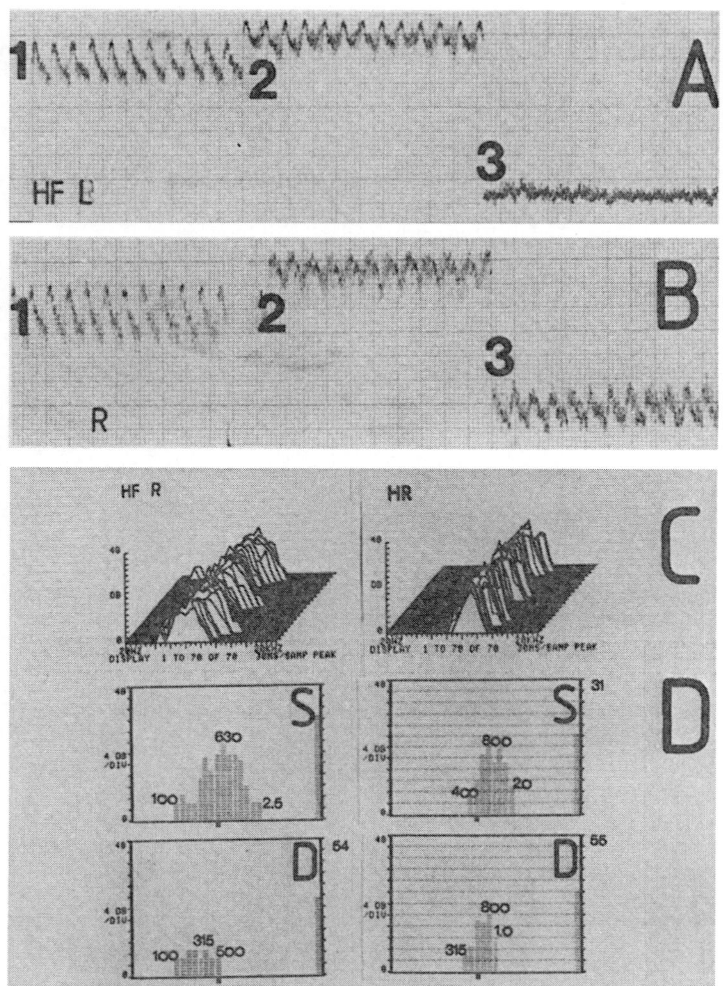

Abb. 1A-F. Vergleichende Darstellung der analogen Intensität-Frequenzanalyse (A/B), der 1/3 Oktave-Spektrum-(C/D) und der FFT-Analyse (E/F) bei angiographisch unauffälligem extrakraniellen Carotis-System (A, rechter Abbildungsteil in C und D, E) und bei einem Patienten mit nicht-stenosierender Plaquebildung der proximalen A. carotis interna (B, linker Abbildungsteil in C und D, F) (Abb. 1E+F siehe Seite 57)

Ergebnisse

In Tabelle 1 sind die Ergebnisse der Dopplersignalanalysen entsprechend der angiographischen Beurteilung, die lediglich über das Vorliegen oder Fehlen von nicht-stenosierenden Lumeneinengungen zu entscheiden hatte, in Vierfelder-Tafeln nach Sensitivität, Spezifizität und Testgenauigkeit angegeben.

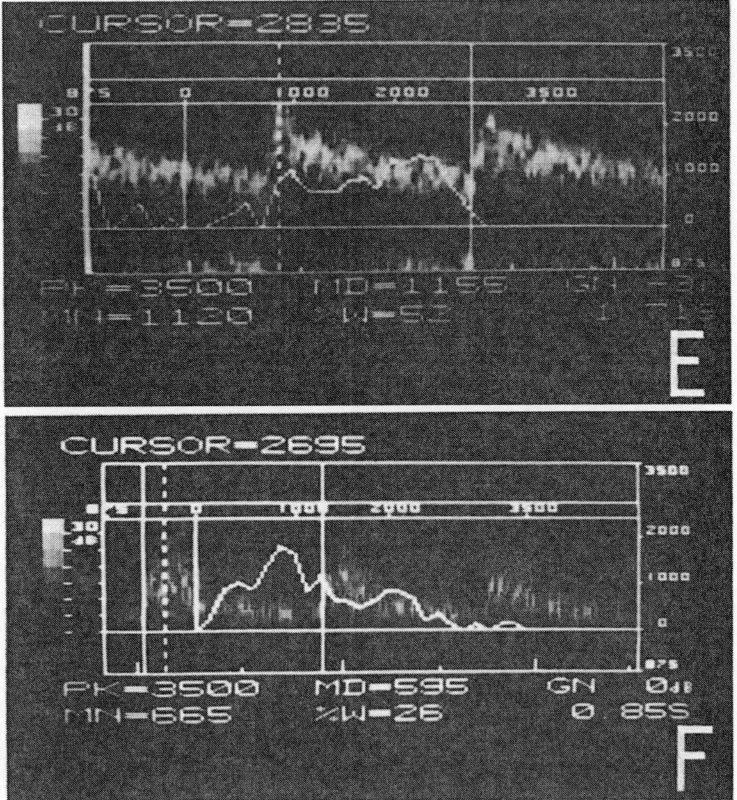

Abb. 1E+F
(Abbildungsunter-
schrift siehe Seite
56)

Tabelle 1

Doppler-Signalanalyse	Anzahl der Gefäße (Patienten)	Sensitivität (%)	Spezifizität (%)	Testgenauig-keit
Audio-Signal	28	79	78	79
AIF (Analog Intensität-Frequenz)	28	74	89	71
1/3 Oktave-Spektrum	28	84	89	85
FFT (Fast Fourier Transformation)	28	68	89	75
FST (Farbsignal-transformation)	28	58	89	68

Diskussion

Jüngste Untersuchungen von Zarins et al. (11) haben gezeigt, daß auch
bei nicht-stenosierenden Plaques der extrakraniellen Karotisstrombahn erhebliche Veränderungen der Strömungsverhältnisse mit axialem
Reflex oder komplexen helikalen Flußprofilen beobachtet werden können.
Die vorliegenden Ergebnisse zeigen, daß solche Turbulenzen mit der

kontinuierlichen Dopplersonographie nachgewiesen werden können, wobei
eine Grenze der differentialdiagnostischen Aussage dort erreicht ist,
wo turbulente Strömungsverhältnisse unter physiologischen Bedingungen
entstehen. Angesichts der prinzipiellen Ähnlichkeit der pathologischen
und der physiologischen Modifikation des laminären Strömungsprofils
sind die Sensitivität und Spezifizität der Audiosignalanalysen zum
Nachweis arteriosklerotischer Plaques überraschend gut (79 bzw. 78%).
Die im einzelnen beschriebenen Signalanalysen verbessern die diagnostische Aussagekraft der Methode nicht wesentlich —sie sind im Gegenteil abhängig von der Güte des Audiosignals, das wiederum an die korrekte Beurteilung des Höreindrucks durch einen erfahrenen Untersucher
gebunden ist. Alle Verfahren ermöglichen jedoch eine gegenüber der
subjektiven Audiosignalanalyse weitgehende Objektivierung und Dokumentation der Befunde, was insbesondere bei Verlaufsbeobachtungen
wichtig ist.

Zusammenfassung

Mehrere Verfahren zur Analyse kontinuierlicher Dopplersignale der extrakraniellen Karotis an 22 Patienten mit angiographisch nachgewiesenen nicht-stenosierenden Wandveränderungen wurden verglichen. Gegenüber der subjektiven Audio-Signalanalyse (Testgenauigkeit 79%)
zeigte keines der Analyseverfahren eine signifikante Verbesserung der
diagnostischen Aussagefähigkeit, alle Methoden eignen sich aber zur
Dokumentation und Objektivierung subjektiv nachgewiesener Turbulenzphänomene.

Literatur

1. Barnes RW, Bone GE, Reinertson J, Slaymaker EE, Hokanson DE,
   Strandness DE (1976) Noninvasive ultrasonic carotid angiography:
   Prospective validation by contrast arteriography. Surgery 80:
   328-335
2. Barnes RW, Rittgers SE, Putney WW (1982) Real-time Doppler spectrum analysis. Arch Surg 117:52-57
3. Felix RW, Siegel B, Gibson RJ, Williams J, Popky GL, Edelstein
   AL, Justin JR (1976) Pulsed Doppler ultrasound detection of flow
   disturbances in arteriosclerosis. J Clin Ultrasound 4:275-282
4. Hennerici M, Karch D, Esser G (1984) Flußmessung der Hirnarterien
   — Möglichkeiten und Grenzen. In: Mortier W (Hrsg) Moderne Diagnostik und Therapie bei Kindern. Grosse, Berlin
5. Lewis RR, Beasley MG, Hyams DE, Gosling RG (1978) Imaging the
   carotis bifurcation using continuous-wave Doppler-shift ultrasound and spectral analysis. Stroke 9:465-471
6. Milleret R (1982) Spectral analysis of Doppler and phonosignals
   on an Apple II micro-computer. In: Proceedings Symposium: Noninvasive Diagnostic Techniques in Vascular Disease, San Diego
7. Pourcelot L, Philippe A (1984) Doppler of cerebral vessels. Spectral analysis quantification. Proceedings 5th Congress of the
   European Federation of Societies for Ultrasound in Medicine and
   Biology, Strasbourg
8. Reneman RS, Spencer MP (1979) Local Doppler audio spectra in normal and stenosed carotid arteries in man. Ultrasound Med Biol 5:
   1-11
9. Rittgers SE, Thornhill BM, Barnes RW (1983) Quantitative analysis
   of carotid artery Doppler spectral waveforms: diagnostic value
   of parameters. Ultrasound Med Biol 9:255-264

10. Trockel U, Hennerici M, Aulich A, Sandmann W (1984) The superiority of combined continuous wave Doppler examination over periorbital Doppler for the detection of extracranial carotid disease. J Neurol Neurosurg Psychiat 47:43–50
11. Zarins CK, Giddens DP, Bharadvaj BK, Sottiurai VS, Mabon RF, Glagov S (1983) Carotid bifurcation atherosclerosis. Circ Res 53: 502–514

Transkranielle Doppler Sonographie

Ein neues Ultraschallverfahren zur Initial- und Verlaufdiagnostik intrakranieller Stenosen der A. carotis interna, A. cerebri media und der Vertebrobasilararterien

E. B. Ringelstein, G. Korbmacher, F. Wulfinghoff und H. Zeumer

Einleitung

Aaslid et al. haben 1982 und 1984 (1,2) erstmals über die intrakranielle Anwendung eines neuartigen Dopplersystems zur Feststellung von Vasospasmen bei Kranken mit Subarachnoidalblutung berichtet. Lindegaard et al. sowie Ringelstein et al. zeigten 1984, daß damit die physiologischen und pathologischen Flußverhältnisse im Circulus arteriosus Willisi bei zerebrovaskulärer Verschlußkrankheit ebenfalls nichtinvasiv analysiert werden können (7,12). Unsere Arbeitsgruppe hat erstmals mitgeteilt, daß auch Stenosen des Karotissiphons, der A. cerebri media, der A. cerebri anterior (Pars horizontalis), der intrakraniellen A. vertebralis und der A. basilaris mit diesem neuen Untersuchungsverfahren mit hoher Verläßlichkeit diagnostiziert werden können. Diese Ergebnisse wurden bereits an anderer Stelle publiziert (10-12).

Mit Hilfe der transkraniellen Dopplersonographie kann voraussichtlich die wesentliche diagnostische Lücke der bisher möglichen nicht-invasiven Neuroangiologie geschlossen werden: Nachdem die dopplersonographisch nicht erfaßbaren Karotis-Plaques im B-Bild (9,14) und die zerebrale Mikroangiopathie im Computertomogramm (13,15,16) diagnostizierbar geworden sind, kann jetzt auch eine *okkludierende Makroangiopathie* der *intrakraniellen Hirnbasisarterien* atraumatisch festgestellt werden.

Über inzwischen umfangreichere Erfahrungen mit der transkraniellen Dopplersonographie zur Diagnose intrakranieller Stenosen und Verschlüsse und über sonographische Verlaufsuntersuchungen während der Antikoagulantienbehandlung soll im Folgenden berichtet werden.

Material und Methode

Die Untersuchungstechnik wurde an anderer Stelle (1-3,7,11) ausführlich dargelegt und kann hier aus Platzgründen nicht wiederholt werden. Der Untersuchungsgang umfaßt die transtemporale Beschallung der A. cerebri media (M1- und M2-Segment) in unterschiedlicher Tiefe, die Sondierung der A. cerebri anterior (A1-Segment) und des C1-Segmentes des Karotis-Siphon (sog. Karotis-T). Transorbital können die verschiedenen Segmente (C1-C4) des Karotis-Siphons und die proximale A. ophthalmica beschallt werden. Transnuchal, zwischen Hinterhauptschuppe und Atlasbogen, können die intrakraniellen Abschnitte der Vertebralarterie und die gesamte A. basilaris bis zum Basilarisknopf untersucht werden.

Die Emission des 2MHz Ultraschalles[1] (Fußnote siehe nächste Seite) erfolgt gepulst und fokussiert. Die abstufbare Schallenergie der mit einer akustischen Linse versehenen Sonde beträgt 10 bis maximal 100 mW/cm^2, die Tiefenlage des zylinderförmigen 6 × 10 mm großen "sample

volume" kann in 5 mm Abstufungen durch Variation der Pulsrepetitions-
rate von 8-10 KHz (range gating) variiert werden. Das Doppler-Signal
wird einer FFT-Frequenzanalyse unterzogen (bei dem von uns verwendeten
Prototyp noch mittels Angio-Scan I oder II)[2].

34 selektionierte Schlaganfallskranke wurden untersucht. Die Selektionskriterien waren: normaler extrakranieller Dopplerbefund, keine
intrakranielle Blutung und keine schwere generalisierte Mikroangiopathie im Computertomogramm (siehe Flußdiagramm in Tabelle 1).

Tabelle 1. Angiologische Diagnose der 34 Insultpatienten

Gruppe I: Kranke mit Hemisphäreninsult (N = 25)

Selektionskriterium: Normaler extrakranieller
CW Dopplerbefund

CWD normal

TCD

TCD normal
N = 11

Diagnosen

TIA ohne Substanzläsion
Mikroangiopathie
Migraine accompagnée
Lysierte Media-Embolie (?)
Distale Embolie
Nicht faßbare Aststenose

TCD pathologisch
N = 14

Diagnosen

M1-Stenose	3
M1-Verschluß	2
M2-Stenose	2
A1-Stenose	O
Siphon-Stenose	7

Gruppe II: Kranke mit Hirnstamminsult (N = 9)

CWD normal

TCD

TCD normal
N = 6

Diagnosen

Migraine Basilaire	2
"Branch Occlusion"	
Lakunen	4

TCD pathologisch
N = 3

Diagnosen

Basilarisstenose	1
Intrakranielle Vertebralisstenose	1
Megadolichobasilaris	1

---

1 EME Medizinische Elektronik, 7770 Überlingen (FRG)
2 Unigon Industries, Mt. Vermont, NJ (USA)

Ergebnisse

In der Hälfte der Fälle erbrachte die transkranielle Dopplersonographie den entscheidenden Befund, der zur pathogenetischen Aufklärung
des Schlaganfalls und zu adäquaten therapeutischen Konsequenzen führte.
Die Ergebnisse sind in Tabelle 1 aufgelistet. Am häufigsten fanden
sich Stenosen im M1-Segment der A. cerebri media und in den (meist
oberen) Segmenten des Karotis-Siphons. Ein Beispiel enthält Abb. 1.

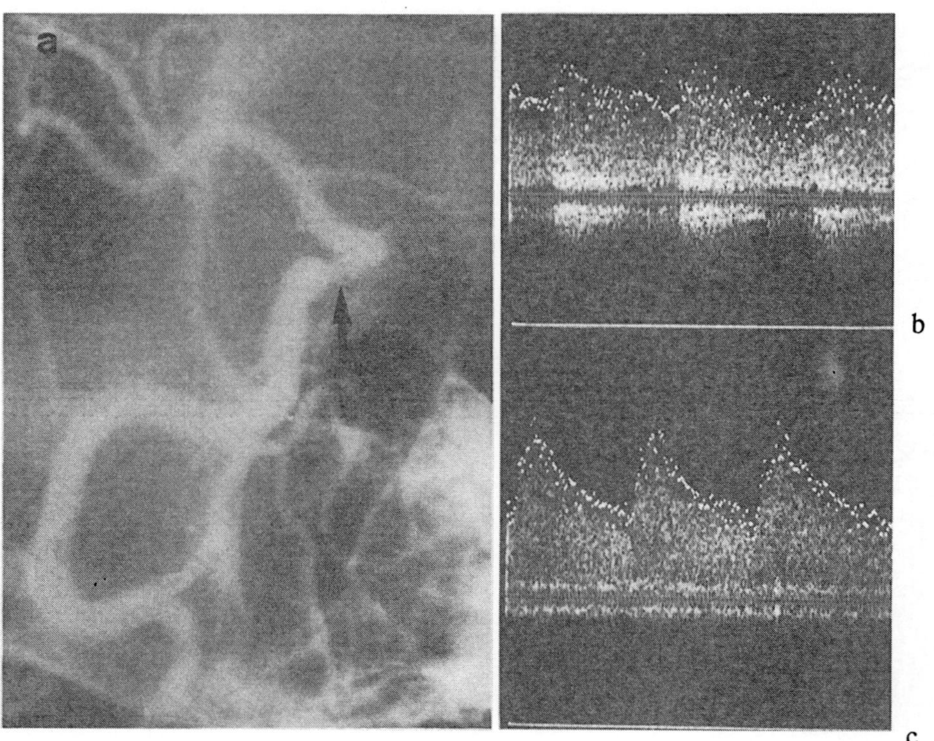

<u>Abb. 1a-c.</u> Diagnose einer Siphon-Stenose mit Hilfe der transkraniellen Dopplerso-
nographie. (a) Hochgradige Stenose im C4-Segment der A. carotis interna (Pfeil).
(b) Pathologisches Strömungssignal bei transorbitaler Beschallung mit erheblicher
Frequenzverbreiterung und ausgeprägtem "Brummen" aufgrund der Gefäßwandvibrationen
(entspricht den holosystolischen Verdichtungszonen oberhalb und unterhalb der Null-
Linie; Amplitude: 1 cm = 1 KHz). (c) Normales Strömungssignal des gegenseitigen C4-
Segmentes

Bei denjenigen Patienten, die eine Antikoagulantienbehandlung erhielten (initiale Heparinisierung, dann Übergang zur Marcumarbehandlung)
traten in keinem Fall erneute flüchtige oder bleibende Schlaganfälle
auf.

Mehrere Kranke konnten in 6-wöchigen bis 3-monatigen Abständen TC-
sonographisch nachuntersucht werden. Nach einem halben Jahr ließ sich
bei 3 Patienten bereits eine Abnahme des Stenosegrades nachweisen.
In einem Fall kam es unter ungenügender Marcumardosierung vorübergehend zu einer Befundverschlechterung (ein Verlaufsbeispiel ist in
Abb. 2 dargestellt).

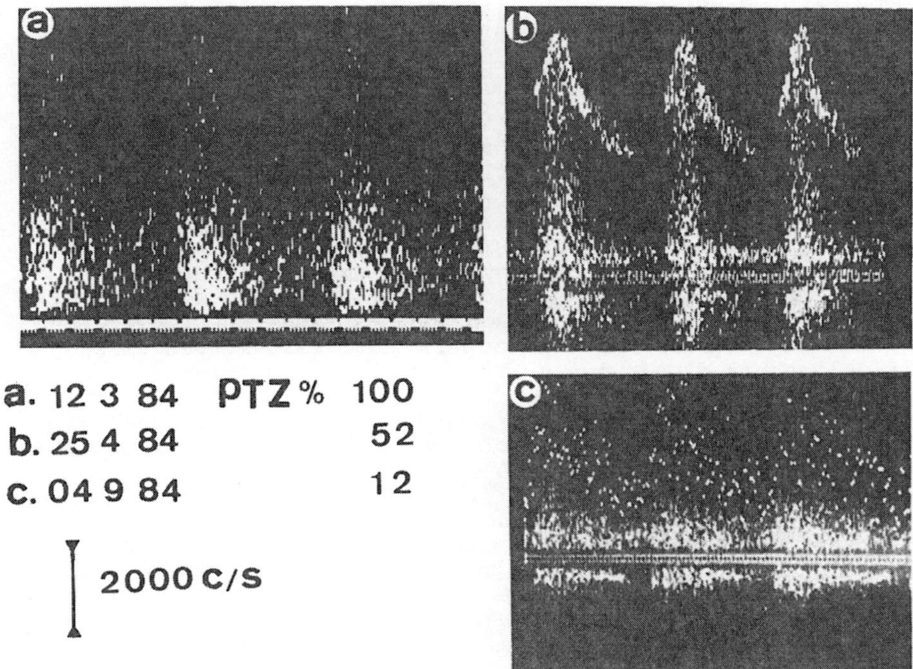

Abb. 2a-c. Sonographische Verlaufsbefunde einer C1-Stenose unter Marcumarbehandlung.
(a) Transtemporal abgeleitetes, pathologisch verändertes Strömungssignal aus dem
C1-Segment der A. carotis interna. Sehr hohe Spitzengeschwindigkeiten und ausgeprägtes "Brummen" in der Systole, breit streuende Frequenzen in der Diastole).
(b) Kontrolle nach 6 Wochen zeigt noch höhere Geschwindigkeiten in der Diastole
mit sog. "aliasing". Auftreten von "musical murmurs" als Zeichen der subtotalen
Stenosierung. Harmonische Schwingungen infolge Karmanscher Wirbelstraßen kommen
in den bandförmigen Verdichtungszonen oberhalb und unterhalb der Null-Linie zum
Ausdruck. Zu diesem Zeitpunkt ineffektive Marcumarbehandlung (Quickwert 52%).
(c) Kontrolle nach 6 Monaten: Geringe Spitzengeschwindigkeiten und weniger ausgeprägte Wandvibrationen im Stenosebereich. Weiterhin breite Frequenzstreuung infolge
Turbulenzen

Diskussion

Wegen der befriedigenden Therapieergebnisse bei *gezielter* Indikationsstellung zur Antikoagulantienbehandlung und wegen neuer semiinvasiver
(lokale Fibrinolysetherapie; 17,18) und operativer (ECIC-Bypass) Be-
handlungskonzepte hat die Frühdiagnostik intrakraniell gelegener Verschlußprozesse der großen hirnversorgenden Arterien an klinischer Bedeutung erheblich gewonnen. Sowohl der Einsatz als auch die Unterlassung der genannten therapeutischen Möglichkeit erfordern eine
strenge Indikationsstellung. Diese ist nur auf der Basis einer verläßlichen Gefäßdiagnostik möglich. Hier war der Kliniker bisher auf
die nicht risikolose zerebrale Angiographie angewiesen. In vielen
Krankenhäusern steht jedoch eine Angiographieeinrichtung nicht zur
Verfügung. Sie kann auch durch die digitale Subtraktionsangiographie
beim derzeitigen Stand der Technik bezüglich der intrakraniellen Gefäße nicht ersetzt werden und unterliegt wegen der Invasivität ihrerseits bereits einer strengen Indikationseinschränkung. Voraussicht-

lich können diese Schwierigkeiten mit Hilfe der transkraniellen Dopplersonographie in absehbarer Zeit weitgehend überwunden werden.

Eine *umfassende* neuroangiologische Abklärung des Schlaganfallkranken muß auf vier verschiedenen Ebenen erfolgen. (1) Auf kardialem Niveau können wesentliche diagnostische Beiträge von der Echokardiographie (4,6) und von der 111-In-Plättchen-Szintigraphie (8) zum nicht-invasiven Nachweis kardialer Emboliequellen erbracht werden. (2) Die extrakraniellen Gefäßstenosen und -verschlüsse sind die diagnostische Domäne der konventionellen CW-Dopplersonographie (5,10). (3) Die zerebralen Mikroangiopathien geben sich im Computertomogramm zu erkennen (13,15,16). (4) Die bisher vorhandene diagnostische Lücke kann jetzt geschlossen werden, d.h. die Hirnbasisarterien können mit Hilfe der transkraniellen Dopplersonographie nunmehr ebenfalls atraumatisch untersucht werden. Die bisherigen Ergebnisse lassen eine große Verläßlichkeit dieser neuen Ultraschallmethode erwarten.

Für den Einsatz der transkraniellen Dopplersonographie zeichnen sich bereits jetzt zahlreiche weitere, erfolgversprechende Anwendungsmöglichkeiten ab (z.B. Analyse der Flußverhältnisse im Circulus Willisi bei Carotis interna-Verschluß, Selektionskriterien der Patienten für den ECIC-Bypass, Verlaufsuntersuchungen zur Spontanprognose der verschiedenen Gefäßläsionen, transkranielles Flow-monitoring während der Karotischirurgie etc.). In der hier vorgelegten Studie konnte gezeigt werden, daß das TC-Verfahren auch geeignet ist, eine nicht-invasive Effektivitätskontrolle der Antikoagulantienbehandlung intrakranieller Gefäßstenosen vorzunehmen. Dadurch lassen sich vorzeitige Unterbrechungen der Antikoagulantienbehandlung und überflüssige Kontrollangiographien vermeiden und die Gesamtdauer der Therapie optimal steuern.

Die größte Anwendungsschwierigkeit der transkraniellen Dopplersonographie liegt nach unserer Erfahrung derzeit noch in der topographischen Zuordnung pathologischer Signale zu den dicht beieinander liegenden Segmenten der einzelen Hirnarterien und des Circulus arteriosus Willisi. Hier deutet sich aber bereits eine wesentliche technische Verbesserung an: Durch die Rekonstruktion des Circulus arteriosus Willisi nach Art eines Flow-mapping wird die intrakranielle Gefäßanatomie überschaubar und erleichtert die Topodiagnostik der Verschlußprozesse ganz wesentlich (3).

Zusammenfassung

Mit Hilfe der transkraniellen Dopplersonographie können die intrakraniellen Hirnarterien (Carotis-Siphon, A. vertebralis, A. basilaris, A. cerebri media, A. cerebri anterior) untersucht werden. Mittel- und hochgradige Gefäßstenosen, komplette Verschlüsse und Kollateralisationswege im Circulus arteriosus Willisi werden mit diesem Verfahren verläßlich aufgeklärt. Eine Effektivitätskontrolle der Antikoagulantienbehandlung ist damit ebenfalls möglich. Sensitivität und Spezifität der Methode können allerdings derzeit noch nicht verläßlich bestimmt werden.

Literatur

1. Aaslid R, Markwalder TM, Nornes H (1982) Noninvasive transcranial Doppler ultrasound recording of flow velocity in basal cerebral arteries. J Neurosurg 57:769-774
2. Aaslid R, Nornes H (1984) Musical murmurs in human cerebral arteries after subarachnoid hemorrhage. J Neurosurg 60:32-36

3. Aaslid R (1984) Demonstration eines Flow-mapping des Circulus arteriosus Willisi mit Hilfe der computergestützten transkraniellen Dopplersonographie. Düsseldorf, Juli 1984, persönliche Mitteilung

4. Barnett HJM (1984) Cardiac causes of cerebral ischemia. In: Toole JF (ed) Cerebrovascular disorders (3rd Edition) Raven, New York, pp 168-186

5. Büdingen HJ, von Reutern GM, Freund HJ (1982) Dopplersonographie der extrakraniellen Arterien. Grundlagen, Methodik, Fehlermöglichkeiten, Ergebnisse. Thieme, Stuttgart, New York

6. Greenland P, Knopman DS, Mikell FL, Asinger RW, Anderson DC, Good DC (1981) Echocardiography in diagnostic assessment of stroke. Ann Int Med 95:51-53

7. Kessler C, Reuther R, Henningsen H, Kimmig B, Rösch M (1984) Der Nachweis intrakardialer Emboliequellen bei Schlaganfallpatienten mit Hilfe der 111-In-Plättchenszintigraphie. Beitrag in diesem Kongreßband

8. Lindegaard KF, Bakke SJ, Aaslid R (1984) Noninvasive transcranial Doppler for assessing intracranial haemodynamic patterns in carotid artery disease. Application of Doppler Ultrasound in Medicine. Düsseldorf, 6.-8. Juli 1984. Kongreßband in Vorbereitung

9. Ringelstein EB, Kolmann HL, Zeumer H (1982) Carotis-B-Scan: Konkurrenz oder Ergänzung der Ultraschall-Dopplersonographie? Dtsch med Wschr 107:928-933

10. Ringelstein EB (1984) Neue Anwendungsmöglichkeiten in der Dopplersonographie am hinteren Hirnkreislauf bei degenerativer Gefäßkrankheit, angiotherapeutischen Eingriffen und epidemiologischen Untersuchungen. Habil Schrift, Med Fak der Technischen Hochschule, Aachen

11. Ringelstein EB, Zeumer H, Korbmacher G (1984) Transkranielle Dopplersonographie der hirnversorgenden Arterien: Atraumatische Diagnostik von Stenosen und Verschlüssen des Carotissiphons und der A. cerebri media. Nervenarzt 55: im Druck

12. Ringelstein EB, Korbmacher G, Zeumer H (1984) Detection of intracranial arterial lesions by means of a transcranial Doppler device. Application of Doppler Ultrasound in Medicine. Düsseldorf, 6.-8. Juli 1984, Kongreßband in Vorbereitung

13. Ringelstein EB, Zeumer H, Schneider R (1984) Der Beitrag der cerebralen Computertomographie zur Differentialtypologie und Differentialtherapie des ischämischen Großhirninfarktes. Fortschr Neurol Psychiat: im Druck

14. Terwey B (1983) Die hochauflösende B-Bild-Sonographie der extrakraniellen Arteria carotis. Ein Vergleich sonographischer, angiographischer und pathomorphologischer Befunde zur Standardisierung einer neuen Untersuchungsmethode. Habil Schrift, Med Fak der Ruprecht-Karl-Universität, Heidelberg

15. Zeumer H (1981) Die subkortikalen ischämischen Hirnläsionen im Computertomogramm. Diagnostischer Wert und klinische Bedeutung. Habil Schrift, Med Fak der Technischen Hochschule, Aachen

16. Zeumer H, Ringelstein EB, Klose KC (1981) Lakunäre Infarkte im Computertomogramm. Angiographische Befunde und differentialdiagnostische Gesichtspunkte. Fortschr Röntgenstr 4:188-194

17. Zeumer H, Ringelstein EB, Hassel M, Poeck K (1983) Lokale Fibrinolysetherapie bei subtotaler Stenose der A. cerebri media. Dtsch med Wschr 108:1103-1105

18. Zeumer H, Hündgen R, Ferbert A, Ringelstein EB (1984) Local intraarterial fibrinolytic therapy in inaccessible internal carotid occlusion. Neuroradiology 26:315-317

Zum Aussagewert von Duplex-Scan-Untersuchungen der Karotiden bei Patienten mit zerebro-vaskulären Erkrankungen

W. Gehlen, D. Kountouris und P. Schlichting

Einleitung

Die Doppler-Sonographie der hirnzuführenden Gefäße gehört inzwischen
zu den neurologischen Routineuntersuchungen und ist daher auch in der
Weiterbildungsordnung fest verankert. Im Jahre 1982 erhielten wir in
unser B-Scan-Sonographiegerät einen Small-part-Dopplereinschub, so
daß wir seit nunmehr zwei Jahren mit diesem Gerät sonographische Untersuchungen durchführen konnten. Die Ergebnisse der Untersuchungen
mit diesem Gerät erscheinen uns mitteilenswert.

Material und Methodik

Mit dem Begriff Duplex-Scan wird eine Kombinationsmethode bezeichnet
und zwar eine Kombination der bidirektionalen gepulsten Doppler-Sonographie mit der hochauflösenden B-Bild-Sonographie (Real-Time-Scanner),
wobei beide Systeme in einer Schallebene —baulich in einem Applikator —
zusammengefaßt sind. Dies ermöglicht eine punktgenaue doppler-sono-
graphische Analyse von pathologischen Gefäßabschnitten, insbesondere
im Bereich der Karotisgabel (1,2). Die Karotiden sind der relativ geringen Eindringtiefe hochauflösender Sektorscanner (optimal bis 5 cm)
besonders gut zugänglich.

Wir verwenden das Duplex-Small-part-System RA1 von Siemens mit einem
7,5 MHz-Sektor-Applikator und einem bildsynchron gepulsten bidirektionalen, tiefenfokussierbaren 3 MHz-Doppler-Applikator mit einem definierten Meßvolumen von 2 × 3 mm in Form eines Meßzylinders. Angeschlossen ist ein computerunterstütztes Meßsystem zur direkten Messung der
Gefäßdurchmesser, Bestimmung der Gefäßachse und Festlegung des Doppler-
Leitstrahles mit Ermittlung des Doppler-Einfallwinkels. Über eine
schnelle Fourier-Transformation kann eine quantitative Doppler-Fre-
quenz-Spektralanalyse zu jedem beliebigen Zeitpunkt der Doppler-Fre-
quenz-Mittelwertkurve durchgeführt und bei Kenntnis des Doppler-Einfallwinkels ein Geschwindigkeitshistogramm angegeben werden (1,4).

Der verwendete Meßkopf bereitet wegen seiner Größe häufig Schwierigkeiten bei der Erfassung kranialwärts gelegener Gefäßanteile der
Karotiden, zumal bei kurzem Hals bzw. hochliegender Teilungsstelle
der Karotis (6).

Insgesamt führten wir bei 212 Patienten mit Verdacht auf Hirndurchblutungsstörungen entsprechende Untersuchungen durch. Die Indikation
wurde anfangs sehr großzügig gestellt, letztendlich auch, um Erfahrungen mit der Meßmethode zu sammeln. Zusätzlich wurden an 65 gesunden Probanden Normativdaten für die Gefäßdurchmesser der A. carotis
communis, des Bulbus caroticus und der A. carotis interna sowie die
entsprechenden maximalen systolischen Geschwindigkeitsanteile be-

stimmt, da die Angaben in der Literatur sowohl über obere Normgrenzen
der Doppler-Frequenzen als auch über Geschwindigkeitswerte bei Normal-
befunden große Schwankungen aufweisen (1,3). Folgende Auffälligkeiten
wurden im Real-Time-Bild besonders beachtet (6).

1. Bei der Untersuchung der Gefäßwandkonturen achteten wir auf Plaques,
   Verkalkungen, Schallauslöschungen, Lumeneinengungen und Lumenerweiterungen.
2. Bei der Untersuchung von Gefäßpulsationen achteten wir auf Quer-
   pulsationen, Längspulsationen, Wandstarren und Knickbildungen im
   Sinne eines Kinkings.
3. Ferner registrierten wir, ob die Gefäße oder das Gefäßlumen sich
   darstellten oder nicht.

Im Rahmen der doppler-sonographischen Untersuchung beachteten wir vor
allem die Doppler-Geräuschcharakteristika sowie die Doppler-Frequenz-
kurvenformen und die rechnerischen Spektralanalysen der maximalen systolischen Korpuskelgeschwindigkeiten.

Ergebnisse

Bei der Untersuchung der Gefäßdurchmesser der A. carotis interna in
Abhängigkeit vom Lebensalter (130 Messungen an 65 Probanden) fanden
wir eine deutliche Zunahme des Gefäßdurchmessers mit dem Lebensalter.

Bei der Untersuchung der Abhängigkeit der Korpuskelgeschwindigkeits-
werte an den gleichen Probanden war eine deutliche Abnahme der Ge-
schwindigkeitsmaxima im Laufe des Lebens zu erkennen.

Bei Errechnung der Stromstärken anhand der maximalen systolischen
Korpuskelgeschwindigkeiten und der Gefäßweiten in Abhängigkeit vom
Lebensalter (untersucht wurden die A. carotis communis, der Bulbus
caroticus und die A. carotis interna) fand sich eine relative Konstanz
der Stromstärke in der Carotis interna und zwar unabhängig vom Lebensalter. Hierzu ist jedoch zu erwähnen, daß es sich nur um qualitative
Angaben der Stromstärke handelt, da bei der Berechnung die Voraussetzungen für das Hagen Pouiseulle- und Bernoulli-Gesetz nur teilweise
erfüllt sind.

Bei nur 19 unserer Patienten erfolgte eine angiographische Abklärung,
so daß nur in diesen Fällen Vergleiche mit der Duplex-Scan-Untersuchung möglich waren.

Bei 14 Patienten wurde im Hinblick auf eine operative Behandlung im
Karotisbereich im Anschluß an die Duplex-Scan-Untersuchung angiographiert. Bei den übrigen 5 Patienten waren andere Indikationen gegeben
wie z.B. Messerstichverletzungen im Halsbereich, Stenosen der A. subclavia, intrakranielles Angiom etc. Aus der Tabelle 1 sind die entsprechenden Untersuchungsergebnisse der Angiographie und der Duplex-
Scan-Untersuchung ersichtlich.

Bei einem Patienten fand sich doppler-sonographisch eine fadenförmige
Stenose. Bei der kurze Zeit später durchgeführten Angiographie war
ein Verschluß zu erkennen. Bei dem 2. Patienten mit einem Verschluß
handelte es sich um eine Fehlinterpretation des doppler-sonographischen
Befundes und zwar wurde die Turbulenz vor einem höher sitzenden Karo-
tis-interna-Verschluß als Veränderung im Rahmen eines Kinkings mißdeu-
tet.

Tabelle 1. Vergleich zwischen Dopplersonographie, Duplex-Scan und Angiographie

Doppler-sonograph. Kriterien	Turbulenz		Stenose-signal		Kurvenabflachung	
	R	L	R	L	R	L
	12	11	11	8	8	7

B-Bild- und angiograph. Kriterien	Plaques Wand-starre		Stenose		prae- und poststenot. Dilatation		Verschluß	
							R	L
B-Bild	14	15	11	9	8	6	1	1
Angiographie	9	10	10	8	7	6	2	2

R = rechte Seite, L = linke Seite

Zusammengefaßt fand sich jedoch eine hochgradige Übereinstimmung zwischen den Ergebnissen der Duplex-Scan-Untersuchung und den angiographischen Untersuchungsbefunden.

Diskussion

Bei Berücksichtigung der bisherigen Erfahrungen und der Untersuchungsergebnisse scheint die B-Scan-Doppler-Sonographie eine gute Ergänzung der cw-Doppler-Untersuchung zu sein. Beide Methoden bieten Vorteile und Nachteile. Mit Hilfe der Duplex-Scan-Untersuchung kann insbesondere auch der Doppler-Einfallwinkel bestimmt werden. Ferner kann eine schnittbildorientierte Placierung des Meßvolumens durchgeführt und eine direkte Ermittlung der Korpuskelgeschwindigkeit in cm/s zu jedem Zeitpunkt der Herzaktion vorgenommen werden. Darüber hinaus sind mit Hilfe der Duplex-Scan-Untersuchung Histogramme der Korpuskelgeschwindigkeiten und Spektralanalysen der Signale möglich. Als Nachteil muß die unhandliche Größe des Schallkopfes genannt werden. Bei hoher Karotisbifurkation (5) ist evtl. eine Erfassung von Karotis interna-Anteilen nicht möglich.

Beim Vergleich der cw-Doppler-Sonographie mit der B-Scan-Doppler-Untersuchungsmethode ist ferner zu erwähnen, daß die Bedienung des Duplex-Scan-Gerätes nicht einfach ist und zumindest bei den ersten Untersuchungen ein erheblicher Zeitaufwand erforderlich ist (2). Darüber hinaus muß auf die sehr hohen Anschaffungskosten des Duplex-Scan-Gerätes hingewiesen werden.

Zusammenfassung

Bei 212 Patienten mit Hinweisen auf Hirndurchblutungsstörungen und 65 gesunden Probanden wurden Duplex-Scan-Untersuchungen beider Karotiden vorgenommen. Es wurde auf Darstellbarkeit der Gefäße und der -lumina, auf Plaques, Verkalkungen, Schallauslöschungen, Lumeneinengungen, Lumenerweiterungen, Quer- und Längspulsationen der Gefäße sowie auf Wandstarren und Knickbildungen geachtet. 19 dieser Patienten wurden im Anschluß an die Duplex-Scan-Untersuchung angiographiert. Insgesamt findet sich eine weitgehende Übereinstimmung zwischen den Ergebnissen der Duplex-Scan-Untersuchung und den angiographischen Befunden. Die Untersuchungsmöglichkeiten unter Verwendung der cw-Doppler-Technik und der Duplex-Scan-Technik werden verglichen.

Literatur

1. Blackshear WM, Jr, Philipps DJ, Chikos PM, Harley JD, Thiele BL,
   Strandness DE (1980) Carotid Artery Velocity Patterns in Normal
   and Stenotic Vessels. Stroke 11:67-71
2. Büdingen HJ, Reutern von GM, Freund HJ (1982) Doppler-Sonographie
   der extrakraniellen Hirnarterien. Thieme, Stuttgart New York
3. Fischer M, Alexander K, Vogelsang H (1984) Doppler-Frequenzspek-
   trum-Analyse der extracraniellen Carotis-Läsionen. Dtsch med
   Wschr 109:947-950
4. Fish PJ (1981) Recent advances in cardio-vascular Doppler. Progress
   in Medical Ultrasound, Reviews and Comments 2:271-237
5. Lippert H (1969) Arterienvarietäten. Med Klin 23:53
6. Widder B, Christ K-J, Kornhuber HH (1982) Verbesserter Nachweis
   extracranieller Stenosen und Plaques der A. carotis durch Kombination von B-Bild, Echo-Arteriographie und Doppler-Sonographie. Arch
   Psychiat Nervenkr 231:391-407

Ergebnisse von Dopplersonographie-Untersuchungen der hirnversorgenden Arterien

an einer Klinik für Rehabilitation und Diagnostik kardiologischer, neurologischer und angiologischer Erkrankungen im Zeitraum von neun Monaten (1.4.-31.12.1983)

J. Koch und A.-F. Langbehn

Im Rahmen der in unserer Klinik praktizierten fachübergreifenden Betreuung der Patienten, die uns aus verschiedenen, meist internistisch-kardiologischen und neurologischen Akutabteilungen zur stationären Rehabilitation und spezielleren Diagnostik überwiesen werden, fällt auf, daß sich bei Diagnosen meist gefäßbedingter Erkrankungen aus dem einen Fachgebiet häufig auch Hinweise auf den Befall einer anderen Gefäßprovinz ergeben, die eine konservative oder operative Therapie erforderlich machen. So sind manchmal schon bei gezielter Anamneseerhebung im Falle von Patienten mit koronarer Herzkrankheit (KHK) transitorische ischämische Attacken (TIA) zu eruieren oder auskultatorisch Gefäßgeräusche im Bereich der Karotiden festzustellen. Bei den Patienten aus dem neurologischen Bereich, meist mit abgelaufenen zerebrovaskulären Insulten, sind vor allem im Rahmen der routinemäßig durchgeführten apparativen kardiologischen Diagnostik oftmals Hinweise auf das Vorliegen einer koronaren Herzkrankheit zu finden, die je nach klinischem Eindruck des Patienten weiter invasiv bis zur Koronarangiografie mit evtl. Konsequenz einer operativen Versorgung der Koronargefäße verfolgt wird. In der Literatur finden sich aufgrund von Langzeit-Beobachtungen bei Patienten mit zerebrovaskulären Prozessen übereinstimmende Angaben über den akuten Myokard-Infarkt infolge einer KHK als häufigste Todesursache (1,11,12).

Durch die Analyse der in einem bestimmten Zeitraum bei uns durchgeführten Dopplersonografie-Untersuchungen der hirnversorgenden Gefäße wollten wir Aufschluß über diese Zusammenhänge erhalten und unter anderem mit Befundzusammenstellungen anderer Kliniken vergleichen, wie häufig bei welchen Diagnosegruppen bestimmte Veränderungen nachzuweisen sind. In der Regel war der Untersuchungsgang bei allen Fragestellungen diesen Bereich betreffend gleich. Es wurden jeweils die Aa. supratrochleares, evtl. auch supraorbitales, die Aa. carotides communes beiderseits in etwa gleichen Abständen, wenn möglich, fortlaufend, die Aa. car. extt. und intt. im Seitenvergleich, die Aa. subclaviae und die Vertebralarterien meist im Atlasbereich beschallt. Die Indikation zur Dopplersonografie wurde je nach klinischem Bild aus unterschiedlichen Gründen gestellt. Bei den in unserer Klinik am häufigsten vertretenen Patienten mit KHK, meist nach abgelaufenem Myokardinfarkt, aber auch mit abklärungsbedürftigen pektanginösen Beschwerden und auch bereits durchgeführter Bypass-Operation waren die Gründe meist TIA in der Anamnese oder festgestellte Gefäßgeräusche, häufig auch als sog. Routineanmeldung bei klinischem Verdacht auf einen generalisierten Gefäßprozeß. Bei den Patienten aus dem neurologischen Bereich, meist abgelaufenen zerebrovaskulären Gefäßprozessen, wurde die Untersuchung in den meisten Fällen nur dann durchgeführt, wenn keine entsprechende Diagnostik im vorbehandelnden Krankenhaus möglich war oder wenn sich im Verlauf neue klinische Gesichtspunkte, etwa in Form einer neuen, etwa kontralateral zu vermutenden Durchblutungsstörung, ergaben. Entsprechend war das Vorgehen auch bei den Patienten mit peripherer arterieller Verschlußkrankheit (AVK).

Es wurden im angegebenen Zeitraum insgesamt 363 Patienten untersucht.
Nach der klinischen Diagnose aufgeschlüsselt ergab sich folgende Verteilung:

```
105 Patienten (ca. 29%) mit zerebralen Gefäßprozessen
 96 Patienten (ca. 26%) mit koronarer Herzkrankheit
  6 Patienten (ca.  2%) mit peripherer arterieller Verschlußkrankheit
 78 Patienten (ca. 22%) mit zerebralen Gefäßprozessen und KHK
 15 Patienten (ca.  4%) mit zerebralen Gefäßprozessen und AVK
  6 Patienten (ca.  2%) mit zerebralen Gefäßprozessen, KHK und AVK
 57 Patienten (ca. 15%) mit KHK und AVK
```

Von diesen 363 Patienten fanden wir bei insgesamt 120 = 33% einen pathologischen Befund unterschiedlicher Wertigkeit und Lokalisation.
Unter diesen 120 Patienten mit "nicht-o.B."-Befund waren 20% zerebrale Gefäßprozesse, 27% KHK, keine Patienten mit peripherer AVK, 20% zerebrale Gefäßprozesse und KHK, 10% zerebrale Gefäßprozesse und AVK, 1% mit Befall aller drei Gefäßprovinzen und 22% mit KHK in Kombination mit AVK.

Die prozentuale Häufigkeit pathologischer Doppler-Befunde lag innerhalb der einzelnen Diagnose-Gruppen bei ungefähr:
23% bei zerebralen Gefäßprozessen, 33% bei KHK, 0% bei peripherer AVK, 31% bei zerebralen Gefäßprozessen und KHK, 80% bei zerebralen Gefäßprozessen und AVK, 17% bei zerebralen Gefäßprozessen und KHK und AVK und 47% bei KHK in Kombination mit peripherer AVK.
Dabei sind die 80% innerhalb der Gruppe zerebraler Gefäßprozesse und AVK sicher nicht signifikant bei relativ geringer Fallzahl.

Es zeigt sich, daß unter den Patienten mit koronarer Herzkrankheit sowohl als alleiniger Diagnose als auch in Kombination mit zerebralen Gefäßprozessen und peripherer AVK in der Relation die häufigsten pathologischen Dopplerbefunde erhoben wurden, ohne daß zunächst nach Art und Schweregrad der Störung differenziert wurde. Unterschiede sind bei genauerer Aufschlüsselung der Befunde insofern festzustellen als bei den Patienten mit zerebralen Gefäßprozessen entsprechend dem klinischen Bild schwerwiegende Affektionen an den hirnversorgenden Gefäßen nachzuweisen sind und das Diagnose-Spektrum breiter gestreut erscheint. In diesem Zusammenhang ist erwähnenswert, daß Raithel und Grobe in einer Arbeit von 1980 über Spätergebnisse nach Operation supraaortaler Gefäßstenosen mitteilten, daß arteriosklerotische Gefäßveränderungen an den Karotiden und den Koronarien in jüngerem Lebensalter auftreten als intrakranielle Veränderungen. Möglicherweise ist hier ein Grund dafür zu finden, daß wir in der Relation mehr extrakranielle Gefäßaffektionen bei KHK-Patienten, dagegen bei den Patienten mit zerebrovaskulären Insulten mehr Hinweise auf intrakranielle Affektionen nachweisen konnten (10). Die Patienten mit KHK sind im Durchschnitt in unserer Klinik jünger als diejenigen mit zerebrovaskulären Prozessen.

Bei den Patienten mit KHK, zerebral asymptomatisch, überwiegen geringgradige unilaterale Stenosen im Bereich der Bifurkation am Interna-Abgang ohne wesentliche hämodynamische Auswirkung. Relativ häufig sind auch Externa-Stenosen nachzuweisen.

Bei den Patienten mit KHK und auch klinisch bekannten zerebralen Gefäßprozessen fanden wir erwartungsgemäß auch höhergradige Stenosen und auch Verschlüsse im Interna-Bereich.

Ähnlich wie bei den Patienten mit alleiniger KHK waren bei Patienten mit zusätzlicher peripherer AVK meist geringgradige Stenosen im Bereich des Interna-Abgangs nachzuweisen.

Bei der Wertung unserer Untersuchungsergebnisse im Vergleich mit Angaben anderer Autoren (1,2,3,6,9,13) zeigt sich, daß Patienten mit
der klinischen Diagnose einer gefäßbedingten Erkrankung in einem Bereich sehr häufig, wenngleich meist noch asymptomatisch, ebenfalls
Affektionen in einem anderen Gefäßbereich besitzen, die im Falle der
KHK-Patienten die Karotiden betreffend mittels der Dopplersonografie,
im Falle der Patienten mit zerebralen Gefäßprozessen und peripherer
AVK mittels relativ einfach zu handhabender kardialer Untersuchungsmethoden, z.B. in Form der Ergometrie, als screening erfaßt werden und
ggfs. einer (prophylaktischen) konservativen oder operativen Behandlung zugeführt werden könnten. Strittig ist nach wie vor vor allem
die Frage der Operationsindikation bei asymptomatischen Karotisstenosen mit Befall der A. car. communis und/oder interna. Einige Autoren
fordern mit Hinweis auf das deutlich erhöhte Risiko, später einen Insult zu erleiden, die prophylaktische Operation zumindest der höher-
gradigen Stenosen. Es sollte dabei aber das Risiko der Operation das
Risiko des Spontanverlaufs bzw. einer konservativen Therapie mit
Thrombozytenaggregationshemmern nicht übersteigen. Insofern muß gerade
bei prophylaktischen Eingriffen die Anforderung an die Qualität der
Operation hoch sein (5). Vor allem vor Durchführung einer aortokoronaren Bypass-OP fordern einige Autoren und Herzzentren die prophylaktische operative Revision von asymptomatischen Stenosen der Karotiden
mit der Begründung eines erhöhten Insult-Risikos im Rahmen der meist
langen Herz-OP (6,8). Nach dem Ergebnis anderer Autoren aufgrund von
Verlaufsbeobachtungen konnte keine signifikante Beziehung zwischen
präoperativ diagnostizierten asymptomatischen Karotisstenosen und
perioperativ auftretenden zerebralen Malazien hergestellt werden (1,3,
7,13). Insofern wird die Durchführung einer prophylaktischen Operation
nicht für sinnvoll erachtet. Es sollten vielmehr regelmäßig Doppler-
Kontrollen und ggfs. eine prophylaktische Therapie mit Thrombozytenaggregationshemmern durchgeführt werden.

In einigen Fällen von gleichzeitig nachgewiesener KHK und Verdacht auf
Befall der extrakraniellen hirnversorgenden Gefäße wurde in unserem
Hause im Rahmen der Koronarangiografie der Aortenbogen mit dem extrakraniellen Anteil der Karotiden und Vertebralgefäße mit dargestellt.
Stenosen auch geringeren Grades und Plaquebildungen konnten anhand
des Angiografie-Filmes sehr gut dynamisch demonstriert werden. Im Untersuchungszeitraum wurde das kombinierte Vorgehen ca. dreißigmal
praktiziert. Einige Patienten konnten einem ein- oder zweizeitigen
operativen Eingriff zugeführt werden.

Zusammenfassung

Die Dopplersonografie sollte regelmäßig vor der Koronarangiografie
bei Patienten mit KHK und Verdacht auf zerebrale Durchblutungsstörung
durchgeführt werden. Die kinematografische Darstellung der Zerebral-
gefäße kann und sollte im Rahmen der Koronarangiografie häufiger angewandt werden. Sie gibt auch zusätzliche Informationen bei subsigni-
fikanten Stenosierungen.

Patienten mit einer OP-Indikation im Bereich der hirnversorgenden Ar-
terien sollten regelmäßig kardiologisch mittels Ergometrie und/oder
Koronarangiografie zur Minderung des postoperativen Myokardinfarkt-
Risikos untersucht werden.

Einzeitige oder zweizeitige Operationen der Zerebral- und Koronargefäße sind aufgrund des gehäuften Auftretens vermehrt zu fordern.

Literatur

1. Barnes RW, Liebman PR et al. (1981) The natural history of asymptomatic carotid disease in patients undergoing cardiovascular surgery. Surgery 90/6:1075-1083
2. Beyer J, Schick K (1984) Dopplersonografie der extracraniellen hirnversorgenden und der peripheren Arterien bei Arteriosklerose-risikofaktoren und bei KHE. Klin Wschr 62/6:278-283
3. Breslau PJ, Fell G, Ivey TD et al. (1981) Carotid arterial disease in patients undergoing coronary artery bypass operations. J Thorac Cardiovasc Surg 82/5:765-767
4. Grobe TH, Raithel D, Klupp M, Schroeder A (1984) Hämodynamische Wirksamkeit von Karotisstenosen und Langzeitverlauf nach Karotisoperation. Fortschr Neurol Psychiat 52/1:6-10
5. Hamann H, Vollmar JF (1983) Operative Möglichkeiten bei extrakraniellen Arterienstenosen. Dtsch Ärztebl 8o/24:25-34
6. Hertzer NR, Loop FD, Taylor PC, Beven EG (1983) Combined myocardial revascularization and carotid endarterectomy. Operative and late results in 331 patients. J Thorac Cardiovasc Surg 85/4:577-589
7. Ivey TD, Strandness E et al. (1984) Management of patients with carotid bruit undergoing cardiopulmonary bypass. J Thorac Cardiovasc Surg 87/2:183-189
8. Lewis RR, Beasley MG, Ayoub A et al. (1980) Diagnosis by ultrasound of severe carotid artery disease in patients undergoing cardiopulmonary bypass operations. Br Heart J 43/4:414-418
9. Loesse B, Hennerici M, Kaiser W, Loogen F (1981) Häufigkeit von Stenosen und Verschlüssen der extracraniellen Hirnarterien bei Patienten mit koronarer Herzkrankheit. Z Kardiol 70/3:203-206
10. Raithel D, Grobe TH (1980) Ermutigende Spätergebnisse nach Operation supraaortaler Gefäßstenosen. Med Klin 75/25:874-877
11. Rückert U, Altstaedt F et al. (1979) Ergebnisse nach Carotis-Rekonstruktion. Dtsch Med Wschr 104:428-431
12. Sacco RL, Wolf PA et al. (1982) Survival and recurrence following stroke. The Framingham study. Stroke 13/3:290-295
13. Turnipseed WD, Berkoff HA, Belzer FD (1980) Postoperative stroke in cardiac and peripheral vascular disease. Ann Surg 192/3:365-368
14. Thompson JE, Patman CM et al. (1978) Asymptomatic carotid bruit: Long-term outcome of patients having endarterectomy compared with unoperated controls. Ann Surg 188:308-316

Spontanverlauf extrakranieller Stenosen und Verschlüsse der hirnversorgenden Arterien: Zwischenergebnisse einer prospektiven Studie

W. Rautenberg und M. Hennerici

Seit der Einführung der Ultraschall-Dopplersonographie als nichtinvasivem Untersuchungsverfahren zum Nachweis hämodynamisch relevanter Strömungsbehinderungen der extrakraniellen hirnversorgenden Arterien ist es erstmals möglich, zuverlässige Angaben über den Spontanverlauf und das Schlaganfallrisiko bei asymptomatischen Patienten mit einer extrakraniellen Verschlußerkrankung zu machen und Konsequenzen für die Behandlung dieser Patientengruppe zu ziehen. Die bislang hierzu vorliegenden Untersuchungen waren unzureichend, da ein geeignetes, nichtinvasives Untersuchungsverfahren bislang fehlte (3,5,9,11,13).

Es werden weitere Zwischenergebnisse einer seit 1977 laufenden prospektiven Langzeitstudie (7,8) vorgestellt, in der 239 initial neurologisch asymptomatische Patienten mit dopplersonographisch nachgewiesenen Strömungsbehinderungen der extrakraniellen hirnversorgenden Gefäße in 6-monatigen Abständen sowohl klinisch als auch dopplersonographisch nachuntersucht wurden. 148 Männer mit einem Durchschnittsalter von 66 Jahren (38-79) und 91 Frauen, durchschnittliches Alter 65 Jahre (40-91) wurden über einen mittleren Zeitraum von 30 Monaten (1-108) beobachtet. Die meisten Patienten kamen wegen prädisponierender Risikofaktoren für eine Gefäßerkrankung, einer bekannten koronaren oder peripheren Verschlußerkrankung oder wegen eines pathologischen Auskultationsbefundes zur Untersuchung.

60 Patienten verstarben während der Nachbeobachtungszeit — in diesen Fällen wurde Kontakt mit den zuletzt behandelnden Ärzten sowie mit Familienangehörigen zur Abklärung der Todesursache und eventuell vorangegangener zerebraler Ischämien aufgenommen. 10 Patienten wurden im Stadium I asymptomatisch an den Halsschlagadern operiert, in den meisten Fällen wurde dieser Eingriff als Vorschaltoperation vor einem geplanten größeren gefäßchirurgischen Eingriff durchgeführt. Bei den Patienten, die nicht zu den Nachuntersuchungen erschienen, konnten telefonisch ausreichende Angaben zum weiteren klinischen Verlauf erhalten werden. Die extrakraniellen hirnversorgenden Arterien wurden mit Hilfe der kontinuierlichen Dopplersonographie (1) untersucht.

Ergebnisse

Klinischer Verlauf

Am Ende der Beobachtungszeit lebten 169 Patienten, 60 waren verstorben, 10 Patienten waren im Stadium I operiert worden (Abb. 1). Die kumulative Überlebensrate liegt mit 53% deutlich unter der einer Ver-

Mit Unterstützung der Deutschen Forschungsgemeinschaft, SFB 200/D2

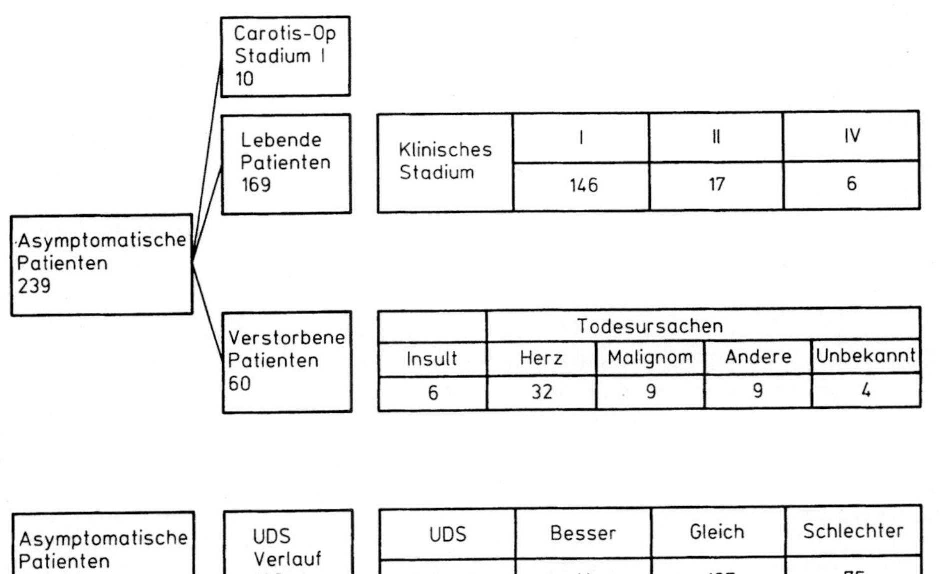

Klinisches Stadium	I	II	IV
	146	17	6

	Todesursachen				
Insult	Herz	Malignom	Andere	Unbekannt
6	32	9	9	4

UDS	Besser	Gleich	Schlechter
Befunde	14	107	75

Abb. 1. Übersicht zum Spontanverlauf von 239 neurologisch initial asymptomatischen Patienten mit Stenosen und Verschlüssen der extrakraniellen Hirnarterien. (UDS = Ultraschall-Dopplersonographie)

gleichspopulation mit gleicher Geschlechts- und Altersverteilung mit 85% (Statistisches Bundesamt). Häufigste Todesursache war Herzversagen mit 32 Fällen, 9 Patienten verstarben an einem malignen Tumor, es wurden 6 letale zerebrale Insulte beobachtet, neunmal lagen andere Todesursachen vor und in 4 Fällen konnte die Todesursache nicht hinreichend geklärt werden.

Unter den überlebenden, nicht-operierten Patienten (169) blieben im Langzeitverlauf 146 weiterhin asymptomatisch, 17 Patienten berichteten transitorische ischämische Attacken und 6 Patienten erlitten einen zerebralen Insult ohne vorangehende TIAs. Insgesamt traten also 12 Insulte auf, die kumulative Schlaganfallrate am Ende des Beobachtungszeitraumes liegt mit 5,4% niedriger als diejenige einer altersentsprechenden Normalpopulation, wie sie aus amerikanischen Studien (10) hervorgeht —Zahlen hierzu sind in der Bundesrepublik nicht bekannt.

Verlauf der Gefäßerkrankung

Im Langzeitverlauf fand sich bei 196 Patienten in 38% der Fälle (n = 75) eine Progredienz der extrakraniellen Verschlußerkrankung, bei 107 Patienten blieb der Gefäßbefund nach dem Dopplersonogramm unverändert und in 14 Fällen ließ sich eine Befundbesserung mit Abnahme des Stenosegrades nachweisen. Bei den meisten Patienten bestand die Verschlechterung des Gefäßbefundes in einer Ausdehnung des arteriosklerotischen Prozesses auf initial nicht betroffene Stromgebiete 38, seltener fand sich lediglich eine Zunahme des Stenosegrades 22 oder beides 15. Von 205 im Langzeitverlauf beobachteten Karotisläsionen nahmen 38 im Stenosegrad zu. Jede dritte hochgradige Karotisstenose mit einer Lumeneinengung von mehr als 80% ging in einen kompletten Verschluß über, während nur 18% der geringgradigen Stenosen eine Progredienz zeigten. Siebzehnmal war eine Abnahme des Stenosegrades zu

beobachten, in 16 Fällen betraf dies initial geringgradige Stenosierungen. Bei einem Patienten ging die Progredienz einer hochgradigen
Karotisstenose zum Verschluß mit einem ipsilateralen Schlaganfall
einher, initial lag hier eine Siphonströmungsbehinderung vor, die
direkt gefäßchirurgisch nicht behandelbar ist. Ein weiterer Patient
mit Siphonstenose im Rahmen eines Multigefäßprozesses und Progredienz
zum Verschluß erlitt eine TIA, in den übrigen 7 Fällen blieb der Gefäßverschluß ohne neurologisches Defizit.

Die Entwicklung der Gefäßbefunde korrelierte nicht mit dem klinischen
Verlauf der Patienten —die meisten Patienten blieben im Langzeitverlauf asymptomatisch, während sich 75mal der Gefäßbefund verschlechterte. Eine signifikante Korrelation zwischen initialem Gefäßbefund und
der zu erwartenden klinischen Symptomatik ergab sich nicht. Dennoch
hatten Patienten mit einer kombinierten Karotis-Vertebralis-Erkran-
kung ein etwas erhöhtes Risiko symptomatisch zu werden —jeder dritte
Patient mit TIA wies initial eine kombinierte Karotis-Vertebralis-Er-
krankung auf. Interessanterweise hatten Patienten mit initial nachgewiesenen kompletten Karotisverschlüssen das höchste Insultrisiko —
2/3 aller Patienten mit Insult wiesen initial einen Karotisverschluß
auf, die Hälfte der Insulte traf ipsilateral zu dem bekannten Verschluß auf. Während die kumulative Schlaganfallrate für Patienten mit
Karotisstenosen bis zu 70% bei 1,7% und für Patienten mit Karotisstenosen ab 70% bei 3,1% liegt, beträgt sie für Patienten mit initial
nachgewiesenen Karotisverschlüssen 29%.

Diskussion

Mit Hilfe der nicht-invasiven Ultraschall-Dopplersonographie ist es
erstmals möglich, zuverlässige Angaben über den Spontanverlauf von
Patienten mit einer asymptomatischen extrakraniellen Verschlußerkrankung und das bei diesen Patienten bestehende Schlaganfallrisiko zu
machen und hieraus Therapiekonzepte abzuleiten. In unserer bislang
größten publizierten prospektiven Langzeitstudie findet sich bei
dieser Patientengruppe eine deutlich erhöhte Mortalitätsrate gegenüber einer Vergleichspopulation, die meisten Patienten versterben an
Herzversagen. Die koronare Herzerkrankung ist somit bei diesen Patienten der limitierende Faktor. Das Schlaganfallrisiko wird bei
asymptomatischen Patienten durch die extrakranielle Verschlußerkrankung nicht erhöht. Durch eine prophylaktische Karotischirurgie ist
wahrscheinlich keine wesentliche Senkung der Mortalität dieser Patienten zu erreichen, allenfalls könnte die Morbidität gesenkt werden.
Im Vordergrund stehen somit eine adäquate Diagnostik und Therapie der
bei den meisten Patienten bestehenden, oftmals klinisch stummen Herzerkrankung.

Bislang ist bei asymptomatischen Patienten mit einer extrakraniellen
Verschlußerkrankung kein Prädiktor bekannt, der das Auftreten einer
späteren TIA oder eines Insultes erwarten läßt. In unserer Langzeitstudie blieben die meisten Patienten asymptomatisch, falls eine Symptomatik auftrat, geschah dies meist in Form der TIA, deren Auftreten
als Warnsymptom eine Operationsindikation darstellt. Nur 12 Patienten
von insgesamt 29 symptomatischen Verlaufsformen erlitten einen zerebralen Insult ohne vorangehende TIA. Patienten mit extrakraniell inoperablen Karotisverschlüssen wiesen das höchste Insultrisiko auf,
während Karotisstenosen —auch hochgradige —kein erhöhtes Schlaganfallrisiko bedeuten. Allerdings hatten von den Patienten mit Karotisverschlüssen 18 (45%) auch gleichzeitig kontralaterale Stenosen, so daß
die Symptomatik (ipsilateral zum Verschluß) auch durch einen intrakraniellen Stealmechanismus erklärt werden kann. Allerdings war die kontralaterale Stenose nur in 2 Fällen progredient. Bislang fehlen Angaben

über das Schlaganfallrisiko von asymptomatischen Patienten mit Karotisverschlüssen, die wenigen hierzu vorliegenden Studien (2,4) betreffen ausschließlich initial symptomatische Patienten. Cote et al.
(4) fanden bei 47 Patienten mit angiographisch nachgewiesenem Karotisverschluß in 23,5% der Fälle im Langzeitverlauf einen zerebralen Insult, 2/3 hiervon traten ipsilateral zu der verschlossenen Karotis
auf, 51% berichteten über transitorische ischämische Attacken.

Bei den 239 Patienten mit 205 Karotisläsionen wäre retrospektiv nur
in 1 Fall mit einer initial geringgradigen Karotisstenose mit Progredienz zu einer hochgradigen Strömungsbehinderung ein zerebraler Insult
durch eine prophylaktische Karotisdesobliteration evtl. zu verhindern
gewesen, bei allen anderen Patienten mit späterem Schlaganfall ohne
vorangehende TIA lagen inoperable Karotisverschlüsse (8), eine Siphonstenose (1) oder ein Subklavian-Stealphänomen (2) vor, welches
im Stadium I keine Operationsindikation darstellt. In Anbetracht dieser Ergebnisse und der für Karotisoperationen im Stadium I beschriebenen Morbidität zwischen 3 und 5% (6) und der bis zu 36% betragenden
Restenosierungsrate (12) erscheint eine generelle prophylaktische
Karotischirurgie bei asymptomatischen Patienten nicht indiziert. Wir
empfehlen bei asymptomatischen Patienten eine Ultraschall-Dopplerverlaufskontrolle, um eine Progredienz des Gefäßprozesses rechtzeitig
zu erfassen. Wichtig ist eine intensive Aufklärung der Patienten über
eventuell drohende TIA, damit diese richtig eingeschätzt werden und
bei Auftreten dieser Warnsymptome nicht der Zeitpunkt für eine rechtzeitige Therapie verpaßt wird. Im Vordergrund steht die sorgfältige
Diagnostik und ggfs. Therapie der bei den meisten Patienten bestehenden Herzerkrankung, die in vielen Fällen ebenso wie die extrakraniellen
Gefäßprozesse klinisch stumm zu sein scheint. Nur in Ausnahmefällen
halten wir bei asymptomatischen Patienten mit einer extrakraniellen
Verschlußerkrankung bei fehlenden Kontraindikationen eine prophylaktische Karotisdesobliteration für indiziert, so bei Patienten mit
hochgradigen Karotisstenosen und fehlenden Hinweisen auf eine koronare Herzerkrankung, da ein großer Teil dieser Patienten im Langzeitverlauf einen Karotisverschluß ausbildet, der mit einem erhöhten Insultrisiko assoziiert ist. Wegen der bei 38% der Patienten zu beobachtenden, allerdings unterschiedlich rasch verlaufenden Progredienz des
Gefäßprozesses ohne entsprechende klinische Symptomatologie sollten
aber regelmäßige Kontrolluntersuchungen einschließlich des Gefäßbefundes in 6-monatigen Abständen durchgeführt werden.

Zusammenfassung

Der Spontanverlauf asymptomatischer extrakranieller Stenosen und Verschlüsse der hirnversorgenden Arterien wurde bei 239 Patienten seit
1977 prospektiv untersucht. Die im Vergleich zu einer Normalpopulation deutlich erhöhte Mortalitätsrate wird bestimmt durch weitere
arteriosklerotische Erkrankungen der Herzkranzarterien, während die
Schlaganfallrate (5,4%) nicht erhöht ist. Eine Operationsindikation
im asymptomatischen Stadium besteht demnach nicht.

Literatur

1. Büdingen HJ, von Reutern GM, Freund H-J (1982) Dopplersonographie
   der extrakraniellen Hirnarterien. Thieme, Stuttgart
2. Bradac GB, Kaden B, Nüssel F, Oberson R (1983) Follow-up of patients with proved occluded internal carotid artery. Neuroradiology 25:139-145
3. Cooperman M, Martin EW, Evans WE (1978) Significance of asymptomatic carotid bruits. Arch Surg 113:1339-1340

4. Cote R, Barnett HJM, Taylor DW (1983) Internal carotid occlusion: A prospective study. Stroke 14:898-902
5. Fields WS (1978) The asymptomatic carotid bruit —operate or not? Stroke 9:269-271
6. Hamann H, Vollmar JF (1983) Operative Möglichkeiten bei extrakraniellen Arterienstenosen. Dtsch Ärzteblatt 80:25-34
7. Hennerici M, Rautenberg W, Mohr S (1982) Stroke risk from symptomless extracranial arterial disease. Lancet II:1180-1183
8. Hennerici M, Rautenberg W, Struck R (1984) Spontanverlauf asymptomatischer Gefäßprozesse der extrakraniellen Hirnarterien. Klin Wochenschr 62:570-576
9. Heyman A, Wilkinson WE, Heyden S, Helms MJ, Bartel AG, Karp HR, Tyroler HA, Hames CG (1980) Risk of stroke in asymptomatic persons with cervical arterial bruits. N Engl J Med 302:838-841
10. Matsumoto N, Whisnant JP, Kurland LT, Okazaki H (1973) Natural history of stroke in Rochester, Minnesota, 1955 through 1969; an extension of a previous study, 1945 through 1954. Stroke 4:20-29
11. Mohr JP (1982) Asymptomatic carotid artery disease. Stroke 13: 431-433
12. Norrving B, Nielsson B, Olsson J-E (1982) Progression of carotid disease after endarterectomy: a Doppler ultrasound study. Ann Neurol 12:548-552
13. Wolf PA, Kannel WB, Sorlie P, McNamara P (1981) Asymptomatic carotid bruit and risk of stroke. The Framingham Study. JAMA 245: 1442-1445

Spontanverlauf arteriosklerotischer Plaques der A. carotis: Progredienz und Regredienz

U. Trockel und M. Hennerici

Arteriosklerotische Wandveränderungen der A. carotis in ihrem extrakraniellen Abschnitt sind häufig die Ursache zerebraler Ischämien.
Hämodynamisch relevante Strömungsbehinderungen der A. carotis, die
eine Lumeneinengung von mehr als 50% verursachen, können durch die
in den letzten zehn Jahren entwickelten nichtinvasiven Untersuchungsverfahren, vor allem die direkte Dopplersonographie, zuverlässig
nachgewiesen werden, wobei sowohl Ausdehnung und Lokalisation der Verengung als auch der Stenosegrad mit der Angiographie vergleichbarer
Genauigkeit beurteilt werden kann (1). Nicht-stenosierende Karotisprozesse hingegen, die das Frühstadium einer arteriosklerotischen Verschlußerkrankung darstellen, werden mit der direkten Dopplersonographie nicht erfaßt, insbesondere ist die wichtige Differenzierung
zwischen glatt begrenzten und ulcerierten Plaques, die durch Ab-
schwemmung atheromatösen Materials aus der ulcerierten Gefäßwand als
potentielle Quelle für Hirnembolien von klinischer Bedeutung sind,
mit dieser Methode nicht möglich.

Neue Ultraschallverfahren, die ein zweidimensionales hochauflösendes
B-Bild mit einem mehrkanaligen gepulsten Dopplersystem kombinieren,
erlauben erstmals den sicheren Nachweis arteriosklerotischer Frühver-
änderungen und detaillierte Analysen ihrer morphologischen Eigenschaften. Vergleichende Untersuchungen haben gezeigt, daß diese für den
Patienten nicht belastende, risikofreie Untersuchungsmethode der Angiographie durch verbesserte Abbildung der morphologischen und Oberflächen-
Strukturen in der Diagnose nicht-stenosierender extrakranieller Karotisprozesse überlegen ist (2,3).

Mit einem derartigen Duplex-System haben wir den Spontanverlauf nicht-
stenosierender Wandveränderungen der A. carotis an 43 Gefäßen bei 31
Patienten über einen Zeitraum von 18 Monaten untersucht, wobei es uns
nicht auf die Dynamik des Gefäßprozesses als solchen, sondern auf Verlaufsbeobachtungen an einzelnen arteriosklerotischen Plaques ankam.

Methodik

Alle Patienten wurden sowohl mit der direkten Dopplersonographie (1)
als mit dem Duplex-System untersucht (2).

Das verwendete Duplex-System besteht aus einem mechanischen Scanner
mit longitudinal oszillierenden Transducer (10 MHz) zur Abbildung eines
3×4 cm großen Untersuchungsausschnitts in Echtzeit (laterale Bildauf-
lösung 0,5 mm, axial 0,35 mm) und einem gepulsten 16 Kanal sequen-
tiellen Doppler-System mit einer räumlichen Auflösung von 1 mm^3 Meß-
volumen/Dopplerkanal (5 MHz). Damit ist es möglich, die Verteilung der
Strömungsgeschwindigkeit im Querschnitt des Gefäßes simultan zu registrieren und für variable Abschnitte einer Herzaktion darzustellen
sowie das Durchflußvolumen fortlaufend zu berechnen. Durch Überlage-

rung der Dopplerschallachse mit dem Zentrum des B-Bildes erfolgt die
Auswahl des interessierenden Gefäßabschnittes unter Sicht, wobei die
Gefäßpulsation beobachtet werden kann. Die Untersuchung, die am liegenden Patienten bei stark überstreckter HWS aus anterolateraler bzw.
posterolateraler Position des Schallkopfs am Hals durchgeführt wird,
erfordert eine tomogrammartige Darstellung verschiedener Schnittebenen aus mehreren Winkeln zur Hautoberfläche im Längs- und Querschnitt.

Um eine exakte Dokumentation zu gewährleisten, wurde jede Untersuchung
auf Videoband aufgenommen und die Größe der Plaque an der Stelle
der maximalen Ausdehnung im Längs- und im Querschnitt ausgemessen. Die
Untersuchungen wurden unabhängig voneinander von zwei Untersuchern
durchgeführt und beurteilt. Nach kritischer Analyse wurden nur die
Plaques in die Verlaufsbeobachtung aufgenommen, die von beiden Untersuchern reproduzierbar in mehreren Schnitten im Längs- und Querschnitt
abgebildet werden konnten.

Der Spontanverlauf der arteriosklerotischen Veränderungen wurde nach
folgenden Kriterien beurteilt:

Als *Progredienz* des arteriosklerotischen Prozesses interpretierten wir
eine Größenzunahme in der Längen- oder Breitenausdehnung der Plaque
oder eine im Verlauf auftretende Ulzeration, wobei eine Neubildung
einer Wandveränderung an anderer Stelle unberücksichtigt blieb (Abb.
1). Als *Regredienz* werteten wir eine eindeutige Verkleinerung oder ein
Verschwinden der arteriosklerotischen Läsion und eine Reendotheliali-
sierung einer zuvor ulzerierten Plaque (Abb. 2). Als *Status Idem* galt
eine unveränderte Ausdehnung der Plaque in Länge und Breite oder
eine Strukturveränderung ohne Ulzeration (vermehrte Kalzifizierung,
Umbau des Atheroms, Fibrosierung).

Untersucht wurden 43 Gefäße bei 31 Patienten; es handelte sich um 21
Männer und 9 Frauen, im Alter von 36 bis 82 Jahren mit einem mittleren
Alter von 58,7 Jahren. 12 Patienten waren asymptomatisch für ihren
extrakraniellen Gefäßprozeß, sechs hatten TIA's und 13 einen manifesten
Insult durchgemacht.

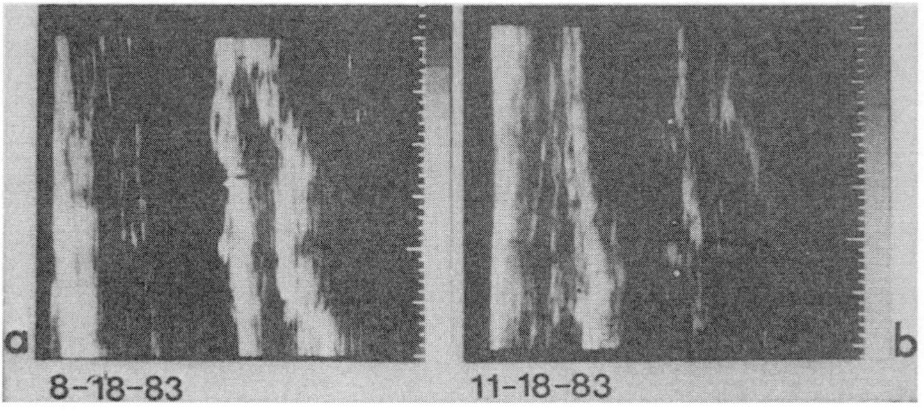

Abb. 1a. Abbildung einer langstreckigen, atheromatösen Veränderung an der Hinterwand der Bifurkation mit deutlicher Verdickung der Intima-Media-Grenze, die sich
bei der Verlaufsuntersuchung (**b**) im oberen Anteil verkleinert hat, wobei insbesondere die langstreckige Verdickung der Gefäßwand rückläufig ist

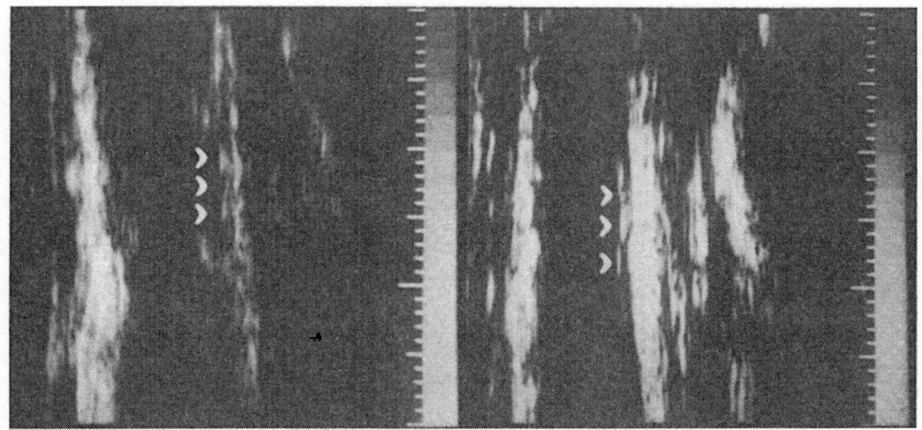

Abb. 2. Auf der linken Seite der Abbildung ist eine atheromatöse Veränderung (<)
mit ulkusartiger Nische an der Hinterwand der Bifurkation dargestellt. Die Verlaufsuntersuchung, die auf der rechten Seite abgebildet ist, zeigt eine Reendotheliali-
sierung des Ulkusbodens und eine weitgehende Rückbildung der Läsion

Ergebnisse

Nicht-stenosierende Wandveränderungen fanden wir im gesamten Bifurka-
tionsbereich, insbesondere an der Teilungsstelle der A. carotis in
A. carotis interna und A. carotis externa. Die rechte A. carotis schien
weniger oft arteriosklerotisch verändert als die linke, wobei rechts
die Vorderwand und links die Hinterwand der A. carotis communis häufiger betroffen war. Im proximalen Internabereich fanden wir einen
gleichmäßigen Befall von Vorder- und Hinterwand. Methodisch bedingt
konnte der distale Verlauf der Carotis interna aufgrund des großen
Schallkopfes des Duplex-Scanners häufig nicht beurteilt werden.

In der überwiegenden Anzahl der Fälle (65%) blieben Ausdehnung und
Konfiguration der arteriosklerotischen Plaque innerhalb des Unter-
suchungszeitraums unverändert. Elf Gefäße (26%) zeigten eine Größenzunahme der nichtstenosierenden Wandveränderung der A. carotis (Abb.
1). Überraschenderweise konnten wir in vier Fällen (9%) eine eindeutige Regredienz der arteriosklerotischen Läsion nachweisen, bei einem
Patienten sogar ein Verschwinden einer glatt begrenzten, fibrösen
Plaque (Abb. 2).

Ein Zusammenhang zwischen klinischem Verlauf, den üblichen Risikofaktoren wie Hypertonie, Nikotin-Abusus und Lipidstatus und der Dynamik
des Gefäßprozesses ließ sich nicht feststellen. Drei der vier Patienten, bei denen wir eine Regredienz des Karotisprozesses beobachteten,
nahmen Thrombozytenaggregationshemmer ein, ohne daß wir dem angesichts
der kleinen Fallzahl eine Bedeutung beimessen würden.

Diskussion

Zusammenfassend zeigen unsere Untersuchungen über den Spontanverlauf
früher arteriosklerotischer Veränderungen des extrakraniellen Karotisabschnittes an 43 Gefäßen mit einem Duplex-System, das aus einer Kombination eines hoch auflösenden zweidimensionalen B-Bildes mit einem
gepulsten Doppler besteht, daß es erwartungsgemäß bei einem Teil der
Patienten zu einer Progredienz des Karotisprozesses kommt. Interessant

82

ist aber, daß im Einzelfall auch eine Regredienz der arteriosklerotischen Läsion möglich ist, was bisher aufgrund fehlender nicht-invasiver Untersuchungsverfahren beim Menschen nicht bekannt war, jedoch bereits im tierexperimentellen Modell nachgewiesen wurde (5-7). Betz und Mitarbeiter berichteten kürzlich über eine Regredienz von Plaques, die er auf Stoffwechselveränderungen in der Gefäßwand nach Absetzen der atherogenen Noxe und eine Atrophie der anfänglich proliferierten Muskelzellen zurückführt (4).

Weitere Untersuchungen unter besonderer Berücksichtigung von Gerinnungs- und biochemischen Faktoren werden möglicherweise neue Erkenntnisse zur Pathogenese früher arteriosklerotischer Veränderungen und ihrer Therapie liefern.

Zusammenfassung

Die Kombination der Echtzeit-Abbildung von Gefäßen durch hoch auflösende zweidimensionale Ultraschallverfahren (10 MHz) mit der Strömungsmessung nach dem Dopplerprinzip in einem Duplex-System stellt eine neue Untersuchungsmethode zum Nachweis nicht-stenosierender extrakranieller Karotisprozesse dar. Bei unserer Verlaufsbeobachtung über einen Zeitraum von 18 Monaten an 43 Gefäßen konnten wir zeigen, daß es nicht nur bei einem gewissen Prozentsatz der Patienten zu einer Progredienz oder einem Sistieren der arteriosklerotischen Veränderung kommt, sondern daß im Einzelfall auch eine Regredienz einer arteriosklerotischen Läsion auftreten kann. Ein Zusammenhang zwischen Dynamik des Gefäßprozesses und den üblichen Risikofaktoren für eine arterielle Verschlußerkrankung ließ sich nicht nachweisen.

Literatur

1. Trockel U, Hennerici M, Aulich A, Sandmann W (1984) The superiority
   of combined continous wave Doppler examination over periorbital
   Doppler for the detection of extracranial carotid disease. J Neurol,
   Neurosurg and Psych 47:43-50
2. Hennerici M, Reifschneider G, Trockel U, Aulich A (1984) Detection
   of early artherosclerotic lesions by Duplex scanning of the carotid
   artery. J Clin Ultrasound 12:455-462
3. Eikelboom BC, Riles TR, Mintzer R, Baumann FG, DeFillip F, Lin J,
   Imparato AM (1983) Inaccuracy of angiography in the diagnosis of
   carotid ulceration. Stroke 14:882-885
4. Betz E, Heinle H (1982) Therapie atheromatöser Veränderungen.
   Therapiewoche 32:3720-3728
5. Wissler RW (1984) Chairman's introduction to workshop on regression.
   In: Schettler G et al. (eds) Atherosclerosis VI. Springer, Berlin
   Heidelberg New York, pp 184-187
6. Haust MD (1984) Derivation and progression of atherosclerotic
   plaques. In: Schettler G et al. (eds) Atherosclerosis VI. Springer,
   Berlin Heidelberg New York, pp 350-360
7. Vesslinovitch D, Wissler RW (1984) Quantitation of certain qualitative differences in the atherosclerotic process. In: Schettler G et
   al. (eds) Atherosclerosis VI. Springer, Berlin Heidelberg New York,
   pp 174-179

Bilaterale traumatische Karotisverschlüsse –
Diagnostik, Verlauf und Prognose

U. Schultz, M. Kütemeyer und H. W. Kölmel

An das Krankheitsbild eines traumatischen Karotisverschlusses ist zu
denken, wenn bei einem Patienten Tage nach einem stumpfen Schädel-
Hals-Trauma transitorische ischämische Attacken (TIA), ischämische
oder hämorrhagische Infarkte auftreten. Die Diagnose wird jedoch erschwert, weil es keine direkte Beziehung zwischen Traumalokalisation
und Gefäßläsion zu geben scheint, Traumazeichen an Kopf und Hals
öfter fehlen und ein freies Intervall eher an die Diagnose eines sub-
oder epiduralen Hämatoms denken läßt. Während inzwischen mehr als
120 Fälle mit einseitigen traumatischen Verschlüssen der A. carotis
und ihrer Äste bekannt sind (9), müssen bilaterale traumatische Karotisverschlüsse als Rarität angesehen werden.

Kasuistik

Fall 1: Am Ostersonntag 1983 prallt eine 23jährige Altenpflegerin mit
ihrem Auto —unangeschnallt —frontal gegen einen Feuermelder. Bewußtlos wird sie in ein Krankenhaus gebracht und erlangt nach 24 h-Be-
atmung volles Bewußtsein. Rippenserienfraktur und Pneumothorax heilen
komplikationslos, sodaß sie bereits 12 Tage nach dem Unfall entlassen
wird. Ein kraniales CT und EEG während der stationären Behandlung
waren jeweils unauffällig. Zuhause imponiert zunächst eine dreitägige
Schläfrigkeit. 25 Tage nach dem Unfall zeigt sich eine Fazialismund-
astschwäche rechts, die sich bis zum nächsten Tag in Verbindung mit
einer psychomotorischen Verlangsamung zu einer brachiofazialen Hemiparese rechts mit kompletter motorischer Aphasie und ideomotorischer
Apraxie entwickelt und zur erneuten Krankenhausaufnahme führt. Das CT
am nächsten Tag ist wiederum unauffällig. Die Dopplersonographie ergibt über beiden Aa. supratrochleares eine retrograde Strömung, eine
nicht ableitbare A. carotis interna (ACI) links und eine 90%-Stenose
rechts. In der digitalen Subtraktionsangiographie (DSA) zeigt sich ein
Verschluß beider Aa. carotis internae etwa 1 cm oberhalb der Bifurkation.

Ein drittes CT —7 Tage nach dem letzten —weist jetzt einen Infarkt im
Bereich der A. cerebri media links mit Einblutung auf. 41 Tage post
traumam wird auch links eine diskrete spastische Hemiparese mit er-
schöpflichem Fußklonus und positivem Babinski festgestellt. Eine Reangiographie und Single-Photon-Emissionstomographie mit Xe-133 drei
Monate später zeigen einen persistierenden Verschluß, der rechts über
kollaterale Gefäße gut kompensiert wird.

Fall 2: Eine 28jährige Erzieherin erleidet am 21.9.1983 als Motorrad-
Beifahrerin einen frontalen Zusammenstoß mit einem Pkw und eine 10-
minütige Bewußtlosigkeit. Bei Krankenhausaufnahme ist sie wach und
orientiert. Wegen einer Femurschaftfraktur wird eine chirurgische
Reposition notwendig. Während der zweiten stationären Woche treten
drei TIA —zweimal rechts- und einmal linkshirnig —auf. Zwei kraniale

CT am Unfalltag und 8 Tage später waren unauffällig. Dopplersonographie und DSA bestätigen einen beidseitigen Verschluß der Aa. carotis internae kurz oberhalb des Abgangs. Am 8. und 9. Tag nach dem Unfall wird zunächst rechts, dann links thrombendarteriektomiert. Neurologisch ist die Patientin 12 Monate nach dem Trauma unauffällig.

Diskussion

Einschließlich unserer beiden sind bisher 20 Fälle mit bilateraler Karotisläsion nach stumpfen Schädel-Hals-Trauma beschrieben, davon 8 mit bilateralem Verschluß, 7 mit hochgradiger Stenose und 5 mit einseitigem Verschluß und kontralateraler Stenose (1-4,7,9-11,13-19).

In keinem bisherigen Fall war die Diagnose dopplersonographisch gesichert worden. Die nur bei 12 aller Fälle in Erfahrung zu bringende Verdachtsdiagnose stimmte in einem Fall. In 8 von 20 Fällen traten neurologische Symptome nach einem freien Intervall auf. Bei 9 Patienten (45%) fand sich initial ein Koma unterschiedlichen Grades, bei 3 Patienten wurden neurologische und/oder psychiatrische Symptome direkt im Anschluß an das Trauma beobachtet, ohne daß ein Koma vorlag (4,7, 10).

Zwischen bilateralem und unilateralem Karotistrauma finden sich folgende klinische Unterschiede:

Ein freies Intervall ist bei bilateralen Karotisläsionen seltener (40% gegenüber 76%-94% (6,11)) und innerhalb von 12 h sind neurologische und/oder psychiatrische Symptome häufiger zu beobachten (80% gegenüber 50% (6)).

Umso erstaunlicher ist die Dauer des freien Intervalls —wie in unserem Fall 1 —von 25 Tagen, das als das bisher längste anzusehen ist.

Kein Unterschied besteht im durchschnittlichen Alter von 30.6 Jahren (Range: 10-60). Einzige ältere Ausnahme ist ein 60jähriger, der bei seinem ersten Fallschirmsprung —vermutlich schon beim Öffnen seines Fallschirms —einen bilateralen Karotisverschluß bei bestehenden atheromatösen Plaques erleidet (13).

Während von den 20 Fällen mit bilateraler Läsion 14 weiblich sind (70%), beträgt der Frauen-Anteil bei einseitigen Karotisläsionen höchstens 15% (6). Da hormonelle Faktoren gleichermaßen einflußreich sein müßten, sind funktionelle biomechanische Unterschiede zu Männern im HWS-Bereich am ehestens anzunehmen. Pathogenetisch ist ein HWS-Schleudertrauma am wahrscheinlichsten, das über einen Intimariß entweder zu einer progredienten Thrombose oder zu einem dissezierenden Aneurysma oder aber —ohne Intimariß —zu einem intramuralen Hämatom führt. Für diese Hypothese spricht, daß 18 Patienten ein frontales Trauma —meist einen Autounfall erlitten.

Die von den meisten Autoren angenommene Hyperextension des Halses mit Dehnung oder Kompression der A. carotis interna gegen die Processus transversi der oberen Halswirbel und einer sich anschließenden Intimaläsion halten wir für unwahrscheinlich, da durch die Mm. longus capitis, colli und scalenus medius ein Muskelpolster (5-10 mm) gebildet wird. Auch Batzdorf und Mitarbeiter (1979) vermochten eine Kompression bzw. Distorsion der A. carotis interna in Höhe C1/C2 experimentell nicht zu bestätigen (1).

Uns scheint eher ein unterschiedlicher Dehnungsgrad zwischen Intima, Media und Adventitia ätiologisch bedeutsam. Media und Adventitia nehmen nach Gauer (1972) und Krauland (1982) erst abrupt Spannungen auf,

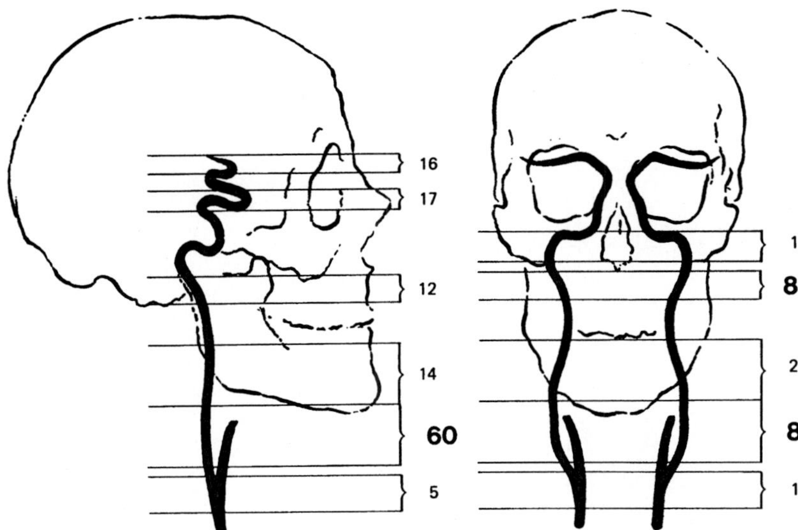

Abb. 1a. Primärlokalisation einseitiger traumatischer Karotisläsionen (nach Födisch 1970) n = 124. **b** Primärlokalisation beidseitiger traumatischer Karotisläsionen n = 20

wenn die Intima (Membrana elastica interna) einen größeren Dehnungsgrad erreicht hat (9,15). Dies könnte bedeuten, daß die Intima beim HWS-Schleudertrauma einen locus minoris resistentiae darstellt und früher als die anderen Gefäßwandschichten reißt.

Die Primärlokalisation der bilateralen traumatischen Karotisläsion ist im Gegensatz zu unilateralen Karotistraumen ebenso häufig bifurkationsnah wie schädelbasisnah (jeweils 8 Fälle) (vgl. Abb. 1a und 1b). Dabei bestand eine Beziehung zwischen Thrombose-Lokalisation und initialem Koma: während nur ein Patient bei bifurkationsnaher Karotisläsion initial komatös war, wurde bei 6 von 8 Patienten mit Schädelbasis-naher Karotisläsion ein anfängliches Koma beobachtet.

Die Prognose ist sowohl bei bilateralem wie unilateralem Karotistrauma schlecht: 10 der 20 Patienten starben —meist in der ersten Woche. Die Mortalität bei einseitiger traumatischer Karotisläsion liegt zwischen 29% und 40% (6,11).

Wegen der geringen Fallzahl kann kein sicherer Zusammenhang zwischen jeweiliger Therapie und klinischem Verlauf hergestellt werden. Allerdings überlebten von 9 ausschließlich konservativ/medikamentös Behandelten 6 Patienten, während bei ein- oder beidseitiger Thrombendarteriektomie von 8 Patienten nur 4 überlebten (Tabelle 1). Früher ermöglichte bei negativem CT und freiem Intervall nur eine Angiographie die Diagnose eines bilateralen traumatischen Karotisverschlußes. Da wir die Diagnose in beiden Fällen dopplersonographisch sichern konnten, scheint sich für die Dopplersonographie eine zusätzliche Indikation in der Differentialdiagnose eines Schädel-Hals-Traumas zu ergeben.

Patienten mit einem schweren Schädel-Hals- oder HWS-Schleudertrauma sollten über vier Wochen in kurzen Abständen dopplersonographisch kontrolliert werden, um traumatische Thrombosen mit schleichender Progredienz rechtzeitig zu erkennen. Dies könnte auch Aufschluß über die tatsächliche Häufigkeit traumatischer Karotisläsionen geben.

Tabelle 1. Übersicht über 20 Fälle mit bilateraler Karotisläsion nach stumpfem Schädel-Hals-Trauma (Therapie 1 = medikamentös, 2 = einseitige TEA, 3 = beidseitige TEA, 4 = keine/Verlauf: −=Tod, +=überlebend)

Autoren	1	2	3	4	4	4	7	9	9	9	10	11	13	14	15	16	16	17	18	19
Alter	29	27	30	44	22	20	31	18	23	41	10	35	60	30	48	23	28	30	39	25
Geschlecht	w	w	w	w	w	w	m	w	m	w	m	m	m	w	w	w	w	w	w	m
Freies Intervall	−	−	+	+	−	−	?	−	−	−	(+)	+	+	−	+	+	+	−	+	−
Zusätzliche Traumata	+	+	+	−	+	−	+	?	?	?	+	+	−	+	−	+	+	+	+	+
Therapie 1,2,3,4	2	1	4	1	1	2	1	?	?	?	3	2	3	1	3	4	3	4	2	1
Verlauf	−	+	+	+	+	−	+	−	−	−	+	+	−	−	−	+	+	−	+	−

Literatur

1. Batzdorf U, Bentson JR, Machleder HI (1979) Blunt trauma to the high cervical carotid artery. Neurosurgery 5:195-201
2. Bléry M, Gastinne H, Chagnon S (1980) Sténose bilatérale post-traumatique des carotides. J Radiol (Paris) 61:699-703
3. Bradač GB, Oberson R (1983) Angiography and computed tomography in cerebro-arterial occlusive diseases, 2nd edn. Springer, Berlin Heidelberg New York
4. Chakera MH (1979) Bilateral extracranial internal carotid artery injury due to non-penetrating trauma —report of three cases. Br J Radiol 52:704-708
5. Födisch HJ, Kloss K (1966) Thrombotische Verschlüsse im Stromgebiet der Arteria carotis nach stumpfen Schädel-Hals-Traumen. In: Bürckle de la Camp H (Hrsg) Hefte zur Unfallheilkunde. Springer, Berlin Heidelberg New York
6. Födisch HJ (1970) Die Thrombosen der A. carotis und ihrer Äste nach stumpfen Traumen. Ergeb Chir Orthop 53:75-98
7. Friedenberg MJ, Lake P, Landau S (1973) Bilateral incomplete traumatic occlusion of the internal carotid arteries. AJR 118:546-549
8. Gauer OH (1972) Funktionelle Anatomie und Biophysik des Gefäßsystems. In: Trautwein W, Gauer OH, Koepchen HP (Hrsg) Herz und Kreislauf. Urban & Schwarzenberg, München Berlin Wien
9. Guillaume J, Barrère M, Roulleau J (1979) Aspects angiographique des lésions traumatique des artères carotides au cou. A propos de neuf observations. Ann Radiol 22:640-646
10. Hoffmann TH, Richardson JD, Flint LM (1980) Intimal disruption of major cerebral vasculature following blunt trauma. Surgery 87: 441-444
11. Krajewski LP, Hetzer NR (1980) Blunt carotid artery trauma. Report of two cases and review of the literature. Ann Surg 191: 341-346
12. Krauland W (1982) Verletzungen der intracraniellen Schlagadern. Springer, Berlin Heidelberg New York
13. Ojemann RG, Moser HW (1964) Acute bilateral internal carotid artery occlusion. Report of a case following a paracute jump. Neurology (Minneap) 14:565-568
14. Petrov V, Waltregny A, Reznik M, Thibaut A, Bonnal J (1973) Thrombose carotidienne bilatérale post-traumatique. Acta neurol belg 73:110-118
15. Schermann BM, Tucker WS (1982) Bilateral traumatic thrombosis of the internal carotid arteries in the neck: a case report with review of the literature. Neurosurgery 10:751-753
16. Schultz U, Kütemeyer M, Kern A, Hepp W (1984) Traumatic occlusion of both internal carotid arteries. J Neurol (in press)
17. Simon RS, Schramm J, Bradac GB (1976) Carotis-Läsion bei stumpfem Halstrauma. Akt Neurol 3:191-196
18. Weimann S, Flora G, Pallua A, Poewe W (1981) Zweizeitiger bilateraler Karotisverschluß nach stumpfem Halstrauma (Fallbericht). VASA 10:235-241
19. Yashon D, Johnson AB, Jane JA (1964) Bilateral internal carotid artery occlusion secondary to closed head injuries. J Neurol Neurosurg Psychiat 27:547-552

Frühe akustisch evozierte Potentiale (FAEP) bei Basilaristhrombose

G. Klös und P.-A. Fischer

"Thrombosis of basilar artery is regarded as rare, and its clinical diagnosis difficult." Diese Feststellung, mit der Biemond (1) seine 1951 erschienene Arbeit über die Thrombose der Arteria basilaris und die Vaskularisation des Hirnstammes einleitete, gilt auch heute noch. Häufig sichert erst die Gefäßdarstellung die Diagnose des vielfältigen, erst 1946 von Kubik und Adams (6) definierten klinischen Bildes.

Die FAEP sind Ausdruck synchronisierter Aktivität des Hörnerven (I), des Nucleus cochlearis (II), des Nucl. olivaris superior (III), des Lemniscus lateralis (IV) und des Colliculus inferior (V). Ihre Ableitung hat sich bei zahlreichen Hirnstammerkrankungen als wertvoll erwiesen. Unsere Untersuchung sollte über den diagnostischen Beitrag dieser nicht invasiven Methode beim Basilarisverschluß Aufschluß geben.

Material und Methodik

Klickreize konstanter Polarität, einer Dauer von 0,1 ms und einer Frequenz von 10,4/s wurden mit einer Intensität von 70 dB über der individuellen Hörschwelle unter Vertäubung des kontralateralen Ohres monaural appliziert. Ableitung mit Oberflächenelektroden (C_z gegen A_i), Verstärkung und Filterung (Bandpass 150-3000 Hz) des Signals. Nach 1000 bis 2000 Mittelungsschritten hebt sich das nur etwa 0,25 Mikrovolt große Antwortpotential aus der Hintergrundaktivität hervor.

Bei vier Patienten mit Basilaristhrombose wurden die FAEP von rechts und links abgeleitet. Die Sicherung der Diagnose erfolgte zweimal durch die Obduktion, einmal durch die Angiographie und einmal durch die dynamische Computertomographie (CT).

Ergebnisse

Fall 1 (L.M.): Nach Vorboten im Sinne der vertebrobasilären Insuffizienz hatte sich bei der 50jährigen Patientin innerhalb weniger Stunden ein "locked-in" Syndrom (Pseudokoma bei pontinem Querschnitt) entwickelt. Die Angiographie ergab einen Basilarisverschluß am Übergang vom unteren zum mittleren Drittel. Computertomographisch waren die Verhältnisse infratentoriell normal, während sich supratentoriell mehrere kleine ältere Infarktareale zeigten. Im FAEP von links stellten sich die Peaks I-IV regelrecht dar, aber Peak V und das nachfolgende Tal fehlten vollständig. Die Ableitung von der Gegenseite war regelrecht. Klinisch kam es zu einer geringen Besserung.

Fall 2 (W.N.): Bei dem 53jährigen Patienten hatte sich wenige Stunden vor der Aufnahme ein "locked-in" Syndrom entwickelt. Über erhaltene vertikale Blick- und Blinzelbewegungen war die Kontaktaufnahme mit

dem wachen Patienten möglich. Die CT war supra- und infratentoriell
regelrecht. Die Ableitung der FAEP von rechts ergab eine regelrechte
Interpeak-Latenz (IPL) der gut reproduzierbaren Peaks I-IV; Peak V
fehlte (Abb. 1a, obere Kurve). Die Ableitung von links war zu diesem
Zeitpunkt normal (Abb. 1b, obere Kurve). Bei der Kontrolle nach etwa
drei Monaten stellte sich Peak V von rechts mit verlängerter IPL wieder
dar (Abb. 1a, zweite und dritte Kurve von oben), während der IV/V-
Komplex links jetzt nicht mehr erkennbar war (Abb. 1b, zweite und
dritte Kurve von oben). Bei der Sektion drei Wochen später ergab sich
eine ausgedehnte Erweichung der oberen Pons bei Basilaristhrombose.

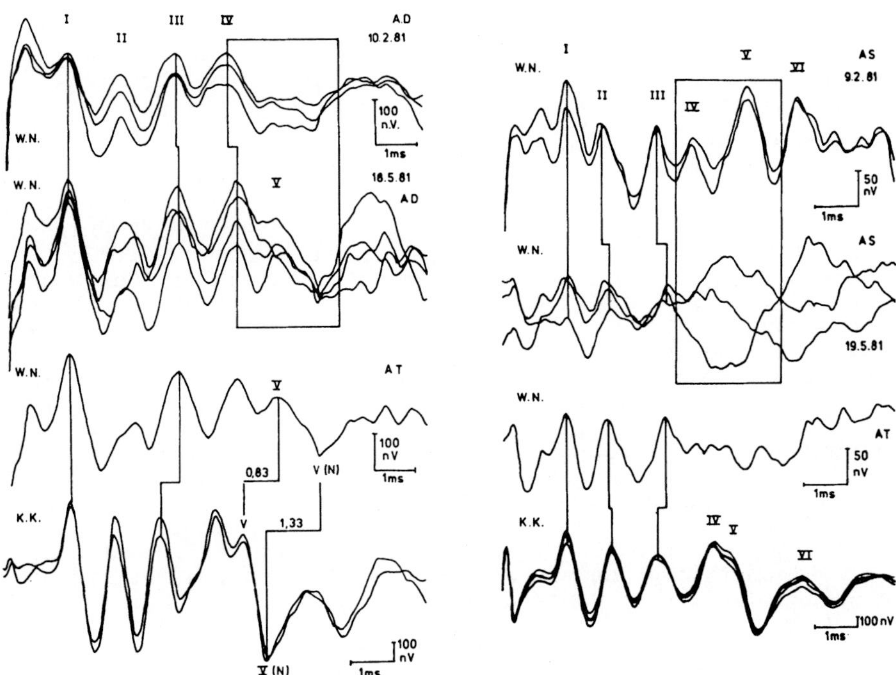

Abb. 1a,b. Fall 2. "Locked-in" Syndrom bei Basilaristhrombose. a *FAEP von rechts*
(AD). Obere Kurve: Normale Darstellung von Peak I-IV; Peak V fehlt. Zweite Kurve
von oben (Kontrolle nach drei Monaten): Peak V stellt sich wieder dar. Dritte Kurve
von oben: Verdeutlichung dieses Befundes durch additiven Transfer (AT). Verlängerung der Interpeak-Latenz von V und V(N). Untere Kurve: Kurve eines Gesunden zum
Vergleich. b *FAEP von links* (AS). Obere Kurve: Normalbefund bei der ersten Ableitung. Zweite Kurve von oben (Kontrolle nach drei Monaten): Desynchronisation der
Potentiale nach III. Dritte Kurve von oben: Verdeutlichung dieses Befundes durch
AT; nach III stellen sich Potentiale nicht mehr dar. Untere Kurve: Kurve eines Gesunden zum Vergleich

Fall 3 (H.A.): Bei dem 60jährigen Patienten war eine progrediente Hirn-
stammsymptomatik innerhalb weniger Tage in ein Coma vigile überge-
gangen. In der CT konnten Infarktareale supra- und infratentoriell
nicht nachgewiesen werden. Die dynamische CT (10) mit Untersuchung
der hinteren Schädelgrube mit 2 mm-Schichten vor und nach Kontrastmittelgabe ergab zweifelsfrei das Vorliegen einer Thrombose der kaudalen Hälfte der A. basilaris. Die FAEP zeigten rechts und links eine
Desynchronisation der Potentiale IV und V mit deutlicher Verlänge-

rung der IPL III(N)-V(N), während sich die Potentiale I-III auch in
diesem Fall regelrecht darstellten.

Fall 4 (S.A.): Die 78jährige hypertone Patientin, die seit Wochen unter
Schwindelattacken gelitten hatte, war bei der Klinikaufnahme komatös.
Das EEG zeigte Pseudo-Alphaaktivität im Sinne des alpha-Komas. In der
CT waren die Verhältnisse infratentoriell regelrecht, während sich
supratentoriell kleine ältere Infarktareale paraventrikulär darstellten. Nach Kontrastmittelgabe kam es nur im kaudalen und rostralen
Abschnitt der A. basilaris zu einer Dichteanhebung. Die Sektion bestätigte den Verdacht der Basilaristhrombose und zeigte darüberhinaus
Erweichungsherde im Brückenfuß beidseits und im Trochleariskerngebiet
rechts. Die FAEP waren von links nicht zu erhalten, möglicherweise unabhängig vom derzeitigen Krankheitsbild. Von rechts stellten sich auch
in diesem Fall die Potentiale I-III regelrecht dar, während Welle V
schlecht synchronisiert war, keinen scharfen Peak aufwies und nicht
von dem charakteristischen negativen Tal gefolgt war.

Diskussion

Bei allen vier Patienten mit Basilaristhrombose waren die FAEP entweder ein- oder doppelseitig pathologisch. Die Veränderungen betrafen
immer den oberen, pontomesenzephalen Bereich der Hörbahn mit Verlängerung der IPL III-V (III(N)-V(N)) oder einer Amplitudenminderung von
IV/V, häufig verbunden mit mangelhafter Synchronisation dieser Potentiale. Dagegen stellten sich die Potentiale I, II und III als Ausdruck
der funktionellen Integrität des unteren, pontomedullären Hörbahnabschnittes in allen Fällen regelrecht dar.

In Übereinstimmung mit unseren Ergebnissen fanden Gilroy (4), Seales
(7) und Starr (8) im FAEP jeweils eines Patienten mit einem "locked-in"
Syndrom bei Basilaristhrombose Veränderungen, die ausschließlich den
Bereich IV/V betrafen (4,8), zumindest aber dort ihr Maximum hatten
(7). Trotz unterschiedlicher Pathogenese konnte Stockard (9) bei einem
"locked-in" Syndrom infolge zentraler pontiner Myelinolyse ebenfalls
eine Verlängerung der Latenz von Peak V nachweisen.

Topodiagnostisch weisen diese Veränderungen in Übereinstimmung mit
pathologisch-anatomischen Befunden auf eine Läsion der Hörbahn rostral
des in der kaudalen Pons gelegenen Nucleus olivaris superior hin.

Die eigenen Zahlen und die Ergebnisse von Chiappa (2), der beim
"locked-in" Syndrom infolge Basilaristhrombose bei drei seiner vier
Patienten pathologische FAEP fand, ohne diese näher zu beschreiben,
belegen die Häufigkeit von FAEP-Veränderungen bei diesem Krankheitsbild. Die rasche Anwendung der nicht invasiven Methode beim klinischen
Verdacht der Basilaristhrombose erscheint daher diagnostisch sinnvoll,
zumal der computertomographische Nachweis des Hirnstamminfarktes,
wie in allen unseren Fällen, auch bei Berücksichtigung des Zeitfaktors
häufig nicht gelingt (3,5).

Zusammenfassung

Die FAEP waren bei vier komatösen Patienten mit Basilaristhrombose
ein- oder doppelseitig pathologisch. Die Veränderungen betrafen den
rostralen, pontomesencephalen Bereich der Hörbahn mit Verlängerung der
IPL III-V sowie Amplitudenminderung und Desynchronisation von IV/V.
Dagegen stellten sich die Potentiale des caudalen, pontomedullären
Hörbahnabschnittes (I-III) bei guter Synchronisation bezüglich der

IPL und der Amplituden immer regelrecht dar. In der CT ließen sich
Infarktareale im Hirnstamm nicht abgrenzen.

Literatur

1. Biemond A (1951) Thrombosis of the basilar artery and the vascu-
   larization of the brainstem. Brain 74:300-317
2. Chiappa KH (1981) Brainstem auditory evoked potentials. In: Stalberg E, Young RR (eds) Clinical neurophysiology. Butterworths,
   London Boston Sydney Wellington Durban Toronto, p 259
3. Feistner H, Busse O, Agnoli AL (1981) Vergleichende klinische und
   computertomographische (CT) Befunde bei Hirnstamminfarkten. Nervenarzt 52:163-166
4. Gilroy J, Lynn GE, Ristow GE, Pellerin RJ (1977) Auditory evoked
   brainstem potentials in a case of "locked-in" syndrome. Arch
   Neurol 34:492-495
5. Kingsley DPE, Radue EW, Du Boulay EPGH (1980) Evaluation of computed tomography in vascular lesions of the vertebrobasilar territory. J Neurol Neurosurg Psychiatry 43:193-197
6. Kubik CS, Adams RD (1946) Occlusion of the basilar artery —a
   clinical and pathological study. Brain 69:73-121
7. Seales DM, Torkelson RD, Shuman RM, Rossiter VS, Spencer JD
   (1981) Abnormal brainstem auditory evoked potentials and neuropathology in "locked-in" syndrome. Neurology (Ny) 31:893-896
8. Starr A, Hamilton AE (1976) Correlation between confirmed sites
   of neurological lesions and abnormalities of far-field auditory
   brainstem responses. Electroenceph Clin Neurophysiol 41:595-608
9. Stockard JJ, Rossiter VS, Wiederholt WC, Kobayashi RM (1976)
   Brainstem auditory evoked responses in suspected central pontine
   myelinolysis. Arch Neurol 33:726-728
10. Vonofakos D, Marcu H, Hacker H (1983) CT Diagnosis of Basilar
    Artery Occlusion. AJNR 4:525-528

Späte kognitionsabhängige Komponenten evozierter Potentiale (P 300) bei asymptomatischen extrakraniellen Gefäßprozessen

V. Hömberg und M. Hennerici

Einleitung

Die späten Komponenten evozierter Potentiale sind unabhängig von der physikalischen Qualität des Reizparameters, zeigen aber systematische Veränderungen entsprechend der kognitiven Bedeutung des Stimulusereignisses. So konnten psychophysiologische Studien zeigen, daß die Latenz der sogenannten P 300-Komponente systematisch mit der für dieses Reizereignis benötigten Verarbeitungszeit bei einer bestimmten Aufgabe variiert (McCarthy und Donchin 1978), während ihre Amplitude mehr von motivationalen Faktoren wie dem Interessantheitswert eines Ereignisses abhängig ist (Hömberg et al. 1984a). Daraus ergab sich auch eine Möglichkeit der klinischen Anwendung dieser späten Potentialkomponenten für die Evaluierung kognitiver Prozesse: So konnte gezeigt werden, daß die P 300-Latenz bei Patienten mit dementivem Abbau systematisch verlängert und amplitudenreduziert ist (Goodin et al. 1978). Wir konnten kürzlich am Beispiel einer großen Population von Patienten mit Chorea Huntington sowie auch klinisch noch unauffälligen Genträgern zeigen, daß nahezu alle Patienten mit einer solch degenerativen Demenzform, aber auch etwa ein Viertel klinisch ansonsten unauffälliger Genträger Abnormalitäten dieser Potentialkomponenten aufweisen (Hömberg et al. 1984b). Auch Patienten mit M. Alzheimer bzw. seniler Demenz vom Alzheimer Typ weisen deutliche Abnormalitäten auf.

Differentialdiagnostisch ergibt sich bei den meist älteren Patienten mit Verdacht auf degenerative Demenzen, durch die hohe Inzidenz arteriosklerotischer Gefäßerkrankungen in diesem Patientenkollektiv die Frage, inwieweit die späten evozierten Potentialkomponenten allein durch den extrakraniellen Gefäßprozeß bereits wesentlich verändert werden. Die vorliegende Studie zielt darauf ab, zu untersuchen, ob Patienten mit doppler-sonographisch nachgewiesenen extrakraniellen stenosierenden Gefäßprozessen, die zwar frei von neurologischen Fokalsymptomen sind, andererseits aber gehäuft Konzentrations- und Merkfähigkeitsstörungen angeben, auch Abnormalitäten der kognitionsabhängigen Potentialkomponenten aufweisen.

Patientengut und Methodik

Die Untersuchung wurde an insgesamt 21 Patienten mit doppler-sonographisch nachgewiesenen Ein- und Mehrgefäßprozessen durchgeführt, die weder nach Anamnese und Klinik noch nach dem EEG oder CT Anhaltspunkte für abgelaufene fokale neurologische Funktionsstörungen zeigten. Alle Patienten hatten normale Werte im Folstein Mini-Mental-Status (Folstein et al. 1975) ohne Hinweise auf einen dementiven Abbau. Die bei einem Teil der Patienten durchgeführten Aufmerksamkeitsuntersuchungen durch den Aufmerksamkeits-Belastungstest D2 nach Brickenkamp (1965) zeigten teilweise leicht subnormale Werte.

Die Daten der asymptomatischen Gefäßpatienten wurden mit 2 Kontrollkollektiven verglichen: Zum gruppenstatistischen Vergleich dient ein
alters- und geschlechtsparallelisiertes Kollektiv von Patienten mit
ähnlichem Risikoprofil, aber nachweislich unauffälliger Doppler-Sonographie der extrakraniellen Gefäße. Für die Einzelfallanalyse wurden
die Patientendaten mit einer großen normativen Datenbasis verglichen,
die mit gleichen elektrophysiologischen Paradigmen an Normalpersonen
verschiedenster Altersgruppen in unserem Labor erstellt wurde.

Elektrophysiologische Messungen

In einem sogenannten "oddball-Paradigma" wurden Patienten und Kontrollpersonen mit Serien von in konstantem Abstand von 1,98 Sek. applizierten Tonreizen bestehend aus in Pseudo-Random-Sequenz gemischten häufigen sogenannten Nicht-Target-Reizen (Gesamthäufigkeit 80%) und seltenen Target-Reizen (Gesamthäufigkeit 20%) konfrontiert. Target- und
Nicht-Target-Reize waren durch klare Frequenzunterschiede (1000 bzw.
2000 Hz) physikalisch unterschieden. Die Aufgabe bestand darin, eine
fortlaufende Zählung der Target-Reize vorzunehmen. Dabei wußten die
Probanden, daß sie nach Abschluß einer Reizserie nach der genauen Anzahl der Target-Reize gefragt wurden. Vor Beginn der Datensammlung
wurden die Probanden mit dem Paradigma ausführlich vertraut gemacht.

EEG-Signale von 4 äquidistanten Mittellinienelektroden (Fpz, Fz, Cż,
Pz) abgeleitet gegen verbundene Mastoidelektroden als gemeinsamer
Referenz wurden für 2 Durchläufe mit jeweils 64 artefaktfreien Target-
und 256 artefaktfreien Non-Target-Reizen gemittelt. Die Analyseepoche
von 1024 msek. begann 100 msek. vor dem Stimulusereignis. Durch eine
automatische Artefaktelimination ergaben sich bei Konstanthaltung der
relativen Häufigkeiten jeweils unterschiedliche Anzahlen zu zählende
Target Ereignisse. Die Daten wurden mit einer Frequenz von 1000 Hz
digitalisiert und alle Messungen auf eine Grundlinie, errechnet aus
den ersten 100 ms. vor Beginn des Stimulus bezogen. Bei den Stimulus-
klassen gemeinsam ist die typische Konfiguration des akustischen Ver-
texpotentials mit einer deutlich ausgeprägten negativen Komponente N 1
mit einer Latenz bei etwa 100 ms. gefolgt von einer positiven Deflektion P 2 bei 200-250 ms. Für die seltenen Target-Ereignisse kommt es
zu einer typischen Ausbildung einer zusätzlichen P 3-Komponente mit
Peaklatenz jeweils von 300 ms. (P300). Dieser geht meist eine kleine
negative Deflektion N2 zwischen 250 und 300 ms. voraus. Die Messungen
der Komponentenparameter wurden sowohl durch individuelle Messung an
einem Bildschirm als auch durch computerisierte Suche von relativen
Minima und Maxima in entsprechenden Latenzfenstern durchgeführt. In
Fällen, wo die P 300-Komponente keinen scharf umgrenzten Peak, sondern
eher ein breites wannenartiges Tal zeigte, wurde die Latenzschätzung
durch Approximation der zu- und wegführenden Flanken geschätzt.

Abbildung 1 zeigt die typische Potentialmorphologie der ereignisbezogenen Potentiale auf die häufigen Non-Target (dünne Linien) und die
seltenen Target-Stimuli (dicke Linien). Während die früheren NL und
P2-Komponenten nicht wesentlich zwischen den beiden Ereignisklassen
differenzieren, ist die Morphologie der Potentiale auf seltene Target-
Ereignisse durch die Ausbildung einer großen P3 Komponente gekennzeichnet. Diese zeigt bei einer Normalperson wie auch bei einem altersgleichen asymptomatischen Gefäßpatienten eine für diese Altersgruppe normale Latenz von etwa 370 ms. Zum Vergleich ergeben sich bei weiterhin
gut abgrenzbarer P3 Komponente erhebliche Latenzverzögerungen bei Patienten mit Multi-Infarkt Demenz oder einer degenerativen Demenz bei
Chorea Huntington.

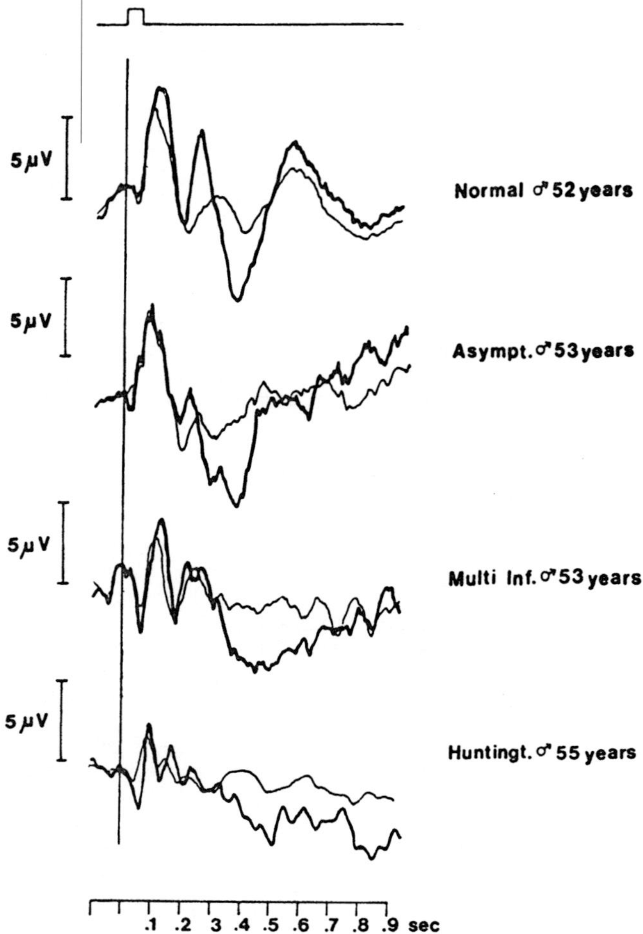

Abb. 1. Typische Morphologie der ereignisbezogenen Potentiale (Ableitung Cz) für häufige Nicht-Target (dünne Linien) und seltene Target-Ereignisse (dicke Linien) bei einer Normalperson, einem Patienten mit asymptomatischem extrakraniellen Dreigefäßprozeß, einem Patienten mit Multi-Infarkt-Demenz und einem Patienten mit Chorea Huntington

Resultate

Die gruppenstatistischen Vergleiche zwischen asymptomatischen Gefäßpatienten und ihren Kontrollen für die Amplitudenmessungen N1/P2, P 3 gegen Grundlinie und N 2-P 3 sowie für die Latenzen N 1, P 2 und P 3 ergeben für keinen der Vergleiche statistisch signifikante Unterschiede in t-Tests für unverbundene Stichproben.

Der obere Teil von Abb. 2 zeigt die Altersabhängigkeit der P 300-Latenz der normalen Kontrollpopulation. Durch lineare Regressionsanalyse ergibt sich ein Anstieg von 0,76 ms. pro Jahr für die Kontrollgruppe unter 50 Jahren bzw. 1.57 msek./Jahr für die Kontrollgruppe jenseits des 50. Lebensjahres. Die Auftrennung in 2 Kontrollgruppen ist bedingt durch die größere Streuung und den steileren Latenzanstieg im älteren Teil der Population. Darüber hinaus sind Kontrollbereiche entsprechend 2 Standardabweichungen über der Regressionsgeraden aufgetragen.

Im unteren Teil von Abb. 2 sind die P 300-Latenzdaten der asymptomatischen Gefäßpatienten in Relation zu den Vertrauensschranken des Normalkollektivs getrennt für Ein-, Zwei-, Drei- und Vier-Gefäßprozesse

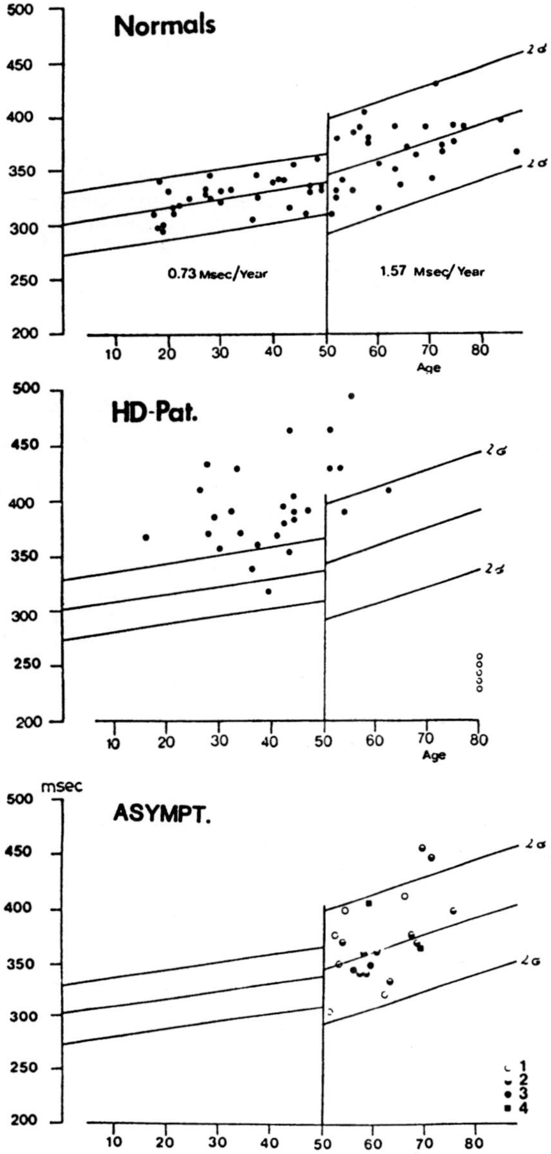

Abb. 2. Lineare Regressionsanalyse der Altersabhängigkeit der
individuellen P300-Latenzen (Cz)
für ein Normalkollektiv. Um größere
Streuungen und steilere Latenz-
Altersbeziehung bei älteren Nor-
malpatienten zu berücksichtigen,
wurden separate Regressionen für
jüngere und ältere Patienten berechnet. Im Vergleich zu den Ver-
trauensgrenzen aus diesem Normalkollektiv sind individuelle P300-
Latenzen für Gruppen von Huntington-Patienten und für asymptomatische Gefäßpatienten (verschiedene Symbole kennzeichnen Ein-
und Mehrgefäßprozesse) aufgetragen. Während die Mehrheit der
Huntington-Patienten pathologische
Befunde zeigen, ergeben sich für
die asymptomatischen Gefäßpatienten vorwiegend Normalbefunde

eingetragen. Dabei zeigt sich, daß die überwiegende Mehrheit der Daten
für Patienten mit asymptomatischen Gefäßprozessen innerhalb des Normal-
bereiches liegen und keine systematische Beziehung zum Umfang der extrakraniellen Gefäßveränderungen gegeben ist.

Im Gegensatz dazu zeigen Patienten mit degenerativer Demenz —wie für
Chorea Huntington im mittleren Teil von Abb. 2 dargestellt —überwie-
gend pathologische P300-Latenzbefunde. Ähnliche Latenzverlängerungen
ergeben sich auch für Patienten mit anderen degenerativen Demenzformen
(M. Alzheimer, M. Parkinson) und auch für Patienten mit sogenannter
Multi-Infarkt-Demenz.

Diskussion

Das wesentliche Resultat der Studie ist, daß bei Patienten mit asymptomatischem extrakraniellem Gefäßprozeß unabhängig vom Ausmaß der vaskulären Veränderungen, die kognitionsabhängigen späten evozierten Potentialkomponenten im Vergleich zu Kontrollkollektiven unauffällige Befunde ergeben. Damit ergibt sich keine elektrophysiologisch meßbare Korrespondenz zu den häufiger von diesen Patienten angegebenen Beschwerden in Form von Konzentrations- und Merkfähigkeitsstörungen.

Im Gegensatz dazu zeigen Patienten mit manifesten degenerativen Demenzen (Chorea Huntington, Alzheimer) und Multiinfarktdemenz, aber auch bei Patienten mit subklinisch degenerativen Demenzformen, fast ausnahmslos verlängerte Latenzen oder aber hochgradige Amplitudenverminderungen der P300-Komponente bis hin zu vollständigem Fehlen der Komponente überhaupt. Besonders die Patienten mit Frühformen degenerativer Demenz haben subjektiv ähnliche Beschwerden wie die asymptomatischen Gefäßpatienten.

Daraus kann zunächst geschlossen werden, daß pathologische Veränderungen in den kognitionsabhängigen ereignisbezogenen Potentialkomponenten strukturale Hirnläsionen voraussetzen, während bei dem hier untersuchten Kollektiv asymptomatischer Gefäßpatienten trotz der besonders bei hochgradigen Mehrgefäßprozessen zu vermutenden globalen cerebralen Minderperfusion, noch keine Funktionsstörungen vorliegen. Pathologische Befunde der ereignisbezogenen Potentiale sind aber gerade im Frühstadium degenerativer Demenzen diagnostisch hilfreich, da sie auch durch die nicht selten gleichzeitig vorliegenden extrakraniellen Gefäßprozesse nicht beeinflußt werden. Intrakranielle Gefäßprozesse können computertomographisch und möglicherweise auch bald mit dem transkraniellen Dopplerverfahren erfaßt werden.

Zusammenfassung

Späte kognitionsabhängige Komponenten (P300) ereignisbezogener Potentiale wurden bei asymptomatischen Patienten mit dopplersonographischem Nachweis extrakranieller Ein- und Mehrgefäßprozesse untersucht. Amplituden und Latenzen dieser Komponenten zeigten für diese Patientengruppe im Vergleich zu einem alters- und geschlechtsparallelisierten Kontrollkollektiv von Patienten mit gleichem Risikoprofil, aber unauffälliger Dopplersonographie, keine Unterschiede. Die Einzelfallanalyse ergab nur sporadisch pathologische Befunde. Dies steht im Gegensatz zu gehäuft pathologischen Befunden bei Patienten mit degenerativen Demenzen und Multi-Infarkt-Demenz. Es kann geschlossen werden, daß pathologische P300-Befunde bei älteren Patienten eher auf degenerative Ursache einer Demenz hinweisen und durch häufig ebenfalls vorliegende extrakranielle Gefäßprozesse nicht beeinflußt werden.

Literatur

1. Brickenkamp R (1965) Aufmerksamkeits-Belastungs-Test d2
2. Folstein M, Folstein S, McHugh P (1975) Mini mental state —a practical method for grading the cognitive state of patients for the clinician. J Psychiat Res 12:189-198

3. Goodin DS, Squires KC, Starr A (1978) Long latency event-related components of the auditory evoked potential in dementia. Brain 101:635-648
4. Hömberg V, Grünewald G, Netz J (1984) Category scaling of complex visual stimuli and late positive components of the evoked potential. In: Karrer R, Cohen J, Tueting P (eds) Brain and information-event-related potentials. Am N Y Acad Sci Vol 425:216-222
5. McCarthy G, Donchin E (1981) A metric for thought: a comparison of P 300 latency and reaction time. Science 211:77-80

Intraoperatives Monitoring in der Karotis-Chirurgie mit somatosensorisch evozierten Potentialen (SEP)

W. Russ und G. Fraedrich

Einleitung

Patienten, die wegen Verschlüssen oder Stenosen der A. carotis operiert
werden, weisen im allgemeinen ein hohes Operations- und Narkoserisiko
auf, da die Grundkrankheit das gesamte Gefäßsystem betrifft. Ein zu-
sätzliches spezifisches Risiko resultiert aus der Notwendigkeit, die
A. carotis während der Operation temporär abzuklemmen. Neben der Aufrechterhaltung der perioperativen Kreislaufhomöostase kommt der frühzeitigen Erkennung und Behandlung zerebraler Komplikationen besondere
Bedeutung zu. Nach großen Statistiken muß auch heute noch mit der Entwicklung eines neuen neurologischen Defizits, das passager oder blei-
bend sein kann, in 2-8% der Fälle gerechnet werden (5,6). In der Phase
nach Abklemmen der A. carotis hängt es von der Kollateralversorgung
ab, ob es zur Ausbildung einer zerebralen Ischämie mit funktionellen
und morphologischen Folgen kommt.

Da Voraussagen über die Qualität der Kollateralversorgung nicht möglich
sind, wurde eine Reihe von intraoperativ anwendbarer Meßmethoden entwickelt, denen unterschiedliche Bedeutung zukommt (9). Auf der Basis
tierexperimenteller Untersuchungen konnten eindeutige Beziehungen
zwischen regionalem zerebralen Blutfluß (rCBF) und Veränderungen somatosensorisch evozierter Potentiale (SEP) nachgewiesen werden (1).
Wir wählten deshalb das SEP nach Medianusstimulation als quantitativen
Index zur Abschätzung des zerebralen Funktionszustandes und versuchten, Anwendbarkeit und Empfindlichkeit intraoperativ bei Endarteriektomien der A. carotis zu überprüfen.

Patienten und Methode

An 60 Patienten, die sich 70 Eingriffen an der Karotisgabel in Allge-
meinanaesthesie unterzogen, wurden kortikale (C_3'-F_z,C_4'-F_z) und zervikale (C_2-F_z) SEP synchron nach Stimulation des kontralateralen N. medianus mit dem NICOLET CA 1000 System abgeleitet. Einzelheiten zur
Methodik sowie Stimulations- und Ableitparameter sind in der Literatur
dokumentiert (8).

Neben Latenzen und Amplituden wurde die zentrale Überleitungszeit
(CCT) zu folgenden Zeitpunkten bestimmt: nach Narkoseeinleitung, während der Präparation der Gefäße, unmittelbar vor dem Abklemmen der
A. carotis, in 2min. Abständen nach dem Abklemmen, ggf. unmittelbar
vor und nach Einlage eines Shunts sowie nach der endgültigen Freigabe
des Blutstromes. Anamnestisch lagen in 42 Fällen transitorisch-ischä-
mische Attacken (TIA) oder keine Symptomatik, in 28 Fällen prolongierte reversible, ischämisch-neurologische Defizite (PRIND) oder abgelaufene Infarkte zugrunde. In 35 Fällen waren 2 oder mehr Gefäße ste-
nosiert. Die Indikation zur Einlage eines Shunts wurde vom Operateur,
unabhängig vom SEP-Befund, in 14 Fällen gestellt.

Ergebnisse

In 12 Fällen (=17%) wurden nach dem Abklemmen der A. carotis SEP-
Veränderungen beobachtet. 4 dieser Patienten wiesen postoperativ ein
neues neurologisches Defizit auf, welches sich in 2 Fällen innerhalb
von 24 Stunden vollständig zurückbildete. Bei den 2 Patienten mit
fixiertem Defizit handelte es sich in einem Fall um eine Residualläh-
mung der Hand, im anderen Fall bildete sich bereits intraoperativ eine
Anisokorie aus, und der Patient verstarb am 3. postoperativen Tag an
den Folgen des abgelaufenen Hirninfarktes. Daraus leitet sich eine
fixierte neurologische Morbidität von 2,8% ab. Die SEP-Ableitung
zeigte in allen 4 Fällen charakteristische Veränderungen: Es kam innerhalb der ersten Minuten nach dem Abklemmen der A. carotis zu einem
vollständigen Verlust der frühen SEP-Komponenten n_{20}, p_{25} bei erhaltenem zervikalen SEP. Nach Freigabe des Blutstromes war das kortikale
Potential latenzverlängert und amplitudenreduziert nachweisbar. In 8
Fällen zeigten sich intraoperative SEP-Veränderungen ohne folgendes
Defizit. Dabei waren die Gipfel n_{20}, p_{25} immer vorhanden. Beobachtet
wurden ein Verschwinden von SEP-Komponenten mittlerer Latenz (n_{35},p_{45}),
eine CCT-Zunahme bis auf 12 ms und eine Amplitudenreduktion von n_{20},
p_{25} bis auf 30% des Ausgangswertes.

Abbildung 1 zeigt einen Patienten dieser Gruppe.

Diskussion

Branston und Symon (1) konnten nachweisen, daß ein Amplitudenverlust
des kortikalen SEP bei einem rCBF zwischen 12 bis 18 ml/100 g/min auftritt; erst bei niedrigeren Flußraten kam es zum intrazellulären Ka-
liumverlust und zum Einstrom von Wasser in die Zelle, Vorgänge, welche
die Irreversibilität einer Schädigung einleiten. Vom experimentellen
Ansatz her war mit der SEP-Ableitung ein frühzeitiges Erkennen einer
zerebralen Minderperfusion zu erwarten. Unsere Ergebnisse bestätigen
dies: In allen Fällen konnte retrospektiv der postoperative Status bereits intraoperativ bestimmt werden. In 4 Fällen kam es zum vollständigen Verlust des kortikalen SEP, diese Patienten wiesen postoperativ
ein neues Defizit auf. Wenn es, wie in Abb. 1 dargestellt, gelang, eine
beginnende Ischämie, ausgewiesen als Amplitudenreduktion von n_{20},p_{25},
durch Einlage eines Shunts zu beheben, trat postoperativ kein neues
Defizit auf. Die Beziehung zwischen rCBF und EEG-Veränderungen werden
in der Literatur kontrovers dargestellt (3,9), zudem ist die Bestimmung des rCBF ein aufwendiges, nicht beliebig wiederholbares, inva-
sives Verfahren. Eine Reihe von Arbeitsgruppen berichtet über positive Erfahrungen mit der EEG-Ableitung und stellt die Indikation zur
Shunt-Einlage anhand von EEG-Veränderungen, die in 30% der Fälle auftreten, aber für Patienten mit vorausgegangenem PRIND oder Hirninfarkt
nur geringe prognostische Wertigkeit haben (6,7). Der Karotisstumpf-
druck ist bei kritisch reduziertem rCBF ein unzuverlässiger Parameter
(4). Die SEP-Ableitung liefert mit der Amplitude des corticalen Primärkomplexes einen vom Anaesthesieverfahren weitgehend unbeeinflußten
Parameter, dessen Verhalten nach Abklemmen der A. carotis leicht verfolgt werden kann (2). Die synchrone Ableitung des zervikalen SEP gibt
Auskunft über die Funktionsfähigkeit des afferenten Systems und kann
zur CCT-Bestimmung herangezogen werden. Da die Information innerhalb
von Minuten zur Verfügung steht, können bereits intraoperativ präventive (i.e. Einlage eines Shunts, Erhöhung des Perfusionsdruckes) oder
therapeutische Maßnahmen ergriffen werden: Die Verwendung des Shunts,
dessen Nachteile in der Literatur belegt sind (10) kann auf Fälle mit
kritischer Minderperfusion begrenzt werden.

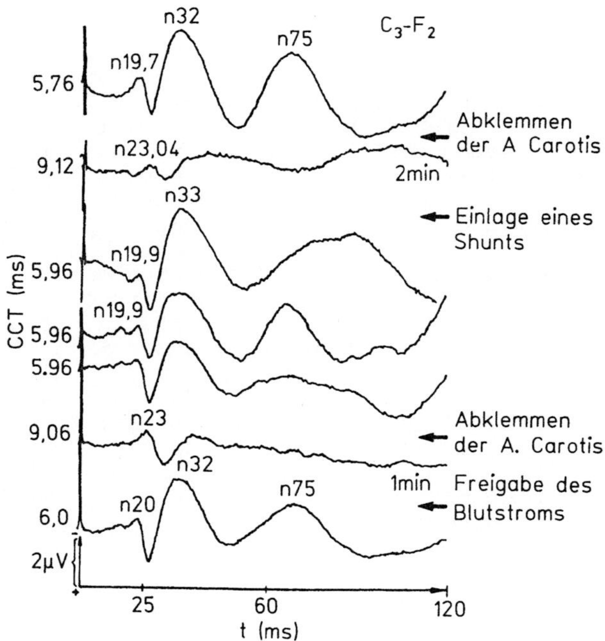

Abb. 1. Kortikales SEP bei einem 52jährigen Patienten mit zerebraler 4-Gefäßerkrankung. Nach Abklemmen der A. carotis zur Shunt-Einlage und -Entfernung kommt es zu einer Unterdrückung mittlerer (n_{32}) und später (n_{75}) SEP-Komponenten sowie zur Amplitudenreduktion und Latenzzunahme des kortikalen Primärkomplexes. Diese Veränderungen sind nach Wiederherstellung der Perfusion reversibel, der postoperative Zustand ist unauffällig

Zusammenfassung

Die SEP-Untersuchung während 70 Endarteriektomien ermöglichte retrospektiv in allen Fällen bereits intraoperativ die Bestimmung des postoperativen neurologischen Zustandes. Bei Verwendung des kortikalen Primärkomplexes n_{20},p_{25} als entscheidenden Parameter zur Abschätzung der Güte der zerebralen Perfusion wurden keine falsch positiven oder falsch negativen Ergebnisse erzielt. Die beschriebenen SEP-Veränderungen (Amplitudenverlust oder komplettes Verschwinden von n_{20},p_{25}) können bei der Indikationsstellung zur Shunteinlage hilfreich sein.

Literatur

1. Branston NM, Symon L (1980) Cortical EP, blood flow and potassium changes in experimental ischaemia. In: Barber C (ed) Evoked potentials. University Park Press, Baltimore
2. Clark PL, Rosner BS (1973) Neurophysiological effects of general anesthetics. Anesthesiology 38:564–582
3. Ferguson GG, Gamache FW, Farrar JK, Blume T (1981) Physiological monitoring during carotid endarterectomy: Evidence that an internal shunt is not necessary. J Cerebral Blood Flow and Metabolism 1, Suppl 1:530–531

4. McKay RD, Sundt TM, Mitchenfelder JP, Gronert GA, Messick JM, Sharbrough FW, Piepgras DG (1976) Internal carotid artery stump pressure and cerebral blood flow during carotid endarterectomy: Modification by halothane, enflurane and Innovar. Anesthesiology 45: 390-399
5. Pasch T (1982) Anästhesie bei der Karotischirurgie. Anästh Intensivmed 23:114-123
6. Rampil I, Holzer JA, Quest DO, Rosenbaum SH, Corell JW (1983) Prognostic value of computerized EEG analysis during carotid endarterectomy. Anesth Analg 62:186-192
7. Rosenthal D, Stantow PE, Lamis PA (1981) Carotid endarterectomy. The unreliability of intraoperative monitoring in patients having had stroke or reversible ischemic neurologic deficit. Arch Surg 116:1569-1575
8. Russ W, Fraedrich G (1984) Intraoperative detection of cerebral ischemia with somatosensory cortical evoked potentials during carotid endarterectomy —Presentation of a new method. Thorac cardiovasc Surgeon 32:124-126
9. Sundt TM, Sharbrough FW, Piepgras DG, Kearns TP, Messick JM, O'Fallon WM (1981) Correlation of cerebral blood flow and electroencephalographic changes during carotid endarterectomy. Mayo Clin Proc 56:533-543
10. Whitney DG, Kahn EM, Estes JW, Jones CE (1980) Carotid artery surgery without a temporary indwelling shunt. Arch Surg 115:1393-1399

Der Nachweis intrakardialer Emboliequellen bei Schlaganfallpatienten mit Hilfe der ^{111}In-Plättchenszintigraphie

C. Kessler, R. Reuther, H. Henningsen, B. Kimmig und M. Rösch

Einleitung

Die kardiale Hirnembolie als Folge von Vorhofflimmern, Myokardinfarkt und Klappenvitium ist eine häufige Ursache von zerebralen Durchblutungsstörungen (5,12,15,16). Die Diagnose eines intrakardialen Thrombus bringt schwerwiegende therapeutische Konsequenzen wie Langzeitantikoagulation oder Herzoperation mit sich. Bis jetzt wurde hierfür vorwiegend die Echokardiographie eingesetzt, welche zwar über den Zustand der Herzklappen und die Kontraktilität des Myokards gute Informationen liefern kann, jedoch beim direkten Nachweis von intrakardialen Thromben oft nur unsichere Ergebnisse zeigt (1,2,7,11,13). Nachdem Stratton et al. (14) mit Hilfe von ^{111}In-markierten Blutplättchen im Tiermodell szintigraphisch intrakardiale Thromben nachweisen konnten, untersuchten Ezekowitz et al. (3,4) Patienten nach Myokardinfarkt und Mitralklappenvitien plättchenszintigraphisch und konnten in über 70% der Fälle pathologische Plättchenanreicherungen im Bereich des linken Herzens nachweisen. Alle szintigraphisch positiven Befunde wurden intraoperativ oder autoptisch bestätigt, die Plättchenszintigraphie erwies sich hinsichtlich der Nachweisgenauigkeit der Echokardiographie zum Teil überlegen.

Eine Untersuchung über den Nachweis intrakardialer Thromben bei Schlaganfallpatienten mit klinischem Verdacht auf eine kardiale Hirnembolie liegt bis jetzt noch nicht vor.

Patienten

Es wurden 11 Patienten (9 m, 2 w) mit klinischem Verdacht auf eine kardiale Hirnembolie untersucht. 6 dieser Patienten hatten einen kompletten Schlaganfall, 4 reversible neurologische Ausfälle. Bei keinem der Patienten lag eine klinisch relevante Arteriosklerose im Bereich des Hirnkreislaufes vor. Alle Patienten hatten eine kardiologische Vorerkrankung: 5 Patienten ein Vorhofflimmern, 3 eine rheumatische Herzkrankheit, 4 eine koronare Herzkrankheit, 8 eine Kardiomegalie und 2 einen Myokardinfarkt unmittelbar vor dem neurologischen Ereignis. Bei 2 jungen Patienten bestand ein akut aufgetretener Verschluß der A. carotis interna, der sich bei der Reangiographie 4 Wochen später jeweils wieder rekanalisierte.

Bei 7 Patienten wurde die zweidimensionale Echokardiographie, bei 4 Patienten lediglich die eindimensionale Echokardiographie durchgeführt.

Plättchenmarkierung und Aufnahmetechnik

Das Verfahren der Plättchenmarkierung ist an anderer Stelle ausführlich beschrieben (9,10). Nach Injektion von 300-400 µCi ^{111}In-Oxinat-markierter autologer Blutplättchen wurden Gamma-Kameraaufnahmen mit einem Mittelenergie-Kolimator 1, 24, 48 und 72 Stunden in a.p. und 45 Grad linksanteriorer Projektion angefertigt.

Ergebnisse

Bei 6 der 11 Patienten mit vermuteter kardialer Hirnembolie konnte im Plättchenszintigramm eine pathologische Thrombozytenanreicherung im Bereich des linken Herzens nachgewiesen werden. Zweimal im linken Vorhof und viermal im linken Ventrikel. Echokardiographisch fanden sich in 4 dieser 6 Fälle pathologische Befunde, die das Herz als Emboliequelle in Betracht kommen ließen. Hierbei gelang ein direkter Thrombusnachweis jedoch nur einmal, dreimal fand sich eine eingeschränkte Ventrikelkontraktilität, einmal ein kombiniertes Mitralvitium und einmal ein kombiniertes Aortenvitium. Bei den 5 Patienten ohne plättchenszintigraphischem Thrombusnachweis war auch das Echokardiogramm dreimal unauffällig. Bei den beiden Patienten mit positivem Echokardiogramm und negativem Plättchenszintigramm konnten ein kombiniertes Aortenvitium und eine verminderte Ventrikelkontraktilität echokardiographisch nachgewiesen werden.

Diskussion

Die Plättchenszintigraphie hat sich bei Schlaganfallpatienten als hilfreiche Methode zum Nachweis von Karotisthrombosen erwiesen (9,10). Die bisherigen Erfahrungen mit Herzkranken (3,4,14) zeigen, daß sie ebenfalls zum Nachweis intrakardialer Thromben geeignet ist. Stratton et al. (14) wiesen darauf hin, daß die Plättchenszintigraphie frische, am Gerinnungsvorgang noch beteiligte Thromben nachweist, die von großer klinischer Relevanz sind. Auch flache, der Herzwand anliegende Thromben lassen sich darstellen, während diese echokardiographisch häufig dem Nachweis entgehen. 2 der 6 Patienten mit positivem Plättchenszintigramm hatten ein normales Echokardiogramm, angiographisch fand sich bei diesen Patienten jeweils ein Verschluß des Karotisendabschnittes, der bei einer Reangiographie 4 Wochen später jeweils wieder rekanalisiert war. Eine spontane Lyse tritt in der Regel nach embolischem, nicht jedoch nach thrombotischem Verschluß auf (6). Bei zwei Patienten konnten wir plättchenszintigraphisch Vorhofthromben nachweisen, ein Befund, der bisher noch nicht mitgeteilt wurde. Im Hinblick auf das hohe Schlaganfallrisiko von Patienten mit Vorhofflimmern und erweitertem linken Vorhof (8) ist zu erwarten, daß die Plättchenszintigraphie in Zukunft zur Risikoabwägung und Therapiekontrolle dieser Patienten hinzugezogen wird. Die beste Darstellung der thrombusgebundenen Aktivität ist in der Regel erst 72 Stunden nach Injektion möglich, da zu diesem Zeitpunkt die Sequestration der Plättchen in der Milz schon fortgeschritten ist und der zirkulierende Plättchenpool einen möglichen Thrombus nicht mehr überstrahlen kann.

Bei Patienten mit klinischem Verdacht auf kardial bedingte Hirnembolie ist die Herzszintigraphie mit ^{111}In-markierten Plättchen zum Nachweis intrakardialer Thromben eine wertvolle Bereicherung der diagnostischen Möglichkeiten.

Zusammenfassung

Es wurde bei 11 Patienten mit dem klinischen Verdacht auf eine kardiale Hirnembolie ein Szintigramm mit ^{111}In-markierten Thrombozyten durchgeführt und nach intrakardialen Thromben gesucht. Das Plättchenszintigramm war sechsmal pathologisch: Zweimal im Bereich des linken Vorhofes und viermal im Bereich des linken Ventrikels. Hingegen gelang der direkte Thrombusnachweis mit der Echokardiographie nur in einem Falle.

Literatur

1. Asinger WR, Mikell FL, Elsperger J, Hodges M (1981) Incidence of left-ventricular thrombosis after acute transmural myocardial infarction-serial evaluation by two-dimensional echocardiography. N Engl J Med 305:297-302
2. De Maria AN, Bommer W, Neumann A, Grehl T, Weinart L, De Nardo S, Amsterdamm EA, Mason DT (1979) Left ventricular thrombi identified by cross-sectional echocardiography. Ann Intern Med 90:14-18
3. Ezekowitz MD, Smith EO, Rankin R, Harrison LH Jr, Kraus HF (1983) Left atrial mass: diagnostic value of transesophageal 2-dimensional echocardiography and indium-111 platelett scintigraphy. Am J Cardiol 51:1563-1564
4. Ezekowitz MD, Wilson DA, Smith EO, Burow RD, Harrison LH, Parker DE, Elkins RC, Peyton M, Taylor FB (1982) Comparison of Indium-111 platelet scintigraphy and two-dimensional echocardiography in the diagnosis of left ventricular thrombi. N Eng J Med 306:1509-1513
5. Fairfax AJ, Lambert CD, Leatham A (1976) Systemic embolism in chronic sinoatrial disorder. N Eng J Med 295:190-192
6. Fieschi C, Bozzao L (1969) Transient embolic occlusion of the middle cerebral and internal carotid arteries in cerebral apoplexy. J Neurol Neurosurg Psychiat 32:236-240
7. Greenland P, Knopman DS, Miskell FL, Asinger RW, Anderson DC, Good DC (1981) Echocardiography in diagnostic assessment of stroke. Ann Intern Med 95:51-53
8. Hinton RL, Kistler PJ, Fallon JT, Friedlich AL, Fisher CM (1977) Influence of etiology of atrial fibrillation on incidence of systemic embolism. Am J Cardiol 40:509-513
9. Kessler Ch, Reuther R, Berentelg J, Kimmig B (1983) The clinical use of platelet scintigraphy with 111-In-oxine. J Neurol 229: 255-261
10. Kessler Ch, Reuther R, Kimmig B, Pietzsch T (1984) Dual isotope scintigraphy in stroke patients. Neuroradiology 26:113-117
11. Lovett JL, Sandok BA, Guliani ER, Nasser FN (1981) Two-dimensional echocardiography in patients with focal cerebral ischemia. Ann Intern Med 95:1-4
12. Nishide M, Irino T, Gotoh M, Naka M, Tsuji K (1983) Cardiac abnormalities in ischemic cerebrovascular disease studied by two-dimensional echocardiography. Stroke 14:541-545
13. Robbins JA, Sagar KB, French M, Smith PJ (1983) Influence of echocardiography on management of patients with systemic emboli. Stroke 14:346-349
14. Stratton JR, Ritchie JL, Hamilton GW, Hammermeister KE, Harker LA (1981) Left ventricular thrombi: in vivo detection by indium-111 platelet imaging and two-dimensional echocardiography. Am J Cardiol 47:874-881
15. Thompson RL, Robinson JS (1978) Stroke after acute myocardial infarction: relation to infarct size. Br Med J 2:257-459
16. Wolf PA, Dawber TR, Thomas HE, Kannel WB (1978) Epidemiologic assessment of chronic atrial fibrillation and risk of stroke: The Framingham study. Neurology 28:973-977

Mitralklappenprolaps und Thrombozytenfunktionsstörungen bei jüngeren Patienten mit zerebralen Ischämien

G. Krämer, M. Tophof, B. Henkel und R. Erbel

Einleitung

Seit den ersten Mitteilungen der Arbeitsgruppe um Barnett (1,2) ist die mögliche ätiologische Verknüpfung von Mitralklappenprolaps (MKP, = retrograder Vorfall eines oder beider Segel der Mitralklappe zum linken Vorhof während der Systole) und zerebralen Ischämien bei jüngeren Patienten bis zum 45. Lebensjahr in der Diskussion. Als zusätzlicher relevanter Parameter wurden Thrombozytenfunktionsstörungen mit erhöhten Werten von Beta-Thromboglobulin (TG) und Plättchenfaktor IV (PF4) beschrieben (5). Im folgenden berichten wir über unsere Ergebnisse bei einer retrospektiven und prospektiven Studie.

Material und Methodik

Bei der retrospektiven Studie wurden Patienten untersucht, die zwischen 1972 und 1982 wegen eines Hirninfarktes stationär in unserer Klinik behandelt worden waren und zum Zeitpunkt des Insultes nicht älter als 45 Jahre gewesen waren. Es standen 37 Patienten zur Verfügung, davon 21 Frauen und 16 Männer. In der prospektiven Studie untersuchen wir seit Ende 1982 alle Patienten mit zerebralen Ischämien (TIA, PRIND und Infarkt). Bis Ende 1983 waren dies 33 Patienten, davon 17 Frauen und 16 Männer.

Bei allen Patienten erfolgte eine umfassende neurovaskuläre Diagnostik; bis auf 3 Fälle inkl. einer transfemoralen zerebralen 4-Gefäß-Angiographie. Die Echokardiographie erfolgte mit einem elektronischen Sektor-Scanner (Diasonics CV 3400 R; 2,25 und 3,5 MHz-Schallköpfe). Neben dem eindimensionalen (M-Mode) und zweidimensionalen (2D) Ultraschallkardiogramm (UKG) wurden die Patienten auch Doppler-echokardiographisch untersucht. Die Diagnose eines MKP stützte sich im M-Mode-UKG auf eine systolische Dorsalbewegung der Mitralklappe um mehr als 3 mm bzw. auf eine DE-Amplitude von mehr als 25 mm. Die funktionellen Kriterien im 2D-UKG waren eine Vorwölbung eines oder beider Mitralsegel im apikalen 4-Kammerblick (Abb. 1) oder RAO (rechts-anterior-oblique)-Äquivalent-Schnitt um mehr als 2 mm in den linken Vorhof oder eine entsprechende Vorwölbung eines Mitralsegels in den linken Vorhof im parasternalen Längsschnitt. Insbesondere zum Nachweis degenerativer Klappenveränderungen wurde bei ausgewählten Fällen zusätzlich eine transösophageale Echokardiographie durchgeführt (8).

Die Bestimmung von TG und PF 4 erfolgte nach üblichen Methoden (10) mit im Handel befindlichen RIA-Kids der Firmen Amersham bzw. Abbott.

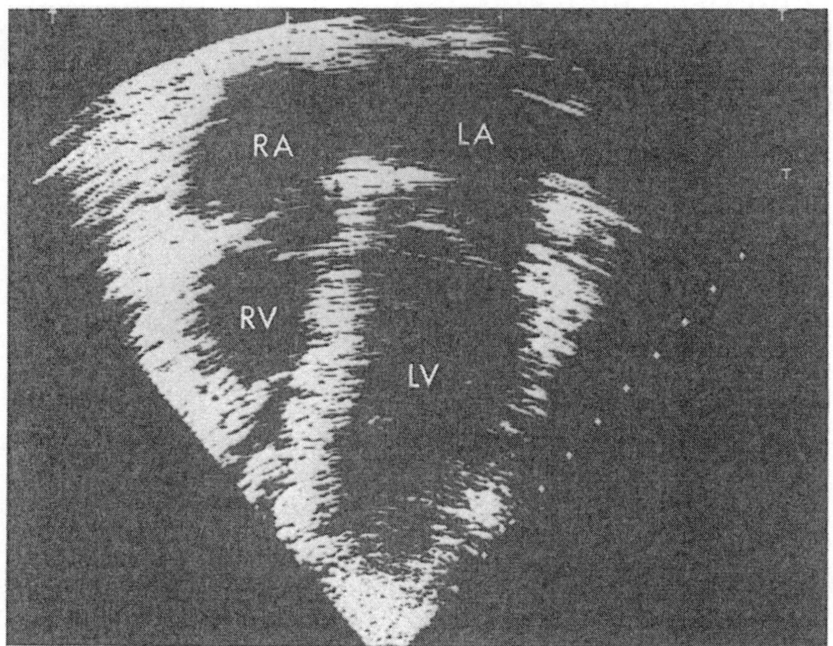

Abb. 1. Darstellung eines Mitralklappenprolaps im zweidimensionalen Echokardiogramm.
Im apikalen 4-Kammerschnitt sind der linke und rechte Ventrikel (LV,RV) sowie der
linke und rechte Vorhof zu sehen. Zwischen linkem Ventrikel und Vorhof ist die Mitralklappe angelotet, die Mitralklappenebene ist gestrichelt markiert. Die Vorwölbung des Mitralsegels in den linken Vorhof ist deutlich erkennbar (Markierung durch
Pfeilspitzen)

Ergebnisse

Bei der retrospektiven Studie fanden wir bei 23 der 37 selektionier-
ten Patienten (=62%) einen MKP. Bei allen war das vordere Mitralsegel
verdickt, zweimal fand sich eine Verdickung sowohl des vorderen als
auch posterioren Segels. Bei 19 der 23 MKP-Patienten konnte zusätzlich
eine Mitralring-Dilatation nachgewiesen werden. Eine klinische MKP-
Diagnose war allenfalls bei 13 der 23 Patienten möglich gewesen, bei
17 (=74%) lag —selbst mehrere Jahre nach dem Hirninfarkt —ein deutlich
erhöhter TG-Spiegel vor.

In der prospektiven Studie fand sich bei 20 der bislang 33 Patienten
(=61%) ein MKP, 15 von diesen hatten eine gestörte Thrombozytenfunktion mit erhöhten TG- und PF4-Werten. Die Merkmale der 20 jüngeren
Ischämiepatienten mit MKP im Vergleich zu den 13 ohne MKP sind in
Tabelle 1 gegenübergestellt. Eine Geschlechtsbevorzugung oder Altersabhängigkeit besteht nicht. Während in dem Kollektiv der Patienten
ohne MKP jeder mindestens einen vaskulären Risikofaktor aufwies, war
dies bei den MKP-Patienten nur bei der Hälfte der Fall. 8 der 20 Ischämien der MKP-Gruppe waren passager (TIA, PRIND), während dies nur bei
einer der 13 Ischämien der Gruppe ohne MKP der Fall war. Angiographisch
hatte nur ein MKP-Patient eine (hämodynamisch nicht wirksame) Karotisstenose, bei 7 waren intrazerebrale Gefäßobstruktionen nachweisbar,
vorwiegend im Mediastromgebiet. Bei vereinzelt durchgeführten Reangio-
graphien wiesen diese stets eine Rekanalisation auf. Die Patienten

Tabelle 1. Vergleich der Merkmale jüngerer Patienten mit zerebralen Ischämien in Abhängigkeit vom Vorliegen eines Mitralklappenprolaps

	MKP (n = 20)	kein MKP (n = 13)
Patientenmerkmale		
weiblich:männlich	10:10	7:6
Altersdurchschnitt (Jahre)	35	38
Risikofaktoren		
Hypertonus	4/20	5/13
Nikotin	6/20	6/13
Diabetes	0/20	1/13
Hyperlipidämie	0/20	2/13
Antikonzeptiva	3/10	2/7
sonstige	2/20	4/13
kein Risikofaktor	10/20	0/13
Ischämie-Merkmale		
TIA -Karotis	5	–
-Vertebralis	–	–
PRIND -Karotis	–	–
-Vertebralis	3	1
Infarkt-Karotis	11	12
-Vertebralis	1	1
Angiographiebefunde		
Karotis -Stenose	1	3
-Verschluß	–	4
Media -Stenose	1	–
-Verschluß	5	–
Posterior-Verschluß	1	–
Thrombozytenfunktion		
Beta-Thromboglobulin (µg/l)	258	85
Plättchenfaktor IV (µg/l)	124	39
(Mittelwerte, Normwerte		
10-52 µg/l bzw. bis 10,4 µg/l)		

ohne MKP hatten bei positiven Angiographiebefunden immer nur extrakranielle Karotisstenosen oder -verschlüsse.

Diskussion

Der MKP wurde zunächst lediglich als auskultatorisches Phänomen mit einem mittel- bis spätsystolischen Klick bzw. Geräusch ohne sichere pathologische Bedeutung beschrieben. Diese Auffassung wurde zunächst auch durch Untersuchungen zur MKP-Prävalenz in der gesunden Normalbevölkerung unterstützt, wobei sich mit der eindimensionalen M-Mode-Technik alters- und geschlechtsunabhängige Werte zwischen 5 und 8% ergaben (6,7,12). Barnett und Mitarbeiter (2) konnten dann jedoch in einer Vergleichsstudie mit 60 zerebralen Ischämiepatienten unter 45 Jahren und 141 älteren Patienten sowie entsprechenden Kontrollgruppen zeigen, daß die MKP-Inzidenz nur bei den über 45jährigen im üblichen Bereich lag. Bei den jüngeren Patienten fand sich im M-Mode-UKG in 40% ein MKP, während dies bei der Alterskontrollgruppe mit 6,8% den Werten gesunden Probanden entsprach.

Alle bisher publizierten weiteren Studien zur MKP-Inzidenz bei jüngeren Patienten mit zerebralen Ischämien wurden ebenfalls mit der M-Mode-
Technik gemacht. Diese ist jedoch mit einer Rate falsch-negativer Befunde von 25-30% behaftet. So konnten wir bei 2410 konsekutiven internistischen und neurologischen Patienten im M-Mode-UKG nur bei 176 oder
7,3% einen MKP nachweisen, während dies im zweidimensionalen 2D-UKG
bei 238 oder 9,9% der Fall war (8). Boughner aus der Arbeitsgruppe
Barnett's gelang bei einer Nachuntersuchung von 32 MKP-Patienten sogar
in Kenntnis der bereits vorher gesicherten Diagnose nur bei 22 der
Nachweis im M-Mode-UKG (9), was einer Rate falsch-negativer Befunde von
31% entspricht.

Selbst wenn es bei den bislang geringen Fallzahlen durchaus noch möglich ist, daß die MKP-Häufigkeit unserer Ischämie-Patienten selektions-
bedingt erhöht sein könnte, muß u.E. davon ausgegangen werden, daß im
2D-UKG bei mindestens 40-50% der unter 45jährigen Patienten mit zerebralen Ischämien ein MKP nachweisbar ist, der damit zum häufigsten
Risikofaktor in dieser Altersgruppe wird.

Pathogenetisch werden bei Ausschluß komplizierender bakterieller Endokarditiden und Arrhythmien von der abnormen Klappe ausgehende nicht-
infektiöse Thromben angenommen (3). Als begünstigenden Faktor konnten
wir in einem Fall im 2D-UKG und Angiokardiogramm zusätzlich ein Aneurysma der prolabierenden Mitralklappe nachweisen (11). Zur Hypothese
kardialer Embolien mit relativ wenig thrombotischem Material passen
auch die klinischen Beobachtungen vergleichsweise blander Ischämien
und angiograhisch reversibler distaler Arterienverschlüsse in unserem
und in anderen MKP-Kollektiven (4).

Eine Angiographie ist auch zum Ausschluß einer Koinzidenz eines MKP
mit Strombahnhindernissen im Bereich der hirnzuführenden Gefäße stets
erforderlich. Als Differenzierungsmerkmal zwischen klinisch "stummen"
und zur zerebralen Ischämie prädisponierendem MKP sind möglicherweise
die Thrombozytenfunktionsparameter in Form von TG und PF4 geeignet.
Für die Bedeutung dieser Laborwerte spricht auch der günstige Krankheitsverlauf unter Thrombozytenaggregationshemmern (9), weshalb eine
Antikoagulation nur in Ausnahmefällen indiziert ist.

Zusammenfassung

Ein MKP ist der häufigste Risikofaktor für zerebrale Ischämien von
Patienten bis zum 45. Lebensjahr. Der Nachweis ist klinisch-auskulta-
torisch nur bei einem Drittel bis der Hälfte der Betroffenen möglich;
auch im alleinigen M-Mode-UKG entgehen 25-30% dem Nachweis. In jedem
Fall ist eine komplette neurovaskuläre Diagnostik inkl. zerebraler
Angiographie erforderlich. Klinisch sind die Ischämien der MKP-Patienten im Durchschnitt leichter als bei Patienten ohne MKP, laborchemisch
zeigt sich eine Tendenz zu einer stärker gestörten Thrombozytenfunktion. Therapeutisch verhindern Thrombozytenaggregationshemmer in aller
Regel Rezidive; in Ausnahmefällen ist eine Antikoagulation indiziert.

Literatur

1. Barnett HJM, Jones MW, Boughner DR, Kostuk WJ (1976) Cerebral
   ischemic events associated with prolapsing mitral valve. Arch
   Neurol 33:777-782
2. Barnett HJM, Boughner DR, Taylor DW, Cooper PE, Kostuk WJ, Nichol
   PM (1980) Further evidence relating mitral-valve prolapse to cerebral ischemic events. New Engl J Med 302:139-144

3. Barnett HJM (1983) Heart in ischemic stroke — a changing emphasis. In: Barnett HJM (ed) Symposium on cerebrovascular disease. Neurologic Clinics Vol 1. Saunders, Philadelphia p 291
4. Barnett HJM (1984) Cardiac causes of cerebral ischemia. In: Toole JF (ed) Cerebrovascular diseases, third edition. Raven, New York, p 168
5. Bluschke V, Hennerici M, Scharf RE, Kladetzky RG, Breithardt G, Lück J, Köhler E (1982) Mitralklappenprolaps-Syndrom und Thrombozytenaktivität bei jungen Patienten mit zerebralen Ischämien. Dtsch med Wchschr 107:410-414
6. Bryhn M, Persson S (1984) The prevalence of mitral valve prolapse in healthy men and women in Sweden. An echocardiographic study. Acta Med Scan 215:157-160
7. Darsee JR, Mikolich JR, Nicoloff NB, Lesser LE (1979) Prevalence of mitral valve prolapse in presumably healthy young men. Circulation 59:619-622
8. Henkel B, Erbel R, Meyer J (1984) Mitralklappenprolaps. Vollständige echokardiographische Diagnostik einschließlich Doppler-Echokardiographie und transösophagealer Echokardiographie. Verh Dtsch Ges Inn Med 90:im Druck
9. Jackson AC, Boughner DR, Barnett HJM (1984) Mitral valve prolapse and cerebral ischemic events in young patients. Neurology (Cleveland) 34:784-787
10. Kaplan KL, Nossel HL, Drillings M, Lesznik G (1978) Radioimmunoassay of platelet factor 4 and beta-thromboglobulin. Development and application of studies of platelet release in relation to fibrinopeptide A generation. Brit J Haemat 39:129-135
11. Krämer G, Klee W, Nix W, Erbel R (1983) Zerebellärer Infarkt bei Prolaps und Aneurysma der Mitralklappe. Akt Neurol 10:222-225
12. Procacci PM, Savran SV, Schreiter SL, Bryson AL (1976) Prevalence of clinical mitral-valve prolapse in 1169 young women. New Engl J Med 294:1085-1088

Migräne, Mitralklappenprolaps und Thrombozytenaggregation

V. Pfaffenrath, G. Autenrieth, U. Kellhammer, W. Pöllmann und
G. M. Kufner

Der Mitralklappenprolaps (MKP) ist mit einer Inzidenz von vier bis
sechs Prozent in der Allgemeinbevölkerung eine der häufigsten Herz-
klappenanomalien des Erwachsenenalters (9). Eine besonders schwerwiegende Begleiterscheinung eines MKPs stellen kardial-embolisch bedingte zerebro-vaskuläre Ereignisse dar. So sollen bei Patienten
unter 45 Lebensjahren etwa 30% der TIA und Hirninfarkte auf einen
MKP zurückzuführen sein (4). MKP-Patienten leiden bemerkenswert häufig
unter einer Migräne (1,12). Die fokal-neurologischen Ausfälle bei Patienten mit einer "hemiplegischen" Migräne (6) ähneln der TIA-Symptomatik, die bei einem MKP auftreten kann. Darüber hinaus soll das
Risiko, einen Hirninfarkt zu erleiden, bei Migränikern, insbesondere
bei solchen mit einer hemiplegischen Migräne, höher als in der Normalpopulation sein (13). Migräniker weisen nicht selten schon im kopfschmerzfreien Intervall (10) eine Störung der Thrombozytenfunktion im
Sinne einer gesteigerten Plättchenadhäsivität und -aggregation auf
(11). Eine solche Thrombozytendysfunktion, die allgemein als Risikofaktor einer zerebrovaskulären Komplikation gilt, soll auch bei MKP-
Patienten nachweisbar sein (7,14-16). Beide Erkrankungen zeichnen sich
noch durch eine Reihe anderer Gemeinsamkeiten aus. Sowohl der MKP (9)
als auch die Migräne betreffen überwiegend Frauen und das jüngere Erwachsenenalter. Therapeutisch werden bei beiden Erkrankungen vorwiegend β-Blocker eingesetzt (18). Synkopen, Palpitationen, Schwindel,
Herzklopfen, paroxysmale Tachykardien (9) und ein erhöhter Sympathikotonus (2,8) sind geläufige Begleiterscheinungen beider Krankheitsbilder.

In dieser Studie wurde untersucht, ob bei Patienten mit einer hemiplegischen Migräne häufiger als bei anderen Migräneformen ein MKP und eine
gesteigerte Thrombozytenaggregation nachweisbar war. Hypothetisch könnte dadurch eine Subgruppe von Migränikern mit einem erhöhten Risiko
eines thrombembolischen zerebro-vaskulären Ereignisses definiert werden.

1. Patienten

Die Untersuchungen wurden an der Neurologischen Poliklinik des Klinikums Großhadern im Zeitraum zwischen Januar und Juli 1983 vorgenommen.
In die Studie aufgenommen wurden Migräniker im Alter zwischen 18 bis
50 Jahren. Die Diagnose einer Migräne wurde nach den Kriterien der
"WFN Research Group on Migraine and Headache" (19) gestellt. Die Dauer
der Erkrankung betrug bei allen Patienten mehr als zwei Jahre. Patienten mit anderen vaskulären Kopfschmerzen oder täglichen Kopfschmerzen
wurden aus der Studie ausgeschlossen. Die Messungen der Thrombozytenfunktion erfolgten ausschließlich im kopfschmerzfreien Intervall. Wegen
einer möglichen Beeinflussung des Thrombozytenverhaltens galten folgende Ausschlußkriterien: Multiple Sklerose, aktueller Infekt, Arteriosklerose, Diabetes, Hyperurikämie, eine hämorrhagische Diathese, Niko-

tingenuß, Schwangerschaft, schwere Operationen bzw. Herz- und Hirninfarkt innerhalb des letzten Jahres, die Einnahme von Antidepressiva,
thrombozytenaggregationshemmenden Medikamenten und östrogenhaltigen
Präparaten sowie die Behandlung mit Kortikosteroiden oder immunsuppressiven Substanzen in den letzten sechs Monaten. In die Studie aufgenommen wurden 46 ambulante Patienten mit einer Migräne (36 Frauen, 10
Männer) im Alter zwischen 18 und 49 Jahren ($\bar{X}$ = 31,5). 30 Patienten
(25 Frauen, 5 Männer) im Alter zwischen 19 und 49 Jahren ($\bar{X}$ = 33,1) litten unter einer "nicht-hemiplegischen" Migräne. Diese Gruppe umfaßte
24 Patienten mit einer gewöhnlichen und sechs Patienten mit einer
"klassischen" Migräne. 16 Patienten (11 Frauen, 5 Männer) im Alter
zwischen 18 und 42 Jahren ($\bar{X}$ = 28,6) wiesen eine "hemiplegische" Migräne auf. Es handelt sich dabei um Migräniker, die sporadisch unter einem sensomotorischen Halbseitendefizit litten, das in der Auraphase
einsetzte und mit dem Beginn der Kopfschmerzphase verschwand. In drei
von 16 Fällen persistierten die Ausfälle bis zu 48 Stunden nach Beendigung der Attacke, in zwei Fällen war es zu einem permanenten Halbseitendefizit gekommen. Die Patienten mit einer hemiplegischen Migräne
waren Teil eines Kollektivs von 394 Migränikern, die zwischen 1980 bis
1983 in unserer Poliklinik untersucht wurden. Bei allen Kopfschmerz-
patienten wurde eine vollständige Anamnese erhoben, eine körperliche
Untersuchung durchgeführt und eine Routinelaboruntersuchung veranlaßt.
Drei von 46 Migränikern wurden wegen einer möglichen medikamentösen
Beeinflussung der Thrombozytenfunktion aus der Studie ausgeschlossen.
Die Kontrollgruppe für die Messung der Thrombozytenaggregation bestand
aus 43 gesunden Personen (25 Frauen, 18 Männer), im Alter zwischen 20
und 63 Jahren ($\bar{X}$ = 36,6).

2. Methodik

a) Thrombozytenaggregationsmessungen

Es erfolgte sowohl die Messung der spontanen Thrombozytenaggregation
mit dem photometrischen Plättchenaggregationstest (PAT III) nach
Breddin et al. (5) als auch die der induzierten Thrombozytenaggregation
(Aggregation nach Zugabe aggregationsauslösender Substanzen) mit der
photometrischen Methode nach Born und O'Brien in der Modifikation
nach Breddin et al. (5). Als aggregationsauslösende Substanzen wurden
ADP (Endkonzentration 10^{-6}M) und Serotonin (Endkonzentration (5×10^{-6})
verwendet. Alle Thrombozytenaggregationsmessungen erfolgten sowohl in
der Patientengruppe als auch im Normalkollektiv jeweils zu einem identischen Zeitpunkt nach der Blutabnahme: die ADP-induzierte Aggregation
nach 30 Minuten, die Serotonin-induzierte Aggregation nach 70 Minuten
und die spontane Aggregation nach 90 Minuten.

b) Echokardiographie

Die Diagnose eines MKPs wurde durch eine Echokardiographie mit M-Mode-
Registrierung gestellt. Dem Untersucher war die Diagnose der Kopf-
schmerzpatienten nicht bekannt. Eingesetzt wurde ein Toshiba SS4 40-
Gerät.

3. Ergebnisse

Von 46 echokardiographisch untersuchten Migränikern wiesen 19 einen
MKP auf. Patienten mit einer hemiplegischen Migräne (n = 16) zeigten
in sieben Fällen, solche mit einer nicht-hemiplegischen Migräne
(n = 30) in insgesamt 12 Fällen einen MKP (Tabelle 1). Bei der spontanen Aggregation und der serotonin-induzierten Aggregation bestanden
keine Unterschiede zwischen Migränikern (n = 43) und Kontrollen (n = 43),
wohingegen die ADP-induzierte Aggregation in der Kontrollgruppe sogar
häufiger als in der Patientengruppe gestört zu sein schien. Patienten
mit einer hemiplegischen Migräne (n = 16) wiesen nicht häufiger als
solche mit einer nicht-hemiplegischen Migräne (n = 27) eine Störung
von mindestens einer Thrombozytenaggregationsmessung auf (p = 0,56).
Die Tabelle 2 gibt die Häufigkeit von mindestens einer Thrombozytenaggregationsstörung in den Untergruppen mit einem nachgewiesenen MKP
wieder. Abbildung 1 gibt einen Überblick über die Einzelergebnisse der
Thrombozytenaggregationsmessungen bei den Migränikern.

Tabelle 1. Diagnosegruppen und MKP

Diagnose	MKP: Ja	MKP: nein	Σ
Hemiplegische Migräne	7 ⟨ ♀ 4 / ♂ 3	9 ⟨ ♀ 7 / ♂ 2	16 ⟨ ♀ 11 / ♂ 5
Nicht-hemiplegische Migräne	12 ⟨ ♀ 10 / ♂ 2	18 ⟨ ♀ 15 / ♂ 3	30 ⟨ ♀ 25 / ♂ 5
Σ	19 ⟨ ♀ 14 / ♂ 5	27 ⟨ ♀ 22 / ♂ 5	46 ⟨ ♀ 36 / ♂ 10

Tabelle 2. Häufigkeit von mindestens einer Thrombozytenaggregationsstörung in den
Diagnosegruppen

Diagnose	mindestens eine Thrombozytenaggregationsstörung		Σ	Wahrschein-lichkeit von χ^2
	Ja	nein		
Hemiplegische Migräne	5	11	16	
Nicht-hemiplegische Migräne	11	16	27	p > 0.56
Σ	16	27	43	

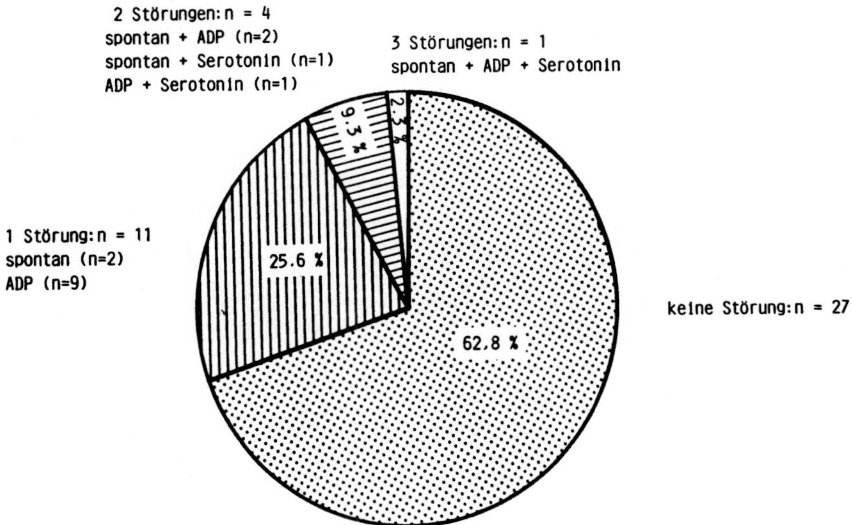

Abb. 1. Zusammensetzung des Patientengutes nach Anzahl der Thrombozytenaggregations-störungen

4. Diskussion

Auf den Zusammenhang zwischen MKP und zerebro-vaskulären Ereignissen hat 1976 Barnett (3) erstmalig hingewiesen. In zahlreichen Publikationen (4,14,17) ist diese Korrelation bestätigt worden. Sowohl der MKP als auch die Migräne scheinen mit einer Störung der Thrombozytenfunktion einherzugehen. Darüber hinaus soll der MKP signifikant mit einer Migräne korreliert sein. So berichteten Amat et al. (1) bei 64 untersuchten Migränikern in 25% einen MKP, Litman und Friedman (12) fanden bei einem primär kardiologischen Patientengut von 230 Fällen mit einem MKP in 28% eine begleitende Migräne.

Wir wissen aus der Literatur, daß insbesondere bei jungen Patienten ohne Nachweis anderer Risikofaktoren ein MKP Ursache einer zerebrovaskulären Komplikation sein kann. Eine Störung der Thrombozytenfunktion, wie man sie bei Patienten mit einer Migräne und einem MKP vermutet, könnte das Risiko, eine TIA oder einen Hirninfarkt zu erleiden, erhöhen. Unsere Ergebnisse weisen darauf hin, daß Patienten mit einer hemiplegischen Migräne im Vergleich zu Patienten mit einer nicht-hemiplegischen Migräne nicht häufiger einen MKP oder Störungen der Thrombozytenfunktion zeigen. Insgesamt bleibt damit der Zusammenhang MKP — Migräne weiterhin spekulativ.

Literatur

1. Amat G, Louis PJ, Loisy C, Centonze V, Pelage S (1982) Migraine and the mitral valve prolapse syndrome. In: Critchley et al. (eds) Advances in neurology, Vol 33. Raven, New York, p 27-29
2. Anthony M (1981) Biochemical indices of sympathetic activity in migraine. Cephalalgia 1:83-89
3. Barnett HI, Jones MW, Boughner DR, Kostuk WJ (1976) Cerebral ischemic events associated with prolapsing mitral valve. Arch Neurol 33:777-782

114

4. Barnett HI, Boughner DR, Taylor DW, Cooper PE, Kostuk WJ, Nichol PM (1980) Further evidence relating mitral-valve prolapse to cerebral ischemic events. New Engl J Med 302:139-144
5. Breddin K, Krzywanek JH, Ziemen J, Bauer H, Brun H (1977) Enhanced platelet aggregation as a risk factor for progress and complications of vascular disease. New findings with a platelet aggregation test (PAT III) and on the dependence of different aggregation test on morphologic changes. In: Agnoli A, Fazio C (eds) Platelet aggregation in the pathogenesis of cerebrovascular changes. Springer, Berlin Heidelberg New York, p 44-62
6. Bruyn GW (1968) Complicated migraine. In: Vinken PJ, Bruyn GW (eds) Handbook of Clinical Neurology, Vol 5, p 59-95
7. Fisher M, Weiner B, Ockene IS, Forsberg A, Duffy CP, Levine PH (1983) Platelet activation and mitral valve prolapse. Neurology 33:384-386
8. Hermann P (1983) Severe headaches: Large pupils and mitral valve prolapse in young women. Neurology 33 (Suppl II):152
9. Jeresaty RM (1979) Mitral valve prolapse. Raven, New York
10. Jones RJ, Forsythe AM, Amess JAL (1982) Platelet aggregation in migraine patients during the headache-free interval. In: Critchley et al. (eds) Advances in neurology, Vol 33, Raven, New York, p 275-278
11. Kalendovsky Z, Austin JH (1975) "Complicated migraine". Its association with increased platelet aggregability and abnormal plasma coagulation factors. Headache 15:18-35
12. Litman GI, Friedman HM (1978) Migraine and the mitral valve prolapse syndrome. Am Heart J 96(no 5):610-614
13. Pearce JMS, Forster J-B (1965) An investigation of complicated migraine. Neurology 15:333
14. Scharf RE, Hennerici M, Bluschke V, Lueck J, Kladetzky RG .(1982) Cerebral ischemia in young patients: Is it associated with mitral valve prolapse and abnormal platelet activity in vivo? Stroke 13: 454-458
15. Steele P, Weily H, Rainwater J, Vogel R (1978) Platelet survival time and thrombo-embolism in patients with mitral valve prolapse. Circulation 60:43-45
16. Walsh PN, Kansu TA, Corbett JJ, Savino PG, Goldburgh WP, Schatz NJ (1981) Platelets, thromboembolism and mitral valve prolapse. Circulation 63:552-559
17. Watson RT (1979) TIA, stroke and mitral valve prolapse. Neurology 29:886-889
18. Weerasuriya K, Patel L, Turner P (1982) β-adrenoceptor blockade and migraine. Cephalagia 2:33-45
19. World Federation of Neurology: Meeting of the research group on migraine and headache. J Neurol Sci 9:202 (1969)

Zur Messung zirkulierender Plättchenaggregate bei Patienten mit zerebro-vaskulären Erkrankungen

K.-H. Grotemeyer

Einleitung

Die Messung der Thrombozytenfunktion im Routinelabor ist kaum möglich,
da die Testsysteme zu störanfällig und zeitlich zu aufwendig sind (1).
Eines der einfachsten Meßverfahren, das mit den anderen Plättchenfunk-
tionstesten korreliert (7), ist die Messung der zirkulierenden Plättchenaggregate nach Wu und Hoak (12). Da aber im Routinebetrieb und bei
mehreren Untersuchern die für dieses System genaue Blutentnahme nie
eingehalten wird, erlaubt dieses System zwar statistische Aussagen,
aber keine Aussagen zum Einzelfall. Es soll überprüft werden, ob durch
eine weitere Modifikation des Bestimmungsverfahrens (siehe Methodik)
die Aussagekraft des Testsystems im Einzelfall nicht verbessert werden
kann.

Von Bedeutung erscheint eine solche Messung der zirkulierenden Plättchenaggregate als Hinweis auf einen Gefäßprozeß weniger bei Patienten
mit transitorisch ischämischen Attacken und Hirninfarkten, bei denen
eine Störung der Thrombozytenfunktion als eines der pathogenetischen
Substrate erwiesen scheint (2,10,12,13), sondern eher bei Erkrankungen
wie der sog. "Zerebralsklerose" bzw. zerebro-vaskulären Insuffizienz,
bei der es unklar ist, ob überhaupt in den meisten Fällen vaskuläre
Veränderungen —was immer dieses ist —die Ursache des Leidens sind (5).

Patienten und Probanden

Untersucht wurden 71 Personen, die klinisch gesund waren und keine
Anamnese, die einen Rückschluß auf ein Gefäßleiden erlaubte, hatten.

30 Patienten (13 weiblich, 17 männlich), bei denen die klinische Diagnose transitorisch ischämische Attacke gestellt worden war, wurden
untersucht. Die vermutete letzte Attacke lag zum Zeitpunkt der Untersuchung zwischen 24 Stunden und 3 Wochen zurück. Bei den 33 untersuchten Patienten mit Hirninfarkt (16 weiblich, 17 männlich) lag das In-
farktgeschehen bis 14 Tage zurück. Weiterhin wurden 33 Patienten mit
der klinischen Diagnose zerebro-vaskuläre Insuffizienz (9 weiblich,
24 männlich) untersucht. Hierherunter wurden im mittleren bis höheren
Alter entstandene pseudoneurasthenische Syndrome bzw. klinisch faßbare
hirnorganische Psychosyndrome (HOPS) ohne fokal neurologische Symptomatik oder eindeutige Hinweise für abgelaufene transitorisch ischämische Attacken verstanden, wenn in der HATCHINSKI ISCHÄMIE SKALA
(4) mindestens ein Wert von 6 und darüber erreicht wurde (6).

Probanden und Patienten nahmen zum Zeitpunkt der Untersuchung keine
Medikamente, die die Plättchenfunktion beeinträchtigen, ein.

Methoden

Alle Untersuchten waren nüchtern, und die Blutentnahme erfolgte nach
der Zwei-Spritzen-Technik morgens. Die Punktion erfolgte in der Kubi-
talvene mit einem Butterfly (R)-21. Die Messung zirkulierender Plättchenaggregate beruht darauf, daß Thrombozyten, die in Formalin-EDTA
aufgefangen werden, sofort fixiert werden. Vorhandene Plättchenaggregate bleiben als solche fixiert. Eine jeweils gleiche Menge Blut wird
in EDTA-Pufferlösung aufgefangen. Zusammengelagerte Plättchen werden
durch EDTA desaggregiert. Bei einer Zentrifugation mit 52 g bleiben
einzelne Plättchen im Überstand. Aggregate sinken aber mit den Erythrozyten zu Boden. Das Verhältnis der Plättchen in beiden Überstän-
den läßt sich als Index ausdrücken. Wählt man die Plättchen aus der
EDTA-Probe in den Zähler und die aus der Formalinprobe in den Nenner,
nimmt die Indexzahl mit Zunahme der Aggregate zu.

Im einzelnen wurde die Zählung der zirkulierenden Plättchenaggregate
nach der Methode von Wu and Hoak in einer von uns beschriebenen Modifikation (3) durchgeführt. Neu eingeführt wurde eine Zählung der Erythrozyten vor der Zentrifugation der Thrombozyten mittels eines Coun-
ters, so daß sich die Indexzahl für die zirkulierenden Plättchenaggregate nunmehr berechnet aus:

$$I = \frac{\text{Erythrozytenzahl in Formalin-EDTA} * \text{Thrombozytenzahl in EDTA}}{\text{Thrombozytenzahl in Formalin-EDTA} * \text{Erythrozytenzahl in EDTA}}$$

Ergebnisse

<u>Tabelle 1.</u> Gesunde Probanden (Pr), Hirninfarktpatienten (HI), Patienten mit transi-
torisch ischämischen Attacken (TIA) und Patienten mit einer cerebro-vaskulären Insuffizienz (CVI) (MW = Mittelwert s1 = einfache Standardabweichung)

Anzahl	Geschlecht	Alter in Jahren MW +/- s1	Diagnose	Index MW +/- s1
15	m + w	23 +/- 3	Pr	1.00 +/-0.06
17	m + w	38 +/- 5	Pr	0.98 +/-0.10
24	m + w	52 +/- 4	Pr	0.97 +/-0.10
15	m + w	68 +/- 5	Pr	0.96 +/-0.10
34	w	44 +/-19	Pr	0.99 +/-0.09
37	m	47 +/-13	Pr	0.96 +/-0.10
71	m + w	46 +/-16	Pr	0.98 +/-0.09

Spannbreite für den Index bei gesunden Probanden

```
MW +/-  s1:   0.89 ------ 1.07
MW +/- 2xs1:  0.80 ------ 1.16
MW +/- 3xs1:  0.71 ------ 1.25
```

30	m + w	45 +/-14	TIA	1.71 +/-0.72
33	m + w	51 +/-15	HI	1.43 +/-0.27
33	m + w	59 +/-10	CVI	1.42 +/-0.51

Diag- nose:	% Anteil der Patienten im Bereich des MW der NP			
	+ s1	+ 2xs1	+ 3xs1	> + 3xs1
TIA	0%	6%	16%	84%
HI	0%	4%	15%	85%
CVI	15%	36%	54%	46%

Bei 25 Untersuchungen wurden alle Proben doppelt entnommen und getrennt
analysiert. Hierbei ergab sich eine durchschnittliche Abweichung vom
Mittelwert aus beiden Werten von 3%, 80% aller Abweichungen waren kleiner als 5.5% des Mittelwertes, die maximal gefundene Abweichung war
9.7%. Bei Raumtemperatur zeigten die gewonnenen Indexwerte bis zu
einer Proben-Lagerungszeit von 90 min keine Abweichung, die größer
als 10% des Ausgangswertes war.

Bei 30 gesunden Probanden, 15 weiblich, 15 männlich im Alter von 39+/
-18 Jahren, ergab sich ohne Erythrozytenkorrektur ein Index-Mittel-
Wert von 1.04 +/- 0.16. Nach Korrektur war der Index-Mittel-Wert 0.99
und die Standardabweichung 0.09. Die erweiterte Analyse von 71 gesunden Probanden findet sich in der Tabelle. Signifikant ($p < 0.001$) waren
Index-Werte für Patienten mit Hirninfarkten, TIA's oder CVI im Vergleich zum Normkollektiv erhöht.

Diskussion

Die Normalwerte für die Methode ohne Erythrozytenkorrektur zeichnen
sich zu den früher gefundenen Werten (3) (1.04 +/- 0.12) durch eine
höhere Standardabweichung und eine geringe Verschiebung des Mittelwertes aus, die damit zu erklären ist, daß bei den jetzt gewonnenen
Werten verschiedene Untersucher anstelle von nur einem Untersucher
die Blutentnahmen durchführten. Durch die Korrektur des unvermeid-
lichen Abnahmefehlers kommt es zu einer deutlichen Verbesserung der
Ergebnisse im Hinblick auf die Standardabweichung. Die Reproduzierbarkeit der Ergebnisse gestattet es bei einer Einzelbestimmung, davon auszugehen, daß der gewonnene Wert wahrscheinlich um +/- 3%, aber
maximal um +/- 10% vom tatsächlichen Wert abweicht. Weiterhin wird
es möglich, mit der 3-fachen Standardabweichung zur Definition des
Normbereiches zu arbeiten, was für die klinische Verwendbarkeit der
Methode wesentlich sein dürfte. Auch die Möglichkeit, die Thrombozyten nicht sofort, sondern innerhalb von 90 min verarbeiten zu
können, ist eine wesentliche Voraussetzung für die Routine-Einsetz-
barkeit der Methode.

Die fehlende Altersabhängigkeit der Normwerte und die fehlende Ge-
schlechtsspezifität entspricht den Ergebnissen von Prazich et al.
(9).

Die erzielten Ergebnisse für Hirninfarktpatienten entsprechen —soweit
es um die statistischen Aussagen geht —den Ergebnissen von Doughtery
(2). Die erhöhten Werte für Patienten mit TIA wurden bereits von anderen (2,7,12) beobachtet. Die signifikanten Ergebnisse für Patienten
mit einer CVI sind —statistisch betrachtet —ebenfalls eindeutig, was
mit den Ergebnissen von Ott (8), der für die sogenannte spontane
Plättchenaggregation bei Patienten mit Multiinfarktdemenz eine pathologische Erhöhung zeigen konnte, übereinstimmt. Analysiert man die
Ergebnisse (Tabelle 1) nach der Verteilung und blickt damit auf den
Einzelfall, so wird die Inhomogenität der Gruppe mit der klinischen
Diagnose CVI deutlich. Letztlich konnten nur bei 46% der Patienten
mit der Diagnose CVI eindeutig vermehrte zirkulierende Plättchenaggregate gemessen werden.

Geht man davon aus, daß die Vermehrung von Plättchenaggregaten ein
deutlicher Hinweis auf eine vaskuläre Pathogenese von Hirninfarkten
und TIA's ist (2,13), so läßt sich dieses für HOPS, die nach der
HATCHINSKI-ISCHÄMIE-SKALA als vaskulär anzusehen sind, nicht so eindeutig zeigen. —Ob der möglichen Differenzierung in HOPS mit vermehrten zirkulierenden Plättchenaggregaten und unveränderten Werten eine

klinische Bedeutung, z.B. im Hinblick auf therapeutische Ansätze, zukommt, bedarf weiterer Untersuchungen.

Zusammenfassung

Eine Modifikation des von Wu und Hoak (1974) vorgeschlagenen Thrombozytenfunktionstestsystems wurde an 71 Probanden und 96 Patienten auf seine Validität als Routinemethode überprüft. Während sich mit diesem Testsystem für Hirninfarktpatienten und Patienten mit TIA's eindeutig veränderte Plättchenfunktionen nachweisen ließen, konnte bei Patienten mit CVI zwar ebenfalls eine signifikant erhöhte Plättchenfunktion aufgezeigt werden, allerdings waren die Werte nur bei 46% der Patienten größer als der MW + 3 × s1 des Normalkollektives.

Literatur

1. Breddin K, Krzywanek HJ (1978) Possible laboratory criteria for evaluation of antiplatelet drugs. In: Breddin K, Dorndorf W, Loew D, Marx R (eds) Acetylsalicylic acid in cerebral ischemia and coronary heart disease. FK Schattauer, Stuttgart New York, p 13
2. Doughtery JH, Levy DE, Weksler BB (1981) Gesteigerte Blutplättchenfunktion bei zerebraler Ischämie. In: Beddin K, Loew D, Überla K, Dorndorf W, Marx R (Hrsg) Prophylaxe venöser, peripherer, kardialer und zerebraler Gefäßkrankheiten mit Acetylsalicylsäure. FK Schattauer, Stuttgart New York, p 143
3. Grotemeyer KH, Viand R, Beykirch K (1983) Thrombozytenfunktion bei vasomotorischen Kopfschmerzen und Migränekopfschmerzen. DMW 108:775-778
4. Hatchinski VC, Iliff LD, Zilkha E, McAllister VL, Du Boulay GH, Marshall I, Russel RW, Symon L (1975) Cerebral blood flow in dementia. Arch Neurol 32:632-637
5. Heidrich H (1983) Aktuelle Standortbestimmung in der Diagnostik und Therapie chronischer zerebraler Durchblutungs- und Funktionsstörungen, 1. Aufl. Kehrer Verlag KG, Freiburg i Br
6. Ladurner G, Bertha G, Piereinger W, Lytwin H, Lechner H (1981) Klinische Unterscheidungskriterien bei vaskulärer (Multiinfarkt) und primär degenerativer Demenz (Alzheimer). Nervenarzt 52:401-404
7. Olsson JV (1982) Comparison between induced platelet aggregation and circulating platelet aggregates as platelet function tests in patients with transient ischemic attacks. Acta Neurol Scandinav 65: 122-132
8. Ott E, Bertha G, Marguc K, Ladurner G, Lechner H (1982) Klinische und hämodynamische Aspekte des zerebralen Multiinfarktgeschehens. Nervenarzt 53:78-82
9. Prazich JA, Rapaport SI, Samples JR, Engler R (1977) Platelet aggregate ratios —standardization of technique and test results in patients with myocardial ischemia and patients with cerebrovascular disease. Thrombos Haemostas 38:597-605
10. Ten Cate JW, Voss J, Oosterhuis H, Prenger D, Jenkins CSP (1978) Spontaneous platelet aggregation in cerebrovascular disease. Thrombos Haemostas 39:223-229
11. Wu KK, Hoak JC (1974) A new method for the quantitative detection of platelet aggregates in patients with arterial insufficiency. Lancet II:924-926
12. Wu KK, Hoak Jk (1975) Increased platelet aggregates in patients with transient ischemic attacks. Stroke 6:521-524
13. Zahavi J (1977) The role of platelets in myocardial infarction, ischemic heart disease, cerebrovascular disease, thromboembolic disorders and acute idiopathic pericarditis. Thrombos Haemostas 38:1073-1084

Die regionale Gehirndurchblutung beim Hirninfarkt infolge kardiologischer Erkrankungen

A. Hartmann

Noch vor 20 Jahren wurde angenommen, daß bei weniger als 5% der Patienten mit zerebraler Ischämie eine kardiale Ursache vorliegt (1). Untersuchungen in den vergangenen 10 Jahren haben jedoch ergeben, daß etwa 1/5 dieser Patienten primär an einer Herzerkrankung leiden (2). Andere Autoren vermuten gar einen Prozentsatz von 34% (3). Die verbesserte Diagnostik auf kardiologischem Sektor hat nicht nur diesen tatsächlichen Anteil der ursächlichen Herzerkrankungen für den akuten Hirninfarkt erkannt, sondern auch ermöglicht, die Pathogenese im einzelnen Fall während des Verlaufs zu klären. Die Tatsache, daß Patienten mit ischämischen Apoplexen hinsichtlich der ätiologischen Abklärung besser klassifiziert werden können, erlaubt es im Vergleich zu früheren Studien auch, bei Durchblutungsmessungen entsprechende Einteilungen vorzunehmen. Das ist insofern von Belang, weil pathogenetische Mechanismen bei embolischen bzw. thrombotischen Prozessen differieren. Untersuchungen der regionalen Gehirndurchblutung (rCBF) sind wegen ihres dynamischen Charakters bei Patienten mit akutem Hirninfarkt dann sinnvoll, wenn die Untersuchung zu einem möglichst frühen Zeitpunkt während der Erkrankung stattfindet und dann fortlaufend wiederholt wird. Von 42 Patienten mit akutem Hirninfarkt, die am Tag des Auftretens der Symptomatik oder spätestens am folgenden Tag in unserem Hirnkreislauflabor untersucht wurden und dann wenigstens über einen Zeitraum von 2 Wochen nachuntersucht werden konnten, wurde bei 14 Patienten eine kardiologische Ursache vermutet. Als Bedingung zur Annahme einer kardiologischen Ätiologie galten folgende Kriterien:

1. Plötzlich auftretende Symptomatik ohne Warnzeichen.
2. Bekannte Herzerkrankung in der Anamnese bzw. während der Behandlung identifizierte typische Herzerkrankung.
3. Angiographisch nachgewiesener Gefäßverschluß ohne Zeichen der Arteriosklerose.
4. Jugendliches Alter (unter 40) ohne Risikofaktoren.
5. Zeichen der Hämorrhagie im CT bei ausgeschlossener Venenthrombose bzw. Massenblutung.

Folgende Diagnosen werden gestellt:
Mitralklappenprolaps, Mitralklappeninsuffizienz ohne Endokarditis, rheumatische Herzerkrankung mit Mitralstenose, intermittierende Tachyarrhythmie, Vorhofflimmern. Bei 2 Patienten war eine Zuordnung nicht möglich.

Methode

Die Hirndurchblutung wurde mit der atraumatischen Technik mittels Inhalation von 133 Xe und Erfassung von bis zu 32 Detektoren über der rechten und linken Hemisphäre bestimmt (4). CBF-Messungen erfolgten am Tag der Aufnahme (innerhalb 48 h nach Auftreten der Symptomatik (CBF 1), 6-9 Tage später (CBF 2) und zuletzt 13-19 Tage nach der Erstmessung (CBF 3). Da in allen Fällen der $PaCO_2$-Wert der einzelnen

Messungen von den individuellen Folgemessungen nur gering abwich, wurde eine Korrektur der Durchblutungswerte nach dem $PaCO_2$-Wert nicht vorgenommen. Eine klinische Beurteilung erfolgt zu jeder Messung nach 3 Schweregraden (wenig Ausfälle, leichte bzw. schwere Ausfälle). Ein Punktesystem wurde nicht angewandt. Die Daten wurden mit Durchblutungswerten von 22 Patienten verglichen, bei denen ein akuter Verschluß einer A. car. int. (ACI) diagnostiziert wurde, wobei die Patienten nach dem gleichen Protokoll untersucht wurden.

Ergebnisse

Abbildung 1 gibt die mittlere Hirndurchblutung beider Gruppen für die "ischämische" und die "kontralaterale" Hemisphäre wieder. In der Gruppe mit ACI-Verschluß ändert sich die Hirndurchblutung auf der ischämischen Seite vom ersten zum 13./19. Tag kaum. In der Gruppe mit kardialer Ätiologie kam es bei gleichem Ausgangswert zum Zeitpunkt der Erstmessung in der ischämischen Hemisphäre innerhalb von 6–8 Tagen zu einer CBF-Steigerung, die sowohl gegenüber dem eigenen Ausgangswert wie auch gegenüber dem Gruppenwert der ACI-Gruppe signifikant unterschiedlich war. In der kontralateralen Hemisphäre war ein umgekehrter Trend zu erkennen: Die Gruppe mit kardialer Ätiologie zeigte keine Änderung über den Zeitraum der Beobachtung, während die Gruppe mit ACI-Verschluß von CBF 1 nach CBF 2 einen signifikanten Ausstieg der Durchblutung aufwies.

Die einzelnen Flußwerte im ischämischen Fokus der Patienten variierten erheblich, wie Abb. 2 zeigt. Bei 2 Patienten mit einer Symptomendauer von etwa 10 Tagen (PRIND) wurde CBF 2 am Tag nach der Aufnahme gemessen, zu einem Zeitpunkt, wo die Symptomatik kaum verändert war. CBF 3 am Tag 7 zeigte bei guter klinischer Erholung einen Durchblutungswert, der gegenüber dem 2. Durchblutungswert deutlich abgefallen war: Die Luxusperfusion von CBF 2 war somit verschwunden. Am letzten Meßtag (Tag 13 und 19) war in beiden Fällen die Hirndurchblutung höher als am 1. Tag deutlich schlechter aber als in der kontralateralen Hemisphäre. Im perifokalen Gebiet und auch in jenen Arealen, die vom ischämischen Fokus entfernt lagen (distale Detektoren, Abb. 2) waren kaum Unterschiede zwischen beiden Hemisphären festzustellen. Diese fokale Durchblutungsänderung findet man nicht bei generalisierten hypoxischen Zuständen: Bei einem Patienten nach Reanimation wegen eines Herzstillstandes konnten wir 3 Tage nach erfolgreicher Reanimation bei schwerem Durchgangssyndrom die Hirndurchblutung messen und fanden über beiden Hemisphären in allen Arealen eine ausgeprägte passagere Durchblutungssenkung.

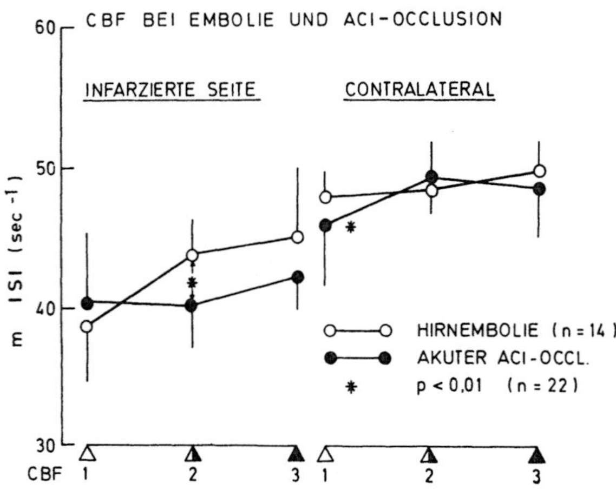

Abb. 1. Mittlere Hirndurchblutung bei Patienten mit kardialer Embolie und bei plötzlichem Verschluß der A. car. int. (ACI). Hirndurchblutung als initial slope index (sec^{-1}). Hirndurchblutungsmessungen am 1./2. Tag (CBF 1), 6.–9. Tag (CBF 2) und 13.–19. Tag (CBF 3). Die Abbildung zeigt die schnellere Normalisierung der Durchblutung in der infarzierten Seite der Patienten mit Hirnembolie und die initiale Durchblutungssenkung in der kontralateralen Hemisphäre bei Patienten mit akutem ACI-Verschluß

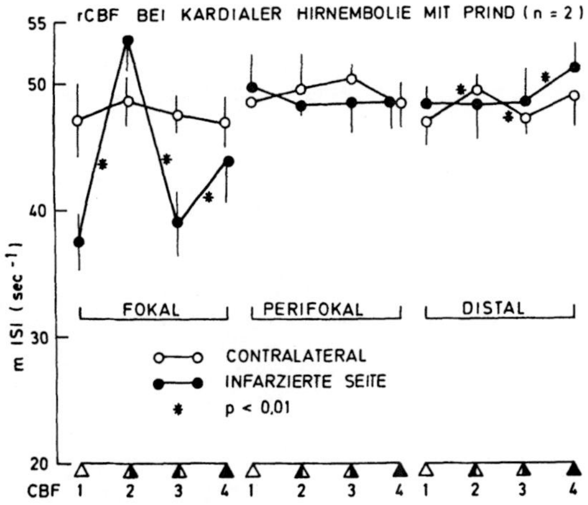

Abb. 2. Mittlere Hirndurchblutung im fokalen, perifokalen und distalen Gebiet bei zwei Patienten mit kardialer Hirnembolie und PRIND-Symptomatik. Hirndurchblutung als initial slope index (sec^{-1}). Hirndurchblutungsmessungen am 1./2. Tage (CBF 1), 4. Tag (CBF 2), 7. Tag (CBF 3) und 13. bzw. 19. Tag (CBF 4). In der infarzierten Hemisphäre findet sich am 4. Tag eine deutliche Luxusperfusion, die am 7. Tag nicht mehr nachweisbar war. Im perifokalen und distalen Gebiet war die Hirndurchblutung der infazierten Hemisphäre unauffällig bis auf einen signifikanten Anstieg von CBF 3 nach CBF 4 im distalen Bereich. Diese signifikanten Änderungen in der kontralateralen Hemisphäre fand sich lediglich von CBF 1 nach CBF 2 und von dort nach CBF 3 in den distalen Detektoren

Der Unterschied zwischen dem Durchblutungsverlauf von Patienten mit kardialer Ätiologie und jenem mit akutem ACI-Verschluß fand sich auch bei der abschließenden klinischen Beurteilung zwischen dem 14. und 23. Tag (Tabelle 1): Während in der "kardialen" Gruppe der Anteil von Patienten mit schweren Ausfällen von 50% auf 7% zugunsten der Patienten mit wenigen und leichten Ausfällen deutlich abnahm, fanden sich in der ACI-Gruppe am letzten Tag noch 41% mit schweren Ausfällen und nur 23% mit leichten (gegenüber 43% in der Gruppe mit kardialer Ätiologie). Diese signifikanten Unterschiede der —allerdings groben —klinischen Beurteilung wird nicht durch die Durchblutungswerte bestätigt, da der Unterschied der Werte in der ischämischen Hemisphäre zum Zeitpunkt CBF 3 die Signifikanzgrenze nicht erreichte.

Tabelle 1. Klinischer Verlauf bei supratentorieller kardial bedingter Hirnischämie

	Embolie	ACI-Verschluß	Embolie	ACI-Verschluß	
Wenig Ausfälle	3 (21%)	3 (14%)	6 (43%)	5 (23%)	*
Leichte Ausfälle	4 (29%)	6 (27%)	8 (57%)	8 (36%)	
Schwere Ausfälle	7 (50%)	13 (59%)	1 (7%)	9 (41%)	*
N	14	22	14	22	
	Tag 1 oder 2		Tag 14 bis 23		

Klinische Beurteilung: kein Score, keine Langzeitbeurteilung

Diskussion

Hirndurchblutungsmessungen mit der atraumatischen 2-dimensionalen
oder 3-dimensionalen Methode stellen derzeit die einzige Technik dar,
mit der unter praktischen Umständen die Durchblutung des Gehirns bestimmt werden kann. Sie erlaubt Wiederholungsmessungen ohne große Belastung des Patienten, so daß auch akut erkrankte Patienten untersucht
werden können. Fortlaufende Messungen bei Patienten mit akuter Hirnischämie sind bisher in der Literatur kaum zu finden.

Die hier vorgelegten Daten belegen, daß im akuten Stadium des Hirninfarkts mit der zwei-dimensionalen Methode ein Eindruck über die Ge-
webeperfusion gewonnen werden kann. Die seitendifferierenden Werte
zwischen ischämischer und kontralateraler Seite sind nur so zu erklären, daß trotz der intrakraniellen Gefäßverschlüsse, wie sie im Angiogramm bei einigen Patienten mit kardialer Ursache des Hirninfarkts beobachtet wurden, über Kollaterale eine ausreichende Füllung des In-
farktbezirkes mit 133 Xe erfolgt ist, so daß eine regionale Durchblu-
tungsmessung möglich war.

Zwei wesentliche Unterschiede zwischen der ACI-Verschluß-Gruppe und
den Patienten mit kardialer Ursache fallen bei Beobachtungen der
Durchblutungswerte auf:

1. Bei Patienten mit kardialer Ursache wird nur selten in der kontralateralen Hemisphäre eine initiale Durchblutungssenkung gemessen
   (Diaschise) (5,6). Im akuten Stadium des Verschlusses der A. car.
   int. wurden in 25% dieser Fälle initiale Durchblutungssenkungen
   registriert, die sich jedoch bis zum 7. Tag in vielen Fällen normalisierten. Eine Hirnödementwicklung, die bei zerebraler Ischämie
   auftreten kann, ist sicherlich nicht Grund der beobachteten Unterschiede, da die kontralaterale Durchblutungssenkung in der ACI-
   Gruppe im Frühstadium auftrat und zu diesem Zeitpunkt nur selten
   ein so massives Ödem (im CT) registriert werden kann, daß es kontralateral zu einer Durchblutungssenkung führt. Eine mögliche
   Klärung der fehlenden kontralateralen Durchblutungssenkung bei
   den Patienten mit kardial bedingter Hirnischämie wäre die Tatsache,
   daß vom Herz ausgehende Embolien häufig nur kleinere Areale betreffen als bei Verschlüssen der A. car. int.
2. Der Anstieg der Durchblutung nach Embolie in der von der Ischämie
   betroffenen Hemisphäre ist deutlich früher als bei Patienten mit
   ACI-Verschluß. Diese Beobachtung korreliert auch mit dem klinischen
   Verlauf, der zwei bis drei Wochen nach Symptombeginn in der kardialen Gruppe einen besseren neurologischen Status registrierte als
   bei Patienten mit akutem ACI-Verschluß (klinische Untersuchungen
   über diesen Zeitraum hinaus wurden nicht durchgeführt, so daß über
   evtl. Unterschiede im chronischen Stadium keine Aussage gemacht
   werden kann).

Folgende Deutungen sind möglich:

1. Bei kardialen Hirnembolien sind kleinere Areale betroffen, so daß
   eine Kollateralversorgung eher möglich ist.
2. Da der Embolus auf ein oft von Arteriosklerose nicht betroffenes
   zerebrales Areal trifft, ist die Autoregulation nur im unmittel-
   baren Fokus geschädigt. Die im perifokalen Gebiet evtl. erhaltene
   Autoregulation und Vasomotilität gestatten im Gegensatz zu den
   Patienten mit durch Risikofaktoren bei Thrombose der A. car. int.
   vorgeschädigten Gehirn eine frühere Adaptation an die plötzlich
   auftretende Ischämie.

3. Die bei Gefäßarteriosklerose vorhandenen Risikofaktoren führen zu
   rheologischen Veränderungen wie erhöhter Plättchen- und Erythrozytenaggregation (7) bzw. verminderter Deformierbarkeit der Erythrozyten (8) und somit zu einer Gewebeschädigung infolge chronischer Störung der Mikrozirkulation. Die bei ACI-Verschluß auf
   thrombotischer Grundlage häufiger beobachteten Risikofaktoren für
   zerebrale Gefäßerkrankungen verhindern auch somit über eine chronische Störung der rheologischen Hämeostase eine frühe Adaptations-
   möglichkeit an die plötzliche Ischämie. Bei jenen Herzerkrankungen,
   wie wir sie in der hier vorgestellten kardialen Gruppe beobachtet
   haben, sind Risikofaktoren für Arteriosklerose und rheologische
   Störungen seltener.
4. Die Patienten mit kardialer Ursache des Hirninfarktes waren im
   Schnitt um 6,2 Jahre jünger als die Patienten der ACI-Verschluß-
   Gruppe. Eventuell spielt die altersabhängige Plastizität des Gehirns bei der Erholung einer akuten Mangeldurchblutung eine zusätzliche Rolle.

Literatur

1. Whisnant JP, Matsumoto N, Elveback LR (1973) Transient ischemic
   attacks in a community. Rochester, Minnesota, 1955 through 1969.
   Mayo Clin Proc 48:194-194-199
2. Mohr JP, Caplan LR, Melski JW (1978) The Harvard cooperative stroke
   registry. Neurology 28:724-758
3. Caronna JJ, Levy DE (1983) Clinical predictors of outcome in ischemic stroke. Neurologic Clinics 1:103-117
4. Hartmann A, von Kummer R (1983) Die atraumatische Messung der regionalen Gehirndurchblutung. Fortschr Neurol Psychiat 51:57-68
5. Slater R, Reivich M, Goldberg H, Banka R Greenberg J (1977) Diaschisis with cerebral infarction. Stroke 8:684-690
6. Meyer JS, Shinohara Y, Kanda T, Fukuuchi Y, Ericsson AD, Kok NK
   (1970) Diaschisis resulting from acute unilateral cerebral infarction. Arch Neurol 23:241-247
7. Mustard JF, Packham MA (1984) Platelets and diabetes mellitus. New
   Engl J Med 311:665-667
8. Juhan I, Vague P, Buonocore M, Moulin JP, Jouve J, Vialettes P
   (1982) Abnormalities of erythrocyte deformability and platelet aggregation in insulin-dependent diabetics corrected by insulin in
   vivo and in vitro. Lancet I:535-537

Neue Möglichkeiten der quantitativen Hirndurchblutungsmessung mit dem kurzlebigen Isotop ^{195m}Gold

P. Lindner, O. Nickel, D. Eissner, P. Ullrich, K. Hahn, B. Pfeiffer, S. Wende und H. C. Hopf

Einleitung

Die Messungen der Positronen-Emissions-Computer Tomographie (PET) sind
derzeit der Golden standard für Aussagen, die die quantitative Beurteilung der regionalen Hirnperfusion betreffen. Neueste Messungen dieser Art von Gibbs et al. (1) haben gezeigt, daß zur Charakterisierung
der Hirnperfusion das Verhältnis von zerebralem Blutfluß (CBF) zu zerebralem Blutvolumen (CBV) eine dominierende Rolle zu spielen scheint.
Dieses Ergebnis wurde durch getrennte Messung von CBF und CBV erzielt.
Dieses Verhältnis entspricht aber exakt einer reziproken mittleren
Transitzeit des Blutes durch das Gefäßsystem eines Volumenelements.
Die Bestimmung einer vaskulären mittleren Transitzeit macht die Verwendung von nichtdiffundierenden Indikatoren unter Benützung einer
"First-Pass" Technik erforderlich. Lindner (2) berichtet über die
quantitative Messung der regionalen Hirndurchblutung mit nichtdiffundierenden Indikatoren und verwendet dabei eine modifizierte mittlere
Transitzeitentheorie, die auf der Theorie von Meier/Zierler (3) beruht. Dabei werden die Einflüsse der Bolusdispersion nach peripherer
intravenöser Injektion eines nichtdiffundierenden Indikators, das Re-
zirkulationsproblem während des Messzeit und die Einflüsse der Injek-
tionstechnik berücksichtigt. Unter Voraussetzung eines konstanten
CBV sind CBF und die reziproke mittlere Transitzeit zueinander direkt
proportional. Ein regional konstantes CBV entspricht einem regional
konstanten Verteilungskoeffizienten. Mit der Messung der mittleren
Transitzeit gelingt die Bestimmung des Verhältnisses CBV/CBF, wie von
den PET-Messungen gefordert wird.

Material und Methodik

Untersuchungstechnik

In dorsaler oder lateraler Aufnahmerichtung werden dem Patienten etwa
2 ml Eluat aus einem Nuklidgenerator intravenös injiziert und 20 ml
NaCL-Lösung nachgespritzt. Die Bolusaktivität beträgt etwa 20-30 mCi.
Noch während der Injektion wird die Messung des First-Pass mit Hilfe
einer Multi Crystall Gammakamera gestartet, die Messung dauert etwa
60 sec.

Zur Verwendung kommt sowohl 99 $_m$Technetiumpertechnetat oder das kurz-
lebige Isotop 195 $_m$Gold. Das Goldisotop ist besonders gut geeignet,
da es folgende günstige Eigenschaften besitzt:

1. Kurze Halbwertszeit von 30.5 sec. Wiederholte Messungen nach 2-3
   min. sind möglich. Niedrige Strahlenbelastung für Patient und Personal.
2. Günstiges Energiespektrum des Eluats erlaubt Aufnahmen in dorsaler
   und lateraler Projektion.
3. Tracer bleibt streng intravasal.
4. Dynamische Hirnperfusionsstudien ermöglichen die Berechnung von
   Hirndurchblutungsmustern.
   Funktionale Bilder zeigen die Geschwindigkeit des Einstroms des
   Isotops, die Verteilung der mittleren Verweildauer und ein quantitatives mapping der reg. CBF bzw. der reziproken mittleren Transitzeit.

Die örtliche Auflösung der funktionellen Bilder beträgt etwa 1.5-2.0
cm, die Genauigkeit der Quantifizierung liegt bei 5%.

Ergebnisse

1. Patienten mit angiographisch gesicherten Karotisstenosen: Die Methode wurde an 40 angiographisch gesicherten Karotisstenosen getestet.
Jeweils eine quantitative Hirnperfusionsstudie wurde vor und 1 Woche
nach Gefäßrevision durchgeführt. Es ergibt sich, daß Stenosen hämodynamisch wirksam sind, wenn die zerebrale Durchblutung weniger als
40 ml/min/100g beträgt. Das entspricht einer vaskulären mittleren
Transitzeit von mehr als 7.5 sec. Dabei wird ein Wert für den Verteilungskoeffizienten von 0.05 ml/g angenommen. Der entsprechende Wert
für CBF/CBV ist 8.

2. Die Anwendung der Methode auf frische zerebrovaskuläre Insulte ergibt nicht nur die Ermittlung quantitativer CBF/CBV-Werte für das in-
farzierte Gebiet, sondern gestattet mit Hilfe der funktionellen Bilder
in drei Projektionen (Untersuchung mit $195m_{Gold}$) eine bildhafte Darstellung der Infarktzone. Exemplarische Beispiele sind in (4) angegeben.

3. Durch die rasche Wiederholbarkeit der Untersuchung nach 2-3 min ist
es möglich Aktivierungsmuster nach Stimulation des Sehzentrums zu
generieren. (Differenz zwischen Ruhestudie und Aktivierungsstudie.)
Das sich ergebende Aktivierungsmuster zeigt Erhöhungen der Durchblutung im Bereich der Sehrinde bis zu 30% (4).

4. Computertomographisch gesicherte Infarktzonen von Patienten nach
Apoplex wurden sowohl einer Xenon-Studie als auch einer $195m_{Gold}$ Studie
in Seitenposition unterzogen. Bei derartigen rein vaskulären Prozessen
zeigt sich bei einer zunächst noch kleinen Patientenzahl eine ausgezeichnete Korrelation zwischen beiden Methoden. Eine ausführliche Darstellung dieser Ergebnisse ist in Vorbereitung.

Diskussion

Die Verwendung von kurzlebigen, nichtdiffundierenden Radiotracern für
First-Pass Hirnperfusionsstudien erweist sich in Verbindung mit der
von Lindner angegebenen Quantifizierungsmethode für CBF bzw. für das
Verhältnis CBF/CBV als sehr vorteilhaft. Die Methode ist nicht invasiv und erfordert eine im Vergleich zur Xenon Methode nur kurze Unter-
suchungsdauer. Nichtdiffundierende Indikatoren berücksichtigen nur die

126

vaskuläre Phase, eine Überlagerung mit metabolischen oder Gewebe-be-
dingten Einflüssen wie bei der Verwendung von Xenon findet nicht statt.
Es liegt keine bekannte Abhängigkeit von der Lipidlöslichkeit oder der
Hämoglobinkonzentration vor. Dynamische First-Pass Studien eignen sich
zur Erzeugung von funktionellen Bildern, die ein quantitatives Mapping
der Durchblutungsverhältnisse erlauben bei hoher Ortsauflösung. Die
Verwendung von 195m$Gold_{isotop}$ gestattet wegen der kurzen Halbwertszeit
und der Generatoreigenschaften die Wiederholung einer Untersuchung
nach 2-3 min. Ferner sind Untersuchungen in Seitenprojektion ohne signifikanten "look through" Effekt von der Gegenseite möglich. Für die
Untersuchung zerebrovaskulärer Prozesse ist das intravasal verbleibende Radioisotop 195m$Gold$ in Verbindung mit der benützten First Pass
Technik der Xenon Clearance Methode überlegen.

Literatur

1. Gibbs JM, Wise RJS, Leenders KL, Jones T (1984) Evaluation of cerebral perfusion reserve in patients with carotid artery occlusion.
   The Lancet, Febr 11, 310-314
2. Lindner P (1983) Quantitative, noninvasive cerebral blood flow
   measurements with non-diffusible tracers using a heart-rate-depen-
   dent recirculation correction —application in carotid surgery.
   Eur J Nucl Med 8:358-363
3. Meier P, Zierler KL (1954) On the theoria of the indicator dilution
   method for measurement of blood flow and volume. J Appl Physiol 6:
   731-743
4. Lindner P, Nickel O (1983) Quantitative activation patterns of
   cerebral blood flow during mental stimulation after intravenous
   injection of 195m-Au. Neuroradiology 25:119-123

Positronen-Emissions-Tomographie des Gehirns: Neue Ergebnisse bei Hirngefäßerkrankungen

S. Herold, J. M. Gibbs, R. J. S. Wise, R. S. J. Frackowiak und T. Jones

Mittels Positronen-Emissions-Tomographie (PET) können regionale Hirndurchblutung (CBF), Sauerstoffextraktionsrate (OER), regionaler Sauerstoffverbrauch (CMRO2) und regionales Blutvolumen (CBV) nicht-invasiv in absoluten Werten gemessen werden (1,3).

PET-Studien beim akuten Infarkt haben gezeigt, daß das Gehirn für Stunden bis Tage nach dem akuten Ereignis statt der normalen 35-45% bis zu mehr als 90% des angebotenen Sauerstoffs aus der verminderten Durchblutung zu extrahieren vermag (4). Aus dieser Beobachtung entstand die Frage, ob auch bei chronischer Perfusionsminderung, z.B. beim Karotisverschluß, der zerebrale Sauerstoffverbrauch mit Hilfe einer kompensatorisch erhöhten Sauerstoffextraktionsrate aufrecht erhalten werden kann.

Auch im Hinblick darauf, objektivere Kriterien für die Auswahl von Patienten für die extra-intrakranielle Bypasschirurgie zu finden, wurde eine Gruppe von Patienten mit ein- und doppelseitigen Karotisverschlüssen untersucht (2). In der Mehrzahl der Fälle ging die Durchblutungsminderung im Versorgungsbereich der verschlossenen Arterien mit einer Minderung des regionalen Sauerstoffverbrauchs in der gleichen Größenordnung einher, wobei der erniedrigte Sauerstoffverbrauch auf eine bereits eingetretene ischämische Schädigung der Neurone hinweist. Nur wenige (6 von 32) Patienten wiesen eine, meist nur geringfügige, Erhöhung der Sauerstoffextraktionsrate auf. Häufig fand sich hingegen im Versorgungsgebiet der verschlossenen Arterien eine regionale Erhöhung des Blutvolumens, was auf lokale Vasodilatation hindeutet. Als empfindlichster Parameter verminderten zerebralen Perfusionsdruckes und einer verminderten Durchblutungsreserve stellte sich jedoch der Quotient CBF/CBV heraus, der im Versorgungsgebiet verschlosener Arterien fast immer vermindert war. Seine Bedeutung wurde dadurch unterstrichen, daß sich eine Erhöhung der Sauerstoffextraktionsrate nur fand, wenn der CBF/CBV-Quotient unter einen kritischen Wert gefallen war.

In einer Gruppe von 11 Patienten, die vor und nach Anlage eines extra-intrakraniellen Bypasses untersucht wurde, bestand die einzige signifikante postoperative Veränderung in einem Abfall des Blutvolumens und folglich des CBF/CBV-Quotienten im Vergleich zu den präoperativen Werten.

Es läßt sich daher schließen, daß die Reaktion auf einen Druckabfall im Hirngefäßsystem in der Folge stattfindet, daß zuerst eine kompensatorische Vasodilatation (meßbar als erhöhtes Blutvolumen) erfolgt, bevor, wenn die Grenze dieser autoregulatorischen Möglichkeit erreicht ist, die Sauerstoffextraktionsrate anzusteigen beginnt. Extra-intrakranielle Bypasschirurgie scheint weniger eine absolute Verbesserung der Durchblutung zu bewirken als vielmehr über eine Verminderung des

regionalen Blutvolumens die Möglichkeit zur Autoregulation, daß heißt
zur Vasodilatation bei Blutdruckabfall wiederherzustellen.

Literatur

1. Frackowiak RSJ, Lenzi GL, Jones T, Heather JD (1980) Quantitative
   measurement of regional cerebral blood flow and oxygen metabolism
   in man using 15O and positron emission tomography: theory, procedure and normal values. J Comput Assist Tomogr 4:727-736
2. Gibbs JM, Wise RJS, Leenders KL, Jones T (1984) Evaluation of cerebral perfusion reserve in patients with carotid-artery occlusion.
   Lancet I:310-314
3. Phelps ME, Huang SC, Hoffman EJ, Kuhl DE (1979) Tomographic measurement of cerebral blood volume with C-11 labeled carboxyhemoglobin.
   J Nucl Med 20:328-334
4. Wise RJS, Bernardi S, Frackowiak RSJ, Legg NJ, Jones T (1983)
   Serial observations on the pathophysiology of acute stroke: the
   transition from ischaemia to infarction as reflected in regional
   oxygen extraction. Brain 106:197-222

Ausführlichere Übersichtsartikel

Herold S (1984) Positronen-Emissions-Tomographie bei Hirngefäßerkran-
   kungen: Die Beziehung von regionalem Blutfluß, Blutvolumen und
   Sauerstoff-Stoffwechsel. Der Nuklearmediziner (im Druck)
Frackowiak RSJ, Wise RJS, Gibbs JM, Jones T (1984) Positron emission
   tomographic studies in aging and cerebrovascular disease at Hammersmith Hospital. Ann Neurol 15 (Suppl):S112-S118
Phelps ME, Mazziotta JC, Huang SC (1982) Study of cerebral function
   with positron emission tomography. J Cereb Blood Flow Metabol 2:
   113-162

Gehirndurchblutung und zerebrales Blutvolumen bei Karotisverschlüssen und -stenosen

R. von Kummer und W. H. Knapp

Bei Stenosen oder Verschlüssen der A. carotis interna (ACI) wird das
Gehirn sowohl durch eine Embolie als auch durch den verminderten Per-
fusionsdruck gefährdet. Wegen der vielfältigen Möglichkeiten von
Kollateralkreisläufen kann bislang die Durchblutungsreserve und damit
die aktuelle Gefährdung des Patienten nicht sicher eingeschätzt werden.
Bei Verminderung des Perfusionsdruckes beugt die Autoregulation des
Hirnkreislaufes dem Abfall der Gehirndurchblutung (CBF) durch eine Ge-
fäßerweiterung und damit durch Zunahme des zerebralen Blutvolumens
(CBV) vor. Gibbs et al. konnten mit Hilfe der Positronen-Emissions-
Tomographie (PET) zeigen, daß die kombinierte Messung von CBF und CBV
mit Bestimmung der regionalen Verteilung des Quotienten CBF/CBV ein
empfindliches Verfahren zur Erfassung hämodynamisch gefährdeter Hirnregionen darstellt (1). Leider läßt der hohe Aufwand der PET Technik
eine breitere klinische Anwendung nicht zu. Wir haben deshalb untersucht, ob mit dem nicht-invasiven, dafür nur halbquantitativen, aber
viel kostengünstigeren Verfahren der Single-Photon-Emissions-Computer-
tomographie (SPECT) die regionale Verteilung von CBF und CBV sowie
deren Quotienten bei stenosierenden Erkrankungen der ACI ausreichend
empfindlich erfaßt wird. Die ersten Ergebnisse der Studie werden hier
vorgelegt.

Material und Methode

16 Patienten (3 w, 13 m) im Alter von 37-73 Jahren (62 ± 11 Jahre) wurden durchschnittlich 32 ± 23 Tage (9-80 Tage) nach der letzten transi-
torisch-ischämischen Attacke (TIA) bzw. dem Eintritt eines Hirninfarktes mit der SPECT untersucht. Von allen wurde ein kraniales Computertomogramm (CT) angefertigt und mindestens die Kreisläufe beider
ACI angiographisch dargestellt. Die SPECT des Gehirns erfolgte 30-40
Minuten nach i.v.-Injektion von 4-5 mCi 123-Jod-N-Isopropyl-Jod-Am-
phetamin (Squibb, München) unter Verwendung einer rotierenden Doppel-
Kopf-Gammakamera (Rota-Kamera, Siemens). Während einer 180° Rotation
wurden zweimal 30 Einzelaufnahmen innerhalb von 30 Minuten aufgenomm-
men. In dieser Zeit war der Patient bequem auf dem Rücken gelagert
und der Kopf in einer entsprechenden Vorrichtung fixiert. Unmittelbar
nach Beendigung der tomographischen Aufnahme der 123-Jod-Verteilung
wurde das Übersprechen in den Technetiumkanal in anteriorer und pos-
teriorer Projektion bestimmt. Im Anschluß wurden 10 mCI 99-Technetium-
Humanserumalbumin injiziert oder eine in-vivo-Markierung der Erythrozyten mit 99m-Technetium vorgenommen. Nach 3 bis 5 Minuten wurde die
Technetium-Aktivität in gleicher Weise tomographisch aufgezeichnet
wie vorher die 123-J-Aktivität, wobei streng darauf geachtet wurde,
daß der Patient die gleiche Kopfposition einbehielt. Bei der Rekonstruktion der 99m-Technetium-Tomogramme wurde der 123-Jod-Anteil berücksichtigt, indem das entsprechende Jod-Schnittbild multipliziert
mit der Jod-Übersprechfraktion in den Technetium-Kanal vom Technetium-
Tomogramm subtrahiert wurde.

Aus den so gewonnenen Tomogrammen wurden diejenigen ausgewählt, die die größten Seitendifferenzen aufwiesen. Auf dieser Ebene wurde die Gesamtaktivität der klinisch auffälligen Hemisphäre —bei den asymptomatischen Patienten die Seite der Stenose bzw. des Verschlusses —in Relation zur kontralateralen gesetzt und in Prozent ausgedrückt. Maximale regionale Abweichungen von CBF oder CBV wurden mit Hilfe eines Aktivitätsprofils senkrecht zur Interhemisphärenachse erfaßt und ebenfalls im Vergleich mit der entsprechenden Region der Gegenseite in Prozent berechnet. Durch direkte Division der 123-Jod- und 99m-Technetium-Tomogramme wurde die regionale Verteilung des CBF/CBV-Quotienten in gleicher Weise untersucht.

Ergebnisse

Die SPECT-Werte sind in der Tabelle 1 geschichtet nach Klinik, Befund von CT und Angiographie dargestellt. Erwartungsgemäß fanden wir in den symptomatischen Hirnhälften fast konstant eine mäßige CBF-Verminderung, eine deutliche CBV-Zunahme und eine starke Abnahme des CBF/CBV-Quotienten. In dem Unterschied zwischen regionalen und Hemisphärenwerten drückt sich jeweils die Ausdehnung des Bezirkes aus, der auf dem Tomogramm die maximale Abweichung zur Gegenseite zeigte. Als sensibelster Parameter erwies sich der CBF/CBV-Quotient, der bei 8 Patienten unter 50% lag, von denen nur einer im CT keinen Hirninfarkt aufwies. Nur 2 Patienten boten keine Verminderung des CBF/CBV-Quotienten. Einer von diesen hatte eine weniger als 50% betragende Stenose der ACI, die nach zwei Amaurosis-fugax-Attacken entdeckt worden war. Eine andere Patientin hatte eine doppelseitige Karotissiphonstenose, bei der auffälligerweise die asymptomatische Hemisphäre von der höhergradig stenosierten Arterie abhing. Nur auf dieser Seite war der CBF/CBV-Quotient deutlich vermindert. 11 der 16 Patienten zeigten eine regionale CBF-Verminderung von über 10% im Vergleich zur Gegenseite. Die größte Abweichung von -54% bot ein Patient mit Aphasie und weitgehend reversibler Hemiparese, der neben einem Verschluß links eine 80%ige Stenose der rechten ACI hatte. Nur bei einer Patientin fanden wir in einer Hemisphäre außer einer regionalen CBF-Verminderung auch ein niedriges CBV. Hier war das Meßprofil durch den im CT sichtbaren Infarkt gelegt worden. Die Randgebiete des Infarktes wiesen dagegen bei niedrigem CBF ein relativ hohes CBV auf, so daß hier mit 29% im Vergleich zur Gegenseite der geringste CBF/CBV-Quotient von allen Patienten gemessen wurde. Ein regionales CBV von über 120% wurde bei 8 Patienten in der symptomatischen Hemisphäre registriert. Die höchste regionale Zunahme fanden wir mit 218% bei einem Patienten mit über 90%iger Stenose der Pars petrosa der ACI, der wiederholt TIA mit Hemiparese und Aphasie hatte, die erst nach Vollheparinisierung sistierten.

Diskussion

Wir können die hier vorgelegten SPECT-Messungen vorerst nur zurückhaltend interpretieren, da die Fallzahl noch zu klein ist, um für die Untergruppen statistisch haltbare Ergebnisse zu erreichen. Außerdem ist ohne die Untersuchung eines Normalkollektivs nicht sicher, welche prozentualen Unterschiede zwischen den Hemisphären oder Regionen als pathologisch angesehen werden dürfen. In einer 133-Xenon-Studie wurden Differenzen über 10% zur kontralateralen Seite als fokale CBF-Änderung akzeptiert (3). Bei 9 gesunden Probanden in einer SPECT-Untersuchung mit Iodoamphetamin lag die durchschnittliche Aktivitätsdifferenz zwischen den Hemisphären bei 2,3 ±2,5% (2). Akzeptiert man diese Grenzen, so liegen die durchschnittlichen Werte für CBV und CBF/CBV sowohl

Tabelle 1. Klinik, Computertomogramm, Angiographie und SPECT bei 16 Patienten mit Stenosen und Verschlüssen der A. carotis interna. Die SPECT-Werte drücken in % die maximale lokale Abweichung, bzw. die Aktivität der ganzen Hemisphäre (Werte in Klammern) in Relation zur Gegenseite (nicht symptomatische Hemisphäre = 100%) aus

Angiographie	Klinik asympt./TIA	Infarkt	CT oB	Infarkt	Summe	SPECT CBF	CBV	CBF/CBV
eins. Stenose	4	2	3	3	6	91 ± 18 (98 ± 9	143 ± 62 108 ± 16	64 ± 40 84 ± 20)
eins. Verschluß	4	2	2	4	6	80 ± 10 (94 ± 9	118 ± 18 108 ± 9	50 ± 13 74 ± 13)
doppels. Stenose/ Verschluß	1	3	1	3	4	82 ± 31 (94 ± 9	133 ± 50 111 ± 7	66 ± 40 85 ± 16)
Summe	9	7	6	10	16			
SPECT								
CBF	89 ± 16 (97 ± 10	79 ± 23 94 ± 7	92 ± 16 101 ± 9	80 ± 20 92 ± 9	85 ± 19 95 ± 9)			
CBV	136 ± 48 (103 ± 6	139 ± 54 114 ± 14	122 ± 47 106 ± 5	137 ± 47 109 ± 14	132 ± 46 108 ± 12)			
CBF/CBV	65 ± 32 (85 ± 18	54 ± 33 76 ± 14	78 ± 35 95 ± 13	51 ± 27 74 ± 13	60 ± 32 81 ± 16)			

für alle Patienten als auch für die in der Tabelle dargestellten Untergruppen in der symptomatischen Hemisphäre im pathologischen Bereich, während der CBF-Wert für die 6 Patienten mit regelrechtem CT-Befund, bzw. für die 6 Patienten mit nur einseitiger Stenose nicht ohne weiteres als pathologisch angesehen werden darf. Hieraus läßt sich eine hohe Sensibilität der mit der SPECT möglichen Doppelbestimmung von CBF und CBV für Perfusionsstörungen, die noch nicht zu einem ischämischen Gewebeuntergang geführt haben, ableiten. Nicht übersehen werden soll hierbei eine Schwäche der Datenanalyse. Sie ist auf den Seitenvergleich angewiesen und kann doppelseitige regionale Veränderungen der Parameter —sofern sie spiegelbildlich angetroffen werden —nicht erkennen. Das ist möglicherweise der Grund dafür, daß die 4 Patienten mit doppelseitiger Stenose bzw. Stenose und kontralateralem Verschluß der ACI durchschnittlich nicht schlechtere Werte aufweisen als die Patienten mit einseitiger Stenose oder einseitigem Verschluß.

Die Ergebnisse ermutigen zu der Annahme, daß in dieser Weise durchgeführte SPECT-Untersuchungen nicht nur praktikabel und damit breit klinisch einsetzbar, sondern auch ausreichend empfindlich sind, Störungen der zerebralen Hämodynamik so genau zu erfassen, daß der Erfolg von Behandlungsversuchen —z.B. der extra-intrakraniellen Bypass-Operation —kontrollierbar wird.

Zusammenfassung

Bei 16 Patienten mit Karotisverschlüssen und -stenosen wurde mit der nicht-invasiven Single Photon Emissions-Computertomographie die regionale Verteilung der Gehirndurchblutung und des zentralen Blutvolumens gemessen. Diese Methode erwies sich als ausreichend sensibel für die Erfassung der zerebralen Durchblutungsreserve.

Literatur

1. Gibbs JM, Wise RJS, Leenders KL, Jones T (1984) Evaluation of cerebral perfusion reserve in patients with carotid-artery occlusion. Lancet 8372:310-314
2. Hill TC, Magistretti PL, Holman BL, Lee RGL, O'Leary DH, Uren RF, Royal HD, Mayman CI, Kolodny GM, Glouse ME (1984) Assessment of regional cerebral blood flow (rCBF) in stroke using SPECT and N-isopropyl-(I-123)-p-iodoamphetamine (IMP). Stroke 15:40-45
3. Vorstrup S, Hemmingsen R, Hendriksen L, Lindewald H, Engell HD, Lassen NA (1983) Regional cerebral blood flow in patients with transient ischemic attacks studied by xenon-133 inhalation and emission tomography. Stroke 14:903-910

Die analoge intravenöse Subtraktionsangiographie – Eine Alternative zur DSA?

W.-D. Möller, H.-L. Poser und K. Wolschendorf

Einleitung

Die intravenöse digitale Subtraktionsangiographie (i.v. DSA) bedeutet
auch für die Neurologie ein wertvolles radiologisches Untersuchungsverfahren, das sich durch eine wesentlich geringere Invasivität und
damit geringere Komplikationsmöglichkeiten gegenüber der arteriellen
Gefäßdarstellung auszeichnet (3,4). Allerdings ist die Bildqualität
nicht so gut wie bei der "klassischen Angiographie". Voigt und Wende
haben 1983 in einigen Fällen eindrucksvoll auf die Grenzen der DSA
im Rahmen der diagnostischen Neuroradiologie hingewiesen (9,11). U.a.
konnten sie über Fehldiagnosen berichten, die bei der herkömmlichen
angiographischen Darstellung nicht vorgekommen wären. Die Detailerkennbarkeit ist bei der DSA deutlich gegenüber den arteriellen Angiographien herabgesetzt. Takahashi et al. fanden sogar für die intraarterielle DSA, bei der es aufgrund der arteriellen Kontrastmittel-
applikation zu einer wesentlich stärkeren Kontrastierung kommt als
bei der intravenösen, eine Abbildungsgrenze der Gefäße bei einem Durchmesser von 0,5 mm (8). Eine Beurteilung der kleineren intrazerebralen
Gefäße wie auf den Röntgenfilmen ist also nicht möglich. Für die Abbildung der zuführenden Halsgefäße und größerer intrazerebraler Ge-
fäßmilbildungen bietet die i.v. DSA eine im allgemeinen ausreichende
Qualität (1,6). So haben nicht die bestehenden Mängel, zum Beispiel
geringere Detailerkennbarkeit oder die erwähnte Möglichkeit einer
Fehlinterpretation, sondern die relativ hohen Anschaffungskosten bisher
viele Kliniken und Spezialabteilungen an der Aufstellung eines DSA-
Gerätes gehindert. Die Kostenfrage hat andere und auch uns veranlaßt,
eine mögliche Alternative zur DSA zu finden, die billiger ist, aber im
wesentlichen die Vorteile der neuen Technik besitzt. Friedrich und
Sörensen publizierten 1982 eindrucksvolle Bilder von intravenösen Gefäßdarstellungen der Nieren und auch der Halsarterien (5). Sie applizieren wie bei der DSA das Kontrastmittel intravenös und fertigen dann
eine "normale" Angiographie an, deren Bilder nach einem besonderen Verfahren (Doppelmaskentechnik) aufgearbeitet bzw. subtrahiert werden.
Dieses Verfahren entspricht im wesentlichen der photographischen Technik nach Ziedses des Plantes (12). Die so gewonnenen Subtraktionsbilder
besitzen eine ausreichende Qualität, für ihre Herstellung ist aber ein
wesentlich höherer Zeitaufwand als bei der intravenösen DSA erforderlich. Nennenswerte Herstellungskosten gibt es nicht. 1984 haben Weigert
et al. auf die Bedeutung der konventionellen intravenösen Subtraktionsangiographie (ISA) hingewiesen und die Vor- sowie Nachteile im Vergleich mit der i.v. DSA beschrieben (10). Sie benutzen bei ihren Untersuchungen in den verschiedenen Gefäßabschnitten die von Friedrich und
Sörensen beschriebene Technik. Erstaunlich hoch geben sie die erforderlichen Kontrastmittelmengen für die Darstellung der Halsgefäße an,
nämlich mit 170 ccm. Als besondere Nachteile betonen sie die geringe
Kontrastauflösung sowie den bei ihnen recht hohen Filmverbrauch. Das

im eigenen Arbeitskreis entwickelte Verfahren der analogen referenzbezogenen intravenösen Subtraktionsangiographie (ASA), das unten
näher beschrieben wird, gestattet vor allem eine bessere Subtraktion,
die insbesondere eine Verstärkung des Kontrastes und Verbesserung der
Detailerkennbarkeit bringt. Der Filmverbrauch ist außerdem nicht höher
als bei normalen Angiographien. Die Kontrastmittelmenge beträgt 50-
60 ccm.

1. Physikalische Grundlagen und Qualitätsmerkmale der DSA und ASA

In der Medizindiagnostik finden die Subtraktionsverfahren überwiegend
bei der Auswertung von Angiographieserien Anwendung, wobei die stören-
de Information (überlagernder Knochen) unterdrückt wird und die interessierende Information (kontrastmittelgefüllte Bezirke) hervorgehoben wird. Schematisch geschieht die Bildsubtraktion wie folgt (s.
Abb. 1).

Es wird zunächst eine Leeraufnahme ohne Kontrastmittel angefertigt;
bei einem keilförmigen durchstrahlten Objekt würde auf dem Film ein
scan der optischen Dichte (Schwärzung) erscheinen, der positive ansteigt (Bild oben links in Abb. 1). Dann wird eine zweite Aufnahme angefertigt, auf der das Gefäß mit Kontrastmittel gefüllt ist. Dem entspricht bei einem keilförmigen Objekt mit überlagertem kontrastmittelgefüllten Gefäß die Schwärzungskurve oben rechts (Abb. 1). Anschliessend erfolgt eine fotographische Umkehrung der Schwärzungskurve der
Leeraufnahme (möglichst bei Gamma = 1). Diese wird dann der Füllungs-
aufnahme als Maske überlagert, wobei alle Bildpartien, die nicht mit
Kontrastmittel gefüllt sind, den gleichen Schwärzungs- bzw. Grauton
aufweisen. Nur die kontrastmittelgefüllten Teile zeigen eine abweichen-

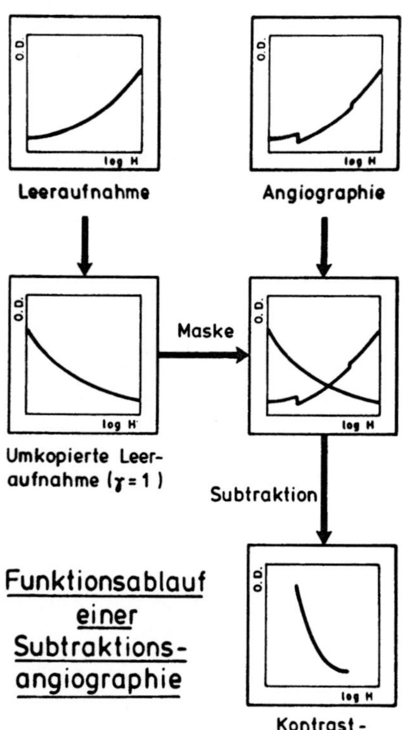

Abb. 1. Schematische Darstellung des Subtrak-
tionsvorgangs anhand eines keilförmigen Objekts
ohne (oben links) und mit (oben rechts) Kontrast-
mittelfüllung

de (hellere) Schwärzung (Bildmitte rechts auf Abb. 1). Von diesem
markierten Bild wird nun ein Abzug gemacht, wobei durch eine steilere
Gradation der Kontrast umgekehrt und verstärkt wird (Bild unten rechts
auf Abb. 1).

a) Die DSA

Die digitale Subtraktionsangiographie gibt es inzwischen in verschiedenen apparativen Ausführungsformen. Die am meisten benutzte ist die,
bei der das entstehende Röntgenbild zunächst von einem Röntgen-Bild-
Verstärker (RBV) verstärkt wird, dann von einer Fernsehkamera aufgenommen und auf einem Fernsehbild gezeigt wird (RBV-FS-Kette). Gleichzeitig kann das Fernsehbild digitalisiert und digital abgespeichert
werden. Es kann beliebig oft abgerufen und mit den verschiedenen ma-
thematischen Operationen weiterverarbeitet werden. Die Qualität der
DSA hängt davon ab, wie groß das Bildfeld ist (von 25 cm bis 50 cm
Durchmesser) und wieviele pixel (*picture-element*) von der Anlage aufgelöst werden (256 × 256, 512 × 512 oder 1024 × 1024); üblich sind meistens 256, gelegentlich auch 512 pixel (2,7).

Die Vorteile der DSA sind:

1. Sofortige Darstellung der Bilder,
2. digitalisierte Speicherung der Bilder (in pixel zerlegt), dadurch:
   geringe Einzelbildkosten, gleichbleibende Genauigkeit der Bildin-
   formation, kurze Bearbeitungszeit, gute Möglichkeit der Kontrastaufteilung, gute Möglichkeit der computergestützten weiteren Bild-
   verarbeitung (Mittelung, Ortsfilterung, Zeitfilterung, Histogramme,
   Merkmalsextraktion etc.) und geringere Bilddosis bei *einem* Bild!

Als Nachteile sind zu nennen:

1. Schlechtere Ortsauflösung (nur 0,5 bis 1 Linie pro mm, d.h. Gefäße
   unter 1-2 mm Durchmesser können nicht wahrgenommen werden),
2. pixel-Effekte (statistische Einflüsse bei der Quantisierung, die
   Reproduzierbarkeit der Bildpunkte zu den entsprechenden XY-Werten
   hängen von der Qualität der Fernsehanlage ab (Bildstand, Zeilen-
   gitter)),
3. Schwärzungsgrade hängen von AD-Wandler-Genauigkeit ab (höheres
   Störsignal),
4. Kontrastaufteilung ist leicht zu ermöglichen, verschlechtert aber
   das Signal-Rausch-Verhältnis, da Rauschen größer wird,
5. bei Ausnutzung der Mittelwertbildung oder anderer Filterung benötigt man mehrere Bilder, wodurch die Strahlendosis steigt und die
   Kurzzeit-Vorgänge verwischt werden (zeitliche Integration),
6. begrenzte Modulation-Übertragung-Funktion (MTF,MÜF),
7. hohe Anschaffungskosten.

b) Die ASA

Bei diesem Verfahren sind gegenüber der DSA folgende Vorteile vorhanden:

1. Die Ortsauflösung ist besser (bis zu 20 Linien pro mm bzw. bis zur
   Linienzahl der Streustrahlenblende), dadurch auch kleinere Gefäße
   erfaßbar,
2. besseres Signal-Rausch-Verhältnis,
3. besserer Störabstand,
4. geringere Störanfälligkeit des Röntgenbildes gegenüber dem gespeicherten Bild,

5. geringe Investitionskosten,
6. Schwierigkeiten bei der Umkopierung (Maskenbildung) werden durch Nutzung eines Referenzsystems vermieden,
7. gute Kontrollmöglichkeit durch gleichmäßige Schwärzung der subtrahierten Treppe.

Die Nachteile sind dagegen:

1. Größerer Zeitaufwand für eine Subtraktion,
2. Kontrastaufsteilung nicht ganz so groß (aber durch Verwendung von speziellem Fotomaterial auch möglich),
3. Strahlenbelastung pro Einzelbild größer (aber nicht mehr dann, wenn die DSA Mittelwertbildung macht),
4. Filmverbrauch größer.

2. Die praktische Durchführung der ASA

Wie bei der intravenösen DSA werden über einen Katheter transkubital pro Serie ca. 50-60 ccm Kontrastmittel (Solutrast 380) mit einem flow von 15-20 ccm/sec injiziert. Um einen zu schnellen Abfall der Kontrastmittelflanke zu verhindern, wird ein Bolus aus physiologischer Kochsalzlösung (30 ccm) nach dem Kontrastmittel in gleicher Geschwindigkeit appliziert. Der Patient hat den Kopf leicht nach links oder rechts gedreht, um im a.p. - Strahlengang in die Karotisgabel "hineinzusehen" und den Gefäßverlauf möglichst überlagerungsfrei beurteilen zu können. Die Aufnahmefrequenz beträgt 1 Bild/sec. Das erste Bild, noch ohne Kontrastmittel (die spätere Maske), wird 3-4 sec nach der Injektion aufgenommen; insgesamt besteht eine Serie aus 10 Bildern. Gleichzeitig wird ein Referenzsystem aus Aluminium in verschiedenen Konzentrationen mitabgebildet. Von dem ersten Serienbild ohne Kontrastmittel wird dann wie sonst beim photographischen Vorgehen eine Maske (hier: X-Omat-Subtraktion-Masken-Film) hergestellt, die vor einer möglichst hellen Lichtquelle (z.B. Natrium-Licht) mit einem Kontrastmittel-Bild der Untersuchungsserie zur Deckung gebracht wird. Die jetzt hergestellte Kopie (Gerät: X-Ray-Dup.Sub.40) stellt die gewünschte Subtraktionsaufnahme dar. Eine optimale Subtraktion ist erreicht, wenn die Graustufen des Referenzsystems durchgehend im mittleren Bereich liegen, d.h. alle Stufen im gleichen Grauwert erscheinen. Eine visuelle Beurteilung der Grauwerte ist hier ausreichend. In Abb. 2 und 3 werden Beispiele gezeigt, die besonders auf die Detailerkennbarkeit bei Verwendung des beschriebenen Verfahrens hinweisen sollen. Diese Bilder wurden nicht logotronisch aufgearbeitet, dies hätte eine weitere Verbesserung der Kontrastaufsteilung gegeben; da nicht jede Klinik über ein entsprechendes Gerät verfügt, werden nur die Aufnahmen gezeigt, die ohne weiteres wie beschrieben hergestellt werden können.

Diskussion

In dem kurzen physikalischen Teil wurden die Vor- und Nachteile der digitalen (DSA) und der analogen referenzbezogenen Subtraktionsangiographie (ASA) gegenübergestellt. Letztere erfährt durch die Verwendung eines Referenzsystems eine deutliche Verbesserung gegenüber dem bisherigen einfachen photographischen Subtraktionstechniken. Auf diesem Wege läßt sich eine Optimierung des Subtraktionsvorganges erreichen. Um die Äquivalenz der Grauwerte auf der Treppe festzustellen, reicht die rein visuelle Auswertung; eine densitometrische Messung vereinfacht zwar das Verfahren, führt aber praktisch zu keiner nennenswerten Ver-

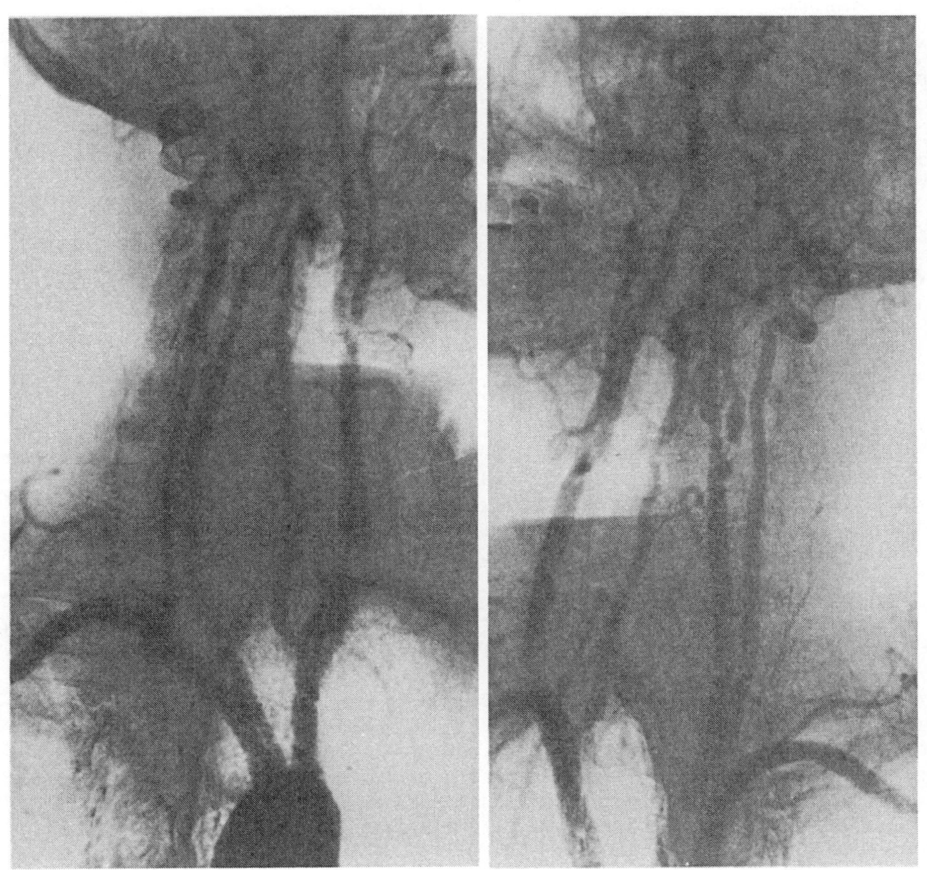

<u>Abb. 2.</u> Stenose am Abgang der rechten A. carotis interna

<u>Abb. 3.</u> Filiforme Stenose am Abgang der linken A. carotis interna

besserung. Das Referenzsystem erleichtert und beschleunigt auch die
photographische Subtraktion gegenüber anderen photographischen Methoden z.B. Doppelmasken-Technik. Das Auflösungsvermögen und die Detailerkennbarkeit der ASA sind besser als bei der DSA, die erst Gefäße
ab einem Durchmesser von ca. 1 mm darstellt. Dagegen ist die Kontrastierung bei der DSA stärker als bei der ASA; hier ließe sich eine Verbesserung durch Verwendung spezieller Filme sowie eine logotronische
Bildaufarbeitung erzielen. Der entscheidende Unterschied für die beiden Techniken-DSA und ASA stellt der Zeitaufwand dar. Bei der digitalen Angiographie ist das Bild sofort vorhanden, während bei dem analogen Verfahren eine Aufarbeitungszeit von ca. 20 Minuten erforderlich
ist. Dies ist sicher für den Klinikbereich ein entscheidendes Faktum.
Wo nur gelegentlich i.v. "Arterien-Darstellungen" erforderlich sind
und wo die Kostenfrage von Bedeutung ist, ist die ASA angebracht.
Bei größeren Fallzahlen sollte aber der DSA der Vorrang gegeben werden.

Zusammenfassung

Die Anwendung der im eigenen Arbeitskreis entwickelten analogen referenzbezogenen Subtraktionsangiographie, die praktisch bei ihrer Anwendung keinerlei Kosten verursacht, ist für diagnostische Belange voll
befriedigend, da ebenfalls Aussagen, wie sie bei der kostspieligen
DSA getroffen werden, gemacht werden können. Durch die Einführung des
Referenzsystems werden Fehlermöglichkeiten der klassischen Subtraktionstechniken ausgeschaltet oder weitgehend unterdrückt. Ein Nachteil
dieses Verfahrens ist der relativ hohe Zeitaufwand. Aus diesem Grund
wird die Methode auch nur da empfohlen werden können, wo nur gelegentlich entsprechende Fragestellungen auftauchen.

Literatur

1. Baert AL, Wilms GE, de Sommer F, Smits J (1983) Digital intraarterial subtraction technique of the extracerebral vascular system.
   Cardiovasc Intervent Radiol 6:197–200
2. Busch HP, Strauss LG, Freimarck RD (1984) Messung der Abbildungs-
   eigenschaften von DSA-Anlagen. Fortschr Röntgenstr 141(1):92–96
3. Carmody RF, Seeger JF, Smith JRL, Horsley WW, Miller RW (1984)
   Digital subtraction angiography in head and neck radiology. Neuroradiology 26:261–266
4. Enzmann DR, Brody WR, Riederer S, Keyes G, Collins W, Pelc N (1982)
   Intracranial intravenous digitale subtraction angiography. Neuroradiology 23:241–251
5. Friedrich M, Sörensen R (1982) Intravenöse Subtraktionsangiographie (ISA). Fortschr Röntgenstr 136(6):705–716
6. Gárdeur D, Seurot M, Fonda C, Raynaud A, Gaux JC (1983) Digital
   intravenous subtraction angiography of intracranial arteriovenous
   malformations. Neuroradiology 25:307–313
7. Rath M, Lissner J, Rienmüller R, Haendle J (1984) Digitale Radio-
   graphie. Fortschr Röntgenstr 140(3):243–250
8. Takahashi M, Bussaka H, Nakagawa N (1984) Evaluation of the cerebral vasculature by intraarterial DSA —with emphasis on in vivo
   resolution. Neuroradiology 26:253–259
9. Voigt K (1983) Digitale Subtraktions-Angiographie in der Neuroradiologie: intravenös oder intraarteriell? Vortrag auf dem 13. Zentraleuropäischen Neurologischen Symposion in Heidelberg, 23.-25.6.
   1983
10. Weigert F, Lössl P, Eggemann F (1984) Möglichkeiten der konven-
    tionellen intravenösen Subtraktionsangiographie (ISA). Röntgen-
    Bl. 37:1–7
11. Wende S (1983) Technik und Wert der digitalen Subtraktions-Angio-
    graphie in der Neuroradiologie. Vortrag auf dem 13. Zentraleuro-
    päischen Neurologischen Symposion in Heidelberg, 23.-25.6.1983
12. Ziedses des Plantes BG (1935) Subtraktion, eine röntgenographische
    Methode zur separaten Abbildung bestimmter Teile des Objekts.
    Fortschr Geb Röntgenstr 52:69–76

Computergestützte epidurale Hirndruckmessung beim raumfordernden Insult

A. Haaß, T. Madler und K. Schimrigk

Bei Patienten mit zerebralem Insult kann man häufig in den ersten Tagen eine klinische Verschlechterung beobachten, die den ganzen klinisch-neurologischen Bereich betrifft, und zwar Bewußtseinslage, Orientierung, agnostische Störungen, Grad der Lähmungen und gemischte Hirnstammsymptome.

Das Hirnödem trägt als wesentlich komplizierender Faktor zu dieser Entwicklung bei. Da es einerseits keine ausreichend zuverlässigen klinischen Parameter gibt, um die Hirnödementwicklung mit Anstieg des intrazerebralen Druckes (ICP) und Absinken des zerebralen Perfusionsdruckes (CPP) frühzeitig zu erfassen (2) und andererseits keine einheitliche Auffassung über die adäquate Ödembehandlung existiert, halten wir bei den schweren klinischen Verläufen dieser Erkrankungen eine epidurale Druckmessung für gerechtfertigt.

Wir verwenden die Gaeltec Sonden, die über ein Bohrloch in den Epiduralraum eingelegt werden. Die Sonden sind relativ zuverlässig und können während der Messung beim Patienten leicht auf ihre Funktionsfähigkeit überprüft werden. Die erhaltenen Druckwerte stimmen gut mit intraventrikulären Messungen überein (1). Es handelt sich um eine wenig invasive Methode, von der nahezu keine Komplikationen zu erwarten sind. Diagnostische, therapeutische sowie pflegerische Maßnahmen werden nicht behindert.

Eine wesentliche Verbesserung der Überwachung und Auswertung der Ergebnisse konnte durch den Einsatz des Dr. Weiss-Neuromonitors erreicht werden, der on-line die 3 Druckkurven des systemischen arteriellen Blutdruckes (SAP), des ICP, sowie ihrer Differenz, des CCP, auf einem Monitor wiedergibt. Diese Druckverläufe können wahlweise als Trendkurven über Stunden oder Tage oder in kurzen Intervallen mit Berücksichtigung der Pulsamplituden ausgedruckt werden. Durch eine computergestützte Recheneinheit können die Kurven nach verschiedenen Programmen ausgewertet werden, so können z.B. Häufigkeitsverteilungen der Mitteldrucke von ICP, SAP und CPP in Histogrammen und ihre dazugehörigen statistischen Werte ausgegeben werden.

Die Indikation zur Druckmessung wurde gestellt, wenn der Insult frisch aufgetreten war und aufgrund von Klinik und Computertomogramm ein raumforderndes Hirnödem zu erwarten war. Es handelte sich dabei vorwiegend um Patienten mittleren Alters, bei denen ein großer Mediainfarkt, z.B. bei akutem Karotisverschluß oder eine intrazerebrale Massenblutung, für die keine Operationsindikation bestand, aufgetreten war.

Bei einigen Patienten wurde der epidurale Druck über beiden Hemisphären gemessen, um die Druckentwicklung über der Insultseite und der primär nicht betroffenen Seite vergleichen zu können. 10 Stunden nach Auftreten des Insultes fand sich über beiden Seiten stets eine Druckdifferenz. Auf der betroffenen Seite betrug der ICP zwischen 8-15 mm Hg,

auf der Gegenseite 0-10 mm HG. Trotz verschiedener therapeutischer
Maßnahmen stieg der ICP häufig in den ersten 2-4 Tagen stark an. Dabei zeigten die höheren Druckwerte auf der Insultseite charakteris-
tischerweise größere Pulsamplituden. Wurden Druckwerte um 30-40 mm Hg
erreicht, glichen sich die Druckwerte auf der Insultseite und der
Gegenseite zunehmend an, bis sie gleich hoch waren. Häufig kam es dann
zu einem dramatischen Hirndruckanstieg, der mit Peaks und Plateau-
wellen begann und schließlich zur Vasoparalyse führen konnte, wobei
dann der ICP passiv dem SAP folgte. Da solche Hirndruckanstiege, wenn
überhaupt, nur sehr schwer zu beherrschen sind, sollte das Ziel der
Therapie auf eine frühzeitige Prophylaxe gerichtet sein.

An therapeutischen Möglichkeiten stehen zunächst mechanische Maßnahmen, wie Lagerung, frühzeitige Intubation und Beatmung zur Verfügung.
Es konnte nachgewiesen werden, daß auch eine venöse Abflußbehinderung
durch Flachlagerung bzw. Kopfschräglage zu einer beachtlichen Erhöhung
des ICP führt. Wir lagern daher die Patienten mit 30-45° erhöhtem
Oberkörper und stützen den Kopf seitlich ab. Der Effekt dieser Lagerung konnte durch die computergestützte Auswertung objektiviert werden. Besonders nützlich erwies sich der Neuromonitor, wenn unregelmäßige Druckwellen vorlagen, da hier bei visueller Auswertung keine
exakten Aussagen über die Höhe des ICP sowie vor allem der Pulsamplituden möglich sind. Durch die computergestützte Analyse der Daten sind
hier objektivere Aussagen über Druckverlauf und Therapieerfolg in jeder
gewünschten Zeitspanne möglich.

Von hyperosmolaren Lösungen, wie Mannit oder Sorbit, ist eine rasch
einsetzende drucksenkende Wirkung bekannt, wobei über die Wirkungsdauer in der Literatur sehr unterschiedliche Angaben zu finden sind.
Hartmann (3) zitiert in seiner Übersichtsarbeit Literatur, wonach die
Wirkung sogar bis zu 10 Stunden anhalten soll. Diese Angaben über die
Wirkungsdauer beruhen üblicherweise auf Einzelmessungen des intrakraniellen Drucks oder klinischen Daten. Da die Wirkung auf dem Aufbau
eines Osmolaritätsgradienten zwischen Blut und Hirngewebe beruht, haben
wir die Plasmaosmolalität, z.B. bei Gabe von 125 ml Mannit 20%ig in
20 min gemessen und festgestellt, daß 1 Stunde nach Infusionsbeginn
das Ausgangsniveau wieder erreicht war, was für einen sehr kurzen
direkten therapeutischen Effekt spricht. Wenn der hirndrucksenkende
Effekt also über die Infusionsdauer hinaus anhält, so ist das unserer
Meinung nach im wesentlichen vom Ausmaß des Ausgangshirndrucks und von
dem Pathomechanismus abhängig. Der hirndrucksenkende Effekt von hyperosmolaren Lösungen sollte daher nicht von Einzelmessungen abgeleitet
werden und muß die Gesamtsituation der Hirndruckverhältnisse, insbesondere die Höhe und die Dauer des Ausgangsdruckes, berücksichtigen.
Eine Kombinationstherapie von Mannit und Glyzerin erschien uns sinnvoll, um mit Mannit einen schnellen Wirkungseintritt zu erzielen, der
dann mit Glyzerin über mehrere Stunden gehalten werden kann. In der
Abb. 1 haben wir die drucksenkende Wirkung mit dem Verhalten der Plasmaosmolalität korreliert. Es handelt sich um eine Mittelwertskurve von
6 Mannit-Glyzerin-Infusionen bei einem Patienten mit intrazerebraler
Blutung. Man sieht einen Anstieg der Osmolalität in den ersten 3 Stunden, danach ein rasches Absinken, wobei die Osmolalität nach Infusionsende nur geringfügig den Ausgangswert übersteigt. Parallel dazu kommt
es zu einem Absinken des ICP, welcher nach Ende der Infusion wieder
ansteigt und 3 Stunden später noch unterhalb des Ausgangsniveaus liegt.
Man erkennt also, daß bei relativ niedrigen Ausgangsdruckwerten mit
dieser Kombination eine Drucksenkung über 7 Stunden möglich ist. Bei
höheren Ausgangswerten des ICP (über 40 mm Hg) zeigte sich, daß der
drucksenkende Effekt sofort nach Absetzen der Infusion endete und ein
schneller Wiederanstieg der Druckwerte bis zum Ausgangsniveau erfolgte.
Wegen dieser Abhängigkeit der Wirkung vom Ausmaß der Hirnschwellung
können keine generell gültigen Aussagen über die Wirkungsdauer des

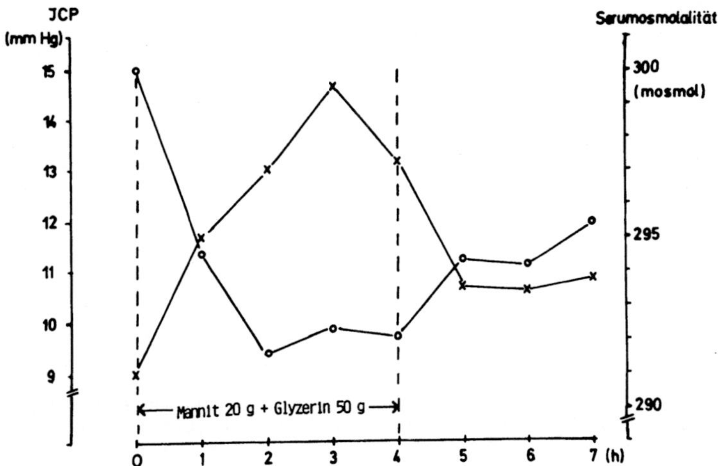

Abb. 1. Verhalten von ICP (o——o) und Serumosmolalität (x——x) unter Therapie mit 20 g Mannit und anschließend 50 g Glyzerin. Die eingetragenen Werte sind Mittelwerte von 6 Infusionen bei einem Patienten mit intrazerebraler Blutung

Therapieeffektes gemacht werden. Hämolysen konnten bei Dosierung von Glyzerin bis 100 g/Tag und Infusionsgeschwindigkeiten bis 25 g/h nicht beobachtet werden, so daß ein osmolalitätsgesteuerter Einsatz von höheren Dosen möglich ist. Nach unseren Erfahrungen kann es aber zum Überschreiten der Osmolalitätsgrenze von 340 mosmol/l bei diesen Dosierungen kommen, wenn gleichzeitig Corticoide verabreicht werden.

Zusammenfassung

Der schwere klinische Verlauf zerebraler Insulte rechtfertigt unserer Meinung nach die epidurale Druckmessung, da nur dadurch eine adäquate Überwachung und Therapieführung möglich wird. Durch computergestützte Auswertmethoden können objektivere Aussagen über den Effekt therapeutischer Maßnahmen gemacht werden. Neben der drucksenkenden Wirkung von mechanischen Maßnahmen erwies sich die Kombination von Mannit mit Glyzerin als wirksames Mittel zur Hirndrucksenkung. Generelle Aussagen über die Dosierung und Halbwertszeit des Therapieeffektes sind jedoch nicht möglich, da die Wirkungsdauer erheblich vom Grad der Hirnschwellung abhängig ist.

Literatur

1. Gaab M, Knoblich OE, Dietrich K (1979) Miniaturisierte Methoden zur Überwachung des intrakraniellen Druckes. Langenbecks Arch Chir 350: 13–31
2. Gobiet W (1978) Diagnostik und Therapie der akuten Hirnschwellung. Intensivbehandlung 4:121–129
3. Hartmann A (1983) Die medikamentöse Behandlung des Hirnödems. Nervenarzt 54:277–293

Zentrale und oberflächliche Hemisphären-Infarkte

(Eine Gegenüberstellung klinischer, computertomographischer und angiographischer Befunde)

O. Busse, M. Kaps, D. Schirz und O. Hoffmann

Einleitung

Zentrale, im Marklager und den Stammganglien gelegene supratentorielle,
ischämische Infarkte betreffen das Versorgungsgebiet der perforierenden —sowie der langen Markarterien. Dabei handelt es sich einerseits
um hämodynamisch bedingte Endstrominfarkte, denen obliterierende Prozesse der großen zuführenden Halsarterien und der großen Basisarterien
zugrunde liegen sowie andererseits um lakunäre Läsionen infolge einer
hochdruckbedingten Hyalinose mit segmentalem Verschluß der perforierenden —und langen Markarterien (3). Selten lassen sich für die zentral
gelegenen Infarkte auch Mikro- oder Makroembolien verantwortlich
machen (5). Endstrom- und lakunäre Infarkte lassen sich durch ihre
Größe unterscheiden. Zeumer et al. (11) haben Lakunen als Läsionen mit
einem maximalen Durchmesser von weniger als 2 cm definiert.

Material und Methodik

Es wurden die Computertomogramme von 234 Patienten mit 269 supratentoriellen ischämischen Infarkten, die innerhalb eines Zeitraumes von
2 1/2 Jahren in der Neurologischen Universitätsklinik Gießen behandelt
wurden, ausgewählt. Dreißig Patienten wiesen mehr als einen Infarkt
im Computertomogramm (CT) auf.

Das Durchschnittsalter der Patienten betrug 62 Jahre. In 103 Fällen
war der Infarkt zentral lokalisiert. Das Volumen der zentralen Infarkte
wurde annäherungsweise nach der Methode von Nelson et al. (7) bestimmt.
Danach läßt sich das Volumen errechnen aus dem Produkt des größten
Längs- und Querdurchmessers der im CT erkennbaren hypodensen Zone; dieses Produkt wiederum wird multipliziert mit der Zahl und der Dicke der
Schichten und durch zwei dividiert. Dann erfolgt eine erneute Multi-
plikation mit dem Vergrößerungsfaktor 3,3, der das Größenverhältnis
zwischen der CT-Abbildung und dem Gehirn widerspiegelt. Als Lakunen
wurden Läsionen, die kleiner als 3 ml waren, definiert. Solche waren
in 73 Fällen nachweisbar.

Den zentralen Infarkten wurden oberflächlich lokalisierte, bei denen
definitionsgemäß immer die Rinde und mehr oder weniger auch subkortikale Strukturen vom Infarkt betroffen sein mußten, gegenübergestellt.

Das Blutdruckverhalten sowie die übrigen typischen Risikofaktoren
wurden in den einzelnen Patientengruppen miteinander verglichen. Von
einer Hypertonie wurde ausgegangen, wenn zum Zeitpunkt der Aufnahme
bereits eine Behandlungsbedürftigkeit bestand oder im Laufe der stationären Behandlung mehrfach Werte über systolisch 160 mm Hg oder über
diastolisch 110 mm Hg gemessen wurden, so daß sich hieraus eine Be-
handlungsnotwendigkeit ergab.

Bei 86 Patienten wurde eine Angiographie durchgeführt. Die Befunde
der einzelnen Patientengruppen wurden miteinander verglichen.

Schließlich wurden die klinischen Symptome der lakunären Infarkte
zusammengestellt und der computertomographischen Lokalisation der
ischämischen Läsion gegenübergestellt.

Ergebnisse

Das Durchschnittsalter in den einzelnen Patientengruppen ließ keine
signifikanten Unterschiede erkennen. In der Altersgruppe unter 50 Jahren betrug das Verhältnis lakunäre-oberflächliche Infarkte 2:3, in der
Altersgruppe über 70 Jahre lag es bei 1:4, d.h., die lakunären Infarkte
machten nur 25% aus.

Von 128 Patienten mit oberflächen Infarkten litten 80 Kranke (62,5%)
an einer Hypertonie. Bei den Patienten mit einem oder mehreren zentralen Infarkten waren es 56 (61,5%) von 91 Kranken. Der prozentuale Anteil an Hochdruckkranken war demnach in beiden Gruppen gleich. Der Vergleich der Oberflächeninfarkte mit größeren zentralen Infarkten bzw.
Lakunen (unter 3 ml) bezüglich des Blutdruckverhaltens ergab ebenfalls
keine Korrelationen. Bei der Gegenüberstellung der zentralen Infarkte
fällt allerdings auf, daß eine Hypertonie bei Lakunen häufiger war.
Je kleiner die Lakune, um so öfter war sie mit einer Hypertonie verge-
sellschaftet (Abb. 1).

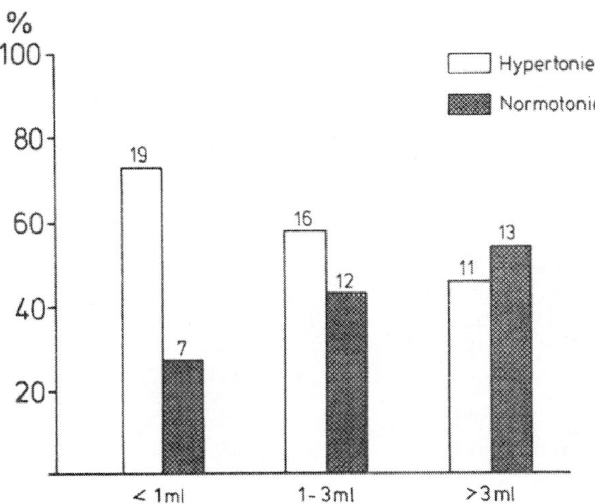

Abb. 1. Beziehung zwischen dem
Volumen zentral lokalisierter
Infarkte bzw. Lakunen und dem
Blutdruckverhalten

Bei den übrigen Risikofaktoren für einen ischämischen Infarkt ergaben
sich keine Unterschiede beim Vergleich der unterschiedlichen Infarkt-
lokalisationen.

Von 55 Patienten mit oberflächlichen Infarkten, die einer zerebralen
Angiographie unterzogen wurden, zeigten dreißig (55%) obliterierende
Veränderungen der hirnzuführenden –und Basisarterien (Tabelle 1).
4 von 22 Patienten mit lakunären Infarkten zeigten obliterierende
Veränderungen im Angiogramm; dieser Unterschied war signifikant.

Tabelle 1. Vergleich der angiographischen Befunde bei oberflächlichen und zentralen Hemisphäreninfarkten

Angiographiebefund n = 86		Zentrale Infarkte		Oberflächl. Infarkte
		<3 ml n = 22	>3 ml n = 9	n = 55
Car.-Verschluß	Halst.			1
	Bifurk.	3	1	12
	Intracran.			2
Car.-Stenose	>50%			3
	<50%			1
Mediaverschluß	Stamm		2	3
	Äste	1	1	2
Vertebralis	Verschluß			3
	Stenose <50%			1
	Stenose >50%			
Cerebri post.	Verschluß			2
Pos.		4 (18%)	4 (44%)	30 (55%)
Neg.		18 (82%)	5 (56%)	25 (45%)

Von 45 Patienten mit persistierender Symptomatik hatten 10 die für einen lakunären Infarkt klassische Symptomatik einer rein motorischen Hemiparese, 7 Kranke wiesen eine sensomotorische Hemiparese auf. In den übrigen Fällen traten Begleitsymptome wie am häufigsten eine Dysarthrie, selten auch eine Aphasie und ganz vereinzelt auch eine Hemianopsie auf. Sie waren zumeist schnell rückläufig. Die Computertomogramme der Patienten mit motorischer Hemiparese ohne Sensibilitätsstörungen wurden näher analysiert. Die Lakunen lagen überwiegend im Kapsel-Linsenkernbereich und darüber im Marklager. Relativ häufig war der posteriore Anteil des hinteren Schenkels der inneren Kapsel betroffen. Aphasien fanden sich relativ oft vorn im Putamen —Kapsel-Caudatumbereich, aber auch im Pallidum —hinterer Kapselschenkelbereich. Bei den 5 Patienten, die unter einer vorübergehenden Hemianopsie litten, lag die Lakune viermal im posterioren Anteil des hinteren Schenkels der inneren Kapsel. Einmal lag die Läsion im Kapselknie, der Patient litt gleichzeitig an einer flüchtigen aphasischen Störung.

Diskussion

Literaturangaben zufolge leiden etwa 70% der Patienten, bei denen im Computertomogramm ein oder mehrere lakunäre Infarkte nachgewiesen wurden, an einem Hochdruck (2,6). In unserem Krankengut waren es 65%, was damit im wesentlichen übereinstimmt. Ein wesentlicher Unterschied in der Hypertonieeinzidenz bei der Gegenüberstellung oberflächlicher und lakunärer Infarkte ließ sich nicht erkennen. Zu ähnlichen Ergebnissen kamen auch van Gijn et al. (4), während im Krankengut von Pullicino et al. (8) ein Überwiegen der Hypertonie in der Gruppe der "Small deep infarcts" erkennbar war. In unserem Krankengut ließ sich aber innerhalb der Gruppe der zentralen Infarkte ein deutlicher Unterschied im Hinblick auf die Hypertoniehäufigkeit erkennen. Lakunen, deren Volumen nach unserer Definition kleiner als 3 ml ist, sind häufiger von einer Hypertonie begleitet als größere, zentral gelegene ischämische Infarkte. Darüber hinaus nimmt die Häufigkeit des Hochdrucks umgekehrt proportional mit der Größe der Lakune zu (Abb. 1). Das läßt

umgekehrt darauf schließen, daß die hypertoniebedingte Hyalinose der
perforierenden und Markarterien eher zur Ausbildung von kleinen Lakunen Anlaß gibt, von denen angenommen werden darf, daß ein großer
Teil im Computertomogramm unsichtbar bleibt und nicht immer mit klinischen Symptomen einhergeht.

Die eigenen Untersuchungen lassen eindeutig erkennen, daß obliterierende Veränderungen an den hirnzuführenden- und Basisarterien bei
Patienten mit lakunären Infarkten sehr viel seltener sind als bei
solchen mit oberflächlichen ischämischen Läsionen. Im wesentlichen
über die gleichen Ergebnisse berichten Zeumer et al. (11). Aus diesen
Befunden ergibt sich die Konsequenz, daß beim Nachweis vor allem kleiner lakunärer Infarkte die Indikation zur Arteriographie äußerst zurückhaltend gestellt werden muß, insbesondere wenn eine Hypertonie
vorliegt. Dies umso eher, als heutzutage hämodynamisch relevante,
obliterierende Veränderungen der extrakraniellen Arterien mit der
atraumatischen Dopplersonographie weitgehend ausgeschlossen werden
können.

Schwer zu interpretieren ist die relative Häufung lakunärer Infarkte
bei Patienten unterhalb des 50. Lebensjahres, zumal die Patientenzahlen relativ geringfügig sind. Möglicherweise enthält die Gruppe
unterhalb des 50. Lebensjahres vermehrt Patienten mit einem malignen
fixierten Hypertonus, bei dem sich die Gefäßveränderungen bevorzugt
an den kleineren Arterien manifestieren.

Beim Vergleich der klinischen Symptomatologie mit den computertomographischen Befunden fiel auf, daß ein großer Teil der Patienten
mit rein motorischen Hemiparesen eine Lakune im posterioren Abschnitt
des hinteren Schenkels der inneren Kapsel aufwiesen. Aufgrund dieser
Erfahrung diskutiert Mohr (6), ob die Auffassung einer somatotopischen
Anordnung motorischer Fasern in anterio-posteriorer Richtung in den
vorderen zwei Dritteln des hinteren Schenkels der inneren Kapsel
noch gültig ist. Maurach und Strian (5) weisen aber darauf hin, daß
für die Syndromgestaltung bei kapsulären Läsionen der vertikalen Ausdehnung gleiche Bedeutung zukommt wie der horizontalen. Der scheinbare Widerspruch des klinischen Bildes mit einer rein motorischen
Hemiparese zu einem Herd im posterioren Anteil der inneren Kapsel resultiert aus der Vernachlässigung des in anterio-posteriorer Richtung
schräg absteigenden Verlaufs der motorischen Leitungsbahnen, deren
Lage in der Horizontalebene vom untersuchten Höhenniveau abhängt. Im
übrigen entspricht die Lokalisation der Lakunen bei motorischen Hemiparesen mit oder ohne vorübergehende Begleitsymptome im wesentlichen
den von Donnan et al. (2), Rascol et al. (9) und Weisberg (10) gemachten Beobachtungen.

Im Rahmen des vorliegenden Beitrages kann nur kurz darauf eingegangen
werden, daß bei lakunären Infarkten auch Aphasien und Hemianopsien
beobachtet werden konnten. Aphasien bei Läsionen der Basalganglien
sind insbesondere seit der Einführung der CT mittlerweile bekannt (1).
Flüchtige Hemianopsien bei Lakunen im hinteren Anteil des posterioren
Schenkels der inneren Kapsel können mit einem auf die Sehstrahlung
übergreifenden, passageren ischämischen Ödem interpretiert werden. Mit
einer Ausnahme lagen die Lakunen bei Hemianopsien in dem genannten
Bereich.

Zusammenfassung

Es werden das Blutdruckverhalten sowie die angiographische Befunde bei
Patienten mit oberflächlichen und zentral gelegenen supratentoriellen
ischämischen Infarkten gegenübergestellt. Zentrale Infarkte wurden als

Lakunen bezeichnet, wenn das Volumen unter 3 ml lag. Es fand sich eine
relative Häufigkeit lakunärer Infarkte bei Patienten unterhalb des
50. Lebensjahres. Je geringer das Volumen des zentralen Infarktes bzw.
der Lakunen, um so häufiger war eine Hypertonie nachweisbar. Positive
angiographische Befunde waren bei den oberflächlichen signifikant
häufiger als bei den lakunären Infarkten.

Literatur

1. Damasio AR, Damasio H, Rizzo M, Varney M, Gersh F (1982) Aphasia
   with nonhemorrhagic lesions in the basal ganglia and internal cap-
   sule. Arch Neurol 39:15-20
2. Donnan AG, Tress BM, Bladin PF (1982) A prospective study of lacunar infarction using computerized tomography. Neurology 32:
   49-56
3. Fisher CM (1969) The arterial lesions underlying lacunes. Acta
   Neuropath 12:1-15
4. Gijn van J, Kraaijefeld CL (1982) Blood pressure does not predict
   lacunar infarction. J Neurol Neurosurg Psych 45:147-150
5. Maurach R, Strian F (1982) Bedeutung der dreidimensionalen Struktur der inneren Kapsel für die Syndromgestaltung bei kapsulären
   Läsionen. Nervenarzt 53:193-195
6. Mohr JP (1982) Lacunes. Stroke 13:3-11
7. Nelson RF, Pullicino P, Kendall BE, Marshall J (1980) Computed
   tomography in patients presenting with lacunar syndromes. Stroke
   11:256-261
8. Pullicino P, Nelson RF, Marshall J (1980) Small deep infarcts
   diagnosed on computed tomography. Neurology 30:1090-1096
9. Rascol A, Clanet M, Manelfe C, Guraud B, Bonafe A (1982) Pure motor
   hemiplegia. Stroke 13:11-17
10. Weisberg AL (1980) Computed tomography and pure motor hemiparesis.
    Neurology 29:490-495
11. Zeumer H, Ringelstein EB, Klose KC (1981) Lakunäre Infarkte im
    Computertomogramm. Fortschr Röntgenstr 134:488-494

Liquorenzyme als Gewebszerfallmarker in der Frühdiagnostik ausgeprägter Hirninfarkte

H. W. Prange, E. Bollensen, S. Menck und M. Schulz

Wohl erlaubt die Computer-Tomographie nahezu problemlos die Diagnostik
von intrazerebralen und subarachnoidalen Blutungen unmittelbar nach
der Klinikeinweisung. Dies trifft jedoch nicht für den durch lokale
Ischämie bedingten Hirninfarkt und die durch globale Perfusionsstörung
hervorgerufene zerebrale Hypoxie zu. Der ischämische Hirninfarkt wird
einschließlich der besonders ungünstig verlaufenden Krankheitsbilder,
wie Basilaristhrombose und Mediaverschluß, in den ersten Tagen meistens nur klinisch diagnostiziert. Die Abschätzung von Ausmaß und Größe
des Gewebsunterganges war bisher nicht möglich. Die bildgebenden Verfahren blieben hierfür unergiebig: Im kranialen CT stellt sich innerhalb der ersten 24 Std. nur bei 20% und bis Ende des 2. Krankheitstages
lediglich bei ca. 55% der Fälle der geschädigte Gewebsbereich dar
(1,2).

Die Therapie des Schlaganfalls sollte sich aber nach dem Ausmaß der
Parenchymschädigung richten. TIA, PRIND und klein-volumige Hirninfarkte im Großhirnbereich bedürfen in der Frühphase bekanntlich bis
auf eine Verbesserung der Fließeigenschaften des Blutes keiner an-
spruchsvolleren Soforttherapie. Auf die u.U. schon frühzeitig vorzu-
nehmenden Desobliterations- und Bypass-Operationen soll hier nicht
weiter eingegangen werden. Die Behandlung der großen hemisphäriellen,
zumeist kortexnahen Hirninfarkte ist wesentlich aufwendiger. Rheologische, hirnödemprophylaktische und sog. hirnprotektive Maßnahmen
sind erforderlich. Dazu kommt, daß ein entsprechendes Therapiepro-
gramm möglichst früh —also in den ersten 24 Std. —einsetzen sollte,
um wirksam zu sein und zerebrale Sekundärschäden zu verhindern (4,5).

Das Problem der initialen Behandlung einer Gehirnischämie besteht also
darin, daß die leichten Ischämiefolgen von den schweren in der Frühphase weder klinisch noch apparativ eindeutig zu unterscheiden sind;
jedoch sollten bei TIA, PRIND und kleineren Hirninfarkten (im Hemi-
sphärenbereich) andere risiko-ärmere Therapieformen angewandt werden
als bei Fällen mit großen, ischämiebedingten zerebralen Parenchym-
untergängen.

Es war also eine klinische Erfordernis, nach Gewebszerfallmarkern zu
suchen, mit deren Hilfe das Ausmaß der Gehirninfarzierung schon am
ersten Tag nach dem Insultereignis abgeschätzt werden kann. Mit diesem
Ziele bestimmten wir bei Patienten mit TIA und Hirninfarkten die Li-
quoraktivität von drei intrazellulären Enzymen, deren Quantität im
Hirngewebe bekanntermaßen relativ hoch ist. Es handelt sich um die
Adenylatkinase, das Kreatinkinase-Isoenzym BB (CKBB) und die Enolase.

148

Methodik

Die Liquorproben wurden in allen Fällen innerhalb der ersten 24 Std.
nach dem Schlaganfallsereignis durch Lumbalpunktion gewonnen und anschließend zentrifugiert. Der zellfreie Überstand wurde zur Analyse
verwendet bzw. zunächst bei -20°C gelagert. Proben mit artifiziellen
Erythrozytenbeimengungen (Nachweis durch Heglostix-Teststreifen) wurden für Adenylatkinase und Enolasebestimmung nicht und für CKBB-Messung
nur begrenzt verwertet.

Adenylatkinase- und Enolase-Aktivität wurden über den Umsatz von NADH
zu NAD^+ bei 340 nm spektrophotometrisch ermittelt; Methode siehe (3).
Die Bestimmung der CKBB-Aktivität erfolgte vermittels Bioluminiszenz
(8). Für Enolase und Adenylatkinase wurden Paralleluntersuchungen der
Serumaktivität durchgeführt.

Die Untersuchungsbefunde der TIA- und Hirninfarkt-Patienten wurden
einer Kontrollgruppe gegenübergestellt. Letztere setzte sich aus myelographierten Personen mit Discusleiden zusammen, deren Liquorzell-
und -eiweißverhältnisse normal waren. Die Patienten mit Hirninfarkt
wurden in drei Untergruppen aufgeteilt, wobei für die Zuordnung sukzessive drei verschiedene Gesichtspunkte eine Rolle spielten:

1. Schweregrad des klinischen Verlaufs
2. Lokalisation des Hirninfarktes im Computer-Tomogramm
3. Größe des Hirninfarktareals

Der Schweregrad wurde in einer der Glasgow outcome scale ähnlichen
Skalierung festgelegt: Die 'leichte' klinische Ausprägung entspricht
'good recovery'; 'mittelschwer' ist mit 'moderate disability' vergleichbar und 'schwere' klinische Ausprägung enthält die Kategorien 'severe
disability', 'persistent vegetative state' und 'death' (7).

Die Größenmessung der Hirninfarkte erfolgte am Siemens Somatotom DR 3
unter Verwendung des software-Programms 'volume'.

Ergebnisse

Das Verhalten der drei Enzyme im Liquor von Hirninfarktpatienten ist,
bezogen auf den klinischen Schweregrad, in Tabelle 1 aufgeführt. Während die Fälle mit TIA, PRIND und leichten Hirninfarkten keinen nennenswerten Aktivitätsanstieg zeigen, trat bei der Gruppe 'mittelschwer'
bereits eine vom Trend her erkennbare Erhöhung der Enzymaktivität auf.
Schwere klinische Verläufe hatten signifikante Aktivitätserhöhungen.
Bei Adenylatkinase und Enolase lag der niedrigste Wert der letztgenannten Gruppe im Bereich der oberen Grenze der normalen Streubreite
oder darüber. Die CKBB zeigte zum Teil erhebliche Erhöhungen der Aktivität, jedoch war die Streuung enorm groß und einzelne Werte bei
'schwerem' klinischen Verlauf befanden sich noch innerhalb des normalen range. Eine Erklärung dieses Phänomens ist uns bisher nicht möglich. Methodische Probleme aber auch ein Zusammenhang mit der kurzen
Halbwertzeit des Enzyms sind zu diskutieren.

Die Veränderungen der Enzymaktivität im Liquor in bezug auf die Infarkt-
lokalisation haben wir bisher nur für die Adenylatkinase untersucht.
Es ergibt sich für Hirninfarkte im Capsula interna- und Linsenkern-
Bereich keine wesentliche Aktivitätsänderung ($\bar{x}$ =0,6 U/l; range:
0,29-0,9 bei n =17). Größere kortexnahe Infarkte hatten einen signifikanten Anstieg der Adenylatkinase-Aktivität ($\bar{x}$ =2,4 U/l; range:
0,77-9 bei n =171 p <0,005), und auch bei den vier Fällen mit Hirnstamminfarkten lagen die Aktivitätswerte zumeist oberhalb der normalen Spannweite ($\bar{x}$ =0,9, range: 0,72-1,11).

Tabelle 1. Enzymaktivität im Liquor cerebrospinalis nach Hirninfarkt unterschiedlicher klinischer Ausprägung

	Kontrolle [U/l][a]	n	Hirninfarkt (klinische Ausprägung) leicht [U/l][a]	n	mittelschwer [U/l][a]	n	schwer [U/l][a]	n
Adenylat-kinase	0,47 (0,24-0,8)	47	0,59 (0,29-0,9)	11	0,97 (0,65-1,3)	7	3,2 (1,1-9)	16
CK BB	0,17 (0,05-0,46)	37	0,27 (0,08-0,62)	16	2,1 (0,22-5,27)	7	21,5 (0,24-219,5)	14
Enolase	0,75 (0,22-1,59)	26	1,12 (0,45-2,49)	19	3,28 (1,52-5,0)	4	4,30 (1,47-7,08)	10

[a]Mittelwert und Spannweite (range) angegeben

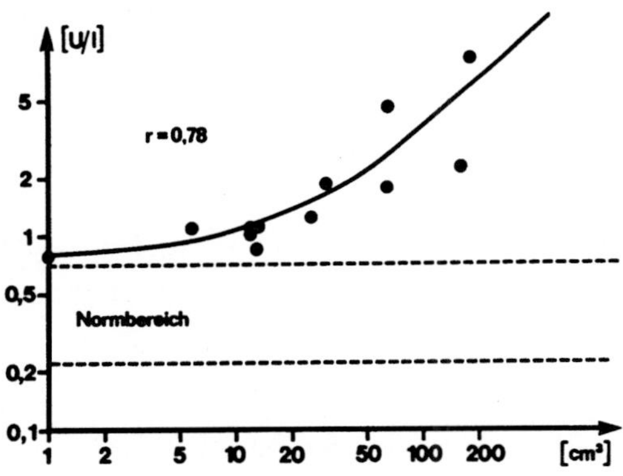

Abb. 1. Enzymaktivität der Adenylatkinase [U/l] in Relation zur Infarktgröße [cm³] bei 12 Patienten mit kortexnahen Hirninfarkten

Vergleicht man nun bei den Fällen mit großem Hirninfarkt den Aktivitätsanstieg des Enzyms mit dem Volumen des Gewebsunterganges, so ergibt sich —wie in Abb. 1 dargestellt —eine lineare Korrelation der beiden Variablen (r =0,78; n =12). Je größer der Gewebsuntergang ist, desto ausgeprägter ist der Enzymanstieg. Für Enolase und CKBB haben wir diesen Zusammenhang noch nicht untersucht, jedoch wurde unlängst im Schrifttum schon mitgeteilt, daß die in Abb. 1 dargestellten Verhältnisse auch für den Anstieg der Enolase und der CBKK im Liquor zerebrospinalis zutreffen (6,9).

Diskussion

Die hier vorgelegten Untersuchungsergebnisse, die zumindest hinsichtlich Enolase und Adenylatkinase mit traditionellen Meßtechniken erlangt wurden, zeigten, daß bei ausgeprägteren Hirninfarkten —ähnlich wie beim Myokardinfarkt im Serum —Enzymanstiege in der Zerebrospinalflüssigkeit zu erwarten sind. Sie richten sich nach der Lokalisation, insbesondere aber nach dem Ausmaß des Gewebszerfalls und erlauben uns schon in den ersten 24 Std. Aussagen zur Schwere des Verlaufes und somit im begrenzten Maße auch zur Prognose. Die untersuchten Enzyme erwiesen sich als brauchbare Gewebszerfallsmarker, die für die Entscheidung, welcher therapeutische Weg einzuschlagen ist, eine Rolle

150

spielen könnten. Die ausgeprägte Streuung der CK ist allerdings in
diesem Zusammenhang problematisch.

Noch sind die Bestimmungsverfahren zu aufwendig. Moderne Techniken
wie Radioimmunoassays oder enzymimmunologische Verfahren wurden bereits für Enolase und CKBB erfolgreich erprobt (6,9). Ihre kommerzielle Verfügbarkeit ist wünschenswert und·Voraussetzung für die Einführung in die klinische Routine.

Zusammenfassung

An einer Kontrollgruppe, zumeist aus myelographierten Lumboischial-
gie-Patienten mit regelrechten Liquorverhältnissen bestehend, wurde
der normale Streubereich der Enzymaktivität von Enolase, Adenylatkinase and Kreatinkinase BB im Liquor ermittelt. Den so erlangten
Normalwerten wurden die Liquoraktivitäten der genannten Enzyme bei
Kranken mit frischen ischämischen Hirninfarkten gegenübergestellt.
Es ergaben sich keine Normabweichungen bei TIA und kleineren Hirninfarkten in Capsula interna/Linsenkern-Bereich. Größere hemisphärielle
Infarkte zeigten hingegen Aktivitätsanstiege, die positiv mit der
klinischen Ausprägung des Schlaganfallsereignisses korrelierten. Am
Beispiel der Adenylatkinase ließ sich darüberhinaus demonstrieren,
daß Infarktvolumen und Aktivitätserhöhung miteinander direkt und linear
im Zusammenhang stehen. Auch Hirnstamminfarkte wiesen meistens leichte
Aktivitätsanstiege auf.

Literatur

1. Abrams HL, McNeil BJ (1978) Medical implications of computed tomography (CAT scanning). N Engl J Med 198:255-261
2. Aulich A (1981) Zerebrale Computer-Tomographie des ischämischen
   Insultes: Differentialdiagnose und Verlaufsbeobachtung. Therapiewoche 31:8025-8033
3. Boehringer Mannheim GmbH (1975) Biochemica Information II, Mannheim
4. Corkill G, Chikovani OK, McLeish I, McDonald LW, Youmans JR (1976)
   Timing of pentobarbital administration for brain protection in experimental stroke. Surg Neurol 5:147-149
5. Gelmers HJ (1984) The effects of nimodipine on the clinical course
   of patients with acute ischemic stroke. Acta Neurol Scand 69:
   232-239
6. Hay E, Royds JA, Davies-Jones GB, Lewtas NA, Timperley WR, Taylor
   CB (1984) Cerebrospinal fluid enolase in stroke. J Neurol Neurosurg
   Psychiatry 47:724-729
7. Jennett B, Bond M (1975) Assessment of outcome after severe brain
   damage. A practical scale. Lancet I:480-484
8. Lundin A, Jäderlund B, Lövgren T (1982) Optimized bioluminescent
   assay of creatine kinase and creatine kinase B-subunit activity.
   Clin Chem 28/4:609-614
9. Pfeiffer FE, Homburger HA, Yanagihara T (1983) Creatine kinase BB
   isoenzyme in CSF in neurologic diseases. Arch Neurol 40:169-172

Diagnose der kardialen Hirnembolie aus neurologischer Sicht

P. Berlit und H. Eckstein

Einleitung

Der Hirninfarkt embolischer Genese bei kardialer Grunderkrankung macht
10 bis 20% aller Schlaganfälle im neurologischen Krankengut aus (2,9,
14). Wie pathologische Übersichten zeigen, dürfte die reale Zahl eher
noch höher liegen (10,11,13); dies liegt zum einen daran, daß nicht
jede Hirnembolie zu Lebzeiten als solche erkannt wird, zum anderen
daran, daß ein Teil der embolischen Ereignisse im Rahmen kardialer
Erkrankungen während der Akutphase der Herzerkrankung auftritt und
vom Neurologen allenfalls konsiliarisch mitbeurteilt wird, somit im
stationären Krankengut der Neurologischen Klinik nicht auftaucht.
Schließlich können kleinere Embolisationen subklinisch verlaufen. Daß
es wichtig ist, die Diagnose einer kardialen Embolie frühzeitig zu
stellen, liegt auf der Hand. Es ist nicht nur entscheidend, möglichst
bald in Zusammenarbeit mit dem Kardiologen eine Therapie der Herzerkrankung einzuleiten, es gilt auch, die Entscheidung über eine erforderliche Antikoagulantienbehandlung zu fällen (7,8).

In der vorliegenden Arbeit soll versucht werden, klinische und neuroradiologische Kriterien herauszuarbeiten, die die Verdachtsdiagnose
einer kardialen Hirnembolie wahrscheinlich machen und damit Indika-
tionsgrundlage für zusätzliche kardiologische Diagnostik sein können.

Material und Methodik

Es wurden die Krankengeschichten aller Patienten, die in den Jahren
1970 bis 1984 unter der Verdachtsdiagnose einer kardialen Hirnembolie
in der Neurologischen Universitätsklinik Heidelberg stationär behandelt wurden, durchgesehen. Für die Aufnahme in die Auswertung wurde
gefordert, daß bei der kardiologischen Diagnostik eine mögliche Emboliequelle für den Hirninfarkt gefunden wurde. Krankengeschichten, in denen
zwar aus neurologischer Sicht die Verdachtsdiagnose einer kardialen
Hirnembolie gestellt werden mußte, sich jedoch internistisch kein Anhalt für eine kardiale Emboliequelle ergab, gelangten nicht zur Auswertung. Die Krankengeschichten wurden hinsichtlich Anamnese, Klinik,
Verlauf und erfolgten diagnostischen Maßnahmen analysiert, wobei neuroradiologische Befunde besonders berücksichtigt wurden. Statistische
Vergleiche erfolgten mit dem U-Test von Wilcoxon, Mann und Whitney.

Ergebnisse

Aufgrund der genannten Ausschlußkriterien kamen die Krankengeschichten
von 211 Patienten mit einer kardialen Hirnembolie zur Auswertung. Wie
Abb. 1 zeigt, hingen Alter und Geschlecht der Patienten weitgehend mit
der zugrundeliegenden Herzerkrankung zusammen. Während in der größten
Gruppe der Herzrhythmusstörungen das Geschlechtsverhältnis mit 54 zu

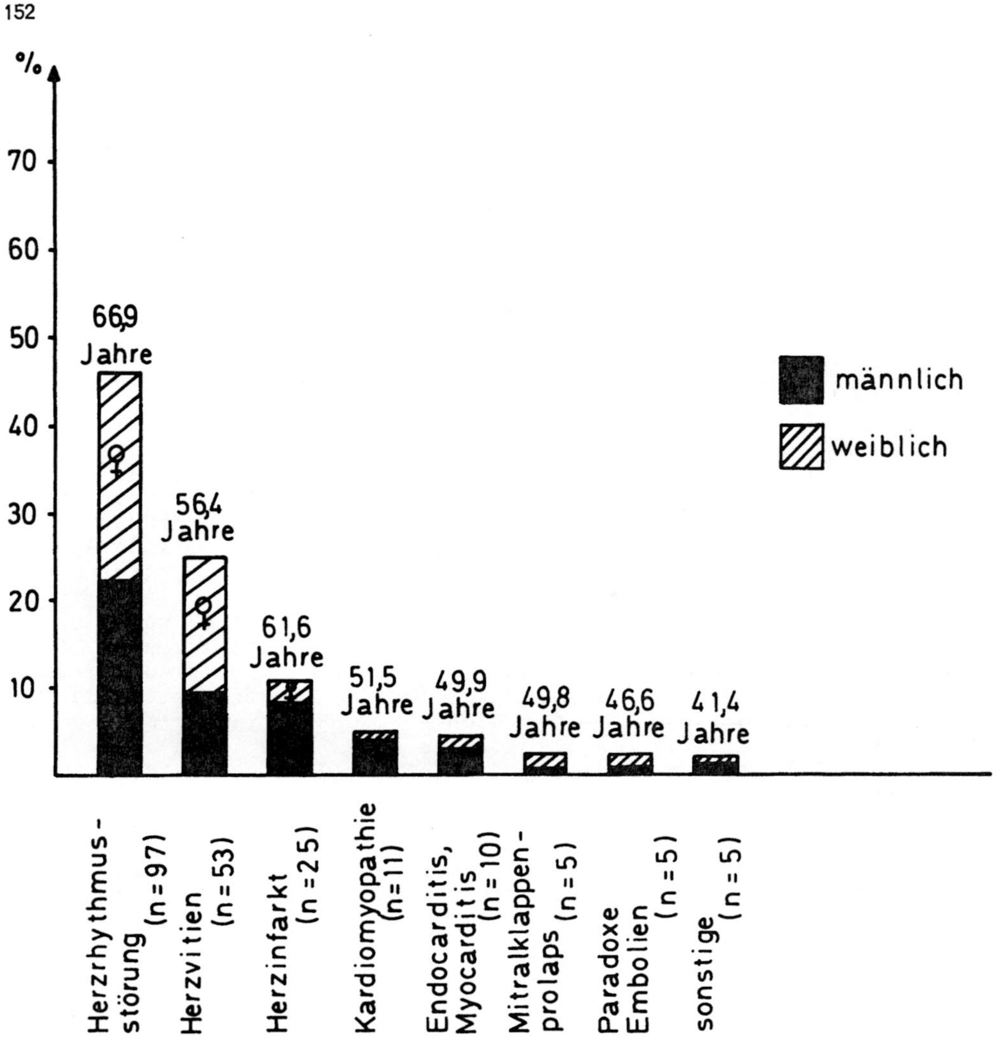

Abb. 1. Alters- und Geschlechtsverteilung der Patienten mit kardialer Hirnembolie (n = 211) in Abhängigkeit von der zugrunde liegenden Herzerkrankung

46% zugunsten des weiblichen Geschlechtes weitgehend ausgewogen ist, überwiegen in der Gruppe der Herzvitien die Frauen, in den Gruppen Herzinfarkt, Kardiomyopathie und entzündliche Herzerkrankungen die Männer. Das Mitralklappenprolapssyndrom ist der allgemeinen Erfahrung entsprechend wiederum bei Frauen häufiger.

Die wesentlichen klinischen Daten unserer Patienten sind in Tabelle 1 zusammengestellt. Bei zwei Drittel aller Kranken ereignete sich der Hirninfarkt im Laufe des Tages, meist bei körperlicher Betätigung, die Hälfte der Patienten erlitt die Embolie in den Vormittagsstunden. In 20% entwickelte sich die Symptomatik in den Nachtstunden, häufig auf dem Weg zur Toilette, nur in knapp 11% stellte sich der Hirninfarkt im Schlaf ein, so daß ihn der Patient morgens beim Aufstehen registrierte. Bei weniger als 5% der Patienten entwickelten sich die neurologischen Ausfälle zögernd, stotternd über einige Stunden, in der Regel wurde das Vollbild der klinischen Ausfallserscheinungen plötzlich,

Tabelle 1. Klinik der kardialen Hirnembolie

Tageszeitlicher Beginn (n = 170)	Vormittag 49,9%	Nachmittag 18,2%	Nacht 20%	Im Schlaf 10,9%	
Art des Auftretens (n = 211)	Plötzlich, schlagartig 86,3%	Allmählich, stotternd 4,7%	Keine Angaben 9%		
Begleitsymptome (n = 211)	Bewußtseinstrübung 27%	Kopfschmerzen prodromal 14,2%	Epileptische Anfälle 10,4%		
Betroffenes Gefäß-gebiet (n = 211)	Media li. 53,3%	Media re. 24,3%	Posterior re/li 10,6%	Vertebrobasilär 10,2%	Anterior re/li 0,9% / Ophthalmica 0,4%

Neurologischer Befund bei Mediasyndromen (n = 168)

Media li (n = 117)	Nur Aphasie 22,2%	Aphasie und/oder Monoparese 13,5%	Aphasie und/oder Hemiparese 40,2%	Aphasie, Hemiparese, Hemianopsie 23,9%
Media re (n = 51)	Monoparese 15,7%	Hemiparese 62,7%	Hemiparese und Hemianopsie 21,6%	

Anamnese (n = 211)

Gefäßrisikofaktoren:

Hyperlipidämie	9,5%	Embolische Ereignisse in der Vorgeschichte
Nikotin	16,6%	24,6%
Diabetes mellitus	18,0%	
Hypertonus	38,7%	

Verlauf (n = 211)

TIA 10%	PRIND 18,5%	Infarkt mit geringen Ausfällen 28,4%	Infarkt mit schweren Ausfällen 43,1%
Exitus letalis 18%	Embolierezidive 16,1%		

schlagartig erreicht. Bei jeweils einem Viertel der Kranken traten zu
Beginn der Symptomatik Kopfschmerzen oder eine Störung des Bewußtseins
auf. Eine Somnolenz lag bei 14,7%, ein Sopor oder eine Bewußtlosigkeit
bei 12,3% der Patienten vor. Während dem Begleitsymptom Kopfschmerzen
keine wesentliche Bedeutung für den weiteren Verlauf zukommt, war die
Prognose quoad vitam et restitutionem bei den Patienten mit einer
initialen Bewußtseinsstörung signifikant schlechter (p < 0,001).

Eine symptomatische Epilepsie sahen wir bei 10,4% aller Patienten,
relativ gesehen am häufigsten in der Gruppe der Kardiomyopathien.
Dies muß nicht wundern, wenn bedacht wird, daß von den fünf Kardiomyopathien mit kardialer Hirnembolie es sich in drei Fällen um eine
alkoholtoxische kongestive Kardiomyopathie gehandelt hat (3). Bei der
Hälfte der Patienten traten die Krampfanfälle initial, in vier Fällen
sogar als erstes Symptom vor der Lähmung auf. Hierbei waren generalisierte Krampfanfälle ebenso häufig wie fokale —einen Status epilepticus bzw. eine Kojewnikoff-Epilepsie sahen wir jeweils einmal.

Besonders auffallend war die deutliche lokalisatorische Bevorzugung
des Mediakreislaufes links, welcher in über der Hälfte aller Patienten betroffen war. Nur bei knapp einem Viertel der Kranken kam die
neurologische Symptomatik durch eine Zirkulationsstörung im rechten
Mediagebiet zustande, vertebro-basilärer Kreislauf bzw. die hinteren
Hirnarterien waren in jeweils 10% der Kranken betroffen. Nur in Einzelfällen sahen wir Ausfälle von seiten des Anteriorgebietes oder
Ophthalmicadurchblutungsstörungen. Betrachtet man das am meisten betroffene Stromgebiet der Arteria cerebri media links, so fällt auf,
daß die Klinik häufig einem Mediateilinfarkt entspricht. So sahen
wir in knapp 36% der Kranken lediglich eine Aphasie mit keinen oder
nur geringen sensomotorischen Ausfällen. Ein typisches Media-Syndrom
mit Aphasie und brachio-facial betonter sensomotorischer Hemiparese
rechts sahen wir in 40%, in 24% war zusätzlich eine homonyme Hemianopsie nach rechts vorhanden. Ähnliche Verhältnisse fanden sich beim
Mediasyndrom rechts, hier lagen bei 16% der Fälle nur inkomplette
neurologische Ausfälle vor. Bei den Embolien in das vertebro-basiläre
Stromgebiet resultierten zumeist Infarkte im Hirnstamm- und Kleinhirn-
bereich, embolische Posteriorinfarkte zeigten immer persistierende
gleichseitige Gesichtsfeldausfälle zur Gegenseite. Das Auftreten einer
Hemianopsie im Rahmen eines Mediasyndromes verschlechterte die Prognose quoad restitutionem signifikant (p < 0,001).

In der Anamnese waren Gefäßrisikofaktoren bei insgesamt 124 Patienten
zu erfragen: Ein Hypertonus war mit 38,7% am häufigstens vertreten,
gefolgt von Diabetes mellitus, Zigarettenrauchen und Hyperlipidämie.
Frühere embolische Ereignisse lagen immerhin bei knapp einem Viertel
der Kranken vor. Rezidivembolien konnten während des stationären Aufenthaltes bei 16% der Patienten beobachtet werden, in sieben Fällen war
eine Rezidivembolie für den Tod des Kranken verantwortlich. Insgesamt
verstarben 18% (n = 38) der Kranken. In sechs Fällen führte eine obere
und/oder untere Einklemmung durch den embolischen Infarkt zum Exitus,
17 Kranke verstarben an den zugrundeliegenden Herzleiden. Ein gutes
Drittel der Patienten verstarb somit an der aktuellen Hirnembolie oder
an einer Rezidivembolie, demgegenüber 45% an den Folgen der kardialen
Grunderkrankung.

Betrachtet man die Prognose quoad restitutionem, so resultierten immerhin in 43% der kardialen Hirnembolien schwere persistierende neurologische Ausfälle, die zu einer weitgehenden Immobilität führten. Vorübergehende neurologische Symptome im Sinne von transitorisch-ischä-
mischen Attacken bzw. prolongierten reversiblen neurologischen Ausfällen sahen wir in knapp 30%, Hirninfarkte mit nur wenig behindern-
den, persistierenden Symptomen waren genauso häufig.

Während bei den neuroradiologischen Untersuchungen der Computertomographie in Bezug auf die Differentialdiagnose embolischer versus thrombotischer Herzinfarkt nur eine untergeordnete Bedeutung zukommt, konnte die angiographische Darstellung in der Regel einen wichtigen Beitrag zu dieser Differentialdiagnose leisten. Eine angiographische Darstellung der Hirngefäße erfolgt bei 119 Patienten. Der direkte angiographische Nachweis eines Embolus innerhalb eines intakten Gefäßes bzw. der Beweis für eine Embolie durch ein unauffälliges Bild bei Reangiographie nach zuvor gefundenem embolischen Gefäßverschluß gelang lediglich in einem geringen Prozentsatz von knapp 5% bei 10 Patienten. Solche vorübergehenden angiographischen Verschlüsse lagen meist am Interna-Abgang oder an der Media-Trifurkation (4). Bei der größten Gruppe der Hirnembolien im Mediagebiet ließen sich jedoch weitere drei embolietypische angiographische Befunde abgrenzen: Bei 27 Kranken lag ein Verschluß des Mediahauptstammes (n = 13) oder ein Mediaastverschluß (n = 14) vor, weitere 26 Patienten zeigten das Bild einer Zirkulationsstörung im Mediakreislauf. Über 40% der Patienten allerdings hatte trotz abschließend neurologisch-kardiologisch gestellter Diagnose einer Hirnembolie in der Angiographie einen unauffälligen Befund. Die Wahrscheinlichkeit, einen angiographischen Hinweis auf die abgelaufene Hirnembolie zu erhalten, hängt in erster Linie vom Zeitpunkt der angiographischen Untersuchung ab. Über 80% unserer pathologischen Angiographiebefunde konnten wir in der ersten Woche nach Auftreten der neurologischen Symptomatik erheben, wurde die Kontrastmitteldarstellung der Hirngefäße später als 10 Tage nach der Hirnembolie vorgenommen, war der Befund in der Regel unauffällig.

Diskussion

Faßt man die verschiedenen klinischen Parameter zusammen, so ergibt sich doch eine Symptomkonstellation, die es bereits am Krankenbett ermöglicht, den Verdacht auf eine kardiale Hirnembolie zu äußern. Für diese Diagnose spricht vor allem eine plötzlich in den Vormittagsstunden bei körperlicher Betätigung auftretende mit Kopfschmerzen einhergehende Mediateilsymptomatik links. Insbesondere eine isolierte Aphasie mit nur geringen Begleitsymptomen ist grundsätzlich verdächtig auf eine Embolie (12). Weitere wichtige Verdachtsmomente sind das Fehlen von Gefäßrisikofaktoren bei anamnestisch geschilderten kardialen Symptomen. In jedem Fall sollte umgehend eine dopplersonographische Untersuchung der Halsgefäße erfolgen, um Stenosen der hirnversorgenden Gefäße an ihrem Abgang, die Ausgangspunkt für arterioarterielle Embolien sein könnten, nicht zu übersehen.

Ist klinisch der Verdacht auf eine kardiale Hirnembolie zu äußern, sollte baldmöglichst eine angiographische Darstellung des betroffenen Gefäßareals erfolgen. In Übereinstimmung mit unseren Befunden konnten auch andere Autoren zeigen, daß aufgrund von Fragmentation und Lyse des Embolus die Angiographie oft schon wenige Tage nach dem embolischen Ereignis einen unauffälligen Befund zeigen kann (1,5). Findet sich angiographisch ein embolietypischer Befund bzw. ist durch diese Untersuchung eine Arteriosklerose der Hirngefäße auszuschließen, sollte eine entsprechende kardiologische Diagnostik einschließlich Langzeit-EKG und Echokardiographie eingeleitet werden. Die ergänzend durchzuführende Computertomographie zeigt nur selten den als typisch beschriebenen Befund einer hämorrhagischen Infarzierung (2,6); sie ist wichtig, um im Hinblick auf den einzuschlagenden therapeutischen Weg eine Einblutung in den Infarkt bzw. ein intrazerebrales Hämatom nicht zu übersehen. Bestätigt sich angiographisch bzw. kardiologisch der klinisch geäußerte Verdacht auf eine kardiale Hirnembolie, wird die Therapie der Wahl in der Regel eine Antikoagulatien-Behandlung sein. Auf die

aktuelle Diskussion um den Zeitpunkt der Antikoagulation nach statt-
gehabter Hirnembolie kann an dieser Stelle nicht näher eingegangen
werden (7,8). Mit einer Mortalität von 18% und resultierenden schweren
neurologischen Ausfällen in über 40% der Patienten ist die kardiale
Hirnembolie ein ernstes Krankheitsbild, doch gilt es in interdisziplinärer Zusammenarbeit mit dem Kardiologen bei den Kranken, die nur
vorübergehende oder leichte neurologische Ausfälle haben, durch eine
adäquate Therapie die Gefahr von Rezidivembolien, die insgesamt sehr
hoch zu veranschlagen ist (2,8,14), zu verringern.

Zusammenfassung

Die Krankengeschichten von 211 Patienten, bei denen aus neurologischer
und kardiologischer Sicht die Diagnose einer kardialen Hirnembolie
gestellt wurde, kamen zur Auswertung. Alter und Geschlechtsverteilung
des Patientengutes hängen mit der zugrunde liegenden Herzerkrankung zusammen. In der klinischen Symptomatik ist ein plötzliches Auftreten
der neurologischen Ausfälle in den Vormittagsstunden bei körperlicher
Betätigung, nicht selten in Verbindung mit Kopfschmerzen, typisch. Ein
Viertel der Kranken zeigte eine initiale Bewußtseinsstörung, welche
die Prognose signifikant verschlechterte. Eine symptomatische Epilepsie lag bei gut 10% aller Patienten vor. Bei deutlicher lokalisa-
torischer Bevorzugung des Mediakreislaufes links lag bei einem Drittel
des Krankengutes nur ein Mediateilinfarkt vor. Risikofaktoren waren
deutlich seltener als beim thrombotischen Hirninfarkt. Rezidivembolien wurden bei 16% der Patienten während des stationären Aufenthaltes
beobachtet, 18% aller Kranken verstarben.

Während in der neuroradiologischen Diagnostik dem Computertomogramm
keine diagnostische Bedeutung zukommt, kann die früh durchgeführte
angiographische Darstellung der Hirngefäße die Diagnose wahrscheinlich
machen, wobei Mediahauptstammverschluß, Mediaastverschluß und Media-
zirkulationsstörung typische Befunde sind.

Literatur

1. Alter M, Kieffer S, Resch J, Ansari K (1972) Cerebral infarction.
   Clinical and angiographic correlations. Neurology 22:590-602
2. Berlit P (1983) Die kardiale Hirnembolie. Nervenarzt 54:389-399
3. Berlit P, Krause KH (1981) Die Hirnembolie bei der kongestiven
   Kardiomyopathie des Alkoholikers. Nervenarzt 52:605-607
4. Berlit P, Vetter P, Krause KH (1983) Die paradoxe Hirnembolie.
   Nervenarzt 54:311-315
5. Bladin PF (1964) A radiologic and pathologic study of embolism
   of the internal carotid-middle cerebral arterial axis. Radiology
   82:615-624
6. Fisher CM, Adams RD (1950) Observations on brain embolism with
   special reference to the mechanism of hemorrhagic infarction.
   J Neuropathol Exp Neurol 10:92-93
7. Furlan AJ, Cavalier SJ, Hobbs RE, Weinstein MA, Modic MT (1982)
   Hemorrhage and anticoagulation after nonseptic embolic brain infarction. Neurology 32:280-282
8. Koller RL (1982) Recurrent embolic cerebral infarction and anticoagulation. Neurology 32:283-285
9. Mohr JP, Caplan LR, Melski JW, Goldstein RJ, Duncan GW, Kistler
   JP, Pessin MS, Bleich HL (1978) The Harvard cooperative stroke
   registry. Neurology 28:754-762
10. Torvik A, Jörgensen L (1964) Thrombotic and embolic occlusions
   of the carotid arteries in an autopsy series. Part 1. Prevalence,
   location and associated diseases. J Neurol Sci 1:24-39

11. Torvik A, Jörgensen L (1966) Part 2: Cerebral lesions and clinical course. J Neurol Sci 3:410-432
12. Van-Horn G, Hawes A (1982) Global aphasia without hemiparesis: a sign of embolic encephalopathy. Neurology 32:403-406
13. Vost A, Wolochow DA, Howell DA (1964) Incidence of infarcts of the brain in heart disease. J Pathol Bacteriol 88:463-470
14. Wolf PA, Dawber TR, Thomas HE, Kannel WB (1978) Epidemiologic assessment of chronic atrial fibrillation and risk of stroke: the Framingham Study. Neurology 28:973-977

Herzrhythmusstörungen bei transitorisch-ischämischen Attacken

G. Freier, T. Stober, S. Sen, T. Anstätt und K. Schimrigk

Einleitung

Zerebrale Ausfallserscheinungen bei kardialen Arrhythmien sind seit langem bekannt. Geläufig sind insbesondere die Folgen einer globalen zerebralen Ischämie bei Asystolien und schweren brady- und tachykarden Rhythmusstörungen, welche klinisch als Synkopen oder Adam-Stokes-Anfälle eine klassische Indikation zur Schrittmachertherapie darstellen. Die Technik der Langzeit-EKG-Ableitung nach Holter hat diesbezüglich in der Diagnostik neue Möglichkeiten eröffnet (14). Die Bedeutung kardialer Arrhythmien bei intermittierenden, fokalen neurologischen Ausfällen wird jedoch bis heute in der Literatur kontrovers diskutiert (9).

In der vorliegenden Untersuchung werden Art und Häufigkeit kardialer Arrhythmien bei TIA analysiert und ihre mögliche pathogenetische Bedeutung diskutiert.

Material und Methode

Zur Auswertung kamen 15 TIA-Patienten, 4 Frauen und 11 Männer im Alter von 25-73 Jahren. Das Durchschnittsalter betrug 49 ± 16 Jahre, 6 Patienten waren jünger als 40 Jahre. Bei allen Patienten lagen die anamnestischen und klinisch-neurologischen Kriterien von TIA im Karotisstromgebiet vor (5), in 5 Fällen rechtshirnig, in 10 Fällen linkshirnig. Zusätzlich wurden Risikofaktoren für Gefäßerkrankungen, internistische Begleiterkrankungen sowie kardiale Beschwerden, wie Stenokardien, Herzpalpitationen und Zeichen der Herzinsuffizienz erfaßt. Kontinuierliche Langzeit-Elektrokardiogramme (LZ-EKG) nach Holter wurden mit einem Reynolds-Recorder über 2 x 24 h aufgezeichnet, die Patienten bewegten sich in dieser Zeit in normaler Weise auf der Station. Zusätzlich erfolgten während der Aufzeichnung zwei 12-Kanal-Standard-EKG-Ableitungen. Die Auswertung der LZ-EKG erfolgte mit Hilfe des Reynolds Pathfindersystems. Nach klinischen Gesichtspunkten wurde die übliche zerebrale Gefäßdiagnostik betrieben.

Ergebnisse

Bei 5 Patienten bzw. 33% wurden im LZ-EKG keine signifikanten Rhythmusstörungen registriert. 10 Patienten wiesen folgende Arrhythmien auf, welche in Tabelle 1 aufgeführt sind. Supraventrikuläre Arrhythmien traten bei 2 Patienten als intermittierende Bradyarrhythmie mit einer Frequenz unter 40/min auf, absolute Arrhythmie bei Vorhofflimmern bestand bei einem Patienten. Paroxysmale supraventrikuläre Tachykardien (PST) mit Frequenzen über 140/min wurden bei 2 Patienten aufgezeichnet, ohne daß es sich bei diesen um eine physiologische Sinustachykardie bei adäquater Belastung gehandelt hätte. Supraventrikuläre Extrasy-

Tabelle 1. Herzrhythmusstörungen bei 15 Patienten mit TIA

	Anzahl der Patienten
Normalbefund	5
Intermittierende Bradyarrhythmie ($\leqslant$ 40/min)	2
Vorhofflimmern	1
Paroxysmale supraventrikuläre Tachykardie (PSVT) $\geqslant$ 140/min	2
Supraventrikuläre Extrasystolen (SVES) $\geqslant$ 30/h	4
Ventrikuläre Extrasystolen (VES)	
- $\geqslant$ 10/h	3
- polytope VES	5
- Couplets	3
- Ventrikuläre Tachykardie ($\geqslant$ 3 konsekutive VES)	2

stolen (SES) in einer Häufigkeit von mehr als 30/h fielen bei 4 Patienten auf. Häufig waren auch Arrhythmien ventrikulären Ursprungs. Mehr als 10 ventrikuläre Extrasystolen (VES) pro Stunde hatten 3 Patienten, polytope VES wurden in 5 Fällen registriert. Bei 3 Patienten wurden Couplets aufgezeichnet, ventrikuläre Tachykardien (VT) mit mehr als 3 konsekutiven VES bestanden in 2 Fällen. Die Abb. 1a-c zeigt das Beispiel einer PSVT mit einer Frequenz von 150/min, weiterhin eine Asystolie von 4 s Dauer sowie eine ventrikuläre 5er-Salve. Bei diesen Beispielen erscheint eine hämodynamische Wirksamkeit der Arrhythmien denkbar.

Das Auftreten neurologischer Ausfälle konnte bei einem Patienten zeitlich mit einer schweren Bradyarrhythmie mit Pausen bis 4 s Dauer während der LZ-EKG-Registrierung korreliert werden. In einem weiteren Falle konnte anamnestisch ein Zusammenhang zwischen TIA-Ereignissen und subjektiv wahrgenommenen Herzpalpitationen hergestellt werden. Während der LZ-EKG-Ableitungen traten, wie bei den übrigen Patienten, keine TIA-Ereignisse ein, jedoch wurden asymptomatische PSVT aufgezeichnet. Die zerebrale Gefäßdiagnostik, einschließlich arterieller Panangiographie, war in diesem Falle völlig unauffällig.

Kardiologische Auffälligkeiten und Arrhythmien waren bei Patienten mit nachgewiesenem zerebralen Gefäßprozeß häufiger als bei Patienten ohne Hinweis für zerebrale Gefäßveränderungen, möglicherweise im Sinne einer Koinzidenz zwischen koronarer und zerebraler Gefäßerkrankung. Es fällt auf, daß bei Vorhandensein klinisch-kardiologischer Auffälligkeiten zumeist auch Arrhythmien im LZ-EKG nachgewiesen werden konnten. Die 12-Kanal-Standard-EKG-Ableitung zeigte lediglich in einem Falle signifikante Rhythmusstörungen.

Diskussion

Die vorliegenden Befunde belegen erneut die Häufigkeit kardialer Arrhythmien bei Patienten mit TIA gegenüber einem Normalkollektiv (6), wie sie von mehreren Autoren in ähnlicher Weise beschrieben wurden und welche in aller Regel erst mittels LZ-EKG nachgewiesen werden können (3,4,7,8,9,12,13). Unklarheit herrscht jedoch über deren pathogenetische Bedeutung. Experimentelle Untersuchungen, u.a. mit elektro-

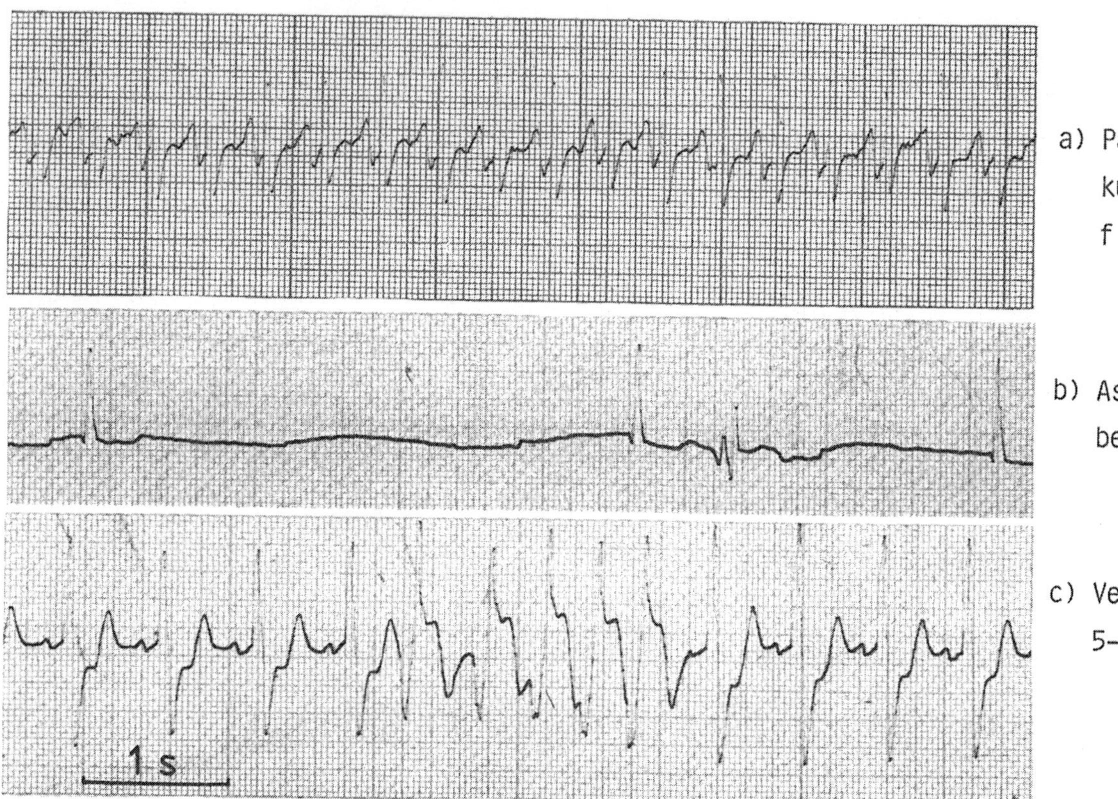

Abb. 1a-c. Arrhythmien bei Patienten mit TIA

magnetischer Flußmessung an der A. carotis von Hunden ergaben bei
künstlich erzeugten Arrhythmien Flow-Reduktionen von 7-12% bei SVES
bis zu über 70% bei VT (1,2). Hierbei ist zu berücksichtigen, daß die
hämodynamischen Auswirkungen bei vorbestehenden Myokardläsionen noch
gravierender sein können (10). Auch ist zu erwarten, daß die hämodynamischen Auswirkungen in poststenotischen zerebralen Gefäßregionen
noch deutlicher sind. Alle diese Einflußgrößen erschweren die Antwort
auf die Frage, welche kardialen Arrhythmien für die TIA-Auslösung relevant sein können und welche nicht. Auch der umgekehrte kausale Zusammenhang ist zu diskutieren. Umschriebene, passagere Ischämien,
insbesondere im Hirnstammbereich, können über zentrale Mechanismen
zu sekundären, neurogenen Arrhythmien führen, wie sie insbesondere
bei intrakraniellen Blutungen beschrieben wurden (11).

Schließlich ist in vielen Fällen die bereits erwähnte Koinzidenz zerebraler und koronarer Gefäßveränderungen auf dem Boden gemeinsamer
Risikofaktoren für die Häufung kardialer Arrhythmien bei TIA-Patienten zu erwähnen.

Zur weiteren Klärung sind EKG-Registrierungen unter TIA-Ereignissen
notwendig, was jedoch einen erheblichen untersuchungstechnischen Aufwand erfordert. Für die klinische Diagnostik kann aus den bisherigen
Ergebnissen gefolgert werden, daß TIA-Patienten ohne nachweisbare zerebrale Gefäßveränderungen, jedoch mit kardiologischen Auffälligkeiten,
auch in der Routinediagnostik einer LZ-EKG-Ableitung zugeführt werden
sollten.

Zusammenfassung

Bei 15 TIA-Patienten wurden LZ-EKG nach Holter über 2 x 24 h aufgezeichnet. Es fanden sich bei 66% der Patienten Herzrhythmusstörungen,
wie intermittierende Bradyarrhythmie unter 40/min, Vorhofflimmern,
paroxysmale supraventrikuläre Tachykardien über 140/min, supraventrikuläre Extrasystolen mehr als 30/h, ventrikuläre Extrasystolen mehr
als 10/h, polytope VES, Couplets und ventrikuläre Tachykardien. Mögliche pathogenetische Zusammenhänge werden diskutiert und die Indikationsstellung zur LZ-EKG-Untersuchung bei TIA-Patienten erörtert.

Literatur

1. Benchimol A, Maroko P, Gartlan J, Franklin D (1969) Continuous measurements of arterial flow in man during atrial and ventricular
   arrhythmias. Amer J Med 46:52-63
2. Corday E, Irving D (1960) Effect of cardiac arrhythmia on the cerebral circulation. Am J Cardiol 6:803-808
3. Francis DA, Heron JR, Clarke M (1984) Ambulatory electrocardiographic monitoring in patients with transient focal cerebral ischemia.
   J Neurol, Neurosurg, Psychiat 47:256-259
4. Hansen, von HW (1970) Diagnostik temporärer Herzrhythmusstörungen
   mit dem Langzeit-EKG. Ihre Bedeutung für die zerebrale und koronare
   Zirkulation. Münch med Wschr 112:276
5. Heyman A, Leviton A, Millikan C et al (1976) Transient focal cerebral ischemia. Epidemiological and clinical aspects. Stroke 5:277-
   284
6. Hinkle LE, Carver ST, Stevens M (1969) The frequency of asymptomatic disturbances of cardiac rhythm and conduction in middle-aged
   men. Am J Cardiol 24:629-650
7. Masatoshi F, Tanaka K, Omae T (1973) Electrocardiographic changes
   in cerebral transient ischemic attacks. Angiology 24:310-315

8. McHenry LC, Toole JF, Miller HS (1976) Long-term EKG monitoring in patients with cerebrovascular insuffiency. Stroke 7:264-269
9. Reed LR, Siekert RG, Merideth J (1973) Rarity of transient focal cerebral ischemia in cardiac dysrhythmia. JAMA 223(8):893-895
10. Samet P (1973) Hemodynamic sequelae of cardiac arrhythmias. Circulation 47:399-407
11. Stober T, Kunze K (1982) Electrocardiographic Alterations in Subarachnoid Haemorrhage. J Neurol 227:99-113
12. Van Durme JP (1975) Tachyarrhythmias and transient cerebral ischemic attacks. Am Heart J 89:538-540
13. Walter PF, Reid SD, Wenger NK (1970) Transient cerebral ischemia due to arrhythmia. Annals of internal medicine 72:471-474
14. Winkle RA (1981) Current status of ambulatory electrocardiography. Am Heart J 102(4):757-770

Juvenile Insulte: Pathogenese und Verlaufsbeobachtungen

H. G. Dizinger und E. B. Ringelstein

Einleitung

Die Pathogenese juveniler Insulte ist bekanntermaßen sehr vielgestaltig. Aus diesen Gründen ist ein umfassendes diagnostisches Programm
erforderlich. Oft kann aber trotzdem die Ursache des Schlaganfalles
nicht aufgeklärt werden. Bisher wurden unseres Wissens nur vereinzelt
Verlaufsbeobachtungen von jugendlichen Insultpatienten und jüngeren
Erwachsenen publiziert. Wir haben eine solche retrospektive Untersuchung durchgeführt. Die Untersuchung hatte drei wesentliche Ziele:

1. Es sollte anhand der Grundlagen neuerer Literaturmitteilungen geprüft werden, welche diagnostischen Lücken bei der Durchsicht der
   Krankenakten erkennbar waren und wie diese in Zukunft vermieden
   werden können.
2. Durch die Nachuntersuchung sollte das Ergebnis der therapeutisch
   rehabilitativen Maßnahmen festgestellt werden, um Anhaltspunkte
   für die prognostische Beurteilung solcher Patienten zu erhalten.
3. Es sollte versucht werden anhand der Nachuntersuchungsergebnisse
   zusätzliche Informationen über die mögliche Pathogenese des Insultes
   zu erhalten.

Material und Methodik

42 Patienten wurden in einem Zeitraum von 3 Jahren (1980-82) berücksichtigt und 1-4 Jahre nach dem Insultereignis nachuntersucht. Davon
waren 26 Patienten Frauen und 15 Patienten Männer. Der Median des
Alters betrug 31 Jahre. Von 42 Fällen konnten 23 selbst nachuntersucht
werden, über vier weitere Patienten konnte telefonische Auskunft vom
Hausarzt erhalten werden, drei Patienten waren verstorben. Über den
Verbleib von 12 Patienten war nichts mehr in Erfahrung zu bringen.
Die Nachuntersuchung umfaßte bei allen Patienten eine Zwischenanamnese,
einen klinisch neurologischen Befund und weitere zweckmäßig erschei-
nende Untersuchungen (z.B. Computertomographie, UKG, transkranieller
Doppler und Antithrombin-3).

Ergebnisse

Bei 34 Patienten war das Karotis-Media-Stromgebiet betroffen, achtmal
der hintere Hirnkreislauf.

Die Krankheitsursache bzw. wesentliche Faktoren der Pathogenese konnten bei 10 Fällen zweifelsfrei geklärt werden. Es handelt sich dabei
um jeweils 2 Patienten mit Vitium cordis und Trauma der Halsgefäße und
um jeweils einen Patienten mit Arteriitis bei LE, Herzkatheter-Unter-
suchung mit Komplikation, fibromuskulärer Dysplasie, Megadolicho-Basi-
laris, Endocarditis lenta und Vorhoftumor (Myxom).

Mit hoher Wahrscheinlichkeit konnten folgende Krankheitsursachen diagnostiziert werden: Bei 4 Patienten lag ein Mitralklappenprolaps-Syndrom vor, bei jeweils einem Patienten ein AT3-Mangel, ein Ergotismus, eine Arteriitis bei PCP, eine Arteriitis bei Sulfonamid-Einnahme. Als weitere wesentliche oder zumindest zusätzlich wirksame pathogenetische Faktoren lag bei 9 Patienten eine Kombination von 2 Risikofaktoren vor (als Risikofaktoren wurden ein bestehender Hypertonus, die Einnahme von Kontrazeptiva und ein Nikotin-Mißbrauch gewertet). Bei 2 Patienten ein länger bestehender Hypertonus als einziger Risikofaktor. Weiter eine bestehende Schwangerschaft, ebenfalls bei 2 Patienten, ein Zustand nach Entbindung bei einer Patientin, und Kontrazeptiva-Einnahme und Kinking der A. carotis bei einer Patientin. In 9 Fällen blieb die Insultursache völlig ungeklärt. Alle nachuntersuchten Patienten wurden jeweils bei der Aufnahmeuntersuchung und bei der Nachuntersuchung nach dem Schweregrad der neurologischen Ausfälle in drei Gruppen eingeteilt. Gruppe 1) enthält Patienten mit Beschwerdefreiheit oder nur noch minimalen neurologischen Ausfällen. Gruppe 3) enthält Patienten, die pflegebedürftig sind. Alle übrigen Patienten wurden Gruppe 2) zugeteilt. Bei der Nachuntersuchung waren 15 der untersuchten Patienten subjektiv völlig beschwerdefrei. 9 Patienten hatten noch mittelgradige Ausfälle, drei Patienten waren pflegebedürftig. Drei Patienten waren an den Folgen des Schlaganfalls verstorben.

Betrachtet man die berufliche Situation waren zum Untersuchungszeitpunkt 18 Patienten in ihrem alten Beruf weiter tätig, 9 Patienten waren berentet.

Keine der Patientinnen, die vorher Kontrazeptiva eingenommen hatten, nahm nach dem Schlaganfall Kontrazeptiva ein. Alle 10 Patienten, die vor dem Insultereignis geraucht hatten, rauchten dagegen auch jetzt wieder.

Bei 2 Patienten konnte ein Rezidiv im Untersuchungszeitraum beobachtet werden, es handelt sich um eine Patientin mit Lupus erythematodes und einen Patienten mit Endocarditis lenta.

Bei einer kritischen Bewertung der durchgeführten Diagnostik zeigten sich bei uns diagnostische Lücken in der Labordiagnostik, hauptsächlich bei der Bestimmung des Antithrombin 3 und auch in der Durchführung eines UKG's.

Die Durchsicht neuerer Literatur und die Ergebnisse dieser Studie haben uns veranlaßt ein abgestuftes Diagnostikschema zu entwerfen, anhand dessen junge Erwachsene mit Schlaganfall untersucht werden sollten.

In der ersten Stufe werden Untersuchungen aufgeführt, die in einem hohen Prozentsatz der Fälle bereits zur Diagnose führen. Diese umfassen hauptsächlich eine ausführliche Anamnese, eine klinisch neurologische Untersuchung und eine internistische Untersuchung. An apparativer Diagnostik: eine Dopplersonographie der extracraniellen Hirnarterien, eine Computertomographie, ein EKG, ein UKG, eine Röntgenaufnahme der Thoraxorgane und ein EEG. Weiter sollten mindestens die üblichen Routinelaboruntersuchungen durchgeführt werden. In einem 2. Schritt dann eine transkranielle Dopplersonographie, eine Angiographie und eine differenziertere Labordiagnostik vorgenommen werden, die hauptsächlich die Abklärung auf rheumatische Krankheiten, die Bestimmung des Antithrombin 3 und die immunologische Diagnostik (3) umfaßt. Sollte auch bei diesen Untersuchungen die Ursache noch nicht geklärt werden können, sollten noch selten fündige Untersuchungen wie eine Liquorpunktion, Biopsien (Haut, Niere, Muskel, A. temporalis, Leber,

Lunge, Gelenke, Sternalpunktion) und weitere Laboruntersuchungen durchgeführt werden. Besonders eine Bestimmung der Kryoglobuline, der Antikörper gegen extrahierbare nucleäre Antigene, (10) des Antielastin-
Titers, der zirkulierenden Immunkomplexe, des HBS-Antigens, und evtl.
der Gewebsantigene. Weiter evtl. Lupus-Antikoagulant (8). Bei Kindern
empfiehlt sich auch eine Untersuchung auf seltene Stoffwechselerkrankungen. Zur Emboliediagnostik ist auch eine Indium 111 markierte Throm-
bozyten-Szintigraphie hilfreich. Es empfiehlt sich weiter eine Bestimmung haemostaseologischer Parameter, die neben den üblicherweise bereits
durchgeführten Untersuchungen besonders eine Bestimmung des Faktor 8,
des Faktor 8 assoziierten Antigens, des Antithrombin 3, des Plättchen-
faktors 4, des Beta-Thromboglobulins und der Plättchen-Aggregation umfassen (4,6). Evtl. ist auch eine Bestimmung von Protein C nötig (4).

Diskussion

Während bei ca. 80% aller Patienten die Insultursache mit mehr oder
weniger großer Wahrscheinlichkeit geklärt werden kann (1,2,7,9), verbleibt eine ungeklärte Rate von 10-20% aller Fälle, die selbst auch
mit differenzierter Diagnostik nicht aufgeklärt werden können (7,9).
Oft findet man in diesen Fällen Hinweise für ein embolisches Geschehen, auch Virus-Infekte werden als Ursache diskutiert (7). Rezidive
sind häufig bei vorbestehender Arteriosklerose und sonst abhängig von
der Ätiologie (7,9). Bei der Mehrzahl der Patienten ist die klinischee
Prognose gut und die Arbeitsfähigkeit kann wieder hergestellt werden
(9).

Zusammenfassung

42 Patienten mit einem juvenilen Insult wurden in einem Zeitraum von
1-4 Jahren nachuntersucht (1981-1984). Sicher geklärt werden konnte
die Ursache bei 10 Fällen, mit hoher Wahrscheinlichkeit bei 8 Fällen.
Bei 15 Patienten bestanden 1 oder 2 Risikofaktoren. Neun Fälle (20%)
blieben völlig ungeklärt. Bei der Mehrzahl der 30 nachuntersuchten
Patienten kam es zu einer deutlichen klinischen Besserung. 15 waren
bei der Nachuntersuchung völlig beschwerdefrei. Die Arbeitsfähigkeit
konnte bei 18 Patienten wieder hergestellt werden. Zur Abklärung der
Ursache des Schlaganfalls ist eine differenzierte abgestufte Diagnostik notwendig. Oft ergeben sich daraus direkte therapeutische Konsequenzen.

Literatur

1. Aita JA. Systemic and non-arteriosclerotic causes of cerebral in-
   farctions. In: Vinken-Bruyn, Handbook of Neurology, 421 ff
2. Barnett HJM (1984) Cardiac causes of cerebral ischemia. In: Toole
   JF (ed) Cerebrovascular disorders. Raven Press, New York, 3. Edition
3. Berlit P, Kessler C, Krause KH, Storch B (1983) Immunvaskulitis
   und Nervensystem. Nervenarzt 10, 497-504
4. Breddin K. Persönliche Mitteilung
5. Ezekowitz MD et al. (1981) Identification of left ventricular thrombi in man using Indium-111-labeled autologous platelets. Circulation
   4, 803-810
6. Fisher U et al. (1983) Platelet activation and mitral valve prolapse.
   Neurology 33, 384-386
7. Hart RG, Miller VT (1983) Cerebral infarction in young adults.
   Stroke 14, 110-114

  8. Landi G et al. (1983) Recurrent ischemic attacks in two young
     adults with Lupus anticoagulant. Stroke 3, 377-379
  9. Snyder BD, Ramirez-Lassepaz M (1980) Cerebral infarction in young
     adults. Stroke 11, 149-153
 10. Vorlaender KD (1980) Diagnostik mit immunologischen Methoden.
     Thieme Verlag, Stuttgart

Die isolierte supraklinoidale Einengung der A. carotis interna

H. L. Lagrèze, A. Hartmann, J. Wappenschmidt, R. Ries und E. Hanisch

Im Gegensatz zu den Veränderungen der A. carotis interna in ihrem zervikalen oder kavernösen Abschnitt haben stenosierende Prozesse der supraklinoidalen Endstrecke bisher nur wenig Aufmerksamkeit gefunden. Zwar ist in größeren angiographischen und autoptischen Studien (2,5, 12,18,32) eine Beteiligung des terminalen Karotisabschnitts an arteriellen Verschlußerkrankungen mehrfach beschrieben worden, über isolierte supraklinoidale Einengungen wurde jedoch bisher nur selten berichtet. Einzelne Autoren vertraten die Ansicht, daß es sich hierbei um die seltene Ursache für Hirninfarkte junger Patienten handelt und folgerten, daß eher andere pathogenetische Faktoren als die Arteriosklerose in Betracht kommen (14,25). Wir versuchten, diese Annahme am eigenen Patientengut zu überprüfen.

An den Bonner Neurologischen und Neurochirurgischen Universitätskliniken konnten wir unter den Patienten, die sich in den letzten 12 Jahren wegen zerebrovaskulärer Erkrankungen einer Angiographie unterzogen, 6 Patienten mit isolierter Einengung des supraklinoidalen Karotisabschnittes ausmachen. In Übereinstimmung mit anderen Autoren (14,16,18, 22) bezeichnen wir als "supraklinoidal" die Endstrecke der A. carotis interna nach Abgabe der A. ophthalmica (siehe Abb. 1). Anatomisch entspricht dem der frei bewegliche, subarachnoidal gelegene Gefäßabschnitt nach Durchtritt durch die Dura (18,27,29,30).

Methode

In allen Fällen wurde die Diagnose durch direkte Karotis-, Brachialisgegenstrom- oder 4-Gefäß-Angiographie gesichert. Fünf Monate bis neun Jahre nach Erkrankungsbeginn erfolgte die Nachuntersuchung. Als technische Untersuchungen kamen hinzu: EKG, Echokardiogramm, Dopplersonogramm der extrakraniellen Gefäße und Messung der regionalen Gehirndurchblutung mit der ^{133}Xenon-Inhalationsmethode. Routinemäßige Laboruntersuchungen wurden ergänzt durch Lipidanalyse, Gerinnungsstatus incl. Fibrinogenkonzentration und Thrombozytenaggregation, Immunglobulin- und Antikörperstatus.

Ergebnisse (siehe Tabelle 1)

Bei den 4 Männern und 2 Frauen im Alter von 28 bis 55 Jahren waren in einem Fall beide, dreimal die rechte und zweimal die linke A. carotis interna befallen. In 4 Fällen lagen Stenosen vor, in einem nur Wandunregelmäßigkeiten, einmal ein Verschluß mit Ausdehnung des Thrombus in die A. cerebri media. Bei allen Patienten verwies die Symptomatik auf das Stromgebiet der A. cerebri media; 2 hatten lediglich flüchtige Durchblutungsstörungen, in 4 Fällen kam es zu kompletten Schlaganfällen, meist mit ischämischen Attacken als Prodromi. In der Akutphase

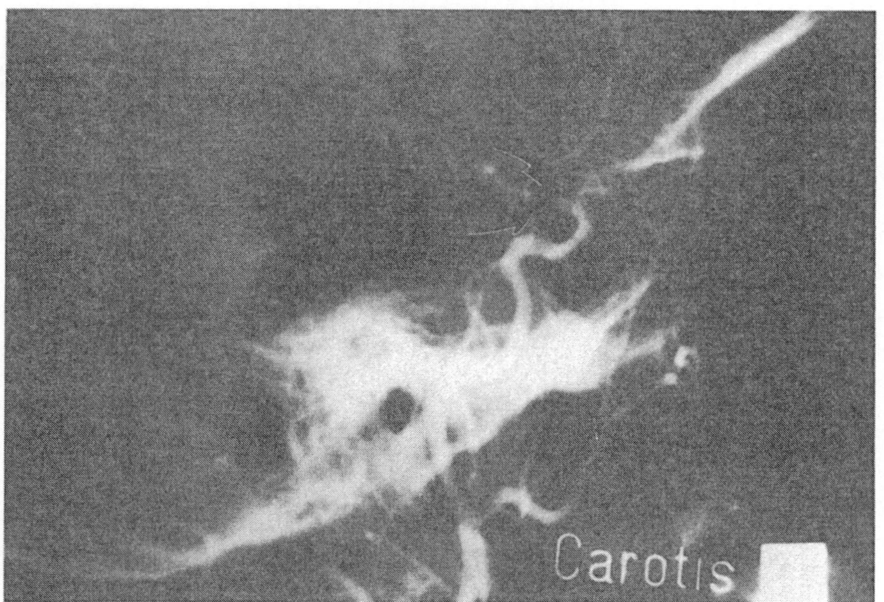

<u>Abb. 1.</u> Arteriographie der linken A. carotis interna. Im supraklinoidalen Abschnitt (Pfeil) zeigt sich eine langgestreckte Stenose

wurden die Patienten mit hypervolämischer Hämodilution vor- und Thrombozytenaggregationshemmern nachbehandelt: In der Hälfte der Fälle kam es zur Vollremission, 2 Patienten zeigten nur leichte neurologische Ausfälle, lediglich der Patient W.K. mit Verschluß der A. cerebri media behielt eine schwere Behinderung. Bei diesem Patienten zeigte auch die Gehirndurchblutungsmessung eine erhebliche Minderperfusion im Infarktareal, während alle anderen Patienten normale Durchblutungswerte hatten. Bei 4 Patienten mit kompletten Schlaganfällen wurde nach hyperbarer O_2-Therapie ein extra-intra-kranieller Bypass angelegt. Die Echokardiographie gab keine Hinweise auf eine kardiale embolische Ursache. In der dopplersonographischen Nachuntersuchung fanden sich bei allen Patienten mit Stenosen bzw. Verschlüssen Zeichen der intrakraniellen Widerstandserhöhung im Stromgebiet der A. carotis interna, ohne daß extrakranielle Strömungshindernisse beschrieben wurden. Die Dopplersonographie entsprach daher in allen Fällen dem angiographischen Vorbefund. Wir schließen daraus, daß auch bei den Patienten, bei denen nicht eine 4-Gefäß-Angiographie durchgeführt wurde, nach wie vor lediglich isolierte supraklinoidale Veränderungen vorlagen.

Diskussion

Bei 5 unserer 6 Patienten war aufgrund des Risikoprofils und der Begleiterkrankungen eine Arteriosklerose als Ursache anzunehmen (Tabelle 1b). Eine traumatische oder entzündliche Genese ließ sich in keinem Fall nachweisen.

In der Literatur wurde unseres Erachtens bisher über 29 Patienten mit isolierten supraklinoidalen Einengungen berichtete (1,6,8-11,13-15,

Tabelle 1a. Ergebnisse (Abkürzungen: ACI: A. carotis interna, ACM: A. cerebri media, TIA: Transitorische ischämische Attacke, PRIND: Prolongiertes reversibles ischämisches neurologisches Defizit, CS: Kompletter Schlaganfall, e-i-Bypass: Extra-intra-kranieller Bypass, TAH: Thrombozytenaggregationshemmung, HOT: Hyperbare O_2-Therapie)

Patient Erkrankungsalter Geschlecht	Angiographie	Symptomatik	Therapie
A.K. - 55 - - w -	Wandunregelmäßigkeiten ACI re.	eine TIA: brachiofaziale Parese li.	Hämodilution TAH
U.G. - 28 - - w -	Stenose ACI li.	ein PRIND: brachiofaziale Parese re.	Hämodilution TAH
H.M. - 40 - - m -	Stenose ACI li.	zweizeitig: PRIND u. CS: Aphasie u. brachiofaziale Parese re.	Hämodilution e-i-Bypass HOT TAH
H.S. - 52 - - m -	Stenose ACI re.	zweizeitig: TIA u. CS: armbetonte Hemiparese li.	Hämodilution e-i-Bypass HOT TAH
E.M. - 50 - - m -	Stenose bds.	zweizeitig: TIA u. CS: armbetonte Hemiparese li.	Hämodilution e-i-Bypass HOT TAH
W.K. - 39 - - m -	Verschluß ACI u. ACM re.	CS: armbetonte Hemiparese li.	Hämodilution e-i-Bypass HOT TAH

19-20, 23-26, 28, 31, 33-34). Das Erkrankungsalter lag zwischen 1 und 60 Jahren. 17 Patienten waren weiblich. Eine ätiologische Diagnose war in 14 Fällen nicht möglich. Bei 6 jungen Frauen, die alle nach wenigen Tagen verstarben, lagen dissoziierende Aneurysmen der A. carotis interna vor, die sich in die A. cerebri media und anterior vorgewühlt hatten (8,13,23,26,33,34). In einem dieser Fälle trat die Dissekation wahrscheinlich posttraumatisch auf (8), einem anderen lag eine idiopathische Medianekrose zugrunde (33). Die Okklusion bei einem Kleinkind (11) war am ehesten auf eine Polyglobulie bei Fallotscher Tetralogie zurückzuführen. Arteriosklerotische Veränderungen waren nur in 2 Fällen wahrscheinlich (1,14). Einmal wurde eine Thrombangiitis obliterans vermutet (15). Zweimal konnte eine Vaskulitis bei Lupus erythematodes angenommen werden, bei einem Patienten wurde der vage Verdacht auf luetische Angiitis geäußert (25). Bei einem Kleinkind mit Verschlüssen der A. carotis interna, cerebri media und anterior wurden diese auf eine kongenitale Gefäßerkrankung unklarer Art zurückgeführt (9).

Von den Literaturmitteilungen unterschied sich unsere Patientengruppe durch die kausale Pathogenese, da wir in 5 von 6 Fällen klinisch eine Arteriosklerose annehmen mußten. Dem entsprach auch das höhere Erkrankungsalter, das mit durchschnittlich 44 Jahren den Altersgipfel für Karotisverschlüsse erreichte (17).

Tabelle 1b. Ergebnisse. (Abkürzung: KHK: Koronare Herzkrankheit)

Pat.	Nachuntersuchung	Rezidive	Pathogenese Risikofaktoren Begleiterkrankungen
A.K.	neurol. o.B.	keine	Arteriosklerose - Hypercholesterinämie KHK
U.G.	neurol. o.B.	"	unklar: bis zum 24 L.J. orale Antikonzeptiva u. Nikotinabusus
H.M.	latente Hemi- parese re.	"	Arteriosklerose - Hypercholesterinämie - Nikotinabusus - Hyperurikämie - Art. Hypertonie KHK
H.S.	leichte Parese li. Hand	"	Arteriosklerose - Hypercholesterinämie - Nikotinabusus - Hyperurikämie - Art. Hypertonie KHK
E.M.	neurol. o.B.	"	Arteriosklerose - Hypercholesterinämie - Nikotinabusus - Hyperurikämie - Art. Hypertonie KHK
W.K.	spast. Hemiparese li., fokale Anfälle	"	V. a. Arteriosklerose - Nikotinabusus Chron. Alkoholismus

Über die Prädilektionsstellen der Arteriosklerose im Karotissiphon bestehen unterschiedliche Literaturmitteilungen. Nicht alle autoptischen Studien (3-5) unterschieden eindeutig zwischen infra- und supraklinoidalen Siphonabschnitten, doch ist nach der Mehrzahl der Autoren (7,12, 27,30) bevorzugt der untere Siphonschenkel arteriosklerotisch verändert. Demgegenüber zeigten Studien mit besonderer Berücksichtigung des intrakraniellen Gefäßabschnittes, daß der supraklinoidale Teil durch Arteriosklerose fast ebenso oft wie der infraklinoidale (18), durch Embolisation sogar häufiger befallen ist (32). Da offenbar nicht selten der supraklinoidale Abschnitt an arteriosklerotischen Prozessen beteiligt ist, ist der isolierte Befall dieser Gefäßstrecke, wie bei unseren Patienten, als zufälliger Sonderfall zu werten. Auch wenn wir nur eine geringe Patientenzahl überblicken, müssen wir doch der Meinung widersprechen, daß supraklinoidale Veränderungen vor allem junge Patienten ohne Arteriosklerose betreffen.

Zusammenfassung

Über isolierte Veränderungen des supraklinoidalen Teils der A. carotis interna berichtet die Literatur in 29 Fällen. Es handelte sich über-

wiegend um junge Patienten mit nicht arteriosklerotischen Erkrankungen.
Wir konnten über 6 weitere Fälle berichten. In 5 Fällen waren arteriosklerotische Veränderungen anzunehmen. Das Ergebnis wurde unter Berücksichtigung der Prädilektionsstellen der Arteriosklerose im Karotis-
siphon analysiert.

Literatur

1. Ameli NO, Ashby DW (1949) Non-traumatic thrombosis of the carotid artery. Lancet 2:1078-1082
2. Auque J, Marchal JC, Hepner H, Auque F, Roland J, Picard L, Lepoire J (1981) Les occlusions post-contusionelles de la carotid interne. Neurochirurgie 27:27-34
3. Bankl H (1968) Zur Pathogenese der arteriellen Verschlüsse im Gehirn. Verh d Dtsch Ges Pathol 52:237-242
4. Berry RG, Alpers BJ (1957) Occlusion of the carotid circulation. Neurology 7:223-237
5. Castaigne P, Lhermitte F, Gautier JC, Escourolle R, Derouesné C (1970) Internal carotid artery occlusion. Brain 93:231-258
6. Chambers WR (1954) Acute occlusion of the internal carotid artery. Surgery 36:980-985
7. Dörfler J (1935) Ein Beitrag zur Frage der Lokalisation der Arteriosklerose der Gehirngefäße mit besonderer Berücksichtigung der A. carotis interna. Arch. Psychiat. 103:180-190
8. Dratz HM, Woodhall B (1947) Traumatic dissection aneurysm of left internal carotid, anterior cerebral and middle cerebral arteries. J. Neuropathol Exper Neurol 6:286-291
9. Duffy PE, Portnoy B, Neuro J, Wehrle PF (1957) Acute infantile hemiplegia secondary to spontaneous carotid thrombosis. Neurology 7:664-666
10. Fisher RG, Friedmann KR (1959) Carotid artery thrombosis in persons fifteen years of age or younger. JAMA 170:128-129
11. Gross RE (1945) Arterial embolism and thrombosis in infancy. Am J Dis Child 70:61-73
12. Hass WK, Fields WS, North RR, Kricheff II, Chase NE, Bauer RB (1968) Joint study of extracranial occlusion. JAMA 203:159-166
13. Hochberg FH, Bean CB, Fisher CM, Roberson GH (1975) Stroke in a 15-year-old girl secondary to terminal carotid dissection. Neurology 25:725-729
14. Krankenhagen B, Wappenschmidt J, Petzold J (1975) Supraklinoidale Verschlüsse der A. carotis interna. Nervenarzt 46:545-549
15. Krayenbühl H, Weber G (1944) Die Thrombose der A. carotis interna und ihre Beziehung zur Endangiitis obliterans von Winiwarter-Buerger. Helv Med Acta 11:289-333
16. Krayenbühl H, Yasargil MG (1979) Zerebrale Angiographie für Klinik und Praxis. 3. Auflage. Georg Thieme, Stuttgart
17. Luessenhof AJ (1959) Occlusive disease of the carotid artery. J Neurosurg. 16:705-731
18. Moissel G, Nadjmi M (1975) Gefäßveränderungen im Bereich des Karotissiphons. Fortschr Röntgenstr 122, 6:497-502
19. Murphey F, Shillito J (1958) Avoidance of false angiographic localization of the site of internal carotid occlusion. J Neurosurg 16:24-31
20. Newton TH, Couch SC (1960) Possible errors in the angiographic diagnosis of internal carotid artery occlusion. Radiology 75:766-773
21. Ojemann RG, Fisher CM, Rich JC (1972) Spontaneous dissecting aneurysm of the internal carotid artery. Stroke 3:434-440
22. Platzer W (1956) Der Karotissiphon und seine anatomische Grundlage. Fortschr. Röntgenstr. 84:200-206

23. Scott GE, Neuberger KT, Denst J (1960) Dissecting aneurysms of the intracranial arteries. Neurology 10:22-27
24. Shapiro R (1952) Thrombosis of the internal carotid artery. Radiology 58:94-103
25. Silverstein A, Hollin S (1963) Occlusion of the supraclinoidal portion of the internal carotid artery. Neurology 13:679-685
26. Spudis EV, Scharyj M, Alexander E. Martin JM (1962) Dissecting aneurysms in the neck and head. Neurology 12:867-875
27. Stehbens WE (1972) Pathology of the cerebral blood vessels. 1.ed. C.V. Mosby Comp. St. Louis
28. Stevens H (1959) Carotid artery occlusion in childhood. Pediatrics 23:699-709
29. Stovring J (1968) Kinking of the supraclinoidal segment of the internal carotid artery over neighbouring anatomic structures in acute and subacute intracranial mass lesions. Am J Roentgen 104: 75-82
30. Tönnis W, Schiefer W (1959) Zirkulationsstörungen des Gehirns im Serienangiogramm. 1. Aufl. Springer, Berlin-Göttingen-Heidelberg
31. Torkildsen A, Koppang K (1951) Notes on the collateral cerebral circulation. J. Neurosurg. 8:269-278
32. Torvik A, Jörgensen L (1964) Thrombotic and embolic occlusions of the carotid arteries in an autopsy material. Part. I. Prevalence, location and associated diseases. J Neurol Sci 1:24-39
33. Wisoff HS, Rothballer AB (1961) Cerebral arterial thrombosis in children. Arch Neurol 4:258-267
34. Wolman L (1959) Children dissecting aneurysms. Brain 82:276-291

Prognostische Beurteilung venöser und arterieller zerebraler Durchblutungsstörungen

(Eine vergleichende Untersuchung)

K. M. Einhäupl, J. Rieder, C. H. Garner, W. Meister und W. Keeser

Paresegrad und Vigilanzstörung sind die verläßlichsten Prädiktoren in der Beurteilung der Prognose arterieller ischämischer Insulte (1,2).. Entsprechende Untersuchungen für zerebrale venöse Thrombosen liegen bisher nicht vor. Letzteren wird jedoch eine schlechte Prognose nachgesagt.

Die Beobachtung überraschend günstiger Resultate bei klinisch schwer verlaufenden Sinus-Venen-Thrombosen (SVT) veranlaßte uns zur Durchführung einer prospektiven, vergleichenden Untersuchung zwischen kompletten Schlaganfällen (CS) und SVT mit dem Ziel den Wert der erwähnten klinischen Parameter als Prädiktoren für die Prognose der SVT zu überprüfen.

Material und Methode

Es wurden 23 konsekutive Patienten mit einer blanden, primären SVT untersucht (Tabelle 1). Sie sind Teil einer 1977 begonnenen prospektiven Untersuchung über Hirnvenen- und Sinusthrombosen, in die mittlerweile 62 Patienten einbezogen sind.

Als Vergleichsgruppe wurde ein konsekutives Kollektiv von 26 CS-Patienten, die nicht älter als 50 Jahre waren, in der selben Weise untersucht.

Bei allen SVT-Patienten wurde die Diagnose durch Angiographie oder Sektion gesichert. Alle Angiographien wurden in Seldingertechnik mit einer Bildfolge von 1/sec über 15 sec durchgeführt. Als zwingendes Kriterium für die Aufnahme in die Untersuchung war das Vorhandensein indirekter Zeichen im Angiogramm zusätzlich zu Sinusverschlüssen oder Teilverschlüssen erforderlich.

Patienten, die weder eine Bewußtseinsstörung noch eine Parese hatten, wurden ebenso von der Untersuchung ausgeschlossen, wie solche, bei denen der Beginn dieser Störungen länger als 48 h zurücklag oder diese bereits nach 24 h wieder rückgebildet waren.

Die Beurteilung der Paresen erfolgte nach 5 Schweregraden (5 keine Parese, 4 heben gegen leichten Widerstand, 3 heben gegen Schwerkraft, 2 nur Extremitäten-Bewegung, 1 nur Muskelkontraktion, 0 keine Bewegung), die der Vigilanz nach der Glasgow-Coma-Scala bei Aufnahme in die Untersuchung, nach 4 Wochen und -Parese und Outcome- nochmals nach 3 Monaten, letzterer nach der Glasgow-Outcome-Scala. Ferner wurde während der akuten Krankheitsphase die stärkste Ausprägung der Störung beurteilt.

Die Überprüfung der Beziehung der Werte erfolgte mit der Spearman-Rang-Korrelation, die Unterschiede zwischen Gruppen nach Mann-Whitney oder dem T-Test.

Tabelle 1. CS = Kompletter Schlaganfall, SVT = Sinus-Venen-Thormbose,
GCS = Glasgow-Coma-Scale, GOS = Glasgow-Outcome-Scale (3)

		CS	SVT	
n		26	23	$p < 0.05$
Alter		39.5 ± 9.2	26.3 ± 11.9	
Bereich		18–50	17–50	
Geschlecht	m/f	54%/46%	30%/70%	n.s.
Paresegrad	initial	2.46	3.26	n.s.
	maximal	1.77	1.96	n.s.
GCS	initial	13.04	12.87	n.s.
	maximal	11.54	9.65	n.s.
Paresegrad	4 Wochen	2.88	4.05	$p < 0.05$
	3 Monate	3.33	4.80	$p < 0.001$
GOS	3 Monate	3.08	4.09	$p < 0.001$

Resultate

Um die Prognose der Paresen hinsichtlich ihrer Rückbildungsfähigkeit
zu klären, untersuchten wir die Beziehung zwischen maximalem Paresegrad und Parese nach 3 Monaten. Wie Abb. 1 zeigt, besteht in der CS-
Gruppe eine signifikante ($p < 0.01$) Abhängigkeit der Paresen nach
3 Monaten von der maximalen ($r=0.56$) und von der initialen Parese
($r=0.65$), während in der SVT-Gruppe kein Zusammenhang festzustellen
war.

Beurteilt man den Endzustand nicht nur der Paresen, sondern des gesamten Grades der Behinderung mit der Glasgow-Outcome-Scale, in den sowohl
herdförmige als auch fokale Störungen eingehen, so ergibt sich, wie
aus Abb. 1 hervorgeht, ein ähnliches Bild.

In der CS-Gruppe sind sowohl initialer als auch maximaler Paresegrad
gut mit dem Behinderungsgrad auf der GOS korreliert, der Zusammenhang
ist auf dem 1%-Niveau signifikant. Bei den SVT zeigt sich wieder,
daß weder der initiale noch der maximale Grad der Parese eine Voraussage des Endresultates zulassen. Die 3 letalen Verläufe finden sich
sowohl in leichten wie in schweren initialen Paresegraden und eine
vollkommene Restitution ist ebenfalls aus jedem initialen oder maximalen Paresegrad möglich.

Wie aus Abb. 1 hervorgeht, ist der Grad der maximalen Bewußtseinsstörung bei den CS deutlich mit dem Grad der Behinderung nach 3 Monaten korreliert ($r=0,82$, $p < 0.001$), während bei den SVT nahezu jede
Bewußtseinsstörung außer dem Bulbärhirnsyndrom zu einer restitutio
ad integrum führen kann.

Während die beiden Gruppen in den Ausgangswerten keine signifikanten
Unterschiede zeigen, findet sich ein solcher nach 4 Wochen und nach
3 Monaten zugunsten der SVT.

Diskussion

Während unsere Ergebnisse bei den CS-Patienten mit denen anderer
Autoren übereinstimmen (1,2), zeigt sich bei den SVT-Patienten, für
die es vergleichbare Untersuchungen nicht gibt, daß weder der Bewußt-

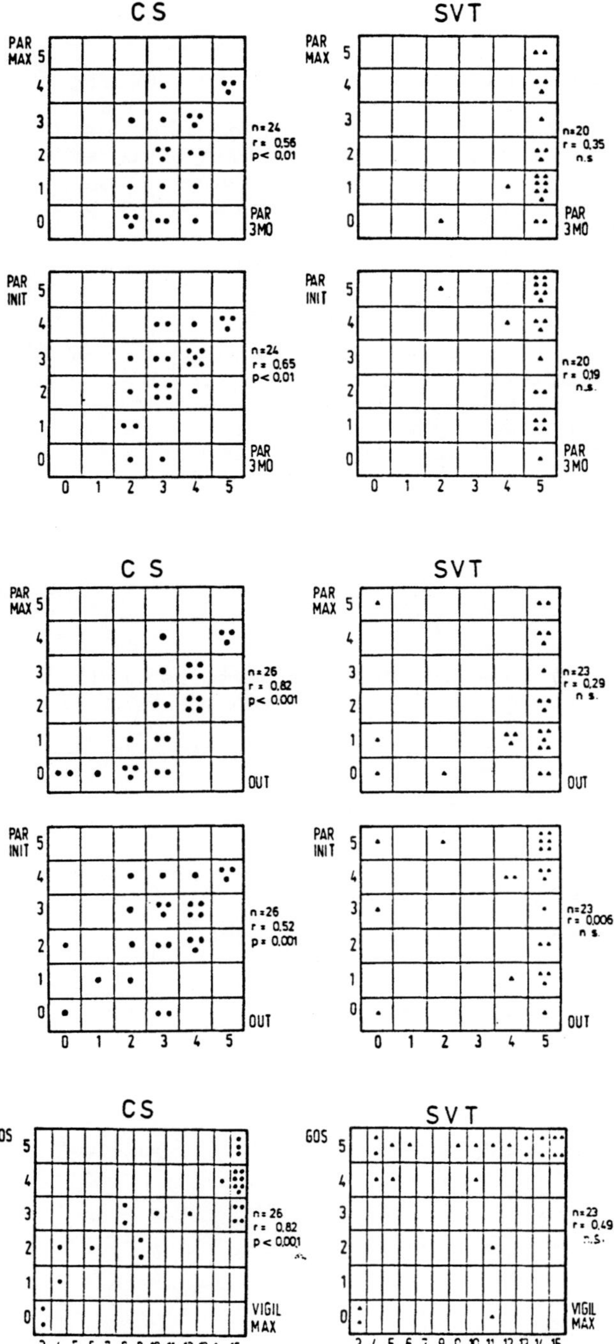

Abb. 1. Korrelation von maximaler (PAR MAX) bzw. initialer Parese (PAR INIT) und
maximaler Vigilanzstörung (VIGIL MAX) mit dem Defekt nach 3 Monaten (PAR 3 MON bzw.
OUT). OUT = Glasgow-Outcome-Scale (0=letal --) (5=gesund)

seinsstörung noch der Parese prognostischer Wert zukommt, wobei die
Prognose günstiger ist, als bisher angenommen wurde.

Die Befunde untermauern unsere Vermutung, daß die venöse cerebrale
Durchblutungsstörung, anders als die arterielle, zu einer lange dauern-
den Störung des Funktionsstoffwechsels führen kann, ohne daß der Grad
der Strukturstoffwechselstörung erreicht wird. In beiden Systemen beobachtete Mechanismen wie Kollateralenbildung' und Rekanalisation treffen so im Falle der SVT auf noch restitutionsfähiges Parenchym und
können eine völlige Rückbildung der Störung bewirken.

Zusammenfassung

Es werden Parese und Vigilanzstörung bei 26 Schlaganfallpatienten (CS)
und 23 Sinus-Venen-Thrombose-Patienten (SVT) hinsichtlich ihrer prognostischen Wertigkeit untersucht. Während die CS einen signifikanten
Zusammenhang zwischen initialem bzw. maximalem Schweregrad und Defekt
erkennen lassen gibt es bei den SVT keine entsprechende Beziehung.

Die Prognose der SVT erwies sich als wesentlich günstiger, als dies
in der Literatur auf der Grundlage meist retrospektiver Daten überwiegend behauptet wird.

Literatur

1. McDowell F, Louis D (1971) Improvement in motor performance in
   paretic and paralysed extremities following nonembolic cerebral
   infarction. Stroke 2:395-399
2. Oxbury JX, Greenhall RCD, Grainger KMR (1975) Predicting the outcome of stroke. Brit med J 3:125-127
3. Teasdale G, Jennett B (1974) Assessment of coma and impaired consciousness. The Lancet July 13:81-84

Vertebro-basiläre Verschlüsse: Klinische Syndrome und Verläufe unter nicht invasiver Therapie

L. Lachenmayer, R. W. C. Janzen, D. Kühne, K. Kunze, C. Meier und
H. Traupe

Bezeichnungen wie "vertebro-basiläre Insuffizienz" oder "vertebro-
basilärer Infarkt" ordnen das klinische Syndrom lediglich grob der
entsprechenden zerebralen Gefäßprovinz zu. Die Abgrenzung von einer
Symptomatik seitens des Karotissystems ist dabei in der Regel leicht
möglich. Aufgrund der komplexen Angioarchitektonik des Hirnstamms
führen vertebro-basiläre Gefäßverschlüsse aber zu unterschiedlichen
klinischen Syndromen und Verläufen.

Untersucht wurde ein Kollektiv von 25 Patienten mit angiographisch
oder pathologisch anatomisch dokumentiertem vertebro-basilärem Gefäßverschluß. Es handelte sich in 10 Fällen um einen proximalen einseitigen Vertebralisverschluß, in 10 Fällen um einen langstreckigen und in
5 Fällen um einen kurzstreckigen Basilarisverschluß (einmal rostrales,
einmal mittleres, dreimal kaudales Segment). Alle Patienten wurden
lediglich konservativ behandelt (Heparinisierung, Dextraninfusion, ggf.
Intensiv-Therapie). In der Phase vor Eintritt des vertebro-basilären
Insultes wurden Risikofaktoren, transitorisch ischämische Attacken
(TIA) und Prodromalsymptome erfaßt. In der floriden Krankheitsphase
wurden verschiedene initiale zeitliche Verlaufsmuster unterschieden:

I. akuter oder subakuter Beginn und Stabilisierung des Befundes innerhalb von 24 Stunden,
II. akuter oder subakuter Beginn und fehlende Stabilisierung innerhalb
   von 24 Stunden bzw. weitere Verschlimmerung,
III. Koma von Beginn an.
   Zur Bestimmung von Parametern mit prognostischer Relevanz wurden
   diese Daten mit dem späteren Krankheitsausgang verglichen (O= beschwerdefrei, 1= minimale, 2= mäßiggradige, 3= erhebliche Defekt-
   symptomatik).

Ergebnisse

Klinische Syndrome:

Bei den Fällen mit einseitigem proximalen Vertebralisverschluß war die
klinische Symptomatologie in der Mehrzahl der Fälle einem dorsolateralen Medulla oblongata-Syndrom zuzuordnen. In einigen Fällen kam es
aber zu bilateralen Symptomen seitens der Medulla oblongata und des
Pons.

Bei allen Fällen mit langstreckigem Basilarisverschluß bestand eine
schwere bilaterale, überwiegend pontomesenzephale Symptomatik. Alle
Patienten hatten eine Tetraparese, eine Störung mindestens der horizontalen Bulbusbewegungen, eine Dys- bzw. Anarthrie und einen abge-
schwächten Kornealreflex. Die Bewußtseinslage war in allen Fällen ge-

stört, 8mal im Sinne einer Somnolenz, 2 Patienten waren bereits initial komatös (Alpha-Koma). Bei den 8 nur somnolenten Patienten lag 7mal ein locked in-Syndrom vor, lediglich 1 Patient hatte eine nur inkomplette Tetraparese. Beinbetonte Streckmechanismen wurden häufig beobachtet, dagegen waren Störungen der Pupillomotorik und des Vegetativums eher inkonstant.

Die Patienten mit kurzstreckigem Basilarisverschluß haben alle mit unterschiedlich ausgeprägten Defiziten überlebt, 1 Patient wurde sogar beschwerdefrei. Obwohl kurzstreckige Basilarisverschlüsse wesentlich besser überstanden werden als langstreckige, sind die klinischen Symptome bei beiden Verschlußtypen in einigen Fällen recht ähnlich. In einem Fall bestand ein kompletter Basilarisverschluß im unteren Segment; der Patient hatte in den 3 Wochen vor der stationären Aufnahme 3mal eine flüchtige vertebro-basiläre Insuffizienz mit seitenwechselnder Hemiparese, Doppelbildern und Dysarthrie bemerkt, war aber zum Zeitpunkt der Angiographie wieder anhaltend beschwerdefrei.

Verläufe und Krankheitsausgang

Die Patienten mit Vertebralisverschluß (Abb. 1a) hatten überwiegend einen oder mehrere Risikofaktoren, transitorisch ischämische Attacken und Prodromalsymptome waren häufig, eine Korrelation zum Krankheitsausgang bestand nicht. In der Initialphase stabilisierte sich das klinische Syndrom bei der Hälfte der Fälle innerhalb 24 Stunden (I), bei der anderen Hälfte herrschte ein protrahierter Verlauf vor (II). Patienten mit früher Stabilisierung (I) überstanden die Krankheit mit geringeren Defiziten als Patienten mit protrahiertem Verlauf (II).

Auch die Patienten mit langstreckigem Basilarisverschluß (Abb. 1b) wiesen Risikofaktoren auf, transitorisch ischämische Attacken und Prodromi waren häufig. Der Krankheitsausgang war in allen Fällen infaust, unabhängig vom zeitlichen Verlauf in der Initialphase. Allerdings ist zu beachten, daß sich nur 1 Patient in den ersten 24 Stunden stabilisierte (I), die anderen waren von Beginn an komatös (III) oder hatten einen protrahierten Verlauf (II).

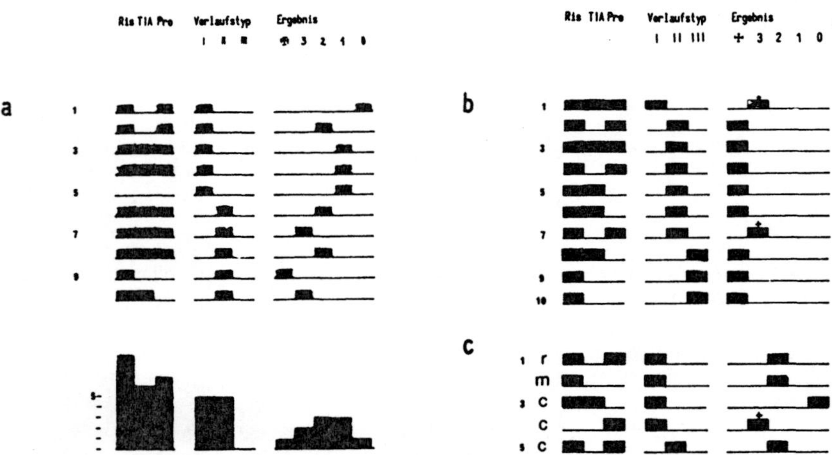

Abb. 1a-c. Korrelation von Verlaufstyp und Krankheitsergebnis bei 25 Patienten mit vertebro-basilärem Verschluß. a Unilaterale Vertebralisverschlüsse, b langstreckige Basilarisverschlüsse, c kurzstreckige Basilarisverschlüsse im rostralen (r), mittleren (m) oder kaudalen (c) Segment. Einzelheiten siehe Material und Methode

Bei kurzstreckigen Basilarisverschlüssen (Abb. 1c) fällt bezüglich
der Vorgeschichte auf, daß nur 1 Patient eine transitorisch ischämische Attacke hatte, in den meisten Fällen hatte die Krankheit nach
flüchtigen Prodromi akut begonnen. In der Verlaufscharakteristik überwiegt Typ I, lediglich in einem Fall bestand ein mehr hingezogener
Verlauf. Alle Patienten haben primär mit z.T. mäßigem Defizit überlebt, 1 Patient wurde sogar beschwerdefrei.

Bei einer vertebro-basilären Verschlußkrankheit handelt es sich nicht
um ein nach klinischem Bild und Verlauf einheitliches Syndrom. Durch
Kombination von angiographischem Befund und klinischer Analyse lassen
sich verschiedene Subtypen vertebro-basilärer Syndrome unterscheiden,
die jeweils ein unterschiedliches klinisches Bild aufweisen (1,2).
Die Prognose ist bei Vertebralisverschluß meist gut, bei Basilarisverschluß stark von der exakten Verschlußlokalisation abhängig (1,4).
Entsprechend den Ergebnissen von großen Verlaufsuntersuchungen bei
Patienten mit nicht näher definierten vertebro-basilären Insulten (3,
5), zeigt auch unser Kollektiv von definierten vertebro-basilären Verschlüssen, daß der Verlauf in den ersten 24 Stunden nach Krankheitsbeginn für die Prognose entscheidend ist. In dieser Phase hat von den
klinischen Symptomen lediglich die Bewußtseinslage eine prognostische
Bedeutung, ein Koma von Beginn an ist prognostisch ungünstig. Entscheidend für eine günstige Prognose ist, ob sich der Verlauf in den
ersten 24 Stunden stabilisiert. Dies gilt aber nur für .umschriebene,
kurzstreckige Verschlüsse, bei langstreckigem Basilarisverschluß ist
die Prognose unabhängig von allen anderen Parametern schlecht.

Zusammenfassung

Bei 25 Patienten mit umschriebenem vertebro-basilären Verschluß ließen
sich unterschiedlichen Verschlußlokalisationen unterschiedliche Syndrome und Verläufe zuordnen. Entscheidend für die Prognose ist die
Verschlußlokalisation und das Verlaufsmuster in den ersten 24 Stunden
nach Krankheitsbeginn.

Literatur

1. Caplan LR (1979) Occlusion of the vertebral or basilar artery.
   Follow up analysis of some patients with benign outcome. Stroke 10,
   277-282
2. Caplan LR (1981) Vertebrobasilar disease. Time for a new strategy.
   Stroke 12, 111-114
3. Jones HR, Millikan CH, Sandok BA (1980) Temporal profile (clinical
   course) of acute vertebrobasilar system cerebral infarction. Stroke
   11, 173-177
4. Kühne D, Götze P, Lachenmayer L (1977) Zum Verschluß der A. basilaris.
   Fortschr. Röntgenstr. 126, 314-318
5. Patrick BK, Ramirez-Lassepas M, Snyder BD (1980) Temporal profile
   of vertebrobasilar territory infarction. Prognostic implications.
   Stroke 11, 643-648

Diagnostik, Therapie und Prognose postischämischer neuronaler Dysfunktion

H. Schoeppner, L. Rolf und M. Hoke

Die multifaktoriellen Ursachen reduzierter Hirnperfusion haben als schließlich gemeinsamen Nenner die *postischämische Enzephalopathie* mit ihren an die jeweiligen Restperfusionsrate adaptierten Intensitätsstufen:

1. Reaktive Hyperämie, Verlust der Autoregulation, Entkoppelung von Perfusion und Metabolismus und Zunahme der anaeroben Glykolyserate im Bereich zwischen 55 und 24 ml/100 mg/1 min gefolgt von einem
2. transitorischen Plateau zwischen 24 und 18 ml/100 mg/1 min, innerhalb dessen die sinkende O_2-Spannung einen selbststeuernden Mechanismus mit Aktivierung der Glutaminsäuredekarboxylase und Inhibierung der GABAtransaminase triggert, der trotz abnehmender Perfusionsrate die Ausbildung mikrostruktueller Läsionen hintanhält (15), bis schließlich
3. bei einer Restperfusion von 18 ml die bioelektrische Hirnaktivität erlischt. Von 12 ml abwärts leitet der Zusammenbruch der zerebralen Elektrolythomoiostase mit K^+-Freisetzung, Na^+-Influx und mitochondrialem Ca^{++}-shift die hypoxische Membrandepolarisation ein (1,11), welche im Verein mit ungenügender Synthese inhibitorischer Neurotransmitter und schwindender kortikale Aktivierung durch das desynchronisierende System der aszendierenden Retikulärformation zum Verlust neuronaler Aktivität, dem Koma, führt.

Da die Ausbildung mikrostruktureller Läsionen von Intensität und Zeitdauer zerebraler Hypoperfusion abhängt, kommt der Frühdiagnostik eine entscheidende Bedeutung zu.

1. Das Primat gehört der *Erhebung des neurologischen Status* (24 h) unter Einschluß von okulozephalem und okulovestibularem Reflex mit 1/2 stündlichen Intervallkontrollen mittels der numerischen Glasgow-Funktionsskala.
2. Das *CT* gibt Auskunft über Massenverschiebungen als Folge reaktiver gliärer Schwellung und postischämische Infarkte, während EEG-Veränderungen auf Grund kompensatorischer Hyperämie allgemein erst 24 h später auftreten.
3. Die *Elektroenzephalographie* (8 Kanäle) gestattet die Beurteilung der aktuellen Situation synaptischer Transmission.
4. Angesicht der Erkenntnis (2), daß 40-50% des Liquorvolumens dem Hirngewebe selbst entstammen und über das Ependym dem Chorioidalliquor beigemischt werden, erlaubt die *biochemische Liquoranalyse* eine Aussage über die Intensität des zerebralen Energiestoffwechsels. Die Tiefe der Bewußtlosigkeit ist eine Funktion des Liquor-, nicht des Blut-pH-Wertes. Der Schweregrad der Ischämie ist an der Differenzspanne zwischen Liquor- und Blutlaktatwert ablesbar.

Bestimmung des CSF Gehaltes an zyklischem AMP (Radioimmunassay n. Amarsham (16): Adenosine-3', 5'-monophosphat ist Mediator der metabolischen Antwort auf postischämische Katecholaminliberierung. Das Adenylzyklase-System stimuliert die Transformation von ATP zu zykl. AMP,

das durch Afferenzierung der arteriolären adrenergen Rezeptoren
vasokonstriktorisch bedingte CBF-Reduktion zur Folge hat (4).
5. Zerebrale Ischämie ist begleitet von Entgleisung des dynamischen
Stoffwechsels der Neurotransmittersynthese mit Prädominanz cholinerger, glutaminerger Transmission. Daher kommt der *Bestimmung des
aktuellen, zellulären (Thrombozytenmodell) Gehaltes an inhibitorischem Transmitter Serotonin* (spektralphotometrische Methode nach Redfield) besondere Bedeutung zu.

Vor dem Hintergrund der Stabilisierung zerebraler Hämodynamik (Aufrechterhaltung eines CPP von 50 Torr) und ventilatorischer Steuerung
der zerebralen Perfusionsgröße über Einstellungsänderung des Arterio-
lentonus mittels des $paCO_2$ sowie Rezirkulation minderperfundierter
Areale über das inverse steal-Phänomen versucht eine pharmakologische
Therapie durch Inhibierung bioelektrischer Hyperaktivität, Beseitigung
des No-reflow-Phänomens, Reduzierung des Energiebedarfs und Umwandlung
des cholinergen in ein GABA-erges Syndrom die Ischämietoleranz des
Hirns zu verbessern. Selektive Indikation der Pharmaka (14), Dosis-
findung und Effektivitätskontrolle erfolgen an Hand des EEG-Befundes
(13). Im Falle gesteigerter Entladungstendenz (steile Abläufe aus dem
theta-Bereich, sharp waves oder spike/wave komplexen) führen *Barbiturate*
(Thiopental 2mg/kg/1 h) zur Deafferenzierung kortikaler Strukturen
(9). Sie senken korrespondierend Perfusion und Metabolismus des Kortex um 50%. Sie blockieren indes nicht die sympathicoadrenerge Hyperaktivität und eine Dosiserhöhung bei Erreichen der burst-suppression
Ebene gefährdet den zerebralen Perfusionsdruck. Ihre Restindikation
ist die fokale Ischämie zwecks Einengung der Infarktzone.

Zeichen globaler (generalisierter Spannungsreduktion) oder fokaler
(spannungsflache Strecken unterbrochen durch bursts amplituden- und
frequenzinstabiler Potentiale) Ischämie fordern den Einsatz von *Etomidate* (0,3 mg/1 kg/1 h). Es bewirkt eine 40%ige Sympathikusblockade
ohne Beeinträchtigung der medullären Steuerungszentren für Ventilation
und Hämodynamik, fördert die Reperfusion durch Inhibierung des arterio-
lärkonstriktorischen Kalziumeffektes und fördert die GABA-Verfügbar-
keit an den postsynaptischen Rezeptoren von Neokortex, Mesenzephalon
und Hirnstamm.

Generalisierte theta/delta-Aktivität ist Indikation für *Procaine*. Dieses
durchbricht die postischämische sympathic-adrenerge Grundeinstellung,
und wirkt durch Reduktion der K^+-Freisetzung um 15%, Blockierung der
Na^+-Kanäle und Bindung von Calcium als Ca_3PO_4 membranstabilisierend
(1). Seine Molekülkomponente $p-NH_2$-Benzoesäure ist Cofaktor der Synthese von Pyridin-Nukleotiden. Ischämiesensitive Entspeicherung zyto-
plasmatisch-mitochondrialer Nukleotid-Pools führt zu Veränderungen
des kortikalen Redoxpotentials (NADH/NAD) lange bevor Folgen im Ener-
giemetabolismus in Erscheinung treten. Diese Änderungen triggern einen
protektiven Mechanismus über Autoregulation und Herabsetzung des Energiebedarfs, den Procaine unterstützen (3,5,12).

Der Zusatz von *Na^+-γ-OH-butyrat* neutralisiert lokalanästhetikabedingte
Irritationen von Gyrus hippocampi und Nucl. amygdalae. Ischämisch-
hypoxische Bedingungen lösen eine reaktive Steigerung der Syntheserate
inhibitorischer GABA aus mit Förderung von Glukosephosphorylierung und
-utilisation. Exogen zugeführte γ-OH-Buttersäure vermag die ATP-Syn-
these zu verdoppeln (7). Gewiß vermag ein Pharmakon allein nicht die
beabsichtigten Wirkkomponenten auf sich zu vereinigen, jedoch vermag
die sinnvolle Kombination (Abb. 1) von Etomidate (Förderung der Rezirkulation) und Procaine/Na^+-γ-OH-butyrat (Abfangen des auf Reperfusion folgenden Hypermetabolismus) nach Ischämie eine zunehmende Desynchronisation im EEG zu erreichen.

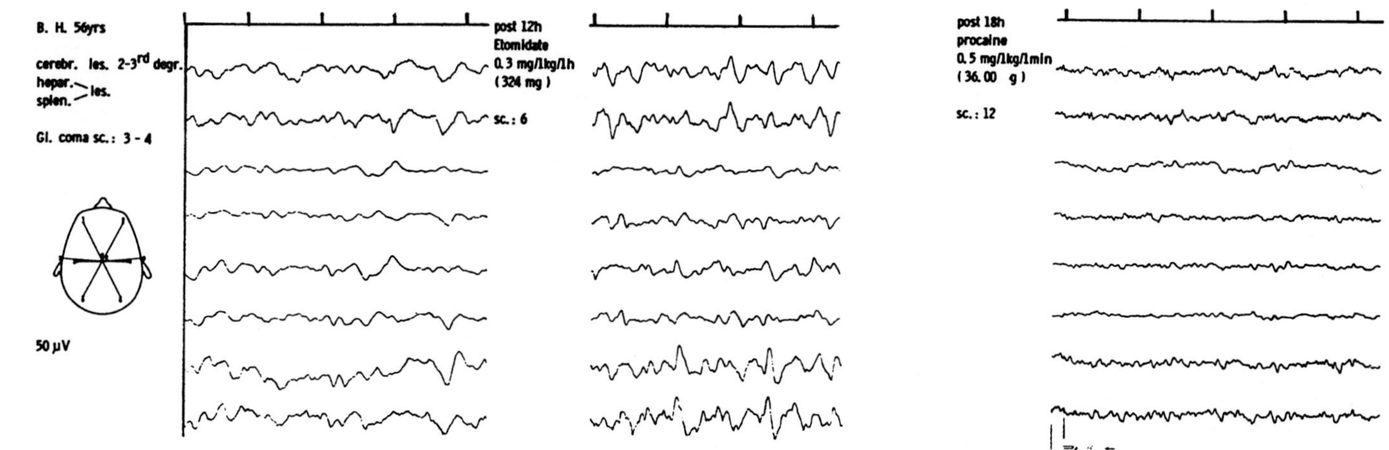

Abb. 1. Kombinierte Infusionstherapie mit Etomidate-Procain bei 56jähriger Patienten mit Koma nach posttraumatisch globaler Ischämie. (Links) EEG mit generalisierter theta/delta-Aktivität (Coma scale No. 3-4). (Mitte) Nach 12stündiger Infusionstherapie mit Etomidate (O,3 mg/1 kg/1 h in 5% Glukose) Verschwinden der delta-Frequenzen, persistierende theta-Aktivität, Reintegration von alpha-Potentialen in den temporo-parietalen Ableitbereichen (Coma scale No. 6). (Rechts) Nach anschließender 18stündiger Infusionstherapie mit Procaine (O,5 mg/1 kg/1 min in 5% Glukose) prädominante alpha-Aktivität (Coma scale No. 12)

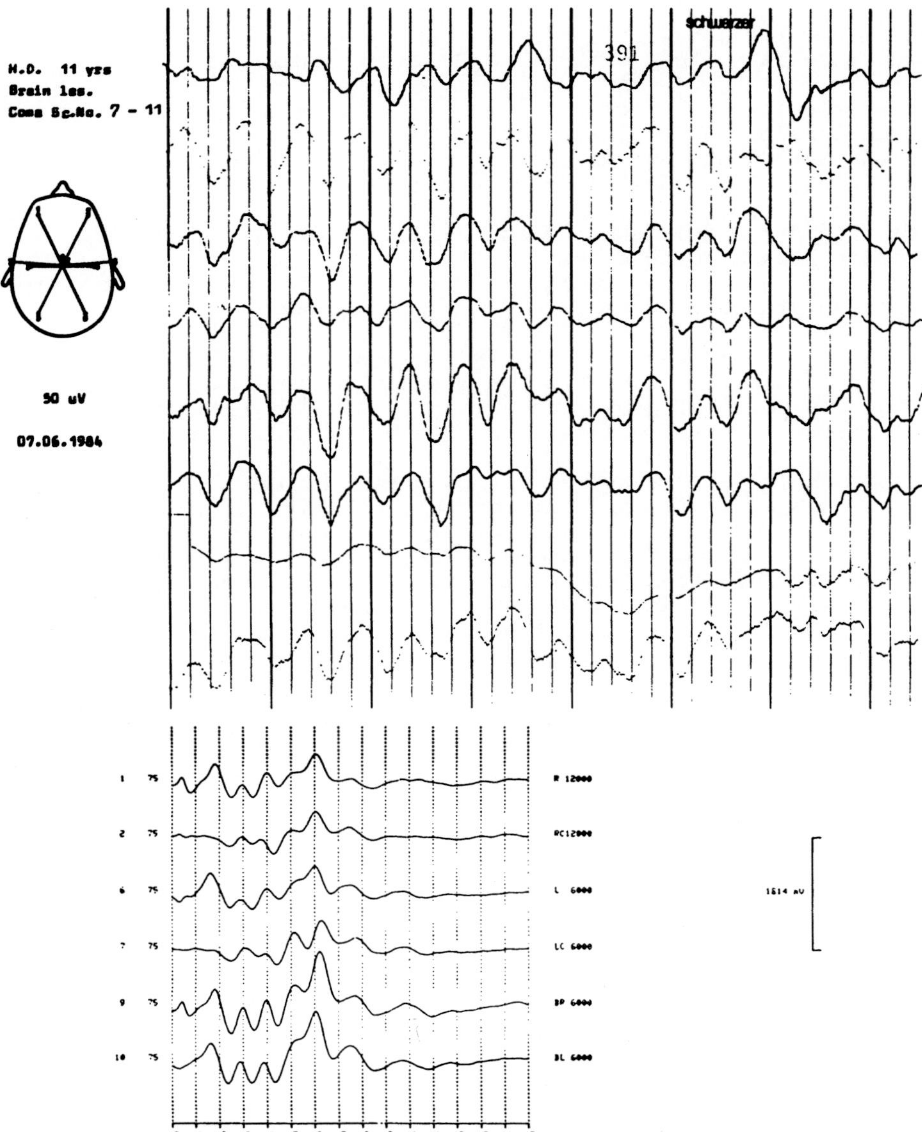

<u>Abb. 2.</u> Zustand nach globaler Ischämie infolge von Schädel-Hirn-Trauma (Coma scale No. 7-11) (Obere Bildhälfte) Generalisierte, hochgespannte (125-150 uV) 2/s Aktivität im EEG (Untere Bildhälfte) Nachweis von Hirnstammfunktion mit Hilfe akustisch evozierter Potentiale (80 dBnHl, Reizdauer 125 ms Filter 600 Hz, Intervall 20 ms) Registrierung der peaks I-V (entspr. N. cochl. - Coll. inf.) bei normaler Latenzperiode IV/V (Nucl. lemn. lat. - Coll. inf.) und brainstem conduction time

Beim Vergleich der metabolisch-depressiven Wirkung von Thiopental, Etomidate und Procaine (+Na^+-γ-OH-butyrat) gelang die Annäherung der Blut-Liquor-Laktatwerte im Falle des Procains optimal.

Barbiturate bewirken bei Ausgangswerten von 40 ng/10^8 Thrombozyten zellulären Gehalts an Serotonin als Ischämiefolge eine weitere Entspeicherung auf 30 ng, während Etomidate und Procaine die zelluläre Synthese auf 60-70 ng zu steigern vermochten.

Die Reduktion des Liquorgehaltes an zyklischem AMP auf nahezu 1/3 des Ausgangswertes nach 16stündiger Infusion von Procaine zeigte die Fähigkeit dieser Substanz, die ischämisch reaktive Katecholaminliberierung weitgehend abzufangen.

Moruzzi und Magoun erkannten schon 1949 die Bedeutung der Neuronengeflechte der Formatio reticularis von Mittelhirn und Brücke für die Regulation des kortikalen Funktionsniveaus. Die Erholung des Hirnstamms eilt der kortikalen Reintegration um Tage voraus.

Die Nachbarschaft der Strukturen der zentralen Hörbahn mit jenen des aktivierenden Systems der aszendierenden Retikulärformation ermöglicht eine Beurteilung der Hirnstammfunktion mit Hilfe akustisch evozierter Potentiale (6). Die Registrierung von Peak I/II (n. und nucl. cochlearis) und V, eine interpreak latency IV/V (nucl. lemn. lat. Coll. inf.) von maximal 5 ms und eine brainstem conduction time von 4,21 ms gestatten trotz generalisierter theta/delta-Aktivität (Abb. 2) eine günstige Prognose im Sinne kortikaler Reaktivierung.

Die Ausschöpfung der Möglichkeiten zur Restabilisierung der Funktionseinheit von Perfusion, Metabolismus und Membranfunktion vermag vielleicht durch frühest mögliche Wiedergewinnung neuronaler Aktivität den von zerebraler Ischämie betroffenen Patienten die Chance zu defektfreier Restitution zu verbessern.

Literatur

1. Austrup J, Sørensen PM, Sørensen HR (1981) Inhibition of cerebral oxygen and glucose consumption by hypothermia, pentobarbital and lidocaine. Anesthesiology 55:263-268
2. Gordon E, Rossanda M (1970) The relationship between the severity of brain damage and the CSF base state. Acta anesth. scand. 28: 97-109
3. Harbig K, Reichvich M (1975) The effect of ischemia on the pyridine nucleotid redoc system. Cerebral circulation and metabolism eds.: Langfitt ThW, Lawrence C, McHenry Jr., Reivich M, Wollmann H. Springer Berlin-Heidelberg-New York 1975, 1. Aufl. 180-183
4. Hartmann A, Aoyagi M, Giri NY, Mathew NTh, Meyer JS (1975) Effect of cycl. AMP on regional blood flow. Cerebral circulation and metabolism, eds. Langfitt Th. et al. Springer Berlin-Heidelberg-New York 1975, 338
5. Hernández-Pérez NJ, Ericson HH, Kirchpatrick EK (1975) Autonomic control of cerebral blood flow. Cerebral circulation and metabolism, ed. Langfitt ThW et al. Springer Berlin-Heidelberg-New York 1975, 462-465
6. Hoke M (1979) Grundlagen und diagnostische Möglichkeiten der Electric. Response Audiometrie. Acta neurol. 6:53-70
7. Lee LW, Yatsu FM (1975) The effect of γ-NH_2-butyric acid (GABA) on brain ATP-Synthesis during ischemia. Cerebral circulation and metabolism, ed. Langfitt et al. Springer Berlin-Heidelberg-New York, 507-510

8. Langfitt ThW, Kassel NF (1967) Cerebral vasodilatation produced
   by brainstem stimulation. Amer J physiol 90:215
9. Michenfelder JD (1973) Cerebral protection by thiopental during
   hypoxia. Anesthesiology 39:510-517
10. Moruzzi G, Magoun HW (1949) Brainstem reticular formation and acti-
    vation of the EEG. Electroenceph.clin.neurophys. 1:455
11. Nemoto EM, Shiu GK, Nemmer JP, Bleyart AL (1982) Attenuation of
    brain free fatty acid liberation during global ischemia. J. cere-
    bral blood flow and metabolism 2:475-480
12. Ritchi JM, Conen PJ (1975) Cocaine, procaine and synthetic local
    anesthetics. The pharmacological basis of therapeutics. A. Gilman,
    McMillan New York, 384-385
13. Schoeppner H (1984) Cerebrale Syndrome nach Schädel-Hirn-Trauma.
    Organversagen während Intensivtherapie. Intens.med., Notfallmed.
    Anästh.Bd.45, eds: Peter, K., Lawin, P., Jesch, Fr. G. Thieme
    Verlag, Stuttgart-New York, 182-192
14. Schoeppner H, Rolf L, Wagner S, Hoke M (1984) EEG - induced indi-
    cation of drugs with brain protective potency. NAIGANA, Meeting
    of neuroanesthetists travelling club Edinburgh, march 29-31 th.,
    Edinburgh univ. press p. 3 Paper 19
15. Siesjö BK, Eklöf B, MacMillan V (1973) Energy metabolism in the
    brain in ischemia. Cerebral vascular Diseases 8th Conference (Eds.
    McDowall FH, and Brennan RW) Grune and Stratton Inc. New York 99-
    111
16. Tovey K (1974) Clin. chem. acta 56:221-234

Vertikale Blickparese und Thalamische Demenz

D. Kömpf und J. Oppermann

Schuster (13) wies im Jahre 1936 erstmals auf die Beziehung zwischen einem bilateralen ischämischen Thalamusinfarkt und psychopathologischen Störungen hin - die *thalamische Demenz*. Später beschrieben Lhermitte (9) und Segarra (14) ein weiteres klinisches Syndrom, welches durch eine bilaterale Thalamusläsion verursacht wird, den *akinetischen Mutismus*. Störungen der Okulomtorik, die in der Regel in Verbindung mit diesen Syndromen auftreten, wurden von den genannten Autoren allerdings kaum erwähnt, während in der neuroopthalmologischen Literatur die Bedeutung meso-dienzephaler Läsionen bezüglich einer vertikalen Blickparese ausführlich erörtert wird, auf psychopathologische Störungen in diesem Zusammenhang jedoch nur gelegentlich hingewiesen wird (3,11,15). In aller Regel liegen jedoch bei vaskulären Thalamusläsionen psychische Störungen in typischer Weise in Kombination mit vertikalen Blickstörungen vor, das typische Syndrom eines lakunären Insults im Versorgungsgebiet einer kleinen, perforierenden Thalamusarterie. Anhand von zwei Fällen mit der typischen klinischen Symptomatik eines bilateralen meso-dienzephalo-thalamischen Insultes soll auf dieses Syndrom hingewiesen und die Bedeutung der.CT-Diagnostik in der Differentialdiagnose subcorticaler Demenzen betont werden.

Falldarstellungen

I. *K.S., 66 J.:* Während einer Aortenbogen-Angiographie klagte S. über Schwindel und Übelkeit. Kurz darauf wurde der Patient komatös, neurologischer Status im wesentlichen unauffällig. Im CT bilaterale Hypodensität im medialen Thalamus (Abb. 1a). In den folgenden Tagen langsame Bewußtseinsaufklarung, am 7. Tag war der Patient noch soporös, indem er auf lautes Ansprechen mit kurzem Augenöffnen reagierte, dann jedoch sofort wieder einschlief. Zwei Monate später war der Patient weiterhin somnolent und zeitlich desorientiert, gleichzeitig konnten erhebliche Störungen der Auffassung und des Gedächtnisses nachgewiesen werden, eine Apathie und eine anterograde Amnesie für einen Zeitraum von 4 Wochen. Bei der neurologischen Untersuchung zeigte sich nun. eine vertikale Blickparese, nach unten komplett ausgeprägt, wohingegen nach oben vor allem rechts eine Blickwendung von ca. 15° möglich war; hier gab S. nun auch vertikale Doppelbilder an. In den folgenden eineinhalb Jahren blieb der Zustand des Patienten weitgehend unverändert; nach den Angaben der Ehefrau bestehen weiterhin einer Hypersomnie, Antriebsstörung und gleichzeitig sexuelle und orale Enthemmung.

II. *A.P., 54 J.:* Bei Erkrankungsbeginn klagte P. plötzlich über Schwindel, Doppelbilder und Gangunsicherheit; kurz darauf schlief er ein und konnte kaum erweckt werden. Bei Aufnahme fiel eine anterograde Amnesie für eine Dauer von 36-38 Stunden auf. Die neurologische Untersuchung ergab eine komplette vertikale Blickparese in Verbindung mit

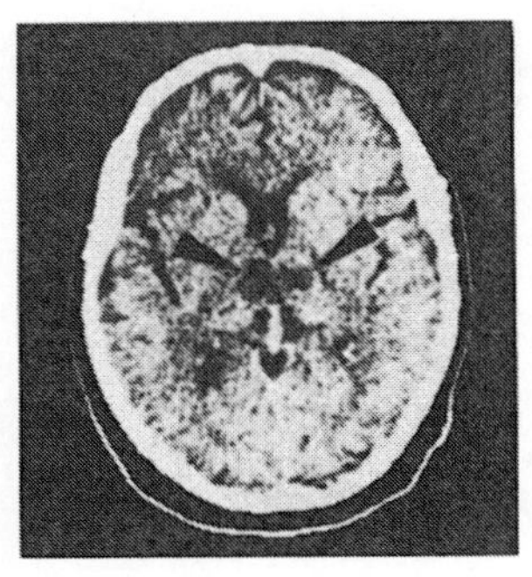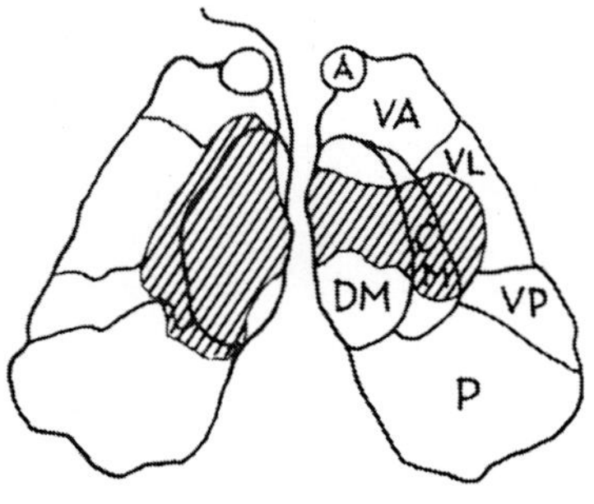

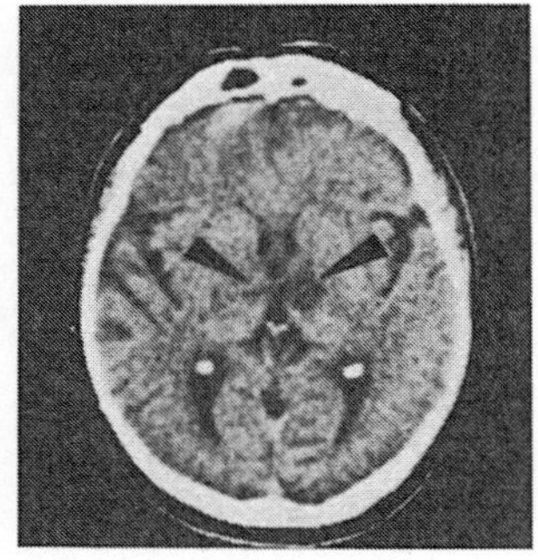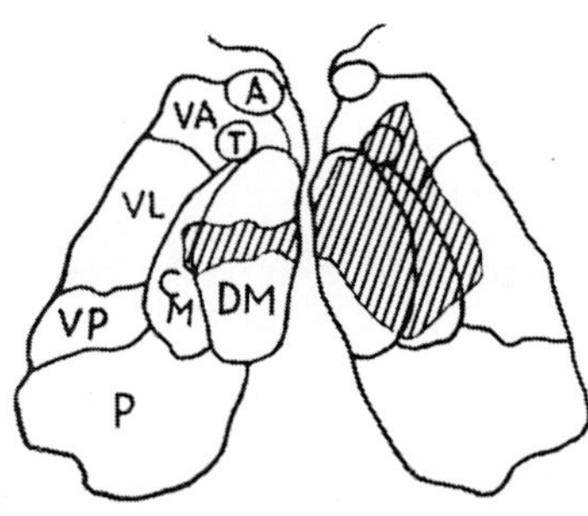

Abb. 1A,B. CCT (links) und schematische Rekonstruktion der Läsion (rechts). A Fall I, B Fall II. (A) Nucleus anterior, (CM) Centrum medianum, (DM) Nucleus dorsomedialis, (P) Pulvinar, (T) Tractus mamillo-thalamicus, (VA) Nucleus ventralis anterior, (VL) Nucleus ventralis lateralis, (VP) Nucleus ventralis posterior

einer diskreten tonischen Blickwendung nach unten und eine Konvergenzparese. CCT: Rechtsbetonte, bilaterale, asymmetrische hypodense Thalamusläsion (Abb. 1b). Im weiteren Krankheitsverlauf veränderten sich die Störungen der Okulomotorik nicht, während sich der Patient psychopathologisch recht gut erholte, obwohl eine leichte Beeinträchtigung des Kurzzeitgedächtnisses und eine Enthemmung bestehen blieben.

Diskussion

Bei beiden Patienten war das klinische Syndrom gekennzeichnet durch eine vertikale Blickparese nach unten in Verbindung mit einer thalamischen Demenz (Abbau intellektueller Fähigkeiten, insbesondere der Gedächtnisleistungen, Verlust an Eigeninitiative und Spontaneität; 1,4,6,14). Kausal konnte ein bilateraler Thalamusinfarkt mit Läsionen vorwiegend des Nucleus dorsomedialis und des Centrum medianum (Tabelle 1) computertomographisch nachgewiesen werden; eine subthalamische dienzephale Läsion war allerdings in beiden Fällen computertomographisch nicht erkennbar.

In der Literatur sind 14 Patienten mit einem entsprechenden klinischen Syndrom vaskulärer Genese beschrieben worden, bei denen eine neuropathologische Untersuchung durchgeführt wurde (5,8). In jedem Falle fand sich neben einem symmetrischen, schmetterlingsförmigen Thalamus-

Tabelle 1. Anatomisch-klinische Korrelation bei thalamischer Demenz

Klinik	anatomische Struktur
Amnesie	Tractus mamillothalamicus Nucleus dorsomedialis
Thalamische Demenz	Nucleus dorsomedialis Centrum medianum
Stupor, Hypersomnie	Nuclei intralaminares Nucleus parafascicularis
Akinetischer Mutismus	Nucleus reticularis der Lamina medullaris interna periventrikuläres Grau am Boden des III. Ventrikels mesencephale Nuclei des rostralen Hirnstamms

infarkt - anatomisch den oben beschriebenen CT-Läsionen entsprechend - zusätzlich eine bilaterale Beteiligung paramedianer mesodiencephaler Strukturen einschließlich des rostralen interstitialen Kerns des medialen Längsbündels (riMLF, 3). Die Läsion dieses subthalamischen Areals, welches sich als kritisch für die vertikale Blickbewegung nach unten erwiesen hat (2,3,7), erklärt hinlänglich die vertikale Blickparese. Die Tatsache, daß bei weiteren 9 in der Literatur beschriebenen Patienten, bei denen ausschließlich ein kraniales Computertomogramm durchgeführt wurde, ebenso wie bei unseren Fällen keine subthalamische Läsion nachgewiesen werden konnte, ist offenbar darauf zurückzuführen, daß das Auflösungsvermögen des CT nicht ausreicht, kleine Läsionen in dieser komplexen Übergangsregion des rostralen Hirnstamms darzustellen.

Der Beginn des klinischen Syndroms wird in der Regel charakterisiert durch ein akutes Koma oder eine soporöse Bewußtseinslage, gefolgt von einer Hypersomnie über einen Zeitraum von mehreren Wochen. Die im weiteren Verlauf auffallenden psychopathologischen Störungen variieren vom akinetischen Mutismus oder der thalamischen Demenz bis zur isolierten Gedächtnisstörung. Tabelle 1 zeigt die klinisch-anatomischen Korrelationen. Neuroophthalmologisch betrifft die vertikale Blickstörung vor allem die Blickwendung nach unten (84%; 8). Dieser klinische Befund korrespondiert mit histopathologisch nachgewiesenen bilateralen Läsionen des riMLF (4), einer Struktur, die insbesondere für die Blickwendung nach unten verantwortlich ist.

Eigene tierexperimentelle Läsionsstudien an Rhesusaffen (8) ergaben entsprechende Befunde: eine bilaterale prärubrale Läsion erzeugte eine isolierte Blickparese nach unten; bei Beteiligung der thalamoperforierenden Arterie, die an der dorsalen Grenze dieser Region im Subthalamus verläuft, entstand ein bilateraler Thalamusinfarkt mit der einer thalamischen Demenz bzw. akinetischem Mutismus in etwa vergleichbaren Verhaltensstörung der Rhesusaffen. Die Terminologie dieses thalamoperforierenden Gefäßes ist uneinheitlich, u.a. finden sich die Bezeichnungen posteriore thalamo-subthalamische paramediane Arterie (10) oder A. interpeduncularis profunda (12).

Das charakteristische Syndrom okulomotorischer und psychopathologischer Störungen mit einer vorherrschenden Blickparese nach unten und einer thalamischen Demenz hat eine entscheidende topodiagnostische und auch ätiologische Bedeutung; es entsteht nur bei einer Ischämie im Versorgungsgebiet dieses Gefäßes, welches häufig median zwischen der Bifurkation der A. basilaris und dem Ursprung der A. communicans posterior entspringt und die paramediane subthalamothalamische Region beidseits versorgt.

Literatur

1. Boucauld P de, Vital C, Boucauld D de (1968) Démence thalamique d'origine vasculaire. Rev Neurol 119:461-468
2. Büttner U, Büttner-Ennever JA, Henn V (1977) Vertical eye movement related activity in the rostral mesencephalic reticular formation of the alert monkey. Brain Res 130:239-252
3. Büttner-Ennever JA, Büttner U, Cohen N, Baumgartner G (1982) Vertical gaze paralysis and the rostral interstitial nucleus of the medial longitudinal fasciculus. Brain 105:125-149
4. Castaigne P, Buge A, Cambier J, Escourolle R, Brunet P, Degos JD (1966) Démence thalamique d'origine vasculaire par ramollissement bilatéral, limité au territoire du pédicule rétro-mamillaire. Rev Neurol 114:89-107
5. Castaigne P, Lhermitte F, Buge A, Escourolle R, Hauw JJ, Lyon-Caen O (1981) Paramedian thalamic and midbrain infarcts. Ann Neurol 10: 127-148
6. Cramon D von, Kühnlein J, Wolfram A (1981) Die thalamische Demenz. Fortschr Neurol Psychiat 49:129-135
7. Kömpf D, Pasik T, Pasik P, Bender MB (1979) Downward gaze in monkeys. Brain 102:527-558
8. Kömpf D, Oppermann J, Talmon-Gros S, Babaian E (1984) Vertikale Blickparese und thalamische Demenz. Nervenarzt (in Druck)
9. Lhermitte F, Gautier JC, Mateau R, Chain F (1963) Troubles de la conscience et mutisme akinetique. Rev Neurol 109:115-131
10. Percheron G (1976) Les artères du thalamus humain. Artères thalamiques paramédians de l'artère basilaire communicante. Rev Neurol 132:309-324
11. Pierrot-Deseilligny CH, Chain F, Gray F, Serdaru M, Escourolle R, Lhermitte F (1982) Parinaud's syndrome. Brain 105:667-696
12. Schlesinger B (1976) The Upper Brainstem in the Human. Springer Verlag
13. Schuster P (1936/37) Beiträge zur Pathologie des Thalamus opticus. Arch Psychiat Nervenkr 105:338-432 u. 550-622, 106:13-53 u. 201-233
14. Segarra JM (1970) Cerebral vascular disease and behaviour, I. The syndrome of the mesencephalic artery. Arch Neurol 22:408-418
15. Serdaru M, Gray F, Lyon-Caen O, Escourolle R, Lhermitte F (1982) Syndrome de Parinaud et déviation verticale du regard. Rev Neurol 138:601-607

Progrediente Myoklonien als Symptom eines Hirnstamm- und Kleinhirninfarktes

M. Kaps und G. Kisselbach

Infolge rezidivierender Ischämien im Strombahngebiet der A. cerebelli
inferior posterior konnten wir bei einem Patienten neben typischen
Krankheitssymptomen der dorsolateralen Medulla oblongata Stimmband-
myoklonien beobachten, die sich im weiteren Verlauf auf die benachbarte Schlundmuskulatur ausbreiteten. Angesichts lückenhafter Kenntnisse
über derartige myoklonische Bewegungsstörungen soll zunächst die
Krankengeschichte kasuistisch dargestellt werden:

Ein 63jähriger Patient erkrankte während des Einkaufens akut an Schweiß-
ausbruch, Benommenheit, Übelkeit und Fallneigung nach rechts. Die neurologische Untersuchung ergab außer der Fallneigung eine Ataxie des
rechten Beines. Ca. 14 Tage später bekam er einen Singultus.

Computertomographisch war eine dem kürzlichen rechtsseitigen Kleinhirn-
infarkt entsprechende unscharf begrenzte Zone verminderter Dichte nachweisbar.

Neun Monate später hatte der Patient während der Gartenarbeit vorübergehend ein intensives Drehschwindelgefühl, danach merkte er beim
Duschen eine Temperaturempfindungsstörung auf der linken Körperseite.

Neurologisch konnte zu diesem Zeitpunkt eine dissoziierte Sensibilitätsstörung auf der linken Körperseite von Brusthöhe abwärts verifiziert
werden sowie ein inkomplettes Horner-Syndrom rechts. Als Restsymptome
des ersten Ereignisses war noch die leicht gebesserte Ataxie im rechten Bein sowie eine Fallneigung nach rechts nachweisbar. Subjektiv
empfand der Patient eine geringfügige, nicht näher konkretisierte Veränderung seiner Stimme, ohne daß er heiser war. Bei der Kontrolle des
CT kam jetzt eine keilförmige, scharf abgrenzbare Zone im Bereich der
rechten Kleinhirnhemisphäre zur Darstellung, die den rechten Nucleus
dentatus zumindest teilweise miteinbezog. Angiographisch konnte ein
abgangsnaher Verschluß der rechten A. vertebralis mit kollateraler Umgehung über die A. cervicalis ascendens festgestellt werden. Die linksseitigen Kleinhirngefäße und die rechte A. cerebelli superior waren
regelrecht dargestellt.

Die Spiegeluntersuchung des Kehlkopfes ergab rechtsseitig eine isolierte myoklonische Bewegungsstörung des Stimmbandes. Die Frequenz der
myoklonischen Zuckungen war 2,5 pro Sekunde und atmungsunabhängig.
Während der Phonation verschwand der Myoklonus, beide Stimmbänder standen dann normal in Phonationsstellung.

Nach Ablauf eines weiteren Jahres war neben dem unverändert vorhandenen rechtsseitigen Stimmlippenmyoklonus ein beidseitiger Schlund- und
Gaumensegelmyoklonus zu beobachten. Subjektiv wurde keinerlei Veränderung empfunden, der neurologische Befund war sonst unverändert.

Diskussion

Die klinischen und computertomographischen Befunde ergeben als Ursache der hier gezeigten Myoklonien einen Teilinfarkt im Strombahngebiet der A. cerebelli inferior posterior. Lediglich die Gaumensegel-
und die Recurrensparese fehlten am voll ausgeprägten Wallenberg-Syn-
drom. Segmentale Myoklonien der Schlund- und Kehlkopfmuskulatur sollen Folgen einer Läsion dentato-olivärer Fasern sein. Diese ziehen
vom Zahnkern des Kleinhirns somatotopisch gegliedert durch den oberen
Kleinhirnstiel, kreuzen zur Gegenseite und biegen in unmittelbarer
Nachbarschaft des kontralateralen Nucleus ruber nach kaudal. Über
die zentrale Haubenbahn erreichen dentato-oliväre Fasern schließlich
die untere Olive. Läsionen im Verlauf dieser Bahnverbindung bewirken
eine hypertrophische Degeneration der unteren Olive (3). Derartige
Olivenhypertrophien infolge transneuronaler Degeneration wurden autoptisch häufig, aber nicht immer (1,2) im Zusammenhang mit Gaumensegel-
myoklonien beobachtet. Da das dentato-oliväre System somatotopisch
gegliedert ist, kann die myoklonische Bewegungsstörung je nach Läsions-
ort unterschiedliche Muskelgruppen erfassen. Überraschend ist, daß
später die myoklonischen Bewegungsstörungen auch auf die Gegenseite
übergriffen und funktionell zusammengehörige Muskeln betrafen, deren
Kerngebiete im Hirnstamm entfernter auseinanderliegen. Die intakte
Willkürinnervation zeigt, daß nicht nur einfache Schädigungen motorischer Kerngebiete zugrunde liegen. Es ist zu vermuten, daß die Entstehung der Schlundmyoklonien parallel mit den eingangs erwähnten
Veränderungen von Neuronen und Neuroglia der unteren Olive geht. Die
myoklonischen Bewegungsmuster könnten dann als Folge einer Denervie-
rungsüberempfindlichkeit angesehen werden (4). Als weitere Hypothese
werden auch spontane rhythmische Impulse der unteren Oliveneuronen
infolge fehlender zentraler Hemmung diskutiert. Dabei fällt auf, daß
die Myoklonien im Bereich der Muskeln, die aus den embryonalen Kiemen-
bögen hervorgegangen sind, den rhythmischen Kiemenbewegungen der
Fische ähneln (5). Insgesamt aber steht eine allgemein anerkannte
pathophysiologische Erklärung rhythmischer segmentaler Myoklonien noch
aus.

Zusammenfassung

Infolge rezidivierender Ischämien im Strombahngebiet der A. cerebelli
inferior posterior traten bei einem 63jährigen Patienten neben typischen Symptomen der dorsolateralen Medulla oblongata Myoklonien auf,
die sich innerhalb eines Jahres vom ipsilateralen Stimmband auf
weitere Pharynxmuskeln ausbreiteten. Die wechselnden klinischen Befunde wurden anhand eines Super-8 mm-Films dokumentiert.

Literatur

1. Bonduelle M (1968) The myoclonias. In: Vinken PJ, Bruyn GW (eds.)
   Diseases of the basal ganglia. Handbook of Clinical Neurology,
   Vol. 6. North Holland Publishing Company, Amsterdam
2. Halliday AM (1975) The neurophysiology of myoclonic jerking -
   a reappraisal. In: Charlton MH (eds.) Myoclonic seizures. Experta
   Medica, pp 1-29
3. Jellinger K (1973) Hypertrophy of the Inferior Olives. Z Neurol.
   205:153-174
4. Matsuo F, Ajax ET (1979) Palatal myoclonus and denervation supersen-
   sitivity in the central nervous system. Ann. Neurol. 5:72-78
5. Yakovlev PI (1956) Discussion of Lutrell CN, Bang FB, Myoclonus in
   cats with Newcastle disease virus encephalitis. Trans Am Neurol
   Assoc 81:63-64

Transiente Bewußtseinsstörungen bei ischämischen Läsionen im Thalamus

E. Schneider, E. Schönbrunn, D. Vonofakos und M. Ruß

Einleitung

Die ischämischen Läsionen im Bereich des Thalamus, besondere Beachtung haben die doppelseitigen gefunden, sind in den letzten Jahren vor allem unter dem Aspekt permanenter psychopathologischer Auffälligkeiten neuropsychologisch untersucht worden. Es ließen sich persistierende amnestische, dementive und akinetisch-mutistische Syndrome abgrenzen (1,2). Wir selbst haben vergleichbare Beobachtungen bei ischämischen Läsionen des Striatums machen können (6). In der akuten Phase ließen sich meist schwere Störungen des Bewußtseins feststellen bis hin zu komatösen Zuständen. Mit dem vorliegenden Beitrag soll auf zwei Probleme aufmerksam gemacht werden, nämlich 1. das Auftreten kurzdauernder, leichterer Bewußtseinsstörungen bei ein- und doppelseitigen Läsionen des Thalamus und 2. die Verursachung der Störungen durch zerebrale Gefäßdarstellungen.

Kasuistik

Fall 1: Die 51jährige Patientin litt seit 3 Jahren an Schmerzen im Bereich der rechten Kieferhöhle. Diesen lag ein angiographisch, computertomographisch und histologisch verifiziertes Angiofibrom mit Lokalisation in Siebbein, Keilbein und re. Kieferhöhle bis in die Nasenhaupthöhle reichend zugrunde. Klinisch bestanden ein Naevus flammeus im 1. Trig. Ast re., eine Hyposmie re. und eine Konvergenzschwäche. Bei einer am 01.12.1981 vorgenommenen angiographischen Darstellung der das Angiom speisenden linken Art. maxillaris kam es vorübergehend zur Bradykardie gefolgt von leichter Somnolenz, psychomotorischer Verlangsamung, verwaschener Sprache sowie zeitlicher und örtlicher Desorientierung. Nach etwa 5 Std. war die Patientin wieder voll ansprechbar und orientiert. Bei einer CT-Untersuchung am 03.12.1981 fanden sich bds. im Zentrum und im ventroanterioren Kern des re. Thalamus dichtegeminderte Zonen. Bei einer 3 Monate später durchgeführten CT-Kontrolle fand sich nur noch im re. Thalamus ein 5mm Ø messender Herd (Abb. 1a und b). Die klinischen Untersuchungen, die in jährlichen Abständen erfolgten, ergaben außer einer leichten Dysdiadochokinese der li. Hand keine nennenswerten pathologischen Befunde. Psychopathologisch fiel die Patientin durch Aspontaneität bei erhaltener Außenanregbarkeit auf. Dem entsprachen subjektive Angaben über Interesselosigkeit und Verlangsamung. Darüberhinaus wurden Merkfähigkeitsstörungen geklagt. Testpsychologisch ließ sich neben einer Antriebsstörung, mutistischem Verhalten und einer visuellen Merkschwäche eine affektive Indifferenz objektivieren.

Fall 2: Der 62jährige Patient erlitt 9 Wochen vor der Aufnahme in die Klinik erstmals einen generalisierten zerebralen Krampfanfall. Während der am 22.11.83 durchgeführten Angiographie, bei der die dopplersonographisch vermutete hochgradige Stenose der re. Art. carot. int.

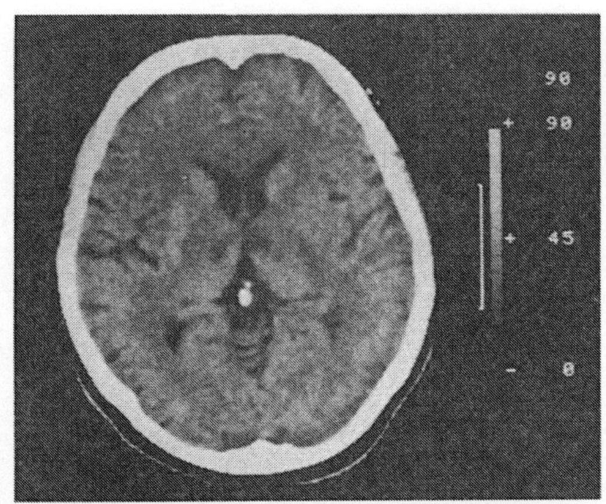

a

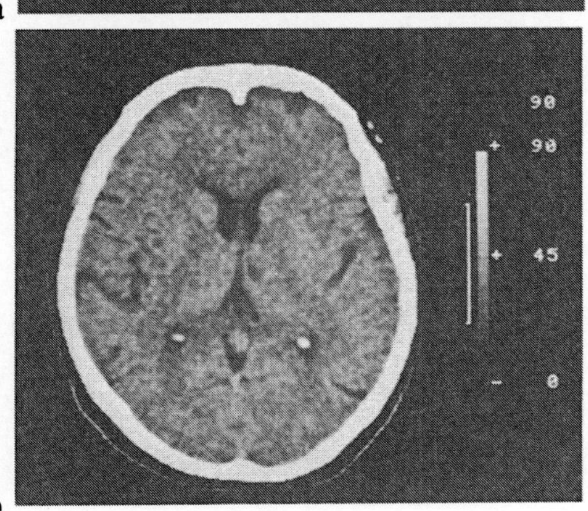

b

Abb. 1a. Zonen verminderter Dichte im Zentrum des Thalamus beiderseits und im rechten ventroanterioren Kern zwei Tage nach der Angiographie. b Zentrale Dichteminderung im rechten Thalamus bei einer Kontrolluntersuchung nach 3 Monaten

gesichert werden konnte, wurde der Patient vorübergehend somnolent, bekam hypertone Blutdruckwerte, anschließend bestanden Artikulations- und Wortfindungsstörungen sowie Mißempfindungen an der re. Hand. Im kranialen CT vom 24.11.83 fand sich ein hypodenser Bezirk im vorderen Anteil des li. Thalamus, entsprechend partiellen Läsionen im ventroanterioren und dorsomedialen Kern. Die am 13.01.84 erfolgte Desobliteration und plastische Erweiterung der Art. carot. int. wurde komplikationslos überstanden. Bei einer Kontrolluntersuchung am 31.07. 84 fiel weiterhin eine leichte Dysarthrie und Minderinnervation des re. Mundfacialisates auf. Der Patient klagte über Merkfähigkeitsstörungen, vermehrtes Müdigkeitsgefühl und Lustlosigkeit. Testpsychologisch ließ sich lediglich eine visuelle Wahrnehmungs- und Gedächtnisschwäche objektivieren. Computertomographisch wurde die kleine, im vorderen li. Thalamus gelegene ischämische Läsion bestätigt.

Diskussion

Das Eintreten der ischämischen thalamischen Läsionen im Zusammenhang mit der Angiographie ist bei den vorliegenden Fällen nicht zweifelhaft. Sowohl die vor dem Ereignis angefertigten und hinsichtlich der thalamischen Region unauffälligen CT-Aufnahmen als auch der typische Verlauf der Läsion mit vorübergehender Kontrastmittelspeicherung und "Fogging-Effekt" sichern diese Annahme. Ursächlich kommt neben einer allgemeinen Kreislaufstörung (Bradykardie im Fall 1) auch eine Embolie in

Tabelle 1. Prozentuale Häufigkeit von Angiographiezwischenfällen (Literaturangaben)

Autoren	Zahl der Angio- graphien	Kompli- kation insgesamt	Häufigkeit neurolog. Ausfälle	Persist. neurol. Ausfälle	Passagere neurolog. Ausfälle	Persist. psychoorg. Störungen	Passagere psychoorg. Störungen	Mortalität
Scheinberg u. Zunker (1963) Arch. Neurol. 8:676–684	902	3,77	1,44	0,55	0,89	Ø	Ø	0,33
Patterson et al. (1964) Arch. Neurol. 10:513–520	604	5,6	4,6	0,66	3,8	Ø	0,66	0,17
Feild et al. (1972) J. Neurosurg. 36:324–332	2.332	2,1	0,9	0,26	Ø	Ø	Ø	0,34
Takahashi u. Kawanami (1972) Acta Radiol. 13:248–258	500	2,6	1,8	0,6	1,2	Ø	0,6	Ø
Vitek (1972) Am. J. Roentgenol. 118:633–647	2.000	2,25	1,5	0,25	1,25	Ø	Ø	0,1
Remmers (1976) Med. Welt 27:650–655	474	14,98	3,16	0,21	2,95	Ø	0,21	0,08
Banzerhaf et al. (1977) Radiol diagn. 4:501–508	1.708	1,4	1,0	0,12	0,88	Ø	0,6	Ø
Huckman et al. (1979) Radiology 132:93–97	1.141	12,38	2,82	0,18	2,64	Ø	0,18	0,08

Betracht. Zumindest konnte in Fall 2 bei der Operation im Stenosegebiet
weiches arteriosklerotisches Material gefunden werden. Eine Verschlep-
pung von embolischem Material über die Art. comm. post. und die daraus
abgehende tuberothalamische Arterie ist durchaus denkbar. Bewußtseinsstörungen als isolierte Angiographiekomplikationen werden selbst in
großen Serien (siehe Tabelle 1) nicht regelmäßig beobachtet. Ihre
Häufigkeit ist mit 0,18-0,66% als eher gering zu betrachten und es
erstaunt, daß bleibende psychoorganische Störungen überhaupt nicht
beschrieben werden. Das gilt auch für die Beobachtungen von Cochran
et al. (3) über transiente globale Amnesien. Für diese Beobachtungen
liegen allerdings keine CT-Befunde vor. Die eigenen Beobachtungen belegen, daß es nach Angiographien auch zu bleibenden psychoorganischen
Störungen kommen kann. Deren Art und Ausmaß dürfte mit der Lokalisation der ischämischen Läsion korrelieren. Einseitige thalamische Läsionen hinterlassen gewöhnlich weniger schwere Ausfälle (4,5).

Zusammenfassung

Klinische Beobachtungen an zwei Patienten belegen das Auftreten von
transienten Bewußtseinsstörungen und persistierenden psychoorganischen Ausfällen als Komplikation einer zerebralen Angiographie. Für
beide Fälle konnten ein- bzw. doppelseitige ischämische Läsionen im
Thalamus nachgewiesen werden.

Literatur

1. von Cramon D (1980) Die bilateralen vaskulären Thalamussyndrome.
   Münch med Wschr 122:1385-1386
2. von Cramon D (1981) Die thalamische Demenz. Fortschr Neurol
   Psychiat 49:129-135
3. Cochran JW, Morell F, Huckman MS, Cochran EJ (1982) Transient
   global amnesia after cerebral angiography. Arch Neurol 39:593-594
4. Graff-Radrot NR, Eslinger PJ, Damasio AR, Yamada T (1984) Nonhemorrhagic infarction of the thalamus: behavioural, anatomic, and
   physiologic correlates. Neurology (Cleveland) 34:14-23
5. Goldenberg G, Wimmer A, Maly J (1983) Amnesic syndrome with unilateral thalamic lesion: a case report. J Neurol 229:70-86
6. Schneider E, Jacobi P, Fischer PA, Grau H (1983) Psychische Veränderungen bei einseitigen ischämischen Läsionen des Striatums.
   In: Seitz D und Vogel P (Hrsg) Verh Deutsch Gesell für Neurologie.
   Bd. 2. Hämatoblastosen. Zentrale Motorik. Iatrogene Schäden. Myositiden. Springer, Berlin Heidelberg New York Tokyo. S:624-627

Kasuistischer Beitrag zur ätiologischen Klärung einer schwer zu diagnostizierenden „Ohnmacht"

K. Kreiten und H. Stefan

Einleitung

Immer wieder wird der Neurologe aufgefordert, bei Patienten mit singulären oder nur sehr seltenen anfallsartigen Ereignissen eine hirnorganische Ursache, besonders eine Epilepsie, auszuschließen. Anamnese und evtl. Fremdanamnese reichen oftmals nicht aus, eine Diagnose zu stellen. Nur selten kann ein solches Ereignis vom Untersucher beobachtet werden, und die rein klinische Beobachtung erlaubt nicht immer eine sichere diagnostische Zuordnung. Erhobene Befunde sind oftmals schwer zu interpretieren, da z.B. bei Patienten mit einer Epilepsie im Intervall abgeleitete Elektroenzephalogramme einen unauffälligen bzw. unspezifischen Befund zeigen können und bei Patienten mit vagovasalen Synkopen abnorme EEG-Befunde im Intervall in einem prozentual relativ hohen Anteil vorkommen (2,3,6,8). So beschrieb z.B. Friedli 1975 (3) bei 248 Patienten mit vagovasalen Synkopen in 19,3% der Fälle abnorme EEG-Befunde; davon wiesen 4,4% Spitzenpotentiale auf. Andere Autoren (2,6,8) konnten bei Patienten mit vagovasalen Synkopen in bis zu 41,5% pathologische EEG-Intervallbefunde beobachten und haben unter diesen in 7-13% der Fälle "epilepsietypische oder verdächtige Graphoelemente" beschrieben.

Die oftmals umfangreiche und langwierige Diagnostik, die bei solchen Patienten notwendig sein kann, soll anhand einer Kasuistik dargestellt werden.

Kasuistik

Ein 31jähriger Straßenbahnfahrer wurde zum Ausschluß einer Epilepsie eingewiesen und berichtete, daß er einige Wochen vor der Aufnahme erstmals morgens unmittelbar nach einem Telefonat ohne Vorsymptome ohnmächtig wurde. Er habe erst 1 1/2 Stunden später das Bewußtsein wiedererlangt, und er sei noch etwa 10-15 Minuten benommen gewesen. Einige Tage vor diesem Ereignis habe sich seine Frau überraschend von ihm getrennt und die gemeinsamen Kinder mitgenommen. Zu dieser Zeit habe er zusätzlichen Ärger am Arbeitsplatz gehabt und das Telefonat vor der "Ohnmacht" führte er mit der Schwiegermutter, und er gab an, dieses Telefonat habe ihn sehr aufgeregt. Schlafentzug und Alkoholaufnahme am Vorabend wurden verneint. Bei einer auswärtig stationären Untersuchung in einer internistischen Klinik konnte keine Ursache für diese "Ohnmacht" gefunden werden. Eine neurologische Konsiliaruntersuchung erbrachte keinen pathologischen Befund. In einem EEG seien vermehrt diffus eingestreute Theta-Wellen gesehen worden. Ein kranielles Computer-Tomogramm mit und ohne Kontrastmittelgabe zeigte einen unauffälligen Befund.

Bei der neurologischen und internistischen Untersuchung[1] in unserem
Hause fielen einzig eine ausgeprägte vegetative Labilität mit extremer
Hyperhidrosis universalis und ein verstärkter Dermographismus ruber
auf. Während des stationären Aufenthaltes konnte eine labile Hypertonie mit Blutdruckspitzen von 170/100 mm Hg nachgewiesen werden. Bei
der Kipptischuntersuchung wurde eine hyperdiastolisch-hypersympathiko-
tone Reaktion festgestellt. Im routinemäßig abgeleiteten EKG fiel
eine deutliche respiratorische Arrhythmie auf. Im Holter-EKG wurden
monomorphe ventrikuläre Extrasystolen mit einer Häufung von 10/24
Sekunden nachgewiesen sowie vereinzelte supraventrikuläre Extrasystolen, wobei zum Teil der Verdacht auf funktionale Ersatzschläge bestand.
Im Ruhe-Wach EEG sahen wir einen gut ausgeprägten Alpha-Grundrhythmus
und nur vereinzelt diffus eingestreute 6-7/s Theta-Wellen, besonders
von basal beidseits. Im Schlafentzugs- und Schlaf-EEG sowie in einem
Mobilen 8-Kanal-Langzeit-EEG (MLE) konnten weder ein Herdbefund noch
epilepsietypische Potentiale oder Paroxysmen nachgewiesen werden.
Umfangreiche weitere Untersuchungen wie: Herz-Ultraschall, Bestimmung
der Kreislaufzeiten, wechselnde unilaterale Karotissinusmassage und
Karotisdruckversuch, Echo-Kardiogramm, einfache sowie bidirektionale
Doppler-Sonographie der extrakraniellen Gefäße, Hirn-Sequenz-Szinti-
graphie und digitale Subtraktions-Angiographie der extrakraniellen
Gefäße erbrachten keinen pathologischen Befund und wir entschlossen
uns, ein EEG unter Bemegrid-Provokation abzuleiten.

Der Patient war bereits zu Beginn der Ableitung sehr angespannt. Eine
regelmäßige Herzfrequenz von 88/Min. wurde gemessen und der Blutdruck
lag bei 150/100 mm Hg. Eine periphere Vene wurde punktiert, die Anspannung des Patienten nahm deutlich zu, und er begann extrem stark
zu schwitzen. 1'50'' nach der Venenpunktion konnte ein Anfallsereig-
nis aufgezeichnet werden ohne vorherige Bemegrid-Injektion. Supraventrikuläre Extrasystolen, später auch intermittierend Extrasystolen
aus dem AV-Knotenbereich, traten auf. Es resultierte eine Arrhythmie
mit einer Frequenz um 50/Min. Bereits 14'' nach der ersten Extrasystole gab der Patient an, ihm werde "flau". Der Blutdruck sank auf
115/60 mm Hg und 38'' nach der ersten Extrasystole erschienen im EEG
nach einer kurzen generalisierten Abflachung hochgespannte Theta-
Wellen, die in ebenso hohe Delta-Wellen übergingen. Abb. 1 zeigt
eine Fotografie aus der Video-Simultandoppelbild-Aufzeichnung zu
Beginn der EEG-Veränderungen. Der Patient öffnete unmittelbar nach
den ersten Theta-Wellen die Augen, starrte vor sich hin und reagierte
nicht mehr auf Ansprache oder Berührung. 43'' nach der ersten Extrasystole, 5'' nach den ersten hochgespannten Theta-Wellen, konnten
zunehmend stärker werdende rhythmische Beinbewegungen beobachtet werden. 54'' nach der ersten Extrasystole ruckte der Patient mit dem
Oberkörper nach oben, wendete den Kopf nach rechts, und nach weiteren
6'' schluckte er und reagierte anschließend wieder auf Ansprache und
Berührung.

Die supraventrikuläre Arrhythmie hielt insgesamt 3'25'' an. Die beschriebenen Theta-Wellen wurden über 23'' hin beobachtet. Die Auswertung der intermittierend gemessenen Blutdruckwerte ergab, daß eine
hypodiastolisch-asympathikotone Reaktion eintrat. Abb. 2 zeigt in
tabellarischer Form den Verlauf des aufgezeichneten Anfalls.

---

[1] Für die Mitarbeit in diesem Falle danken wir den Kollegen vom Institut für Nuklearmedizin, der Kardiologie und der Medizinischen Poliklinik der Universität Bonn

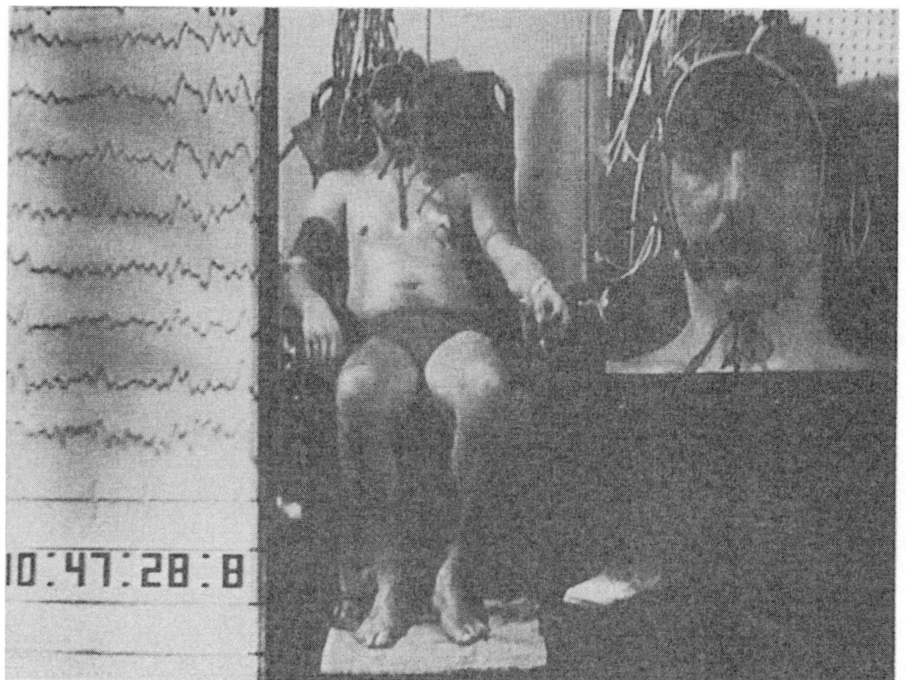

Abb. 1. Ausschnitt aus der Simultandoppelbild-Aufzeichnung zu Beginn der EEG-Veränderungen. Im unteren Kanal EKG mit einer supraventrikulären Extrasystole

Diskussion

Im vorgestellten Fall führten psychische Mechanismen zu zentral verursachter Kardioinhibition und Vasodepression (5), die ihrerseits sekundär eine zerebrale hypoxische Krise auslösten. Retrospektiv gehen wir davon aus, daß es sich bei der ersten "Ohnmacht" ebenfalls um eine kardiovaskuläre Synkope unter psychischer Anspannung gehandelt hat.

Die Kasuistik weist, wie gezeigt werden konnte, auf die eminente Bedeutung psychischer Faktoren bei Auslösung von anfallsartigen Ereignissen hin. Hierauf wird bei der Diagnostik kardiovaskulärer Anfälle noch zu wenig geachtet.

Das abgeleitete Anfalls-EEG zeigt Veränderungen, wie sie bisher überwiegend nur bei mechanisch provozierten cerebral-ischämischen Krisen beschrieben wurden (1,4,5,7,8,9). Ohne polygraphische Ableitung und ohne Blutdruckregistrierung führen die alleinige Anfallsbeobachtung oder die alleinige Betrachtung des Anfall-EEGs nicht selten zur Verwechslung mit einem psychomotorischen Anfall.

Zusammenfassung

Mit Hilfe der Kasuistik eines 31jährigen Straßenbahnfahrers, bei dem eine singuläre "Ohnmacht" ungeklärter Ätiologie auftrat, wird dargestellt, wie umfangreich und schwierig sich die Diagnostik bei Patienten mit singulären oder seltenen anfallsartigen Ereignissen gestalten kann. Die eminente Bedeutung situativer und psychischer Faktoren für

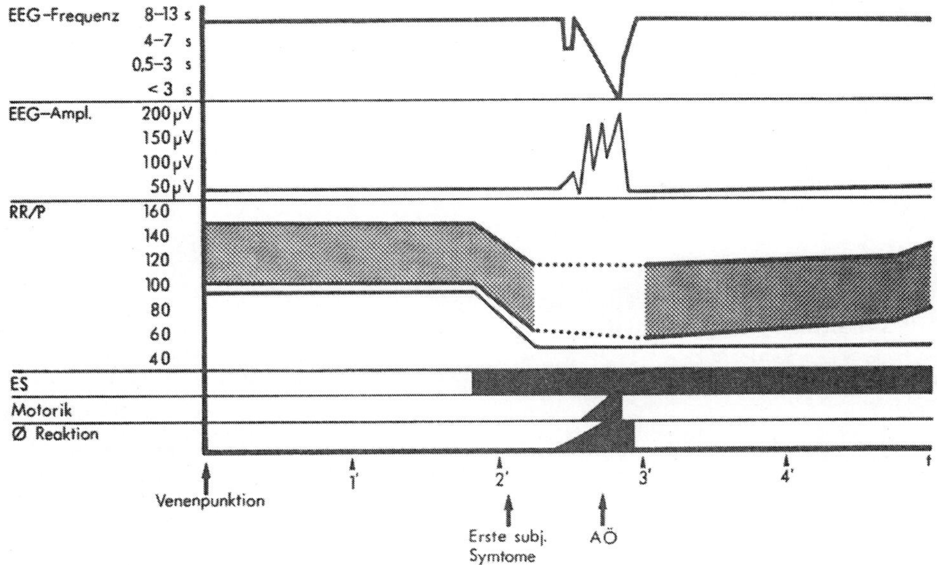

Abb. 2. Schematische Darstellung der gemessenen und beobachteten Veränderungen während einer polygraphisch aufgezeichneten Synkope (ES= Extrasystolen, Motorik= rhythmische Beinbewegungen und Schlucken)

die Auslösung solcher Ereignisse und für die Diagnostik wird hervorgehoben, ebenso wie die Notwendigkeit polygraphischer Ableitungen. Es zeigt sich, daß in solchen Fällen eine Routinediagnostik nicht ausreicht und daß sich ohne polygraphische Ableitung differentialdiagnostische Probleme ergeben können.

Literatur

1. Bianchi-Saus A et al. (1972) Elektro-klinische Korrelationen bei ischämischen Krisen infolge simultaner Karotiskompression. Z. EEG-EMG 3:121-126
2. Durst W, Krump JE (1961) Elektroencephalographische und polygraphische Untersuchungen bei kreislaufbedingten Synkopen und vegetativen Anfällen. Nervenarzt 32:401-405
3. Friedli P (1975) EEG-Abnormitäten bei Kranken mit vagovasalen Synkopen. Schweiz. med. Wschr. 105:746-752
4. Gastaut H et al. (1957) Electroencephalographic study of syncope - Its differentation from epilepsy. Lancet 2:1018-1025
5. Kugler J (1972) Zerebrale ischämische Krisen. - Von der aktivierten partiellen Krise zur spontanen Synkope. Z. EEG-EMG 3:109-120
6. Laciga Z, Schwartzowá K (1962) The importance of EEG in the differential diagnosis of syncopal states. Elektroenceph. clin. Neurophysiol. 14:575-583
7. Meyer JS, Gastaut H (1961) Cerebral anoxia and the electroencephalogram, 1. Aufl. Thomas, Springfield, Ill. U.S.A.
8. Naquet R, Bosten F (1964) Étude électroencéphalographique des syncopes. Electroenceph. clin. Neurophysiol. 16:140-152
9. Vercelletto P (1960) Corrélations électrocliniques de 100 cas de syncopes. Rev. Neurol. 103:223-227

Myokardläsionen bei Patienten mit neurogenen EKG-Veränderungen

T. Anstätt, K. H. Merkel, T. Stober, S. Sen, G. Freier und K. Schimrigk

Elektrokardiographische Veränderungen nach verschiedensten Erkrankungen des Zentralnervensystems sind bekannt (1,12). Die ursächliche
Bedeutung der neurologischen Erkrankung ist tierexperimentell (4,5)
sowie am Menschen durch klinische Verlaufsuntersuchungen (2) gesichert.

Als mögliches morphologisches Korrelat neurogener EKG-Veränderungen
wurden mittlerweile mehrfach pathologisch-anatomische Befunde am Herzen von Patienten, die nach neurologischen und neurochirurgischen Erkrankungen verstarben, beschrieben (3,6,10,13). Auch Tierexperimente
ergaben ähnliche Befunde (7,8,9). Man sah degenerative Veränderungen
von Muskelfasern, Muskelfasernekrosen, Myokardfibrosen, Leukozytenin-
filtrate und subendokardiale sowie kleine perivaskuläre Einblutungen.
Bei nur wenigen dieser Untersuchungen konnte dem histologischen Befund
auch ein pathologischer EKG-Befund zugeordnet werden. EKG-Verlaufs-
untersuchungen oder Langzeit-EKG-Ableitungen lagen jedoch bei den
autoptisch untersuchten Patienten nicht vor.

Im Rahmen einer prospektiven EKG-Verlaufsstudie an Patienten mit Hirninfarkten und intrakraniellen Blutungen soll nun der Frage nachgegangen werden, ob auch beim Menschen pathologische Befunde an der Herzmuskulatur als morphologisches Korrelat neurogener EKG-Veränderungen
auftreten. Dabei wird zunächst zu prüfen sein, ob krankhafte Veränderungen der Herzmuskulatur vorliegen. Danach wird gegebenenfalls die
Frage des Kausalzusammenhangs zu klären sein.

Unserer Untersuchung liegen bislang 15 Patienten zugrunde, die nach
intrakraniellen Blutungen oder Hirninfarkten verstarben. Bei den
Patienten waren täglich neurologische Untersuchungen und Standard-
EKG-Ableitungen sowie mehrtägige Langzeit-EKG-Registrierungen erfolgt.

Regelmäßig wurde die Herzmuskulatur des linken und rechten Ventrikels,
des Septums, beider Vorhöfe sowie aus dem Bereich des AV-Knotens histologisch untersucht.

Hier soll nun anhand von 3 Patienten die Problematik der Zuordnung
pathologisch-anatomischer Befunde am Herzen zu der zentralnervösen
Erkrankung und zu neurogenen EKG-Veränderungen exemplarisch dargestellt werden.

Jeder dieser Patienten zeigte erhebliche Herzrhythmusstörungen, die
aufgrund ihrer Verlaufsdynamik in Zusammenschau mit dem klinisch-neurologischen Bild als neurogen anzusehen sind.

1. Ein 42jähriger Patient ohne kardiovaskuläre Risikofaktoren verstarb
   5 Tage nach der stationären Aufnahme wegen eines raumfordernden
   Hirninfarkts. Die Herzmuskulatur dieses Patienten zeigt im Bereich
   der rechten Vorderwand eine etwa 3-4 Tage alte Infarzierung der

Innenschicht mit Granulozyteninvasion. In der Nachbarschaft, aber auch im Bereich des Septums, sieht man vielfach Einzelfasernekrosen mit lymphoplasmazellulären und granulozytären Infiltraten. Die Koronarien zeigen keine nennenswerte Sklerose.

2. Ein 78jähriger Patient verstarb 8 Tage nach der stationären Aufnahme wegen eines Hirninfarkts im vertebro-basilären Strombahngebiet. Aus der Vorgeschichte ist eine Herzinsuffizienz sowie eine Koronarinsuffizienz bei Hypertonie, Diabetes mellitus, Hyperlipidämie und Hyperurikämie zu erwähnen. Die Herzmuskulatur zeigt im Bereich der linken Hinterwand mehrere kleine, alte Infarktnarben. Eine mögliche Ursache der multiplen Mikroinfarkte zeigt sich in einer deutlichen Intimafibrose der Koronararterien. Epikardiale lymphomonozytäre Infiltrate finden sich im Bereich der linken Hinterwand, der rechten Hinterwand und der linken Vorderwand.

3. Ein 83jähriger Patient ohne bekannte kardio-vaskuläre Risikofaktoren verstarb 3 Wochen nach einer rechtsseitigen intrazerebralen Massenblutung. Die Herzmuskulatur zeigt im Bereich der linken Hinterwand sowie des rechten Vorhofs kleine, sicher ältere Infarktnarben. Eine kleinere frische Einblutung sieht man in der Muskulatur des rechten Vorhofs. Perivaskuläre lymphomonozytäre Infiltrate treten in verschiedener Lokalisation auf, ein epikardiales Infiltrat in der Wand des linken Vorhofs.

Auf den ersten Blick scheinen unsere Befunde die Ergebnisse der Voruntersucher und die Übertragbarkeit der Tierexperimente auf den Menschen zu bestätigen. Wir glauben aber, daß eine kritischere Wertung mit Betrachtung des Einzelfalls sowie Differenzierung der unterschiedlichen histopathologischen Befunde erforderlich ist.

So sind die bei unserem 2. und 3. Patienten gezeigten Mikroinfarkte sicher älter und schon vor der neurologischen Erkrankung entstanden, somit also nicht als morphologisches Korrelat der aufgezeigten EKG-Veränderungen anzusehen. Dennoch ist der Nachweis von Mikroinfarkten im Myokard von Patienten mit neurogenen EKG-Veränderungen nicht bedeutungslos, als doch dieser Vorschädigung des Herzens durchaus ein prädisponierender Einfluß für die Entstehung kardialer Arrhythmien oder Endstreckenveränderungen im EKG zugesprochen werden kann. Allerdings belegen Fälle mit neurogenen EKG-Veränderungen bei völlig unauffälliger Herzmuskulatur, daß eine solche Vorschädigung nicht erforderlich ist.

Auch der altersmäßig durchaus dem Hirninfarkt zuordenbare Innenschichtinfarkt und die Einzelfasernekrosen ähnlichen Alters, die wir bei unserem ersten Patienten sahen, können nicht mit ausreichender Wahrscheinlichkeit als Folge der neurologischen Erkrankung gedeutet werden. Bei der Sektion nachgewiesene multiple Thromben an verschiedensten Stellen des Gefäßsystems lassen eher eine allgemeine Gerinnungsstörung als Ursache sowohl des Hirninfarkts, als auch des Myokardinfarkts und der Einzelfasernekrosen annehmen.

Möglicherweise anders zu bewerten sind dagegen die perivaskulären und epikardialen lymphomonozytären Infiltrate sowie die intramuskulären Einblutungen. Vom histologischen Bild her könnten diese Veränderungen durchaus dem neurologischen Ereignis gefolgt sein.

Gegen die Annahme eines Zufallsbefundes nach abgelaufener infektiöser oder durch Immunreaktion bedingter Myokarditis spricht die Seltenheit von Rundzellinfiltraten in der Herzmuskulatur nach Sektionsstatistiken. Nach Schölmerich ist mit einer Häufigkeit entzündlicher Reaktionen im

Myokard in maximal 10% aller Fälle zu rechnen, meist werden sogar nur
Prozentsätze um 2-4% angegeben (11). Ein allgemeiner entzündlicher Gefäßprozeß war jeweils durch Labordiagnostik oder Sektionsbefund ausgeschlossen worden. Auch eine Pneumonie als Ausgangspunkt einer Durch-
wanderungskarditis lag nicht vor.

Der Nachweis lymphomonozytärer Infiltrate entspricht schließlich auch
dem Ergebnis von Tierexperimenten von Hunt und Mitarbeitern (8), die
an Rattenherzen nach experimenteller Subarachnoidalblutung mononucleäre
Infiltrate ohne faßbare Faserdegeneration oder Nekrosen sehen konnten.

Zu diskutieren wäre, ob es sich bei den Rundzellinfiltraten um eine
Reaktion auf mikroskopisch nicht faßbare oder nicht dargestellte Mus-
kelfaserschädigungen handelt, oder ob dieser Befund auf eine primäre
Erhöhung der Gefäßwandpermeabilität durch Änderung der autonomen Innervation zurückzuführen ist (9,13). Auch den Hämorrhagien könnte ein
ähnlicher Mechanismus zugrunde liegen.

Zusammenfassung

In der Herzmuskulatur von 3 Patienten mit neurogenen EKG-Veränderungen
nach Hirninfarkten und intrazerebraler Massenblutung finden sich unterschiedlich ausgedehnte Infarkte verschiedenen Alters, Einzelfasernekrosen, intramuskuläre Einblutungen sowie epikardiale und perivaskuläre
Rundzellinfiltrate. Die Infarzierungen und Einzelfasernekrosen können
nicht als Folge der ZNS-Läsion gedeutet werden. Für die Rundzellinfiltrate und intramuskulären Einblutungen dagegen muß diese Möglichkeit
diskutiert werden.

Ein prädisponierender Einfluß vorbestehender Myokardschäden für die
Ausbildung neurogener EKG-Veränderungen ist wahrscheinlich, aber nicht
erforderlich.

Literatur

1. Abildskov IA, Miller K, Burgess MI, Vincent W (1970) The electrocardiogram and the central nervous system. Progress cardiovasc
   Diseases 13:210-216
2. Anstätt T, Stober T, Sen S, Burger L, Rettig R, Schimrigk K (1983)
   Neurogene Herzrhythmusstörungen bei erhöhtem Hirndruck. Intensivmed 20:90-94
3. Connor RCR (1968) Heart Damage Associated with Intracranial Lesions.
   Brit med J 3:29-31
4. Eichbaum FW, Gazetta BH, Bissetti PC, Pereira CB (1965) Electrocardiographic Disturbances Following Acute Increase of Intracranial
   Pressure. Z ges exp Med 139:721-734
5. Estanol B, Loyo IV, Mateos JH, Goyo E, Cornejo A, Guerard J (1977)
   Cardiac Arrhythmias in Experimental Subarachnoid Haemorrhage. Stroke
   Vol 8, No 4:440-447
6. Greenhoot JH, Reichenbach DD (1969) Cardiac Injury and Subarachnoid
   Hemorrhage. A Clinical, Pathological and Physiological Correlation.
   J Neurosurg 30:521-5311
7. Hawkins WE, Clower BR (1971) Myocardial damage after head trauma
   and simulated intracranial haemorrhage in mice: the role of the
   autonomic nervous system. Cardiovasc Res 5:524-529
8. Hunt D, Gore I (1972) Myocardial lesions following experimental
   intracranial hemorrhage: Prevention with propranolol. Am Heart J
   Vol 83, No 2:232-236
9. Manning GW, Hall GE, Bauting FG (1937) Vagus Stimulation and the
   Production of Myocardial Damage. Can Med Ass J 37:314-318

10. Rajs J (1976) Relation between craniocerebral injury and subsequent myocardial fibrosis and heart failure. Brit Heart J 38:396-402
11. Schölmerich P (1960) Myokarditis. In: Bergmann G, Frey W, Schwiegk H: Handbuch der Inneren Medizin. Springer, Berlin Göttingen Heidelberg p 869-958
12. Stober T, Kunze K (1982) Electrocardiographic Alterations in Subarachnoid Haemorrhage. J Neurol 227:99-113
13. Weidler DJ (1974) Myocardial Damage and Cardiac Arrhythmias After Intracranial Hemorrhage. A Critical Review. Stroke Vol 5, Nov-Dez 1974:759-763

Lungenfunktion und kardiologische Untersuchungen bei Friedreich-Ataxie

L. Burger, H. Walle, M. Müller, G. Rettig und T. Stober

Einleitung

Herzbeteiligungen bei Friedreich-Ataxie (FA) sind bekannt. 10-50% der
Patienten haben kardiale Symptome. Pathologisch-anatomisch wurden bei
allen verstorbenen Friedreich-Patienten Hinweise auf eine Myokardschädigung gefunden (7).

Wir haben daher gemeinsam mit der Neurologischen und Pneumonologischen
Abteilung der Universitätskliniken in Homburg/Saar bei Patienten mit
FA kardiologische und lungenfunktionelle Untersuchungen durchgeführt,
die Aufschlüsse über einen Zusammenhang zwischen dem neurologischen
Schweregrad und der kardiopulmonalen Beteiligung bringen sollen. Im
folgenden berichten wir über die ersten Ergebnisse.

Patienten und Methodik

12 Patienten mit gesicherter FA wurden in die Studie aufgenommen:
6 Männer und 6 Frauen im Alter von 13 bis 32 Jahren. Anamnestisch
waren bei 2 Patienten Herzbeteiligungen bekannt. Kein Patient klagte
über Luftnot. Bei Klinikaufnahme fanden sich bei den Patienten keine
kardialen Dekompensationszeichen, alle wiesen klinisch und röntgeno-
logisch eine Skoliose auf.

Kardiologische Untersuchungen: Die EKG-Analyse erfolgte anhand eines Stan-
dard-EKG mit einer Papiergeschwindigkeit von 50 mm/s, die Arrhythmie-
Analyse mittels kontinuierlicher Langzeit-EKG-Registrierungen mit
Hilfe des Pathfinder-II-Systems. Die Herzbinnenraumszintigraphie wurde
mit dem Radionuklid ^{99m}Technetium und der Gamma-Kamera durchgeführt,
die echokardiographische Untersuchung mit dem Gerätetyp ATL Mark 3.
Zur Beurteilung dienten sowohl M-Mode als auch D-Mode. Zur Rechtsherz-
einschwemm-Katheteruntersuchung wurde der Einschwemm-Katheter nach
Grandjean benutzt.

Lungenfunktion: Die Ganzkörperplethysmographie wurde mit dem Gerätetyp
Siemens FD 90 S durchgeführt, die Spirometrie mit dem Spirometer
Siemens FD 10 und die Blutgasanalyse mit dem Gerät AVL 935 T 939.

Nach dem Behinderungsgrad nach Kurtzke (8) wurden 2 Gruppen gebildet.
Gruppe I (n=6 Patienten) mit einem Score von < 10 und einer mittleren
Krankheitsdauer von 3,5 Jahren und die Gruppe II mit einem Score von
> 19 und einer mittleren Krankheitsdauer von 16 Jahren.

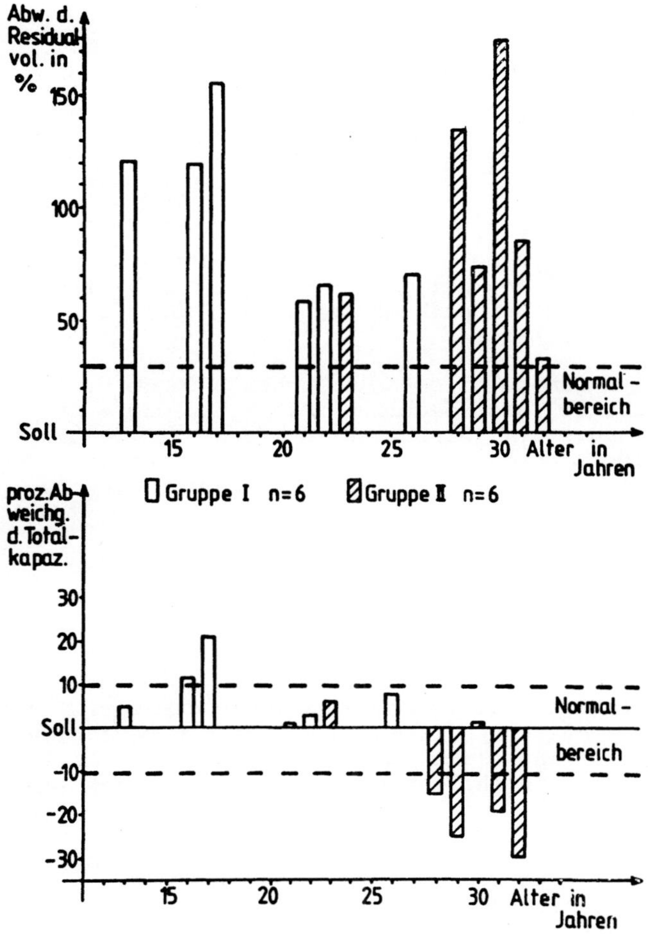

Abb. 1. Veränderungen des Residualvolumens und der Totalkapazität bei Patienten mit FA in Abhängigkeit von Alter und neurologischem Schweregrad nach Kurtzke

Ergebnisse

Lungenfunktion (Abb. 1): Alle Patienten mit FA weisen eine Erhöhung des Residualvolumens auf. Mit zunehmender neurologischer Verschlechterung sinkt die Totalkapazität deutlich ab.

Astrup: Die gemessenen Blutgaswerte waren sämtlich ausgeglichen.

Kardiologische Befunde:

Pathologische Befunde	Gruppe I	Gruppe II
Ruhe EKG	1/6	6/6
LZ-EKG	0/5	5/6
Echokardiogramm	0/5	4/6
Herzbinnenraumszintigraphie	0/6	2/5
Rechtsherzeinschwemm-Katheter	0/5	0/4

EKG: EKG-Veränderungen wie T-Negativierungen und pathologische Lagetypen fanden sich bei allen Patienten der Gruppe II und lediglich bei 1 Patienten der Gruppe I.

Rhythmusstörungen: Bei 5 von 6 Patienten der Gruppe II traten Rhythmusstörungen im Sinne von intermittierendem oder permanentem Vorhofflimmern sowie komplexe Kammerarrhythmien auf. Dagegen fanden sich in Gruppe I lediglich Sinustachykardien und supraventrikuläre Extrasystolen bei 2 von 5 Patienten.

Echokardiogramm: In Gruppe II fanden sich einmal eine konzentrische hypertrophe Herzmuskelerkrankung, zweimal eine asymmetrische hypertrophe und einmal eine dilatative Herzmuskelerkrankung. Gruppe I zeigte dahingegen keine Auffälligkeiten.

Radiokardiographie: In Gruppe I lagen keine pathologischen Befunde vor, während sich in Gruppe II zweimal eine deutlich auf 39 bzw. 20 % erniedrigte Auswurffraktion fand. Bei 1 Patienten in Gruppe II ist diese Untersuchung nicht durchgeführt worden. Die niedrige fraktionelle Verkürzung (FS= 24%) deutet auch in diesem Fall auf eine Funktionsbeeinträchtigung hin.

Rechtsherzeinschwemm-Katheter: Normale Drucke in Ruhe bei allen untersuchten Patienten (9 von 12) in beiden Gruppen.

Diskussion

Friedreich selbst hatte eine Herzbeteiligung bei Friedreich-Ataxie verneint (3). Hewer konnte an 82 verstorbenen Patienten mit FA zeigen, daß über die Hälfte an kardialen Komplikationen verstorben ist. Alle bisher untersuchten Fälle zeigten pathologisch-histologisch Abnormitäten des Myokards (7).

Ziel unserer Untersuchung war es, bei Patienten mit FA die Inzidenz kardialer und pulmonaler Beteiligung festzustellen und zu prüfen, ob zwischen neurologischem Schweregrad und kardiopulmonaler Beteiligung eine gerichtete Beziehung besteht. Unsere Ergebnisse zeigen, daß alle Patienten mit FA in der Lungenfunktion eine Erhöhung des Residualvolumens aufweisen. Dies ist Folge einer Beteiligung der Interkostalmuskulatur. Die Atemmittellage ist nach oben verschoben, die maximale Exspiration vermindert. Mit Zunahme der neurologischen Symptomatik ist mit einer deutlichen Abnahme der Totalkapazität zu rechnen. Dies ist Folge einer Beteiligung der Zwerchfellmuskulatur.

Kardiologische Befunde: Bei den kardiologischen Befunden zeigte sich, daß alle Patienten der Gruppe II pathologische Ruhe-EKG-Befunde aufweisen, in Gruppe I dagegen findet sich nur bei 1 Patienten eine T-Negativierung. Ventrikuläre Rhythmusstörungen im Sinne von komplexen Kammerarrhythmien sowie Vorhofflimmern sahen wir jeweils nur bei Patienten der Gruppe II im Langzeit-EKG. Regelmäßige Langzeit-EKG-Kontrollen dieser Risikogruppe erscheinen daher naheliegend, zumal 1 Patient mit paroxysmalem Vorhofflimmern wenige Wochen nach Untersuchung eine Hirnembolie erlitten hat. Die Ergebnisse der echokardiographischen Befunde stehen in Einklang mit der Literatur (4,6). 3 von 6 Patienten der Gruppe II erfüllen die Kriterien einer hypertrophen Herzmuskelerkrankung, während bei 1 Patienten eine dilatative Herzmuskelerkrankung nachgewiesen wurde. Bei der Rechtsherzkatheteruntersuchung konnte eine pulmonale Hypertonie bei allen untersuchten Patienten ausgeschlossen werden.

Inwieweit eine konsequente kardiologische Überwachung und evtl. Therapie zur Verbesserung von Lebenserwartung und -qualität führt, muß in Ermangelung entsprechender Untersuchungen vorerst offen bleiben. Unsere Studie wird in diesem Sinne weitergeführt.

Zusammenfassung

12 Patienten mit FA wurden kardiologisch und lungenfunktionell untersucht (Alter 13 bis 32 Jahre). Patienten mit höherem neurologischen Schweregrad (Score nach Kurtzke > 18 (8) weisen schwerere Lungenveränderungen auf als Patienten mit geringeren neurologischen Ausfällen (Score < 10). Ebenso fanden sich bei Patienten mit höherem Schweregrad gehäuft pathologische EKG-, Langzeit-EKG- und Echo- sowie radiokardiographische Befunde. Die genannten Untersuchungen sind neben einer Routine-EKG-Untersuchung zur Verlaufsbeurteilung von hoher Wichtigkeit. Aus diesen Befunden ergeben sich mögliche therapeutische Konsequenzen.

Literatur

1. Cote M, Davignon K, Pecko-Drouin K, Solignac A, Geoffroy G, Lemieux B and Barbeau A (1976) Cardiological Signs and Symptoms in Friedreich's Ataxia. Can. J. Neurol. Sc. 3:319-321
2. Cote M, Bureau M, Leger C, Martin J, Gattiker H, Cimon M, Larose A, Lemieux B (1979) Evolution of cardiopulmonary involvement in Friedreich's ataxia. Can.J. Neurol. Sc. 6:151-157
3. Friedreich N (1863) Über degenerative Atrophie der spinalen Hinterstränge. Arch. path. Anat. 26:391-419, 433-459
4. Gattiker HF, Davignon A, Bosio A, Botlle-Diaz J, Geoffroy G, Lemieux B, Barbeau A (1976) Echocardiographic Findings in Friedreich's Ataxia. Can. J. Neurol. Sc. 3:329-332
5. Geoffroy G, Barbeau A, Breton G, Lemieux B, Aube M, Leger C, Bouchard JP (1976) Clinical Description and Roentgenologic Evaluation of Patients with Friedreich's Ataxia. Can. J. Neurol. Sc. 3:279-286
6. Gottdiener JS, Hawley RJ, Maron BJ, Bertorini TF, Engle WK (1982) Caracteristics of the cardiac hypertrophy in Friedreich's ataxia. Am. H. J. 103:525-531
7. Hewer RL (1969) The Heart in Friedreich's Ataxia. Brit. Heart J. 31:5-14
8. Kurtzke JF (1981) A Proposal For A Uniform Minimal Record Of Disability In Multiple Sclerosis. Arch. neurol. Scand 64:100-129

Untersuchungen zur autonomen Neuropathie bei Patienten mit diabetischer Polyneuropathie und Patienten mit chronischem Alkoholabusus mittels automatischer Analyse der Herzfrequenzvariabilität

B. Buchinger, G. Herrmann und M. Kaps

Die autonome Neuropathie stellt eine Funktionsstörung des vegetativen Nervensystems dar. Durch die Beteiligung des kardiovaskulären Systems ist eine quantitative Erfassung mittels Analyse der Herzfrequenzvariabilität (HFV) möglich. Verschiedene kardiovaskuläre Tests wurden vorgeschlagen, über deren klinische Relevanz jedoch noch Unklarheit besteht. Es sollten daher verschiedene Testmethoden und Parameter bei der Anwendung an zwei Patientenkollektiven und einer größeren Normstichprobe untersucht werden. Unter vier Bedingungen wurde über jeweils eine Minute das EKG registriert und aufeinanderfolgende RR-Intervalle mittels eines Computers automatisch ausgewertet. Gemessen wurde in Ruhe, während tiefer In- und Exspiration mit sechs Atemzügen pro Minute, im Valsalva-Test bei 15 Sekunden Blasen gegen 40 mmHg Widerstand sowie im Standversuch bei raschem aktivem Aufstehen aus dem Sitzen. In Ruhe findet sich eine respiratorische Arrhythmie, die im wesentlichen durch vagale Afferenzen von Dehnungsrezeptoren im Thorax bestimmt wird. Bei einer Atemfrequenz von etwa sechs pro Minute ist diese Arrhythmie am stärksten.

Geeignete Parameter zur Erfassung der HFV sind nach unserer Erfahrung unter Ruhebedingung der Variationskoeffizient (dies ist die Standardabweichung der RR-Intervalle bezogen auf das mittlere RR-Intervall) und unter Hyperventilation der T%-Wert (dies ist die Differenz zwischen größtem und kleinstem RR-Intervall bezogen auf das mittlere RR-Intervall). Durch das Inbeziehungsetzen zum mittleren RR-Intervall ergibt sich bei Normpersonen kein Zusammenhang zwischen den Parametern und der Herzfrequenz. Der Valsalva-Quotient gibt das Verhältnis von maximalem RR-Intervall nach dem Blasen zu minimalem RR-Intervall während des Blasens an. Der 30:15-Wert ist das Verhältnis zwischen 30. und 15. RR-Intervall nach Aufrichten in den Stand.

Wir untersuchten ein Normkollektiv von 60 Personen im Alter zwischen 20 und 70 Jahren. Pro Altersklasse von 10 Jahren entfielen 12 Personen. Die Meßwerte sind deutlich altersabhängig, so daß altersspezifische Normwerte erforderlich sind. Pro Altersklasse weisen die Meßwerte eine linksschiefe Verteilung auf. Wir haben daher asymmetrische Normgrenzen berechnet und legten als Grenzwert den zweifachen Streufaktor zugrunde.

Bei drei freiwilligen Probanden führten wir Messungen nach Gabe von 1 mg Atropin i.v. durch. Die Einschränkung der HFV mit unvollständiger Blockierung der Valsalva-Reaktion entsprach den Befunden, die wir auch bei Patienten mit Diabetes mellitus sahen. Eine Frequenzstarre fand sich bei Ableitung von zwei Patienten mit Hirntod.

16 Patienten mit Diabetes mellitus, die uns unter dem Verdacht auf eine sensomotorische Polyneuropathie vorgestellt wurden, haben wir nach der genannten Methode untersucht. Die Patienten waren zwischen 32 und 73 Jahren alt. Ein Diabetes war seit 2-30 Jahren bekannt. Drei

Patienten hatten einen Diabetes vom juvenilen Typ. Bei keinem der
Patienten fanden sich anamnestisch oder klinisch sichere Zeichen einer
autonomen Neuropathie. Eine sensomotorische Polyneuropathie wurde aufgrund des neurologischen Befundes sowie der elektromyographischen und
der elektroneurographischen Untersuchung bei 10 Patienten diagnostiziert.

Ein Zusammenhang zwischen HFV und sensomotorischer Polyneuropathie
war in unserer Stichprobe nachweisbar, aber nicht sehr eng. Alle drei
Patienten mit einem juvenilen Diabetes hatten bei einer Diabetesdauer
zwischen 15 und 23 Jahren sowohl eine sensomotorische Polyneuropathie
wie auch eine pathologisch erniedrigte HFV in Ruhe und unter Hyperventilation. Dies entspricht den Angaben anderer Autoren zu einem gehäuften Auftreten der autonomen Neuropathie bei juvenilen Diabetikern
(4). Eine eindeutig erniedrigte HFV fand sich bei einem Patienten ohne
sensomotorische Polyneuropathie. Bei Patienten über 60 Jahren erwies
sich die Differenzierung zwischen pathologischen Befunden und alters-
physiologischer Einschränkung der HFV als zunehmend schwierig.

Beim Vergleich der Diabetikergruppe mit altersgleichen Normpersonen
ergab sich ein signifikanter Unterschied nur für die Messungen unter
Ruhe, Hyperventilation und im Standversuch. Die Unterschiede in der
Ruheherzfrequenz und im Valsalva-Quotienten waren in der Stichprobe
nicht signifikant.

Bei der Untersuchung von 11 Patienten mit chronischem Alkoholabusus
und einem Alter zwischen 24 und 55 Jahren, die nach dem körperlichen
Entzug zur Ableitung kamen, fand sich bei zwei Patienten eine sensomotorische Polyneuropathie. Eine pathologisch herabgesetzte HFV hatte
ein Patient, bei dem zugleich ein latenter Diabetes mellitus, eine
sensomotorische Polyneuropathie und Potenzstörungen bestanden. Auffallend niedrige Werte fanden sich in dieser Gruppe für das 30:15-Ver-
hältnis im Standversuch. Der statistische Vergleich mit altersentsprechenden Normpersonen ergab nur für den Standversuch einen signifikanten Unterschied.

Diskussion

Insgesamt erwiesen sich der Variationskoeffizient in Ruhe und die durch
Hyperventilation maximal provozierbare Differenz der RR-Intervalle (bezogen auf das mittlere RR-Intervall) als am aussagekräftigsten für die
Erfassung einer autonomen Neuropathie. Diese Parameter waren auch am
besten reproduzierbar. Die tachykarde Reaktion im Valsalva-Test, die
möglicherweise in individuell unterschiedlichem Ausmaß von der Sym-
pathikus-Funktion abhängt (1), war bei unseren Probanden unter 1 mg
Atropin nur geringfügig abgeschwächt und bei allen Patienten nachweisbar. Die überschießende vagusabhängige bradykarde Reaktion fehlte bei
drei Patienten der Diabetikergruppe, dies kam im Valsalva-Quotienten
aber nur unzureichend zum Ausdruck. Ein pathologisches 30:15-Verhält-
nis im Standversuch bei zugleich normgerechter HFV in Ruhe haben auch
andere Autoren bei Patienten mit chronischem Alkoholabusus beschrieben
(3). Den unterschiedlichen Veränderungen dieser Parameter liegen vermutlich unterschiedliche Funktionsstörungen zugrunde. Valsalva-Test
und Standversuch können somit unter Umständen zusätzliche Informationen liefern, während die Bestimmung der HFV in Ruhe und unter Hyperventilation auch bei klinisch nicht sicher nachweisbaren Symptomen die
quantitative Erfassung einer autonomen Neuropathie erlaubt, die nach
Verlaufsuntersuchungen anderer Autoren (2) für die Prognose des Patienten von wesentlicher Bedeutung ist.

Zusammenfassung

Die Analyse der Herzfrequenzvariabilität erlaubt quantitative Untersuchungen zur autonomen Neuropathie. Mittels eines Computers wurden aufeinanderfolgende RR-Intervalle unter den Bedingungen Ruhe, Hyperventilation, im Valsalva-Test und während Aufrichten in den Stand registriert. Die Untersuchung an Kollektiven gesunder Versuchspersonen, Patienten mit diabetischer Polyneuropathie und Patienten mit chronischem Alkoholabusus zeigte Unterschiede in einzelnen Parametern auf. Mit der Methode läßt sich auch bei Fehlen klinischer Symptome eine autonome Funktionsstörung erfassen.

Literatur

1. Bennett T, Hosking JR, Hampton JR (1976) Baroreflex sensitivity and responses to the Valsalva manoevre in subjects with diabetes mellitus. J Neurol Neurosurg Psychiat 39:178-183
2. Campbell IW, Ewing BF, Clarke BF (1980) Test of cardiovascular reflex function in diabetic autonomic neuropathy. In: Gries FA, Freund HJ, Rabe F, Berger H (eds) Aspects of autonomic neuropathy in diabetes. Thieme, Stuttgart New York p 61
3. Petersson A, Solders G (1983) R-R variations, a test of autonomic dysfunction. Acta Neurol Scand 67:285-293
4. Willms B (1981) Autonome diabetische Neuropathie. Akt Neurol 8:1-6

Kardiovaskuläre Erkrankungen und Parkinsonismus

F. Fornadi, E. Wohlauf und E. Teshmar

Seit Einführung der kombinierten L-Dopa-Decarboxylasehemmer-Therapie
sind die kardiovaskulären Wirkungen des L-Dopa seltener geworden. In
Anbetracht dieser günstigeren Therapiemöglichkeit könnte man annehmen,
daß die kardiovaskulären Begleiterkrankungen in der Symptomatik und
Behandlung der Parkinsonkrankheit an Bedeutung verloren haben. Diese
Erkrankungen können jedoch den Verlauf des Parkinsons sowie unser
therapeutisches Vorgehen aus folgenden Gründen maßgeblich beeinflussen:

1. Einige Begleitkrankheiten verändern den Verlauf oder das klinische
Bild des Parkinsons (Zerebralsklerose, Herzinsuffizienz). Die Therapie
dieser Krankheiten kann auch die Symptomatik der Parkinsonkrankheit
günstig beeinflussen.

2. Eine Gruppe der Begleitkrankheiten kann durch die Antiparkinsonthe-
rapie ausgelöst bzw. verschlechtert werden (z.B. Herzrhythmusstörungen,
Glaukom usw.). Das Vorliegen dieser Krankheiten bzw. therapeutischen
Komplikationen wird in der Aufstellung unseres Therapieplanes berück-
sichtigt (z.B. Vermeidung von Anticholinergica bei Prostata-Adenom,
Begrenzung der aktiven Physiotherapie bei Herzinsuffizienz).

3. Die Medikation der Begleitkrankheiten sollte mit der Parkinsonthera-
pie sorgfältig abgestimmt werden, weil einige Medikamente die therapeutische Wirkung des L-Dopa verringern oder aufheben bzw. die Parkin-
sonsymptome verstärken können (Reserpin, Alpha-Methyl-Dopa, Neuroleptika, Papaverin).

In dieser Arbeit möchten wir die Häufigkeit der kardiovaskulären Krankheiten und Nebenerscheinungen in unserem Parkinson-Patientengut analysieren.

Es standen uns die Daten der im Jahre 1982 und 1983 behandelten insgesamt 418 Parkinsonpatienten (220 Männer und 198 Frauen) zur Verfügung.
Folgende Tabelle zeigt die Altersverteilung unserer Patienten (Durchschnittsalter 63,6 J.).

30-39 Jahre	1,0%
40-49 Jahre	9,8%
50-59 Jahre	25,8%
60-69 Jahre	38,3%
70-79 Jahre	24,4%
80-89 Jahre	0,7%

Ätiologisch waren ca. 93% der Fälle idiopathisch, weniger als 2% erblich, ca. 2% postencephalitisch, die verbleibenden 3% verteilten sich auf Shy-Drager-Syndrom, Steele-Richardson-Krankheit und Morbus Fahr.

Die *kardiovaskulären Begleitkrankheiten* sind in der folgenden Tabelle aufgeführt:

Zerebrovaskuläre Insuffizienz	121	29%
Kardiale Krankheiten		
- Koronare Herzkrankheit	23	5,5%
- Herzinsuffizienz	59	14,1%
- Zustand nach Herzinfarkt	8	1,9%
- Herzrhythmusstörungen	22	5,3%
Vaskuläre Krankheiten		
- Hypertonie	27	6,5%
- Hypotonie	22	5,3%
- Orthostase	6	1,4%
- Periphere Arteriosklerose	3	0,7%
- Raynaud-Syndrom	7	1,7%

Patientenzahl insgesamt 418

Eine ähnliche Analyse erstellte Kapp (2) bei 868 Patienten und Balzereit (1) bei 96 Patienten.

Bemerkenswert ist, daß wir bei 121 Patienten (ca. 29%) verschiedene Zeichen einer *zerebrovaskulären Begleitkrankheit* feststellten. - Größtenteils fanden sich diffuse Symptome, von Pseudoneurasthenie bis hin zu Herdsymptomen und Demenz. Bei 7 Patienten fanden wir *transitorische ischämische Attacken*, bei 3 im Karotis-, bei 4 im Vertebrobasilaris-Gebiet. Nicht näher differenzierte *Apoplexien* waren in der Anamnese von 7 Patienten zu erheben.

Koronare Herzkrankheiten ohne Dekompensation wurden aufgrund entsprechender Symptomatik und Befunde bei 23 Patienten (5,5%) diagnostiziert.

Herzinsuffizienz mit Behandlungsbedürftigkeit lag bei 59 Patienten vor (14,1%). Bei diesen Kranken hatte sich die Kompensierung auch auf die Symptome des Parkinsons positiv ausgewirkt.

Herzinfarkt fand sich bei 8 Patienten in der Anamnese.

Herzrhythmusstörungen lagen bei 22 Patienten (5,3%) vor, Arhythmia absoluta bei 7, Extrasystolien bei 9 (2 in Bigeminusform), paroxysmale Tachykardien bei 2 Patienten, Bradykardien bei 2, Synkopen bei 2 Patienten. Diese letzteren 4 trugen einen Schrittmacher.

Wenn wir auch die Überlappungen berücksichtigen, betrug die Gesamtzahl der Parkinsonpatienten, die auch eine kardiale Erkrankung hatten, 83 (19,9%).

Behandlungsbedürftige *Hypertonie* hatten 27 Patienten (6,5%). Schwere Komplikationen der Hypertonie lagen bei 2 Patienten vor (Enzephalopathie bzw. Nierenleiden).

Hypotone Kreislaufprobleme mit entsprechenden Beschwerden traten bei insgesamt 22 Patienten auf (5,3%).

Orthostatische Hypotonie war bei 6 Patienten bemerkbar (1,4%), bei 2 Kranken infolge eines Shy-Drager-Syndroms, bei 4 entwickelte sich die Orthostase während der Antiparkinson-Therapie.

Periphere Arteriosklerose wurde bei 3 Patienten diagnostiziert (0,7%). Größere Bedeutung kommt dem *Morbus Raynaud* zu, der bei 7 Patienten (1,7%) schon vor dem Auftreten des Parkinsons vorlag. Die Antiparkinson-Therapie kann in diesen Fällen die Symptome verstärken, in erster Linie sind hier das Bromocriptin und Amantadin zu nennen.

Zusammenfassung

In unserem Patientengut von 418 im Jahre 1982 und 1983 behandelten Parkinsonkranken fanden wir - wenn wir auch die selbstverständlichen Überlappungen berücksichtigen - 128 Patienten (30,6%), die kardiovaskuläre Erkrankungen hatten. - Die Häufigkeit der zerebrovaskulären Erkrankungen (29%) und der kardiovaskulären Krankheiten (30,6%) hatte die gleiche Größenordnung und Bedeutung. -

Anschließend möchten wir noch die Rolle der Antiparkinson-Medikation in der Entstehung obengenannter kardiovaskulärer Erkrankungen bzw. der Herzrhythmusstörungen, der orthostatischen Hypotonie und des Raynaud-Syndroms aufzeigen:

Von unseren 418 Patienten hatten 22 *Herzrhythmusstörungen*. Nur bei 2 Patienten konnte diese Störung aufgrund des internistischen Konsils auf die Parkinson-Medikation zurückgeführt werden. - Bei allen Patienten war die Fortsetzung der L-Dopa-Therapie bei entsprechender internistischer Behandlung möglich. - *Behandlungsbedürftig* war die *Hypotonie* bei 22 Patienten, bei 13 Patienten nur seit der L-Dopa-Benserazid- bzw. der Bromocriptin-Therapie. Im allgemeinen war auch bei diesen Patienten die Fortsetzung der Therapie vertretbar, nur bei 3 Patienten war das Absetzen des Bromocriptins unumgänglich.

Orthostatische Hypotonie trat in Zusammenhang mit der Pravidel-Therapie bei 3, mit der Madopar-Therapie bei einem Patienten auf. - Die Bromocriptin-Medikation konnten wir in diesen Fällen nicht beibehalten.

Eine *Verstärkung der Raynaud-Symptome* haben wir bei 5 mit Pravidel behandelten Patienten festgestellt; in diesen Fällen war eine Dosisreduzierung notwendig. Auch Amantadin hat eine ähnliche Wirkung bei diesen Kranken gezeigt.

Die *Gesamtzahl der kardiovaskulären Nebenwirkungen* betrug bei 418 Patienten 22 (5,2%). Schwere Nebenwirkungen, die einen Therapieabbruch notwendig machten, traten bei der L-Dopa-Decarboxylasehemmer-Therapie nicht auf, während der Bromocriptin-Therapie lag die Zahl dieser Komplikationen bei 6 (bei 105 mit Pravidel behandelten Patienten sind es 5,7%).

Der niedrige Anteil der kardiovaskulären Nebenwirkungen ist mit Sicherheit neben der ständig verbesserten Kombinations-Therapie (Decarboxylasehemmer, MAO-B-Hemmer) auch auf die sehr vorsichtige und zurückhaltende Dosierung und Indikationsstellung der letzten Jahre zurückzuführen.

Literatur

1. Balzereit F, Graf B (1978) Die Bedeutung interner Erkrankungen
   für die Behandlung des Parkinson-Syndroms. In: Fischer P.A. Ed.
   Langzeitbehandlung des Parkinson-Syndroms. Schattauer, Stuttgart
   New York. p 135
2. Kapp W (1978) Zur Häufigkeit von Begleiterkrankungen beim Morbus
   Parkinson. In: Fischer P.A. Ed. Langzeitbehandlung des Parkinson-
   Syndroms. Schattauer, Stuttgart New York. p 131

Uhthoff-Phänomen bei nicht demyelinisierenden Erkrankungen – Vaskulär bedingte passagere Leitungsverzögerung im N. opticus

M. Pause, V. Hömberg und M. Hennerici

Einleitung

Erstmals 1890 wurde von Uhthoff (20) das Vorkommen einer belastungs-
induzierten passageren Visusminderung bei Patienten, die an einer
Enzephalomyelitis disseminata litten, beschrieben. Als pathophysiologischer Mechanismus dieses Phänomens, das auch durch Hyperthermie
auslösbar ist, gilt die experimentell am demyelinisierten Axon bei
Temperaturerhöhung beobachtete Leitgeschwindigkeitsverlangsamung und
der bei weiterer Erwärmung eintretende Leitungsblock (2,16). Seit der
Einführung der Registrierung der visuell evozierten Potentiale (VEP)
war es möglich, transiente funktionsabhängige Eigenschaften der zentralen neuronalen Transmission beim Menschen elektrophysiologisch zu
erfassen und zu objektivieren. Bei einer großen Mehrheit von MS-Patienten wurde von verschiedenen Untersuchern (14,12,18,1) als Korrelat der belastungs- oder Hyperthermie-induzierten vorübergehenden
Visusminderung in erster Linie eine Amplitudenreduktion der P100
Komponente beschrieben. In allen Fällen bestanden bereits deutliche
Latenzverzögerungen in Ruhe. Für die vorliegende Studie wurden neben
Patienten mit multipler Sklerose (MS) und abgelaufener Retrobulbärneuritis (RBN), die zum Teil eine Uhthoff-Symptomatik boten, drei
Patienten untersucht, die nach den anerkannten Kriterien (15) nicht
an einer MS erkrankt waren, aber ebenso über passagere belastungsabhängige Visusminderungen berichteten. Für eine isoliert auftretende
Retrobulbärneuritis war das Krankheitsbild und das Alter der Patienten nicht charakteristisch, die Reproduzierbarkeit bei den Belastungs-
tests schloß eine mehrmalige Embolisation (Amaurosis fugax) weitgehend
aus, so daß in diesen Fällen eine retinale Minderperfusion als Ursache
anzunehmen war. Mit der Frage nach dem elektrophysiologischen Korrelat
der passageren Visusminderung bei diesen Patienten führten wir vergleichende VEP-Untersuchungen durch, deren Ergebnisse im folgenden
dargestellt werden.

Methodik

Bei 10 Patienten und 3 Normalpersonen wurden die visuell evozierten
Potentiale vor und im Anschluß an eine fünfminütige Ergometerbela-
stung (ca. 50-100 Watt) gemessen. Als Stimulus diente ein 15 x 20 Grad
das Gesichtsfeld ausfüllender Video Monitor mit einem 1/s wechselnden
Schachbrettmuster (Quadratgröße 1`10", Luminanz der weißen Quadrate
51 cd/m2, der schwarzen Quadrate 0.5 cd/m2) für die periphere Reizung,
oder einem Einzelquadrat (Größe 1 Grad) für die foveale Reizung. Die
Ableitung erfolgte mit einer Elektrode in der Standard-Elektrodenpo-
sition 5 cm oberhalb des Inion (Halliday). Die Antworten auf 64 (oder
128) Reize wurden mit Hilfe eines Nicolet 1170 Signal Averaging
Systems gemittelt, die P100-Latenzen (gemessen vom Triggerzeitpunkt=
Impuls zur Schachbrett-Inversion) wurden errechnet und mit den Poten-
tial-Kurven ausgeplottet. Die am Normkollektiv erhobenen oberen Grenz-

werte sind für die P 100 Latenzen für Schachbrettreizung 120 ms (= Mittelwert plus dreifache Standardabweichung) und für die foveale Reizung 140 ms (8). Vor und nach der Belastung wurden übliche Visusbestimmungen mit der Snellen Tafel durchgeführt.

Patientengruppen

A. 3 Normalpersonen (Norm)
B. 4 Patienten mit gesicherter MS und einseitiger oder doppelseitiger Ploo Latenzverlängerung als Zeichen einer Optikusdemyelinisierung ohne Uhthoff-Phänomen (Non-Uhthoff)
C. 3 Patienten mit wahrscheinlicher oder gesicherter MS und abgelaufenen Retrobulbärneuritiden (RBN) mit einseitiger oder doppelseitiger Ploo Latenzverlängerung mit klinischem Uhthoff Phänomen. (Uhthoff)
D. 3 Patienten mit klinischem Uhthoff-Phänomen ohne Hinweise auf eine MS oder RBN. (H.G.H.: 60J., Z.n.2 Herzinfarkten und 5-fachem koronarem Bypass. Periphere Dbs seit Jahren. Krankheitsbeginn ca. 4 Wochen vor Aufnahme mit konstanter Visusminderung bds., Kopfschmerzen und Bulbusdruckschmerzen über 5 Tage. Unter Sermion Besserung, anschliessend bei leichten Belastungen einschließlich Nahrungsaufnahme sofortige Visusminderung von 0,75 auf 0,1 drei- bis viermal pro Tag mit langsamer Erholung in Ruhe. Angiographisch ergaben sich keine Hinweise auf einen extra- oder intrakraniellen Gefäßprozeß.

P.K.: 56J., schwerster allg. Gefäßprozeß mit Verschluß der Art. carotis int.li, 80%iger Carotis interna Stenose re., hochgradiger Externastenose re. und Vertebralisverschluß re., Diabetes mell., Z.n. Zentralarterienembolie des linken Auges mit hochgradigem Visusverlust. Einige Male vor der Untersuchung passagere zum Teil belastungsabhängige Visusminderungen des rechten Auges.

K.H.N.: 50J., ca. 2 Wochen vor der Untersuchung erstmals in einem heißen Raum flüchtige Visusstörung, im weiteren Verlauf mehrere bis zu 2 Stunden anhaltende Visusminderungen, die wahrscheinlich belastungsabhängig waren. Angiographisch fanden sich keine hämodynamisch relevanten Stenosen.

Ergebnisse

1. VEPs ohne Belastung
Bei beiden Gruppen der MS Patienten waren die P100 Latenzen entweder für ein oder für beide Augen über 120 ms verzögert. Bei den "vaskulären" Patienten waren die P100 Latenzen in zwei Fällen (vaskulär B; H.G.H., P.K.) bei Stimulation der jeweils symptomatischen Augen deutlich latenzverzögert (150,144,131 msec), in einem Fall normal (vaskulär A; K.H.N.; 110 msec). Mit Ausnahme des Patienten H.G.H. waren die Amplituden normal (zwischen 4 und 10 uV) und konstant reproduzierbar. (Siehe Abb. 1., vor Belastung).

2. VEPs nach 5-minütiger Ergometer-Belastung
Hierbei fanden sich bei den Normalpersonen nur sehr geringe Potentialänderungen, meist eine geringe Amplitudenreduktion. Bei den Non-Uhthoff Patienten zeigten sich ebenfalls keine Änderungen des Potentialverlaufs oder nur geringe Amplitudenreduktionen. Der Visus blieb unverändert. Bei den Uhthoff Patienten fiel eine erhebliche Amplitudenabnahme und in einem Fall eine geringe Latenzverlängerung (K.H.S.) auf. (Abb. 1, Uhthoff). Der Visus war unmittelbar nach der Belastung um mindestens 0,25 geringer. Bei den "vaskulären" Patienten war in allen Fällen bei Reizung der symptomatischen Augen sowohl eine erhebliche Amplitudenabnahme (bis zu 90%) als auch eine deutliche Latenz-

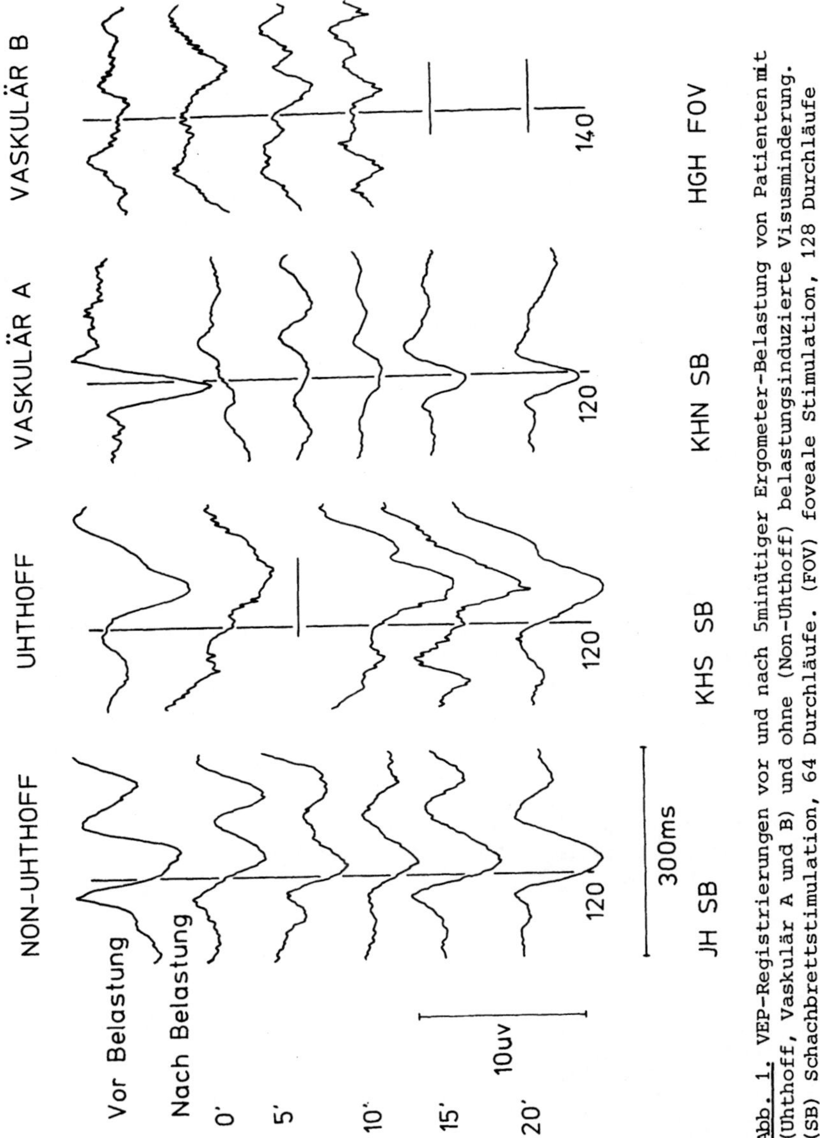

Abb. 1. VEP-Registrierungen vor und nach 5minütiger Ergometer-Belastung von Patienten mit (Uhthoff, Vaskulär A und B) und ohne (Non-Uhthoff) belastungsinduzierte Visusminderung. (SB) Schachbrettstimulation, 64 Durchläufe. (FOV) foveale Stimulation, 128 Durchläufe

zunahme zu beobachten. (Abb. 1. vaskulär A,B). Der Visus verminderte sich bei diesen Patienten um mindestens 0,4, bei einem Patienten (H.G.H) um 0,8. Bei diesem Patienten wurde nach der Belastung auch eine konzentrische Gesichtsfeldeinengung gemessen. In keinem Fall war nach der Belastung eine zusätzliche neurologische Symptomatik zu beobachten.

3. VEPs während der Erholungsphase
Bei den in 5 Minuten-Abständen durchgeführten VEPs nach der Belastung zeigte sich bei den Uhthoff-Patienten eine konstante Amplitudenzunahme und ein Erreichen von 90% der Ausgangsamplitude nach spätestens 20 Minuten. Der Visus erreichte in dieser Zeit allerdings nicht wieder den vollen Ausgangswert sondern blieb bis zu einer Stunde reduziert, was die Patienten spontan selbst bemerkten. Bei den vaskulären Patien-

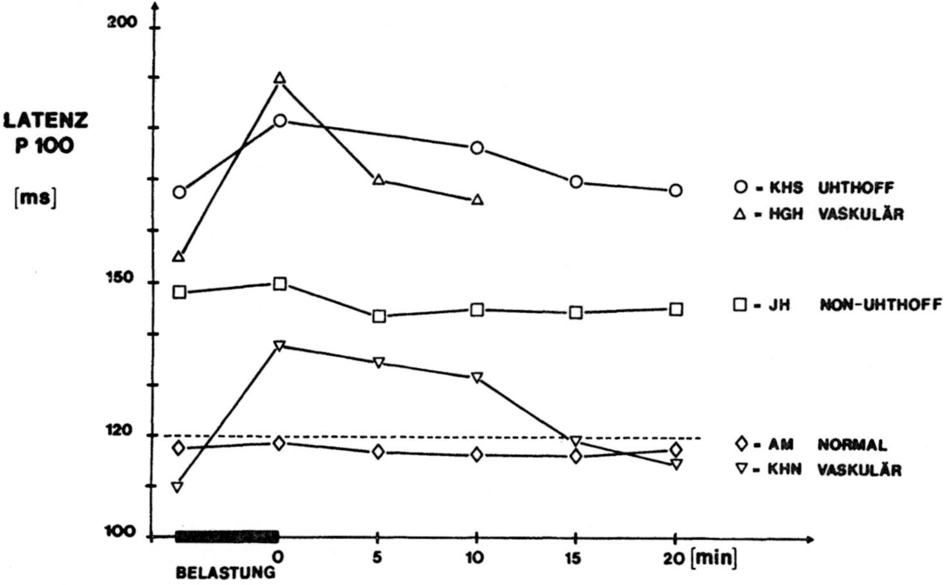

Abb. 2. Verlauf der Veränderung der P100 Latenzen vor und nach Belastung. Bei dem Patienten HGH wurde eine foveale Stimulation durchgeführt (obere Grenze 140 ms), bei den anderen eine Schachbrettstimulation (obere Grenze 120 ms)

ten zeigte sich ein ähnlicher Erholungsverlauf mit Erreichen von 90% der Ausgangswerte nach ca. 20 Minuten. (Siehe Abb. 2). Der Visus erreichte bei einem Patienten (K.H.N.) in dieser Zeit auch wieder den Ausgangswert, bei einem Patienten (H.G.H.) blieb er bis zu drei Stunden, bzw. bis zu einer kurzen Liegephase reduziert.

Diskussion

Verglichen mit früheren Untersuchungen (1,12,14,18) zeigten sich bei unseren Messungen bei den Normalpersonen und den Non-Uhthoff Patienten keine wesentlichen Abweichungen. Bei den Uhthoff-Patienten ergaben sich unter Belastung ebenfalls in erster Linie Amplitudenreduktionen und nur in einem Fall eine geringe Latenzzunahme, was wiederum den bekannten Befunden (1,14,18) entspricht, die vereinzelt auch Latenzverzögerungen gemessen hatten. Die Gleichsetzung der von Uhthoff beschriebenen belastungsabhängigen und der von späteren Untersuchern (13) nachgewiesenen hyperthermieabhängigen Symptome erscheint somit durchaus gerechtfertigt. Für die Patienten, bei welchen die passagere Visusminderung als perfusionsbedingt anzusehen ist, fehlen exakt vergleichbare VEP Daten, die eine ischämisch bedingte Latenzzunahme und Amplitudenabnahme beschreiben. Die Tatsache, daß bei Gefäßprozessen (vor allem ipsilaterale Carotis interna Stenosen und Verschlüsse) vorübergehende belastungsabhängige Visusminderungen vorkommen, wurde mehrfach (10,11,14) beschrieben und sogar tonometrisch aufgezeichnet (10). Vorwiegend bei Patienten mit Carotis-Prozessen wurden auch transiente Visusminderungen nach starker Lichtexposition, die in einigen Fällen von einer VEP Amplitudenreduktion begleitet war, beobachtet (4). Sicher nur mit erheblichen Einschränkungen vergleichbar, andererseits eindeutig ischämiebedingt sind die Befunde bei Neugeborenen während einer Herzoperation und kurzem Kreislaufstillstand, die im Intervall vor einer vollständigen Amplitudenabnahme zunächst eine erhebliche

Latenzverlängerung zeigten, wobei die akute Ischämie Auge und Gehirn gleichzeitig betraf (19).

Experimentelle Untersuchungen bei verminderter retinaler Perfusion (durch erhöhten intraokulären Druck) ergaben bei der Katze einen vom retinalen Perfusionsdruck abhängigen Leitungsblock, der für kleinere Axone etwas früher auftritt als für die anderen. Eine Messung der Leitgeschwindigkeit der Optikusfasern unter grenzwertigen Bedingungen wurde jedoch nicht beschrieben (5). Bei systemischer Hypotonie unter ca. 60 mmHg verschwindet das kortikale VEP in etwa parallel mit der b-Welle des ERG, so daß bei der Katze offensichtlich die Perfusion des Auges, bzw. des N. opticus die kritische Grenze darstellt (und zu einer raschen Abnahme der Ganglienzellaktivität führt) und bei diesem Druck noch nicht eine generelle zerebrale ischämische Schädigung als Ursache der VEP-Amplitudenabnahme anzunehmen ist (3).

Vom klinischen Standpunkt aus besitzt die Durchführung von Belastungs-VEPs bei passageren belastungsabhängigen Visusminderungen sicher eine gute Berechtigung, da die Diagnose perfusionsbedingter Visusminderungen erhebliche Schwierigkeiten bereitet. Neben der im Vordergrund stehenden Differentialdiagnose einer RBN ist auch eine idiopathische ischämische Optikusneuropathie in Betracht zu ziehen, die als Prodromalsymptome auch passagere Visusminderungen bieten kann (7). Ebenso sind emboligene "Amaurosis fugax"-Attacken abzugrenzen, die allerdings als belastungsabhängig kaum vorstellbar sind. Transiente Visusminderungen (teils während der Nahrungsaufnahme vergleichbar unserem Patienten HGH) wurden kürzlich auch bei einem Engwinkelglaukom beschrieben (17). Die einzige sichere Möglichkeit, eine RBN als die Ursache der passageren Visusminderung auszuschließen, ist eine während der Belastung durchgeführte Tonometrie, wie sie von (10) beschrieben wurde und die bei einem unserer Patienten (HGH) ebenfalls die Diagnose bestätigte. Ob die deutliche P100 Latenzzunahme eine ähnliche diagnostische Aussagekraft hat muß erst noch an weiteren Fällen erhärtet werden. Eine Fluoreszenzangiographie ergibt nach den Befunden im Tierversuch keine sicheren Korrelationen zum kritischen Perfusionsdruck (9). Therapeutisch kann neben der möglichen Behebung von hämodynamischen Hindernissen als sinnvollste Maßnahme eine medikamentöse Senkung des Augeninnendrucks (z.B. mit Diamox) angestrebt werden.

Zusammenfassung

Belastungsabhängige passagere Visusminderungen identisch mit dem von Uhthoff bei MS-Patienten beschriebenen Phänomen wurden an 3 Patienten beobachtet, bei denen eine retinale Minderperfusion als die Ursache der Symptomatik anzunehmen ist. Die VEPs, die in Ruhe in zwei Fällen bereits eine pathologische P100 Latenzverlängerung aufwiesen, zeigten unter Belastung neben einer Amplitudenreduktion eine deutliche P100 Latenzzunahme. Im Gegensatz dazu fanden sich bei MS-Patienten mit Uhthoff Symptomatik vorwiegend belastungsinduzierte Amplitudenminderungen und allenfalls geringe Latenzzunahmen. Bei Verdacht auf transiente perfusionsbedingte Visusminderungen ist neben den VEPs die Tonometrie des Augeninnendrucks während der Belastung die wichtigste diagnostische Maßnahme.

Literatur

1. Bajada S, Mastaglia FL, Black JL, Collins DWK (1980) Effects of induced hyperthermia on visual evoked potentials and saccade parameters in normal subjects and multiple sclerosis patients. J Neurol. Neurosurg. Psychiat., 43:849-852

2. Davis FA, Jacobson S (1971) Altered thermal sensitivity in injured and demyelinated nerve. J. Neurol. Neurosurg. Psychiat. 34:551-561
3. Eysel U (1978) Susceptibility of the cat's visual system to hypoxia, hypotonia and circulatory arrest. Pflügers Arch. 375:251-256
4. Furlan AL, Whisnant JP, Kearns TP (1979) Unilateral visual loss in bright light. Arch. Neurol. 36:675-676
5. Grehn F, Prost M (1983) Function of retinal nerve fibres depends on perfusion pressure: Neurophysiologic investigations during acute intraocular pressure elevation. Invest. Ophthalm. Vis. Sci., 24: 347-353
6. Halliday AM, McDonald WI (1981) Visual evoked potentials. In: Stalberg E, Young RR (eds), Clinical Neurophysiology. Butterwoths, p 228
7. Hayreh SS (1975) Anterior ischaemic optic neuropathy. Springer, Berlin Heidelberg New York
8. Hennerici M, Wist ER (1982) A modification of the visual evoked response method involving small luminance decrements for the diagnosis of demyelinating diseases. In: Courjon J, Mauguiere F, Revol M (eds), Clinical applications of evoked potentials in neurology. Raven Press, New York, p 433
9. Hill DW, Rees DM, Young S (1973) Acute graded ocular ischaemia by arterial compression in the cat. Exp. Eye Res. 16: 475-485
10. Horven I (1976) Syndromes of arterial occlusion. In: Francois J (ed), Blood circulation in the uvea, the retina and the optic nerve. Enke, Stuttgart, p 614
11. Leonard TJK, Sanders MD (1983) Ischaemic optic neuropathy in pulseless disease. Brit. J. Ophthal. 67:389-392
12. Matthews WB, Read DJ, Pountney E (1979) Effect of raising body temperature on visual and somatosensory evoked poptentials in patients with multiple sclerosis. J. Neurol. Neurosurg. Psychiat. 42:250-255
13. Nelson DA, McDowell F (1959) The effects of induced hyperthermia on patients with multiple sclerosis. J. Neurol. Neurosurg. Psychiat. 22:113-116
14. Persson HE, Sachs C (1981) Visual evoked potentials elicited by pattern reversal during provoked visual impairment in multiple sclerosis. Brain, 104:369-382
15. Poser CM, Paty DW, Scheinberg L (1983) New diagnostic criteria for multiple sclerosis: Guidelines for research protocols. Ann. Neurol. 13:227-231
16. Rasminsky M (1973) The effects of temperature on conduction in demyelinated single nerve fibres. Arch. Neurol., 28:287-292
17. Ravits J, Seybold ME (1984) Transient monocular visual loss from marrow-angle glaucoma. Arch. Neurol. 41:991-993
18. Regan D, Murray TJ, Silver R (1977) Effect of body temperature on visual evoked potential delay and visual perception in multiple sclerosis. J. Neurol. Neurosurg. Psychiat. 40:1083-1091
19. Reilly EL, Kondo C, Brunberg JA, Doty DB (1978) Visual evoked potentials during hypothermia and prolonged circulatory arrest. Electroenceph. Clin. Neurophysiol. 45:100-106
20. Uhthoff W (1890) Untersuchungen über die bei der multiplen Herdsklerose vorkommenden Augenstörungen. Arch. Psychiat. Nervenkrankh. 21:303-420
21. Walsh FB, Hoyt WF (1969) Clinical neuro-ophtalmology. 3.ed. Bd.1. Williams and Wilkins, Baltimore

Zum Verlaufstyp spinovaskulärer Syndrome

J. Jörg und A. G. Kreidt

Einleitung

Spinovaskuläre Syndrome zeigen im Vergleich zu den zerebralen Gefäß-
syndromen nicht nur im klinischen Bild, sondern auch im Verlaufstyp
eine Reihe von Abweichungen. Aufgabe der Untersuchung von 35 Patienten mit akuten Myelomalazien war es, die Charakteristika der spino-
vaskulären Verlaufstypen herauszuarbeiten und die gefundenen Unterschiede zu diskutieren.

Krankengut und Methodik

Insgesamt wurden 35 Patienten mit akuten Myelomalazien aus einem Zeitraum von 17 Jahren erfaßt (20 Fälle mit einem Spinalis anterior-Syndrom, 11mal bestand ein Radicularis magna-Syndrom bzw. vaskuläres
Transversalsyndrom, 4mal ein Sulcocommissuralis-Syndrom). 18 Patienten wurden nachuntersucht. Der Zeitraum zwischen dem Erkrankungsbeginn und der Nachuntersuchung betrug zwischen 5 Monaten und 16 Jahren.
Die Patienten waren bei Beginn ihrer Erkrankung zwischen 10 und 78
Jahren alt, beide Geschlechter waren gleich vertreten.

Ergebnisse und Diskussion

Anamnestisch ergaben sich 9mal Hinweise auf eine kardiale Erkrankung,
2mal wurden zerebrale TIA's, 1x ein alter Hirninfarkt und 4mal venöse
Thrombosen angegeben.

Die *Risikofaktoren* für vaskuläre Erkrankungen waren im Vergleich zu den
Werten bei Hirninfarkten unspezifisch verteilt; erhöhte Blutzucker-
werte fanden sich in 45%, die Harnsäurewerte waren in 17%, die Tri-
glyceride in 43% und das Serum-Cholesterin in 35% erhöht. Erhöhte
bzw. erniedrigte Blutdruckwerte fanden sich in 26 bzw. 6%.

Passagere Sensibilitätsstörungen oder Paresen im Sinne von *TIA's des
Rückenmarks* wurden zeitlich abgegrenzt vor der akuten Myelomalazie bei
keinem Patienten beobachtet (im Gegensatz zu 1,4). Als Ursache für
diesen zu den Hirninfarkten abweichenden Befund sehen wir 2 Gründe an:
1. die anatomischen und hämodynamischen Strömungsverhältnisse machen
eine embolische Genese der Myelomalazie unwahrscheinlich. 2. Die Arteriosklerose der Rückenmarksgefäße ist im Vergleich zu den hirnversorgenden Gefäßen sehr selten. Statt typischer TIA's bemerkten 13 Patienten *unspezifische Prodromalerscheinungen* in engem zeitlichen Zusammenhang mit dem Erkrankungsbeginn, so z.B. Schmerzen in den unterschied-
lichsten Körperpartien, Übelkeit, Schwindelgefühl, Schwächegefühl
oder eine "Erkältung". Direkte Auslöser spinaler Gefäßsyndrome ließen
sich nur in 3 Fällen nachweisen: zweimal bestanden Angiographiezwischen-
fälle, einmal lag eine Aortenaneurysmaruptur vor. Das Zusammentreffen

des Krankheitsbeginns mit abrupten Bewegungen, körperlicher Anstrengung oder der Menstruation war als zufällig zu werten.

Bemerkenswert war die *tageszeitliche Verteilung* des Beginns der akuten Symptomatik: Bei den 23 hierzu auswertbaren Patientenanamnesen begann die Symptomatik in 14 Fällen zwischen 6 und 12 Uhr, nur ein Patient erkrankte zwischen O und 6 Uhr. Das häufigste *Erstsymptom* waren Schmerzen (23mal), wenngleich sie kein obligatorisches Symptom darstellten. Die Schmerzzone markiert dabei die Dermatome vorläufig noch inkomplett geschädigter Rückenmarksanteile ("Reizsymptom").

Der Zeitraum vom Einsetzen des ersten Symptoms bis zum *Höhepunkt der Symptomatik* ließ sich am häufigsten nach Minuten oder Stunden (jeweils 13mal), seltener in Tagen (7mal) oder Wochen (1mal) klassifizieren. Einmal war die Anamnese für diese Angabe unbrauchbar. Das volle Bild der klinischen Ausfälle wurde von Art, Lokalisation, Umfang, Stärke und Dauer der Rückenmarksschädigung bestimmt und konnte in nahezu beliebiger Ausprägung vorliegen.

Die typischen, den Versorgungsbereichen einzelner Gefäße zugeordneten *Krankheitsbilder* erfahren in der Praxis zahlreiche Modifikationen einschließlich abortiver Formen. Insgesamt am häufigsten waren die in den ventralen 2/3 des Rückenmarks lokalisierten Leistungen betroffen: Die Schmerzempfindung 34mal, die Temperatur war 29mal, die Berührung immerhin 22mal, die Vibration 15mal und der Lagesinn 10mal gestört. Da die Sensibilitätsbefunde für den Aufnahmebefund retrospektiv erhoben werden mußten, sind einzelne Angaben sicherlich zweifelhaft. Sicher hatten aber 34 Patienten motorische Störungen, wobei initial alle Abstufungen von einer geringen subjektiven Beeinträchtigung bis hin zum kompletten Ausfall aller Einzelfunktionen vorlagen. Blasenstörungen wurden 26mal, Mastdarmstörungen 22mal registriert. Einmal wurde ein Priapismus, 2mal ein Sistieren des Menstruationszyklus angegeben. Die kranialen Grenzen der Ausfälle, meist identisch mit der Obergrenze der Sensibilitätsstörung, zeigten die bekannte Häufung im oberen Thorakal- und im Thorakolumbalbereich (3). Die Ausfälle waren meist nicht völlig symmetrisch, die einzelnen Qualitäten waren unterschiedlich stark ausgeprägt.

Rückschlüsse auf die *Rückbildungsfähigkeit* waren weder aus dem Zeitraum der Entwicklung der Symptomatik noch aus dem maximalen Umfang oder dem Muster der Ausfälle zu schließen. Die Willkürmotorik und hierbei die Gehfähigkeit zeigte die beste Rückbildung. Von 18 nachuntersuchten Patienten hatten 4 noch geringe und 7 stärkere motorische Störungen. Mehrere Patienten mit initial schwerer oder gar kompletter Paralyse erlangten ihre Gehfähigkeit und volle Kraftentfaltung zurück, während sich bei anderen Patienten nur eine geringe oder überhaupt keine Besserung eingestellt hatte. Je nach Schädigungsort kann die Parese schlaff bleiben oder aber sich zu einer Spastik fortentwickeln.

Die sensible Querschnittshöhe hat keinen Einfluß auf die Ausbildung spinaler Autonomie; diese Entwicklung ist ausschließlich von der Anordnung des im Einzelfall funktionsfähig gebliebenen Gewebes abhängig (6). Die Kraftminderung ist nicht alleine für den Grad der Behinderung ausschlaggebend, da sich eine gewisse Unsicherheit sowohl durch psychische Überlagerung als auch durch erhöhten oder zu niedrigen Muskeltonus hinderlich auswirken kann. Die schlechteste Rückbildungstendenz zeigten die Sensibilitätsstörungen; nur bei 2 von 18 Nachuntersuchten waren keine sensiblen Ausfälle mehr nachweisbar. Meist waren aber die Sensibilitätsgrenzen nach kaudal oder aber von distal auf das Zentrum der Schädigung vorgerückt. Schmerzen, Dys- oder Parästhesien gaben noch 10 Patienten als erhebliche Belästigung an. Blasen- und Mastdarmstörungen blieben, sofern sie initial vorhanden waren (13mal), meist

in unterschiedlichem Umfange bestehen (11mal). Die geringste Rückbildungstendenz zeigten die Ausfälle der Genitalfunktion, wenngleich
sie wegen des höheren Alters vieler Patienten nur 4mal spontan berichtet wurden.

Zur *Prognose* ist festzustellen, daß ein initial nur gering behinderter
Patient in der Regel keine weitere Verschlechterung erfährt, wenn ein
progredienter Gefäßprozeß wie z.B. eine Kollagenose ausgeschlossen
ist. Meist benötigt die Rehabilitation Wochen bis Monate, subjektiv
kann sich der Zustand noch nach Jahren bessern. Echte Rezidive wurden
bis auf einen Fall mit einem A. spinalis anterior-Syndrom bei Periarteriitis nodosa nie beobachtet (im Gegensatz zu 5). Kurzfristige Verschlechterungen im Funktionszustand geschädigter Rückenmarksanteile
waren dagegen mehrfach zu registrieren, doch wirken sich normale
Schwankungen des Befindens bei einem bereits angegriffenen Organismus
immer stärker aus. Der erneute Verlust zwischenzeitlich wiedererlang-
ter Fähigkeiten konnte regelmäßig mit unter Umständen minimalen Ein-
schnitten in die gerade kompensierte Lebensführung in Beziehung gebracht werden, z.B. durch Erkältungen oder Krankenhausaufenthalte (d.h.
meist Bettruhe ohne Physiotherapie).

Im Gegensatz zu Literaturangaben (1,2) war die Prognose zu überleben
recht gut: Von 34 noch erfaßbaren Patienten waren 7 Patienten gestorben, von diesen war keiner zum Todeszeitpunkt jünger als 65 Jahre.
Nur einmal konnte ein direkter kausaler *und* zeitlicher Zusammenhang
zwischen dem Auftreten der Myelomalazie und dem Exitus hergestellt
werden. Entscheidend für diese deutlich verbesserte Prognose dürfte
die Vermeidung und Beherrschung von Komplikationen der akuten Krankheitsphase sein, wie z.B. der Harnwegsinfekte, Pneumonien und der
Dekubitalulzera sowie insbesondere die früh einsetzende konsequente
Physiotherapie.

Zusammenfassung

Akute spinovaskuläre Syndrome weisen eine unspezifische Verteilung
der Risikofaktoren auf und kündigen sich nicht durch transitorisch
ischämische Attacken (TIA) an. Ein nächtliches Auftreten ist außerordentlich selten, Schmerzen sind ein typisches Erstsymptom. Die
Symptomatik entwickelt sich meist innerhalb von Minuten bis Stunden,
eine Beurteilung der Prognose ist im Einzelfall bei Zugrundelegung
nur der Ausfälle in der akuten Phase kaum möglich. Rezidive haben wir
bei den 35 untersuchten Myelomalaziepatienten nur 1mal auf dem Boden
einer Periarteriitis nodosa gesehen.

Literatur

1. Henson RA, Parsons M (1967) Ischaemic lesions of the spinal cord:
   an illustrated review. Q J NS 36:205-222
2. Jellinger K (1972) Durchblutungsstörungen des Rückenmarks. Nervenarzt 43:549-556
3. Jörg J (1977) Durchblutungsstörungen des Rückenmarks. Med Welt 28:
   1455-1466
4. Krüger H (1971) Zur Klinik der vasculären Myelopathien unter besonderer Berücksichtigung des Spinalis anterior-Syndroms. Z ärztl
   Fortbild 65:1136-1139
5. Lazorthes G (1972) Pathology, classification and clinical aspects
   of vascular diseases of the spinal cord. In: Vinken PJ, De Bruyn
   GW (eds) Handbook of clinical neurology. North Holland-American
   Elsevier, Amsterdam New York pp 492-506
6. Mumenthaler M, Probst C (1972) Das Querschnittssyndrom mit schlaffer Paraplegie. Z Neurol 201:6-23

Korrelationsuntersuchungen zwischen Kreislaufregulationsstörungen vor und nach Lumbalpunktionen und postpunktionellen Beschwerden

W. Greulich, N. Ikonomou, D. Kountouris und W. Gehlen

Einleitung

Als Ursachen postpunktioneller Beschwerden wurden in der Vergangenheit
zahlreiche pathogenetische Faktoren wie liquordruckschwankungen, Störung der Strömungsgeschwindigkeit des Liquors, vaskuläre Veränderungen
oder entzündliche Hirnhautreizungen diskutiert (4,6,7). Heute wird in
erster Linie die sog. Stichlochdrainage als Hauptursache angesehen.
Durch länger anhaltenden Austritt von Liquor durch den Punktionskanal
in das umgebende Binde- und Muskelgewebe entsteht ein Liquorunterdruck,
der eine Zugwirkung des Gehirns an den Brückenvenen zur Folge haben
soll (4,6). Zur Vermeidung bzw. Beseitigung postpunktioneller Beschwerden wurden spezielle Punktionstechniken (1), besondere Lagerungen nach
den Punktionen (1,7,8) und operative Verfahren (5) entwickelt. So gelang es durch epidurale Injektion von venös entnommenem Eigenblut in
Höhe der ursprünglichen Punktion, den Punktionskanal sicher zu schlies-
sen und die aufgetretenen postpunktionellen Beschwerden zu beseitigen.

Die schon früher beschriebene Beobachtung (4), daß Beschwerden nach
Liquorentnahmen bei neurotischen und psychasthenischen Persönlichkei-
ten häufiger und heftiger auftreten weist jedoch darauf hin, daß die
Theorie der Stichlochdrainage allein nicht zur Erklärung postpunktioneller Beschwerden ausreicht. Das Ziel der vorliegenden Untersuchung
war es daher, den möglichen Zusammenhang zwischen Kreislaufregulationsstörungen und postpunktionellen Beschwerden zu analysieren.

Material und Methodik

Die Untersuchungen erfolgten an 60 Patienten (42 Männer, 18 Frauen im
Alter von 17 bis 73 Jahren, Durchschnittsalter 43,2 Jahre), die zum
Zwecke der Liquorgewinnung (27 Patienten) bzw. im Rahmen von Myelographien (33 Patienten) lumbal punktiert wurden. Die Punktionen mit
Entnahme von 10-20 ml Liquor bzw. Injektion von 10 ml Kontrastmittel
wurden am sitzenden Patienten mit anschließender 24stündiger Bettruhe
durchgeführt. Vor und 48 Stunden nach jeder Punktion wurden Puls,
Blutdruck und Blutdruckamplitude im Rahmen von Kipptischuntersuchungen
überprüft und entsprechende Störungen nach dem Schema von Thulesius
registriert. Ebenfalls vor und bis maximal 6 Tage nach jeder Punktion
wurden Beschwerden wie Kopfschmerzen, Schwindel, Übelkeit, Erbrechen
und Nackensteifigkeit erfasst. Dabei wurden Beschwerden als post-
punktionell nur dann gewertet, wenn sie erstmals nach einer Punktion
auftraten. Unberücksichtigt blieben solche, die vor und nach der
Punktion quantitativ und qualitativ unverändert vorhanden waren.

Ergebnisse

Von 60 lumbal punktierten Patienten hatten 35 (58%) postpunktionelle
Beschwerden. Diese Patienten waren im Mittel um 6 Jahre jünger als
solche ohne Beschwerden. Der Anteil der Männer lag mit 57% nicht signifikant unter dem der Frauen mit 61%.

Männer hatten nach Myelographien dagegen signifikant weniger postpunktionelle Beschwerden (13 von 28, 46%) als nach Lumbalpunktionen
(11 von 14, 79%; p < 0,05). Bei den myelographierten Frauen waren
aufgrund der geringen Fallzahl (5 von 33) ein Vergleich nicht möglich.

80% der Patienten mit postpunktionellen Beschwerden klagten über
Kopfschmerzen. Diese traten bei Männern öfters auf als bei Frauen,
die wiederum signifikant häufiger über Schwindel klagten. Für die
übrigen postpunktionellen Beschwerden war eine Geschlechtsabhängigkeit nicht nachzuweisen.

Die mittleren systolischen und diastolischen Blutdruckwerte vor (149/
94 mmHg) und nach (148/94 mmHg) Lumbalpunktionen zeigten keine wesentlichen Unterschiede.

Patienten mit Beschwerden (147/94 mmHg) wiesen ähnliche Blutdruckwerte
auf wie solche ohne Beschwerden (150/94 mmHg). Demgegenüber nahmen
geschlechts- und altersunabhängig die Kreislaufregulationsstörungen
nach Lumbalpunktionen signifikant zu. Von den 60 untersuchten Patienten hatten 42 (70%) vor und 52 (87%) nach einer Lumbalpunktion Kreislaufregulationsstörungen überwiegend vom hypotonen Typ (p < 0,05).
(s. Tabelle).

Patienten mit Kreislaufregulationsstörungen vor einer Lumbalpunktion
bekamen in ähnlich hohem Prozentsatz postpunktionelle Beschwerden
(62%) wie diejenigen ohne Kreislaufregulationsstörungen (50%, n.s.).
Von den 52 Patienten, die nach einer Lumbalpunktion Kreislaufregulationsstörungen hatten wiesen 35 (67%) entsprechende Beschwerden auf
im Gegensatz zu den 8 Patienten ohne Kreislaufregulationsstörungen,
von denen keiner postpunktionelle Beschwerden bekam. Somit hatten alle
Patienten mit postpunktionellen Beschwerden nach einer Lumbalpunktion
Kreislaufregulationsstörungen.

Diskussion

Die Häufigkeit postpunktioneller Beschwerden nach Lumbalpunktionen
wird in der Literatur mit 0,5 bis 75% angegeben (3,4,8). Unser Ergebnis von 58% stimmt gut mit dem von Smith et al. (9) überein. Während
bei Hofferberth und Moser (3) sowie Lange (4) der Anteil der Frauen
mit postpunktionellen Beschwerden deutlich über dem der Männer lag,
war bezüglich unseres Gesamtkollektivs eine solche Geschlechtsabhängigkeit nicht nachzuweisen. Männer, die myelographiert wurden, hatten
demgegenüber um 30% weniger postpunktionelle Beschwerden als solche
bei denen nur eine Lumbalpunktion durchgeführt worden war. Kopfschmerzen traten bei Männern und Schwindel bei Frauen signifikant häufiger
auf.

Wenn auch aufgrund der zu geringen Fallzahl unseres Patientenkollektivs
der Altersabhängigkeit postpunktioneller Beschwerden keine statistische
Signifikanz zukommt, so ist doch festzuhalten, daß die von Beschwerden
Betroffenen im Mittel um 6 Jahre jünger waren als die übrigen Patienten. Zu ähnlichen Ergebnissen kamen Hofferberth et al. (3) und Lange
(4). Statistisch signifikant dagegen war eine geschlechts- und alters-
unabhängige Zunahme von Kreislaufregulationsstörungen nach Lumbalpunk-

Tabelle 1. Korrelation zwischen postpunktionellen Beschwerden (PPB) und Kreislaufregulationsstörungen (KRS) vor und nach Lumbalpunktionen

		Keine KRS	KRS	Hypotone KRS	Hypertone KRS
Vor LP	Gesamt n = 60	18	42	27 (64%)	15 (36%)
	Pat.mit PPB n = 35	9 (50%)	26 (62%)	16 (38%)	10 (24%)
	Pat.ohne PPB n = 25	9 (50%)	16 (38%)	11 (26%)	5 (12%)
Nach LP	Gesamt n = 60	8	52[a]	40 (77%)	12 (23%)
	Pat.mit PPB n = 35	O (O%)	35 (67%)	26 (50%)	9 (17%)
	Pat.ohne PPB n = 25	8 (100%)	17 (33%)	14 (27%)	3 (6%)

[a] $p < 0{,}05$

tionen um 17%. Da für diese Zunahme von Kreislaufregulationsstörungen
eine nur 24stündige Bettruhe ursächlich kaum in Frage kommen kann,
muß diese Zunahme daher als direkte Folge einer Lumbalpunktion angesehen werden. Hierzu ist anzumerken, daß Finke und Jaenicke (2) Blut-
druckveränderungen nach Lumbalpunktionen feststellten, noch bevor
Liquor entnommen worden war.

Alle Patienten, die über postpunktionelle Beschwerden klagten, wiesen
48 Stunden nach einer Lumbalpunktion Kreislaufregulationsstörungen
überwiegend vom hypotonen Typ auf. Diejenigen, die zu diesem Zeitpunkt
keine Kreislaufregulationsstörungen hatten, verneinten entsprechende
Beschwerden.

Abschließend ist festzuhalten, daß offensichtlich enge Zusammenhänge
zwischen postpunktionellen Beschwerden und Kreislaufregulationsstörungen bestehen.

Zusammenfassung

Von 60 lumbal punktierten Patienten gaben 58% postpunktionelle Beschwerden an. Diese Patienten waren im Mittel um 6 Jahre jünger als
die ohne Beschwerden. Alle mit Beschwerden hatten 48 Stunden nach
einer Lumbalpunktion Kreislaufregulationsstörungen. Diejenigen, die
zu diesem Zeitpunkt keine Kreislaufregulationsstörungen hatten, verneinten entsprechende Beschwerden. Männer hatten nach Myelographien
signifikant weniger Beschwerden als nach Lumbalpunktionen. Ansonsten
war eine Geschlechtsabhängigkeit postpunktioneller Beschwerden nicht
nachzuweisen.

Literatur

1. Brocker RJ (1958) Technique to avoid spinal-tap headache. JAMA 168:261-264
2. Finke J, Jaenicke H (1970) Kreislaufänderungen während Lumbalpunktionen und Pneumencephalographie. Dtsch Z Nervenheilk 197:171-180
3. Hofferberth B, Moser M (1981) Die klinischen Beschwerden nach lumbaler Liquorentnahme und deren Objektivierung im Elektronystagmogramm. Nervenarzt 52:56-59
4. Lange H (1978) Angst und Neurotizismus in der Genese von postpunktionellen Kopfschmerzen. Nervenarzt 49:47-49
5. Ostheimer G, Palahniuk R, Shnider S (1974) Epidural Blood Patch for Post-lumbar-puncture Headache. Anaesthesiology 41:307-308
6. Säker G (1953) Stichlochdrainage, postpunktionelle Kopfschmerzen und Liquorresorptionsprüfungen. Nervenarzt 24:237-240
7. Schmitz E (1962) Zur Verhütung postpunktioneller Beschwerden nach Lumbalpunktionen. Med Klin 52:2172-2175
8. Sciarra D, Carter S (1952) Lumbal puncture headache. JAMA 148:841-842
9. Smith FR, Perkin GD, Clifford Rose F (1980) Posture and headache after lumbar puncture. Lancet 1:1245

Alkohol als eine der Ursachen von Übergewicht, „essentiellem" Bluthochdruck, Hyperlipämie und Schlaganfall

H. H. Kornhuber, G. Lisson und L. Suschka-Sauermann

Bluthochdruck, in über 90% "essentiell", ist die wichtigste Ursache von Schlaganfall. Genetische Faktoren gibt es, aber sie wurden überschätzt. Für Streß als Hauptursache fand sich kein Anhalt (4). Das Natrium-Magnesium-Kaliumverhältnis spielt wahrscheinlich eine Rolle, aber die Kochsalzaufnahme wird als Hochdruckursache überschätzt. Mit der Kochsalzaufnahme sind Hoch- und Niederdruck in einer Bevölkerung nicht korreliert. Eine wichtige Ursache ist Übergewicht. Jüngst wurde klar, daß auch chronischer Alkoholkonsum ein ätiologischer Faktor ist (3). These dieser Arbeit ist, daß es neben einem direkten Zusammenhang zwischen Alkohol und Bluthochdruck auch einen indirekten via Übergewicht gibt: Alkohol ist, besonders bei Männern, eine wichtige Ursache für die Entstehung von Übergewicht. Es handelt sich um eine Stoffwechseländerung durch Alkohol. Der Pro-Kopf-Konsum von Alkohol hat in Westdeutschland seit 1950 um mehr als 300% zugenommen. Dies ist vielleicht die Hauptursache für die Zunahme von arterieller Hypertonie, Adipositas und Diabetes in der gleichen Zeit.

Methodik

Es wurden alle Mitarbeiter eines württembergischen Fahrzeugbaubetriebs (3351 Personen) untersucht, 2956 Männer und 395 Frauen. Blutdruck, Körperlänge und Körpergewicht wurden gemessen, Industriestressoren quantitativ erfaßt. Bei zwei angepaßten Gruppen von 50 Deutschen und 50 Gastarbeitern, die je zur Hälfte Normotoniker und Hypertoniker waren, wurden die Ernährungs-, Trink- und Tätigkeitsgewohnheiten untersucht, u.a. mit einem 7-Tage-Eß- und Trinkprotokoll.

Ergebnisse

Während sich bei den Frauen eine auffällige Gewichtszunahme vor allem im Klimakterium findet, steigt das relative Körpergewicht (Broca-Index) bei den Männern von 1,02 (unter 20jährige) auf 1,23 (Altersgruppe 45-50 Jahre) an und nimmt danach geringfügig ab (Abb. 1). Den gleichen Altersverlauf zeigt der diastolische Blutdruck (Abb. 1) (während der systolische nach Konstanz bis 40 eine lineare Zunahme danach aufweist). Der Alkoholkonsum der männlichen deutschen Bevölkerung zeigt nach repräsentativen Erhebungen (1) eine bemerkenswerte Ähnlichkeit zum Verlauf des Körpergewichts mit dem Lebensalter (Abb. 1): Auch der Bierkonsum der Männer erreicht einen Gipfel um das 50. Lebensjahr und nimmt danach wieder ab (wahrscheinlich wegen beginnender Unverträglichkeit). Bier ist das wichtigste alkoholische Getränk in der Bundesrepublik Deutschland.

Drei weitere Befunde aus unseren Daten sprechen für einen Zusammenhang zwischen Alkoholkonsum und Blutdruck: Sowohl die Frauen als auch die

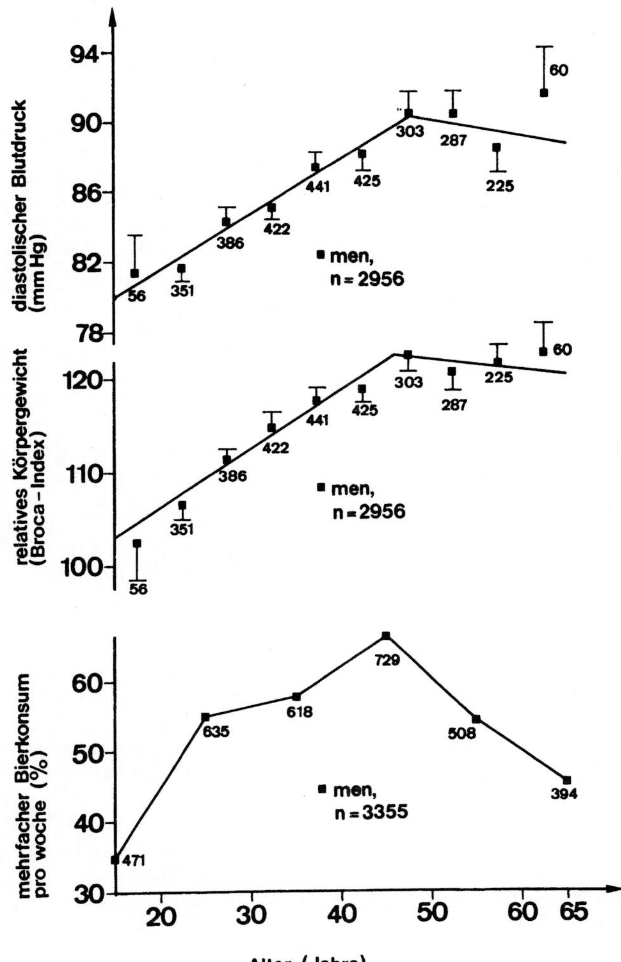

Abb. 1. (Oben) Blutdruck der Männer in Abhängigkeit vom Alter. Daten von den 2956 Männern der württembergischen Fahrzeugbaufabrik. Der diastolische Blutdruck nimmt mit dem Alter bis zur Altersgruppe 45-50 Jahre zu. Danach nimmt er wieder geringfügig ab. (Mitte) Das relative Körpergewicht ändert sich mit dem Alter wie der systolische Blutdruck. Daten von 2956 Männern der württembergischen Fahrzeugbaufabrik. Der Broca-Index steigt bis zum 50. Lebensjahr und nimmt danach leicht ab. (Unten) Bierkonsum "mehrmals wöchentlich" bei Männern in Prozent der westdeutschen Bevölkerung. Daten von einer 1982 durchgeführten Erhebung an 3355 Männern, die einen repräsentativen Querschnitt der Bevölkerung der BR Deutschland bildeten. Der Konsum nimmt bis zur Altersgruppe 40-49 Jahre zu und danach wieder ab. Konsumdaten nach (1)

Gastarbeiter (5) haben für gleiches relatives Körpergewicht einen signifikant niedrigeren Blutdruck als die Männer bzw. die Deutschen. Der Alkoholkonsum der Frauen beträgt nur etwa ein Drittel dessen der Männer. Die Ausländer unserer Studie trinken nur halb soviel Alkohol wie die Deutschen. Genetische Gründe für den Blutdruckunterschied sind auszuschließen (5). Schließlich hatten auch unter den deutschen Männern jene mit einem Alkoholkonsum von über 40 g täglich einen durchschnittlich 12 mm Hg höheren systolischen Blutdruck als Männer mit geringerem Konsum (signifikant).

Diskussion

Unsere Befunde werden unterstützt von Daten der Literatur, die bisher allerdings anders interpretiert wurden. Eine epidemiologische Korrelation zwischen Alkoholkonsum und Übergewicht wurde wiederholt gefunden (3). In Holland (6) fand sich bei Männern aber, daß die meisten Übergewichtigen insgesamt nicht mehr, sondern weniger Kalorien zu sich nahmen als die Schlanken, hingegen tranken sie signifikant mehr Alkohol. Die Autoren denken an Effekte von physischer Bewegung. Das können wir aber ausschließen: Die physische Aktivität war bei Deutschen und Gastarbeitern nicht verschieden. Hingegen ist bekannt, daß Alkohol Hypertriglyzeridämie und vermehrten Einbau von Fett in die Leber und das Fettgewebe macht (7). Der zunehmende Alkoholkonsum ist wahrscheinlich die Hauptursache für das wachsende Übergewicht der Männer zwischen 20 und 50 Jahren. Der Volksmund kannte das Problem bereits, wie der Ausdruck "Bierbauch" zeigt. Die Wissenschaft aber hatte es bisher nicht zur Kenntnis genommen oder als triviale Kalorienfrage verharmlost. Die nicht nur kalorische Wirkung des Alkohols auf den Fettansatz bedeutet, daß Kalorieneinschränkung wenig nützt, wenn der Alkoholkonsum fortgesetzt wird, zumal Übergewichtige oft eine Störung der Thermogenese haben (8). Daß nur der diastolische Blutdruck dem Verlauf des Alkoholkonsums und des Broca-Index mit dem Lebensalter bei Männern ähnelt, liegt daran, daß beim systolischen Blutdruck etwa vom 40. Lebensjahr an ein anderer Mechanismus erhöhend wirkt: der Elastizitätsverlust der Windkesselgefäße; er macht den systolischen Altershochdruck. Der Blutdruck wird nicht nur durch große, sondern auch durch kleine, regelmäßige Alkoholmengen in dosisabhängigem Maße erhöht (3). Wir müssen deshalb weg vom täglichen Alkohol.

Bei den Frauen ist der noch stärkere Anstieg des Körpergewichts bislang noch überwiegend hormonell bedingt, wie die klimakterische Gewichtszunahme zeigt, die am Sinken des Östrogenspiegels liegt. Der leichte Gewichtsanstieg der Frauen vor dem Klimakterium ist vorwiegend Folge von Schwangerschaften. Viele Frauen nehmen während der Gravidität nicht allein durch das Kindswachstum zu (wegen Steigerung des Appetits und aus Fürsorge für das Kind) und erreichen nach der Entbindung nicht wieder ihr früheres Gewicht. Der Hochdruck infolge von Alkohol nimmt bei Frauen aber zu, weil ihr Alkoholkonsum seit der falschen "Emanzipation" von 1968 ansteigt. Die Zunahme der Alkoholembryopathie ist deutlich: sie war bis 1968 unbekannt und ist jetzt bereits häufiger als der früher häufigste Schaden: Mongolismus. Eine Gesundheitsabgabe auf Alkohol (von den Herstellern an die Krankenkassen) ist deshalb eine dringende ärztliche Forderung. Daß durch Preiserhöhung der Alkoholkonsum einzuschränken ist, ist gesichert (2). Unsere Gewohnheiten sollten sich dahin ändern, daß Alkohol wieder etwas nicht für jeden Tag, sondern für Feiertage ist.

Zusammenfassung

Eine Untersuchung von 3351 Mitarbeitern eines Fahrzeugbaubetriebs ergab bei den Männern Ähnlichkeit des Altersverlaufs von Körpergewicht, diastolischem Blutdruck und Alkoholkonsum: alle erreichen um das 50. Lebensjahr ein Maximum. Die Frauen und die Gastarbeiter hatten für gleiches relatives Körpergewicht signifikant niedrigeren Blutdruck infolge geringeren Alkoholkonsums. Unter den deutschen Männern hatten jene mit höherem Alkoholkonsum signifikant höheren Blutdruck. Es gibt offenbar zwei Wege vom Alkohol zum Hochdruck: einen direkten und einen indirekten via Übergewicht. Es ist nicht einfach ein Kalorienproblem. Alkohol verursacht Hypertriglyzeridämie und Übergewicht durch vermehrten Fetteinbau ins Fettgewebe. Er ist via Hochdruck eine Hauptursache des Schlaganfalls.

Danksagung

Gefördert vom Bundesministerium für Forschung und Technologie. Der Leitung und der Belegschaft des Fahrzeugbauwerkes danken wir für ihre Mitarbeit.

Literatur

1. Burda Marktforschung (1982) Typologie der Käuferwünsche 1982, Vol. 2. Alkoholische Getränke. Burda GbmH, Offenburg
2. Kornhuber HH (1982) Neue Ansätze zur Therapie alkoholischer Leiden. S. 67-78 in: Der Alkoholkranke. Schriften der Bez.-Ärztekammer Südwürtt. Bd. 2, Tübingen
3. Kornhuber HH (1984) Bluthochdruck und Alkoholkonsum. In: Rosenthal J (Hrsg) Arterielle Hypertonie. Springer, Berlin Heidelberg New York S. 194-169
4. Kornhuber HH, Lisson G (1981) Bluthochdruck. Sind Industrie-Stressoren, Lärm oder Akkordarbeit wichtige Ursachen? Dtsch Med Wschr 106:1733-1736
5. Kornhuber HH, Lisson G (1982) Größere Häufigkeit von Bluthochdruck bei Deutschen im Vergleich zu südeuropäischen und türkischen Gastarbeitern. Med Welt 33:817-819
6. Kromhout D (1983) Energy and macronutritient intake in lean and obese middle-aged men (the Zutphen-Study). Am J Clin Nutrit 37: 295-299
7. Max JP (1983) Increased fatty acid incorporation into adipose tissue after chronic ethanol absorption in wistar and zucker rats. IRCS Med Science 11:409-410
8. Schutz Y, Jéquier E (1984) Ernährung und Energiestoffwechsel bei Adipositas. In: Ditschuneit H, Wechsler JG: Ergebnisse der Adipositasforschung. Perimed, Erlangen

Störung der Blut-Liquor-Schranke für Proteine und Enhancement nach Kontrastmittelgabe im CT bei ischämischen zerebralen Infarkten

C. Hornig, O. Busse, W. Dorndorf und A. L. Agnoli

Eine Störung der Blut-Hirn-Schrankenfunktion bei ischämischen zerebralen Infarkten ist ein bekanntes Phänomen, das in unterschiedlichen Erscheinungsformen zu beobachten ist. Beispiele sind der Gefäßaustritt von Farbstoffen oder Merettichperoxidase im tierexperimentellen Hirninfarkt (4) oder die Isotopenanreicherung in der Hirnszintigraphie. Thema dieser Untersuchung sind zwei weitere Phänomene, nämlich die durch Proteinanalysen im Liquor nachweisbaren Störungen der Blut-Liquor-Schrankenfunktion und das Enhancement des Infarktbezirks im Computertomogramm (CT) nach Kontrastmittelgabe. Die Ergebnisse stammen aus zwei retrospektiven und zwei prospektiven Untersuchungen zu diesem Themenkreis. Auf methodische Einzelheiten wird hier nicht eingegangen (2). Die Zahl der untersuchten Patienten geht aus den Abbildungen hervor.

Bei über der Hälfte der Patienten mit ischämischen zerebralen Infarkten war eine Störung der Blut-Liquor-Schrankenfunktion festzustellen. Dabei erwies sich der Liquor/Serum-Konzentrationsquotient für Albumin dem für alpha-2-Makroglobulin und der Bestimmung des Liquorgesamteiweißes in der Empfindlichkeit überlegen. Deshalb beschränkten wir uns auf die Berechnung des Albuminkonzentrationsquotienten in einer prospektiven Untersuchung über den zeitlichen Verlauf der Blut-Liquor-Schrankenstörung bei Hirninfarkten und deren Beziehung zu anderen Parametern, wie klinischer Schweregrad, Infarktgröße sowie Kontrastmittelenhancement im CT.

Die Störung der Blut-Liquor-Schrankenfunktion war in der ersten bis dritten Krankheitswoche am ausgeprägtesten. Nach dem zeitlichen Verlauf ließen sich die Schrankenstörungen in den meisten Fällen drei Grundmustern zuordnen. Bei dem ersten war die Blut-Liquor-Schranke in der ersten Krankheitswoche nicht oder kaum gestört, dagegen deutlich in der zweiten und dritten Krankheitswoche, um sich danach wieder zu normalisieren. Bei dem zweiten Muster war schon in der ersten Krankheitswoche eine deutliche Schrankenstörung zu verzeichnen, die ihr Maximum aber erst in der zweiten und dritten Woche nach dem Insult erreichte. Die dritte Variante zeigte bereits in der ersten Woche die stärkste Schrankenstörung, die sich über kürzere oder längere Zeit wieder zurückbildete.

Verglich man die Infarktgröße im CT, das Kontrastmittelenhancement und die Häufigkeit einer sekundären Hämorrhagie zwischen den verschiedenen Grundmustern, fiel auf, daß bei der zweiten Variante die Infarktbezirke im Durchschnitt größer sowie sekundäre Hämorrhagien häufiger waren, wenn Infarkte schon in der ersten Krankheitswoche eine deutliche Störung der Blut-Liquor-Schranke aufwiesen (Abb. 1). Signifikante Beziehungen konnten beobachtet werden zwischen der Schwere der Schrankenstörung am dritten Krankheitstag und der Schwere der neuro-

BLS-Störung Typ	Infarktgröße im CT	Enhancement nach KM	davon am 3. Tag	davon am 14./21. Tag	sekundär hämorrhagisch
I 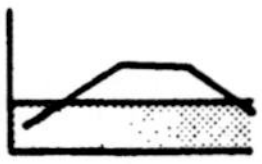	$61\,cm^3$	89%	11%	89%	22%
II 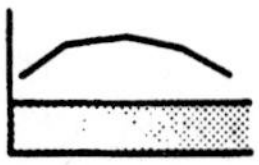	$110\,cm^3$	75%	50%	75%	25%
III IV 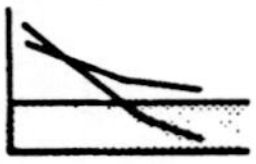	$71\,cm^3$	100%	22%	100%	44%
keine Störung	$14\,cm^3$	50%	0%	50%	0%

Abb. 1. Infarktgröße im CT, Anreicherungsverhalten und sekundäre Hämorrhagien bei
Hirninfarkten mit unterschiedlichen zeitlichen Profilen einer Blut-Liquor-Schrankenstörung

logischen Ausfälle zum einen sowie der Größe der hypodensen Zone im
CT zum anderen.

Ähnlich häufig wie Blut-Liquor-Schrankenstörungen für Proteine hatten
Patienten mit Hirninfarkten ein Enhancement nach Kontrastmittelgabe
im Computertomogramm (CT). In einer retrospektiven Untersuchung, in
der die Computertomogramme von 214 Patienten mit Hirninfarkten ausgewertet wurden, war in 37% der Fälle eine Anreicherung zu erkennen.
Dieser Prozentsatz dürfte unterhalb der tatsächlichen Häufigkeit liegen. In einer prospektiven Untersuchung wurden nämlich von 48 Patienten innerhalb eines vierwöchigen Zeitraumes mehrere CT abgeleitet:
In 60% kam es irgendwann innerhalb von vier Wochen zu einem Kontrastmittelenhancement. Am häufigsten war ein Enhancement zu beobachten,
wenn das CT in der zweiten und dritten Krankheitswoche abgeleitet
worden war: Der Anteil betrug 46% bzw. 61%. Aber auch schon in der
ersten Krankheitswoche reicherten 25% der Infarkte im Computertomogramm an. Durch die prospektive Untersuchungsreihe war es möglich,
den tatsächlichen Zeitpunkt des erstmaligen Auftretens eines Enhance-
ments genauer zu bestimmen. Dieser war in über der Hälfte der Fälle in
der zweiten Krankheitswoche, in 41% in der ersten und nur vereinzelt
später. Das Vorliegen eines Kontrastmittelenhancements wurde visuell
festgestellt. Zwischenzeitlich haben wir bei einer kleineren Gruppe
von Patienten mit Hirninfarkten Dichtemessungen im Infarktbezirk vor
und nach Gabe von Kontrastmittel durchgeführt. Die Ergebnisse legen
nahe, daß es nach Kontrastmittelgabe auch in Fällen ohne visuell er-
kennbares Enhancement zu einer signifikanten Zunahme der Dichte kommt.

Der Vergleich anreichernder und nicht anreichernder Infarkte ergab
bezüglich einiger untersuchter weiterer Parameter Unterschiede. Infarkten mit einem Enhancement lag häufiger eine kardiale Embolie zugrunde. Sie waren mit durchschnittlich 82 ml größer als die ohne Anreicherung mit 38 ml. Entsprechend wirkten sie auch stärker raumfordernd. Betroffen von anreichernden Infarkten waren im Computertomo-

gramm mehr kortikale, von nicht anreichernden vermehrt subkortikale
Strukturen. Schließlich wurden 60% der Infarkte mit Enhancement irgendwann im Krankheitsverlauf sekundär hämorrhagisch, dagegen nur 10% derjenigen ohne Enhancement. Signifikante Unterschiede bezüglich des klinischen Schweregrades und der Prognose konnten nicht festgestellt
werden.

In den meisten Fällen konnte die Form der Anreicherung einem der folgenden vier Muster zugeordnet werden: Fleckig heterogen; ringförmig;
homogen; kortikal. Am häufigsten war das fleckige (50%), weniger häufig das kortikale (27%), das ringförmige (14%) und das homogene (9%)
Muster. Ein ringförmiges Enhancement trat niemals vor Ablauf der ersten Krankheitswoche auf. Ansonsten zeigten Patienten mit verschiedenen Anreicherungsmustern keine Unterschiede bezüglich klinischem Schweregrad, Prognose, Häufigkeit sekundärer Hämorrhagien oder Infarktgröße.

Infarkte, die schon in der ersten Krankheitswoche anreicherten, waren
im Durchschnitt etwas größer und wirkten etwas stärker raumfordernd
als Infarkte mit späterem Enhancement. Ein Trend war zu erkennen dahingehend, daß die Prognose dieser frühanreichernden Infarkte bezüglich Mortalität und Rückbildung der neurologischen Ausfälle etwas
schlechter war als die der übrigen.

Die Ergebnisse lassen vermuten, daß dem Enhancement von Hirninfarkten
im Computertomogramm nach Kontrastmittelgabe und der Blut-Liquor-
Schrankenstörung für Proteine die gleichen Ursachen zugrunde liegen.
Zu diskutieren sind Schrankenstörungen aufgrund nekrotischer Kapilla-
ren in der Frühphase und eine erhöhte Pinozytoserate regenerierender
Endothelien im späteren Krankheitsverlauf (1, 3).

Zusammenfassung

In über der Hälfte der Patienten mit zerebralen ischämischen Infarkten
sind Störungen der Blut-Liquor-Schranke für Proteine und Kontrastmit-
telanreicherungen im Computertomogramm nachweisbar, beides am häufigsten in der zweiten und dritten Krankheitswoche und bevorzugt bei ausgedehnten Infarkten. Waren diese Störungen früh, d.h. bereits innerhalb der ersten Krankheitswoche zu beobachten, waren die Infarkte
meist noch größer und raumfordernder. Bei diesen frühen Formen der
Schrankenstörungen war ein Zusammenhang mit klinischem Schweregrad
und der Prognose erkennbar.

Literatur

1. Burns EM, Dobben GD, Kruckeberg TW, Geatano PK (1981) Blood-Brain-
   Barrier: Morphology; Physiology and Effects of Contrast Media. In:
   Carney AL, Anderson EM (eds) Diagnosis and Treatment of Brain Ischemia. Advances in Neurology, Vol 30, Raven Press, New York, p 159
2. Hornig CR, Busse O, Büttner T, Dorndorf W, Agnoli AL, Akengin Z:
   CT Contrast Enhancement on Brain Scans and Blood-CSF Barrier Disturbances in Cerebral Ischemic Infarction. Im Druck
3. Katzman R, Clasen R, Klatzo I, Meyer JS, Pappius HM, Waltz AG
   (1977) Report of Joint Committee for Stroke Resources: IV. Brain
   Edema in Stroke. Stroke 8:510-540
4. Olsson Y, Crowell RM (1971) The Blood-Brain-Barrier to Protein
   Tracers in Focal Cerebral Ischemia and Infarction Caused by Occlusion of the Middle Cerebral Artery. Acta Neuropathol 18:98-102

Arteriitis temporalis als Notfallsituation

K.-F. Druschky, A. Barner, W. P. Kaschka, F.-H. Meythaler und
K. A. Flügel

Einleitung

Unter einer Notfallsituation versteht man im allgemeinen eine vitale
Bedrohung des Patienten. Eine derartige Gefährdung liegt bei der Arteriitis temporalis nicht vor. Die Lebenserwartung ist hierbei gegenüber
einem Normalkollektiv nicht eingeschränkt (2, 5). Allerdings sind diese
Patienten durch plötzlich auftretende Visusstörungen bis hin zur doppelseitigen, zumeist irreversiblen Amaurosis gefährdet. Die frühzeitige Stellung der Diagnose ist von großer Bedeutung, da durch eine
adäquate Therapie irreversible Schäden in der überwiegenden Mehrzahl
der Fälle verhütet werden können (6).

Patientengut und Ergebnisse

Berichtet wird über 24 Patienten, 12 Frauen und 12 Männer mit einem
Durchschnittsalter von 73 Jahren (58 bis 82 Jahre), die zwischen 1978
und 1982 stationär in der Neurologischen Universitätsklinik Erlangen
(9 Fälle) und der Universitäts-Augenklinik Erlangen (15 Fälle) behandelt wurden. Bei 23 Patienten war die Diagnose histologisch verifiziert
worden. Die Biopsie der A. temporalis erfolgte in der Augenklinik.

Klinisch wurden von fast allen Patienten Allgemeinsymptome wie Abgeschlagenheit, Schwächegefühl und Gewichtsverlust angegeben. 10 der
Kranken klagten über Glieder- und Gelenkschmerzen (Tabelle 1).

An Kopfschmerzen litten 17 Patienten, wobei 9 der Kranken typische,
temporale, ein- und beidseitige Kopfschmerzen starker Intensität ver-
spürten. Ansonsten wurden als Lokalisation der Stirn- und Hinterkopf-
bereich sowie der gesamte Kopf angegeben. Die Dauer der Schmerzen betrug Tage bis Wochen mit nur geringen Intensitätsschwankungen.

Drei Kranke klagten über Schmerzen beim Kauen, so daß sie kaum mehr
Nahrung zu sich nehmen konnten.

Eine Augenbeteiligung mit Visusverlust lag in 19 von 24 Fällen vor.
7 Kranke erblindeten auf dem linken, 6 auf dem rechten Auge. 6 Patienten waren zum Zeitpunkt der stationären Aufnahme bereits beiderseits
erblindet. Ophthalmologisch bestand in der Akutphase am erblindeten
Auge zumeist eine ödematöse Schwellung der Papille mit verwaschenen
Grenzen, wobei sich dann eine Optikusatrophie entwickelte (Abb. 1).

Obwohl bei 12 der 19 Kranken mit ein- oder doppelseitiger Amaurose
eine klassische Symptomatik mit Kopfschmerzen und/oder polymyalgischen
Beschwerden sowie Veränderungen der Arteria temporalis vorausgegangen
war, wurde in keinem Fall bei der Einweisung an die Diagnose Arteriitis temporalis gedacht oder eine entsprechende Therapie eingeleitet.

Tabelle 1. Symptomatik und Befunde von 24 Patienten mit Arteriitis temporalis

	Anzahl
Kopfschmerzen	17
Polymyalgia rheumatica	10
Belastungsabhängige Schmerzen im Kiefergelenk	3
Tastbefund an Temporalarterien	10
Erblindung: insgesamt	19
einseitig	13
beidseits	6
Doppelbilder	4
Gesichtsfeldausfälle	4
Horner-Syndrom	1
Geschmacksstörungen	1
Sensibilitätsstörungen	2

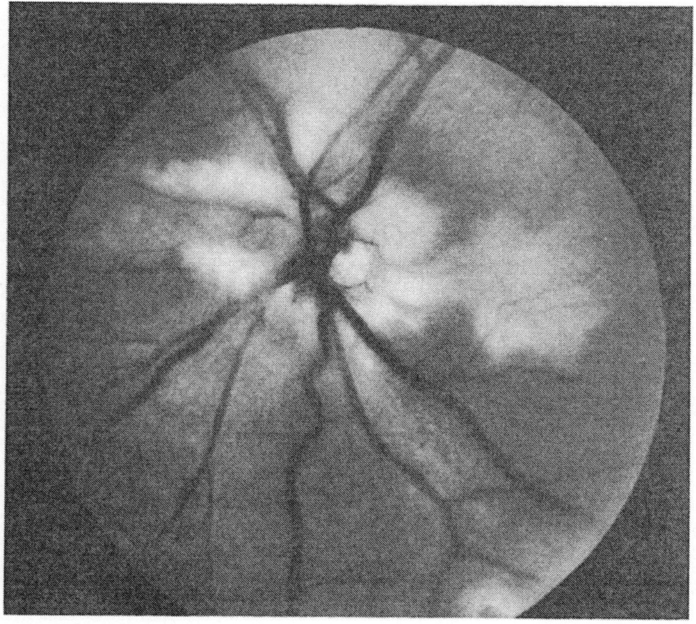

Abb. 1. Arteriitis temporalis. Augenhintergrund rechts. Papille ödematös, papillennaher Netzhautinfarkt nach nasal und temporal

Lediglich in drei Fällen kam es zu einer monosymptomatischen plötzlichen Erblindung. Bei einzelnen Patienten fanden sich weitere neurologische Störungen wie Doppelbilder, Gesichtsfeldausfälle, ein Horner-Syndrom, Geschmacks- und Sensibilitätsstörungen sowie organisch begründbare Psychosen.

Die Arteria temporalis war etwa bei der Hälfte der Patienten sichtbar und tastbar verändert.

Eine Erhöhung der Blutsenkungsgeschwindigkeit zum Zeitpunkt der stationären Aufnahme war bei allen Kranken nachweisbar. Die Werte lagen zwischen 35/85 mm und 130/140 mm. Lediglich in 4 Fällen betrug die BKS nach einer Stunde weniger als 50 mm. 4 Kranke wiesen eine hypochrome, 9 eine normochrome Anämie auf. Bei 10 Patienten fanden sich Veränderungen der Elektrophorese, insbesondere eine Erhöhung der Alpha-2-Globulin-Fraktion.

Die Therapie erfolgte zumeist mit 60-100 mg Prednisolon i.v. täglich. Die Verringerung der Cortison-Dosis richtete sich nach dem klinischen Befund und der Normalisierung der BKS. Unter dieser Medikation kam es zu einer raschen Besserung der geklagten Schmerzen. Ein bereits aufgetretener Visusverlust konnte in keinem Fall behoben werden.

Diskussion

Die Arteriitis temporalis stellt ein relativ seltenes Krankheitsbild dar. Die Inzidenz wird mit 2,9 (9) auf 100 000 Einwohner angegeben. Betroffen sind Patienten mit einem Durchschnittsalter von 68 (8) bis 75,5 Jahren (9). Das Geschlechterverhältnis ist in etwa ausgewogen (4). Das Krankheitsbild wird zu den Immunvaskulitiden gerechnet.

Die oft uncharakteristischen Allgemeinsymptome können zu diagnostischen Fehldeutungen führen (5). Die eigentliche Gefährdung der Patienten besteht in dem plötzlichen Auftreten einer einseitigen oder beidseitigen Amaurosis, bedingt durch eine Einbeziehung der Arteria ophthalmica in den entzündlichen Prozeß. Die Häufigkeit von Visusverlusten wird mit etwa 50% (3) bis 60% (7) angegeben. Der ungewöhnlich hohe Anteil von Patienten mit Visusverlusten in unserem Kollektiv läßt sich dadurch erklären, daß fast zwei Drittel der Patienten mit einer Amaurosis in die Augenklinik eingeliefert wurden.

Wie unsere Erfahrungen zeigen, wird immer noch zu wenig an eine Arteriitis temporalis gedacht. Das Auftreten von Kopfschmerzen und/oder polymyalgischen Beschwerden sollte gerade bei älteren Patienten immer zu einer Kontrolle der BKS Anlaß geben, die in der überwiegenden Mehrzahl der Fälle bereits nach der ersten Stunde eine deutliche Beschleunigung zeigt.

Demgegenüber lagen eine umschriebene Druckempfindlichkeit und eine Verdickung der Arteria temporalis nur in etwa der Hälfte unserer Fälle vor.

Im Hinblick auf die Gefährdung des Patienten durch ein- oder beidseitigen Visusverlust ist bei begründetem Verdacht die sofortige hochdosierte Cortisontherapie bereits vor der histologischen Diagnosesicherung notwendig. Unter einer entsprechenden Therapie lassen sich ernsthafte Komplikationen weitgehend vermeiden.

Zusammenfassung

Bei 19 von 24 Patienten im Alter von 58 bis 82 Jahren mit Arteriitis
temporalis bestand zum Zeitpunkt der Klinikaufnahme eine einseitige
oder doppelseitige Amaurosis. Trotz zum Teil typischer Symptomatik mit
Kopfschmerzen und stark erhöhter Blutsenkungsgeschwindigkeit wurde in
keinem Fall an eine Arteriitis gedacht. Sichtbare oder tastbare Auffälligkeiten im Bereich der Temporalarterien lagen nur in etwa der
Hälfte der Fälle vor. Der Visusverlust bildete sich in keinem Fall
zurück.

Literatur

1. Barner A (1984) Arteriitis temporalis. Klinik, elektrophysiologische
   Befunde und biochemische Untersuchungen, Verlauf und Prognose. Dissertation, Erlangen
2. Bengtsson BA, Malmvall BE (1981) Prognosis of giant-cell arteritis
   including temporal arteritis and polymyalgia rheumatica. Acta Med
   Scand 209:337-345
3. Berlit P, Kessler C, Storch B, Krause KH (1983) Immunvaskulitis und
   Nervensystem. Nervenarzt 54:497-503
4. Hamilton CR, Shelley WM, Tumulty PA (1971) Giant-cell arteritis:
   including temporal arteritis and polymyalgia rheumatica. Medicine
   50:1-27
5. Hielscher H, Jablonka S (1984) Arteriitis temporalis. Dtsch Ärzteblatt 30:2235-2239
6. Marx P (1976) Die Riesenzellarteriitis der alten Menschen. Nervenarzt 47:236-239
7. Mumenthaler M (1978) Giant-cell arteritis (cranial arteritis, polymyalgia rheumatica) Neurology 218:219-236
8. Roux JL (1954) Le syndrome de l'arterite temporale. Helv Med Act
   21 Suppl 34:1
9. Wollensack J (1981) Arteriitis temporalis. Bücherei des Augenarztes,
   Enke, Stuttgart

Klinische Aspekte der luetischen Angiopathie

T. Alexopoulos, K. Kunze und A. Müller-Jensen

Einleitung

Im Vergleich zur Vorpenicillin-Ära kam es in den Nachkriegsjahren zu
einem deutlichen Rückgang der Lues-Infektionen und entsprechend auch
der ZNS-Komplikationen. Trotzdem ist seit Ende der sechziger Jahre
eine geringe Zunahme der *Neurosyphilis* zu beobachten. In einer kürzlich
durchgeführten Studie im südniedersächsischen Raum von Prange und
Ritter (1) wurde eine Prävalenzrate für Neurosyphilis-Patienten von
17 pro 100 000 Gesamtbevölkerung festgestellt. In den letzten Jahren
haben mehrere Autoren auf die Zunahme atypischer Verläufe der Neurolues verwiesen. Dies gilt besonders für die *vaskuläre Form der Lues cerebri*.

Material und Methodik

Das routinemäßig durchgeführte serologische Screening bei der Krankenhausaufnahme war für die Erfassung der Patienten von entscheidender
Bedeutung. Unter den serologischen Verfahren reicht der reaktive Ausfall des TPHA-Tests in der Regel nicht aus. Es wurden hauptsächlich
der FTA-ABS-Test und/oder der TPI-Test herangezogen. Über die Akuität
des Prozesses gaben die treponemenunspezifischen Lipoidreaktionen (Car-
diolipin-KBR und VDRL-Test) Auskunft. Der IgM-FTA-ABS-Test weist auf
treponemenspezifische IgM-Moleküle hin. Hier handelt es sich um 19 S
(IgM)-Moleküle.

In der Zeit von 1974 bis 1983 wurden in unserem klinischen Krankengut
33 Neurolues-Patienten registriert.

Ergebnisse

Bei den 33 Neurolues-Patienten waren 4 Fälle mit progressiver Paralyse,
6 Fälle mit Tabes dorsalis, 13 Fälle mit der vaskulären Form der Lues
cerebrospinalis, 4 unklassifizierbare Fälle, 1 Patient mit Lues connata
und 5 Patienten mit einer asymptomatischen Neurolues. Hinsichtlich der
führenden Symptome bei den 13 Patienten mit der vaskulären Form der
Lues cerebrospinalis ist festzustellen, daß 3 Patienten unter dem klinischen Bild einer akuten Transversalsymptomatik in unsere Klinik eingewiesen wurden, ebenfalls drei mit einer akuten A.-cerebri-media-
Perfusionsstörung und schließlich 7 unter dem Bild einer *akuten neuroophthalmologischen Symptomatik*, hier wiederum 4 Papillitis- bzw. Retrobul-
bärneuritis-Fälle, 2 Patienten mit homonymer Hemianopsie und einer mit
rezidivierender Amaurosis fugax. Die Einweisungsdiagnose lautete in 2
Fällen intraspinaler raumfordernder Prozeß (diese Patienten wurden
auch myelographiert), in 3 Fällen intrakranielle Raumforderung und in
5 Fällen zerebraler Insult.

Im Liquor cerebrospinalis war der TPHA-Test bei allen Patienten mit
einer luetischen Angiopathie reaktiv. In ungefähr der Hälfte der Fälle
war eine leichte Pleozytose vorhanden. Linksausfall der Mastixkurve
sowie leichte Eiweißerhöhung waren in den meisten Fällen nachweisbar.
Hingegen waren das IgG und die oligoklonalen Banden (soweit sie bestimmt
wurden) bei etwas über der Hälfte der Patienten mit der vaskulären
Form der Lues cerebrospinalis isoliert erhöht.

Kasuistik – Diskussion

Es soll über 2 Patienten berichtet werden, bei denen die seltene Beteiligung der Sehnerven in Form einer *Arteriitis der papillären Kapillaren*
ganz im Vordergrund stand.

Der erste Patient wurde unter dem Verdacht auf einen malignen hirneigenen Tumor in unsere Klinik eingewiesen. Bei seit Wochen bestehenden Kopfschmerzen und intermittierendem Verschwommensehen auf beiden
Augen war ophthalmologischerseits eine frische Stauungspapille beiderseits sowie eine homonyme Quadrantenanopsie nach links oben festgestellt worden. Im CCT fand sich eine unscharf begrenzte hypodense
Struktur rechts parietookzipital mit den Zeichen der Bluthirnschranken-
störung nach Kontrastmittelgabe. Differentialdiagnostisch wurde an
die Möglichkeit eines rasch wachsenden Glioblastoms gedacht. Ein für
eine frische Stauungspapille ungewöhnlicher Befund ergab sich bei der
Untersuchung der visuell evozierten Potentiale. Es fanden sich die
Zeichen einer Konduktionsstörung des N. opticus beiderseits mit deutlich verlängerten Latenzen der ersten positiven VEP-Komponente bei
allgemeiner VEP-Amplitudenerniedrigung (Abb. 1 und 2).

Die kombinierte Carotis- sowie Vertebralis-Angiographie zeigte dann
bei multiplen kleinen Gefäßabbrüchen die Zeichen eines entzündlichen
Gefäßprozesses mit einer hochgradigen Stenose der A. cerebri posterior
rechtsseitig. Kurze Zeit nach der Angiographie entwickelte der Patient
eine vorübergehende kortikale Amaurose. Das Krankheitsbild i.S. der
disseminierten luetischen Arteriitis konnte dann durch die positive
luesspezifische Serum- und Liquordiagnostik aufgeklärt werden. Unter
einer hochdosierten Penicillin-Therapie (3 × 10 Mega/die) und einem
Kortikosteroidschutz kam es in der Folgezeit zu einer kontinuierlichen
Besserung aller Befunde. Im CCT ist lediglich noch eine schmale Lakune
rechts okzipital ohne Kontrastmittelanreicherung zu sehen. Das VEP hat
sich vollständig normalisiert.

Über seit zwei Wochen bestehende intermittierende Sehstörungen auf
dem rechten Auge klagte die zweite Patientin; ophthalmoskopisch die
Zeichen eines deutlichen Papillenödems rechtsseitig bei unauffälligem
Fundus links. Auch hier konnte das Krankheitsbild durch die positive
luesspezifische Serum- und Liquordiagnostik aufgeklärt werden. Das
Pattern-VEP ergab überraschenderweise einen beiderseits pathologischen
Befund i.S. einer Optikuskonduktionsstörung mit beiderseits verlängerten VEP-Latenzen sowie rechts deutlicher Amplitudenerniedrigung. Unter
einer daraufhin eingeleiteten hochdosierten Penicillin-Therapie kam
es zu einer vollständigen Rückbildung der Sehstörung.

Bezüglich der *Penicillinbehandlung der Neurolues* ist festzustellen, daß in
den letzten Jahren mehrere Autoren darauf hingewiesen haben, daß die
herkömmliche Therapie keinen ausreichenden Wirkstoffspiegel in der Zerebrospinalflüssigkeit und im Hirngewebe erreicht. Hingegen scheinen
initiale Behandlungen mit 0,5 I.E. Mega/kg Körpergewicht die Heilungs-
chancen erheblich zu verbessern. Neurotoxische Nebenwirkungen des Pe-

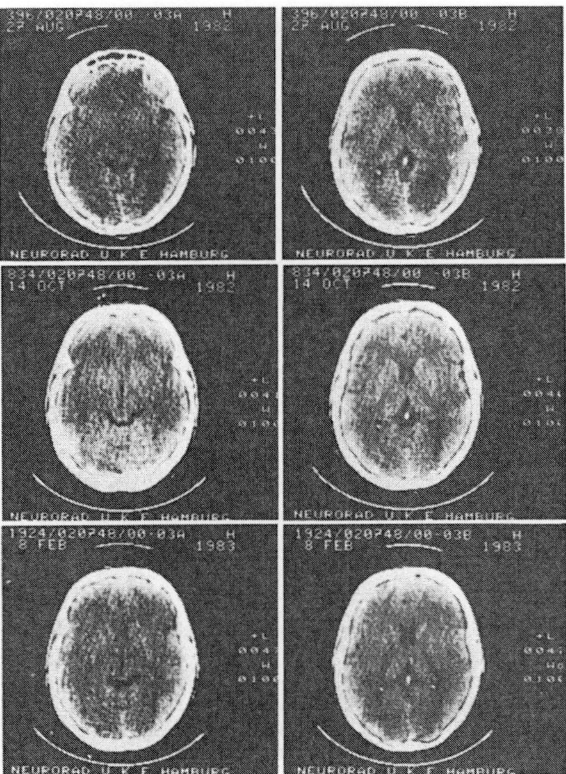

Abb. 1. Computertomographische Untersuchung während der akuten Krankheitsphase (oben), 2 Monate (Mitte) und 6 Monate (unten) nach Beginn der Erkrankung

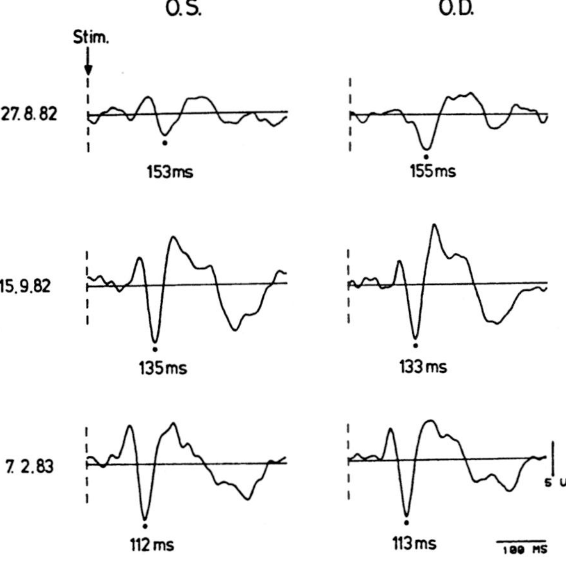

Abb. 2. Verlaufskontrolle der visuell evozierten Potentiale (VEP) während der akuten Krankheitsphase (oben), 1 Monat (Mitte) und 6 Monate (unten) nach Beginn der Erkrankung

nicillins i.S. von epileptischen Anfällen wurden bislang unter der
angegebenen Dosis nicht beobachtet (2).

Die Diagnosestellung bei progressiver Paralyse und Tabes dorsalis ist
in der Regel nicht problematisch (3). Dagegen scheint es große differentialdiagnostische Schwierigkeiten bei der Erfassung der vaskulären
und atypischen Formen zu geben. Das serologische Screening bleibt somit weiterhin unverzichtbar. Auch sollte man bei jeder unklaren Visusstörung, Transversalsymptomatik i.S. einer Myelitis und akuten zerebralen Perfusionsstörungen, besonders im jugendlichen und mittleren
Lebensalter, an die Möglichkeit einer Neurolues denken.

Zusammenfassung

Bericht über 33 Neurolues-Patienten, die zwischen 1974 und 1983 an
unserer Klinik diagnostiziert wurden mit besonderer Darstellung der
Fälle, die gefäßabhängige Leitsymptome aufwiesen. Kasuistik über 2
Patienten, bei denen unter dem Bild einer Optikusbeteiligung eine Arteriitis der papillären Kapillaren im Rahmen einer Neurosyphilis nachgewiesen werden konnte.

Literatur

1. Prange H, Ritter G (1981) Epidemiologie der Neurosyphilis. Nervenarzt 52:32-41
2. Volles E, Ritter G (1974) Zur Penicillin-Behandlung der Neurolues
   unter pharmakokinetischem Aspekt. Z Neurol 206:235-242
3. Weder B, Mumenthaler M (1983) Neurolues in einer schweizerischen
   Neurologischen Universitätsklinik. Nervenarzt 54:633-639

Zur Indikation, Methodik und Wertigkeit der immunhistologischen Diagnostik beim Hirninfarkt

P. Berlit, C. Kessler, C. Carls und K.-H. Krause

Einleitung

Die immunhistochemische Untersuchung der Arteria temporalis wurde als
wertvolle Ergänzung der pathologisch-histologischen Untersuchung einer
Temporalisbiopsie bei Verdacht auf Arteriitis temporalis eingeführt
(7). Durch die Kombination beider Methoden konnte die Treffsicherheit
des diagnostischen Eingriffes erhöht werden. Es lag nahe zu fragen,
ob nicht auch bei anderen Immunvaskulitiden mit Beteiligung des Zentralnervensystems diese Untersuchungsmethodik positive Ergebnisse liefern könnte. Wir führten daher seit 1982 in Einzelfällen Temporalis-
biopsien bei Hirninfarkten unklarer Genese durch; erstmals 1983 konnten wir über positive immunhistologische Befunde berichten (1).

Zur Indikation

Die Indikation zur Temporalisbiopsie bei einem Schlaganfallpatienten
ist grundsätzlich streng zu stellen. Sie sollte nur dann erfolgen,
wenn mit klinischen, laborchemischen und neuroradiologischen Methoden
die Genese eines Hirninfarktes nicht zu klären ist. Es lassen sich
vornehmlich zwei Indikationen abgrenzen:

1. Rezidivierende Hirninfarkte unklarer Genese, vornehmlich bei jüngeren Patienten, und
2. Hirninfarkt(e) mit entzündlichen Liquor- und/oder Serumverände-
   rungen.

Grundsätzlich sollten vor der Biopsie aus der Arteria temporalis folgende Untersuchungen erfolgt sein: Angiographische Darstellung der
Hirngefäße, kraniale Computertomographie, Lumbalpunktion, kardiale
Diagnostik zum Ausschluß einer kardialen Emboliequelle sowie klinische
und laborchemische internistische Diagnostik. Bei vielen Immunvaskulitiden, die zu einer Beteiligung des Nervensystems in Form von Hirninfarkten führen können, ist die Diagnose in Zusammenarbeit mit dem In-
ternisten aufgrund von Organbeteiligung und laborchemischen Parametern
sicher zu stellen, so daß hier eine Temporalisbiopsie nicht erforderlich
ist. Zu diesen Krankheitsbildern zählen insbesondere die klassischen
Kollagenosen Lupus erythematodes und Panarteriitis nodosa, aber auch
die Wegenersche Granulomatose. Bei anderen Immunvaskulitiden ist aufgrund der Angiographie die Diagnose sicher zu stellen, so bei der
Takayasu-Arteriitis und der Moja-Moja-Krankheit. Neben den seltenen
pararheumatischen Erkrankungen sind es vor allem Immunvaskulitiden,
die bevorzugt oder ausschließlich das Gehirn betreffen, denen die
Temporalisbiopsie vorbehalten bleiben sollte (2). Eine Übersicht über
diese Krankheitsbilder gibt Tabelle 1.

Tabelle 1. Indikation zur diagnostischen Temporalisbiopsie bei Hirninfarkt

---

1. Rezidivierende Hirninfarkte unklarer Genese

2. Hirninfarkt(e) mit entzündlichen Blut/Liquor-Veränderungen

---

Nachweis einer zerebralen Beteiligung bei Immunvaskulitis	Nachweis einer vorwiegend zerebralen Immunvaskulitis
Allergische Granulomatose (Churg-Strauss)	Thrombangiitis obliterans (v. Winiwarter-Buerger)
Sklerodermie	Hypersensitivitätsangiitis
Melkersson-Rosenthal-Syndrom	Arteriitis bei Immunglobulinmangel
Reiter-Syndrom	Entzündliche Formen der Arteriosklerose
Sjögren-Syndrom	
Morbus Behcet	

Zur Methodik

Die Temporalisbiopsie erfolgt in Lokalanästhesie. Vor der Resektion muß dopplersonographisch und angiographisch sicher sein, daß die Temporalis und ihre Äste nicht als Umgehungskreislauf für Stenosen oder Verschlüsse im Internagebiet fungieren. Die Biopsie sollte aus dem Ramus parietalis erfolgen, um die Möglichkeit einer gegebenenfalls später erforderlich werdenden Externa-Interna-Bypass-Operation nicht zu verbauen. Das Biopsat wird nach der Entnahme so früh als möglich durch Flüssigstickstoff tiefgefroren. Für den Transport ins untersuchende Labor empfiehlt es sich, das Präparat auf einem mit physiologischer Kochsalzlösung getränkten Tupfer in einem sterilen Röhrchen feuchtzuhalten.

Nach Herstellung von wenige µm dicken Schnitten werden diese auf dem Objektträger luftgetrocknet und nachfolgend mit fluoreszenzmarkierten Antiseren beschichtet (8).

Mit dem Immunfluoreszenzmikroskop werden die Gefäßstücke auf das Vorhandensein von Immunglobulinen und Komplementfaktoren untersucht, wobei Stärkegrad der Fluoreszenz und Verteilungsmuster der Ablagerungen beurteilt werden.

Parallel sollte bei jeder immunhistochemischen Untersuchung der Arteria temporalis eine pathologisch-histologische Diagnostik nach herkömmlicher Methodik erfolgen.

Die Ergebnisse und ihre Wertigkeit

Unter Zugrundelegen der oben genannten Indikationen führten wir in den letzten zwei Jahren bei 20 Patienten mit Hirninfarkten unklarer Genese eine Temporalisbiopsie durch. Einen immunhistologischen positiven Befund konnten wir bei 12 Kranken — dies entspricht 60% — erheben. Die im einzelnen erhobenen Befunde wurden zum Teil bereits andernorts ausführlich dargestellt (5, 6). An dieser Stelle soll besonders auf die Wertigkeit der Untersuchung für die Diagnostik in der Klinik eingegangen werden. In Tabelle 2 sind typische Befundkonstellationen, die

Tabelle 2. Wertigkeit der immunhistologischen Untersuchung beim Hirninfarkt

Krankheitsbilder mit pos. Befund	Thrombangiitis obliterans	Hypersensitivi- tätsangiitis	Melkersson- Rosenthal-S.	Morbus Reiter	Sklero- dermie
Zahl	5	2	1	1	1
Bevorzugter Gefäßabschnitt	Vasa vasorum	Intima, Elastica int.	Elastica int.	Intima	Adventitia, Elastica int.
Nachweis von Immunglobulin	G, A, M	G, A, M	G	M	M
Nachweis von Komplement	C1q, 3b, 3d	C3d, 9	C9	C1q	C3d, 9

wir erheben konnten, zusammengestellt. Während die Einzelbeobachtungen
sicherlich keine weitergehenden Schlüsse zulassen, kommt den Befunden
bei Patienten mit Verdacht auf zerebrale Thrombangiitis obliterans
von Winiwarter-Buerger eine wichtige diagnostische Bedeutung zu (3).
Da dieses Krankheitsbild — im Gegensatz zu allen anderen Immunvaskulitiden — außerhalb des Zentralnervensystems keine Organmanifestationen
zeigt und die Extremitätengefäße bei der zerebralen Form (noch) nicht
betroffen sein müssen, stellt der Nachweis von Immunglobulinablagerun-
gen in der Vasa vasorum der A. temporalis ein entscheidendes Kriterium
für die immer wieder bestrittene Eigenständigkeit der von Winiwarter-
Buergerschen Arteriitis dar.

Die unterschiedlichen Befunde bei verschiedenen pararheumatischen Immunvaskulitiden dürften in erster Linie durch den Zeitpunkt der Biopsie im Verlaufe der Erkrankung zustande kommen.

Während der Nachweis von IgG und C9 als Ausdruck eines chronisch entzündlichen Prozesses zu werten ist, spricht der Befund von C1q- bzw.
C3-Ablagerungen und IgM für eine akute Vaskulitis. Der Nachweis von
Immunglobulin A schließlich weist auf einen (auto)allergischen Prozeß
hin.

In diesem Zusammenhang muß besonders auf die Notwendigkeit einer Biopsie im floriden Entzündungsstadium hingewiesen werden. Liegt ein chronischer Prozeß vor oder wurde gar schon mit Kortikoiden behandelt,
wird die immunhistochemische Untersuchung oft einen negativen oder unspezifischen Befund ergeben.

Insgesamt kommt nach unseren bisherigen Erfahrungen der immunhistochemischen Diagnostik — sieht man einmal ab von der Thrombangiitis
obliterans — weniger ein Aussagewert in der Differentialdiagnose von
Immunvaskulitiden zu, vielmehr liegt ihre Bedeutung darin, daß ein
positiver Befund den Beweis für eine floride Immunvaskulitis darstellt.
Daraus ergibt sich die wichtige therapeutische Konsequenz einer Behandlung mit Kortikoiden und/oder Immunsuppressiva, wobei im Einzelfall
das immunhistologisch nachweisbare Ablagerungsmuster als Hinweis auf
die Akuität des Geschehens eine Entscheidungshilfe für die eine oder
andere Therapieform darstellen kann.

Komplikationen des diagnostischen Eingriffes der Temporalisbiopsie
sind lokale Nachblutungen oder auch eine regionale Entzündung, die

nach unserer Erfahrung jedoch unter entsprechender Therapie problemlos abheilen. Insgesamt ist aber das Risiko dieses Eingriffes gering zu veranschlagen; unseres Erachtens sollte daher bei Verdacht auf eine Immunvaskulitis mit neurologischen Symptomen der Temporalisbiopsie der Vorzug vor der kürzlich empfohlenen diagnostischen Myelotomie (4) gegeben werden.

Zusammenfassung

Die immunhistochemische Untersuchung einer Biopsie aus der Arteria temporalis ist indiziert, wenn bei jüngeren Patienten mit rezidivierenden Hirninfarkten unklarer Genese oder bei Schlaganfallpatienten mit entzündlichen Veränderungen in Liquor und Serum klinisch, laborchemisch und angiographisch die Ätiologie nicht geklärt werden kann. Die Temporalisbiopsie erfolgt aus dem Ramus parietalis, das tiefgefrorene Präparat wird mit fluoreszenzmarkierten Antiseren beschichtet und fluoreszenzmikroskopisch beurteilt. Der positive Nachweis von mehreren Immunglobulinen und Komplementfaktoren beweist das Vorliegen einer entzündlichen Gefäßerkrankung, das Ablagerungsmuster stellt einen Hinweis auf die Akuität des Geschehens dar. Für die Thrombangiitis obliterans scheint eine Ablagerung in den Vasa vasorum typisch zu sein.

Literatur

1. Berlit P, Kessler C (1983) Immunhistologische Diagnostik bei Schlaganfällen. Psycho 9:386
2. Berlit P, Kessler C, Storch B, Krause KH (1983) Immunvaskulitis und Nervensystem. Nervenarzt 54:497-503
3. Berlit P, Kessler C, Reuther R, Krause KH (1984) New aspects of thrombangiitis obliterans (v. Winiwarter-Buerger's disease). Europ Neurol: im Druck
4. Hagenah R, Senff SH (1984) Importance of laboratory clinical investigation in the diagnosis of immune vasculitis with neurological manifestation. Eur Arch Psychiat Neurol Sci 234:92-96
5. Kessler C, Berlit P, Reuther R, Carls C (1984) Immunhistochemische Untersuchung der A. temporalis bei Schlaganfallpatienten. Nervenarzt 55:413-418
6. Kessler C, Reuther R, Berlit P, Carls C, Hofman W (1984) CAT-scan and immunohistochemical findings in a case of cerebral thrombangiitis obliterans. Eur Neurol 23:7-11
7. Liang GC, Simkin PA, Mannick M (1974) Immunoglobulins in temporal arteries. An immunofluorescent study. Ann Intern Med 81:19-24
8. Seelig HP (1976) Immunhistologische Methoden. In: Vorlaender KO (Hrsg) Praxis der Immunologie. Thieme-Verlag Stuttgart, S. 130-138

Granulomatöse Angiitis des ZNS und ihre klinische Relevanz

A. Argyrakis und G. Ritter

Die granulomatöse Angiitis des ZNS ist eine seltene, praktisch immer letal verlaufende Krankheit. Sie ist überwiegend post mortem diagnostiziert. Unter den 55 bekanntgewordenen Fällen wurde die Diagnose nur bei 7 Patienten intravitam gestellt.

Zu berichten ist über eine 68 Jahre alt gewordene Frau, die nach einem zweieinhalbjährigen Krankheitsverlauf Ende 1981 verstarb.

1976 fiel ein Bluthochdruck neben Gliederschmerzen und maximaler BKS-Beschleunigung auf. Im Sommer 1979 traten schwere Kopfschmerzen hinzu, 6 Monate später episodische Verwirrtheitszustände, zum Teil verbunden mit Halluzinationen und Doppelbildern, die im Zusammenhang mit EEG-Veränderungen als Hochdruckenzephalopathie gedeutet wurden. In der Folgezeit kam eine schwere Gangataxie hinzu, später traten eine Dysarthrie und ein irregulärer Händetremor auf, verbunden mit abnormer Schreckhaftigkeit und Enthemmung der Fremdreflexe.

1980 wurde erstmals ein pathologischer Liquor mit lymphozytärer Pleozytose, Gesamteiweißvermehrung und starker IgG-Erhöhung festgestellt.

Die hirnorganischen Symptome traten episodisch auf, verbunden mit Fieberschüben. Sie besserten sich unter Kortison-Therapie. Über Monate war die Patientin relativ beschwerdefrei und konnte wieder ihren Haushalt versorgen. Im Computertomogramm war kein pathologischer Befund zu erheben, alle immunologischen, serologischen und bakteriologischen Untersuchungen fielen negativ aus. Es fand sich lediglich ein passagerer Titer-Anstieg für Herpes simplex von 1:256 und eine Mitreaktion des Varizellen-Zoster-Titers von 1:64, was aus der Literatur bekannt ist.

Anfang 1981 erfolgte eine rapide Verschlechterung des Allgemeinzustandes mit Bewußtseinstrübung und Auftreten eines insulinpflichtigen Diabetes. Der pathologische Liquorbefund persistierte. Ende 1981 traten eine Optikusatrophie (links) und eine Periphlebitis auf. Hinzu kamen Myoklonien und eine passagere Halbseitenlähmung links. Ende 1981 war die Patientin nur noch zeitweise ansprechbar. Sie bot einen hochgradigen Sprachzerfall, orale Automatismen, generalisierten Rigor und positive Pyramidenbahnzeichen. Ferner bestanden optische und akustische Halluzinationen sowie episodisch auftretende Fieberschübe mit Schweißausbrüchen. Im EEG fanden sich mittelgradige Allgemeinveränderungen. Ende 1981 erfolgte der Exitus letalis durch zentrales Herz- und Kreislaufversagen.

Differentialdiagnostisch wurden eine hypertensive Enzephalopathie, eine Tbc-Meningoenzephalitis, eine chronische Enzephalitis bei Herpes-Infektion sowie eine Creutzfeldt-Jakob-Erkrankung in Betracht gezogen.

Bei der Autopsie des ZNS waren das Gehirn und seine Hüllen äußerlich
unauffällig. Es fand sich lediglich makroskopisch ein Infarkt in der
Brücke rechts sowie in der Kleinhirnhemisphäre links.

Histologisch bestanden zahlreiche entzündliche Infiltrate in den Gefäßen der Meningen sowie dem Hirn- und Rückenmarksparenchym. Es waren
arterielle als auch venöse Gefäße unterschiedlichen Kalibers betroffen.
Die Infiltrate bildeten perivaskuläre Granulome, bestehend aus Lymphozyten, Riesenzellen und wenigen plasmozellulären oder histiozytären
Zellelementen. Man fand sie in allen Schichten der Gefäßwände. Sie
führten zu einer Destruktion der Gefäßwand, mit einer Obliteration
und sekundären Thrombosierung. Eine fibrinoide Gefäßwandnekrose war
häufig nachweisbar.

Aufgrund der Gefäßveränderungen ist es zu multiplen, ischämischen
Mikroinfarkten unterschiedlichen Alters gekommen, was die klinisch-
neurologische Symptomatik komplett erklärt.

Die granulomatöse Angiitis des ZNS wurde 1959 erstmals beschrieben.
Das männliche Geschlecht ist stärker befallen, eine Altersabhängigkeit
gibt es nicht.

Als häufigste, aber klinisch vieldeutige Symptome sind schubförmig
auftretende mentale Veränderungen, Kopfschmerzen, Sprach- und okuläre
Störungen beschrieben worden neben Hemisyndromen, Krampfanfällen, extrapyramidalen Störungen und allgemeiner Muskelschwäche. Allgemeinsymptome sind Bluthochdruck, Fieberschübe und Gewichtsverlust. Pathognomonische klinische oder Laborbefunde gibt es nicht. Relativ typisch
sind ein erhöhter Liquordruck, eine lymphozytäre Pleozytose sowie ein
Eiweiß- und IgG-Anstieg. Ferner läßt sich häufig eine erhöhte BKS
nachweisen.

Die Ätiologie und Pathogenese der granulomatösen Angiitis sind bisher
völlig unbekannt: Beziehungen zur Herpes-zoster bzw. zur Mykoplasma-
Infektion werden vermutet. Das Vorliegen einer Immunkomplex-Gefäß-
Erkrankung scheint am wahrscheinlichsten zu sein.

Die Krankheit läßt sich therapeutisch kaum beeinflussen. Innerhalb
des ersten Jahres nach der klinisch-neurologischen Manifestation sterben 80% bis 90% der Patienten. Kortikosteroide scheinen den Krankheitsverlauf zu prolongieren. Eine Remission durch Kortikosteroide wurde
in zwei Fällen beschrieben.

Multiinfarktsyndrom bei jüngeren Patienten mit Livedo racemosa: Vaskulitis oder Endokarditis?

G. Reifschneider, F. v. Baumgarten, H. G. Mertens, B. Maisch und R. Schäffer

Treten rezidivierende, transitorisch ischämische Attacken (TIA) oder Insulte bei Patienten unter 40 Jahren auf, muß differentialdiagnostisch neben auch in dieser Altersgruppe schon zu beobachtenden arteriosklerotischen Gefäßveränderungen sowohl an eine kardiale Emboliequelle als auch an eine Vaskulitis mit ZNS-Beteiligung gedacht werden (4). Letzteres gilt insbesondere dann, wenn eine deutliche Senkungsbeschleunigung vorliegt oder gefäßbedingte Hauterkrankungen bestehen (2). Bekannt sind einige systemische Vaskulitiden mit Hautmanifestationen, die auch ZNS-Symptome präsentieren (1). So hatte Sneddon schon 1965 auf das gemeinsame Auftreten von Livedo racemosa und rezidivierenden Insulten bei vier Frauen und einem Mann hingewiesen und fand, daß es sich um eine eigene Krankheitsentität handeln müsse, die sich als Immunvaskulitis präsentiere, die aber keine Panarteriitis nodosa oder eine andere bekannte Vaskulitis sei (5).

Wir beobachteten ein Jahr lang eine 37jährige Frau mit den typischen Hauterscheinungen einer Livedo racemosa. In dieser Zeit erlitt sie nacheinander eine TIA mit flüchtiger, brachiofazial betonter Hemiparese rechts und leichter motorischer Aphasie; Monate später eine erneute TIA mit brachiofazial betonter Hemiparese, jetzt links, und zusätzlich einer passageren Durchblutungsstörung der A. poplitea links ohne Embolienachweis bei chirurgischer Gefäßeröffnung. Wieder Monate später trat erneut eine rechtshemisphärische Symptomatik auf, die sich nur zögernd zurückbildete. Die zerebrale Angiographie lieferte keine Hinweise auf die Ätiologie der Ereignisse. Aus der Vorgeschichte war die langjährige Einnahme von Kontrazeptiva bekannt, geraucht hatte die Patientin nie, auf die Einnahme verschiedener Analgetika waren kutane Allergien aufgetreten. Beginnend ca. eineinhalb Jahre vor dem ersten akuten zerebro-vaskulären Ereignis trat anfallsweises Herzrasen auf, für das sich keine sichere internistisch-kardiologische Erklärung fand.

Das Routinelabor war bis auf eine leichte Eisenmangelanämie unauffällig. Die BSG war kaum höher als 20/45 mm. An immunologischen Parametern waren lediglich das C-reaktive Protein und antimyolemmale Antikörper positiv, letztere als möglicher Hinweis auf eine kardiale Mitbeteiligung. Die Hautbiopsie wies zwar morphologische Gefäßveränderungen wie bei Livedo racemosa auf, die für die Diagnose beweisenden Immunkomplexe fanden sich aber nicht. Auch eine Muskelbiopsie aus dem M. pectoralis war unauffällig. Einer bekannten Vaskulitis ließen sich diese Befunde nicht zuordnen. Hinweise auf eine Emboliequelle fehlten ebenfalls. Bei mehrfachen, in Abständen wiederholten echokardiographischen Untersuchungen waren die Herzklappen zart und gut beweglich. Intrakavitäre Massen fanden sich nicht, aber ein spätsystolischer Mitralklappenprolaps.

Jetzt nahm das Krankheitsbild rasch einen perniziösen Verlauf. Es trat eine schlaffe Beinparese links auf, die Patientin wurde schließlich komatös und entwickelte unter den Zeichen der intrakraniellen Drucksteigerung eine Tetraparese. Zentrale Atemregulationsstörungen erforderten eine kontrollierte Beatmung. Eine Staphylokokkenseptikämie mit disseminierter intravasaler Koagulopathie verschlechterte den Zustand der Patientin weiter. Jetzt zeigte die zweidimensionale Echokardiographie minderbewegliche Mitralsegel ohne sichere Beläge, passend zu einer mäßigen Mitralstenose bei bekanntem Mitralklappenprolapssyndrom. In der abdominellen Sonographie fiel darüber hinaus ein dem Ovar zuzuordnender Tumor auf, der bei der gynäkologischen Untersuchung nur schwer faßbar war. Wiederum trat eine flüchtige Livedo racemosa auf. Die Patientin verstarb schließlich im zentralen Regulationsversagen an der tiefgreifenden Hirnschädigung durch die rezidivierenden Insulte und die Septikämie.

Erst durch die Obduktion ließen sich Befunde und Verlauf der Erkrankung erklären. Der sonographisch erfaßte, vorher klinisch nicht in Erscheinung getretene abdominelle Tumor entpuppte sich als Zystadenokarzinom des Ovars. Vermutlich paraneoplastisch, begünstigt durch das Mitralklappenprolapssyndrom, hatte sich eine Endokarditis simplex mit thrombotischen Vegetationen am Mitralklappenrand ausgebildet, die wiederholt abrissen und embolisierten. Die Livedo racemosa war möglicherweise ebenfalls paraneoplastisch bedingt, nur Begleitsymptom und nicht selbst Ursache der Insulte gewesen.

Ein weiterer Patient, ein 39jähriger Mann, wies ebenfalls als Leitsymptom wiederholte TIAs neben kleineren Insulten, zusammen mit einer Livedo racemosa, auf. Auch hier blieb die Immunhistochemie den Nachweis für eine Immunvaskulitis als Ursache schuldig. Im kranialen CT fiel vor allem eine ausgeprägte kortikale Atrophie auf, die am ehesten als Folge rezidivierter Mikroembolien zu deuten war. Im ersten Echokardiogramm konnten aber auch hier keine Klappenveränderungen beobachtet werden. Erst bei Kontrollen durch den erfahrensten Untersucher gelang der Nachweis einer leichten Aortenklappeninsuffizienz mit Oszillationen des anterioren Mitralsegels und diskreten endokarditischen Belägen am rechtskoronaren Aortensegel. Die Livedo läßt sich hier als Reaktion der Endstrombahn auf die Mikroembolien deuten.

Livedo ist leider ein vieldeutiges Symptom. Kommt es gleichzeitig mit dem Auftreten einer Livedo zu rezidivierenden Insulten in verschiedenen Hirnstromgebieten, drängt sich die Annahme einer systemischen Vaskulitis mit ZNS-Beteiligung zwar auf, doch darf diese Diagnose ohne positive Immunparameter nicht ohne weiteres gestellt werden; auch dann nicht, wenn kardiale Ursachen zunächst echokardiographisch ausgeschlossen wurden.

In der Differentialdiagnose der zerebralen Durchblutungsstörungen bei jüngeren Patienten gilt die Aufmerksamkeit weniger dem Gehirn als Zentralorgan als vielmehr dem Herz-Kreislauf-System (3, 6). Systemische Vaskulitiden sind eine mögliche Ursache. Weit häufiger sind es aber kardiale Embolien als Folge von Rhythmusstörungen und Klappenveränderungen, seltene Ursachen wie eine Endokarditis als paraneoplastisches Syndrom eingeschlossen. Die Differenzierung ist nicht zuletzt für die Therapie, im besonderen für die Wahl eines Antikoagulans, von Bedeutung.

Literatur

1. Berlit P, Kessler C, Storch B, Krause KH (1983) Immunvasculitis und Nervensystem. Nervenarzt 54:497-503

2. Fauci AS, Haynes BF, Katz P (1978) The Spectrum of Vasculitis.
   Ann Int Med 89:660-676
3. Grindal AB, Cohen RJ, Saul RF, Taylor JR (1978) Cerebral Infarction
   in Young Adults. Stroke 9:39-42
4. Moore PM, Cupps TR (1983) Neurological Complications of Vasculitis.
   Ann Neurol 14:155-167
5. Sneddon IB (1965) Cerebro-Vascular Lesions and Livedo Reticularis.
   Brit J Dermatol 77:180-185
6. Welter FL, Sabin G (1983) Ursachen cerebrovasculärer Akutsyndrome
   bei Jüngeren. Int Welt 12:356-361

Livedo racemosa mit zerebraler Beteiligung (Ehrmann-Sneddon-Syndrom)

B. Pfeifer, B. Tettenborn und G. Krämer

Die *Livedo racemosa (LR)* ist durch blitzfigurenartige, netz- oder ran-
kenförmige Gefäßzeichnungen der Haut mit Blaurotverfärbung bei Kälte-
einwirkung gekennzeichnet und wird als kutanes Symptom einer generalisierten Gefäßerkrankung angesehen. Ehrmann (5) beschrieb 1907 diese
Hautveränderung erstmals, allerdings noch in der Annahme eines lues-
spezifischen Symptoms. Sneddon (8) postulierte 1965 einen Zusammenhang
mit zerebralen Ischämien jüngerer, meist weiblicher Patienten, ohne
eine ätiologische Zuordnung zu finden. Zwei eigene Fälle werden im
folgenden vorgestellt.

Fall 1: Im Dezember 1982 erlitt eine damals 30jährige Patientin erstmals einen Hirninfarkt links frontoparietal im Mantelkantenbereich
mit Hemiparese rechts. Ein zweiter Infarkt folgte im April 1983 im
rechten Media-Stromgebiet mit brachio-fazial betonter Hemiparese links,
ein dritter mit durchgehender Hemiparese links und Hemianopsie nach
links im Juni 1983. Nachfolgend bot die Patientin eine deutliche Hirnleistungsschwäche sowie ein organisches Psychosyndrom. Vorwiegend an
den Streckseiten aller vier Extremitäten fanden sich livide, netzförmige und blitzfigurenartige Hautveränderungen. Zudem bestand eine
milde, gut therapierbare arterielle Hypertonie. Weitere Risikofaktoren
(Nikotinabusus, Ovulationshemmer, erhöhter Hämatokrit, kardiale Veränderungen, Gerinnungsstörungen) waren, abgesehen von einer mäßigen Erhöhung der Thrombozytenaggregation, nicht zu finden. Die frühere Anamnese war bis auf eine Chorea minor in der Kindheit unauffällig.

Im CCT waren entsprechende hypodense Bezirke beiderseits kortikal
(siehe Abb. 1) zu finden, bei den Messungen der regionalen Hirndurchblutung mittels ^{133}Xe-Inhalation und ^{195}Au i.v.-Injektion regionale
Minderperfusionen in beiden Hemisphären. Hautbioptisch zeigten sich
perivaskuläre monozytär-lymphozytäre Infiltrate, welche die Gefäßwände
teilweise durchsetzten. Immunfluoreszenzmikroskopisch wurden an diesen
Stellen als Zeichen einer unspezifischen entzündlichen Reaktion mäßig
stark positive IgM-Ablagerungen nachgewiesen. Unter der Therapie mit
Azathioprin und Kortison sowie Azetylsalizylsäure ist es im weiteren
Verlauf bislang zu keinem weiteren Infarkt gekommen.

Fall 2: Im Januar 1983 kam es bei einem damals 36jährigen und bisher
gesunden Patienten zu einem rechtsseitigen Labyrinthausfall. Ein halbes Jahr später erlitt er einen anteroseptalen Herzinfarkt, und wiederum drei Monate später einen Media-Teilinfarkt links mit armbetonter
Hemiparese rechts und globaler Aphasie. Retrospektiv waren bereits
1981 bei Kälte deutlich hervortretende netzförmige livide Hautverfär-
bungen an beiden Beinen und am Rumpf aufgefallen. Als Risikofaktoren
fanden sich lediglich eine milde arterielle Hypertonie, eine geringgradige Adipositas und ein früherer Nikotinabusus. Trotz Gewichtsreduktion und Azetylsalizylsäure-Medikation kam es im Juli 1984 zu einem

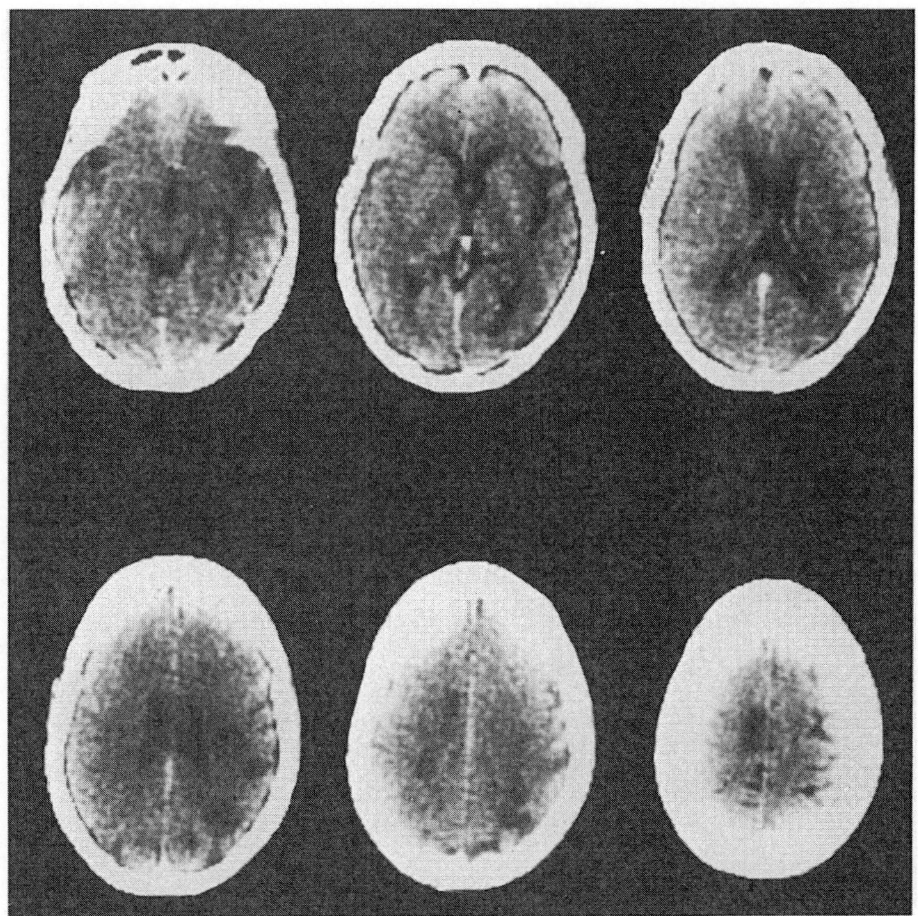

Abb. 1. Computertomogramm einer 32jährigen Patientin mit multiplen Hirninfarkten bei
Livedo racemosa

erneuten links-parietalen Infarkt mit Rezidiv der zwischenzeitlich
weitgehend zurückgebildeten Aphasie.

In den Hirndurchblutungsmessungen waren beiderseits kortikale Perfusionsstörungen nachzuweisen. Im CCT fanden sich den klinischen Ausfällen entsprechende Hirnsubstanzdefekte. Die Arteriographie der rechten Hand zeigte eine deutliche Gefäßrarefizierung der Digiti II, III
und V. Die Fingerarterien ließen sich teilweise nur bis zur Grundpha-
lanx verfolgen, ohne daß der Patient diesbezüglich klinische Symptome
(z.B. Gangrän) bot. Eine zweimalige Hautbiopsie ergab regelrechte
Haut- und Gefäßstrukturen. Die Koronarangiographie war ebenfalls unauffällig.

Bei beiden Patienten waren an Zusatzuntersuchungen unauffällig: Dopplersonographie, Karotis-Duplex-Scan, zerebrale Angiographie (bis auf
Gefäßrarefizierungen im Bereich der Substanzdefekte), angiologische
apparative Untersuchungen der Extremitäten, Ultraschallkardiographie,

AEP, BLR, lumbaler Liquor, DNS-, Organ- und antinukleäre Antikörper,
Kryoglobuline, Plättchenfaktor 4, Beta-Thromboglobuline, Kälteagglu-
tinine, Immunkomplexe und -elektrophorese, CRP, Rheumafaktoren, Com-
plement C3/C4, ASL-Titer, C-reaktives Protein, Australia-Antigen,
Tumormarker, T3, T4, BSG, rotes und weißes Blutbild, Leberenzyme,
Nierenwerte, TPHA-Titer, Urinstatus und Blutzucker.

Diskussion

Bei der idiopathischen Form der LR — als sekundäres Symptom ist die
Hautzeichnung bei zahlreichen die Gefäße miteinbeziehenden Krankheiten
zu beobachten — finden sich bei Patienten mit zerebralen Infarkten,
wie bei den von uns vorgestellten Fällen, keine Veränderungen der hirnzuführenden Gefäße. Bei gleichzeitig fehlenden Hinweisen auf eine embolische Genese müssen die von mehreren Untersuchern histologisch nachgewiesenen Veränderungen der kleinen Arterien in Form einer Vaskulitis
und bis zur Obliteration führenden Intimaverdickungen verantwortlich
gemacht werden. Als Folge kommt es zur reaktiven Weitstellung der Kapillaren und Venen und damit durch Hämostase zur lividen Hautverfär-
bung. Die in der Regel beobachtete milde arterielle Hypertonie kann
auf den dadurch erhöhten peripheren Widerstand zurückgeführt werden,
zumal andere Ursachen der Blutdruckerhöhung bei der LR bislang nicht
gefunden wurden.

Einige Monate bis Jahre nach den ersten Hautsymptomen kommt es häufig
zu zerebralen Infarkten. Nach 43 gesichteten Fällen der Literatur liegt
die Geschlechtsverteilung Männer:Frauen bei 1:2,5, mit einem Durchschnittsalter von ca. 35 Jahren bei Auftreten der ersten zerebralen
Ischämie. Ein Herzinfarkt wie bei unserem männlichen Patienten wurde
unseres Wissens bei der LR in diesem relativ jungen Alter bisher nicht
beschrieben. Doch fanden Lubach und Stamm (6) in einer Beckenkammbiop-
sie entsprechende Veränderungen (Intimaverdickungen) an Gefäßen, so
daß eine asymptomatische Beteiligung weiterer innerer Organe zu vermuten ist.

Die von unserer Patientin anamnestisch angegebene Chorea minor wurde
auch von Church (4) bei einem Fall in der Kindheit mitgeteilt.

Die Ätiologie der Gefäßveränderungen ist ungeklärt. Manche Autoren
vermuten, gestützt auf hautbioptische Befunde in der Art unseres ersten Falles, eine Vaskulitis. Andere (7) postulieren eine nicht entzündliche Arteriopathie. Bei zahlreichen klinischen Gemeinsamkeiten
sind die histologischen Veränderungen der LR nicht eindeutig von denen
der zerebralen Form der Endangiitis obliterans zu differenzieren, so
daß einige Autoren einen gemeinsamen ursächlichen Faktor annehmen
(6, 8, 9). Rebollo (7) beschreibt eine Familie mit gehäufter LR und
spricht von einer hereditären Erkrankung. Wieder andere halten eine
vegetative Dysregulation der Vasomotorik für die LR verantwortlich,
die zur Engstellung der peripheren Gefäße führt. Diese Theorie wird
bekräftigt durch eine vereinzelt beobachtete Besserung der Hautsymp-
tome nach Sympathektomie (1).

Die Ätiologie bleibt also weiter unklar, so daß sich therapeutisch
nur probatorische Ansätze ergeben. Braun-Falco (3) fand bei LR mit
Sommerulzerationen eine Besserung unter der Therapie mit Azathioprin.
Die Kombination dieses Zytostatikums mit Kortison, worunter unsere
Patientin bislang ohne Infarktrezidiv blieb, wurde auch bei der Endangiitis mit Erfolg eingesetzt (2). Azetylsalizylsäure und Betablocker
brachten keinen eindeutigen Effekt (6). Vorläufig kann die LR nur als

weiterer "Risikofaktor" für zerebrale Ischämien angesehen werden, nach
dem insbesondere bei jüngeren Patienten gezielt gefahndet werden sollte.

Zusammenfassung

Zwei Patienten mit rezidivierenden zerebralen Infarkten bei der idiopathischen Livedeo racemosa (Ehrmann-Sneddon-Syndrom) werden vorgestellt. Auf die typischen Befunde, verschiedene Theorien zur Ätiologie
und Therapie wird eingegangen.

Literatur

1. Barker NW, Hines EA, Craig WMK (1941) Livedo reticularis: a peripheral arteriolar disease. Am Heart J 21:592-604
2. Bollinger A, Hollmann B, Schneider E, Fontana A (1979) Thrombangiitis obliterans: Diagnose und Therapie im Licht neuer immunologischer
   Befunde. Schweiz Med Wschr 109:537-543
3. Braun-Falco O, Meigel W (1972) Zur Azathioprin-Therapie der idiopathischen Livedo racemosa mit Ulcerationen. Hautarzt 23:136-138
4. Church RE (1962) Reticular livedo with cerebro-vascular lesions.
   Brit J Derm 74:156-157
5. Ehrmann S (1907) Ein neues Gefäßsymptom bei Lues. Wien Med Wschr
   57:777-782
6. Lubach D, Stamm T (1982) Zerebrale Gefäßerkrankungen bei jüngeren
   Patienten mit Livedo racemosa generalisata (Ehrmann) Fortschr Med
   100:675-680
7. Rebollo M, Val JF, Gardijo F, Quintana F, Berciano J (1983) Livedo
   reticularis and cerebrovascular lesions (Sneddon's Syndrome). Brain
   106:965-979
8. Sneddon IB (1965) Cerebro-vascular lesions and livedo reticularis.
   Brit J Derm 77:180-185
9. Sunder-Plassmann P, Isfort A (1962) Endangiitis obliterans cerebri
   beim weiblichen Geschlecht. Dtsch Med Wschr 87:2124-2127

Hypertonie und Nachblutungsrisiko bei Subarachnoidalblutungen

T. Stober, T. Anstätt, S. Sen, H. Emde, U. Metzger und K. Schimrigk

Die Bestimmung des optimalen Zeitpunktes zur operativen Versorgung
eines rupturierten Aneurysmas ist abhängig von der Vorhersage einer
Nachblutung. Bisher sind aber keine Parameter bekannt, die eine ausreichende Einschätzung des Risikos einer Nachblutung bei spontanen
Subarachnoidalblutungen erlauben. Pathophysiologisch scheinen neben
lokalen Bedingungen, wie der Blutverteilung, hämodynamische Faktoren
eine wichtige Rolle zu spielen.

Daher war es Ziel unserer Studie, mögliche Zusammenhänge zwischen
Nachblutungen einerseits und bestimmten Mustern der Blutverteilung im
kranialen Computertomogramm sowie gängigen kardiovaskulären Parametern
andererseits aufzuzeigen.

Patienten und Methoden

Untersucht wurden 94 Patienten mit einem Durchschnittsalter von 49 ±
12 Jahren mit computertomographisch und/oder durch Lumbalpunktion gesicherter spontaner Subarachnoidalblutung, die bei Klinikaufnahme
nicht länger als 5 Tage zurücklag. Während der konservativen Behandlungsphase über durchschnittlich 28 ± 18 Tage bluteten 11 Patienten
nach. Diese Patienten wurden mit denjenigen ohne Nachblutung hinsichtlich des neurologischen Befundes nach der Stadieneinteilung von Hunt
und Hess (1), verschiedener elektrokardiographischer Parameter und der
Blutverteilung im kranialen Computertomogramm bei der Klinikaufnahme
verglichen. Elektrokardiographisch erfaßt wurden Bradykardien, Tachykardien, Veränderungen der ST-Strecke, die QT_C-Dauer und die Spannungskriterien der linksventrikulären Hypertrophie. Weiterhin wurden ein
vorbestehender Hypertonus und erhöhte Blutdruckwerte von mehr als
160/95 mm Hg während der konservativen Behandlungsphase berücksichtigt. Alle Nachblutungen wurden computertomographisch gesichert.

Ergebnisse

Die Tabelle 1 gibt die Häufigkeit des Blutnachweises in den Zisternen
des Subarachnoidalraumes und den Ventrikeln sowie die intrazerebralen
Hämatome im kranialen Computertomogramm bei Patienten mit und ohne
spätere Nachblutung wieder. Beide Gruppen unterscheiden sich nicht
wesentlich. Betrachtet man den neurologischen Status nach der Hunt-
und Hess-Skala (1), so waren mehr Patienten ohne Nachblutung Grad 1
und weniger Grad 4 zuzuordnen. Signifikant häufiger kamen Nachblutungen bei linksventrikulären Hypertrophiezeichen und einer verlängerten
QT_C-Dauer vor. Bei späteren Nachblutungen waren in 58,8% der Fälle
initial die Spannungskriterien einer linksventrikulären Hypertrophie
oder einer QT_C-Verlängerung nachweisbar, bei ausbleibender Nachblutung
jedoch nur in 9,6%.

Tabelle 1. Blutverteilung im CT, neurologischer Befund und Kreislaufparameter bei 94 Patienten mit SAB mit und ohne Nachblutung. (n.s. = nicht signifikant)

	Nachblutung (n = 17) (%)	keine Nachblutung (n = 77) (%)	p
Blutverteilung im CT			
Blut basale Zisternen	76,5	72,7	n.s.
Blut Cisterna ambiens	41,2	48,1	n.s.
Blut Interhemisphärenspalt	76,5	59,7	n.s.
Blut Cisterna Sylvii	76,5	74,0	n.s.
Blut Konvexitätszisternen	70,6	58,4	n.s.
Blut intrazerebral	17,6	19,5	n.s.
Blut Ventrikel	17,6	36,4	n.s.
Neurologischer Befund [Hunt- und Hess-Skala (1)]			
Grad 1	11,7	29,8	–
Grad 2	29,4	32,5	–
Grad 3	23,5	22,1	–
Grad 4	35,3	12,9	–
Grad 5	0,0	2,6	–
Kreislaufparameter			
vorbestehender Hypertonus	52,9	37,7	n.s.
RR >160/95 mm Hg	94,1	72,7	n.s.
LVH [Smax + Rmax praekordial >4,5 mV (2)]	29,4	5,2	<0,01
QT_c >450 ms	41,2	7,8	<0,001

Diskussion

Die vorliegende Studie ist eine Bestätigung für die vielerorts wohl mehr intuitiv durchgeführte Blutdrucksenkung bei Subarachnoidalblutungen. In einigen Untersuchungen konnte allerdings damit eine Reduzierung der Nachblutungsrate erreicht werden (3, 4). Erhöhte Blutdruckwerte sind jedoch initial nach einer Subarachnoidalblutung ein relativ unspezifisches Kriterium, da sie teilweise eine Folge der Streßreaktion, Katecholaminerhöhung (5) und der intrakraniellen Durckerhöhung sind. In gewissem Sinn als Summenmaß der hypertonen Entgleisungen in der Vergangenheit und damit auch in der Zukunft können die elektrokardiographischen Zeichen der linksventrikulären Hypertrophie dienen. Trotz gewisser Einschränkungen erwiesen sich die linksventrikulären Hypertrophiezeichen für die Beurteilung des Verlaufes einer Hypertonie als sehr nützlich, indem sie eine hochsignifikante Korrelation zum Blutdruck über die Therapiedauer und eine Normalisierung unter ausreichender antihypertensiver Therapie zeigten (6, 7).

Problematisch erscheint die Interpretation des Zusammenhanges der pathologisch verlängerten QT_C-Dauer mit späteren Nachblutungen. Die elektrophysiologischen Mechanismen, die zur Entstehung der autonom bedingten QT-Verlängerung führen, sind noch nicht eindeutig geklärt und scheinen u.a. auf einer Unausgewogenheit der sympathischen Innervation mit einer übermäßigen Aktivität des linken oder einer reduzierten des rechten Ganglion stellatum zu beruhen. Von besonderem Interesse sind hier die Beobachtungen von Hegglin (8) und Uhlenbruck (9), die bei Hypertonikern einen hohen Anteil von QT-Verlängerung fanden. In der vorliegenden Untersuchung war bei 8 von 13 Patienten mit einer verlängerten QT_C-Dauer und bei 6 von 7 Patienten, die zusätzlich nachbluteten, ein vorbestehender Hypertonus bekannt. Weiterhin ließ sich ein signifikanter Zusammenhang zwischen verlängerter QT_C-Dauer und linksventrikulären Hypertrophiezeichen sowie erhöhten Blutdruckwerten nachweisen. Dieser Zusammenhang bedarf weiterer Abklärung. Zur Überprüfung der vorgelegten Ergebnisse und zur Bestimmung der aussagefähigsten Spannungskriterien sind größere Fallzahlen notwendig.

Therapeutisch ergibt sich die Forderung bei Patienten mit linksventrikulären Hypertrophiezeichen im EKG, die Hypertonie konsequenter als bisher einzustellen, evtl. unter Anwendung einer kontinuierlichen arteriellen Druckmessung, um somit die Nachblutungsrate zu senken.

Literatur

1. Hunt EW, Hess RM (1968) Surgical Risk as Related to Time of Intervention in the Repair of Intracranial Aneurysms. J Neurosurg 28: 14-20
2. McPhie J (1958) Left ventricular hypertrophy: electrocardiographic diagnosis. Aust Ann Med 7:317-327
3. Meyer JS, Bauer RB (1962) Medical treatment of spontaneous intracranial hemorrhage by the use of hypotensive drugs. Neurology 12: 36-47
4. Sahs AL (1966) Hypotension and Hypothermia in the treatment of intracranial aneurysms. J Neurosurg 25:593-600
5. Benedict CR, Phil D, Loach AB (1978) Sympathetic Nervous System Activity in Patients with Subarachnoid Hemorrhage. Stroke 9:237-244
6. George CF, Breckenridge AM, Dollery CT (1972) Value of routine electrocardiography in hypertensive patients. British Heart J 34: 618-622
7. Poblete PF, Kyle MC, Pipberger HV, Freis ED (1973) Effect of Treatment on Morbidity in Hypertension. Veterans Administration Cooperative Study on Antihypertensive Agents. Circulation 48:481-490
8. Hegglin R (1943) Die verlängerte QT-Dauer im Elektrokardiogramm. Arch Kreisl Forsch 13:173-286
9. Uhlenbruck P (1942) Beobachtungen zur Dauer der QT-Strecke im Elektrokardiogramm. Zeitschrift für Kreislaufforschung 23:769-776

Bedeutung von Thromboxan A$_2$ für die Pathogenese des zerebralen Vasospasmus nach Subarachnoidalblutung

R. L. Haberl, E. Hiller, H. Riess, J. Rieder, M. Prosiegel und
K. M. Einhäupl

Die Prognose nach einer aneurysmatischen Subarachnoidalblutung hängt
entscheidend vom Auftreten eines zerebralen arteriellen Vasospasmus
ab. Bei einer kürzlich veröffentlichten Studie (4) starben 4% von insgesamt 122 "good risk" Patienten — das sind Patienten, die im Grad I
und II nach Hunt und Hess eingeliefert wurden — im präoperativen Vasospasmus, weitere 14% hatten ein Jahr nach der Blutung ein neurologisches Defizit durch einen spastisch induzierten ischämischen Infarkt.
Die Pathogenese des Vasospasmus ist ungeklärt. Die Kenntnis, daß Thromboxan A$_2$ ein äußerst starker Vasokonstriktor ist und außerdem im ZNS
produziert werden kann, veranlaßte uns, die Bedeutung des Arachidon-
säure-Thromboxan-Prostacyclin-Systems zu untersuchen.

Thromboxan A$_2$ (TXA$_2$) und Prostacyclin (PGI$_2$) sind Arachidonsäuremetaboliten, die enzymatisch aus den Prostaglandin-Endoperoxiden entstehen.
PGI$_2$ wird hauptsächlich im Gefäßendothel gebildet, TXA$_2$ dagegen durch
aggregierende Thrombozyten und in geringerem Umfang auch in der Gefäßmedia und -adventitia. Es wird eine physiologische Funktion dieser Substanzen bei der Regulation des Gefäßtonus angenommen, wobei PGI$_2$ vasodilatatorisch wirkt und normalerweise überwiegt; TXA$_2$ bildet den vaso-
konstriktorischen Gegenpol. Eine gestörte Balance zwischen den Antagonisten innerhalb der Arterienwand mit Überwiegen des TXA$_2$-Einflusses
könnte den Vasospasmus auslösen. Zerebrale Arterien besitzen keine
"vasa vasorum" (6): die Gefäßmedia und -adventitia wird über den Li-
quorweg ver- und entsorgt. Eine erhöhte TXA$_2$-Produktion in diesen Wand-
bereichen würde zu einem Anstieg des spontanen Degradierungsproduktes
von TXA$_2$, Thromboxan B$_2$ (TXB$_2$), im Liquor führen. Wir haben deshalb
die Liquor- und vergleichend die Plasmaspiegel von TXB$_2$ bei Patienten
mit Vasospasmus nach einer Aneurysmaruptur bestimmt.

Material und Methode

Insgesamt wurden 45 Liquor- und Plasmaproben von 27 Patienten mit Subarachnoidalblutung (SAB) untersucht. 15 Proben (13 Patienten) wurden
während eines angiographisch oder klinisch nachgewiesenen Vasospasmus
abgenommen. Es gibt Berichte, daß Hirnnekrosen sekundär zu einem Pro-
staglandin- bzw. Thromboxananstieg führen können. Als Gruppe III dienten deshalb 6 Patienten mit embolischer, traumatischer oder hämorrhagischer Hirnschädigung ohne SAB. Die Gruppe IV stellten 10 Patienten
ohne Hirnnekrosen und ohne SAB.

Die Liquorabnahme erfolgte in einem Fall nur wenige Stunden nach der
SAB und im übrigen nach 3 bis maximal 30 Tagen, meistens aus einem
Ventrikelkatheter. Bei jeder symptomatischen SAB bestehen Liquorzirku-
lationsstörungen (1) mit einem zisterno-ventrikulären Reflow. Unsere
Werte spiegeln somit auch Konzentrationsveränderungen in den basalen
Liquorräumen, die den betroffenen Arterien unmittelbar benachbart sind,

wider. TXB_2 wurde mit einem RIA bestimmt. Der Zusatz von EDTA und Indomethacin verhinderte einen sekundären Anstieg nach Probeentnahme.

Ergebnisse

Patienten mit Vasospasmus hatten signifikant höhere TXB_2-Spiegel im
Liquor als Patienten der anderen Gruppen (Abb. 1). Spiegel unter 200
pg/ml kamen nur bei 2 Patienten vor: die niedrigen Werte korrelierten
mit einer klinischen Besserung, die bei einem Patienten spontan einsetzte und bei dem anderen Folge einer ECIC-Bypass-Operation war.

Unter den gleichen äußeren Bedingungen wie Gruppe I hatte die Gruppe
II deutlich niedrigere Liquor-TXB_2-Spiegel. Der höchste Wert in dieser
Gruppe stammte von einer wenige Stunden alten SAB und ist wahrschein-
lich Folge eines Thrombozytenzerfalls im Subarachnoidalraum. Diese
Thromboxanquelle scheidet für die anderen Fälle aus, da nach eigenen
Beobachtungen an 15 Patienten 3-4 Tage nach der initialen SAB keine
Thrombozyten mehr im Liquor sind. Zwei weitere relativ hohe Spiegel
traten einen Tag vor der klinischen bzw. angiographischen Manifestation des Vasospasmus auf. Sie widerlegen das Argument, daß der Thromboxananstieg Folge des spastisch induzierten Hirnschadens ist. In der
Gruppe II verbergen sich auch die "asymptomatischen Vasospasmusfälle",
die mangels klinischer Zeichen unerkannt blieben. Bei engmaschigerer
angiographischer Kontrolle, die wir wegen der Komplikationsgefahr
nicht durchführen wollten, wären die Ergebnisse womöglich noch deutlicher ausgefallen.

Bei Patienten mit massiver zerebraler Hirnschädigung anderer Ursachen
konnten wir nur einmal hohe Liquorspiegel feststellen. Obwohl die niedrige Fallzahl in Gruppe III noch keine endgültige Aussage zuläßt,

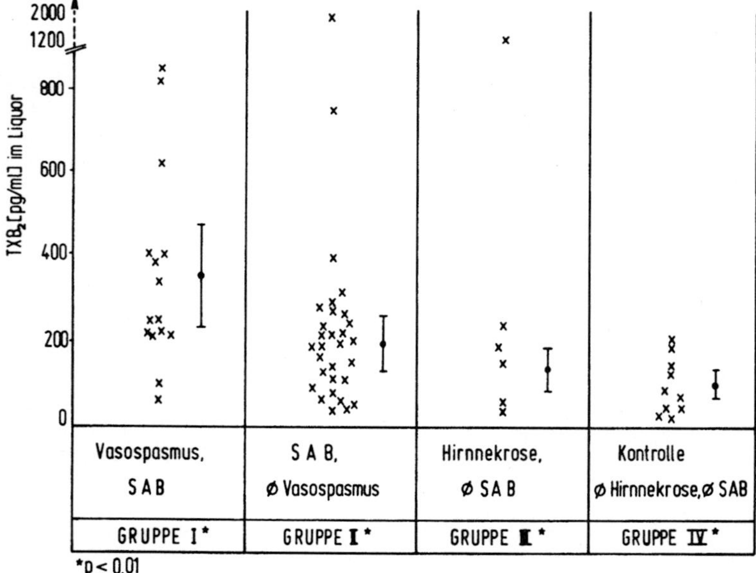

<u>Abb. 1.</u> Liquorspiegel von TXB_2 in den Gruppen I-IV. Bei Patienten mit Vasospasmus
(Gruppe I) lagen die Werte signifikant am höchsten (p <0,01)

spricht dies ebenfalls gegen ein "Epiphänomen". Die niedrigsten TXB_2-Spiegel lieferten die Liquores der Gruppe IV (Abb. 1).

Bei 7 Vasospasmuspatienten verfolgten wir die Liquor-TXB_2-Spiegel im Verlauf der Erkrankung. Zum Zeitpunkt des Vasospasmus waren sie höher als vor bzw. nach dieser Phase.

Die Plasmaspiegel waren beim Vasospasmus ebenfalls signifikant erhöht, sie korrelierten jedoch nicht mit den Liquorkonzentrationen. Systemische Fehler durch Thrombozytenaktivierung bei der Blutabnahme und der Einfluß internistischer Parameter machen die Plasmawerte weniger aussagekräftig. In der Gruppe I lagen die Liquorspiegel in 60% (9 von 15) über den Plasmaspiegeln, in den Gruppen III und IV dagegen nur in 25% (2 von 8): dies stützt die Annahme einer autochthonen Entstehung von Thromboxan im ZNS beim Vasospasmus.

Diskussion

Bisher existierten nur indirekte Hinweise auf eine Bedeutung von TXA_2 bei der Auslösung des Vasospasmus: TXA_2 wirkt im Tierversuch auf zerebrale Arterien dreimal stärker vasokonstriktorisch als auf periphere Arterien; die prophylaktische Verabreichung von TXA_2-Synthetasehemmern verhindert zum Teil die klinischen Auswirkungen des Vasospasmus und die angiographische Gefäßengstellung. Andererseits gibt es Hinweise auf eine Beeinträchtigung der PGI_2-Synthese in vasospastischen Arterien: Lipid-Hydroperoxide, die physiologischerweise die PGI_2-Synthetase hemmen, sind in Korrelation zum Vasospasmus im Liquor von Patienten erhöht (5); im Tierversuch fällt 3-6 Tage nach einer SAB der PGI_2-Gehalt von spastischen Arterien ab (2). Die jetzigen Ergebnisse liefern mit dem Nachweis eines erhöhten Liquorspiegels erstmals einen direkten Hinweis auf eine gesteigerte Produktion von Thromboxan im ZNS bei Patienten während des Vasospasmus. Dies ist im Licht einer kürzlich erschienenen tierexperimentellen Studie interessant, bei der in von Blutgerinnseln umgebenen zerebralen Arterien vermehrt TXA_2 und PGE_2 entstanden sind (3). Die Hypothese einer gestörten Balance zwischen PGI_2 und TXA_2 ist in Abb. 2 zusammengefaßt: hemmende Einflüsse auf die PGI_2-Synthese gehen aus von einer Liquorazidose, dem traumatischen Endothelschaden, und vor allem von der Enzymblockade durch Lipid-Hydroperoxide, die durch freie Radikale und immigrierte Leukozyten freigesetzt werden (5). Der durch Membranschädigung allgemein vergrößerte Arachidonsäurepool wird in Richtung TXA_2 und über den Lipoxygenaseweg abgebaut. Damit dominieren in der betroffenen Arterie zwei konstriktorisch wirkende Substanzen — TXA_2 und die Leukotriene. Über die chemotaktische Wirkung der Leukotriene könnten die oft beschriebenen histologischen Veränderungen in spastischen Arterien induziert werden. Eine so bedingte proliferative, reversible Vaskulopathie würde die häufig beobachtete Prolongation des ischämischen Beschwerdebildes über Tage und Wochen erklären.

Unsere Ergebnisse reichen noch nicht aus, TXA_2 als den Mediator des Vasospasmus zu identifizieren, sie untermauern aber die zu vermutende Bedeutung des TXA_2-PGI_2-Leukotrien-Systems bei der Entstehung dieser Komplikation.

Zusammenfassung

Im Liquor von Patienten mit arteriellem zerebralem Vasospasmus nach aneurysmatischer Subarachnoidalblutung konnten erhöhte Spiegel des Arachidonsäuremetaboliten Thromboxan B_2 nachgewiesen werden. Durch

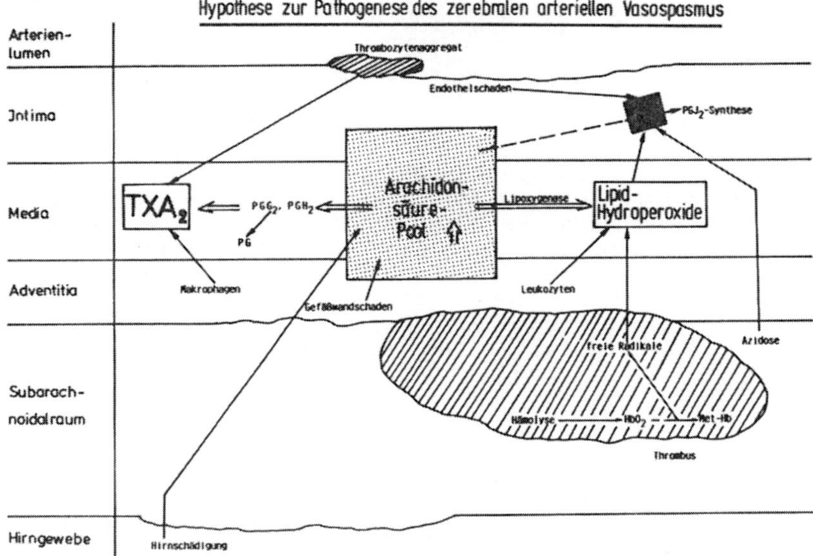

Abb. 2. Schema zur Hypothese der gestörten Balance von TXA$_2$ und PGI$_2$ beim Vasospasmus. Hemmung der PGI$_2$-Synthese durch Liquorazidose, Endothelschaden und Lipidhydroperoxide mit einem Shunt des Arachidonsäuremetabolismus zum konstriktorischen TXA$_2$ und den Leukotrienen (Derivate der Lipid-Hydroperoxide)

Vergleich mit einer Gruppe von Patienten mit SAB ohne Vasospasmus und zwei Kontrollgruppen wurde weitgehend ausgeschlossen, daß es sich um ein Epiphänomen handelt. Die Ergebnisse stützen die Hypothese, daß der Vasospasmus durch ein gestörtes Gleichgewicht zwischen Prostacyclin und Thromboxan A$_2$ mit einem Shunt zum Thromboxan hin entsteht.

Literatur

1. Doczi T, Nemessanyi Z, Szegvary Z, Huszka E (1983) Disturbances of cerebrospinal fluid circulation during the acute stage of subarachnoid hemorrhage. Neurosurg 12:435-438
2. Maeda Y, Tani E, Miyamoto T (1981) Prostaglandin metabolism in experimental cerebral vasospasm. J Neurosurg 55:799-785
3. Pickard JD, Walker V, Perry S, Smythe PJ, Eastwood S, Hunt R (1984) Arterial eicosanoid production following chronic exposure to a periarterial haematoma. J Neurol Neurosurg Psychiatry 47:661-667
4. Ropper AH, Zervas NT (1984) Outcome 1 year after SAH from cerebral aneurysm. J Neurosurg 60:909-915
5. Sano K, Asano T, Tanishima T, Sasaki T (1980) Lipid peroxidation as a cause of cerebral vasospasm. Neurol Res 2:253-272
6. Zervas NT, Liszczak TM, Mayberg MR, Black PM (1982) Cerebrospinal fluid may nourish cerebral vessels through pathways in the adventitia that may be analogous to systemic vasa vasorum. J Neurosurg 56:475-481

Einfluß kardiovaskulärer Risikofaktoren auf den Verlauf spontaner intrazerebraler Hämatome

K. U. Oehler, H. J. Schütz und O. Hoffmann

Seit Einführung der kranialen Computertomographie ist die Diagnose spontaner intrazerebraler Hämatome zuverlässiger geworden. Daher ergibt sich die Möglichkeit, Risikofaktoren zu ermitteln, die den Spontanverlauf beeinflussen. In zahlreichen Studien wurde belegt (1, 5), daß der Verlauf von Hirninfarkten von Herz- und Kreislauferkrankungen abhängig ist. Außerdem konnte nachgewiesen werden, daß die Überlebenden spontaner intrazerebraler Hämatome in der Regel keine zweite Blutung erleiden und eine ähnliche Langzeitprognose haben wie Hirninfarkte (2). Nur wenige Studien befaßten sich jedoch mit der Bedeutung von Herz-Kreislaufkrankheiten für den Verlauf der Akutphase von spontanen intrazerebralen Hämatomen (2, 4). Wir untersuchten daher, inwieweit neben Lokalisation und Ausdehnung des Hämatoms kardiovaskuläre Risikofaktoren die Früh- und Spätmortalität bestimmen.

Methoden

Bei 115 Patienten mit spontanen intrazerebralen Hämatomen wurde ein multifaktorieller Index kardiovaskulärer Gefährdung ermittelt. Dafür wurde ein kardiovaskuläres Bewertungsschema gewählt, welches 7 von einander unabhängige Faktoren in unterschiedlicher Gewichtung berücksichtigt. Dieses Bewertungsschema wurde in Anlehnung an den "Multifactorial Index of cardiac risk" der Medical Society Massachusetts entwickelt, in welchem diese Faktoren hinsichtlich ihrer Bedeutung für lebensbedrohliche kardiale Komplikationen bei 1000 Patienten überprüft wurden (3), die während oder nach großen operativen Eingriffen, ausgenommen Herzoperationen, ein Herzversagen erlitten. Dabei wurden der zentrale Venendruck, ein Herzinfarkt in den vorausgegangenen 6 Monaten, mehr als 5 ventrikuläre Extrasystolen pro Minute, dokumentiert in den ersten 24 Stunden nach Auftreten des intrazerebralen Hämatoms oder in der Anamnese des Patienten, in unterschiedlicher Gewichtung berücksichtigt. Ferner wurden elektrokardiographisch nachgewiesene Abweichungen vom Sinusrhythmus oder vorzeitige Vorhofkontraktionen, ein Lebensalter über 70 Jahre und ein Blutdruck systolisch über 160 mmHg und diastolisch über 110 mmHg sowie ein genereller Status unter Berücksichtigung von PO_2, PCO_2, Kalium, Harnstoff und Kreatinin einbezogen.

Risikofaktoren	Punktbewertung
Alter über 70 Jahre	5
Myocardinfarkte in den letzten 6 Monaten	10
Zentraler Venendruck über 12 cm H_2O	11
Nicht-Sinusrhythmus	7
Mehr als 5 ventrikuläre Extrasystolen pro Minute	7
Genereller Status	3
Blutdruck systolisch über 160 mmHg oder diastolisch über 110 mmHg	5

Die 3 Punkte für generellen Status wurden vergeben, wenn der arteri-elle PCO_2 bei stationärer Aufnahme ≥ 50 mmHg, der PO_2 ≤ 50 mmHg, das Kalium ≤ 3 mval/l, das Kreatinin ≥ 3 mg/100 ml oder der Harnstoff über 50 mg/100 ml betrugen.

Nach diesem Punkteschema wurden die Patienten in vier Gruppen unter-schiedlicher kardiovaskulärer Gefährdung eingeteilt.

Risikogruppe	Bewertungszahl
1	0- 5
2	6-10
3	11-20
4	-20

Das Hämatomvolumen wurde anhand des Computertomogramms planimetrisch mit einem Evaluskop, Firma Siemens, Programm EVA I, Version B, ge-messen.

Ergebnisse

Ätiologisch handelt es sich in 62% der Fälle um hypertonische Massen-blutungen. Von den verbliebenen 38% ließ sich in 20% die Ursache der Blutung nicht ermitteln, bei 8% handelte es sich um spontane intrazere-brale Hämatome bei hämorrhagischer Diathese bzw. bei Angiom oder um Tumorblutungen. 6% erlitten Hirnblutungen unter Antikoagulantienbe-handlung und 4% hatten Aneurysmablutungen. 60% der Patienten hatten eine Stammganglienblutung, 30% Lappenblutungen und 10% infratentori-elle Hämatome.

Von den 115 Patienten mit spontanen intrazerebralen Hämatomen sind insgesamt 40 (35%) innerhalb der ersten 30 Tage gestorben. Dabei zeig-te sich eine deutliche Abhängigkeit vom Hämatomvolumen. Von den Pa-tienten mit einem Hämatomvolumen bis 20 ml starben 18%. Demgegenüber starben 51% der Patienten mit einem Hämatomvolumen von 21 ml bis 40 ml und 58% mit einem Hämatomvolumen >40 ml.

Bei der Aufschlüsselung der Risikogruppen läßt sich erkennen, daß unabhängig von der Hämatomgröße 27% der Patienten aus der Risikogruppe 1 bis 2, jedoch 59% der Patienten aus der Risikogruppe 3 bis 4 inner-halb der ersten 30 Tage starben.

Wenn man die Sterblichkeitsrate innerhalb der ersten 30 Tage nach Risikogruppe und nach Hämatomvolumen aufschlüsselt, fällt auf, daß Patienten der Risikogruppe 1 bis 2 mit einem Hämatomvolumen bis 20 ml
mit 10% die geringste Sterblichkeitsrate haben. Selbst Patienten mit
einem Hämatomvolumen von über 40 ml haben eine Überlebenschance von
über 50%, sofern keine hochgradige kardiovaskuläre Gefährdung vorliegt (Tabelle 1).

Bei den Patienten aus der Risikogruppe 3 und 4 fand sich eine signifikant höhere Sterblichkeitsrate als in den Vergleichsgruppen 1 und 2,
wobei selbst Patienten mit kleinen Hämatomen (0-20 ml) eine Überlebens-
wahrscheinlichkeit innerhalb der ersten 30 Tage von nur 56% haben
(Tabelle 1, Abb. 1).

Tabelle 1. Einfluß vom Hämatomvolumen und kardiovaskulärem Gefährdungsgrad
auf die Prognose

Risikogruppe I-II

Hämatomvolumen	Überlebt	Verstorben	Gesamt
0-20 ml	43 (90%)	5 (10%)	48
21-40 ml	12 (52%)	11 (48%)	23
>40 ml	9 (53%)	8 (47%)	17
	64 (73%)	24 (27%)	88

Risikogruppe III-IV

Hämatomvolumen	Überlebt	Verstorben	Gesamt
0-20 ml	9 (56%)	7 (44%)	16
21-40 ml	1 (25%)	3 (75%)	4
>40 ml	1 (14%)	6 (86%)	7
	11 (61%)	16 (59%)	27

Eine Abhängigkeit der Mortalität vom Lebensalter konnte nicht gefunden
werden. Wenn auch die Sterblichkeit innerhalb der ersten 12 Monate
nach Entlassung zwischen den Risikogruppen 1 bis 2 von 15% und den
Risikogruppen 3 bis 4 von 18,5% nur einen relativ geringgradigen Unterschied aufweist, so war die kumulative Mortalität nach einem Jahr 77,5%
in den Risikogruppen 3 und 4, dagegen nur 42% in den Risikogruppen
1 und 2.

Diskussion

Die Mortalität unserer Patienten mit spontanen intrazerebralen Hämatomen war innerhalb der ersten 30 Tage 35%. Damit ergibt sich gegenüber der initialen Infarktmortalität von 20% bis 30% (1) ein überraschend geringer Unterschied. Neben dem Hämatomvolumen haben Herz-Kreislaufkrankheiten einen signifikanten Einfluß auf die Sterblichkeitsrate.
Schon bei Hämatomen, die kleiner als 20 ml waren, lag die Sterblich-

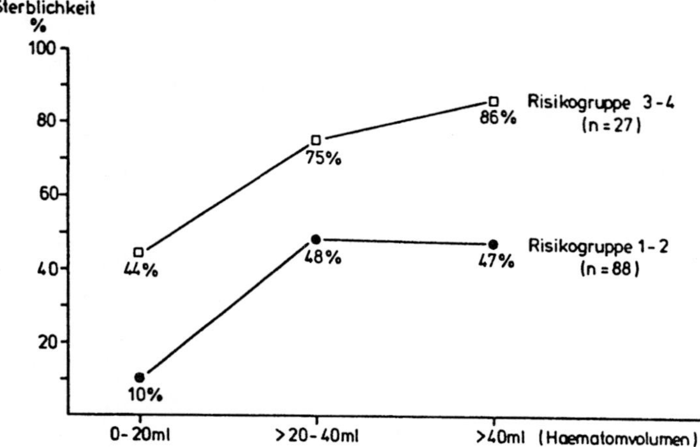

<u>Abb. 1.</u> Sterblichkeit in Abhängigkeit vom Hämatomvolumen und der Risikogruppe

keit der Patienten mit schweren Herz-Kreislaufkrankheiten signifikant
höher als bei kardial weniger gefährdeten. Auch mit zunehmender Hämatomgröße ist eine signifikant erhöhte Mortalität bei kardiovaskulärer
Gefährdung nachweisbar. Insgesamt wurde das Hämatomereignis von 58%
der Patienten aus Risikogruppen 1 und 2 um ein Jahr überlebt, während
im gleichen Zeitraum 77,5% aus Risikogruppen 3 und 4 starben.

Zusammenfassung

Mit Hilfe eines kardiovaskulären Bewertungsschemas wurden 115 Patienten mit spontanen intrazerebralen Hämatomen in vier Gruppen unterschiedlicher kardiovaskulärer Gefährdung eingeteilt. Insgesamt starben
35% der untersuchten Patienten innerhalb der ersten 30 Tage. Es konnte
nachgewiesen werden, daß die Sterblichkeit außer vom Hämatomvolumen
von der kardiovaskulären Gefährdung abhängt. Der Unterschied der Ster-
berate war bei Patienten mit einem Hämatomvolumen unter 20 ml am deutlichsten. Insgesamt wurde das spontane intrazerebrale Hämatom von nur
22% der Patienten mit hohem kardiovaskulärem Risiko ein Jahr überlebt,
im Gegensatz zu 42% der Kranken aus der Vergleichsgruppe mit geringerer kardialer Gefährdung.

Literatur

1. Dorndorf W (1979) Spontanverlauf der Hirninfarkte. Act Neurol 6:
   171-177
2. Douglas MA, Haerer AF (1982) Long-term prognosis of hypertensive
   intracerebral hemorrhage. Stroke 13:488-491
3. Goldman LG, Caldera DL, Nussbaum SR, Southwick FS, Krosgstad D,
   Murray B, Burke DS, O'Malley TA, Goroll AH, Caplan CH, Nolan J,
   Carabello B, Slater EE (1977) Multifactorial index of cardiac risk
   in noncardiac surgical procedures. N Engl J Med 297:845-850
4. Millikan CH (1979) Stroke intensive care unit. Objectives and results.
   Stroke 3:235-237
5. Whisnant JP (1984) The decline of stroke. Stroke 15:160-168

Verlauf und Prognose von 47 Patienten mit spontanen Thalamushämatomen

H.-J. Schütz

Einleitung

Der Anteil der Thalamusblutungen an der Gesamtzahl der intrazerebralen
Hämatome beträgt in unserer Klinik 20%. Wir haben 47 Patienten mit Thalamushämatomen untersucht im Hinblick auf die Frage, ob sich mit den
heutigen diagnostischen Hilfsmitteln eine Beziehung herstellen läßt
zwischen der Größe und Ausbreitungsrichtung des Hämatoms sowie dem Verlauf und der Prognose der Erkrankung.

Methodik

Entsprechend der Ausbreitungsrichtung der Blutung wurden 4 Typen unterschieden. Typ I war eine lokale, auf den Thalamus begrenzte Blutung.
Typ II waren Blutungen, welche die Capsula interna erreichten. In Typ
IIIa hatte sich das Hämatom nach parietal ausgedehnt und in Typ IIIb
in Richtung Mittelhirn. Typ IV hatte eine ausgedehnte Ventrikelein-
bruchsblutung. Das Hämatomvolumen wurde mit einem Evaluskop bestimmt
oder anhand vergrößerter Computertomographie-Bilder planimetrisch vermittelt. Beide Methoden waren vergleichbar. Die Ungenauigkeit des Verfahrens beträgt statistisch 3% bis 8% (5). Der klinische Befund wurde
anhand eines Punktesystems verschlüsselt.

Ergebnisse

Von den 47 Kranken hatten 39 eine chronische arterielle Hypertonie,
6 hatten keine Risikofaktoren, 2 erlitten Hirnblutungen während therapeutischer Beeinflussung der Blutgerinnung. Das Hämatom war 14mal lokal begrenzt (Typ I), 12mal handelte es sich um thalamokapsuläre Blutungen (Typ II), 1omal hatte sich das Hämatom in Richtung Zentrum semi-
ovale (Typ IIIa) und dreimal ins Mittelhirn (Typ IIIb) ausgedehnt.
Acht Kranke hatten eine ausgedehnte Ventrikelblutung (Typ IV). Während
der stationären Behandlung starben 8 Patienten (17%). Die Mortalitätsrate war von der Hämatomgröße abhängig (p = <0,01). Das Hämatomvolumen
schwankte zwischen 1 ml und 25 ml. Der kritische Wert lag bei 10 ml.
Von den 29 Patienten mit Hämatomen, die kleiner als 10 ml waren, starb
nur einer (3,4%). Im Gegensatz dazu starben 7 (38%) der 18 Kranken mit
Hämatomen zwischen 10 ml und 25 ml. Ein weiterer Faktor, welcher die
Sterblichkeit beeinflußte, war die Ausdehnungsrichtung des Hämatoms.
Lokal begrenzte Blutungen vom Typ I und thalamokapsuläre Hämatome
(Typ II) starben am seltensten (8%). Thalamusblutungen, die sich nach
parietal ausdehnten, starben in 20% der Fälle. Die höchste Mortalität
hatten große Ventrikeleinbruchsblutungen mit 25%. Trotz der geringen
Fallzahl ist bemerkenswert, daß 2 von 3 Kranken mit Thalamusblutungen,
die bis ins Mittelhirn reichten, die Akutphase nicht überlebten.

Auch die Schwere der neurologischen Ausfälle war unter den verschiedenen Ausbreitungstypen unterschiedlich. Die durchschnittliche Punktezahl der lokal begrenzten Thalamusblutungen war bei Aufnahme, Entlassung und Nachuntersuchung am niedrigsten. Thalamokapsuläre Hämatome
lagen in der Bewertungsskala über den Patienten der Gruppe III. Die
höchste durchschnittliche Punktezahl erreichten Patienten mit Ventrikeleinbruchsblutungen (Typ IV). Hemiparese, halbseitige Gefühlsstörungen,
Pyramidenbahnzeichen und Somnolenz waren in der angegebenen Reihenfolge
die häufigsten Symptome bei Krankheitsbeginn. Nur 2 Patienten hatten
ein Thalamussyndrom (2). Störungen der Augenmotilität wurden in 7 Fällen registriert. Vierzehn von 22 Patienten mit Blutungen in der dominanten Hemisphäre waren anfangs aphasisch.

Je nach der Ausbreitungsrichtung überwogen charakteristische Krankheitssymptome. So hatten beispielsweise lokal begrenzte Thalamusblutungen oft deutlichere Sensibilitätsstörungen als Paresen. Halbseitige
Sensibilitätsstörungen waren zum Zeitpunkt der Nachuntersuchung das
häufigste Symptom. Die Anzahl der Thalamussyndrome war auf 5 angestiegen. Sechs Kranke hatten nur thalamische Schmerzen und weitere 6 eine
verzögerte Schmerzempfindung. In 11 Fällen bestand eine Hypästhesie
und Hypalgesie. Bis zum Ende des ersten Jahres starben weitere 7 Kranke, so daß die Mortalitätsrate nach 12 Monaten auf 32% angestiegen war.
Das durchschnittliche Alter der nach Entlassung Gestorbenen lag mit
70 Jahren deutlich über dem Erkrankungsalter der in der Akutphase Gestorbenen (68 Jahre) und dem der Überlebenden (57 Jahre). Bei der Nachuntersuchung waren nur 6 Kranke (13%) pflegebedürftig (Tabelle 1).

Tabelle 1. Prognose der Thalamushämatome

	Anzahl
Gestorben innerhalb von 12 Monaten	15 (32%)
Schwerbehinderte	6 (13%)
Mäßig Behinderte	6 (13%)
Gering bzw. nicht mehr Behinderte	20 (42%)
	47

Diskussion

Insgesamt bestätigte sich Lhermittes Auffassung, daß unter Thalamushämatomen, im Gegensatz zu Infarkten, Hemiparesen und halbseitige Gefühlsstörungen etwa gleich schwer und gleich häufig sind (4). Die 1961
von Fisher zuerst beschriebene, durch Druck des Hämatoms auf unterhalb
des Thalamus liegende Blickzentren verursachte Blickwendungen nach unten, Konvergenzstellung der Bulbi bei Miosis und fehlende Lichtreaktion
fanden sich bei allen 3 Patienten mit Hämatomen, die sich ins Mittelhirn
ausdehnten (3). Außerdem wurde dreimal ein ipsilaterales Horner-Syndrom
registriert. 60% der Kranken mit Hämatomen in der dominanten Hemisphäre
hatten eine sogenannte thalamische Aphasie, die nach Alexander gewisse
Ähnlichkeiten mit der transkortikalen motorischen bzw. sensorischen
Aphasie hat (1). Bei unseren Kranken war die Schwere der Sprachstörung
abhängig vom Hämatomvolumen. Sie reichte von Störungen beim Benennen
bis zum schweren, vorübergehenden Mutismus bzw. zum logorrhoischen
Wortgemisch.

Zusammenfassung

Die Mortalitätsrate der Patienten mit Thalamushämatomen war in erster Linie vom Hämatomvolumen abhängig. Weiterhin wurden ausgedehnte Ventrikeleinbruchsblutungen und eine Ausdehnung des Hämatoms in Richtung Mittelhirn häufig nicht überlebt. Die Schwere der neurologischen Ausfälle war abhängig von der Ausbreitungsrichtung des Hämatoms. Thalamussyndrome waren selten. Okuläre Symptome wie vertikale Blicklähmungen und Horner-Syndrome wurden ebenfalls selten registriert. Eine sogenannte thalamische Aphasie bestand anfangs in der Mehrheit der Fälle mit Blutungen in der dominanten Hemisphäre.

Literatur

1. Alexander MP, Loverme SR (1980) Aphasia after left hemispheric intracerebral hemorrhage. Neurology 30:1193-1202
2. Dejerine J, Roussy S (1906) Le syndrome thalamique. Rev neurol 14: 521
3. Fisher MC (1961) The pathology and pathogenesis of intracerebral hemorrhage. In: Pathogenesis and treatment of cerebrovascular disease. Hrsg.: Fields WS, Sorenfield
4. Lhermitte J (1936) Symptomatologie de l'hémorrhagie tu thalamus. Rev neurol 65:89-94
5. Steiner L, Bergvall U, Zwetnow N (1975) Quantitative estimation of intracerebral and intraventricular hematoma by computertomography. Acta Radiol (Suppl) 36:143-154

Klinisch-neurologische Aspekte zerebellärer Hämangioblastome (Lindau-Tumor)

A. Müller-Jensen und W. H. Zangemeister

Einleitung

In der Diagnostik der Tumoren der hinteren Schädelgrube nimmt das
Kleinhirnhämangioblastom — nach seinem Erstbeschreiber Arvid Lindau
[1927 (5)] auch Lindau-Tumor genannt — als familiär vorkommende embryonale Fehlbildung und Gefäßgeschwulst eine Sonderstellung ein. Die
Häufigkeit wird mit 0,7% bis 2% aller Hirntumoren bzw. mit 7% bis 12%
der Geschwülste im Bereich der hinteren Schädelgrube angegeben (1, 3,
6, 9). In der Neurologischen Universitätsklinik Hamburg-Eppendorf wurden in der Zeit von 1950-1980 insgesamt 46 Hämangioblastome des ZNS
diagnostiziert und behandelt. In 40 Fällen handelte es sich dabei um
ein Kleinhirnangioblastom, von denen 19 Fälle 1983 sowohl klinisch-
neurologisch als auch mittels cranialer Computertomographie (CCT) und
Elektrookulographie (EOG) nachuntersucht werden konnten.

Im folgenden soll — im Vergleich mit älteren Erfahrungsberichten —
auf die wesentlichen klinischen Aspekte sowie katamnestischen Befund-
erhebungen eingegangen werden.

Ergebnisse

Allgemeine Daten und Tumorlokalisation. Anhaltspunkte für eine familiäre
Häufung von Hämangioblastomen ergaben sich in keinem unserer Fälle.
So fanden sich auch keine Hinweise i.S. der von Hippel-Lindauschen
Erkrankung.

Von insgesamt 58 nachgewiesenen Tumoren (inkl. 12 Rezidivtumoren bzw.
Neubildungen) waren 55,1% in den Kleinhirnhemisphären lokalisiert;
weniger als ein Viertel lagen im Wurmbereich, alle übrigen Lokalisationen betrugen weniger als ein Fünftel (s. Tabelle 1).

Nur bei 5 Patienten (12,5%) lagen die Werte für Erythrozytenzahl und/
oder Hämoglobin und/oder Hämatokrit i.S. einer Polyglobulie präoperativ außerhalb der Norm. Postoperativ kam es zur erwarteten Normalisierung der Werte.

Symptomatologie und klinische Befunde. Diagnostisch führend waren die Zeichen einer sich u.U. über Jahre hin langsam entwickelnden *Hirndrucksymptomatik* mit vordergründigem, meist okzipitalbetontem Kopfschmerz in
Verbindung mit ungerichtetem Schwindel sowie Erbrechen. Derartige
Kopfschmerzen traten als Hauptbeschwerde in 74% der Fälle auf. Bei
den Patienten, die seit 1974 schon computertomographisch untersucht
werden konnten, ließen sich stets die Zeichen eines Verschlußhydrozephalus nachweisen. Demgegenüber fanden sich in nur 50% der Fälle
Hinweise auf eine *Stauungspapille.* Bei den Patienten mit Stauungspapille betrug die Dauer vom Auftreten erster Symptome bis zur Diagnose-

Tabelle 1. Hämangioblastome des ZNS: Lokalisation der Tumoren (n = 58)

Lokalisation	Anzahl der Tumoren	%
Rechte Kleinhirnhemisphäre	19	32,7
Linke Kleinhirnhemisphäre	13	22,4
Mittellinienbereich	13	22,4
Medulla oblongata	3	5,2
Kleinhirnbrückenwinkel	2	3,4
Vierter Ventrikel	2	3,4
Spinalmark	2	3,4
Pons	1	1,7
Unklare Aktenangabe	2	

stellung 14,1 Monate in 15 nachprüfbaren Fällen. Der gleiche Zeitraum, berechnet für 11 Fälle ohne Stauungspapille, betrug 13,1 Monate. Das Auftreten einer Stauungspapille war somit nicht unbedingt Ausdruck einer übermäßig verspätet gestellten Diagnose.

Im Unterschied zu diesen fast regelhaft auftretenden Zeichen allgemeiner Hirndrucksteigerung fanden sich nur bei 20 Patienten (50%) eindeutige *zerebelläre Herdsymptome*, meist in Form einer zerebellären Gang- und Standataxie sowie Nystagmus. Richtung der Fallneigung sowie Dysmetrie konvergierten in nur 33% mit der Seite der Tumorlokalisation.

Bei mehr als der Hälfte aller Fälle (n = 21) ergaben sich deutliche *psychopathologische Auffälligkeiten*. Sie bestanden aus einer allgemeinen Antriebsminderung, Verlangsamung sowie Kritikschwäche i.S. eines allgemeinen hirnorganischen Psychosyndroms. Zeichen einer kritiklosen Euphorie sowie Zwangsaffekte als mögliche Hinweise einer sogenannten "zerebellären Wesensänderung" fanden sich in keinem Fall. Bei allen psychisch auffälligen Patienten ließ sich neuroradiologisch ein Hydrozephalus internus nachweisen.

Die *CCT*-Untersuchungen zeigten, daß vor allem auch Frühstadien eines Verschlußhydrozephalus erfaßt werden können. Darüber hinaus ließen sich auch die zystischen und soliden Tumoranteile computertomographisch direkt nachweisen. Zur endgültigen Diagnosesicherung stand jedoch vor allem in der Vor-CT-Ära die *Vertebralisangiographie* an erster Stelle. Die Erfolgsquote lag hier bei etwa 90%. CCT und Vertebralisangiographie erlaubten zusammengefaßt immer die zutreffende präoperative Diagnose.

Katamnestische Befunde. Von den 19 nachuntersuchten Patienten zeigten 9 klinisch noch einen auffälligen Befund. Nur 5 dieser Patienten (s. Abb. 1, Nr. 1-5) boten noch deutlichere zerebellär-dystaktische Symptome. In den übrigen Fällen ließen sich nur die in Abb. 1 dargestellten zerebellär-okulomotorischen Feinsymptome nachweisen. In 9 weiteren Fällen konnten darüber hinaus mittels EOG klinisch nicht erkennbare zerebelläre Störungen objektiviert werden (s. Abb. 1).

Die bei allen Nachuntersuchten durchgeführte CT-Kontrolle erbrachte in keinem Fall Anhaltspunkte für ein Rezidiv. Unter Berücksichtigung aller Patienten lag die Gesamtrezidivquote bei 8,7%.

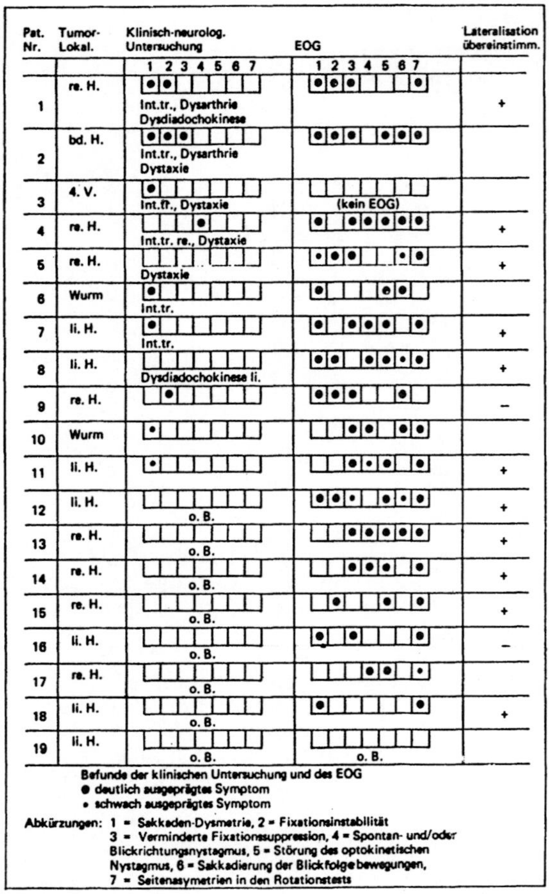

Abb. 1. Korrelation klinisch-neurologischer und elektro-okulographischer Befunde bei Patienten mit operiertem Kleinhirnangioblastom (n = 19)

Pat. Nr.	Tumor-Lokal.	Klinisch-neurolog. Untersuchung (1 2 3 4 5 6 7)	EOG (1 2 3 4 5 6 7)	Lateralisation übereinstimm.
1	re. H.	1 ●, 2 ●; Int.tr., Dysarthrie, Dysdiadochokinese	1 ●, 2 ●, 3 ●, 7 ●	+
2	bd. H.	1 ●, 2 ●, 3 ●; Int.tr., Dysarthrie, Dystaxie	1 ●, 2 ●, 3 ●, 5 ●, 6 ●, 7 ●	
3	4. V.	1 ●; Int.tr., Dystaxie	(kein EOG)	
4	re. H.	4 ●; Int.tr. re., Dystaxie	1 ●, 3 ●, 4 ●, 5 ●, 6 ●, 7 ●	+
5	re. H.	Dystaxie	1 ·, 2 ●, 3 ●, 6 ·, 7 ●	+
6	Wurm	1 ●; Int.tr.	1 ●, 4 ·, 5 ●	
7	li. H.	1 ●; Int.tr.	1 ●, 3 ●, 4 ●, 5 ●, 7 ●	+
8	li. H.	Dysdiadochokinese li.	1 ●, 2 ●, 4 ●, 5 ●, 6 ·, 7 ●	+
9	re. H.	2 ●	1 ●, 2 ●, 3 ●, 6 ●	−
10	Wurm	1 ·	3 ●, 4 ●, 6 ●, 7 ●	
11	li. H.	1 ·	3 ●, 4 ·, 5 ●, 7 ●	+
12	li. H.	o. B.	1 ●, 2 ●, 3 ·, 5 ●, 6 ·, 7 ●	+
13	re. H.	o. B.	3 ●, 4 ●, 5 ●, 6 ●, 7 ●	+
14	re. H.	o. B.	3 ●, 4 ●, 5 ●, 7 ●	+
15	re. H.	o. B.	2 ●, 5 ●, 7 ●	+
16	li. H.	o. B.	1 ●, 3 ●, 7 ●	−
17	re. H.	o. B.	4 ●, 5 ●, 7 ·	
18	li. H.	o. B.	1 ●, 7 ●	+
19	li. H.	o. B.	o. B.	

Befunde der klinischen Untersuchung und des EOG
● deutlich ausgeprägtes Symptom
· schwach ausgeprägtes Symptom

Abkürzungen: 1 = Sakkaden-Dysmetrie, 2 = Fixationsinstabilität
3 = Verminderte Fixationssuppression, 4 = Spontan- und/oder Blickrichtungsnystagmus, 5 = Störung des optokinetischen Nystagmus, 6 = Sakkadierung der Blickfolgebewegungen, 7 = Seitenasymetrien in den Rotationstests

Diskussion

Seit der Publikation von Jeffreys [1975 (3, 4)] über klinisch-neurologische, neurochirurgische und pathologische Aspekte des Lindau-Tumors anhand von 67 Patienten sind bislang keine neuen und weiteren Erfahrungsberichte über dieses Krankheitsbild mitgeteilt worden.

Aufgrund unserer Untersuchungen kann festgehalten werden, daß familiäre Häufung, multiple Tumorlokalisation insbesondere in der Beziehung zur Angiomatosis retinae sowie eine begleitende Polyglobulie offenbar längst nicht so häufig vorkommen, wie sonst aufgrund früherer Mitteilungen (7, 9) allgemein angenommen wurde.

Kopfschmerz als uncharakteristisches Erstsymptom ist in Übereinstimmung mit früheren Autoren (3, 9) die führende Beschwerde, gefolgt von ungerichtetem Schwindel. Die Zeichen einer langsam progredienten Hirndrucksymptomatik sind insgesamt am häufigsten nachweisbar und diagnostisch führend gegenüber der Herdsymptomatik, meist in Form einer zerebellären Dystaxie. Berücksichtigt man auch frühere Untersuchungsserien (3, 8, 9), kann davon ausgegangen werden, daß nur bei etwa 25% der Patienten keine ausgeprägte bzw. vordergründige Hirndrucksymptomatik besteht. Psychopathologische Veränderungen traten in unserem Kollektiv erst bei gleichzeitiger intrakranieller Drucksteigerung infolge Verschlußhydrozephalus auf. Hinweise i.S. eines charakteristischen hirnlokalen Psychosyndroms mit "zerebellärer Wesensänderung" (2, 10) ergaben sich in keinem unserer Fälle. Somit kann auch nicht die alte klinische Erfahrungsregel "wer wackelt, lacht" für Patienten mit zerebellären Hämangioblastomen aufrechterhalten werden.

Von den 19 katamnestisch erfaßten Patienten waren 17 nach bis zu 24 Jahren postoperativ noch beschwerdefrei. Geringfügige, vorwiegend zerebellär-okulomotorische Störungen fanden sich klinisch nur bei 9 Patienten. Erst gezielte EOG-Untersuchungen ließen in 9 weiteren Fällen klinisch nicht erkennbare zerebelläre Reststörungen erkennen. Die Bedeutung des EOG könnte zukünftig in der Möglichkeit liegen, bei regelmäßigen Kontrolluntersuchungen eine progrediente zerebellär-okulomotorische Störung als Frühindikator für ein Tumorrezidiv zu erfassen.

Die Rezidivhäufigkeit in unserem Material stimmte mit 8,7% mit bisherigen Erfahrungen (6, 8, 9) überein. In keinem der von uns nachuntersuchten Fälle fanden sich Rezidivhinweise. Ob diese — etwa seit Einführung des Operationsmikroskops — in den letzten Jahren seltener geworden sind, läßt sich aufgrund der geringen Fallzahlen zur Zeit noch nicht entscheiden.

Zusammenfassung

Unter 46 Hämangioblastomen des ZNS (Neurologische Universitätsklinik Hamburg-Eppendorf, 1950-1980) fanden sich 40 Kleinhirnangioblastome, von denen 19 im Jahre 1983 nachuntersucht wurden. Diagnostisch waren die Zeichen einer langsam progredienten Hirndrucksymptomatik führend gegenüber der zerebellären Herdsymptomatik.

Bei einer Gesamtrezidivquote von 8,7% fanden sich keine diesbezüglichen Hinweise bei den 19 weitgehend beschwerdefreien Nachuntersuchten. Mögliche Rezidive können u.E. genauer und früher als durch die klinische Untersuchung allein mit einer zusammengefaßten Beurteilung von CCT und EOG erkannt werden.

Literatur

1. Cushing H, Bailey P (1928) Tumors arising from the blood vessels of the brain. Thomas, Springfield
2. Janzen R (1969) Elemente der Neurologie. Springer, Berlin Heidelberg New York
3. Jeffreys R (1975) Clinical and surgical aspects of posterior fossa haemangioblastomata. J Neurol Neurosurg Psychiat 38:105-111
4. Jeffreys R (1975) Pathological and haematological aspects of posterior fossa haemangioblastomata. J Neurol Neurosurg Psychiat 38: 112-119
5. Lindau A (1927) Zur Frage der Angiomatosis retinae und ihrer Hirnkomplikationen. Acta Ophthalmol (Kbh) 4:193-226
6. Mondgar VP, McKissock W, Russell RW (1967) Cerebellar haemangioblastoma. Br J Surg 54:45-49
7. Obrador S, Blazquez MG (1975) Benign cystic tumors of the cerebellum. Acta Neurochir 32:55-68
8. Olivecrona H (1952) The cerebellar angioreticulomas. J Neurosurg 9:317-330
9. Palmer JJ (1972) Haemangioblastomas. Acta Neurochir 27:125-148
10. Walter-Büel H (1951) Die Psychiatrie der Hirngeschwülste. Springer, Wien

Schrittmacherbehandlung bradykarder Herzrhythmusstörungen bei akuter zerebraler Ischämie

H. Bewermeyer, A. Wandel, V. Hossmann und W.-D. Heiss

Einleitung

Zerebrale Durchblutungsstörungen treten bei vielen Herzerkrankungen auf
(10), und die Prognose einer zerebralen Gefäßkrankheit wird durch die
häufig gleichzeitig bestehende koronare Herzkrankheit verschlechtert
(2, 15). Von den Herzrhythmusstörungen können der sinuaurikuläre und
der atrioventrikuläre Block sowie die paroxysmale Tachykardie die zerebrale Zirkulation beeinträchtigen (19). Bei den kardiovaskulären Erkrankungen, die das Nervensystem schädigen, steht z.Z. das Vorhofflimmern im Vordergrund des Interesses (33, 36). Dagegen werden die bradykarden Herzrhythmusstörungen weniger beachtet.

Patienten, Untersuchungen und Ergebnisse

Seit 1972 beobachteten wir 40 Patienten mit akuter zerebraler Ischämie
und gleichzeitig vorliegender, schrittmacherbedürftiger Bradykardie.
Nur in 6 Fällen waren anamnestisch Adams-Stokes-Anfälle zu eruieren.
Nach Krankenhausaufnahme wurden bei allen Patienten Herzfrequenzen von
weniger als 45/min aufgezeichnet, die entweder passager oder auch über
längere Perioden vorkamen und nur z.T. medikamentös zu beeinflussen
waren. In 14 Fällen fiel die Herzfrequenz deutlich unter 40/min ab.
Ein Patient hatte Asystolien, die bis zu 5 Sekunden andauerten. Bei
5 Patienten wurde ein hypersensitives Karotissinussyndrom festgestellt.
In 5 Fällen erbrachte das His-Bündel-EKG pathologische Ergebnisse. Ein
Patient hatte einen akuten Myokardinfarkt. Eine medikamentös bedingte
Bradykardie wurde in allen Fällen ausgeschlossen. Die Schrittmacher-
indikationen (Tabelle 1) waren bei 20 Patienten eine Bradyarrhythmia
absoluta, bei 7 Patienten eine Sinusbradykardie bei Sick-Sinus-Syndrom
und bei 5 Patienten ein hypersensitives Karotissinussyndrom. Seltenere
Indikationen zur Schrittmacherimplantation stellten in 4 Fällen ein
AV-Block höheren Grades, in 3 Fällen ein SA-Block (kompletter SA-Block
und SA-Block in Kombination mit AV-Block) und in einem Fall ein Hemi-
block mit infra-His gelegener Leitungsverzögerung dar.

Seit Verbesserung der kontinuierlichen EKG-Überwachung und Registrierung wurden in unserer Klinik mehr schrittmacherbedürftige Bradykardien nachgewiesen als früher. 1982 wurden von 166 Patienten mit akuten
zerebralen Ischämien 6 (3,5%) mit einem Herzschrittmacher versorgt.
Die Gruppe der Schrittmacherempfänger (Gruppe 1) wurde mit zwei Patientenkollektiven verglichen. In die zweite Gruppe wurden 23 Patienten
aufgenommen, die bereits vor Auftreten der akuten zerebralen Ischämie
Schrittmacherträger waren. Der Herzschrittmacher war 10 Patienten 1
bis 10 Monate, 8 Patienten 11 bis 50 Monate und 5 Patienten mehr als
50 Monate vor dem akuten Schlaganfall implantiert worden. Die dritte
Gruppe umfaßt 63 Patienten, die 1982 in fortlaufender Reihe wegen

Tabelle 1. Indikationen zur Schrittmachertherapie bei akuten zerebralen
Ischämien

Indikation	n = 40
Bradyarrhythmie (Vorhofflimmern)	20 (50%)
Sinusbradykardie (Bradykardie-Tachykardie-Syndrom, Sick-Sinus-Syndrom)	7 (17,5%)
Hypersensitives Karotis-Sinus-Syndrom	5 (12,5%)
AV-Block 2. und 3. Grades	4 (10%)
SA-Block 3. Grades, SA-Block in Kombination mit AV-Block	3 (7,5%)
Hemiblock mit verlängertem AH- und HV-Intervall	1 (2,5%)

Tabelle 2. Beschreibung der Patientengruppen

Gruppe 1 (n = 40)	Akute zerebrale Ischämie und Schrittmacherimplantation wegen Bradykardie
Gruppe 2 (n = 23)	Bereits vor Auftreten der akuten zerebralen Ischämie Schrittmacherträger
Gruppe 3 (n = 63)	Akute zerebrale Ischämie, keine Schrittmacherträger, keine Schrittmacherimplantation

akuter zerebraler Ischämien in unserer Klinik behandelt wurden, jedoch
keine Schrittmacherträger waren und auch keinen Schrittmacher erhielten (Tabelle 2).

Der Vergleich der drei Patientengruppen ergibt (Tabellen 3a und 3b),
daß die Schrittmacherempfänger das höchste Durchschnittsalter aufwiesen. Die Gruppe der Schrittmacherträger war am stärksten durch vaskuläre Risikofaktoren, frühere zerebrale Durchblutungsstörungen und abgelaufene Herzinfarkte belastet. Demgemäß etablierten sich in Gruppe 2
ganz überwiegend (87%) akute zerebrale Infarkte, während in Gruppe 1
mit 27,5% und in Gruppe 3 mit 36,5% häufiger passagere zerebrale Ischämien vorkamen. Eine für die einzelnen Patientengruppen kennzeichnende
oder unterschiedliche Lokalisation der zerebralen Zirkulationsstörung
bestand nicht. Diese Feststellung stützt sich auf computertomographische Untersuchungen bei 55% aller Patienten sowie auf weitere Befunde.
Dopplersonographische Untersuchungen der Halsarterien erfolgten lediglich bei 52% aller Patienten. Ipsilateral zur zerebralen Durchblutungsstörung gelegene Karotisstenosen wurden häufiger in den Gruppen 2 und
3 gefunden.

Betreffs des klinischen Verlaufs stimmten die Gruppen 1 und 3 weitgehend überein, wobei die Letalität in Gruppe 1 etwas höher lag. Ein ungünstiges klinisches Ergebnis mit einer Letalität von fast 40% wies

Tabelle 3a. Vergleich der Patientengruppen

Risikofaktoren und frühere vaskuläre Erkrankungen

	Durchschnitts-alter	Arterielle Hypertonie (%)	Diabetes M. (%)	Frühere zerebrale Durchblutungs-störungen (%)	Frühere Herzinfarkte (%)
Gruppe 1 (n = 40)	73,2 Jahre	55	25	30	7,5
Gruppe 2 (n = 23)	72,1 Jahre	61	43,5	35	17,4
Gruppe 3 (n = 63)	63,9 Jahre	65	33,3	31,7	14,3

Tabelle 3b. Vergleich der Patientengruppen

	Grad der Hirnischämie		Verlauf der neurologischen Störungen			
	TIA, PRIND (%)	Progressive/completed stroke (%)	Gebessert (%)	Gleich-bleibend (%)	Verschlechtert (%)	Gestorben (%)
Gruppe 1 (n = 40)	27,5	72,5	52,5	17,5	5	25
Gruppe 2 (n = 23)	13	87	43,5	17,5	–	39
Gruppe 3 (n = 63)	36,5	63,5	52,4	19	5,6	23

dagegen die Gruppe 2 auf. Die Hälfte der 10 Todesfälle in Gruppe 1 waren kardial, und zwar durch Kammerflimmern, Asystolie und Linksherzversagen, bedingt.

Diskussion

EKG-Veränderungen (21) und echokardiographisch nachweisbare kardiale Störungen (28) sind bei zerebralen Zirkulationsstörungen häufiger anzutreffen als in Kontrollgruppen. Akute Schlaganfälle werden in absteigender Häufigkeit von Vorhofflimmern, Sinusarrhythmien und ventrikulären Arrhythmien begleitet (13). Hirndurchblutungsstörungen können durch manifeste (5, 19, 22) und okkulte Herzrhythmusstörungen (1, 38) verursacht werden. Jedoch haben Schlaganfälle auch Arrhythmien und vielfältige andere EKG-Veränderungen zur Folge (13, 29), die in früheren EKG-Ableitungen nicht vorhanden waren und die evtl. nur passager in Erscheinung treten (23). Als Folge akuter Hirndurchblutungsstörungen treten erhöhte Spiegel herzspezifischer Fermente auf, die auf prognostisch ungünstige ischämische Myokardschäden hinweisen (8, 30).

Myers et al. (27) stellten fest, daß ein Schlaganfall durch erhöhten Sympathikotonus myokardiale zelluläre Schäden auslöst, verbunden mit einem erhöhten Noradrenalinspiegel im Serum und Herzarrhythmien. Herzrhythmusstörungen verursachen in erster Linie embolische ischämische Hirninfarkte, die insbesondere bei Vorhofflimmern entstehen (29, 33, 36). Simonsen et al. (37) führten zerebrale Infarkte bei Sinusknotenerkrankung mit Bradykardie-Tachykardie-Syndrom gleichfalls auf Embolien zurück. Nach Norris et al. (29) sind Herzrhythmusstörungen bei hemisphärischen Ischämien häufiger als bei Hirnstammläsionen. Dieselben Autoren sahen nur 2% aller Arrhythmien als Ursache hämodynamisch bedingter Hirnischämien an. Unter 290 Schrittmacherempfängern fanden Reed et al. (32) nur in zwei Fällen eine fokale zerebrale Symptomatik infolge kardialer Arrhythmie, während Synkopen mit diffusen zerebralen Ischämien sehr häufig waren.

Bradykardien unter 40/min reduzieren das Herzminutenvolumen und sekundär auch die Hirndurchblutung, wobei zusätzliche flüchtige Asystolien gefährliche Auswirkungen haben (5, 6, 34). Auch durch Vorhofflimmern wird die Hirndurchblutung vermindert (24). Herzkrankheiten mit herabgesetztem Herzminutenvolumen führen bei gleichzeitiger Arteriosklerose zerebraler Gefäße eher zu Hirnischämien (21). Wird die Bradykardie durch Schrittmacherimplantation behoben, steigen Herzminutenvolumen und systemischer Blutdruck an, der systemische Strömungswiderstand fällt wieder ab, die Hirndurchblutung nimmt zu, und ihre evtl. gestörte Autoregulation normalisiert sich (14, 20, 35). Mit Hilfe der Schrittmachertherapie lassen sich bei SA-Block, Sinusbradykardien, AV-Block, Schenkelblock und anderen Arrhythmien mentale Störungen bessern sowie Synkopen, transiente ischämische zerebrale Attacken, die Symptome einer vertebrobasilären Insuffizienz und ernstere neurologische Defizite verhindern (7, 9, 11, 17, 25, 31). Schrittmacherbedürftige bedrohliche Herzrhythmusstörungen sind bei Patienten mit Synkopen und transienten zerebralen Attacken gelegentlich erst mittels Langzeit-EKG zu ermitteln (1, 12, 18, 26, 38).

Die Hirndurchblutung unterschreitet bei Patienten mit TIA und PRIND eine Grenze, die eine reversible neuronale Funktionsstörung, aber noch keine irreversible Membranschädigung verursacht (3, 4). In diesem Stadium kann jede zusätzliche Läsion zu einem irreversiblen zerebralen Infarkt führen. Bei unseren 40 Patienten mit Bradykardie und Hirnischämie wurde die zerebrale Läsion durch hämodynamische Störungen ausgelöst, mitbedingt oder zumindest ungünstig beeinflußt. In 52,5% der Fälle war mittels Schrittmacherimplantation eine klinische Besserung und in 27,5% der Fälle sogar eine völlige Restitution der neurologischen Ausfälle zu erzielen. Obwohl diese Patienten ein höheres Lebensalter hatten als eine Vergleichsgruppe mit zerebralen Ischämien, war das klinische Ergebnis nur wenig schlechter als in diesem Vergleichskollektiv.

Es empfiehlt sich daher, den Herzrhythmus nach Schlaganfällen mehrere Tage kontinuierlich auf einer Intensivstation zu überwachen, um bedrohliche bradykarde Rhythmusstörungen einer Schrittmachertherapie zuzuführen, ehe irreversible zerebrale Infarkte entstehen. Insbesondere bei alten Menschen kann die Schrittmachertherapie (16) eine dauernde Invalidität verhindern.

Literatur

1. Abdon NJ, Zettervall O, Carlson J, Berglund S, Sterner G, Tejler L, Turesson I (1982) Is occult atrial disorder a frequent cause of non-hemorrhagic stroke? Long-term ECG in 86 patients. Stroke 13: 832-837
2. Adams HP, Kassell NF, Mazuz H (1984) The patient with transient ischemic attacks — is this the time for a new therapeutic approach? Stroke 15:371-375
3. Astrup J, Siesjö BK, Symon L (1981) Thresholds in cerebral ischemia — the ischemic penumbra. Stroke 12:723-725
4. Astrup J (1982) Energy-requiring cell functions in the ischemic brain. Their critical supply and possible inhibition in protective therapy. J Neurosurg 56:482-497
5. Bernsmeier A, Gottstein U, Rudolph W (1962) Herzkrankheiten als Ursache zerebraler Zirkulationsstörungen. 1. Mitteilung: Zur Pathogenese neurologischer Komplikationen bei Rhythmusstörungen, Herzinsuffizienz und Herzinfarkt. Dtsch med Wschr 87:16-22
6. Corday E, Irving DW (1960) Effect of cardiac arrhythmias on the cerebral circulation. Am J Cardiol 6:803-808
7. Dalessio DJ, Benchimol A, Dimond EG (1965) Chronic encephalopathy related to heart block. Its correction by permanent cardiac pacemaker. Neurol 15:499-503
8. Dimant J, Grob D (1977) Electrocardiographic changes and myocardial damage in patients with acute cerebrovascular accidents. Stroke 8: 448-455
9. Fowler NO, Fenton JC, Conway GF (1970) Syncope and cerebral dysfunction caused by bradycardia without atrioventricular block. Am Heart J 80:303-312
10. Gahl K, Schliack H (1980) Zerebrale Zirkulationsstörungen bei kardialen Erkrankungen. Akt Neurol 7:31-40
11. Gann D, Tolentino A, Samet P (1979) Electrophysiologic evaluation of elderly patients with sinus bradycardia. Ann Intern Med 90: 24-29
12. Goldberg AD, Raftery EB, Cashman PMM (1975) Ambulatory electrocardiographic records in patients with transient cerebral attacks or palpitation. Brit Med J 4:569-571
13. Goldstein DS (1979) The electrocardiogram in stroke: relationship to pathophysiological type and comparison with prior tracings. Stroke 10:253-259
14. Held K, Niedermayer W, Gottstein U (1968) Untersuchungen des menschlichen Hirnkreislaufs bei totalem av-Block und Schrittmacherstimulation. Verh Dtsch Ges Kreislaufforschung, D. Steinkopff-Verlag, 34:421-424
15. Heyman A, Wilkinson WE, Hurwitz BJ, Haynes CS, Utley CM, Rosati RA, Burch JG, Gore TB (1984) Risk of ischemic heart disease in patients with TIA. Neurology 34:626-630
16. Himmler C, Wirtzfeld A, Präuer H, Seidl KF (1977) Herzschrittmacher-Therapie — auch bei alten Menschen. Dtsch Ärztebl 74:2163-2168
17. Jaedicke-Hollender K, Jaedicke W, Freischmidt A, Eberhard C, Altmaier KJ (1984) Die Bedeutung der neurologischen Konsiliaruntersuchung bei der Indikationsstellung zur Schrittmachertherapie. Med Welt 35:916-921
18. Klein GJ, Gulamhusein SS (1982) Undiagnosed syncope: Search for an arrhythmic etiology. Stroke 13:746-749
19. Lambert CD, Fairfax AJ (1980) Cerebral effects of cardiac dysrhythmias. In: Vinken PJ, Bruyn GW (Hrsg) Handbook of Clinical Neurology. North-Holland Publ Comp; Amsterdam New York Oxford, Vol 39, pp 259-271

20. Lassers BW, Anderton JL, George M, Muir AL, Julian DG (1968) Hemodynamic effects of artificial pacing in complete heart block complicating acute myocardial infarction. Circulation 38:308-323
21. Lavy S, Stern S, Herishianu Y, Carmon A (1968) Electrocardiographic
changes in ischaemic stroke. J Neurol Sci 7:409-415
22. Lavy S, Stern S (1969) Transient neurological manifestations in
cardiac arrhythmias. J Neurol Sci 9:97-102
23. Lavy S, Yaar I, Melamed E, Stern S (1974) The effect of acute
stroke on cardiac functions as observed in an intensive stroke
care unit. Stroke 5:775-780
24. Lavy S, Stern S, Melamed E, Cooper G, Keren A, Levy P (1980) Effect
of chronic atrial fibrillation on regional cerebral blood flow.
Stroke 11:35-38
25. McAllen PM, Marshall J (1973) Cardiac dysrhythmia and transient
cerebral ischaemic attacks. Lancet 1:1212-1214
26. McHenry LC, Toole JF, Miller HS (1976) Long-term EKG monitoring
in patients with cerebrovascular insufficiency. Stroke 7:264-269
27. Myers MG, Norris JW, Hachinski VC, Weingert ME, Sole MJ (1982)
Cardiac sequelae of acute stroke. Stroke 13:838-842
28. Nishide M, Irino T, Gotoh M, Naka M, Tsuji K (1983) Cardiac abnormalities in ischemic cerebrovascular disease studied by two-dimensional echocardiography. Stroke 14:541-545
29. Norris JW, Froggatt GM, Hachinski VC (1978) Cardiac arrhythmias
in acute stroke. Stroke 9:392-396
30. Norris JW, Hachinski VC, Myers MG, Callow J, Wong T, Moore RW
(1979) Serum cardiac enzymes in stroke. Stroke 10:548-553
31. Peters RW, Scheinman MM, Modin G, O'Young J, Somelofski CA, Mies C
(1979) Prophylactic permanent pacemakers for patients with chronic
bundle branch block. Am J Med 66:978-985
32. Reed RL, Siekert RG, Merideth J (1973) Rarity of transient focal
cerebral ischemia in cardiac dysrhythmia. JAMA 223:893-895
33. Sage JI, Van Uitert RL (1983) Risk of recurrent stroke in patients
with atrial fibrillation and non-valvular heart disease. Stroke
14:537-540
34. Samet P (1973) Hemodynamic sequelae of cardiac arrhythmias. Circulation 47:399-407
35. Shapiro W, Chawla NPS (1969) Observations on the regulation of
cerebral blood flow in complete heart block. Circulation 40:863-
870
36. Sherman DG, Goldman L, Whiting RB, Jurgensen K, Kaste M, Easton JD
(1984) Thromboembolism in patients with atrial fibrillation. Arch
Neurol 41:708-710
37. Simonsen E, Nielsen JS, Nielsen BL (1980) Sinus node dysfunction
in 128 patients. Acta Med Scand 208:343-348
38. Walter PF, Reid SD, Kass-Wenger N (1970) Transient cerebral ischemia due to arrhythmia. Ann Intern Med 72:471-474

Zur Herzschrittmacherindikation bei Polyradikulitis: Ein standardisiertes Verfahren für den Bulbusdruckversuch

D. Englert, F. J. von Baumgarten, G. Gunreben, G. Reifschneider, W. Hassel und H. Przuntek

Die Mortalität der Polyradikulitis Guillain-Barré wird im wesentlichen bestimmt durch respiratorische, thrombembolische und kardiale Komplikationen. Während die Ateminsuffizienz durch rechtzeitige Intubation und maschinelle Beatmung beherrscht und die thrombembolischen Komplikationen durch z.B. therapeutische Heparinisierung weitgehend vermieden werden können, stellt die Prophylaxe der kardialen Rhythmusstörungen das wohl schwierigste Problem der optimalen Patientenversorgung quoad vitam dar. Bekanntlich treten bei durchaus nicht allen Guillain-Barré-Patienten kardiale Störungen auf, die die Schrittmachertherapie erforderlich machen. Insofern ist die prophylaktische Implantation eines Herzschrittmachers auch in Anbetracht der zwar seltenen, aber möglichen Komplikationen wie Sepsis, Thrombose und eventuell sogar Herzwandperforation nicht vertretbar.

Zum Erstellen der Schrittmacherindikation wurden bislang verschiedene Methoden entwickelt wie Valsalva-Versuch, Orthostasemanöver, Karotismassage. In unserer Klinik wird seit einigen Jahren der Bulbusdruckversuch durchgeführt. Durch kräftigen Druck mit beiden Daumen auf den Bulbus oculi des Patienten wird ein starker Vagusreiz erzeugt, der auch beim Gesunden zu einem mäßigen Frequenzabfall führen kann. Bislang bestand der Nachteil dieser Methode darin, daß der applizierte Druck vom subjektiven Empfinden des Untersuchers abhing und insofern nur schlecht reproduzierbar war. Wir beobachteten einen Fall, bei dem dieser Frequenzabfall sicher von der Größe des angewendeten Druckes abhing und zwei Untersucher zu unterschiedlichen Ergebnissen kamen.

Wir haben nun ein relativ einfaches Gerät konstruiert, mit dem mittels zweier Kolben, die dem Patienten auf die geschlossenen Augen gesetzt werden, der Bulbusdruck durchgeführt werden kann. Der Kompressionsdruck wird über einen Druckaufnehmer gemessen und simultan zum EKG mit einem Zweikanalschreiber aufgezeichnet. Wir arbeiten mit einem Druck von 100 mmHg pro Auge über in der Regel 10 Sekunden, was uns an Eigenversuchen als noch erträglich erschien. Dieser Druck wird übrigens auch bei der Ophthalmodynamographie in der Augenheilkunde angewendet.

Der Bulbusdruckversuch wird unter intensivmedizinischer Überwachung durchgeführt. Ein venöser Zugang ist Voraussetzung, um gegebenenfalls Atropin oder Sympathomimetika injizieren zu können, was bislang allerdings noch nicht notwendig war. Es war immer ausreichend, den Druckversuch zu beenden.

Der Druckversuch wird zunächst ohne Prämedikation durchgeführt. Bei pathologischem Ausfall — über die Kriterien wird später berichtet — injizieren wir 0,5 mg Atropin und wiederholen den Druckversuch nach 10 bis 15 min. Fällt der Druckversuch jetzt nicht mehr pathologisch aus, so beginnen wir eine Therapie mit Atropin (Itrop 3 × 1 Tabletten täglich) und wiederholen den Druckversuch täglich. Tritt jedoch trotz

Atropin eine Asystolie auf, ist für uns die Indikation zur Implantation
eines passageren Herzschrittmachers gegeben. Über die Verweildauer des
Schrittmachers entscheidet dann wieder der gleiche Versuch, der dann
jedoch in größeren Abständen durchgeführt wird.

Als Faktor der Frequenzänderung bilden wir den Quotienten aus dem maximalen RR-Abstand unter Druckbedingungen und dem RR-Abstand vor Versuchsbeginn. Insofern entspricht ein Faktor mit dem Wert 1 oder kleiner
den "Normalbedingungen". Wie bereits erwähnt, kann es auch bei gesunden
Probanden zu einer Frequenzverlangsamung kommen. Der Verlauf des Faktors aus aufeinanderfolgenden Untersuchungen am gleichen Patienten ergibt Hinweis auf die Verschlechterung oder Besserung der kardialen
Rhythmusstörungen.

Als Kriterium für die Schrittmacherimplantation nehmen wir nach Rück-
sprache mit den Kardiologen eine Asystolie von über 3 Sekunden, die
durch Atropingabe nicht verhindert werden kann.

Nach ophthalmologischer Meinung sollte der Bulbusdruck nicht durchgeführt werden bei Patienten mit einer Myopie von -5 Dioptrien und darüber und bei bekannter Netzhautablösung, ebenso nicht bei erhöhtem,
nicht medikamentös eingestelltem intraokulärem Druck. Im Zweifelsfall
sollte eine augenärztliche Untersuchung entscheiden. Wir selbst haben
noch keine diesbezüglichen Komplikationen gesehen.

Stellvertretend für unsere bisherigen Versuche sollen hier die Untersuchungen bei 2 Polyradikulitispatienten berichtet werden.

Patient J.: Ein männlicher, 26 Jahre alter Patient wurde mit der Diagnose
eines Fisher-Syndroms in unsere Klinik aufgenommen. Beim ersten Bulbusdruckversuch wurde ein Faktor von 14 entsprechend einer Asystolie von
14 Sekunden errechnet, die auch nach Atropingabe im zweiten Versuch
nicht unterdrückt werden konnte, so daß ein Schrittmacher implantiert
werden mußte. Zwei Tage später lag der Faktor bei 4.3, unter Atropin-
schutz sogar bei 2. Drei Wochen später war der Faktor auch ohne Atropin unter 2 gefallen. Diese Entwicklung verlief auch parallel dem übrigen klinischen Verlauf.

Patient S.: Eine 63jährige Patientin mit einer Polyradikulitis Guillain-
Barré. Bei stationärer Aufnahme wurde im Bulbusdruckversuch ein Faktor
von 2.2 errechnet, die Patientin wurde plasmapheriert. Der Faktor war
anschließend auf 1.7 abgefallen. Trotz Plasmapherese schritt die Erkrankung fort, der Faktor stieg auf nahezu 10 an, unter Atropingabe
lag er allerdings nur bei 2.2. Wir entschieden uns, bei dieser Patientin entsprechend unseren oben erwähnten Kriterien auf einen Schrittmacher zu verzichten. Sie wurde jedoch engmaschig kontrolliert und mit
Atropin behandelt. Mittlerweile hat sich auch bei dieser Patientin der
Druckversuch normalisiert.

Daß es zu einer Lähmung des Herzens bei der akuten Polyradikulitis
kommen kann, ist schon seit Ende des letzten Jahrhunderts bekannt gewesen. In der Zwischenzeit können die übrigen Komplikationen dieser
Erkrankung weitgehend beherrscht werden, so daß die Haupttodesursache
der Polyradikulitis heute durch Asystolien begründet ist, die bei
pflegerischen Maßnahmen wie endotrachealem Absaugen, Lagerungswechsel,
aber auch spontan auftreten können. Die Ursache dieser Rhythmusstörungen ist wohl bislang nicht eindeutig einer Läsion des sympathischen
oder parasympathischen Nervensystems zuzuordnen, wahrscheinlich sind
beide Systeme involviert. Als einfache und schnelle Testanordnung zum
rechtzeitigen Erkennen möglicher Rhythmusstörungen hat sich in unserer
Klinik der Bulbusdruckversuch erwiesen. Ohne den Patienten in seiner

horizontalen Lage verändern zu müssen, ohne entsprechende Valsalva-
manöver, die bei den in der Regel vorliegenden ein- oder beidseitigen
Fazialisparesen nur schwer oder nicht durchführbar sind, erhalten wir
durch den von der Mitarbeit des Patienten unabhängigen Druck auf die
Augen eine nach unseren Erkenntnissen ausreichende Entscheidungshilfe
über die Notwendigkeit der Implantation eines temporären Schrittmachers.

Bislang ist ein falsch negatives Ergebnis des Bulbusdruckversuches
nicht aufgetreten. Falsch positive Ergebnisse sind nur unzureichend
zu beurteilen. Es kann jedoch darauf hingewiesen werden, daß es bei
den Schrittmacherträgern immer wieder auch zu Schrittmacheraktionen
kam, wobei zu berücksichtigen ist, daß die Mindestfrequenz zum Ein-
springen des Schrittmachers allerdings zwischen 50 und 60 pro min
liegt.

Zusammenfassung

Die Mortalität der Polyradikulitis wird heute vorwiegend bestimmt durch
kardiale Komplikationen. Die prophylaktische Implantation eines Herzschrittmachers ist wegen der damit verbundenen Risiken nicht vertretbar, weswegen verschiedene Methoden entwickelt wurden, die autonomen
Regulationsmechanismen des Herzens zu überprüfen. Wir führen seit Jahren den Bulbusdruckversuch durch und haben hierfür jetzt ein einfaches
Gerät entwickelt, diese Untersuchung reproduzierbar einsetzen zu können. Kriterium der passageren Schrittmacherimplantation ist eine Asystolie von über 3 Sekunden unter Bulbusdruck, die durch die intravenöse Applikation von Atropin nicht verhindert werden kann. Die Methode
wird an Fallbeispielen demonstriert.

Hypersensitiver Karotissinus-Reflex aus neurologischer Sicht

K.-F. Druschky, J. Kotzian, K.-D. Preiss und R. Leutschaft

In der Bundesrepublik Deutschland stieg in den letzten Jahren die Anzahl der Erstimplantationen von Herzschrittmachern kontinuierlich an. Im Jahre 1982 wurden 32 000 Schrittmacher implantiert, 78% davon entfielen auf Erstimplantationen (4). Der hohe Anteil an Patienten mit problematischen Indikationen, wie einem hypersensitiven Karotissinus-Syndrom, regte Dörr und Mitarbeiter 1983 (4) zu der Frage an, ob zu viele Schrittmacher implantiert werden. Für eine derartige Annahme sprechen auch die Ergebnisse von Chokshi und Mitarbeitern 1981 (3). Bei 19% ihrer Schrittmacherpatienten persistierten nach der Implantation die Symptome, die zur Implantation geführt hatten. Nach kritischer Indikationsstellung sank dieser Anteil auf 9%. Eine der Ursachen für diese Entwicklung ist die Überschätzung der klinischen Bedeutung des hypersensitiven Karotissinus-Reflexes.

Als Indikation zur Schrittmacherimplantation gilt die Auslösung einer Asystolie beim Karotisdruckversuch von mehr als 3 Sekunden Dauer. Andere Ursachen von Synkopen und Schwindelanfällen müssen weitgehend ausgeschlossen sein.

Patientengut und Ergebnisse

In Zusammenarbeit mit der Schrittmacherambulanz der Chirurgischen Universitätsklinik Erlangen untersuchten wir seit 1979 66 Patienten im Alter von 32 bis 80 Jahren, bei denen durch den Karotisdruckversuch Frequenzabfälle oder Asystolien mit einer Dauer von bis zu 11 Sekunden ausgelöst wurden. Bei allen Patienten waren in der Vorgeschichte gravierende Schwindelattacken oder Bewußtlosigkeitszustände sowie Bewußtseinsbeeinträchtigungen vorausgegangen. Von internistischer Seite wurde deshalb in der Mehrzahl der Fälle unter der Diagnose "hypersensitives Karotissinus-Syndrom" (HKSS) eine Schrittmacherimplantation empfohlen und in 46 Fällen durchgeführt.

Dieses Kollektiv ließ sich in drei Gruppen aufteilen, nämlich in eine Gruppe von 26 Patienten, bei denen die Diagnose eines HKSS aufgrund des Verlaufes bestätigt werden konnte; in eine weitere Gruppe von 15 Patienten, bei denen sich Hinweise auf zerebrale Krampfanfälle ergaben (5, 6), und in eine dritte Gruppe, bei der andere kardiale und vaskuläre Ursachen die angegebene Symptomatik erklärten.

Das Kollektiv der Patienten mit HKSS bestand aus 8 Frauen und 18 Männern mit einem Durchschnittsalter von 66,4 Jahren. Nach der Schrittmacherimplantation kam es zu völliger oder weitgehender Beschwerdefreiheit. 21 dieser Kranken hatten in der Vorgeschichte Schwindelzustände angegeben, bei 16 Patienten war es zumindest einmal zu einem Bewußtseinsverlust gekommen. In 14 Fällen waren vor dem Auftreten der synkopalen Zustände noch kompensierende Handlungen zum Abfangen eines

etwaigen Sturzes möglich. 12 Patienten konnten sich an das Hinstürzen
erinnern. Zudem wurde über Schwarzwerden vor den Augen und Übelkeit
geklagt (Abb. 1).

Der Karotisdruckversuch hatte bei 20 Patienten einen hypersensitiven
Karotissinus-Reflex (HKSR) mit Asystolie ergeben, wobei die Dauer der
asystolischen Pausen in 8 Fällen 3 Sekunden oder weniger betrug. 12
der Kranken wiesen eine längere Asystoliedauer auf, der Extremwert lag
bei 8,5 Sekunden. Die Ansprechbarkeit der rechten Karotisgabel war
beinahe doppelt so hoch wie die der linken. In 6 Fällen kam es lediglich zu einem Frequenzabfall. EKG-Ableitungen hatten bei 20 dieser Patienten Hinweise auf eine koronare Herzerkrankung ergeben.

Bei der zweiten Gruppe, bestehend aus 4 Frauen und 11 Männern im Alter
zwischen 31 und 74 Jahren (Durchschnittsalter 55,6 Jahre), ergaben sich
Anhaltspunkte für zerebrale Krampfanfälle (5, 6). Bei diesen Patienten
hatten die Karotisdruckversuche einen HKSR ergeben, wobei in zwei Fällen ein Frequenzabfall um mehr als 30% der Ruhefrequenz auftrat und
die übrigen Patienten Asystolien bis zu 7 Sekunden aufwiesen. 9 dieser
Kranken waren unter der Diagnose eines HKSS zum Untersuchungszeitpunkt
bereits mit einem Herzschrittmacher versorgt, ohne daß durch die
Schrittmacherimplantation eine Besserung der Anfallsfrequenz auftrat.
Bei allen Fällen in dieser Gruppe war von internistischer Seite im
Hinblick auf die aufgetretenen Bewußtlosigkeitszustände oder Bewußtseinsbeeinträchtigungen und die durch den HKSR beim Karotisdruckver-
such bewirkten Asystolien die Fehldiagnose eines HKSS vom asystolischen
Typ gestellt worden.

Die dritte Gruppe bestand aus 25 Patienten, bei denen sich neben einem
HKSR andere kardiale Ursachen wie beispielsweise ein AV-Block oder ein
Sinusknotensyndrom nachweisen ließen. Bei einem Teil der Fälle konnten
die geklagten Beschwerden auf einen zerebralen Gefäßprozeß zurückgeführt werden.

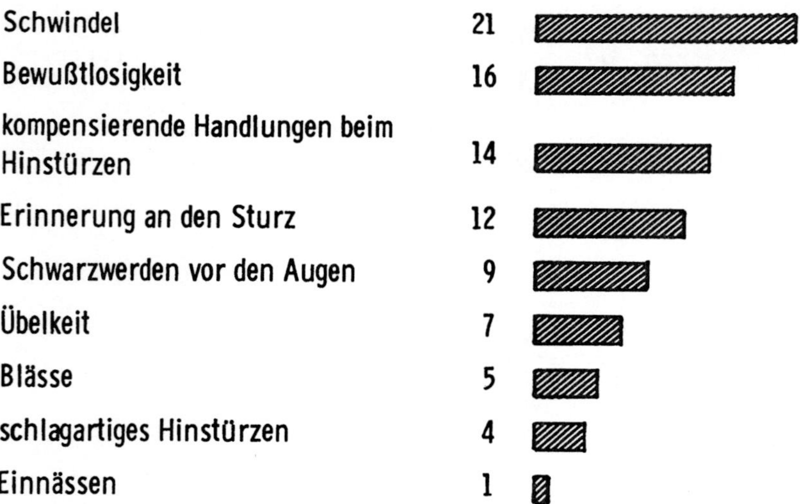

__Abb. 1.__ Hypersensitives Karotissinus-Syndrom. 26 Fälle. Häufigkeit der Symptome

Diskussion

Der HKSR unterscheidet sich vom Karotissinus-Syndrom durch die fehlende klinische Symptomatik. Durch Druck oder Massage am Karotissinus lassen sich Bradykardie oder Asystolien auslösen, ohne daß dadurch Synkopen oder Schwindelattacken verursacht werden. Eine Schrittmacherbehandlung ist hierbei nicht erforderlich. Im klinischen Alltag wird die Bedeutung des HKSR zweifellos überschätzt (2, 5, 6, 8, 9). Franke (7) berichtete 1968, daß bei einem Viertel der von ihm untersuchten über 65 Jahre alten Menschen der Karotissinus-Reflex hypersensitiv war, so daß beim Karotisdruckversuch Asystolien ausgelöst werden konnten. Büchner und Thierfelder (2) fanden bei Untersuchungen an 100 Routinepatienten mit einem durchschnittlichen Alter von 65,2 Jahren bei den über 50 Jahre alten Patienten in einer Häufigkeit von 35% Asystolien, die länger als 3 Sekunden andauerten. Merx und Mitarbeiter (9) konnten 1981 bei 9 von 40 Patienten ohne Synkopen oder Schwindelzustände in der Anamnese durch den Karotisdruckversuch Asystolien von 3,5 bis 6 Sekunden Dauer auslösen.

Eine Reihe von Autoren wies zudem auf Zusammenhänge zwischen einem HKSR und einer koronaren Herzkrankheit hin (1, 2, 10).

Nach unseren Erfahrungen ist dem HKSR insbesondere bei älteren Menschen kein Krankheitswert beizumessen. Durch Karotisdruck ausgelöste asystolische Pausen von 3 Sekunden Dauer sind isoliert ohne Bedeutung (4). Selbst bei dem Auftreten von Schwindelzuständen oder Bewußtlosigkeitszuständen kann noch nicht zwingend das Vorliegen eines HKSS angenommen werden. Eine Schrittmacherimplantation ist dann indiziert, wenn Synkopen bei nachgewiesenem HKSR durch Änderungen der Kopfhaltung auftreten.

Zusammenfassung

Berichtet wird über eine Gruppe von 66 Patienten, bei der in der Anamnese gravierende Schwindelattacken oder Bewußtseinsbeeinträchtigungen sowie Bewußtlosigkeitszustände auftraten. In allen Fällen bestand ein HKSR. 26 Patienten wiesen ein HKSS auf und wurden nach Schrittmacherimplantation beschwerdefrei. In 15 Fällen wurde von zerebralen Krampfanfällen ausgegangen, Schrittmacherimplantationen bei 9 dieser Patienten zeigten keine Wirkung. Bei der dritten Gruppe fanden sich andere Ursachen für die klinische Symptomatik. Ein HKSR ist im höheren Lebensalter häufig und weist isoliert keinen Krankheitswert auf.

Literatur

1. Brown KA, Maloney JD, Smith HC, Hartzler GO, Ilstrup DM (1980) Carotid sinus reflex in patients undergoing coronary angiography: Relationship of degree and location of coronary artery disease to response to carotid sinus massage. Circulation 62:697-703
2. Büchner C, Thierfelder K (1982) Die klinische Relevanz des Carotisdruckversuchs bei der Indikation zur Schrittmacheranwendung. Herzschrittmacher 2:25-28
3. Chokshi AB, Friedmann HS, Malach M, Vasavada BC, Bleicher SJ (1981) Impact of peer review in reduction of permanent pacemaker implantations. JAMA 246:754-757
4. Dörr R, Merx W, Effert S, Irnich W (1983) Werden in der Bundesrepublik zu viele Herzschrittmacher implantiert? Dtsch Med Wschr 108: 567-569

5. Druschky K-F, Kotzian J, Daun H, Müller E, Leutschaft R (1981) Zur
   Differentialdiagnose hypersensitives Karotissinus-Syndrom — zere-
   brales Anfallsleiden unter Berücksichtigung der Indikation zur
   Schrittmachertherapie. In: Remschmidt H, Rentz R, Jungmann J
   (Hrsg) Epilepsie 1980. Thieme, Stuttgart New York, S. 270-276
6. Druschky K-F, Kotzian J, Preis K-D, Daun H, Leutschaft R, Müller E
   (1983) Verkennung von hirnorganischen Anfällen mit hypersensitivem
   Karotissinus-Reflex als hypersensitives Karotissinus-Syndrom. In:
   Seitz D, Vogel P (Hrsg) Verhandlungen der Deutschen Gesellschaft
   für Neurologie, Band 2. Springer, Berlin Heidelberg, S. 980-982
7. Franke H (1968) Herzrhythmusstörungen beim hypersensitiven Caro-
   tissinus-Reflex. Internist 9:289-296
8. Griebenow R, Saborowski F, Meffert R (1983) Die klinische Bedeutung des Karotisdruckversuches. Med Klin 78:344-348
9. Merx W, Effert S, Hanrath P, Pop T, Rehder W, Schweizer P (1981)
   Hyperaktiver Carotissinusreflex. Dtsch Med Wschr 106:135-140
10. Thomas JE (1976) Diseases of the carotid sinus-syncope. In: Vinken
    PJ, Bruyn GW (eds) Vascular diseases of the nervous system. Part I.
    North Holland Publishing Company, Amsterdam, pp 532-551

Zerebrale Leitsymptome beim Karotis-Sinussyndrom und ihre Beeinflussung durch Schrittmacherimplantation

J. R. Bayerl, W. Busch, W. Kollmeier und H. Schworm

Einleitung

Leitsymptom des Karotissinussyndroms (CSS) Typ I (kardioinhibitorischer
Typ) ist die Synkope, ausgelöst z.B. spontan durch Kopfbewegungen, verursacht durch die reflektorische Asystolie (2). Therapie der Wahl bei
Vorliegen eines CSS Typ I ist die Schrittmacherimplantation (SMI) (6).
Zerebrale Symptome, die zusätzlich zu Synkopen auftreten, bereiten
häufiger Schwierigkeiten der Abgrenzung (3). Deshalb soll im folgenden
die zerebrale Begleitsymptomatik bei Patienten mit gesichertem CSS
differenziert werden sowie der Erfolg der SMI auf die Beschwerdesymptomatik untersucht werden, damit Therapieversager vermieden werden
können.

Material und Methode

Hierzu wurden 62 Patienten mit gesichertem CSS, 48 männlich und 14
weiblich, Durchschnittsalter 65,5 Jahre, untersucht. Die typischen
Symptomenkomplexe wurden nach SMI nach Art, Schwere und Häufigkeit
aufgelistet und eine Einzelanalyse sogenannter Therapieversager durchgeführt. Die Differenzierung eines Hauptsymptoms "Schwindel" wurde
durch umfangreiche standardisierte Anamnesen, RR-Tests, HNO-Untersu-
chungen und Elektronystagmographie vorgenommen und dann in einerseits
kardiovaskulären und andererseits zentralvestibulären Schwindel unterteilt, nachdem psychogener und peripher-vestibulärer Schwindel ausge-
sondert war.

Ergebnisse

Bei den 62 Patienten mit gesichertem CSS fanden sich vor SMI zwei
Hauptbeschwerdenkomplexe: Synkopen bei 57 Patienten (92%) und Schwindelgefühle bei 52 Patienten (84%). Die größte Patientengruppe litt
unter Synkopen *und* Schwindelzuständen, nämlich 47 Patienten (76%);
10 Patienten (16%) hatten nur Synkopen und 5 Patienten (8%) nur
Schwindelzustände. Der Zeitraum zwischen Auftreten der ersten Synkope
und Diagnosestellung betrug bei 82% weniger als 1 Jahr, bei 7% bis zu
5 Jahren, bei 11% über 5 Jahre. Von den 57 Patienten (92%), die vor
SMI an Synkopen litten, hatten nach SMI noch 6 Patienten (11%) vereinzelt Synkopen. Die Analyse dieser Therapieversager zeigte, daß nur 3
Patienten an echten Synkopen litten: Bei einem lag eine Kombination
eines CSS Typ I und II vor, bei einem ein Karotis-Internaverschluß
mit Stenose der Gegenseite, bei dem dritten eine schwere· VBI. Vor SMI
litten 11 Patienten (18%) an TIA's von Seiten des Karotisstromgebie-
tes. Von diesen 11 Patienten hatten 8 nach SMI keine TIA-Symptomatik
mehr. Dopplersonographische Befunde zeigten bei 63% einen unauffälligen Befund, bei 15% Verdacht auf Gefäßwandveränderungen, bei weiteren

22% eindeutige Stenosebefunde. 52 Patienten (84%) litten vor SMI an
Schwindelgefühlen. 40 Patienten (77%) hatten unsystematischen Schwindel, ein Patient nur systematischen Schwindel und 11 Patienten (21%)
beide Arten (Mischtyp). Nach SMI hatten noch 13 Patienten (von 52)
Schwindelattacken, d.h. ein Viertel dieser Gruppe; davon 8 unsystematischen Schwindel, einer systematischen und 4 beide Arten. Von 51 Patienten mit unsystematischem Schwindel waren 39 geheilt, 4 gebessert
und 8 unverändert; von den 12 Patienten mit systematischem Schwindel
waren 7 geheilt, 2 gebessert und 3 unverändert. Die Analyse der 13
sogenannten Therapieversager erbrachte, daß 5 unter schwer beherrsch-
baren Blutdruckproblemen litten, bei einem lag eine schwere VBI vor,
bei den restlichen ließen sich unterschiedliche Verursachungen finden.
Insgesamt waren von den 47 Patienten mit Synkopen und Schwindel 35 geheilt, 9 behielten Schwindelattacken und 3 Synkopen. Alle 10 Patienten mit nur Synkopen waren geheilt, von den 5 Patienten mit nur Schwindel waren 4 davon befreit.

Diskussion

Das CSS ist eine Erkrankung des höheren Lebensalters, wobei der Durchschnitt unserer Patienten mit 65,5 Jahren etwas jünger war als bei
entsprechenden Vergleichszahlen (4); das Verhältnis männlich zu weiblich wie in der Literatur berichtet (5). Als Therapie der Wahl gilt
bei Typ I die SMI (6), die bei allen unseren Patienten vorgenommen
wurde. Zwar ist die Synkope klassisches Symptom des CSS, dennoch zeigt
die Analyse der Therapieversager, daß eine vorausgehende differenzierte Diagnostik notwendig ist: Insbesondere die von fast allen Patienten
geäußerten Schwindelzustände sollen nicht einfach zur Ohnmacht gehörend
angesehen werden, sondern differenziert analysiert werden, um Therapieversager zu vermeiden.

Zerebrale Zusatzbeschwerden weisen auf zusätzliche Erkrankungen hin
und sollten nicht wie früher (1) — worauf Gänshirt (3) schon 1972 hinwies — als zerebrale Symptome des CSS aufgefaßt werden.

Zusammenfassung

62 Patienten (48 männlich, 14 weiblich) mit gesichertem CSS wurden
einer Untersuchung bezüglich der neurologischen Symptomatik und ihrer
Beseitigung durch SMI unterzogen. Das Durchschnittsalter betrug 65,5
Jahre. Das Hauptsymptom Synkope zeigte drei Therapieversager. Das weitere Hauptsymptom Schwindel wurde u.a. in kardiovaskulären und zentralvestibulären Schwindel differenziert und zeigte 13 Therapieversager.
Diese beinhalteten schwere Blutdruckstörungen sowie Insuffizienzen
von Seiten des Karotis- und Vertebralis-Stromgebietes.

Literatur

1. Engel GL (1959) In the existence of the cerebral type carotid sinus
   syncope. Neurology 9:565-568
2. Franke H, Strik WO (1976) Zur Pathophysiologie des Karotissinus,
   insbesondere über das Karotissinus-Syndrom und den sog. hyperaktiven Karotissinus-Reflex. In: Sturm A, Birkmayer W (Hrsg) Klinische
   Pathologie des vegetativen Nervensystems. Bd 1, Fischer, Stuttgart,
   S. 681-706
3. Gänshirt H (1972) Karotissinussyndrom. Therapiewoche 22:160-165

4. Luckmann E, Runge M, Narula OS (1975) Funktionsanalyse des Reizleitungssystems beim kardioinhibitorischen Typ des Karotissinus-Syndroms. Verh Dtsch Ges Kreislaufforsch 41:387
5. Solti F, Szabo Z (1975) Pacemaker therapy as a new possibility for the diagnosis and treatment of carotid sinus syncope. In: Schaldach M, Furman S (eds) Advances in Pacemaker Technology. Springer, Berlin Heidelberg New York, p 121
6. Strainer BE, Brunner L, Dehne N (1973) Die Behandlung des Karotissinus-Syndroms mittels kardialer Schrittmacher-Stimulation. Dtsch Med Wschr 98:558-560

Klinische, hirnelektrische und psychopathologische Befunde mit Längsschnittuntersuchungen bei Herzschrittmacherträgern

F. L. Welter

Einleitung

Die Veränderung des klinischen, hirnelektrischen und psychopathologischen Befundes nach einer Schrittmacherimplantation war bisher Gegenstand vieler Untersuchungen, aber auch vieler Hypothesen. Nicht nur
die Pulsfrequenz darf für die Schrittmacherimplantation als alleiniger
Indikationsparameter herangezogen werden; mindestens ebenso wichtig
ist die myokardiale Leistungsreserve. Hämodynamik und Blutdruckverhalten im Verlauf einer Schrittmachertherapie gewinnen zunehmend an Interesse. Der kardiologische Ausgangsbefund ist für die mögliche zerebrale
Reaktion von entscheidender Bedeutung. Zu fragen ist, inwieweit das
EEG als aussagekräftiger Parameter einer kreislaufbedingten Hirnfunk-
tionsstörung gelten kann, ob die hämodynamisch bedingte zerebrale Reaktion mit den verschiedenen Formen der kardialen Rhythmusstörung zu korrelieren ist, und wie zerebrale Reaktionen nach einer Schrittmacherimplantation zu deuten sind.

Methodik

408 Patienten (Durchschnittsalter 69,5 Jahre) wurden vor und in regelmäßigen Abschnitten bis ein Jahr nach der Schrittmacherimplantation
neurologisch-psychiatrisch und hirnelektrisch untersucht. 186 Patienten wurden zusätzlich mit der Frequenzanalyse (EEG-Trendmonitoring-
System Schwarzer) abgeleitet. 264 Patienten wurden ein Jahr nach der
Implantation einer ausführlichen Befragung mittels Fragebogen und
standardisierten Interviews unterzogen. Mit einbezogen wurden Angehörige oder nahe Bezugspersonen.

Ergebnisse

Die kardiologischen Diagnosen — den internistischen Krankenblättern
entnommen — ergaben die Einteilung in chronisch-bradykarde und akut
aufgetretene Herzrhythmusstörung.

Die Korrelation zwischen Art, Ausprägung und Auftreten der kardialen
Rhythmusstörung, Durchschnittsalter zum Zeitpunkt der Implantation,
Vorliegen einer manifesten arteriellen Hypertonie und den Ergebnissen
der EEG-Längsschnittuntersuchungen führte zu einer Einteilung der Patienten in 5 Gruppen.

Die Gruppen I-III umfassen 279 Patienten mit chronisch-bradykarden
Rhythmusstörungen und mehr oder weniger ausgeprägten EEG-Veränderungen
vor der Schrittmacherimplantation mit kontinuierlicher Besserung des
EEG-Befundes während des Beobachtungszeitraums.

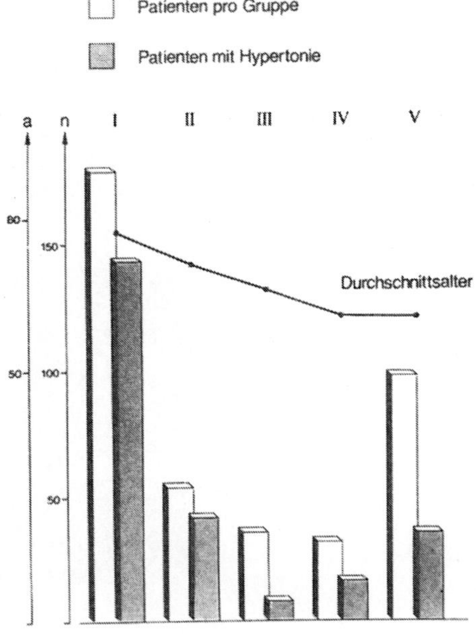

Abb. 1. Gesamtkollektiv n = 408. Einteilung nach Art der Herzrhythmusstörung, EEG-Befund vor der Implantation, Durchschnittsalter zum Implantationszeitpunkt und Hypertonieanteil in 5 Gruppen

Die Gruppen IV-V (129 Patienten) litten ausnahmslos an akut aufgetretenen Herzrhythmusstörungen und brachten bezüglich des EEG-Verlaufs vor und nach der Implantation keine verwertbaren Unterschiede.

Die Kombination chronisch-bradykarde Herzrhythmusstörung, hohes Durchschnittsalter zum Zeitpunkt der Implantation und Hypertonieanteil von 80% brachte besonders bei der Gruppe I (179 Patienten) eine objektivierbare Besserung des hirnelektrischen Befundes im Verlauf des Beobachtungszeitraums von einem Jahr.

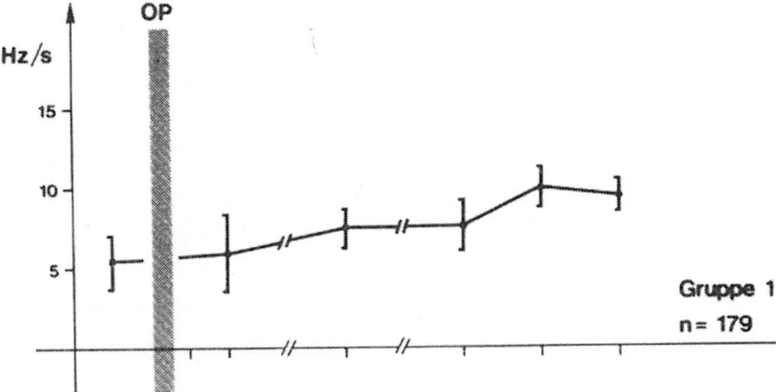

Abb. 2. Gruppe 1 (n = 179). Entwicklung der Grundfrequenz im konventionellen EEG vor und bis ein Jahr nach Schrittmacherimplantation. Ableitezeitpunkte: vor der Implantation, 1 und 8 Tage nach Implantation, 6 Wochen, 1/4, 1/2 und 1 Jahr nach Implantation

Die Grundfrequenz im EEG nahm von durchschnittlich 5-6/sec auf 9-10/
sec zu, wobei die nachhaltige Normalisierung der Grundfrequenz 3-6
Monate nach der Implantation zu beobachten war.

Bei dieser Gruppe ergänzt die Frequenzanalyse das konventionelle EEG.

12 Patienten aus dem Gesamtkollektiv lieferten nach der Schrittmacherimplantation ein Durchgangssyndrom ("Funktionspsychose nach Wieck").
7 dieser Patienten wurden gezielt kardiologisch und hirnelektrisch
beobachtet.

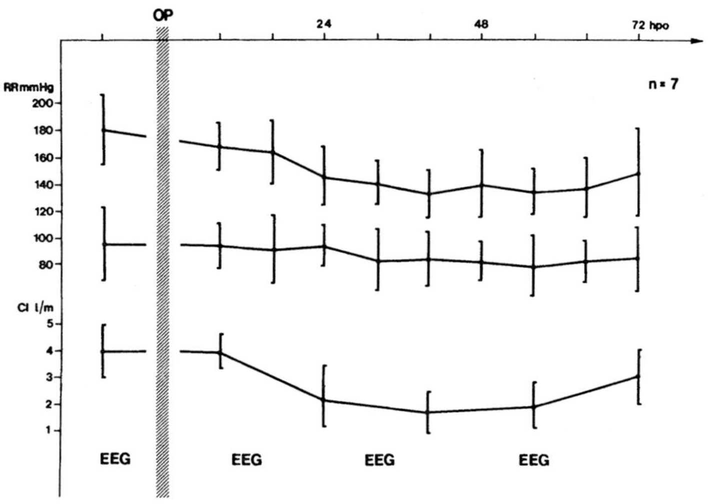

Abb. 3. Postoperatives Durchgangssyndrom bei 7 Patienten. Vergleich von systolischem
und diastolischem RR mit CARDIAC INDEX (Herzzeitvolumen pro Körperoberfläche)

Zu diesem Durchgangssyndrom führte die Kombination aus Hypertonie,
hohem Implantationsalter (72 Jahre) und Vorliegen einer chronisch-
bradykarden Herzinsuffizienz. Wichtig für die ätiologische Deutung
des Durchgangssyndroms ist der postoperative Abfall des systolischen
Blutdrucks mit gleichzeitiger Reduzierung einer hämodynamischen Meß-
größe, des CARDIAC INDEX (Herzzeitvolumen bezogen auf die Körperoberfläche).

Die Anhebung der Pulsfrequenz allein war bei allen diesen Patienten
ineffizient unter Berücksichtigung der hämodynamisch ungünstigen Gesamtsituation.

Die klinisch-neurologischen Befunde bei den Schrittmacherpatienten,
die Polypathie und Multimorbidität des Älteren repräsentieren, werden
durch die Schrittmachertherapie nicht nachhaltig beeinflußt.

Parkinson-Syndrome, Tremores, zentralbedingte motorische Dysfunktionen
und das polyätiologische Bild des Nystagmus prägen die Normabweichungen bei der Gruppe von Patienten jenseits des 70. Lebensjahres. Diese
Befunde sind schwerlich von altersbedingten Veränderungen der zerebralen Durchblutungs- und Stoffwechselsituation zu trennen. Die regelmäßigen Nachuntersuchungen bis ein Jahr nach der Schrittmacherimplantation brachten hier keine relevanten Änderungen.

Ein ausführlicher Fragebogen und standardisierte Interviews ergaben
dagegen verwertbare Erkenntnisse über Befindlichkeitsänderung und Ver-
arbeitungsmöglichkeit der Schrittmachertherapie.

87% der 264 befragten Patienten fühlten sich ein Jahr nach der Schrittmacherimplantation deutlich leistungsfähiger. Bemerkenswert waren familiäre Spannungen bei 15% der befragten Patienten nach der Schrittmacherimplantation. Es scheint, daß die Schrittmachertherapie zu einer
Änderung im Rollenverhalten der Familie führt. Bemerkenswert war, daß
fast alle Schrittmacherpatienten eine Weiterbetreuung durch die im-
plantierende Klinik wünschten.

Zusammenfassung

Das EEG kann bei beeinträchtigter oder aufgehobener Autoregulation der
Hirndurchblutung die Wechselwirkung zwischen Herzrhythmik, myokardialer
Leistungsreserve und Hirndurchblutung sichtbar machen.

Der Erfolg der Schrittmachertherapie kann bei der ungünstigen Kombination chronisch-bradykarde Herzrhythmusstörung, Alter und Hochdruck dadurch objektiviert werden, daß die vor dem Eingriff abnorme Hirnrinden-
tätigkeit nach der Implantation normal wurde und blieb.

Die klinische und hirnelektrische Überwachung kann entscheidende Hinweise geben, ob der Herzschrittmacher vertragen wird, d.h. welchen
Apparatetyp die kardiale Ausgangssituation auch im Hinblick auf die
zerebrale Durchblutungs- und Stoffwechselsituation erfordert.

Durch den interdisziplinär orientierten Untersuchungsansatz steht dem
Kardiologen eine Methodik zur Verfügung, mit der er das Risiko bei der
geplanten Implantation abschätzen, Komplikationen gezielt vermeiden
und den Erfolg der Therapiemaßnahme längerfristig überprüfen kann.

Literatur beim Verfasser

Neurologische Komplikationen nach aortokoronaren Bypassoperationen

C. R. Hornig, V. Sprengel, W. Dorndorf und R. Hoege

2035 Patienten unterzogen sich in den Jahren 1978 bis 1983 in der Chirurgischen Universitätsklinik Gießen einer aortokoronaren Venenbypass-Operation. In 40 Fällen (etwa 2%) kam es während der Operation bzw. in der ersten Woche danach zu neurologischen Komplikationen. Weder die Anamnese noch eine präoperative klinische Untersuchung hatten Hinweise auf eine neurologische Erkrankung ergeben.

Folgende Diagnosen wurden gestellt: 14 Patienten erlitten ischämische zerebrale Insulte, 4 einen hypoxämischen Hirnschaden und 7 ein psychoorganisches Durchgangssyndrom. In 11 Fällen kam es zu peripheren Nervenläsionen.

Vierzehn Patienten bekamen im Zusammenhang mit der aortokoronaren Venenbypass-Operation einen ischämischen zerebralen Insult, der zehnmal in unmittelbarem zeitlichem Zusammenhang mit dem Eingriff stand und viermal zwischen dem zweiten und siebenten postoperativen Tag auftrat. Der dopplersonographische Befund war jeweils normal. Von den 4 Patienten mit postoperativ aufgetretenen Insulten hatten 3 Infarkte im Versorgungsgebiet der rechten A. cerebri media, die zweimal leichte und einmal schwere neurologische Ausfälle hervorriefen. Alle drei Patienten hatten postoperativ Herzrhythmusstörungen in Form einer absoluten Arrhythmie bei Vorhofflattern bzw. -flimmern. Es ist deshalb eine Hirnembolie als Ursache der Infarkte naheliegend. Der vierte Kranke erlitt am vierten postoperativen Tag einen Mittelhirninfarkt, der zu einem Weber-Syndrom führte.

In 10 Fällen kam es unmittelbar während der Operation zu einem Insult. Zweimal dürfte ein intraoperativer Blutdruckabfall begünstigend gewesen sein. Einer dieser beiden Patienten bekam gegen Ende des Eingriffs einen kardiogenen Schock, der die Gabe von Katecholaminen erforderlich machte. Es entstand ein doppelseitiger Posteriorinfarkt. Bei dem zweiten Patienten trat eine Infarzierung im Bereich der Brücke und des linken Kleinhirns auf. Ursache des intraoperativen Blutdruckabfalls war ein frischer Myokardinfarkt, kompliziert durch Kammerflimmern. Da unter den übrigen 8 Kranken mit intraoperativen Insulten während des Eingriffs keine Komplikationen, wie Blutdruckabfall oder Rhythmusstörungen, zu verzeichnen waren, sind Hirnembolien als Infarktursache angenommen worden. Einer der Infarkte betraf das Versorgungsgebiet der rechten, 6 betrafen das der linken A. cerebri media, und einer war doppelseitig. Die neurologischen Ausfälle waren in 6 Fällen schwer und in 2 leicht. Entsprechend war die Ausdehnung der hypodensen Zonen im CT.

Als Quelle einer Hirnembolie bei aortokoronaren Bypass-Operationen kommen verschiedene Gründe in Betracht, z.B. Thromben im linken Ventrikel, die in etwa 2% ventrikulographierter Patienten festzustellen sind. Das Risiko, während einer Herzoperation einen Schlaganfall zu

erleiden, ist dann viermal so groß wie das einer Vergleichsgruppe.
Embolisation aus atheromatösen Plaques beim Abklemmen der Aorta sind
eine weitere Möglichkeit. Im Schlauchsystem der Herz-Lungenmaschine
können während des Autoklavierens Ablagerungen aus Kalzium entstehen,
die ebenso embolisieren können wie Silikonpartikel, die als Schaum-
schutz Verwendung finden. Schließlich sind Thrombozytenaggregate aufgrund einer nachgewiesenen erhöhten Thromboxansynthese bei Patienten
mit kardiopulmonalem Bypass als Emboli denkbar (1, 2).

Vier von unseren 40 Patienten erlitten einen sekundär hypoxischen Hirnschaden. Alle waren zum Zeitpunkt der neurologischen konsiliarischen
Untersuchung soporös oder komatös, einer hatte generalisierte Myoklonien. Immer waren unmittelbar postoperativ Komplikationen aufgetreten,
die zu einer Kreislaufinsuffizienz geführt hatten. Zwei Patienten hatten wiederholt Kammerflimmern, einer ein akutes Linksherzversagen und
einer einen Kreislaufschock infolge Nachblutung. Die 4 Kranken starben
innerhalb der ersten drei Tage nach der Operation.

Die 7 Patienten mit der Diagnose eines psychoorganischen Durchgangssyndroms hatten intraoperativ keine Besonderheiten. In allen 7 Fällen
traten aber in den ersten drei postoperativen Tagen Komplikationen
kardialer, pulmonaler oder metabolischer Art bzw. eine Sepsis auf, und
zumindest zeitweilig bestand eine Schocksymptomatik.

Schädigungen peripherer Nerven betrafen am häufigsten den N. peronaeus
(7 Patienten). Sie wurden meistens unmittelbar postoperativ bemerkt.
Naheliegende Ursache ist eine Druckschädigung bei der Entnahme des
Venentransplantates, also eines Teils der Vena saphena. Einmal führte
eine Nachblutung an der Entnahmestelle zu einer Peronaeuslähmung. An
der oberen Extremität waren bei zwei Patienten der untere Armplexus,
bei einem der N. radialis und bei vier der N. ulnaris betroffen. Immer
war die Schädigung links lokalisiert. Ursache dürfte auch in diesen
Fällen eine iatrogene Druckschädigung gewesen sein. Die Patienten werden während der Operation teilweise mit hyperabduziertem Arm gelagert,
darüber hinaus müssen zwischen linkem Arm und linker Thoraxseite zwei
Operateure Platz finden. Auch die relativ lange Narkosezeit von 6 Stunden durchschnittlich und 9 Stunden maximal dürfte eine Rolle spielen.

Zu den selteneren Komplikationen aortokoronarer Bypass-Operationen gehören folgende: Eine 63jährige Frau erkrankte postoperativ an einer
Bronchopneumonie, Pankreatitis und einem Pneumothorax. Im Rahmen einer
Verbrauchskoagulopathie kam es zu einer Blutung in die rechte Kleinhirnhemisphäre. Die Patientin konnte nach zwei Monaten in gutem Allgemeinzustand, aber mit einer zerebellären Dysarthrie und leichten
Hemiataxie nach Hause entlassen werden. Eine andere, 55jährige Patientin überstand eine 9fach-Bypass-Operation ohne Komplikationen. Am ersten postoperativen Tag trat eine ausgedehnte Blutung an der Entnahmestelle des Venentransplantates auf. Diese führte zu einem Hb-Abfall
von 15,2 g/l auf 6,6 g/l und gleichzeitig zu einer bilateralen Erblindung. Nach drei Wochen war die Atrophie beider Nervi optici zu erkennen infolge einer ischämischen Neuropathie.

Zusammengefaßt kam es in 2% von 2035 Patienten mit aortokoronaren Venen-
bypass-Operationen zu neurologischen Komplikationen. Dieser Anteil
dürfte aufgrund des retrospektiven Charakters der Untersuchung eher
niedriger sein als tatsächlich. Während der Operation waren Hirninfarkte wahrscheinlich embolischer Genese am häufigsten sowie Druck-
schäden peripherer Nerven. Die Folgen postoperativer kardialer oder
pulmonaler Komplikationen waren hypoxische Hirnschäden, psychoorganische Durchgangssyndrome und vereinzelt zerebrale Infarkte. Je einmal
kam es zu einer Kleinhirnblutung aufgrund einer Verbrauchskoagulopathie

bzw. zu einer doppelseitigen ischämischen Neuropathie des N. opticus infolge schwerer Blutungsanämie.

Literatur

1. Breuer AC, Furland AJ, Hanson MR, Lederman RJ, Loop FD, Cosgrove DM, Greenstreet RL, Estafanous FG (1983) Central Nervous System Complications of Coronary Artery Bypass Graft Surgery: Prospective Analysis of 421 Patients. Stroke 14:682-687
2. Longmore D (1980) Causes of Cerebral Complications after Open-Heart Surgery. In: Speidel H, Rodewald G (eds) Psychic and Neurological Dysfunctions after Open-Heart Surgery. Georg Thieme Verlag, Stuttgart New York

Herz-Kreislauf-Beeinflussung polytraumatisierter Patienten mit Alkoholanamnese durch Fluphenazin-Dihydrochlorid

K.-W. Fritz, A. Osterhaus und W. Seitz

Einleitung

Delirante Zustände polytraumatisierter Patienten sind häufig unter dem
Aspekt des alkoholischen Entzugsdelirs zu behandeln. Dies gilt umso
mehr, da Untersuchungen ergeben haben, daß der Alkoholkonsum im ständigen Steigen begriffen ist, wobei insbesondere der Jugendalkoholismus
ein soziales Problem darstellt, das zu dringendem Nachdenken veran-
lassen sollte (4).

Mittel der Wahl beim alkoholischen Delir ist gewöhnlich Chlomethiazol
(Distraneurin), das aber selbst suchterzeugend wirken kann (1, 6). Als
Alternativsubstanzen bieten sich Neuroleptika an. Von Fluphenazin-dihydrochlorid (Dapotum acutum = D.a.; Firma Squibb-Heyden) liegen erste
erfolgreiche Berichte vor (3, 7). Neuroleptika können, insbesondere
wenn sie als Bolus gegeben werden, erhebliche Kreislaufdepressionen
verursachen (2, 5). Deswegen sollte in der vorliegenden Studie der
Frage nachgegangen werden, welche Herz-Kreislauf-Beeinflussung eine
empfohlene 20-mg-Injektion von D.a. nach sich ziehen würde. Die Untersuchung wurde an einem polytraumatisierten Patientengut vorgenommen,
bei dem eine Alkoholanamnese durch Fremdanamnese bestätigt wurde.

Material und Methode

Die Untersuchung wurde an zehn beatmungspflichtigen männlichen Patienten durchgeführt, die sich im Kreislauf steady-state befanden. Alle
waren mit Pancuroniumbromid relaxiert. Zum Zeitpunkt der Messung wurden keine anderen Sedativa oder Analgetika verabreicht. Die Herzfrequenz wurde dem EKG-Monitor entnommen (Firma Hellige). Zur blutigen
Druckmessung war eine A. radialis kanüliert (Druckaufnehmer und -wand-
ler, Firma Bentley; Verstärker Firma Hellige). Über eine V. jugularis
interna wurde ein Pulmonaliskatheter (Firma Edwards) unter Druckkurven-
kontrolle in die A. pulmonalis eingeschwemmt. Mit dessen Hilfe konnte
zusätzlich das Herz-Zeit-Volumen (HZV; l/min) nach der Thermodilutions-
methode bestimmt werden (Computer Firma Fischer). So konnten folgende
Herz-Kreislauf-Größen direkt gemessen bzw. errechnet werden: Herzfrequenz (HR; min^{-1}), arterieller Mitteldruck ($\bar{p}_{art}$; mm Hg), Herz-Zeit-
Volumen (HZV; l/min), pulmonal-arterieller Mitteldruck ($\bar{p}_{ap}$; mm Hg),
pulmonaler Kapillar-Verschluß-Druck ($\bar{p}_{cp}$; mm Hg), zentral-venöser
Druck (CVP; mm Hg), systemischer und pulmonaler Gefäßwiderstand (TSR

Schlüsselwörter: Alkoholismus — Neuroleptika und hämodynamische Effekte

Key words: Alcoholism — neuroleptica and cardio-vascular side effects

und TPR; dyn·sec·cm^{-5}) und der Cardiac-Effort-Index (CE; dimensions-
los). Letztere Größe ist ein indirektes Maß für den Sauerstoff-Ver-
brauch des Herzens und wird auch als Rate-Pressure-Product bezeichnet
(RPP). Alle direkt erfaßbaren Herz-Kreislauf-Größen wurden direkt vor,
eine, drei, fünf und zehn Minuten nach der Injektion von 20 mg D.a.
gemessen. Es wurde von allen Parametern der Mittelwert $\bar{x}$ sowie der
mittlere Fehler $s_{\bar{x}}$ der Standardabweichung berechnet. Statistisch wurde
der Kontrollwert gegen die Folgewerte mit Hilfe des Student-t-Testes
für verbundene Wertepaare verglichen bei einem Signifikanzniveau von
p <0,05.

Ergebnisse

Die Ergebnisse sind in Tabelle 1 wiedergegeben.

Tabelle 1. Herz-Kreislauf-Parameter nach Injektion von 20 mg Fluphenazin-dihydrochlorid (Dapotum acutum, Firma Squibb-Heyden). *p < 0,05, **p < 0,01, ***p < 0,005

Zeit (min)	0	1	3	5	10
HF (min^{-1})	102	110	105	104	103
$\bar{P}_{art}$ (mm Hg)	87	73**	75**	73*	83
HZV (1/min)	9,48	9,98	9,49	9,42	9,35
$\bar{P}_{ap}$ (mm Hg)	19	19,2	20,2	19	20,3
$\bar{P}_{cp}$ (mm Hg)	11,5	12	11,5	11,6	12
CVP (mm Hg)	12	10,7	11,5	11,5	11,5
TSR (dyn·sec·cm^{-5})	656	537***	625***	640	655
TPR (dyn·sec·cm^{-5})	70	63,5	78	72	65
CE	8909	7949*	7972*	8110*	8461

Diskussion

Ein Patient, der ein Polytrauma erlitten hat, befindet sich stets in
einer lebensbedrohlichen Situation. Noch komplizierter wird es, wenn
sich im Verlaufe der Behandlung ein Alkohol- oder Medikamentenentzugs-
delir dazugesellt. Dieses neuro-psychiatrische Krankheitsbild kann
schon für sich allein vital bedrohend sein (3).

Da der Alkoholkonsum in unserem Lande stetig im Steigen begriffen ist,
sind deswegen delirante Zustände bei Traumen häufig unter diesem Ge-
sichtspunkt zu therapieren. Als Mittel der Wahl wird gewöhnlich Chlomethiazol eingesetzt, das aber selbst suchterzeugend wirken kann (1,
3, 6). Als Ausweichsubstanz können hier Neuroleptika eingesetzt werden,
deren Beeinflussung des kardio-vaskulären Systems an einem anderen
Krankengut bereits beschrieben wurde (5). Da diese Reaktionen erheblich

sein können, sollten sie auch dem neurologisch-psychiatrisch als Konsiliar tätigen Arzt geläufig sein, wenn er als Mit-Therapeut diese Substanzen verordnet. Die Bolusinjektion von 20 mg Fluphenazin-dihydrochlorid führt frühzeitig zu einem Abfall des arteriellen Mitteldrucks und des zentral-venösen Drucks. Dies ist als Folge einer Blockade der vaskulären α-Rezeptoren zu sehen, die gleichermaßen den arteriellen und venösen Schenkel betrifft.

Um das Herzzeitvolumen, das u.a. für die Gewebeversorgung verantwortlich ist, zu halten, steigt kompensatorisch die Herzfrequenz an. Begünstigend kann in solchen Fällen auch zusätzlich eine Abnahme der Nachlast (afterload) des Herzens sein, was bedeutet, daß der linke Ventrikel sich besser entleeren kann. In Kombination mit der Abnahme des zentral-venösen Druckes, der als ein Maß für die Vorlast (preload) des Herzens gilt und hier ebenfalls abnimmt, läßt sich sagen, daß die gesamte Herzarbeit günstig beeinflußt wird. Eine zu starke Abnahme dieser beiden Größen (Vor- und Nachlast) kann aber auch zu einem Kreislaufzusammenbruch führen. Es ist also vor Applikation von α-blockierenden Substanzen darauf zu achten, daß kein Volumendefizit besteht. Sollte trotz Volumengabe eine hypotone Kreislaufreaktion nicht beherrschbar sein, so ist kurzzeitig die Gabe von Katecholaminen indiziert (8). Als Faustregel sollte hier die länger anhaltende Druckreduktion um 20% des Ausgangswertes bzw. unter 90 mm Hg gelten. Günstig beeinflußt wird ebenfalls der myokardiale O_2-Verbrauch, der durch den Cardiac-Effort-Index charakterisiert wird. Er ist das Produkt aus systolischem Blutdruck und Herzfrequenz.

Zusammenfassend läßt sich folgendes sagen:
- Bei der Applikation von Fluphenazin-dihydrochlorid sollte ein bestehender Volumenmangel ausgeglichen werden;
- die Abnahme der Vor- und Nachlast führt zu einer Abnahme der myokardialen Wandspannung und erhöht dadurch die Koronarperfusion;
- der O_2-Verbrauch des Herzens nimmt ab;
- die pulmonale Gefäßstrombahn bleibt unbeeinflußt, was auf keine vermehrte Belastung des rechten Ventrikels hindeutet;
- Fluphenazin-dihydrochlorid zeigt ähnliche Kreislaufreaktionen wie andere Neuroleptika (5).

Zusammenfassung

Polytraumatisierte Patienten mit Alkoholanamnese, die mit einem erweiterten Kreislaufmonitoring versehen waren, erhielten 20 mg Fluphenazin-dihydrochlorid (Dapotum-acutum; Firma Squibb-Heyden). Einem initialen RR-Abfall kann man mit Volumenvorlauf, bei Bedarf mit kurzfristiger Katecholamingabe begegnen. Günstig beeinflußt wurden Vor- und Nachlast des Herzens sowie der myokardiale O_2-Verbrauch.

Summary

In multi-injured patients in addition with alcohol-anamnesis cardiovascular parameters were registered after injection of 20 mg fluphenazin-dihydrochloride (Dapotum-acutum; Squibb-Heyden). A reduction of mean arterial pressure can be avoided by administering volume and occasionally catecholamines for a short period. Favourable results were seen in myocardial oxygen-consumption, pre- and afterload.

Literatur

1. Arzneimittelkommission der Deutschen Ärzteschaft (1977) Strenge
   Indikationsstellung für Chlomethiazol. Dtsch Ärzteblatt 74:1902
2. De Castro J, Mundeleer P (1959) X. Congr Franc d'Anasthésiologie,
   Lyon
3. El-Hussein Z, Platz W (1980) Die hochdosierte Fluphenazin-dihydro-
   chlorid-Infusionstherapie bei alkohol- und/oder medikamentenbeding-
   ten deliranten Syndromen und einem Entzugssyndrom bei Drogenabhän-
   gigkeit. Intensivbehandlung 5:38
4. Feuerlein W (1977) Therapie des Alkoholismus. Dtsch Ärzteblatt 74:
   2912
5. Hempelmann G, Helms U, Ziai M, Piepenbrock S (1979) Beeinflussung
   von Herz-Kreislaufparametern durch Droperidol. Prakt Anästhesie 4:
   231
6. Keup W (1977) Das Abhängigkeitspotential des Chlomethiazol (Distraneurin). Dtsch Ärzteblatt 74:1903
7. Moser C, Schubert H, Hackl M (1979) Hochdosierte Neuroleptikainfu-
   sionstherapie bei schweren Schmerzzuständen. Vortrag anläßlich der
   4. Tagung der Gesellschaft zum Studium des Schmerzes für Deutschland, Österreich und die Schweiz e.V., München, 26.-28. Oktober
8. Piepenbrock S, Hempelmann G, Reichelt W, Stegmann T (1979) Hämodynamische und selektive vaskuläre Effekte von Dobutamin während und
   nach herzchirurgischen Eingriffen. Anästhesist 28:307

Pro und Contra Dextran und HAES aus hämorheologischer Sicht

A. Haaß, I. Decker, H. Jäger, W. Thönnes, H. Kiesewetter und
P. Hellstern

Hämodilution zur Verbesserung der Mikrozirkulation ist beim zerebralen
Insult ein allgemein anerkanntes Therapieprinzip. Die Frage ist, welche
Infusionslösung in welcher Menge verwendet werden soll. Die Meinungen
schwanken zwischen der Applikation reiner Elektrolytlösungen und wie-
derholter Dextraninfusionen. Die Dextrantherapie stützt sich in Deutschland u.a. auf die klinischen Untersuchungen von Gottstein (1). Einwände gegen die Dextranbehandlung bestehen vor allem wegen der hohen
Volumenbelastung und der Möglichkeit anaphylaktoider Reaktionen, wobei
letztere mit der vorherigen Gabe niedermolekularer Dextrane als Promit
weitgehend vermieden werden können.

Früher wurden im wesentlichen die Parameter Hämatokrit und Vollblutviskosität untersucht und beachtet, deren Bedeutung auch ungeschmälert
bleiben soll, da z.B. die lineare Erhöhung des Hämatokrits zu einem
logarithmischen Anstieg der Blutviskosität führt. Es muß aber beachtet
werden, daß diese Bluteigenschaften im wesentlichen die Makrozirkulation in den großen Gefäßen beeinflussen, während die Mikrozirkulation
vor allem von der Plasmaviskosität, der Erythrozytenaggregation und
Erythrozytenverformbarkeit abhängt. Die Thrombozytenaggregation kommt
besonders bei verlangsamten Strömungsgeschwindigkeiten, z.B. in arteriosklerotischen Gefäßen, zum Tragen.

In der Literatur gibt es nun kaum Angaben über den Einfluß verschiedener Infusionslösungen auf diese rheologischen Parameter und gar keine
über das Verhalten während einer Langzeitbehandlung. Schon zur Frage,
in welcher Geschwindigkeit Dextran infundiert werden soll, kann man
nur auf eine Arbeit, nämlich die von Heidrich und Wachta (3), zurück-
greifen. Sie zeigt, daß in Bezug auf die Vollblutviskosität der bessere
Effekt einer schnellen Dextraninfusion von z.B. zwei Stunden im Vergleich zu einer Infusion von 4-6 Stunden Dauer in keinem Verhältnis
zu der stärkeren Volumenbelastung steht. Wir haben deshalb die langsame Infusion über 6 Stunden angewendet. Eine noch längere Infusionsdauer erscheint andererseits wegen der schwachen Wirkungen auf die
Blutrheologie nicht sinnvoll. Über den Einfluß von Dextran und Hydroxyäthylstärke (HAES 200) auf die übrigen rheologischen Parameter stehen
zur Zeit eigentlich nur die Arbeiten von Harke et al. (2) zur Verfügung, die die Wirkungen einer jeweils einmaligen Infusion verglichen.
Ziel der jetzigen Untersuchung war, den Einfluß von Dextran und Hydroxyäthylstärke (HAES 200) über die beim zerebralen Insult übliche Infusionsdauer von 10 Tagen zu untersuchen, und zwar insbesondere im
Hinblick auf die Parameter, die die Mikrozirkulation beeinflussen.

Bei über 40 Patienten mit einer akuten Enzephalomalazie im A. cerebri
media-Bereich, die durch klinische und CT-Untersuchungen gesichert
wurde, wurden folgende hämorheologische Parameter vor und nach der
ersten, zweiten (1. Tag), fünften (3. Tag), elften (7. Tag) und vier-
zehnten (10. Tag) Infusion untersucht: Vollblutviskosität, Mikrovisko-

simeter, 37°C, Spindel LP51, Hämatokrit, Plasmaviskosität (Viskosi-
meter nach Kiesewetter), Erythrozytenaggregation (nach Schmidt-
Schönbein), Blutfiltrierbarkeit (Nucleoporenfilter, nach Dormandy),
spontane und induzierte Thrombozytenaggregation (nach Breddin), Thrombozytenzahl, Quick, PTT, TZ und Fibrinogen.

Wegen des schnelleren Abbaus von Hydroxyäthylstärke haben wir es im
Gegensatz zu Dextran innerhalb von 4 Stunden infundiert. Das Infusions-
schema bestand in der Gabe von 2 × 500 ml Dextran 40 in jeweils 6 Stunden bzw. 2 × 500 ml HAES 200 in jeweils 4 Stunden über 4 Tage, wobei
zwischen diesen Infusionen zweimal jeweils 500 ml Elektrolytlösung in
6 bzw. 8 Stunden gegeben wurden. In den folgenden 6 Tagen wurde jeweils
1 × 500 ml Dextran oder HAES 200 mit 1 × 500 ml Elektrolytlösung mit denselben Infusionsgeschwindigkeiten appliziert.

Bei dieser hypervolämischen Infusionsform senken Dextran und HAES beide
ausreichend den Hämatokrit. Die Wirkung kumuliert nur bis zum 4. Tag
und ist anschließend wieder rückläufig, so daß nur die vorherige zweimalige Gabe den ausreichenden Effekt gewährleistet und eine einmalige
Gabe ihn nicht halten kann. Ähnlich verhält es sich beim HAES, wobei
die Schwankungen von Infusion zu Infusion aufgrund der kürzeren Halbwertszeit größer sind. Die Vollblutviskosität verläuft erwartungsgemäß
gleichsinnig mit diesen Kurven. Gegensätzlich verhält sich aber die
Erythrozytenaggregation, die nach den Dextraninfusionen zunimmt. Nur
nach den HAES-Infusionen kommt es zu einer Abnahme der Erythrozytenaggregation, die sogar noch während der einmaligen Infusionen langsam
weiter abnimmt. Einen weiteren negativen Einfluß auf die Mikrozirkulation muß Dextran auch dadurch entwickeln, daß es im Gegensatz zum HAES
die Plasmaviskosität erhöht. Positiv wirkt sich dagegen beim Dextran
aus, daß es die Thrombozytenaggregationen, und zwar die spontane und
die induzierte, stark hemmt. Für diesen Effekt ist ebenfalls nur eine
geringe Dosis notwendig, so daß die Wirkung noch während der einmaligen Gabe pro Tag zunimmt. HAES hat dagegen keinen oder bei den induzierten Thrombozytenaggregationen sogar teilweise einen negativen
Effekt.

Die Untersuchungen zeigen, daß nur eine hoch dosierte Infusionsbehand-
lung mit Dextran oder HAES zu einer ausreichenden Senkung des Hämatokrits und der Vollblutviskosität führt. Diese Wirkung kann jedoch durch
ausgiebige Aderlässe verstärkt werden, so daß die Verbesserung der Makrozirkulation ausreichend gewährleistet ist. Da Dextran aufgrund der
Erhöhung der Erythrozytenaggregation und Plasmaviskosität die Mikrozirkulation negativ beeinflussen muß, empfehlen wir als Alternative
Hydroxyäthylstärke (HAES 200), das beide Parameter senkt. Beim Einsatz
von Hydroxyäthylstärke (HAES 200) empfehlen wir andererseits wegen der
fehlenden Hemmung der Thrombozytenaggregation den zusätzlichen Einsatz
eines Thrombozytenaggregationshemmers, z.B. Azetylsalizylsäure, intravenös gegeben, das bei der Anwendung von Dextran aufgrund der guten
Hemmung der Thrombozytenaggregation überflüssig bzw. sogar gefährlich
wäre. Das sogenannte Umsteigen von Dextran auf Hydroxyäthylstärke
(HAES 200) mit einem Thrombozytenaggregationshemmer wird noch durch
die gegenüber Dextran geringere Volumenbelastung der Hydroxyäthylstärke
(HAES 200) (4) erleichtert (s. Tabelle 1).

Tabelle 1. Positive und negative Effekte von Dextran und Hydroxyäthylstärke
(HAES 200) auf verschiedene hämorheologische Parameter

Verbessernd		Verschlechternd		Therapiegefährdend	
Hkt	↓	Erythrozyten-aggregation	↑	Quickwert	↓
Vollblut-Viskosität	↓	Plasma-Viskosität	↑	PTT	↑
Fibrinogen	↓			(Thrombozyten-aggregation)	↓
Thrombozyten-aggregation	↓				
Filtrierbarkeit	↑				

Beeinflussung hämorheologischer Parameter bei HAES-200-Langzeittherapie

Verbessernd		Verschlechternd	
Hkt	↓	Thrombozyten-aggregation	∅
Vollblut-Viskosität	↓		
Plasma-Viskosität	↓		
Erythrozyten-aggregation	↓		

Literatur

1. Gottstein U (1979) Hämodilutionstherapie arterieller Durchblutungsstörungen. Therapiewoche 29:7400–7408
2. Harke H, Pieper C, Meredig J, Rahman S, Rüssler P (1980) Rheologische und gerinnungsphysiologische Untersuchungen nach Infusion von
   HAES 200/0,5 und Dextran 40. Anaesthesist 29:71–77
3. Heidrich, Wachta (1978) Blutviskosität bei Langzeitinfusionen
   von niedermolekularem Dextran. Dtsch Med Wschr 103:298–302
4. Köhler H, Zschiedrich H, Clasen R, Linfante A, Gamm H (1982) Blutvolumen, kolloidosmotischer Druck und Nierenfunktion von Probanden
   nach Infusion mittelmolekularer 10% Hydroxyäthylstärke 200/0,5 und
   10% Dextran 40. Anaesthesist 31:61–67

Lokale intraarterielle Fibrinolyse-Therapie der hirnversorgenden Gefäße

H. Zeumer, R. Hündgen und E. B. Ringelstein

Einleitung

Okkludierende Gefäßläsionen im vertebrobasilären System haben bekannt-
termaßen eine ernste Prognose. Der definitiven Basilaristhrombose gehen
typischerweise prodromale transiente ischämische Attacken voraus, denen
sich ein progredienter Schlaganfall anschließt.

Für die Früherkennung vertebrobasilärer Gefäßläsionen ist die Dopplersonographie (1, 2) jetzt ein unentbehrliches Hilfsmittel geworden. Dies
ist um so wichtiger, als mit Hilfe der lokalen intraarteriellen Fibrinolyse eine in vielen Fällen äußerst wirksame Behandlung zu Gebote
steht. Bei der Beurteilung der klinischen Ausgangssituation muß man
sich im klaren sein, daß die aktuelle Untersuchung bei einem Schlagan-
fallspatienten zwar neurologische Ausfallsymptome aufzudecken vermag;
man ist aber nicht in der Lage, die Frage zu beantworten, ob diese
Ausfallsymptome bereits Folge des definitiven Zelltodes oder möglicherweise nur Folge funktioneller Störungen der ischämisch geschädigten
Nervenzellen ist.

Fallbeschreibungen

Dies ist besonders eindrucksvoll abzulesen an 2 Fällen mit Verschluß
der Basilarisspitze. Beide Patienten wurden eingeliefert wegen tran-
sienter ischämischer Attacken im hinteren Kreislauf. Die Dopplersonographie wies zunächst einen Verschluß einer Vertebralisarterie nach.
Innerhalb der nächsten 12 Stunden kam es bei beiden Patienten zu einem
akuten Bewußtseinsverlust mit Tetraparese und multiplen Augenbewegungsstörungen. Die Angiographie zeigte den Verschluß der Basilarisspitze
in beiden Fällen. Die lokale intraarterielle Fibrinolysetherapie führte jeweils zur Rekanalisation. Klinisch besserten sich die Patienten
bis auf minimale Restsymptome. Einzelheiten finden sich für Fall 1
an anderer Stelle (4, 6).

Diese gute klinische Besserung kann nun keinesfalls mit einer besonders großen Ischämietoleranz des Hirnstammes erklärt werden. Vielmehr
muß man sich vor Augen führen, daß bei der Angiographie verläßlicher
Aufschluß nur über große und mittelkalibrige Gefäße möglich ist. Dies
schließt aber nicht aus, daß kollaterale Kreisläufe existieren, die
so schwach kalibriert sind, daß sie mittels Angiographie nicht dargestellt werden können.

Wenn man beim Verschluß beider Aa. vertebrales obendrein auch über die
Aa. communicantes posteriores keine Kontrastierung der A. basilaris erhält, so wird man vom rein angiographischen Standpunkt aus vermuten,
daß bei einem solchen Patienten eine schwere Hirnstammläsion vorliegt.
Daß dies keineswegs so sein muß, beweist der in Abb. 1 dargestellte

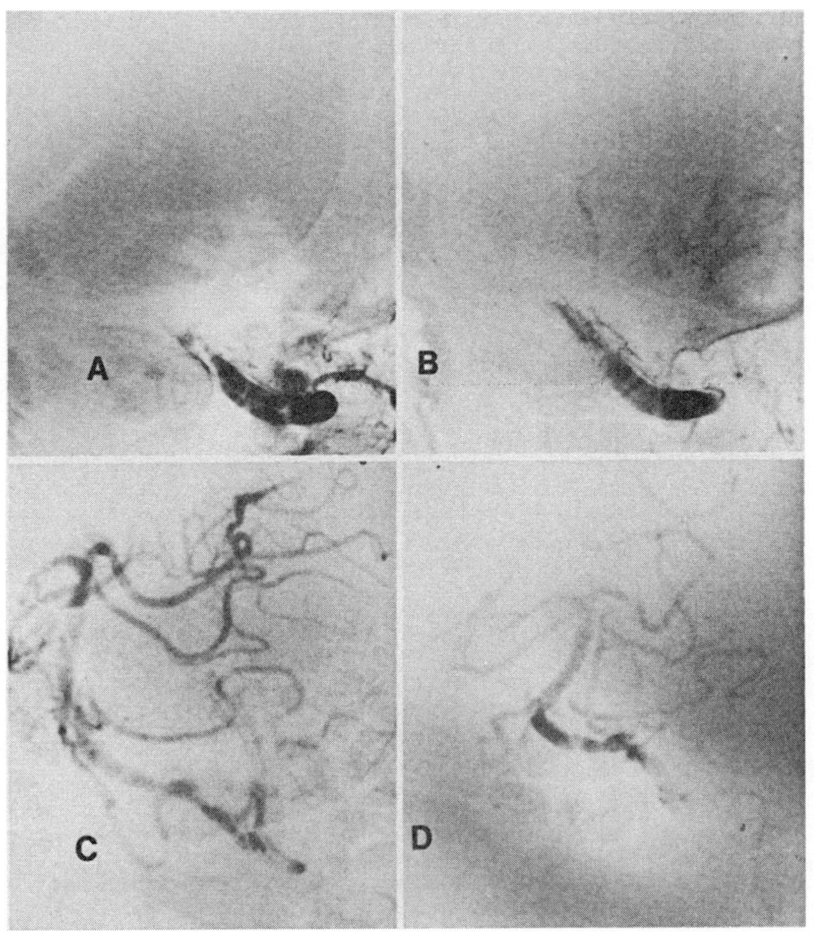

Abb. 1. A, B Fortschreitende lokale Fibrinolyse in der linken A. vertebralis
C A. vertebrobasilaris in Schrägprojektion
D In p.a. Projektion nach erfolgreicher Rekanalisierung

Fall. Klinisch waren bei dem Patienten ein akuter Hörverlust, Dreh-
schwindel, Erbrechen und Somnolenz sowie doppelseitige Babinskizeichen
und eine leichte Ataxie aufgetreten. Die Diagnose progredienter Schlaganfall bei Basilaristhrombose wurde auf der Stelle durch unsere Kollegen vom Landeskrankenhaus Bonn aufgrund klinischer und dopplersono-
graphischer Zeichen gestellt. Dieser Fall beweist ganz eindrucksvoll,
daß erstens eine frühe Diagnose möglich ist, und zweitens, daß bei
früher Diagnosestellung ausreichend Zeit besteht, eine erfolgreiche
Therapie durchzuführen. In diesem Fall kam es zudem zu einer vollständigen Beseitigung der klinischen Symptome.

Zu Mißerfolgen kommt es am häufigsten, wenn der Verschluß die mittlere
A. basilaris betrifft (Tabelle 1). Patienten mit diesem Läsionstyp
sind meist im 6. oder 7. Lebensjahrzehnt; sie haben oft eine lange
Anamnese mit häufig rezidivierenden flüchtigen Hirnstamminsulten. Die
initialen Symptome, die auf eine definitive Basilaristhrombose hinweisen, werden üblicherweise als eine weitere transiente ischämische Attacke mit guter Prognose aufgefaßt. Deshalb wurden uns alle diese Pa-

tienten sehr spät und im schlechten Zustand, oft bereits mit ausgedehnten Hypodensitäten des Hirnstamms im Computertomogramm, zugewiesen.
Eine Rekanalisation ist zwar möglich, führt aber bestenfalls zur Verhinderung weiterer klinischer Progredienz.

Die lokale Fibrinolysetherapie im Karotisterritorium (2, 7) ist deshalb so außerordentlich problematisch, weil bei Verschlüssen der A.
cerebri media die Aa. lenticulostriatae häufig ebenfalls verschlossen
sind. Sie sind echte Endarterien, die bei ihrem Verschluß einen Anoxie-
schaden erleiden. Deshalb führt, wie man weiß, auch die spontane Fibrinolyse von Embolien in die A. cerebri media nicht selten zu hämorrhagischen Infarkten der Stammganglien. Zu solchen Blutungen kam es
auch in zwei unserer Fälle, die später als 5 Stunden nach Beginn des
Schlaganfalls fibrinolytisch behandelt wurden. Trotz der Blutungen
verblieben in beiden Fällen nur mäßige Paresen.

Das Diapositiv auf der linken Seite zeigt einen dieser Fälle.
Hier lag ein ausgedehnter Verschluß der intrakraniellen Karotisteilung
vor. Bei Beginn der Fibrinolyse war nicht abzusehen, inwieweit auch
die Aa. lenticulostriatae von der Kollateralisierung ausgeschlossen
sein würden. Die Rekanalisierung war unter Ballonokklusion der A. carotis interna auf dem Niveau des Bulbus caroticus erfolgreich durchführbar. In dem auf den Linsenkern beschränkten Nekrosebereich kam es
zu einer kleinen Blutung.

Das Bild auf der rechten Seite zeigt einen kompletten Karotissiphon-
verschluß. Nach erfolgreicher Fibrinolyse in der nach proximal
verschlossenen A. carotis interna kam es zu einer sehr raschen Rückbildung der klinischen Symptome. In diesem Fall waren die Aa. lenticulostriatae nicht beteiligt, so daß auch noch nach 8 Stunden eine
komplette Remission der klinischen Symptome ohne Blutung möglich war.

Das rechte Dia zeigt die erfolgreiche Fibrinolyse eines sekundären
Embolus in der A. cerebri media, ausgehend von einem langen, geschwänz-
ten Thrombus in einer subtotal stenosierten A. carotis interna (3).
Nach mehreren flüchtigen Insulten war der komplette Schlaganfall unmittelbar vor der bereits beabsichtigten Angiographie aufgetreten.
Klinisch verblieb lediglich eine leichte faziale Parese nach erfolgreicher Fibrinolyse.

Trotz der hier dargestellten Beispiele kann man die lokale intraarterielle Fibrinolyse im Karotisterritorium keineswegs so generell empfehlen, wie dies im Fall der vertebrobasilären Läsionen nötig ist.
Das Zeitintervall, das für eine erfolgreiche Behandlung zur Verfügung
steht, ist zu gering, das Risiko einer möglicherweise fatalen Blutung
ist weitaus schwieriger abzuschätzen, und die Spontanprognose ist in
den wenigsten Fällen lebensbedrohlich.

Was nun abschließend die fibrinolytischen Medikamente betrifft, so
möchten wir feststellen, daß die Dosisprobleme (5) noch nicht vollständig gelöst sind. Wir haben aber jetzt eine definitive Entscheidung
gegen Streptokinase und für Urokinase getroffen. Der entscheidende
Grund hierfür liegt in der wesentlich besseren Steuerbarkeit der Uro-
kinasetherapie, vor allem über längere Zeiträume. Bei den oft subakuten
Verläufen mit doppelseitig vertebrobasilärem Verschluß applizieren wir
in die A. vertebralis zur Zeit intermittierende Bolusinjektionen Urokinase mit einer Gesamtdosis von 40 000 I.E. pro Stunde.

Tabelle 1. Klinische Ergebnisse bei 27 Patienten nach lokaler intraarterieller Fibrinolyse

Klinische Ergebnisse	Läsionsort		
	15 Vertebrobasiläres Territorium	8 Karotisterritorium	4 Sinusthrombose
Erfolg (d.h. klinische Besserung)	2 Basilarisspitze	2 Karotissiphon	2 Sinus sagittalis, -superior, -inferior, Sinus rectus und transversus
	4 Bilaterale vertebrobasiläre Läsion	1 Karotisbifurkation und A. cerebri media	
	2 Subtotale embolisierende Vertebralisstenose	3 A. cerebri media	2 Bilateral Sinus transversus und -rectus
18	8	6	4
Mißerfolg	1 A. basilaris Reocclusion	2 A. cerebri media	
	1 A. vertebralis Reocclusion		
	3 Mittlere A. basilaris		
	2 Bilaterale A. vertebralis und mittlere A. basilaris		
9	7	2	O

Literatur

1. Ringelstein EB, Zeumer H (1982) The role of continuous-wave Doppler sonography in the diagnosis and management of basilar and vertebral artery occlusions, with special reference to its application during local fibrinolysis. J Neurology 228:161-170
2. Ringelstein EB, Zeumer H, Hündgen R, Meya U (1983) Angiologische und prognostische Beurteilung von Hirnstamminsulten. Klinische, dopplersonographische und neuroradiologische Befunde. Dtsch Med Wschr 108:1625-1631
3. Ringelstein EB, Zeumer H, Angelou D (1983) The pathogenesis of strokes from internal carotid artery occlusion. Diagnostic and therapeutical implications. Stroke 14:867-875
4. Zeumer H, Hacke W, Kolmann HL, Poeck K (1982) Lokale Fibrinolyse-therapie bei Basilaristhrombose. Dtsch Med Wschr 107:728-731
5. Zeumer H, Ringelstein EB, Hacke W (1983) Gefäßrekanalisierende Verfahren der interventionellen Neuroradiologie. Fortschr Röntgenstr 139:467-475
6. Zeumer H, Hacke W, Ringelstein EB (1983) Local intraarterial thrombolysis in vertebrobasilar thrombembolic disease. Amer J. Neuroradiol 4:401-404

Perkutane transluminale Angioplastie der supraaortalen Gefäße speziell der Vertebralisabgangsstenosen

R. Hündgen, H. Zeumer, W. Hacke und E. B. Ringelstein

Einleitung

Von Mathias et al. (5) für die hirnversorgenden Gefäße vorgeschlagen,
ist die perkutane transluminale Angioplastie heute bei uns fester Bestandteil der interventionellen Neuroradiologie.

Bis heute sind in unserer Abteilung insgesamt 36 Subklaviastenosen
mit Anzapfsyndrom dilatiert worden. Wesentliche Komplikationen wurden
dabei nicht beobachtet. Die gefürchtete Komplikation einer Hirnembolie
trat nicht ein. Ein Schutzmechanismus ist, wie wir (8) nachweisen
konnten, die Tatsache, daß der orthograde Blutfluß in der abhängigen
Vertebralarterie erst mit einer Verzögerung von 1-30 Minuten eintritt.

Ferner wurden 3 postoperative Karotisstrikturen, die chirurgisch nicht
mehr zugänglich waren, erfolgreich dilatiert. Beispiele hierfür sind
andernorts dargestellt (9). Schwerpunkt dieses Vortrags soll jedoch
ein Bericht über die 9 Vertebralisabgangsstenosen sein, die wir dilatiert haben.

Methodik

Da eine Vertebralarterie in der Regel ausreichend ist für die Blutver-
sorgung im hinteren Hirnkreislauf, ist die Indikation zur Ballondila-
tation von Vertebralisabgangsstenosen unseres Erachtens nur unter folgenden Voraussetzungen gegeben:

1. Bei doppelseitigen hochgradigen Vertebralisabgangsstenosen oder
2. einseitigen hochgradigen Stenosen mit kontralateralem Verschluß.

Nur unter diesen morphologischen Umständen und bei klinischen Zeichen
der Hirnstammischämie besteht genügend Wahrscheinlichkeit, daß durch
die PTA vaskulär verursachte Symptome behoben werden können. Aufgrund
unserer Erfahrungen mit Gefäßverschlüssen im vertebrobasilären Stromgebiet zeigte sich außerdem in einigen Fällen, daß die hochgradige
Vertebralisabgangsstenose ein wichtiger Cofaktor in der Pathogenese
der Vertebralis- und Basilaristhrombosen sein kann.

Technisch gehen wir so vor, daß nach angiographischer Darstellung der
Vertebralisabgänge und anschließendem selektivem Aufsuchen der Verte-
bralarterien über einen Wechseldraht ein Olbert-Ballon-Katheter
French-5 mit einem 4 mm Ballonkaliber in die Stenose plaziert wird.
Wir ziehen diesen Kathetertyp vor wegen seiner leichteren Handhabung
über ein Femoraliseinführungsbesteck. Es folgt ein zwei- bis drei-
faches Aufdehnen der Stenose. Abschließend wird eine Angiographie zur
Dokumentation durchgeführt.

Tabelle 1. Klinische Befunde

Nr.	♂/♀	Alter	Schwindel Diff./Dreh	Parästhesien Perioral/Finger	Übelkeit Erbrechen	Blickparesen Doppelbilder GF-Ausfälle	Drop attacks	Neurol. Befunde	Sonstiges
1	♂	58	+	+		+	+	BRN I° re>li	Subklavia Dilatation links
2	♂	61	+			+	+	o.B.	
3	♂	52	+		+		+	BRN I° Ataxie	
4	♀	53		+ +	+	+	+	Syndrom der kaudalen Brückenhaube	
5	♂	56					+		Mediaver- schluß rechts
6	♂	42	+		+		? +	o.B.	Subklavia- plastik 1982
7	♀	60	+		+			pos. Pyramiden- bahnzeichen bds.	
8	♀	58	+		+		+	rezidiv. Hirn- stamminsulte	verstorben an Herzinfarkt
9	♂	56	+			+		doppelseitiger vertebro-basilärer Verschluß	lokale intra- arterielle Fibrinolyse

Bei den bisherigen Fällen wurde während des gesamten Verfahrens ein
Monitoring mittels Dopplersonographie (7) und in mehreren Fällen mit
Ableitung akustisch-evozierter Hirnstammpotentiale durchgeführt (3).

Tabelle 1 zeigt eine Zusammenstellung der klinischen Befunde unserer
Patienten. Alle klagten über Symptome, die der Basilarisinsuffizienz
zugeordnet werden. Zwei der Patienten hatten bereits manifeste Hirn-
stamminsulte, einer zusätzlich einen Mediaverschluß, und bei einem
war bereits eine Subklaviadesobliteration rechts durchgeführt worden,
jedoch ohne daß seine Beschwerden sich danach gebessert hätten.

Ergebnisse

Abb. 1 gibt ein Beispiel einer Subklaviadilatation, und Abb. 2 zeigt
das Ergebnis einer Vertebralisdilatation. Tabelle 2 zeigt oben die
elektrophysiologischen Ausgangsbefunde. Bei fast allen untersuchten
Patienten lagen pathologische Ergebnisse vor, insbesondere bei Blinkreflex und akustisch evozierten Potentialen, die ja die Funktion der
Neuronenverschaltung im Hirnstamm überprüfen.

Im unteren Anteil der Tabelle 2 sind die Ergebnisse des Monitorings
mittels akustisch evozierter Potentiale wiedergegeben. Bei vier Patienten konnten wir Veränderungen der Potentiale während der Dilatation registrieren. Bei zwei Patienten kam es zu einer Amplitudenreduktion und Verlängerung der Latenzzeiten inklusive des P1- und des P2-

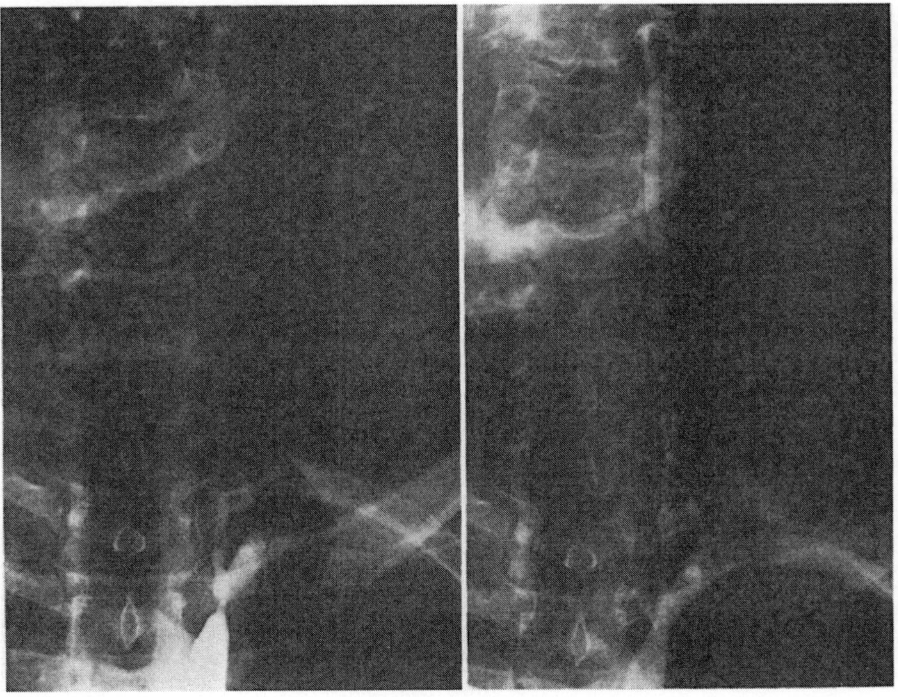

Abb. 1. Hochgradige, glatt begrenzte Stenose der linken A. subclavia (links). Geringe Stenose nach Dilatation mit einem 7 mm Ballon-Katheter (rechts)

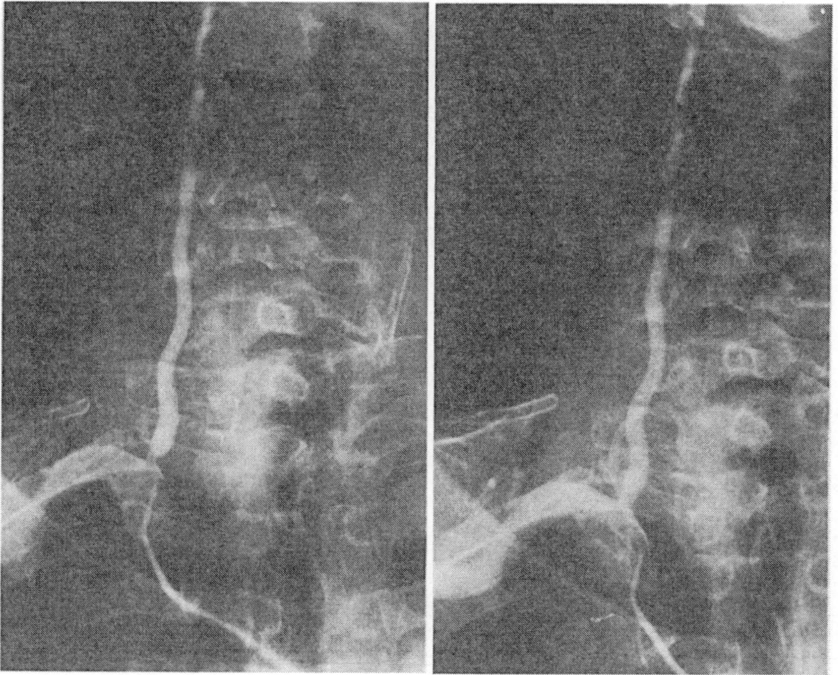

<u>Abb. 2.</u> Hochgradige Stenose der rechten A. vertebralis (Verschluß der linken A. vertebralis nicht abgebildet) (links). Zustand nach Dilatation mit einem 4 mm Ballon-Katheter (rechts)

Gipfels für die Dauer von 2 bzw. 10 Minuten. Bei zwei Patienten nahm die bereits vorbestehende pathologische Inter-Peak-Latenz zu, wobei bei einem dieser Patienten anschließend eine vollständige Normalisierung zu registrieren war.

Aus angiographischer Sicht waren die Dilatationsergebnisse alle als gut zu bezeichnen, obwohl geringe Reststenosen stets verbleiben. Dopplersonographische Verlaufskontrollen — teils bis zu 18 Monate später — zeigten, daß Rezidivstenosen nicht aufgetreten sind. Bei den meisten der Patienten ist auch von der klinischen Symptomatik her eine Besserung eingetreten, sofern es sich nicht um manifeste Ausfälle handelte.

Diskussion

Wie nach chirurgischen Maßnahmen (1, 2) hatten nicht alle Patienten einen Nutzen von der PTA. Dies liegt daran, daß klinisch oft nicht zu unterscheiden ist, ob die Symptome aufgrund der Vertebralisperfusionsstörung oder aufgrund einer zerebralen Mikroangiopathie zustandegekommen sind.

Im Gegensatz zu den typischen arteriosklerotischen Veränderungen des intrakraniellen Vertebralissegments und der Karotidengabel mit ulzerierten Plaques und Thromben sind die Vertebralisabgangsstenosen in der Regel fibröse, zirkulär und glatt begrenzte Läsionen (4). Apposi-

Tabelle 2. Elektrophysiologische Ausgangsbefunde bei Vertebralisstenosen

| Pat. | Medianus SEP | | Suralis SEP | | Blinkreflex | | BAEP | |
Nr.	Li	Re	Li	Re	Li	Re	Li	Re
1	N	N	N	P	N	N	∅	∅
2	∅	∅	∅	∅	∅	∅	∅	∅
3	∅	∅	P	P	P	P	P	P
4	P	N	P	N	P	P	P	P
5	P	P	P	P	P	P	∅	∅
6	N	N	N	N	P	P	P	N
7	P	P	N	N	P	P	P	P
8	∅	∅	∅	∅	∅	∅	∅	∅
9	P	P	P	P	P	P	P	P

Intraoperatives Monitoring BAEP (Brainstem acoustic evoked potentials)

- (1) Amplitudenreduktion und Verlängerung inklusive P I und II für 2 Minuten

- (2) Reduktion und Verlängerung inklusive P I und II für 10 Minuten

- (3) Bereits bestehende Interpeak latency (IPL) Verzögerung nahm noch zu, anschließend bei einem Patienten vollständige Normalisierung der Potentiale

tionsthromben finden sich hier nur äußerst selten. Deshalb ist das Risiko der Thrombembolie bei der PTA der A. vertebralis wesentlich geringer als bei Karotis-interna-Stenosen.

Wir stufen die Risiken einer Dilatation an Vertebralisabgangsstenosen zwar geringer ein als bei arteriosklerotischen Stenosen der Karotiden. Nichtsdestoweniger sehen wir eine Indikation zur PTA von Vertebralisabgangsstenosen nur dann als gegeben an, wenn bei den Patienten bilaterale Abgangsstenosen oder eine einseitige Abgangsstenose mit kontralateralem Verschluß vorliegen. Dies steht im Widerspruch zu Motarjeme (6, 7), der auch Dilatationen bei nur einseitigen Vertebralisabgangsstenosen durchführte.

Nochmals möchten wir auf die Ergebnisse des elektrophysiologischen Monitorings hinweisen: Die teilweise schwerwiegenden, jedoch immer reversiblen Veränderungen der akustisch evozierten Hirnstammpotentiale während der Dilatationen infolge der damit verbundenen Unterbrechung der Blutzufuhr zeigen zwei wichtige Dinge auf:

1. Die Indikation zur Dilatation war zwingend, da ein Verschluß des Gefäßes wahrscheinlich nicht toleriert würde.
2. Die Durchführung einer PTA war das Verfahren der Wahl, da eine längere Unterbrechung der Blutzufuhr, wie z.B. während einer Operation, wahrscheinlich nicht toleriert würde.

Schließlich glauben wir, daß ein Behandlungsverfahren, wie die PTA, welches gute klinische Resultate liefert, einer schwierigeren chirurgischen Intervention an der Vertebralarterie vorzuziehen ist, eine Meinung, der sich unsere Gefäßchirurgen angeschlossen haben.

314

Literatur

1. Beebe HG, Stark R, Johnson ML, Jolly PC, Hill LD (1980) Choice of operation for subclavian-vertebral aterial disease. Amer J Surg 139:616-623
2. Edwards WH, Mulherin JL (1980) The surgical approach to significant stenosis of vertebral and subclavian arteries. Surgery 87:20-28
3. Hacke W (1984) Methodische Aspekte intraoperativer Überwachung evozierter Potentiale. Z EEG-EMG (im Druck)
4. Korbicka J (1966) Klassifizierung und Topographie atherosklerotischer Veränderungen in den einzelnen Segmenten der A. vertebralis alter Menschen. Zbl allg Path 109:461-480
5. Mathias K, Bockenheimer S, von Reutern GM, Heiss HW, Ostheim-Dzerowycz W (1983) Katheterdilatation hirnversorgender Arterien. Radiologie 23:208-214
6. Motarjeme A, Keifer JW, Zuska AJ (1981) Percutaneous transluminal angioplasty of the vertebral arteries. Radiology 139:715-717
7. Motarjeme A, Keifer JW, Zuska AJ (1982) Percutaneous transluminal angioplasty of the brachiocephalic arteries. Amer J Radiol 138: 457-462
8. Ringelstein EB, Zeumer H (1984) Delayed reversal of vertebral artery blood flow following percutaneous transluminal angioplasty for subclavian steal syndrome. Neuroradiology 26:189-198
9. Zeumer H, Ringelstein EB, Hacke W (1983) Gefäßrekanalisierende Verfahren der interventionellen Neuroradiologie. Fortschr Röntgenstr 139:467-475

II. Neurotoxikologie

Organische Schäden des Nervensystems durch gewerbliche Intoxikationen und Umweltgifte

H. J. Bauer

Durch die moderne arbeitsmedizinische Gesetzgebung und wirksame Vorbeugungsmaßnahmen sind gewerbliche Vergiftungen und Arbeitsschäden wesentlich seltener geworden. Daß sie aber noch immer eine Gefahr darstellen, haben uns die Umweltkatastrophen der letzten Jahre gezeigt. Wer sich näher mit dem Problem befaßt, erfährt auch schnell, daß es namentlich in den Entwicklungsländern noch zahlreiche schwere gewerbliche Intoxikationen gibt. Darüber hinaus lehrt uns die rasante technische und physikochemische Entwicklung, daß auch in den Industrieländern des Westens laufend neue Gefahren auftreten können. Ein großer Teil dieser Gefahren und Probleme betrifft das Nervensystem.

Bekanntlich weist das Zentralnervensystem als Zielorgan toxischer Substanzen besondere Merkmale auf: die Bluthirnschrankenfunktion bewirkt eine Selektion für die Passage bzw. die Eintrittsgeschwindigkeit von Fremdsubstanzen in das Hirnparenchym und in den Liquor. Die Bluthirnschrankenfunktion ist ein komplexes Funktionssystem, dessen Zustand von vielen Faktoren abhängt. Das determinierende Strukturelement sind aber die Verbindungen der Endothelzellen, die im Gehirn viel dichter gefügt sind als in anderen Organen. Maßgeblich sind die "tight junctions" — enge Fugen, die sich öffnen oder schließen können. Inwieweit die Basalmembran für die Schrankenfunktion ebenfalls wichtig ist, steht noch nicht fest. Auch größere Partikel können durch Pinozytose direkt durch die Epithelzellen hindurchgeschleust werden. Aber das Entscheidende bei diesen Strukturen ist, daß sie im Zentralnervensystem wesentlich impermeabler sind als in anderen Organen. Die Permeabilitätsraten sowohl physiologischer als auch toxischer Substanzen sind unterschiedlich. Gase wie CO, N_2O, hochflüchtige Substanzen wie Äther, Halothan passieren frei, halogenisierte Kohlenwasserstoffe, chlorierte Phenole, Organophosphate rasch die Grenzflächen. Organische Schwermetallverbindungen überwinden die Schranke schneller als die anorganischen. Lipidlösliche, nicht oder nur schwach dissoziierte wasserlösliche Substanzen passieren wesentlich schneller als stark dissoziierte wasserlösliche Stoffe und große Moleküle. Aber auch bei kleinen Molekülen kann die Passage erschwert sein. So ist die Permeabilität des kleinen Vitamin-B-12-Moleküls nur ein Dreißigstel von der des etwa 50mal größeren Albumins.

Das gleiche Gift kann in seinen toxischen Auswirkungen je nach den physikochemischen Eigenschaften recht unterschiedlich sein. Markante Beispiele dafür sind die Vergiftungsbilder durch anorganische/organische Blei- und Quecksilber-Verbindungen: wie die Statistik des Altmeisters der Deutschen Arbeitsmedizin, Ludwig Teleky, über 15 881 Bleivergiftungen zeigt, sind periphere Schäden — also Blei-Polyneuropathien — fünfmal häufiger als Blei-Enzephalopathien. Letztere sind aber in der Regel bei weitem schwerer. Die variable Symptomatologie bei der Blei-Enzephalopathie kann einen vaskulär raumfordernden, degenerativen oder entzündlichen Prozeß vortäuschen. Die fulminant-akuten

Enzephalopathien durch Blei-Tetraäthyl sind eindrucksvolle Beispiele
für die besondere Wirkung organischer Schwermetallverbindungen. Die
physikochemischen Eigenschaften solcher Substanzen, neben dem Dissozi-
ationsgrad und der Molekülgröße besonders die Lipidlöslichkeit, sind
maßgeblich für die Penetrationsfähigkeit der Bluthirnschranke sowie
Akuität und Ausmaß der toxischen Schädigung des ZNS. Ein weiterer entscheidender Faktor ist die Ödembereitschaft des Hirngewebes; das
Schicksal der Blei-Enzephalopathie hängt entscheidend vom Ausmaß der
Ödembildung ab.

Ähnliche Bilder sehen wir bei der Quecksilber-Intoxikation: hier wird
das Bild der Vergiftungen durch organische Verbindungen von dienzepha-
len und Hirnstammstörungen beherrscht, die Intoxikation durch anorganisches Quecksilber durch vegetative Störungen, Labilität, Erethismus
und einen Tremor, der das am längsten bekannte Krankheitszeichen der
chronischen Quecksilber-Intoxikation darstellt. So war schom im 18.
Jahrhundert eine häufige Berufskrankheit der Ärzte und deren Gehilfen
durch Händezittern und Speichelfluß gekennzeichnet: es handelt sich
um eine chronische Quecksilber-Vergiftung, die durch Quecksilber-
Schmierkur-Behandlung von Syphilitikern resultierte. Wie viele Physiker und Chemiker seinerzeit, litt der große Physiker Isaac Newton an
einer kombinierten chronischen Quecksilber-Arsen-Vergiftung. Zu seiner
Zeit waren viele Analysen nur durch Geschmacksproben möglich, so daß
fast alle Chemiker eine polytoxische Erkrankung gehabt haben dürften,
die besonders häufig vom Tremor merkurialis beherrscht war. Erethismus
und Tremor sind besonders in der heutigen Zeit die Leitsymptome der
chronischen Quecksilber-Vergiftung, und es kommt noch immer vor, daß
ein Quecksilber-Tremor als Ausdruck einer Neurasthenie, Basedowschen
Erkrankung oder MS fehlgedeutet wird.

Besonders die dramatischen Krankheitsbilder durch organische Schwermetallvergiftungen können zur verhängnisvollen Fehldiagnose einer Enzephalitis führen. Eines der berühmtesten Beispiele der Nachkriegszeit
ist die Minamata-Krankheit, die sich in den 50er Jahren auf Kiushu,
der südlichsten Hauptinsel Japans, ereignete. Von 52 Menschen starb
ein Drittel unter dem Zeichen einer schweren Enzephalitis. Sie wohnten
alle an den Ufern der Minamata-Bucht und ernährten sich von Fischen
und Muscheln aus der Bucht. Die japanische Regierung beorderte Teams
von Virologen, Klinikern und Biochemikern in das Gebiet, aber das intensive Suchen nach einem infektiösen Agens blieb erfolglos. Man stellte aber in den Gehirnen der Verstorbenen sehr hohe Quecksilberwerte,
bis zum 200fachen der Kontrollwerte, fest. Sodann fand man in den Muscheln und Fischen aus der Bucht einen sehr hohen Quecksilbergehalt.
Bei Analysen von Schlammproben aus verschiedenen Teilen der Bucht zeigten die Werte wie ein Pfeil auf den Abflußkanal einer chemischen Fabrik,
in der Vinylchlorid hergestellt wurde, wobei Quecksilber als Kataly-
sator diente. Jährlich wurden etwa zwei Tonnen Quecksilber als Abfall
in die Minamata-Bucht abgeleitet. Die vermeintliche Virus-Enzephalitis
entpuppte sich also als eine Quecksilber-Enzephalopathie durch Umweltverschmutzung.

Die differenziertesten und stärksten Giftwirkungen erfolgen aufgrund
des gezielten Eingriffs toxischer Substanzen in Transmitterfunktionen.
Dies wird eindrucksvoll veranschaulicht durch die tödliche Dosis bei
akuten Vergiftungen. Botulismustoxin ist 10 Millionen mal toxischer
als Quecksilber, selbst Zyan-Wasserstoff wirkt dagegen wie ein relativ
schwaches Gift. Das Botulismustoxin ist ein Polypeptid, welches die
Freisetzung von Azetylcholin an der präsynaptischen Membran blockiert.
Das zweitstärkste Gift in dieser Liste, das Tetanustoxin, ist ein
kleinmolekulares Protein, welches als GABA-Inhibitor die Reflexerregbar-
keit an Motoneuronen durch Blockade inhibitorischer Synapsen steigert.

Eine besonders wichtige Gruppe von Giften in der Gewerbe- und Umwelt-
toxikologie, welche die Transmitterfunktionen blockieren, sind die
Insektizidensubstanzen vom Typ der Organophosphate. Die Organosphos-
phate veranschaulichen zugleich die rasante Entwicklung der industriellen Chemie, durch welche die Toxikologie und Arbeitsmedizin unabläs-
sig mit neuen Problemen konfrontiert wird. In einer Übersicht der Anti-
Cholinesterase-Verbindungen wies Koelle bereits 1970 darauf hin, daß
über 50 000 Organophosphat-Verbindungen mit Azetylcholinesterase-
hemmender Wirkung produziert worden sind.

Der Grundmechanismus der akuten toxischen Wirkung der Organophosphate
ist bekanntlich die Blockade der Azetylcholinesterase an cholinergi-
schen Synapsen und an der Muskelendplatte. Dadurch kommt es zu einer
postsynaptischen Anhäufung von Azetylcholin und zur Verhinderung der
Depolarisation der Muskelendplatte. An der präsynaptischen Membran
wird Azetylcholin freigesetzt, welches sich reversibel mit Rezeptor-
molekülen des subsynaptischen Areals verbindet. Dadurch wird die Durchlässigkeit dieser Membran verändert, Ionen können diffundieren, und es
entsteht ein Aktionspotential. Durch Azetylcholinesterase wird das
Azetylcholin gespalten, die Rezeptorstellen werden wieder frei. Organophosphate aber hemmen die Azetylcholinesterase und blockieren dadurch die Spaltung des Azetylcholins und die Bereitstellung der subsynaptischen Region für das nächste Aktionspotential.

Dieser Grundmechanismus erklärt allerdings nicht ein Phänomen, welches
bei fluorhaltigen Alkylphosphaten wie DFP und Mipafox sowie bei Tri-
aryl-Phosphaten beobachtet wird: die verzögerte Neurotoxizität. Be-
kanntestes Beispiel hierfür ist das Triorthocresylphosphat (TOCP).
Allen geläufig sind Massenvergiftungen mit dieser Substanz, die sich
in den letzten Jahrzehnten abgespielt haben: zum Beispiel 1930 während
der Prohibitionszeit in den USA etwa 20 000 TOCP-Vergiftungen durch
illegalen Ingwerschnaps aus Jamaica und 10 000 Fälle in Meknes in
Marokko durch den Genuß von Olivenöl, welchem TOCP-haltiges Flugmo-
torenöl beigemischt war. Bemerkenswert an diesen Intoxikationen ist
der Beginn mit peripheren Lähmungen, die bei nichttödlichem Verlauf
in ein spastisches Lähmungsbild übergehen. Zahlreich und laufend sind
aber auch kleinere Vergiftungsserien durch verschiedenartige Fehler
und Betriebsspannen, so daß diese Vergiftung auch heute noch eine echte
Gefahr darstellt. Durch TOCP kommt es zu einer Zerstörung sowohl der
Achsenzylinder wie der Markscheiden der peripheren Nerven, aber auch
zu Chromatolyse der Vorderhornzellen und zu ausgedehnter Degeneration
der langen Rückenmarksbahnen. Dadurch erklärt sich das Nebeneinander
von Schäden des peripheren und des zentralen Nervensystems. Wie bei
vielen anderen Giften sind auch beim TOCP besondere Metabolite hoch-
toxisch. So entsteht ein hochtoxisches Spaltprodukt durch Verlust
eines Benzolrings und Zyklierung des Phosphatanteils.

Die ominöse Wirkung von Metaboliten und chemischen Zwischenprodukten,
und trotz eindeutiger Forschungsergebnisse das Weiterbestehen kata-
strophaler gewerblicher und Umweltgefahren, ist gerade in letzter Zeit
durch die Dioxine manifest geworden. Eine hartnäckige Akne mit sekundärer bakterieller Infektion ist seit der Jahrhundertwende bei Arbeitern beobachtet worden, die mit der Produktion und Verarbeitung chlo-
rierter Phenole befaßt sind. Diese Substanzen finden bekanntlich weitverbreitete Verwendung bei der Holzimprägnierung, in Pflanzenschutz-
und Desinfektionsmitteln. 1951 haben Baader und ich bei zehn solcher
Fälle neben dermatologischen Veränderungen auch Reizerscheinungen der
oberen Luftwege, Herzkreislaufbeschwerden, neuralgieforme Schmerzen
und Muskelschwäche beschrieben. K. Schultz und G. Sorge haben dann
als erste den Zusammenhang zwischen Chlorakne und Dioxinen erkannt;
zusammen mit Schultz und Spiegelberg haben wir bereits 1961 über Dio-

xinschäden ausführlich berichtet. Nicht die chemisch reinen chlorierten Phenole, sondern winzige Mengen von Dioxin als Kontamination verursachen die Krankheitserscheinungen, die weit über Hautschäden hinausgehen. Den Neurologen interessiert dabei, inwieweit Schäden am Nervensystem resultieren. Diese Frage ist noch umstritten, aber wie schon erwähnt, konnten wir bereits vor 30 Jahren solche Beschwerden beobachten. Diese nahezu unzerstörbare Substanz ist seit der Seveso-Katastrophe 1976 eines der am heftigsten diskutierten Umweltgifte. Außer Seveso sind durch Dioxin aber noch eine ganze Reihe schwerer gewerblicher und Umweltschäden erfolgt. Neben über 500 gewerblichen Vergiftungen durch chlorierte Phenole in neun Ländern sind sechs Unfälle durch Explosionen bei der Herstellung von Triclophenol bekanntgeworden.

Bei Entlaubungsaktionen der amerikanischen Armee im Vietnamkrieg wurden in Laos, Kambodscha und Vietnam große Gebiete mit dioxinhaltigen Herbiziden vom Flugzeug aus besprüht. Die Einwirkung auf die Natur war katastrophal, über Menschenopfer und Schäden wird man wohl nie klare Informationen erhalten können.

Eine weniger bekanntgewordene Katastrophe war die Love-Kanalaffäre in der Nähe der Niagara-Wasserfälle: ein stillgelegter Kanalsektor wurde als Deponie für chemische Abfallprodukte benutzt. Es wurde ermittelt, daß sich in den 21 800 t chemischen Abfalls etwa 5 kg Dioxin befanden, das 20fache der Menge, welche die Katastrophe von Seveso herbeigeführt haben soll. Besonders gravierend war, daß sich diese Giftdeponie mitten in einem Wohngebiet befand, so daß fast 1000 Familien evakuiert werden mußten.

Vor kurzem hat die Evakuierung des Städtchens Times Beach in Missouri Schlagzeilen gemacht. Zur Herabsetzung der Staubentwicklung auf den nicht asphaltierten Straßen des Ortes wurde eine Mischung von Altöl und schlammigem Abfall aus einem Hexachlorophenbetrieb versprüht.

Dioxin, Minamata-Katastrophe, Massenvergiftungen durch quecksilberhaltiges Saatbeizmittel und durch TOCP sind warnende Beispiele dafür, daß künftig auch andere, heute noch unbekannte Gifte uns mit bedrohlichen Situationen konfrontieren können.

Aber auch altbekannte Substanzen wie CO, SO_2, Stickstoffverbindungen, Lösemittel in verschiedensten Zusammensetzungen, aliphatische und aromatische Halogenverbindungen, besonders die organischen Schwermetallverbindungen stellen Gesundheitsgefahren in Industrie und Umwelt dar — bei fast allen toxischen Substanzen handelt es sich um Nervengifte.

Gifte, die bei uns keine Rolle mehr spielen, sind in überseeischen Ländern noch ernste Probleme. So ist die Manganvergiftung, die bekanntlich durch ein Parkinson-Syndrom und schwere psychische Veränderungen gekennzeichnet ist, in Indien, Ägypten, Marokko, Brasilien und anderen Ländern noch eine relativ häufige Berufskrankheit. In den indischen Armutsgebieten von Madhya Pradesch, wo über 60 000 Arbeiter in den Manganminen und bei der Manganverarbeitung tätig sind, gibt es Manganintoxikationen in Kombination mit Lathyrismus, einer der spastischen Spinalparalyse oder der ALS ähnlichen Krankheit, die durch einseitige Ernährung mit Kichererbsen oder Platterbsen entsteht. Die indischen Arbeitsmediziner haben die interessante und wichtige Beobachtung gemacht, daß neben der vermehrten Manganausscheidung im Harn eine ausgeprägte Hyperkalzämie das Bild des Manganismus kennzeichnet.

Die genannten Beispiele sind nur wenige aus einer sehr großen Zahl von gewerblichen und Umweltgiften. Die folgenschwere Beteiligung des Nervensystems bei den meisten von ihnen zwingt zu größerer Beachtung

auch seitens der Neurologen — und hier ist vor. allem die sorgfältige
Berufsanamnese gemeint. Das Thema "Neurotoxikologie" soll dazu dienen,
uns allen diese wichtigen Alltagsprobleme näherzubringen.

Literatur beim Verfasser

Chemogenic Lesions, A Multifactor Concept

L. Roizin

The multifactor concept of the chemogenic lesion was developed on the
basis of over 25 years of multidisciplinary studies of the pathogenic
mechanisms in adverse reactions and fatalities occurring during short
and long term use of neuropsychotropic drugs in humans and various
experimental conditions.

Clinical and pathological observations disclosed that a significant
number of these drugs display reversible and irreversible neuropsychotropic as well as viscerotropic properties. Furthermore, postmortem
examinations revealed the presence of: 1) polypharmacy (at times including substance abuse and/or alcohol) with multiple adverse reactions resulting in cardio-vascular and/or cardiorespiratory collapse;
2) drug(s) interaction with "subclinical" or "asymptomatic" conditions of the: a) cardio-vascular-system (hypoplasia, minor anomalies,
mild atherosclerosis, etc.); and b) neurogenic autonomic dysfunctions
affecting the sympathetic-catechol-amine or parasympathetic vago-de-
pressor correlates or carotide sinus hypersensitivity (cerebral, va-
somotor, cardiac types) and/or hypothalamus (hyperthermia) and/or medulla ("bulbar syndrome" with cardiac and respiratory failure) or
depression-paralysis of pharyngeal and/or laryngeal functions (pulmonary aspiration and asphyxial deaths); 3) drug(s) associated or in-
teracting with pre-existing pathochemical or metabolic neurological,
medical and/or pathobiological processes; 4) allergic and immunologic
mechanisms (angioneurotic edema, anaphylactic shock, etc.); 5) idiopathic or cryptogenetic conditions with no gross or microscopic
routine remarkable changes, except, at times, when using histochemical, ultrastructural and toxo-immunological methodologies; and 6)
acute psychotogenetic neuro-endocrine stress syndrome similar to
"Bell's Mania", also called "Acute exhaustive psychosis", or "Acute
catatonic excitement".

In these circumstances, the analysis of the possible pathogenic mechanisms indicate that, although the drug or its intermediary metabolites
are the "primemover", generally the reversible and irreversible adverse reactions and many fatalitiies are associated with or are related to the interaction of multiple predisposing, aggravating or pre-
cipitating pathogenic co-factors. These consist of: 1) drug co-factors: physical-chemical properties of the parent substance and/or
metabolities, chemodynamic and pharmacokinetic mechanisms, including
distribution, transport, binding, etc., 2) Biochemical-metabolic co-
factors: effects upon enzyme systems, metabolic processes including
biogenic amines, electrolyte homeostasis biotransformations, metabolic
tolerance, etc.; 3) Biological and anatomofunctional co-factors:
structural organization as related to characteristic qualitative and
quantitative functional and metabolic diversity and plurality; membrane and neural barrier functions, cell adaptation, modification of
action or structure at the receptor sites, etc.; 4) Pathological co-

factors: pre-existing illness, inborn or acquired, diversified and/or selective tissue vulnerability, genetic differences, idiosyncrasies, toxoimmunologic reactions,etc.; 5) Environmental co-factors: endogenous and/or exogenous, nutritional qualitative and quantitative, meteropathic, geographic conditions, etc.; 6) Miscellaneous medical-socio-ecological/co-factors: physical, emotional, chemical, etc. stresses, variable physiological states related to age, sex and general health conditions. The involved "targets" or "bioreceptors" are demonstrable biochemically, and at various levels of the structural organization including the CNS anatomotopographic regions and systems, cells, their organellas and respective subunits up to the molecular sterearchitecture.

Conclusion

According to its chemical and pharmacological properties, the molecular interaction of the drug (or its active metabolites) with the structural-chemical components of the "target" or "bioreceptors", generates correlated functional and metabolic reactions. The latter with the accumulative action of endogenous and exogenous factors may lead to the development of neurotropic and viscerotropic chemogenic lesions. Their reversibility or irreversibility depends upon the chemical, functional and pathobiological conditions of the "target". The wareness and recognition of the drug reactions is not only of diagnostic significance, but it can be used as a therapeutic guide and clinical safeguard.

In addition, the timely (early) identification of the possible pathogenic mechanisms may be instrumental for devising of preventive and/ or therapeutic measures of the adverse and toxic reactions.

Untersuchungen zur Neurotoxizität von Arbeitsstoffen (Ausgewählte Beispiele)

G. Triebig

1. Einleitung

Nervenschäden durch Schwermetalle zählen mit zu den ältesten bekannt gewordenen beruflich verursachten Erkrankungen. So beschrieb Paracelsus im 16. Jahrhundert Erkrankungen von Arbeitern einer Bleimine, Ramazzini schilderte 1717 eingehend die Symptome einer Bleivergiftung und Tanquerel des Blanche berichtete 1839 von über 1 000 Patienten mit einer Bleivergiftung. Auch in den älteren arbeitsmedizinischen Standardwerken finden sich ausführliche Darstellungen der neurologischen Krankheitsbilder akuter oder chronischer Intoxikationen mit Arbeitsstoffen wie Blei, Quecksilber und Schwefelkohlenstoff. Dieser historische Wissensstand ist in den letzten zwanzig Jahren durch neue Erkenntnisse und die Identifizierung weiterer neurotoxischer Arbeitsstoffe erheblich erweitert worden. In der von Spencer und Schaumburg 1980 herausgegebenen Monographie werden bereits über zwanzig Arbeitsstofe bzw. Stoffgruppen angeführt, die für den Menschen als neurotoxisch zu betrachten sind. In Tabelle 1 findet sich eine Zusammenstellung wichtiger potentiell nervenschädlicher Arbeitsstoffe.

Tabelle 1. Zusammenstellung potentiell neurotoxischer Stoffe für den Menschen

1. Metalle und deren Verbindungen:	Aluminium, Arsen, Blei, Quecksilber, Mangan, Thallium
2. Organo-Metall-Verbindungen:	Triethylzinn, Bleitetraethyl, Methylquecksilber
3. Organische Substanzen:	N-Hexan, Methyl-N-Butylketon, Styrol, Halogenkohlenwasserstoffe (z.B. Trichlorethen, Tetrachlorethen), Toluol, Xylol, Lösemittelgemische, Schwefelkohlenstoff, Organophosphor-Verbindungen, Dimethyl-Aminopropionitril
4. Komplexe Verbindungen:	TCDD ("Dioxin"), Chlordecon, Hexachlorophen, Dichlordiphenyltrichlorethan (DDT), Kepone, Hexachlorcyclohexan (HCH)

Das Spektrum reicht dabei von bestimmten Metallen, Organo-Metall-Verbindungen über zahlreiche organische Substanzen bis hin zu komplexen Verbindungen. Einige der zuletzt Genannten haben besondere Aktualität.

Aufgrund der existierenden Materialfülle zu dieser Thematik müssen sich die Ausführungen in meinem Referat auf einige wesentliche Aspekte beschränken. Dabei erscheint es zweckmäßig, die Problematik anhand folgender Fragen zu skizzieren:
1. Welche Bedeutung haben neurotoxische Arbeitsstoffe im Rahmen des Berufskrankheiten-Geschehens in der Bundesrepublik Deutschland?

2. Welche eigenen Erfahrungen liegen in diesem Zusammenhang vor?
3. Welche neurotoxischen Stoffe sind nach dem derzeitigen Erkennt-
   nisstand für die Arbeitswelt relevant?

2. Zum Berufskrankheiten-Geschehen

In Tabelle 2 sind solche Berufskrankheiten der derzeit gültigen Liste
von 1976 aufgeführt, bei denen auch eine Erkrankung des Nervensystems
vorkommen kann. Es handelt sich insgesamt um elf Berufskrankheiten
mit stark unterschiedlicher Bedeutung für das gesamte Berufskrankheiten-Geschehen. Tabelle 3 enthält Angaben zu den jährlich angezeigten bzw. erstmals entschädigten Fällen einiger dieser Berufskrankheiten.
Betrachtet man die in den Jahren 1980, 1981 und 1982 angezeigten Erkrankungsfälle, so ergeben sich Zahlen von O (Mangan) bis höchstens
250 (Blei und seine Verbindungen). Erstmals entschädigte Berufskrankheiten liegen demgegenüber in der Größenordnung zwischen O und maximal 16 Fälle (Halogenkohlenwasserstoffe) (Hauptverband der Gewerblichen BG 1984). Bei der Bewertung dieses statistischen Datenmaterials
muß man allerdings die Tatsache berücksichtigen, daß für die einzelnen Berufskrankheiten unterschiedliche Organmanifestationen oder
Funktionsstörungen relevant sein können. Manifeste Nervenschäden
scheinen dabei sogar eine weniger bedeutsame Rolle zu spielen.

Neben den genannten Berufskrankheiten sind zusätzlich in den letzten
Jahren zwölf Fälle einer Polyneuropathie nach beruflicher Exposition
gegenüber Acrylamid oder n-Hexan als sog. "Quasi-Berufskrankheit"
anerkannt worden (Hartung et al. 1983, Wagner 1984). Betrachtet man
diese Zahlen im Vergleich zur Lärmschwerhörigkeit, der mit ca. 2.000
Fällen jährlich am häufigsten entschädigten Berufskrankheit, so
kann insgesamt gefolgert werden, daß beruflich bedingte Nervenerkrankungen derzeit kein quantitatives Problem in der Unfallversiche-
rung darstellen.

Tabelle 2. Berufskrankheiten, bei denen auch eine Erkrankung des zentralen und/
oder peripheren Nervensystems vorkommen kann

BK-Nr.	Erkrankungen durch
1101	Blei oder seine Verbindungen
1102	Quecksilber oder seine Verbindungen
1105	Mangan oder seine Verbindungen
1106	Thallium oder seine Verbindungen
1108	Arsen oder seine Verbindungen
1201	Kohlenmonoxid
1202	Schwefelwasserstoff
1302	Halogenkohlenwasserstoffe (z.B. Trichlorethylen)
1305	Schwefelkohlenstoff
1307	organische Phosphorverbindungen (z.B. Triortho- kresylphosphat)
1310	Alkyl-, Aryl- oder Alkylaryl-Oxide (z.B. Pentachlorphenol, DDT usw).

Tabelle 3. Angaben zu ausgewählten Berufskrankheiten

Berufskrankheit	Anzahl angezeigter/erstmals entschädigter Fälle im Jahr		
	1980	1981	1982
1101 "Blei"	247/8	241/3	182/1
1102 "Quecksilber"	9/2	11/0	5/2
1105 "Mangan"	1/1	0/0	4/0
1201 "Kohlenmonoxid"	195/4	150/11	155/4
1302 "Halogenkohlenwasser- stoffe"	217/6	217/16	183/10
1310 "Alkyloxide, usw."	8/6	8/1	9/1
4101 "Silikose"	3805/1001	3480/930	3217/1007
2301 "Lärm"	15594/2581	13489/2343	10209/2007

Eigene Erfahrungen

Zur weiteren Aufklärung der Bedeutung neurologischer Erkrankungen
im Rahmen des Berufskrankheiten-Geschehens wurde eine retrospektive
Analyse von Krankengeschichten aus unserem Erlanger Institut durchgeführt. In den Jahren 1976 bis 1982 erfolgte eine stationäre Untersuchung von insgesamt 37 Patienten hinsichtlich der Fragestellung
einer beruflich bedingten Nervenerkrankung (Triebig 1984). Mit einigen wenigen Ausnahmen fand stets eine nervenärztliche Zusatzbegut-
achtung in der Erlanger Universitäts-Nervenklinik statt.

In Tabelle 4 sind die neurologisch-psychiatrischen Diagnosen der
37 Patienten aufgeführt, wobei die häufigste das "organische Psychosyndrom" mit neun Fällen war, gefolgt von "allgemeine vegetative
Dysregulation" (8 Fälle). Eine Polyneuropathie wurde bei fünf Patienten diagnostiziert.

Bei der Prüfung des unfallversicherungsrechtlichen Kausalzusammen-
hanges müssen differentialdiagnostisch zunächst die verschiedenen
außerberuflichen Ursachen der neurologischen Krankheitsbilder eruiert
werden. Unter diesen Aspekten war ein "organisches Psychosyndrom" in
fünf Fällen als Berufskrankheit wahrscheinlich zu machen. Es handelt
sich dabei um akute bzw. chronische Intoxikationen mit Quecksilber
(2 Fälle), Methylchlorid, Trichlorethylen und Perchlorethylen (jeweils
1 Fall). Beruflich bedingte Polyneuropathien konnten nur in zwei Fällen (einmal Blei und einmal Perchlorethylen) wahrscheinlich gemacht
werden.

Obgleich diese empirisch-kasuistische Betrachtung nur regional begrenzt durchgeführt werden konnte, läßt sich aufgrund des relativ
großen Einzugsgebietes eine gewisse Verallgemeinerung durchaus begründen. Zusammenfassend belegen diese Daten, zusammen mit den statistischen Angaben zum Berufskrankheiten-Geschehen, die These, daß
toxisch-bedingte Nervenerkrankungen am Arbeitsplatz vergleichsweise
seltene Ereignisse darstellen.

Tabelle 4. Neurologisch-psychiatrische Diagnosen von 37 stationären Patienten mit
der Fragestellung einer beruflich bedingten Nervenerkrankung (1976-1982)

	Fälle
Organisches Psychosyndrom	9
Funktionspsychose	1
Allgemeine vegetative Dysregulation	8
Polyneuropathie	5
Verschiedene:	
- Wurzelreizsyndrom S 1	1
- Schlaffe Lähmung unbekannte Ätiologie	1
- Vestibularisstörung	1
- Hirnatrophisierender Prozeß ohne sichere ätiologische Zuordnung	1
- Abnorme, depressiv-hypochondrische Fehlentwicklung	2
- Progressive Muskeldystrophie	1
- Hirnorganisches Anfallsleiden	1
- Enzephalomyelitis disseminata	1
- Fehlentwicklung mit Aggravationstendenz	1
- Sulcus-ulnaris-Syndrom links	1

4. Aktueller wissenschaftlicher Kenntnisstand

Wenn man den in den letzten Jahren eingetretenen Erkenntnisgewinn und
Erfahrungszuwachs über neurotoxische Arbeitsstoffe analysiert, muß man
auch die unterschiedliche industrielle und gewerbliche Bedeutung der
Substanzen berücksichtigen. Nach den Statistiken über durchgeführte
arbeitsmedizinische Vorsorgeuntersuchungen kann man zur Zeit von ca.
60 000 Blei-exponierten und ca. 50 000 Toluol- bzw. Xylol-belasteten
Arbeitern ausgehen. Demgegenüber sind beispielsweise Schwefelkohlen-
stoff-exponierte Beschäftigte mit rund 1 500 durchgeführten Vorsorgeuntersuchungen in der Bundesrepublik Deutschland zahlenmäßig weniger
bedeutsam. Meine weiteren Ausführungen werden sich deshalb auf die
Arbeitsstoffe Blei, Quecksilber, Styrol und Gemische organischer Lösungsmittel beschränken. Die zuletzt Genannten enthalten häufig auch
Toluol und/oder Xylole. Während eine manifeste Blei-Polyneuropathie
am Arbeitsplatz erfreulicherweise eine Rarität darstellt, ist das Ausmaß einer beruflichen Blei-Exposition in Zusammenhang mit Frühstadien
peripherer Neuropathien in den letzten Jahren kontrovers diskutiert
worden (Übersicht siehe Triebig und Büttner 1983). Nach den Studien
einer finnischen Arbeitsgruppe (Seppäläinen et al. 1979, Seppäläinen
und Hernberg 1982) wurden sog. "subklinische Polyneuropathien" bereits bei Blutbleispiegeln von 40 bis 50 µg/dl beobachtet. Zum Vergleich
hierzu: Als obere Normgrenze wird ein Blutbleispiegel von 35 µg/dl
angesehen.

Eigene Untersuchungen bei 148 Arbeitern aus einer Akkumulatorenfabrika-
tion haben demgegenüber gezeigt, daß bei Unterschreitung eines Blut-
bleispiegels von 70 µg/dl keine bedeutsamen NLG-Verzögerungen auftreten (Triebig et al. 1984). Die Abbildungen 1 und 2 zeigen die Korrela-
tionsdiagramme der Dosis-Wirkungs-Berechnungen. Man erkennt, daß die
physiologische Altersabhängigkeit der NLG nur dann verstärkt ausge-

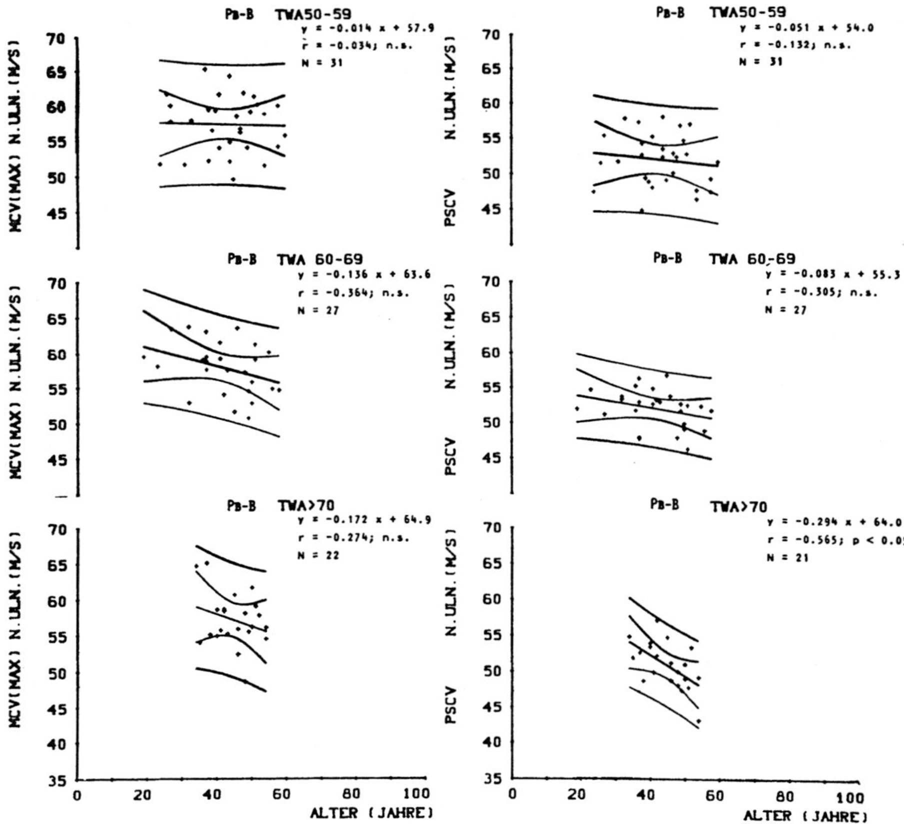

Abb. 1. Punktekorrelationsdiagramme der motorischen und sensiblen NLG des N. ulnaris und dem Lebensalter bei Bleiarbeitern mit unterschiedlicher innerer Bleibelastung. n.s. = nicht signifikant, TWA = "zeitgewichtete Werte"

prägt ist, wenn der Blutbleispiegel langfristig 70 µg/dl überschreitet. Darüberhinaus konnten wir auch bei der Einzelbewertung der neurophysiologischen Befunde und bei der statistischen Prüfung mittels multipler Regressionen keinen negativen Einfluß auf die periphere Nervenfunktionen bei Einhaltung dieses Grenzwertes feststellen.

Intoxikationen durch metallisches Quecksilber oder seine anorganischen Verbindungen sind bekanntermaßen häufig durch die Symptomentrias charakterisiert: Feinschlägiger Tremor, Erethismus und Sensibilitätsstörungen (Valentin et al. 1979). Während die beiden zuerst genannten Symptome sicherlich Ausdruck einer Schädigung des zentralen Nervensystems sind, bestehen hinsichtlich der Interpretation der Sensibilitätsstörungen noch unterschiedliche Auffassungen (Übersicht siehe Triebig und Büttner 1983). Einerseits fanden mehrere Autoren bei Arbeitern einer Chloralkalielektrolyse trotz deutlicher Hg-Exposition keine verminderten NLG. Andererseits berichtete vor allem eine amerikanische Arbeitsgruppe um Levine (1979 und 1982) von verzögerten NLG. Eine eigene Längsschnittuntersuchung bei Arbeitern mit mehrjähriger, teilweise erheblicher Quecksilber-Belastung ergab nur in einem Fall

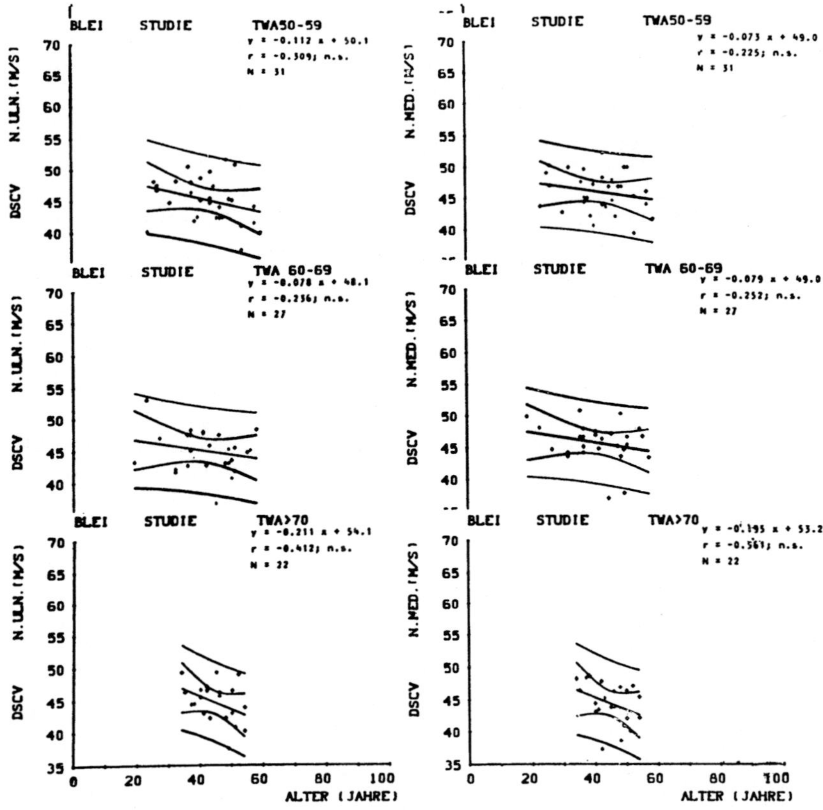

<u>Abb. 2.</u> Punktekorrelationsdiagramme der sensiblen NLG des N. ulnaris und N. medianus und dem Lebensalter bei Bleiarbeitern mit unterschiedlicher innerer Bleibelastung. n.s. = nicht signifikant, TWA = "zeitgewichtete Werte"

und bei Überschreitung der derzeit arbeitsmedizinisch tolerierbaren Grenzwerte Hinweise auf eine Quecksilberbedingte zentrale und periphere Neuropathie.

Styrol hat als Ausgangsmaterial für verschiedene Kunststoffe sowie als Lösungs- und Vernetzungsmittel in den letzten Jahren zunehmende industrielle Verwendung gefunden. Styroldämpfe in höheren Konzentrationen bewirken in erster Linie Schleimhautirritationen und "Rauschzustände" im Sinne pränarkotischer Stadien. Zur Frage des Auftretens peripherer Neuropathien liegen im einschlägigen Schrifttum unterschiedliche Berichte vor (Lilis et al. 1978, Rosen et al. 1978, Seppäläinen 1976). Eine eigene Längsschnittuntersuchung bei Laminierern mit Styrol-Expositionen im arbeitsmedizinisch tolerierbaren Bereich erbrachten bezüglich des peripheren Nervensystems keine pathologischen Befunde. Dosis-Wirkungs-Beziehungen konnten nicht ermittelt werden.

Lösungsmittelgemische werden häufig in den verschiedensten gewerblichen Bereichen eingesetzt. Als Beispiele seien genannt: Maler- und Anstreicher, Drucker, Spritzlackierer, Chemiearbeiter.

Über gesundheitliche Auswirkungen von Lösemittelgemischen auf das
Nervensystem existiert in der wissenschaftlichen Literatur eine Fülle
von Feldstudien und kasuistischen Beiträgen. Bei kritischer Betrachtung muß man insgesamt davon ausgehen, daß eine langjährige Exposition gegenüber Lösemittelgemischen zu Beeinträchtigungen zentraler
und peripherer Nervenfunktionen führen kann (Elofsson et al. 1980,
Husman und Karli 1980, Seppäläinen et al. 1981, Konietzko 1981,
Antti-Poika 1982, Juntunen et al. 1980 a und b, 1982, Triebig et al.
1983, Lehrl et al. 1984, Gregersen et al. 1984, Schäcke et al. 1984).
In diesem Zusammenhang ist die kürzlich in einer großen Publikums-
zeitschrift veröffentlichte "Krankheit aus der Dose" aufzugreifen.

Gestützt auf epidemiologische Untersuchungsergebnisse aus Dänemark
wird für die Bundesrepublik Deutschland eine Dunkelziffer von mehreren tausend Erkrankungsfällen bei Malern postuliert. In Dänemark ist
z.Zt. bei 700 Malern eine "chronische Hirnschädigung" als Berufskrankheit anerkannt (Arlien-Soborg et al. 1979, Mikkelsen 1980,
Bruhn et al. 1981). Klinisch handelt es sich meist um eine präsenile
Dementia, wobei die Hirnatrophie vereinzelt mittels Pneumoenzephalo-
graphie oder auch axialer Computertomographie objektiviert werden
konnte.

Nach unseren bisherigen Erkenntnissen ist allerdings die Übertragbarkeit dieser Zahlen aus mehreren Gründen fraglich.

Zum einen wurden in Dänemark in den 60er Jahren die Decken und Wände
in den Wohnungen mit Alkylharzfarbe gespritzt. Durch diese Arbeitsweise ist eine hohe Lösemittel-Exposition des Malers zu unterstellen,
die bei den von deutschen Malern eingesetzten Techniken kaum erreicht
werden dürfte. Zum anderen liegt der Gesetzgebung in Dänemark eine
von unserem Unfallversicherungsrecht abweichende Kausalitätsnorm zugrunde. Die weniger scharfe Abgrenzung von beruflichen und außerberuflichen Faktoren kann es in Dänemark demzufolge ermöglichen, mehr
Berufskrankheiten anzuerkennen. Insgesamt läßt sich beim derzeitigen
Kenntnisstand aus unserer Sicht feststellen, daß eine prognostizierte
Dunkelziffer von "Hirnatrophien bei Malern" in der Bundesrepublik
Deutschland äußerst unwahrscheinlich ist. Eine bereits in unserem
Erlanger Arbeitskreis angelaufene interdisziplinäre Feldstudie soll
zur weiteren Klärung des Sachverhaltes beitragen.

5. Schlußfolgerungen und Ausblick

Während Arbeitsstoff-bedingte Nervenerkrankungen vergleichsweise
seltene Berufskrankheiten sind, muß aufgrund der praktischen arbeitsmedizinischen Erfahrungen der letzten Jahre festgestellt werden, daß
vor allen in Klein- und Kleinstbetrieben sowie an speziellen Arbeits-
plätzen durchaus mit Expositionen gegenüber potentiell neurotoxischen
Stoffen gerechnet werden muß. Unter diesen Aspekten sind die Kenntnisse über mögliche Arbeitsstoff-bedingte Wirkungen auf das Nervensystem nicht nur bei betriebsärztlichen Vorsorgeuntersuchungen sondern
auch im Rahmen der allgemeinen ärztlichen Versorgung der Beschäftigten
in Praxis und Klinik von Bedeutung. In diesem Zusammenhang muß noch
auf die im Unfallversicherungsrecht verankerte Verpflichtung des
Arztes hingewiesen werden, den begründeten Verdacht auf Vorliegen
einer Berufskrankheit dem Staatlichen Gewerbearzt oder der zuständigen
Berufsgenossenschaft anzuzeigen.

Literatur beim Verfasser

Die Hexacarbon-Neuropathien

H. Altenkirch

n-Hexan, Methyl-n-Butyl-Keton (MBK) und 2,5-Hexandion (2,5 HD) werden
im englischen Sprachraum wegen ihrer Konfiguration mit 6 C-Atomen
als Hexacarbone bezeichnet. Die Hexacarbone finden als organische
Lösungsmittel eine weite Verbreitung in Industrie, Werkstatt und Haushalt. n-Hexan beispielsweise ist mit 20 bis 30 % in Industriebenzin
enthalten, ferner häufiger Bestandteil von organischen Lösemittelgemischen in Farben, Lacken, Verdünnern und Klebstoffen.

1964 wurde in Japan von Yamada (18) erstmals ein toxisches Polyneuropathie-Syndrom bei gegen n-Hexan exponierten Arbeitern beschrieben.
In der weiteren Folge gab es eine Vielzahl von Mitteilungen über n-
Hexan-Neuropathien aus den verschiedensten Industrieländern. Beispielsweise wurden allein über 430 Fälle von hexaninduzierten Polyneuropathie-Syndromen in der italienischen Schuhindustrie in den letzten
Jahren dokumentiert (8). Eine der größten Erkrankungsserien von Hexacarbon-Neuropathien betraf 1973 eine Fabrik in Ohio/USA, die plastik-
überzogene und farbenbedruckte Stoffe herstellte. Im Arbeitsprozeß
war hier jahrelang ein Lösemittelgemisch aus Methyl-Ethyl-Keton (MEK)
und Methyl-Iso-Butyl-Keton (MIBK) verwendet worden. Wegen Versorgungs-
schwierigkeiten mit MIBK wurde diese Komponente mit Methyl-n-Butyl-
Keton (MBK) ersetzt. In der Folge erkrankten 86 Arbeiter an schweren
Polyneuropathie-Syndromen (1). Übersichten zu der umfangreichen n-
Hexan-Literatur finden sich bei (4,15).

Hinsichtlich des Metabolismus von n-Hexan ist bekannt, daß dieser
Stoff über 2-Hexanol zu 2,5-Hexandiol und 2-Hexanon abgebaut wird.
Die metabolische Endstufe ist schließlich 2,5-Hexandion (10). Dieses
Gammadiketon hat eine wesentlich höhere neurotoxische Potenz als n-
Hexan und wird heute als das eigentliche toxische Agens angesehen
(10,15).

Neue Aspekte zu den Hexacarbon-Neuropathien ergaben sich anläßlich
einer Erkrankungsserie unter Jugendlichen in Berlin 1975/76, die ein
hexanhaltiges Lösemittel mißbräuchlich inhaliert hatten (2). Während
bei den vorgenannten Literaturmitteilungen über n-Hexan-Neuropathien
die epidemiologischen Daten und die chemisch-analytischen Untersuchungen der verwendeten Lösemittelgemische häufig unvollständig waren,
konnte hier erstmals eine genaue epidemiologische Erfassung sowie
vollständige gaschromatographische und massenspektrometrische Untersuchung der Lösemittelmixtur erfolgen. Dabei ergab sich interessanterweise, daß das Krankheitsbild nicht durch Hexan allein hervorgerufen war. Bei dem mißbräuchlich verwendeten Mittel handelte es sich
um einen außerordentlich weitverbreiteten Klebstoffverdünner, der in
großem Umfang besonders in Berlin vertrieben wurde. Ein halbes Jahr
vor Ausbruch der Erkrankung hatte der Hersteller diesem Klebstoffverdünner ein Vergällungsmittel, Methyl-Ethyl-Keton (MEK), hinzuge-
setzt, um den Schnüffelmißbrauch der Substanz unter den Jugendlichen

einzuschränken. Der Hexangehalt des Lösemittels war sogar fast um
die Hälfte gesenkt worden. Aus dieser Konstellation ergab sich der
Verdacht, daß die Erkrankung durch die Kombination beider Stoffe, n-
Hexan und MEK, induziert wurde (3).

Das klinische Bild dieser zum Teil sehr schwer verlaufenden Neuropathi-
en bestand in charakteristischen neurovegetativen Störungen, einer
Hyperhidrosis und Rubeiosis der Akren, Kribbelparästhesien, strumpf-
und handschuhförmigen Sensibilitätsausfällen, Areflexie, rasch atrophisierenden, aufsteigenden Paresen sowie nur geringfügiger Hirnnervenbeteiligung. Ein Teil der Patienten wurde tetraplegisch. Die
Rückbildung der Erkrankung nahm teilweise sehr lange Zeit in Anspruch.
Bei 11 Patienten waren nach vier bis viereinhalb Jahren noch Restsymptome zu beobachten. Sie bestanden in Muskelatrophien, Restparesen
der Hand- und Fußmuskulatur, sensiblen Defekten und neurovegetativen
Störungen. In einigen Fällen fanden sich nun eine Hyperreflexie,
Spastik und positive Pyramidenbahnzeichen als Hinweis darauf, daß
unter den peripheren Ausfällen maskiert gleichzeitig eine Schädigung
des zentralen Neurons abgelaufen war (4). In fünf Fällen konnten
Nerv-Muskel-Biopsien entnommen werden, die in allen Fällen ausgeprägte pathologische Veränderungen zeigten. Die charakteristische Störung bestand in einer primär axonalen Veränderung in Form von ballon-
förmig aufgetriebenen paranodalen Axonanschwellungen mit sekundären
Myelinschäden und anschließendem Faseruntergang (Abb. 1). Bei einer
Rebiopsie bei einem Patienten nach einem Jahr wurden immer noch Hinweise für Degeneration und Regeneration im Axon nebeneinander gesehen.

Im Tierversuch ließ sich an Ratten, die einem Gemisch aus n-Hexan und
Methyl-Ethyl-Keton gegenüber exponiert wurden, die humane Erkrankung
in allen klinischen und morphologischen Details reproduzieren (3,4,5).
In morphologischen Sequenzstudien ließen sich einzelne pathophysiologische Schritte des Erkrankungsprozesses festhalten. Im Lichtmikroskop waren die ersten Schädigungszeichen multifokal in den distalen
Bereichen der Nervenfaser auftretende paranodale riesenhafte Axonanschwellungen. Die Axonauftreibungen gingen mit einer sekundären Verdünnung der Myelinscheide einher. Weitere Zerstörungsstadien waren
durch Zusammenbruch axonaler Strukturen und Myelinuntergänge gekennzeichnet. Erste Schädigungszeichen in elektronenmikroskopischen
Studien waren eine Verdichtung und massive Akkumulation von intraaxonalen Neurofilamenten. Dieser Befund war auch in den Humanbiopsien gesehen worden. In diesen Regionen entstanden hochvoluminöse Axonanschwellungen in unmittelbarer Nähe des Schnürringes. Die Neurotubuli
verschwanden. Aufstauung von Organellen und großmolekularen Substanzen
im Bereich der Anschwellung, Einlagerung von Phospholipidstrukturen
sowie intraaxonale Glykogenspeicherung waren weitere Veränderungen.
Die Myelinscheide wurde über der bauchig aufgetriebenen Axonschwel-
lung sekundär geschädigt, verdünnt und retrahiert. In der weiteren
Folge ging die Nervenfaser distal der Läsionsstelle zu Grunde (5).

Im Bereich der Axonanschwellung kommt es zu einer Störung des axonalen
Transportes (13). Der primäre Angriffsort des Neurotoxins muß im Axon
selbst liegen, da Regenerate und Remyelinisierungsversuche auch innerhalb der Intoxikationsperiode möglich sind. Interessanterweise sind
kürzlich in einer Untersuchung an Nervenmuskelbiopsien von Spritz-
lackierern in Schweden ebenfalls paranodale Anhäufungen von Mitochondrien sowie intraaxonale Glykogenanhäufungen gefunden worden und als
Effekt einer chronischen Exposition gegenüber Lösemitteln interpretiert worden (7).

Über die eigentliche neurotoxische Wirkungsweise des 2,5-Hexandions
(2,5-HD) gibt es zur Zeit mehrere kontroverse Hypothesen. Nach Spencer

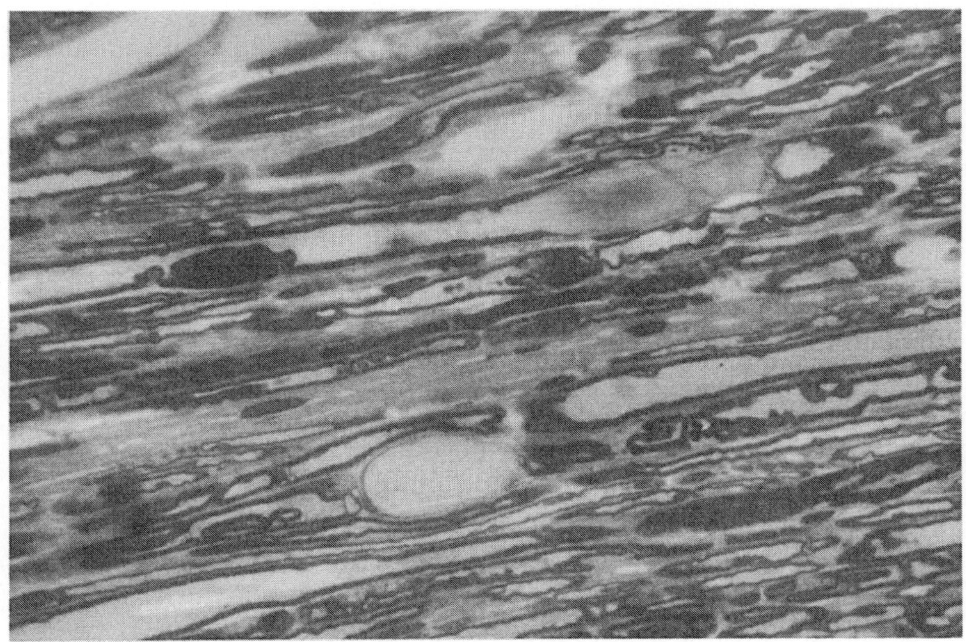

<u>Abb. 1.</u> Peripherer Nerv einer MEK-/n-Hexan intoxikierten Ratte im Längsschnitt.
Lichtmikroskop. Mehrere Axonauftreibungen ("giant axonal swellings")

führt 2,5-HD zu einer Inhibition glykolytischer Enzyme im Axon, damit
zur lokalen Blockade des energieabhängigen axonalen Transportes im
Nerven und schließlich zu nachfolgendem Nervenfaseruntergang (15). In
eigenen Untersuchungen war eine orangefarbene Fellverfärbung hexacar-
bonexponierter Tiere aufgefallen (5); nach Untersuchungen von Graham
bildet 2,5-Hexandion mit Proteinen ein orangefarbenes Chromophor (11).
Untersuchungen von Graham (12) und de Caprio (9) weisen auf eine direkte Reaktion von 2,5-HD mit neurofilamentären Proteinen in Form von
Pyrrolformation, "cross linking" und schließlich immer größer werdenden Neurofilament-Aggregaten im Axon hin.

Die Entdeckung, daß Methyl-Ethyl-Keton die Neurotoxizität von n-Hexan
um ein Vielfaches steigert, hat erhebliche praktische Konsequenzen.
Beide Stoffe sind weitverbreitete industrielle Lösemittel. Nachdem
MEK aus dem Lösemittelgemisch entfernt worden war, traten keine weiteren Hexacarbon-Neuropathien unter Schnüfflern mehr auf, obwohl der
Mißbrauch des weiterhin hexanhaltigen Lösemittels in großem Umfang
fortgesetzt wurde. Bei Einzelfällen von toxischen Neuropathien 1976,
1977 und 1979 ließen sich jeweils alte MEK-haltigen Chargen nachweisen.
Bemerkenswert ist ferner, daß 1980 bei zwei jungen Frauen schwere
toxische Neuropathien auftraten, die den hexanhaltigen Klebstoffverdünner sowie ein Feuerzeuggas inhaliert hatten. Die Analyse des Feuer-
zeuggases ergab fast hundertprozentiges Butan. In einer Pilotstudie
im Tierexperiment an Ratten ließ sich zeigen, daß Butan ebenfalls zum
Methyl-Ethyl-Keton, d.h. 2-Butanon, verstoffwechselt wird. In umfangreichen tierexperimentellen Studien konnte nicht nur in hohen Konzentrationen, die dem Lösemittelmißbrauch entsprachen, sondern auch in
Niedrigstkonzentrationen, wie sie in etwa der Verwendung am Arbeitsplatz oder im Haushalt auftreten, gezeigt werden, daß Methyl-Ethyl-
Keton die Neurotoxizität von Hexan potenziert (5,6). Diese Befunde
sind von Veronesi (17) und Takeuchi (16) tierexperimentell bestätigt

worden. Ferner fand Misumi (14) kürzlich, daß Methyl-Ethyl-Keton,
Methyl-n-Propyl-Keton, Methyl-n-Amyl-Keton und Methyl-n-Hexyl-Keton
in steigender Kettenlänge mit steigender Wirkung die Neurotoxizität
von Methyl-n-Butyl-Keton verstärken.

Alles dies sind Beispiele dafür, daß potentiell neurotoxische Lösemittelgemische durch einen zusätzlichen Stoff in ihrer Giftigkeit
potenziert werden können. Gleichzeitig wird deutlich, wie sorgfältig
die Auswahl von Lösemittelkombinationen in Produkten erfolgen muß.
Zusammen mit Takeuchi (16) und Spencer (6) vertreten wir die Ansicht,
daß MEK und n-Hexan keinesfalls in kommerziellen Produkten kombiniert
werden dürfen.

Zusammenfassung

Hexacarbone sind weitverbreitete organische Lösemittel in Industrie,
Haushalt und Werkstatt. Schwere toxische Polyneuropathie-Syndrome
nach Umgang mit diesen Stoffen sind sowohl am industriellen Arbeitsplatz wie beim Mißbrauch von Lösemitteln beobachtet worden. Das
eigentliche toxische Agens ist 2,5-Hexandion, das zu Störungen der
intraaxonalen Neurofilamente, zur Blockade des axonalen Transportes
und damit zu einer primär axonalen Störung in den distalen Bereichen
der Nervenfasern führt. Sowohl tierexperimentelle Befunde wie die
klinische Verlaufsbeobachtung von Hexacarbon-Neuropathien zeigen,
daß auch spinale Axone mitbetroffen sind. Die neurotoxische Wirkung
von n-Hexan und Methyl-n-Butyl-Keton kann durch Methyl-Ethyl-Keton
sowie weitere Ketone um ein Vielfaches verstärkt werden. Die praktische Konsequenz dieser Befunde ist die sorgfältige Auswahl der Einzel-
komponenten organischer Lösemittelgemische sowie die Vermeidung der
Kombination von Hexacarbonen mit Methyl-Ethyl-Keton.

Literatur

1. Allen N, Mendell JR, Billmaier DJ, Fontaine RE, O'Neill J (1975)
   Toxic neuropathy due to methyl-n-butyl-ketone. Arch Neurol 32,
   209-218
2. Altenkirch H, Mager J, Stoltenburg G, Helmbrecht J (1977) Toxic
   polyneuropathies after sniffing a glue thinner. J Neurol 214:137-
   152
3. Altenkirch H, Stoltenburg G, Wagner HM (1978) Experimental studies
   on hydrocarbon neuropathies induced by methyl-ethyl-ketone (MEK).
   J Neurol 119:159-170
4. Altenkirch H (1982) Schnüffelsucht und Schnüfflerneuropathie.
   Sozialdaten, Praktiken, klinische und neurologische Komplikationen
   sowie experimentelle Befunde des Lösungsmittelmißbrauches. Schriftenreihe Neurologie 23. Springer Verlag, Berlin-Heidelberg-New York
5. Altenkirch H, Wagner HM, Stoltenburg G, Spencer PS (1982) Nervous
   system responses of rats to subchronic inhalation of n-hexane and
   n-hexane plus methyl-ethyl-ketone mixtures. J Neurol Sci 57:209-
   219
6. Altenkirch H, Wagner HM, Stoltenburg-Didinger G, Steppat R (1982)
   Potentiation of hexacarbon-neurotoxicity by methyl-ethyl-ketone
   (MEK) and other substances: Clinical and experimental aspects.
   Neurobehav. Toxicol. Teratol. 4:623-627
7. Berthold CN, Nordborg C, Hildebrand C, Conradi S, Sourander P,
   Lugnegard H (1983) Sural nerve biopsies from workers with a history
   of chronic exposure to organic solvents and from normal control
   cases. Acta Neuropathol (Berl) 62:73-86

8. Buiatti E, Cecchini S, Ronchi O, Dolara P, Bulgarelli G (1978) Relationship between clinical and electromyographic findings and exposure to solvents and in shoe and leather workers. Br J Ind Med 35:168-173
9. deCaprio AP, Strominger NL, Weber P (1983) Neurotoxicity and protein binding of 2,5-hexanedione in the hen. Toxicol. Appl. Pharmacol 68:297-307
10. DiVinzenzo GD, Kaplan DJ, Dedinas J (1976) Charakterization of the metabolites of methyl-n-butyl-ketone, methyl-iso-butyl-ketone and methyl-ethyl-ketone in Guinea pig serum and their clearance. Toxicol Appl Pharmacol 36:511-522
11. Graham DG (1980) Hexane neuropathy: A proposal for a pathogenesis of a hazard of occupational exposure and inhalant abuse. Chem Biol Interactions 32:339-345
12. Graham DG, Carter DA, Boekelheide K (1982) Studies of the molecular pathogenesis of hexane neuropathy. Toxicol Appl Pharmacol 64:415-422
13. Griffin JW, Price DL, Spencer PS (1977) Fast axonal transport through giant axonal swellings in hexacarbon neuropathy. Neuropathol Exp Neurol 36:603
14. Misumi J, Nagano M (1984) Experimental studies on the relationship between molecular configuration and neurotoxicity of aliphatic hydrocarbon compounds. Brit J Ind Med, in press
15. Spencer PS, Schaumburg HH, Sabri MI, Veronesi B (1980) The enlarging view of hexacarbon neurotoxicity. Critical reviews in toxicology 7:279-357
16. Takeuchi Y, Ono Y, Isanaga N (1983) An experimental study of the combined effect of n-hexane and methyl-ethyl-ketone. Brit J Ind Med 40:199-203
17. Veronesi B (1983) Morphological effects of methyl-ethyl-ketone on cultured nerve tissue. Toxicol Letters 106
18. Yamada S (1964) An occurrence of polyneuritis by n-hexane in the polyethylene laminating plants. Jap J Int Health 6:192

Psychorganische Residuen nach Intoxikation mit Organozinnverbindungen

H. C. Hopf und R. Besser

Organozinnverbindungen werden in der Kunststoffindustrie als Stabili-
satoren, bei der Herstellung von Farben als Oxydationshemmer und in
der Landwirtschaft als Pestizide verwendet. Zwei Substanzen sind aus
neurologischer Sicht von Bedeutung: Triaethylzinn (TET) und Trimethyl-
zinn (TMT). Diaethylzinn wurde 1954 als Dermatologicum ärztlich angewendet, TMT tritt uns als Industrietoxin gegenüber.

Neurologische Schäden nach TET-Vergiftung

TET-Jodid wurde 1954 in Frankreich gegen Hautinfektionen, insbesondere
Impetigo, langdauernd über Wochen angewendet und enthielt außer Diae-
thylzinn-DJ auch 10% TET-J (Wada 1981). Die Akuterscheinungen sind ausführlich geschildert worden (Tabelle 1) (Alajouanine et al. 1958,
Hopf et al. 1984).

Tabelle 1. Neurologische Symptome der TET-Vergiftung

Frühzeichen (N=201)	N	Hauptzeichen (45–675 mg)	N
Kopfschmerz	198	Somnolenz	109
Zahn/Ohrschmerz	+	Delir	11
→ Nausea/Erbrechen	146	Verwirrtheit	10
→ Sehstörung	67	→ Hirndruck	75
→ Gleichgewichtsstörung	37	→ Paresen	35
		Anfälle	23
		→ Urinretention	46
		→ Bradykardie	44
		Exzitation/Angst	zum Teil
		(N=98; 380–750 mg)	N
		Koma	38
		Synkopen	20
		Atem-/Herzstillstand	28

Durch die mit Pfeil markierten Symptome unterscheidet sich das klinische Bild
TET-Vergiftung von dem der TMT-Vergiftung. (Nach Alajouanine et al. 1958)

Die Aufnahme der Toxinmenge kann nur grob geschätzt werden. Die Gesamtmenge an Stalinon betrug bei einem Teil der Betroffenen 45–675 mg, bei
rund der Hälfte aber 380–750 mg.

Neuropathologisch[1] verursacht TET primär eine Markschädigung des ZNS
mit Aufsplittung der Marklamellen, Aufbrechen der intraperiodischen
Linie und nachfolgender Flüssigkeitsansammlung. Folge sind Vakuolenbildung innerhalb der Markscheiden und ein zytotoxisches Ödem mit
Degeneration der Oligodendroglia (Kirschner und Sapirstein 1982). Die
Axone sind teilweise aufgequollen, zeigen aber keine Wallersche Degeneration (Gruner 1958).

Entsprechend ist klinisch häufig eine Steigerung des intrakraniellen
Druckes vorhanden und das EEG zeigt eine allgemeine oder temporal-
seitenbetonte Verlangsamung (Alajouanine et al. 1958). Psychisch resultiert daraus Verwirrtheit und alle Grade der Bewußtseinseinschrän-
kung bis zum tiefen Koma. Rund 5% der Patienten waren delirant, rund
10% hatten Anfälle, rund 15% Extremitätenparesen und rund 30% Sehstörungen. Agitiertheit, Umtriebigkeit oder Angst wurden nur ganz
vereinzelt beschrieben.

Etwa jeder zweite Betroffene starb (110 von 217 Patienten, Wada 1981).
Todesursache waren Komafolgen, Anfälle, schwere Kreislaufsynkopen
und Atemversagen bzw. Herzstillstand. Dauerschäden verblieben bei 24
Betroffenen mit TET-Vergiftung. Eine schlaffe Paraplegie bei sechs Patienten wurde als Folge einer Rückenmarksnekrose aufgefaßt. Sechs Patienten mit dauerhafter Visusminderung ergänzen die Gruppe mit fokalen Residuen. Fast alle Patienten behielten eine zerebrale Leistungsminderung unterschiedlichen Schweregrades zurück (Störungen von Vita-
lität, Konzentration, Gedächtnis), wobei Symptome wie Störungen von
Antrieb und Eßverhalten sowie Auftreten von Angst im Sinne einer gewissen Betonung der Schädigung im limbischen System interpretiert
werden können.

Bei einzelnen anderen Beobachtungen fehlen Angaben zu Dauerschäden
(Zemann 1951, Nishikawa et al. 1965), nur bei einem Patienten mit
geringer Exposition durch Inhalation und leichten Krankheitszeichen
wird eine bleibende Anosmie erwähnt (White 1980).

Neurologische Schäden nach TMT-Vergiftung

1981 sahen wir 6 Industriearbeiter mit den Zeichen einer TMT-CI-Ver-
giftung.

Exposition

Bei Reinigung eines Reaktorgefäßes zur Herstellung von Dimethylzinn-
chlorid (anorganisches Zinn + Cl CH_3 bei 160°C und 4 atü Druck =
Dimethylzinnchlorid 88%, Monomethylzinnchlorid 4%, TMT 8%) waren die
Reste (Zinnbarren und eine zähe Paste, der "Sumpf") zu beseitigen.
Aus dem Gemisch verdampft unter normalem atmosphärischen Druck haupt-
sächlich TMT wegen des höheren Dampfdrucks. Fünf Arbeiter stiegen in
Gummianzügen (Säureschutzanzüge), Gummihandschuhen und Gummistiefeln
sowie Atemschutzgeräten (Druckluftschlauchgeräte) ein, während einer
(Atemschutzfiltermaske) am Einstiegsloch die gefüllten Eimer heraus-
zog. 4 Betroffene waren bis zu 4 x 15 Minuten an drei aufeinanderfol-
genden Tagen, einer 2 x 10 Minuten an zwei Tagen im Kessel exponiert.
Die Aufnahme erfolgte über Haut (Erythembildung an den exponierten
Hautpartien) und Atemorgane.

---

[1]Nervenzellschäden sind nur bei Menschen gefunden worden, insbesondere in der Pyra-
midenzellschicht, der Purkinjezellschicht, den Brückenkernen und den Vorderhornzellen (Cossa et al. 1958)

Die Aufnahme erheblicher Mengen an Zinnverbindungen in den Körper
durch die exponierten Arbeiter geht aus der Zinnausscheidung im Urin
hervor.

Neuropathologisch bieten TMT-Vergiftungen markante Nervenzellverände-
rungen mit Schwerpunkt im limbischen System mit Veränderung der Zell-
kerne (randständige Lage, Pyknose, Zerfall) und Verlust der Nissl-
substanz, Anhäufung lamellierter Körper und Vakuolenbildung im Peri-
karyon. Zellschwund und Neuronophagien zeigen temporale Rinde, Amyg-
dala, basale Ganglien, Brückenkerne und die Purkinjezellschicht (Bohl,
pers. Mitteilung). Ganz gleiches zeigen intoxikierte Ratten (Krinke
und Hess 1984).

Die klinischen Symptome wiesen entsprechend auf eine vornehmliche
Schädigung des limbischen Systems (Orientierungsstörung, Störung des
Neuzeitgedächtnis, Konfabulation, Unruhe, Umtriebigkeit, Aggressivität,
komplexe partiale Anfälle, temporale Epileptogenese im EEG) (Tabelle
2).

__Tabelle 2.__ Neurologische Symptome der TMT-Vergiftung

Frühzeichen	N	Hauptzeichen	N
(> 250 ppB Sn; N=6)		(> 600 ppb Sn; N=4)	
Hautrötung	6	Verwirrtheit	4
Ohrdruck	4	Desorientierung	4
→ Hörminderung	4	Gedächtnisstörung	4
Kopfdruck	2	→ Konfabulation	3
Gliederschmerz	1	(> 1200 ppB Sn; N=3)	
		Umtriebigkeit	3
		→ Aggressivität	3
		Koma	2
		→ temp. Anfälle, temp. EEG	3
		Atemstillstand	3
		→ Metabolische Azidose	3
		→ Hypokaliämie	3
		→ Hyperglykämie	3

Durch die mit Pfleil markierten Symptome unterscheidet sich das klinische Bild
der TMT-Vergiftung von den der TET-Vergiftung. (Nach Hopf et al. 1984)

An Dauerschäden nach TMT-Vergiftung behielt ein Patient eine schwere
körperliche Beeinträchtigung mit zerebellärer Ataxie, Gehunfähigkeit
und dauerhafter Pflegebedürftigkeit bei mäßiger psychischer Alteration
(leichte Gedächtnisstörung, Hypersexualität), ein zweiter Patient
allein eine Wesensänderung mit Phasen aggressiven Verhaltens, deutlicher Merkschwäche und Anorgasmie; auch er ist nicht mehr arbeitsfähig,
klinisch-neurologisch aber sonst unauffällig.

Dauerschäden sowohl nach TET- als auch nach TMT-Vergiftung bestehen
also in einer Wesensänderung mit dem unspezifischen Merkmal der zerebralen Leistungsminderung (Störung von Konzentration, Kurzzeitgedächtnis und Antrieb) gepaart mit der scheinbar spezifischen Affektstörung
(phasenhafte Aggressivität) (Tabelle 3). Nach bisheriger Kenntnis sind
Visusstörungen initial und als Dauersymptom eher als Hinweis für eine
TET-Vergiftung zu werten. Hörstörung, Aggressivität, temporale Anfälle
und Ataxie im akuten Stadium und als Residuum sprechen eher für TMT
als Intoxikationsursache.

Tabelle 3. Dauerschäden nach Organozinn-Vergiftung

TET   (Alajouanine et al. 1958)
       zerebrale Leistungsminderung
       Neugedächtnisstörung
       Angst
       Visusstörung
       Lähmungen

TMT   (Besser et al. 1983)
       (Ross et al. 1981)
       zerebrale Leistungsminderung
       Neugedächtnisstörung
       phasenhafte Aggressivität
       Ataxie, zentrale Bewegungsstörung

Von 22 Patienten aus den USA (Ross et al. 1981), die einer ähnlichen
aber nicht identischen Intoxikationssituation ausgesetzt waren, konnten vier Schwerbetroffene verfolgt werden. Drei blieben arbeitsun-
fähig mit den Residuen einer zerebralen Leistungsminderung mit epi-
sodenhaftem, über Stunden bis Tage sich hinziehenden starken Stimmungs-
wechsel. Bei anderen Intoxikierten (Fortemps et al. 1978) liegen
keine Verlaufsbeobachtungen vor.

Konsequenzen

TMT schmilzt bei 40°C, hat einen hohen Dampfdruck und besitzt gute
Lipoidlöslichkeit. Es kann über Atemwege und wohl auch durch die
Haut resorbiert werden. Die Lipoidlöslichkeit erklärt die Affinität
zum Zentralnervensystem und den langsamen Rückgang der Krankheits-
erscheinung: Der Abbau durch Hydrolyse wird gehemmt, sofern die
Organozinn-Verbindung in Lipoiden gelöst ist.

Hochtoxische, flüchtige Stoffe wie TMT erfordern, auch wenn sie nur
ein Zwischen- oder Nebenprodukt darstellen, ein Höchstmaß an Schutz-
vorrichtungen und Vorsorge, nämlich Gas-undurchlässige Schutzkleidung,
voller Schutz des gesamten Integumentes, Vermeidung von Arbeiten in
unbelüfteten Räumen usw..

Literatur bei den Verfassern

Chronische toxische Enzephalopathien nach Einwirkung organischer Lösungsmittel

P. Gregersen

Einleitung

Im Laufe der letzten 10 Jahre haben wir in Finnland, Schweden und Dänemark viele Hunderte von Lösungsmittel-ausgesetzten Arbeitern untersucht, die zu den arbeitsmedizinischen und/oder zu den neurologischen Krankenhausabteilungen mit Symptomen einer akuten und/oder chronischen Enzephalopathie kamen.

Es handelt sich hier sowohl um junge als auch ältere Arbeiter, bevorzugt sind Arbeiter um die 45 Jahre betroffen. Sie kommen von verschiedenen Berufsfächern und Industrien, z.B. vom Malerfach, den graphischen Fächern, der Metallindustrie, der Schuhindustrie und der Plastikindustrie, und sie haben mit verschiedenen Lösungsmitteln, z.B. mineralischem Terpentin, Toluen, Triklorethylen, Azeton oder Styren gearbeitet.

Von 1976-1982 erhielten etwa 800 dänische Arbeiter, nachdem sie viele Jahre auf ihrem Arbeitsplatz organischen Lösungsmitteln ausgesetzt waren, Schadenersatz für chronische Hirnschäden (Gregersen 1984b).

In Dänemark gibt es schätzungsweise 160.000 Arbeiter, die Lösungsmitteln ausgesetzt sind.

In der Bundesrepublik haben laut den Auskünften des deutschen Gewerkschaftsbundes, Bundesvorstand, schätzungsweise 3-4 Millionen Arbeitnehmer regelmäßig Umgang mit Lösungsmitteln. Jährlich werden aber nur 10-20 Vergiftungsfälle festgestellt und die Diagnose chronische toxische Enzephalopathie ist noch nicht anerkannt worden. Die Dunkelziffer der nicht erkannten und deswegen nicht behandelten akuten und chronischen Vergiftungen durch Lösungsmittel in der Bundesrepublik dürfte jährlich bei über 10.000 Fällen liegen.

Deswegen sind die dänischen Erfahrungen wahrscheinlich auch von Interesse für die deutschen Neurologen.

Was sind organische Lösungsmittel?

Als organische Lösungsmittel wird eine Gruppe von Kohlenstoffverbindungen, die bei Zimmertemperatur nässen, bezeichnet. Sie sind oft sehr flüchtig, d.h. sie verdampfen leicht. Ihren Namen verdanken sie der Eigenschaft, eine Reihe von verschiedenen Stoffen wie Fett, Harz, Zellulose, Öl, Plastik, Asphalt und viele andere aufzulösen. Ihre hervorragenden technischen Eigenschaften sind der Hintergrund für ihre verbreitete Verwendung in Industrie und Handwerk. Hier benützt man sie z.B. für die Entfettung und Reinigung wie auch als Lösungs- und Verdünnungsmittel.

Wo benützt man organische Lösungsmittel und wozu?

In der *Metallindustrie* benützt man Lösungsmittel, z.B. Trichloräthylen und Trichloräthan zur Entfettung oder Reinigung,z.B. von Motorteilen in einer Autowerkstatt oder auf einer Schiffswerft, oder eines Kühlschrankes in einer Kühlschrankfabrik. Überall in der Metallindustrie wird außerdem viel spritzgefärbt.

Im *Malerfach* benützt man Lösungsmittel, z.B. mineralisches Terpentin, zum Verdünnen von Farben, Anstrich (insbesondere Rollanstrich) und zum Spritzen, was den Arbeiter sehr gefährdet. Auch die Reinigung von Oberflächen vor Behandlung und von Werkzeug nach deren Verwendung ist sehr gefährlich.

In den *graphischen Fächern* bei Tiefdruck (z.B. Farbendruck von Wochenblättern und Reklamen), Seidendruck (z.B. von Schildern), Flexodruck (z.B. beim Drucken von Plastikmaterialien) benützt man überall die Stoffe zur Auflösung und Verdünnung der Farben und zur Reinigung von Maschinen und Böden in Arbeitsräumen, z.B. Toluen.

Im *Fußbodenlegerfach* benützt man Lösungsmittel zur Auflösung und Verdünnung von Klebstoffen, die für das Kleben von verschiedenen Fußbodenbelägen wie z.B. Linoleum, Vinyl und "Nadelfilz" verwendet werden.

In *Reinigungsanstalten* wird ein Lösungsmittel wie Perchloräthylen für Flächenreinigung und Reinigung von Maschinen benützt. Dies ist besonders dann gesundheitsgefährlich, wenn die Anlagen undicht sind und nicht ordentlich zentrifugieren, so daß die Wäsche beim Herausnehmen feucht ist.

In der *Plastik- und Gummiindustrie* benützt man z.B. Styrén beim Gießen von Polysteren, z.B. in der Plastikbootindustrie, sowie beim Erweichen und Kleben von Gummi.

In der *Schuhindustrie* verwendet man Lösungsstoffe beim Leimen von Schuhsohlen, Erweichen von Kappen, Spritzfärben von Schuhen, z.B. Methylenchlorid.

Im *Tischler- und Zimmermannsfach* (in den Holzfächern) werden die Lösungsstoffe zur Entfettung und beim Kleben von Plastikrohren benützt, z.B. Xylen.

In der *Reinigungsindustrie* benützt man sie für die Reinigung von Institutionen und Betrieben, insbesondere mittels Hochdruckspülen, z.B. Perchloräthylen.

In *Krankenhäusern* werden Lösungsmittel in Narkoseabteilungen (Betäubungsmittel, z.B. Trichloräthylen), in der Pathologie (Behandlung von Gewebeproben vor Färbung, z.B. Xylen) und in Laboratorien benützt.

In der *chemischen Industrie* verwendet man Lösungsmittel bei allen Arten von chemischen Vorgängen, z.B. beim Auszug (Extrahieren und Destillieren) und bei der Produktion von chemischen Stoffen (Synthesen).

Die toxische Wirkung der Lösungsmittel

Die Gefährlichkeit der Lösungsmittel ist eng verbunden mit den technischen Eigenschaften, die diese Mittel in der Industrie so verwendbar gemacht haben, vor allem ihrer entfettenden Wirkung. "Alle guten Lösungsmittel sind gefährlich", wie der Schweizer Arzt Zangger im Jahre 1930 schrieb.

Da die Stoffe flüchtig sind und leicht verdampfen, befinden sie sich oft in der Luft an der Arbeitsstätte; sie werden eingeatmet und dringen durch die Lungen in den Körper ein. Von den Lungen aus werden sie mit dem Blut im gesamten Körper verteilt und im Fettgewebe der Organe aufgelöst. Daher sieht man Vergiftungssymptome von den meisten Organen, z.B. von den Lungen, dem Herzen, der Leber, den Nieren, den Gonaden, dem Gehirn und Nervengewebe.

Das Ausscheiden der Lösungsmittel erfolgt auch vor allem durch die Lungen. Atmet man mehr ein als man ausatmen kann, häufen sich die Stoffe im Körper an. Als Depotstoffe haben sie eine verlängerte Giftwirkung.

Es ist wichtig hervorzuheben, daß Lösungsmittel auch durch die Haut aufgenommen werden können.

Klinische Fälle

Die auffälligsten Vergiftungssymptome - sowohl bei einer akuten als auch einer chronischen Vergiftung - sind Symptome von seiten des Gehirnes. Mehrere Untersuchungen mit Fallberichten liegen vor (Axelson 1976, Arlien-Søborg et al 1979, Gregersen et al. 1984b).

Bei akuter Einwirkung kommt es oft erst zu einem Rauschzustand und danach zu einer betäubenden Müdigkeit. Andere typische Symptome sind Kopfweh, Schwindel, Appetitlosigkeit und Erbrechen.

Den Rausch empfinden die meisten Patienten nicht als angenehm, aber unter dem Begriff "sniffing" kennt man auch einen Lösungsmittelmißbrauch. Dieser kommt meist bei jungen Leuten vor, selten unter Arbeitern.

Die Müdigkeit ist auf eine allgemeine Hemmung der Gehirnfunktion zurückzuführen und bildet den Hintergrund dafür, daß man Lösungsmittel als Betäubungsmittel benutzt.

Eine auffallende Müdigkeit ist oft eines der markantesten Symptome bei akuter Vergiftung. Die Arbeiter schlafen ein, wenn sie nach Hause kommen, können zum Abendessen geweckt werden, schlafen aber während der "Fernsehnachrichten" wieder ein und können dann bis zum nächsten Morgen schlafen.

Anfangs verschwinden alle Symptome am arbeitsfreien Wochenende oder im Laufe eines Urlaubes; wenn aber die Einwirkung über mehrere Jahre besteht, können Symptome wie Kopfweh und Müdigkeit chronisch werden. Gleichzeitig erleben viele, daß ihr Gedächtnis schlecht wird. Sie vergessen Aufträge sowohl zu Hause als auch am Arbeitsplatz, können sich an das, was sie in Büchern und Zeitungen gelesen haben, nicht erinnern, schließlich schaffen sie ihre Arbeit nicht mehr und sind "vorzeitig alt" geworden, typisch in einem Alter von 45 Jahren. Gleichzeitig verändern sich ihre Persönlichkeit und ihr Gefühlsleben: Sie werden reizbar und leicht irritabel mit einer Tendenz aufzubrausen, oft aber auch depressiv mit der Neigung, leicht in Tränen auszubrechen.

Diese Symptome prägen die ganze Persönlichkeit und belasten die Familie, oft so stark, daß Familien aufgelöst werden.

Bei einer arbeitsmedizinischen Untersuchung müssen Arbeits- und Krankengeschichte im Zusammenhang beurteilt werden; die Diagnose "arbeitsbedingter Gehirnschaden" kann oft ausschließlich aufgrund dieser Angaben gestellt werden. Der Gehirnschaden läßt sich durch eine *psychologische Untersuchung* erfassen, bei einer *Röntgenuntersuchung* des Gehirnes (Computertomographie) kann man manchmal eine Atrophie des Gehirnes feststellen. Ist die Röntgenuntersuchung normal, sind die klinischen Symptome entscheidend für die Diagnose.

Wie man sieht, entsprechen die Symptome der chronischen Vergiftung denen anderer Krankheitsbilder, sie sind unspezifisch. Sie können bei einem chronischen Alkoholmißbrauch entstehen, man kann sie als Folgen einer ernsten Gehirnerschütterung und nach einer Gehirn- oder Gehirnhautentzündung sehen.

Epidemiologische Untersuchungen

Die klinischen Erfahrungen sind durch Kenntnisse aus epidemiologischen Untersuchungen ergänzt worden.

In kontrollierten Querschnittsuntersuchungen unter Verwendung von psychologischen Tests hat man bei Lösungsmitteln ausgesetzten Arbeitern eine intellektuelle Reduktion konstatiert, die auf eine akute und/oder chronische Einwirkung zurückzuführen ist (Gamberdale u. Svensson, 1974; Gamberdale et al. 1976; Hänninen et al. 1976; Hane et al. 1977; Knave et al. 1978; Elofsson et al. 1980; Ansheim-Olson et al. 1979; Gregersen et al. 1984a).

In case-reference Studien konstatierte man ein erhöhtes Risiko für exponierte Maler und Tischler, auf Grund einer neuropsychiatrischen Krankheit eine Invalidenrente zugeteilt zu bekommen (Axelson et al. 1976; Olsen u. Sabroe, 1980).

Dieselben Befunde fand man in einer cohorte-studie von Malern, denen Invalidenrente auf Grund von "präseniler Demenz" zugeteilt worden war. Das relevante Risiko der Maler auf Grund von "präseniler Demenz" eine Invalidenrente zu bekommen, war ungefähr 3,5 mal höher gegenüber einer Referenzgruppe aus Maurern und einem Ausschnitt der Normalbevölkerung (Mikkelsen 1980).

Schließlich haben follow-up Studien 2-5 Jahre später eine unveränderte intellektuelle Reduktion beim größten Teil der untersuchten Arbeiter ergeben, bei einigen der immer noch ausgesetzten Arbeiter sogar einen progredienten Befund (Agrell et al. 1980; Bruhn et al. 1981; Lindström et al. 1982; Gregersen, 1984a).

Die Summe dieser klinischen und epidemiologischen Erfahrungen ist meiner Meinung nach kein *Beweis* für einen Zusammenhang zwischen der Tatsache, daß man organischen Lösungsmitteln ausgesetzt ist, und der Entwicklung einer chronischen toxischen Enzephalopathie, aber es ist äußerst wahrscheinlich, daß so ein Zusammenhang besteht.

Hinzu kommt, daß man in den letzten 120 Jahren wiederholt chronische toxische Enzephalopathien bei organischen Lösungsmitteln ausgesetzten Arbeitern beschrieben hat.

Delpech beschreibt 1856 und 1863 Exzitationszustände, die sich zu einer Psychose verstärkten, und darauffolgende Kollapszustände, mit Depressionen und Gedächtnisproblemen bei Schwefelkohlenstoff ausgesetzten Arbeitern in der französischen Gummiindustrie. Von den 24 erstbeschriebenen Arbeitern (mit einem Durchschnittsalter von 33 Jahren) hatten 8 bleibende Gedächtnisstörungen.

Laudenheimer konstatierte 1899 ähnliche Zustände bei deutschen Schwefelkohlenstoff ausgesetzten Gummiindustrie-Arbeitern in Leipzig. Die chronischen psychischen Symptome teilte er in die manischen, die halluzinatorisch-depressiven, die stuporösen und die dementen Formen ein; die letzte Form mit einem unheilbaren Gehirnschaden, der eine intellektuelle Reduktion mit sich führt.

Dorendorff beschreibt 1901 die Entwicklung von chronischen zentralnervösen Symptomen, u.a. Gedächtnisstörungen und stockender Sprache bei 2 Benzin-ausgesetzten Arbeitern in einer Gummiindustrie in Berlin. Er machte danach Expositionsversuche mit Tieren und wies Degenerationsanzeichen in den Ganglienzellen im Großhirn und in den Nervenzellen der Medulla nach.

Zangger schrieb 1930 eine umfangreiche Übersicht über die physikalisch-chemischen Eigenschaften der organischen Lösungsmittel, ihre industrielle Verwendung, die Giftwirkungen und über die Prinzipien zur Vorbeugung von Vergiftungen mit diesen Stoffen.

Knabenhans (1941) und Borbély (1946) schrieben große Übersichten über die klinischen Erfahrungen bei akuten und chronischen Lösungsmittelvergiftungen.

Die letzten 3 Verfasser, die alle in Zürich arbeiteten, haben, vom physikalisch/chemischen Charakter dieser Stoffe ausgehend, ihre gemeinsamen neurotoxischen Eigenschaften unterstrichen. Und Borbély machte auf die *generelle* Möglichkeit aufmerksam, daß eine chronische Vergiftung als unspezifisches "organisches Psychosyndrom" auftreten kann, eine Bezeichnung, die der Psychiater Bleuler 1943 mit organischen Hirnschäden mit kortikaler Atrophie verknüpfte und zwar u.a. durch Lösungsmittel verursacht.

Vorbeugung von Vergiftungen

Die Zahl von beruflich bedingten Hirnschäden, die durch Einwirkung von organischen Lösungsmitteln hervorgerufen sind, ist in den letzten Jahren erheblich gestiegen. Von 1976 bis 1982 sind ungefähr 800 Fälle als Berufskrankheit anerkannt worden nach einer Meldung an die Arbeitsschadenversicherung (Gregersen 1984b).

Gleichzeitig hat das Arbeitsschutzamt in Dänemark die Bemühungen, Vergiftungen vorzubeugen, verstärkt. Die Prinzipien der Prophylaxe sind folgende:

1. Substitution, wobei ein gefährlicher Stoff von einem weniger gefährlichen ersetzt wird.
2. Einschließen des Arbeitsverfahrens oder
3. Effektive Lokalaussaugung der Arbeitsstätte.
4. Persönliche Schutzausrüstung kann in Betracht gezogen werden, jedoch nicht als Dauerlösung.

Bisher wurden diese Prinzipien nur in einer Bekanntmachung für Malerarbeit von 1982 ausgenutzt, die u.a. Warendeklaration aller Malerwaren vorschreibt, Substitution verordnet und in der Praxis die Verwendung von auf Lösungsmitteln basierenden Farben in geschlossenen Räumen verbietet (Directorate of National Labour Inspection, 1982).

Tabelle 1. Anerkannte Fälle von Hirnvergiftung durch organische Lösungsmittel in der dänischen Arbeitsschadenversicherung 1976–1982

| | Chron. Hirnschaden | | | | | | |
	Chron. tox. Enzephalo-pathie	Andere	Andere, Diagnose unbekannt	Keine chron. Schäden	Keinen Schadenersatz	Keine Entscheidung	Insgesamt
1976	1			1	3		5
1977	12				5		17
1978	29	1		5	5		40
1979	130	6	12	13	19	4	184
1980	163	9	10	11	29	8	230
1981	182	2	10	13	23	36	266
1982[a]	124	2	9	6	18	60	219
Insge-samt	641	20	41	49	102	108	961

[a]Nicht endgültig

Das Direktorat des Arbeitsschutzamtes ist bei der Ausarbeitung einer allgemeinen Bekanntmachung über Verwendung von Lösungsmitteln in anderen Fachgruppen und Arbeitssituationen.

Es gilt für den arbeitsmedizinischen Einsatz auf dem Gebiete der Lösungsmittel sowohl in Finnland, Schweden als auch in Dänemark, daß man versucht, die ärztlichen Erfahrungen in praktische Änderungen der Arbeitsplätze umzusetzen, indem man den Arbeitern "the benefit of the doubt" gewährt.

Zusammenfassung

In den letzten 10 Jahren sind viele Fälle von chronischer toxischer Enzephalopathie unter Arbeitern, die organischen Lösungsmitteln ausgesetzt waren, beschrieben worden.

Diese Fälle stimmen überein mit klinischen Beschreibungen in der französischen, deutschen und schweizerischen medizinischen Literatur schon Ende des neunzehnten Jahrhunderts.

Die Annahme, daß ein Zusammenhang zwischen der Einwirkung von Lösungsmitteln und der Entwicklung eines chronischen Gehirnschadens bestehe, wird von epidemiologischen Untersuchungen der siebziger und achtziger Jahre unseres Jahrhunderts unterstützt.

Diese Untersuchungen hatten zur Folge, daß das Arbeitsschadenversicherungsamt in Dänemark von 1976-1982 in zirka 800 Fällen Arbeitern mit chronischer toxischer Enzephalopathie nach früherem Einwirken von Lösungsmitteln Entschädigung zugesprochen hat. Das Amt für Arbeitsschutz in Dänemark hat Substitution für Malerarbeit vorgeschrieben und die Verwendung von auf Lösungsmitteln basierenden Farben in geschlossenen Räumen verboten und ist im Begriff, allgemeine Regeln für die Arbeit mit Lösungsmitteln auszuarbeiten, um weiteren Vergiftungsfällen - auch in anderen Fachgruppen - vorzubeugen.

Literatur

Agrell A, Hane M, Hogstedt C (1980) Symptoms among house-painters - a five-year follow-up study (in Swedish). Läkartidn 77:440-442
Anshelm-Olson B, Gamberale F, Grönqvist B, Andersson K (1979) Reaction time changes among steel workers exposed to solvent vapor. A longitudinal study (in Swedish). Arbete och Hälsa 10:1-16
Arlien-Søborg P, Bruhn P, Gyldensted C, Melgaard B (1979) Chronic painter's syndrome. Chronic toxic encephalopathy in house painters. Acta Neurol Scand. 60:149-156
Axelson O (1976) Case reports on chronic psycho-organic syndrome in house painters (in Swedish). Läkartidningen 73:317-318
Axelson O, Hane M, Hogstedt C (1976) A case reference-study on neuropsychiatric disorders among workers exposed to solvents. Scand J Work Environ Health 2:14-20
Bleuler E (1943) Lehrbuch der Psychiatrie. Berlin: Springer
Borbély F (1946) Erkennung und Behandlung der organischen Lösungsmittelvergiftungen. Bern: Hans Huber
Bruhn P, Arlien-Søborg P, Gyldensted C, Christensen EL (1981) The prognosis in chronic toxic encephalopathy. A two year follow-up study in 26 house painters with occupational encephalopathy. Acta Neurol Scand 64:259-272
Delpech A (1856) Memoire sur les accidents que développe chez les ouvriers en caoutchouch, l'inhalation du sulfure de carbone en vapeur. Bulletin de l'Académie des medecine 21:350

Delpech A (1863) Recherches sur l'intoxication speciale que détermine le sulfure de Carbone. Ann Hyg Publ 19:65-99

Dorendorf: Benzin-Vergiftung als gewerbliche Erkrankung. Z Klin Med 43:42-59 (1901)

Directorate of National Labour Inspection (1982) Regulations concerning painting, order Nos 463 & 464. Copenhagen: The Directorate of National Labour Inspection (in Danish).

Elofsson SA, Gamerale F, Hindmarsh T, Iregren A, Isaksson A, Johnsson I, Knave B, Lydahl E, Mindus R, Persson HE, Philipson B, Steby M, Struwe G, Södermann E, Weenberg A, Widen L (1980) Exposure to organic solvents. A cross-sectional epidemiological investigation on occupationally exposed car- and industrial painters with special reference to the nervous system. Scand J Work Environ Health 6: 239-298

Gamberale F, Svensson G (1974) The effect of anaesthetic gases on the psychomotor and perceptual functions of anaesthetic nurses. Work Environ Health 11:108-113

Gamberale F, Lisper HO, Anselm-Olson B (1976) The effects of styrene vapors on the reaction time of workers in the plastic boat industry. In Horvath M (ed): Adverse effects of environmental chemicals and psychotropic drugs. Amsterdam: Elsevier Scientific Publishing Company, vol. 2, pp 135-148

Gregersen P, Angelsø B, Nielsen TE, Nørgard B, Uldal C (1984) Neurotoxic effects of organic solvents in exposed workers: An occupational, neuropsychological and neurological investigation. Am J Ind Med 5: 201-225

Gregersen P (1984a) Neurotoxic effects of organic solvents. A follow-up study 4-6 years later (in preparation)

Gregersen P (1984b) Chronic toxic encephalopathy after exposure to organic solvents. Cases accepted as occupational diseases by the Danish Social Security Office 1976-1982 (in preparation)

Gregersen P, Klausen H, Uldal C (1984c) Chronic toxic encephalopathy in solventexposed painters. Clinical cases and social consequences after a 5-year follow-up. (Submitted for publication)

Hane M, Axelson O, Blume J, Hogstedt C, Sundell L, Ydreborg B (1977) Psychological functions among house painters. Scand J Work Environ

Hänninen H, Eskelinen L, Husman K, Nurminen M (1976) Behavioural effects of long-term exposure to a mixture of organic solvents. Scand J Work Environ Health 2:240-255

Knabenhans PJ (1941) Über psychische Symptome bei Vergiftungen mit modernen gewerblichenLösungsmitteln. (Thesis). Zürich: Art Institut Orell Füssli AG

Knave B, Olson BA, Elofsson S, Gamberale F, Isaksson A, Mindus P, Persson HE, Struwe G, Weenberg A, Westerholm P (1978) Long-term exposure to jet fuel. II. A cross-sectional epidemiologic investigation on occupationally exposed industrial workers with special reference to the nervous system. Scand J Work Environ Health 4: 19-45

Laudenheimer R (1899) Die Schwefelkohlenstoff-Vergiftung der Gummi-Arbeiter. Veit & Comp, Leipzig

Lindström K, Antti-Poika M, Tola S, Hyytiäinen A (1982) Psychological Prognosis of diagnosed chronic organic solvent intoxication. Neurobehavioral Tox Terat 4:581-588

Mikkelsen S (1980) A cohort study of disability and death among painters with special regard to presenile dementia as an occupational disease. Scand J Soc Med 7, suppl 16:34-43

Olsen J, Sabroe S (1980) A case-reference study on neuropsychiatric disorders among workers exposed to solvents in the Danish wood and furniture industry. Scand J Soc Med 7, suppl 16:44-49

Zangger H (1930) Über die modernen organischen Lösungsmittel. Arch Gewerbepath Gewerbehyg 1:77-196

Neurotoxikologische Aspekte der spanischen Massenvergiftung durch Speiseöl

H. Altenkirch und G. Stoltenburg-Didinger

Einleitung

Im Mai und Juni 1981 trat epidemieartig in Spanien in Madrid und in
nordwestlichen Regionen von Madrid ein neuartiges Krankheitsbild auf,
das später als toxisches Speiseölsyndrom (toxic oil syndrome) bezeichnet wurde. Die Krankheit breitete sich explosionsartig aus und wurde
zunächst für eine Infektion gehalten. Die Angaben zur Gesamtzahl der
Erkrankten schwanken zwischen 19.828 und 20.178 (7). Gegen die Infek-
tionstheorie sprach die fehlende Ausbreitung der Krankheit innerhalb
von Krankenhäusern oder Schulen, die auffallende Häufung in Familien
unter Aussparung von Kindern unter sechs Monaten, die Ausbreitung in
Arbeiterwohnvierteln ohne Übergreifen auf benachbarte Mittelschichts-
wohngebiete.

Am 10. Juni 1981 entdeckte schließlich der Pädiater Tabuenca bei der
Analyse der Eßgewohnheiten von eingelieferten erkrankten Kindern, daß
von allen Erkrankten ein bestimmtes Speiseöl verzehrt worden war (16).
Das Speiseöl war von fliegenden Händlern in Fünf-Liter-Plastikkanistern
ohne Aufschrift und ohne Hinweise auf die üblichen Lebensmittelkontrollen verkauft worden. Am 30. Juni 1981 wurde von Regierungsstellen
ein Austausch der verdächtigen Ölkanister begonnen. Nach diesem Zeitpunkt wurden keine Neuerkrankungen mehr festgestellt. Nach dem heutigen Stand der Kenntnisse gilt ein Zusammenhang zwischen dem Auftreten
dieses Syndroms und dem Verzehr illegal verkauften Speiseöls als allgemein akzeptiert (20). Unklar geblieben sind jedoch bis heute das
eigentliche toxische Agens innerhalb des Speiseöls und der Pathomechanismus der Erkrankung. Das gesamte Spektrum des toxischen Ölsyndroms
in seinen akuten und chronischen Phasen zeigt eine völlig neuartige
Konstellation von Verlauf, Symptomen und morphologischen Veränderungen,
wie sie bisher nach keinem bekannten Toxin oder Erreger gesehen wurde.
Einzelne Symptomkonstellationen wiederum weisen eindrucksvolle Parallelen zu bekannten Krankheitsbildern auf.

Material und Methoden

Ein Dreivierteljahr nach Ausbruch der Erkrankung habe ich im Centro
Especial Ramón y Cajal in Madrid ca. 30 Patienten ausführlich klinisch
und neurologisch untersucht sowie die zur Verfügung stehenden Unter-
suchungsdaten dokumentiert. Ölproben aus dem Haushalt erkrankter Familien wurden in der Landesanstalt für gerichtliche Chemie und Lebens-
mittelchemie, Berlin, sowie im Albert-Einstein-Institut für Neurotoxikologie, New York, chemisch-analytisch sowie in tierexperimentellen Fütterungsversuchen untersucht. Im Rahmen einer Kooperations-
studie zwischen dem Centro Especial Ramón y Cajal, Prof. Serrano,
und der Neurologischen Klinik sowie dem Institut für Neuropathologie
im Klinikum Steglitz wurden Gehirne und periphere Nerven von 12 im

Frühjahr 1982 verstorbenen Patienten sowie sechs Nervenmuskelbiopsien
und zwei Muskelbiopsien histologisch untersucht. Von dem autoptischen
Material wurden Gefrierschnitte, Paraffinschnitte und Großflächen-
zelloidinschnitte angefertigt. Die Nervenmuskelbiopsien lagen als
Kunstharzeinbettungen vor und wurden im Semidünnschnitt und elektronenmikroskopisch untersucht.

Anhand dieser Untersuchungsbefunde und der Literatur soll im folgenden ein kurzer Überblick über den Krankheitsverlauf gegeben werden.

Erste Krankheitsphase

Die erste Krankheitsphase war durch Fieber, Husten, Atemnot sowie eine
am 4. bis 7. Tag radiologisch erfaßbare interstitielle Pneumonitis
gekennzeichnet. 84% der Patienten zeigten ein interstitielles oder
interstitiell-alveoläres pulmonales Infiltrat. Weitere Symptome waren
Übelkeit, Erbrechen, abdominelle Beschwerden, Hautjucken sowie mor-
billiforme oder toxisch-allergische Exantheme. Etwa die Hälfte der
Patienten zeigte eine Lymphadenopathie, ein Drittel eine mäßige Hepatosplenomegalie. Ferner bestanden ein allgemeines Krankheitsgefühl
und Kopfschmerzen. 70-90% der Patienten litten bereits zu diesem Zeitpunkt unter generalisierten Muskelschmerzen. Eine ausgeprägte Eosino-
philie bei über 90% der Patienten in der dritten Woche, Lymphopenie,
erhöhte LDH in 70% der Fälle und erhöhtes IgG in 43% der Fälle waren
die auffälligsten Laborparameter (1,5,7,15).

Zweite Krankheitsphase: Neuromyopathiesyndrom

In den folgenden Sommermonaten trat die Krankheit in eine zweite
Phase mit einer äußerst vielfältigen Symptomatik, die bis heute an-
dauert. Die Patienten erkrankten unter anderem an Hepatosen, Pankrea-
topathien, verschiedenartigen Hautmanifestationen, Tränen- und
Speicheldrüsenerkrankungen im Sinne eines Sicca-Syndromes, Thrombosen, Phlebitiden und Arteriitiden sowie in deren Folge an Infarkten
in verschiedenen Organsystemen wie z.B. Mesenterialinfarkten. Pulmonale Hypertension und Rechtsherzinsuffizienz komplizierten häufig
in der zweiten Phase das klinische Bild (4,5).

Das dominierende Leitsyndrom der Spätphase war in etwa 70-80% der
Fälle eine neuromuskuläre Affektion mit ungewöhnlichem klinischen Verteilungsmuster (9,11). Die Patienten wurden in den Monaten Juni bis
August 1981 unter schwersten therapieresistenten Muskelschmerzen,
Muskelkrämpfen, Gelenkkontrakturen, rasch progressiven Muskelatrophien
sowie distalen Paraesthesien aufgenommen. Während die Myalgien in den
folgenden Monaten zurückgingen, nahmen die Muskelatrophien, die Gelenkkontrakturen und der Gewichtsverlust zu.

Das im Februar 1982 in eigenen klinischen Untersuchungen am häufigsten
gesehene Zustandsbild bestand in einer Symptomenkonstellation aus allgemeiner Kachexie, Alopezie, verschiedenen Organmanifestationen, kombiniert mit einem Neuromyopathiesyndrom mit Areflexie, eher diskret
ausgeprägten Paresen, strumpfförmigen sensiblen Störungen, komplexen
neurovegetativen Störungen, extrem ausgeprägten generalisierten Muskelatrophien sowie hochgradigen Gelenkkontrakturen. Ferner fanden sich
multiple Veränderungen der Haut, u.a. flächenhafte oder knötchenför-
mige Infiltrationen, Sjögren-ähnliche Infiltrationen im Gesicht sowie
auch sklerodermieähnliche Schrumpfungsprozesse perioral und über den
Gelenken. Besonders beeindruckend waren derbe, oft passiv nicht mehr
beeinflußbare Kontrakturen der großen und kleinen Gelenke, die eine
Rehabilitation dieser Patienten kaum möglich erscheinen ließen. Nur

in wenigen Fällen wurden Symptome von seiten des Zentralnervensystems
in Form einer Enzephalopathie, eines hirnorganischen Psychosyndroms
oder einer symptomatischen Psychose gesehen. Unter 300 Fällen im Centro Especial Ramón y Cajal waren drei Fälle einer Myelitis transversa
sowie fünf Fälle einer Enzephalitis dokumentiert (15). Die Enzephali-
tissyndrome äußerten sich in komatösen Zuständen und generalisierten
epileptischen Anfällen. Im EEG dieser Fälle fanden sich generalisierte
Delta-Wellen. In CT-Untersuchungen wurde ein generalisiertes zerebrales Oedem gesehen.

Zur Illustration seien aus eigenen Untersuchungsbefunden zwei Kasuistiken wiedergegeben.

Patient H.T., 24 Jahre alt: Erste Krankheitsphase Ende Mai 1981 mit den
Zeichen einer Lungenentzündung mit hohem Fieber, Hautausschlägen und
Muskelschmerzen. Nach einem zehntägigen beschwerdefreien Intervall
dann Syndrom der zweiten Phase mit monatelang anhaltenden schweren
Muskelschmerzen, Krämpfen, hochgradigem Gewichtsverlust, Muskelschwund
und Schwäche an Armen und Beinen. Die derzeitigen Beschwerden bestan-
den in Schluckbeschwerden (monatelange Sondenernährung und Sicca-
Syndrom), Schmerzen im Bereich der Hände, Füße und der großen Gelenke
sowie hochgradige allgemeine Schwäche und Muskelschwäche in Form von
Bewegungs- und Gangstörungen. Der Patient hatte ferner den Hauptteil
seines Kopfhaares sowie 30 kg an Gewicht verloren und klagte über
Mißempfindungen an Armen und Beinen. Im klinischen Befund hochgradige
Kachexie. Generalisierte Muskelatrophien (Abb. 1). Derbe, feste,
zeitweise etwas teigige Konsistenz der Muskeln mit spontan auftretenden und auch mechanisch auslösbaren Faszikulationen. An den Extremitäten mittelgradige Paresen, wobei der Paresegrad angesichts der maximal ausgeprägten Muskelatrophien eher diskrepant erschien. Zusätzliche Bewegungsbehinderungen durch hochgradige Kontrakturen über den
großen und kleinen Gelenken, wobei die Kontrakturen zusätzlich durch

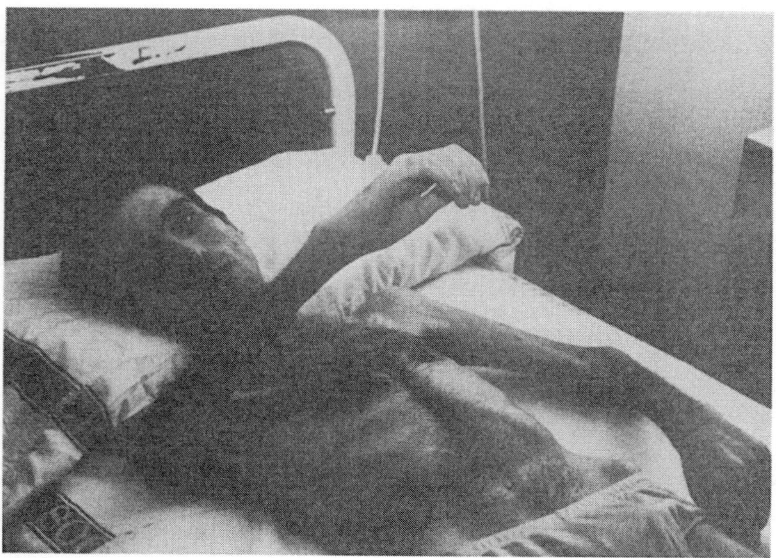

<u>Abb. 1.</u> 24jähriger Patient in der Zweitphase der Erkrankung. Schweres Neuromyopathie-
syndrom mit generalisierten Muskelatrophien und Gelenkveränderungen. Kachexie.
Alopezie

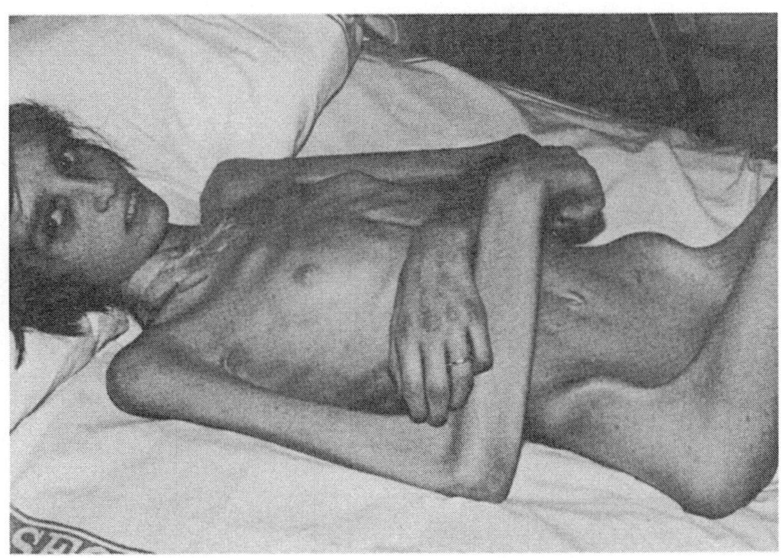

Abb. 2. 14jährige Patientin mit ausgeprägtem Neuromyopathiesyndrom. Sklerodermieähnliche Veränderungen im Gesicht. Generalisierte Muskelatrophien. Schmerzhaft
fixierte Gelenkkontrakturen

eine Schrumpfung der Haut hervorgerufen erschienen. Die Finger ließen
sich auch passiv nicht bewegen. Muskeldehnungsreflexe an den oberen
Extremitäten schwach auslösbar, an den unteren erloschen. Keine Pyramidenbahnzeichen. Strumpf- und handschuhförmige sensible Störungen
in Form einer Zone einer Hyperaesthesie und Hyperpathie sowie distal
angeordneter Hypaesthesien und Hypalgesien. Pallanaesthesie ab Becken-
kamm. Keine Störungen des Lagesinnes oder der Stereognosie. Hyperpathie der Palmar- und Plantarflächen sowie extrem ausgeprägte Hyperhidrosis der Akren.

Wie vielgestaltig das Krankheitsbild sein konnte, zeigte eine Untersuchung in der 12köpfigen Familie dieses Patienten, die ich in Palo-
meras durchführte. Nicht alle Familienmitglieder hatten Lungensymptome
in der Initialphase erlitten. Drei Personen hatten ein schwerstes
Neuromyopathiesyndrom und waren hospitalisiert. Zwei Frauen hatten
eine toxische Hepatopathie mit Ikterus, drei Personen ein leichteres
Myopathie-Syndrom erlitten. Bei insgesamt fünf Personen lagen ausgeprägte und anhaltende Hautinfiltrationen vor. Ein Mann, ein Schwieger-
sohn, der vorwiegend außerhalb der Familie in Kantinen und Speise-
restaurants gegessen hatte, war nicht erkrankt. Das Öl hatte die Familie von einem fliegenden Händler gekauft, der seit fünf Jahren in
der Straße von Tür zu Tür Speiseöl verkaufte. Das Öl war in einem
unbeschrifteten Fünf-Liter-Plastikkanister mit rotem Schraubverschluß
abgefüllt. Bemerkenswert erscheint, daß nur zwei der 14 Nachbars-
familien in dieser Straße erkrankten, obwohl alle regelmäßig ihr
Speiseöl von demselben Händler bezogen. Zumindest spekulativ erschien
damit diese Erkrankung an eine Charge bzw. einen Plastikkanister gebunden. Im gesamten Distrikt erkrankten nur sieben Familien.

Patientin R.P., 14 Jahre alt: Initialsymptome in Form von Fieber, Muskelschmerzen, Gewichtsverlust und Haarverlust im Juni 1981. In der weiteren Folge ausgeprägtes Sicca-Syndrom, Tachykardien und Mydriasis. Ab
Juli 1981 neuromuskuläres Syndrom. Jetzige Beschwerden hauptsächlich

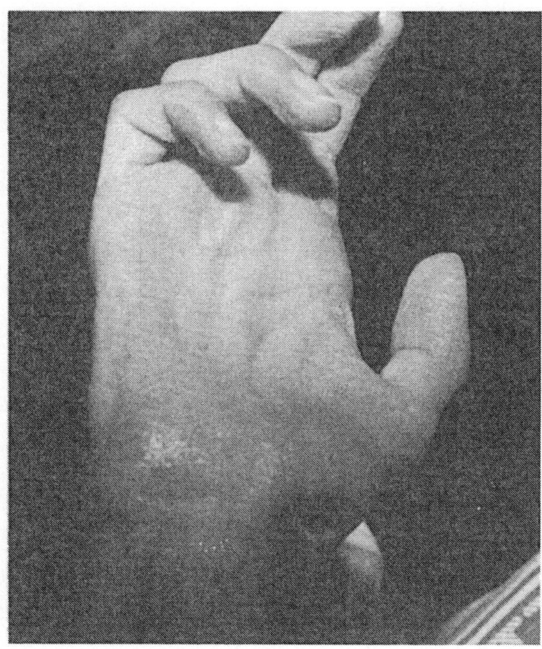

Abb. 3. Nervus-medianus-Läsion. Schwere neurovegetative Störungen der gesamten Hand mit Hyperhidrosis

in Form von Gelenkschmerzen und Schlafstörungen. Untersuchungsbefund: Hochgradig kachektischer Allgemeinzustand (Abb. 2). Dystrophische Hautveränderungen. Schrumpfung der Haut zusammen mit Muskelatrophien im Gesicht, so daß sich der Aspekt eines Vogelgesichtes ergibt. Atrophien der Schläfenmuskulatur sowie generalisierte Muskelatrophien im Bereich des Schultergürtels, Rumpfes, Beckens sowie Extremitäten. Kontrakturen der großen und kleinen Gelenke, dabei Ellenbogengelenke und Knie in Beugestellung schmerzhaft fixiert. Areflexie. Nur relativ gering ausgeprägte Paresen an den oberen Extremitäten. Paraplegie der Beinmuskulatur distal und proximal. Strumpf- und handschuhförmige sensible Störungen in Form einer Hyperpathie- und Hyperaesthesiezone sowie einer distalen Hypaesthesie und Hypalgesie. Pallanaesthesie. Extreme Hyperhidrosis an den Akren mit Rotverfärbung der Haut (Abb. 3).

Über die Häufigkeit dieses Spätsyndromes gibt es unterschiedliche Angaben. Nach Tabuenca (16) mußten zweieinhalb Monate nach Beginn der Epidemie 10% der Patienten erneut stationär aufgenommen werden. In einer Verlaufsstudie von Gilsanz (4) über fünf Monate an 317 Patienten waren am Ende dieses Zeitraumes 3% verstorben, nur die Hälfte symptomfrei, und 10% litten an einem schweren Neuromyopathiesyndrom. Nach einem jüngst von Kilbourne (7) veröffentlichten Bericht sind 23% der Patienten, und zwar in einem Durchschnitt von 96 Tagen nach Beginn der Erkrankung, an einem schweren neuromuskulären Spätsyndrom erkrankt. Hochgerechnete Zahlen nennen 4.600 Patienten mit einem derartigen Krankheitsbild.

Pathologische Befunde

Eine Übersicht über die morphologischen Befunde in der Spätphase findet sich bei Ricoy (12) und Martinez-Tello (8). Vorherrschend wurde eine Vaskulitis mit lymphozytären Infiltrationen, Perineuritis und Epineuritis, Myositis, neurogenen Atrophien sowie schließlich eine

alles beherrschende massive Fibrose gefunden. Die Vaskulitis betraf
Kapillaren und Venolen sowie eine Thrombophlebitis der kleinen Venen
(12). Eine ausgeprägte Vaskulitis mit Endothelproliferationen in der
Intima der Gefäße sowie eine hochgradige Fibrose fand sich auch in
der Haut, in den Speicheldrüsen, Pankreas und Leber. Die Leberbiopsien
in der Spätphase zeigten neben den erwähnten vaskulären Veränderungen
in der Regel eine unspezifische toxische Hepatopathie mit Phänomenen
der Cholestase.

Der Gewichtsverlust der zum Teil bis zum Skelett abgemagerten Patienten betrug bis zu 40% und ist schwer erklärbar geblieben. Mechanische Er-
nährungsprobleme auf Grund von Kontrakturen der Mandibulargelenke oder
Schluckstörungen durch das Sicca-Syndrom konnten mit Magensonden um-
gangen werden. Die Patienten erhielten dabei Spezialdiäten von 4.000
bis 5.000 kCal. Auch damit konnte keine Gewichtszunahme erreicht werden.

Malabsorptionssyndrome ließen sich trotz ausgiebiger Untersuchungen
nicht nachweisen, ebensowenig bestanden funktionelle Störungen der
Schilddrüse, der Hypophyse oder der Nebennierenrinde. Spekulativ wurde
eine Substratverwertungsstörung auf zellulärem Niveau angenommen (15).

In eigenen morphologischen Untersuchungen wurden in den autoptischen
Nervenmuskelpräparaten als durchgängiges Schädigungsmuster sektoren-
förmige segmentale Entmarkungen von ganzen Faserbündeln gesehen. Kleine
Faszikel im perineuralen Bindegewebe waren häufig insgesamt entmarkt.
Neben den sektorenförmigen Ausfällen bestanden häufig gleichzeitig
fleckförmige kleinere Läsionsstellen. Im Bereich der Nervenfaserunter-
gänge waren zahlreiche dünnkalibrige Regeneratfasern erkennbar (Abb.
4). In Bindegewebsfärbungen war eine massive Vermehrung des Kollagen-

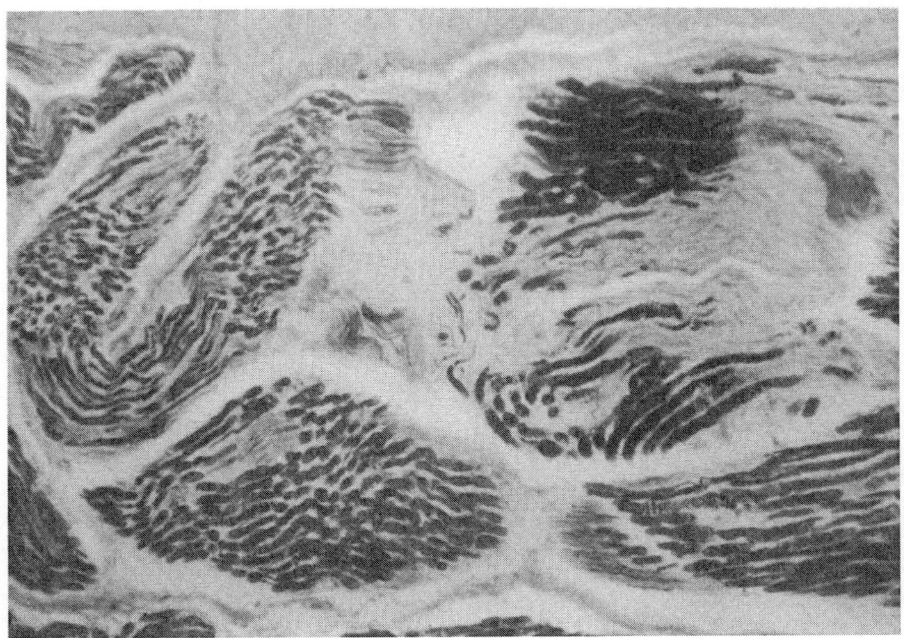

<u>Abb. 4.</u> Längsschnitt eines peripheren Nerven im Lichtmikroskop. Markscheidenfärbung.
Innerhalb eines Faszikels an mehreren Stellen sektorenförmig segmentale Entmarkung
von ganzen Faserbündeln. Daneben auch fleckförmige kleine Läsionsstellen. Im perineuralen Bindegewebe kleine Faszikel, die insgesamt entmarkt erscheinen

bindegwebes im Perineurium sowie eine massive und großflächige Fibrosierung auch in den intrafaszikulären Abschnitten des Nerven und an
Stellen der Faseruntergänge sichtbar. An manchen Stellen fanden sich
großflächige Infiltrationen von mononukleären Rundzellen. Die ubiquitär nachweisbaren Regeneratversuche in Bereichen der Nervenfaserunter-
gänge erschienen durch die massive Bindegewebsproliferation mechanisch
behindert. Häufig sah man über längere Abschnitte Regenerate, die durch
das darüber liegende proliferierte Perineurium in der Aussprossung behindert oder komprimiert erschienen. Arteriolen und Venolen zeigten
polsterförmige Endothelproliferationen, die den größten Teil des Lumens
einengten. Zwischen den einzelnen Schichten der Endothelproliferationen
fanden sich keine Elasticafasern (Abb. 5).

In den Muskelbiopsien fand sich eine Bindegewebsproliferation im Peri-
und Endomysium mit vielen Infiltraten. In der Regel handelte es sich
um Rundzelleninfiltrate, die in Beziehung zu Gefäßen am häufigsten
zu Venolen, aber auch unabhängig davon, auftraten und sich bis in das
Endomysium hineinzogen. Zwischen den Muskelfasern fand sich häufig
ein ausgeprägtes Ödem (Abb. 6 u. 7).

Bei der Untersuchung der Gehirne standen nur für die Hälfte der Fälle
klinische bzw. pathologisch-anatomische Daten zur Verfügung. Das
Alter der Verstorbenen lag zwischen 10 und 26 Jahren, in einem Fall
bei 62 Jahren. Trotz dieser Altersverhältnisse zeigten die Gehirne
durchweg morphologische Veränderungen, wie sie sich normalerweise im
Senium finden, d.h. senile Plaques, Lipofuszin und Amyloid. Lipofuszin
wurde als ubiquitärer Befund in der Astroglia gefunden. Da es sich um
Patienten handelte, die längere Zeit intensiv-medizinisch behandelt
wurden und dort unter Zeichen einer pulmonalen Komplikation verstarben,

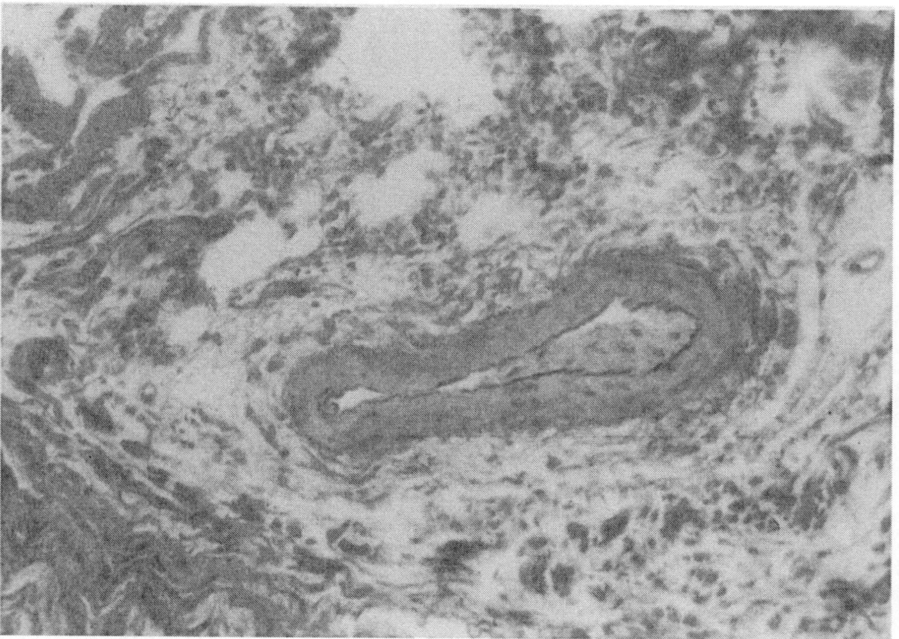

Abb. 5. Ausschnitt aus einem Perineurium- und Nervenfaserfaszikel. Elastica-van-
Gieson-Färbung. Im Zentrum des Bildes eine Arteriole mit polsterförmiger Endothel-
proliferation und Lumeineinengung

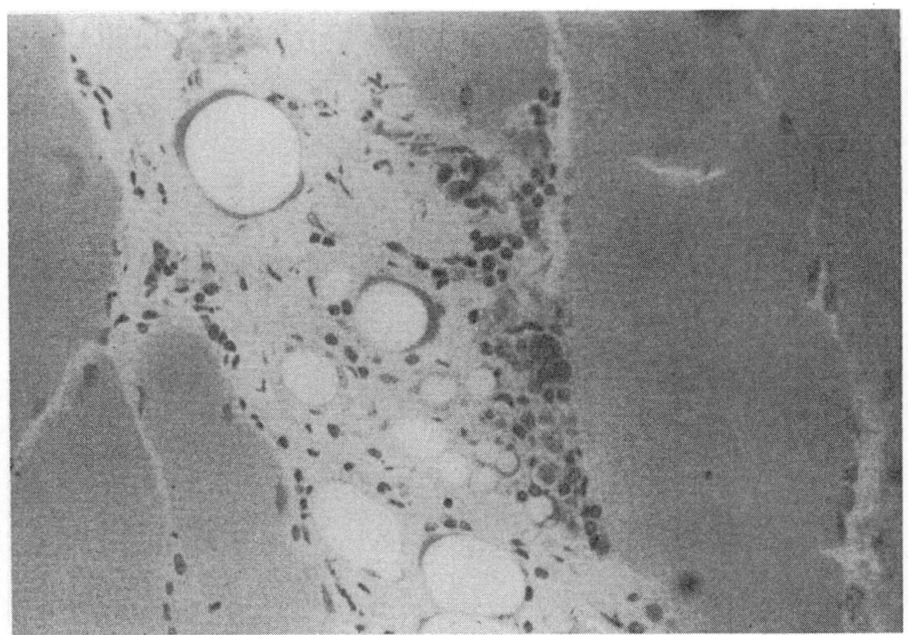

<u>Abb. 6.</u> Muskelbiopsie. Semidünnschnitt. Verbreiterung des endomysealen Septums mit bindegewebiger Faservermehrung und Verfettung (Fett z.T. herausgelöst). Zelluläre Infiltration innerhalb dieses Systems mit Fortsetzung zwischen die benachbarten Muskelfasern. Die Muskelzellen selbst sind intakt

handelt es sich bei diesen Befunden offensichtlich um unspezifische sekundäre Zeichen. Ähnliche Befunde wurden bei zytostatisch behandelten jugendlichen Leukämiepatienten, aber auch bei Fällen von progressiver Sklerodermie gesehen.

Bemerkenswert erschienen dagegen Veränderungen in den meningealen Deckzellen in Form von Akkumulation von lipophilem Material in intrazytoplasmatischen Granula. Zeitweise war das gesamte Zytoplasma der meningealen Deckzellen mit den lipidhaltigen Granula ausgefüllt (Abb. 8). Diese Lipidtröpfchen im Zytoplasma der Meningozyten wurden, bis auf zwei Fälle, in allen Gehirnen gesehen und stellen möglicherweise eher eine spezifische Veränderung dar. Auffallend erscheint, daß die Prädilektion des Toxins in anderen Organsystemen für primär mesenchymale Schädigungen auch hier eingehalten erscheint. Degenerative Veränderungen der Meningozyten in dieser Form sind uns nicht bekannt.

Autoimmunität

In der Zweitphase der Erkrankung liegen Berichte über Autoantikörper und Immunkomplexe von Guttierez vor. Es handelte sich um antinukleäre Antikörper gegen glatte Muskulatur, gegen Skelettmuskel, gegen Mitochondrien und Immunkomplexe. Immunkomplexe wurden niemals als Ablagerungen in vaskulären Läsionen gefunden. Spezifische Antikörper gegen Aniline sowie eine Reihe weiterer potentieller Verunreinigungsstoffe konnten nicht gefunden werden (6). Ferner ist interessant, daß HLA-Typisierungen eine signifikant höhere Frequenz von HLA-DR-3 und -DR-4 im chronischen Stadium zeigten. DR-3- und DR-4-Antigene sind häufiger

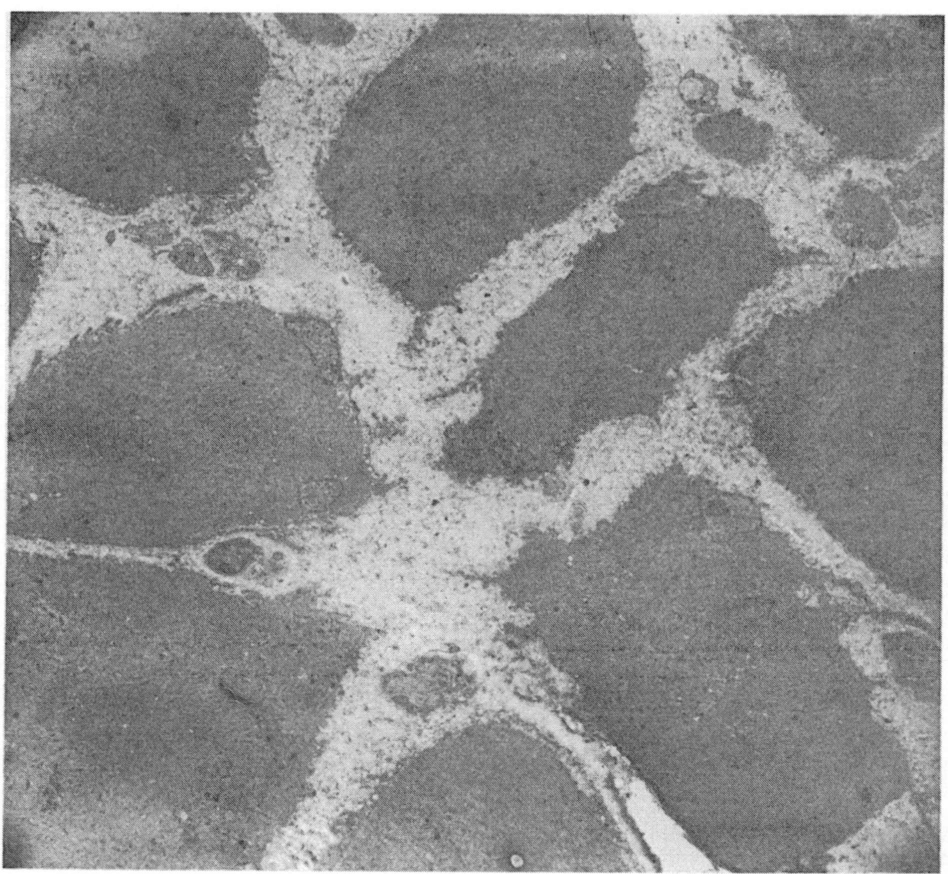

<u>Abb. 7.</u> Elektronenmikroskopisches Bild des Muskels im Querschnitt. Verbreiterung der Septen zwischen den einzelnen Muskelfasern durch ausgeprägtes Oedem. Dazwischen unregelmäßig angeordnete Kollagenfasern und einzelne Fibroblasten

mit Autoimmunerkrankungen assoziiert, und DR-4 ist mit familiärer Sklerodermie verbunden (19).

Eine Fülle von Medikamenten, an der Spitze Kortikosteroide, ACTH, Alpha-Tocopherol-Acetat, Superoxiddismutase, D-Penicillamin, Azathioprin und andere sind zu Therapieversuchen eingesetzt worden. Kontrollierte Studien fehlen, und es gibt außer impressionistischen Einschätzungen über die Wirksamkeit der Kortikosteroidbehandlung keine überzeugenden Berichte.

Ätiologie

Nach dem Abschlußbericht der WHO-Arbeitsgruppe (20) wird der Pathomechanismus der Akutphase als ein primär toxischer mit möglichen zusätzlichen allergischen Faktoren angesehen. Der hauptsächliche Effekt besteht in einer systemischen Endothelläsion mit Schwerpunkt im Lungengewebe. Über den Mechanismus der chronischen Phase besteht dagegen wesentlich weniger Klarheit. Wegen des chamäleonartigen Bildes und den sich immer wieder anbietenden Parallelen zu anderen Krankhei-

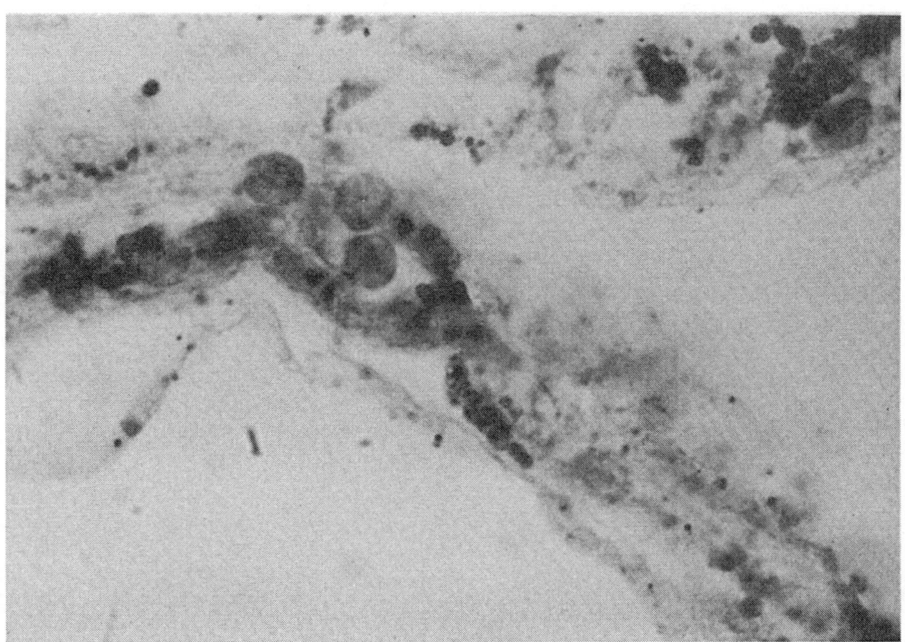

Abb. 8. Lichtmikroskopisches Bild der Meningen. Gefrierschnitt, Sudan-4-Färbung. In meningealen Deckzellen Akkumulation von lipophilem Material in Form von intrazytoplasmatischen Granula

ten hat man von einem "such-like-syndrome" gesprochen. Ähnlichkeiten bestehen zu Autoimmunerkrankungen, dem medikamenteninduzierten Lupus erythematodes, der progressiven Sklerodermie, der Wegener-Granulomatose, dem Sjörgen-Syndrom oder etwa auch der Paraquat-Intoxikation. Jedoch ist man sich sicher, daß bisher kein bekanntes Toxin eine derartig phasenhafte Konstellation von Syndromen bei Mensch oder Tier erzeugt hat.

Nach dem Report der WHO-Arbeitsgruppe gilt ein Zusammenhang der Erkrankung mit dem Verzehr von billigem, illegal vertriebenem Speiseöl als etabliert. Dieses Speiseöl wird seit Jahren von Händlerketten aus Frankreich als eigentlich für Industriezwecke bestimmtes, mit Anilin vergälltes Rapsöl eingeführt. In spanischen Ölsiedereien wird es dann teilweise von Anilin befreit und mit Sojaöl, Tierfetten und billigem Olivenöl versetzt in Plastikbehältern unter Umgehung der Lebensmittelkontrollen von Tür zu Tür verkauft. Über den Verfeinerungsprozeß ist bekannt, daß das Rapsöl zunächst mit einer Säure ausgewaschen, dann neutralisiert, über Kohlefilter geleitet und schließlich auf Temperaturen von 200°C gebracht wird. Die dabei entstehenden Fettsäureanilide oder Oleoanilide sind zunächst als das eigentliche toxische Agens angeschuldigt worden.

Hierfür fehlt jedoch bisher experimentelle Evidenz. Zwei spanische Arbeitsgruppen haben über der Humanerkrankung vergleichbare morphologische Veränderungen im Tiermodell berichtet. Tena (12) fand Lungenveränderungen bei Ratten nach Anwendung von Oleo- und Lineoaniliden. Rodrigo u. Pestana (13) berichteten über klinische und morphologische Veränderungen im Sinne eines Spätsyndroms mit Steifheit, Ataxie und Lähmungserscheinungen bei Kaninchen nach Gabe von synthetischen Fettsäureaniliden, die in Phophatidylcholin-Liposomen inkorporiert waren.

Diese Befunde sind jedoch bisher nicht reproduziert und allgemein akzeptiert worden, und nach meiner Kenntnis ist es bisher keiner Arbeitsgruppe gelungen, mit Oleoaniliden in Kombination mit Rapsöl oder mit
potentiell toxischen Speiseölproben eine der Humanerkrankung vergleichbare phasenhafte Veränderung im Tierversuch zu erzeugen. Eigene Ölproben zeigten in der Analyse ein Spektrum von Fettsäuren und Stearinen
sowie Fettsäureanilide, jedoch keine Pestizide, keine Organophosphate,
Mykotoxine, Schwermetalle oder toxischen Kohlenwasserstoffe (2).
Fütterungsversuche an Ratten zeigten keine toxingebundenen pathologischen Veränderungen (2).

Eine interessante Hypothese einer zweifachen Ätiologie, nämlich einer
Infektion mit Mycoplasma pneumoniae bei einer gleichzeitigen Intoxikation stammt von Root-Bernstein (14). Hierbei wurde eine Analogie
zu der hyperakuten experimentellen allergischen Enzephalomyelitis
(EAE) angenommen, das spanische Ölsyndrom als eine hyperakute Form
einer M.-pneumoniae-Infektion interpretiert, bei der gleichzeitig das
Öl als toxisches Adjuvans wirkte. Hierfür hat es jedoch, soweit ersichtlich, weder klinische noch experimentelle Evidenz in der weiteren
Folge gegeben.

In jüngster Zeit wurde in der Presse ohne weitere Details berichtet,
daß ein Zusammenhang der Intoxikation mit dem illegalen Speiseöl als
zweifelhaft bezeichnet wird. Bereits im Frühjahr 1981 waren andere
Vermutungen laut geworden, u.a. ein Zusammenhang mit Kampfgiften oder
Pestiziden. Auch die jetzigen Pressemitteilungen beziehen sich auf
eine Hypothese von Muro (10), der der Ansicht ist, die Intoxikation
sei durch ein organophosphathaltiges Pestizid, das in Tomaten vorhanden gewesen sei, hervorgerufen worden. Zum einen ist die Annahme einer
Organophosphatvergiftung weder nach den klinischen, noch nach den epidemiologischen Daten überzeugend, und zum anderen ist Muro bisher den
Nachweis dieses Organophosphates schuldig geblieben. Der Tatbestand,
daß nach der Sammelaktion der spanischen Regierung für das illegale
Speiseöl im Juni 1981 keine weiteren Neuerkrankungen mehr auftraten,
ist der wichtigste epidemiologische Hinweis für einen Kausalzusammenhang zwischen dem gepanschten Öl und der Erkrankung. Es ist denkbar,
daß im Frühjahr 1981 in den Produktionsverfahren des illegalen Öls
eine wie auch immer geartete Variante auftrat, so daß eine Serie von
toxischen Ölchargen gebunden an bestimmte Plastikkanister über das
Land verteilt wurde und damit dieses epidemiologische Verteilungsbild
der Intoxikation erzeugte. Bei dem dabei entstandenen Toxin muß es
sich um einen bisher unbekannten Kombinationsstoff handeln, der in
der Lage war, eine toxisch-allergische Akuterkrankung sowie eine progressive Späterkrankung ähnlich einem medikamenteninduzierten Lupus
erythematodes zu induzieren.

Eine Fülle von Fragen bleibt offen. Unklar ist geblieben, ob auch
Tiere erkrankt sind, wie es uns während unseres Besuches in Spanien
berichtet wurde, in der Literatur aber verneint wird. Unklar ist, ob
und in welchem Ausmaß bereits in den früheren Jahren des illegalen
Speiseölverzehrs Ölsäureanilide im Öl vorhanden waren. Kontrovers ist,
ob es eine dose-response-Abhängigkeit gab, wie dies zunächst in der
Literatur beschrieben, aber kürzlich von Kilbourne ausdrücklich verneint wird (7), und unklar ist bis heute der eigentliche toxische
Auslöser geblieben.

Zusammenfassung

Der Pathomechanismus der spanischen Massenvergiftung durch Speiseöl,
bei der mehr als 20.000 Menschen im Frühjahr 1981 erkrankten und an
der mehr als 500 bis jetzt gestorben sind, ist bisher unklar geblieben.

Nach einer toxisch-allergischen Anfangsphase der Erkrankung mit Fieber, Lungen- und Hautmanifestationen trat bei 10-20% der Erkrankten nach einem symptomarmen Intervall eine zweite, von einer ausgeprägten Vaskulitis und Fibrose in den verschiedensten Organsystemen gekennzeichnete Krankheitsphase auf. Der häufigste Manifestationstyp ist dabei eine schwere Neuromyopathie mit ausgeprägten Gelenkkontrakturen und Hautveränderungen. Anhand von eigenen Untersuchungen im Centro Especial Ramón y Caja, morphologischen Studien über Nerv-, Muskel- und Hirngewebe, chemisch-analytischen Studien mit Ölproben aus erkrankten Familien sowie der bisherigen Literatur wird eine Übersicht über den Krankheitsverlauf gegeben.

Danksagung. Für die freundliche Unterstützung am Centro Especial Ramón y Cajal sei Herrn Professor M. Serrano-Rios sowie seinen Stationsärztinnen und -ärzten herzlich gedankt.

Literatur

1. Altenkirch H (1982) Toxische Pneumonie. - Zwischenbericht über die spanische Speiseölvergiftung 1981-1982. Zeitschr. f. Chemother. 3:25-26
2. Beaubernard C, Spencer PS, Koeppel C, Altenkirch H (1982) "Spanish oil" not neurotoxic in rats. Lancet 2:1278-1279
3. Brostoff J, Blanca M, Boulton P, Serrano S (1982) Absence of specific IgE antibodies in toxic oil syndrome. Lancet 2:277
4. Gilsanz V (1982) Late features of toxic syndrome due to denaturated rapeseed oil. Lancet 2:335
5. Goulding R (1982) Giftiges Rapsöl. Bericht über einen Besuch in Spanien, 18. bis 21. August 1981. WHO-Bericht ICP/RCE 903
6. Guttierez C, Gaspar L, Muro R, Kreißler M, Ferez P (1983) Autoimmunity in patients with Spanish toxic oil syndrome. Lancet 1:644
7. Kilbourne EM, Rigau-Perez JG, Heath CW et al. (1983) Clinical epidemiology of toxic oil syndrome. N Engl J Med 309:1408-1414
8. Ministerio de Sanidad y Consumo (1981) Sindrome tóxico. Documentación Clínica. Majo - Diziembre 1981
9. Martinez-Tello JJ, Navas-Palacios JR, Ricoy R et al. (1982) Pathology of a new toxic syndrome caused by Ingestion of adulterated oil in Spain. Virchows Arch. 397:261-285
10. Muro A (1982) La intoxicación epidémica de la primavera y verano de 1981 en España Según, Madrid 1982
11. Portera-Sanchez A (1981) Neurological manifestations of the epidemic toxic syndrome. Geneva 1981
12. Ricoy JR, Cabello A, Rodriguez J, Tellez I (1983) Neuropathological studies of the toxic syndrome related to adulterated rapeseed oil in Spain. Brain 106:817-835
13. Rodrigo J, Robles M, Majo I, Pestaña A et al. (1983) Neurotoxicity of fatty acid anilides in rabbits. Lancet 1:414-416
14. Root-Bernstein R, Westall FR (1983) Mycoplasma pneumoniae and a dual aetiology for Spanish oil syndrome. Lancet 301:738
15. Serrano-Ríos M (1982), persönliche Mitteilung
16. Tabuenca JM (1981) Toxic allergic syndrome caused by injection of rapeseed oil denaturated with aniline. Lancet 2:567-568
17. Tena G (1982) Fatty acid anilides and the toxic oil syndrome. Lancet 1:98
18. Toxic Epidemic Syndrome Study Group (1982) Toxic epidemic syndrome. Spain 1981, Lancet 2:697-702
19. Vicario JL, Serrano-Ríos M, Andres FS, Arnaiz-Vilena A (1982) HLA-DR-3, -DR-4 increase in chronic stage of Spanish oil diesease. Lancet 1:276
20. WHO Summary Report on Toxic Oil Syndrome, Madrid, 21-25 March 1983

Polyneuropathien durch Umwelt- und gewerbliche Gifte

B. Neundörfer

Durch Gewerbe- und Umweltgifte hervorgerufene Polyneuropathien sind
sehr zahlreich und nehmen infolge der laufenden Neuentwicklung solcher
Stoffe immer noch zu. Allerdings verschwinden bestimmte Ursachen auch
wieder, weil ein Teil der neurotoxischen Substanzen nicht mehr benutzt
werden. Die wichtigsten Substanzgruppen sind aus den beiden Tabellen
1 und 2 zu ersehen, wobei damit auch nicht der Anspruch auf Vollstän-
digkeit erhoben werden soll, und auch nicht jede Substanz im Einzelnen
erörtert werden kann.

Tabelle 1. Polyneuropathien durch Umwelt- und gewerbliche Gifte

   I. *Metalle*
  1. Arsen   4. Quecksilber
  2. Blei   5. Thallium
  3. Gold

  II. *Nicht metallische anorganische Substanzen*
  1. Kohlenmonoxyd
  2. Schwefelkohlenstoff
  3. Äthylenoxyd

III. *Aliphatische Kohlenwasserstoffe und Abkömmlinge*
  1. Akrylamid
  2. Hexacarbone
  3. Methylbromid
  4. Tetrachlorkohlenstoff

Tabelle 2. Polyneuropathien durch Umwelt- und gewerbliche Gifte

  IV. *Aromatische Kohlenwasserstoffe*
  1. Benzol
  2. Dinitrophenol, Dichlorbenzol, Pentachlorphenol
  3. Hexachlorophen
  4. Polychlorierte Biphenyle
  5. DDT und 2,4 D

  V. *Organische Phosphorverbindungen*
  Triorthokresylphosphat (TOP)

I. Metalle

Unter den Metallen wird auf die Besprechung des Goldes verzichtet,
weil dies von der Verwendung her unter die Arzneimittel - ein Anti-
rheumatikum - gerechnet werden kann.

1. Arsen

Arsen ist ein seit Jahrhunderten benutztes Mordmittel. Es ist auch
heute noch als Rattenvergiftungsmittel im Gebrauch. Vergiftungen können entstehen durch Umgang mit arsenhaltigen Farben, Konservierungs-
und Schädlingsbekämpfungsmitteln. Die Aufnahme in den Körper erfolgt
über die Haut, den Magen-Darm-Trakt und die Atemwege (10,52). Die Ablagerung im Organismus erfolgt u.a. in der Magen-Darmwand, Leber,
Niere, Lunge, Lymphknoten, Knochen und Haaren, wobei in den letzteren
Geweben noch Jahre nach der Exposition Spuren nachweisbar sein können.

Eine Polyneuropathie entwickelt sich bei chronischer Giftaufnahme.
Das klinische Bild entspricht, je nach der Schwere der Ausfälle, einem
symmetrisch-sensiblen bis symmetrisch-paretischen Manifestationstyp
(9,10,18,35). Meist klagen die Patienten anfänglich über quälende
Schmerzen und Mißempfindungen bei Druckschmerzhaftigkeit der Muskulatur. Nur bei leichten Fällen findet man lediglich Reflexausfälle und
Sensibilitätsstörungen. Die meist gemischt sensomotorischen Störungen
ergreifen die oberen und unteren Extremitäten in gleicher Weise. Hirnnervenausfälle sind selten. Neurotrophisch-vasomotorische Störungen
sind obligat, wobei besonders Hautveränderungen mit Pigmentverschie-
bungen und Schwellungszuständen, Ulzerationen und Gangrän, Skelettver-
änderungen an den Extremitätenakren und besonders die Mees'schen Querstreifen an den Nägeln imponieren. Im Liquor kommen in bis zu 40% der
Fälle Gesamteiweißerhöhungen vor.

Elektroneurographisch zeigt sich meist eine leichte Verzögerung der
Nervenleitgeschwindigkeit (13,18,35). Bei längeren Verlaufsbeobachtungen werden aber sogar deutliche Geschwindigkeitsminderungen beobachtet (35).

Morphologisch findet man eine Zellvermehrung und Verdickung der Epi-
dermis sowie eine Verminderung der markhaltigen Fasern sowie Hinweise
auf eine primär axonale Degeneration mit z.T. sekundärer Demyelinisa-
tion (9,18).

Therapeutisch kann man mit Hilfe von Chelatbildnern oder D-Penicillamin das im Organismus abgelagerte Arsen mobilisieren und zur Ausscheidung bringen (38). Die Rückbildung der Symptome ist oft sehr hartnäckig
(Tabelle 3).

2. Blei

Die Aufnahme des Bleis in den Organismus erfolgt über die Haut, den
Magen-Darm-Trakt und durch Inhalation. Der moderne Mensch in der
Stadt nimmt täglich ca. 100-2000 µg Blei auf und inhaliert noch zusätzlich ca. 90 µg (55). Die Ablagerung von Blei im Körper erfolgt
vor allem in den Knochen, daneben auch in den Nieren, der Leber, Milz
und im Knochenmark. Als für den Menschen noch gerade zuträglicher
Blutspiegel gilt ein Wert von 30-50 µg/100 ml (46).

Die akute Bleivergiftung führt vor allem zu zentral-nervösen Störungen,
bei der chronischen Vergiftung kann sich neben einer Enzephalopathie

Tabelle 3. Behandlungsschema zur Mobilisation und beschleunigten Ausscheidung von Arsenik (38)

BAL-Dimercaprol (Sulfactin-Homburg):

In den ersten beiden Tagen 2,5-3 mg/kg KG alle 4 Std. i.m.; anschließend für weitere 5-7 Tage die gleiche Dosis; bei weiter erhöhter Arsenikausscheidung im Urin Weiterführung der Therapie.

Nebenwirkungen: Cave Schock! ansonsten:
Parästhesien, Schwindelgefühle, Übelkeit, Erbrechen, vermehrter Speichel- und Tränenfluß, Hyperhidrosis

D-Penicillamin (Metalcaptase):

In den ersten 4 Tagen 4x tägl. 250-500 mg; später halbe Dosierung, solange erhöhte Arsenikausscheidung im Urin.

Nebenwirkungen: allergische Reaktionen, Nephrose

oder, dieser sogar vorausgehend, eine Polyneuropathie entwickeln. Daneben sind noch andere Symptome typisch: der Bleisaum am Zahnfleisch, Hypertonie, Nephropathie sowie Blutbildveränderungen.

Das klinische Bild der Bleipolyneuropathie entspricht als Ausnahme unter den toxischen Polyneuropathien vornehmlich einem asymmetrischen Manifestationstyp (10,18,41,50). Charakteristisch ist der Beginn der Ausfälle im Bereich der Finger- und Handstrecker. Später gehen die Paresen auf die kleinen Handmuskeln und im weiteren Verlauf auf die Oberarm- und Schultergürtelmuskeln über. Selten werden vor den Extensoren die kleinen Handmuskeln oder die N. peronäi betroffen. Nur in wenigen Fällen findet man bei den Erwachsenen eine vorwiegend symmetrisch-sensible Polyneuropathie (45). Nur selten kommt es zu Hirnnervenstörungen, am ehesten noch zu einer Sehnervenschädigung (37). Bei Kindern verläuft die Polyneuropathie vorwiegend als symmetrisch-sensomotorische Polyneuropathie mit Ausfällen betont im Versorgungsbereich der Nn. peronäi. Im Liquor zeigt sich manchmal eine Gesamteiweißerhöhung.

Elektroneurographisch findet man, z.T. auch schon ohne klinische Manifestation, meist in guter Korrelation zur Höhe des Blutspiegels und der Dauer der Exposition eine in der Regel nur geringe Verzögerung der Nervenleitgeschwindigkeit (7,46).

Die morphologischen Befunde weisen vorwiegend auf eine primär axonale Degeneration hin (7), jedoch fanden Schlenska und Spalke (45) bei 2 Patienten mit symmetrisch verteilten Ausfällen Anzeichen einer primären Myelinscheidenschädigung.

Die Therapie hat zum Ziel, das Blei aus seinen Speichern zu mobilisieren und zu eliminieren. Dazu kann man entsprechend dem Vorgehen bei Arsenintoxikation D-Penicillamin oder Calcium-edetat-Natrium verabreichen (38).

3. Thallium

Thallium wird auch heute noch als Ratten- und Mäusegift verwendet und führt als Selbstmord- wie auch Mordmittel zur Intoxikation. Die Aufnahme erfolgt vorwiegend über den Magen-Darm-Trakt, kann aber auch über die Haut und die Atemwege gehen. Im Organismus wird es vor allem in den Muskeln, Knochen und Nieren abgelagert (31).

Bei einer akuten Vergiftung kommt es als erstes Symptom unmittelbar
nach der Giftaufnahme zum Erbrechen (18,39). Nach einer Zwischenpause
von 2-4 Tagen entwickelt sich ein gastrointestinales Syndrom mit Koli-
ken und Obstipation. Je nach Schweregrad der Intoxikation treten die
ersten polyneuropathischen Symptome am 1. Tag bis zum Ende der 2. Woche
nach der Giftaufnahme auf. Die peripher-neurologischen Ausfälle sind
immer symmetrisch angeordnet. Sie sind nur bei leichten Fällen rein
sensibel, in der Regel sensomotorisch. Anfänglich klagen die Patienten
über Parästhesien und Retrosternalschmerzen sowie Gliederschmerzen.
Füße und Unterschenkel sind außerordentlich berührungsempfindlich und
die Zehenkuppen überempfindlich auf Druck. Die Lähmungen bleiben meist
auf die unteren Extremitäten beschränkt, gehen selten auf die Arme und
Beine über, häufiger dagegen auf die Stamm- und Zwerchfellmuskulatur.
Unter den Sensibilitätsstörungen dominieren die der Oberflächensensibilität. Die Reflexe schwinden auffällig spät und meist erst, wenn die
motorischen Ausfälle schon manifest sind. Schwere neurovegetative Störungen gehören in das Bild: Hypo- bis Anhidrosis, z.T. Blasen- und
Mastdarmstörungen, ab dem 13. Tag Haarausfall und in der 2. bis 4. Woche Mees'sche Querstreifen an den Nägeln. Nicht selten sind auch die
Hirnnerven befallen, wobei dies vor allem für den VII-, den Rekurrens-
und die Augenmuskelnerven zutrifft. Ansonsten können auch andere Organe
mitbetroffen sein: u.a. Myokardschädigung mit EKG-Veränderungen sowie
zentral-nervöse Störungen bis hin zu körperlich begründbaren Psychosen.
Im Liquor findet man z.T. eine Eiweißerhöhung. Elektroneurographisch
ist die Nervenleitgeschwindigkeit nur leicht - wenn überhaupt - verzögert, was dem morphologischen Befund einer primär axonalen Schädigung
entspricht.

Der Höhepunkt der Lähmungen ist meist nach 6-8 Wochen erreicht. Die
Rückbildung läuft dann nur sehr langsam. Therapeutisch muß versucht
werden, das noch im Magen-Darm-Trakt befindliche und das später wieder
an den Dünndarm abgegebene Thallium durch Natriumjodidlösung bzw. sta-
bilisierten Schwefelwasserstoff oder Berliner Blau in eine nicht mehr
resorbierbare Form überzuführen. Einmal im Organismus gebundenes
Thallium läßt sich nicht mehr entgiften (38) (Tabelle 4).

<u>Tabelle 4.</u> Behandlungsschema bei Thalliumvergiftung (38)

Im akuten Stadium: Magenspülung mit 1% Natriumjodidlösung

In den folgenden Stadien:
a) 100 ml einer 1% Natriumjodidlösung zur Bindung des im oberen Magen-Darmbereich
   befindlichen Thalliums
b) stabilisierter Schwefelwasserstoff (Antidotum metallum Saufer[R]) zur Fällung des
   Thalliums als unlösliches Sulfid: am 1. Tag 50 ml, die nächsten 7-8 Tage 25 ml
   und in der nächsten Woche jeden 2. Tag die gleiche Dosis über einen Magenschlauch;
   bei Kindern am 1. Tag 1 ml/kg KG als 2,3% isotonische Lösung i.v.; dazu über
   längere Zeit forcierte Diurese.

Von den anderen Metallen hat lediglich *das Quecksilber* als möglicherweise
peripher-neurotoxisches Agens eine geringe Bedeutung: Unter chronischer
Aufnahme in den Organismus kann sich eine symmetrisch-sensible bis
sensibel-paretische Polyneuropathie entwickeln, die von myelopathischen
Symptomen überlagert ist (18).

II. Nicht metallische, anorganische Substanzen

1. Schwefelkohlenstoff

Schwefelkohlenstoff (C_6-S_2) wird vor allem als Lösungsmittel in der
Viskose- und Gummiindustrie gebraucht. Die Aufnahme in den Organismus
erfolgt vorwiegend über Inhalation. Wegen starker Lipoidlöslichkeit
besteht eine hohe Affinität zum Nervensystem.

Nach akuter wie bei chronischer Intoxikation ist neben Blutbildveränderungen und zentralnervösen Störungen wie Kopfschmerzen, Affekt-
inkontinenz, extrapyramidalen und zerebellaren Störungen (30,56) mit
der Entwicklung einer Polyneuropathie zu rechnen.

Vom klinischen Bild her (6,23,30,37) sind die Ausfälle überwiegend
symmetrisch angeordnet; allerdings sind einzelne Fälle mit erheblich
asymmetrischen Ausfällen beschrieben worden. Im Beginn klagen die Patienen über Parästhesien und zum Teil über Schmerzen. Die oberen und
unteren Extremitäten sind meist bei Aussparung der Schulter- und
Beckengürtelmuskulatur in gleicher Weise betroffen, wobei an Oberarmen
und Oberschenkeln die Strecker, an Unterarmen und Unterschenkeln die
Beuger stärker betroffen sind. Die Sensibilitätsstörungen sind distal
betont. Hirnnervenstörungen können vorkommen. Häufig gibt es neurotrophisch-vasomotorische Störungen. Im Liquor findet man oft eine
Eiweißerhöhung. Die Nervenleitgeschwindigkeit zeigt eine meist nur
leichte Verzögerung als Hinweis auf eine primär axonale Schädigung
(30). Nach Beendigung der Exposition bilden sich die Symptome nur
langsam zurück.

Peripher-nervöse Ausfälle nach *Kohlenmonoxydvergiftungen* sind der *disseminierten Neuropathie nach Koma,* wie sie vor allem von Mertens (33) beschrieben worden ist, zuzurechnen, wobei man annimmt, daß sie die Folge einer
Hypoxydose in der terminalen Strombahn sind. Selten einmal sind Fälle
mit einer sensomotorischen Polyneuropathie unter chronischer Exposition
mit *Äthylenoxid* (14,20), das im Medizinbetrieb zur Sterilisation benutzt
wird, beschrieben worden. Meist bleiben die Ausfälle auf die unteren
Extremitäten und dort im Bereich der Nn. peronäi betont beschränkt.
Die motorischen Störungen dominieren. Die Nervenleitgeschwindigkeit
ist entsprechend dem morphologischen Befund einer primären axonalen
Schädigung nur gering verzögert.

III. Aliphatische Kohlenwasserstoffe und Abkömmlinge

1. Akrylamid

Akrylamid ist nur als monomere, nicht als polymere Substanz neurotoxisch. Es wird über den Magen-Darm-Trakt, Atemwege und die Haut in
den Organismus aufgenommen. Eine Polyneuropathie entwickelt sich nach
einer Exposition von ca. 4-12 Wochen, wobei die Lantenzzeit von der
Gesamtdosis des aufgenommenen Giftes abhängig ist (5,19,49). Anfänglich klagen fast alle Patienten über sensible Reizerscheinungen mit
Brenngefühlen und Parästhesien vor allem an den Händen, wobei meist
auch bald Hautveränderungen in Form von Abschilferungen und Blasenbil-
dungen in Erscheinung treten. Im Vordergrund des klinischen Befundes
stehen schwere Tiefensensibilitätsstörungen mit konsekutiver erheblicher Hinterstrangataxie. Darüber hinaus kommt es auch zu Paresen
und Oberflächensensibilitätsstörungen mit typisch polyneuropathischem
Muster, die manchmal sogar an den oberen Extremitäten einsetzen. Auch

als Störungen des autonomen Nervensystemes zeigen sich Hyperhidrosis und manchmal Blasenstörungen. Vereinzelt wurden Hirnnervenstörungen beobachtet. Im Liquor kommt es manchmal zu einer Eiweißerhöhung. Die Nervenleitgeschwindigkeit zeigt entsprechend einer primär axonalen Schädigung (15) lediglich eine geringe Verlangsamung (19). Nach Beendigung der Exposition bilden sich die Symptome meist allerdings nur langsam zurück.

2. Hexacarbone

Eine Gruppe von aliphatischen Kohlenwasserstoffen werden unter dem Sammelbegriff Hexacarbone zusammengefaßt, die als industrielle Lösungsmittel vor allem in der Leder-, Schuh- und Möbelindustrie sowie im Druckereigewerbe eingesetzt werden und sowohl z.T. als Einzelsubstanz oder aber in Kombination hoch neurotoxisch wirksam sind. Sie können bei chronischer Inhalation suchterzeugend sein (daher der Begriff "Schnüffler-Neuropathie"). Es handelt sich dabei um *n-Hexan*, Hexanon (Methyl-n-Butyl-Keton (MBK)), 2,5 Hexandion und Butanon (Methyläthylenketon (MEK)). Ihnen allen gemeinsam ist, daß sie - morphologisch gesehen - zu einer Riesenaxonopathie führen. Tierexperimentelle Untersuchungen und Beobachtungen an Patienten haben gezeigt, daß vor allem das Gemisch aus MEK und n-Hexan oder MBK neurotoxisch wirken (3,21).

Die klinische Symptomatik (2,3,11,42,43) setzt meist nach einer Exposition von Wochen oder sogar Monaten mit zunächst sensiblen Reizerscheinungen, vor allem an den Zehen, ein. Nur selten kommt es lediglich zu einer symmetrisch-sensiblen Polyneuropathie, in der Regel treten atrophische Paresen hinzu, die bis zu einer Tetraparese sich steigern können. Die Sensibilitätsstörungen treten ganz in den Hintergrund. Auffällig sind Zeichen vasomotorisch-neurotrophischer Störungen: Hyperhidrosis bis Anhidrosis, kalte Extremitätenakren, Zyanose, Ödeme und Nagelwachstumsstörungen. Blasen- und Mastdarmfunktionsstörungen sind selten, dagegen etwas häufiger Hirnnervenausfälle: vor allem Anosmie, Optikusschädigungen, Ausfälle der V- und VII-Hirnnerven und vestibuläre Läsionen (3). Im Liquor wurde in Einzelfällen eine leichte Zellzahlvermehrung und etwas häufiger eine Gesamteiweißvermehrung nachgewiesen.

Elektromyographisch findet man in der betroffenen Muskulatur ein typisch-neurogenes Muster, die distalen motorischen Latenzen sind deutlich verlängert, die Nervenleitgeschwindigkeit leicht bis mäßig verzögert (3,43). Nach Beendigung der Exposition kann noch bis zu 2 Wochen ein weiteres Fortschreiten der Symptome vonstatten gehen. Erst dann setzt die meist sehr langsam verlaufende Rückbildung ein.

In einzelnen Fällen wurde eine vorwiegend symmetrisch-sensible Polyneuropathie mit Befall der oberen wie auch der unteren Extremitäten und im Vordergrund stehenden Tiefensensibilitätsstörungen unter dem vornehmlich als Desinfektionsmittel eingesetzten *Methylbromid* beschrieben. Die Rückbildung erfolgte weitgehend vollständig nach Beendigung der Exposition (25). Durch den in der Industrie als Fettlösungsmittel benutzten *Tetrachlorkohlenstoff* kommt es sowohl bei akuter wie chronischer Intoxikation neben Leber- und Nierenschädigungen vor allem zu zentral-nervösen Störungen. Eine Polyneuropathie bei chronischer Exposition wurde nur selten beobachtet (48). Es handelte sich dabei um symmetrisch-sensible bis symmetrisch-sensomotorische Ausfälle, die sich nach Beendigung der Exposition wieder zurückbilden.

IV. Aromatische Kohlenwasserstoffe

1. Benzol

Unter chronischer Benzoleinwirkung wurde bisher nur bei 2 Fällen eine umschriebene Medianusneuropathie mit gemischt sensomotorischen Ausfällen beschrieben (29,37).

2. Dinitrophenol, Dinitrobenzol und Pentachlorphenol

Dinitrophenol, Dinitrobenzol und Pentachlorphenol werden heutzutage vorwiegend als Schädlingsbekämpfungsmittel eingesetzt. Bei chronischer Exposition mit *Dinitrophenol* sind einzelne Fälle einer Polyneuropathie mit anfänglich heftigen Schmerzen, Hyperpathie und symmetrisch-sensiblen Ausfällen bekannt geworden. Ein Fall klagte auch über Sehstörungen (36,53).

5 Fälle einer auch vorwiegend symmetrisch-sensiblen Polyneuropathie beschrieb Campbell (8) bei chronischer Exposition mit *Dichlorbenzol* und *Pentachlorphenol*, allerdings in Kombination mit DDT. Die Patienten klagten über heftige Parästhesien. Es fanden sich Störungen sowohl der Oberflächensensibilität wie auch des Vibrationsempfindens. Ein Fall und noch 2 weitere ohne periphere Neuropathie entwickelten eine Optikusneuropathie. Systematische Messungen der morotischen und sensiblen Nervenleitgeschwindigkeit bei Personen aus einem Pentachlorphenol verarbeitenden Betrieb ergaben eine statistisch signifikante Verzögerung der Mittelwerte der sensiblen Nervenleitgeschwindigkeit, ohne daß aber klinisch faßbare Ausfälle vorhanden waren (51).

3. Hexachlorophen

Hexachlorophen wird vor allem als Desodorans und Desinfektionsmittel benutzt. Da es wasserunlöslich ist, wird es mit oberflächenaktiven Substanzen wie Alkoholen und Seifen kombiniert. Unter seiner Einwirkung entwickeln sich vor allem zerebrale und spinale Läsionen in Form einer sogenannten spongiösen Myelopathie, wobei es im Bereich des internodalen Myelins zu Vakuolenbildung gefolgt von segmentaler Entmarkung kommt (40). Außerdem zeigt sich eine axonale Anschwellung im paranodalen Abschnitt. Dementsprechend beobachteten DeJesus und Pleasure (12) eine deutliche Verzögerung der Nervenleitgeschwindigkeit des N. ischiadicus bei der Ratte. Beim Menschen wurde eine klinisch-manifeste Polyneuropathie lediglich von Korlof und Winsten (28) beschrieben, ohne daß der Befund durch Elektroneurographie oder Biopsie untermauert wurde.

4. Polychlorierte Biphenyle

Polychlorierte Biphenyle wie Chlorophen, Phenochlor, Arochlor und Kanachlor 400 werden als stabile fettlösliche Substanzen in der Elektrotechnik sowie in der Kunststoff- und Farbstoffindustrie in vielfältiger Weise benutzt. Bei einer Vergiftung durch Reisöl, das mit Kanachlor 400 kontaminiert war, beobachteten Murai und Kuroiwa (34) bei manchen Patienten eine vorwiegend symmetrisch-sensible Polyneuropathie, wobei vor allem repetitive Beschwerden wie Parästhesien und Taubheitsgefühle dominierten, während Reflexminderungen eher selten nachzuweisen waren. Die sensible Nervenleitgeschwindigkeit des N. suralis und N. radialis war leicht verlangsamt.

5. DDT und 2,4 D

DDT war über viele Jahre das meist gebrauchte Kontaktinsektizid. Vergiftungen beim Menschen kommen zustande durch Hautkontakt, Einatmung von Pulver sowie perorale Aunfahme. Sowohl bei akuter wie auch bei chronischer Vergiftung werden das zentrale wie das periphere Nervensystem irritiert, wobei bei der ersten Gelegenheit die zentralnervösen Störungen dominieren. Außerdem kommt es zu Schädigungen von Leber, Nieren und Myokard. Im Rahmen der Polyneuropathie (16,22,27) sind symmetrische Ausfälle zu verzeichnen, wobei z.T. nur Sensibilitätsstörungen auftreten. Nahezu immer stehen am Anfang Parästhesien und z.T. Schmerzen und Muskelkrämpfe. Die motorischen Ausfälle sind in der Regel an den unteren Extremitäten betont, können aber auch auf die oberen Extremitäten übergehen. Nach Beendigung der Exposition bilden sich die Symptome - oft allerdings nur sehr langsam - zurück.

Auch unter dem Pflanzenschutzmittel Dichlorphenoxyessigsäure (= 2,4 D) wurden mehrere Fälle einer symmetrisch-sensiblen bis symmetrisch-paretischen Polyneuropathie beobachtet, wobei gleichfalls heftige Schmerzen den Beginn der Erkrankung anzeigen (18).

V. Organische Phosphorverbindungen (Akrylphosphate)

Unter den organischen Phosphorverbindungen ist bezüglich der Entwicklung einer Polyneuropathie lediglich das *Tri-ortho-kresyl-phosphat* von Bedeutung. In den letzten 8 Jahrzehnten traten immer wieder kleinere oder größere Vergiftungsserien bis hin zu der Massenvergiftung in Marokko 1959 (1) auf. Tri-ortho-kresyl-phosphat findet Verwendung bei der Herstellung von Kunststoffen sowie als Schmiermittel für Maschinen und Motoren. In den menschlichen Organismus gelangt das Gift vor allem über den Magen-Darm-Trakt, aber auch über die Haut und durch Inhalation.

Nach der akuten bis subakuten Giftaufnahme kommt es in der Regel zunächst zu gastrointestinalen Erscheinungen wie Übelkeit, Erbrechen und Diarrhoe. Die Polyneuropathie setzt dann nach 1-3 Wochen ein (1, 32,44,47,54). Im Beginn klagen die Patienten über Wadenschmerzen sowie Parästhesien, insbesondere in Form von Kältemißempfindungen. Sehr rasch entwickeln sich dann die motorischen Ausfälle, die distal an den unteren Extremitäten beginnen, in gleicher Weise Strecker und Beuger befallen und aber noch auf die Oberschenkelmuskeln sowie die oberen Extremitäten übergreifen können. Die motorischen Ausfälle dominieren, Sensibilitätsstörungen können sogar fehlen. Charakteristisch sind ausgedehnte neurotrophisch-vasomotorische Störungen mit Hyperhidrosis, Zyanose und auffallender Kühle der Haut. Blasenstörungen können vorkommen. Hirnnervenstörungen gehören zu den Seltenheiten. Im weiteren Verlauf werden spastische Symptome erkennbar: Es besteht nämlich eine auffällige Diskrepanz zwischen den überaus lebhaften PSR trotz Lähmungen der Oberschenkelmuskeln und das Fehlen von ASR. Deshalb wäre es auch korrekter, von einer TOP-Myeloneuropathie zu sprechen. Vogel (54) und Scheid (44) waren die ersten, die 1943 auf dieses Phänomen hinwiesen. Im Liquor zeigte sich z.T. eine Gesamteiweißvermehrung. Morphologisch fand sich beim Menschen am peripheren Nerven das Bild einer Waller'schen Degeneration (26), sowie eine Degeneration von Hinter- und Seitensträngen im Rückenmark (4).

Das Ausmaß der Rückbildung der Symptome richtet sich nach der Schwere der Primärsymptomatik. In einer Untersuchung zusammen mit Janz (24)

368

konnten wir noch Jahrzehnte nach der Intoxikation z.T. schwere motorische Ausfälle und deutliche Nervenleitgeschwindigkeitsverzögerungen
nachweisen.

Zusammenfassung

Unter der Einwirkung von zahlreichen Umweltgiften und von gewerblich
genutzten Substanzen kann sich eine Polyneuropathie entwickeln. Von
den Metallen sind vor allem Arsen, Blei, Gold und Thallium peripher-
neurotoxisch. Charakteristisch für die Arsenpolyneuropathie sind vor
allem vasomotorisch-neurotrophische Störungen der Haut und ihrer An-
hangsgebilde, wobei die Mees'schen Querstreifen hervorzuheben sind.
Bei Erwachsenen findet man bei der Bleipolyneuropathie zumindest anfänglich als Charakteristikum Lähmungen der Finger- und Handstrecker.
Kennzeichnend für die Thalliumpolyneuropathie sind u.a. anfänglich
heftige Retrosternal- und Gliederschmerzen sowie eine hochgradige Be-
rührungsempfindlichkeit der Haut und der Haarausfall. Unter den nicht-
metallischen anorganischen Stoffen hat lediglich der Schwefelkohlenstoff eine gewisse Bedeutung, unter dessen chronischer Einwirkung eine
sensomotorische Polyneuropathie mit gleichermaßen Befall von oberen
und unteren Extremitäten auftreten kann. Von den aliphatischen Kohlenwasserstoffen können vor allem Akrylamid und Hexacarbone zu einer Polyneuropathie führen. Die Akrylamidpolyneuropathie entspricht einer
Pseudotabes peripherica. Von den Hexacarbonen wirken vor allem Gemische
von n-Hexan, MEK oder MBK neurotoxisch. Neben dominierend motorischen
Ausfällen sind auch bei diesen Polyneuropathien Störungen des autonomen Nervensystems sehr auffällig. Unter den aromatischen Kohlenwasserstoffen ist als peripher-neurotoxische Substanz vor allem das DDT,
unter den organischen Phosphorverbindungen das Tri-ortho-kresyl-phosphat hervorzuheben. Die letztere Substanz ruft eine Myeloneuropathie
mit auch erheblichen vegetativen Störungen und oft schweren Residualsymptomen hervor.

Literatur

1. vAlbertini A, Gross D, Zinn WM (1967) Die Tri-Akryl-Phosphatvergif-
   tung in Marokko 1959, Thieme, Stuttgart
2. Allen N, Mendel JR, Billmeier DJ, Fontaine RE, O'Neill J (1975)
   Toxic polyneuropathy due to methyl-n-butyl-ketone. Arch Neurol 32:
   209-218
3. Altenkirch H (1982) Schnüffelsucht und Schnüfflerneuropathie,
   Schriftenreihe Neurologie Bd 23. Springer, Berlin Heidelberg New
   York
4. Aring CD (1942) Systemic nervous affinity of TOCP (Jamaica Ginger
   Palsy). Brain 65:34-37
5. Aulch RB, Bedwell SF (1967) Peripheral neuropathy with sympathetic
   overactivity from industrial contact with acrylamide. Can Med Ass
   J 96:652-654
6. Brüderl R, Benini A (1974) Polyneuritis als Folge chronischer Schwe-
   felkohlenstoffvergiftung. Schw med Wschr 104:15-18
7. Buchthal F, Behse F (1979) Electrophysiology and nerve biopsy in
   men exposed to lead. Brit J Ind Med 36:135-142
8. Campbell AMG (1952) Neurological complications associated with in-
   secticides and fungicides. Brit med J II:415-417
9. Chuttani PN, Chawla LS, Sharma TD (1967) Arsenical neuropathy.
   Neurology (Minn) 17:269-274

10. Cohen MM (1970) Toxic neuropathy. In: Vinken PJ, Bruyn GW (eds)
    Handbook of Clinical Neurology. Vol 7. North Holland Publ Comp,
    Amsterdam p 510
11. Davenport J, Farrel DF, Sumi SM (1976) Giant axonal neuropathy
    caused by industrial chemicals. Neuroaxonal masses in man. Neuro-
    logy (Minn) 26:919-923
12. deJesus PV, Pleasure DE (1973) Hexachlorophene Neuropathy. Arch
    Neurol 29:180-182
13. Feldman RG et al. (1979) Peripheral neuropathy in arsenic smelter
    workers. Neurology (Minn)29:939-944
14. Finelle PF, Morgan ThF, Yaar J, Granger CV (1983) Ethylene oxide
    induced polyneuropathy. A clinical and electrophysiologic study.
    Arch Neurol 40:419-421
15. Fullerton PM (1969) Electrophysiological and histological obser-
    vations on peripheral nerves in acrylamide poisoning in man.
    J Neurol Neurosurg Psychiat 32:186-192
16. Garret RM (1947) Toxicity of DDT for man. J med Ass Ala 17:74-76
17. Goldstein NP, Jones PJ, Brown JR (1959) Peripheral neuropathy
    after exposure to an ester of dichlorophenoxyacetic acid. J Amer
    Med Assoc 171:10-17
18. Goldstein NP, McCall JR, Dyck PJ (1975) Metal Neuropathy. In:
    Dyck PJ, Thomas PK, Lambert EH (eds) Peripheral Neuropathy. Saun-
    ders Comp, Philadelphia London Toronto p 1227
19. Graveleau J, Loirat P, Nusinovici V (1970) Polynéurite par l'acry-
    lamide. Rev Neurol (Paris) 123:62-65
20. Gross JA, Haas ML, Swift ThR (1979) Ethylene oxide neurotoxicity:
    Report of four cases and review of the literature. Neurology
    (Minn) 29:978-983
21. Herskowitz A, Ishii N, Schaumburg A (1971) n-hexane neuropathy.
    A syndrome occuring as result of industrial exposure. New Engl
    J Med 285:82-85
22. Hertel H (1952) Chronische DDT-Intoxikation. Dtsch Arch klin Med
    199:250-274
23. vd Heydt A (1951) Schwefelkohlenstoffpolyneuritis. Nervenarzt 22:
    93-99
24. Janz D, Neundörfer B (1968) Klinische und elektromyographische
    Untersuchungen nach Triakrylphosphat-Polyneuropathie. Dtsch Z Ner-
    venheilk 194:51-64
25. Kantarjian AD, Shaheen AS (1963) Methyl bromid poisoning with ner-
    vous system manifestations resembling polyneuropathy. Neurology
    (Minn) 13:1054-1058
26. Kidd JG, Langworthy OR (1933) Jake Paralysis. Bull Johns Hopk Hosp
    52:39-60
27. Klingemann H (1949) Die DDT-Vergiftung. Ärztl Wschr 4:465-469
28. Korlof B, Winsten J (1967) The complications of p Hiso Hex. Scand
    J plast reconstr Surg 1:78-80
29. Landé K, Kaninowsky L (1928) Zur Klinik der gewerblichen Berufs-
    erkrankungen durch Benzol. Med Klin 24:655-658
30. Lukáš E (1969) Leitgeschwindigkeit peripherer Nerven bei Schwefel-
    kohlenstoff ausgesetzten Personen. Int J clin Pharmacol 2:354-358
31. Lund A (1956) Distribution of Thallium in the organism and its eli-
    mination. Acta pharmacol et toxicol 12:251-259
32. Mertens HG (1948) Zur Klinik der Triorthokresylphosphat-Vergiftun-
    gen. Z ges Neurol Psychiat 179:458-482
33. Mertens HG (1961) Die disseminierte Neuropathie nach Koma. Zur
    Differenzierung der sogenannten toxischen Polyneuropathien. Ner-
    venarzt 32:71-73
34. Murai Y, Kuroiwa Y (1971) Peripheral neuropathy in chlorobiphenyl
    poisoning. Neurology (Minn) 21:1173-1176
35. Murphy MJ, Lyon LW, Taylor JW (1981) Subacute arsenic neuropathy:
    clinical and electrophysiological observations. J Neurol Neurosurg
    Psychiat 44:896-900

36. Nadler J (1935) Peripheral neuritis caused by prolonged use of dinitrophenol. J Amer med Ass 105:12-13
37. Neundörfer B (1973) Differentialtypologie der Polyneuritiden und Polyneuropathien, Schriftenreihe Neurologie Bd 11. Springer, Berlin Heidelberg New York
38. Neundörfer B (1978) Polyneuritiden und Polyneuropathien. In: Flügel KA (Hrsg) Neurologische und psychiatrische Therapie. perimed, Erlangen p 70
39. Passarge C, Wieck HH (1965) Thallium-Polyneuritis. Fortschr Neurol Psychiat 33:477-557
40. Powell HC, Lampert PW (1979) Hexachlorophene toxicity. In: Vinken PJ, Bruyn GW (eds) Handbook of Clinical Neurology, Vol 37. North Holland Publ Comp, Amsterdam New York Oxford p 479
41. Remak E (1900) Neuritis und Polyneuritis. In: Nothnagel H (Hrsg) Spezielle Pathologie und Therapie, Bd XI/3. Hölder, Wien
42. Rizzutto N, Terzian H, Galiazzo-Rizzutto S (1977) Toxic neuropathies in Italy due to leather cement poisoning in shoe industries. J Neurol Sci 31:345-354
43. Rizzutto N, de Grandis D, di Trapani G, Pasinato E (1980) n-Hexane Polyneuropathy. An occupational disease of shoemakers. Europ Neurol 19:308-315
44. Scheid W (1947) Über die Schädigungen durch Triorthokresylphosphat. Nervenarzt 18:56-66
45. Schlenska GK, Spalke G (1975) Zur Klinik und Morphologie der Bleipolyneuropathie beim Menschen. Nervenarzt 46:501-508
46. Seppäläinen AM, Hernberg S, Koch B (1979) Relationship between blood lead levels and nerve conduction velocities. Neurotoxicol 1: 313-332
47. Staehelin R (1941) Über Triorthocresylphosphat-Vergiftungen. Schweiz med Wschr 71:1-5
48. Stevens H, Forster FM (1953) Effect of carbon tetrachloride on the nervous system. AMA Arch Neurol Psychiat 70:635-649
49. Takahashi M, Ohara T, Hashimoto K (1971) Electrophysiological study of nerve injuries in workers handling acrylamide. Int Arch Arbeitsmed 28:1-11
50. Tavolato B, Licandro AC, Argentiero V (1980) Lead polyneuropathy of nonindustrial origin. Europ Neurol 19:273-276
51. Triebig G, Krekeler H, Goßler K, Valentin H (1981) Untersuchungen zur Neurotoxizität von Arbeitsstoffen. II. Messung der motorischen und sensorischen Nervenleitgeschwindigkeit bei beruflich Pentachlorphenol-belasteten Personen. Int Arch Occup Environ Health 48:357-367
52. Vallee BL, Ulmer DD, Wacker WE (1960) Arsenic toxicology and biochemistry. Arch Ind Health 21:132
53. van Bogaert L (1935) Deux cas de névrite, don l'un avec dysgueusie, dus à l'-dinitrophénol. Bull Soc Méd Paris 51:1393-1396
54. Vogel P (1947) Die Neuropathologie der Triorthokresylphosphatvergiftung. Dtsch med Wschr 72:500-503
55. Westerman MP, Pfitzer E, Ellis LD, Jensen WN (1965) Concentration of lead in bones in plumbism. New Engl J Med 273:1246-1250
56. Wood RW (1981) Neurobehavioral toxicity of Carbon Disulfide. Neurobehav Toxicol Teratol 3:397-405

Chemische Kanzerogenese im Nervensystem

P. Kleihues

Wenn nach epidemiologischen Untersuchungen Umweltfaktoren für 70-80%
der menschlichen Tumorerkrankungen verantwortlich sind, so schließt
dieser Begriff nicht nur chemische Kanzerogene, sondern unseren Lebens-
stil insgesamt ein. Dazu gehören Faktoren (insbesondere Ernährungsge-
wohnheiten), die zwar nicht selbst tumorauslösend sind. Tumorhäufigkeit
keit und Induktionszeit jedoch wesentlich beeinflussen können. Trotz
der großen und stetig zunehmenden Zahl chemischer Verbindungen, die
im Tierversuch maligne Tumoren induzieren, sind bis heute lediglich
18 Verbindungen, darunter komplexe Gemische organischer Substanzen
und industrieller Prozesse, für den Menschen eindeutig als kanzerogen
nachgewiesen worden (6). Für weitere 18 Verbindungen wird eine kanzerogene Wirkung beim Menschen als sehr wahrscheinlich angesehen, darunter Aflatoxine, Medikamente (Cyclophosphamid, Phenacetin), Monomere
von Plastikstoffen und Metalle. Alle diese Verbindungen verursachen
jedoch nur einen Bruchteil der menschlichen Tumorerkrankungen. Für
die Mehrzahl der Tumoren liegt die Ursache im unklaren, und dies gilt
insbesondere für Neoplasien des zentralen und peripheren Nervensystemes. Mit Ausnahme einiger genetisch determinierter neoplastischer
Syndrome (Neurofibromatose von Recklinghausen, tuberöse Sklerose, Re-
tinoblastom, Morbus von Hippel-Lindau) ist die Ätiologie der Tumoren
des Nervensystems gänzlich unbekannt. Zwar gibt es epidemiologische
Hinweise für eine geringgradig vermehrte Inzidenz von Hirntumoren bei
Beschäftigten in der chemischen Industrie, in Erdöl-Raffinerien und
in der Flugzeugindustrie (21); eine tumorauslösende Verbindung konnte
jedoch bisher nicht identifiziert werden. So stützten sich unsere
heutigen Kenntnisse über die Entstehung von chemisch induzierten Tumoren des Nervensystems weitgehend auf Tierversuche (11). In dieser
Übersicht sind die wichtigsten neuro-onkogenen Verbindungen aufgeführt,
mit Darstellung ihrer Bioaktivierung und Hypothesen zum Mechanismus
ihrer organspezifischen Wirkung.

Neuro-onkogene Verbindungen

Unter den bisher bekannt gewordenen neuro-onkogenen Verbindungen sind
einfache (monofunktionelle) alkylierende Verbindungen am wirksamsten
(4,12,8). Sehr intensiv untersucht wurde die Induktion von Tumoren
des zentralen und peripheren Nervensystems durch Nitrosamide, insbesondere Alkylnitrosoharnstoffe (Abb. 1). Für ihre Bioaktivierung,
d.h. Freisetzung des für die toxische und kanzerogene Wirkung verantwortlichen Karboniumions (Methyl-, Äthyl-, Butyl-Cation etc.) sind
keine mikrosomalen Enzyme verantwortlich. Nitrosamide zerfallen spontan pH-abhängig mit einer Halbwertszeit, die unter physiologischen
Bedingungen weniger als 15 min. beträgt. Wie zahlreich andere N-nitro-
so-Verbindungen können sich Alkylnitrosoharnstoffe im sauren Milieu

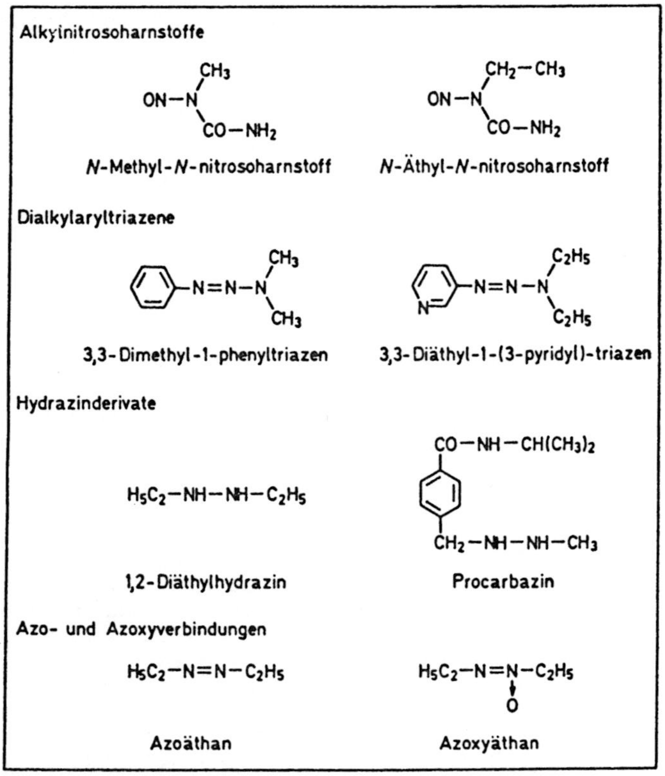

372

<u>Abb. 1.</u> Chemische Kanzerogene, die im Tierversuch nach systemischer Gabe selektiv Tumoren des zentralen und peripheren Nervensystems induzieren

des Magens spontan aus ihren chemischen Vorstufen (Nitrit und sekundären Aminen) bilden. Die übrigen in Abb. 1 dargestellten neuro-onkogenen Verbindungen werden enzymatisch metabolisiert. Das Nervensystem, obwohl Zielorgan der kanzerogenen Wirkung, ist jedoch dazu nicht in der Lage. Man muß vielmehr davon ausgehen, daß die für die Tumorentstehung entscheidende Reaktion mit zerebraler DNA durch proximale Kanzerogene (Metabolite) erfolgt, die in Leber und Niere gebildet werden. Der Abbau von 1,2-Diäthylhydrazin erfolgt über mehrere Oxydationsstufen unter Bildung von Azoäthan, Azoxyäthan und Äthylazoxyäthanol. Im Tierversuch liess sich nachweisen, daß die Metabolite Azoäthan und Azoxyäthan in ihrer neuro-onkogenen Wirkung dem parentalen Kanzerogen (1,2-Diäthylhydrazin) nicht nachstehen.

Die in Abb. 1 dargestellten Verbindungsgruppen spielen als Umweltkanzerogene vermutlich eine untergeordnete Rolle. In neuerer Zeit ist jedoch bekannt geworden, daß einige Monomere von Plastikstoffen, insbesondere Acrylnitril, ebenfalls regelmäßig und in großer Häufigkeit Hirntumoren bei Ratten verursachen können. Acrylnitril wird jährlich in Millionen von Tonnen hergestellt; epidemiologische Hinweise auf eine Verursachung von Hirntumoren bei Menschen liegen jedoch noch nicht vor.

Reaktion mit zellulärer DNA

Wie die meisten Kanzerogene sind neuro-onkogene Verbindungen genotoxisch, d.h. sie schädigen zelluläre DNA durch chemische Alteration der Basen oder der Phosphat-Brücken. Solche strukturelle DNA-Modifikationen resultieren aus einer kovalenten Bindung zwischen dem Kanzerogen bzw. seiner ultimalen elektrophilen Wirkform mit nukleophilen Zentren. Die Substitution kann prinzipiell an allen verfügbaren Stickstoff- und Sauerstoff-Atomen der DNA-Basen sowie an den Phosphodiester-Brücken (unter Bildung von Phosphotriester) stattfinden (22). Bei Verbindungen, die chemisch nach dem S_{N2}-Typ reagieren (z.B. Methyl-methan-sulfonat, Dimethylsulfat) ist die Nucleophilität des Akzeptor-Moleküls entscheidend. Sie reagieren deshalb bevorzugt an den Stickstoff-Atomen der DNA-Basen, insbesondere am N^7 des Guanins und am N^3 des Adenins. Für Kanzerogene, deren ultimale Wirkformen mehr nach dem S_{N2}-Typ reagieren, ist die Nukleophilität des Akzeptors weniger wichtig. Sie reagieren außer an den Stickstoff-Atomen der Purin und Purimidin-Basen auch an außerhalb des Ringsystems gelegenen Sauerstoff-Atomen, insbesondere an der O^6-Position des Guanins und der O^4-Position des Thymins. Zahlreiche Untersuchungen sprechen dafür, daß die Alkylierung an Stickstoff-Atomen in erster Linie für die zytotoxische Wirkung verantwortlich ist, während die Kapazität zur Sauerstoff-Alkylierung eng mit der potentiellen kanzerogenen Wirkung korreliert.

Vereinfacht läßt sich dies so erklären: Aus der Alkylierung in der N^7-Position des Guanins resultiert eine Labilität der Glykosidbindung in der N^9-Position, und 7-Methylguanin wird hydrolytisch aus der DNA abgespalten. Die enzymatische Reparatur einer solchen "apurischen" Stelle wird eingeleitet durch Endonukleasen, d.h. Enzyme, die zunächst durch Inzision einen DNA-Strangbruch hervorrufen. In Gegenwart von 7-Alkyl-guanin und Strangbrüchen kann eine regelrechte DNA-Verdoppelung während der Zellteilung nicht erfolgen, so daß eine starke toxische Wirkung auf sich teilende Zellpopulationen (Darm, Knochenmark, Tumorzellen) resultiert. Im Gegensatz dazu führt die Alkylierung an Sauerstoff-Atomen, insbesondere in der O^6-Position des Guanins und der O^4-Position des Thymins, zu einer Behinderung der Wasserstoffbrücken zum komplementären DNA-Strang (22). Daraus kann bei der DNA-Replikation eine Fehl-Codierung resultieren: O^6-Alkylguanin paart nicht mehr mit Cytosin, sondern mit Thymin. Durch Einbau einer normalen Base an falscher Stelle entsteht eine stabile Mutation, die bei weiteren Zellteilungen auf die Tochterzellen vererbt wird. Sukumar et al. (23) haben nachgewiesen, daß eine einzige Punktmutation vom Typ der GC-AT-Transition ausreichen kann, ein zelluläres Proto-Onkogen zu aktivieren. DNA aus Mamma-Tumoren, die bei Ratten durch eine einmalige Dosis von Methylnitrosoharnstoff induziert wurden, enthielt in allen untersuchten Fällen ein aktiviertes *ras*-Gen, das jeweils im 12. Codon eine solche Modifikation aufwies.

Ausmaß der DNA-Alkylierung in vivo

Wenn man davon ausgeht, daß die Alkylierung zellulärer DNA entscheidend ist für die Initiatierung des malignen Wachstums, so würde man annehmen, daß das Ausmaß dieser Reaktion in verschiedenen Organen in erster Linie für die Lokalisation der Tumoren verantwortlich ist. Tatsächlich hat sich eine solche Korrelation für die Induktion von Tumoren z.B. im Bereiche des Magen-Darm-Traktes und der Lunge nachweisen lassen (13). Keines der bisher untersuchten Kanzerogene hat jedoch zu einer bevorzugten Alkylierung zerebraler DNA geführt. Alkylnitrosoharnstoffe verteilen sich nach systemischer Gabe über den arteriellen Kreislauf, durchdringen rasch die Blut-Hirn-Schranke, ohne jedoch im Nervensystem zu akkumulieren. Da Enzyme an ihrem Zerfall nicht beteiligt sind, ist das Ausmaß der DNA-Alkylierung in allen Organen etwa gleich hoch. Da das Nervensystem selbst nicht in der Lage ist, Dialkylaryltriazene zu metabolisieren, ist das initiale Ausmaß der DNA-Alkylierung im Gehirn wesentlich geringer als in Leber und Niere (3). Während der pränatalen

Tabelle 1. Methylierte Purin-Basen in DNA verschiedener Organe nach Injektion von Procarbazin

Organ	Muttertier		Fetus		Neugeborenes
	7-meG	O^6-meG	7-meG	O^6-meG	7-meG
Leber	224	9.0	72	n.d.	2.0
Hirn	62	8.1	66	8.9	2.1
Lunge	110	13.5	80	11.0	2.0
Darm	117	11.0	96	11.5	1.7
Plazenta	-	-	106	15.0	-
übrige Organe	-	-	85	10.8	1.4

(^{14}C-methyl)Procarbazin (110 mg/kg) wurde einer BD-IX Ratte am 22. Tag der Tragzeit i.v. appliziert. Neugeborene Ratten erhielten eine entsprechende Dosis als i.p. Injektion (Überlebenszeit 4 h). Aus: Wiestler, Kleihues, Rice u. Ivankovic. J. Cancer Res. Clin Oncol. 10':56-59 (1984)

Entwicklung wird die Tumorinduktion transplazentar durch Metabolite induziert, die in der mütterlichen Leber gebildet werden, da zu diesem Zeitpunkt die fetale Leber zur Bioaktivierung ebenfalls noch nicht in der Lage ist. Dies gilt in ähnlicher Weise für Procarbazin (Tabelle 1). Diese Verbindung wird verwendet als Zytostatikum bei verschiedenen neoplastischen Erkrankungen, einschließlich M. Hodgkin, malignen Melanomen und Hirntumoren. Ivankovic (7) hat nachgewiesen, daß Procarbazin über eine erhebliche neuro-onkogene Wirkung verfügt, wenn es transplazentar gegen Ende der Schwangerschaft an Ratten verabreicht wird. Nach i.p. Injektion am 22. Tag der Tragzeit fanden wir das größte Ausmaß der Alkylierung in mütterlicher Leber, während in fetalen Geweben und nicht-hepatischen mütterlichen Geweben das Ausmaß der Alkylierung wesentlich geringer war, sich in diesen Organen jedoch nicht sehr unterschied. Wurde dieselbe Dosis Procarbazin zwei Tage später neugeborenen Ratten injiziert, so war das Ausmaß der Alkylierung 30-60mal niedriger als nach pränataler Applikation (25). Dies spricht dafür, daß die DNA-Alkylierung im Zielorgan, d.h. dem fetalen Nervensystem, durch Metabolite bewirkt wird, die in der mütterlichen Leber gebildet werden und den Fetus transplazentar erreichen. Die selektive Induktion von Tumoren des Nervensystems erklärt sich daraus, daß dieses Organ während der Entwicklung eine bemerkenswert hohe Empfindlichkeit gegenüber alkylierenden Kanzerogenen aufweist.

Enzymatische Reparatur chemisch modifizierter DNA-Basen

Das primäre Muster kanzerogen-induzierter DNA-Basen hängt in erster Linie von der chemischen Reaktivität der betreffenden alkylierenden Verbindung ab. Bei methylierenden und äthylierenden Verbindungen ist das relative Ausmaß der Alkyl-Substitution an verschiedenen Atomen der DNA-Basen in vitro und in vivo identisch. Nach Applikation des Kanzerogens in vivo ändert sich das Verhältnis der modifizierenden Basen zueinander jedoch rasch. N^7-Alkylguanin und N^3-Alkyladenin werden durch Schwächung der Glykosidbindung nicht-enzymatisch entfernt (chemische Depurinierung). Dieselben Basen werden zusätzlich durch spezifische Glykosylasen enzymatisch entfernt (14). In beiden Fällen entsteht eine apurinische Stelle, die entweder direkt oder durch nachfolgende Endonuklease-Wirkung zur Bildung von Strangbrüchen führt, die zur zytotoxischen und letalen Wirkung alkylierender Verbindung wesentlich beitragen. O^6-Alkylguanine sind chemisch stabil, können aber durch ein spezifisches Reparatursystem enzymatisch entfernt werden. Dabei handelt es sich um eine O^6-Alkylguanine-DNA Alkyltransferase, die die Alkylgruppe von der O^6-Position des Guanins übernimmt und auf ein Cystein-Molekül in ihrem aktiven Zentrum transferiert (18). Hierbei entsteht S-Methylcystein und die Alkyltransferase wird inaktiviert (17). Dieses Reparatursystem kann deshalb durch sehr hohe Dosen eines Kanzerogens überladen werden (9); eine Reaktivierung ist, soweit bekannt, nur durch Neusynthese möglich. Das Enzym akzeptiert nicht nur Methyl-Addukte, sondern auch O^6-Äthylguanin und höhere aliphatische Homologe, unter Einschluß von O^6-Hydroxyäthylguanin. Dieses Addukt entsteht insbesondere nach Gabe zytostatisch wirksamer Chloroäthylnitrosoharnstoffe.

Die O^6-Alkylguanine-DNA Alkyltransferase arbeitet besonders effizient an doppelsträngiger DNA, ist weniger aktiv an einzelsträngiger oder partiell depurinierter DNA und inaktiv an monomeren O^6-Alkyldesoxyribonukleotiden. Die Reaktionsgeschwindigkeit hängt ab von der Zahl der im DNA-Substrat vorhandenen O^6-Alkyl-Addukte (20). In *E. coli* kann eine weitgehend identische Alkyltransferase durch Vorbehandlung mit niedrigen Dosen methylierender Kanzerogene induziert werden (adaptive response). Dies schützt die Bakterien vor der mutagenen Wirkung nachfolgender Dosen (2). Die Aktivität der O^6-Alkylguanine-DNA Alkyltransferase weist eine erhebliche Organ- und Spezies-spezifische Variabilität auf.

Defiziente Reparatur von O^6-Alkylguanin in zerebraler DNA: Korrelation mit experimenteller Tumor-Induktion im Nervensystem

Eine unterschiedliche Reparatur-Kapazität verschiedener Organe der Ratte wurde zunächst nach Gabe neuro-onkogener Alkylnitrosoharnstoffe nachgewiesen. Nach einmaliger Injektion von Äthylnitrosoharnstoff an 10 Tage alten Ratten wurde O^6-Äthylguanin rasch aus der Leber entfernt, persistierte jedoch im Hirn, dem Hauptzielorgan der kanzerogenen Wirkung (5). Dies ließ sich in ähnlicher Weise für Methylnitrosoharnstoff nachweisen (Abb. 2). Nach einmaliger subkarzinogener Dosis (10 mg/kg) von Methylnitrosoharnstoff an erwachsene Ratten ließen sich 25% der initialen Konzentration von O^6-Methylguanin in zerebraler DNA noch 6 Monate später nachweisen, während in der Leber bereits nach wenigen Tagen eine vollständige Reparatur erfolgt war (10). Niere und Lunge nahmen eine Mittelstellung ein. Bei erwachsenen Ratten ist eine selektive Induktion von Tumoren des Nervensystems nur durch chronische Applikation kleiner Dosen neuro-onkogener Verbindungen möglich. Wurde Methylnitrosoharnstoff wöchentlich in einer Dosis von 10 mg/kg injiziert, so fand sich eine annähernd lineare Akkumulation von O^6-Methylguanin in zerebraler DNA, eine geringgradige Akkumulation in der Niere und keinerlei Anhäufung des Adduktes in hepatischer DNA (15). Wurde dieses Behandlungsschema über 15 bis 20 Wochen fortgesetzt, so fand sich eine annähernd selektive Induktion von Tumoren des ZNS; gelegentlich wurden Nieren-Tumoren induziert, jedoch niemals Leber-Tumoren. Eine solche Korrelation ließ sich in ähnlicher Weise für 3,3-Dimethyl-1-phenyltriazen (DMPT) nachweisen. Obwohl nach einmaliger Dosis das Ausmaß der DNA Alkylierung im Gehirn etwa fünfmal geringer ist als in der Leber, fand sich nach 5 Wochen eine deutliche Akkumulation in zerebraler DNA, nicht jedoch in Leber und Niere. Dies entspricht wiederum chronischen Tierversuchen: Nach einmaliger Applikation von DMPT findet man überwiegend Nieren-Tumoren, nach chronischer Applikation hingehend annähernd selektiv Tumoren des Nervensystems.

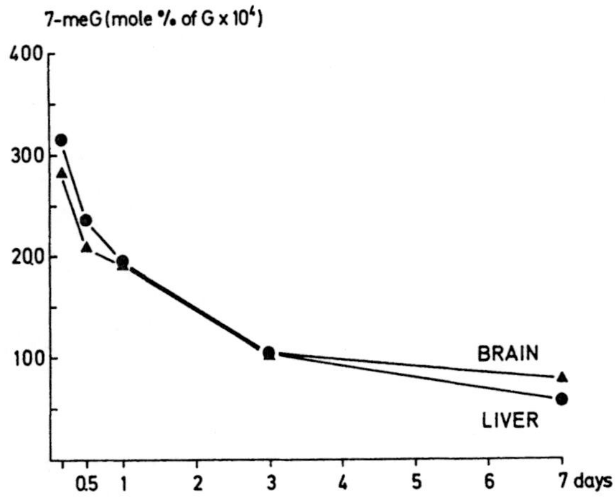

Abb. 2. Methylierte Purinbasen in zerebraler und hepatischer DNA nach einmaliger i.v. Injektion von N-Methyl-N-nitrosoharnstoff (10 mg/kg) an erwachsene BD-IX Ratten. 7-Methylguanin wird ohne Organ-Unterschiede durch chemische Depurinierung und eine spezifische Glykosylase eliminiert. Die promutagene Base O^6-Methylguanin persistiert in zerebraler DNA, wird jedoch in der Leber innerhalb weniger Stunden weitgehend durch eine Alkyltransferase repariert

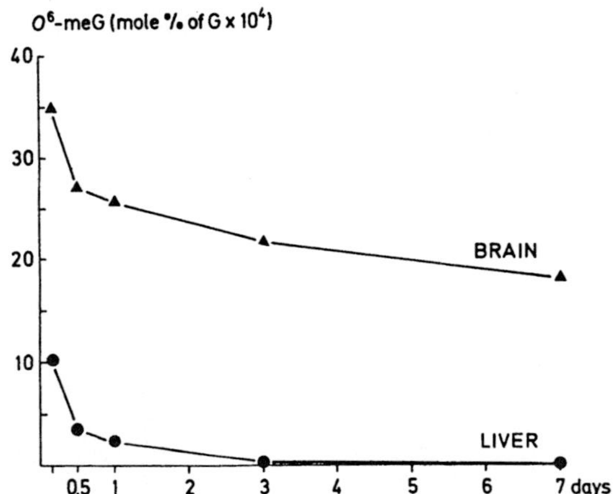

Diese Versuche schienen daraufhinzudeuten, daß eine defiziente DNA-Reparatur im ZNS ein wesentliches Kriterium ist für die Tumorerzeugung in diesem Organsystem. Bei Untersuchung anderer Spezies zeigte sich jedoch, daß diese Regel keine Allgemeingültigkeit besitzt (11). Auch im Hirn von Mäusen wurde O^6-Alkylguanin nur sehr langsam repariert, obwohl diese Spezies nach Gabe neuro-onkogener Verbindungen nur selten Tumoren des ZNS entwickelt. Dies gilt in noch ausgeprägterem Maße für mongolische Wüstenrennmäuse (Meriones unguiculatus): Bei dieser Spezies fand sich 6 Monate nach einmaliger Injektion von Methylnitrosoharnstoff (10 mg/kg) noch 40% der Initialkonzentration von O^6-Methylguanin in zerebraler DNA, obwohl man bei dieser Spezies durch Alkylnitrosoharnstoffe und verwandte neuro-onkogene Verbindungen noch nie einen Tumor des zentralen oder peripheren Nervensystems induzieren konnte (Abb. 3). Zusammenfassend sprechen diese Befunde dafür, daß die Bildung und Persistenz von O^6-Alkylguanin in zerebraler DNA zwar ein für die Tumorinduktion notwendiges, jedoch kein ausreichendes Ereignis darstellt.

Perinatale Tumorinduktion im Nervensystem

Das sich entwickelnde Nervensystem zahlreicher Labortiere (Ratten, Mäuse, Kaninchen etc.) zeichnet sich durch eine besonders hohe Empfindlich-

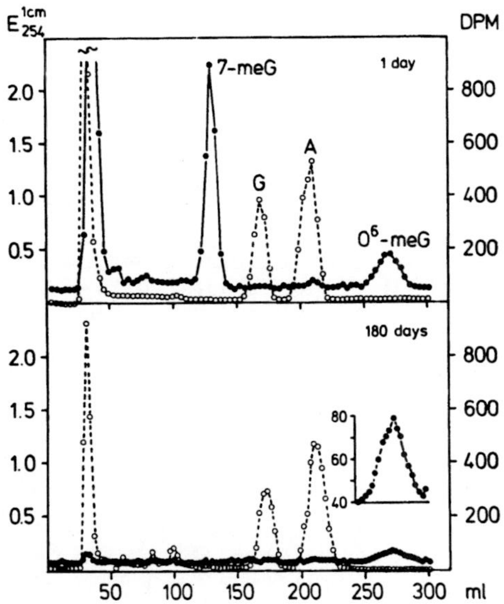

Abb. 3. Langzeit-Persistenz von O^6-Methyl-guanin in zerebraler DNA von Gerbils (sog. Wüstenrennmaus; Meriones unguiculatus). Die Tiere erhielten eine einmalige i.v. Injection von N-^{14}C-Methyl-N-nitrosoharnstoff und wurden nach einem Tag (oben) oder 180 Tagen (unten) getötet. Die zerebrale DNA wurde in O.1 M HCl hydrolysiert (37 C, 20 h) und auf Sephadex G-10 Säulen getrennt. (Aus: Kleihues, Bamborschke u. Doerjer, Carcinogenesis 1:111-113, 1980)

keit gegenüber neuro-onkogenen Verbindungen aus (4,12,7,11). Bei der Ratte ist die zur Erzielung einer 50%-Tumorinzidenz erforderliche Dosis am 16. Tag der Gravidität etwa 50 mal geringer als bei erwachsenen Tieren. Andererseits ist es nicht möglich, vor dem 11. Tag der Gestation bei Ratten transplazentar Tumoren des Nervensystems zu erzeugen. Es wurde zunächst angenommen, daß vor diesem Zeitpunkt das Kanzerogen nicht in ausreichender Konzentration den Fetus erreicht. Es hat sich jedoch gezeigt, daß es durchaus möglich ist, teratogene Wirkungen zu einem früheren Stadium (9./10. Tag der Gestation) zu induzieren. Man hat vermutet, daß die O^6-Alkylguanine-DNA Alkyltransferase möglicherweise während früher Stadien der Schwangerschaft im Nervensystem der fetalen Ratte exprimiert wird, nicht jedoch in späteren Stadien und bei erwachsenen Tieren. Müller und Rajewsky (16) haben jedoch überzeugend nachweisen können, daß die Alkyltransferase-Aktivität des sich entwickelnden Rattenhirns zu allen Stadien defizient ist. Diese Autoren haben ferner Hinweise dafür gefunden, daß vor dem 11. Tag der Gestation die neurale Zielpopulation möglicherweise eine kritische Größe darstellt: Zu diesem Zeitpunkt beträgt die Gesamtzellzahl des fetalen Rattenhirns nur etwa 10^5. Dies würde auch erklären, weshalb transplazentar äthylierende Verbindungen wesentlich wirksamer sind als methylierende Kanzerogene. Äthylierende Verbindungen reagieren bevorzugt an Sauerstoff-Atomen der DNA-Basen und sind deshalb weniger zytotoxisch, d.h. die kanzerogene Wirkung überwiegt gegenüber dem teratogenen Effekt. Gibt man Ratten pränatal sowohl Methyl-, wie auch Äthylnitrosoharnstoff, so ist die Tumorausbeute geringer als bei Gabe von Äthylnitrosoharnstoff allein (1). Auch durch pränatale Röntgenbestrahlung läßt sich über eine Reduktion der Zielzell-Population die kanzerogene Wirkung neuro-onkogener Alkylnitrosoharnstoffe reduzieren.

O^6-Alkylguanine-DNA Alkyltransferase im menschlichen Gehirn und in menschlichen Hirntumoren

Im Gegensatz zum ZNS von Nagetieren weist das menschliche Gehirn eine deutliche Aktivität der O^6-Alkylguanin-DNA Alkyltransferase auf. Wie bei anderen Spezies liegen die Werte für das Nervensystem jedoch deut-

378

lich unter den in der Leber gefundenen Aktivitäten. Die Untersuchung
aus menschlichen Tumoren abgeleiteter klonaler Zellinien in vitro erbrachte als überraschenden Befund, daß in 8 von 23 Linien die Alkyltransferase vollständig fehlte. Da eine Alkylierung in der O^6-Position
des Guanins für die Entwicklung von Interstrang-Crosslinks und damit
für die Effektivität zytostatischer Alkylnitrosoharnstoffe verantwortlich ist, wurde vermutet, daß dies die Ursache der Resistenz zahlreicher menschlicher Hirntumoren gegen diese Klasse von Zytostatika sein
könnte (19). Bei Untersuchung von 23 Primärtumoren des zentralen und
peripheren Nervensystems fanden wir jedoch in allen Fällen eine Alkyltransferase-Aktivität, am ausgeprägtesten in Neurinomen und Meningeo-
men (24). Ob die in menschlichem ZNS nachgewiesene O^6-Alkylguanine-
DNA Alkyltransferase ausreicht, eine maligne Transformation durch
Alkylnitrosoharnstoffe und verwandte Verbindungen zu verhindern, ist
nicht bekannt.

Literatur

1. Alexandrov V.A., Napalkov NP (1976) Experimental study of relationship between teratogenesis and carcinogenesis in the brain
   of the rat. Cancer Lett 1:345-350
2. Cairns J, Robins P, Sedgwick B, Talmud P (1981) The inducible
   repair of alkylated DNA. Progr Nucl Acid Res Mol Biol 26:237-244
3. Cooper HK, Hauenstein E, Kolar GF, Kleihues P (1978) DNA alkyla-
   tion and neuro-oncogenesis by 3,3-dimethyl-1-phenyltriazene. Acta
   Neuropath 43:105-109
4. Druckrey H, Preussmann R, Ivankovic S, Schmähl D (1967) Organo-
   trope carcinogene Wirkung bei 65 verschiedenen N-Nitroso-Verbin-
   dungen an BD-Ratten. Z Krebsforsch 69:103-201
5. Goth R, Rajewsky MF (1974) Persistence of O^6-ethylguanine in rat
   brain DNA: Correlation with nervous system-specific carcinogenesis by ethylnitrosourea. Proc Natl Acad Sci USA 71:639-643
6. IARC Working Group (1980) An evaluation of chemicals and industrial processes associated with cancer in humans based on human
   and animal data. Prepared by R. Althouse, J. Huff, L. Tomatis,
   J. Wilburn. Cancer Res 40:1-12
7. Ivankovic S (1972) Erzeugung von Malignomen bei Ratten nach trans-
   plazentarer Einwirkung von N-Isopropyl-α-2-(methyl-hydrazino)-p-
   toluamid HCl. Arzneimittel-Forsch. 22:905-907
8. Jänisch W, Schreiber D (1977) Experimental Tumors of the Central
   Nervous System. D.D. Bigner and J.A. Swenberg (eds.), The Upjohn
   Company: Kalamazoo, Mich
9. Kleihues P, Margison GP (1976) Exhaustion and recovery of repair
   excision of O^6-methylguanine from rat liver DNA. Nature 259:153-
   155
10. Kleihues P, Bücheler J (1977) Long-term persistence of O^6-methyl-
    guanine in rat brain DNA. Nature 269:625-626
11. Kleihues P, Rajewsky MF (1984) Chemical Neuro-Oncogenesis: Role
    of structural DNA modifications, DNA repair and neural target cell
    population. Progr Exp Tumor Res 27:1-16, Karger Verlag, Basel
12. Kleihues P, Lantos PL, Magee PN (1976) Chemical carcinogenesis in
    the nervous system. Int Rev exp Path 15:153-232
13. Kleihues P, Hodgson RM, Veit C, Schweinsberg F, Wiessler M (1983)
    DNA Modification and repair in vivo: Towards a biochemical basis
    of organ-specific carcinogenesis by methylating agents. In: Organ
    and Species Specificity in Chemical Carcinogenesis. R. Langenbach,
    S. Nesnow, J.M. Rice (eds.), pp 509-529, Plenum Press, New York
    and London
14. Lindahl T (1982) DNA repair enzymes. Ann Rev Biochem 51:61-87

15. Margison GP, Kleihues P (1975) Chemical carcinogenesis in the nervous system. Preferential accumulation of O^6-methylguanine in rat brain deoxyribonucleic acid during repetitive administration of N-methyl-N-nitrosourea. Biochem J 148:521-525
16. Müller R, Rajewsky MF (1983) Elimination of O^6-ethylguanine from the DNA of brain, liver and other rat tissues exposed to ethylnitrosourea at different stages of prenatal development. Cancer Res 43:2897-2904
17. Olsson M, Lindahl T (1980) Repair of alkylated DNA in *Escherichia coli*. Methyl group transfer from O^6-methylguanine to a protein cysteine residue. J Biol Chem 22:10569-10571
18. Pegg AE, Wiest L, Foote RS, Mitra S, Perry W (1983) Purification and properties of O^6-methylguanine-DNA transmethylase from rat liver. J Biol Chem 258:2327-2333
19. Rajewsky MF, Huh N (1984) Molecular and cellular mechanisms underlying ineffective cancer chemotherapy. Recent Results in Cancer Research, Vol. 96, pp 18-29, Springer-Verlag, Berlin Heidelberg
20. Scicchitano D, Pegg AE (1982) Kinetics of repair of O^6-methylguanine in DNA by O^6-methylguanine-DNA, methyltransferase in vitro and vivo. Biochem Biophys Res Commun 109:995-1001
21. Selikoff IJ, Hammond EC (eds.) (1982) Brain Tumors in the Chemical Industry. Ann NY Acad Sci, Vol 381
22. Singer B, Grunberger D (1983) Molecular Biology of Mutagens and Carcinogens. Plenum Press, New York
23. Sukumar S, Notario V, Martin-Zanca D, Barbacid M (1983) Induction of mammary carcinomas in rats by nitroso-methylurea involves malignant activation of H-ras-1 locus by single point mutations. Nature 306:658-661
24. Wiestler O, Kleihues P, Pegg AE (1984) O^6-Alkylguanine-DNA alkyltransferase activity in human brain and brain tumours. Carcinogenesis 5:121-124
25. Wiestler OD, Kleihues P, Rice JM Ivankovic S (1984) DNA Methylation in maternal, fetal, and neonatal rat tissues following perinatal administration of procarbazine. J Cancer Res Clin Oncol 108:56-59
26. Kleihues P, Bücheler J (1977) Long-term persistence of O^6-methylguanine in rat brain DNA. Nature, Lond 296:625-626
27. Margison GP, Kleihues P (1975) Chemical carcinogenesis in the nervous system. Preferential accumulation of O^6-methylguanine in rat brain deoxyribonucleic acid during repetitive administration of N-methyl-N-nitrosourea. Biochem J 148:521-525

Thallium-Intoxikation – Besonderheiten in der Phänomenologie der Würzburger Vergiftungsfälle

P. Reuther, J. Epping, P. Krauseneck, H. G. Mertens und K. Ricker

Im Februar 1983 wurden in Würzburg 7 Studenten durch Thalliumsulfat-
beimischungen zu Getränken vergiftet. Die aufgenommene Thalliummenge
war bei 2 der 7 Patienten exzessiv hoch und lag bei 4 Gramm. Die Aufnahme dieser großen Giftmenge in gelöster Form führte zu einem Krankheitsbild, das sich von der üblicherweise beschriebenen akuten Thalliumvergiftung (1,3,4,5) unterschied. Über die Besonderheiten soll im
Folgenden berichtet werden. Die Therapie und den Verlauf der Vergiftung beschreiben Epping et al. (2).

Bei der Thalliumvergiftung kommt es meist unmittelbar nach der Giftaufnahme zu Erbrechen. Nach 2-3 tägigem Intervall zeigen sich Bauch-
krämpfe und spastische Obstipation. In den darauffolgenden Tagen
kommt es gewöhnlich zu Mißempfindungen in Form einer erheblichen distalen Hyperpathie und quälenden Spontanschmerzen. Scheid (5) beschreibt
typisch, daß "der diagnostische Griff des Arztes nach der Großzehe
mit einem Aufschrei und heftigsten Abwehrbewegungen" beantwortet wird.
Die sensiblen Reizerscheinungen erreichen innerhalb von 2 Wochen einen
Höhepunkt. Parallel entwickelt sich eine aufsteigende Hypästhesie und
motorische Lähmung. Die Beine sind in der Regel deutlich ausgeprägter
betroffen als die Arme. Die Muskeleigenreflexe verschwinden relativ
spät.

Besonders typisch sind die vegetativen Störungen, die pauschal als
Sympathikusreizphänome (4) beschrieben werden können. Neben den kausal-
gieartigen Schmerzen stellen sich vasomotorische und gastrointestinale
Symptome bis hin zum paralytischen Ileus ein. Die fast pathognomische
generalisierte Alopezie setzt etwa am 14. Tag nach der Giftaufnahme
ein und betrifft überwiegend sympathikusversorgte Haare. Die Schweißsekretion erlischt, die Haut zeigt schwere Exantheme und Follikuliti-
den. Am 8.-10. Tag kommt es zu Tachykardie und zu systolisch-diastoli-
scher Hypertonie. Schwere Vergiftungen gehen mit Hirnnervenausfällen
einher. Neben mimischer Schwäche sind innere und äußere Augenmuskelparesen, Stimmbandlähmungen, Schwerhörigkeit und Optikusatrophie beschrieben. Besonders bedrohlich sind bulbäre Störungen, hier besonders
eine zentrale Atemlähmung. Zentralnervöse Symptome bestehen in frühzeitiger Schlaflosigkeit, später hinzukommender psychomotorischer Agitiertheit und abnormer Reizbarkeit, schließlich Übergang in Somnolenz
und Koma. Je nach aufgenommener Giftmenge entwickelt sich das dargestellte Krankheitsbild mal schneller, mal langsamer. Die Initialsymptome sind gelegentlich uncharakteristisch. Der Verdacht kommt oft erst
bei Auftreten der kausalgischen Polyneuropathie oder der Alopezie auf.

Die in Würzburg aufgetretenen Vergiftungsfälle zeigten im wesentlichen
alle der oben genannten Erscheinungen. Der Ablauf war bei den 2 Patienten mit exzessiv hoher Giftdosis stark verkürzt und initial dadurch uncharakteristisch, daß die abdominelle Symptomatik zunächst nicht vorhanden war:

Ein 25jähriger Medizinstudent trank im Nachtdienst etwa 600 ml eines hochgradig thalliumvergifteten Fruchtsaftes und nahm 4g reines Thallium auf. 12-15 Stunden nach der Gifteinnahme wurde er unter dem Verdacht einer Hyperventilationstetanie vorgestellt. Bei der Aufnahme berichtete er, daß er in der vergangenen Nacht im Bereitschaftsdienst sehr unruhig geschlafen habe. Am Morgen beobachtete er Parästhesien an den Extremitäten und im Gesicht, sowie ein Taubheitsgefühl der Zunge. Keinerlei gastrointestinale Störungen. Im weiteren Tagesverlauf kam es zu schmerzhaften Mißempfindungen an den Beinen. Bei der Erstuntersuchung fiel die Hyperpathie des gesamten Körpers auf. Das Vibrationsempfinden war herabgesetzt. Die Muskeleigenreflexe waren zunächst noch sehr lebhaft auslösbar und es bestand noch kein motorisches oder koordinatives Defizit. Im Hirnnervenbereich zunächst lediglich Parästhesien perioral und auf der Zunge. Die erste Verdachtsdiagnose umfaßte eine akute Porphyrie oder eine ungewöhnliche Form einer Radikulitis. Der Gedanke an eine Schwermetallintoxikation wurde zwar aufgeworfen, dann aber wegen des Fehlens der charakteristischen initialen Magen-Darm-Störung zunächst nicht weiter verfolgt. Im Laufe des 2. Tages nach Giftnahme kam es zu weiterer Zunahme der extremen Schmerzhaftigkeit. Der Patient zeigte eine wachsende psychomotorische Agitiertheit und das Bild einer rasch aufsteigenden Lähmung. Reflexverlust an den Beinen. Im weiteren Verlauf beginnende bulbäre Funktionsstörungen. 60 Stunden nach Gifteinnahme traten Harnverhaltung, Ileus und eine rasch zunehmende Ateminsuffizienz auf. Zum Zeitpunkt der Intubation und Beatmung war die Ätiologie des Krankheitsbildes noch immer nicht klar. Der Liquor war unauffällig, die Porphyriesuchteste und das ausführliche Laborscreening verliefen negativ. Später erst kam es zu Nieren- und Leber-Funktionsstörungen mit entsprechenden Laborveränderungen. Erst nachdem 2 weitere Erkrankungsfälle mit einem ähnlichen Krankheitsbild zur Aufnahme kamen, erhärtete sich der Verdacht der Thalliumintoxikation. Die gezielte Detoxikation des Ersterkrankten begann 72 Stunden nach Giftaufnahme. Dieser Patient verstarb am 6. Tag unter dem Bild völlig zusammenbrechender vegetativer Regelungsfunktion in erster Linie an der Folge einer Darmparalyse.

Ein weiterer der 7 Vergifteten nahm 3 Tage später als die anderen ebenfalls etwa 4g reines Thallium zu sich. Auch bei diesem Patienten kam es am folgenden Tag zu Parästhesien und Schmerzen in den Füßen. Er berichtete über eine gewisse innere Unruhe, hatte aber initial ebenfalls keinerlei Magen-Darm-Beschwerden. Am 2. Tag entwickelte sich eine zunehmende Schwäche in den Beinen. Es entstand ein Retrosternalschmerz, der die Atemmotorik beeinträchtigte. Bei der ersten ausführlichen neurologischen Untersuchung, die wegen auswärtiger Krankenhausaufnahme erst 3 Tage nach Gifteinnahme erfolgte, war der Patient noch wach und orientiert. Er war schwer krank und ateminsuffizient. Das Krankheitsbild schritt rapide fort, wie beim oben ausführlicher beschriebenen Ersterkrankten. Die Diagnose war wegen der übrigen mittlerweile 6 Erkrankten sofort klar, und es konnte umgehend mit einer Detoxikationsbehandlung begonnen werden.

Die übrigen 5 Patienten hatten jeweils eine deutlich geringere Giftmenge eingenommen und zeigten ein wesentlich geringer ausgeprägtes und weniger dramatisch verlaufendes Krankheitsbild.

Zusammenfassung

Bei 2 von 7 thalliumvergifteten Patienten kam es zu einem sehr schweren Krankheitsbild, das sämtliche bekannte Teilphänomene der akuten Thallium-Intoxikation enthielt. Wegen der hohen Giftmenge kam es bei diesen beiden Patienten zu einem ungewöhnlich kurzen und rasch fort-

schreitenden Verlauf bis zu Plegie, Ateminsuffizienz, Ileus, Nierenversagen und Koma. Die in der Literatur meist als Initialsymptome
beschriebenen gastrointestinalen Schmerzen und Funktionsstörungen
sowie das Erbrechen fehlten bei dieser exzessiven Giftmenge völlig.
Beim ersterkrankten Patienten verzögerte diese Eigentümlichkeit des
klinischen Bildes die Diagnosestellung und damit den Beginn einer
erfolgversprechenden Therapie.

Literatur

1. Bank WJ (1980) Thallium. In: Spencer PS, Schaumburg HH. Experimental and clinical neurotoxicology. Williams & Wilkins, Baltimore,
   p 570-577
2. Epping J, Reuther P, Heidbreder E, Heidland A, Mertens HG, Kochsiek
   K (1984) Thalliumintoxikation - Therapie und Verlauf der Würzburger
   Vergiftungen. Verh dt Ges Neurol, Springer Heidelberg (dieses Buch)
3. Forth W (1983) Thallium-Vergiftung. Münch Med Wschr. 125:45-50
4. Mertens HG (1952) Die vegetativen Syndrome der Thalliumvergiftung.
   Klin Wschr 30:843-849
5. Scheid W (1980) Lehrbuch der Neurologie. Thieme Stuttgart 1980,
   p 924

Thallium-Intoxikation – Therapie und Verlauf der Würzburger Vergiftungen

J. Epping, P. Reuther, E. Heidbreder, A. Heidland, H. G. Mertens und
K. Kochsiek

Einleitung

Trotz umfangreicher kriminalpolizeilicher Ermittlungen konnten der oder
die Täter, die an drei verschiedenen Stellen in Würzburg Getränkefla-
schen ausgestellt hatten, denen unterschiedliche Mengen an Thallium-
sulfat beigemengt waren, nicht ermittelt werden. Insgesamt tranken von
den thallium-vergifteten Flaschen 7 Studenten, von denen einer verstarb
und 5 ihre volle Leistungsfähigkeit wiedergewannen. Die Symptomatologie
der Erkrankungen wurde in der vorangehenden Arbeit (14) dargestellt.

Methodik

Zwei Patienten hatten mindestens 4g einwertiges Thallium, zwei weitere
ca. 2,5g Thallium, zwei Patienten 1,5g Thallium sowie ein Patient
0,8g Thallium aufgenommen. Die Therapie wurde jeweils am 3. Tag nach
Einnahme begonnen.

Thallium wurde im Urin, Plasma und Speichel sowie Stuhl mittels der
Atomabsorptionsspektrometrie bestimmt.

Ergebnisse

Enterale Bindung von Thallium

Halogene bilden einen Komplex mit Thallium, der noch ca. 40 mg/l ioni-
siert in Lösung beläßt. Die enterale Elimination kann beschleunigt
werden durch eine osmotisch forcierte Diarrhoe. Als Antidot, welches
das im Gastrointestinaltrakt vorhandene Thallium bindet, hat sich
Kalium-, Eisen (III)-Hexacyanoferrat (II)(3,4,9,13,18) bewährt. In
therapeutischen Mitteilungen von Rauws (13) sowie Stevens (17) steht
Ferrihexacyanoferrat, auch Berliner Blau genannt, in kolloidaler (6)
und löslicher Form (13) zur Verfügung. Nach unseren Untersuchungen
besteht zwischen der Eliminationsförderung durch die beiden Präparationen kein Unterschied. Berliner Blau wurde in einer täglichen Dosis
von 20g zusätzlich zu einer mit Mannit forcierten osmotischen Diarrhoe
verabreicht.

Die Therapie wurde bei späterer Dosis-Reduktion über 5 Monate fortgesetzt bis anhaltend kein Thallium im Stuhl mehr nachweisbar war und
alle Haare ohne Nachweis von Thallium nachwuchsen.

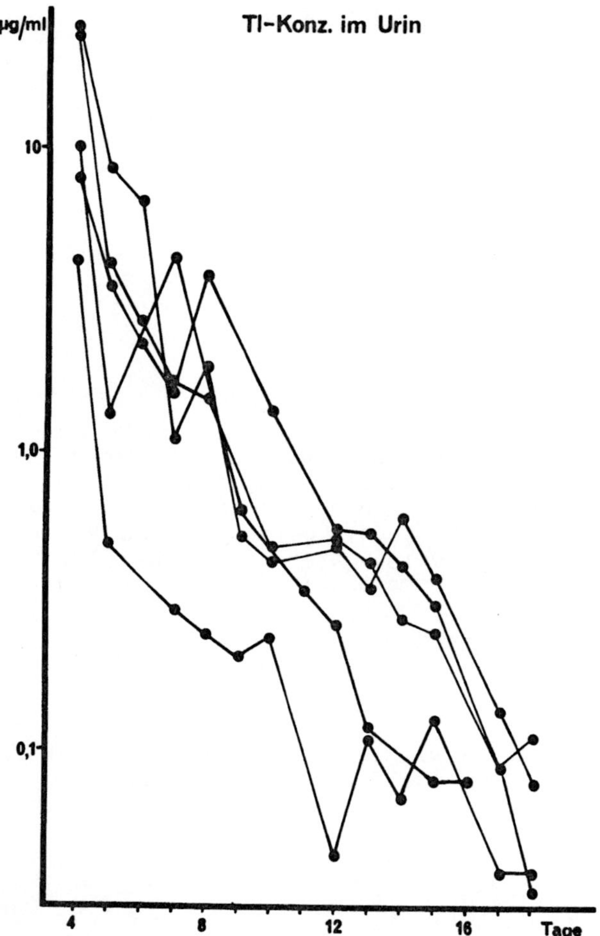

Abb. 1. Thalliumkonzentration im Urin bei 5 Patienten mit anfänglichen Plasmaspiegeln zwischen 2,5 und 0,8 µg/ml

Renale Elimination

In Abb. 1 ist die Ausscheidung von Thallium im Urin wiedergegeben bei 5 Patienten. Zwei weitere Patienten wiesen bei bestehender Niereninsuffizienz Thalliumspiegel von 40 ug/ml auf. Die Histologie des verstorbenen Patienten zeigte Tubulusnekrosen. Unter forcierter Diurese betrug die glomeruläre Filtration 80 ± 20 ml/min. Ab der 2. Woche der Behandlung korrelierte die renale Thallium-Clearance zum Plasmaspiegel. Die tubuläre Reabsorption von Thallium lag unbeeinflußt von verschiedenen Diuretika bei 70% der filtrierten Menge. Ab der 5. Woche der Thalliumvergiftung verglichen wir die Einwirkung verschiedener Diuretika - Mannit, Furosemid, Ethakrynsäure, Acetacolamid - in ihrer Wirkung auf die renale Elimination. Lameijer (10,16) hatte auf eine unterschiedliche Thallium-Clearance unter diesen Diuretika bei der Ratte hingewiesen. Für den Menschen erwiesen sich die osmotische Diurese mit Mannit sowie die Furosemid-Behandlung als gleichwertig bezüglich der renalen Thallium-Elimination.

Sekundäre Eliminationsverfahren (Hämodialyse und Hämoperfusion)

Auf Grund seiner Toxikokinetik blieben die sekundären Eliminationsverfahren bei der Behandlung der Thalliumvergiftung umstritten (2,7,9,18).
Auf Grund des großen Verteilungsraumes von Thallium entsprechend einer
Anreicherung im Gewebe ist insgesamt nur ein kleiner Teil der verabreichten Dosis im Plasmaraum vorhanden. Aus diesem Grunde ist die
Plasma-Clearance nicht aussagekräftig für die Gesamtkörper-Clearance.
Die gute Rückverteilung zum Plasmaraum aus dem Gewebe kann in sekundären Eliminationsverfahren genutzt werden, wenn diese dauerhaft eingesetzt werden und damit eine ständige Rückverteilung bedingen. Aus
diesem Grunde führten wir eine Dauerdialyse über 300 Stunden durch.
Die eliminierte Thalliummenge mittels Dialyse wurde bestimmt im Dialysat sowie durch Konzentrationsbestimmung im Blut vor und hinter der
Dialysekapillare bzw. der Hämoperfusionskapsel. In Abb. 2 ist die Abhängigkeit der Dialysance vom Plasmaspiegel wiedergegeben, wobei sich
nachweisen läßt, daß bei Plasmaspiegeln um 2 mg/ml am Tag 400 mg
Thallium entfernt werden können. Nach unseren Untersuchungen ist während der Hämoperfusion gegenüber der Hämodialyse die Elimination von
Thallium nicht erhöht.

Dialysance von Thallium

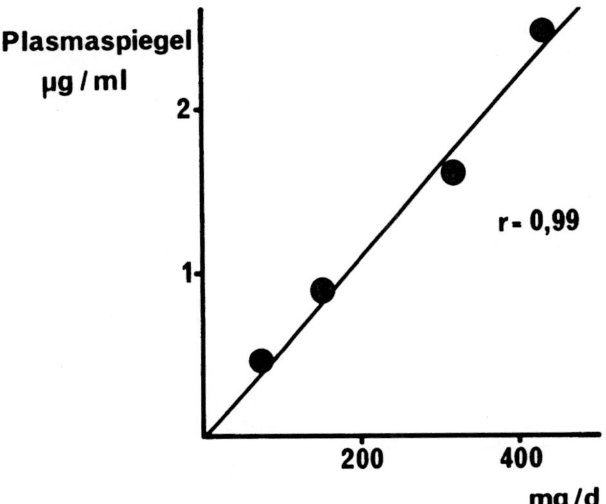

Abb. 2. Elimination von Thallium mittels Dialyse in Abhängigkeit vom Plasmaspiegel.
Bestimmung der entfernten Menge aus dem Dialysat sowie aus den Differenzen der
Plasmakonzentration. Dialysemembran 1,6 m^2 200 ml Blutfluß, 500 ml Dialysefluß

Enterale Lavage mittels operativ eingelegter Dünndarmkatheter

Nachdem die genannten Eliminationsverfahren bei einem Patienten mit
einer schweren Thalliumintoxikation (4g) einen paralytischen Ileus
mit nachfolgender Darmgangrän nicht abwenden konnten, entschlossen
wir uns bei einem zweiten Patienten mit ähnlich schwerer Vergiftung,
der das Gift drei Tage später eingenommen hatte, zu einer invasiven
enteralen Entgiftung. Für die invasive enterale Entgiftung sprachen
zum einen die hohen Gewebespiegel im Dünn- und Dickdarm, die schon

Weinig und Schmidt (12,19) beschrieben hatten und die von Keller und
Feldmann (8) bei der Gewebsspiegelbestimmung des verstorbenen Patienten bestätigt wurden. Die Verteilung von Thallium in den Körpergeweben
ist darüberhinaus bei der Thallium-Szintigraphie von Ritchie et al.
(11) bestimmt worden. Die intraluminäre Klärung von Thallium im Dünndarm wird darüberhinaus bedeutsam, berücksichtigt man den in-vitro
von Schäfer et al. (15) gemessenen Transport von Thallium. Schäfer et
al. konnten zeigen, daß Thallium von der Mukosaseite zur Serosaseite
lediglich diffundiert, wohingegen in der entgegengesetzten Richtung
von der Serosa- zur Mukosaseite Thallium entgegen einem elektrochemischen Gradienten transportiert wird. Bei vollständiger Darmparalyse
und segmental beginnender Nekrose wurden in den Dünndarm operativ
Spülkatheter eingelegt. Der Dickdarm wurde über eine Transversostomie
doppelläufig gespült. Die Durchwanderungsperitonitis machte insgesamt
18 Revisions-Laparotomien erforderlich, bei denen die nekrotischen
Darmanteile jeweils reseziert wurden. Über die Katheter und über die
Transversostomie wurde eine Dauerspülung mit Berliner Blau, Mannit,
Kalium und antibiotischer Darmsterilisation durchgeführt.

Die Abb. 3 zeigt neben den Plasmaspiegeln und Urinspiegeln für die
ersten 18 Tage die Revisionslaparotomien. Darüberhinaus ist angegeben,
daß zwischen dem 10. und 12. Tag durch die gastrointestinale Lavage
allein 800 mg Thallium entfernt wurden.

Beeinflussung der Verteilung von Thallium

Thallium wird mit einer Bevorzugung von 8 : 1 gegenüber Kalium intrazellulär aufgenommen (5). Konzentrationsabhängig stimuliert Thallium
hierfür die einwärts transportierende Kalium-Natrium-ATP'ase. Aus
diesen Überlegungen könnte die Verteilung von Thallium beeinflußt werden durch die Hemmung der ATP'ase sowie durch eine Erhöhung der Kalium-
Konzentration. Aus diesem Grunde wurde die intravenöse Substitution von
Kalium so eingerichtet, daß die Kaliumspiegel im oberen Normbereich
lagen. Darüberhinaus versuchten wir die intrazelluläre Aufnahme von
Thallium durch Digitalis zu hemmen.

Verlauf

Entsprechend der langen Halbwertszeit von Thallium war der Verlauf
geprägt von einer langsamen Rekonvaleszenz, die nach 6 Monaten bei
den fünf leichter vergifteten Patienten zur Restitutio ad integrum
führte. Bis zu dieser Zeit hatten sich die EKG-Veränderungen zurückgebildet, das Herzminutenvolumen normalisiert. Die ergospirometri-
schen Untersuchungen zeigten in Sauerstoffaufnahme und anaerober
Schwelle wieder Normalisierung. Die Rückbildung dieser Symptome war
nach 6 Monaten erreicht. Die toxische Leberschädigung mit einem Maximum um den 20. Tag nach Intoxikation hatte sich zurückgebildet, die
Nierenfunktion war in ihrer glomerulären Filtration sowie in ihrer
tubulären Funktion, bestimmt mit der Beta-2-Mikroglobulin-Clearance,
normalisiert.

Die endokrinen Funktionen von Hypophyse, Schilddrüse und Pankreas
normalisierten sich innerhalb von 3 Monaten.

Der Patient, der auf Grund seiner schweren Vergiftung mit der enteralen Lavage behandelt wurde, zeigte ein anhaltendes Koma über einen
Monat mit langsamem Wiedererwachen bei über 3 Monate anhaltenden
Psychosyndrom. Die Sympatikopathie bildete sich innerhalb von 7 Monaten zurück. Die Polyneuropathie ist in absteigender Rückbildung. Die

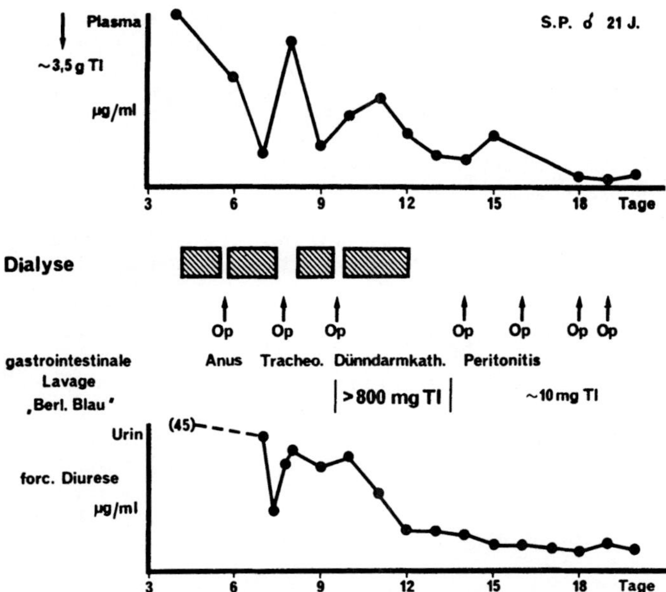

<u>Abb. 3.</u> Elimination von Thallium bei einem schwerstvergifteten Patienten

zunehmende Gedächtnisleistung, die Rückbildung des hirnorganischen Psychosyndromes lassen auf eine Restitutio (1) hoffen.

Zusammenfassung

Neben den etablierten Methoden der forcierten Diarrhoe und der Antidot-Behandlung mit Berliner Blau wurde bei der Behandlung von 7 thallium-vergifteten Patienten die Elimination von Thallium mittels sekundärer Eliminationsverfahren quantifiziert. Bei schweren Thallium-Vergiftungen mit hohen Plasmaspiegeln ist die Dauer-Dialyse eine wirksame Methode. Bei schwersten Thallium-Vergiftungen kann der tödliche Verlauf auf Grund einer Darmnekrose abgewendet werden durch eine enterale Spülung des gesamten Darmes über operativ einzulegende Katheter.

Danksagung

Die Thalliumbestimmung wurde von Herrn Dr. F. Keller und Dr. K. Feldmann durchgeführt.

Literatur

1. Beer G, Schwarz RB (1982) Subakute Myelo-Optiko-Neuropathie (SMON) bei Thalliumintoxikation. Nervenarzt 53:451-455
2. Drasch G, Hauck G (1977) Verlaufskontrolle der Intensivtherapie von Thalliumintoxikationen. Arch Toxicol 38:209-215
3. Dvorak P (1970) Bindung von Thallium (I) durch Hexacyanoferrate (II). Z Naturforsch 266:277-281
4. Gastel B (1978) Thallium Poisoning. The John Hopkins Medical Journal 142:27-31
5. Gering PJ, Hammond PB (1966) The Interrelationship between Thallium and Potassium. The Jour¹ l of Pharmacology and Experimental Therapeutics in Animals 155(:187-201

6. Günter M (1971) Der Einfluß von kolloidalem Ferrihexacyanoferrat (II) auf die Verteilung und Toxizität von Thallium. Arch Toxikol 28:39-45
7. Hoppe-Seyler G, Schäfer B, Nolte J, Fertoszögi F, Knauf H, Heinze V, Hauck G, Schollmeyer P (1975) Intensivtherapie der schweren Thalliumvergiftung unter besonderer Berücksichtigung der extrakorporalen Dialyse. Verh dt Ges Inn Med 81:692-695
8. Keller F, Feldmann K et al. Verteilung von Thallium im Gewebe in prep.
9. van Kesteren RG, Rauws AG, de Groot G, van Heijst ANP (1980) Thallium intoxication, an evaluation of therapy. Intensivmedizin 17: 293-297
10. Lameijer W, von Zwieten PA (1977) Accelerated Elimination of Thallium in the rat due to subchronic treatment with Furosemide. Arch Toxicol 40:7-16
11. Ritchie JL, Hamilton GW, Wackers FJTh (1978) Biologic Properties of Thallium. In: Thallium-201 Myocardial Imaging. Raven Press New York
12. Paulus W (1947) Über die Verteilung von Thallium bei Vergiftungen. Arch. exp. Path. Pharmak 204:186-189
13. Rauws AG (1974) Thallium Pharmacokinetics and its modification by Prussian blue. Naunyn-Schmiedeberg's Arch Pharmacol. 284:295-306
14. Reuther P, Epping J, Krauseneck P, Mertens HG, Ricker K (1984) Thalliumintoxikation - Besonderheiten in der Phänomenologie der Würzburger Vergiftungsfälle. Verh dt Ges Neurol (dieses Buch) Berlin Heidelberg New York Tokyo, Springer
15. Schäfer SG, Nell G, Henning CH (1981) Movement of Thallium (I) Jons in vitro. Arch Toxicol 48:271-279
16. Smith Pedersen R, Olesen AS, Freund LG, Solgaard P, Larsen E (1978) Thallium Intoxication Treated with Long-term Hemodialysis, Forced Diuresis and Prussian Blue. Acta Med Scand 204:429-432
17. Stevens W, van Peleghem C, Heyndrickx A, Barbier F (1974) Eleven cases of Thallium intoxication treated with Prussian blue. Int J Clin Pharmacol 10:1-22 (No 1)
18. Thompson DF (1981) Management of Thallium Poisoning. Clinical Toxicology. 18(8):979-990
19. Weinig E, Schmidt GG (1965) Zur Verteilung des Thalliums im Organismus bei tödlichen Thalliumvergiftungen. Arch f Toxicologie 21:199-215

Elektrophysiologische, klinische und Serum-Spiegeluntersuchungen bei chronisch thallium-exponierten Arbeitnehmern

A. Ludolph, R. Sennhenn, C. Elger, H. P. Bertram und K. Weischer

Im August 1979 wurde die Öffentlichkeit erstmals auf die ökotoxiko-
logischen Wirkungen von Thallium aufmerksam, als zahlreiche Vegeta-
tionsschäden in der Umgebung von Zementwerken mit erhöhten Thallium-
emissionen dieser Betriebe in einen ursächlichen Zusammenhang gebracht
wurden. In umfangreichen Untersuchungen in den jeweiligen Emissions-
gebieten wurden erhöhte Thalliumanreicherungen in gärtnerischen und
landwirtschaftlichen Nutzpflanzen festgestellt. Die höchsten Thalliumkonzentrationen wurden in der Umgebung der Portland-Zementwerke Leimen
(Baden-Württemberg) und des Zementwerkes der Firma Dyckerhoff in
Lengerich (Nordrhein-Westfalen) gemessen. Untersuchungen von Urin-
und Haarproben von chronisch thalliumexponierten Personen im Raum
Lengerich und die gleichzeitige anamnestische Erfassung bekannter Symptome einer Thalliumintoxikation ergaben bei keiner der untersuchten
Personen eindeutige Symptome einer chronischen oder akuten Thalliumvergiftung. Jedoch deutete sich ein Zusammenhang zwischen einer erhöhten Thalliumbelastung und bestimmten neurologischen Beschwerdebil-
dern an (3). Es gibt bis heute keine gesicherten Erkenntnisse über
das Ausmaß der Schädigung bzw. das Auftreten subklinischer Störungen
bei chronischer Zufuhr kleiner Thalliummengen (2).

Im Rahmen dieser Untersuchung versuchten wir, die Frage zu klären, ob
ein möglicher Zusammenhang zwischen chronischer Thalliumbelastung sowohl durch Exposition am Arbeitsplatz als auch durch Aufnahme konta-
minierter Nahrungsmittel und der Ausbildung von Schäden im zentralen
und peripheren Nervensystem mit Hilfe elektrophysiologischer und klinisch-neurologischer Untersuchungsmethoden erfaßt und objektiviert
werden kann. An der im November 1983 durchgeführten Studie beteiligten
sich 36 zufällig ausgewählte Arbeitnehmer (1 Frau, 35 Männer) der
Dyckerhoff-Zementwerke AG in Lengerich. Das Alter der Mitarbeiter lag
zwischen 26 und 62 Jahre, im Mittel betrug es 47,6 Jahre. Die Betriebs-
zugehörigkeit schwankte zwischen 4,5 und 44 Jahre, im Mittel 22,9
Jahre. Bei jeder Person wurde eine ausführliche, teilstandardisierte
Anamnese erhoben. Es wurde eine allgemein-körperliche und klinisch-
neurologische Untersuchung durchgeführt. Die elektrophysiologische
Untersuchung erfaßte die Bestimmung der motorischen Nervenleitgeschwindigkeit (NLG) von Nervus medianus und Nervus peronaeus rechts, die Bestimmung der sensiblen NLG des Nervus medianus an der Hand und am
Unterarm mit der antidromen Methode, die Bestimmung der orthodrom-
sensiblen NLG des Nervus suralis rechts; darüber hinaus wurden die somatosensibel evozierten Potentiale (SEP) des Nervus medianus und des
Nervus suralis rechts bestimmt, auch visuell evozierte Potentiale
(VEP) und das EEG abgeleitet. Zusätzlich wurden Urin-, Blut- und Haarproben jedes einzelnen mit Hilfe der elektrothermalen Atomadsorptions-
spektroskopie auf ihre Thalliumgehalte hin überprüft.

Ergebnisse

Bei der Erhebung der Anamnese gaben 23 der 36 Probanden (= 63,9%) subjektive Beschwerden an. Das Beschwerdebild war durch sensible Reizerscheinungen in Form von Parästhesien und Hyperpathien gekennzeichnet,
die motorischen Auffälligkeiten beschränkten sich auf Klagen über
nächtliche Wadenkrämpfe. Der Reflexstatus war bei 32 Probanden unauffällig, bei 3 Untersuchten war der ASR abgeschwächt, bei 1 Person
erloschen. Bei der klinischen Untersuchung fanden sich bei 8 Probanden distal betonte Ausfälle der epikritischen und protopathischen Sen-
sibilitätsqualitäten.

Die elektrodiagnostischen Untersuchungen führten zu folgenden Ergebnissen: Sowohl die maximale motorische und sensibel antidrome NLG
des Nervus medianus als auch die maximale motorische NLG des Nervus
peronaeus war unauffällig. Bei 7 von 36 Probanden war die NLG des
Nervus suralis verlangsamt. Die distalen Latenzen des Nervus medianus
waren bei 16 Untersuchten, die des Nervus peronaeus bei 10 von 35
Probanden verlängert. Die SEP des Nervus medianus und die VEP waren
unauffällig. Bei den SEP des Nervus suralis wurden in 4 Fällen Verlängerungen aller Gipfel, in 3 Fällen Verlängerungen von drei peaks festgestellt. Die abgeleiteten EEGs der 36 Probanden waren weitgehend unauffällig. Bei der Bestimmung der Thalliumkonzentrationen fanden sich
bei 17 der 36 Probanden leicht bis mäßig erhöhte Werte. 44,4% wiesen
erhöhte Thallium-Blutspiegel auf. 13,9% der Urinproben befanden sich
oberhalb von 5 µg Thallium/l (obere Normgrenze), bei 11,1% der Untersuchten wiesen die Haarproben mehr als 20 µg Thallium/kg (obere Normgrenze) auf. Bei der Beurteilung der Thalliumexposition muß mitberück-
sichtigt werden, daß alle Untersuchungen im Lengericher Emissionsge-
biet seit 1979 eine kontinuierliche Abnahme der Thalliumspiegel bei
den untersuchten Personen festgestellt haben (1,4,5).

Die anamnestische Befragung und die körperliche Untersuchung ergab
eine unerwartete Vielzahl von konkurrierenden Risiken für eine Nervenschädigung. Dazu gehörten Diabetes mellitus, Magenresektionen sowie
anamnestische Hinweise auf einen deutlich erhöhten Alkoholkonsum.
Unter Berücksichtigung aller zur Verfügung stehenden Parameter wies
nur 1 Proband die Konstellation klinische und elektrophysiologische
Hinweise auf ein polyneuropathisches Syndrom bei gleichzeitig erhöhten Thalliumspiegeln und fehlenden konkurrierenden Risiken auf.

Auch der Versuch, trotz des kleinen Probandenkollektivs den Thalliumgehalt im Urin und im Haar mit der Nervenleitgeschwindigkeit des Nervus suralis und den distalen Latenzen des Nervus medianus des Nervus
peronaeus zu korrelieren, ergab keinen Hinweis auf eine eindeutige
Abhängigkeit zwischen den jeweiligen Parametern.

Für die in Einzelfällen aufgetretenen Anzeichen einer peripheren Polyneuropathie muß daher am ehesten ein multifaktorielles Geschehen angenommen werden. Es bleibt die Frage offen, inwieweit ein additiver
Effekt von bereits bestehenden nervenschädigenden Grunderkrankungen
und der zusätzlichen chronischen Thalliumbelastung sowohl am Arbeitsplatz als auch im privaten Bereich besteht. Auch in dieser Untersuchung war es nicht möglich, kausale Zusammenhänge aufzudecken; die
Häufigkeit der pathologischen Resultate sollte jedoch Anlaß zu Diskussionen über mögliche Zusammenhänge sein.

Zusammenfassung

1. Bei 8 der 36 Probanden fanden sich klinisch-neurologisch Hinweise
   auf eine leicht periphere Nervenläsion.

2. Bei 20 Arbeitnehmern fiel eine leichtgradige Verlängerung der
   distalen Latenzen des Nervus medianus und/oder des Nervus peronaeus
   und in 7 Fällen eine Verlangsamung der sensibel-orthodromen NLG
   des Nervus suralis auf.

3. Die Bestimmung der Thalliumkonzentration in Urin-, Blut- und Haarproben zeigte bei 17 der 36 untersuchten Personen (= 47,2%) leicht
   bis mäßig erhöhte Werte.

4. Es ergaben sich keine sicheren Hinweise auf einen kausalen Zusammenhang zwischen Ergebnissen der klinischen und elektrophysiologischen
   Untersuchungen und chronischer Thalliumexposition.

Literatur

1. Brockhaus A, Dolgner R, Ewers U, Krämer U, Soddemann H, Wiegand H
   (1981) Intake and Health Effects of Thallium Among a Population
   Living in the Vicinity of a Cement Plant Emitting Thallium Containing Dust. Int Arch Occup Environm Health 48:375-389
2. Kemper FH, Bertram HP (1984) Thallium. In: Merian E (Hrsg) Metalle
   in der Umwelt. Verlag Chemie, Weinheim, Kap. II, 2.22
3. Landesanstalt für Emmissionsschutz - Ministerium für Arbeit, Gesundheit und Soziales - Ministerium für Ernährung, Landwirtschaft und
   Forsten des Landes Nordrhein-Westfalen (1980) Umweltbelastung durch
   Thallium-Untersuchungen in der Umgebung der Dyckerhoff Zementwerke
   AG in Lengerich sowie anderer Thalliumemittenten im Lande Nordrhein-
   Westfalen. Düsseldorf
4. Schurzmann M (1983) Epidemiologische Untersuchungen zum Thalliumgehalt im Blut und Haar bei Zementarbeitern. Dissertation Münster
5. Vongehr S (1983) Epidemiologische Untersuchungen zum Thalliumgehalt
   im Urin und Speichel bei Zementarbeitern. Dissertation Münster

Persistierende zerebelläre Ausfälle nach Thalliumintoxikation

H. Feistner und H. J. Schütz

Einleitung

Auch heute noch können gelegentlich akute Thalliumintoxikationen durch
im Handel befindliche Thalliumsulfathaltige Rattengifte beobachtet werden. Über die Prognose dieser Vergiftungen entscheidet zum einen die
Giftmenge, zum anderen jedoch die rechtzeitige Diagnosestellung und
Therapie. Einwertige Thalliumionen werden aus dem Magen-Darm-Trakt sehr
gut resorbiert und können in einer Dosierung um 1g Thalliumionen beim
Erwachsenen bereits tödlich wirken. Als weitere Resorptionsorgane können der Respirationstrakt und auch die Haut angesehen werden. Die Ausscheidung des Thallium erfolgt wiederum über die Niere und durch den
Magen-Darm-Trakt etwa in gleichem Umfange, wobei ein Teil einem ente-
rohepatischen Kreislauf unterliegt. Soweit bekannt, wirken Thalliumionen als allgemeines Zellgift durch Hemmung intrazellulärer Ferment-
enzyme.

Nach der Aufnahme verschwinden die Thalliumionen rasch aus der Blutbahn, werden dabei offensichtlich wie Kaliumionen behandelt, um sich
in den Zellen aller Organe in unterschiedlicher Konzentration anzu-
reichern. Besonders hohe Konzentrationen werden dabei in der Niere, in
Darm und Herz, aber auch im zentralen und peripheren Nervensystem angetroffen (1,8). Die Organverteilung läßt keine sicheren Rückschlüsse
auf die Entwicklung der Symptomatik im Laufe der Vergiftung zu (3).
Bestimmte Organsysteme sind unterschiedlich empfindlich gegenüber Thallium. Darüber hinaus kann eine individuelle Empfindlichkeit angenommen
werden.

Kasuistik

Wenige Stunden nach Einnahme von ca. 50g Zeliokörnern (= 0,8 mg Thalliumionen) in suizidaler Absicht, kam es bei einer 50jährigen Frau zu
Abdominalkrämpfen. Am folgenden Tag klagte sie über Schmerzen in den
Beinen und es traten hartnäckige Schlafstörungen auf. 4 Tage später
erfolgte die Einweisung in klinische Behandlung, da sich eine zunehmende Paraparese der Beine mit schmerzhaften Parästhesien entwickelte und
internistische Komplikationen wie Tachykardie, Hypertonie und spastische Obstipation zu verzeichnen waren. Auch unter intensiv-medizini-
schen Maßnahmen wie Magenspülung, forcierter Diurese, Gabe von Preu-
ßisch-Blau, forcierter Diarrhoe und Hämodialyse, wobei letztere aufgegeben wurde, da kein Thallium im Dialysat nachweisbar war, kam es
zu einer progredienten distal betonten schlaffen Paraparese der Beine
mit Hyperpathie und Dysästhesie sowie symmetrischer strumpfförmiger
Hypästhesie bis zur Leiste. Nach 10 Tagen setzte Haarausfall ein. In
der 3. Krankheitswoche entwickelte sich eine exogene Psychose, wobei
ein delirantes Zustandsbild mit Desorientiertheit, Halluzinationen und
Suggestibilität imponierte. Ende der 4. Krankheitswoche kam es zu

einer einseitigen Stimmbandlähmung sowie einer Gaumensegelparese;
beide bildeten sich innerhalb einer bzw. zwei Wochen wieder zurück.
Ende der 5. Krankheitswoche fand sich bei der jetzt weitgehend orientierten Patientin eine ausgeprägte Dysarthrie, ein Blickrichtungsnystagmus horizontal beidseits sowie eine schwerste distal betonte
sensomotorische schlaffe Paraparese der Beine. Augenärztlicherseits
wurde eine toxische Optikopathie festgestellt. Im EEG war eine leichte Allgemeinveränderung nachweisbar, die Liquoruntersuchung ergab
keine Besonderheiten, ebenso unauffällig war die Vestibularisprüfung.
Durch elektromyographische und -neurographische Untersuchungen wurde
die distal betonte Polyneuropathie mit axonaler und myelinärer Schädigung verifiziert. Die kraniale Computertomographie zeigte keinerlei pathologische Auffälligkeiten, insbesondere kein Hinweis für eine
Kleinhirnatrophie oder eine lokale Kleinhirn- oder Hirnstammschädigung.

Die Therapie mit Antidotum thallii und Vitamin B6 erfolgte über 6
Wochen, bis kein Thallium mehr im Urin nachzuweisen war. Die langsame
Rückbildung des neurologischen Defizits setzte nach 12 Wochen ein.

Eine Kontrolluntersuchung der Patientin erfolgte zwei Jahre nach Erkrankung. Dabei war zur Zwischenanamnese zu erfahren, daß die Patientin nach 6 Monaten wieder habe alleine laufen können. Der Gang sei
jedoch unsicher und schwankend geblieben und die Sprache sei unverändert undeutlich.

Es fand sich jetzt eine ausgeprägte zerebelläre Dysarthrie, ein horizontaler Blickrichtungsnystagmus nach rechts und links, eine links-
und beinbetonte Ataxie sowie eine Stand- und Gangataxie. Darüber
hinaus war der neurologische Befund bis auf eine leichte Visusminderung beidseits völlig regelrecht. Aus psychischer Sicht wirkte sie
depressiv verstimmt und affektlabil. Sie zeigte Neigung zur Persevera-
tion. Testpsychologisch fanden sich Hinweise auf eine geringe bis mäßige Hirnleistungsschwäche. Es wurde ein normales EEG abgeleitet, das
kraniale Computertomogramm erbrachte auch bei den Kleinhirn- und Hirn-
stammschnitten keine Auffälligkeiten.

Diskussion

Das hier dargestellte Krankheitsbild weist nahezu alle wichtigen Symptome auf, wie sie bei einer akuten Thalliumintoxikation vorkommen
können. Entsprechende Verläufe wurden insbesondere von Wieck ausführlich beschrieben (10). An neurologischen Ausfällen imponiert dabei die
Polyneuritis, beinbetont mit distaler Prädominanz, schmerzhafte Hyperpathien und oft querschnittsartige Hypästhesie. Darunter treten Lage-
sinnstörungen mit 10% eher selten auf (10). Besonders bei schweren
Verläufen kann eine Mitbeteiligung verschiedener Hirnnerven beobachtet
werden. Vorzugsweise werden der N. opticus, N. abducens, N. facialis,
N. vestibularis und N. vagus betroffen. Als gefürchtete Begleiterscheinungen bei schweren Thalliumpolyneuropathien müssen u.a. extrapyramidale Dyskinesien (besonders bei Kindern) angesehen werden. Auch
können zerebrale Krampfanfälle und Pyramidenbahnschädigungen gefunden
werden. Persistierende hirnorganische Psychosyndrome können vorkommen.

In zahlreichen Fallbeschreibungen, insbesondere auch nach chronischer
Thalliumintoxikation, wurden Nystagmus, Gangataxie, Intentionstremor
und seltener eine dysarthrische Sprache beschrieben (4,5,7). Nur selten wurde diese Samptomatik im Sinne einer Störung des Kleinhirns oder
seiner Bahnen interpretiert (6,9). Ursächlich wurden der ataktischen
Gangstörung und dem Intentionstremor die Parese oder eine Lagesinn-
störung zugeordnet, die dysarthrische Sprache wurde durch eine Beteili-

gung kaudaler Hirnnerven erklärt. Der Nystagmus wurde als Ausdruck
einer Läsion des N. vestibularis interpretiert.

Bei unserem Fall fand sich bei der Nachuntersuchung weder eine Lage-
sinnstörung noch eine Parese oder Schädigung kaudaler Hirnnerven. Die
Vestibularisprüfung war regelrecht gewesen.

Die besondere Affinität des Thallium zu den Stammganglien ist lange
bekannt (2). Nach neueren Untersuchungen wurde hier die höchste Konzentration an Thalliumionen nach tödlich verlaufenden Intoxikationen
im Nervensystem gefunden (1). Die zweithöchste Konzentration wurde im
Kleinhirn nachgewiesen. Dieser Umstand könnte die Vermutung nahelegen,
daß cerebelläre Symptome zumal meist monosymptomatisch oder passager
auftretend oft nicht als solche gewertet werden. Eine persistierende
Kleinhirnschädigung nach Thalliumintoxikation wurde bislang in der
Literatur nicht beschrieben. Ob sich möglicherweise neben polyneuri-
tischen Beschwerden bei Personen mit chronischer Thalliumexposition
auch cerebelläre Symptome zeigen, sollte besondere Beachtung finden.

Zusammenfassung

Es wird über eine 50jährige Patientin berichtet, die in suizidaler
Absicht 50 g Zeliokörner (= 0,8 mg Thalliumionen) eingenommen hatte.
Nach 4 Tagen kam sie mit ausgeprägter Intoxikationssymptomatik in
klinische Behandlung. An neurologischen Ausfällen entwickelten sich
neben einer schweren distal beinbetonten Polyneuropathie eine Gaumensegelparese, eine Stimmbandlähmung sowie eine toxische Optikopathie.
Es trat eine passagere exogene Psychose auf. Darüber hinaus kam es
zu einer zerebellären Symptomatik, bestehend aus Dysarthrie, horizon-
talem Blickrichtungsnystagmus beidseits sowie Stand- und Gangataxie.
Während sich die polyneuropathischen Ausfälle innerhalb eines Jahres
vollständig zurückbildeten, war die cerebelläre Symptomatik auch noch
nach 2 Jahren unverändert nachweisbar.

Literatur

1. Davis LE, Standefer JC, Kornfeld M, Abercrombie DM, Buttler C (1981)
   Acute thallium poisoning: toxicological and morphological studies
   of the nervous system. Ann Neurol 10:38-44
2. Dixon WE (1927) Thallium. Proc Roy Soc Med 20:1197
3. Lund A (1956) Distribution of Thallium in the Organism and its Elimination. Acta pharmacol et toxicol 12:251-259
4. Patterson JF (1975) Chronic Thallitoxicosis: Treatment of the Cho-
   reiform Sequelae. South Med J 68:923-925
5. Schmidbauer H, Klingler D (1979) Chronische Thalliumvergiftung.
   Wien med Wschr 12:334-336
6. Stein MD, Perlstein MA (1959) Thallium poisoning; report of two
   cases. Amer J Dis Child 98:80
7. Wahal PK, Hazra DK, Pandey SR, Maheshwari BB, Sharma SK (1974)
   Thallium Poisoning. J Assoc Physilians India 22:415-418
8. Weinig E, Schmidt G (1966) Zur Verteilung des Thalliums im Organismus bei tödlichen Thallium-Vergiftungen. Arch Toxicol 21:199-215
9. Welty JA, Berry BH (1950) Acute thallotoxicosis. J Pediat 37:756
10. Wieck HH, Passarge C (1965) Thallium-Polyneuritis. Fortschr Neurol
    Psychiat: 477-557

Polyneuropathien durch ungewöhnliche chronische Bleiintoxikationen

G. Reimann, R. Böhlen, P. Krauseneck, K. Ricker und R. Rohkamm

Einleitung

Das schwere Krankheitsbild der chronischen Bleipolyneuropathie ist
heute aufgrund von Arbeitsplatzsanierungen, Verbesserung präventiv-
diagnostischer, prophylaktischer und therapeutischer Maßnahmen zu einer
Seltenheit geworden (1,7). Die Diagnosestellung bereitet auch heute
Schwierigkeiten, da allgemein toxische Beschwerden der neurotoxischen
Symptomatik vorauseilen können.

Läßt sich biochemisch eindeutig eine chronische Bleiintoxikation nachweisen, so handelt es sich vorwiegend um nicht alltägliche Vergiftungs-
quellen, die sich als Ursache für diese Erkrankung aufzeichnen lassen
(3,5,6,10). An dem Krankheitsverlauf von Patienten läßt sich eine jahrelange diagnostische Odyssee bis zur endgültigen Klärung verfolgen.
Hierzu zwei Beispiele:

Fallbeschreibungen

Der 48jährige Patient M. war bis 1977 Maurer. Wegen eines Berufsekzems
sattelte er zu dem Zeitpunkt auf eine Pförtnertätigkeit um und führte
nebenbei noch kleinere private Fliesenlegerarbeiten durch. Ohne ernsthafte Vorerkrankungen wurde im Juni 1982 wegen einer ausgeprägten Ery-
throdermie eine hautärztliche Behandlung nötig. Diagnostisch imponierte
zusätzlich eine unklare hypochrome Anämie. Vier Monate später erfolgte
wegen diffuser abdomineller Beschwerden eine gastroenterologische Untersuchung, ohne daß auffällige Veränderungen gefunden wurden. Das Beschwerdebild verschlimmerte sich weiter. So führten 2 Monate später
Symptome wie Abgeschlagenheit, starke Müdigkeit und dunkelgefärbter
Urin zu einer ausgedehnten hämatologischen Abklärung. Daraus folgerte
eine sideroachrestische Anämie. Bis zum April 1982 prägten Unruhezustände, Verwirrtheit, psychische Verlangsamung, Desorientiertheit und
sogar 2 generalisierte zerebrale Krampfanfälle die Erkrankung des Patienten. Ende 1982 erfolgte unter dem Bild einer armbetonten Tetraparese mit distalen Muskelatrophien sowie Kribbelparästhesien an Händen
und Füßen die Einweisung in unsere Klinik.

Bei der Aufnahme bestand eine psychomotorische Verlangsamung mit Kon-
zentrationsschwäche sowie eine Depressivität. Das Hautkolorit war
fahlgrau. Diffuse Druckschmerzhaftigkeit des Bauches, beider Nieren-
lager sowie der gesamten Muskulatur wurde geklagt. Laborchemisch war
eine deutliche Serumeisenerhöhung, ein Hämoglobin von 7 g/dl bei 2,2
Mill. Erythrozyten und ein Hämatokrit von 20% nachweisbar. Im Differentialblutbild fanden sich 35%o Retikulozyten, vereinzelt basophilgetüpfelte Erythrozyten. Im Liquor war eine leichte Eiweißerhöhung
von 52 mg/dl festzustellen. Die motorische Leitgeschwindigkeit des

Nervus ulnaris und Nervus tibialis war beidseits verzögert. Sensible
Ausfälle fehlten.

Die nächste Kasuistik umfaßt die Krankheitsgeschichte von 5 Familienmitgliedern, von denen 2 ein schweres Polyneuropathie-Syndrom aufwiesen.

Herr F., jetzt 75jährig, war als selbständiger Landwirt bis 1979 tätig
und bis dahin nie ernsthaft erkrankt. Wegen einer chronischen unspezifischen Kolitis sowie abdomineller Beschwerden, wurde 1979 eine stationäre Behandlung des Patienten nötig. Schultergelenkschmerzen, starke
Gewichtsabnahme und Nervosität führten 1982 zu einer erneuten klinischen Untersuchung. Diagnostisch fanden sich eine Hepatosplenomegalie,
eine hypochrome Anämie sowie eine kompensierte Niereninsuffizienz. Im
Juni 1983 prägten hartnäckige Schmerzattacken in beiden Schultern und
Oberarmen mit Muskeldruckschmerz das Krankheitsbild. Eine Rumpf- und
Gangataxie wowie eine armbetonte Tetraparese begründeten damals den
Verdacht auf eine Polyneuritis. Im August 1983 wurde uns der Patient
mit der Diagnose "amyotrophe Lateralsklerose" vorgestellt.

Zum Zeitpunkt der Aufnahme war die proximale Muskulatur druckdolent.
Es bestanden Dysästhesien überwiegend in den Beinen. Die Extensoren
und zum Teil die Flexoren der Arme und Beine waren starkgradig paretisch. Bis auf den Triceps- und den Patellarsehnenreflex beidseits
waren die Muskeleigenreflexe nicht auslösbar. Laborchemisch fand sich
eine hypochrome Anämie mit einem Hb von 10 g/dl bei 4 Mill. Erythrozyten und einem Hk von 33%. Im Differentialblutbild waren 45%o Retti-
kulozyten sowie vereinzelt basophilgetüpfelte Erythrozyten nachweisbar. Liquordiagnostisch imponierte eine leichte Eiweißerhöhung von 61
mg/dl. Elektrophysiologische Untersuchungen ergaben eine erniedrigte
Reizantwort im Nervus tibialis bei erhöhter Vibrationsschwelle. In
den Musculi interossei sowie dem M. biceps brachii fand sich eine pathologische Spontanaktivität in Form von starken Fibrillationen. Sensible Ausfälle ließen sich nicht nachweisen.

Nachdem Herr F. berichtete, daß bei seiner Ehefrau ähnliche neurologische Ausfälle bestünden, wurde diese untersucht. Frau F. erkrankte
erstmals 1977 an einer Hydronephrose und wurde stationär behandelt.
Übelkeit, Erbrechen, Obstipation, unklare abdominelle Beschwerden und
Vorhofbradyarrythmie führten 1980 zu einer erneuten Klinikeinweisung.
Diagnostisch ergab sich eine hypochrome Anämie, eine Cholangitis, eine
chronische Kolitis, eine Niereninsuffizienz und eine kompensierte globale Herzinsuffizienz. Im Mai und August 1982 wurde eine stationäre
Behandlung wegen ständigen Harndrangs mit dysurischen Phasen, Druckschmerz im Epigastrium, beidseitiger Radialisparese und einem depres-
siven Verstimmungsbild nötig. Im Oktober 1983 fand sich bei unserer
Untersuchung ein fahlgraues Hautkolorit und eine Streckerparese der
Arme mit distalen Muskelatrophien. Laborchemisch war das Blutbild unauffällig. Im Differentialblutbild fanden sich 15%o Retikulozyten und
einige basophilgetüpfelte Erythrozyten. Die Nervenleitgeschwindigkeiten des N. tibialis und des N. medianus erbrachten Normwerte. Eine
Tochter des Ehepaares sowie ihre beiden Kinder, die zusammen in dem
gleichen Haushalt leben, boten bei der neurologischen Untersuchung
keine Ausfälle. Die Serumbleiwertbestimmungen erbrachten jedoch mit
Werten zwischen 40-50 µg/ml Serum Zeichen einer Bleibelastung (Tabelle 1).

Tabelle 1. Spezifische Laborveränderungen bei drei Patienten

Patient	M.K.	F.W.	F.F.	Normal
Deltaaminolävulin-säure (mg/dl)	62	32	10	4
Uroporphyrine (μg/dl)	129	82	29	20
Koproporphyrine (μg/dl)	1088	649	114	100
Urinblei (μg/l)	490	5700	3900	70
Serumblei (μg/dl)	108	82	88	35

Diskussion

Bei allen Patienten bedurfte es einiger Jahre bis die Diagnose einer
chronischen Bleiintoxikation gestellt werden konnte. Dies unterstreicht
die Bedeutung für die Differentialdiagnose bei unklaren gastrointestinalen und neuromuskulären Symptomen. Die Aufdeckung der Ursachen
einer chronischen Bleiintoxikation stellt an die ärztliche Phantasie
und Ausdauer erhebliche Anforderungen. Dies beweisen zwanglos unsere
Fallbeispiele. Selbst eine mehrfache eingehende Erhebung von Eigen-
und Fremdanamnese konnte die Frage des Vergiftungsweges nicht sofort
beantworten. So wurden dann zum Beispiel bei der Familie F. Ortsbe-
gehungen mit Sachverständigen der zuständigen Gesundheitsbhöerden,
Trinkwasseruntersuchungen, Bleianalysen im Zusammenhang mit alltägli-
chen Gebrauchsgegenständen nötig, um in das Dunkel der Intoxikations-
quellen hineinzuleuchten. Schließlich fanden sich folgende Ursachen:

Im Falle des Patienten M. führten Bäder mit Bleiwasser und Salbenbe-
handlungen mit Unguentum Diachylon zur Therapie eines Ekzems zu einer
chronischen Bleivergiftung. Die Familie F. vergiftete sich jahrelang
mit bleihaltigem Brot, das 1-2 mal im Monat im Dorfofen gebacken wurde.
Zur Bleianreicherung im Brot kam es, weil zur Beheizung des Ofens mit
Bleiweiß gestrichene Holzschindeln verwendet wurden, die im Rahmen von
Renovierungsarbeiten 1978 vom Haus entfernt worden waren. Bei der
chemischen Analyse der Brotkruste fand sich eine Bleierhöhung um das
367fache des zulässigen Wertes.

Zusammenfassend läßt sich sagen, daß das klinische Bild der chronischen
Bleipolyneuropathie meist dem des Multiplextyps entspricht, mit vorwiegend motorischen Störungen (4,13). Muskelatrophien, Faszikulation,
Hyperreflexie und Pyramidenbahnzeichen können das Bild einer amyotrophen Lateralsklerose imitieren. Neurophysiologisch finden sich Denervationszeichen mit normalen oder leicht verzögerten Nervenleitgeschwindigkeiten der motorischen und evtl. auch sensiblen Nervenfasern (2,12,
15). Die Dekorporierungsbehandlung wird mit Ca-Na-EDTA, D-Penicillamin
oder Natriumzitrat durchgeführt, neben einer symptomatischen Behandlung
der geklagten Beschwerden (9). Eine Remission der motorischen Defizite
ist unter dieser Behandlung möglich, während sensible Störungen oft
unverändert erhalten bleiben können (8,11,14).

Literatur

1. Altenkirch H, Schiffter R (1975) Ungewöhnliche Befunde bei einer
   chronischen Bleipolyneuropathie. Nervenarzt 46:674-677
2. Behse F, Pach J, Dorndorf W (1972) Bleipolyneuropathie. Z Neurol
   202:209-216

3. Dickinson L, Reichert EL, Ho RCS, Rivers JB, Kominami N (1972) Lead poisoning in a family due to cocktail glasses. Amer J Med 52:391-394
4. Feldman RG (1982) Neurological picture of lead poisoning. Acta neurol scandinav Suppl 92:185-199
5. Filippini L, Simmler F (1980) Bleiintoxikation bei Schnupftabak. Dtsch med Wschr 105:1504-1506
6. Fischbein A, Wallace J, Anderson KE, Sassa S, Kon S, Rohl AN, Kappas A (1982) Lead poisoning in an art conservator. JAMA 247: 2007-2009
7. Kolb S, Domschke S, König HJ, Domschke W (1981) Blei-Vergiftung - auch heute noch aktuell. Fortschr Med 90:1464-1469
8. Lehnert G, Szadkowski D (1979) Prognose von Schwermetallvergiftungen. Lebensversicherungsmedizin 4:103-105
9. Moeschlin S (1982) Klinik und Therapie von Vergiftungen. Thieme Verlag 6. Aufl
10. Oh SJ (1975) Lead neuropathy: Case report. Arch Phys Med Rehabil 56:312-317
11. Schlenska GK, Spalke G (1975) Zur Klinik und Morphologie der Blei-polyneuropathie des Menschen. Nervenarzt 46:501-508
12. Spencer PS, Schaumburg HH (1980) Experimental and clinical Neuro-toxicology. Williams & Wilkins, Baltimore/London
13. Tavolato B, Licandro AC, Argentiero V (1980) Lead polyneuropathy of nonindustrial origin. Eur Neurol 19:273-276
14. Tihomal B (1984) Lead neuropathy. CRC Crit Rev Tox 12:149-213
15. Zimmermann-Tansella C, Campara P, Andrea FD, Savonitto C, Tansella M (1983) Psychological and physical complaints of subjects with low exposure to lead. Human Toxicol 2:615-623

Untersuchungen von VEP's, SEP's des N. medianus und sensiblen NLG's des N. medianus und N. radialis an bleiexponierten Kindern

T. Ewert, U. Beginn, G. Winneke, B. Hofferberth und J. Jörg

Einleitung

In der Seestadt Nordenham mit einer gemischten ländlich-industriellen
Struktur war es in der Vergangenheit durch den Betrieb einer großen
Blei-Zinkhütte wiederholt zu Bleivergiftungen bei Weidevieh gekommen.
Aus diesem Grunde wurde die Bleiexposition der Bevölkerung Gegenstand
von Untersuchungen durch das Bundesgesundheitsamt (BGA). Mit der vorliegenden Untersuchung sollte erstmals der Versuch unternommen werden,
einen prospektiven Ansatz einer fragmentarischen Längsschnittanalyse
bei bleiexponierten Kindern durchzuführen. Dies wurde möglich, weil
das BGA in den Jahren 1975/1976 einen vollständigen Geburtsjahrgang
im Kreiskrankenhaus Nordenham auf seinen Blutbleispiegel hin (Nabel-
schnurblut) untersucht hatte. 1982 konnten von obigem Jahrgang 114
Kinder ausführlich nachuntersucht werden. Es wurden eine neurologische
Untersuchung, neurophysiologische Messungen, testpsychologische Untersuchungen, sowie der aktuelle Blutbleigehalt und weitere bleibezogene
blutchemische Analysen durchgeführt.

Material und Methodik

Das Durchschnittsalter der untersuchten Kinder betrug 78 Monate (SD =
3,8), 48% waren Mädchen, der Ausländeranteil lag bei 4%. Alle Kinder
wurden eingehend untersucht mit Anamnese und Erhebung eines neurologischen Status. Die VEP's, SEP's des N. medianus und NLG's von N. medianus und radialis wurden nach bekannter Methode mit dem 2-Kanal-EMG-
System von DISA bestimmt. Die VEP's wurden mittels Schachbrettmuster-
stimulation gewonnen.

Die statistische Signifikanzprüfung erfolgte mittels schrittweiser
multipler Regressionsanalyse nach Störgrößenelimination (4). Die psychologische Testung[1] bestand in einer Intelligenzmessung mit einer
verkürzten Form des HAWIK, dem Göttinger Form-Reproduktions-Test zur
Gestalterfassung und dem Wiener Determinationsgerät zur Erfassung
des Reaktionsverhaltens bei langsamer und rascher Signalfolge sowie
dem Leeds-Psychomotor-Tester zur Reaktionszeitmessung. Die laborchemischen Untersuchungen[1] umfaßten neben der Bestimmung des Blutblei-
spiegels, Erythrozytenzahl, Hämoglobingehalt, Hämatokrit, Serumeisen-
spiegel, freies erythrozytäres Protoporphyrin (FEP) im Blut und Delta-
Aminolaevulinsäure im Urin (ALA-U).

---

[1] Ergebnisse im Diskussionsteil

400

Ergebnisse

Bei keinem der untersuchten Kinder konnte klinisch ein organneurolo-
gisch-pathologischer Befund erhoben werden. Die sensible Nervenleitgeschwindigkeit des N. medianus betrug 53,4 ± 5,3 m/sec, die Amplitude 13,7 ± 5,7 µV; für den N. radialis ergaben sich 54,2 ± 5,1 m/sec
bei einer Amplitude von 10,6 ± 5,5 µV.

Die Latenzen der SEP's des N. medianus betrugen für N 0 12,9 ± 1,5,
N 1 22,5 ± 2,2, N 2 36,6 ± 3,7, P 0 16,2 ± 1,5, P 1 29,7 ± 2,7, P 2
50,1 ± 4,3 m/sec. Bestimmt wurde die Amplitude zwischen N 1/P 1, diese
lag bei einem Wert von 3,9 ± 6,6 uV.

Die Latenzen der VEP's betrugen für N 2 73,0 ± 5,2 und für P 2 102,6 ±
7,7 msec, die Amplitude zwischen P 1/N 2 lag bei 4,1 ± 4,3 uV.

Die gewonnenen Werte wurden für alle Kinder in Abhängigkeit von der
aktuellen Blutbleibelastung aufgetragen.

Es zeigten sich signifikante positive Korrelationen zwischen den sensiblen Nervenleitgeschwindigkeiten und der aktuellen Blutbleibelastung,
die mit r = 0,35 für den N. radialis (p < 0,001) und mit r = 0,19 für
den N. medianus (p < 0,05) statistisch gesichert waren. Bei der Darstellung der positiven und negativen Gipfel der VEP's und SEP's des
N. medianus ergab sich nur für die VEP-Komponente P 2 (P 100) eine
statistisch gesicherte negative Korrelation mit r= -0,19 (p < 0,05)
zum aktuellen Blutbleispiegel (Abb. 1). Bezüglich des neonatalen Blut-
bleispiegels konnten bei keinem der Kinder die oben beschriebenen Korrelationen gefunden werden.

Diskussion

Bei allen Kindern lag der aktuell gemessene Blutbleispiegel deutlich
unterhalb des vielfach als kritisch angesehenen Wert von 35 µg/100 ml,
dem 98 Perzentil der EG-Richtlinie, und der Mittelwert der Gruppe lag
bei 8,2 µg/100 ml. Somit ist die Blutbleibelastung der untersuchten
Kinder als insgesamt geringgradig einzustufen, und es überraschte
nicht, daß die klinisch-neurologische Untersuchung keinerlei Befunde
von Krankheitswert ergab. Die wie oben geschilderten Zusatzuntersuchungen sollten deshalb Aufschluß darüber geben, ob bei geringgradig
bleiexponierten Kindern subklinische zentral- und/oder peripher-nervöse Störungen nachweisbar waren.

Eine bleibedingte Beeinträchtigung der Gesamtintelligenz nach der verkürzten Form des Hamburg-Wechsler-Intelligenz-Tests konnte nicht nachgewiesen werden, lediglich der auf 2 Untertests (BE, MT)[2] basierende
Handlungs-IQ zeigte mit r = -0,18 eine schwach negative Abhängigkeit
zum aktuellen Blutbleispiegel, die jedoch mit p < 0,1 grenzwertig war.

Das Reaktionsverhalten der Kinder, gemessen mit dem Wiener Determinationsgerät, war jedoch prägnant belastungsabhängig betroffen mit Verringerung der Treffer und Zunahme der Fehler und der Zusammenhang mit
dem Blutbleispiegel nach Störgrößenkorrektur für die schwierigere (p
< 0,01) mehr als für die leichtere Version (p < 0,05) statistisch ge-
sichert.

Die blutchemischen Untersuchungen erbrachten keine Normabweichungen.

---

[2] Bilderergänzen, Mosaiktest

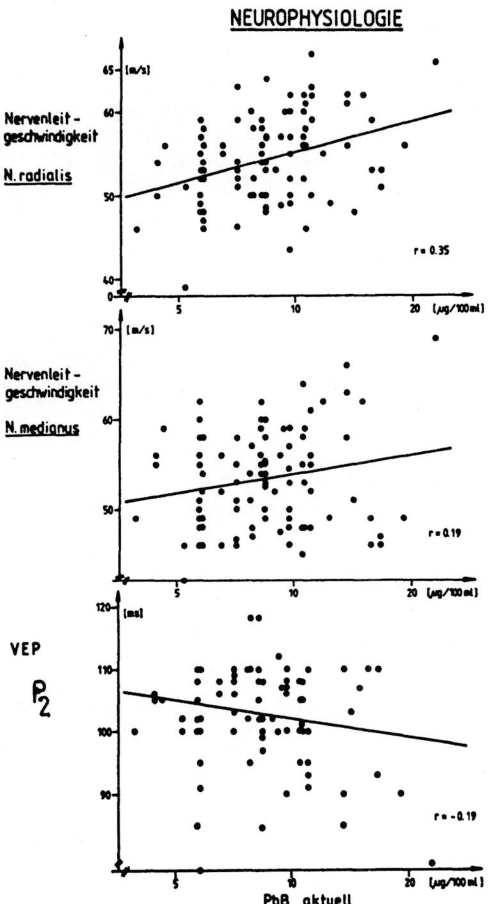

Abb. 1. Darstellung der neurophysiologischen Regressionsgeraden, Abhängigkeit der NLG's des N. radialis und N. medianus sowie der Latenz P 2 der VEP's vom aktuellen Blutbleispiegel (PbB)

Eine Verlangsamung der motorischen NLG bei Blutbleiwerten von etwa 30-50 µg/100 ml ist der typische neurophysiologische Befund (3). Demgegenüber ergaben sich jedoch bei den von uns untersuchten Kindern mit Blutbleiwerten bis maximal 23 µg/100 ml mit zunehmender aktueller Blutbleibelastung eine Beschleunigung sensibler Nervenleitgeschwindigkeiten, die nicht ohne weiteres erklärt werden kann. Allerdings hatte auch Englert 1978 (1) bei Messungen des motorischen N. ulnaris nachgewiesen, daß die als bleibelastet geltenden Kinderkollektive aus Nordenham mit Medianwerten von 17-21,6 µg/100 ml "bessere Werte" der NLG's aufwiesen als die Kontrollkollektive aus Helgoland. Darüberhinaus fand sich ebenfalls bei P 2 (P 100) der VEP's eine negative Korrelation zum aktuellen Blutbleispiegel, die mit p < 0,05 signifikant war. Warum es zu derart paradoxen Ergebnissen kommt, daß statt einer erwartenden Hemmung eine anscheinende Erregung des Nervensystems eintritt, bedarf weiterer experimenteller Absicherung.

In einer früheren, hiervon unabhängigen Arbeit, konnte jedoch bereits nachgewiesen werden, daß es bei Vergiftungen enzymatischer Systeme zunächst zu beschleunigten Reaktionen kam, bevor Ausfälle zu verzeichnen waren (2).

Zusammenfassung

Bei 114 bleiexponierten Kindern, deren aktueller Blutbleispiegel unterhalb eines als kritisch anzusehenden Schwellenwertes lag, zeigte sich mit zunehmender Blutbleibelastung paradoxerweise 1. ein Anstieg der sensiblen NLG's von sowohl N. radialis als auch, jedoch geringer, N. medianus und 2. eine signifikante Abnahme der Latenz P 2 der visuell evozierten Potentiale. Zu klinischen Auffälligkeiten kam es bei keinem der Kinder.

Literatur

1. Englert N (1978) Messung der peripheren motorischen Nervenleitgeschwindigkeit an Erwachsenen und Kindern mit erhöhtem Blutbleispiegel. "In": Blei und Umwelt II, BGA-Bericht 1/78. Dietrich Reimer, Berlin, p 108-17
2. Ewert T (1976) Oszillationen der Glykose, des Citratzyklus, des Fettstoffwechsels und der energiereichen Organophosphate in der glatten Gefäßmuskulatur. Inaugural-Dissertation zur Erlangung der Medizinischen Doktorwürde an den Medizinischen Fachbereichen der Freien Universität Berlin
3. Landrigan PJ et al (1976) Increased lead absorption with anemia and slowed nerve conduction velocity in children near a leas smelter. J Pediatr 89:901-910
4. Winneke G et al. (1983) Neuropsychological studies in children with elevated tooth-lead concentrations. II. Extended Study. Int Arch Occup Environ Health 51:231-52

Arsenpolyneuropathie nach Einnahme in suizidaler Absicht: Klinik, Elektrophysiologie und Therapieversuch mit DMPS (Dimaval)

B. Tettenborn, G. Krämer, O. Oster, H. H. Goebel und H. C. Hopf

Einleitung

Arsenbedingte Schädigungen des Nervensystems treten infolge chronischer
Exposition oder akuter Intoxikation auf (5,6,7). Le Quesne und McLeod
beschrieben 4 Patienten, bei denen sich 10 bis 20 Tage nach Arseneinnahme eine Polyneuropathie entwickelte (7). Als Therapie der Wahl gilt
in Westeuropa und den USA nach wie vor 2,3-Dimercaptopropanol (British
Anti Lewisite, BAL), obwohl seine Anwendung durch die hohe Nebenwirkungsrate und die parenterale Applikationsweise begrenzt ist. Das wasserlösliche BAL-Analog 2,3-Dimercaptopropan-1-sulfonat (DMPS, Dimaval)
wurde nach tierexperimentellen Studien in Deutschland nur in der Behandlung von Quecksilbervergiftungen beim Menschen eingesetzt; Thera-
pieversuche bei Arsenintoxikationen sind aus der Literatur nicht bekannt.

In der folgenden Kasuistik wird über klinische, elektrophysiologische
und histologische Befunde sowie den bisherigen Krankheitsverlauf unter
DMPS Therapie bei einer akuten Arsenintoxikation berichtet.

Kasuistik

41jähriger Winzer, Einnahme von 3 Eßlöffeln anorganischer Arsenverbin-
dung in suizidaler Absicht. Wenige Stunden später akutes Krankheitsbild mit Nierenversagen und protrahiertem Schock. Arsenkonzentration
im Urin 7,5 mg/l (Norm bis 8,5 µg/l). Unter Intensivtherapie Besserung
der akuten Symptomatik, Therapieversuch mit parenteraler Antidotgabe
(BAL).

10 Tage nach Arsenexposition Entwicklung von Kribbelparästhesien in
den distalen Extremitätenabschnitten, Wadenschmerzen und zunehmende
Kraftminderung der Beine.

Bei neurologischer Erstuntersuchung 7 Wochen nach Intoxikation ausgeprägte beinbetonte sensomotorische Polyneuropathie, Laufen nur mit
Gehstützen möglich. Plantare Hyperkeratosen und Mees'sche Streifen im
proximalen Nagelbett.

Elektroneurographisch Veränderungen entsprechend einer axonalen Schädigung mit normwertigen motorischen und sensiblen Nervenleitgeschwindigkeiten bei deutlicher Amplitudenreduktion und Verbreiterung der NAP's.
Entsprechend verminderte Amplituden ohne Latenzverzögerung der Media-
nus- und Tibialis-SEPs. Elektromyographisch (M. tibialis anterior, M.
gastrocnemius) chronisch neurogenes Muster.

Liquor: Eiweißerhöhung auf 99,3 mg%, übrige Parameter im Normbereich.
Histologie: Im N. suralis deutliche Reduktion großkalibriger bemarkter

Nervenfasern und vereinzelt Zeichen eines akuten Nervenfaserzerfalls;
gering ausgeprägte neurogene Schädigung im M. gastrocnemius. Arsenausscheidung im Urin: 52 µg/Tag (Norm bis 12,5 µg/Tag) (8). Nach Therapiebeginn mit DMPS 3 x 100 mg/Tag vermehrte Arsenelimination im 24
Stunden Urin (Abb. 1).

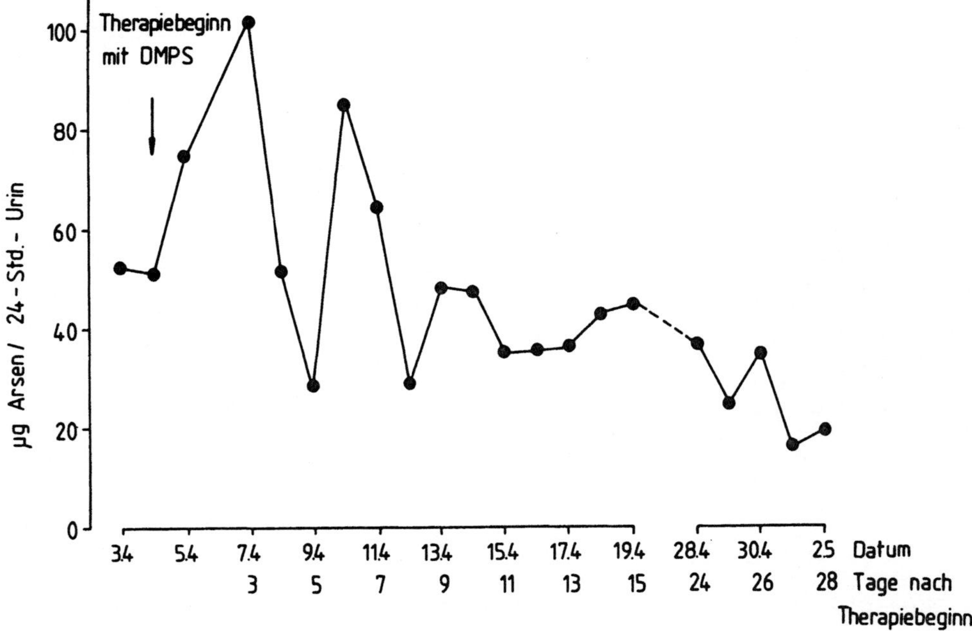

<u>Abb. 1.</u> Arsenausscheidung im Urin unter Therapie mit DMPS. Dargestellt ist die täg-
liche Arsenausscheidung im 24-Stunden-Urin unter Langzeittherapie mit 2,3-Dimer-
captopropan-1-sulfonat (DMPS, Dimaval) bei einem Fall von akuter Arsenintoxikation
in suizidaler Absicht. Therapiebeginn 7 Wochen nach der einmaligen Arsenexposition

Verlauf: 2 Wochen nach Therapiebeginn mit DMPS langsame Besserung der
Polyneuropathie. Nach 4 Monaten Laufen ohne Unterstützung möglich.
Elektroneurographisch keine Befundänderung. Liquoreiweiß auf 76,8 mg%
abgesunken.

Diskussion

Die neurotoxische Wirkung von Arsen beruht auf einer Inhibition des
intrazellulären Pyruvat-Dehydrogenase-Enzymkomplexes. Klinisches Bild
und elektrophysiologische Befunde unseres Falles entsprechen den Beobachtungen von Le Quesne und McLeod (7) mit einer Latenz von 10 Tagen zwischen akuter Arsenintoxikation und Entwicklung einer symmetrischen, distal und beinbetonten, sensomotorischen Polyneuropathie.
Elektroneurographisch fanden auch wir als Ausdruck einer axonalen Degeneration mit besonderem Befall der sensiblen Fasern auffällig niedrige Amplituden insbesondere der sensiblen Aktionspotentiale bei nur
geringfügig reduzierten NLG's. Auch bei den SEP's waren die Amplituden
schwer abgrenzbar; vergleichbare Daten liegen bislang nicht vor.

Die Eiweißerhöhung im Liquor entspricht den Befunden bei den wenigen
bislang dokumentierten Fällen akuter und chronischer Arsenintoxikation
mit Werten zwischen 45 mg% und 200 mg% (3,5). Ihre Ätiologie ist un-

geklärt, unseres Erachtens ist neben einer begleitenden Radikulitis
auch eine Hinterstrangläsion zu diskutieren. Der einzige detaillierte
Autopsiebericht nach akuter Arsenintoxikation beschreibt eine deutliche Reduktion der grauen Substanz im Bereich der Vorder- und Hinter-
hörner in den cervikalen und lumbalen Segmenten (4).

Histologische Untersuchungen am N. suralis wiesen übereinstimmend mit
anderen Studien (5,7) Zeichen der axonalen Degeneration auf. Dabei
waren 8 Wochen nach Einnahme des Arsens noch zahlreiche akut unterge-
gangene bemarkte Nervenfasern zu finden. Ursächlich ist eine fortge-
setzte Degeneration durch sukzessive aus Organdepots freigesetztes
Arsen zu diskutieren.

Als Therapie der Wahl bei Arsenvergiftungen gilt bei uns trotz hoher
Toxizität und fraglicher Wirksamkeit nach wie vor das BAL. In dem dargestellten Fall konnte jedoch trotz unmittelbar nach der Intoxikation
eingeleiteter Antidottherapie mit BAL kein positiver Effekt auf die
Entstehung der neurologischen Symptome festgestellt werden. In vergleichenden Studien an größeren Patientenkollektiven nach chronischer
Arsenexposition war kein signifikanter Einfluß einer BAL-Therapie auf
die Rückbildung der Polyneuropathie nachweisbar (3,5), eine Erhöhung
der Arsenausscheidung im Urin konnte ebenfalls nicht demonstriert werden (5). In zahlreichen tierexperimentellen Untersuchungen der letzten
Jahre wurde die geringe Toxizität des oral applizierbaren BAL-Analoges
DMPS bei gleichzeitig deutlich überlegener Antidotwirkung bei Arsen-
und anderen Schwermetallvergiftungen nachgewiesen (1,2,9). Publizierte Daten über den Effekt einer Langzeittherapie mit DMPS bei Arsenintoxikationen des Menschen liegen u.W. bislang nicht vor. Im dargestellten Fall konnte durch die 7 Wochen nach Arseneinnahme eingeleitete
Therapie mit DMPS ein Anstieg der Arsenausscheidung im Urin erzielt
werden. Der mehrgipflige Kurvenverlauf ist analog dem Verhalten der
bereits untersuchten Hg-Ausscheidung im Urin unter Therapie mit DMPS
bei akuten Quecksilbervergiftungen (8). Es ist anzunehmen, daß der
initiale Anstieg aus der Ausscheidung des in der Niere gebundenen
Arsens resultiert, während die darauffolgenden Peaks durch Mobilisie-
rung von Arsen aus verschiedenen Organdepots zu erklären sind. Dieser
Umstand läßt zusammen mit den histologisch noch nach Wochen zu finden-
den Zeichen der akuten Nervendegeneration eine Langzeittherapie mit
einem Chelatbildner sinnvoll erscheinen, was bisher mit dem sehr toxischen BAL nicht durchführbar war. Engmaschige Kontrollen der Laborparameter ließen über bislang 20 Wochen keinen Einfluß des DMPS auf
Leber- und Nierenfunktion, Blutbild, endokrinen Stoffwechsel oder
Serumspiegel der Spurenelemente erkennen. Dabei setzte parallel zum
Abfall der Arsenausscheidung eine Besserung der klinischen Symptomatik ein, wobei es neben der allmählichen Rückbildung der Paresen und
der sensiblen Ausfälle nach einer Latenz von nur wenigen Wochen zu
einem Sistieren der sonst sehr therapierefraktären nächtlich einschie-
ßenden Schmerzen kam. Der weitere Verlauf unter fortgesetzter Therapie bleibt abzuwarten, bei den von Le Quesne und McLeod beschriebenen
4 Patienten waren noch 6-8 Jahre nach der akuten Intoxikation Residuen nachweisbar.

Zusammenfassung

Wir berichten über die Entwicklung einer ausgeprägten sensomotorischen
Polyneuropathie nach einmaliger Arsenexposition mit elektrophysiologischen und histologischen Veränderungen im Sinne einer axonalen Degeneration. Unter Therapie mit dem oralen BAL-Analog DMPS konnte eine Mo-
bilisierung von Arsen aus Organdepots erzielt werden, ohne daß es unter
einer Langzeittherapie über bislang 20 Wochen zu toxischen Nebenwir-

kungen kam. Parallel zum Abfall der Arsenausscheidung setzte eine
Besserung der klinisch-neurologischen Symptomatik ein.

Literatur

1. Aposhian HV, Carter DE, Hoover TD, Hsu C, Maiorino RM, Stinet E
   (1984) DMSA, DMPS and DMPA as arsenic antidotes. Fund Appl Toxicol
   4 in press
2. Aposhian HV (1983) DMSA and DMPS-water soluble antidotes for heavy
   metal poisoning. Ann Rev Pharmacol and Toxicol 23:193-215
3. Ghhuttani PN, Chawla LS, Sharma TB (1967) Arsenical neuropathy.
   Neurology (Minneap) 17:269-274
4. Erlicki A, Rybalkin (1899) Über Arseniklähmung. Arch Psychiatr Berl
   23:861-895
5. Heyman A, Pfeiffer JB, Willett RW, Taylor HM. Peripheral neuropathy
   caused by arsenical intoxication. New Engl J Med 254:401-409
6. Jenkins RB (1966) Inorganic arsenic and the nervous system. Brain
   89:479-498
7. Le Quesne P, McLeod JG (1977) Peripheral neuropathy following a
   single exposure to arsenic. J Neurol Sci 32:437-451
8. Oster O, Prellwitz W (1984) Die Notwendigkeit der Bestimmung von
   Spurenelementen im klinisch-chemischen Laboratorium. Ärztl Lab
   30:119-127
9. Planas-Bohne F, Gabard B, Schäffer EH (1980) Toxicological studies
   on sodium 2,3-Dimercaptopropane-1-sulfonate in the rat. Arzneim
   Forsch/Drug Res 30:1291-1294

Neurotoxizität und extrazerebrale Komplikationen unter der Lithiumtherapie bei manisch-depressiven Erkrankungen

G. Reifschneider, D. Englert, G. Gunreben, J. Epping, G. Fuchs und H. G. Mertens

Seit der breiten Anwendung der Lithiumlangzeitphrophylaxe manisch-depressiver Erkrankungen (8) werden neben tolerablen Nebenwirkungen wie Tremor, Schläfrigkeit und Polyurie immer wieder auch akute und chronische Lithiumvergiftungen beschrieben, die zu therapeutisch schwer beeinflußbaren zentralnervösen Störungen (6) und renalen Komplikationen (3), z.T. mit tödlichem Verlauf führen können (1).

Die Diagnose der Lithiumintoxikation wird durch die Anamnese einer manisch-depressiven Erkrankung bzw. deren Prophylaxe mit Lithium und die Bestimmung des Lithiumspiegels erleichtert. Nicht selten aber stiften die Vergiftungserscheinungen bei niedrigem Serumlithiumspiegel auch eher Verwirrung, nicht zuletzt weil zahlreiche Patienten unter einer neuroleptischen Begleitmedikation stehen, die auch als Vergiftungsursache in Frage kommt.

Im Krankengut unserer neurologischen Intensivstation haben wir in jüngerer Zeit zwei Fälle einer schweren Lithiumintoxikation mit unterschiedlichem Verlauf beobachten können. Zwei Frauen, die eine 46 Jahre alt, die andere 49, litten seit mehr als zehn Jahren an einer Zyclothymie, beide wurden seit Jahren mit Lithium behandelt; bei beiden war es zu einer guten Unterdrückung der manischen Phasen gekommen.

Die 49jährige Patientin hatte sich einer vaginalen Hysterektomie wegen eines Descensus uteri unterzogen. Sie hatte 36mmol Lithium am Tag eingenommen, zur Operation war das Lithium abgesetzt worden. Am dritten postoperativen Tag betrug der Lithiumspiegel im Serum noch 0,25 mmol/l. Ab dem vierten postoperativen Tag wurde die Patientin allmählich delirant, bot wechselnde neurologische Fokalsymptome und entwickelte Fieber über 40°C ohne klinische, laborchemische oder röntgenologische Hinweise auf eine Infektion. Wegen des niedrigen Serumlithiumspiegels wurde dieser, auf eine Lithiumintoxikation hinweisende Verlauf, nicht in diesem Sinne interpretiert, sondern ein zerebrovaskuläres Ereignis angenommen. Die Patientin kam erst vierzehn Tage nach der Operation zur Aufnahme in unsere Klinik, reagierte kaum auf Ansprache, hatte eine spastische Tetraparese, eine erhebliche Ataxie und Adversivanfälle. Internistisch fand sich bei ihr ein ADH-resistenter Diabetes insipidus renalis und eine leichte Hypothyreose. Die fokalen neurologischen Ausfälle blieben unbeeinflußt. Ohne das Bewußtsein wieder voll erlangt zu haben, verstarb die Patientin nach zweieinhalb Monaten an einer fulminanten Lungenembolie.

Bei der 46jährigen Patientin war die Lithiumdosis wegen angeblich wieder aufgetretener Depressionen kurze Zeit vorher ambulant erhöht worden, ohne Kontrolle des Lithiumspiegels, die zuletzt vor einem halben Jahr erfolgt war. Außerdem hatte sie in den letzten Tagen einen grippalen Infekt durchgemacht und jetzt vermehrt Wasser lassen müssen. Die Patientin war zunächst auf einer internistischen Intensivstation

aufgenommen worden, weil eine Hämodialyse erwogen wurde. Die Lithium-
konzentration im Serum betrug am Tag nach der stationären Aufnahme
2,73 mmol/l. Die Frau war schläfrig, aber jederzeit erweckbar, so daß
zu diesem Zeitpunkt auf die Dialyse verzichtet wurde. Die Lithiumelimination wurde mit der Infusion physiologischer Kochsalzlösung sowie zusätzlicher Natriumchloridgabe versucht. Vor Therapie wies die
Patientin bereits eine deutlich eingeschränkte Nierenfunktion mit Re-
tention harnpflichtiger Substanzen auf und war infolge einer schon
Tage anhaltenden Polyurie dehydriert. Das Serum-Natrium war an der
unteren Normgrenze; trotz des Diabetes insipidus war es zu einem Salz-
verlust gekommen. Unter hoch dosierter NaCl-Zufuhr, wie es zum Beispiel von Moeschlin (5) empfohlen wird, mit 40 g am ersten, 28 g am
zweiten und 9 g NaCl am dritten Tag, verstärkte sich die Dehydratation
unter Zunahme der Harnflut. Es traten jetzt erstmals generalisierte
zerebrale Krampfanfälle auf. Die Patientin wurde delirant. Zum Zeitpunkt einer neurologischen Konsiliaruntersuchung war sie bereits kaum
noch erweckbar, gab nur Laute von sich und wies eine ungezielte
Schmerzreaktion auf; die Muskeleigenreflexe waren wechselnd, meist nur
schwach auslösbar; Hirnnervenausfälle bestanden nicht. Die Patientin
wurde nun auf eine Neurologische Intensivstation übernommen. Mittlerweile bestand als Therapiefolge eine Hypernatriämie, der man mit einer
NaCl-Restriktion zu begegenen suchte. Innerhalb kurzer Zeit trat eine
weitere klinische Verschlechterung, bei jetzt normalem Serumnatrium
auf; die Patientin wurde tief komatös und es traten wiederholt fokale
und generalisierte Krampfanfälle auf. Im EEG fand sich zwischen den
Anfällen eine mittelschwere Allgemeinveränderung. Die Patientin wurde
ateminsuffizient, mußte intubiert und maschinell beatmet werden; die
Körpertemperatur stieg auf 40° C an. Auf eine erneute NaCl-Zufuhr,
weniger als die Menge des Tagesbedarfs eines Erwachsenen, stieg das
Serumnatrium erneut rasch über die Norm an. Unter engmaschiger Kontrolle der Parameter des Elektrolyt- und Wasserhaushaltes und vorsichtiger Elektrolytzufuhr konnten die Störungen im Verlauf von Tagen ausgeglichen werden (vgl. Abb. 1a). Nachdem im Elektrokardiogramm eingangs eine Verlängerung der relativen QT-Dauer und ausgeprägte Erre-
gungsrückbildungsstörungen vorlagen, hatten sich diese Veränderungen
wieder zurückgebildet. Die Patientin erwachte, erholte sich in wenigen Tagen zusehends; bestehen blieb eine leichte zerebelläre Ataxie
und ein milder Diabetes insipidus renalis.

Die pathogenetisch wichtigen Elektrolytstörungen lassen sich zusammenfassend wie folgt beschreiben: Bei Aufnahme bestand eine hypotone Dehydratation durch Wasser- und Elektrolytverluste. Nach zu hoher NaCl-
Zufuhr entstand eine hypertone Dehydratation, da die Patientin im
Rahmen des Diabetes insipidus noch hohe Harnvolumen ausschied. Im Zuge
der Lithiumelimination aus der Zelle gelangten dabei größere Na-Mengen
in die Zellen. Die Senkung des Natrium im Serum durch verminderte Zufuhr provozierte, durch die Entstehung einer hypotonen Hyperhydrata-
tion, die Zunahme des Intrazellularvolumens mit dem Ergebnis eines
Hirnödems (vgl. Abb. 1b).

Aus dem Studium dieses Verlaufes und insbesondere den Auswirkungen der
beschrittenen Therapie stellten sich uns in Zusammenhang mit den Beobachtungen bisher publizierter Lithiumvergiftungen folgende Fragen:

1. Die Bedeutung des Serum-Lithiumspiegels für die Diagnose und
   Prognose der Vergiftung.
2. Die notwendigen Überwachungsmaßnahmen.
3. Die Effizienz der bisher geübten Therapie einschließlich der
   Therapierisiken.
4. Die Prognose der Intoxikation.

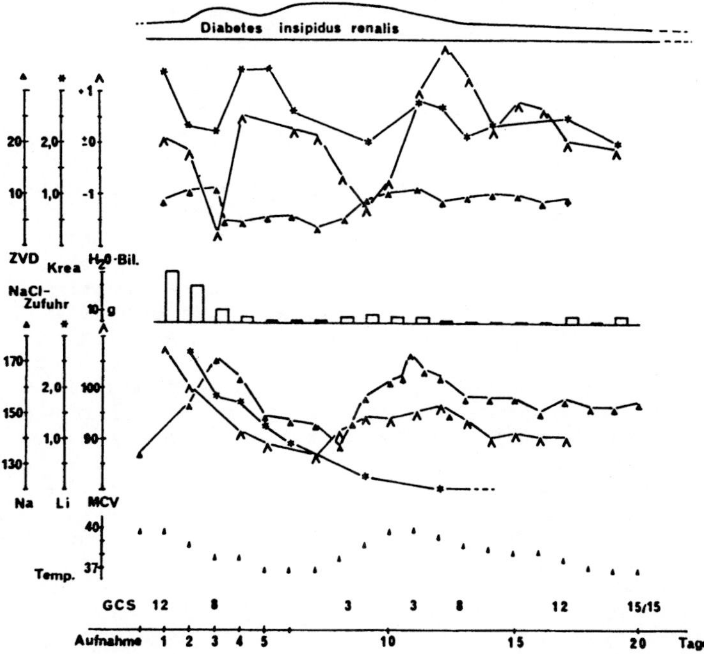

Abb. 1a. Verlaufsdaten klinischer und laborchemischer Parameter während der Behandlung einer Lithiumintoxikation bei einer 46jährigen Frau. (GCS = Glasgow-Coma-Scale; ZVD = zentraler Venendruck; MCV = mittleres Erythrozytenvolumen; Konzentrationsangaben der Elektrolyte in mmol/l; Kreatinin in mg/dl)

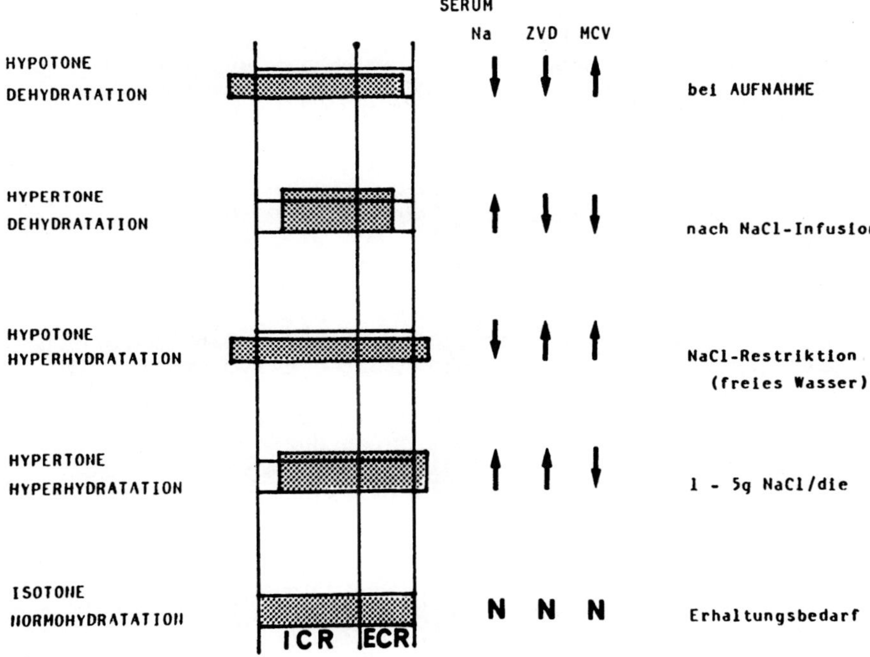

Abb. 1b. Auswirkungen der Detoxikationsmaßnahmen auf den Elektrolyt- und Wasserhaushalt. (ICR = Intrazellularraum; ECR = Extrazellularraum)

Die *Relevanz des Serum-Lithiumspiegels* für die Diagnose und Prognose ist
nicht sehr hoch. In der Literatur werden leichte und schwere Intoxikationen sowohl bei niedrigem als auch bei hohem Lithiumspiegel beschrieben, wobei sich auch Patienten mit hoch im toxischen Bereich
liegenden Spiegeln wieder vollständig erholten (4). Die in unserer
Klinik verstorbene Patientin wies den Verlauf einer schweren Lithiumintoxikation auf. Der Lithiumspiegel im Serum war bei Krankheitsbeginn
allerdings unterhalb des therapeutischen Bereiches. Eine andere Ursache für die neurologischen Ausfälle fand sich nicht. Bei der Obduktion fielen unspezifische Veränderungen vor allem am Kleinhirn auf.
Ähnliche Befunde wurden von anderen Autoren ebenfalls in Zusammenhang
mit einer Lithiumintoxikation beschrieben (7). Ein niedriger Serum-
Lithiumspiegel schließt jedenfalls eine Intoxikation nicht aus. Als
wichtige Ergänzung für die Diagnostik und den Verlauf bietet sich die
Bestimmung des intraerythrozytären Lithiumspiegels an (2). Eine sorgfältige klinische *Überwachung* ist notwendig, weil bei Abnahme der Vigilanz rechtzeitig Maßnahmen für eine mechanische Ventilation getroffen
werden müssen, da die Patienten ohne Vorboten, im Rahmen der Hirndrucksteigerung rasch ateminsuffizient werden können; die Veränderungen im Elektroenzephalogramm gehen der Entwicklung nicht parallel.
Auch für die Prognose können aus der klinischen Untersuchung Hinweise
gewonnen werden, da sich fokale Ausfälle erfahrungsgemäß später schlecht
zurückbilden, währenddem sich Vigilanzstörungen, epileptische Anfälle
und zentrale vegetative Fehlregulationen durch die Therapie leichter
beheben lassen. Die Laborkontrollen müssen anfangs stündlich die raschen Veränderungen des Wasser- und Elektrolythaushaltes unter der
Therapie erfassen; dazu gehört auch die Bestimmung der Serum- und
Urinosmolalität, der freie Wasserclearance und des mittleren Erythro-
zytenvolumens (als Maß für die Hydratation der Zellen). Eine dauernde EKG-Ableitung ist wegen der drohenden Rhythmusstörungen notwendig.
Beim Auftreten eines Hirnödems mit Erhöhung des intracraniellen
Druckes sollte eine epidurale Drucksonde implantiert werden. *Therapeutisch* kommt für eine extrakorporale Detoxikation nur die Hämodialyse
in Betracht, jedoch nur bei hohen Serum-Lithiumspiegeln; es besteht
allerdings ein ausgeprägter, langsamer Reboundeffekt wegen der überwiegend intrazellulären Lithiumanhäufung. Wesentlich scheint ein
schonender Elektrolytausgleich mit einem leichten Überangebot an
Natrium, orientiert an der Nierenfunktion und den Natriumverlusten im
Urin. Die Gabe einer pauschalen Dosis von 30 bis 50 g/die kann schnell
zu überschießenden Veränderungen führen, da das zelluläre Elektrolyt-
gleichgewicht und die renalen Kompensationsmechanismen empfindlich
gestört sind. Die frühzeitige Behandlung gestörter Vitalfunktionen
(Atmungs-, Blutdruck- und Temperaturregulation) verbessert die *Prognose*,
da Sekundärschäden verhindert werden. Nicht selten bleiben allerdings
Restsymptome, zum Beispiel in Form einer zerebellären Ataxie.

Lithiumintoxikationen sind nicht sehr häufig, infolge der breiten Anwendung der Lithiumprophylaxe in der Behandlung der Zyclothymie, werden sie aber zunehmend gesehen. Neben rechtzeitiger Diagnosestellung,
auch mittels intraerythrozytärer Lithiumbestimmung, ist eine schnelle
Abschätzung der vitalen Bedrohung des Patienten durch das Ausmaß der
Wasser- und Elektrolytstörungen erforderlich; eine vorsichtige Korrektur unter Intensivüberwachung kann schwerwiegende Schäden verhindern.

Literatur

1. Demel BO (1979) Die Lithiumvergiftung unter besonderer Berücksichtigung der Fälle der letzten 10 Jahre. Inauguraldissertation,
   Erlangen-Nürnberg
2. Demisch L, Bochnik HJ (1976) Zur Verbesserung der Lithiumprophylaxe
   endogen phasischer Psychosen: Aspekte der parallelen Lithiumbestimmung im Serum und in Erythrocyten. Drug Res 26:1149-1151
3. Häfner H et al. (1978) Die Nierentoxizität von Lithium bei therapeutischen Dosen. Pharmakopsychiat. 11:157-163
4. Hay G, Simpson N (1982) Neurotoxicity associated with therapeutic
   serum lithium levels. Lancet 2:160-161
5. Moeschlin S (1980) Klinik und Therapie der Vergiftungen. 6. Auflage.
   Thieme, Stuttgart
6. Muff S, Meienberg O (1983) Irreversible neurologische Schäden durch
   Lithiumtherapie. DMW 108:663-665
7. Pfeiffer J (1981) Clinical and Neuropathological Aspects of Long-
   Term Damage to the Central Nervous System After Lithium Medication.
   Arch Psychiatr Nervenkr 231:41-60
8. Schou M (1971) Die Lithiumprophylaxe bei manisch-depressiven Psychosen. Nervenarzt 42:1-10

Akzidentelle Manganvergiftung durch Ingestion von Kaliumpermanganat

M. Holzgraefe, W. Poser, H. Kijewski und R. Benecke

Einleitung

Mangan ist ein wichtiges Spurenelement mit Einbau in verschiedene
Enzyme, insbesondere für diejenigen, die Biotin als Koenzym haben,
ferner für die Arginase sowie Isocitrat-Dehydrogenase (10). Die normale Manganaufnahme mit der Nahrung beträgt etwa 10 mg pro Tag, wovon
aber nur ein kleiner Teil absorbiert wird. Die Ausscheidung erfolgt
hauptsächlich durch den Darm, in geringem Maße durch den Urin. Die
Toleranz ist gering, so daß es bei exogener Belastung schnell zu einer
Hyper- oder Dysmetallose kommen kann (8). Der größte Teil der Mangan-
vergiftungen wird in den Berufen gefunden, bei denen es zu einer chronischen Inhalation kommt: Arbeiter in Braunsteinminen und Beschäftigte
in manganverarbeitenden Betrieben (Trockenbatterien, Manganstahl sowie Manganlegierungen) (7,8,5). Bei einer chronischen inhalativen
Manganvergiftung treten die klinischen Symptome meist nach einer Zeit
von drei Monaten bis mehreren Jahren auf und zeigen vorwiegend einen
Befall des extrapyramidalen Systems. Desweiteren werden psychische
Veränderungen, Störungen der Libido sowie des vegetativen Nervensystems gefunden, ferner Manganpneumonien. Pathologisch-anatomisch finden sich Veränderungen in den Stammganglien, i.S. von Degeneration
der Ganglienzellen im Putamen, Pallidum und Nucleus caudatus. Daneben
werden aber auch analoge Schädigungen im Großhirn und Kleinhirn beschrieben (7).

Eine orale Intoxikation mit Kaliumpermanganat ist selten und erfolgt
meist in suizidaler Absicht. Die Einnahme von 1%igem Kaliumpermanganat
ruft Magenschmerzen und Erbrechen hervor, eine 5%ige Lösung hat bereits
schwere Ätzwirkungen, sie kann zu schweren intestinalen Blutungen und
zur Magenperforation führen.

Es wird über einen Fall berichtet, bei dem es durch eine Verwechslung
der Rezeption durch einen Apotheker statt einer 8%igen Kaliumjodatum-
Lösung zu einer Einnahme einer 8%igen Kaliumpermanganat-Lösung kam.
Insgesamt nahm der Patient über mehrere Wochen zirka 10g Kaliumpermanganat ein.

Fallbeschreibung

Bei dem jetzt 66jährigen Patienten besteht seit Jahren ein Asthma
bronchiale. Im Rahmen dieser Erkrankung erhielt der Patient ein Re-
zept über 250 ml Kaliumjodatum (8%). Durch ein Versehen der Apotheke
wurde ihm statt der rezeptierten Lösung eine 8%ige Kaliumpermanganat-
Lösung ausgehändigt. Hiervon nahm er zunächst täglich 2 x 2 Eßlöffel
ein. Es traten erhebliche gastro-intestinale Beschwerden auf, so daß
sein Hausarzt eine Therapie mit Cimetidin einleitete. Insgesamt wurden
125 ml der 8%igen Kaliumpermanganat-Lösung aufgenommen (ca. 10 g

Kaliumpermanganat). Bei einer erneuten Vorstellung bei seinem Lungen-
facharzt wurde die Verwechslung offenbar. Es erfolgte die sofortige
Einweisung in die Neurologische Klinik unter dem Verdacht einer Man-
ganose.

Beschwerden bei der Aufnahme

Im Vordergrund der subjektiven Beschwerdesymptomatik standen: Konzentrationsstörungen, deutliche Minderung der Leistungsfähigkeit, Sehstörungen, Parästhesien in der rechten Hand und rechten Fuß sowie vermehrtes Schwitzen. Diese Angaben wurden durch die Ehefrau bestätigt.
Zusätzlich berichtete sie über eine séxuelle Enthemmung.

Neurologischer Befund

Hirnnerven: Visus links 0,3, rechts 0,6, gelegentlich Doppelbilder beim
Blick nach rechts oben, subjektiv Störung des Geschmackes, diskrete
Dysarthrie. *Motorik:* kein Rigor, jedoch Ruhetremor der linken Hand mit
einer Frequenz von 4, Amplitudenzunahme im Armvorhalte-Versuch-ubiqui-
täres Faszikulieren von unterschiedlicher Ausprägung. *Reflexe:* Muskeleigenreflexe der oberen Extremität schwach seitengleich; untere Extremität: ASR rechts nicht auslösbar, links mittellebhaft, PSR, ADR
mittellebhaft links betont, stumme Sohle rechts. *Koordination:* Finger-
Nase-Versuch, Knie-Hacke-Versuch, Diadochokinese, Romberg, Gangbild,
Barany-Zeigeversuch: unauffällig. *Sensibilität:* Hemihypästhesie rechts,
Vibrationsempfinden: rechte Hand 6/8, linke Hand 8/8, Malleolus lateralis und Tibiakopf rechts aufgehoben, Malleolus lateralis 4/8, Tibiakopf links 6/8, Lagesinn rechts eingeschränkt, links o.B.. Zunehmender
Haarausfall.

Bei der *Wiederaufnahme* einige Wochen nach dem ersten Therapiezyklus berichtete der Patient über weiteres Fortschreiten des Haarausfalles.
Die Gefühlsstörung im rechten Fuß und rechter Hand sei unverändert
vorhanden. Die vorzeitige Erschöpfbarkeit und Konzentrationsstörung
habe sich leicht zurückgebildet. Weiterhin vermehrte Schlafneigung,
erhöhte Reizbarkeit und Nervosität. Das Zittern habe eher zugenommen.
Das Sehen sei besser geworden. Gegenüber der Voruntersuchung keine
wesentliche Änderung, lediglich die Hemihypästhesie ist jetzt nicht
mehr nachzuweisen; weiterhin jedoch Gefühlsstörung im Bereich der
rechten Hand und im Bereich des rechten Fußes.

Zusatzuntersuchungen

Laborchemische Ergebnisse: Elektrolyte, Nierenwerte, Eisen, Blutsenkung,
Nierenwerte im Normbereich.
CT: Unauffälliger Befund.
Elektrophysiologische Befunde: EMG: In den exemplarisch untersuchten Muskeln der oberen und unteren Extremitäten konnten unauffällige Verhältnisse gefunden werden. Die motorischen und sensiblen Nervenleitgeschwindigkeiten lagen im Normbereich. Bei Kontrolluntersuchungen konnte
ebenfalls kein objektiver pathologischer Befund für einen Befall des
peripheren Nervensystems gefunden werden.

Die akustisch-evozierten Hirnstammpotentiale sowie die somato-sensorisch evozierten Potentiale waren unauffällig. Die visuell-evozierten
Potentiale (VEP) bei der Aufnahme: P 2 rechtes Auge 131 msec, P 2
linkes Auge 137 msec. (M + 2 SD = 107,5 msec).

Kontrolluntersuchung der VEP: P 2 128 msec rechtes Auge, linkes Auge
128 msec.
EEG: Kein Seiten- oder Herdhinweis, keine Allgemeinveränderung, keine
Zeichen erhöhter cerebraler Erregbarkeit.

Methodik der Manganbestimmung

Der Mangangehalt der Urin- und Blutproben wurden nach Druckaufschluß
mit Salpetersäure mittels flammenloser Atomabsorptionsspektrographie
(AAS) bestimmt. Die Haarprobe wurde nach Auflösung in kochender Salpetersäure ebenfalls mit der flammenlosen AAS bestimmt.

Ergebnisse

Der Normalwert im Blut lag bei 10 untersuchten Kontrollpersonen bei
4,8 ± 2 µg/100 ml. In einem Vergleichskollektiv von 83 Personen lag
der Mangangehalt der Haare bei 0,35 ± 0,27 µg/g. Bei dem Patienten
wurde ein Mangangehalt im Blut bis zu 15 µg/100 ml gefunden. Der Mangangehalt der Haare betrug 1,6 µg/g. Unter der Therapie mit dem Chelatbilder Kalzium-Trinatriumpentat (Ditripentat) kam es zu einem
deutlichen Abfall der Manganwerte im Blut. Ein Therapieversuch mit
CaNa-2 EDTA war ohne Einfluß auf die Manganwerte im Blut. Eine Zusammenstellung der Befunde ist der Abb. 1 zu entnehmen.

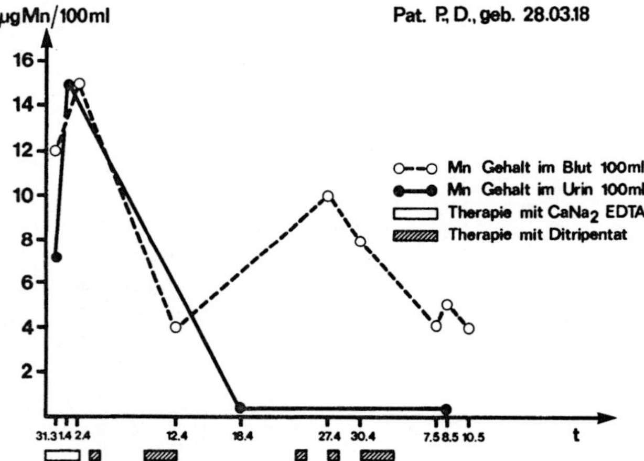

Abb. 1. Mangangehalt im Blut und Urin unter der Therapie mit verschiedenen Chelatbildnern

Diskussion

Vergiftungen durch die orale Aufnahme von Kaliumpermanganat sind selten. Die in der Literatur beschriebenen Vergiftungsfälle traten durch
eine versehentliche Einnahme bei Kindern oder in suizidaler Absicht
auf. Die dabei eingenommenen Mengen lagen bei 5-10 g und führten aufgrund der gastrointestinalen Komplikationen zum Tode (2,3).

Bei dem hier vorgestellten Fall wurde durch ein Versehen anstelle einer
8%igen Kalium-Jodatum-Lösung über mehrere Wochen eine 8%ige Kaliumpermanganat-Lösung eingenommen. Initial standen zunächst gastrointestinale
Störungen in Form einer Ösophagitis, Gastritis und eines Ulcus ventri-

culi im Vordergrund. Es traten die typischen neurologischen Symptome
auf, die bei einer chronischen Manganvergiftung beschrieben wurden (5,
7,8,10). Es fanden sich Störungen des extrapyramidalen Systems, des
Zerebellums, des somato-sensorischen Kortex, eine Verlängerung der optisch-evozierten Potentiale sowie erhebliche psychische Veränderungen.
Desweiteren wurden Störungen der Libido, starker Haarausfall sowie
eine vermehrte Schweißneigung gefunden. Obwohl sich klinisch Hinweise
für eine Polyneuropathie fanden, konnte diese elektrophysiologisch
nicht objektiviert werden.

Bei diesem Falle einer chronischen oralen Intoxikation traten initial
alle Symptome der Vergiftung auf, die sonst nur bei chronischer Vergiftung nach einer Latenz von sechs Monaten bis zu zwei Jahren beschrieben wurden (7,8). Dies kann ein Hinweis darauf sein, daß das
Auftreten der neurologischen Symptome nicht zeitabhängig ist, sondern
von der Gesamtmenge des aufgenommenen Mangans abhängt.

Als Ursache der zentralnervösen Störungen werden Neuronenuntergänge
im Bereich der Hirnrinde, der Stammganglien und des Zerebellums angenommen.

Laborchemische Analysen zeigten keine pathologischen Veränderungen
der Nierenwerte, Leberenzyme, der Blutsenkung sowie des Eisens. Frühere Untersuchungen bei der chronischen Manganvergiftung zeigten signifikante Veränderungen der BSG, der Nierenwerte und des Serum-Eisen-
spiegels (1,4,8).

Die Normalwerte von Mangan im Blut schwanken methodenabhängig zwischen
0,3 bis 15 µg/100 ml (8,10). Bei unserer Untersuchung wurde ein Normalwert bei zehn nicht-manganexponierten Kontrollpersonen von 2-7 µg/
100 ml im Blut gefunden. Bei dem Patienten fand sich ein maximaler
Wert von 15 µg/100 ml. Der Mangangehalt der Haare lag mit 1,6 µg/g
deutlich über der Norm. Bei vorausgegangener Untersuchung bei chronischer Manganexposition wurde keine Erhöhung des Mangangehaltes der
Haare gefunden (8). Der Untersuchungszeitpunkt lag hierbei jedoch zwei
bis sieben Jahre nach der Exposition.

Eine Therapie mit CaNa-2 EDTA zeigte keinen Effekt auf den Mangangehalt des Blutes. Unter der dann eingeleiteten Behandlung mit Kalzium-
Trinatriumpentat (Ditripentat Heyl) kam es zu einem starken Absinken
des Mangangehaltes im Blut (Abb. 1). Nach Beendigung dieser Therapie
kam es wieder zum Anstieg des Mangans im Blut, was auf eine Verschiebung aus den intrazellulären Speichern hindeutet. Mehrere Therapie-
zyklen führten zu einem weiteren Absinken des Mangangehaltes.

Die psychischen Veränderungen sowie die Sehleistungen besserten sich.
Dies zeigte sich auch anhand der gebesserten optisch-evozierten Potentiale. Die übrigen neurologischen Ausfälle waren nahezu stationär.
Das Faszikulieren war eher zunehmend. Verlaufsbeobachtungen stehen
noch aus.

Auf eine Substitutions-Therapie mit L-Dopa, mit der ein guter Effekt
bei der Behandlung der neurologischen Störungen bei einer chronischen
Manganvergiftung beobachtet (6,8) wird, wurde verzichtet, da in akuten
Phasen der Dopaminumsatz erhöht ist (9) und die Gefahr der Exazerba-
tion der psychischen Störung zu erwarten ist.

Zusammenfassung

Es wird über einen 68jährigen Patienten berichtet, dem wegen einer
obstruktiven Lungenerkrankung eine 8%ige Kaliumjodat-Lösung verschrie-

ben wurde. Durch eine Verwechslung seitens der Apotheke wurde ihm eine
8%ige Kaliumpermanganat-Lösung ausgehändigt. Insgesamt nahm der Patient etwa 10 g Kaliumpermanganat in einem Zeitraum von 4 Wochen ein.
Initial traten erhebliche gastrische Beschwerden auf. Fremdanamnestisch fielen zunehmende psychische Veränderungen, insbesondere der
Konzentration und der Vigilanz auf. Bei der neurologischen Untersuchung fanden sich Ausfälle in Teilbereichen des gesamten Nervensystems.
Bei den Zusatzuntersuchungen waren EEG, CT sowie das Routinelabor unauffällig. Die optisch evozierten Potentiale waren beidseits pathologisch. Bei der toxikologischen Untersuchung fand sich ein deutlich erhöhter Mangangehalt im Vollblut. Unter der Therapie mit einem Chelatbilder bildeten sich die psychischen Veränderungen zurück, die pathologischen Latenzen in den optisch-evozierten Potentialen besserten
sich.

Die neurologischen Störungen sind bei der chronischen inhalativen und
chronisch oralen Manganvergiftung nahezu identisch. Der Zeitpunkt des
Auftretens der neurologischen Symptome scheint von einer kritischen
Menge von aufgenommenem Mangan abhängig zu sein.

Literatur

1. Dreisbach RM (1971) Handbook of poisoning - Lange Medical Publications. Los Altos, California
2. Fühner H (1951) Medizinische Toxikologie, Thieme-Verlag, Stuttgart
3. Grusz-Hardag E (1967) Mangangehalt der Leichenorgane eines Kindes
   bei einer akuten Vergiftung durch Kaliumpermanganat. Archiv f. Toxikologie 22:387-389
4. Jonderko GJ, Jonek J, Pacholek A (1965) Histochemische Untersuchungen der Aktivität einiger Enzyme im quergestreiften Muskel nach experimenteller Manganvergiftung. Arch Gewebepath u. Gewebe 21: 231-240
5. Le Quesne PM (1979) Neurological disorders due to toxic occupation
   hazards. The practioner 223:40-45
6. Mena J, Court J, Fuenzalida S (1970) Beeinflussung der chronischen
   Manganvergiftung. New Engl J Med 282:5-7
7. Moeschlin S (1980) Klinik und Therapie der Vergiftungen. Thieme
   Verlag, Stuttgart
8. Schunk W (1982) Neue Aspekte der chronischen Manganvergiftung.
   Z ges inn Med 38:177-180
9. Shukla GS, Chandra SV (1981) Striatal Dopamine turn over and L-dopa
   treatment after short-term exposure of rats to Manganese. Arch
   toxicol 47:191-196
10. Wirth V, Gloxhuber L (1981) Toxikologie. Thieme Verlag, Stuttgart

Anästhesia dolorosa und Parkinson-Syndrom nach Trichloräthylenintoxikation
20jährige Verlaufsbeobachtung

H. Przuntek und F. von Baumgarten

Vor 20 Jahren fuhren Herr E. und Herr M. von Ludwigshafen nach Theresienstadt um Diofan für die Herstellung von Butterbrotpapier abzuliefern.

Nach der Entladung begannen sie ihren Tanklastwagen zu reinigen. An der Innenseite des Kessels hatten sich Kristalle abgesetzt. Herr E. schlug mit einem Spaten diese Kristalle ab. Nach kurzer Zeit bemerkte er ein Brennen in den Augen und an den Schleimhäuten der oberen Luftwege. Herr E. verließ fluchtartig den Tank. Seinem Mitfahrer M. erging es ebenso. Sie füllten daraufhin den Tank mit Wasser und fuhren nach Ludwigshafen zurück.

Auf der Heimfahrt bereits bemerkte Herr E. ein Pelzigkeitsgefühl auf den Lippen und eine ausgeprägte Müdigkeit. Das Essen schmeckte nicht, er ließ es stehen.

Am nächsten Tag verspürte er Kopfschmerzen, Schwindel, Übelkeit und Brechreiz. Die Pelzigkeit, die anfangs nur im Mundbereich zu spüren war, hatte sich auf das gesamte Gesicht, Kopf und Hals ausgebreitet, sie nahm an Intensität ständig zu.

Die Temperatur des Patienten stieg auf 39° an.

Während der nächsten drei Monate wies der Patient leichte Zeichen einer Leberschädigung auf.

Nach drei Monaten wies der Patient eine Anästhesie im gesamten Gesichtsbereich und im Bereich der Mund-, Nasen- und Rachen-Schleimhäute auf. Die Kornealreflexe waren nicht mehr auslösbar.

Ferner wies der Patient eine Ageusie auf.

Die Untersuchungen, die in Zweijahresabständen erfolgten, ergaben über mehr als 10 Jahre immer wieder Anästhesie des Gesichtes, schmerzhaftes Brennen im Gesicht, Ageusie und Nichtauslösbarkeit der Kornealreflexe.

Der Patient wies eine depressive Verstimmung auf, er wirkte moros. Der Verbrauch an Schmerztabletten und Antidepressiva, sowie Schlafmitteln war besorgniserregend.

20 Jahre nach der Intoxikation fand sich eine Hypästhesie im Gesichtsbereich, die Kornealreflexe waren wieder auslösbar.

Es bestand noch eine Ageusie. Die Gesichtsschmerzen hatten nachgelassen, so daß der Medikamentengebrauch erheblich reduziert werden konnte.

Bei dem zweiten Patienten hatten sich in der Akutphase ähnliche Symptome gezeigt, eine Langzeitbeobachtung wurde von uns nicht durchgeführt.

418

Bei dem Patienten E. war es zu einer akuten, wie es sich später heraus-
stellte, Trichloräthylenvergiftung gekommen.

Er wies die klassischen Zeichen einer akuten Trichloräthylenvergiftung
mit Übergang in ein chronisches Stadium auf.

Trichloräthylen ist eine nicht brennbare aromatisch riechende Flüssigkeit, die das brennbare Benzol als Reinigungsmittel nach dem Krieg
verdrängt hat.

Es wird angenommen, daß nicht das Trichloräthylen, sondern das Abbau-
produkt Dichloracethylen die neurotoxische Substanz ist (4).

Bei der akuten Intoxikation kommt es zunächst zu

Reizung der Schleimhäute
Bläschenbildung und Ulzerationen der Haut
Konjunktivitiden
Kopfschmerz
Schwindel
Leibschmerzen und Brechreiz
sowie klassischerweise zu einer Temperaturerhöhung, die oft eine
Infektionskrankheit vortäuscht
und Erregungsüberleitungsstörungen des Herzens.

Wenn die akute Intoxikation nicht tödlich endet, können Polyneuro-
pathien auftreten, wobei besonders die Hirnnerven betroffen sind und
hier bevorzugt der N. opticus, der N. trigeminus und der N. abducens.
Infolgedessen kommt es zu Papillenanschwellung mit Visusverlust,
Anästhesie im Trigeminusbereich mit gleichzeitigem Brenngefühl der
Haut und Doppelbildern.

Es kann aber auch zu Polyneuropathien der Extremitäten vor allem mit
Paresen kommen. Die Polyneuropathien können noch mehrere Wochen nach
der akuten Intoxikation sich voll bemerkbar machen (1,2,3).

Darüber hinaus können sich Störungen des Bewußtseins, Vergeßlichkeit,
Erregungszustände, extrapyramidale oder auch zerebelläre Symptome eintreten, wobei die beiden letzten Symptome sich besonders bei chronisch
verlaufender Intoxikation einstellen (1,2,3), die wir an einem weiteren Fallbeispiel erläutern möchten.

Bei Herrn T. handelt es sich um eine chronische Intoxikation mit Grenz-
wertdosen. Herr T. hatte mit Trichloräthylen mehrfach wöchentlich über
mehrere Jahre Metallteile zu reinigen. Wiederholt bemerkte er Bläschenbildung der Haut, Schwellungen der Gingiva und rissige Haut. Ihm fiel
auf, daß er am Wochenende nach einer Flasche Bier wie benommen war.

Zwischen dem 30. und 33. Lebensjahr fiel dem Patienten auf, daß er
nicht mehr Suppe essen konnte und daß die Beweglichkeit des rechten
Armes eingeschränkt war.

Der Patient leidet heute unter einem mittelschweren bis schweren Parkinson-Syndrom, das auf Antiparkinsonmedikamente nicht ausreichend
anspricht. Eine nennenswerte Progredienz ist seit 10 Jahren, also nach
Sistieren der Intoxikation, nicht mehr zu beobachten. Für die Genese
des Parkinson-Syndrom mag als weiterer Faktor ein seit frühester Kindheit bestehender Hydrocephalus internus angesehen werden. Es wird
heute angenommen, daß sich bei Vorschädigung des Gehirns Trichloräthy-
lenvergiftungen besonders bemerkbar machen.

Das hat zur Folge, daß in Berufen in denen noch mit Trichloräthylen
gearbeitet werden muß, Personen mit zerebralen Fehlbildungen nicht
eingestellt werden sollten.

Zusammenfassung

Trichloräthylen führt bei akuter Intoxikation zu Reizungen von Haut
und Schleimhäuten, zu Schwindel, Brechreiz und Kopfschmerzen.

In höherer Konzentration führt es zu Polyneuropathien, die sich bis
zu mehreren Wochen nach einer akuten Intoxikation ausbilden können.
Bei chronischer Intoxikation können sich bevorzugt extrapyramidale
oder zerebelläre Störungen neben psychischen Veränderungen ausbilden.

An zwei Patienten, die wir über 20 Jahre beobachtet haben, konnten wir
zeigen, daß nach akuter Intoxikation sich einerseits die Folgeerschei-
nungen im Verlauf vieler Jahre langsam reduzieren oder die Progredienz
der Erkrankung nach Absetzen der Intoxikation sistiert.

Literatur

1. Baader EW (1960) Berufskrankheiten. Urban und Schwarzenberg
2. Clayton GD and Clayton FE (1972) Patty's Industrial Hygiene and
   Toxicology. Vol 26 John Wiley and Sons New York
3. Empfehlungen der MAK Kommision 1976
4. Ertle T, Henschler D, Müller G, Spassowski M (1972) Metabolism of
   trichlorethylen in man. The significance of trichlorethanol in
   long-termin exposure conditions. Arch Toxikol 29:171-188

Neurotoxischer Effekt von 1-Methyl-4-phenyl-1,2,3,6-tetrahydropyridin (NMPTP) auf das nigrostriatale System und protektiver Effekt des 1-Tertiärbutyl-4,4-diphenylpiperidin (Budipin)

H. Russ, K. Henning, H. Eckhardt und H. Przuntek

Einleitung

Heroinsüchtige wiesen 1979 nach Injektion der als "Heroinersatz" ge-
handelten Substanz 1-Methyl-4-phenyl-4-propionoxypiperidin (MPPP) ein
Parkinsonsyndrom auf (3).

Genauere Untersuchungen ergaben, daß die Genese des Parkinsonsyndroms
durch ein Nebenprodukt des MPPP, nämlich 1-Methyl-4-phenyl-1,2,3,6-
tetrahydropyridin (NMPTP) bedingt ist (2).

NMPTP ist ein Nebenprodukt des MPPP, das bei unsachgemäßer Herstellung
von MPPP anfällt. MPPP ist ein Meperidin (Pethidin) Analoges. Es hat
eine vierfach höhere schmerzhemmende Wirkung als Pethidin und wird
illegal hergestellt und in den USA unter Drogensüchtigen gehandelt.
Mit dieser selbst in der Boulevardpresse Schlagzeilen machenden Entdeckung stellten sich die für die praktische Parkinsonforschung relevante Fragen

- Welches Modell zeichnet das Bild des idiopathischen Parkinson-Syndroms am besten nach ?
- Welches Medikament bessert die Hauptsymptome ohne die Neurodegeneration zu beschleunigen ?
- Welches Medikament ist für die Frühphase des Morbus Parkinson am
  besten geeignet ?

in neuem Licht dar.

In der Humanmedizin kennen wir drei bedeutsame Modelle für das Parkinsonsyndrom:

1. das postenzephalitische Parkinson-Syndrom
2. das Neuroleptika (z.B. Haloperidol, Reserpin) induzierte Parkinson-
   Syndrom
3. das 1-Methyl-4-phenyl-1,2,3,6-tetrahydropyridin (NMPTP) bedingte
   Parkinson-Syndrom.

In der tierexprimentellen Medizin kommen zusätzlich das stereotaktisch
ausgelöste, das 6-OH-Dopamin und Oxotremorin verursachte Parkinson-
Modell hinzu.

Von all diesen Modellen kommt das NMPTP induzierte Parkinsonmodell dem
idiopathischen Parkinson-Syndrom am nächsten. Denn NMPTP führt zu
einer irreversiblen Neurodegeneration, wobei unter den verschiedenen
dopaminergen Systemen des ZNS das nigrostriatale bevorzugt befallen
ist. Die Obduktion eines Drogensüchtigen hat pathoanatomische Veränderungen aufgewiesen wie sie bei idiopathischem M. Parkinson gesehen
werden.

Nach Gabe von NMPTP kommt es im Tierexperiment bei Affen zu einer Erniedrigung des 5-HIAA- und HVA-Gehaltes im Liquor. Auf Gabe von L-Dopa kommt es zunächst zu einer Besserung der Parkinson-Symptomatik. Bei Langzeitgabe von L-Dopa kommt es wie beim idiopathischen Parkinson-Syndrom zu den bekannten Nebenwirkungen wie On - Off - Phänomen und Hyperkinese.

Um den eingangs gestellten Fragen näher zu kommen, haben wir Ratten mit NMPTP vorbehandelt und den antagonistischen Effekt von Budipin geprüft.

Methoden und Ergebnisse

Wir haben zunächst weibliche Sprague Dawley Ratten (200 g) mit einer Gesamtdosis von 116,9 mg NMPTP/kg über 6 Wochen behandelt. 4 Wochen nach der letzten NMPTP-Injektion haben wir den Dopamin-, Serotonin-, HVA-, DOPAC- und 5-HIAA-Gehalt im Nucl. caudatus bestimmt (Methoden s. 4).

Wir fanden eine bis zu 60%ige Erniedrigung von Dopamin, Serotonin und deren Metaboliten DOPAC, HVA und 5-HIAA. Motorisch wiesen die Tiere lediglich eine Schwäche beim Umgreifen mit den Pfoten beim Laufen an der Unterseite eines Gitters auf. Dies ist verständlich, da die Parkinson-typischen Phänomene meist erst dann eintreten, wenn der Dopamingehalt des Nucl. caudatus bis zu 80% erniedrigt ist.

In den vergangenen Jahren haben wir vergleichend den neurodegenerativen Effekt von L-Dopa und Budipin bei mit geringen Dosen 6-OH-Dopamin vorbehandelten Ratten untersucht und im Gegensatz zu L-Dopa keinen neurodegenerativen Effekt nachweisen können (5).

Budipin weist eine mittelgradige Affinität zu Enkephalinrezeptoren auf. Weiterhin zeigt sich bei der Synthese des Budipin eine enge strukturchemische Verwandtschaft zu den 4-Phenyl-1,2,3,6-tetrahydropyridinen (Abb. 1).

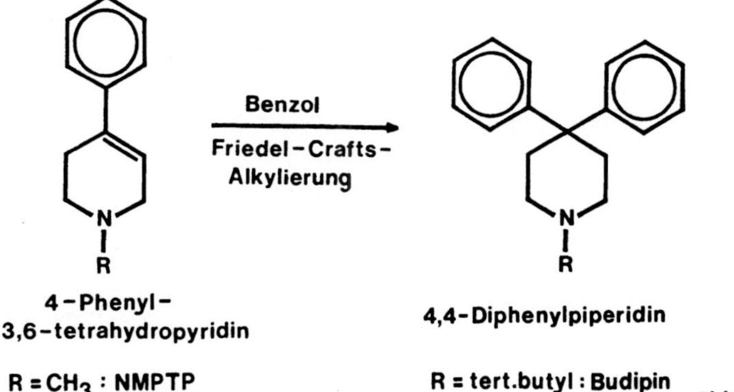

Abb. 1

Aus früheren Versuchen sind die Antiparkinsoneigenschaften des Budipin wohl bekannt (4), so daß wir uns entschlossen Budipin als NMPTP antagonistische Substanz zu untersuchen.

In einem geringfügig variierten Versuch haben wir Ratten mit NMPTP (151,3 mg/kg Gesamtdosis) oder nur Budipin (511,1 mg/kg Gesamtdosis) oder mit beiden Substanzen zusammen behandelt und die Ergebnisse mit Kontrolltieren verglichen.

Hierbei zeigte sich, daß NMPTP zu einer Erneidrigung von Dopamin im
Nucl. caudatus führt (Abb. 2).
Die zusätzliche Gabe von Budipin verhindert die Transmitterverarmung
im Nucl. caudatus statistisch signifikant. Serotonin, HVA, DOPAC und
5-HIAA verhalten sich wie Dopamin (6).

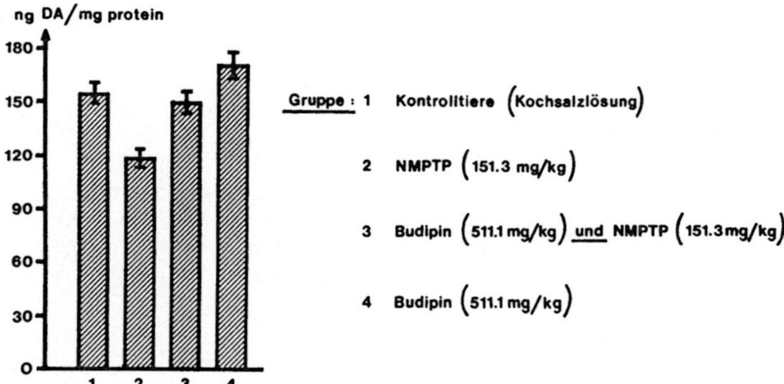

__Abb. 2.__ Effekt von NMPTP und Budipin auf den Dopamingehalt im Ratten-Nucleus
caudatus

Diskussion

MPTP führt auch bei Ratten zu einer Erniedrigung des Dopamin- und
Serotoningehaltes wie deren Metaboliten im Nucl. caudatus.

Budipin ist in der Lage diese Erniedrigung zu hemmen. Da die Versuchstiere zwischen letzter Injektion der Pharmaka und der Bestimmung der
Transmitter eine Latenz von 4 Wochen aufwiesen, ist anzunehmen, daß
die Wirkung des Budipin auf einem antineurodegenerativen Effekt beruhen muß.

Für die Klinik bedeutet dies, daß Budipin sich einerseits als Antidot bei akuter NMPTP-Intoxikation eignen müßte und daß sich die Substanz besonders im Frühstadium des Morbus Parkinson als Therapeutikum
der Wahl anbietet.

Neueste Überlegungen zur Pathogenese des Morbus Parkinson unter Einbeziehung des NMPTP-Modells führen zu der Vermutung, daß hydroxy-
lierte Derivate des MPTP die Dihydropteridonoxyreductase hemmen.
Dieses Enzym ist für die Umwandlung von Dihydrobiopterin zu Tetrahy-
drobiopterin verantwortlich, welches das Koenzym für die Hydroxylierung des Tyrosins zu Dopa, also der Tyrosinhydroxylase, ist. Die hydroxylierten 1-Methyl-4-phenylpiperidine sind zwar in Spuren wirksam,
aber in vivo noch nicht nachgewiesen, so daß noch viel Raum für die
Spekulation der Pathogenese des M. Parkinson bleibt.

Darüber hinaus wird die hohe Affinität hydroxylierter 1-Methyl-4-phe-
nylpiperidine zu den präsynaptischen Dopaminrezeptoren als Ursache
für die Pathogenese des M. Parkinson diskutiert. Hier stellt sich des
weiteren die Frage, ob nicht auch die bei beginnendem M. Parkinson
beobachtete Enkephalinerhöhung im Liquor cerebrospinalis ein Hinweis
dafür ist, daß die präsynaptischen Rezeptoren durch eine vermehrte
Enkephalinsekretion blockiert werden und eine der Wirkungen des Budipin in der Interaktion mit präsynaptischen Enkephalinrezeptoren dopaminerger Neurone liegt.

Zusammenfassung

NMPTP führt zu einer Neurodegeneration dopaminerger wie auch serotonerger Systeme des Zentralnervensystems.

Es imitiert von allen bekannten Parkinson-Modellen den idiopathischen
Morbus Parkinson am besten.

NMPTP führt bei Primaten, aber auch bei Ratten, zu einer Dopamin- und
Serotoninerniedrigung im Nucl. caudatus.

Budipin vermag diesen Effekt zu verhindern.

Da die Messung der Transmitter 4 Wochen nach der letzten Pharmakagabe
erfolgte, vermuten wir einen antineurodegenerativen Effekt des Budipin.

Klinisch ist Budipin hochdosiert bei akuten NMPTP-Vergiftungen oder
als Monotherapie in Frühstadien des M. Parkinson einzusetzen oder als
Kombinationstherapie bei ausgeprägten Parkinsonsymptomen.

Literatur

1. Abell CW, Shen RS, Gessner W, Brossi A (1984) Inhibition of Dihydro-
   pteridine Reductase by Novel 1-Methyl-4-phenyl-1,2,3,6-tetrahydro-
   pyridine. Analog Science 224:405-406
2. Burns RS, Chiueh CC, Markey SP, Ebert MH, Jakobowitz DM, Kopin IJ
   (1983) A primate model of parkinsonism: Selective destruction of
   dopaminergic neurons in the pars compacta of the substantia nigra by N-methyl-4-phenyl-1,2,3,6-tetrahydropyridine. Proc Nat Acad
   Sci 80:4546-4550
3. Langston JW, Balard P, Tetrud JW, Irwin I (1979) Chronic parkinsonism in humans due to a product of meperidine analog synthesis.
   Science 219:979
4. Przuntek H, Stasch JP (1984) Biochemical and Pharmacological
   Agreets of the Mechanismus of Action of Budipin in: Clinical Aspects of Budipin. Springer Verlag Heidelberg
5. Przuntek H, Rohkamm R. Vergleichende Untersuchungen zum neurodegenerativen Effekt von L-Dopa und Budipin bei 6OH-Dopamin unbehandelten Ratten (nicht publizierte Daten)
6. Przuntek H, Russ H, Stasch JP, Henning K, Eckhard H. The protective
   effect of 1-tert.butyl-4-4-diphenylpiperidine against the nigrostriatal neurodegeneration caused by 1-methyl-4-phenyl-1,2,3,6-te-
   trahydropyridine. Life Sciences (im Druck)

Ösophagusfunktionsstörungen als Ursache Botulismus induzierter Dysphagie

W. A. Nix, V. F. Eckardt, G. Krämer, A. Brunier und R. Röder

Im Erwachsenenalter stellen ungenügend konservierte Speisen die Hauptquelle von Botulismusintoxikationen dar. Abhängig von der aufgenommenen Toxinart und -menge variiert das klinische Bild und erschwert somit gelegentlich die Diagnose. An 2 Patienten wird eine blande Verlaufsform berichtet. Im Vordergrund der Klagen standen Mundtrockenheit, Schluckbeschwerden sowie Sehstörungen und Atembeschwerden.

Fallbericht

Dysphagie und Mundtrockenheit veranlaßten Mutter (52 Jahre) und Tochter (17 Jahre) ärztliche Hilfe in Anspruch zu nehmen. 14 Tage vor Klinikaufnahme bemerkten sie im Anschluß an den Genuß selbstgeräucherten Schinkens zunächst Übelkeit und Erbrechen. Bald darauf klagte die Tochter über Dysphagie, Heiserkeit, Atemnot und Sehstörungen. Bei der Aufnahme fand sich neurologisch eine Ptosis beidseits sowie mydriatisierte Pupillen. Neben einer verminderten Lichtreaktion erwies sich die Akkommodation als beeinträchtigt. Aufwärtsblick resultierte in Doppelbildern, zusätzlich bestand eine beidseitige Schwäche der Gesichtsmuskulatur. Der übrige neurologische Befund, das Atemzugvolumen sowie der internistische Status waren unauffällig. Eine Barium-Breischluck-Untersuchung zeigte unter Durchleuchtung eine verlangsamte Entleerung des Ösophagus mit verminderten ösophagealen Kontraktionen.

Ähnlich der Tochter hatte die Mutter ebenfalls Atemnot und Sehstörungen bemerkt, die jedoch zum Zeitpunkt der Aufnahme nicht mehr vorhanden waren. Einzig wurde über Mundtrockenheit und eine Schluckstörung geklagt. Der Neurostatus, ebenso der Barium-Breischluck ergaben keine Auffälligkeiten.

Elektrophysiologisch imponierte das Muskelaktionspotential über dem Hypothenar unauffällig ohne pathologisches Dekrement oder posttetanischer Facilitation. Lediglich bei der Tochter war über dem M. orbicularis oris die Muskelaktionsamplitude auf 800 µV vermindert. Nach Abklingen der klinischen Symptomatik ließ sich bei ihr 4 Monate später eine höhere Amplitude von 2 mV gewinnen. Die 2 Wochen nach Krankheitsbeginn durchgeführten Laboruntersuchungen ermöglichten keinen positiven Toxinnachweis im Serum.

Methodik

Die manometrische Untersuchung des Ösophagus wurde mit Hilfe eines pneumatischen kapillären Perfusionssystems (6) durchgeführt. Zur Ermittlung der Funktion des oberen (UES) und unteren (LES) Ösophagussphinkters bedienten wir uns einer schrittweisen Durchzugsmethode. Die Ösophagusperistaltik wurde über stationäre Registrierungen in 2 cm Intervallen durchgeführt. Bei jeder Station konnte die Kontraktionsantwort auf mindestens 6 Flüssigkeitsboli bestimmt werden.

Ergebnisse

Die Untersuchung während der Akutphase ergab bei beiden Patienten hochgradige Störungen der motorischen Ösophagusfunktion. Im Vergleich mit einem Normalkollektiv (6) fand sich im oberen Drittel eine nahezu aufgehobene Peristaltik. Eine verminderte Amplitude stellte sich auch im mittleren und unteren Ösophagusdrittel (Abb. 1) dar. Die Sphinkterendrucke wiesen lediglich leicht erniedrigte Werte im Bereich des oberen Sphinkters auf. Eine Kontrolluntersuchung 4 Monate später, bei völliger Remission der klinischen Ausfälle, zeigte eine deutliche Besserung der Druckkurven (Tabelle 1). In allen Abschnitten kam es zu einer Zunahme der Druckamplituden, insbesondere im Bereich des schwer betroffenen oberen Drittels.

Diskussion

Gastrointestinale Symptome sowie darauf folgende Manifestationen seitens des autonomen und neuromuskulären Systems sind für Botulismusintoxikationen pathognomonisch. Elektrophysiologisch imponierte lediglich bei der Tocher eine reduzierte Muskelaktionsamplitude (4). Ein Toxinnachweis im Serum ist meist nur in einem Drittel aller Fälle möglich (3). Negative Tests werden um so wahrscheinlicher, je später sie nach einer Intoxikation angesetzt werden. Unter der Annahme bereits vollständig im Gewebe gebundener Toxine ist wohl auch der in unseren Fällen negative Testausfall im Serum zu erklären. Klinisches Bild als auch Verlauf sprechen für eine Botulismusintoxikation, insbesondere nach Ausschluß anderer Erkrankungen wie Myasthenia gravis, Guillain-Barré- und Eaton-Lambert-Syndrom.

Die Ursache des klinischen Symptoms der Dysphagie beim Botulismus ist noch nicht geklärt. Naheliegend ist bei Mundtrockenheit die mangelnde Speichelsekretion infolge defekter autonomer Drüseninnervation anzuschuldigen. Denkbar ist jedoch auch eine Beeinträchtigung der quergestreiften oder glatten Muskulatur, die sich in unterschiedlichen Etagen im Ösophagus befindet. Manometrisch bestand insgesamt eine hochgradige Beeinträchtigung. Die schwersten Störungen fanden sich im proximalen quergestreiften, die geringsten im glatten distalen Drittel. Die Schwäche der quergestreiften Muskulatur ist damit vereinbar, daß an der neuromuskulären Synapse eine verminderte Acetylcholinfreisetzung als Folge einer Blockade der präsynaptischen Membran durch das Toxin erfolgt (1). Das Bemerkenswerte der Befunde ist die ausgeprägte muskuläre Funktionsstörung am Ösophagus bei nur sehr diskreter Parese der Skelettmuskulatur. Als Erklärung läßt sich eine mögliche höhere Affinität der Endplattenregion am Ösophagus im Vergleich mit der übrigen Muskulatur annehmen. Unterschiedliche Manifestationspräferenzen sind z.B. bei der Myasthenia gravis gut bekannt.

Von Jenzer et al. (7) werden einzig autonome Funktungsstörungen im Rahmen einer Intoxikation beschrieben. Die auch dort angeführten Schluckstörungen sind im Lichte unserer Untersuchungsergebnisse als Hinweise auf eine Mitbeteiligung der Muskulatur zu diskutieren.

Weiterhin zeigten sich auch im Bereich der glatten Muskulatur Veränderungen. Dies ist von besonderer Bedeutung, da dort keine der quergestreiften Muskulatur vergleichbare Endplatten bestehen. In Tierversuchen konnte gezeigt werden, daß Botulinumtoxin in die cholinerge,

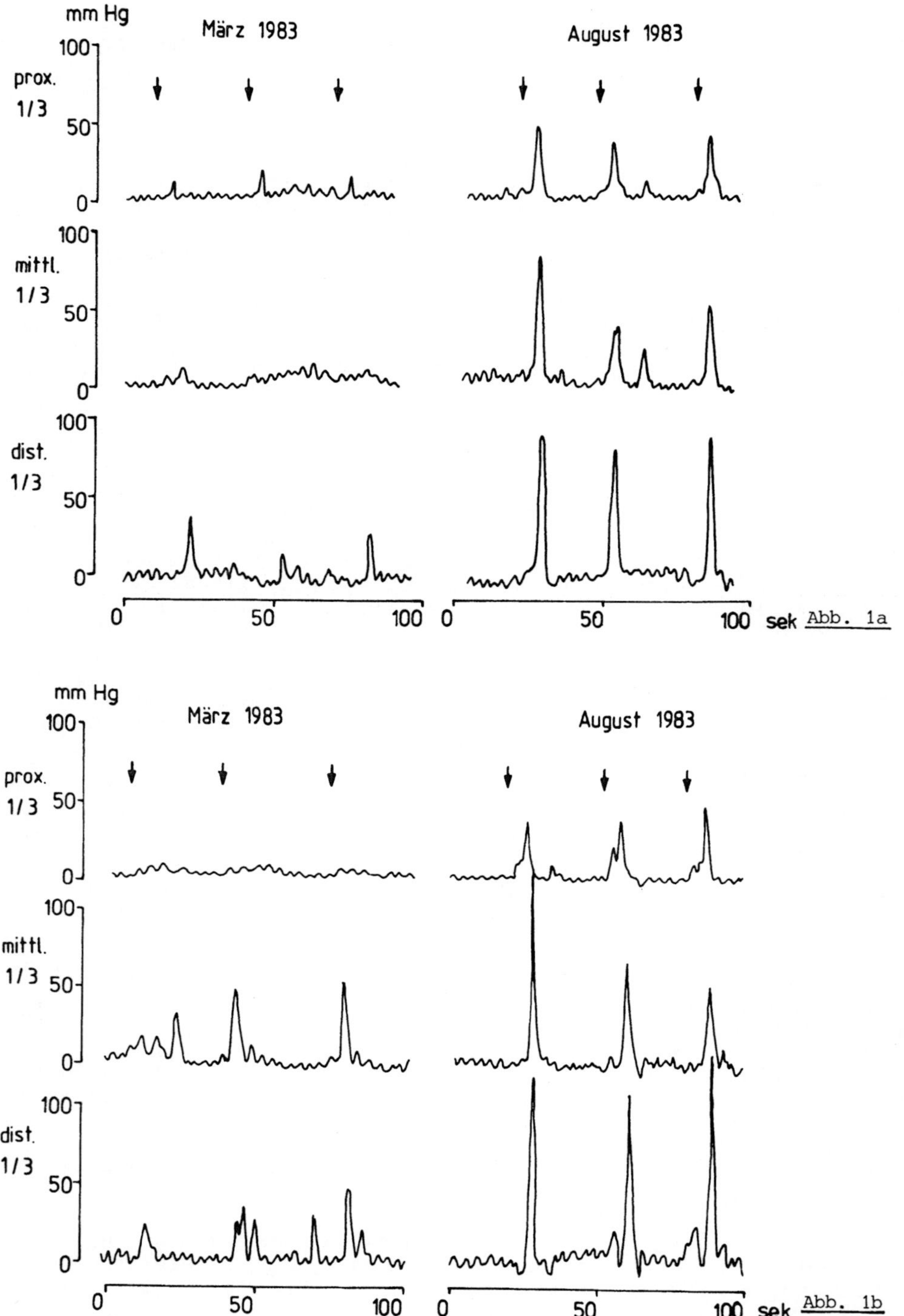

Abb. 1a,b. Die manometrischen Messungen der Mutter (a) und die der Tochter (b) zum Zeitpunkt der akuten Erkrankung (März) zeigt deutlich verminderte peristaltische Amplituden, insbesondere im proximalen Ösophagusdrittel. Der Schluckakt ist durch Pfeile markiert. Eine Restitution der Amplituden findet sich 4 Monate später

Tabelle 1. Mittlerer ösophagealer Sphinkterdruck und Kontraktionsamplitude

| | | Sphinkterdruck (mmHg) | | Kontraktionsamplitude (mmHg) | | |
		LESP	UESP	prox. 1/3	mittl. 1/3	distal. 1/3
Patient	akut	14.0	18.0	2.0	46.4	50.5
Tochter	4 Monate später	20.0	61.0	43.5	84.2	105.5
Patient	akut	9.0	42.0	5.7	27.2	29.8
Mutter	4 Monate später	6.0	49.0	46.7	41.2	49.7

Für Mutter und Tochter sind die Absolutwerte in mmHg für Kontraktionsamplitude und
Sphinkterdruck angegeben. Im unteren (LES) Sphinkter zeigen sich keine sicheren Veränderungen, im oberen (UES) Sphinkter ist in beiden Fällen nach 4 Monaten eine Druck-
zunahme zu registrieren. Eine deutliche Erholung der Kontraktionsamplitude weisen
alle Ösophagusabschnitte auf

adrenerge, und nicht adrenerge autonome Übertragung eingreifen kann
(8). Die Beeinflussung des Ösophagus durch Anticholinergika ist möglich. Bei Blockade cholinerger Neurone durch Atropin wird am Ösophagus des Menschen eine Verminderung der Kontraktionsamplitude im Bereich
des distalen Drittels induziert (2,5). Eine weitere Möglichkeit ist
die Vermutung, daß die Kontraktionsamplitude im oberen Ösophagusdrittel
die Kontraktilität im distalen Drittel mit beeinflußt.

Der gestörten Ösophagusmotilität kommt in jedem Falle eine wichtige
Rolle bei der Entstehung der Dysphagie zu.

Wie auch immer die Störung letztlich beschaffen ist, in beiden Fällen
zeigte sich eine völlige Reversibilität der Ausfälle.

Zusammenfassung

Zwei Patienten mit Botulismus wiesen Störungen seitens des autonomen
und neuromuskulären Systems auf. Führende Symptome waren Mundtrockenheit, Schluckbeschwerden sowie Sehstörungen. Die Ösophagusmanometrie
ergab ausgeprägte Motilitätsstörungen, insbesondere im proximalen
Drittel. Eine Kontrolle nach einigen Monaten zeigte eine völlige Wiederherstellung der normalen Funktion.

Literatur

1. Burgen A, Dickens F, Zatman L (1949) The action of botulinum toxin
   on the neuromuscular junction. J Physiol 109:10-24
2. Castell DO, Dubois A, Davis CR, Cordova CM, Norman DO (1984) Computer - aided analysis of human esophageal peristalsis. I. Techni-
   cal description and comparison with manual analysis. Dig Dis Sci
   29:65-72
3. Center for Disease Control (1979) Botulism in the United States,
   1899-1977: Handbook for epidemiologists, clinicians and laboratory
   workers. Atlanta, Ga.: Center for Disease Control

4. Cherington M (1973) Botulism: Electrophysiologiscal and therapeutic observations. In: Desmedt J, ed. New developments in electromyography and clinical neurophysiology. Vol. 1, S. Karger, Basel, pp 375-9
5. Dodds WJ, Dent J, Hogan WJ, Arndorfer RC (1981) Effect of atropine on esophageal motor function in humans. Am J Physiol 240:G290-6
6. Janisch HD, Eckardt VE (1983) Wet swallows stimulate abnormal contractions in patients with esophagel motility discorders. Z Gastroenterologie 21:574-9
7. Jenzer G, Mumenthaler M, Ludin HP, Robert F (1975) Autonomic dysfunction in botulism B: A clinical report. Neurology 25:150-3
8. MacKenzie I, Burnstock G, Dolly JO (1982) The effects of purified botulinum neurotoxin type A on cholinergic, adrenergic and non-adrenergic, atropine-resistant autonomic neuromuscular transmission. Neuroscience 7:997-1006

Akute porphyrische Krise mit schwerer zerebraler Schädigung nach „Brigitte-Diät"

K.F. Druschky, J. Schirmeister, P. Nerb und C. Lang

Bei akuten hepatischen Porphyrien kann es auf der Grundlage genetisch fixierter Enzymdefekte durch eine Vielzahl von Faktoren zu einer Induktion der Delta-Aminolävulinsäure-Synthetase (ALA-S) und zum Auftreten akuter Krankheitszeichen kommen. Pierach und Bossenmeier (7) vertraten die Auffassung, daß eine inadäquate Kalorienzufuhr wahrscheinlich der häufigste Auslöser akuter porphyrischer Attacken ist.

Im Vordergrund der Symptomatik stehen vegetative Krisen mit abdominellen und kardiovaskulären Symptomen. Daraus kann sich eine völlige Lähmung des peripheren vegetativen Apparates mit paralytischem Ileus sowie einer Blasen- und Mastdarmlähmung entwickeln. Die Rot- oder Dunkelfärbung des Urins sind obligat. Zerebrale Symptome wie organisch begründbare Psychosen, neurologische Herdstörungen und zerebrale Krampfanfälle oder auch Polyneuropathien prägen das klinische Bild.

Falldarstellung: Frau B. Sch., geb. 7.4. 1945

Familienanamnese: Bei der Mutter der Patientin war erstmals 1967 mit 42 Jahren ein akuter porphyrischer Schub mit Abdominalkoliken und einer Polyneuropathie aufgetreten. 1972 kam es nach überdurchschnittlichem Alkoholgenuß und der Einnahme von Schlaftabletten erneut zu einer porphyrischen Krise mit hochgradiger Polyneuropathie. Bei einer stationären Untersuchung im Juli 1982 lagen deutliche neurologische Reststörungen vor. Die Hämpräkursorenausscheidung im Urin war erhöht. Die Patientin litt zudem unter Asthma und verstarb an den Folgen dieser Erkrankung im Jahre 1983 in einem auswärtigen Krankenhaus.

Der Sohn unserer Patientin wies lediglich eine Verminderung der Uroporphyrinogen I-Synthetase-Aktivität im Vollblut mit 0,52 U/l auf und ist damit als Anlageträger anzusehen.

Eigenanamnese: Bei der Patientin waren seit 1976 zwei porphyrische Krisen ohne neurologische Symptomatik aufgetreten. Mitte Januar 1982 unternahm sie den Versuch einer Gewichtsreduktion mit "Brigitte-Diät". Es handelt sich hierbei um eine Reduktionskost von 1000 Kalorien, zusammengesetzt aus 70g Eiweiß, 90g Kohlehydraten und 30g Fett. Nach 2 Wochen kam es zum Auftreten einer akuten porphyrischen Attacke mit Abdominalkoliken, Rotfärbung des Urins, diffusem Druckschmerz im Abdomen und Sinustachykardie. Bei der stationären Aufnahme in Karlsruhe war die Hämpräkursorenausscheidung im Tagesharn deutlich erhöht. Die Werte für ALA betrugen 501 µmol/24h, für PBG 625 µmol/24h. Die Ausscheidung der Gesamtporphyrine war auf 13968 Gamma/24h angestiegen, zudem bestand eine Hyponatriämie mit 103 mval/l.

Trotz hochdosierter Glukosetherapie entwickelte sich eine zunehmende organisch bedingte Psychose bis hin zum Koma. Aus einem Zungenbiß wurde auf einen stattgehabten Krampfanfall geschlossen. Zudem traten wiederholt "Gesichtskrämpfe" auf. Neurologisch fanden sich Zeichen einer rechtsseitigen Spastik. Das EEG war zu diesem Zeitpunkt mittelschwer allgemeinverändert. Das kraniale CT ergab ein normal weites symmetrisches Ventrikelsystem.

Vom 11. bis zum 14. Behandlungstag erfolgte ein Therapieversuch mit 260 mg Hämatin täglich, ohne daß eine entscheidende Befundänderung auftrat. Erst 6 Wochen nach der Aufnahme reagierte die Patientin wieder auf optische und akustische Drohreize.

Vom 18.5.1982 bis zum 19.12.1982 erfolgte eine stationäre Behandlung in unserer Klinik. Bei Aufnahme zeigte Frau Sch. auf Aufforderungen ungezielte Reaktionen, sie bot eine motorische Unruhe, gelegentliches lautes Schreien und Bettflüchtigkeit. Frau Sch. demontierte alle Gegenstände im Krankenzimmer und warf sie zum Teil zum Fenster hinaus. Sinnvolle verbale Äußerungen waren nicht zu erhalten. Sie war ständig bemüht, sich zu entkleiden.

Das EEG vom 11.9.1982 zeigte eine mittelschwere Allgemeinveränderung. Das CT vom 9.10.1982 ergab ein mittelständiges, mäßig erweitertes, symmetrisches Ventrikelsystem, wobei flächige Dichteminderungen beiderseits temporobasal und eine Erweiterung der Fissuren und der basalen Hirnfurchen bestanden. Zum Entlassungszeitpunkt hatte sich der psychische Befund gering gebessert.

Bei Wiederaufnahme im Oktober 1983 war Frau Sch. bereits in der Lage, einfache Verrichtungen im Haushalt durchzuführen und sich relativ selbständig zu versorgen.

Psychisch bestand eine mäßiggradige Affektlabilität mit kindlicher Emotionalität. Die Verständigung war erschwert, da der sprachliche Ausdruck zumeist stammelnd, hauptsächlich über logokloniform wiederholte Laute und Silben erfolgte. Bei Antworten bevorzugte sie immer wieder den schriftlichen Modus. Die Ausscheidung der Hämpräkursoren war nach wie vor erhöht.

Das kraniale CT (Abb. 1) zeigte eine Zunahme der Ventrikelerweiterung im Sinne eines deutlichen Hydrozephalus internus. Es bestanden oberflächennahe, teil fleckige Dichteminderungen von Rinde und angrenzendem Marklager mit Betonung basisnaher Schichten.

Im weiteren Verlauf kam es trotz Rehabilitationsmaßnahmen zu keiner belangvollen Besserung des psychischen Befundes mehr.

Diskussion

Bei Patienten mit akuten hepatischen Porphyrien kann es durch eine Reduzierung der Kalorienzufuhr oder durch Fasten zu akuten Schüben kommen (3,4,8). Abrupte Reduktion der Kalorienzufuhr führt innerhalb von 2-4 Tagen zu einer deutlichen Erhöhung der Exkretion von Hämpräkursoren im Tagesharn (6,8). Zusammenhänge zwischen Glukoseaufnahme und der Ausscheidung von Hämpräkursoren im Tagesharn sind bekannt (1,6,8). Verschiedene Untersuchungen haben gezeigt, daß eine hohe Kohlehydratzufuhr mit einer Repression der ALA-Synthetase in der akuten Attacke einhergeht (1,5), wobei die Mechanismen, die zu dieser Wirkung führen, noch unklar sind. Dieser sogenannte "Glukose-Effekt" wird seit Jahren in der Therapie der akuten porphyrischen Attacken genutzt.

Im Rahmen der ärztlichen Führung von Porphyrie-Patienten sollte auf ausreichende Kalorienzufuhr mittels einer kohlehydrat- und eiweiß-

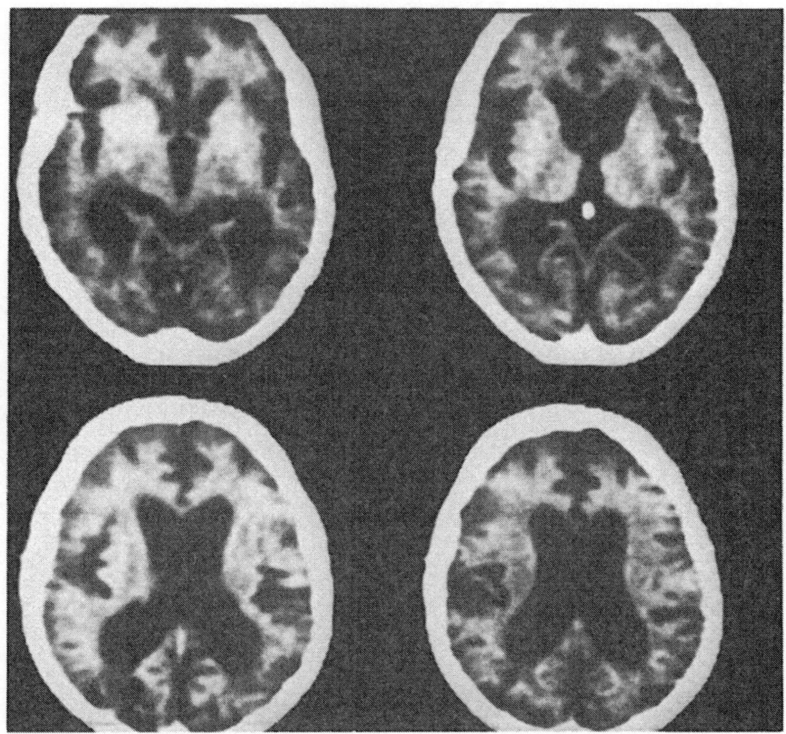

<u>Abb. 1.</u> Akute intermittierende Porphyrie. Kraniales Computer-Tomogramm (10/83).
Ventrikelerweiterung im Sinne eines deutlichen Hydrozephalus internus. Oberflächen-
nahe, teils fleckige Dichteminderungen von Rinde und angrenzendem Marklager mit
Betonung basisnaher Schichten

reichen Ernährung geachtet werden (1,2,6,7). Abrupte Maßnahmen zur
Gewichtsreduktion, wie sie in unserem Fallbeispiel durch die 2wöchige
Einnahme der "Brigitte-Diät" erfolgten, können zum Auftreten einer
akuten porphyrischen Attake und damit zu einer vitalen Gefährdung des
Patienten führen.

Zusammenfassung

Berichtet wird über eine 38 Jahre alte Patientin mit akuter intermittierender Porphyrie, die durch "Brigitte-Diät" eine Gewichtsreduktion
versuchte. Nach 2 Wochen entwickelte sich eine porphyrische Krise mit
abdomineller und ausgeprägter zerebraler Symptomatik trotz hochdosierter Glukosebehandlung. Klinisch blieb ein deutliches psychisches
Defekt-Syndrom bestehen. Das kraniale CT zeigte eine erhebliche Sub-
stanzminderung. Bei Porphyrie-Patienten sollte auf eine ausreichende
Kalorienzufuhr mit kohlehydrat- und eiweißreicher Ernährung geachtet
werden. Fastenkuren stellen eine vitale Gefährdung dar.

Literatur

1. Doss M, Verspohl F (1981) The "glucose effect" in acut hepatic porphyrias and in experimental porphyria. Klin Wschr 59:727-735
2. Druschky K-F (1978) Die akute intermittierende Porphyrie. Präven-
   tion und Neuropsychiatrie. Thieme, Stuttgart
3. Knudsen KB, Sparberg M, Lecocq F (1967) Porphyria precipitated by
   fasting. N Eng J Med 277:350-351
4. Koskelo P, Pelkonen R (1968) Porphyrinuria induced by fasting.
   N Eng J Med 278:856
5. Moore MR, McColl KEL, Goldberg A (1979) The porphyrias. Diabete
   Metabolisme 5:323-326
6. Nawrocki P, Strohmeyer G, Doss M (1976) The effect of different
   diets on porphyrin excretion in hepatic porphyrias. In: Doss M,
   Nawrocki P (eds) Porphyrins in human diseases. Report of the dis-
   cussions. Falk-Foundation, Freiburg, p 244-248
7. Pierach CA, Bossenmaier I (1980) Hepatic porphyria. Arch Phys Med
   Rehabil 61:238-239
8. Redeker AG, Sterling R (1968) The "glucose effect" in erythropoetic
   protoporphyria. Arch Intern Med 121:446-448

Genetisch determinierte Neurotoxizität durch Hydroxylierungsdefekt
I. Arzneimitteltoxizität durch Perhexilin: Die DA-Ratte als Tiermodell

A. Wahlländer, A. Zimmermann und C. Meier

Einleitung

Die Pharmakokinetik von Medikamenten wird nicht nur von Größen wie
Absorption, Metabolismus in der Leber und Ausscheidung im Urin bestimmt,
sondern auch durch genetische Faktoren. Dies ist für die Acetylierung
(Isoniazid und Sulfonamide) schon lange bekannt, gilt jedoch auch
für die Hydroxylierung, den oxidativen Abbau über das Cytochrom P450
der Leber. Auf Grund eines autosomal vererbten Defektes in der Hydroxylierung können ca. 10% der mitteleuropäischen Bevölkerung (2,3) manche
Medikamente, die diesem Stoffwechselweg unterliegen, nicht oder nur
vermindert eliminieren und sind somit in höherem Maße potentieller
Toxizität ausgesetzt (Tabelle 1). Als Testsubstanz dient das Antihy-
pertensivum Debrisoquin: Aus der Ausscheidung der Muttersubstanz und
des hydroxylierten Hauptmetaboliten im Urin wird berechnet, ob ein
ineffizienter (poor metabolizer) oder ein effizienter Hydroxylator
(extensive metabolizer) vorliegt.

Tabelle 1. Medikamente, für die beim "poor metabolizer" bisher vermehrt Nebenwirkungen gezeigt werden konnten (5)

Medikament	Klinische Auswirkung
Debrisoquin	Orthostatische Hypotension
Propranolol	Exzessive Beta-Blockade
Phenacetin	Vermehrte Methämoglobinämie
Phenformin	Laktatazidose
Perhexilin	Periphere Neuropathie, Leberzirrhose(?)
Nortryptilin	Verminderter antidepressiver Effekt
Phenytoin	Zerebelläre Toxizität

Als Tiermodell der ineffizienten Hydroxylierung steht die weibliche DA-
Ratte zur Verfügung (1). Ob sich mit diesem Modell die Toxizität eines
Medikamentes auf Grund eines genetischen Defektes zeigen läßt, soll
die vorliegende Studie prüfen. Sie ist am Beispiel des *Perhexilins*, eines
Antianginosums, durchgeführt, von dem bekannt ist, daß Patienten mit
Hydroxylierungsdefekt Toxizitätserscheinungen zeigen, die sich in peri-
pherer Neuropathie (6), Gewichtsverlust und Hepatopathie, die bis zur
Leberzirrhose führen soll, äußern.

Material und Methoden

6 Monate alte, weibliche DA Ratten (n=24) wurden über 36 Wochen mit
in Futterwürfeln eingepreßtem Perhexilin (40 mg pro kg und Tag) behandelt. Als Kontrolle dienten gleichalte, weibliche Sprague-Dawley
Ratten (SD, n=16) ohne Hydroxylierungsdefekt unter gleicher Perhexilin-
dosierung und unbehandelte Tiere beider Stämme (n=8). Gewicht und
Leberwerte (Aminopyrinatemtest als Leberfunktionsprüfung, Transamina-
sen, Serumgallensäuren) wurden in regelmäßigen Abständen gemessen.
Von allen Gruppen wurden in der 37. Woche Tiere geopfert und Gewebe
licht- und elektronenmikroskopisch untersucht.

Befunde

Die kumulative Dosis von Perhexilin in den behandelten Gruppen war mit
8.8 g/kg für DA und 8.9 g/kg für SD-Ratten vergleichbar. Die relative
Gewichtsabnahme betrug in den DA-Ratten, bezogen auf unbehandelte Kontrollen, 13% und war stärker ausgeprägt als bei den SD-Ratten (8%,
Abb. 1). Nur bei behandelten Tieren der DA-Gruppe fanden sich als
weitere Nebenwirkungen struppiges Fell, verminderte lokomotorische
Aktivität und eine aggressive Verhaltensstörung. Die gemessenen Leber-
parameter - insbesondere der Aminopyrinatemtest - konnten keine Hinweise auf eine Hepatopathie geben, und auch die Leberhistologie erbrachte bis zur 37. Woche keine lichtmikroskopisch pathologischen Befunde.

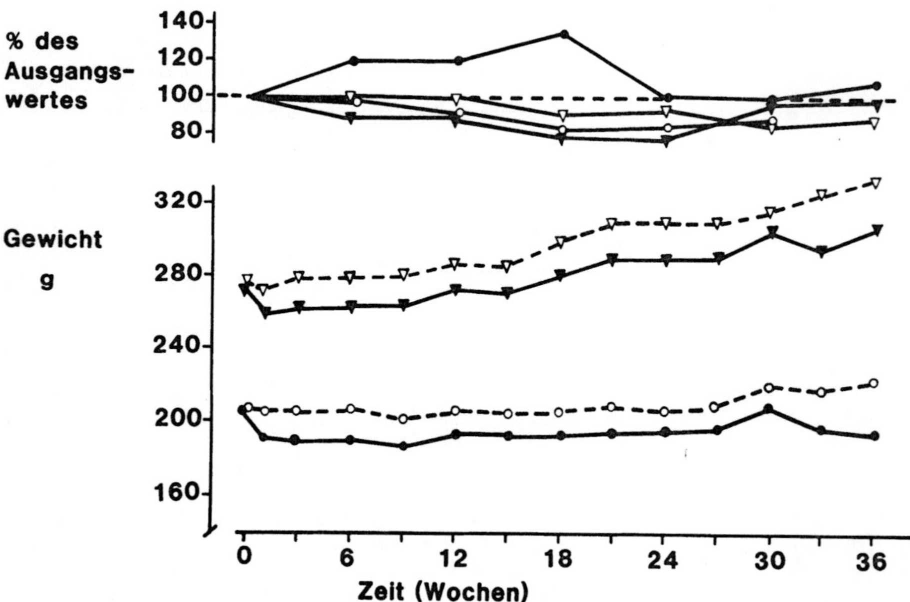

Abb. 1. Leberfunktion und Gewichtskurve unter Langzeitbehandlung mit Perhexilin 40
mg/kg/d p.o.. Behandelte Tiere (DA ●, SD ▼) im Vergleich zu unbehandelten Kontrollen
(DA ○, SD ▽). Die Eliminationskonstante im Aminopyrinatemtest wurde bei je drei
Tieren pro Gruppe bestimmt, gemittelt und als prozentuale Veränderung gegenüber
den Ausgangsdaten aufgetragen. Das Körpergewicht aller Tiere pro Gruppe wurde gemittelt

Die neurohistologische Untersuchung hingegen konnte eine Akkumulation
pathologischer Lysosomen in den peripheren Nervenzellen der DA-Ratte
nachweisen, während behandelte SD-Ratten wie unbehandelte Tiere weitgehend frei von diesen Erscheinungen waren. Die Einzelheiten der Neurohistologie sind im folgenden Beitrag aufgeführt (C. Meier et al.,
Morphologische Befunde am Nervensystem der Perhexilin behandelten DA-
Ratte).

Diskussion

Trotz gleicher kumulativer Dosis zeigten DA-Ratten klinisch schon
kurz nach Beginn der Studie einen deutlicheren absoluten Gewichtsverlust. Dieser beruhte nicht auf einer verminderten Nahrungsaufnahme,
da behandelte Tiere beider Gruppen bezogen auf 100 g Körpergewicht
sogar 12-15% mehr frassen als unbehandelte Kontrollen. Der Gewichtsverlust ist vermutlich als toxische Erscheinung aufzufassen und wird
gehäuft bei Patienten unter Perhexilintherapie beobachtet. Während
histologische Untersuchungen der Leber keine Hinweise für Schädigungen
zeigten, wurden im peripheren Nervensystem pathologische Veränderungen
festgestellt, über die der nachfolgende Beitrag berichtet. Diese "Medikamenten-induzierte Lipidose" entspricht in ihrem Erscheinungsbild
der beim Menschen bekannten Perhexilin-bedingten peripheren Neuropathie (4). Ausstehend sind noch die Bestimmungen der Perhexilinkonzen-
tration im Plasma und in Geweben, die, nach dem klinischen Bild und
Neurohistologie urteilend, vermutlich eine beträchtliche Akkumulation
von Perhexilin bei den Stoffwechsel-defizienten DA-Ratten zeigen werden. Die vorläufigen Befunde weisen darauf hin, daß die DA-Ratte als
Tiermodell zum "Screening" auf toxische, insbesondere neurotoxische
Eigenschaften von Medikamenten dienen kann, die einem oxidativen Abbau vom Debrisoquin-Typ unterliegen. Auf diese Weise könnte künftig
verhindert werden, daß ineffiziente Hydroxylatoren Schädigungen durch
diese Medikamente ausgesetzt sind.

Zusammenfassung

Hydroxylierungsdefekte für Medikamente (Typ Debrisoquin) betreffen
ca. 10% der europäischen Bevölkerung. In der weiblichen DA-Ratte als
Tiermodell dieses Defektes konnten unter einer Langzeit-Perhexilin-
behandlung (40 mg/kg/d) typische Zeichen der Toxizität, wie sie auch
beim Menschen gefunden wurden, reproduziert werden. Dies waren Neurotoxizität mit Akkumulation pathologischer Lysosomen und Gewichtsverlust. Die DA-Ratte sollte es ermöglichen, Substanzen, die auf Grund
eines Hydroxylierungsdefektes akkumulieren, auf toxische, insbesondere neurotoxische Eigenschaften zu testen.

Literatur

1. Al-Dabbagh SG, Idle JR, Smith RL (1981) Animal modelling of human
   polymorphic drug oxidation. J Pharm Pharmacol 33:161-4
2. Dick B, Küpfer A, Molnar J, Braunschweig S, Preisig R (1982) Hydroxylierungsdefekt für Medikamente (Typus Debrisoquin) in einer Stichprobe der Schweizer Bevölkerung. Schweiz Med Wschr 112:1061-67
3. Maghoub A, Idle JR, Dring LG, Lancaster R, Smith RL (1977) Polymorphic hydroxylation of debrisoquine in man. Lancet: 584-586

4. Mussini JM, Hauw JJ, Escourelle R (1977) Etude en microscopie electronique des lesions nerveuses, musculaires et cutanees determinees par le maleate de perhexiline. Acta neuropath 38:53-59
5. Preisig R (1983) Pharmacogenetics. Pharm Internat 4:314-17
6. Shah RR, Oates NS, Idle JR, Smith RL, Lockhart JDF (1982) Impaired oxidation of debrisoquine in patients with perhexiline neuropathy. Brit Med J 284:295-299

II. Morphologische Befunde am Nervensystem der Perhexilin-behandelten DA-Ratte

C. Meier und A. Wahlländer

Einleitung

Neurotoxische Nebenwirkungen wurden bereits wenige Jahre nach Einführung des Perhexilins zur Behandlung der Angina pectoris im Jahre 1973 beschrieben. Es handelte sich hierbei mehrheitlich um distalbetonte, symmetrische, sensomotorische Neuropathien, und seltener, um proximal betonte Myopathien (2). Als Substrat dieser toxischen Neuro-Myopathien fand sich eine Akkumulation lysosomaler Einschlußkörper mit pathologischer Speicherung von Phospholipiden ung Gangliosiden. Diese Befunde gleichen morphologisch den angeborenen Stoffwechselerkrankungen mit Lipidspeicherung, weshalb derartige toxische Nebenwirkungen (die sich in ähnlicher Form auch bei anderen Medikamenten fanden) mit dem Begriff "Medikamenten-induzierte Lipidosen (= drug-induced lipidosis)" charakterisiert wurden.

Bemerkenswerterweise erkrankt nur ein geringer Teil der Perhexilin-behandelten Personen an der Neuro-Myopathie. Dieser Befund wurde als Folge sekundärer Stoffwechselstörung durch begleitende Leberschädigung bei den betroffenen Patienten gedeutet. Unser Konzept geht davon aus, daß hierfür ein primärer, genetisch determinierter Hydroxylierungsdefekt mit verminderter Metabolisierung des Medikamentes verantwortlich sein könnte (3). Wir vergleichen aus diesem Grunde die neurotoxische Wirkung von Perhexilin bei DA-Ratten mit angeborenem Hydroxylierungsdefekt mit derjenigen bei Sprague Dawley (SD)-Ratten mit normaler Hydroxylierung (1).

Material und Methodik

Weibliche DA-Ratten mit bekanntem Hydroxylierungsdefekt wurden 37 Wochen mit Perhexilin in einer Dosierung von 40 mg/kg/d behandelt. Zur Kontrolle dienten weibliche SD-Ratten mit normaler Hydroxylierung, welche mit Perhexilin in gleicher Dosierung behandelt worden waren und unbehandelte weibliche DA- und SD-Ratten. Von sämtlichen Tieren wurden Vorderhornneurone, Spinalganglien, Nervenwurzeln und distale Anteile des Nervus suralis licht- und elektronenmikroskopisch untersucht.

Befunde

Bei den DA-Ratten fanden sich pathologische Lysosome in Neuronen, Satellitenzellen, Schwannschen Zellen, Histiozyten und Endothelzellen. Sie hatten eine Größe von 0,25 bis 1,2 µ und zeigten eine pleomorphe Ultrastruktur (lamelläre Schichtung, konzentrische Lamellierung, parakristalline Textur). Die ausgeprägteste Akkumulation derartiger Einschlußkörper fand sich in den Neuronen der dorsalen Spinalganglien.

In den proximalen und distalen Abschnitten des peripheren Nervensystems (PNP) fand sich Einzelfaserdegeneration mit den Merkmalen der
segmentalen Demyelinisierung und der axonalen Dystrophie. In den
Axonen und in den Schwannschen Zellen konnten ebenfalls pathologische
Lysosome nachgewiesen werden (Abb. 1). In den Perhexilin-behandelten
SD-Ratten fanden sich keine derartigen Akkumulationen pathologischer
lysosomaler Elemente, obschon einige neuronale Lipofuszingranula Veränderungen zeigten, welche den Einschlußkörpern bei den DA-Ratten ähnlich waren. Bei den unbehandelten DA- und SD-Ratten konnten pathologische Lysosome oder alterierte Lipofuszingranula nicht nachgewiesen
werden (Abb. 2).

Die pathologischen Lysosome in den DA-Ratten sind identisch mit den
Einschlußkörpern, welche in Nervenbiopsien von Patienten mit Perhexilin-Neuropathie beschrieben worden sind (2).

Schlußfolgerung

Unsere Befunde zeigen, daß eine Perhexilin-Medikation in einer Dosierung, die von SD-Ratten mit normalem Lebermetabolismus ohne neurotoxische Nebenwirkungen toleriert wird, bei DA-Ratten mit genetisch
determinierter Verlangsamung der Hydroxylierung eine erhebliche Schädigung des PNS verursachen kann.

Die Bedeutung dieser experimentellen Befunde liegt in der Tatsache,
daß ca. 10% der mitteleuropäischen Bevölkerung eine erbliche Störung
der Hydroxylierung aufweisen (3,4). Es handelt sich hierbei um eine
harmlose Stoffwechselvariante, die diesen Personen jedoch gefährlich
werden könnte, wenn sie mit potentiell toxischen Stoffen behandelt
werden, die wie Perhexilin obligat durch Hydroxylierung metabolisiert
werden. In der Tat konnte bereits in Einzelfällen nachgewiesen werden,
daß Patienten, die unter Perhexilinbehandlung eine Neuropathie entwickelten, zu dieser Gruppe der "poor metabolizer" gehören (4).

Die Resultate unserer Untersuchung bestätigen am Tiermodell das Konzept einer *genetisch determinierten Neurotoxizität*. Wir gehen davon aus,
daß das hier vorgestellte Tiermodell auch zur Beurteilung einer erblich bedingten Toxizität von anderen Medikamenten, die wie Perhexilin
durch Hydroxylierung metabolisiert werden müssen, geeignet sein könnte.

Zusammenfassung

Weibliche DA-Ratten mit bekanntem erblichen Hydroxylierungsdefekt
wurden nach 37wöchiger Perhexilinbehandlung geopfert. Anteile des PNS
wurden licht- und elektronenmikroskopisch untersucht. Es fanden sich
ausgeprägte Akkumulationen pathologischer Lysosome in verschiedenen
Kompartimenten des PNS, die strukturell mit den bei Patienten mit Perhexilin-Neuropathie beschriebenen Einschlußkörpern identisch waren.
SD-Ratten mit normalem Lebermetabolismus zeigten nach gleicher Behandlung keine neurotoxischen Veränderungen. Diese Befunde werden als
genetisch determinierte Neurotoxizität interpretiert, ein Konzept, das wahrscheinlich auch für das Verständnis der bei Menschen vorkommenden
Perhexilin-Neuropathie von Bedeutung ist.

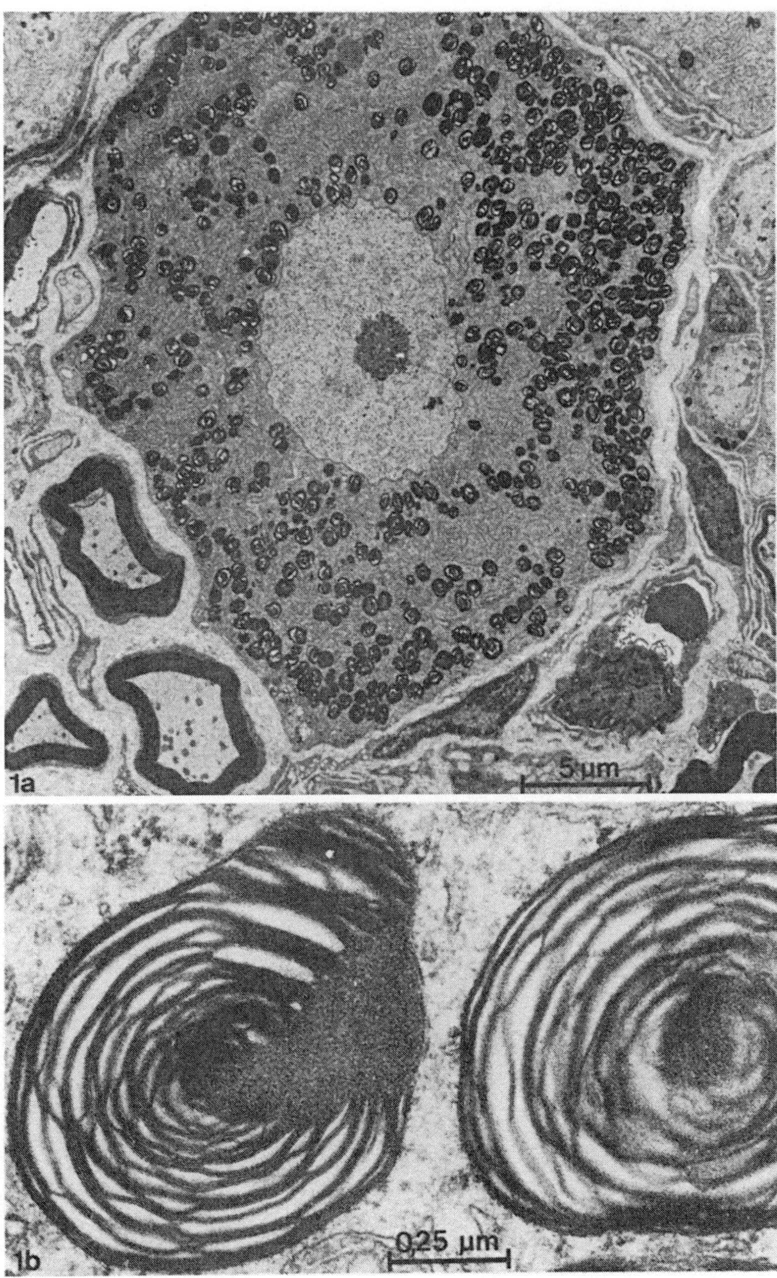

Abb. 1a,b. Dorsales Spinalganglion einer Perhexilinbehandelten DA-Ratte. a Das neuronale Zytoplasma ist angefüllt mit pathologischen lysosomalen Einschlußkörpern. b Die Einschlußkörper zeigen mehrheitlich eine konzentrisch-lamelläre Struktur

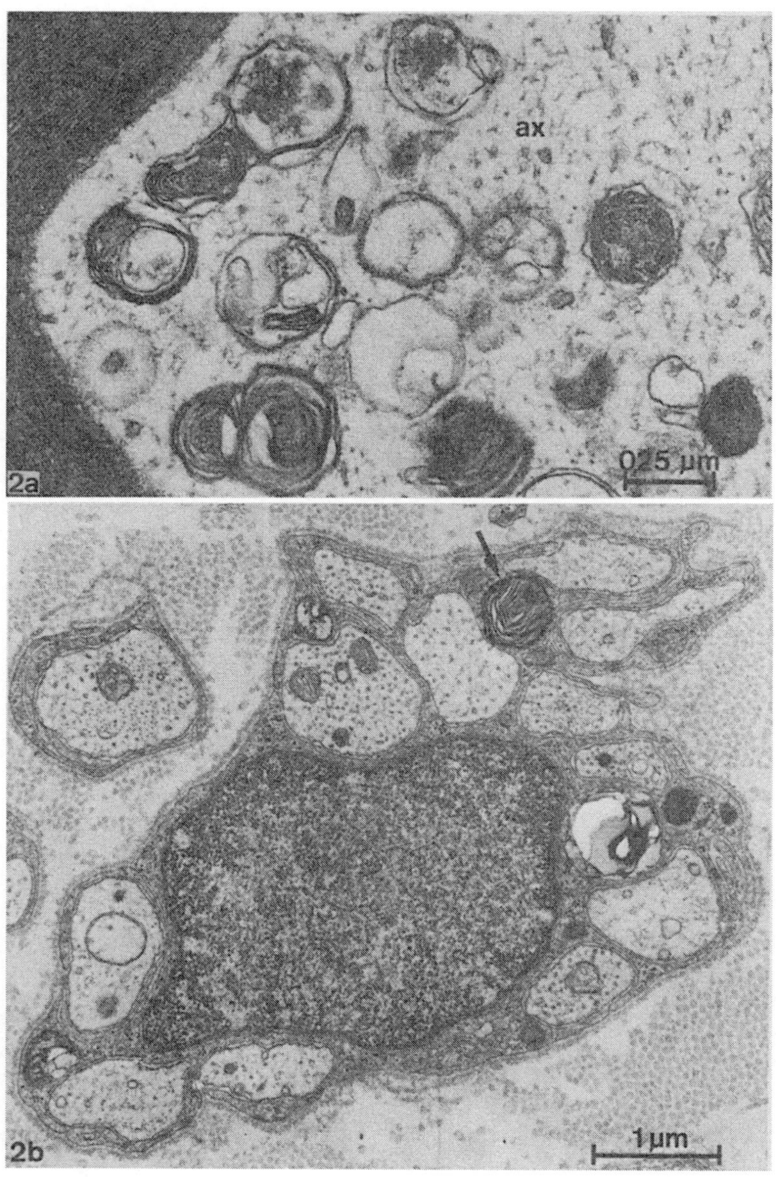

Abb. 2a,b. N suralis einer Perhexilin-behandelten DA-Ratte. a Polymorphe intraaxonale Einschlußkörper (ax = Axon). b Konzentrischer lamellärer Einschlußkörper im Schwannzell-Zytoplasma (Pfeil) einer Remakfaser

Literatur

1. Al-Dabbagh SG, Idle JR, Smith RL (1981) Animal modelling of human polymorphic drug oxidation. J Pharm Pharmacol 33:161-164
2. Fardeau M, Thomé FMS, Somon P (1979) Muscle and nerve changes induced by Perhexiline maleate in man and mice. Muscle and Nerve 2: 24-36
3. Preisig R (1983) Pharmaco genetics. Pharm Internat 4:314-317
4. Shah RR, Oates NS, Idle JR, Smith RL, Lockhart JDF (1982) Impaired oxidation of debrisoquine in patients with Perhexiline neuropathy. Brit Med J 284:295-299

Neurologische Folgeerkrankungen bei chronischem Alkoholismus

A. Engelhardt, B. Neundörfer, D. Claus und H. Burkowski

Chronischer Alkoholismus kommt in der Gesamtbevölkerung in einer Häufigkeit von 2-3% vor (23, 5). Der Anteil der Alkoholiker im Krankengut
der Kliniken liegt jedoch zum Teil erheblich höher. Nach Untersuchungen an der Medizinischen Hochschule Lübeck (1) beträgt er in der Chirurgischen Klinik 7,2%, in der Inneren Medizin 14% und in der Klinik
für Psychiatrie sogar 31%. Im Folgenden soll über die Häufigkeit neurologischer Störungen bei Alkoholikern berichtet werden, die in einem
definierten Zeitraum von einem halben Jahr in der Psychiatrischen und
Neurologischen Klinik der Medizinischen Hochschule Lübeck stationär
aufgenommen wurden.

Alle in der Zeit vom 1.8.1979 bis 31.1.1980 stationär auggenommenen
Patienten, es waren insgesamt 938, wurden mit dem Münchener Alkoholismustest MALT (9) untersucht. Hierbei wurden 153 Patienten als Alkoholiker identifiziert, was einem Anteil von 16,3% entspricht. Unter
ihnen waren 33% Frauen und 67% Männer. Der jüngste Patient war 15 Jahre, der älteste 71 Jahre alt. Das Durchschnittsalter betrug 39,9 Jahre.
Alle Patienten wurden einer standardisierten psychiatrischen und neurologischen Untersuchung unterzogen.

Dauer des Alkoholkonsums: über 10 Jahre	45 %
5-10 Jahre	18 %
etwa 5 Jahre	12 %
unter 5 Jahre	25 %
hirnorganisches Psychosyndrom	51 %
Delir akut oder in der Anamnese	34 %
Polyneuropathie	30 %
Delirium tremens	22 %
alkoholinduzierte Anfälle	21 %
Wernicke-Enzephalopathie	2 %
sog. alkoholische Kleinhirnatrophie	1 %

Die anamnestisch erhobene Dauer des Alkoholmißbrauchs betrug in 63%
der Fälle mindestens 5 Jahre. Eine Leberschädigung, welche dann diagnostiziert wurde, wenn das Organ tastbar vergrößert und die Gamma-GT
erhöht war, fand sich in 44% der Fälle.

Die Arbeit wurde gefördert im Rahmen des Sonderforschungsbereichs 116, Psychiatrische Epidemiologie, der Universität Heidelberg

Als häufigste neurologische Folgeerkrankung bei Alkoholikern fand sich die *alkoholische Polyneuropathie*. Hierbei war keine signifikante Beziehung zur Art des bevorzugten Getränks - lokal bedingt am häufigsten Schnaps - oder zur sozialen Schichtzugehörigkeit nachweisbar. Patienten mit Polyneuropathie zeigten jedoch signifikant häufiger eine tastbar vergrößerte Leber (86% der Fälle gegenüber 47% bei den anderen Patienten). Die Symptome der alkoholischen Polyneuropathie traten vorwiegend distal-symmetrisch an den unteren Extremitäten auf. Fehlende oder abgeschwächte Achillessehnenreflexe und Minderung des Vibrationsempfindens waren mit 89% bzw. 87% die häufigsten objektiven Symptome.

Alkoholinduzierte Anfälle traten in 21% der Fälle auf. Die Dauer des Alkoholmißbrauchs war hierbei nicht länger als im Gesamtkollektiv. Auch zum Trinkverhalten - periodisch, kontinuierlich - zeigte sich keine Beziehung. Ein hirnorganisches Psychosyndrom wurde jedoch bei den Alkoholikern mit Anfällen signifikant häufiger festgestellt.

In ein *Delirium tremens* kamen 22% der Alkoholiker. Zählt man die Patienten hinzu, welche anamnestisch ein Delir durchgemacht hatten, steigt der Anteil auf 34%. Dauer des Alkoholismus und Getränkeart stehen in keiner signifikanten Beziehung zum Auftreten des Delirs. Auch bei den Patienten mit Delir findet sich jedoch häufiger ein hirnorganisches Psychosyndrom als im übrigen Kollektiv. In 12% handelte es sich um Kontinuitätsdelire, in 69% trat das Delir nach einer Abstinenz von mehr als zwei Tagen auf, in 18% betrug die Abstinenzdauer sogar einen Monat und länger.

Eine *Wernicke-Enzephalopathie* beobachteten wir in drei Fällen. Alle drei Patienten litten an Leberschäden, Polyneuropathie und computertomographisch nachgewiesener Großhirnatrophie. Augenmuskelparesen, zerebelläre Ataxie und Vigilanzstörungen standen im Vordergrund des Syndroms. In zwei Fällen entwickelte sich das Bild im Anschluß an ein Delir.

In zwei Fällen beobachteten wir eine *Kleinhirnatrophie* mit typischer computertomographisch abgrenzbarer paläozerebellärer Betonung. Beide Patienten waren seit über zehn Jahren Alkoholiker, litten an Appetitlosigkeit und Untergewicht.

Etwa ein Drittel der in unserer Studie untersuchten Alkoholiker sind Frauen. Dieser Anteil erscheint hoch, verglichen mit früheren Untersuchungen, bei welchen das Verhältnis Männer zu Frauen 10:1 (22) oder 6:1 (18) betrug. In der Heidelberger Studie von Berlit (2) ergab sich ein Geschlechtsverhältnis von 4,8:1. Die Zahlen scheinen die Ansicht Feuerleins (8) zu bestätigen, wonach eine Zunahme des Frauenalkoholismus zu verzeichnen ist.

Die alkoholische Polyneuropathie erwies sich als die häufigste neurologische Folgeerkrankung bei chronischem Alkoholismus. Übereinstimmend mit früheren Untersuchungen (3,15,16,17) waren die Symptome distal-symmetrisch verteilt, an den unteren Extremitäten betont. Abschwächung des Achillessehnenreflexes und Minderung des Vibrationsempfindens werden auch von diesen Untersuchern als häufigste Symptome genannt. Entsprechendes gilt für die subjektiv empfundenen Beschwerden wie Kribbelparästhesien und Wadenkrämpfe. Untergewichtigkeit als möglicher Hinweis auf eine Ernährungsstörung liegt bei den Alkoholikern mit Polyneuropathie nicht häufiger vor. Lediglich der von vielen berichtete Gewichtsverlust in den Monaten vor der stationären Aufnahme könnte als Hinweis auf eine begleitende Resorptionsstörung dienen. Hinsichtlich der Pathogenese der alkoholinduzierten Polyneuropathie müssen nach elektromyographischen und elektroneurographischen (15) sowie bioptischen Untersuchungen (3) zwei Schädigungstypen angenommen wer-

den: die primär axonale Degeneration, bei welcher der Alkohol selbst
und seine Abbauprodukte eine toxische Wirkung ausüben (6,13,20,21)
und die primäre Markscheidenschädigung, wobei möglicherwiese auch intestinale Resorptionsstörungen mit konsekutivem Vitamin B-Mangel eine
Rolle spielen (3,6,7).

Die alkoholinduzierten Anfälle traten nur in 69% im Entzug auf. Der
Entzug der antikonvulsiv wirkenden Substanz Alkohol kann also nicht
allein das Auftreten von Anfällen erklären. Sie sind vielmehr Ausdruck der allgemeinen Hirnschädigung und korrelieren daher auch signifikant zu Häufigkeit und Ausmaß von Hirnatrophie (10,14) und hirn-
organischem Psychosyndrom.

Auch das Auftreten eines Delirium tremens korreliert mit der Schwere
hirnatrophischer Veränderungen (10) und dem hirnorganischen Psychosyndrom als Ausdruck einer diffusen Schädigung der Hirnfunktion. Tierexperimentelle Untersuchungen von Transmitterkonzentrationen in einzelnen Hirnregionen unter Alkoholeinfluß (4) sowie Untersuchungen zu
Veränderungen des Aminosäureumsatzes während des Delirs (12) deuten
auf eine Störung des Hirnstoffwechsels als Ursache des Delirium tremens hin.

Die Wernicke-Enzephalopathie wird leider auch heute noch überwiegend
erst bei der pathologisch-anatomischen Untersuchung des Gehirns diagnostiziert (19), so daß nur bei wenigen Patienten die infauste Prognose durch rechtzeitige Thiaminbehandlung abgewendet werden kann.

Mangelernährung und Thiamin-Mangel werden auch als Ursache der Kleinhirnatrophie bei Alkoholikern diskutiert (20), wenngleich ein Beweis
hierfür noch aussteht.

Zusammenfassung

Unter 938 stationär aufgenommenen Patienten der Psychiatrischen und
Neurologischen Klinik der Medizinischen Hochschule Lübeck waren 153
Alkoholiker, die einer standardisierten Untersuchung unterzogen wurden. Häufigste neurologische Folgeerkrankung des Alkoholismus war die
Polyneuropathie mit 30%. Delirium tremens trat in 22% auf, alkoholinduzierte Anfälle in 21%, Wernicke-Enzephalopathie in 2% und eine sog.
alkoholische Kleinhirnatrophie in 1%. Die Bedeutung von Mangelernährung und allgemeiner Hirnschädigung (hirnorganisches Psychosyndrom,
computertomographisch nachweisbare Hirnatrophie) wird diskutiert.

Literatur

1. Auerbach P, Melchertsen K (1981) Häufigkeit des Alkoholismus stationär behandelter Patienten aus Lübeck. Schleswig-Holsteinisches
   Ärzteblatt 5:223-227
2. Berlit P (1980) Neurologische Schädigungen bei chronischem Alkoholismus. Deutsches Ärzteblatt 79:41-50
3. Bischoff A (1971) Die alkoholische Polyneuropathie. Dtsch Med Wschr
   96:317-322
4. Claus D, Kim JS, Kornhuber ME, Ahn YS (1982) Einfluß von Aethanol
   auf die Neurotransmitter Glutamat und GABA. Arch Psychiatr Nervenkr 232:183-189
5. Dilling H, Weyerer S (1979) Behandelte und nicht-behandelte psychiatrische Morbidität in der Bevölkerung. Teilprojekt A 10 im SFB 116

6. Erbslöh F, Abel M (1970) Deficiency neuropathies. In: Vinken PJ, Bruyn GW (eds) Handbook of Clinical Neurology Bd VII. North-Holland Publishing Comp Amsterdam (1964) 558-663
7. Fennelly J, Frank O, Baker H, Leevy CM (1964) Peripheral neuropathy of the alcoholic: I, Aetiological role of aneurin and other B-complex vitamins. Brit med J II, 1290-1292
8. Feuerlein W, Kunstmann G (1973) Die Häufigkeiten des Alkoholismus. Vergleich zwischen verschiedenen Krankenanstalten. Münch Med Wschr 44:1991-1996
9. Feuerlein W, Ringer C, Küfner H, Antons K (1977) Diagnose des Alkoholismus. Der Münchner Alkoholismustest (MALT). Münch Med Wschr 119/40:1275-1282
10. Götze P, Kühne D, Hansen J, Knipp HP (1978) Hirnatrophische Veränderungen bei chronischem Alkoholismus. Arch Psychiatr Nervenkr 226:137-156
11. Haferkamp G (1976) Neurologische Komplikationen bei chronischer Alkoholvergiftung. Dtsch med Wschr 101:55-59
12. Marx P, Neundörfer B, Potz G, Hoyer S (1975) Cerebral blood flow an aminoacid metabolism in chronic alcoholism. In: Harper AM et al (ed): Blood flow and metabolism in the brain. Proc of 7th Internat Symp of Cerebral Blood Flow and Metabolism. Churchill-Livingstone, Edinburgh London New York 1131-1135
13. Meyer JG, Neundörfer B, Rethel R, Walker G, Bayerl J (1981) Über die Beziehung zwischen alkoholischer Polyneuropathie und Vitamin B 1, B 12 und Folsäure. Nervenarzt 52:329-332
14. Meyer-Wahl JG, Braun J (1982) Epileptic seizures and cerebral atrophy in alcoholics. J Neurol 228:17-23
15. Neundörfer B (1972) Ein Beitrag zur Alkoholpolyneuropathie. Klinisches Bild sowie elektromyographische und elektroneurographische Untersuchungsergebnisse. Fortschr Neurol Psychiat 40:270-286
16. Neundörfer B (1973) Differentialtypologie der Polyneuritiden und Polyneuropathien. Schriftenreihe Neurologie Bd 11. Springer Verlag Berlin Heidelberg New York
17. Neundörfer B (1974) Die alkoholische Polyneuropathie. Akt Neurol 1:169-174
18. Schneemann M, Kunze K (1973) Inhaltsanalyse von 152 Krankengeschichten Alkoholkranker und statistische Beziehungen der wichtigsten Folgezustände. Schweiz Arch Neurol Neurochir Psychiat 113:73-86
19. Torvik A, Lindboe C, Rodge S (1982) Brain lesions in alcoholics. J Neurol Sci 56:233-248
20. Victor M (1981) Neurologic disorders due to alcoholism and malnutrition. In: Baker AB, Baker LH (eds) Clinical neurology Vol 2, Cap 22. Harper and Row Publ Philadelphia
21. Walker G, Rethel R, Meyer JG, Neundörfer B (1980) Untersuchungen zur systematischen Wirkung des Alkohols. Med Welt 31:978-981
22. Wieser S (1962) Alkoholismus 1940-1959. I. Teil: Dokumentation, Begriffe und Definitionen. Stoffwechsel und Ätiologie. Fortschr Neurol Psychiat 30:169-228
23. Wieser S, Feuerlein W (1976) Über die Prävalenz des Alkoholismus (Alkoholmißbrauch und Alkoholabhängigkeit) im Bundesland Bremen. Fortschr Neurol Psychiat 44:447-461

Blande alkohologene Hirnstammaffektionen – Untersuchungen mit akustisch evozierten Hirnstammpotentialen

J. Haan

Einleitung

Alkoholschäden des Hirnstamms finden sich bei der zentralen pontinen
Myelinolyse (ZPM), dem Wernicke-Korsakoff-Syndrom und der Kleinhirnatrophie. In Einzelfällen sind bei der ZPM Veränderungen im cranialen
Computertomogramm (CCT) gesehen worden (1,5,6). Bei Alkoholikern mit
neurologischen Auffälligkeiten sind pathologische akustisch evozierte
Hirnstammpotentiale (BAEP) beschrieben (2,3,4). In dieser Untersuchung
soll dargelegt werden inwiefern bei nach Entgiftung neurologisch und
psychopathologisch unauffälligen Alkoholkranken Veränderungen der BAEP
vorliegen.

Patientengut und Methodik

92 Alkoholiker wurden nach abgeschlossener Entgiftung untersucht. Eine
solche Auswertung der BAEP war bei 79 Patienten möglich (71 Männer,
mittleres Alter 42,1 Jahre; 8 Frauen, mittleres Alter 37,4 Jahre).
Ausgeschlossen waren: neurologische Herdsymptome bei kardiovaskulären
Erkrankungen, neurologische Systemerkrankungen, Epilepsien, Zustand
nach schwerem Schädel-Hirn-Trauma, Niereninsuffizienz, Leberzirrhose,
alkoholbedingte zentralnervöse Störungen.

Die Ableitung der BAEP erfolgte monaural, für jedes Ohr mindestens
zweimal. Reizintensität: 65-75 dBSL. Appliziert wurden ein Click-Sti-
mulus (Sogimpuls) mit einer Dauer von 100 µs. Bei allen Patienten
wurde ein CCT, ein EEG und ein VEP durchgeführt. Die Laboruntersuchungen schlossen eine Vitamin B12 Bestimmung ein. Liquoruntersuchung,
EMG/ENG, internistische Zusatzdiagnostik erfolgten nach klinischer
Indikation. Als Kontrollkollektiv wurden 39 gesunde Männer (mittleres
Alter 38,4 Jahre) und 38 gesunde Frauen (mittleres Alter 35,9 Jahre)
untersucht.

Befunde

Mittelwerte und 2,5 s-Bereich der gesunden Probanden sowie Mittelwerte
und Streubreite der Alkoholiker für die interpeak-Latenzen (IPL) I-
III, I-V und III-V gehen aus Tabelle 1 hervor. In den Tabellen 2-4
finden sich die genauen Werte. Alle Werte beziehen sich auf die Zahl
der untersuchten Ohren.

Im Gesamtkollektiv lagen insgesamt 33mal ein- oder doppelseitige Veränderungen der BAEP vor (41,8%). Dabei handelte es sich 14 mal um
pathologische IPL (17,7%), 5 mal um pathologische IPL mit Amplitudenreduktion des Komplexes IV/V im Verhältnis zur Welle I (6,3%) und

Tabelle 1. Mittelwerte und 2,5 s Bereich der Kontrollkollektive

| | Männer (76 Ohren) | | Frauen (72 Ohren) | |
	$\bar{x}$	2,5 s	$\bar{x}$	2,5 s
I-III	2,16 ms	1,83-2,50 ms	2,11 ms	1,75-2,47 ms
I-V	4,07 ms	3,62-4,53 ms	3,88 ms	3,32-4,44 ms
III-V	1,91 ms	1,48-2,34 ms	1,76 ms	1,25-2,27 ms

Mittelwerte und Streubreite der Alkoholikerkollektive

| | Männer (142 Ohren) | | Frauen (16 Ohren) | |
	$\bar{x}$	Streubreite	$\bar{x}$	Streubreite
I-III	2,32 ms	1,88-2,84 ms	2,30 ms	1,96-2,56 ms
I-V	4,35 ms	3,60-4,80 ms	4,11 ms	3,88-4,28 ms
III-V	2,03 ms	1,40-2,42 ms	1,78 ms	1,64-2,04 ms

Tabelle 2. IPL I-III der beiden Alkoholiker- und Kontrollkollektive

| IPL I-III | männliche Alkoholiker (142 Ohren) | | männliche Probanden (76 Ohren) | | weibliche Alkoholiker (16 Ohren) | | weibliche Probanden (72 Ohren) | |
	N	%	N	%	N	%	N	%
1,70-1,79 ms							1	1,4
1,80-1,89 ms	3	2,1	1	1,3			3	4,2
1,90-1,99 ms	5	3,5	5	6,6	2	12,5	8	11,1
2,00-2,09 ms	22	15,5	16	21,1	2	12,5	19	26,4
2,10-2,19 ms	19	13,4	27	35,5			20	27,8
2,20-2,29 ms	40	28,2	13	17,1	3	18,7	14	19,4
2,30-2,39 ms	17	12,0	12	15,8	2	12,5	6	8,3
2,40-2,49 ms	23	16,2	1	1,3	5	31,3	1	1,4
2,50-2,59 ms	4	2,8	1	1,3	2	12,5		
2,60-2,69 ms	7	4,9						
2,70-2,79 ms								
2,80-2,89 ms	2	1,4						
Summe	142	100%	76	100%	16	100%	72	100%

N = Anzahl der untersuchten Ohren; % = prozentualer Anteil der untersuchten Ohren vom jeweiligen Kollektiv

Tabelle 3. IPL I-V der beiden Alkoholiker- und Kontrollkollektive

IPL I-V	männliche Alkoholiker (142 Ohren)		männliche Probanden (76 Ohren)		weibliche Alkoholiker (16 Ohren)		weibliche Probanden (72 Ohren)	
	N	%	N	%	N	%	N	%
3,40-3,49 ms							4	5,6
3,50-3,59 ms							3	4,2
3,60-3,69 ms	2	1,4	1	1,3			5	6,9
3,70-3,79 ms	2	1,4	2	2,6			13	18,0
3,80-3,89 ms	8	5,6	10	13,2	2	12,5	17	23,6
3,90-3,99 ms	10	7,0	15	19,7			9	12,5
4,00-4,09 ms	17	12,0	13	17,1	5	31,3	10	13,9
4,10-4,19 ms	20	14,1	15	19,7	4	25,0	4	5,6
4,20-4,29 ms	25	17,6	12	15,8	5	31,3	4	5,6
4,30-4,39 ms	13	9,2	3	3,9			2	2,8
4,40-4,49 ms	18	12,7	3	3,9			1	1,4
4,50-4,59 ms	12	8,5	2	2,6				
4,60-4,69 ms	10	7,0						
4,70-4,79 ms	2	1,4						
4,80-4,89 ms	3	2,1						
Summe	142	100%	76	100%	16	100%	72	100%

Tabelle 4. IPL III-V der beiden Alkoholiker- und Kontrollkollektive

IPL III-V	männliche Alkoholiker (142 Ohren)		männliche Probanden (76 Ohren)		weibliche Alkoholiker (16 Ohren)		weibliche Probanden (72 Ohren)	
	N	%	N	%	N	%	N	%
1,20-1,29 ms							2	2,8
1,30-1,39 ms							1	1,4
1,40-1,49 ms	2	1,4	1	1,3			2	2,8
1,50-1,59 ms			2	2,6			5	6,9
1,60-1,69 ms	2	1,4	4	5,3	5	31,3	17	23,6
1,70-1,79 ms	1	0,7	6	7,9	7	43,7	18	25,0
1,80-1,89 ms	27	19,0	25	32,9	2	12,5	10	13,9
1,90-1,99 ms	29	20,4	15	19,7			9	12,5
2,00-2,09 ms	53	37,3	13	17,1	2	12,5	5	6,9
2,10-2,19 ms	10	7,0	5	6,6			2	2,8
2,20-2,29 ms	11	7,7	4	5,3			1	1,4
2,30-2,39 ms	3	2,1	1	1,3				
2,40-2,49 ms	4	2,8						
Summe	142	100%	76	100%	16	100%	72	100%

14 mal um eine isolierte Amplitudenreduktion des Komplexes IV/V (eine solche wurde angenommen, wenn der Quotient $\frac{IV/V}{I}$ unter 1 lag (17,7%).

CCT-Veränderungen im Hirnstamm lagen bei keinem der Patienten vor. Korrelationen zu Veränderungen des EEG, der VEP oder der ENG/EMG-Untersuchung lagen nicht vor. Auffallend war eine positive Korrelation zu epileptischen Anfällen im Entzug (19 von 33 Patienten mit Anfällen = 57,6%; 16 von 46 Patienten ohne Anfälle = 34,8%).

Diskussion

An Hand der Befunde dieser Untersuchung müssen blande alkohologene Hirnstammschäden als eine häufige Komplikation bei körperlich (und psychisch) abhängigen Alkoholikern angenommen werden. Diese lassen sich nur durch die neurophysiologische Untersuchung nachweisen, sie entziehen sich der Darstellung im CCT.

Ob Patienten mit pathologischen BAEP-Befunden besonders bezüglich der Entwicklung bleibender neurogener Störungen gefährdet sind, muß durch weitere Untersuchungen und die sicher schwierigen Langzeitbeobachtungen weiter geklärt werden. Inwieweit die Häufung pathologischer BAEP bei Patienten mit epileptischen Reaktionen im Entzug (nicht Epilepsien!) ein Hinweis auf eine Störung der Hirnstammstrukturen in der Genese dieser epileptischen Anfälle darstellt, bleibt ebenfalls durch weitere Forschung zu klären.

Unter Berücksichtigung unserer Beobachtungen und der zitierten Literatur (2,3,4) kann die Ableitung der BAEP bei Alkoholismus empfohlen werden. Inwieweit dadurch eine frühzeitige Diagnose einer drohenden ZPM oder anderer schwerwiegender Komplikationen bei Alkoholismus mit Affektion des Hirnstammes möglich sein wird, muß weiter geklärt werden.

Zusammenfassung

Von 92 Alkoholikern waren 79mal die BAEP sicher auswertbar. Anderweitige Erkrankungen, die Ursache von BAEP-Veränderungen sein könnten, waren weitgehendst ausgeschlossen. Neurogene und/oder psychopathologische Auffälligkeiten nach Entgiftung bestanden nicht. Die BAEP waren bei 33 Patienten pathologisch (41,8%). Somit sind blande Hirnstammaffektionen bei Alkoholismus häufig. Ob dadurch ein Risiko zwecks Entwicklung manifester Symptome besteht, muß durch weitere Untersuchungen weiter abgeklärt werden, ebenso wie die Möglichkeit der Früherkennung schwerwiegender Hirnstammsyndrome wie der ZPM.

Literatur

1. Anderson TL, Moore RA, Grinell VS, Itabashi HH (1979) Computerized tomography in central pontine myelinolysis. Neurology 29:1527-1530
2. Begleiter H, Porjesz B, Chou CL (1981) Auditory brainstem potentials in chronic alcoholics. Science 211:1064-1066
3. Chu NS, Squires KC, Starr A (1982) Auditory brain stem responses in chronic alcoholic patients. Electroenceph clin Neurophysiol 54: 418-425
4. Rosenhamer HJ, Silfverskiöld BP (1980) Slow tremor and delayed brainstem auditory evoked responses in alcoholics. Arch Neurol 37: 293-296

5. Telfer RB, Miller EM (1979) Central pontine myelinolysis following hyponatremia: demonstrated by computerized tomography. Ann Neurol 6:455–456
6. Thompson DS, Hutton JT, Stears JC, Sung JH, Norenberg M (1981) Computerized tomography in the diagnosis of central and extrapontine myelinolysis. Arch Neurol 38:243–246

Klinischer Befund und Verlauf der sogenannten Tabak-Alkohol-Amblyopie

U. Patzhold, J. Krumsiek und C. Krüger

1. Einleitung

Die Tabak-Alkohol-Amblyopie ist ein in den letzten Jahren in Vergessenheit geratenes Krankheitsbild.

Wir berichten hier über eigene Erfahrungen bei 40 Kranken.

2. Methodik

Innerhalb von sechs Jahren wurden 40 Kranke mit Tabak-Alkohol-Amblyopie (33 Männer und 7 Frauen) untersucht. Die Diagnose wurde stets erst nach sorgfältigem Ausschluß einer anderen Optikusschädigung gestellt. Der Verlauf der Erkrankung konnte bei 15 Kranken durch mehrfache Untersuchungen über einen langfristigen Zeitraum bis zu 31 Monaten und bei 7 Kranken durch engmaschige Untersuchungen unter stationären Bedingungen über 4 Wochen verfolgt werden. Dabei wurden folgende Untersuchungen durchgeführt:

1. Visusbestimmung; 2. kinetische und statische Gesichtsfeldprüfungen; 3. Farbsinnprüfung; 4. Visuell evozierte Potentiale. Die Therapie erfolgte initial mit einer mehrtägigen oralen oder intravenösen Vitamintherapie, bestehend aus 100-150 mg B1 und 30-300 mg B6 täglich. Eine langfristige orale Vitaminsubstitution wurde mit Vitamin B1 und B6 angestrebt (150 mg Thiamin, 300 mg Pyridoxin pro die). Zusätzlich wurde bei etwa der Hälfte der Kranken Vitamin B12 gegeben, und zwar 1000 Hydroxycobolamin einmal wöchentlich i.m. über 4 Wochen und dann einmal pro Monat.

3. Ergebnisse

Die Abnahme des Sehvermögens war meist das erste führende Krankheitssymptom des chronischen Alkoholmißbrauchs. Mit einer Ausnahme hatten alle Kranken auch stark geraucht. Leichte sensible Polyneuropathien hatten 17 Kranke, einer hatte ein Wernicke-Enzephalopathie gerade überstanden. Bei 4 Kranken waren Gamma-GT und MCV normal; insgesamt fehlte die Makrozytose bei 9, eine Gamma-GT-Erhöhung nur bei 6 Kranken. Der Vitamin-B12-Spiegel war mit einer Ausnahme stets normal, der Folsäurespiegel bei 8 Kranken erniedrigt. Der Schilling-Test war immer regelrecht.

Die Visusminderung stellte sich fortschreitend in der Regel innerhalb von Wochen bis Monaten ein, und zwar stets ohne Schmerzen und immer

[1]Mit Unterstützung des Niedersächsischen Ministers für Wissenschaft und Kunst aus Mitteln des Zahlenlottos

beidseits, wobei gelegentlich aber das Sehvermögen eines Auges einige Wochen eher gestört war. Der Visus war in der Regel erheblich herabgesetzt, bei weitaus mehr als der Hälfte der Kranken unter 0,3. Der Augenhintergrund war bei 27 Kranken (67,5%) in Ordnung, bei 5 war eine leichte Papillenschwellung zu sehen. Nur 8 Kranke hatten eine fragliche und keinesfalls eindrucksvolle temporal betonte Ablassung der Sehnervenpapille. Eine Beziehung zwischen Dauer und Ausmaß der Sehstörung und den Fundusveränderungen konnten wir nicht feststellen.

Die Gesichtsfelduntersuchungen zeigten gesetzmäßig ein bilateral symmetrisches Skotom: 24 Kranke (60%) hatten ein kleines relatives, 8 Kranke (20%) ein absolutes Zentralskotom, 8 Kranke (20%) hatten ein relatives Zentrozökalskotom. Bei 17 Kranken war zusätzlich ein peripherer Empfindlichkeitsverlust in der statistischen Perimetrie zu erkennen.

Mit einer Ausnahme hatten alle 20 daraufhin Untersuchten eine erworbene Farbsinnstörung. Sie war bei 5 Kranken mit relativ gutem Visus nur leicht, in den anderen 14 Fällen aber deutlich. 17 Kranke hatten eine Rot-Grün-Blindheit: 3 waren protanop, 8 deuteranop. Eine Blau-Gelb-Blindheit (Tritanopie) hatten 3 Kranke.

Bei 29 Kranken wurden visuell evozierte Potentiale untersucht, und zwar bei "57 Augen". Die Amplituden des P 100 waren immer reduziert und deformiert: Siebzehnmal konnte ein P 100 überhaupt nicht abgegrenzt werden. Das Potential war bei den verbleibenden 40 Augen stets nach Gesamtfeldreizung zu erhalten, 36mal bei parafovealer und nur 26mal auch bei fovealer Reizung. 28mal war die Latenz des P 100 normal, 12mal war sie verlängert.

Im weiteren Verlauf war bemerkenswert, daß sich der Visus bei 57% der Kranken besserte. Die Besserung setzte in vielen Fällen erst nach längerer Zeit ein. Zentrale und periphere Empfindlichkeitsverluste in der statischen Perimetrie besserten sich in gleicher Weise. Der Farbsinn besserte sich bei 50% der Kranken und die Amplituden des P 100 bei 48%. Eine einmal verlängerte Latenz des P 100 normalisierte sich nicht. Die einzelnen Parameter besserten sich im Verlauf nicht in gleicher Weise. Die Zunahme der Amplituden im VEP war besonders bei Gesamtfeldreizung festzustellen, seltener bei parafovealer und nur dreimal bei fovealer Reizung.

Vitamin B12 hatte auf die Besserung der Sehstörung wenig Einfluß, denn von 13 mit Vitamin B12 behandelten besserte sich bei 9 Kranken der Visus, von 9 nicht mit B12 behandelten bei 7 Kranken.

4. Diskussion

Das klinische Bild der TAA wurde bereits von Carroll (1) ausführlich und exakt beschrieben; er hat auch auf die relativ gute Prognose der TAA bei Vitaminsubstitution hingewiesen. Morphologische Untersuchungen zeigen eine Demyelinisierung im Sehnerven - vor allem im papillomakulären Bündel - im Tractus und Chiasma sowie Nervenzelluntergänge im C. geniculatum laterale (3). Die Ursache des Krankheitsbildes ist ungeklärt. Diskutiert werden Fehlernährung, Mangel an B-Vitaminen (B1, B6) und eine verminderte Wirksamkeit von B12 durch Bildung von Cyanocobolamin, das durch mangelnde Entgiftung von beim Rauchen vermehrt anfallenden Cyaniden entstehen soll; möglicherweise spielt auch eine Störung des Methioninstoffwechsels und ein Folsäuremangel bei der Entstehung der TAA eine Rolle (2).

Wir selbst haben einen Vitamin-B12-Mangel nie, relativ niedrige Folsäurespiegel aber in einigen Fällen feststellen können. Untersuchungen des Vitamin-B1- und B6-Spiegels im Blut einiger unserer Kranken haben unterschiedliche Ergebnisse gebracht (7).

Es ist immer wieder die Existenz einer reinen Tabak-Amblyopie diskutiert worden: die Optikusschädigung durch Rauchen soll durch ein Zentrozökal-, die durch Alkohol durch ein Zentralskotom gekennzeichnet sein (11). Wir selbst haben eine reine Tabak-Amblyopie nie beobachten können. Viele unserer Kranken hatten aber auch ein Zentrozökal-Skotom. Wenn es eine reine Tabak-Amblyopie geben sollte, muß sie sehr selten sein. Außerdem haben alle von uns mehrmals Untersuchten weitergeraucht, obschon sich die Sehstörung bei vielen besserte, was ebenfalls gegen einen entscheidenden Einfluß des Rauchens bei der Entstehung der TAA spricht.

Erheblicher bilateraler Visusverlust, doppelseitige symmetrische Skotome und eine oft ausgeprägte erworbene Farbsinnstörung bei normalem oder nur leicht verändertem Papillenbefund kennzeichnen die TAA.

Die Farbsinnstörung ist möglicherweise erstes Symptom der Optikusschädigung, denn 50-80% der chronischen Alkoholiker sollen erworbene Farbsinnstörungen haben (10,12). Nach unseren Erfahrungen herrscht eine Rot-Grün-Störung vor, einzelne Autoren haben Blau-Gelb-Empfindungsstörungen gefunden (12). Letzteres könnte auf eine zusätzliche Netzhautschädigung hinweisen, die auch im Retinogramm bei manchen Personen mit TAA gefunden worden ist (5).

Untersuchungen der visuell evozierten Potentiale (VEP) bei Alkoholikern sind widersprüchlich (4,9). Bei Kranken mit TAA ist auch nach Erfahrung anderer Autoren das P 100 schlecht abgrenzbar, deformiert und seine Amplitude vermindert (5,6,8). Es läßt sich am besten bei Gesamtfeldreizung, am schlechtesten bei fovealer Reizung evozieren. Bei TAA können die Latenzen des P 100 verlängert sein (6), was wir ebenfalls bei einigen Kranken gesehen haben. Im Verlauf bessern sich die Amplituden des P 100 oft, seine Latenz ändert sich aber nicht wesentlich. Viel einfacher läßt sich ein Therapieerfolg und damit auch die weitere Prognose der TAA aber mit einer einfachen Visusbestimmung erfassen.

5. Zusammenfassung

Untersuchungsbefunde von 40 Kranken mit TAA werden vorgestellt. Sie ist gekennzeichnet durch zentrale oder zentrozökale Gesichtsfelddefekte, hochgradige Visusminderung, ausgeprägte Störung des Farbsinns. Diese Symptome sind durchaus besserungsfähig. Die Besserung wird wahrscheinlich begünstigt durch Vitamin B1- und B6-Substitution.

Literatur

1. Caroll FD (1944a) The etiology and treatment of tobacco-alcohol-amblyopia. Part 1. Am. J. Ophthal. 27:713-725
2. Dang CV (1981) Tobacco-alcohol amblyopia: a proposed biochemical basis for pathogenesis. Med. Hypoth. 7:1317-1328
3. Dreyfus PM (1978) Amblyopia and other neurological disorders associated with chronic alcoholism. In: Vinken RJ, Bruyn GW (eds.) Handbook of Clinical Neurology. Metabolic and deficiency diseases of the nervous system. Part. 2. Amsterdam - New York - Oxford 331-347

4. Haan J, Lappe-Osthege B, Kordt G (1983) Visuell evozierte Potentiale bei Alkoholismus. Nervenarzt 54:491-493
5. Ikeda H, Tremain KE, Sanders MD (1978) Neurophysiological investigation in optic nerve disease: combined assessment of the visual evoked response and electroretinogram. Br. J. Ophthal. 62:227-239
6. Kriss A, Carroll WM, Blumhardt ID, Halliday AM (1982) Pattern- and flash-evoked potentials changes in toxic (nutritional) optic neuropathy. In: Courjon J, Maugiere F, Revol M (eds.) Evoked Clinical Applications of Evoked Potentials in Neurology. Raven Press, New York 11-19
7. Krumsiek J, Krüger C, Patzold U (im Druck) Tabak-Alkohol-Amblyopie. Klinischer Verlauf bei 33 Kranken. Fortschr. Neurol. Psych.
8. Kupersmith MJ, Weiss PA, Carr RE (1983) The visuell-evoked potentials in tobacco-alcohol and nutritional amblyopia. Am. J. Ophthal. 95:307-314
9. Meinck H-M, Adler L (1982) Opticusaffektionen bei Alkohol-Abhängigkeit - Früherkennung durch das visuell evozierte Potential. Nervenarzt 53:644-646
10. Sakuma Y (1973) Studies on colour vision anomalies in subjects with alcoholism. Ann. Ophthal. 1277-1292
11. Samples JR, Younge BR (1980) Tobacco-alcohol amblyopia. J. Clin. Neurol. Ophthal. 1:293-298
12. Verriest G, Franq P, Pierárt P (1980) Results of colour vision tests in alcoholic and in mentally disordered subjects. Ophthalmologica 180:247-256

Zur Wertigkeit der konventionellen Elektromyographie im Vergleich zu Einzelfaser-EMG-Untersuchungen bei chronischem Alkoholismus

D. Kountouris, W. Greulich, S. Skondras, S. Gebes und W. Gehlen

Einleitung

Polyneuropathien gehören zu den häufigen neurologischen Erkrankungen.
Nach Mitteilungen in der Presse werden Schätzungszahlen von annähernd
5 Millionen Betroffenen in der Bundesrepublik angegeben. Zu den drei
häufigsten Ursachen dürften der chronische Alkoholabusus, der Diabetes
mellitus und die chronische Einnahme potentiell neurotoxischer Medikamente zählen.

Bei neurologischen Routineuntersuchungen findet sich auffallend häufig
ein Pallhypästhesie im Bereich der unteren Extremitäten. Bei entsprechender Anamnese kann sie oft das einzige Symptom einer blanden Polyneuropathie darstellen. Uns schien es sinnvoll, Patienten sowohl mit
als auch ohne Zeichen einer Polyneuropathie bei chronischem Alkoholismus zu untersuchen. Wir waren nicht nur an den klinischen Befunden,
sondern insbesondere auch an den Ergebnissen der konventionellen Elektromyographie im Vergleich zu einzelfaserelektromyographischen Unter-
suchungsresultaten interessiert. Da chronische axonale Läsionen meist
Veränderungen der Faserdichtewerte hervorzurufen scheinen (3,6), wurden vor allem diese Untersuchungen bei den Patienten mit chronischem
Alkoholismus durchgeführt.

Material und Methodik

48 Patienten, und zwar 35 Männer und 13 Frauen mit chronischem Alkoholismus, wurden anhand klinischer Befunde in zwei Gruppen aufgeteilt.
29 dieser Patienten zeigten klinisch deutliche Zeichen einer Polyneuropathie. Bei 19 Patienten waren keine derartigen Veränderungen festzustellen. Die zuletzt genannte Gruppe zeigte weder Veränderungen der
Motorik, des Reflexverhaltens noch der Oberflächensensibilität. Die
Pallästhesie wurde von allen größer als 5/8 angegeben. Zum mittleren
Lebensalter, zur Dauer des Alkoholabusus und zu den entsprechenden
Daten der Kontrollgruppe siehe Tabelle 1.

Bei allen Patienten wurde eine konventionelle EMG-Untersuchung aus dem
M. tibialis anterior rechts durchgeführt. Der gleiche Muskel wurde für
die Einzelfaserelektromyographie gewählt. Im Rahmen der konventionellen Elektromyographie wurden Untersuchungen hinsichtlich pathologischer
Spontanaktivitäten, vermehrter Polyphasieraten bei Willkürinnervatio-
nen und Registrierungen der mittleren Potentialdauer sowie die Interferenzmuster bei maximaler Innervation berücksichtigt. Die Ableitungen
erfolgten nach den üblichen Standardbedingungen. Im Rahmen der Einzelfaserelektromyographie wurden 4 Insertionen durchgeführt und von
diesen Einstichstellen her 5 verschiedene Regionen des Muskels ab-
gegriffen und die Faserdichtewerte bestimmt. Hierbei wurde wie folgt
vorgegangen. Bei Triggerung des Oszilloskopes durch das 1. Potential
wurde der Mittelwert der insgesamt aufgetretenen Potentiale nach

Durchführung der 20 Messungen an unterschiedlichen Stellen in einem
Muskel errechnet. Es wurden nur Potentiale mit größerer Amplitude als
200 µV und kürzere Anstiegzeit als 300 µs berücksichtigt.

Ergebnisse

Bei allen Patienten mit den klinischen Zeichen einer Polyneuropathie
fanden sich sowohl Veränderungen bei der konventionellen Elektromyographie als auch bei der Einzelfaserelektromyographie. Auf diese Ergebnisse soll nicht näher eingegangen werden. Auffallend waren die
Ergebnisse der konventionellen EMG-Untersuchung und der Faserdichte-
messung mittels Einzelfaser-EMG jedoch bei den Patienten mit chronischem Alkoholismus *ohne* klinische Zeichen einer Polyneuropathie. Hier
fanden sich bei nur 3 Patienten gelichtetes Interferenzmuster, bei
5 Patienten eine verlängerte Aktionspotentialdauer und bei 7 Patienten pathologische Spontanaktivitäten wie positive scharfe Wellen,
pseudomyotone Entladungen usw. Bei 12 Patienten wurde eine vermehrte
Polyphasierate beobachtet. Bei *allen* 19 Patienten waren jedoch statistisch signifikante Erhöhungen der Faserdichtewerte im Vergleich
zu einem gesunden Kollektiv zu registrieren.

Beim Vergleich der Faserdichtewerte bei Alkoholkranken mit und ohne
klinische Zeichen einer Polyneuropathie fanden sich die in der
Tabelle 1 angegebenen Resultate.

<u>Tabelle 1.</u> Faserdichtewerte bei Alkoholkranken mit und ohne klinische Zeichen einer
Polyneuropathie (P.).

	Alkoholkranke *mit* P. (n=29)	Kontroll-gruppe (n=52)	Alkoholkranke *ohne* P. (n=19)	Kontroll gruppe (n=19)
Alter in Jahren (J.)	45,7 ± 12,5	47,0 ± 16,8	38,8 ± 6,2	38,8 ± 6,2
Erkrankungs-dauer in J.	16,2 ± 6,7		9,5 ± 4,2	
Faserdichte-werte	2,45± 4,0	1,50 ± 0,30	1,85 ± 0,25	1,40 ± 0,15
Statistik	p < 0,001		p < 0,001	

Die Erhöhung der Dichtewerte war bei den Patienten mit Polyneuropathien zwar ausgeprägter als bei den Alkoholkranken ohne Polyneuropathien. Bei beiden Gruppen von Alkoholkranken waren die Veränderungen
im Vergleich zu Gesunden jedoch statistisch signifikant.

Diskussion

Auffallend war bei unseren Untersuchungen die Beobachtung, daß auch
bei chronischen Alkoholkranken *ohne* klinische Zeichen einer Polyneuropathie bereits statistisch signifikante Erhöhungen der Faserdichtewerte beobachtet werden konnten. Die Erhöhung der Faserdichtewerte
dürfte Ausdruck der einer Denervation folgenden Reinnervationsvorgänge
sein (4,5) mit entsprechender Aussprossungstendenz der distalen Anteile des peripheren Neurons. Offensichtlich sind Änderungen der
Faserdichtewerte nicht selten bereits zu einem Zeitpunkt zu registrie-

ren, zu dem in der konventionellen Elektromyographie noch keine sicheren Normabweichungen erfaßt werden können und auch klinisch noch keine Ausfälle bestehen. Auf die Empfindlichkeit dieser Untersuchungsmethode bei unterschiedlichen Arten peripher-neurogener Läsionen wurde bereits in der Vergangenheit mehrfach hingewiesen (1,2). Uns scheint es jedoch besonders bemerkenswert, daß entsprechende Veränderungen offensichtlich auch bei chronischem Alkoholismus den klinischen Ausfällen vorangehen können.

Zusammenfassung

29 Alkoholkranke mit den klinischen Zeichen einer Polyneuropathie zeigten sowohl bei der konventionellen Elektromyographie als auch bei der Einzelfaserelektromyographie pathologische Befunde. Bei 7 der 19 Alkoholkranken ohne klinische Zeichen einer Polyneuropathie waren im Rahmen der konventionellen Elektromyographie jedoch keine Normabweichungen zu registrieren. Alle 19 Patienten zeigten jedoch bei der Einzelfaser-EMG-Untersuchung eindeutige und statistisch signifikante Erhöhungen der Faserdichtewerte. Diese Befunde weisen darauf hin, daß zur Früherfassung peripher-neurogener Schäden die Einzelfaserelektromyographie besonders gut geeignet erscheint.

Literatur

1. Hakelius J, Stalberg E (1974) Electromyographical studies of free autogenous muscle in man. Scan J Plast. Reconstr. Surg. 8:211-219
2. Kountouris D, Milonas I (1984) Neue elektromyographische Aspekte für die Differentialdiagnose der Polyneuropathien. In: Gerstenband F, Mamoli B (eds) Metabolische und entzündliche Polyneuropathien. Springer, Berlin Heidelberg New York Tokyo S. 90-94
3. Stalberg E, Trontelj JV (1979) Single fibre electromyography. Mirvalle Press, Old Woking, Surrey, U.K.
4. Stalberg E, Schwartz M, Trontelj JV (1975) Single fibre electromyography in various processes affecting the anterior horn cell. J Neurol 24:403-415
5. Wohlfart G (1957) Collateral regeneration from residual motor nerve fibers in amyotrophic lateral sclerosis. Neurology 7:124-174
6. Wiechers D, Hubbell S (1981) Late changes in the motor unit after acute poliomyelitis. Muscle and Nerve 4:524-527

Hirnstammblutungen bei Wernicke Enzephalopathie

H. C. Braeuer und A. Müller-Jensen

Einleitung

Anhand zweier Kasuistiken sollen die besonderen klinischen Aspekte der
Wernicke-Enzephalopathie (W.E.) als einer zerebralen Schädigung bei
chronischem Alkoholabusus, hier mit Hirnstammblutungen als zusätzlicher Komplikation, dargestellt werden. Darüber hinaus soll anhand einiger pathophysiologischer Betrachtungen zur W.E. auf diagnostische
bzw. therapeutische Möglichkeiten hingewiesen werden, die z.T. auch
bei anderen Grundkrankheiten von Bedeutung sein können.

Kasuistik

Es handelt sich um zwei Patientinnen, die auf dem Boden eines chronischen Alkoholismus mit akuten Hirnstammblutungen im Rahmen einer W.E.
erkrankten. Die Tabelle 1 gibt in der Übersicht die wesentlichen anamnestischen und klinischen Daten der beiden Patientinnen wieder. Im Fall
R., I. zeigte sich im kranialen Computertomogramm (CCT) rechts dorso-
lateral des dritten Ventrikels im Bereich der Vierhügelregion eine ca.
1,5 cm große Blutung (siehe Abb. 1, linke Bildhälfte). Unter parenteraler Gabe von 300 mg Thiamin/die kam es zu einer deutlichen Remission
innerhalb weniger Tage vor allem der psychomotorischen Unruhezustände,
der vegetativen Störungen und besonders rasch auch der Störungen der
Okulo-Pupillomotorik. Später besserte sich auch die Ataxie.

Bei der Patientin N. A. fand sich im CCT eine rechts dorsal paramediane ponto-mesenzephale Blutung ventral des vierten Ventrikels und
bis zur Vierhügelregion hinaufreichend (siehe Abb. 1, rechte Bildhälfte). Auch in diesem Fall der ausgedehnteren Hirnstammblutung kam
es unter unverzüglicher parenteraler Gabe von 300 mg Thiamin/die innerhalb einer Woche zu einer deutlichen Remission vor allem der psychomotorischen Unruhe, der vegetativen Regulationsstörungen, der dissoziierten Hemisensibilitätsstörung links und besonders rasch auch zu einer
Besserung der Störungen der Okulo-Pupillomotorik. Später besserten
sich auch die vestibuläre Symptomatik und die Dystaxie. Als Residualschaden verblieb die nukleäre Fazialisparese rechts.

Diskussion

Seit Wernickes Erstbeschreibung aus dem Jahre 1881 der "Polioenzephali-
tis hämorrhagica superior" (9) ist in einer Vielzahl von Arbeiten das
Krankheitsbild der W.E. weiter ein- und abgegrenzt worden. Die umfas-
sendste Beschreibung stammt von M. Victor (8) von 1971. Auch aufgrund
neuerer pathologisch-anatomischer Untersuchungen (1, 2, 5) wird heute
davon ausgegangen, daß die klinische Symptomatik der W.E. durch Läsionen der corpora mamillaria, des Thalamus (vorwiegend des medialen An-

Tabelle 1. Kasuistik

Klin. Symptomatologie	1. R., I. 67 J.	2. N., A. 68 J.
Anamnestische Faktoren	Alkoholabusus Leberzirrhose Diabetes mellitus Mamma CA M. Addison	Alkoholabusus Leberzirrhose Lat. Diabetes mellitus
Prodromale Erscheinungen	Paranoid-halluzinatorische Verkennungen	Allg. Antriebsschwäche Vergeßlichkeit
Psychopathologie	Konzentrationsschwäche Merkschwäche	Konzentrationsschwäche Merkschwäche Konfabulationen
Störungen der OPM	Anisocorie li gr. re Licht/Nah-Dissoziation Vertikale Blickparese Abduzensparese re V. a. INO	Anisocorie li gr. re Blickparese n. re Abduzensparese re Spontannyst. n. li V. a. INO
Ataxie	Gang/Standataxie	Gang/Standataxie
Vegetative Stigmata	Tachycardie Hyperhydrosis Hypothermie	Tachyarrhythmie Hyperhydrosis
Andere Herd/Seitenzeichen	VEP-Lat. obere Norm	Nukleäre VII-Par. re Hörminderung li Schwindel, FAEP path. Dysarthrie, Dysphagie Re-hirniger Reflexbef. Diss. Sens.störung li
Polyneuropathie	Mot. und sens. PNP Akrodistal	Ø
Intrazerebrale Blutung (CCT-Diagnostik)	Re dorsale ponto-mes- enzephale Blutung Vierhügelregion	Re dorsale ponto-mes- enzephale Blutung vom 4. Ventrikel bis zur Vier- hügelregion hinaufreichend
EEG-Veränderungen	Leichte AV	Leichte AV
Liquor-Veränderungen	Ø	?
Lactat-Azidose	Metabolische Azidose Respir. kompensiert	Mäßige metab. Azidose Respir. kompensiert

Fortsetzung Tabelle 1

Klin. Symptomatologie	1. R., I. 67 J.	2. N., A. 68 J.
Erythrozyten-Transketolase-aktivität	Vermindert?	Vermindert?
Rascher Therapieeffekt nach Vit.-B1-Substitution	+++	+++

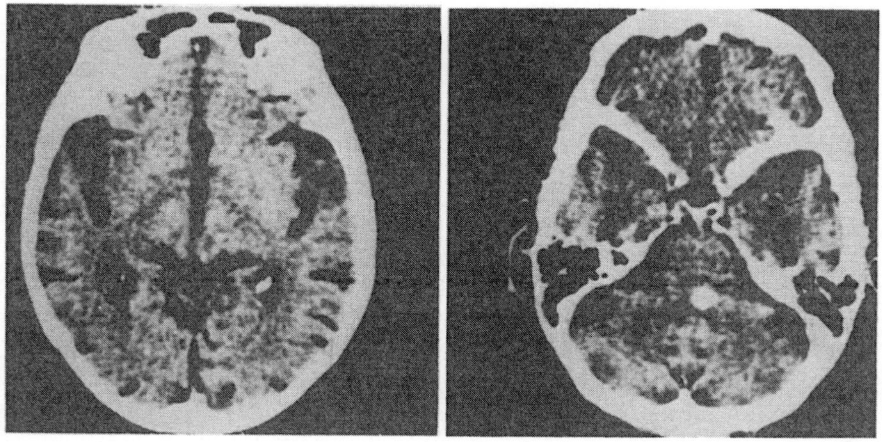

Abb. 1. Hirnstammblutungen bei Wernicke-Enzephalopathie Im CCT. Linke Bildhälfte: Patientin R., I. Rechte Bildhälfte: Patientin N., A.

teils), der Nachbarschaft des dritten und vierten Ventrikels, des Aquäduktbereiches, der hinteren Vierhügelregion, der Okulomotorius-kerne, des dorsalen Vaguskernes und des Vestibulariskernes morphologisch korreliert ist. Hämorrhagien wurden entgegen der ursprünglichen Konzeption Wernickes (9) bis in die jüngere Vergangenheit (8) mit nur 10% der Fälle angegeben, und dann im Sinne überwiegend nur mikroskopisch nachweisbarer petechialer Blutungen. Nach neueren Untersuchungen (5) finden sich in etwa 30% petechiale Blutungen, vor allem die periventrikuläre Region und das periaquäduktale Grau betreffend, z.T. auch bei konfluierenden kapillären Blutaustritten makroskopisch erkennbar. Ausgedehntere Hirnstammblutungen wie bei den beiden hier vorgestellten Fällen sind bisher bei W.E. typischerweise nicht beschrieben worden. Dies mag z.T. dadurch begründet sein, daß der Nachweis ausgedehnterer Hirnstammblutungen bei W.E. vor der Ära der kranialen Computertomografie — sofern sie überlebt wurden — intra vitam nicht möglich war, zum anderen aber auch dadurch, daß Patienten bei Hirnstammblutungen mit letalem Ausgang nicht einer gezielten pathologisch-anatomischen Analyse im Hinblick auf eine W.E. zugeführt wurden, zumal dann nicht, wenn — wie bei Alkoholismuspatienten häufig — schwere internistische Erkrankungen (Leberzirrhose mit Gerinnungsstörungen, Urämie etc.) intra vitam diagnostiziert wurden und nicht primär an eine W.E. gedacht wurde.

Der Thiaminmangel mit konsekutiver Depression der Transketolaseaktivi-
tät als Koenzym der Glukoseutilisation über den Hexosemonophosphatweg
gilt heute als der wesentliche pathogenetische Faktor bei der W.E.
(3). Als Folge kommt es zu einem Anstieg von Pyruvat und Laktat und
zu einer verminderten Sauerstoffaufnahme, und zwar prädelektiv in Ge-
websregionen, die bei der W.E. am häufigsten Läsionen aufweisen (4, 6,
7). Ein manifester Thiaminmangel kann neben der alkoholismusbedingten
Malnutrition auch bei Malnutritions-/Malassimilationssyndromen anderer
Ätiologie vorliegen. Ein relevanter Thiaminmangel kann sich aber auch
entwickeln bei gesteigertem Thiaminbedarf im Rahmen z.B. eines Diabetes
mellitus oder bei Lebererkrankungen mit einer Synthesestörung des ausschließlich biologisch aktiven Thiaminpyrophosphats. Hieraus ergeben
sich wichtige klinische Querverbindungen zu anderen den Thiaminstoff-
wechsel beeinflussenden Erkrankungen, bei denen man nicht ohne weiteres
primär auch an eine sich entwickelnde W.E. denken würde.

Bei den beiden hier kasuistisch vorgestellten Fällen handelt es sich
nach dem klinischen Bild und bewiesen durch den raschen Therapieerfolg
nach Vitamin-B1-Substitution um eine W.E. auf dem Boden eines in beiden
Fällen sicher multifaktoriell bedingten Thiaminmangels (Alkoholismus,
Hepatopathie, Diabetes). In beiden Fällen ist es als Komplikation dieser W.E. jeweils zu Hirnstammblutungen im bekannten Prädilektionsgebiet
gekommen, die intra vitam nachgewiesen werden konnten. Über Parallelfälle wurde bisher in diesem Zusammenhang nicht berichtet. Bei den Patientinnen konnte dieser sonst als sehr schwer zu beurteilende Verlauf
einer W.E. durch frühzeitige Vitamin-B1-Substitution entscheidend günstig beeinflußt werden. Nur im Fall der ausgedehnteren Blutung blieb
mit der nukleären Fazialisparese ein Residualschaden zurück. Es ergeben sich folgende Konsequenzen:
- Bei computertomografisch nachgewiesenen Hirnstammblutungen sollte
  immer auch an die Möglichkeit einer zugrundeliegenden W.E. gedacht
  werden, da sich in diesen Fällen die Prognose durch eine dann umgehend einzuleitende Vitamin-B1-Substitutionstherapie ganz entscheidend verbessern kann.
- Wegen der multifaktoriellen Genese des Thiaminmangels sollte neben
  dem Alkoholismus immer auch bei anderen Erkrankungen (Lebererkrankungen, Malnutritions-/Malabsorptionssyndrome, Störungen des Kohle-
  hydratstoffwechsels) an die Möglichkeit einer sich entwickelnden
  W.E. gedacht werden.

Zusammenfassung

Am Beispiel zweier Patientinnen mit W.E. wird erstmalig über intra
vitam faßbare Hirnstammblutungen berichtet. In beiden Fällen konnte
durch eine frühzeitige Vitamin-B1-Substitution der schwere Krankheitsverlauf günstig beeinflußt werden. Darüber hinaus wird auf die multi-
faktorielle Ätiologie eines Thiaminmangels mit der Möglichkeit einer
sich entwickelnden W.E. hingewiesen.

Literatur

1. Colmant HJ (1965) Encephalopathien bei chronischem Alkoholismus.
   Enke, Stuttgart
2. Colmant HJ (1968) Neuere Befunde bei Wernickescher Encephalopathie.
   Ztbl ges Neurol Psychiat 192:116
3. Dreyfus PM (1973) Thoughts on the pathophysiology of Wernicke's
   disease. Am N Y Acad Sci 215:367-369

4. Kinnersley HW, Peters RA (1930) Carbohydrate metabolism in birds; brain localisation of lactic acidosis in avitaminosis B and its relation to origin of symptoms. Biochem J 24:711-721
5. Knipp HP (1978) Das Wernicke-Korsakoff-Syndrom. Habilitationsschrift aus der Psychiatrischen und Nervenklinik des Universitätskrankenhauses Eppendorf in Hamburg
6. Meiklejohn AP, Passmore R, Peters RA (1932) Pyruvic acid and vitamin B1 deficiency. Biochem J 26:1872-1879
7. Peters RA (1936) The biochemical lesion in vitamin B1 deficiency. Lancet I:1161-1165
8. Victor M, Adams RD, Collins GF (1971) The Wernicke-Korsakoff-Syndrome. Davis FA, Philadelphia
9. Wernicke C (1881) Lehrbuch der Gehirnkrankheiten für Ärzte und Studierende, Vol 2. Fischer, Kassel, S. 229-242

Zentrale pontine Myelinolyse: Bericht über vier Fälle bei verschiedenen Grunderkrankungen

E. Stark und E. Reusche

Einleitung

Die Zentrale pontine Myelinolyse (ZPM), eine nichtentzündliche Entmarkung im Brückenfuß, wurde an vier Sektionsfällen 1959 von Adams et
al (1) erstmals beschrieben. Später wurden bei manchen dieser Fälle
ähnliche Entmarkungen auch extrapontin festgestellt (5). Klinisch treten dabei Bewußtseinsstörungen, Tetraparesen, Inkontinenz, Ataxie und
Hirnnervenausfälle auf. Bislang sind weit über hundert Fälle beschrieben worden. Die ZPM tritt bei verschiedenen Erkrankungen auf, weitaus
am häufigsten bei chronischen Alkoholikern (4). Die Ätiologie der Erkrankung ist nicht endgültig geklärt, Störungen des Serumnatriums
scheinen dabei jedoch wesentlich zu sein.

Methodik

Wir berichten über vier Beobachtungen von ZPM aus dem Sektionsgut des
Neuropathologischen Instituts der Medizinischen Hochschule Hannover.
Die Unterlagen der zuvor behandelnden Kliniken wurden hinsichtlich
neuerer ätiologischer Hypothesen ausgewertet.

Ergebnisse

Fall 1: Elke S. (*1956) wurde zur Entzugsbehandlung bei chronischem
Alkoholismus aufgenommen. Nach drei Tagen wurde wegen einer schweren
Aspirationspneumonie maschinelle Beatmung notwendig, zusätzlich trat
Fieber auf. Unter Infusionstherapie stieg am 12. Tag das Serumnatrium
innerhalb 47 Stunden um 21 mmol/l. Hypertone Kochsalzlösung wurde
nicht gegeben. In den nächsten Tagen stellten sich Störungen der Pupillomotorik ein. Am 26. Tag verstarb Frau S. im septischen Schock.
Pathologisch-anatomisch zeigten sich neben der relativ frischen ZPM
weitere frische Entmarkungen im Mittelhirn und schließlich Zeichen
einer älteren Wernickeschen Enzephalopathie.

Fall 2: Bei Irmgard G. (*1936) war seit Sommer 1981 ein Plasmozytom
bekannt. Nach mehreren zytostatischen Behandlungen wurde sie Anfang
Oktober 1982 wegen eines Verschlußikterus bei Tumorinfiltration erneut
aufgenommen. Es bestand eine Hyponatriämie von 122 mmol/l. Als der
Serumnatriumspiegel am 5. Tag auf 117 mmol/l absank, wurde diese Störung durch hypertone Kochsalzlösung korrigiert. Innerhalb von 5 Stunden stieg der Wert um 14 mmol/l an. Am Vormittag des nächsten Tages
trat ein flüchtiger Verwirrtheitszustand auf, eine Woche später war
die Patientin für die Dauer eines Tages somnolent. Weitere neurologische Störungen traten nicht auf. Nach Behandlung der Grunderkrankung
konnte sie fünf Wochen später nach Hause entlassen werden. Anfang Januar erfolgte wegen Magenbluten erneute Aufnahme, drei Wochen später

verstarb Frau G. an einem septischen Schock. Morphologisch fand man
in der oberen Brücke mehrere ältere, bereits zystisch umgewandelte
Markscheidendefekte.

Fall 3: Klaus S. (*1927) wurde Mitte September 1982 mit einer schweren
Pneumonie bei bekanntem chronischem Alkoholabusus stationär aufgenommen. In den ersten vier Tagen des stationären Aufenthalts wurde eine
Infusionstherapie durchgeführt, hyperosmolare Kochsalzlösungen wurden
jedoch nicht verwendet. Zu dieser Zeit bestand leichtes Fieber. Am
zweiten Tag der Behandlung stieg der Serumnatriumspiegel binnen 56
Stunden von 121 mmol/l auf 144 mmol/l. Nach drei Wochen trat eine Bewußtseinstrübung auf. Nach vier Wochen verstarb er an seiner Pneumonie.
Einen Tag zuvor war eine zentrale Fazialisparese links aufgetreten, es
bestanden jedoch keine Reflexanomalien oder Pyramidenbahnzeichen. Bei
der neuropathologischen Untersuchung zeigte sich eine ausgedehnte ZPM
mit noch aktiven Abbauvorgängen, außerdem auch hier eine Wernickesche
Enzephalopathie.

Fall 4: Friedrich H. (*1949) wurde Mitte Januar 1983 wegen hoher Dünn-
darmfistel bei Morbus Crohn in desolatem Allgemeinzustand aufgenommen.
Es bestand eine massive Hyponatriämie von 105 mmol/l. Diese Störung
wurde durch hypertone Kochsalzlösung korrigiert. Der Serumnatriumspiegel stieg dabei in 32 Stunden um 51 mmol/l und blieb dann konstant relativ hoch. Drei Tage später trat eine Ateminsuffizienz auf, die für
fünf Tage assistierte Beatmung notwendig machte. Danach war der Patient wach und reagierte auf Ansprache, es bestand jedoch ein hohes
pontines Querschnittssyndrom im Sinne eines Locked-in Syndroms. Nach
einem Monat wurde die hohe Dünndarmfistelung erfolgreich operiert.
Eine Änderung der neurologischen Symptomatik trat nicht mehr ein;
acht Wochen nach der Aufnahme verstarb der Patient an globaler Ateminsuffizienz. Pathologisch-anatomisch fanden sich hier neben der etwas
älteren ZPM Entmarkungen im Thalamus beidseits und in der Capsula externa (siehe Abb. 1).

Diskussion

Bei allen vier Patienten lag das typische Bild einer ZPM vor, zwei
davon hatten außerdem extrapontine Myelinolysen. Das Spektrum der klinischen Symptome reichte von einer flüchtigen Bewußtseinsstörung bis
zum kompletten pontinen Querschnittssyndrom. Die Ätiologie dieser Erkrankung ist bislang nicht endgültig geklärt. Aleu und Terry nahmen
bereits vier Jahre nach der Erstbeschreibung an, daß es sich um eine
neue Erkrankung handelt, die durch veränderte Therapiemaßnahmen verursacht wird (2). Messert et al. vermuteten, daß es sich dabei besonders um intravenöse Infusionen handelt, die zu Elektrolytstörungen
führen (4). Daß dabei Hyponatriämien eine wesentliche Rolle spielen,
wird weitgehend akzeptiert. Umstritten ist jedoch, ob diese Störung
und die Dauer ihres Bestehens als solche (3) oder eine zu rasche Korrektur der Hyponatriämie (6, 7) auslösend sind.

Nur einer unserer Patienten hatte eine erhebliche, zwei hatten leichtere Hyponatriämien. Ein Patient hatte während des gesamten stationären Aufenthalts normale Natriumspiegel. Das histologische Bild spricht
jedoch dafür, daß die ZPM auch hier während der letzten stationären
Behandlung entstanden ist. Bei allen vier Patienten trat ein rascher
Anstieg des Natriumspiegels auf, nur zwei davon erhielten hypertone
Kochsalzlösung. Wir möchten uns deshalb der Empfehlung von Norenberg
anschließen, chronische Hyponatriämien ohne neurologische Symptomatik
im Gegensatz zu akuten Störungen nur sehr langsam zu korrigieren (6).
Bei der Entzugsbehandlung chronischer Alkoholiker kann beim Auftreten

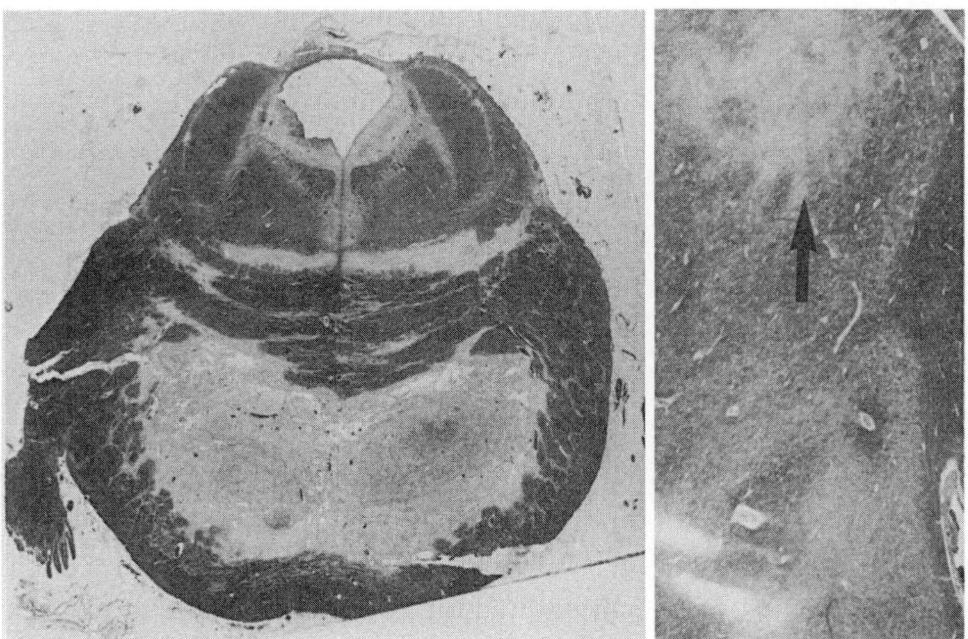

Abb. 1. *Fall 4:* Links ausgedehnte zentrale pontine Myelinolyse, rechts Entmarkungsherd im dorsolateralen Thalamus (Pfeil)

fieberhafter Infekte auch schon unter üblicher Infusionstherapie ein rascher Natriumanstieg eintreten. Häufige Elektrolytkontrollen und nötigenfalls Gabe elektrolytfreier Lösungen scheinen hier angezeigt.

Zusammenfassung

Es wird über vier autoptisch gesicherte Fälle von zentraler pontiner Myelinolyse berichtet. Das Spektrum der neurologischen Symptome reichte von flüchtigen Bewußtseinsstörungen bis hin zum kompletten pontinen Querschnittssyndrom. Bei allen vier Patienten war während einer stationären Behandlung ein rascher Anstieg des Serumnatriumspiegels aufgetreten. Daraus ergibt sich die Empfehlung, chronische, asymptomatische Hyponatriämien nur langsam auszugleichen.

Literatur

1. Adams RD, Victor M, Mancall EL (1953) Central pontine myelinolysis: a hitherto undescribed disease occurring in alcoholics and malnourished patients. Arch Neurol Psychiatry 81:154–172
2. Aleu FP, Terry RD (1963) Central pontine myelinolysis. Arch Pathol 76:140–146
3. Ayus JC, Oliovero JJ, Frommer JP (1982) Rapid correction of severe hyponatremia with intravenous hypertonic saline solution. Am J Med 72:43–48
4. Messert B, Orrison WW, Hawkins MJ, Quaglieri CE (1979) Central pontine myelinolysis: considerations on etiology, diagnosis and treatment. Neurology 29:147–160

5. Monteiro L (1971) La myelinolyse du centre du pont dans le cadre
   d'un nouveau syndrome histopathologique de topographie systemati-
   sée. J Neurol Sci 13:293-314
6. Norenberg MD, Leslie KO, Robertson AS (1982) Association between
   rise in serum sodium and central pontine myelinolysis. Ann Neurol
   11:128-135
7. Norenberg MD, Papendick RE (1984) Chronicity of hyponatremia as a
   factor in experimental myelinolysis. Ann Neurol 15:544-547

Computertomographische Untersuchungen zur Frage der Hirnatrophie durch Suchtstoffe

W. Poser, S. Poser, M. Holzgraefe, D. Roscher und A. Argyrakis

Einleitung

Jahrelanger massiver Alkoholmißbrauch führt zur Hirnatrophie im CT
(1, 5, 7, 8, 9). Dabei ist eine direkt toxische Wirkung des Alkohols
(oder seines Metaboliten Acetaldehyd) als Ursache am wahrscheinlichsten; vorbestehende Schädigungen, Traumafolgen, Hepatopathiefolgen
und Ernährungsmängel sind weitgehend ausgeschlossen. Wasserverschiebungen konnten mittels Kernspintomographie als Störfaktor ausgeschlossen werden (2).

Das Vorliegen einer großen Zahl von Röntgencomputertomogrammen (CTs)
bei Suchtkranken aller Art ermöglichte es uns, zwei in diesem Zusammenhang bisher nicht untersuchte Fragen zu prüfen:

1. Liegt bei den CT-Veränderungen durch Alkohol eine Zeitwirkungs-
   und eine Dosis-Wirkungsbeziehung vor?
2. Gibt es bei anderen Suchtstoffen vergleichbare Veränderungen?

Methoden

Basis der Untersuchungen waren die axialen CTs von 562 Suchtkranken
(263 isoliert Alkohol, 299 Medikamente und/oder illegale Drogen, z.T.
auch in Kombination mit Alkohol), die in der psychiatrischen oder neurologischen Klinik untersucht wurden (ambulant oder stationär, oft
mehrfach). Abhängigkeit wurde nach DSM III diagnostiziert (6). Abusus
wurde nicht einbezogen. Als intermittierende Alkoholabhängigkeit wurden
Fälle mit mehrmonatigen Abstinenzpausen über die Jahre (sogenannte
Quartalstrinker) und Fälle mit nicht täglichem Alkoholkonsum (sogenannte Wochenendtrinker) angesehen. Als Kontrollen dienten 113 CTs von
Patienten mit Kopfschmerzen oder Schwindel ohne Hinweis für Erkrankung
des ZNS (unauffälliger neurologischer Befund, normales EEG, klinisch
kein Hinweis auf Erkrankung oder Schädigung des ZNS). CTs von Suchtkranken wurden nur einbezogen, wenn Suchtdauer und Tag der letzten
Suchtstoffeinnahme bekannt waren. Messungen und Bewertungen wurden an
Papier- oder Filmaufnahmen der CTs vorgenommen, da Printouts der
Hounsfieldzahlen und automatische Auswertprogramme nicht zur Verfügung
standen. Direkt gemessen wurden die Ventrikeltaille in der Schicht mit
dem größten Abstand der Vorderhornspitzen sowie der maximale Quer-
durchmesser des dritten Ventrikels: mit diesen beiden Maßen sollte
die Erweiterung der inneren Liquorräume abgeschätzt werden. Die äußeren Liquorräume wurden durch zwei "blinde" Neurologen anhand von Modellen bewertet, wobei der Atrophiegrad zwischen 0 und 6 liegen kann
(11). CTs von Alkoholabhängigen vor dem dritten Abstinenztag wurden
wegen der bekannten Wasserverschiebungen (2), solche von Langzeitab-
stinenten wegen der beschriebenen Regeneration (3, 4) ausgeschlossen.

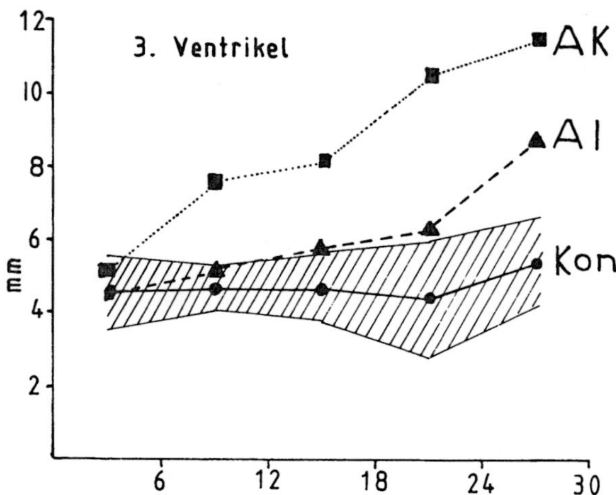

<u>Abb. 1.</u> Maximaler Querdurchmesser des dritten Ventrikels bei Alkoholabhängigen und
Kontrollen. Kon = Kontrollen; AI = Alkoholabhängigkeit, intermittierender Trinkstil;
AK = Alkoholabhängigkeit, kontinuierlicher Trinkstil. Abszisse: Dauer der Suchtkrankheit in Jahren. Die drei Kollektive sind nach Lebensalter parallelisiert, die beiden
Suchtkrankengruppen außerdem nach Dauer der Suchtkrankheit. Alle Klassen sind mit
mindestens sieben Fällen besetzt. Das Lebensalter steigt mit zunehmender Suchtdauer
an: O-5 Jahre Trinkdauer 27 ± 11 Jahre, 24-29 Jahre Trinkdauer 49 ± 6 Jahre, ist aber
durch die Parallelisierung in allen Gruppen stets gleich. Die Linien repräsentieren
die arithmetischen Mittel, die schraffierte Fläche den 95%-Vertrauensbereich des
Mittelwerts der Kontrollen, d.h. ein Mittelwert außerhalb dieses Bereichs kann als
signifikant verschieden von den Kontrollen betrachtet werden

Ergebnisse

Die Abb. 1 zeigt die Ergebnisse der Vermessung des dritten Ventrikels
bei isoliert Alkoholabhängigen im Vergleich mit Kontrollen. Zu jedem
CT eines intermittierend Trinkenden wurde das einer gleichaltrigen
Kontrolle und eines kontinuierlich Trinkenden gleichen Alters und
gleicher Suchtdauer herausgesucht (je 54 Patienten). Mit zunehmender
Suchtdauer wird der dritte Ventrikel weiter, bei den kontinuierlich
Trinkenden eher und massiver als bei den intermittierend Trinkenden.

Die Tabelle 1 zeigt die partiellen Korrelationen zwischen Atrophiemaßen und Dauer der Suchtkrankheit beim Mißbrauch anderer Suchtstoffe
nach Ausschaltung der Alterskorrelationen. Es ist ersichtlich, daß
bei keinem der anderen Suchtstoffe eine Korrelation zwischen Suchtdauer und Atrophiegrad besteht, selbst wenn zusätzlich Alkohol getrunken wurde. Ausnahme: Benzodiazepinabhängige, die zusätzlich trinken.

Diskussion

Unsere Untersuchungen bestätigen erneut, daß massiver Alkoholmißbrauch
zu einer Erweiterung der inneren und äußeren Liquorräume führt. Es besteht eine klare Zeitabhängigkeit, anscheinend reichen sechs Jahre
tägliches, suchtmäßiges Trinken, um eine leichte Hirnatrophie zu erzeugen. Auffallend ist die geringe Atrophie bei den intermittierend
Trinkenden. Ob dies lediglich Folge der insgesamt geringeren Alkohol-
menge ist oder Zeichen einer Regeneration in Trinkpausen, kann durch
unsere Untersuchung nicht unterschieden werden. Aus der Literatur ist
ein Rückgang der alkoholigenen Atrophie bei Abstinenz bekannt (3, 4).

Tabelle 1. Partielle Korrelationen zwischen Suchtdauer und CT-Maßzahlen (mit Ausschaltung des Alterseinflusses)
+ = P 0,05; ++ = P 0,01; +++ = P 0,001

Suchttyp	N	%$\mathbb{Q}$	Alter	Sucht-dauer	Ventr. Taille	3. Ventrikel	Rinde
Alkohol, alle	263	14	41 ± 13	12 ± 8	0.31^{+++}	0.28^{+++}	0.21^{+++}
Alkohol, kontinuierlich	208	13	42 ± 12	13 ± 9	0.36^{+++}	0.31^{+++}	0.27^{+++}
Benzodiazepine, isoliert	54	72	49 ± 14	7 ± 5	-0.04	-0.16	-0.02
Benzodia. plus Alkohol	63	33	43 ± 11	12 ± 9	0.29^{+}	0.24^{+}	0.30^{+}
Barbiturate ohne Alkohol	41	71	49 ± 14	10 ± 9	0.19	0.05	0.17
Barbiturate mit Alkohol	38	37	42 ± 13	12 ± 7	0.18	0.06	0.34^{+}
Opioide ohne Alkohol	18	61	47 ± 17	9 ± 8	keine signifikante Korrelation		
Opioide mit Alkohol	18	17	37 ± 13	13 ± 9	keine signifikante Korrelation		
Cannabis ohne Alkohol	6	17	21 ± 2	5 ± 2	keine signifikante Korrelation		
Cannabis mit Alkohol	18	6	28 ± 4	10 ± 4	keine signifikante Korrelation		
Amphetamine ohne Alkohol	11	55	33 ± 15	8 ± 5	keine signifikante Korrelation		
Amphetamine mit Alkohol	9	0	30 ± 7	12 ± 4	keine signifikante Korrelation		
Halluzinogene ohne Alkohol	10	40	26 ± 12	5 ± 4	keine signifikante Korrelation		
Halluzinogene mit Alkohol	13	0	28 ± 4	10 ± 5	keine signifikante Korrelation		

Unsere gesamten Ergebnisse sind jedenfalls mit der Annahme der Dosis- und Zeitabhängigkeit der Alkoholschädigung vereinbar.

Die Rolle der anderen Suchtstoffe ist in der Literatur umstritten (5, 9, 10). An sich ist zu erwarten, daß eine gewisse Mindestexpositionszeit erforderlich ist, um bei den relativ stark streuenden Atrophiemaßen einen eindeutigen Effekt zu erzielen (ähnlich wie beim Alkohol). Weiterhin ist auch eine ausreichende Fallzahl erforderlich. Beide Voraussetzungen sind in unserer Studie für Benzodiazepine und Barbiturate gegeben. Auch bei Opioiden, Cannabis, Halluzinogenen und Amphetaminen findet sich kein Hinweis für Hirnatrophie bei noch kleinen Fallzahlen.

Da ein hoher Prozentsatz der Medikamenten- und Drogenabhängigen Alkohol mißbraucht, muß in jeder Untersuchung dieser Art Alkohol als Störfaktor ausgeschlossen werden. So fanden wir bei Benzodiazepin- und Barbituratabhängigen nur dann Atrophien, wenn außerdem getrunken wurde.

In verschiedenen früheren Untersuchungen war festgestellt worden, daß
Medikamente eine dem Alkohol vergleichbare Wirkung auf das CT haben.
Dies von unseren Ergebnissen deutlich differierende Resultat möchten
wir auf einen nicht ausreichenden Ausschluß eines Begleitalkoholismus
zurückführen.

Zusammenfassung

Alkoholabhängigkeit führt zu einer Erweiterung der äußeren und inneren
Liquorräume, bei kontinuierlichem Trinkstil mehr als bei intermittierendem. Die Atrophie ist mit zunehmender Suchtdauer progredient. Benzodiazepine sind ohne feststellbaren Einfluß auf das CT, ebenso wie Barbiturate: bei Opioiden, Halluzinogenen, Psychostimulantien und Cannabis
findet sich kein Hinweis auf eine dem Alkohol vergleichbare Wirkung.
Eine Hirnatrophie bei Abhängigen von illegalen Drogen und Medikamenten
kann meist auf einen Begleitalkoholismus zurückgeführt werden.

Literatur

1. Agnoli AL, Tzavares N, Reisig L (1980) Computertomographische Befunde beim Alkoholismus. Fortschr Röntgenstr 132:565-572
2. Besson JAO, Glen AIM, Foreman EI, MacDonald A, Smith FW, Hutchinson
   JMS, Mallard JR, Ashcroft GW (1981) Nuclear magnetic resonance observations in alcoholic cerebral disorder and the role of vasopressin. Lancet II:923-924
3. Cala LA, Jones B, Burn P, Davis RE, Stenhouse N, Mestaglia FL
   (1983) Results of computerized tomography, psychometric testing
   and dietary studies in social drinkers, with emphasis on reversibility after abstinence. Med J Australia 2:264-269
4. Carlen PL, Wortzman G, Holgate RC, Wilkinson DA, Rankin JG (1978)
   Reversible Cerebral Atrophy in recently abstinent chronic alcoholics by computed tomography scans. Science 200:1076-1078
5. Co BT, Goodwin DW, Gado M, Mikhael M, Hill SY (1977) Absence of
   cerebral atrophy in chronic cannabis users. J Am Med Ass 237:
   1229-1230
6. Diagnostic and statistical manual of mental disorders (1980)
   (3rd ed) The American Psychiatric Association, Washington
7. Götze P, Kühne D, Hansen J, Knipp HP (1978) Hirnatrophische Veränderungen bei chronischem Alkoholismus. Arch Psychiat Nervenkr
   226:137-156
8. Gurling HMD, Reveley MA, Murray RM (1984) Increased cerebral ventricular volume in monozygotic twins discordant for alcoholism.
   Lancet I:986-988
9. Hill SY, Mikhael MA (1979) Computerized transaxial tomographic
   and neuropsychological evaluations in chronic alcoholics and her-
   oin abusers. Am J Psychiatry 136:598-602
10. Lader MH, Ron M, Petursson H (1984) Computed axial brain tomo-
    graphy in long-term benzodiazepine users. Psychol Med 14:203-206
11. Ron MA, Acker W, Lishman WA (1980) Morphological abnormalities in
    the brains of chronic alcoholics. Acta Psychiat Scand 62 (Suppl
    286):40-46

Zur Neurotoxizität von Antiepileptika bei Langzeitbehandlung

K.-H. Krause, P. Berlit und G. Kynast

Einleitung

Durch die Einnahme von Antiepileptika bedingte Schädigungen des zentralen und peripheren Nervensystems fanden in den letzten Jahren zunehmend Interesse. Am längsten bekannt sind wohl die bei toxischen Medikamentenspiegeln auftretenden Enzephalopathien, insbesondere die Kleinhirnschädigung. EEG-Veränderungen sind in Abhängigkeit vom Plasmaspiegel der Medikamente beschrieben (3). Medikamenteninduzierte psychotische Episoden, "alternative Psychosen", wurden erstmals von Landolt dokumentiert (14). Unter den neuropsychologischen Störungen fanden besonders sedative Effekte und Konzentrationsstörungen Beachtung. Im Bereich des peripheren Nervensystems sind Antiepileptika-induzierte Polyneuropathien beschrieben. Mit den beiden letztgenannten Formen der Neurotoxizität von Antiepileptika haben wir uns im Rahmen einer repräsentativen Untersuchung zu Nebenwirkungen von Antiepileptika bei langzeitbehandelten Patienten in der Heidelberger Anfallambulanz näher befaßt.

Nervenleitgeschwindigkeit und Antiepileptika

Eine Beeinträchtigung von Funktionen des peripheren Nervensystems durch Phenytoin wird schon seit langem diskutiert (9). Gesichert ist, daß im Rahmen einer akuten Phenytoin-Intoxikation eine reversible Verlangsamung der Leitgeschwindigkeit peripherer Nerven nachweisbar ist (1, 12, 17, 19). Kontrovers ist die Diskussion hinsichtlich einer durch Phenytoin induzierten Polyneuropathie bei Langzeiteinnahme; bisher durchgeführte Studien kamen zu unterschiedlichen Resultaten, die bei einer Häufigkeit elektrophysiologisch faßbarer Anomalien zwischen 0% und 89% liegen (2, 4-8, 10, 15, 21, 22). Die Patienten mit chronischer Phenytoineinnahme wurden meist kombiniert mit weiteren Antiepileptika behandelt. Inwieweit diese anderen Antiepileptika einen möglichen Einfluß auf die Leitfunktion peripherer Nerven haben, ist z.Zt. offen; die Ergebnisse hinsichtlich der Wirkung von Carbamazepin sind widersprüchlich (19, 21). Für die Monotherapie mit Barbiturat wurde neuerdings ein Einfluß auf die elektrophysiologischen Funktionen vermutet (19), was sich allerdings nur auf 6 monotherapierte Patienten stützt. Unklar sind die möglichen Beziehungen zwischen neurophysiologischen Parametern und durchschnittlicher Medikamentendosis sowie insgesamt zugeführter Medikamentenmenge bei langzeitbehandelten Epileptikern.

Mit Unterstützung durch die Deutsche Forschungsgemeinschaft (Kr 659/1)

472

Patienten und Methodik

Im Rahmen der Heidelberger Antiepileptikastudie zur chronischen Toxizität von Antikonvulsiva konnten von 610 20-40jährigen, mindestens ein Jahr lang mit Antiepileptika behandelten Patienten 580 neurophysiologisch untersucht werden. Nachdem 32 Patienten mit möglichen anderen Ursachen einer Polyneuropathie (z.B. Diabetes mellitus, Niereninsuffizienz, Alkoholabusus) ausgeschlossen worden waren, verblieben 313 Männer und 235 Frauen, deren neurophysiologische Daten ausgewertet wurden. Da es sich meist um unter einer Kombinationstherapie stehende Patienten handelte, wurde die insgesamt eingenommene Antiepileptikamenge in Äquivalenzeinheiten berechnet[1]. Entsprechend der jeweiligen Behandlungsdauer wurde die durchschnittlich pro Tag eingenommene Antiepileptikamenge in Äquivalenzeinheiten pro Tag angegeben. 37 Patienten hatten bis zum Zeitpunkt der Untersuchung ausschließlich Phenytoin, 46 Primidon, 19 Carbamazepin und 13 Valproat eingenommen. Die Messung der Nervenleitgeschwindigkeiten erfolgte mit einem Disa-System 1 500 bei konstanter Hauttemperatur von 34°C. Die motorische Leitgeschwindigkeit des Nervus medianus rechts sowie des Nervus peronaeus rechts wurde mit Oberflächenelektroden bestimmt, die sensible Leitgeschwindigkeit des Nervus medianus rechts mit antidromer Technik (Ableitung der Antwortpotentiale mit Ringelektroden vom Mittelfinger). Sämtliche Patienten wurden gezielt nach dem Vorliegen subjektiver Beschwerden wie Kribbeln in den Extremitäten, brennenden Schmerzen oder Pelzigkeitsgefühl befragt; bei allen Patienten wurde der Reflexstatus an den unteren Extremitäten erhoben. Die Plasmaspiegel der Antiepileptika wurden teils gaschromatographisch, teils mit Radioimmunassay bestimmt.

Die Beziehungen zwischen neurographischen Parametern und Gesamt- bzw. durchschnittlicher Tagesdosis in Äquivalenzeinheiten wurden mit dem Verfahren der linearen Regression überprüft, ebenso mögliche Korrelationen zwischen Plasmaspiegel der Antiepileptika und Nervenleitgeschwindigkeiten. Die Werte der Leitgeschwindigkeiten bei den mit Phenytoin, Primidon, Carbamazepin oder Valproat monotherapierten Patienten wurden mit Hilfe der Varianzanalyse verglichen.

Ergebnisse

Die Mittelwerte ± S.D. betrugen bei den ausgewerteten 548 Patienten für die motorische Leitgeschwindigkeit des N. medianus am Unterarm 55,8 m/s ± 4,0 m/s (Männer [n = 313] 55,7 m/s ± 3,9 m/s, Frauen [n = 235] 56,0 m/s ± 4,1 m/s), für die sensible Leitgeschwindigkeit des N. medianus 61,1 m/s ± 4,8 m/s (Männer 60,8 m/s ± 4,8 m/s, Frauen 61,4 m/s ± 4,8 m/s) und für die Leitgeschwindigkeit des N. peronaeus im Unterschenkelbereich 49,3 m/s ± 3,9 m/s (Männer 48,7 m/s ± 3,9 m/s, Frauen 50,0 m/s ± 3,7 m/s). Alle drei bestimmten Leitgeschwindigkeiten korrelierten signifikant negativ mit den insgesamt zugeführten Antiepileptika in Äquivalenzeinheiten (Spearmanscher Rangkorrelationskoeffizient r = -0,125 (N. medianus motorisch), p = 0,003; r = -0,158 (N. medianus sensibel), p = 0,0002; r = -0,166 (N. peronaeus), p = 0,0001 sowie mit der durchschnittlich pro Tag eingenommenen Antiepileptikamenge in Äquiva-

---

1 Dabei entsprechen einer Äquivalenzeinheit 50 mg Phenytoin, 30 mg Phenobarbital (= 50 mg Barbexaclon), 125 mg Primidon, 200 mg Carbamazepin, 250 mg Ethosuximid, 300 mg Valproat, 50 mg Mesantoin, 2 mg Clonazepam, 300 mg Mesuximid, 100 mg Sulthiam und 250 mg Oxazolidin

lenzeinheiten pro Tag (r = -0,100 (N. medianus motorisch), p = 0,02;
r = -0,141 (N. medianus sensibel), p = 0,001; r = -0,133 (N. peronaeus),
p = 0,002. Von den 548 Patienten boten 21 eine motorische Leitgeschwindigkeit des N. medianus unter 50 m/s, 44 eine sensible Leitgeschwindigkeit des N. medianus unter 55 m/s und 69 eine motorische Leitgeschwindigkeit des N. peronaeus unter 45 m/s (hierbei handelt es sich
jeweils um die unteren Werte des Streubereiches der einzelnen Leitge-
schwindigkeitsmessungen bei Normalpersonen in unserem EMG-Labor).
Unter Berücksichtigung der Überschneidungen innerhalb der einzelnen
Gruppen verblieben 102 Patienten (= 19% des ausgewerteten Kollektivs),
die neurographisch auffällig waren. Von diesen 102 Patienten gaben 30
anamnestisch sensible Störungen an, drei davon in Kombination mit Re-
flexausfällen an den unteren Extremitäten; weitere drei Patienten aus
dem Kollektiv mit erniedrigten Leitgeschwindigkeiten boten Reflexausfälle, berichteten aber nicht über sensible Störungen. Insgesamt hatten 49 Patienten über Einschlaf- und Pelzigkeitsgefühl in den Extremitäten geklagt, 46 über Kribbeln und zwei über brennende Schmerzen;
neurographisch auffällig mit mindestens einer verlangsamten Leitgeschwindigkeit waren hiervon jeweils 17, 21 und 2 Patienten. Von insgesamt 5 Patienten mit beidseits nicht auslösbarem Quadrizeps-femoris-
Reflex waren 3, von 10 Patienten mit beidseits fehlendem Triceps-
surae-Reflex 4 neurographisch auffällig. Die bei den monotherapierten
Patienten erhobenen neurographischen Parameter sind Tabelle 1 zu entnehmen. Die bei Carbamazepin bestehende Tendenz zu niedrigeren Werten
bei den Leitgeschwindigkeiten des N. medianus ließ sich statistisch
nicht sichern. Weiterhin konnte eine negative Korrelation zwischen
Leitgeschwindigkeit und Plasmaspiegel bei keinem der vier Antiepileptika festgestellt werden.

Diskussion

Die Häufigkeit von 19% abnormer neurographischer Befunde in unserem
Krankengut entspricht weitgehend der von Lovelace und Horwitz (15)
und Swift et al. (21) mitgeteilten Inzidenz. Bemerkenswert ist, daß
weniger als ein Drittel unserer neurophysiologisch auffälligen Patienten zusätzlich anamnestisch oder klinisch Hinweise auf eine Polyneuropathie bot. Auf der anderen Seite muß hervorgehoben werden, daß jeweils nur etwa die Hälfte der anamnestisch oder klinisch auffälligen
Patienten auch erniedrigte Leitgeschwindigkeiten hatte. Möglicherweise wären mit zusätzlichen Messungen, etwa der Leitgeschwindigkeit
des Nervus suralis, des H-Reflexes oder der F-Wellen, noch weitere
Patienten als neurophysiologisch auffällig erfaßt worden; allerdings
fanden Swift et al. (21), die entsprechende Untersuchungen bei ihrem
Kollektiv durchführten, die höchste Inzidenzrate bei der Verlangsamung
der Leitgeschwindigkeit des Nervus peronaeus.

Die gefundenen negativen Korrelationen sprechen prinzipiell dafür,
daß zwischen Antiepileptikazufuhr und Leitfunktion der peripheren
Nerven bei chronisch behandelten, nicht intoxikierten Patienten ein
Zusammenhang besteht; über welche Mechanismen dies erfolgt, ist unklar. Interessant dürfte zunächst sein, möglichen Verbindungen zum
Vitaminstatus nachzugehen. Nach unseren Ergebnissen scheint der insgesamt zugeführten Medikamentenmenge — und somit der Behandlungsdauer —
eine noch wichtigere Rolle zuzukommen als der durchschnittlich pro Tag
eingenommenen. Hierfür spricht auch, daß sich bei den monotherapierten
Patienten keine Korrelation zwischen neurographischen Parametern und
Plasmaspiegeln fand. Unsere Ergebnisse bei den monotherapierten Patienten stützen im übrigen ganz eindeutig die von Swift et al. (20)
geäußerte Ansicht, daß dem Phenytoin im Vergleich zu den anderen Anti-

Tabelle 1. Werte ($\bar{x} \pm$ s.d.) für Behandlungsdauer, mittlere Tagesdosis, Plasmaspiegel (PB = Phenobarbital), Nervenleitgeschwindigkeiten und Ergebnisse im d_2-Aufmerksamkeitsbelastungstest (GZ = Ganzleistung, GZ-F = Gesamttestwert) bei monotherapierten Patienten

		Phenytoin	Primidon	Carbamazepin	Valproat
	N	37	46	19	13
Nervenleitgeschwindigkeiten	Behandlungs-dauer (Jahre)	6,6 ±5,2	9,3 ±5,9	5,2 ±6,3	2,9 ± 2,3
	Mittlere Tages-dosis (mg/d)	260 ± 53	758 ± 221	611 ± 170	1054 ± 294
	Plasmaspiegel (µg/ml)	7,95 ±4,60	11,42 ±5,70 PB: 12,12 ±7,99	6,82 ±2,74	58,98 ±23,56
	Mot. NLG N.med. (m/s)	57,6 ±4,1	56,4 ±4,4	54,7 ±4,5	57,7 ± 4,0
	Sens. NLG N.med. (m/s)	63,2 ±4,5	62,4 ±4,7	60,6 ±6,2	63,0 ± 4,4
	Mot. NLG N. peronaeus (m/s)	50,0 ±3,7	50,6 ±4,3	50,2 ±4,3	50,2 ± 3,1
	N	34	45	19	16
d_2-Test	Behandlungs-dauer	6,3 ±4,8	8,9 ±5,8	5,3 ±6,2	2,2 ± 2,3
	Mittlere Tagesdosis	266 ± 53	753 ± 238	595 ± 184	950 ± 338
	Plasmaspiegel	7,36 ±4,17	11,65 ±5,92 PB: 11,98 ±8,20	6,84 ±3,13	58,68 ±23,78
	GZ	99,7 ±10,5	96,4 ±12,7	102,3 ±12,4	98,4 ±10,9
	GZ-F	98,7 ±10,5	95,3 ±12,7	100,1 ±12,7	98,2 ±12,9

epileptika bei Langzeiteinnahme keinesfalls eine spezifische Beeinflussung der Leitfunktion peripherer Nerven anzulasten ist.

Konzentrationsfähigkeit und Antiepileptika

Zur Erfassung der Konzentrationsfähigkeit führte Remschmidt (18) bei 60 Epileptikern, 30 Gesunden und 20 internistisch Kranken den d_2-Aufmerksamkeits-Belastungstest durch; er fand hierbei eine deutlich schlechtere Leistung bei den Epileptikern, wobei möglichen Zusammenhängen mit der Medikation nicht nachgegangen wurde. Zehn Jahre später untersuchten Marchesi et al. (16) diesen Aspekt; die Autoren fanden

für die mit Phenytoin und Phenobarbital behandelten Patienten eine
Verschlechterung der Aufmerksamkeitsleistung, für die mit Carbamazepin
therapierten war kein Einfluß feststellbar. Eine größere Anzahl von
Epileptikern wurde von Hebenstreit (11) mit Hilfe des d_2-Tests untersucht; bei den ambulanten Epileptikern ergab sich hierbei keine Abweichung von der Testnorm — im Gegensatz zu den stationären Patienten;
Unterschiede zwischen den einzelnen Epilepsieformen wurden nicht festgestellt, Beziehungen zur Medikation nicht überprüft. Hunger und Kleim
(13) beschrieben im Gegensatz hierzu kürzlich Leistungsdefizite beim
d_2-Test vor allem bei Patienten mit diffusem generalisiertem Anfalls-
typ. In der vorliegenden Studie sollen folgende nach der Literatur
noch offene Fragen untersucht werden:

1. Gibt es einen Unterschied zwischen Patienten mit idiopathischer und
symptomatischer Epilepsie in der Konzentrationsfähigkeit?
2. Besteht ein Zusammenhang zwischen Konzentrationsfähigkeit und antiepileptischer Medikation?
3. Finden sich Unterschiede im d_2-Test zwischen den monotherapierten
Patienten?

Patienten und Methodik

Nach Ausschluß von Patienten mit schweren zerebralen Schäden, Hemiparese, Sehstörungen und dementer Entwicklung verblieben 505 20-40-
jährige Epileptiker (298 Männer, 207 Frauen), bei denen der d_2-Auf-
merksamkeits-Belastungstest nach Brickenkamp durchgeführt wurde. Bei
194 Patienten bestand eine symptomatische, bei 311 eine idiopathische
Epilepsie. Die insgesamt und durchschnittlich eingenommene Dosis in
Äquivalenzeinheiten wurde wie oben dargestellt errechnet. 34 Patienten waren bis zum Untersuchungszeitpunkt ausschließlich mit Phenytoin,
45 mit Primidon, 19 mit Carbamazepin und 16 mit Valproat behandelt
worden. Statistisch wurde die Ganzleistung (Gesamtzahl = GZ) sowie der
Gesamttestwert (Gesamtzahl - Fehler = GZ - F) mit den Medikamenten-
mengen korreliert (Verfahren der linearen Regression), die Werte für
die idiopathische und symptomatische Epilepsie wurden mit dem t-Test,
die Werte bei den Monotherapien mit Hilfe der Varianzanalyse verglichen. Mögliche Korrelationen zwischen Testergebnis und Antiepileptika-
Plasmaspiegeln bei den Monotherapierten wurden überprüft.

Ergebnisse

GZ lag bei unserem Kollektiv durchschnittlich bei $95,9 \pm 11,7$ (Männer
$95,0 \pm 11,2$, Frauen $97,2 \pm 12,2$), GZ-F bei $94,8 \pm 11,9$ (Männer $94,2 \pm 11,7$,
Frauen $95,7 \pm 12,2$). Die Patienten mit idiopathischer Epilepsie hatten
einen Wert von $97,0 \pm 11,5$ für GZ, die mit symptomatischer einen Wert
von $94,2 \pm 11,7$ (Unterschied mit $p = 0,0104$ signifikant); für GZ-F sind
die Werte $96,1 \pm 11,8$ bei den idiopathischen und $92,7 \pm 11,8$ bei den
symptomatischen Epilepsien ($p = 0,0015$). Die Korrelation zwischen den
Ergebnissen im d_2-Test und der Gesamt- bzw. Tagesdosis der Antiepileptika sind Tabelle 2 sowie den Abbildungen 1 und 2 zu entnehmen.
GZ und GZ-F bei den monotherapierten Patienten sind in Tabelle 1 wiedergegeben. Der Trend zu niedrigeren Werten bei Primidon ließ sich
statistisch nicht sichern; ebenso fanden sich keine positiven Korrelationen zwischen Resultaten im d_2-Test und den Plasmaspiegeln der
Antiepileptika bei den vier Gruppen mit Monotherapie.

Tabelle 2. Spearmanscher Rangkorrelationskoeffizient r für die Beziehungen zwischen insgesamt (ÄE ges.) bzw. durchschnittlich pro Tag (ÄE/d) eingenommenen Antiepileptika in Äquivalenzeinheiten und den Ergebnissen im d_2-Test beim Gesamtkollektiv sowie der Patientengruppe mit idiopathischer und symptomatischer Epilepsie; *nach der Bonferroni-Holm-Methode (20) signifikant zum Niveau 0,05

	Gesamt (n = 505)	Idiopathische Epilepsie (n = 311)	Symptomatische Epilepsie (n = 194)
ÄE/d - GZ	-0,2205 p = 0,0001*	-0,2760 p = 0,0001*	-0,1239 p = 0,09
ÄE ges. - GZ	-0,2117 p = 0,0001*	-0,2468 p = 0,0001*	-0,1579 p = 0,03
ÄE/d - GZ-F	-0,2471 p = 0,0001*	-0,3044 p = 0,0001*	-0,1487 p = 0,04
ÄE ges. - GZ-F	-0,2596 p = 0,0001*	-0,2876 p = 0,0001*	-0,2168 p = 0,002*

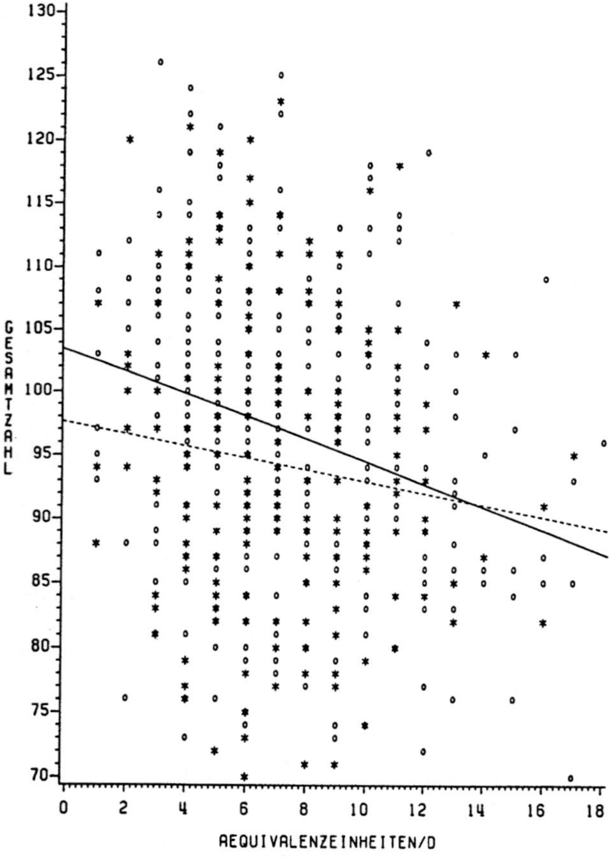

Abb. 1. Beziehung zwischen durchschnittlicher Antiepileptika-Tagesdosis in Äquivalenzeinheiten/d und im d_2-Aufmerksamkeitsbelastungstest erreichter Gesamtzahl bei Patienten mit idiopathischer (o, Regressionsgerade ———) und symptomatischer (*, Regressionsgerade ----) Epilepsie

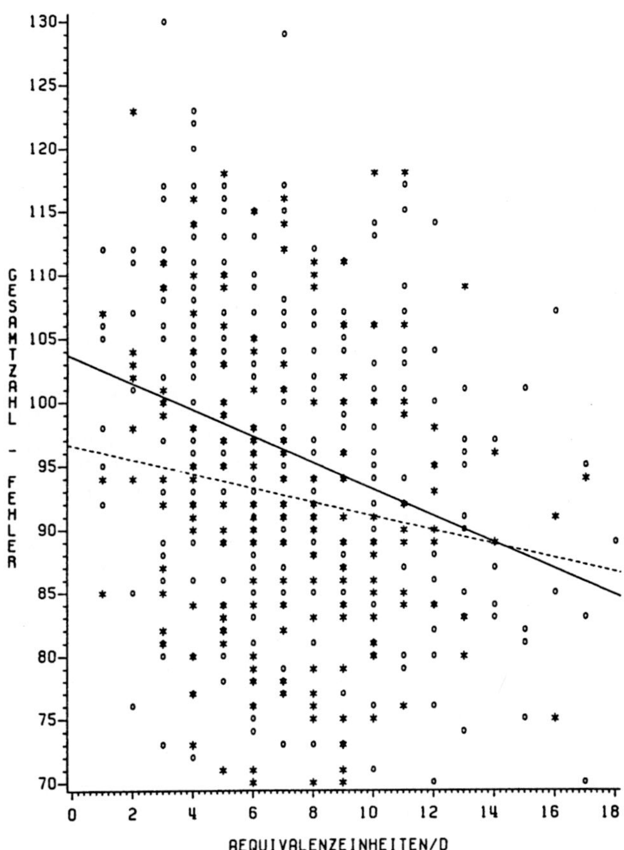

Abb. 2. Beziehung zwischen durchschnittlicher Antiepi-leptika-Tagesdosis und Gesamt-testwert (Gesamtzahl - Fehler) im d_2-Test (sonst wie Abb. 1)

Diskussion

Die von uns für das Gesamtkollektiv festgestellten erniedrigten Werte für die Konzentrationsleistung entsprechen weitgehend den von Hunger und Kleim (13) bei ihrem Epileptikerkollektiv gefundenen. Daß hierbei möglicherweise die Medikation ein mitverursachender Faktor ist, zeigen die signifikanten negativen Korrelationen zwischen Medikamentendosis und Leistung im d_2-Test; es ist hierbei natürlich zu beachten, daß die Patienten mit den höchsten Dosierungen die schwersten Epilepsieformen haben und somit sicherlich von vornherein eine schlechtere Konzentra-tionsfähigkeit aufweisen. Erwartungsgemäß unterscheiden sich hinsicht-lich der Konzentrationsfähigkeit die Patienten mit idiopathischer von denen mit symptomatischer Epilepsie. Die Tatsache, daß nur bei der ersten Gruppe sämtliche Korrelationen zu Gesamt- bzw. durchschnitt-licher Tagesdosis signifikant waren, spricht dafür, daß bei diesem Epilepsietyp der Medikation hinsichtlich der Konzentrationsfähigkeit wohl eine erheblich größere Rolle zukommt als bei der symptomatischen Epilepsie, wo entsprechende Beziehungen nur teilweise nachweisbar waren. Hier führt offenbar häufig schon das Grundleiden selbst zum schlechteren Testergebnis ohne wesentliche Beeinflussung durch die Medikation. Diese Befunde stehen in einem gewissen Gegensatz zu den erwähnten Ergebnissen von Hebenstreit (11), der allerdings nicht Epi-lepsie-, sondern Anfallstypen verglich und hierbei keine Unterschiede fand. Von praktischer Wichtigkeit ist, daß bei Monotherapien mit Phe-nytoin, Carbamazepin und Valproat von den Patienten durchschnittlich

normale Werte erreicht werden, während die Konzentrationsfähigkeit bei
Primidon deutlich geringer ist und weitgehend der des Gesamtkollektivs
gleicht. Das Ergebnis von Marchesi et al. (16) hinsichtlich eines negativen Effektes der Phenytoingabe auf die Aufmerksamkeitsleistung
fanden wir an unserem Kollektiv nicht bestätigt.

Zusammenfassung

Von 548 elektroneurographisch untersuchten Epileptikern boten 19% mindestens eine verminderte Nervenleitgeschwindigkeit. Es fanden sich
signifikante negative Korrelationen zwischen Leitgeschwindigkeiten
und insgesamt bzw. täglich zugeführter Medikamentenmenge. Die mit Phenytoin monotherapierten Patienten wiesen im Vergleich zu den mit anderen Antikonvulsiva behandelten keine spezielle Beeinträchtigung der
Leitfunktion auf. Auch beim d_2-Aufmerksamkeits-Belastungstest (505
Patienten) bestanden signifikant negative Korrelationen zur Gesamtmenge und Tagesdosis der Antiepileptika. Die Patienten mit symptomatischer Epilepsie schnitten schlechter ab als die mit idiopathischer.

Literatur

 1. Birket-Smith E, Krogh E (1971) Motor nerve conduction velocity
    during diphenylhydantoin intoxication. Acta Neurol Scand 47:
    265-271
 2. Chokroverty S, Sayeed ZA (1975) Motor nerve conduction study in
    patients on diphenylhydantoin. J Neurol Neurosurg Psychiatry 38:
    1235-1239
 3. Danner R (1983) Nebenwirkungen von Phenytoin und Carbamazepin auf
    elektrophysiologische Funktionen des peripheren und zentralen Ner-
    vensystems. Nervenarzt 54:530-534
 4. Danner R, Partanen VJ, Riekkinen P (1981) Chronic anticonvulsive
    therapy, peripheral nerve conduction velocity and EMG. Epilepsia
    22:675-687
 5. De Castro JHX, Acosta ML, Sica REP, Guerico N (1972) Sensory and
    motor nerve conduction velocity in long-term diphenylhydantoin
    therapy. Arq Neuropsiquitr (Sao Paulo) 30:215-220
 6. Dobkin BH (1977) Reversible subacute peripheral neuropathy induced
    by phenytoin. Arch Neurol 34:189-190
 7. Eisen AA, Woods JF, Sherwin AL (1974) Peripheral nerve function
    in long-term therapy with diphenylhydantoin. Neurology 24:411-417
 8. Encinoza O (1974) Nerve conduction velocity in patients on long-
    term diphenylhydantoin therapy. Epilepsia 15:147-154
 9. Finkelman J, Arieff AJ (1942) Untoward effects of phenytoin sodium
    in epilepsy. JAMA 118:1209-1212
10. Fujiwara T, Seko K, Akiguchi I, Yamada N, Iwai N (1979) Peripheral
    nerve function in patients with long-term anticonvulsant therapy.
    Clin Neurol (Jpn) 19:735-743
11. Hebenstreit G (1982) Psychopathologie der Aufwach- und Schlafepi-
    lepsie. Nervenarzt 53:287-290
12. Hopf HC (1968) Über die Veränderung der Leitfunktion peripherer
    motorischer Nervenfasern durch Diphenylhydantoin. Dtsch Z Nerven-
    heilk 193:41-56
13. Hunger J, Kleim J (1983) Testpsychologische Leistungsprüfung bei
    Epileptikern. Arch Psychiatr Nervenkr 233:307-325
14. Landolt H (1956) L'électroencéphalographie dans les psychoses épi-
    leptiques et les épisodes schizophréniques. Rev Neurol 95:597-599

15. Lovelace RE, Horwitz SJ (1968) Peripheral neuropathy in long-term diphenylhydantoin therapy. Arch Neurol 18:69-77
16. Marchesi GF, Ladavas E, Provinciali L, Del Pesce M, Fuà P, Giuliani G (1980) Neuropsychological performances in patients treated with different antiepileptic drugs. In: Majkowski J (ed) Epilepsy: A clinical and experimental research. Karger, Basel, p 258
17. Meienberg O, Bajc O (1975) Akute Polyneuropathie durch Diphenyl-hydantoin-Intoxikation. Dtsch Med Wochenschr 100:1532-1539
18. Remschmidt H (1970) Experimentelle Untersuchungen zur sogenannten epileptischen Wesensänderung. Fortschr Neurol Psychiat 38:524-540
19. Shorvon SD, Reynolds EH (1982) Anticonvulsant peripheral neuropathy: a clinical and electrophysiological study of patients on single drug treatment with phenytoin, carbamazepin or barbiturates. J Neurol Neurosurg Psychiatry 45:620-626
20. Sonnemann E (1982) Allgemeine Lösungen multipler Testproblematik. EDV Med Biol 13:120-128
21. Swift TR, Gross JA, Ward LC, Crout BO (1981) Peripheral neuropathy in epileptic patients. Neurology 31:826-831
22. Zebrowska-Szymusik M (1978) Effect of phenytoin on peripheral motor neurons. Neurol Neurochir Pol 12:427-434

Akutwirkungen von Antiepileptika auf das auditorische System des Kaninchens

T. Lenarz, H. Henningsen und C. Kessler

Einleitung

Bei der Behandlung mit Antiepileptika sind sowohl irreversible chronische als auch akute, meist reversible Nebenwirkungen bekannt (1).
Ungeklärt ist, ob diese Störungen durch die antiepileptische Therapie
oder durch die Epilepsie selbst bedingt sind (2). Bisher durchgeführte Tierversuche zur Erfassung der isolierten Medikamentenwirkung beschränken sich im neurootologischen Bereich auf vestibuläre Untersuchungen (3). Wie klinische Untersuchungen zeigen, treten neben vestibulären jedoch auch auditorische Störungen auf (5, 6). Dies konnte
durch eigene tierexperimentelle Untersuchungen zur Langzeitbehandlung
mit Antiepileptika bestätigt werden (7). Über Akutwirkungen auf das
auditorische System soll hier berichtet werden.

Material und Methodik

Bei 60 Kaninchen mit normalem otoskopischem Befund und einem Körpergewicht zwischen 2,3 kg und 2,9 kg wurden sowohl in Nembutal- als auch
Rompun-Ketanest-Narkose die akustisch evozierten Hirnstammpotentiale
(BERA) registriert und die Mittelwerte sowie Standardabweichungen für
Hörschwelle, Peak- und Interpeaklatenzen bestimmt. Je 10 Tiere erhielten Diphenylhydantoin (DPH), Carbamazepin (CMZ) und Valproinat (VAL)
in steigender Dosierung. DPH wurde intravenös infundiert, CMZ und VAL
dem Trinkwasser beigegeben. Die Hirnstammpotentiale wurden während der
ersten beiden Stunden nach Medikamentenapplikation fortlaufend sowie
nach 4, 8, 16, 32 und 64 Stunden registriert. Simultan wurden EKG,
Blutdruck, Atemfrequenz, Blutgase, Körpertemperatur sowie die Medika-
mentenplasmakonzentrationen bestimmt. Zusätzlich wurden im Wachzustand
Haltereflexe überprüft und das Vorliegen eines Spontan- oder Provoka-
tionsnystagmus registriert. Als Kontrollgruppe dienten je 10 Kaninchen,
denen physiologische Kochsalzlösung infundiert bzw. dem Trinkwasser
beigegeben wurde. Die Registrierung der Hirnstammpotentiale sowie das
Monitoring erfolgten in gleicher Weise.

Ergebnisse

Bei der Bestimmung der Normwerte ergaben sich keine Unterschiede zwischen beiden Narkoseverfahren.

DPH: Durch die intravenöse Applikation ergab sich eine strenge Korrelation zwischen applizierter Dosis und maximaler Plasmakonzentration
(r = 0.91).

Bis zu einer Dosis von 10 mg/kg KG (Körpergewicht) zeigen sich keine
signifikanten, d.h. die 2,5fache Standardabweichung überschreitenden

Verlängerungen der Interpeaklatenzen. Bei steigender körpergewichtsbezogener Dosis bis 30 mg/kg KG zeigen einige Tiere als einzige Veränderung eine konzentrationsabhängige, pathologische, reversible Verlängerung der zentralen Leitungszeit, d.h. eine Zunahme des zeitlichen Abstandes zwischen Potential I und V. Die Anzahl der Tiere mit signifikanten Veränderungen nimmt mit steigender Dosis zu. Das Monitoring der Körperfunktionen zeigt keine Veränderungen.

Ab 30 mg/kg KG treten zusätzlich eine progressive Hörschwellenverschlechterung, eine Amplitudendepression und eine Potentialdesynchronisation, d.h. ein morphologischer Zerfall der Potentiale, auf, während die zuvor beschriebenen Latenzverlängerungen quantitativ zunehmen und bei allen Versuchstieren nachweisbar sind. Die Haltereflexe werden zunehmend schwächer und Nystagmen können registriert werden. Ein signifikanter Blutdruckabfall und eine Hypoxie werden ab 40 mg/ kg KG registriert. Als Zeichen einer akuten zerebellären Funktionseinschränkung tritt eine Ataxie auf. Ab 50 mg/kg KG kommt es zum Exitus durch Herz-Kreislaufversagen (Abb. 1a).

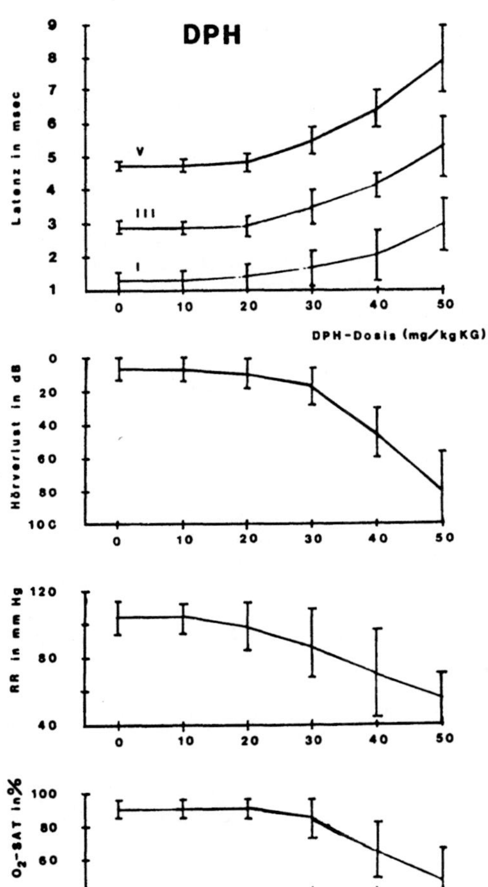

Abb. 1a. Polygraphische Darstellung der Peaklatenzen I, III und V, des Hörverlustes, des Blutdruckes und der arteriellen O$_2$-Sättigung in Abhängigkeit von der infundierten DPH-Dosis in mg/kg KG (Mittelwerte und Standardabweichungen)

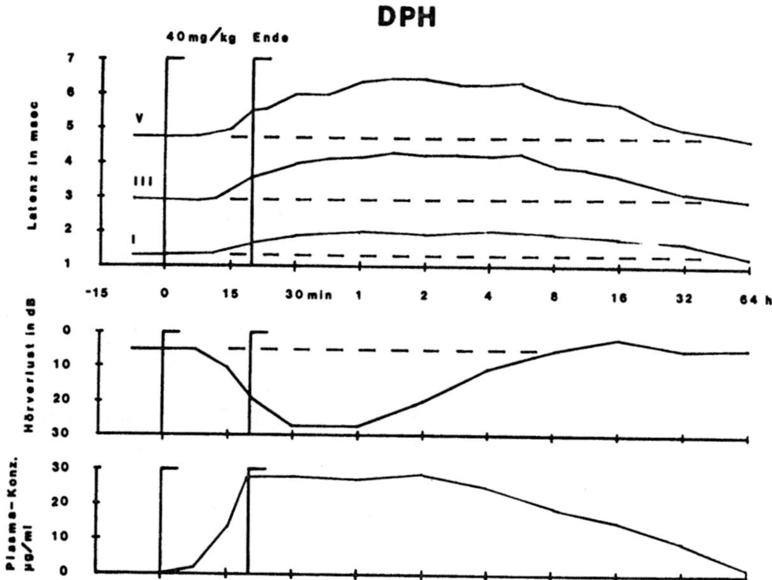

Abb. 1b. Zeitverlauf der Peaklatenzen I, III und V, des Hörverlustes und der Plasma-konzentration von DPH über 64 h nach der Infusion von 40 mg/kg KG. Beginn der Infusion bei 0, Dauer 20 min. Gestrichelte Linie = Verlauf im Kontrollversuch mit NaCl

In Abbildung 1b ist beispielhaft der zeitliche Verlauf von Interpeak-latenzverlängerung, Hörverlust und Medikamentenplasmakonzentration für eine Dosierung von 40 mg/kg KG polygraphisch wiedergegeben. Während unmittelbar nach Infusionsende (20 min) die maximale Plasmakonzentration erreicht ist, kommt es infolge der langen Plasmahalbwertszeit von 18,3 h zu einem langsamen Abfall der Konzentration. Im Vergleich dazu tritt das Maximum des Hörverlustes und der Latenzverlängerungen verzögert auf, bildet sich jedoch mit Erreichen niedrigerer Plasmakonzentrationen innerhalb von 8 h bzw. 32 h zurück. Im Kontrollversuch (gestrichelte Linie) finden sich keine signifikanten Änderungen.

CMZ: Im Plasmakonzentrationsbereich bis 10 µg/ml findet sich bei 40% der Tiere eine Verlängerung der Peak- und Interpeaklatenzen. Bei höheren Konzentrationen treten zusätzlich, neben einer Zunahme der Latenzveränderungen, ein Hörschwellenverlust und Potentialdesynchronisation auf. Die Anzahl der Tiere mit signifikanten Veränderungen nimmt ebenfalls wie bei DPH mit steigender Konzentration zu. Das quantitative Ausmaß der Veränderungen ist jedoch im Vergleich zu DPH geringer ausgeprägt. Ab 12 µg/ml treten Kreislaufdepressionen und Hypoxie auf. Konzentrationen über 18 µg/ml wirken letal.

VAL: Im Konzentrationsbereich bis 100 µg/ml sind keine BERA-Veränderungen nachweisbar, darüber treten Latenzverzögerung, Potentialdesynchronisation, Amplitudendepression und Hörschwellenabwanderung auf. Plasmakonzentrationen über 170 µg/ml erweisen sich als letal.

Diskussion

Die Untersuchungsergebnisse zeigen, daß zwischen zwei Konzentrations-
bereichen bei der Akutwirkung von Antiepileptika auf das auditorische
System qualitativ unterschieden werden muß.

Der atoxische Bereich zeichnet sich durch stabile Kreislauf- und Atem-
verhältnisse aus, neurologische, insbesondere zerebelläre Symptome
fehlen. In der BERA kann nur eine Verlängerung der Peak- und Interpeaklatenzen registriert werden.

Der toxische Bereich zeichnet sich durch eine Kreislauf- und Atemde-
pression sowie neurologische Symptome aus. Vestibuläre Störungen können wahrscheinlich gemacht werden. Damit gehen folgende BERA-Veränderungen parallel: Hörschwellenverschlechterung, Amplitudendepression,
Zunahme der Latenzverzögerungen. Eine Synopsis der Befunde bei den
einzelnen Medikamenten gibt nachfolgende Tabelle.

Tabelle 1. Antiepileptika im Vergleich

Konzentrationsbereich	atoxisch	toxisch
Verlängerung IPL_{I-V}	DPH, CMZ	DPH, CMZ, VAL
Hörverlust		DPH, CMZ, VAL
Desynchronisation		DPH, CMZ, (VAL)

Die im atoxischen Bereich registrierte verzögerte zentrale Leitungszeit spricht für einen retrokochleären Angriffspunkt dieser Medikamente. Dies steht im Gegensatz zur Interpretation von Faingold (4), der
die zu beobachtenden Veränderungen unter DPH bei Katzen auf eine alleinige kochleäre Schädigung zurückführt. Dieser Mechanismus könnte allerdings zusätzlich bei der im toxischen Bereich auftretenden Hörschwellenabwanderung wirksam sein. Wie jedoch Experimente von Makishima et
al. (8) gezeigt haben, können diese BERA-Veränderungen ebenfalls bei
Kreislaufdepression und Hypoxie auftreten. Aufgrund unseres Versuchs-
aufbaus kann nicht entschieden werden, ob die im toxischen Bereich
auftretenden Veränderungen Folge der Atem- und Kreislaufdepression
sind oder allein auf die Medikamentenwirkung zurückzuführen sind. Dagegen kann für den atoxischen Bereich eine spezifische Wirkung von
DPH und CMZ auf die Hörbahn im Hirnstammbereich angenommen werden.

Zusammenfassung

Medikamenteninduzierte Veränderungen der Hirnstammpotentiale durch
Antiepileptika wurden in Nembutal- bzw. Rompun-Ketanest-Narkose registriert. Die Veränderungen sind konzentrationsabhängig und qualitativ
verschieden im atoxischen und toxischen Bereich. Bei Diphenylhydantoin
finden sich im atoxischen Bereich Verlängerungen der Interpeaklatenzen,
im toxischen Bereich zusätzlich Amplitudendepression, Hörverlust und
Potentialdesynchronisation. Carbamazepin bewirkt gleichartige, quantitativ jedoch geringer ausgeprägte Veränderungen. Valproinat zeigt nur
im toxischen Bereich Veränderungen. Die Einflüsse sind reversibel.

484

Literatur

1. Bruni J, Wilder BJ (1979) The toxicology of antiepileptic drugs.
   In: Vinken PJ, Bruyn GW (eds) Handbook of Clinical Neurology. Intoxications of the nervous system. Part II, Vol 37, Amsterdam New
   York Oxford, p 199-222
2. Dam M, Nielsen M (1970) Purkinje's cell density after diphenylhydantoin intoxication in rats. Arch Neurol 23:555-557
3. Esser J, Brandt T (1983) Pharmakologisch verursachte Augenbewegungsstörungen — Differentialdiagnose und Wirkungsmechanismen. Fortschr
   Neurol Psychiat 51:41-56
4. Faingold CL, Stittsworth Jr JD (1981) Phenytoin: plasma levels and
   behavioral changes associated with suppression of auditory evoked
   potentials in the cat. Neuropharmacology 20:445-449
5. Green JB, Walcoff MR, Lucke JF (1982) Comparison of phenytoin and
   phenobarbital effects on far-field auditory and somatosensory evoked
   potential interpeak latencies. Epilepsia 23:417-421
6. Henningsen H, Lenarz T, Kessler C, Christian W (1984) Zur Aussagekraft audiologischer und neurootologischer Untersuchungsmethoden
   bei antiepileptischer Langzeittherapie. Vortrag gehalten am 14.
   Zentraleuropäischen Neurologischen Symposion, Velden, 28.-30.6.1984
7. Lenarz T, Henningsen H, Kessler C (1984) Tierexperimentelle Untersuchungen zur Langzeitbehandlung mit Antiepileptika. Vortrag gehalten am 14. Zentraleuropäischen Neurologischen Symposion, Velden,
   28.-30.6.1984
8. Makishima K, Katz RB, Snow JB (1976) Hearing loss of a central type
   secondary to anoxic anoxia. Ann Otol Rhinol Laryngol 85:826-832

Die Beeinflussung der Thromboplastinzeit durch Hemmkörper unter antikonvulsiver Therapie

B. Weisner, R. Bauer, G. H. Bützow und V. Tilsner

Einleitung

In einem Kollektiv von 104 Patienten unter antiepileptischer Therapie als Mono- oder Kombinationstherapie fiel eine Verlängerung der Thromboplastinzeit (TZ) auf. Der Zusammenhang wurde überprüft.

Material und Methoden

Einbezogen wurden 104 Patienten (Alter 15-61 Jahre), die wegen epileptischer Anfälle Antiepileptika als Mono- oder Kombinationstherapie einnahmen (Tabelle 1). Die Serumkonzentrationen der Antiepileptika wurden immunenzymatisch oder gaschromatographisch gemessen. Bestimmung der Gerinnungsparameter:

1. Rekalzifizierungszeit (RKZ) im Vollblut nach Wowell;
2. Partielle Thromboplastinzeit (PTZ) aus Zitratblut;
3. Thromboplastinzeit (TZ) nach Quick;
4. Die Bestimmung der Gerinnungsfaktoren II, V, VII, IX, X erfolgte mit dem Clotek-System (Firma Hyland Travenol);
5. Fibrinogenbestimmung nach Clauss.

Die Verteilungsform der Meßwerte wurde analysiert und der Zusammenhang der Meßwerte in einer bivariaten Korrelationsanalyse überprüft.

Ergebnisse

Die TZ der 104 mit Antiepileptika behandelten Patienten gibt Tabelle 1 wieder. Die Werte von 14 Patienten lagen unter 30%, also in einem Bereich, bei dem mit einer deutlichen Beeinträchtigung der Gerinnung zu rechnen ist. Die Verlängerung der TZ kam bei allen eingenommenen Antiepileptika in Form der Mono- oder Kombinationstherapie vor, aber geringer ausgeprägt bei ausschließlicher Gabe von Phenytoin.

Die TZ war bei engmaschiger Kontrolle starken Schwankungen unterworfen bei gleichbleibender Medikation über 9-12 Monate. Orale Gabe von Vitamin K ließ keine deutliche Beeinflussung der TZ im Verlauf erkennen (Abb. 1).

Die in 91 Fällen gleichzeitig gemessene Aktivität der Gamma-GT und GPT im Serum zeigten keinen statistischen Zusammenhang zur Veränderung der TZ. Die GPT zeigte im Mittel keinen signifikanten Abstieg gegenüber einem Normalkollektiv als Hinweis auf eine Leberschädigung. Bei 19 Patienten wurden neben der TZ, der RKZ, der PTZ und dem Fibrinogen die in der Leber synthetisierten Gerinnungsfaktoren II, V, VII, IX, X gemessen. Die Aktivität dieser Gerinnungsfaktoren war überwiegend normal. Ein Zusammenhang mit der verlängerten TZ zeigte sich nicht.

Tabelle 1. Thromboplastinzeit nach Quick bei mit Antiepileptika behandelten Patienten

Quickwert in %					
Zahl der Fälle	100	70	50	30	Medikation
	71	51	31	0	
1	0	0	1	0	Valproinsäure
3	1	2	0	0	Carbamazepin
34	17	7	6	4	Diphenylhydantoin
5	1	2	1	1	Phenobarbital
24	6	6	8	4	Primidon
4	2	0	2	0	Carbamazepin Diphenylhydantoin
9	4	3	1	1	Phenobarbital Diphenylhydantoin
2	1	0	1	0	Phenobarbital Valproinsäure
2	1	0	1	0	Diphenylhydantoin Valproinsäure
11	1	2	7	1	Diphenylhydantoin Phenobarbital Primidon
1	0	0	0	1	Phenobarbital Carbamazepin Valproinsäure
4	2	1	0	1	Phenobarbital Carbamazepin Primidon
1	0	0	1	0	Phenobarbital Carbamazepin Primidon Diphenylhydantoin
3	1	1	0	1	Phenobarbital Valproinsäure Primidon Diphenylhydantoin
104	37	24	29	14	Zahl der Fälle

Bei vier Patienten mit deutlich verlängerter TZ zwischen 38% und 60% wurde das Plasma mit isotonischer Kochsalzlösung 1:2 bzw. 1:4 verdünnt und der Quickwert gemessen. Dieser erbrachte in der Verdünnung normale Werte zwischen 100% und 110%.

Bei einem Versuch in vitro wurden Vollblutproben in steigender Dosis Phenytoin, Phenobarbital, Carbamazepin oder Primidon zugesetzt. Die Zugabe erfolgte ohne Lösungsvermittler. Nach einer Stunde Inkubation bei 25°C wurden die TZ und die Serumkonzentration gemessen. Eine Verlängerung der TZ trat nicht ein.

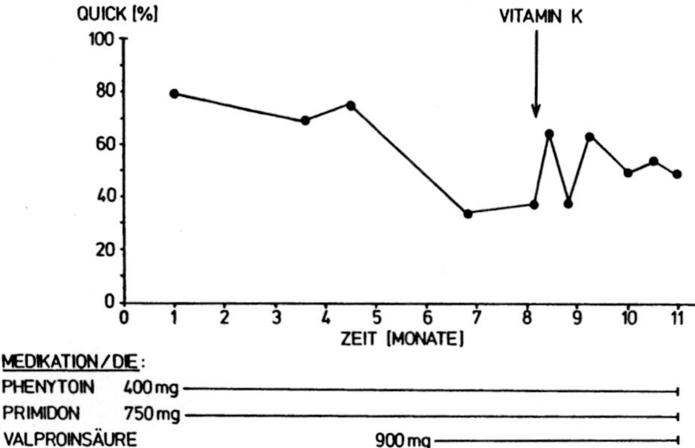

Abb. 1. Verlaufsbeobachtung eines Patienten unter antiepileptischer Medikation mit Bestimmung der Thromboplastinzeit nach Quick vor und während der Therapie mit Vitamin K

Diskussion

Die Verlängerung der TZ unter Mono- oder Kombinationstherapie wurde bei allen Antikonvulsiva beobachtet (Tabelle 1). Auch Valproinat zeigte diesen Effekt unter Mono- (1) und Kombinationstherapie (4). Bei alleiniger Gabe von Phenytoin war diese Veränderung nicht so häufig wie bei anderen Mono- oder Kombinationstherapien (Tabelle 1). Eine direkte gerinnungshemmende Wirkung der Antiepileptika zeigte sich bei Zusatz zu Zitratblut nicht.

Eine Blutungsbereitschaft ließ sich in unserem Krankengut auch bei stark verlängerter TZ nicht erkennen. Die Analyse der übrigen Gerinnungsfaktoren fiel normal aus. Damit handelt es sich nicht um Veränderungen wie bei Blutungen Neugeborener epileptischer Mütter (5). Neben einer verlängerten TZ fanden sich dort Verlängerungen der PTZ und Erniedrigungen der Gerinnungsfaktoren II, VII, IX, X. Vitamin-K-Gabe verringerte die Blutungsbereitschaft (1) — Ergebnisse, die im Tierversuch bei Gabe von Phenytoin untermauert werden konnten durch Anstieg des Faktors VII nach Gabe von Konakion (10).

In unseren Fällen konnte die tägliche Gabe von Konakion die TZ nicht überzeugend normalisieren (Abb. 1). Eine Beeinträchtigung der Leberfunktion als Ursache der Verlängerung der TZ ergab sich aus den Veränderungen der GPT nicht.

Die Normalisierung der TZ nach Verdünnung das Nativblutes spricht für das Auftreten von Hemmkörpern als ursächliche Bedingung. Diese sind nicht gegen Einzelfaktoren gerichtet, sondern rufen eine reversible Behinderung einer bestimmten Reaktion hervor (2, 6, 11). Durch Hemmkörper dieses Typs wird die Aktivierung der Gerinnung im Bereich der Faktoren II, V, X gehemmt. In unseren Fällen dürfte bei verlängerter TZ, normaler RKZ, PTZ und Fibrinogen der Inhibitor im Bereich des Faktors VII oder seiner Aktivierung durch Thromboplastin zu suchen sein (2).

Die fehlende Blutungsneigung bei starker Verlängerung der TZ deckt sich mit den Beobachtungen an Patienten mit interferierenden Inhibitoren der Gerinnung (6, 8). Schwerwiegender können sich diese Hemmkörper auf die Gerinnung bei Neugeborenen mit von der Mutter diaplazentar übertragenem Antikörper auswirken (3).

Zusammenfassung

Die TZ, bestimmt bei 104 Patienten mit epileptischen Anfällen unter
Mono- oder Kombinationstherapie mit Antiepileptika, lag in 67 Fällen
unterhalb des Normbereichs von 71%-100%. Ein Zusammenhang zwischen
Verlängerung der TZ und dem Medikament, der oralen Dosis und dem Serumspiegel bestand nicht. Eine Leberschädigung, ein überzeugender Einfluß
von Vitamin K, eine direkte Wirkung der Antiepileptika bei Versuchen
in vitro konnte ausgeschlossen werden. Die Konstellation von normalen
Gerinnungsfaktoren, bestimmt aus verdünntem Plasma und z.T. deutlich
verlängerter TZ — parallel bestimmt aus unverdünntem Plasma —, machte
das Vorliegen eines interferierenden Hemmkörpers wahrscheinlich. Die
TZ normalisierte sich, sobald das Patientenplasma 1:2 oder 1:4 verdünnt wurde. Der Inhibitor scheint im Bereich des Faktors VII zu wirken. Eine erhöhte Blutungsbereitschaft zeigte sich nicht.

Literatur

1. Bartel KH, Iffland E, Langenstein I (1976) Gerinnungsphysiologische
   Untersuchungen bei 54 mit Dipropylessigsäure behandelten Patienten.
   Med Welt 2519-2521
2. Deutsch E (1962) Acquired inhibitors. Thromb Diath Haemor (Suppl I)
   7:112-144
3. Frick PG Hemophilia-like disease following pregnancy.
   Blood 8:598-608
4. Gadner H, Bensel I, Grimm B, Riehm H (1976) Beeinflussung der
   Hämostase durch Dipropylessigsäure. Mschr Kinderheilk 124:448-449
5. Kohler HG (1966) Hemorrhage in the newborn of epileptic mothers.
   Lancet 267
6. Lechner K (1971) Acquired inhibitors in auto- and isoimmune disease. Thromb Diath Haemor (Suppl) 45:227-241
7. Lechner K (1979) Immunologisch bedingte Koagulopathien. Thromb
   Diath Haemor (Suppl) 34:33-47
8. Salomon GE, Hilgartner MW, Kutt H (1972) Coagulation defects
   caused by diphenylhydantoin. Neurology 22:1165
9. Stevenson MM, Gilbert EG (1970) Anticonvulsants and hemorrhagic
   diseases of the newborn infants. J Pediat 77:516
10. Vinazzer H (1972) Gerinnungsstörungen in der Praxis. Fischer,
    Stuttgart, S. 132-133

Intoxikationen mit Phenytoin während antikonvulsiver Therapie unter Berücksichtigung der pathogenetischen Bedingungen

A. Schelp und B. Weisner

Einleitung

Die geringe therapeutische Breite der meisten Antiepileptika (5) und die häufig erst bei höheren Plasmaspiegeln einsetzende Verringerung der Anfallshäufigkeit, z.B. für Phenytoin (7), ist nicht selten Anlaß zu einer Kombinationstherapie in der Vorstellung, mit einer Standarddosierung ohne das gehäufte Risiko von Nebenwirkungen auskommen zu können. Der dosisabhängige Metabolismus von Phenytoin und seine Hemmung durch andere Medikamente müssen beachtet werden.

Ein Kollektiv von 1 000 Patienten, behandelt mit Phenytoin als Mono- bzw. Kombinationstherapie, wurde auf das Vorkommen von erhöhten Phenytoin-Spiegeln und klinische Zeichen von Nebenwirkungen untersucht.

Material und Methoden

Ausgewertet wurden die Daten von 1 000 Patienten aus den Jahren 1979-1984, die an epileptischen Anfällen litten und eine Mono- oder Kombinationstherapie mit Phenytoin erhielten (Tabelle 1). Die Krankengeschichten der stationären und ambulanten Patienten wurden auf Nebenwirkungen ausgewertet. Die Bestimmung des Phenytoin-Spiegels erfolgte gaschromatographisch und immunenzymatisch.

Ergebnisse

Die Phenytoin-Serumspiegel lagen unter Kombinationstherapie häufiger oberhalb des therapeutischen Bereiches (9%) als unter Monotherapie (3%). Die Häufigkeit eines erhöhten Serumspiegels bei Kombination mit einem zweiten Antiepileptikum sowie bei Mehrfachkombinationen gibt Tabelle 1 wieder. Diese schwankt zwischen 5%-9%; nur die Kombination mit Clonazepam und die Mehrfachkombinationen, die wegen der kleinen Fallzahl nicht näher aufgeschlüsselt wurden, haben eine größere Rate an erhöhten Phenytoin-Spiegeln. Die einzelnen Gruppen unterscheiden sich im X^2-Test jedoch nicht (p >0,05). 52 Patienten zeigten insgesamt unter Mono- und Kombinationstherapie einen Phenytoinspiegel über 24 mg/l. Davon hatten unter Monotherapie 19 Patienten (86% der Fälle) keine und 3 Patienten (14%) Nebenwirkungen. Unter Kombinationstherapie zeigten je 15 Patienten (50%) keine und 15 Patienten (50%) Nebenwirkungen.

Die mittlere Phenytoinkonzentration wich in diesen Gruppen nicht signifikant ab. Im einzelnen ergaben sich bei den 52 Patienten folgende Nebenwirkungen: Nystagmus (8; 15,3%), Ataxie (8; 15,3%), Polyneuropathie (2; 3,8%), Doppelbilder (1; 1,9%), Exanthem (1; 1,9%), Zunahme der epileptischen Anfälle (1; 1,9%) und Lupus Erythematodes (1; 1,9%).

490

Tabelle 1. Häufigkeit von Phenytoinspiegeln oberhalb der therapeutischen Breite von 24 mg/l und von Nebenwirkungen

	Patienten	Phenytoin-Spiegel über 24 mg/l		Nebenwirkungen	
Monotherapie	(n)	(n)	(%)	(n)	(%)
Phenytoin	673	22	(3,3)	3	(0,4)
Kombinationstherapie					
Phenytoin + Primidon	105	5	(4,8)	2	(1,9)
Phenytoin + Phenobarbital	81	8	(9,9)	2	(2,5)
Phenytoin + Carbamazepin	66	6	(9,1)	4	(6,1)
Phenytoin + Valproinsäure	20	1	(5,0)	1	(5,0)
Phenytoin + Clonazepam	8	3	(37,5)	2	(25,0)
Phenytoin + Phenobarbital + Carbamazepin	30	2	(6,6)	2	(6,6)
Phenytoin + andere 3fach- + 4fach-Kombinationen	17	5	(29,4)	2	(11,7)
Gesamt	327	30	(9,1)	15	(4,6)

Die Häufigkeit von Nebenwirkungen unter den Kombinationen mit einem zweiten Antiepileptikum schwankten zwischen 2%-6%. Auch die Nebenwirkungsrate war in der Kombination mit Clonazepam wie auch unter Mehrfachkombinationen statistisch nicht signifikant erhöht (Tabelle 1).

Diskussion

Aus 1.000 mit Phenytoin behandelten Patienten wurden nur diejenigen auf Nebenwirkungen untersucht und ausgewertet, deren Serumspiegel oberhalb der allgemein anerkannten therapeutischen Breite lagen (1). Dabei bestätigte sich ein erhöhter Serumspiegel bei einer mittleren Dosierung von 300 mg Phenytoin am Tag häufiger unter Kombinationstherapie (Tabelle 1). Die Häufigkeit erhöhter Serumspiegel fiel unter den Kombinationen mit einem Medikament annähernd gleich aus bis auf die Kombination mit Clonazepam und anderen Mehrfachkombinationen, ohne daß sich dafür eine Signifikanz errechnen ließ. Demnach ist allen Antiepileptika gemeinsam, daß sie sich gegenseitig in ihrer Pharmakokinetik beeinflussen (3). Die Enzym-Induktion des mikrosomalen Enzymsystems der Leber insbesondere durch Carbamazepin (2) beeinflußt den Serumspiegel von Phenytoin nicht so, daß überdurchschnittlich häufig gegenüber anderen Medikamentenkombinationen ein erhöhter Phenytoinspiegel verhindert wird (Tabelle 1).

Die Häufigkeitsverteilung der Nebenwirkungen unterscheidet sich von den Untersuchungen anderer nicht (6). Sie treten unter Kombinationstherapie signifikant häufiger auf (Tabelle 1), obwohl die Serumspiegel von Phenytoin unter Kombinationstherapie bei Auswertung der Erhöhungen über 24 mg/l nicht signifikant höher liegen als unter Mono-

therapie als Hinweis auf eine Summationswirkung. Die Daten bestärken
die Auffassung, für die Therapie epileptischer Anfälle erst die therapeutische Breite unter Monotherapie auszunutzen, bevor eine Kombinationstherapie eingesetzt wird (5, 6).

Zusammenfassung

Von 1 000 Patienten erhielten 67,3% eine Mono- und 32,7% eine Kombinationstherapie. Unter Monotherapie zeigten sich erhöhte Phenytoinspiegel oberhalb 24 mg/l in 3,3% und Nebenwirkungen in 0,4%; unter
Kombinationstherapie fanden sich erhöhte Phenytoinspiegel in 9,1%,
Nebenwirkungen in 4,6% der Fälle. Zweifachkombinationen von Antiepileptika unterschieden sich voneinander nicht. Die Daten unterstützen
die Auffassung, die Monotherapie bis an die obere Grenze der Verträglichkeit auszunutzen, bevor eine Kombinationstherapie eingesetzt wird.

Literatur

1. Booker HE (1978) Clinical Use and Interpretation of Serum Phenytoin
   Levels. In: Pippenger CE, Penry JK, Kutt H (eds) Antiepileptic
   Drugs: Quantitative Analysis and Interpretation. Raven Press, New
   York, pp 253-260
2. Christiansen J, Dam M (1973) Influence of Phenobarbital and Diphenylhydantoin on Plasma Carbamazepine Levels in Patients with Epilepsy. Acta Neurol Scand 49:543-546
3. Pippenger CE (1982) An Overview of Antiepileptic Drug Interactions.
   Epilepsia 23 (Suppl):81-86
4. Reynolds EH, Schorvon SD (1981) Monotherapy or Polytherapy for Epilepsy? Epilepsia 22:1-10
5. Richens A (1977) Interactions with Antiepileptic Drugs. Drugs 13:
   266-275
6. Schmidt D (1983) Reduction of Two-Drug Therapy in Intractable Epilepsy. Epilepsia 24:368-376
7. Weisner B, Bernhardt W (1979) Antiepileptic Therapy with Phenytoin:
   What Is the Optimum Serum Level? J Europ Neurol 18:111-115

Toxizität von Zytostatika für das Zentralnervensystem

R. Rohkamm

Einleitung

Klinisch werden neurotoxische Wirkungen für die meisten Zytostatika
selten manifest, werfen aber bei ihrem Auftreten zahlreiche differentialdiagnostische und therapeutische Probleme auf (Literaturauswahl:
1-10). Die Bedingungen der Wirkungsweise von antineoplastischen Substanzen auf das normale Nervengewebe sind weitgehend unbekannt (5, 9).

Um die Voraussetzungen der Toxizität am Zentralnervensystem (ZNS) ein-
zugrenzen, wurden die morphologischen Veränderungen am Kleinhirn der
Albinoratte durch Zytostatika untersucht. In Anlehnung an die klinisch
verwendeten Dosierungen wurden die Zytostatika in verschiedenen Altersstufen der Tiere appliziert. Das Gewebe wurde perfusionsfixiert und
licht- und elektronenmikroskopisch nach standardisierter Methodik (8)
24-72 Stunden nach der letzten Zytostatika-Gabe aufgearbeitet. Pro
Substanzgruppe wurden 30-40 Versuchstiere mit einer gleichen Anzahl
von Kontrolltieren untersucht.

Das Kleinhirn der Albinoratte hat in dem hier erörterten Zusammenhang
einige Besonderheiten aufzuweisen: Es durchläuft postnatal einen genau
bekannten Differenzierungsprozeß, der sowohl proliferierende ortsver-
änderliche (Körnerzellen) wie auch sich ortsständig differenzierende
(Purkinje-Zellen) Neurone umfaßt (Einzelheiten s. 8). Gesicherte ent-
wicklungsabhängige normale Veränderungen der Blut-Hirn-Schranke, der
Gliareifung und der Myelinisierung erlauben Aussagen über schädigende
Störungen durch Zytostatika innerhalb dieser Systeme.

Hier werden einige lichtmikroskopische Veränderungen des Kleinhirns
in verschiedenen Altersstufen durch Cytosin-Arabinosid, Methotrexat,
VM 26, BCNU und Procarbazin berichtet.

Ergebnisse

Cytosin-Arabinosid wurde auf zwei verschiedenen Wegen, ventrikulär
(50 mg/m^2/24 h für 5 Tage) und intraperitoneal (3 g/m^2/12 h für 5-7
Tage; sog. hochdosierte Behandlung) angewendet. Bei *ventrikulärer* Applikation zeigt sich nach 5tägiger Behandlung bei täglicher Injektion bei
12 Tage alten Tieren eine Verringerung der Kleinhirngröße um 50%. Die
Germinativschicht (GS) ist an der Außenseite der Windungen deutlich
gegenüber den tieferliegenden Regionen verschmälert. Die Migration der
Körnerzellen (KC) ist gestört. Die Purkinje-Zellen (PZ) sind unterschiedlich geschädigt. Am 17. Tag entwickelt sich ein stärkeres Mark-
lagerödem, eine Höhenminderung der Molekularschicht (MS) und deutliche
degenerative Veränderungen der PZ. Die Kleinhirngröße ist ebenfalls um
50% verringert. 22 Tage alte Tiere weisen kaum noch KC in der GS auf.
PZ sind teilweise degeneriert. Eine Größenabnahme des Kleinhirns be-

steht hier wie auch bei den 37 Tage alten Tieren nicht mehr. Letztere zeigen außer einer geringeren Zelldichte in der MS keine wesentlichen Abweichungen. Die hochdosierte *intraperitoneale* Applikation von Cytosin-Arabinosid über 5-7 Tage führt zu insgesamt stärkeren Zerstörungen als die intraventrikuläre Substanzgabe. Bei 7 Tage alten Tieren sieht man kleinere Einblutungen. Ein Ödem, das besonders die Körnerzellschicht betrifft, ist vorhanden. Untergänge der KC in allen Entwicklungsstadien treten auf. Die GS ist stark verschmälert. Die PZ zeigen unterschiedliche Stufen der Desintegration. Am 12. Tag ist das Kleinhirn um 50% verkleinert. Die GS ist nur noch in der Tiefe der Windungen stückweise vorhanden. Ein Ödem aller Schichten besteht. Die PZ sind an der Oberfläche der Windungen stärker geschädigt als in tieferliegenden Regionen. Einblutungen finden sich am 19. Tag. Die GS ist dann bis auf wenige Reste zerstört. PZ sind unregelmäßig geringgradig verändert. Die Kleinhirngröße hat auf etwa 20% abgenommen. Am 36. Tag zeigen die PZ unterschiedlich starke vakuoläre Veränderungen, bei sonst intaktem Kleinhirnschichtenaufbau.

Methotrexat wurde intraperitoneal täglich über 4 Tage in einer Dosierung von 30 mg/m^2/24 h gegeben. Am 9. Tag ist die GS deutlich rarefiziert. Die Migrationsphase der KC ist schwerpunktmäßig geschädigt. Ein von außen nach innen zunehmendes Ödem besteht. Die PZ sind unterschiedlich stark alteriert. Die Kleinhirngröße hat am 14. Tag um 20% abgenommen. Überall bestehen Körnerzelldegenerationen. Die PZ sind ebenfalls geschädigt. Am 19. Tag sind diese Veränderungen geringer ausgeprägt und am 34. Tag fast nicht mehr zu beobachten.

VM 26 wurde intraventrikulär mit 50 mg/m^2/24 h einmal bei 6 Tage alten Tieren und dann bei allen anderen Altersgruppen mit 6,25 mg/m^2/24 h für zwei Tage gegeben. Am 7. Tag bei hoher Dosierung sind alle Schichten massiv verändert, das Kleinhirn ist um 40% verkleinert. Am 12. Tag ist die Größenabnahme etwa 80%, die starken Schäden gehen bis hin zu zystischen Degenerationen. Die Schäden am 25. Tag sind noch deutlich vorhanden, aber geringer als in den vorgenannten Ausmaßen.

BCNU wurde intraperitoneal in einer Dosierung von 20 mg/m^2/24 h über drei Tage appliziert. Bei einmalig höherer Dosierung (80 mg/m^2/24 h) zeigen sich am 11. Tag starke Schäden aller Kleinhirnanteile mit Ödem. Am 12. Tag bei geringerer Dosierung (s.o.) sind neben den Schäden aller Zellelemente besonders die KC in der Migration arretiert. Diese Veränderungen sind am 25. Tag ebenfalls noch deutlich vorhanden. Die Kleinhirngröße ist um 60-80% verringert.

Procarbazin wurde intraperitoneal mit 100 mg/m^2/24 h ein- bis zweimal injiziert. Am 5. Tag bei einmaliger Injektion sind alle Schichten starkgradig zerstört. Diese Schäden sind am 15. und 20. Tag noch vorhanden, aber in abnehmender Ausprägung. Am 35. Tag sind die PZ mittelgradig geschädigt, wobei andere Zellelemente unauffällig sind.

Diskussion

Allgemein besteht ein Zusammenhang zwischen der Höhe der Dosierung der Zytostatika, dem Alter der Versuchstiere und dem Ausmaß der Schädigung des Kleinhirns (2, 7, 10). Die toxischen Wirkungen auf die zerebellären Strukturen sind für die hier untersuchten Zytostatika bei jüngeren Tieren am stärksten ausgeprägt (Abb. 1). Verschiedene pathogenetische Faktoren sind dafür heranzuziehen. Zum einen ist die Position der Zellen, ihre Teilungsaktivität, die Ausbildung der Blut-Hirn-Schranke und die Entwicklung der Glia bei den jüngeren Tieren in Relation zum Wirkungsmechanismus der Zytostatika am ungünstigsten (5, 7).

Ara-C	Ara-C (hd*)	MTX	VM 26	BCNU	Procarb.**
12 ▶	7 ◆	9 ▶ 7 ◆	11 ◆	8 ◆	
17 ▶	12 ◆	14 ◆ 12 ◆	12 ◆	15 ▶	
22 ●	19 ◆	19 ● 25 ▶	25 ◆	20 ▶	
37 ☐	36 ●	36 ☐		35 ●	

*:hochdosierte Gabe. **:Procarbacin. Zahlen: Alter der Tiere in Tagen.
Schädigungen: ◆ =sehr stark; ▶ =stark; ● =mittelgradig; ☐ =geringgradig

Abb. 1. Tabelle des Schweregrades der morphologischen Veränderungen in unterschiedlichen Altersstufen der Versuchstiere

Zum anderen ist der unterschiedliche Eingriff der Zytostatika in den Generationszyklus der Zellen zu berücksichtigen, der ihre wechselnde Vulnerabilität bedingt (1, 2), die die Voraussetzung der kennzeichnenden morphologischen Veränderungen ist (8, 9). Hieraus erklärt sich die geringe, histologisch weniger auffällige Schädigung des Kleinhirns bei älteren Tieren. Die zugrundeliegenden Stoffwechselvorgänge als Ansatzpunkt der zytotoxischen Wirksamkeit gelten aber auch bei adulten Tieren, wobei hier allerdings zeitlich längere Einwirkungen relevant sind. Diese Abhängigkeiten wurden in dem hier vorgestellen Modell nicht untersucht, sind aber aus der klinischen Beobachtung bekannt (1, 3-6).

Zusammenfassung

Als Modell der ZNS-Toxizität von Cytosin-Arabinosid, Methotrexat, VM 26, BCNU und Procarbazin wurde das sich postnatal differenzierende Kleinhirn der Albinoratte morphologisch untersucht. Schäden traten bei allen Zytostatika auf. Sie sind in Abhängigkeit von der Dosierung und dem Alter der Versuchstiere bei jungen Tieren am stärksten ausgeprägt.

Literatur

1. Calvert AH, Turnbull CP (1981) Proceedings of the international symposium on methotrexate. Cancer Treat Rep, Vol 65, Suppl 1, p 1-189
2. Chabner B (1984) Pharmacologic principles in cancer treatment. W B Saunders Co, Philadelphia London Toronto
3. D'Angio G (1982) The child cured of cancer: a problem for the internist. Semin Oncol 9:143-149
4. Freeman AI, Weinberg V, Brecher ML et al. (1983) Comparison of intermediate-dose methotrexate with cranial irradiation for the post-induction treatment of acute lymphocytic leukemia in children. N Engl J Med 308:477-484
5. Kaplan RS, Wiernik PH (1982) Neurotoxicity of antineoplastic drugs. Semin Oncol 9:103-130
6. Moss HA, Nannis ED, Poplack DG (1981) The effects of prophylactic treatment of the central nervous system on the intellectual functioning of children with acute lymphocytic leukemia. Am J Med 71: 47-52
7. Neuwelt EA, Glasberg M, Frenkel E, Barnett P (1983) Neurotoxicity of chemotherapeutic agents after blood-brain barrier modification: Neuropathological studies. Ann Neurol 14:316-324

8. Rohkamm R (1977) Degeneration and regeneration in neurons of the cerebellum. Adv Anat Embryol Cell Biol 53(6):1-118
9. Rohkamm R (1981) Toxische Wirkungen von Zytostatika auf das Zentralnervensystem. Habil Schrift, Würzburg, Band 1 und 2
10. Winkelman MD, Hines JD (1983) Cerebellar degeneration caused by high-dose cytosine arabinoside: A clinicopathological study. Ann Neurol 14:520-527

CIS-Platin: Ein onkologisches Medikament mit bemerkenswerter Neurotoxizität

C. Meier und A. Goldhirsch

Einleitung

Cis-Platin (Cis-Dichlorodiammineplatinum II) wird seit 1972 in der
zytostatischen Therapie, namentlich zur Behandlung von Hoden-, Ovari-
al- und Blasenkarzinomen, eingesetzt. Die wichtigsten toxischen Wirkungen sind renal, gastrointestinal und hämatologisch. Neurologische
Komplikationen wurden, abgesehen von einer neurosensorischen Hypakusis,
bislang selten mitgeteilt. Wir berichten hier über eigene Beobachtungen an einer Serie von Patientinnen, die wegen eines Ovarialkarzinoms
mit Cis-Platin behandelt wurden und von denen 8% während oder unmittelbar nach der Behandlung eine primär sensible Polyneuropathie mit z.T.
invalidisierenden Ausfällen entwickelten.

Material und Methodik

87 Patientinnen mit Ovarialkarzinom wurden in eine chemotherapeutische
Studie aufgenommen, wobei in sechs monatlichen Zyklen folgende Medikamente verabreicht wurden: Cis-Platin (80 mg/m^2 i.v., forcierte Diurese) am 1. Behandlungstag eines jeden Zyklus; Melphalan (12 mg/m^2
i.v.) am 2. Behandlungstag eines jeden Zyklus; Hexamethylenamin (135
mg/m^2) vom 8. bis 21. Behandlungstag.

Klinische Befunde

7 Patientinnen entwickelten 5-7 Monate nach Beginn der Behandlung eine
rasch progrediente, primär sensible Polyneuropathie, deren erste Symptome bei 4 Patientinnen nach dem 5. und bei 3 Patientinnen nach dem
letzten Behandlungszyklus auftraten. Von diesen verstarben 3 Patientinnen nach Beendigung der Therapie an den Komplikationen des fortschreitenden Ovarialkarzinoms. 4 Patientinnen überlebten und konnten
4-25 Monate nach Beendigung der Behandlung beobachtet werden.

Als initiale Zeichen bemerkten alle Patientinnen unangenehme Kribbel-
paraesthesien, die bei zweien an den Händen, bei den anderen an den
Füßen begannen. Diese Beschwerden waren zunächst von wechselnder Intensität bei Fehlen objektivierbarer Ausfälle. Zwei bis drei Wochen
später wurden Reflexausfälle festgestellt, die begleitet waren von
distalbetonten symmetrischen Sensibilitätsstörungen. Es handelte sich
hierbei um handschuh- respektive sockenförmige Störungen der Oberflächensensibilität, deutliche Ausfälle des Vibrationssinnes und gestörte
Lageempfindung der Zehen und Finger. Schmerz- und Temperatursinn waren
nicht nennenswert beeinträchtigt, trophische Störungen der Haut fanden
sich nicht. Die rohe Kraft war nur leichtgradig vermindert. Auch an
distalen Muskelgruppen konnte bei allen Patientinnen ein Kraftgrad
von mindestens M4 festgestellt werden. Bei 3 Patientinnen erreichten

die Störungen der Tiefensensibilität ein Ausmaß, welches zu einer
schweren Beeinträchtigung der Stand- und Gehfähigkeit führte. Während
der 4-25monatigen Verlaufsbeobachtung konnte lediglich eine leichtgradige Verminderung der Ausfälle festgestellt werden.

Elektrophysiologische Befunde

Bei 4 Patientinnen wurden neurographische und elektromyographische
Untersuchungen durchgeführt. Bei allen fand sich eine Verminderung
der sensiblen Leitungsgeschwindigkeit am N. medianus und am N. suralis. Die motorischen Leitgeschwindigkeiten am N. medianus und am N.
peronaeus waren nicht vermindert. Bei der elektromyographischen Untersuchung konnte keine Spontanaktivität festgestellt werden. Bei maximaler Willkürinnervation fand sich ein gelichtetes Aktivitätsmuster
von normaler Amplitude.

Morphologische Befunde

Bei einer Patientin wurde eine Biopsie aus dem N. suralis durchgeführt.
Bei der lichtmikroskopischen Untersuchung fand sich eine hochgradige
Verminderung der Markfasern mit einem nahezu kompletten Verlust der
großkalibrigen, dickbemarkten Axone, als deren Ursache im Zupffaser-
präparat und bei der elektronenmikroskopischen Untersuchung eine
Wallersche Degeneration festgestellt wurde. Viele der degenerierten
Axone zeigten bemerkenswerterweise ein gleichartiges Degenerations-
stadium (Abb. 1a und b).

Diskussion

Da Melphalan-Neuropathien bislang nicht beobachtet worden sind und
Hexamethylenamin in der angewendeten Dosierung nicht neurotoxisch ist
(2), dürfen wir annehmen, daß die hier dargestellten Fälle von Poly-
neuropathie primär oder ausschließlich durch Cis-Platin bedingt sind.
Diese Annahme wird gestützt durch kürzlich publizierte Berichte über
Polyneuropathie bei Einzelfällen, welche lediglich mit Cis-Platin be-
handelt worden waren (1, 3), und auch durch prospektive Studien bei
Patienten unter andersartig kombinierter Cis-Platin-Behandlung (4).

In klinischer Hinsicht handelt es sich bei der Cis-Platin-Neuropathie
um eine primär sensible Neuropathie mit bevorzugtem Befall der Tiefensensibilität, welche trotz der geringen motorischen Ausfälle zu einer
schweren ataktischen Gangstörung führen kann.

Die formale Pathogenese der Cis-Platin-Polyneuropathie ist charakterisiert durch eine primär axonale Degeneration, ein Befund, der in unserer Nervenbiopsie gut dokumentiert werden konnte. Die schlechte
Rückbildungstendenz der sensiblen Ausfälle läßt auf eine proximale
Läsion der sensiblen Nerven oder auf eine distale zentroperiphere
Axonopathie schließen. Autoptisch konnte an einem Einzelfall nebst
der Läsion an peripheren Nerven eine Hinterstrangdegeneration belegt
werden. Die kausale Pathogenese der Cis-Platin-Neuropathie ist nicht
geklärt. In vorläufigen experimentellen Untersuchungen konnte eine
Anreicherung von Platin im PNS festgestellt werden, die derjenigen
im Tumorgewebe entsprach (5). Diese Befunde würden eine direkte toxische Wirkung des Schwermetalls auf das PNS vermuten lassen.

Die Rückbildungstendenz der neurologischen Ausfälle ist nach unseren
Beobachtungen bei den schwerbetroffenen Fällen gering, so daß die re-

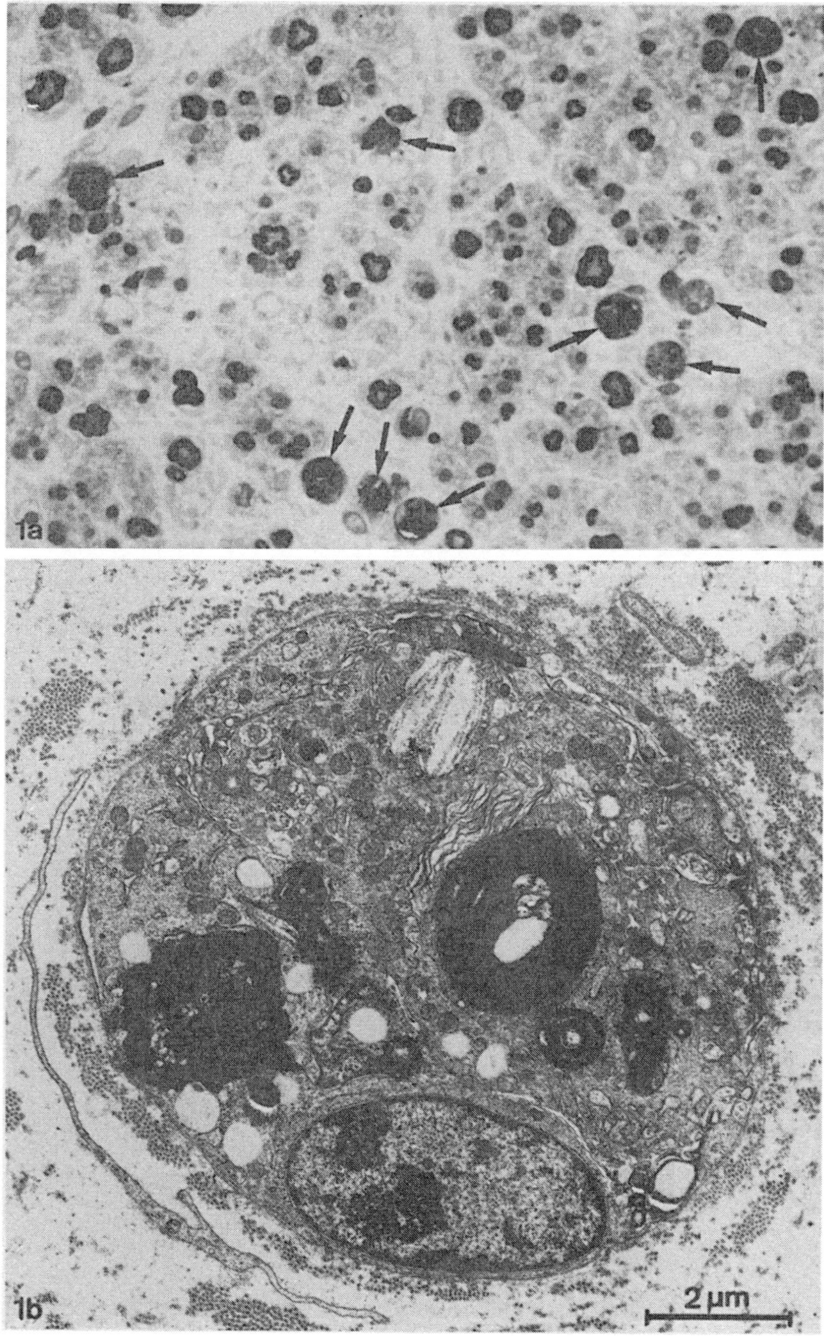

<u>Abb. 1a,b.</u> Biopsie des Nervus suralis bei Cis-Platin-Neuropathie. <u>a</u> Lichtmikroskopie: Nahezu sämtliche großkalibrigen Markfasern zeigen floride Stadien der Wallerschen Degeneration (Pfeile). Die kleinkalibrigen Markfasern sind größtenteils intakt. (Methylenblau gefärbter Semidünnschnitt, × 540). <u>b</u> Elektronenmikroskopie: Akute axonale Degeneration mit sekundärem Markscheidenzerfall

siduellen Beschwerden den onkologischen Therapieerfolg deutlich über-
schatten können. Wir empfehlen aus diesem Grunde eine sorgfältige neurologische Überwachung der Patientinnen während der Cis-Platin-Behandlung.

Zusammenfassung

7 von 87 Patientinnen, die wegen eines Ovarialkarzinoms mit Cis-Platin
behandelt wurden, entwickelten eine Polyneuropathie. Klinisch und elektrophysiologisch war primär das erste sensible Neuron betroffen. Bei
einer Patientin wurde eine Suralis-Biopsie durchgeführt, die eine
schwere axonale Degeneration mit nahezu komplettem Verlust der großkalibrigen Markfasern zeigte. Die Prognose der Cis-Platin-Neuropathie
ist wegen der möglichen Hinterstrangbeteiligung ungünstig, weshalb
eine sorgfältige neurologische Überwachung während der onkologischen
Behandlung mit Cis-Platin empfohlen wird.

Literatur

1. Hadley D, Herr HW (1979) Peripheral neuropathy associated with
   Cis-Dichlorodiammineplatinum (II) treatment. Cancer 44:2026-2028
2. Kaplan SR, Wiernik PH (1982) Neurotoxicity of antineoplastic drugs.
   Seminars in Oncology 9:103-129
3. Kedar A, Cohen ME, Freemann AI (1978) Peripheral neuropathy as a
   complication of Cis-Dichlorodiammineplatinum (II) treatment: A case
   report. Cancer Treatment Reports 62:819-821
4. Roelofs RI, Rogin J, Rosenberg L, Hrushesky W (1982) Cisplatin/
   Adriamycin-Induced Polyneuropathy: A near universal complication
   of chemotherapy. Neurology (NY) 32:A133 (Abstract)
5. Thompson SW, Davis LE, Kornfeld M, Standefer JC, Hilgers RD (1982)
   Cisplatinum Neuropathy; clinical, electrophysiologic, morphologic,
   and toxicologic studies. Neurology (NY) 32:A132 (Abstract)

Intrathekale Verträglichkeit von Cytosin-Arabinosid

P. Krauseneck, D. Dommasch, P. Dienst, U. Bogdahn, L. Kappos,
D. Seybold und H. G. Mertens

Da im Schrifttum schwere und oft nicht vorhersehbare Komplikationen
bei der intrathekalen Therapie beschrieben worden sind, bedarf die
intrathekale Anwendung einer Substanz stets einer guten Begründung.
Für die intrathekale Anwendung von Cytosin-Arabinosid (Ara-C, Alexan)
spricht:

1. Da die Substanz im Serum rasch desaminiert und damit wirkungslos
wird, benötigt man trotz guter Liquorgängigkeit bei i.v. Gabe zur Behandlung von Erkrankungen jenseits der Blut-Hirn-Schranke hohe Dosen,
die erhebliche Unverträglichkeitserscheinungen hervorrufen und eine
ausgeprägte Hämatotoxizität bedingen. Da im Liquor Desaminasen fehlen,
kann mit geringen Dosierungen ein hoher Wirkspiegel erreicht werden.
Systematische Nebenwirkungen treten dabei kaum auf.

2. Da sich der Wirkmechanismus des Ara-Cs von dem des Methotrexats
unterscheidet, wird bei neoplastischen Erkrankungen durch alternierende Gabe mit Methotrexat eine bessere Wirkung erreichbar.

3. Die zu erwartende Toxizität ist gering, da die Substanz nahezu
identisch mit der körpereigenen Substanz Cytidin ist und keinerlei
Lösungsvermittler benötigt. In der von uns verwendeten Präparation
sind auch keine bakteriostatischen Zusätze enthalten, sondern es handelt sich um eine reine Elektrolytlösung.

So wurden bleibende Schädigungen bei Ara-C im Gegensatz zur Mtx-Gabe
bisher nicht beschrieben, wobei allerdings bisher nur über relativ
wenige Fälle berichtet wurde (siehe Literaturübersicht in Tabelle 1).
Die schwerste Nebenwirkung einer reversiblen Paraplegie war bei einer
extrem hohen und sicherlich kumulierenden Dosis von 170 mg an fünf
aufeinanderfolgenden Tagen aufgetreten.

Bedeutsam zur Vermeidung von Nebenwirkungen ist auch eine korrekte
Technik. Hierzu gehört die Auswahl geeigneter Präparationen, die keine
bakteriostatischen Zusätze oder Detergenzien als Lösungsvermittler
enthalten sollen. Durch Hinzufügung von Pufferlösung (Elliott-B-Lösung
oder "künstlicher Liquor", wie von uns verwendet) wird ein physiologischer pH-Wert und das erwünschte Injektionsvolumen von 10-20 ml erreicht. Die Punktion erfolgt zur Vermeidung von Kreislaufnebenwirkun-
gen im Liegen. Nach Absicherung der korrekten Nadellage durch mehr-
faches Aspirieren wird langsam über mehrere Minuten injiziert und abschließend nochmals mehrfach aspiriert, um eine gute Durchmischung zu
erreichen. Zur Vermeidung von flüchtigen Reizerscheinungen sollte die
Injektionslösung mindestens Zimmertemperatur haben. Bei subokzipitaler
Gabe muß sehr langsam und ohne Druck injiziert werden. Bei Injektion
in die Ventrikel über ein Reservoir muß wegen der Infektionsgefahr
unter sterilen Bedingungen gearbeitet werden.

Tabelle 1. Bisher beschriebene Nebenwirkungen bei intrathekaler Ara-C-Gabe

Erstautor (et al.)		N	Dosis (mg)	Injektionen	Komplikationen
Bagshawe	1969	1	40/42	2	Flüchtige sensible Störung der Beine
Halikowsky	1970	1	20	1	-
Saiki	1972	1	20	1	Partielle reversible Paraplegie
Band	1973	10	4-73/qm		Fieber, postpunktionelles Syndrom
Breuer	1977	1	84	6	Reversible spastische Paraparese
Wolff	1979	1	170	5[a]	Reversible Paraplegie (8 Wochen)
Wolff	1979	30	100/qm		Parästhesie, Beine, oft Zephalgien
Fulton	1982	32	12-20	311	Reservoirinfektion, einmal regelmäßig postpunktion. Syndrom

[a] An 5 aufeinanderfolgenden Tagen

Tabelle 2. Verträglichkeit intrathekaler Ara-C-Gabe
(NW = Nebenwirkungen)

	Ara-C	Ara-C/Triam.
Patientenzahl	46	20
Alter	18-72	22-74
Altersmedian	39	59,5
Männlich/weiblich	17:29	11:9
Dosis (mg)	40-120	40-120/40-80
Dosismedian	100	60/40
Erstinjektionen		
LP-SOP-Ventr.	40-5-1	19-1-0
NW gesamt	34,8%	keine
Mehrfachinjektionen		
Injektionszahl	128	94
NW/Patienten	56,5%	30,0%
NW/Injektionen	31,3%	7,5%

Methodik

Über die im Klinikcomputer gespeicherten intrathekalen Injektionen
wurden die Patienten ermittelt, die in den zehn Jahren von 1973 bis
1983 intrathekale Injektionen mit Ara-C erhalten haben. In die End-
auswertung wurden nur Patienten einbezogen, bei denen die *erste* intrathekale Injektion mit Ara-C erfolgte.

Die Krankengeschichten wurden retrospektiv ausgewertet, wobei nicht
nur die explizit dort niedergelegten Beschwerden nach intrathekalen
Injektionen verwertet wurden, sondern auch indirekte Hinweise, wie
z.B. eine kurzfristige Zusatzmedikation, Fieberanstieg etc., als Nebenwirkung aufgefaßt wurden, auch wenn der Zusammenhang mit der intrathekalen Injekton nicht gesichert war. Es ist dennoch nicht auszuschließen, daß leichtere Beschwerden nicht erfaßt wurden. Schwerere
Komplikationen wurden aber mit Sicherheit registriert.

Es wurden folgende Gruppen von Nebenwirkungen gebildet:
a) Vorübergehende meningeale Reizerscheinungen im Sinne eines postpunktionellen Syndroms: Kopfschmerzen, Nausea, Erbrechen, Schwindel,
Fieber, Nackensteife, Pleozytose etc.
b) Vorübergehende Neuropathie, Parästhesien, Miktionsstörungen, Paresen.
c) Vorübergehende Enzephalopathien: zerebrale Anfälle, Verwirrtheit,
Erregungszustände, Bewußtseinstrübung.
d) Allergische Reaktionen.
e) Bleibende Schädigungen.

Es wurde die Nebenwirkungsrate bezogen auf die erste Injektion, auf
alle Injektionen, auf die Patientenzahlen und hinsichtlich einer möglichen Kumulation ermittelt. Weiterhin war von Interesse, ob die
gleichzeitige intrathekale Gabe von Kortison Einfluß auf die Nebenwirkungsrate hat.

Ergebnisse

46 Patienten erhielten Ara-C als Erstinjektion, wobei die im Rahmen
einer inzwischen abgeschlossenen Pilotstudie zur maximalen Immunsuppression punktierten 33 Patienten mit einer multiplen Sklerose die
Hauptgruppe bilden. Die weiteren Fälle waren viermal Meningeosis leu-
caemica, dreimal ZNS-Tumoren, zweimal Meningeosis carcinomatosa, zweimal malignes zerebrales Lymphom, einmal chronische Meningitis und einmal Herpes-zoster-Enzephalitis.

Die Injektionen erfolgten 40mal lumbal, fünfmal subokzipital und einmal ventrikulär, wobei die lumbale Applikation wesentlich seltener mit
Nebenwirkungen behaftet war. In der Patientengruppe, bei der primär
die Kombination mit Triamcinolon-Acetonid-Kristallsuspension (Triam.,
Volon A) gegeben wurde, erfolgte nur eine Punktion subokzipital und
19 lumbal, wobei keine Nebenwirkungen registriert wurden (siehe Tabelle 2). In beiden Gruppen wurden Dosen von 40-120 mg pro Injektion
verwendet, wobei sich zwischen den Gruppen kein statistisch signifikanter Unterschied bezüglich der mittleren Dosis fand. Weitere Injektionen (bis zu 8 pro Patient) konnten durchaus mit Nebenwirkungen einhergehen, auch wenn die Erstinjektion gut vertragen wurde (siehe Tabelle 2, unten).

Die Nebenwirkungen waren ganz überwiegend leichter Natur. Von den 47
(= 21%) bei allen 222 Injektionen aufgetretenen Nebenwirkungen waren
42 der Gruppe A (postpunktioneller Beschwerdekomplex), nur je eine

der Gruppen B und D und drei der Gruppe C (davon zwei bei ventrikulärer Gabe) zuzuordnen. Alle Nebenwirkungen waren reversibel innerhalb
weniger Tage bis zu zwei Wochen.

Eine Abhängigkeit der Nebenwirkungsrate von Alter, Geschlecht, Diagnose oder Dosis (!) ergab sich nicht. Die Kombination mit Triam. war
signifikant besser verträglich.

Hinsichtlich einer möglichen Toxizität durch Kumulation wurden Injek-
tionssequenzen mit einem Intervall von maximal drei bzw. fünf Tagen
(maximal vier bzw. acht Sequenzen) untersucht, wobei sich keinerlei
Hinweise auf zunehmende Toxizität ergaben. Serien von täglichen Injektionen wurden nicht verabreicht.

Diskussion und Zusammenfassung

In ca. 20% aller Lumbalpunktionen kommt es zu postpunktionellen Beschwerden (6,8), selten auch zu bleibenden Hirnnervenausfällen. Die
Vielgestaltigkeit des postpunktionellen Syndroms erlaubt keine eindeutige Abgrenzung zu evtl. medikamentös ausgelösten Beschwerden, die
hier unter der Nebenwirkungsgruppe A subsummiert sind. Auch die Tatsache, daß die Nebenwirkungen bei gleichzeitiger Gabe von Kortison
eindeutig seltener auftreten, läßt sich nicht als Hinweis auf eine
substanzeigene Toxizität verwerten, da Kortison auch die Rate postpunktioneller Beschwerden senkt (4). Für eine toxische Wirkung des
Ara-C sprechen die seltenen Nebenwirkungen der Gruppen B und C sowie
die gegenüber der reinen Triam.-Gabe höhere Unverträglichkeitsrate.
Möglicherweise wegen der geringen Fallzahlen ließ sich eine Abhängigkeit der Nebenwirkungen von der Grunderkrankung nicht sichern, obwohl
die klinische Erfahrung lehrt, daß die schwerkranken Tumorpatienten
stärker zu ungewöhnlichen Reaktionen neigen.

Zusammenfassend kann die Toxizität von Ara-C bei intrathekaler Gabe
beim Erwachsenen — geeignete Technik, Dosierung nicht über 120 mg und
ein Mindestintervall von zwei Tagen bei wiederholten Injektionen vorausgesetzt — als gering, in der Regel leicht und stets reversibel eingestuft werden. Die gleichzeitige Gabe von Kortison vermindert die
Nebenwirkungen beträchtlich. Die prophylaktischen und therapeutischen
Möglichkeiten, die die intrathekale Therapie mit Ara-C bei einer Reihe
von Erkrankungen bietet, sollten daher vermehrt genutzt werden.

Literatur

1. Bagshawe KD, Magrath IT, Golding PR (1969) Intrathecal methotrexate.
   Lancet 2:1258
2. Band PR, Holland JF, Bernard J, Weil M, Walker M, Rall D (1973)
   Treatment of central nervous system leukemia with intrathecal cytosine arabinoside. Cancer 32:744-748
3. Breuer AC, Pitman SW, Dawson DM, Schoene WC (1977) Paraparesis following intrathecal cytosine arabinoside. Cancer 40:2817-2822
4. Dienst P (1984) Intrathekale Verträglichkeit von Triamcinolon-Acetonid, Cytosin-Arabinosid/Triamcinolon-Acetonid. Inaugural-Dissertation, Würzburg (im Druck)
5. Fulton DS, Levin VA, Gutin PH, Edwards MSB, Seagar ML, Stewart J,
   Wilson CB (1982) Intrathecal cytosine arabinoside for the treatment
   of meningeal metastases from malignant brain tumors and systemic
   tumors. Cancer Chemother Pharmacol 8:285-291
6. Gerlach J (1981) Grundriß der Neurochirurgie. Steinkopff Verlag,
   S. 44-49 und 272

504

7. Halikowsky B, Cyklis R, Armata J, Garwicz S, Wyszkowski J, Garapich M (1970) Cytosine arabinoside administered intrathecally in cerebromeningeal leukemia. Acta Paediat Scand 59:164-168
8. Hofferberth B, Moser M (1981) Die klinischen Beschwerden nach lumbaler Liquorentnahme und deren Objektivierung im Elektronystagmogramm. Nervenarzt 52:56-59
9. Saiki JH, Thompson S, Smith F, Atkinson R (1972) Paraplegia following intrathecal chemotherapy. Cancer 29:370-374
10. Wolff L, Zighelboim J, Gale RP (1979) Paraplegia following intrathecal cytosine arabinoside. Cancer 43:83-85

Verträglichkeit von Triamcinolon-Acetonid-Kristallsuspension und Antibiotika bei intrathekaler Applikation

L. Kappos, P. Krauseneck, D. Dommasch, W. Damm, U. Bogdahn und H.-G. Mertens

Die intrathekale Applikation von Pharmaka ist nach wie vor umstritten. Neben Zweifeln an der Wirksamkeit und damit Indikation intrathekaler Gaben wird von den Gegnern dieses Behandlungsverfahrens vor allem auf mögliche Komplikationen hingewiesen (1, 6).

In unserer Klinik wurde und wird verhältnismäßig viel intrathekal behandelt. Es bot sich deshalb an, nochmals systematisch Daten über die beobachtete Nebenwirkungshäufigkeit zu sammeln. Aus Gründen der thematischen Konzentration wollen wir auf Fragen der Wirksamkeit und Indikation bei einzelnen Diagnosen nicht eingehen. Wir konzentrieren uns auf die intrathekale Applikation von Triamcinolon-Acetonid-Kristallsuspension (Triamc.) sowohl bei alleiniger Gabe als auch in Kombination mit Zytostatika. Kurz sollen zum Abschluß die Erfahrungen mit intrathekalen Gaben von Antibiotika berichtet werden.

Die Daten stammen aus einer retrospektiven Auswertung der Krankengeschichten aller Patienten, die in unserer Klinik zwischen 1972 und 1982 eine oder mehrere intrathekale Behandlungen erhalten hatten. Die Nebenwirkungen wurden, um eine bessere Übersichtlichkeit zu erreichen und statistische Berechnungen zu ermöglichen, in fünf Gruppen zusammengefaßt, wobei das Auftreten von mindestens einem der genannten Symptome für die Einordnung in die jeweilige Gruppe ausreichte:
A. Vorübergehende meningeale Reizerscheinungen (Kopfschmerzen, Übelkeit, Erbrechen, Schwindel, Hitzegefühl, Temperaturerhöhung, Nackensteife, Appetitlosigkeit, Pleozytose)
B. Vorübergehende Neuropathie (Parästhesien, Miktionsstörungen, Paresen)
C. Vorübergehende Enzephalopathie (zerebrale Anfälle, Verwirrtheit, Erregungszustände, Bewußtseinsstörungen)
D. Allergische Reaktionen
E. Bleibende Störungen.

Vorab zu den beobachteten Liquorveränderungen: Mit Regelmäßigkeit kommt es bereits nach der ersten intrathekalen Applikation zu einer zellulären Reaktion im Liquor mit Anhäufung von Makrophagen; gelegentlich tritt eine leichte bis mäßige Eiweißerhöhung auf. In den Makrophagen läßt sich [vergl. auch Holzer (5)] ein Pigment nachweisen, das wohl als Bestandteil der injizierten Substanz anzusehen ist. Eine Korrelation zwischen der Intensität der zellulären Reaktion und dem Auftreten von Haupt- und Nebenwirkungen ergab sich nicht; wir sehen sie als unspezifisch an.

Triamc. allein als Erstinjektion erhielten 151 Patienten (150 lumbal, 1 subokzipital). Von diesen hatten 14 (9,3%) Nebenwirkungen, 12 aus der Gruppe A, einer aus der Gruppe B (kurzzeitiges Zittern der Beine nach der Injektion), einer aus den Gruppen B und C (10 Minuten nach der Injektion akute Schmerzen im Gesäß und in beiden Oberschenkeln,

506

Kälteparästhesien im Bereich der Füße für die Dauer einiger Stunden,
psychomotorische Erregung, erhöhte Reizbarkeit). Die applizierte Dosis
lag zwischen 40 mg und 120 mg, der Median bei 80 mg. Unter den Patienten mit Nebenwirkungen hatten anteilsmäßig mehr eine Dosis von 80 mg
bis 120 mg erhalten.

Berücksichtigt man nun die Gesamtheit der ·Injektionen bei diesen 151
Patienten, ergibt sich die Zahl von 494 Einzelinjektionen, das heißt,
daß auf jeden Patienten etwas mehr als drei Triamc.-Gaben entfallen.
Die Anzahl der Patienten, die Nebenwirkungen zeigten, erhöhte sich
damit auf 22 (also etwa 15%), die Häufigkeit des Vorkommens von Nebenwirkungen pro Injektion nimmt aber gegenüber der Erstinjektion ab —
sie beträgt knapp 6%. Bei Einhaltung von Intervallen von mindestens
zwei Tagen ergab sich kein Hinweis auf kumulative Toxizität. Die beobachteten Nebenwirkungen schlüsselten sich wie folgt auf: 25 aus der
Gruppe A, zwei aus der Gruppe B, einer aus der Gruppe C. Mit der Kombination von Methotrexat (Mtx) und Triamc. wurden 35 Patienten (29
lumbal, 6 subokzipital) erstmalig behandelt. Drei davon (9%) zeigten
Nebenwirkungen, davon zwei vorübergehende meningeale Reizerscheinungen,
einer ziehende Schmerzen im rechten Oberschenkel. Zum Vergleich hatten
von 17 Patienten, die erstmalig mit Mtx allein behandelt wurden, sieben
(also etwa 40%) Nebenwirkungen (davon vier meningeale Reizerscheinungen
und drei vorübergehende Neuropathie). Die Dosis von Mtx lag bei den
kombiniert Behandelten höher als bei den Patienten, die Mtx allein erhielten.

Bei 20 Patienten, die Cytosin-Arabinosid (Ara-C) in Verbindung mit
Triamc. als Erstinjektion erhielten (19 lumbal, einer subokzipital),
wurden keine Nebenwirkungen registriert. Von 46 Patienten (40 lumbal,
sechs subokzipital, einer intraventrikulär), die Ara-C allein intrathekal bekamen, hatten immerhin 16 (also 35%) Nebenwirkungen. Ein ähnliches Bild ergibt sich, wenn man die Gesamtzahl der bei diesen Patienten erfolgten intrathekalen Applikationen berücksichtigt (vergl. Tabelle 1).

Diskussion

Nach einer Übersicht von Tourtellotte (4, 10) liegt die Häufigkeit von
Nebenwirkungen bei diagnostischen Liquorentnahmen zwischen 5% und 35%,
je nach Autor; selbst wenn man berücksichtigt, daß in einer retrospektiven Untersuchung Nebenwirkungen übersehen werden können und es im
Einzelfall schwierig sein kann, gerade Spätkomplikationen der intrathekalen Applikation von Folgen der Primärerkrankung abzugrenzen,
liegt die Komplikationsrate der intrathekalen Triamc.-Gaben im Größen-
ordnungsbereich der rein diagnostischen Punktionen. Auch qualitativ
ergibt sich kein wesentlicher Unterschied, bis auf die wenigen genannten Symptome der Gruppen B und C. Allergische oder irreversible Schäden konnten wir nicht beobachten. Die gleichzeitige Gabe von Triamc.
bei intrathekaler Applikation von Mtx und Ara-C vermag die Nebenwirkungsrate sowohl hinsichtlich meningealer Reizerscheinungen als auch
möglicher Neuro- oder Enzephalopathien eindeutig zu mindern. Was diesen günstigen Effekt verursacht, ist nicht eindeutig geklärt; wahrscheinlich spielt die entzündungshemmende, menbranstabilisierende Wirkung der Kortikosteroide eine Rolle.

Unsere Daten über recht gute Verträglichkeit intrathekaler Kortiko-
steroidverabreichungen stimmen mit den Ergebnissen von Neu und Mitarbeitern (8, 9) überein. Die von manchen Autoren (1, 3, 6, 7) erwähnten
schweren Nebenwirkungen in Form von adhäsiver Arachnopathie oder gar
bleibendem Conus-medullaris-Syndrom (2) führen wir in Übereinstimmung

Tabelle 1. Intrathekale Applikation von Triamc., Ara-C und Methotrexat allein oder in Kombination und Mehrfachinjektionen

	Triamc. allein	Triamc. + Ara-C	Ara-C allein	Triamc. + Methotrexat	Methotrexat allein
Anzahl Patienten	151	20	46	35	17
Anzahl thekaler Injektionen	494	94	128	154	47
Nebenwirkungen auf Patienten-zahl bezogen	14,6%	30,0%	56,5%	28,6%	47,1%
Nebenwirkungen auf Injektions-zahl bezogen	5,7%	7,5%	31,3%	9,7%	19,2%

mit Nelson (7) nicht primär auf das von diesen Autoren verwandte andere Kortikosteroid (Methylprednisolon-Acetat) zurück, sondern auf das in der Lösung enthaltene non-ionische Detergenz Polyethylen-Glykol. Über diese Substanz gibt es auch tierexperimentelle Daten, die eine kausale Beziehung zur Entstehung von Arachnoiditiden nahelegen (7).

Die in unserer Klinik am häufigsten intrathekal applizierten Antibiotika waren Gentamycin und Streptomycin. Von 41 Patienten, die lumbal *Gentamycin* in einer Dosis zwischen 2 mg und 40 mg pro Injektion erhalten hatten, zeigten 7,3% Nebenwirkungen bei der Erstapplikation. Bei Berücksichtigung aller 86 an diesen Patienten durchgeführten Applikationen ergibt sich eine Nebenwirkungsrate von 4,7%. Einmal wurde ein generalisierter Anfall mit mehrstündiger Umdämmerung nach Gabe von 5 mg Gentamycin lumbal bei einem Patienten mit akuter bakterieller Meningitis beobachtet.

Von 12 Patienten, die *Streptomycin* intrathekal erhielten (acht lumbal, einer subokzipital, drei intraventrikulär) — Dosisbereich zwischen 50 mg und 100 mg —, zeigte einer bei der Erstinjektion Nebenwirkungen. Bei Berücksichtigung aller 133 Injektionen bei diesen 12 Patienten ergibt sich eine Nebenwirkungsrate, bezogen auf die Injektionen, von 4,5%. Ein Patient zeigte bei der zweiten Injektion von 100 mg Streptomycin Verwirrtheit und Halluzinationen, ein anderer bei der sechsten und siebten Injektion Doppelbilder.

Literatur

1. Bernat J (1981) Intraspinal steroid therapy. Neurology 31:168-171
2. Cohen FL (1979) Conus medullaris syndrome following multiple intrathecal corticosteroid injections. Arch Neurol 36:228-230
3. Dougherty JM, Fraser RAR (1978) Complications following intraspinal injections of steroids. J Neurosurg 48:1023-1025
4. Hilton-Jones D (1984) What is postlumbal puncture headache, and is it avoidable? In: Warlow C, Garfield J (eds) Dilemmas in the management of the neurological patient. Churchill Livingstone, Edinburgh London Melbourne New York, pp 144-157
5. Holzer G (1983) Zytologische Befunde unter intrathekaler Kortisontherapie bei MS. Psycho 9:400-401

6. Hopf MC, Besser R (1983) Neurologische Komplikationen nach intrathekaler Applikation von Medikamenten. In: Seitz D, Vogel P (Hrsg)
   Verhandlg Dtsch Ges Neurol 2:146-157
7. Nelson D, Vatas TS, Thomas R (1973) Complications from intrathecal
   steroid therapy in patients with multiple sclerosis. Act Neurol
   Scand 49:176-188
8. Neu J (1982) Intrathekale Gabe eines Depot-Kortikosteroids. MMW
   124:67-68
9. Rodick SD, Neu J (1979) Klinische Erfahrungen mit intrathekaler
   Gabe von Triamcinolon-Acetonid bei neurologischen Erkrankungen.
   Therapiewoche 29:1123-1126
10. Tourtellotte WW, Maerent F, Heller GL, Somers JE (1964) Postlumbal
    puncture headaches. Thomas, Illinois

Elektrophysiologische Untersuchungen vor und nach Myelographie mit Iopamidol

U. Steller, W.-D. Möller und H. Strenge

Einleitung

Bei dem erst vor wenigen Jahren in die neuroradiologische Diagnostik
eingeführten Iopamidol (IOP) zeigten sich in Vergleichsuntersuchungen
(5, 9, 11) mit anderen wäßrigen Kontrastmitteln weniger unerwünschte
Nebenwirkungen. Aufgrund neurophysiologischer Untersuchungen (5, 11)
und von Einzelmitteilungen über z.T. schwerwiegende zentralnervöse
Komplikationen (4) muß auch diesem neueren Präparat eine gewisse Neurotoxizität unterstellt werden. In einer systematischen Untersuchungsserie bei Myelographiepatienten ermittelten wir die Häufigkeit myographisch erfaßbarer Reizerscheinungen und Latenzveränderungen früher
akustischer (AEP) und visueller (VEP) evozierter Potentiale.

Methodik

13 Patienten im Alter von 18 bis 80 Jahren, die mit der Frage eines
lumbalen Bandscheibenprolapses oder einer zervikalen Raumforderung zur
Myelographie (MG) anstanden, wurden 24 h vor, 2 h, 5 h und 24 h nach
der lumbalen Kontrastmittelgabe elektrophysiologisch untersucht. Auf
der beschwerdefreien Seite wurden zu jedem Termin der M. vastus lateralis, M. tibialis anterior, M. biceps brachii und M. gastrocnemius medialis und lateralis an jeweils zwei Stellen zwei Minuten lang mit
konzentrischer Nadelelektrode temperaturkontrolliert myographiert
(DISA Myograph). Dabei wurde besonders auf eine vollkommen entspannte
Muskulatur des liegenden Patienten geachtet. Wir werteten das Auftreten von Spontanaktivität in Form von Fibrillationen und scharfen Wellen und Faszikulationen, wobei wir uns zur Identifikation von Faszikulationspotentialen (FP) an die Ausführungen bei Ludin (10) hielten.
Anschließend wurden zu denselben Terminen VEP nach Stimulation mit
Schachbrettmusterinversion von kortikal O_z gegen F_{pz} (7 von 13 Patienten) und AEP nach Stimulation mit monauralen alternierenden Clicks
von kortikal C_z gegen Mastoid (9 von 13 Patienten) abgeleitet. Die
Lumbalpunktion wurde mittels einer dünnen Punktionsnadel (20 G) in
Höhe LW 3/4 in sitzender Position vorgenommen. Nach Abtropfen von etwa
5 ml Liquor wurden 10 ml, 15 ml oder 17 ml Iopamidol in Konzentrationen von 200 mg oder 250 mg I/ml intrathekal instilliert. Anschließend
wurde der Patient in die übliche liegende Position zur Anfertigung
der Röntgenaufnahmen verbracht. Nach der Myelographie hielten die Patienten für 24 h strikt Bettruhe mit lediglich leicht erhöhter Kopfhaltung ein. Bei keinem Patienten beobachteten wir nach KM-Gabe allergische oder sonstige schwerwiegende klinische Nebenerscheinungen.

510

Ergebnisse

Bei 5 von 13 Patienten fanden wir vor der Myelographie keinerlei FP
in den untersuchten Muskeln. Bei den übrigen Patienten zählten wir
1-9 FP pro Muskel, bei einem Patienten 21 FP im M. gastrocnemicus.
Bei diesem und bei lediglich einer weiteren Patientin stellten wir
Spontanaktivität in Form von scharfen positiven Wellen fest. Keinerlei
Zunahme der FP in irgendeinem Muskel war nach Myelographie nur bei
zwei Patienten zu beobachten. Dabei konnten wir ähnlich wie Hammer
und Scherrer (8) beobachten, daß die FP oft kleiner als entsprechende
Aktionspotentiale waren. Wegen der Seltenheit von FP im M. vastus lateralis und M. biceps brachii verzichteten wir hier auf eine statistische Auswertung der Befunde. Die Faszikulationshäufigkeit im M.
gastrocnemius und M. tibialis anterior werteten wir durch Paarver-
gleich der Untersuchungstermine mittels Wilcoxon-Test bei einseitiger
Fragestellung aus. Dabei zeigte sich im M. gastrocnemius keine signifikante Zunahme der FP im Vergleich zur vormyelographischen Untersuchung. Im M. tibialis anterior hingegen traten FP 2 h und 5 h nach
MG signifikant häufiger (p $\leq$ 0,05) auf. Weder 24 h nach MG noch beim
Vergleich der postmyelographischen Untersuchungstermine untereinander
ergaben sich signifikante Änderungen. Eine Konzentrationsabhängigkeit
der Faszikulationshäufigkeit stellten wir nicht fest. Bei Auswertung
der VEP ließ sich keine tendenzmäßige Änderung der Hautlatenz P 2 erkennen. Auch die Latenzen der AEP zeigten keine Änderung. Insbesondere
ließ sich aus den bisherigen Ergebnissen keine Verlängerung der Überleitungszeit I-V ablesen, die andere Autoren festgestellt haben (9).

Diskussion

Elektromyographische Untersuchungsmethoden wurden bisher zur Bestimmung des Einflusses eines intrathekal gegebenen KM auf das Nervensystem verhältnismäßig wenig eingesetzt. Hammer und Scherrer (8) fanden
bei 15 von 26 Patienten 5 h nach lumbaler MG mit einem wäßrigen KM
(Iocarmat oder Iothalamat) im medialen Teil des M. gastrocnemius der
gesunden Seite FP, die bei nur einem Patienten klinisch sichtbar waren.
Bei 3 Patienten, die nach 24 h myographisch nachuntersucht wurden,
ließen sich keine FP mehr nachweisen. In einer späteren Arbeit von
Hammer (6) wurde ebenfalls im M. gastrocnemius der gesunden Seite
Spontanaktivität nach MG mit drei verschiedenen KM (Ioserinat, Iocarmat, Metrizamid) festgestellt. Prä- oder weitere postmyelographische
EMG-Untersuchungen wurden jedoch nicht durchgeführt. Weber et al. (12)
fanden in der paravertebralen Rückenmuskulatur nach MG mit Iophendylat
Spontanaktivität in Form von scharfen positiven Wellen, die nach spätestens fünf Tagen verschwunden war. Hammer und Lackner (7) beobachteten in einer neueren Vergleichsuntersuchung von IOP mit Metrizamid
(MET) klinisch keine FP. Bassi et al. (2) beschrieben in einem einzigen
von 1138 Fällen das Auftreten von FP 4 h nach IOP-Myelographie. Standardisierte EMG-Untersuchungen vor und nach lumbaler IOP-Gabe sind unseres Wissens bisher nicht publiziert worden. Liboni et al. (9) konnten bei H-Reflex-Untersuchungen keine bedeutsamen Latenz- oder Amplitudenveränderungen vor und nach IOP-Myelographie feststellen. In tierexperimentellen H-Reflex-Untersuchungen von Allen et al. (1) wurde
das reversible konzentrationsabhängige Ausbleiben der Reflexantwort
nach Iothalamat- und Iocarmat-MG als Ausdruck einer Neurotoxizität
verstanden. Über die Entstehungsbedingungen der Spontanaktivität nach
lumbaler KM-Gabe gibt es bisher wenig gesicherte Kenntnisse. Diskutiert wurde FP als Irritationsphänomene der Vorderhornzellen, möglicherweise aber auch der Nervenwurzeln (8). Bei IOP treten Untersuchungen mehrerer Autoren zufolge (5, 9, 11) zerebrale Nebenwirkungen seltener und leichter als beim Vergleichspräparat MET auf. Dennoch be-

richteten Liboni et al. (9) von fokalen und generalisierten EEG-Veränderungen bei 29% der Patienten 24-48 h nach IOP-Myelographie, Drayer
et al. (5) von diffusen EEG-Veränderungen bei 3 von 10 Patienten,
Carella et al. (4) von zwei Fällen mit generalisierten Krampfanfällen
bzw. bilateralen klonischen Zuckungen und fokalen EEG-Veränderungen.
Unsere bisherigen Befunde bei Ableitung evozierter Potentiale lassen
eine zerebrale Beeinträchtigung nach IOP-Myelographie nicht erkennen.
Nach lumbalen Myelographien mit wäßrigen KM angefertigte kraniale Computertomogramme (3) zeigten, daß sich KM unabhängig von der Körperpo-
sition binnen 24 h im Parenchym des zerebralen Kortex anreichert. Ein
derartiger Diffusionsprozeß ist ebenso im Spinalmark vorstellbar. Das
KM gelangt somit in Ermangelung einer Diffusionsbarriere (3) in direkten Kontakt mit den Nervenzellen. Unsere myographischen Befunde weisen
darauf hin, daß IOP bei Kontakt mit dem Rückenmark oder den Nervenwurzeln faßbare reversible neurotoxische Reizerscheinungen auszulösen
vermag.

Zusammenfassung

Ein signifikant gehäuftes Auftreten von Faszikulationspotentialen
wurde im M. tibialis anterior der beschwerdefreien Seite 2 h und 5 h
nach lumbaler Myelographie mit Iopamidol in einer standardisierten
Untersuchungsserie festgestellt. VEP und AEP ließen keine abnormen
Latenzveränderungen in Abhängigkeit von der Kontrastmittelgabe erkennen. Die Befunde werden unter dem Aspekt der Neurotoxizität von Iopamidol diskutiert.

Literatur

1. Allen WE, Van Gilder JC, Collins WF (1976) Evaluation of the Neurotoxicity of Water-Soluble Myelographic Contrast Agents by Electrophysiological Monitors. Radiology 118:89-95
2. Bassi P, Cechini A, Dettori P, Signorini E (1982) Myelography with
   Iopamidol, a nonionic water-soluble contrast medium: lucidence of
   complications. Neuroradiology 24:85-90
3. Brunke J, Ritter G (1983) Komplikationen bei Lumbal- und Subocci-
   pitalpunktionen sowie der Liquordiagnostik mit positiven Kontrastmitteln. In: Seitz D, Vogel P (Hrsg) Verhandlungen der Deutschen
   Gesellschaft für Neurologie, Band 2. Springer, Berlin Heidelberg
   New York, S. 137-145
4. Carella A, Federico F, Di Cuonzo F, Vinjan E, Lamberti P (1982)
   Adverse Side Effects of Metrizamide and Iopamidol in Myelography.
   Neuroradiology 22:247-249
5. Drayer BP, Warner MA, Sudilovsky A, Luther J, Allen S, Bates M
   (1982) Iopamidol vs Metrizamide: A Double Blind Study for Cervical
   Myelography. Neuroradiology 24:77-84
6. Hammer B (1978) Results of a Double Blind Study of Three Contrast
   Media and Technic for Lumbosacral Radiculography. Neuroradiology
   17:45-50
7. Hammer B, Lackner W (1980) Iopamidol, a New Non-Ionic Hydrosoluble
   Contrast Medium for Neuroradiology. Neuroradiology 19:119-121
8. Hammer B, Scherrer H (1972) Choice of Contrast Medium in Lumbosacral Myelography. Neuroradiology 4:114-117
9. Liboni W, Benna P, Duca S, Fra L, Sicuro A (1982) Electrophysiological (EEG, BAEP, VEP, H-Reflex) Patterns in Myelography with Non-
   ionic Water-Soluble Contrast Media. (Abstract) Neuroradiology 22:
   277-278

10. Ludin HP (1977) Pathophysiologische Grundlagen elektromyographischer Befunde bei Neuropathien und Myopathien. 2. Aufl., Thieme, Stuttgart
11. McAllister VL, Hall U (1983) A Randomized Blind Trial of Iopamidol (Niopam) and Metrizamide (Amipaque) in Lumbar Radiculography. Neuroradiology 24:217-218
12. Weber RJ, Weingarden SI (1979) Electromyographic Abnormalities Following Myelography. Arch Neurol 36:588-589

Einfluß verschiedener Dialyseverfahren (Hämofiltration – Hämodialyse) auf Befindlichkeit, Konzentration, Merkfähigkeit und neurophysiologische Parameter

W.-U. Weitbrecht, H. Schulz, F. Balck und J. Oppermann

Viele Patienten mit Urämie zeigen Symptome einer Enzephalopathie mit
Leistungsstörungen, rascher Ermüdbarkeit, Depressivität, bis hin zu
Bewußtseinsstörungen, Myoklonien und zerebralen Anfällen. Als Zeichen
einer Beeinträchtigung des peripheren Nervensystems kann eine urämische Polyneuropathie mit Wadenkrämpfen und distal betonten Sensibilitätsstörungen der Extremitäten bestehen. Diese Symptome bessern sich
üblicherweise unter regelmäßiger intermittierender Hämodialyse. Auf
der anderen Seite kann bei langfristiger Hämodialyse ebenfalls das
zentrale und periphere Nervensystem in Mitleidenschaft gezogen werden
(2). Dies stellt den Nephrologen vor die Aufgabe, Methodik und Therapiekontrolle der extrakorporalen Hämodialyse zu verbessern. In den
letzten Jahren konnten Filter und Technik der Hämofiltration soweit
verbessert werden, daß ein routinemäßiger Einsatz dieser Technik bei
urämischen Patienten möglich wurde. Wir planten daher eine längerfri-
stige prospektive, kontrollierte Therapiestudie zum Vergleich der Effektivität von Hämodialyse und Hämofiltration, aus der wir im folgenden erste Beobachtungen berichten.

Patienten und Methoden

In die Untersuchung aufgenommen wurden bisher 21 Patienten im Alter
von 50,7 +/- 12,8 Jahren (14 männlich, 7 weiblich). Die Patienten wurden alle direkt vor Beginn der Hämodialyse untersucht und dann zufällig einem der Dialyseverfahren zugeführt. Die erste Nachuntersuchung
erfolgte nach einem Monat. Bei der Voruntersuchung lag das Serumkreatinin bei 1015,4 +/- 248,6 mmol/l. Die Nachuntersuchung wurde jeweils
nach der Hämodialyse bzw. -filtration durchgeführt. Das Serumkreatinin
war im Durchschnitt vor der Therapie bei 932,3 +/- 179,2 und nach der
Therapie bei 577,8 +/- 110,7 mmol/l. Folgende klinische Untersuchungen
wurden durchgeführt:
1. Klinisch neurologischer Befund, wobei im folgenden in erster Linie
das Vibrationsempfinden berücksichtigt wurde.
2. Merkfähigkeit und Konzentration mit Hilfe einer Bildertafel, des
Zahlennachsprechens und des d2-Tests.
3. Vigilanz mit Hilfe des psychomotorischen Vigilanztests, bei welchem
die Probanden eine kurvenreiche Linie mit einem Stift nachfahren müssen
(gemessen wird die Gesamtzeit und Fehlerzeit = Abweichen von der Linie).
4. Befindlichkeit mit Hilfe der Eigenschaftswörterliste nach Debus,
der Depressivitätsskala und des Dialysefragebogens nach Speidel et al.
(4).
5. Motorische Nervenleitgeschwindigkeit und H-Reflex des N. tibialis.

Zur ersten Nachuntersuchung kamen noch 17 Patienten, 10 waren hämodia-
lysiert und 7 hämofiltriert worden. Ein Patient verstarb vorher, ein
Patient verweigerte weitere Untersuchungen, und bei zwei Patientinnen

stehen die Ergebnisse der Nachuntersuchung·noch aus. Die statistische
Prüfung der Ergebnisse erfolgte mit dem Wilcoxon-Test, und es wurden
lineare Korrelationen berechnet. Um Lerneffekte bei den Leistungstests
zu erfassen, untersuchten wir 9 Gesunde parallel ebenfalls im Abstand
von einem Monat (Alter 39,6 +/- 11,9 Jahre).

Ergebnisse

Bei der klinischen Untersuchung zeigten alle Patienten Zeichen einer
leichten, vorwiegend sensiblen Polyneuropathie in Form eines verminderten Vibrationsempfindens am Malleolus medialis tibiae. Oberflächensensibilitätsstörungen fanden sich teils nur an den Zehenkuppen, teils
bis zur Mitte des Unterschenkels. Einzelne Patienten zeigten einen
leichten vegetativen Tremor. Der übrige neurologische Befund war unauffällig, insbesondere die Eigenreflexe waren bei der Erstuntersuchung
bei allen Patienten seitengleich gut auslösbar. Der klinische Untersuchungsbefund änderte sich bei allen Patienten bis zur Nachuntersuchung nach einem Monat nicht. Ebenso veränderten sich die motorische
Nervenleitgeschwindigkeit, die im Mittel mit 39,1 +/- 6,8 m/sec im unteren Normbereich lag, und der H-Reflex (im Mittel 35,5 +/- 4,1 m/sec
Latenz) bis zur Nachuntersuchung im Gruppenvergleich nicht signifikant.
Es fanden sich jedoch eine schwach signifikante negative Korrelation
zwischen Nervenleitgeschwindigkeit und aktuellem Serumkreatinin (p <
0,05) sowie eine positive zwischen aktuellem Serumkreatinin und der
Latenz des H-Reflexes (p < 0,05). Zwischen Vibrationsempfinden und Serumkreatinin ließ sich keine Verbindung herstellen.

Die Merkfähigkeit war bei allen Patienten im Vergleich zu den Kontrollen geringer und korrelierte hochsignifikant (p < 0.001) mit dem Alter
und schwach mit dem Serumkreatinin (p = 0,05), gemessen jeweils vor
der Therapie, nicht mit dem aktuellen nach der Therapie. Im Verlauf
ergibt sich bei allen Gruppen keine signifikante Änderung.

Die Auswertung des Vigilanztests ergab, daß die Gesamttestzeit mit
dem Alter der Patienten hochsignifikant (p < 0,001) und dem Serumkreatinin, gemessen jeweils vor der Therapie, signifikant (p < 0,05) korreliert. Die Fehlerzeit dagegen, d.h. die Summe der Zeiten, in welchen Patienten von der Linie abwichen, zeigte keine Beziehung zum
Alter, dagegen eine deutliche zum Serumkreatinin, gemessen jeweils
vor der Behandlung (p < 0,01). Die Kontrollen waren deutlich besser
als die Patienten (p < 0,01), aber zwischen den Patientengruppen und
den Therapiezeitpunkten ergaben sich keine signifikanten Unterschiede.

Bei der Prüfung der Konzentration mit Hilfe des d2-Tests zeigte sich,
daß alle Patienten signifikant (p < 0,001) schlechter waren als die
Kontrollen und auch im Mittel unterhalb des Normbereichs lagen. Die
Gruppe der Patienten, die der Filtration zugeführt worden war, lag
im normierten Mittelwert etwas höher (p < 0,05) als die übrigen Patienten. Bis zur Nachuntersuchung besserten sich alle Patienten signifikant (p < 0,01), wobei diese Besserung allein auf eine Besserung der
hämodialysierten und nicht der hämofiltrierten Patienten zurückgeht.
Ein leichter Anstieg der Werte der Kontrollen war nicht signifikant.
Der Kontrollwert des d2-Tests zeigte eine schwache Korrelation mit
dem Alter (p < 0,05), jedoch nicht mit dem Serumkreatinin.

Im psychischen Bereich zeigte die Depressivitätsskala bei der Voruntersuchung im Vergleich zu den Kontrollen bei allen Patientengruppen
einen im pathologischen Bereich liegenden erhöhten Wert (p < 0,001),
der sich bis zur Untersuchung nach einem Monat deutlich besserte (p <
0,001). Dabei ließen sich Gruppenunterschiede, Korrelationen mit dem

Alter oder Serumkreatinin nicht nachweisen. Auch bei der Eigenschaftswörterliste ergaben sich Unterschiede zwischen Patienten und Kontrollen nur bei der Erstuntersuchung bei den Punkten M (= Ängstlichkeit)
und N (= Deprimiertheit), die sich bis zur Nachuntersuchung verwisch-
ten. Auch bei der Auswertung der Dialysefragebogen waren Unterschiede
zwischen Vor- und Nachuntersuchung lediglich bei der Depressivität
nachweisbar (ohne Gruppenunterschiede). Die Patienten berichteten bei
Befragung überwiegend, daß sie die Hämofiltration besser vertrügen.

Diskussion

Die Untersuchung zeigt, daß bei den meisten Parametern zwischen hämodialysierten und hämofiltrierten Patienten bei Vor- und Nachuntersuchung kein Unterschied im Verlauf und Vergleich zu den gesunden Kontrollpersonen nachzuweisen ist. Dies kann so interpretiert werden, daß
innerhalb des hier untersuchten Zeitraumes beide Verfahren gleich gut
sind. Eingeräumt werden muß, daß die Zahl der Patienten noch klein
und der bisher dargestellte Beobachtungszeitraum noch kurz ist, so daß
die bei längerfristiger Therapie auftretenden Veränderungen noch nicht
verglichen werden können. Die Untersuchung wurde in der Zwischenzeit
bei den meisten Patienten über ein halbes Jahr mit Wechsel des Dialyse-
verfahrens nach drei Monaten fortgesetzt, doch steht die Auswertung
der Daten noch aus.

Ähnlich den Untersuchungen anderer Autoren (1, 2) fand sich auch bei
unseren Patienten häufig eine leichte urämische Polyneuropathie, wobei hier die Nervenleitgeschwindigkeiten mit dem aktuellen Serumkreatinin korrelierten. Die Leistungsparameter korrelieren einerseits mit
dem Alter, andererseits mit dem vor der jeweiligen Therapie gemessenen
Serumkreatinin, das dem erreichten Retentionsmaximum zwischen den Behandlungen entsprechen dürfte. Dies entspricht der Beobachtung anderer
Autoren (3), daß Leistungsparameter von der Dialysefrequenz abhängen.

Literatur

1. Ahonen RE (1981) Peripheral neuropathy in uremic patients and in
   renal transplant recipients. Acta Neuropath 54:43-53
2. Neundörfer B (1983) Neurologische Störungen bei chronischer Niereninsuffizienz. Therapiewoche 33:3076-3084
3. Spehr W, Sartorius H, Berglund K. Hjorth B, Kablitz C, Plog U,
   Wiedemann PH, Zapf K (1977) EEG and hemodialysis. A structural survey of EEG spectral analysis, Hjorth's EEG descriptors, blood vari-
   ables and psychological data. Electroencephal Clin Neurophys 43:
   787-797
4. Speidel H, Koch U, Balck F, Kniess J (1981) Empirical questionaire
   survey of the situation of hemodialysis patients and their partners
   in various dialysis settings. In: Levy NB (ed) Psychonephrology 1,
   Plenum Publishing Corporation, pp 147-167

Toxische Myopathie durch Emetin

R. Rohkamm, G. Reimann und K. Ricker

Einleitung

Die Radix ipecacuanhae ist ein altes brasilianisches Volksmittel gegen
Amöbenruhr. In Europa ist es seit 1649 bekannt und enthält verschiedene Alkaloide (9). Eines davon ist Emetin, von dem Vedder 1912 zeigen
konnte, daß es Amöben in vitro abtötet. Seither wurde diese Substanz
in der Behandlung der Amöbiasis eingesetzt.

Patienten entwickeln während oder nach einer Therapie mit Emetin häufig eine generalisierte Muskelschwäche. Histologische Befunde der Eme-
tin-Myopathie liegen fast ausschließlich von tierexperimentellen Untersuchungen vor (3, 7), nur sehr selten wurden muskelbioptische Ergebnisse von Patienten mitgeteilt (8).

Fallbericht

Wir berichten über Klinik und Morphologie einer durch Emetin verursachten Myopathie bei einem 29jährigen Sozialpädagogen.

Im Februar 1983, ein 3/4 Jahr nach einem neunmonatigen Indienaufent-
halt, erkrankte der Patient plötzlich mit Fieber um 39°C, profusen
Schweißausbrüchen und Gewichtsverlust. Aufgrund einer endoskopischen
Untersuchung des Darmes wurde anfangs die Diagnose einer Ileitis terminalis gestellt und eine Behandlung mit Kortikosteroiden begonnen.
Nach zusätzlichen Untersuchungen wegen andauernder Schmerzen im rechten Oberbauch wurde dann im April 1983 die Erkrankung als Amöben-
Abszeß der Leber bei Amöbiasis erkannt; daraufhin Therapie mit Metronidazol bis Ende Juli 1983. Etwa um diese Zeit traten Parästhesien an
den Füßen und den Fingerspitzen auf. Wegen der sockenförmigen Verteilung der Sensibilitätsstörungen, des erschwerten Fersen- und Fußspit-
zenganges, der Verzögerung der motorischen Leitgeschwindigkeit des N.
tibialis wurde eine durch Metronidazol induzierte Neuropathie diagnostiziert und deshalb Metronidazol abgesetzt und mit Doxycyclin bis
Anfang Oktober des Jahres weiterbehandelt. Da dann sonographisch eine
Größenzunahme des Leberabszesses festgestellt wurde, begann eine Behandlung mit Emetin über 21 Tage in einer Gesamtmenge von 1,26 g.
Gegen Ende der Emetin-Behandlung bemerkte der Patient eine zunehmende
Schwäche in den Oberschenkeln z.B. beim Treppensteigen. Hinzu gesell-
ten sich dann im Verlauf von einigen Tagen muskelkaterähnliche Schmerzen in den Oberarmen, Übelkeit und grobschlägiger Tremor der Hände.
Deshalb erfolgten Absetzen von Emetin und anschließende sechstägige
Therapie mit Chloroquin, die wegen starker Übelkeit abgebrochen werden
mußte. Zu diesem Zeitpunkt wurde der Patient wegen weiter progredienter Muskelschwäche zum Ausschluß einer Myositis in die Neurologie aufgenommen.

Bei der klinischen Untersuchung fanden sich lebhaft auslösbare Reflexe
und die bereits genannten sockenförmigen sensiblen Ausfälle. Die Kraft
war allgemein gemindert: der Händedruck war deutlich abgeschwächt,
eine Stufe von 20 cm Höhe konnte nur mit Mühe erstiegen werden, eine
ausgeprägte Schwäche in den Schultermuskeln und proximalen Armmuskeln
mit besonderer Betonung der Streckmuskulatur war festzustellen.

Zusatzuntersuchungen

Die CK war initial 5650 U/l (Norm: 10-80 U/l), die Aldolase 72 U/l
(Norm: bis 3.1 U/l). Im Nadel-EMG des M. quadrizeps fand sich keine
pathologische Spontanaktivität, aber niedrigamplitudige, z.T. poly-
phasische Muskelaktionspotentiale bei rasch dichter Rekrutierung mit
einer Amplitude um 1 mV. Das EKG zeigte eine T-Wellen-Abflachung, die
sich nach 5 Tagen leicht zurückbildete. Die Muskelbiopsie des linken
M. deltoideus wies disseminierte hyaline Fasernekrosen mit Faserphago-
zytosen auf. Mottenfraßstrukturen waren vereinzelt zu beobachten. Morphometrisch bestand eine leichte Atrophie beider Fasertypen. Elektronenmikroskopisch zeigten sich fokale Z-Linien-Verbreiterungen (stream-
ing) mit mitochondrialen Veränderungen (Abb. 1).

Diskussion

Wegen zahlreicher Nebenwirkungen, die sich besonders lokal, gastrointestinal, kardiovaskulär und neuromuskulär manifestieren (12), wurde Emetin durch Dehydroemetin in der Behandlung ersetzt (4-6, 13),
das weniger toxisch sein soll. Der zeitliche Zusammenhang zwischen
Beschwerden und Therapie und die andersartigen muskelhistologischen
Veränderungen bei Chloroquin-Schäden (1, 16) weisen als Ursache der
Befunde auf die Emetin-Einnahme. Die empfohlene Dosierung liegt bei
1 mg/kg Körpergewicht bis maximal 60 mg subkutan oder intramuskulär
täglich für 5-10 Tage, so daß die hier applizierte Gesamtdosis von
1,26 g gegenüber der höchsten empfohlenen Menge von insgesamt 600 mg
verdoppelt worden war.

Für akute Schwächezustände nach Emetin-Gabe wurden direkte Blockaden
der neuromuskulären Übertragung (14) oder eine "Neuritis" (Diskussion
s. bei 12) verantwortlich gemacht. Für letztere Vermutung haben sich
tierexperimentell keine Hinweise gefunden (2, 3, 7), sondern es ließ
sich eine direkte (akute und chronische) toxische Wirkung des Emetins
auf die Muskelzelle nachweisen. Die von uns beobachteten histologischen Veränderungen sind mit diesen experimentellen Befunden deckungs-
gleich. Es wurde gezeigt, daß Emetin irreversibel die Proteinbiosyn-
these hemmt (10, 11). Durch diesen molekularen Mechanismus können die
myotoxischen (wie auch alle anderen Schädigungen) erklärt werden.
Emetin wird langsam metabolisiert. Dadurch wirkt es kumulativ-toxisch,
wobei sich die höchsten Konzentrationen in Leber, Lunge, Nieren und
Milz finden (6, 15). Nach rechtzeitiger Beendigung der Therapie, wobei die neuromuskulären Symptome als frühe Warnzeichen gelten (12),
sind die Nebenwirkungen meist reversibel. Auch in dem hier berichteten Fall waren innerhalb von 4 Wochen die kardio- und myotoxischen
Wirkungen nicht mehr nachweisbar.

Zusammenfassung

Wir berichten über eine toxische Myopathie durch die Behandlung mit
Emetin (Gesamtdosis 1,26 g) wegen eines Amöbenabszesses. Die histologischen Befunde werden demonstriert und die Entstehungsweise der Mus-
kelschädigung wird diskutiert.

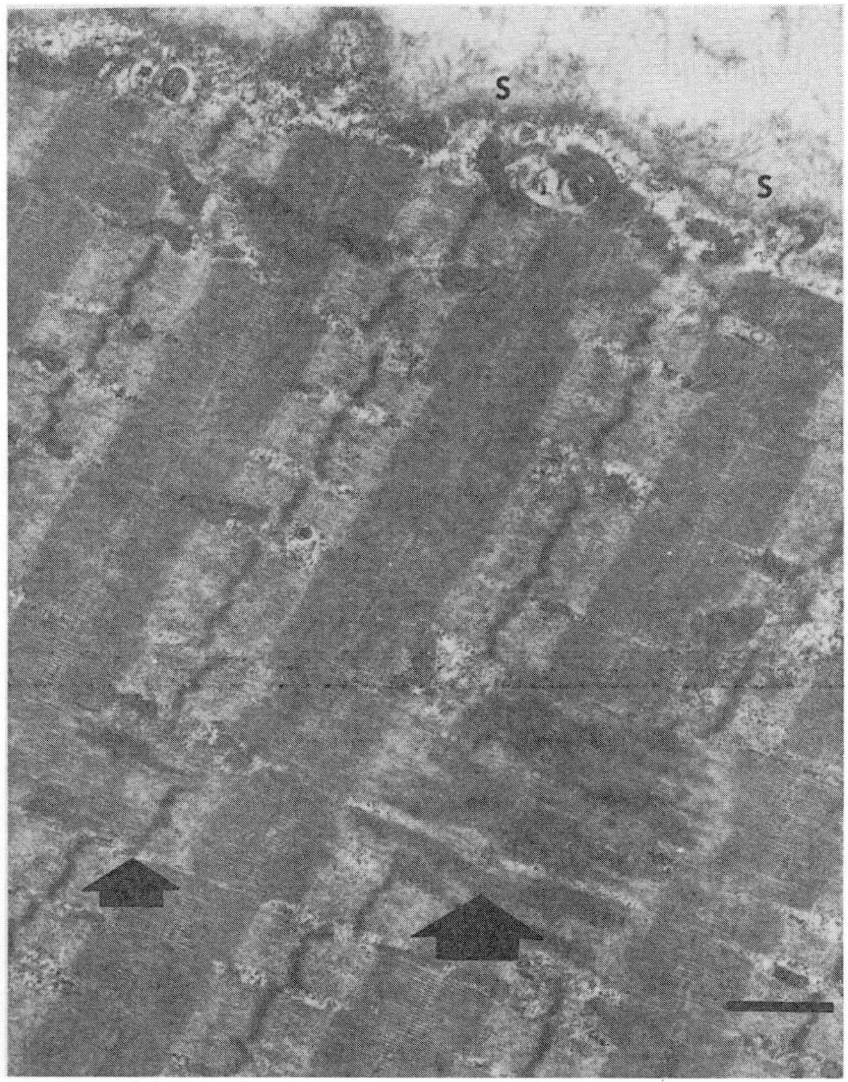

<u>Abb. 1.</u> Elektronenmikroskopische Darstellung der Z-Streifen-Veränderungen (streaming) innerhalb des Muskels. Benachbarte Sarkomere sind morphologisch unauffällig. (Pfeile: streaming. S: Sarkolemm. Eingezeichneter Balken entspricht 1 µm M. deltoideus)

Literatur

1. Aguayo AJ, Hudgson P (1970) Observations on the short-term effects of chloroquine on skeletal muscle. J Neurol Sci 11:301-310
2. Bindoff L, Cullen JJ (1978) Experimental emetine myopathy. Ultrastructural and morphometric observations. J Neurol Sci 39:1-20
3. Bradley WG, Fewings JD, Harris JB, Johnson MA (1976) Emetine myopathy in the rat. Br J Pharmacol 57:29-41

4. Chabra RH, Bamji DD (1964) Clinical trials with injection of dehydroemetine in amoebiasis. Current Med Pract 8:114-116
5. Chaves FJZC, Cruz I, Gomez C, Domingues W, Da Silva EM, Veloso FT (1977) Hepatic amebiasis, analysis of 56 cases. Americ J Gastroenterol 68:134-140
6. Data Sheet on dehydroemetine "Roche" (Ro 1-9334). Firma Hoffmann-La Roche
7. Duane DD, Engel AG (1970) Emetine myopathy. Neurology 20:733-739
8. Fewings JD, Burns RJ, Kakulas BA (1971) A case of acute emetine myopathy. In: Kakulas BA (ed) Clinical studies in myology. Proc 2nd Int Congr Muscle Dis, Excerpta Medica, Amsterdam, part 2, p 594
9. Gebhardt H (1964) Grundriß der Pharmakologie und Toxikologie. Verlag R. Müller & Steinicke, München, S. 240-241
10. Grollman AP (1968) Inhibitors of protein biosynthesis. V. Effects of emetine on protein and nucleic acid synthesis in HeLa cells. J Biol Chem 243:4089-4094
11. Huang T, Grollman AP (1973) Novel inhibitors of protein synthesis in animal cells. J Pharm Sci 62:1929-1932
12. Klatskin G, Friedman H (1948) Emetine toxicity in man: studies on the nature of early toxic manifestations, their relation to the dose level, and their significance in determining safe dosage. Ann Internal Med 28:892-915
13. Merchant HC, Shikaripurkar NK (1977) Dehydroemetine in the treatment of acute amebic dysentery, amebic hepatitis and amebic liver abscess. Indian J Med Sci 18:260-269
14. Nag KKF (1966) Blockade of adrenergic and cholinergic transmissions by emetine. Br J Pharmacol Chemother 28:228-237
15. Rollo IM (1980) Drugs used in the chemotherapy of amebiasis. In: Goodman Gilman A, Goodman LS, Gilman A (eds) The pharmacological basis of therapeutics. Macmillan Publ Co, New York, 6th ed, pp 1061-1069
16. Vartanian GA, Chinyanga HM (1972) The mechanism of acute neuromuscular weakness induced by chloroquine. Canadia J Physiol Pharmacol 50:1099-1105
17. Vedder ED (1912) An experimental study of the action of ipecacuanha on amoebae. In: Transactions of the 2nd Biennal Congress, Far-Eastern Association of Tropical Medicine, p 87 (Abstract in: J Trop Med Hyg 15:313-314)

Beeinflussung somatosensorisch evozierter Potentiale durch Etomidat

E. Kochs, R. D. Treede und J. Schulte am Esch

Einleitung

Die EEG-Überwachung anästhesiologischer Maßnahmen bei Risikoeingriffen, besonders in der Kardio- und Neurochirurgie, kann routinemäßig durchgeführt werden. Global ischämische und hypoxische Zustände werden verläßlich erkannt, und mit Erfahrung können auch Narkosestadien aus dem EEG abgeschätzt werden (8). Die laufende Kontrolle zerebraler Funktionszustände besonders in den subkortikalen Anteilen kann darüber hinaus durch die Analyse evozierter Reizantworten verbessert werden. Es ist heute eine recht genaue topographische Diagnostik durch die Auswertung verschiedener Komponenten der somatosensorisch und akustisch evozierten Potentiale möglich. In der vorliegenden Arbeit werden Veränderungen somatosensorisch evozierter Potentiale (SSEP) unter Narkoseeinleitungen mit dem gebräuchlichen Kurzzeithypnotikum Etomidat untersucht.

Methode

Die Untersuchungen wurden an 23 neurologisch unauffälligen Patienten (Alter: 26-71 Jahre) im Rahmen der Narkoseeinleitung für operative Elektiveingriffe durchgeführt. Die Prämedikation erfolgte bei allen Patienten 60 min vorher mit 10 mg Diazepam und 0.5 mg Atropin i.m. Der N. medianus wurde am Handgelenk über eine bipolare Oberflächenelektrode mit 0.2 ms Rechteckimpulsen der doppelten motorischen Schwellenintensität gereizt (Reizfrequenz 5 Hz). Abgeleitet wurde jeweils kontralateral über C'3 oder C'4 gegen Fz (Bandpaß 10-1000 Hz). SSEP wurden unmittelbar vor und bis zu 10 min nach einer Bolusinjektion Etomidat (0.3 mg/kg KG) in 1-min-Abständen gemessen (20-150 Reizantworten). Elf der Patienten wurden zusätzlich mit 0.1 mg/kg KG Vecuronium i.v. relaxiert. Eine insuffiziente Spontanatmung wurde mit assistierender Beatmung unter endexspiratorischer pCO_2-Kontrolle kompensiert.

Ergebnisse

1. Innerhalb von 30 sec nach Bolusinjektion von Etomidat verloren sämtliche Patienten das Bewußtsein. Bei 10 der 12 nicht relaxierten Patienten traten die als Nebenwirkung des Etomidat bekannten (3), klinisch zu beobachtenden Myokloni auf.

2. Die Amplitude von N20 vergrößerte sich innerhalb der ersten 2 min nach Etomidatapplikation im Mittel um 3.2 µV (s. Tabelle 1) mit anschließendem Abfall auf 1.1 µV. Bei denjenigen Patienten, bei denen bis zur 10. min gemessen werden konnte, wurde der Ausgangswert nahezu wieder erreicht (± 30%). Die Latenzzeiten nahmen ebenfalls bis

Tabelle 1. Zeitlicher Verlauf nach Bolusinjektion von 0.3 mg/kg KG Etomidat: a) der Amplituden (absolute Werte in µV) und b) der Differenzen der Latenzzeiten bezogen auf den Ausgangswert

	T (min)	0	1	2	3	4	5	6	7	n
a)										
Amplituden (µV)	N20	0.5 (0.2)	2.4 (1.5)	3.2 (2.2)	3.0 (2.2)	2.1 (1.0)	1.6 (0.7)	1.1 (0.4)	0.8 (0.3)	23
	P25	0.9 (0.3)	5.4 (2.9)	4.2 (2.6)	3.5 (1.8)	2.8 (1.5)	2.1 (1.3)	1.5 (0.9)	1.2 (0.7)	23
	N35	1.2 (0.6)	74 (38)	63 (30)	51 (26)	56 (28)	67 (37)	76 (44)	77 (46)	13
	P45	4.3 (2.4)	68 (39)	60 (29)	57 (35)	30 (18)	16 (8)	9 (4)	22 (12)	13
b)										
Latenzzeit-differenzen (msec)	N20	–	1.15 (0.74)	1.67 (0.70)	1.40 (0.60)	1.11 (0.51)	1.08 (0.49)	0.07 (0.45)	0.65 (0.39)	23
	P25	–	3.5 (2.1)	4.1 (2.0)	3.8 (1.8)	3.3 (1.6)	3.1 (1.7)	2.3 (1.4)	1.9 (0.9)	23
	N35	–	5.2 (3.2)	7.5 (4.1)	8.4 (5.5)	8.3 (5.7)	8.0 (5.1)	7.8 (4.8)	7.2 (4.6)	13
	P45	–	5.8 (3.3)	9.0 (5.2)	14.6 (8.8)	12.4 (6.5)	11.3 (5.5)	10.8 (5.3)	9.8 (5.1)	13

zur 2. min um im Mittel 1.6 msec zu und lagen in der 7. min noch um
0.7 msec über dem Ausgangswert. Eine Verbreiterung von N20 um durchschnittlich 1.1 msec fand sich bei 13 der beobachteten Patienten.

3. Das Potential (P25) zeigte einen steilen Anstieg während der ersten
Minute. Der initialen Zunahme um 5.4 µV (+ 650%) folgte eine gleichmäßige Abnahme bis auf 0.9 µV (7. min), so daß gegen Ende der Untersuchung der Ausgangswert bei allen Patienten nahezu wieder erreicht
war. Die Latenzzeiten verlängerten sich bis auf maximal 4.1 msec (2.
min). Bei den Patienten (n = 16), bei denen eine P30-Welle im Ausgangswert gefunden werden konnte, verschwand diese nach Etomidatapplikation ausnahmslos (1. min) und baute sich im folgenden wieder auf.

4. Die Potentiale N35 und P45 zeigten in ihrem Amplitudenverläufen
demgegenüber ein entgegengesetztes Verhalten. Bis zur 3. min wurden
beide Potentiale deutlich abgeschwächt (Amplitudenreduktion um 50%).
N35 nahm bis zur 7. min wieder leicht zu, wohingegen das Potential
P45 bis zur 6. min einen stärkeren Abfall bis auf 10% des Ausgangswertes zeigte. Erst gegen Ende der Untersuchung trat das Potential
zunehmend wieder auf. Die Latenzzeitverlängerung der Potentiale N35/
P45 war deutlich ausgeprägter als für die Potentiale N20/P25 und blieb
auch bis gegen Ende der Untersuchung nahezu stabil. Insgesamt fand
sich bei der beobachteten Amplitudenverkleinerung und Latenzzeitverlängerung eine deutliche Verbreiterung der peaks. Bei 8 Patienten
konnten schon nach 1 min keine entsprechenden Potentiale mit einer
Latenz >25 msec mehr ermittelt werden (Abb. 1).

Diskussion

Als Wirkort des Kurzzeithypnotikums Etomidat gelten vor allem neokor-
tikale Anteile des Telenzephalon (7) ohne eingreifende Beeinflussung
des Dienzephalon und tiefergelegener Strukturen. Die in der vorliegenden Untersuchung zu beobachtende Abnahme mittelspäter Komponenten (Latenzzeit >25 ms) bei Bewußtseinsverlust steht in Einklang zu Ergebnissen bei lokalisierten Ausfällen des parietalen Assoziationskortex (10).

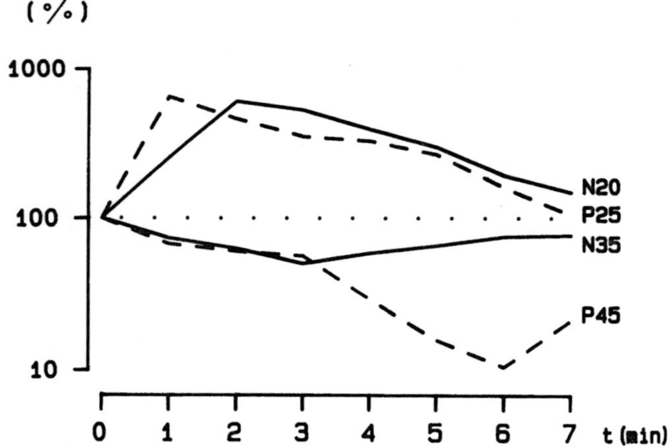

Abb. 1. Zeitlicher Verlauf der Potentialamplituden (Mittelwerte, n = 32) von N20/P25/
N35/P45 über einen Untersuchungszeitraum von 7 min nach Narkoseeinleitung mit 0.3
mg/kg KG Etomidat. (Statistische Signifikanz gegenüber dem Ausgangswert im unpaaren
T-Test, p < 0.05). Myoklonien (s. Text) traten in den ersten 2 min auf

Über den Ursprungsort der Komponente N20 herrscht derzeit noch keine
völlige Klarheit. Aus der ungedämpften Amplitude N20-P25 kann vermutet werden, daß ein postulierter Generator im Thalamus (2) bzw. im
primären somatosensorischen Kortex (6) nicht wie höhergelegene Strukturen unterdrückt wird.

Die Zunahme von N20-P25 stellt darüber hinaus einen besonders inter-
essanten Befund dar. Wenn die Beobachtung der als Nebenwirkung bekannten Myoklonien in die Diskussion mit einbezogen wird, fällt die Analogie zu neurologischen Krankheitsbildern auf, bei denen Myoklonien mit
vergrößerten somatosensorisch evozierten Potentialen (SSEP) auftreten
(z.B. progressive Myoklonusepilepsie, bereits 1947 bei der ersten Beschreibung von SSEP überhaupt von Dawson mitgeteilt).

Da erstens weder alle Krankheiten mit Myoklonien (5, 6), zweitens noch
alle medikamentös induzierten Myoklonien mit vergrößerten SSEP einhergehen, stellt die Beobachtung von "high-amplitude-SSEP" mit gleichzeitig auftretenden Myoklonien einen nicht trivialen Befund dar, wie er
nach der Verabreichung von Chloralose, Petetrazol und Catechol im Tierexperiment erhoben werden konnte (5). Darüber hinaus galt bislang
neben den frühen Potentialen auch der Primärkomplex als resistent
gegenüber der Einwirkung von Anästhetika (4). Im Gegensatz zu den klinisch auftretenden SSEP-Amplitudenerhöhungen bei Myoklonien, die vor
allem das Potential N35 betreffen (9), sind unter Etomidat die frühen
Komponenten N20-P25 verändert. Da die epileptiformen Entladungen in
der Formatio reticularis des unteren Hirnstammes lokalisiert werden,
könnten sie den sensorischen Input des zerebralen Kortex auf der Höhe
der Thalamuskerne oder des Kortex selbst beeinflussen (6). Die Befunde
einer vergrößerten N35-Komponente bei den beschriebenen Myoklonusepi-
lepsien können in dieser Hinsicht noch nicht vollständig interpretiert
werden. Eine N20-P25-Amplitudenvergrößerung bei klinisch in Erscheinung tretenden Myoklonien würde demgegenüber in Einklang mit den postulierten Mechanismen eines pyramidalen Myoklonus stehen. Zusammenfassend kann gesagt werden, daß für die Auswertung in der Narkoseüber-
wachung neben dem kortikalen Primärkomplex N20-P25 und den noch früheren far-field-potentials, die sich in der neurologischen Diagnostik
bewährt haben, auch spätere Komponenten mit untersucht werden müssen,
die in der Neurologie als wenig reliabel (keine interindividuell konstante Latenz und Amplituden) gelten.

Literatur

1. Bromm B (1984) Pain related components in the cerebral potentials.
   In: Bromm B (ed) Pain measurement in man. Elsevier Science Publ.,
   Amsterdam, pp 257-290
2. Chiappa KH, Young RR, Goldie WD (1979) Origin of the components of
   human short latency somatosensory evoked responses. Neurology (Minneap) 29:598
3. Doenicke A (1974) Etomidate, a new intravenous hypnotic. Acta An-
   aesthesiol Belg 3:307
4. Grundy LG (1983) Intraoperative monitoring of sensory-evoked potentials. Anesthesiology 58:72-87
5. Halliday AM (1967) The electrophysiological study of myoclonus in
   man. Brain 90:241-284
6. Halliday AM, Halliday E (1980) Cerebral Somatosensory and Visual
   Evoked Potentials in Different Clinical Forms of Myoclonus. In:
   Desmedt JE (ed) Clinical Uses of Cerebral, Brainstem and Spinal
   Somatosensory Evoked Potentials. Prog Clin Neurophysiol, Vol 7,
   Karger, Basel, pp 292-310

7. Kugler J, Doenicke A, Laub M (1977) The EEG after Etomidate. Anästhesiol und Wiederbelebung 106:31-48
8. Schwilden H, Stoeckel H (1980) Untersuchungen über verschiedene EEG-Parameter als Indikatoren des Narkosezustandes. Anaesth Intensivther Notfallmed 15:279-283
9. Shibasaki H, Yamashita Y, Kuroiwa Y (1978) Electronencephalographic studies of myoclonus. Myoclonus-related cortical spikes and high amplitude somatosensory evoked potentials. Brain 101:447-460
10. Stöhr M, Dichgans J, Voigt K, Buettner UW (1983) The significance of somatosensory evoked potentials for localization of unilateral lesions within the cerebral hemispheres. J Neurol Sci 61:49-63

Neurologische Symptomatik bei Diphenhydramin- und Thymoleptikaintoxikationen

F. J. von Baumgarten, D. H. Englert, G. Reifschneider und H. Przuntek

Einleitung

Sowohl H1-Rezeptorenblocker, besonders Diphenhydramin als schlafan-
stoßende Substanz in Betadorm, Halbmond, Dolestan, Mandrax, Toquizon,
Secundal, Seloderm, Dormigoa, Euvegal, Vivinox wie auch trizyklische
Antidepressiva, z.B. Amytriptylin, werden in den letzten Jahren vermehrt zu Suizidversuchen verwandt (3). Grundlage der Intoxikation ist
der gemeinsame antimuskarinische Effekt auf das Zentralnervensystem
und Herzkreislaufsystem. Die gefährlichsten Effekte der H1-Blocker
im Rahmen eines anticholinergischen Syndroms sind sowohl erregende
wie auch hemmende Wirkungen. Hierzu gehören Halluzinationen, Koordinationsstörungen, Athetose, Erregungszustände und Krampfanfälle. Weiterhin finden sich Mydriasis, nicht auf Licht reagierende Pupillen,
Flush und Fieber, Bewußtseinsstörungen aller Grade, Erregungsleitungsstörungen des Herzens. Bei schwerer Vergiftung geht der Erregungszustand in ein Koma über. Bei Besserung der Bewußtseinslage wird oft
erneut ein Erregungszustand durchlaufen, in dem bei unzureichender
Überwachung oft unbemerkt ein Herzstillstand auftreten kann (2, 3, 4).
Die genannten Symptome treten je nach individueller Konstitution in
verschiedener Kombination und Ausprägung auf, die zunächst bei Unkennt-
nis der Vergiftungsanamnese sowohl psychiatrische wie auch neurologische Krankheitsbilder vortäuschen können, was zu Einweisung in die
neurologische Klinik führt. Die von uns beobachteten leichten Vergiftungsfälle besserten sich spontan innerhalb von 24 Stunden, bei den
schweren Fällen war die allgemein empfohlene Physostigmin-Therapie
unzureichend. Es wird davor gewarnt, daß Physostigmin eigene toxische
Wirkung besitzt und die Erregungsleitungsstörung am Herzen verstärken
kann.

Befunde

Wir beobachteten in den letzten vier Jahren 13 Patienten mit einer
Diphenhydramin- bzw. Thymoleptika-Intoxikation, die zunächst ohne den
geringsten Hinweis auf eine Intoxikation mit der Hilfsdiagnose einer
unklaren Bewußtseinsstörung in unsere Klinik eingeliefert wurden. Davon boten 8 Patienten ein leichtes Vergiftungsbild. Sie waren somnolent bis soporös, teils psychomotorisch erregt, in keinem Fall kon-
taktfähig. Die Reflexe waren seitengleich sehr lebhaft auslösbar.
Sieben Patienten der beschriebenen Gruppe hatten eine deutliche Mydriasis, während die Pupillen kaum auf Licht reagierten. Fünf Patienten entwickelten Fieber bis 40,2°C. Im EEG war ein Beta-Grundrhythmus
über allen Ableitungen zu sehen, was Anlaß zur toxikologischen Urin-
untersuchung gab, deren Ergebnis bis zu 24 Stunden nach Einlieferung,
die nie zur Zeit des üblichen Klinikbetriebs erfolgte, vorlag. Während
der 24-48stündigen Dauer der Krankheitserscheinungen waren die Patienten oft zeitweise erregt, liefen im Wachsaal umher, waren aggressiv,

halluzinierten, zeigten aber auch Phasen, wo sie völlig apathisch im
Bett lagen. Bei 2 Patienten mußte wegen plötzlich fehlender protekti-
ver Reflexe nach psychomotorischer Unruhe für einige Stunden eine en-
dotracheale Intubation und Beatmung erfolgen. Eine Sedierung mit Ben-
zodiazepinen oder Neuroleptika hatte wenig Erfolg. Kardiale Komplikationen in Form von Störungen der Erregungsleitung wurden nicht beobachtet. Nach Identifikation der Vergiftungssubstanz war bei den beschriebenen Fällen das Vergiftungsbild bereits weitgehend abgeklungen.

Die zweite Gruppe der Erkrankten hatte schwerste Vergiftungserscheinungen, die sich aus einem trügerischen Primärsyndrom entwickelten,
das dem oben beschriebenen Vergiftungsbild glich und ebenfalls zunächst 24 Stunden dauerte: Bei dem 26 Jahre alten Herrn T. kam es im
Rahmen eines Alkoholexzesses zusammen mit seinen Freunden zu einer
Diphenhydramin-Intoxikation. Da der Patient während der Zechtour aggressiv wurde, setzten ihn die Begleiter vor einer Polizeidienststelle
ab. Dort erkannte man, daß wohl ein ungewöhnlicher Rausch vorliege
und schaffte den Patienten in ein Krankenhaus. Da er dort schrie und
um sich schlug, wurde er wieder der Polizei überstellt, die ihn in
eine Ausnüchterungszelle sperrte. Am nächsten Morgen fiel auf, daß
der Patient zwar zeitweise tobte, dann aber regungslos in der Zelle
lag. Man veranlaßte die Einweisung in ein Nervenkrankenhaus, das nicht
über intensivmedizinische Einrichtungen verfügte. Unter dem Versuch
einer Sedierung mit Haldol kam es hier zu einem zerebralen Krampfanfall. Der Patient kam zu uns, war wieder ansprechbar, entwickelte
jedoch noch bei der Aufnahmeuntersuchung einen Status epilepticus,
der trotz sofortiger Phenhydan-Infusion nicht sistierte und über einen
Atemstillstand mit schwerer Hypoxie zu einem protrahierten Schock führte. In der Folge trat eine schwere Myoglobinurie mit konsekutivem Nierenversagen auf. Mit Hilfe einer Dialysebehandlung, Hämoperfusion über
Kohle sowie Physostigmin-Gabe konnte der Patient nach 12wöchiger Intensivtherapie mit zurückgebliebenen schweren hypoxischen Myoklonien auf
eine Normalstation verlegt werden.

Der 18jährige Herr L., ein unauffälliger junger Mann, vergiftete sich
mit Mandrax und besuchte dann die Fahrschule. Vorübergehende Schläfrigkeit erregte deshalb keine Sorge, weil der Patient zeitweise wach
und wieder aktiv war. Das begleitende Fieber erweckte zunächst den
Verdacht auf eine Enzephalitis. 20 Stunden nach Beginn der Vergiftungssymptome trat nach einem psychomotorischen Erregungszustand ein Atemstillstand mit folgender Aspirationspneumonie auf. Ophistotonus,
Strecksynergismen, beiderseits positive Pyramidenbahnzeichen ließen
an ein akutes Mittelhirnsyndrom denken. Trotz Anfallsprophylaxe im
Verlauf der 21tägigen Beatmung traten vereinzelt generalisierte, to-
nisch klonische Krampfanfälle auf.

Diskussion

Trotz der Vielfalt neurologischer Symptome bei Vergiftungen mit Diphenhydramin und Neuroleptika können stark wechselnde Bewußtseinslage, Mydriasis, Fieber für den Verdacht auf eine Intoxikation wegweisend sein.
Bei der schwersten von uns beobachteten Intoxikation des Herrn T. war
eine Physostigmin-Therapie allein unzureichend. Hier erwies sich die
Hämoperfusion über Kohle als effektiv. Die von uns beobachteten leichteren Vergiftungsbilder von mit Diphenhydramin Vergifteten klangen ohne
spezifische Therapie in einem Zeitraum ab, der für die renale Exkretion der in der Leber entstehenden Metaboliten der Substanz notwendig
ist. Ob es gelingt, durch frühzeitigen Einsatz von Physostigmin das
Auftreten eines schweren, protrahierten anticholinergischen Syndroms
aufzuhalten, bleibt zu beweisen, ist jedoch aus theoretischen Erwägun-

gen zumindest fraglich: Physostigmin besitzt aufgrund zentraler sowohl cholinergischer als auch anticholinergischer Wirkungskomponenten eine nicht eindeutig zuzuordnende Toxizität. Die Symptome der Physostigmin-Überdosierung sind: Verwirrtheitszustände, Ataxie, Reflexverlust, Cheyne–Stokes-Atmung, Kreislaufversagen durch Wirkungen auf vasomotorische und kardiovaskuläre Zentren in der Medulla oblongata. Periphere Wirkungen wie Laryngospasmus und Bronchokonstriktion erschweren weiter das Vergiftungsbild. Physostigmin kann das Auftreten eines plötzlichen Herzstillstandes begünstigen, weshalb nach Empfehlung von van der Kolk (4) die Implantation eines passageren Schrittmachers erwogen werden sollte.

Die übliche therapeutische Physostigmin-Dosis von 2 mg ist nach 2 h eliminiert, unerwünschte Begleitwirkungen lassen sich, was die peripheren Effekte der Substanz anbelangt, mit Atropin antagonisieren. Die zentralen Effekte, auf die es bei der Therapie des anticholinergischen Syndroms ankommt, sind nicht so prompt zu antagonisieren, weil Atropin schwer ZNS-gängig ist und sehr hohe Dosen erforderlich werden.

Zusammenfassung

Sowohl H1-Rezeptorenblocker wie Diphenhydramin als auch trizyklische Antidepressiva, in den letzten Jahren vermehrt zu Suizidversuchen verwandt, haben einen zentralen und peripheren antimuskarinischen Effekt. Infolgedessen kam es zu Halluzinationen, Koordinationsstörung, Athetose, Erregungszuständen, Krampfanfällen, Bewußtseinsstörungen aller Grade, Erregungsüberleitungsstörungen des Herzens, Koma, Tod. Bei schwerer Intoxikation ist eine Hämoperfusionsbehandlung erforderlich und die Anlage eines passageren Herzschrittmachers erwägenswert (4). Die derzeit überall übliche Therapie mit Physostigmin (3) ist bei schwerer Intoxikation von zweifelhaftem Wert.

Literatur

1. Baldessarini RJ (1980) Drugs and the Treatment of Psychiatric Disorders. In: Goodman Gilman A, Goodman LS, Gilman A (eds) The Pharmacological Basis of Therapeutics. Macmillan Publishing Co, New York, p 426
2. Douglas WW (1980) Histamine and 5-Hydroxytryptamine and Their Antagonists. In: Goodman Gilman A, Goodman LS, Gilman A (eds) The Pharmacological Basis of Therapeutics. Macmillan Publishing Co, New York, p 609
3. Späth G (1978) Vergiftungen akuter Arzneimittelüberdosierung. Witzstrock, Baden-Baden Köln New York
4. Van der Kolk BA, Shader RI, Greenblatt DJ (1978) Autonomic Effects of Psychotropic Drugs. In: Lipton MA, Di Mascio A, Killam KF (eds) Psychopharmacology, a Generation of Progress. Raven Press, New York, p 1009

Malignes neuroleptisches Syndrom – Ein Fallbericht

P. Müller, W. Lüer, G. Ritter und H. Wismann

Einleitung

Mit zunehmender Verwendung von Depot-Neuroleptika wird auch die Gefahr
der Nebenwirkungen größer — und damit die Möglichkeit, Nebenwirkungen
als eigenständiges Krankheitsbild zu mißdeuten. So ist auf die Gefahr
der Fehlinterpretation eines neuroleptischen Parkinson-Syndroms als
Katatonie gelegentlich schon hingewiesen worden (1, 3, 4, 12). Hier
soll über die besonders schweren Folgen eines malignen neuroleptischen
Syndroms berichtet werden, um auf die Bedeutung der mitunter schwierigen Differentialdiagnose aufmerksam zu machen.

Kasuistik

Der 27jährige Patient wurde im komatösen Zustand mit maschineller Beatmung per Hubschrauber aus einer auswärtigen Medizinischen Klinik
verlegt — mit der Aufforderung zur Elektrokrampfbehandlung des katatonen Stupors — anders könne die schwere Pneumonie nicht beherrscht
werden. Die Übernahme des Patienten erfolgte wegen der sehr schlechten körperlichen Verfassung zunächst auf die Neurologische Intensivstation. Der psychiatrische Konsiliarius hatte Zweifel an der Kata-
tonie-Diagnose, ermittelte telefonisch den bisherigen Behandlungs- und
Krankheitsverlauf und empfahl daraufhin, anstelle der geplanten EK-
Behandlung alle bisher gegebenen Neuroleptika abzusetzen.

Aufnahmebefund: Der Patient ist nasotracheal intubiert, wird kontrolliert beatmet, ist komatös, reagiert auf starke Schmerzreize mit schwachen ungezielten Abwehrbewegungen. Die Muskeleigenreflexe sind seitengleich lebhaft auslösbar. Es besteht kein Meningismus. Der Extre-
mitätentonus ist schlaff. Es besteht eine Tachykardie um 110/min. und
Fieber von 38,2°C. Das Elektroenzephalogramm zeigt mittelschwere Allgemeinveränderungen.

Verlauf: Nach Absetzen des Neuroleptikums und des bisher zur Sedierung
gegebenen Narkotikums entwickelte sich vom dritten Tag an eine massive
Tonuserhöhung der ganzen Muskulatur mit einem ausgeprägten generalisierten Tremor. Deswegen mußte über 13 Tage mit Flunitrazepam intravenös in absteigender Dosierung behandelt werden. Antiparkinsonmittel
hatten anfangs keinen Effekt, wurden später über 15 Tage gegeben. Die
Bewußtseinslage besserte sich kontinuierlich. Nach 3 Tagen konnte der
Patient kurzfristig mit geöffneten Augen Gegenstände oder Personen fixieren, nach 5 Tagen reagierte er auf Ansprache. Am vierten Tag erfolgte die Beatmung nur noch assistiert, am 11. Tag konnte der Patient extubiert werden. Eine sprachliche Verständigung kam vom 13. Tag ab zustande. Rigor und Tremor hatten sich in der ersten Woche nicht gebessert und gingen erst später binnen 4 Wochen kontinuierlich zurück.
Nach vierwöchiger Intensivbehandlung wurde der Patient mit leichtem

Ruhetremor der Hände und diskreten choreatiformen Bewegungsmustern sowie deutlicher Kreislauflabilität und Klagen über Schmerzen in den Kniegelenken auf eine offene psychiatrische Station verlegt und blieb dort weitere 5 Monate.

Es bestand noch über 4 Wochen eine psychoreaktive Angstsymptomatik mit rückläufiger Affektlabilität und anschließend über 2 Monate eine mäßige Erschöpfungsdepression. Schmerzhafte Beugekontrakturen und eine jetzt diagnostizierte Myositis ossificans erforderten Physiotherapie und zeitweilige Rollstuhl- bzw. Rollatorbenutzung.

Vorgeschichte: Bei dem Patienten bestanden Hinweise für eine perinatal erworbene minimale zerebrale Dysfunktion. Über 2 Monate mehrten sich Klagen über körperliche Schmerzen und Sorgen vor einer Krebserkrankung, jedoch ohne organisches Korrelat. Es erfolgte deswegen die Einweisung in ein Psychiatrisches Landeskrankenhaus mit sechswöchiger Behandlung. Dort diagnostizierte man eine "depressive Verstimmung mit Karzinophobie und Konversionsneigung bei intellektueller Minderbegabung". Es wurden neben NaCl-Infusionen Neuroleptika in mittlerer Dosierung gegeben, wegen extrapyramidaler Nebenwirkungen dann auch Antiparkinsonmittel und Thymoleptika und Tranquilizer. Drei Wochen vor der Entlassung und am Tag vor der Krankenhausentlassung wurden jeweils 25 mg Fluphenazin-Decanoat injiziert mit dem Ziel ambulanter depotneuroleptischer Weiterbehandlung. Antiparkinsonmittel, Tranquilizer und Thymoleptika wurden einige Tage vor der Entlassung schon abgesetzt. Am ersten und zweiten Tag nach der Entlassung (also am zweiten und dritten Tag nach der zweiten Depot-Neuroleptika-Gabe, jetzt ohne thymoleptische und anticholinergische Begleitmedikation) wurde der Patient erst ängstlich, dann zog er sich zurück, wurde still, kleinschrittig, steif, hatte einen starren Blick. Die Angehörigen brachten ihn erneut ins Krankenhaus.

Dort wurden unter der Annahme eines beginnenden katatonen Stupors noch zusätzlich Neuroleptika in steigender Dosierung gegeben. Darunter verschlechterte sich die Symptomatik, nach 5 Tagen war der Patient nicht mehr ansprechbar, am sechsten Tag stieg die Temperatur an, am siebten Tag kam es zum generlisierten Krampfanfall, am achten Tage erfolgte die Verlegung in die Medizinische Klinik des Städtischen Krankenhauses. Dort erhielt der Patient neben Antibiotika auf Rat des psychiatrischen Konsiliarius weiterhin Neuroleptika und bald zusätzlich Narkotika, weil er sonst "steif wie ein Brett" sei. Schließlich erfolgte die Intubation und Beatmung. Die Weiterverlegung zu uns erfolgte nach dreieinhalbwöchiger internistischer Behandlung.

Diskussion

Die psychosomatisch gedeutete und phobische Symptomatik des Patienten, der auch eine minimale zerebrale Dysfunktion hat, wurde im Psychiatrischen Krankenhaus soziotherapeutisch und medikamentös behandelt. Es kam zur Besserung des subjektiven Befindens. Kurz vor der Krankenhausentlassung wurden Antiparkinsonmittel und Thymoleptika abgesetzt und unmittelbar zur Entlassung die zweite Injektion eines Depot-Neuroleptikums gegeben. Die Indikation dazu ist fragwürdig. Eine schizophrene Psychose war nicht diagnostiziert worden, und die Verwendung von Depot-Neuroleptika bei psychosomatischen Beschwerden erscheint uns generell kontraindiziert, insbesondere mit Dosierungen, wie sie sonst zur Psychosebehandlung verwendet werden. Im typischen Zeitintervall, am zweiten und dritten Tag nach der Depot-Injektion, kam es erst zu einer Akathisie und zu agitierten ängstlich-depressiven Befürchtungen, wie sie gelegentlich am Beginn oder bei Verstärkung neuroleptischer Wir-

kung gesehen werden (7, 9). Schließlich bestand vom dritten Tag an
das Vollbild eines akuten neuroleptischen Parkinson-Syndroms, führte
zu erneuter Krankenhausaufnahme, jedoch ohne diagnostische oder therapeutische Gabe eines Antiparkinsonmittels. Es wurden Neuroleptika zusätzlich gegeben und die dann eingetretene weitere Verschlechterung
des Parkinson-Syndroms jetzt als katatoner Stupor fehlinterpretiert —
mit der Folge noch höher dosierter Neuroleptika-Infusionen. Die daraufhin eingetretene vitale Gefährdung führte zur Verlegung auf die medizinische Intensivstation, wo die hochdosierte neuroleptische Behandlung über 3 Wochen fortgesetzt wurde.

Nach Absetzen aller Neuroleptika bot die massive Tonuserhöhung des
ganzen Körpers mit Tremor und Rigor noch für eine Woche ein bedroh-
liches Bild und klang dann über weitere 3 Wochen kontinuierlich ab.
Vegetative und psychische Symptome hielten noch länger an und führten
in Verbindung mit Beugekontrakturen und einer Myositis ossificans zur
stationären Weiterbehandlung.

Insgesamt mußte der Patient 7 Monate stationär behandelt werden, hatte
sehr schwere Beeinträchtigungen erlitten bis hin zur vitalen Gefährdung. In der Literatur wird die Mortalitätsrate des malignen neuroleptischen Syndroms mit 20% angegeben (11). Der Einfluß der minimalen
zerebralen Dysfunktion auf die Schwere der Symptomatik muß zwar offen-
bleiben, immerhin aber waren die neuroleptischen Dosen geeignet, auch
bei hirngesunden Patienten ein schweres Parkinsonsyndrom hervorzurufen.

Im Nachhinein erscheint der Zusammenhang des klinischen Bildes mit
der Neuroleptika-Behandlung bis hin zur Intoxikation klar. Offenbar
war aber zu Beginn des Parkinson-Syndroms eine entsprechende Einordnung klinisch nicht sicher möglich. Die zeitliche Rekonstruktion der
Medikation hätte hier ebenso helfen können wie eine frühe intravenöse
Biperiden-Injektion, die oft schlagartig diagnostische Aufschlüsse
bringt und zudem die Therapie einleiten kann (7). In der Literatur
wird therapeutisch das einfache Absetzen der Neuroleptika empfohlen
(8, 11), aber auch Antiparkinsonmittel (13) und Muskelrelaxantien (2).

Generell sollte bei einem kataton erscheinenden Syndrom an Neurolepti-
ka-Nebenwirkungen gedacht werden; aus zwei Gründen: Erstens ist die
Katatonie seit längerer Zeit eine extrem seltene Erkrankung geworden
(5), bei der auch mehr und mehr organische Ursachen diskutiert werden
(6). Zudem ist die fehlende Besserung kataton wirkender Schizophrenien
durch mehrtägige hochdosierte parenterale neuroleptische Behandlung
sehr selten.

Zweitens ist die Wahrscheinlichkeit pharmakogener Parkinson-Syndrome
bei der heute weiten Verbreitung neuroleptischer Behandlung, auch mit
Depot-Präparaten, groß.

Der dargestellte Fall weist deshalb auf die Notwendigkeit hin, die
Indikation zur depot-neuroleptischen Behandlung eng zu stellen und
nicht Patienten mit psychosomatischen Beschwerden auf diese Weise
"ruhigzustellen".

Zusammenfassung

Es wird über ein malignes neuroleptisches Syndrom berichtet. Ursächlich war ein medikamentöses Parkinson-Syndrom unter geläufiger neuroleptischer Dosierung als beginnende Katatonie verkannt und hochdosiert
neuroleptisch behandelt worden. Nach Klärung der Diagnose wurden auf

der Neurologischen Intensivstation alle Neuroleptika abgesetzt und passager Biperiden und Flunitrazepam gegeben. Die Rückbildung der neurologischen Symptomatik über 4 Wochen wird dargestellt.

Nach vereinzelten Berichten in der neueren Literatur, allerdings bisher über weniger schwere Fälle, scheinen maligne neuroleptische Syndrome zuzunehmen. Es wird deshalb eine enggefaßte Indikation zur neuroleptischen Therapie empfohlen.

Literatur

1. Caroff SN (1980) The neuroleptic malignant syndrome. J Clin Psychiatry 41:79–83
2. Coons DJ, Hillman FJ, Marshall RW (1982) Treatment of neuroleptic malignant syndrome with dantrolene sodium: a case report. Am J Psychiatry 139:944–945
3. Gaertner HJ, Hörner W, Bartels M (1983) Katatoniforme Symptome als Nebenwirkung neuroleptischer Behandlung. Nervenarzt 54:250–254
4. Gelenberg AJ, Mandel MR (1977) Catatonic reactions to high-potency neuroleptic drugs. Arch Gen Psychiatry 34:947–950
5. Huber G (1976) Psychiatrie. Schattauer, Stuttgart New York, 2. Auflage
6. Mahendra B (1981) Where have all the catatonics gone? Psychological Medicine 11:669–671
7. Müller P (1981) Depressive Syndrome im Verlauf schizophrener Psychosen. Enke, Stuttgart
8. Pirovino M, Meier J, Meyer M, Waldmeier P, Schmid M (1984) Malignes Neuroleptika-Syndrom. Dtsch med Wschr 109:378–381
9. Putten T von, Mutalipassi LR, Malkin MD (1974) Phenothiazine-induced decompensation. Arch Gen Psychiatry 30:102–105
10. Schrader G, Wong C, Russel R, Goldney RD (1981) The neuroleptic malignant syndrome. Med J Aust 2:494
11. Smego RA, Durack DT (1982) The neuroleptic malignant syndrome. Arch Intern Med 142:1183–1185
12. Weinberger DR, Kelly MJ (1977) Catatonia and malignant syndrome: A possible complication of neuroleptic administration. J Nerv Ment Dis 165:263–268
13. Zubenko G, Pope HG (1983) Management of a case of neuroleptic malignant syndrome with bromocriptine. Am J Psychiatry 140:1619–1620

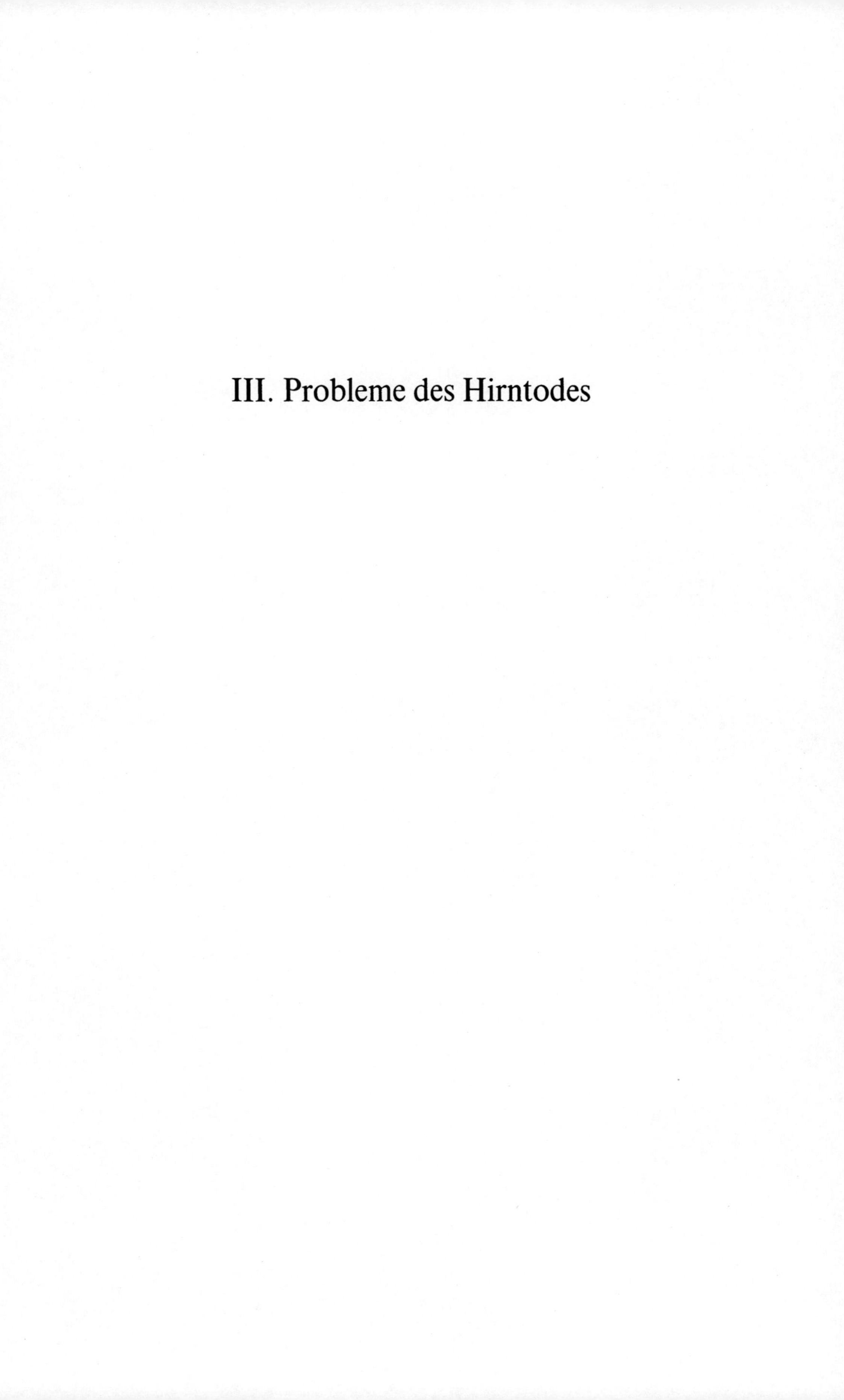

III. Probleme des Hirntodes

Absence of Brain Function. – The Sign of Death

A. E. Walker

In the USA, the loss of cardiorespiratory activity is the basis for
the pronouncement of death in 95% of hospital cases (13). However,
there is a growing interest in the concept that when the master organ — the brain — no longer functions, life has terminated. But what
this means und how the endpoint is determined, is not agreed upon.
Some philosophers have debated whether death implies the permanent
nonfunctioning or the destruction of the brain. The more pragmatic
thanatologists use the term interchangeably. Then, there has been a
difference of opinion as to whether death is the permanent loss of
function of the whole brain, the cerebral hemispheres or the brainstem.

To obtain an estimate of the beliefs and practices of American neurologists and neurosurgeons in the declaration of death, Black and
Zervas (3) in 1981 mailed a questionnaire to 200 neurosurgeons and
100 neurologists selected at random. Unfortunately the questionnaire
was ambiguous, as Veatch (15) pointed out, in that the "declaration
of brain death" may refer to death of an individual's brain but not
to the death of the individual. Some highly intelligent members of
society believe that a person with a dead brain may be alive because
the heart or some other organs still function. But even if this latter
view were considered untenable, the questionnaire still had ambiguous
questions such as the absence of respiratory effort upon disconnection
of the ventilator as a condition necessary for declaring death; the
time unaerated was short (3 min) and the CO_2 content of the blood was
not specified so that the fact that only 86% of the respondents considered that test as essential for the declaration of a dead brain,
may be predicated upon the test's inaptness rather than a belief that
respiratory function should not be considered a necessary criterion
of brain death. However, the report does give some interesting information regarding the American physician's reaction to brain death.
All but 6% of the 112 neurologists and neurosurgeons replying considered the diagnosis of brain death justified; the majority (86%) de-
clared death on the basis of a dead brain at least once a year. The
criteria accepted as evidence that the brain was dead varied. Even
the findings of absent pupillary reflex, absent corneal reflex, absence of respiratory effort and absence of eye movement with head
turning were considered necessary for the declaration of brain death
by only 88%-80% of the respondents. This lack of consensus may have
been the result of the wording of the questionnaire which the authors
admit was not "to establish the characteristic practice of neurologists and neurosurgeons" but "to assess the diversity of medical practice in this area". It would seem as Veatch (15) states "substantial
confusion remains over the concept of brain death".

Statute of Death

To resolve this confusion in the United States of America, a Presidential Commission (13) with the cooperation of legal and medical organizations developed a model statute of death. It read:

> "An individual who has sustained either (1) irreversible cessation of circulatory and respiratory functions, or (2) irreversible cessation of all functions of the entire brain, including the brainstem, is dead. A determination of death must be made in accordance with accepted medical standards."

This statute is law in many states. Although the Act, in principle, has been favorably received the wording has been criticized.

Primarily, the Act provides for the determination of death either on the basis of cardiorespiratory or brain criteria. In the pronouncement of cardiorespiratory death, the cause of the cessation of circulatory and respiratory functions is not pertinent for the establishment of death — only that the functions are absent is significant. However, if death is suspected on a neurological basis, the cause must be determined lest a remediable condition be overlooked. Consequently, the most common problems arise from cases that 'fall into the cracks' — namely persons in death trance as the result of unrecognized systemic disease, intoxications, head injuries etc. who are suspected of cardiac arrest. For this reason if the presumed death is unobserved or sudden, the period of observation and resuscitation should be long enough to see the effect of cardiopulmonary therapy by repeated examinations. Many newspaper accounts still appear of persons comatose from drugs, hypothermia and hypoglycemia being pronounced prematurely dead.

Some critics have suggested that the cardiorespiratory criteria be used as a preliminary test and that the cessation of brain function be applied as the real or final standard of death. However, no such subterfuge is quite adequate to resolve the dilemma of a dual basis of death.

Secondarily, the statute requires that a dead individual have sustained "irreversible cessation of all functions of the entire brain". How one may determine this inert state is not specified. Nor does the President's Commission clarify the issue by the statement that all functions of the entire brain refers to those functions that are clinically ascertainable. This situation is not peculiar to the Uniform Determination of Death Act. The British Code requires that "all functions of the brain have permanently and irreversibly ceased" (12). Obviously, the clinician would find it impossible to examine all functions of the brain; even to test the crudest of brainstem functions is difficult.

The situation was summed up but not resolved by the President's Commission. "The traditional means to determine death will continue to be applied in the overwhelming majority of cases. In those instances in which artificial means of support require direct evaluation of the functions of the brain, the statute would recognize the use of accepted medical procedures" (13, p. 15).

Finally, the declaration that the determination of death must be made in accordance with accepted medical standards runs into the difficulty that there are many medical standards. Presidential consultants, to

avoid this problem, arbitrarily specified certain examinations which
they considered adequate to verify the absence of brain functions (11).

Guidelines for the Determination of Death

To complement and implement the statute on death, the consultants drew
up "Guidelines for the determination of death" to define the clinical
criteria of cessation of cardiorespiratory or brain activity. In this
document, a dead brain is defined as the "sustained irreversible cessation of all functions of the entire brain". Although the guidelines
(11) require that cerebral and brainstem functions be absent, they
specify only how the absence of the brainstem function is determined —
no evidence of consciousness (deep coma), no pupillary, corneal, oculo-
cephalic, oculovestibular, oropharyngeal nor respiratory reflex. Tests
which might elicit evidence of cerebral cortical function are not man-
datory.

The etiology of the coma, which must be established and be an appropriate proximate cause of loss of brain function, often is difficult
to confirm and may even require a therapeutic test. In the USA the
tremendous amount of "corner drug store medicine" introduces a diagnostic problem. Seventeen percent of suspect brain dead patients in
a study (17) had significant amounts of drugs in the blood; in 10% of
the comatose group, unsuspected of having an intoxication, drugs were
demonstrated on analysis. This factor is probably of greater importance now that barbiturates are used therapeutically in many head injuries. For these reasons, in addition to a detailed clinical history
and examination, drug screening is advised as a routine procedure but
in practice is only carried out in one half of brain death suspects.
However, when the cause is certain and an untreatable condition, the
pronouncement of death becomes simply a matter of determining when
the brain inactivity has passed the point of no return. Under such
circumstances, a period of absent brain function for six hours (13)
seems sufficient to assure complete loss of neuronal activity if confirmed by electrocerebral silence or absence of cerebral blood flow.
In practice, a period of 24 hours is usually allowed for the determination of cerebral death (3).

Confirmatory Tests

However, when there are uncertainties due to the inability to carry
out some clinical tests, to ascertain the degree of anoxic damage or
to eliminate the possibility of contributing remediable factors, confirmatory tests are essential for the diagnosis of a dead brain.
Whether these are demonstrations of absent cerebral blood flow, electrocerebral silence or other studies indicating an absence of brain
function will depend on the instrumentation and skills available. The
President's Commission gives no rigid rules for the use of these an-
cillary studies. What confirmatory tests should be applied and when
they should be used are left to the discretion of the attending physician who certainly is in a better position to know the desiderata than
a committee. In Black and Zervas' survey, 65% of the respondents used
electroencephalography; only 6% used angiographic techniques.

In clinical practice, the preliminary studies and clinical assessment
of the dead brain suspect are fairly standard. It is the confirmatory
tests on which there is a division of opinion and practice. The yard-
sticks used to measure the different parameters of activity are not
quite comparable. The quantitative measure of cerebral blood flow

estimates the supratentorial circulation (9). Some techniques using
intravenous injection of isotopes demonstrate only the supratentorial
circulation (10), others give a picture of the total intracranial
blood flow (4). Four vessel angiography (5) defines the blood flow of
the entire brain. Enhanced computerized tomography (6) will visualize
the whole brain circulation. Pulsations of both infra- and supratentorial arteries can be detected by echoencephalography (14); their absence indicates cessation of flow to the brain. The electroencephalographic activity of the cerebral and cerebellar hemispheres is absent
in brain death (1); evoked potentials may demonstrate an inert brainstem. The usual method of determining cerebral metabolic activity, dependent upon the blood samples from the jugular bulb, is a measure of
the O_2 consumption of the cerebral hemispheres, not of the brainstem
or cerebellum (7).

If confirmation of absence of only hemispheral activity is required,
any of the above tests of cerebral blood flow will suffice. Under such
circumstances, brainstem inactivity must be determined on clinical
grounds without verification; accordingly, the examinations of the
cranial nerve reflexes must be meticulously carried out (12).

If, as some clinicians believe, the confirmatory tests should demonstrate both cerebral and brainstem inactivity, a number of standards
of total brain function — enhanced computerized tomography, four vessel angiography, electroencephalography, echoencephalography or some
other technique — might be used in a given hospital setting depending
upon the equipment available and the skills of the attending physicians.

These criteria of brain death are based upon the assumption that an
individual must have irreversible cessation of all functions of the
entire brain including the cerebral hemispheres and the brainstems to
be dead (Fig. 1).

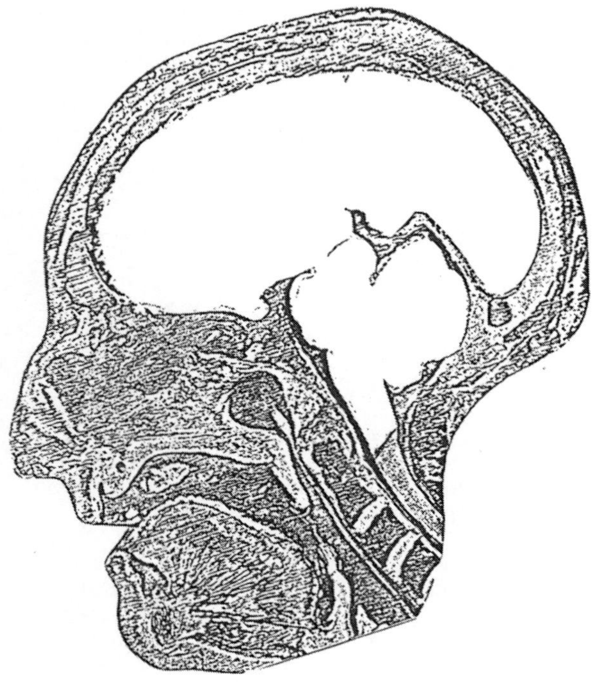

Fig. 1. Midline section of head
to show the extent of the func-
tionless intracranial structures
(white) in brain death

Cerebral Death

There are many physicians, scientists and philosophers who believe
that the death of an individual may be the result of an anatomical or
functional insult involving less than the whole brain. These concepts
require serious consideration. Some philosophers, in particular, consider death to be the loss of higher brain or cortical functions (2).
In the absence of awareness and cognition, what brain activity remains,
some thanatologists and physicians consider to constitute not a person, since human attributes are missing, but an organism. Although
acknowledging the distinction, neurologists and physicians in general
would not accept the conclusion that such an organism is dead (Fig. 2).

Brainstem Death

Another concept of death vigorously propounded by British physicians
(12) is founded upon the thesis that the irreversible cessation of
brainstem function implies death of the brain as a whole (Fig. 2). To
establish the absence of brainstem activity, six standard, clinical,
neurological examinations for cranial nerve and brainstem function
must demonstrate no pupillary response to light, no blinking, no eye
movement, no grimacing, no gagging or coughing and no respiratory
effort. These tests carried out on hundreds of comatose patients have
proved to be quite reliable criteria upon which to base cessation of
brainstem function (8). Yet in the physiological laboratory, where
instrumental recording techniques are available, the findings after
excision of the brainstem are puzzling (16). Rhombencephalectomy, removal of the cerebellum and brainstem (Fig. 3) leaves in an artifici-
ally respired body, a cerveau isolé that has a well-developed electroencephalogram which responds to visual and olfactory stimulation,
has a normal sleep pattern and when analeptic agents are applied to
the cerebral cortex, develops a typical electroencephalographic seizure pattern (Fig. 4). Although one is loath to call such a preparation a living cat, there is equal reluctance to pronounce it dead.

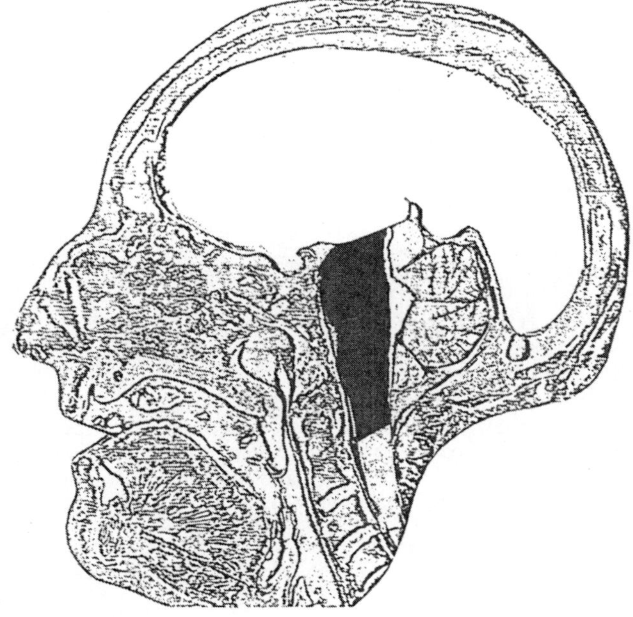

Fig. 2. Midline section of
head to show the extent of
the lesions in cerebral death
(white) and brainstem death
(black)

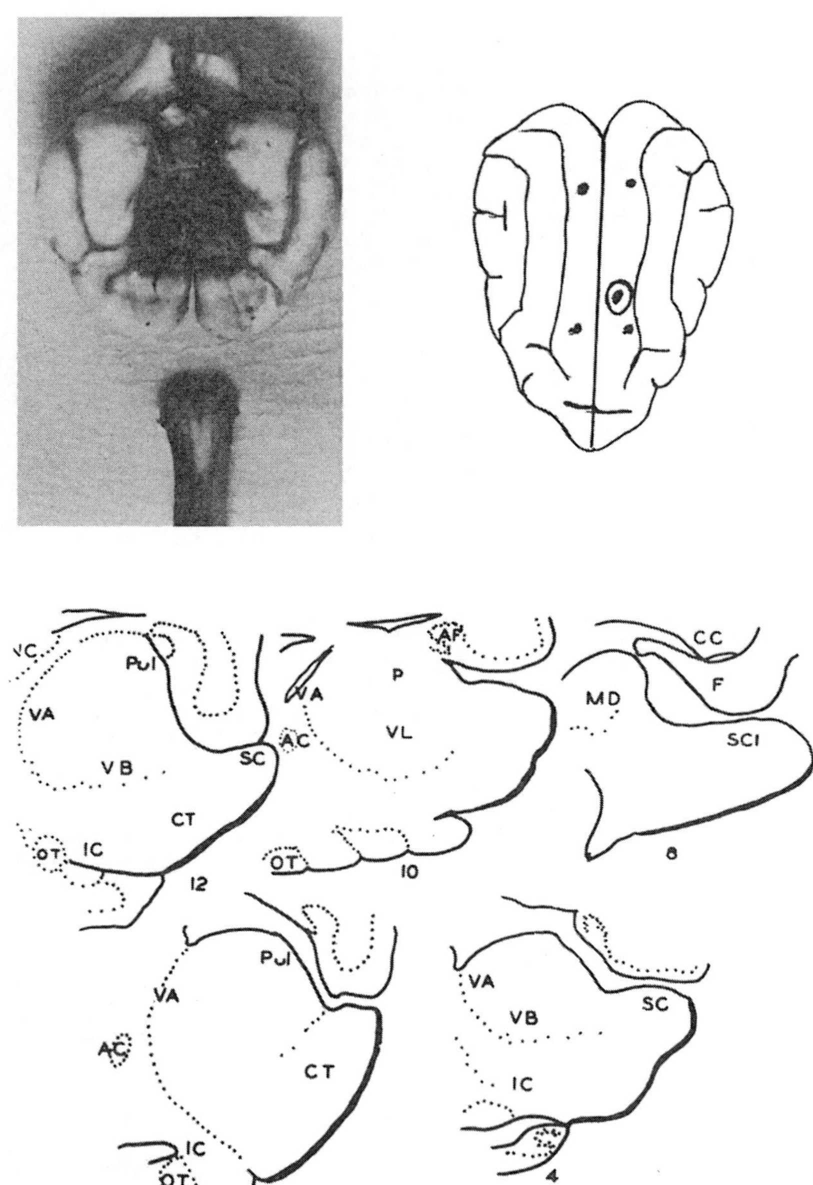

<u>Fig. 3.</u> Cat No. 34. Photograph of cerebral hemispheres and upper spinal cord to show the rhombencephalectoma (upper, left). Sketch (upper,right) of the dorsal surface of the brain, the electrode placements and the site of penicillin injection. The serial sections (lower), cut in the sagittal plane, show that the resection has been made in the caudal diencephalon just posterior to the medial geniculate bodies. Dorsally the cut passes caudal to the pineal gland below the superior colliculi. The remainder of the mesencephalon, pons, medulla oblongata, and cerebellum have been completely removed. The spinal cord has been severed caudal to the posterior column nuclei

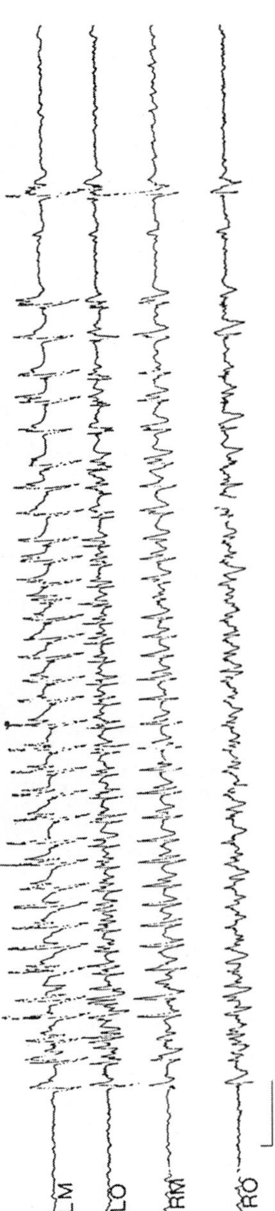

Fig. 4. Electroencephalogram of a spontaneous seizure occurring in a rhombencephalectomized cat 4 minutes after the i.v. injection 2.5 ml of 10% metrazol. The cortial electrodes and EEG channels are as follows: (LM) left motor cortex, (LO) left visual cortex, (RM) right motor cortex, (RO) right visual cortex. The horizontal line at the base of the record indicates 1 sec and the vertical line a calibration of 100 μV

Discussion

In the USA, the criteria and indications for the declaration of brain death are passing through a transitional stage. Some years ago when brain death was principally used to obtain donor organs early, a short period of observation was considered adequate. At the present time when less than 25% of brain dead patients are used for organ donors, an early pronouncement of death has become less urgent. Accordingly, in the USA, at least 6 hours is allowed for diagnostic procedures, therapeutic tests and time to assure relatives that a hasty, and perhaps erroneous decision is not being made. There may not be uniformity but the standards for the determination of brain death are rigidly controlled in each hospital by criteria appropriate to that institution. Although most people are pronounced dead on the time honored cardiorespiratory criteria, in larger hospitals and university centers the declaration of death on the basis of a dead brain is a common occurrence. In such institutions, probably twice as many patients could be pronounced dead on the basis of brain death if criteria were rigidly followed. Some brain dead patients are kept on respirators because relatives cannot accept the decision and medical personnel fear legal repercussions if they insist on discontinuing cardiopulmonary care. In a few years these problems will resolve themselves, and many more brain dead will be promptly recognized and given their proper rites.

References

1. Bennett DR, Hughes JR, Korein J, Merlis JK, Suter C (1976) Atlas of electroencephalography in coma and cerebral death. Raven Press, New York, pp 244
2. Beresford HR (1978) Cognitive death. Differential problems and legal overtones. Ann NY Acad Sci 315:339-348
3. Black P McL, Zervas NT (1984) Declaration of brain death in neurosurgical and neurological practice. Neurosurgery 15:170-174
4. Goodman JM, Mishkin FS, Dyken M (1969) Determination of brain death by isotope angiography. JAMA 209:1869-1872
5. Greitz TE, Gordon C, Kolmodin G, Widen L (1973) Aortocranial and carotid angiography in determination of brain death. Neuroradiol 5:13-19
6. Handa J, Matsuda M, Matsuda J, Nakasu S (1982) Dynamic computed tomography in brain death. Surg Neurol 72:417-422
7. Ingvar DH, Brun A, Johansson L, Samuelsson SM (1978) Survival after severe cerebral anoxia with destruction of the cerebral cortex: the apallic syndrome. Ann NY Acad Sci 315:184-208
8. Jannett B, Gleave J, Wilson P (1981) Brain death in three neurosurgical units. Br Med J 282:533-539
9. Kety SS (1960) The cerebral circulation. Handbook of Physiology. Sect I, Neurophysiology 3(71):1751-1760
10. Korein J, Braunstein P, Kricheff I, Lieberman A, Chase N (1975) Radioisotopic bolus techniques as a test to detect circulatory deficit associated with cerebral death. Circulation 51:924-939
11. Medical consultants on the diagnosis of death to the President's Commission for the Study of Ethical Problems in Medicine and Biomedical and Behavioral Research. (Report) Guidelines for the determination of death (1981) JAMA 246:2184-2186
12. Pallis C (1983) ABC of brainstem death. Brit Med J, London, pp 33
13. President's Commission for the study of ethical problems in medicine, biomedical and behavioral research. Defining death. A report on the medical, legal and ethical issues in the determination of death (1981) Washington Government Printing 511, pp 166
14. Uematsu S, Smith TD, Walker AE (1978) Pulsatile cerebral echo in diagnosis of brain death. J Neurosurg 48:866-875
15. Veatch RM (1984) Comments on "Declaration of brain death in neurosurgical and neurological practice". Neurosurgery 15:457-458
16. Walker AE, Feeney DM, Hovde DA (1984) The electroencephalographic characteristics of the rhombencephalectomized cat. EEG & Clin Neurophysiol 57:156-165
17. Walker AE, Molinari GF (1977) Sedative drug surveys in coma. How reliable are they? Postgrad Med 61:105-109

Probleme des Hirntodes

R. A. Frowein, K.-E. Richard und E. Hamel

Die Hirntod-Diagnose ist seit der Erstbeobachtung von Mollaret und
Goulon (1959), jetzt 25 Jahre alt. Bei den zwischenzeitlich vielfach
definierten Hirntod-Kriterien unterscheiden Black (1978) sowie Molinari (1982) drei unterschiedliche Konzepte: In den USA, z.B. in Har-
vard, überwog die physiologische Definition des permanenten Nicht-
Funktionszustandes des Gehirns, wie ihn das technisch einwandfreie
Null-Linien-EEG zeigte. In Europa, z.B. Deutsche Gesellschaft für
Chirurgie, Finnland, dominierte die neuro-pathologisch-hirnzirkula-
torische Beobachtung des totalen Hirninfarktes mit zerebralem Zirkulationsstillstand. In Großbritannien wurde Hirntod als rostrokaudaler
Prozeß mit hauptsächlich Hirnstamm-Tod definiert (vgl. Frowein und
Steinmann 1980, Frowein 1983). In den letzten Jahre sind in einer zweiten Kriterien-Generation die Empfehlungen neu präzisiert worden, so
in Großbritannien (Smith u.a. 1979), in den USA (Walker 1981, Lynn u.
a. 1981), in der Schweiz (Chiolero u.a. 1983) und in Deutschland durch
die Bundesärztekammer (BÄK) (Wolff und Kuhlendahl 1982; vgl. Braun
1982).

BÄK-Kriterien

Die Diagnose des Hirntodes beruht bekanntlich auf dem Nachweis, daß
a) die integrativen Hirnfunktionen ausgefallen sind, und
b) daß der Ausfall irreversibel ist.

Zu diesem Nachweis sind folgende Schritte nacheinander erforderlich:

1. Die strikte Einhaltung von Voraussetzungen,
2. die wiederholte Untersuchung der klinischen Symptome,
3. entweder die Anwendung ergänzender Untersuchungen oder
4. die Einhaltung einer angemessenen Beobachtungszeit.

Voraussetzungen sind einerseits die eindeutige Diagnose der primären
oder der sekundären Hirnschädigung, andererseits der Ausschluß von Vergiftung, Unterkühlung, Kreislaufschock oder andere Ätiologien wie die
akute totale postinfektiöse Polyneuritis (Schuchardt, Heitmann u.a.
1984), die nur reversible Störungen hervorrufen.

Bei Erfüllung der Voraussetzungen beginnt die Prüfung der maßgeblichen
klinischen Symptome von Koma, Apnoe und Hirnstamm-Areflexie. In den BÄK-Kriterien
sind dafür zumindest vorgeschrieben

- Bewußtlosigkeit
- Ausfall der Spontanatmung
- beiderseits lichtstarre, meistens maximal weite Pupillen
- Fehlen des okulozephalen Reflexes
- Fehlen des Kornealreflexes
- Fehlen von Reaktionen auf Schmerzreize im Trigeminusbereich
- Fehlen des Pharyngeal- und Tracheal-Reflexes

544

Daß spinale Reflexe erhalten bleiben oder wieder auftreten können,
wurde schon in den EEG-Empfehlungen 1969 beschrieben (Hirsch u.a.
1969).

Die *Irreversibilität* des Ausfalles der integrativen Hirnfunktionen muß
nachgewiesen werden durch Zusatzuntersuchungen oder Wartezeit, nämlich:

- Null-Linien-EEG während wenigstens 30 Minuten Dauer,
- oder zerebraler Zirkulations-Stillstand, zumindest im beidseitigen
  intrakraniellen Carotis interna-Gebiet (BÄK-Anm 7), oder im zerebralen Radioisotopen-Angiogramm (Korein 1978, Holzmann u.a. 1983).

Wenn die genannten Voraussetzungen sicher erfüllt sind und die genannten klinischen Symptome eindeutig bestehen, dann kann bei Vorliegen
von Null-Linien-EEG oder zerebralem Zirkulations-Stillstand —oder bei-
dem —der Hirntod nach den BÄK-Empfehlungen unmittelbar diagnostiziert
werden (Abb. 1).

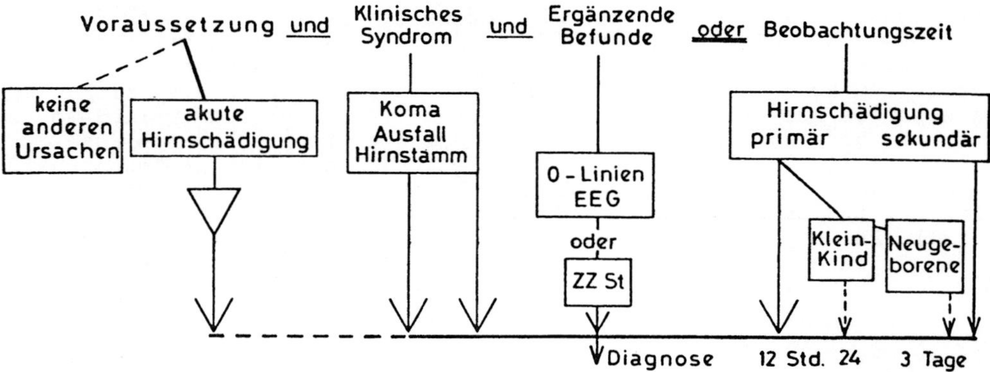

<u>Abb. 1.</u> Hirntod-Diagnose

Null-Linien-EEG oder zerebraler Zirkulationsstillstand im Angiogramm
sind aber nicht obligatorische Befunde. Die Irreversibilität der Störungen der integrativen Hirnfunktionen kann auch ohne technische Zusatzuntersuchungen, nämlich durch angemessene *Beobachtungszeit* bewiesen
werden.

Dazu werden, je nach Art der Hirnschädigung und je nach Alter des Patienten, unterschiedliche Mindestzeiten für die Beobachtung des Ausfalls der Hirnfunktion vorgeschlagen, und zwar

- bei Erwachsenen und älteren Kindern bei primärer Groß-Hirnschädigung
  mindestens 12 Stunden,
- bei sekundärer Hirnschädigung: 3 Tage.

Auf die Besonderheiten bei Kindern wird auf S. 554ff eingegangen.

Erfahrungen seit 1982

Seit Veröffentlichung der BÄK-Kriterien im März 1982 wurde in unserer
Klinik die Hirntod-Diagnose bei 71 Patienten gestellt: dabei handelte
es sich um 40 Schädel-Hirn-Verletzungen, 11 Aneurysma- oder Angiom-
Blutungen, 13 spontane Hirn-Blutungen, 4 Hirntumoren und 1 Hirnmetas-
tase, 1 Karotisthrombose, 1 Meningitis.

Die Hirntoddiagnose wurde überwiegend mit zusätzlichem Null-Linien-EEG, 3mal mit Angiographie, 1mal durch Wartezeit gestellt. Über ihre Erfahrungen bei der Hirntod-Diagnose berichten Angstwurm sowie Janzen und Mitarbeiter in diesem Band.

Ferner sind aus einigen Kliniken und Instituten in Hannover, Heidelberg, Kleve und Münster besonders dankenswerte Kritiken und Anfragen eingegangen, die zusammen mit unseren Beobachtungen und im Vergleich mit internationalen Kriterien-Katalogen besprochen werden sollen.

Internationale Kriterien

Ein Vergleich der neueren Hirntod-Kriterien aus Großbritannien, Smith of Marlow (1979), den USA, Lynn (1981), der Schweiz, Chiolero (1983), und der BÄK-Kriterien (1982), zeigt im Grundkonzept der Voraussetzungen und der klinischen Symptome von apnoischem Koma und Hirnstamm-Areflexie weitgehende Übereinstimmung, aber bei den Zusatzuntersuchungen und der Wartezeit die schon eingangs angedeuteten Unterschiede (Tabelle 1).

Tabelle 1

Voraussetzungen		UK 1976	USA Lynn 1981	BÄK 1982	Schweiz 1983
Diagnose prim./sekund. HS		x	x	x	x
Keine Intoxikation		x	x	x	x
Keine Hypothermie		x	x	x	x
Kein Kollaps		x	x	x	x
Klinische Symptome					
Koma		x	x	x	x
Apnoe PCO$_2$ mm Hg		x > 50	x > 60	x Test	x > 50
Mydriasis bds. + Lichtstarre		x	x	x	x
Keine anderen Hirnstammreflexe		x	x	x	x
Beobachtungszeit f. Erwachsene	prim. HS: sek. HS:	in Stunden länger	12 24	12 72	minim. 6 > 48
Untersucher		2	1	2	1
Zusatzbefunde fakultativ					
EEG-Null-Linie			6 Std./30'	/30'	2x in 24 Std.
BAEP-Null				(x)	
Zerebraler Zirkulationsstillstand			Radio-isotop.	Angiogr.	
CT					
ICP über RR systolisch					20 Min.

Apnoe-Test

Bei dem Apnoe-Test (Milhaud u.a. 1978) wird oft eine Schwelle für den arteriellen Kohlensäuredruck empfohlen: in den USA fakultativ 60 mm Hg (Pitts 1978, 1982), in Großbritannien und in der Schweiz 50 mm Hg, unter Beobachtung von Besonderheiten bei Kindern und bei chronischer Ateminsuffizienz. Die BÄK-Empfehlungen haben auf eine Zahlenangabe verzichtet, weil die CO_2-Atemantwortkurven nach akuten Hirnschädigungen und nach künstlicher Beamtmung gegenüber der Norm verändert sind. Unsere 35 Messungen (Tabelle 2) zeigen, daß nach 5 Minuten Praeoxygenierung und Hypoventilation, während der Apnoe der arterielle Kohlensäuredruck vom Ausgangswert durchschnittlich um $2,5 \pm 1,1$ mm Hg/Min. anstieg, wie es auch Pitts (1982), Ropper, Kennedy und Russel (1981) beobachteten. Daher empfiehlt sich eine Apnoe-Beobachtung von wenigstens 10 Minuten, falls die Blutgase nicht messend verfolgt werden.

Tabelle 2. Apnoe-Test: durchschnittlicher Anstieg des arteriellen Kohlensäuredruckes während der Apnoe

Lfd. Nr.	Kbl.Nr.	Alter	Diagnose	$\Delta\ PCO_2$/Min.
1	561/82	47	SHT	1,7
2	109/84	44	SAB	1,9
3	1438/82	50	SAB	2,5
4	284/82	26	frontales Gliom	2,9
5	828/82	47	Brückenwinkelmeningitis	1,5
6	247/82	45	spont. IH	1,8
7	202/82	64	SHT	1,48
8	116/83	18	SHT	2,07
9	645/83	68	SHT	1,31
10	203/82	17	SHT	1,4
11	984/82	54	SHT	4,5
12	633/82	20	SHT	3,2
13	690/83	4	SHT	5,0
14	1408/83	34	SHT	2,57
15	651/83	29	SHT	3,18
16	772/82	18	SHT	1,95
17	1262/82	17	SHT	2,85
18	7/83	20	SHT	1,33
19	1380/82	15	SHT	1,7
20	804/82	21	SHT	4,26
21	385/83	45	Meningitis	1,74
22	828/83	61	SHT	3,22
23	1343/82	14	SHT	4,05
24	1398/82	69	SHT	1,44
25	650/82	24	SHT	2,63
26	1501/82	15	SHT	3,27
27	856/83	26	SHT	1,64
28	78/83	59	SHT	5,6
29	1144/82	37	spont. IH	2,93
30	582/82	44	spont. IH	1,5
31	1197/82	36	SAB	2,0
32	835/83	52	Angiom	2,33
33	1470/82	58	Kleinhirn-Tumor	1,33
34	522/83	37	SHT	1,39
35	1068/83	40	SHT	1,78

Mittelwert: $2,5 \pm 1,1$

Elektromyogramm

Zum weiteren Nachweis der Hirnstamm-Areflexie war von der Deutschen EEG-Gesellschaft 1969 (II,7) empfohlen worden, auch ein faziales Elektromyogramm zum Ausschluß spontaner *Muskel*-Aktivität im *Hirnnervenbereich* zu registrieren.

Dies erscheint heute *nicht* mehr erforderlich, da bei der den Hirntod überlebenden Muskulatur durch periphere Reize Muskelaktionspotentiale ausgelöst werden können, wie z.B. in einer Untersuchung von Haupt, Universitäts-Nervenklinik, bei einer 35jährigen Patientin 4 Std. nach Eintritt des Hirntod-Syndroms mit Null-Linien-EEG (Be, Ursula, 16.8.48, EMG 949/84):
bei peripherer Stimulation des Nervus facialis am Processus mastoideus mittels Oberflächenelektrode wird am musculus orbicularis oculi sowohl rechts, wie links in zwei identischen, übereinander geschriebenen Ableitungskurven eine normale, indirekte Reizantwort des Muskels registriert: Die periphere Stimulierbarkeit des Muskels ist erhalten. Dagegen gelingt es nicht, einen Blinkreflex auszulösen: Bei peripherer Stimulation des Nervus supraorbitalis geht der Weg über den zweiten Trigeminusast zur zentralen Reflex-Schaltstelle im Hirnstamm. Im Falle des Hirntodes blieb die Reizantwort der Blinkreflex, aus, wie die fehlenden Reizantworten homolateral und kontralateral belegen: Die Hirnstammfunktion ist erloschen (Registrierparameter: 250 µV/cm 10 ms/cm).

Frühe akustisch evozierte Hirnstammpotentiale: BAEP

Das anhaltende Verschwinden der *frühen akustisch-evozierten Hirnstamm-Potentiale* (BAEP) mit Ausnahme — oder einschließlich — der ersten positiven Welle kann, nach Beobachtungen von Starr (1976), Stockard (1978), Chartrian (1980), Klug (1982), Chiappa und Ropper (1982) und Haupt (1984), die Hirnstamm-Areflexie bestätigen (vgl. dazu die Beiträge von Buchner, Hacke, Rumpl, Ullrich, Riffel). Es wird noch untersucht, welche Dauer des Verschwindens der BAEP zur Dokumentation der Irreversibilität erforderlich ist. Tierexperimentell findet Hirsch, Physiologisches Institut der Universität Köln, bei 10 Minuten kompletter Hirnischämie, unter extrem günstigen Erholungsbedingungen, ein reversibles Verschwinden aller BAEP für 10-12 Minuten.

Haupt und Seidenfaden, Köln, fanden unter 12 Hirntodsyndromen einmal bei Basilaristhrombose bereits ein Erlöschen der akustisch evozierten Hirnstammpotentiale, während noch für 24 Stunden eine spärlich hirneigene EEG-Aktivität registrierbar war.

Das Fehlen der Potentiale darf außerdem bei älterer oder akuter Chochlearisschädigung nicht falsch als erloschen interpretiert werden (Cohen u.a. 1982).

Die *Beobachtungs-Dauer* des apnoischen Koma mit Hirnstamm-Areflexie beträgt in den BÄK-Richtlinien —ohne Zusatzuntersuchungen —nach primärer Hirnschädigung bei Erwachsenen 12 Stunden, ebenso in den USA. In Großbritannien wird die Testwiederholung, je nach Beurteilung des Arztes, bei primären Hirnschädigungen nach Stunden, bei sekundären Schäden nach längerer Zeit empfohlen, in den neuen Schweizer Richtlinien während 6 Stunden.

Die Auffassung über die Irreversibilität des Ausfalls der Hirnfunktionen nach 10minütiger vollständiger zerebraler Ischämie bei Menschen wird nicht verändert durch tierexperimentelle Untersuchungen, bei denen Hossmann bei einer einzelnen Katze jetzt eine vollständige Wiederbelebung nach 1stündiger vollständiger Ischämie erreichte. Normales Bewegungsmuster und auch normal erscheinendes psychomotorisches Verhalten kehrten nach längerer Zeit zurück.

Eine Übertragung dieser experimentellen Erfahrung auf den Menschen erscheint nicht möglich, weil die dazu erforderliche minutiöse Konstanterhaltung aller Vitalfunktionen bei den Patienten nach Unfällen oder Krankheitszuständen, die zu einem Hirntod-Syndrom führen, nicht eingehalten werden kann.

Bei der *Befund-Dokumentation* soll, anders als in den früheren deutschen Richtlinien, die klinische Feststellung des Ausfalls der Hirnfunktionen jetzt, nach den BÄK-Empfehlungen, von *2 Ärzten* protokolliert werden, unter Beachtung bestimmter Qualifikationen. Ebenso ist es in Großbritannien, während in den USA und in der Schweiz nur 1 Arzt protokolliert.

Zusatzuntersuchungen — EEG, Angiographie — fehlen in U.K. und sind in den anderen neuen Richtlinien nur fakultative, bestätigende Tests, die nur im Zusammenhang mit der Erfüllung der Voraussetzungen und der Hirnstamm-Areflexie zu beurteilen sind, da der Hirntod ein Entwicklungsprozeß mit unterschiedlicher Schnelligkeit in den einzelnen Hirnabschnitten ist (Walker 1981).

EEG-Null-Linie/Apnoe

Das Null-Linien-EEG demonstriert den derzeitigen Ausfall der Großhirnfunktion und erklärt dadurch das Zustandekommen, die Ursache des Hirntodes, interpretiert aber nicht unmittelbar den Zustand des Hirnstammes (Pallis 1980, 1983, Chatrian 1980). Daher korrelieren der Zeitpunkt des Null-Linien-EEG und der Apnoe nicht immer (Bennett 1978, Hughes 1978). So wurden auch in unserem Krankengut 5 Verläufe registriert, während denen ein *Null-Linien-EEG* bereits *vor* der finalen Apnoe beobachtet wurde, wie in den folgenden 3 Beispielen (Abb. 2a-c).

a) 40jährige Patientin (Mm, Renate, 1068/83) mit spontanem intrazerebralem Hämatom. 96 Stunden nach der Blutung bei Coma IV zeigt das EEG bereits eine Null-Linie. Nach weiteren 2 1/2 Stunden ergibt der Apnoetest noch Spontanatmung, bei PCO_2a 40,8 mm Hg, nach 6 1/2 Stunden irreversible Apnoe bei PCO_2a von 54 mm Hg.
b) 21jähriger Motorradfahrer (Bar, 1073/83) mit initialem Coma IV. Nach 18, 24 und 42 Stunden Null-Linien-EEG. Nach 21 Stunden CR positiv und bei PCO_2a 41,6 mm Hg Spontanatmung, jedoch nach 27 Stunden und nach 43 Stunden im Apnoe-Test bei PCO_2a von 47,1 mm Hg keine Spontanatmung mehr.
c) Bei einer 14jährigen Schülerin (Schn. Cordula, 646/81) mit Fahrradunfall und sofortigem Coma IV besteht 1,50 Stunden nach dem Unfall ein Null-Linien-EEG, aber im Apnoe-Test bei PCO_2a von 39 mm Hg Spontanatmung, ebenso nach 5 Stunden, bei erhaltenem Kornealreflex, sowie nach 9 Stunden bei PCO_2a von 37,7 mm Hg. Erst 12 Stunden nach dem Unfall im Apnoe-Test nach 17 Minuten bei PCO_2a 52 mm Hg keine Spontanatmung mehr.

Coma und Hirnstamm-Areflexie vor Aufhören der kortikalen EEG-Aktivität wurde beobachtet bei einer 51jährigen Patientin (Hu, 1172/82) nach Operation eines Brückenwinkel-Meningeoms: Trotz Ventrikeldrainage verschlechterte sich Coma IV rasch. Das EEG zeigte nach 12, 24 und auch nach 44 Stunden

a) Mm. 40 J. Spontanes intraz. Hämatom 1068/83					
CR					
Atmung		spontan	Apnoe		
PCO$_2$a mm HG		40,8			
EEG	Null				
Zeit nach Hämatom, Std.	96	98,30	102,30		
Zeit Syndrom	0	2,30	6,30		

b) Ba. 21 J. Motorrad-Unfall						
CR		x				
Atmung		spontan		Apnoe		Apnoe
PCO$_2$a mm HG		41,6				47,1
EEG	Null		Null		Null	
Zeit nach Unfall, Std.	18	21	24	27	42	43
Zeit Syndrom	0	3	6	9	24	25

c) Schn. C. 14 J. Fahrrad-Pkw 646/81				
CR	x	x		∅
Atmung	spontan	spontan	spontan	Apnoe
PCO$_2$a mm Hg	39	39	37,7	52
EEG	Null			
Zeit nach Unfall, Std.	1,50	5	9,10	12,20
Zeit Syndrom	0,30	3,10	7,20	10,30

d) Hu. 1172/82 Brückenwinkel-Meningeom					
CR		∅	∅	∅	
Atmung		spontan	Apnoe	Apnoe	
PCO$_2$a mm HG		53			
EEG	Sub-δ	Sub-δ		Sub-δ	
RR mm Hg	110/80	110/70	110/70	120/70	0
Zeit nach Operation, Std.	12	24	30	44	4 Tg.
Zeit Syndrom	0	12	18	32	

<u>Abb. 2a-c.</u> Null-EEG vor Apnoe. <u>d</u> Apnoe bei Delta-EEG

noch Delta- und Sub-Delta-Aktivität. Nach 30 Stunden wurde im Apnoe-Test bei einem arteriellen PCO$_2$a 53 mm Hg keine Spontanatmung mehr beobachtet. Unter Dauerbeatmung trat nach 2 Tagen Herzstillstand ein. Auf diese Besonderheit ist bei primärer Schädigung in der hinteren Schädelgrube zu achten (Abb. 2d).

Zerebraler Zirkulationsstillstand

Der Nachweis des ZZSt ist die zweite Möglichkeit der Zusatzuntersuchung. Hinsichtlich der Angiographie wurde gefragt, ob bei nur *beiseitiger Karotis-Angiographie* ein intrakranieller Zirkulations-Stillstand z.B. durch eine beidseitige Karotisthrombose vorgetäuscht werden kann.

Dies erinnert daran, daß in der Entwicklung der Hirntod-Diagnostik die angiographische Feststellung des Kontrastmittelstillstandes anfangs als Pseudo-Karotis-Thrombose beschrieben worden ist (Tönnis und Frowein 1963).

Eine gefäßbedingte beidseitige vollständige Karotisthrombose lag z.B. unter unseren 206 Patienten mit extra-intrakraniellem Bypass in 9 Fällen vor, in denen also nur noch Vertebralis-Basilaris-Durchblutung bestand. Falls bei einem solchen Patienten eine akute primäre Großhirnschädigung mit Hirntodsyndrom eintritt, dann beweist die apnoische Hirnstamm-Areflexie, daß der hochgradige intrakranielle Druck auch zu einem Zirkulationsstillstnad im Basilaris-Kreislauf geführt hat: zusammen mit der beidseitigen Karotisthrombose liegt dann tatsächlich ein vollständiger zerebraler Zirkulationsstillstand vor.

Computertomogramm

Die Beurteilung des zerebralen Zirkulationsstillstandes im dynamischen Computertomogramm mit Hilfe einer Kontrastmittel-Bolusinjektion und Ausbleiben der Dichte-Anhebung werden von Rådberg und Söderlundh (1975), Arnold, Kühne, Rohr und Heller (1981), sowie Handa u.a. (1982) als ausreichend beurteilt, wenn ein sofort anschließendes Nieren-CT eine exakte intravenöse Kontrastmittelinjektion beweist. Lanksch, Grumme und Kazner (1979) wiesen darauf hin, daß diese Methodik praktisch noch wenig erprobt ist; die Autoren sind der Ansicht, daß die CT-Untersuchung nicht die gleiche Sicherheit in der Feststellung des Zirkulationsstillstandes erreicht wie die zerebrale Angiographie. Sie ist daher auch noch in keinem Hirntod-Code enthalten.

Intrakranieller Druck

Die neuen Schweizer Richtlinien erkennen als Hirntod-Kriterium erstmals formal einen *intrakraniellen Druckanstieg* an, wenn er bei fortlaufender Messung den systolischen Blutdruck während mehr als 20 Minuten übersteigt.

Das stimmt mit unseren Beobachtungen nicht überein, wie aus einer Messung von Richard bei einem 9jährigen Mädchen nach gedecktem Hirntrauma ohne Hirntod-Syndrom hervorgeht (Abb. 3):

1. die Werte der epiduralen Druckmessung (obere Kurve, Registriersystem Gaeltec) lagen um bis zu 85 mm Hg höher als der intraventrikuläre Druck im rechten Vorderhorn (untere Kurve, Stadham-Membran, Phillips-Recorder);
2. der epidural gemessene Druck stieg wenigstens einmal für 30 Minuten auf maximal 150 mm Hg an, während gleichzeitig der systolische RR-Blutdruck nur 130 mm Hg betrug, also vom epiduralen Druck um 20 mm Hg überschritten wurde.

Die kleine Patientin überlebte, wenngleich mit schweren Defekten.

Bevor eine intrakranielle Hirndruckmessung als Teil-Kriterium des Hirntodes herangezogen werden kann, ist also eine genauere Definition der technischen Bedingungen erforderlich.

Zusammenfassung

Die Beachtung der Voraussetzungen, die wiederholte Feststellung von Hirnstamm-Areflexie und Apnoe, und die angemessene Wartezeit, wie in den BÄK-Empfehlungen, geben den beiden Ärzten, die den Hirntod doku-

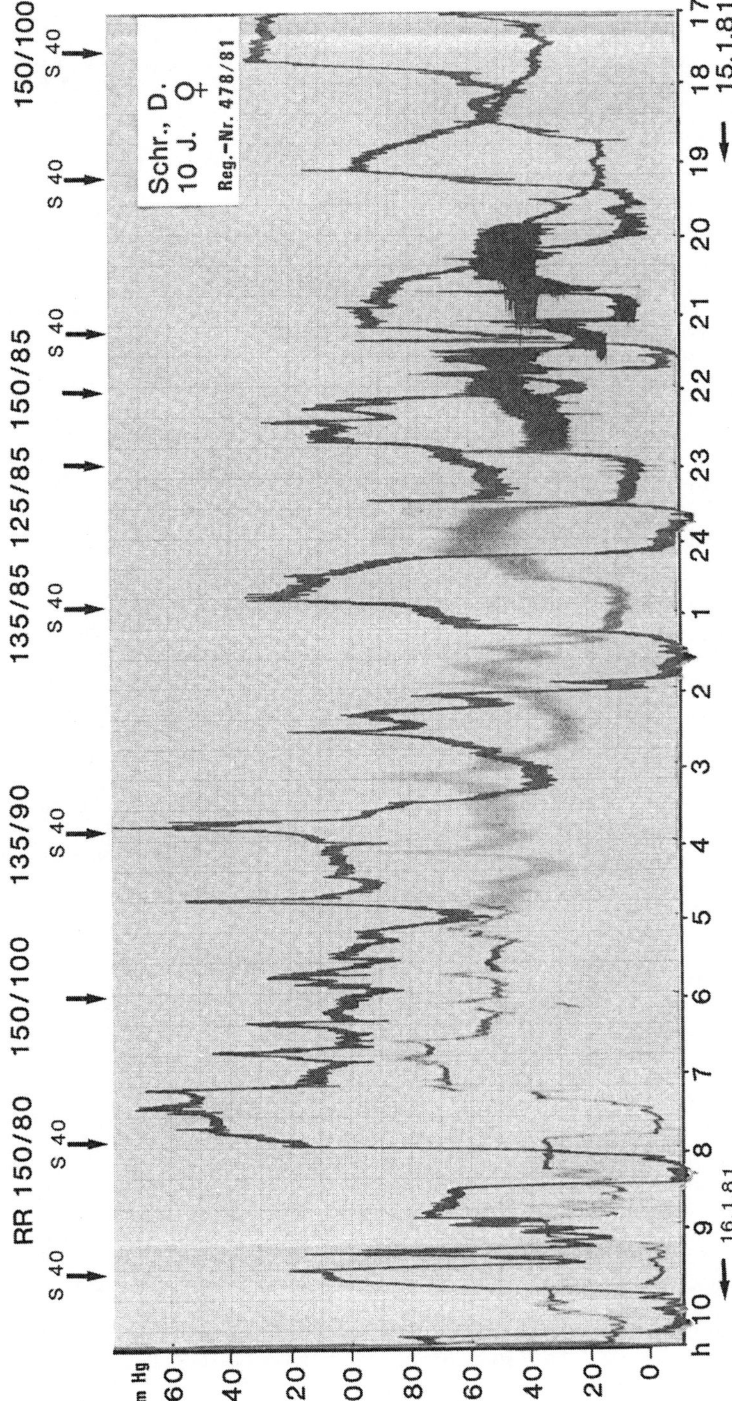

Abb. 3. Simultane epidurale und intraventrikuläre Druckregistrierung am 1. Tag nach schwerem Schädel-Hirn-Trauma; der epidurale Druck überschreitet vorübergehend den arteriellen Blutdruck ohne Hirntod-Syndrom: siehe Text. S 40 = Tutofusin S 40R

mentieren, eine jeden vernünftigen Zweifel ausschließende Sicherheit
in der Stellung der Diagnose des Hirntodes. Unter den zusätzlichen
technischen Untersuchungsmöglichkeiten, welche die Wartezeit abkürzen
können, verdienen in Zukunft das dynamische CT und die intrakranielle
Druckkontrolle besondere Beachtung, erfordern aber zunächst die Entwicklung klarer Dokumentations-Vorschriften.

Literatur

Arnold H, Kühne D, Rohr W, Heller M (1981) Contrast bolus technique
    with rapid CT scanning. A reliable diagnostic tool for the deter-
    mination of brain death. Neuroradiology 22:129-132
Bennett DR (1978) The EEG in determination of brain death. In: Korein
    J (ed) Brain death: Interrelated medical and social issues. Annals
    of the New York Academy of Sciences 315:110-120
Black's law dictionary (1978) 46th ed:488. West Publishing Co. St.
    Paul, Minn
Braun J (1982) Die klinischen Kriterien des Hirntodes. Der Nervenarzt
    53:654-658
Chatrian GE (1980) Electrophysiologic evaluation of brain death: A
    critical appraisal. In: Aminoff JM (ed) Electrodiagnosis in clini-
    cal neurology. Churchill Livingstone, New York Edinburgh London,
    pp 525-588
Chiappa KH, Ropper AH (1982) Evoked potentials in clinical medicine.
    The New England Journal of Medicine 13:1140-1150
Chiolero R, Deonna Th, Despland PA, Perret C, Regli R, de Tribolet N
    (1983) Richtlinien für die Definition und die Diagnose des Todes.
    Schweizerische Ärztezeitung, Bd 64, Heft 21:810-811
Cohen StN, Potvin A, Syndulko K, Pettler-Jennings P, Potvin JH, Tour-
    tellotte WW (1982) Multimodality evoked potentials: Clinical appli-
    cations and assessment of utility. Bull Los Angeles Neurol Soc
    47:55-61
Frowein RA, Steinmann HW (1980) Kriterien und Feststellung des Hirn-
    todes. Langenbecks Arch Chir 352:95-100 (Kongreßbericht 1980)
Frowein RA (1981) Die Feststellung des Hirntodes. Anaesthesie-Kongreß.
    Berlin 18.9.-20.9.1981
Frowein RA (1982) Schrittweise Diagnose des Hirntodes. Ärztliche Fort-
    bildung 32(8):57-61
Frowein RA (1983) Zur Feststellung des Hirntodes. Internationales
    Neuropsychiatrisches Symposium. Pula 31.5.-3.6.1983
Handa J, Matsuda M, Matsuda I, Nakasu S (1982) Dynamic computed tomo-
    graphy in brain death. Surgical Neurology 17(6):417-422
Haupt WF (1984) Persönliche Mitteilung
Hirsch H, Kubicki St, Kugler J, Penin H (1970) Empfehlung der Deutschen
    EEG-Gesellschaft zur Bestimmung der Todeszeit. Z Elektroenz Elektro-
    myographie 1:53-54
Hirsch H (1984) Persönliche Mitteilung
Holzmann BH, Curless RG, Sfakianakis GN, Ajmone-Marsan C, Montes JE
    (1983) Radionuclide cerebral perfusion scintigraphy in determina-
    tion of brain death in children. Neurology 33:1027-1031
Hossmann K-A (1984) Experimentelle totale Hirnischämie und Rezirkula-
    tion —Überlebenszeiten des Hirngewebes. Symposium: Neurologischer
    Notfall, Tunis
Hughes JR (1978) Limitations of the EEG in coma and brain death. In:
    Korein J (ed) Brain death: Interrelated medical and social issues.
    Annals of the New York Academy of Sciences 316:121-136
Klug N (1982) Brainstem auditory evoked potentials in syndromes of
    decerebration, the bulbar syndrome and in central death. J Neurol
    227:219-228

Korein J (1978) The problem of brain death: Development and history.
In: Korein J (ed) Brain death: Interrelated medical and social
issues. Annals of the New York Academy of Sciences 315:19-38
Lanksch W, Grumme Th, Katzner E (1979) CT bei Schädel-Hirn-Traumen.
Springer, Berlin Heidelberg New York
Lynn J (1981) Guidelines for the determination of death. President's
Commission for the Study of Ethical Problems. Washington
Milhaud A, Riboulot M, Gayet H (1978) Disconnecting tests and oxygen
uptake in the diagnosis of total brain death. In: Korein J (ed)
Brain death: Interrelated medical and social issues. Annals of the
New York Academy of Sciences 315:241-251
Molinary GF (1982) Brain death, irreversible coma, and words doctors
use. Neurology 32:400-402
Mollaret P, Goulon M (1959) Le coma dépassé. Rev Neurol 101:3-15
Pallis Chr (1980) Brain death and the EEG. The Lancet 15:1085-1086
Pallis Chr (1983) ABC of brain stem death. British Med J 286:39, 123-
124, 209-210, 284-287
Pitts LH, Kaktis J, Caronna J, Jennett S, HOff JT (1978) Brain death,
apneic diffusion oxygenation, and organ transplantation. The Jour-
nal of Trauma 18(3):180-183
Pitts LH (1982) Apnea testing in diagnosis of brain death. J Neurosurg
57(9):433
Rådberg C, Söderlundh A (1975) Computer tomography in cerebral death.
Acta Radiol (Suppl) (Stockh) 346:119-129
Ropper AH, Kennedy SK, Russel L (1981) Apnea testing in the diagnosis
of brain death. Clinical and physiological observations. J Neurosurg 55:942-946
Schuchardt V, Heitmann R, Haupt WF, Stammler A, Gibbels E (1984) Per-
sönliche Mitteilung
Smith of Marlow, Lord (1979) The removal of cadaveric organs for trans-
plantation. A code of practice. Health Departments of Great Britain
and Northern Ireland. October 1979
Diagnosis of brain death (1976) The Lancet, Nov 13:1069-1070
Starr A (1976) Auditory brainstem responses in brain death. Brain 99:
543-544
Stockard JJ (1980) Basics of brainstem auditory evoked response inter-
pretation in neurologic disorders (Outline). In: Aminoff JM (ed)
Electrodiagnosis in clinical neurology. Churchill Livingstone, New
York Edinburgh London
Tönnis W, Frowein RA (1963) Wie lange ist Wiederbelebung bei schweren
Hirnverletzungen möglich? Mschr Unfallheilk 66:169-190
Walker A, Earl (1981) Cerebral death. Urban & Schwarzenberg, Baltimore
München
Wolff HP, Kuhlendahl H (1982) Kriterien des Hirntodes. Deutsches Ärzte-
blatt —Ärztliche Mitteilungen 14:45-55

Pädiatrische Probleme des Hirntodes

W. Isler

Die von der Bundesärztekammer herausgegebenen "Kriterien des Hirntodes"
enthalten für Kinder bis zum zweiten Lebensjahr eine Sonderregelung.
Diese besteht in einer längeren Beobachtungsdauer unterbrochener Hirnfunktionen und gründet sich auf die klinische Erfahrung, daß das noch
wenig differenzierte Gehirn eine größere Hypoxietoleranz aufweist als
das reifere. Weshalb Frühgeborene gegen zerebrale Hypoxie resistenter
sind als Termingeborene und diese wiederum weniger empfindlich als
Säuglinge jenseits der Neugeborenenperiode, ist unbekannt. Vermutete
metabolische Besonderheiten des unreifen Hirngewebes (anaerobe Glykolyse, geringerer Stoffwechselumsatz, noch nicht voll entfaltete Enzymaktivität) als Grundlage der Hypoxieresistenz sind nicht bewiesen.
Ebenso hypothetisch ist die Annahme eines größeren Reparations- bzw.
Reorganisationspotentials ("Plastizität") des wenig differenzierten
Gehirns.

Mit der Einführung der intensiven Reanimationsbehandlung in die Peri-
natologie (Geburtshilfe und Neonatologie) sind die Überlebensaussichten Frühgeborener außerordentlich angestiegen. Noch vor 20 Jahren
hatten Neugeborene unter 1500 g Geburtsgewicht in der Mehrzahl keine
Überlebenschance, und Überlebende unter 1000 g (weniger als 10%) blieben fast ausnahmslos schwer hirngeschädigt. Heute beträgt die Letalität Frühgeborener von 1000-1500 g (Gestationsalter 28-32 Wochen) 10%-
25% (Abb. 1). Die Befürchtung, daß die Senkung der Mortalität auf Kosten der Morbidität (Zunahme hirngeschädigter Frühgeborener) erkauft
werde, trifft nicht zu. Der Anteil Frühgeborener unter 1500 g mit geistiger Behinderung ist in den vergangenen 20 Jahren von über 50% auf
unter 15% zurückgegangen. Eine ähnlich günstige Entwicklung weisen
Hirndefekte mit neurologischen Ausfällen (zerebrale Kinderlähmung)
auf (Abb. 2).

Die klinischen Kriterien des Hirntodes bei Neugeborenen sind grundsätzlich die gleichen wie bei Erwachsenen: Koma, Apnoe und Fehlen der
Hirnstammreflexe. Asphyxie und bei Frühgeburten zusätzlich eine Hirnblutung sind die Hauptursachen einer Hirnschädigung Neugeborener. Die
Beurteilung der Indikation zur Reanimation bzw. zu deren Fortführung
stützt sich auf die laufende klinische Beobachtung von Blutkreislauf
(Blutdruck, Herzfrequenz, periphere Durchblutung) und die Atmung.
Nach den zur Zeit geltenden Richtlinien unserer neonatologischen Abteilung (Prof. G. Duc) wird grundsätzlich jedes Neugeborene primär
reanimiert mit Ausnahme bei groben Mißbildungen (Anenzephalie), Maze-
ration oder fehlenden Herztönen. Diese Reanimation wird abgebrochen,
wenn nach 15 Minuten keine Zeichen eines wirksamen Kreislaufes festzustellen sind. Bleiben Kreislauf und Atmung insuffizient, ist eine
befriedigende Fortführung der Reanimationsmaßnahmen nur noch unter
klinischen Bedingungen mit maschineller Beatmung und Blutgasanalysen
(pH, pCO_2, pO_2) möglich. Der Grad der metabolischen Azidose darf als
Schweregrad der Hypoxie genommen werden. Bleibt trotz optimaler Thera-

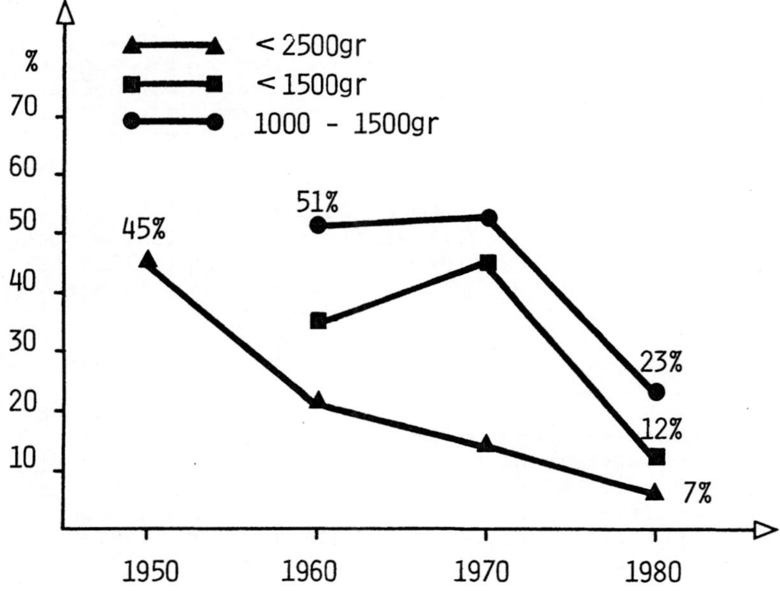

Abb. 1. Neugeborenen-Mortalität (von der Geburt bis 28 Tage) bei Geburtsgewicht unter 2500 g (G. Duc, Abteilung für Neonatologie, Departement für Geburtshilfe und Frauenheilkunde, Universität Zürich)

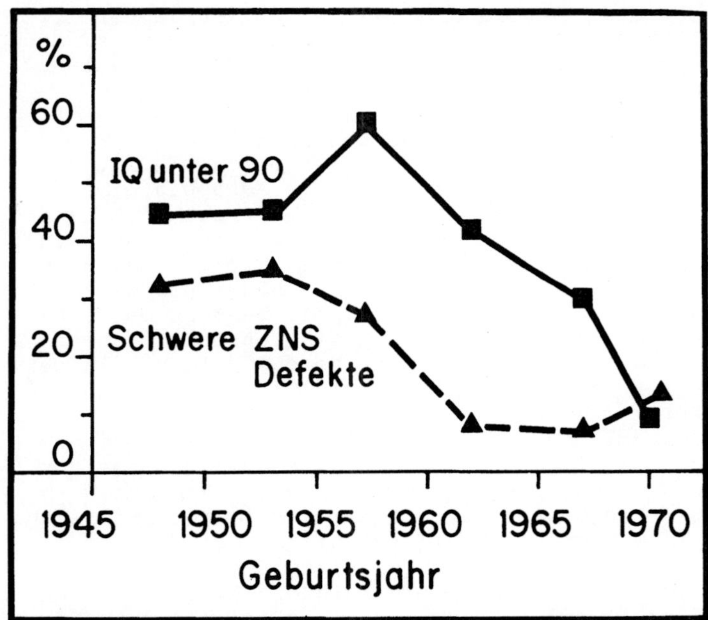

Abb. 2. Prognose frühgeborener Kinder mit einem Geburtsgewicht unter 1500 g (R.H. Largo, Abteilung für Wachstum und Entwicklung, Universitäts-Kinderklinik Zürich)

pie (Korrektur der Hypoxie, Hypoglykämie, Hypothermie, Azidose, Anämie
und Schock) während 24 Stunden die Spontanatmung aus oder stellt sich
bei Zeichen einer schweren Hirnschädigung (Fehlen spontaner Bewegungen
der Extremitäten, rezidivierende zerebrale Krämpfe, Null-Linien-EEG)
erneut eine schwere Ateminsuffizienz ein, muß der Abbruch der Wieder-
belebungsbemühungen erwogen werden. Lassen sich eine schwere Hypoxie
und/oder Azidose trotz optimaler Behandlung nicht korrigieren, können
die Wiederbelebungsmaßnahmen vor Ablauf von 24 Stunden eingestellt
werden. Bei all diesen Entscheidungen werden allfällige Mißbildungen mit
schlechter Prognose quoad vitam und/oder geistiger Entwicklung mitbe-
rücksichtigt. Bei langdauernder Abhängigkeit von der maschinellen Beatmung droht die broncho-pulmonale Dysplasie ohne Erholungstendenz,
was einen weiteren Faktor im Entscheidungsprozeß abgibt.

In einem hohen Prozentsatz von Frühgeborenen tritt zur hypoxischen
Hirnschädigung eine Hirnblutung: eine sekundäre Hirnschädigung kombiniert sich mit einer primären. Der Ursprung der Hirnblutung liegt cha-
rakteristischerweise in der subependymalen Matrix in der Nähe der V.
terminalis. Sie läßt sich mittels Ultraschall durch die noch weit offene Fontanelle ohne Schwierigkeiten nachweisen. Begrenzte Blutungen
können oft ohne faßbaren Schaden überlebt werden, während ausgedehntere Blutungen in die Ventrikel und/oder das Hirnparenchym das Vorgehen bei der Reanimation entscheidend zu beeinflussen vermögen.

Im Schrifttum fehlen ausreichend dokumentierte Studien über die zur
Diskussion stehenden Kriterien des Hirntodes bei Neugeborenen und
Säuglingen, abgesehen von ungewöhnlichen Einzelfällen. Aufsehen hat
eine Beobachtung von Pasternak und Volpe erregt: ein Neugeborenes
(35. Gestationswoche, 2300 g) erholte sich vollständig von einem Funk-
tionsstillstand des Hirnstammes mit Koma, Apnoe und Fehlen der Hirn-
stammreflexe während über drei Tagen Dauer als Folge einer am zweiten
Lebenstag erlittenen Hirnblutung. Allerdings blieb die Hirnaktivität
im EEG während des Hirnstammausfalles ohne gröbere Störung erhalten.
Dieser Fall steht im Gegensatz zu Beobachtungen von Ashwal und
Schneider bei 5 Kindern (1 Frühgeburt, 3 Säuglinge und 1 Kleinkind)
mit kontinuierlicher EEG-Aktivität trotz nachgewiesenem zerebralem
Zirkulationsstillstand (in 4 Fällen angiographisch, in allen mit der
Isotopen-Bolustechnik). Bei allen Kindern ergab die Autopsie eine
ausgedehnte Nekrotisierung mit Verflüssigung des Gehirns. Aus unserer
Klinik liegt eine Beobachtung von Dumermuth und Hecker bei 4 Säuglingen vor, welche ein Null-Linien-EEG über 24 Stunden überlebten, allerdings mit sehr schwerer Hirnschädigung. Alle diese Säuglinge wiesen
eine anoxische Hirnschädigung auf, waren maschinell beatmet bei fehlenden Hirnstammreflexen. Diese wenigen dokumentierten Fälle lassen
sich als "Ausnahmen zur Regel" auffassen, doch belegen sie die Sonderstellung ganz junger Kinder in Bezug auf die Kriterien des Hirntodes.

Auf eine pathologisch-anatomische Besonderheit des Hirntodes bei Neugeborenen und ganz jungen Säuglingen haben Schneider und Mitarbeiter
hingewiesen. Bei dieser Altersgruppe soll es auch bei maximaler Hirnschädigung nicht zu einem bleibenden zerebralen Zirkulationsstillstand
und deswegen nicht zu einem ischämischen Totalinfarkt des Gehirns
kommen wie bei älteren Individuen. Die Nachgiebigkeit der Hüllen des
Gehirns in dieser sehr jungen Altersgruppe verhindert einen vollständigen Zirkulationsstillstand, und es kommt zu einer selektiven Schädigung anoxieempfindlicher Strukturen im Gehirn. Dieses altersspezifische Läsionsmuster besteht in einer säulenartig angeordneten Nekrose
der gesamten subkortikalen Grausubstanz, vom Thalamus an abwärts bis
ins Lumbalmark.

Die Anwendungsmöglichkeiten der "Kriterien des Hirntodes" in der pädiatrischen Praxis sind beschränkt. In zahlreichen Fällen mit primärer oder sekundärer Hirnschädigung spielt die intrakranielle Drucksteigerung eine für den fatalen Ausgang entscheidende Rolle. Mit intensivmedizinischen Maßnahmen läßt sich die intrakranielle Druckdynamik beeinflussen. Zur Zeit finden diesbezüglich Barbiturate (neben Hyperventilation und osmotisch wirksamen Medikamenten) breite Anwendung. Damit aber ist eine absolute Voraussetzung, nämlich der Ausschluß zentral dämpfender Medikamente, zur Feststellung des Hirntodes nicht erfüllt. In diesen Fällen bietet sich die fortlaufende Hirndruckmessung zur prognostischen Beurteilung der Hirnschädigung an. Die von Kloeti und Dangel an unserer Klinik während über 5 Jahren gesammelte Erfahrung, vorwiegend an Kindern mit traumatischer Hirnschädigung, ist zusammengefaßt folgende: Die primäre prognostische Beurteilung stützt sich auf eine für Kinder adaptierte Glasgow-Coma-Scale. Kritisch sind alle Fälle mit einem Score unter 7. Die Mehrzahl solcher Kinder entwickelt eine intrakranielle Drucksteigerung und wird deshalb grundsätzlich einer fortlaufenden Hirndruckmessung unterzogen (Richmond-Schraube, subduraler Anschluß). Die Überlebensaussichten sinken dramatisch, wenn sich Hirndruckkrisen mit den oben erwähnten Maßnahmen nicht rasch (Minuten) beheben lassen. In rund der Hälfte der Kinder mit persistierendem Koma ohne intrakranielle Drucksteigerung liegt in der Regel eine primäre Hirnstammschädigung vor. Kehren in solchen Fällen innerhalb 2-3 Stunden die Hirnstammreflexe nicht zurück und bleibt die Atmung schwer insuffizient, ist mit dem Exitus oder einer sehr schweren und irreversiblen Hirnschädigung zu rechnen. Tabelle 1 faßt die Katamnese von 85 Fällen zusammen (Kloeti).

Tabelle 1. Verlauf bei 85 Kindern mit schwerem Hirntrauma (Februar 1979 bis Januar 1983) (Dr. J. Klöti, Universitäts-Kinderklinik Zürich)

Glasgow outcome scale	Intrakranieller Druck mm Hg			Total
	>35	20-35	<20	
Gut	17	20	17	54
Mäßig behindert	-	-	3	3
Schwer behindert	5	3	2	1o
Vegetativer Zustand	-	-	1	1
Gestorben	14	1	1	16
Keine Nachkontrolle	1	-	-	1

Die Serienangiographie zur Feststellung des zerebralen Zirkulationsstillstandes als Beweis des Hirntodes wird im pädiatrischen Krankengut nur ausnahmsweise herangezogen. Aber auch hier ist auf Besonderheiten bei Säuglingen und Kleinkindern hinzuweisen. Nach eigenen und in der Literatur mitgeteilten Erfahrungen kommt es bei Kontrastmittelinjektionen in eine Carotis communis oft zu einer Füllung nicht nur des Circulus Willisi, sondern auch von Ästen großer Hirnarterien. Jacobi beobachtete die Anfärbung großer Blutleiter und vermutet den Weg über Emmissarien der Carotis externa. Der angiographisch festgestellte Hirntod stützt sich auf das Fehlen einer parenchymatösen oder

intrazerebral-venösen Kontrastmittelanfärbung unter Beachtung einer
stark verlängerten Zirkulationszeit.

Die Feststellung des Hirntodes bei ganz jungen Kindern bietet erheblich größere Schwierigkeiten als bei älteren und Erwachsenen. Die
Problemlösung wird mit dem Zeitfaktor erreicht. Das eigentliche und
eigentlich unlösbare Dilemma liegt in der prämoribunden Phase mit dem
Entscheid zur Anwendung oder Unterlassung intensivmedizinischer Maßnahmen. Der Technik zum physischen Überleben fehlt die psychische
(humane) Dimension.

Literatur

Ashwal S, Schneider S (1979) Failure of Electroencephalography to Di-
    agnose Brain Death in Comatose Children. Annals Neurol 6:512-517
Duc G (1982) Néonatologie 1981, bilan et perspectives. Rev Méd Suisse
    Romande 102:399-408
Dumermuth G, Hecker A: Persönliche Mitteilung
Gaab MR, Haubitz I, Soerensen N, Glaser M (1982) Traumatisches Koma
    beim Kind: Primärer/sekundärer Hirnstammschaden, Prognose und in-
    trakranieller Druck. In: Jacobi G (Hrsg) Aktuelle Neuropädiatrie
    IV. Thieme, Stuttgart, S. 12-19
Jacobi G: Persönliche Mitteilung
Kloeti J, Dangel P: Persönliche Mitteilung
Largo RH (1980) Langzeitprognose von frühgeborenen Kindern. Schweiz
    Rundschau Med (Praxis) 69:337-341
Parvey LS, Gerald B (1976) Arteriographic Diagnosis of Brain Death in
    Children. Pediat Radiol 4:79-82
Pasternak JF, Volpe JJ (1979) Full recovery from prolonged brainstem
    failure following intraventricular hemorrhage. J Pediatrics 95:
    1046-1049
Schneider H, Stoltenburg G (1982) Morphologische Befunde beim Koma im
    Kindesalter. In: Jacobi G (Hrsg) Aktuelle Neuropädiatrie IV. Thieme,
    Stuttgart, S. 2-11

Juristische Probleme des Hirntodes

A. Laufs

1. Die Todeszeit als Rechtsfrage des normativen Lebensschutzes

Der Grundsatz unbedinger Achtung menschlichen Lebens prägt die für alle
Staatsgewalt wie die Staatsbürger verbindliche Wertordnung der Verfassung. Als höchstes aller Güter bildet das Leben, wie das Bundesverfas-
sungsgericht sagt, "die vitale Basis der Menschenwürde und die Voraussetzung aller anderen Grundrechte".

Weniger fest steht in der Literatur indessen, ob die Rechtsordnung aus
eigener Kompetenz die Schnittpunkte verbindlich festlegen kann, innerhalb derer der unabdingbare Lebensschutz stattfinden muß. Die Frage
geht dahin, ob und in welchem Ausmaß Spielräume am Anfang und am Ende
des menschlichen Lebens bestehen, in denen bestimmte Formen leiblicher
Existenz als verfügbar erscheinen.

Eine Kontroverse um den Beginn des menschlichen Lebens hat der Gesetzgeber jüngst durch § 219d STGB entschieden, indem er eine *naturwissen-
schaftliche* Zäsur in den Wortlaut eines *Rechtssatzes* einarbeitete: Eingriffe in das embryonale Leben bis zum Abschluß der Nidation (regelmäßig mit Ablauf des 13. Tages nach der Empfängnis) gelten nicht als
Schwangerschaftsabbruch. Distinktionen dieser Art für das Ende des
Menschseins fehlen in unseren großen Kodifikationen des StGB und des
BGB. Der Gesetzgeber der Jahrhundertwende brauchte den Todesrealbe-
griff — ein Wort des besten Sachkenners Gerd Geilen — nicht zu defi-
nieren, den Schlußpunkt des Lebens nicht zu bestimmen, die Todeszeit
nicht an feste Merkmale zu binden, so wichtig das menschliche Ende
etwa für die Reichweite der Tötungstatbestände oder für das Erbrecht
ist. Der Gesetzgeber konnte sich auf die Begriffsbildung der Medizin
verlassen, die mit dem klinischen Tod, dem Herz- und Atmungsstillstand,
ein allgemein einleuchtendes, augenfälliges und rechtlich überaus
brauchbares Unterscheidungsmerkmal besaß.

In den offiziösen Anmerkungen zum Feuerbachschen Strafgesetzbuch Bay-
erns aus dem Jahre 1813 findet sich der Satz: "Daß an Embryonen sowohl
als an abgelebten Greisen und den Tod erwartenden Kranken oder des
Todes schuldigen Verbrechern, desgleichen an allen Menschen ohne Unterschied der Nation, Religion, Standes und Alters das Verbrechen der
Tötung begangen werden könne, ist mit dem Worte Mensch ausgesprochen".
Und Savigny, der bedeutendste deutsche Rechtsgelehrte seiner Zeit,
schrieb 1840: "Der Tod, als die Gränze der natürlichen Rechtsfähigkeit, ist ein so einfaches Naturereignis, daß derselbe nicht, so wie
die Geburt, eine genauere Feststellung seiner Elemente nöthig macht".
Diese Bescheide aus dem 19. Jahrhundert können uns heute nicht mehr
genügen.

Der interdisziplinäre Zusammenklang von einst besteht nicht mehr. Einerseits bedeutet der Atem- und Herzstillstand dank der medizinischen

Fortschritte nicht mehr den unaufhaltsam folgenden Gesamttod. Die Möglichkeiten der Intensivtherapie haben die Maxime "nemo ultra posse obligatur" für den Arzt ferner gerückt. Er vermag viel mehr als noch zur Jahrhundertwende. Andererseits gebietet die Medizin mit dem Organtod des Gehirns über ein Kriterium, das die Irreversibilität des Sterbensprozesses verbindlich anzeigen kann, bevor die Symptome des klinischen Todes erscheinen. Die Vorverlegung der Todeszeit in die Phase des unumkehrbaren Funktionsverlustes des Gesamthirns eröffnet die Möglichkeit, Eingriffe am reanimierten Sterbenden als Maßnahmen am Toten zu legitimieren: zwar nicht Sektionen bei noch schlagendem Herzen oder die Bestattung noch lebenswarmer Körper, doch die Entnahme von Transplantaten im Dienste der Rettung anderer Menschen.

Die Chancen der künstlichen Reanimation stellten den klinischen Tod also ebenso in Frage wie das steigende Bedürfnis nach frühzeitiger Transplantation noch voll vitaler Organe. Dabei zeigte sich sogleich die Verschiedenartigkeit oder gar Gegenläufigkeit der Interessen: der Transplantationsmedizin mag, anders als der Reanimationsmedizin, ein möglichst früher Todeszeitpunkt wünschenswert erscheinen.

Die Wirklichkeit des Todes hat ein differenziertes Gesicht gewonnen. Der Sterbeprozeß erscheint deutlicher in seinen Stufen, die es in ihrer Wertigkeit zu erkennen gilt. Neue Definitionen und ihre Zwecke müssen den Ge- und Verboten des normativen Lebens- und Körperschutzes standhalten. Damit ist das Recht gefragt, der Jurist herausgefordert.

2. Der Hirntod als einheitliches Kriterium

Gegen interessenorientierte Todesdefinitionen hat sich mit Grund bereits 1976 die Vollversammlung des Europarates ausgesprochen. Denn so legitim das Interesse an der Rettung des Transplantatenempfängers auch sein mag, so müßte es doch — wie Eser zu Recht feststellt — "zu kaum absehbaren Folgen führen, wollte man den für den Lebensschutz wesentlichen Todesbegriff durch heteronome Hilfsaspekte verfälschen"; vielmehr gilt es, solchen Rücksichten auf andere Weise, etwa durch ein aus Einwilligungs- und Notstandsgrundsätzen zu entwickelndes Transplantationsrecht, zu genügen.

Darum ist es geboten, an einem einheitlichen Todeszeitpunkt festzuhalten, wobei zu dessen Bestimmung zwischen dem normativ maßgeblichen Todes*begriff* und den medizinisch-beweismäßigen Todesfeststellungs*kriterien* zu unterscheiden bleibt. Bei dem vorrangig zu bestimmenden Todesbegriff handelt es sich nicht um eine medizinische Vorgegebenheit, sondern um eine normative Konvention. Nach heute herrschender Rechtsansicht kommt es weder auf den völligen Ausfall jeglicher biologischer Lebensregungen, noch auf den Stillstand von Herz- und Atmungstätigkeit an, sondern allein auf den Hirntod, also — um aus der einschlägigen Stellungnahme des wissenschaftlichen Beirats der Bundesärztekammer zu zitieren — auf den "vollständigen und irreversiblen Zusammenbruch der Gesamtfunktion des Gehirns bei noch aufrechterhaltener Kreislauffunktion im übrigen Körper". Den Hirntod kennzeichnet der irreversible Verlust der Großhirn- und der Hirnstammfunktion.

Der Hirntod markiert eine Scheidelinie, die sich anthropologisch begründen läßt und die der Wirklichkeit des Todes gerecht wird. Denn der Sitz dessen, was das Personsein des Menschen und sein Lebenszentrum ausmacht, liegt im Gehirn, nicht im Herzen oder in einem sonstigen Organ.

Die zweite Frage geht dahin, wie der Arzt den irreversiblen und totalen Funktionsausfall des Gehirns feststellen kann. Diese Frage nach
den Kriterien und Methoden der Hirntodfeststellung ist eine primär me-
dizinisch-empirische. Es obliegt zuerst der medizinischen Wissenschaft,
die indizielle Bedeutung von Ausfallerscheinungen zu bestimmen. Die
Entwicklung und Verfeinerung der Verfahren befindet sich noch im Fluß.

Auf rechtliche Bedenken stieße ein medizinischer Kriterienkatalog, der
den Todesbegriff normativ vorverlagerte. Ein unzulässiges Beispiel dieser Art bot die Übereinkunft der deutschen Chirurgen und Anästhesisten
von 1968, die den Gehirntod bereits zum leichter faßbaren Zeitpunkt
des Herzstillstandes postulierte. Es ließ sich darum von Rechts wegen
der Verzicht auf eine mögliche Reanimation eines progredient und in-
kurabel Moribunden allenfalls nach den allgemeinen Grundsätzen des
Arztrechts, nicht aber damit rechtfertigen, daß der Schwerkranke bereits mit dem Herzstillstand als tot anzusehen sei.

Aus ähnlichen Gründen stoßen auch diagnostische Eingriffe zur Feststellung des Hirntodes auf rechtliche Bedenken, soweit sie den Todkranken invasiv belasten und den Zustand möglicherweise gar erst her-
beiführen, den sie als bereits eingetreten lediglich beweisen sollen.

Schwieriger als beim klinischen Tod läßt sich beim Hirntod das Lebensende aus dem Blickwinkel ex post datieren, die Todes*zeit* feststellen.
Es muß, wie Geilen formuliert, "nicht zuletzt aus spezifisch juristischen Gründen die verfließende Prozeßhaftigkeit des Sterbens auf einen
exakten zeitlichen Nenner gebracht und das Elementarereignis Tod mehr
oder weniger künstlich in eine Art zeitliches Koordinatensystem eingetragen werden". Läßt sich ein eingetretener Atmungs- und Kreislaufstillstand verhältnismäßig einfach und exakt registrieren — darin lag
ein praktischer Vorteil des klinischen Todes —, so kann der Arzt aus
dem Blickwinkel ex post nur die Tatsache des eingetretenen Hirntodes,
kaum aber den genauen Eintrittszeitpunkt des Schwellenübergangs angeben. Hier muß die rechtliche Konvention Klarheit schaffen. Die bereits genannte Stellungnahme des wissenschaftlichen Beirats der Bundesärztekammer zur Frage der Kriterien des Hirntodes aus dem Jahre
1982 sagt in ihrem Kommentar: "Da beim Hirntod der wirkliche Zeitpunkt
des Eintritts des Todes nicht eindeutig feststellbar ist, wird der
Zeitpunkt, zu welchem die endgültigen diagnostischen Feststellungen
getroffen werden, dokumentiert". Dieser Zeitpunkt eignet und empfiehlt
sich als das Datum, bei dem die Rechtsfolgen des Ablebens anknüpfen
können.

3. Hirntod und Intensivmedizin

Auch auf der Intensivstation muß das ärztliche Handeln — wenn es denn
beruflich legitim sein und vor dem Recht bestehen soll — drei Grund-
voraussetzungen genügen. Erstens erfordert der ärztliche Eingriff eine
Indikation, das heißt: der Heilauftrag muß die vorgesehene Maßnahme
umfassen und gebieten. Inhalt und Umfang des Heilauftrags bemessen
sich nach fachmedizinischen wie berufsethischen Maßgaben. Prognostisch
muß der Eingriff eine Besserung beim Kranken erwarten oder jedenfalls
erhoffen lassen. Zweitens bedarf der Arzt des Einverständnisses seines
aufgeklärten Patienten oder jedenfalls dessen mutmaßlicher Einwilligung
oder der Zustimmung des gesetzlichen Vertreters oder Pflegers. Drittens schließlich hat der Arzt beim Vollzug seines Eingriffs den Regeln
und Sorgfaltspflichten seines Faches zu genügen.

Der Tod des Patienten setzt dem Heilauftrag eine äußerste Grenze, die
der Arzt weder überschreiten soll noch darf. Der irreversible und

totale Funktionsausfall des Gehirns berechtigt den Arzt also zum Innehalten und zum Abbruch seiner Maßnahmen, ja gebietet ihm dies. Der Arzt soll Leben erhalten und *beim* Sterben helfen, aber nicht das Sterben verlängern. Schon vor der äußersten Grenze des Hirntodes kann die Indikation für die Intensivtherapie fehlen oder entfallen mit der Folge, daß der Arzt kein Bemühen um Lebensverlängerung mehr schuldet.

Steht der Arzt nicht vor dem Befund des Hirntodes, so stellen sich ihm in der Intensivstation schwere Fragen: befindet er sich noch in der Zone erlaubten Unterlassens oder schon im verbotenen Bereich aktiver Euthanasie, wenn er bei einem dem Tode entgegensiechenden, jedenfalls palliativ zu versorgenden unheilbar Schwerkranken oder -verletzten ohne Spontanatmung auf weitere therapeutische Eingriffe verzichtet oder gar den Respirator abschaltet, um dem zunächst protrahierten Sterben nun seinen Lauf zu lassen? Verbreiteter Rechtsansicht gilt die Aufgabe solcher unrettbar sterbender, gequälter Patienten durch Verzicht auf Eingriffe und Abschalten der den Tod hinhaltenden Techniken als erlaubt. Ob Unterlassen oder aktives Tun: der abbrechende Arzt verhält sich in diesen äußersten Fällen nicht rechtswidrig. Er braucht nicht durch therapeutisch nutzlose Maßnahmen das bloße Sterben zu verlängern, weil ein rechtlich geschütztes Interesse an der Lebensfristung durch Sterbensverlängerung fehlt. Der Arzt bewirkt durch das Abschalten des Respirators das gleiche, was er auch durch Unterlassen des Anschlusses des Sterbenden an den Apparat erreicht hätte. Anders als die tödliche Injektion verkürzt das Abschalten nicht die dem Sterbenden trotz seiner Krankheit noch verbleibende Spanne seines natürlichen Lebens, sondern es beendet nur das wegen seiner Krankheit oder seiner Unfallfolgen sonst längst durch den natürlichen Tod abgeschlossene, aber künstlich verlängerte Sterben.

Die Feststellung des Hirntodes entlastet den Arzt von den sonst oft äußerst schwierigen Abwägungen, an denen er die Angehörigen des Sterbenden im Dienst von dessen Autonomie wie im Dienst der Vertrauenspflege teilhaben lassen soll. Auch den sich ankündigenden und dann vollziehenden Hirntod soll der Arzt den Angehörigen, wenn möglich, auf geeignete Weise mitteilen, um Enttäuschungen und Mißtrauen zu vermeiden, die sich beim Abbruch medizinischen Bemühens einstellen können.

Diese Ergebnisse bestätigen sich bei der Bedachtnahme auf das zweite Legitimationserfordernis ärztlichen Handelns: den informed consent. Ein gewissenhafter Intensivdienst bedarf der Patiententestamente nicht. Ihre Konjunktur deutet auf ein verbreitetes Mißtrauen, das verantwortliche Ärzte keineswegs verdienen. Der im angedeuteten Sinne rechtens verfahrende Arzt braucht sich durch das Patiententestament nicht verunsichern zu lassen. Er hat es vielmehr als Hinweiszeichen ernsthaft zur Kenntnis zu nehmen und in seine Abwägungen einzubringen. Der sichtbar werdende oder zu erschließende Wille des Todkranken, von einer quälenden oder sonst unwürdigen Verlängerung des Sterbens verschont zu bleiben, verdient vollen Respekt. Wenn Hoffnungen erlöschen, in der Übergangsphase vom Kranksein zum Sterben, mag der Arzt, der zwischen den Bedrängnissen steht, den Kampf gegen den Tod fortsetzen. Wenn das Gehirn ganz ausgefallen ist, muß auch dieser Kampf enden.

Es bleibt die Frage, ob der Arzt — um sich Gewißheit zu verschaffen — den Hirntod mit invasiven, nicht ungefährlichen Mitteln feststellen darf, also etwa mittels einer Angiographie, wenn er Grund zu der Annahme hat, der Patient wünsche eine möglichst baldige Feststellung.

Die Frage erinnert an das mit juristischen Mitteln kaum mehr erfaßbare Risiko einer unbeabsichtigten Lebensverkürzung, das mit dringenden Injektionen schmerzstillender Mittel einhergeht. Bei schmerzstillender

Medikation kann ein circulus vitiosus zwischen Gewöhnung und ständiger
Dosissteigerung entstehen mit dem möglichen Nebeneffekt einer auch
vitalen toxischen Schädigung. In der terminalen Phase kann außerdem
schon die einzelne Spritze dem Leben des Patienten ein Ende setzen,
wenngleich sich der Letalitätseffekt kaum jemals rekonstruieren lassen
wird. Doch während der allerletzten Phase im Sterbezimmer kann die
Trennlinie zur direkten Euthanasie hauchdünn werden. Hier, an der
Grenze des Rechts, steht der Arzt mit seinem Gewissen allein. Die be-
hutsame indirekte Euthanasie gilt als zulässig. Freilich wird der ge-
wissenhafte Arzt im letzten Abschnitt des Lebens seines Patienten für
alle seine Maßnahmen vorsorglich die Zustimmung der nächsten Angehörigen einholen. Das Recht verlangt hier keine umfassende Aufklärung des
Patienten selbst oder gar seine ausdrückliche Einwilligung in die möglicherweise letzte Spritze. Die bei der indirekten Euthanasie beherrschend im Vordergrund stehende therapeutische Absicht fordert den
Preis eines gewissen Autonomieverlustes beim Moribunden.

Diese Erwägungen lassen sich indessen nicht auf den diagnostischen
Eingriff übertragen, der ja grundsätzlich ein Mehr an Einwilligung
nach Aufklärung verlangt. Der Arzt wird sich darum bei der Hirntodfeststellung grundsätzlich auf nichtinvasive Methoden beschränken und
im Zweifel seine Mittel weiter gegen den drohenden Tod einsetzen.

4. Der Hirntod in der Transplantationsmedizin

Die rechtliche Anerkennung des Hirntodes als das unser Menschenleben
beendende Ereignis erleichtert die Transplantatentnahme, rechtfertigt
sie aber noch nicht. Der Umstand, daß die neue Todesdefinition den
therapeutischen Fortschritten entgegenkommt und genügt, darf nicht dazu führen, daß wir die naturwissenschaftlich-medizinischen Fragen mit
den rechtlichen vermischen. Mag in der Hirntoddefinition, soweit es
sich um den auf die Organentnahme zugeschnittenen begrifflichen Nenner
handelt, ein Stück Notstandsdenken stecken: die Möglichkeit des Zu-
griffs auf Lebensreste eines im naturwissenschaftlichen Sinne noch im
Sterbeprozeß Begriffenen zur Lebensrettung eines anderen —, so bedeutet die neue Scheidelinie doch nicht die Preisgabe des Körpers oder
einzelner seiner Teile. Auch die Aufrechterhaltung der Reanimation
nach erfolgtem Hirntod im Interesse einer guten Konservierung der Organe, also die postmortale Verzögerung des Gesamttodes, bedarf besonderer Legitimation. Denn die leiblichen Reste des Verstorbenen dienen
fremden Zwecken, der eingreifende Arzt befördert nicht mehr dessen
Wohl.

Als berechtigt hat das vielfach erhobene Postulat zu gelten, den Hirntod müsse ein mit den oder dem Transplantationschirurgen nicht identisches Ärzteteam schriftlich bezeugen, damit der Gefahr oder auch nur
dem Verdacht einer durch das Transplantationsinteresse beschleunigten,
übereilten Todesannahme vorgebeugt werde.

Am schwierigsten liegt *die Hauptfrage, das Rechtfertigungsproblem*. Der Refe-
rentenentwurf 1975 aus dem Bundesjustizministerium überging die hinterbliebenen Angehörigen des Verstorbenen und bot eine kaum praktikab-
le Widerspruchslösung an: qui tacet, consentire videtur. Die Explantation sollte zulässig sein, wenn der Personalausweis des Verstorbenen
vorliegt und kein Nein enthält, dem entnehmenden Arzt "auch nicht auf
andere Weise ein der Entnahme entgegenstehender Wille des Verstorbenen
bekanntgeworden ist". Unberührt ließ der Vorschlag immerhin den rechtfertigenden Notstand des § 34 StGB. Der Entwurf fand wenig Anklang
und ließ die Vielfalt der juristischen Ansichten bestehen.

Einverständnis herrscht noch am ehesten darüber, daß die Ärzte die Explantation eines Organs bei dem Verstorbenen vornehmen dürfen, der zu seinen Lebzeiten einwilligte, wobei den Angehörigen dann kein Einspruchsrecht zusteht. Dasselbe wird gelten für geringfügige, nicht eigentlich verstümmelnde und darum noch sozialadäquate Eingriffe, etwa die Entnahme einer kleinen Menge Knochensubstanz. Hat der Verstorbene die Entnahme verboten, dann vermögen die Angehörigen sie nicht zu gestatten. Das grundgesetzlich gewährleistete Selbstbestimmungsrecht trägt diesen Willen, der über den Tod hinaus wirkt und Respekt fordert, sofern er nicht gegen Recht und Sittengesetz verstößt. Hat der Verstorbene sich zu seinen Lebzeiten nicht geäußert, dann gilt gleichfalls der Satz: "Auch auf den menschlichen Leichnam wirkt die Würde des Menschen zurück". Das Rechtsgebot, die Integrität des Leichnams zu wahren, hängt zusammen mit dem Gebot, die Menschenwürde zu achten; und wie sich dieses in der Gewähr körperlicher Unversehrtheit konkretisiert, so enthält jenes das grundsätzliche Verbot, den Leichnam anzutasten. Der Persönlichkeitsschutz reicht also über das Lebensende hinaus, ein Grundsatz, den die höchstrichterliche Spruchpraxis anerkennt: die schutzwürdigen Werte der Persönlichkeit überdauern die Rechtsfähigkeit ihres Subjekts, die mit dem Tode erlischt. Als Treuhänder des postmortalen Persönlichkeitsrechts vermögen die Angehörigen für dessen Schutz zu sorgen und Dispositionen zu treffen.

Fehlt es an der Einwilligung, weil der Verstorbene einer Explantation widersprach oder weil er sich nicht äußerte und in der Folge auch die Angehörigen nicht zustimmten, so kann der ärztliche Zugriff durch den rechtfertigenden Notstand nach § 34 StGB[1] gedeckt sein. Erfolgt die Explantation, um das Leben des Empfängers zu retten oder dessen gefährlichen Gesundheitszustand zu bessern, so handelt der Operateur rechtmäßig, weil er von den kollidierenden Rechtsgütern — Leben und Gesundheit einerseits, postmortales Persönlichkeitsrecht andererseits — das wesentlich überwiegende Interesse bevorzugte nach dem Prinzip: der Lebende hat recht.

Hinweis auf weiterführende Literatur

Eser A (1982) Vorbemerkungen zu den §§ 211ff. StGB. In: Strafgesetzbuch. Kommentar von Adolf Schönke und Horst Schröder. S. 1251-1252
Geilen G (1976) Legislative Erwägungen zum Todeszeitproblem. In: Eser A (Hrsg) Suizid und Euthanasie als human- und sozialwissenschaftliches Problem, S. 301-311
Laufs A (1978) Medizin und Recht im Zeichen des technischen Fortschritts, Heidelberger Akademie-Rede
Laufs A (1984) Arztrecht. 3. Aufl.
Stellungnahme des wissenschaftlichen Beirates der Bundesärztekammer zur Frage der Kriterien des Hirntodes. Entscheidungshilfen zur Feststellung des Hirntodes (1982) Deutsches Ärzteblatt 14:35-41 (mit Literaturangaben)

---

[1] § 34 StGB hat folgenden Wortlaut: "Wer in einer gegenwärtigen, nicht anders abwendbaren Gefahr für Leben, Leib, Freiheit, Ehre, Eigentum oder ein anderes Rechtsgut eine Tat begeht, um die Gefahr von sich oder einem anderen abzuwenden, handelt nicht rechtswidrig, wenn bei Abwägung der widerstreitenden Interessen, namentlich der betroffenen Rechtsgüter und des Grades der ihnen drohenden Gefahren, das geschützte Interesse das beeinträchtigte wesentlich überwiegt. Dies gilt jedoch nur, soweit die Tat ein angemessenes Mittel ist, die Gefahr abzuwenden."

Ethische Probleme des Hirntodes

F. Böckle

I. Unterscheidung und Zuordnung von Recht und Ethik

Rechtliche Regelungen (Gesetze) unterscheiden sich von ethischen Richtlinien vor allem dadurch, daß sie prinzipiell erzwingbar sind. Dieser
mit dem Recht verbundene Zwang legt dem Recht selbst Beschränkungen
auf. Man kann jemanden nur für einen gesetzlich festgelegten Tatbestand zur Rechenschaft ziehen. Der einzelne muß vorher genau wissen
können, was ihn erwartet und was man von ihm fordert. Eine solche Festlegung der Tatbestände ist jedoch beim ständigen schnellen Fortschritt
diagnostischer wie therapeutischer Möglichkeiten gerade im Medizinal-
recht schwierig. Der Gesetzgeber muß sich dann eben mit sehr allgemeinen grundsätzlichen Abgrenzungen begnügen. So kann man vom Gesetzgeber keine Normierung der Kriterien und Methoden für die Feststellung
des Hirntodes erwarten. Ihre Festlegung muß den fortschreitenden medizinischen Erkenntnissen überlassen bleiben. Es ist allenfalls möglich
zu sagen, was rechtlich sicher nicht erlaubt ist. Eine positive Vor-
schrift über das in konkreter Situation geforderte Handeln ist oft
nicht möglich. Pflicht und Verantwortung für den Patienten gehen daher erheblich weiter, als dies durch gesetzliche Vorschriften festgelegt werden kann. Hier hat die Ethik in entscheidender Weise das Recht,
zu ergänzen und zu vertiefen. Ihr fehlt die Macht des Gesetzes. Sie
baut auf das Gewissen und das Verantwortungsbewußtsein des Menschen.
Diese Bindung an das Gewissen besagt keine willkürliche Selbstbestim-
mung; sie verlangt vielmehr, daß der einzelne in die Rechenschaft vor
sich selbst die Folgen einbezieht, die seine eigene Entscheidung für
andere mit sich bringt. Ich brauche nicht zu erklären, welch eminente
Bedeutung dieses Suchen nach der situativ richtigen Entscheidung im
ärztlichen Handeln einnimmt. Niemand kann diese Entscheidung abnehmen.
Man darf sich aber auch nicht aus der Sorge, rechtlich zur Verantwortung gezogen zu werden, vor einer von der Sache her geforderten Entscheidung drücken. Die Ethik bemüht sich, dazu Entscheidungshilfen an-
zubieten. Verantwortliches ärztliches Handeln ist ja nicht eine Frage
bloßer technischer Machbarkeit. Verantwortung stellt unser Wissen und
Können in einen umfassenden Sinnzusammenhang. Bertolt Brecht läßt den
alten Galilei sagen: "Ich halte dafür, daß das einzige Ziel der Wissenschaft darin besteht, die Mühseligkeit der menschlichen Existenz
zu erleichtern". Das ist zumindest für den Bereich der angewandten
Forschung zweifellos richtig. Die Anwendung wissenschaflicher Erkenntnis erhält ihre Rechtfertigung dadurch, daß sie die Lebensbedingungen
des Menschen verbessert. Angewandte Forschung, die diesem Ziel nicht
dient, ist sinnlos. Technologie, die menschliches Leben zerstört, ist
absurd. Der konkrete Entscheid wird aber durch die Annahme dieser umfassenden Zielbestimmung nicht leichter. Unsere Mittel sind ambivalent
und das Hauptziel oft nur über Teilziele zu erreichen. Eine gewissen-
hafte Abwägung konkurrierender Güter und ein von Verantwortung getra-
gener Mut zum Risiko können hier allein weiterhelfen. Die Frage der
Verantwortungsethik nach dem sittlich richtigen Handeln ist letztlich

immer eine Frage nach der in einer bestimmten Konstellation richtigen
Abwägung konkurrierender Güter und Werte. Dazu ist freilich ein Grund-
konsens über die fundamentalen Güter und Werte unerläßlich. Er muß
durch eine entsprechende Sachverhalts- und Sinnforschung erhärtet werden. Letztlich ist er fundiert in einem bestimmten Menschenbild. Diese
Verbindung mit einem bestimmten Verständnis vom Menschen wird bei der
Frage nach dem Hirntod besonders akut; denn der Hirntod ist zunächst
ein Problem der Anthropologie.

II. Der Hirntod als anthropologisches Problem

Seit der Intensivmedizin die maschinelle Dauerbeatmung zur Verfügung
steht, kennt sie das Phänomen eines vollständigen und irreversiblen
Ausfalls aller Hirnfunktionen. Was bedeutet dieses Phänomen für die
personale Existenz eines Menschen? Besagt sie das Ende, also den Tod
des in die Zeitlichkeit gespannten personalen Lebens? Was bedeutet
der Tod? Biologie, Rechtswissenschaft, Philosophie und Theologie sehen den Tod unter einem je eigenen Aspekt.

In theologischer Sicht ist der Tod *ein Vorkommnis, das den ganzen Menschen
als einer geistigen Person betrifft*. Dieses Geschehen kann mit dem herkömmlichen Schema der Trennung von Leib und Seele nicht adäquat umschrie-
ben werden. Das Verständnis des Todes ist grundlegend bestimmt durch
die Auffassung von der Zuordnung von Leib und Seele im lebendigen Menschen. Denkt man sich das Beisammensein von Seele und Leib in den pla-
tonischen Modellvorstellungen wie der Gast im Hause oder wie der Ge-
fangene im Kerker oder wie der Schiffer im Boot, dann ist der Tod nur
"ein Exitus", und was wir in Erfahrung bringen, ist der Zerfall des
Organismus. Durch die Vermittlung Plotins und Augustins wurde diese
Vorstellung in der christlichen Tradition über das biblische Denken
hinweg für lange Zeit beherrschend. Erst mit Thomas von Aquin setzte
sich eine Auffassung durch, die mit den aristotelischen Begriffen von
Materie und Form Leib und Seele nicht als "Teile", sondern als Prinzipien des einen und ganzen Menschen versteht.

Der eine und ganze Mensch ist demzufolge verleiblichte Seele und
durchseelter Leib. Der Mensch ist so als ganzer bis in seine sublim-
sten Gedanken und Regungen hinein leibhaftig und gerade dadurch und
darin als ganzer, bis in die periphersten und fleischlichsten Bezüge
hinein, seelische Wirklichkeit. Dieser *als Person existente ganze Mensch*
wird durch den Tod betroffen. Um der ganzheitlichen Sicht des Menschen
und der gesamtmenschlichen Sicht des Todes willen läßt sich der Tod
nicht auf zwei Prinzipien wie (unsterbliche) Seele und (sterblicher)
Leib verteilen. Der Mensch als Person ist ins Sterben geworfen. Un-
sterblichkeit (der Begriff ist denkbar unglücklich) bedeutet nicht,
wie Feuerbach spöttisch meint, daß im Tod nur "die Pferde gewechselt
werden" und es dann auf einer "höheren Ebene" weitergeht. Durch den
Tod wandert man nicht in ein Jenseits räumlicher oder zeitlicher Art
aus. Leben nach dem Tod ist schlicht das Geborgensein meines Selbst
im Geheimnis der Liebe, die Gott ist. Die Frage, was der Tod sei oder
nicht sei, wird für den christlichen Glauben konsequent auf die Gottes-
frage selbst verschoben. Die Antwort auf die Frage nach Gott ist die
Antwort auf die Frage, was das Nicht-Sein des Menschen im Tod für den
Menschen wirklich bedeutet. Wo der Glaube an Gott als dem Sein
schlechthin lebendig ist, da ist es möglich zu glauben, daß dieser
Gott die Erfüllung auch im menschlichen Leben sein wird. Der Mensch
ist dadurch Mensch, daß er die Wahrheit suchen und sein Wählen wählen
kann. Darin liegt seine Würde als geistige Person, als sittliches
Wesen. In dieser Tiefe seiner Person spürt er eine letzte unstillbare
Sehnsucht nach Endgültigkeit, nach unbedingter Freiheit, nach gültiger

Wahrheit und Liebe. Er kann diese Sehnsucht selbst nicht stillen. Gott
allein kann seine Erfüllung sein. Soll in Entgegensetzung zur These
von des Menschen radikaler Sterblichkeit das Wort "unsterblich" für
den Menschen überhaupt Sinn haben, so kann das nichts anderes sein als
die Verheißung dieser Erfüllung. Nach dem Zeugnis der Bibel ist ihm
diese Verheißung seit dem Schöpfungsmorgen tatsächlich gegeben. Sie
kommt ihm von Gott her unwiderruflich. So kann man von der *Unwiderruf-
lichkeit der Person* sprechen. Sie gründet allein in Gottes Treue zum
Menschen, die er ihm auch durch den Tod hindurch bewahrt.

Wie dies geschieht, wissen wir nicht. Martin Buber sagt völlig zu
Recht: "Unsere Vorstellung ins Jenseits des Sterbens verlagern wollen,
in der Seele vorwegnehmen wollen, was der Tod allein uns in der Existenz zu offenbaren vermag, scheint mir eine als Glaube verkleidete
Ungläubigkeit zu sein. Der echte Glaube spricht: Ich weiß nichts vom
Tod, aber ich weiß, daß Gott die Ewigkeit ist, und ich weiß dies noch,
daß er mein Gott ist" (Buber 1965).

*Das ganzmenschliche Ereignis des Todes wird durch den Prozeß des Sterbens, den Ab-
bruch von außen, ebenso verhüllt wie auch enthüllt. Verhüllt,* insofern die diagnostische Feststellung des Todes zeitlich nicht einfach mit dem Ereignis selbst zusammenfällt. Die Sicherheit der Feststellung ist sogar
um so größer, je weiter das Ereignis selbst zurückliegt. *Enthüllt,* insofern wir im Exitus ein Realsymbol für das ganzmenschliche Ereignis des
Todes sehen müssen. Diesen Begriff des realen Symbols, des realen Zei-
chens, halten wir für geeignet, um zwischen der philosophischen und
der naturwissenschaftlichen Sicht des Todes zu vermitteln. Der Tod,
den wir philosophisch-theologisch als ganzmenschlich-personales Ereignis darzustellen uns bemühten, ist als solcher nicht unmittelbar empirisch zu greifen, was natürlich nicht ausschließt, daß es sich um ein
höchst reales Geschehen handelt. Im empirisch erfahrbaren Bereich des
Sterbens können wir aber nach einem Zeichen suchen, das uns Rückschlüsse auf das personale Ereignis des Todes und damit auf das Ende der ir-
dischen Existenz dieser konkreten Person erlaubt. Nach dem Stand des
heutigen Wissens kann mit voller Berechtigung der Gehirntod als solches Realsymbol für das Ende des personalen Lebens angesehen werden.
Organe können ihren Träger überleben; sie sind aber nicht der Mensch
selbst. Was des Menschen Identität als Individuum garantiert, was bewirkt, daß er er selbst und kein anderer ist und wird, dies alles ist
somatisch an das Gehirn gebunden. Das vollständige und definitive (irreversible) Erlöschen der Funktionen auch des Stammhirns darf darum
als "terminus ad quem" personalen Lebens betrachtet werden. Dies bedeutet, daß dieses Rechtssubjekt nur solange dauert und auch der
Rechtsschutz der Person ebensolange, aber auch nur solange gilt. Kurz
gesagt: der irreversible Gehirntod ist das Realsymbol für den Tod der
menschlichen Person. Wo darum der Gehirntod mit der nötigen methodischen Sicherheit feststeht, haben wir es für das praktische Handeln
mit einem Toten zu tun.

III. Konsequenzen

1. Nach der Feststellung des Gehirntodes im eben genannten Sinn muß
die Intensivpflege (Ernährung, Beatmung, Kreislauf) nicht mehr weitergeführt werden, selbst wenn dies möglich wäre. Das Überleben einzelner
Funktionen ist für den Verstorbenen bedeutungslos. Das Atemgerät darf
daher abgestellt werden. Trotz des damit sichtbar verbundenen äußeren
Vorgangs des Absterbens wichtiger Funktionen darf die einen solchen
Vorgang verursachende Manipulation niemals als Töten verstanden werden.
Wenn also der Arzt unter diesen Umständen die Herz-Lungen-Maschine ab-
stellt, so handelt er an einem bereits Toten.

2. Es ist aber vom ethischen Standpunkt aus nichts einzuwenden, daß
man versucht, Atmung und Kreislauf weiterzuführen, auch wenn dies einzig zum Zweck erfolgt, wichtige Organe über den Tod des Patienten hinweg transplantationsfrisch zu erhalten.

3. Organe dürfen dem Toten zum Heile anderer entnommen werden. Gegen
diese Schlußfolgerung wird kaum jemand Einspruch erheben. Umstritten
ist bekanntlich nur die Frage, wer dazu entscheidungsberechtigt sei.

4. Eine rechtliche Regelung sollte nicht einseitig von der Entscheidungsfreiheit des Menschen, über seinen Tod hinaus wirksame Verfügun-
gen treffen zu können, ausgehen; es muß mindestens ebensosehr das Recht
des Kranken auf eine lebensrettende Therapie mitbedacht werden. Es
wäre gewiß ideal, wenn jeder Lebende im Bewußtsein, daß er selbst ein
potentieller Empfänger sein kann, zur Organspende bereit wäre. Da dies
leider noch bei weitem nicht der Fall ist und bei einigermaßen reali-
stischer Einschätzung auch nie der Fall sein wird, muß die rechtliche
Regelung für einen gerechten Ausgleich der verschiedenen Ansprüche
sorgen. Dabei sind hauptsächlich drei Interessenbereiche zu berücksichtigen und abzuwägen:

a) Das Recht der Kranken auf gezielte medizinische Hilfe, das um so
höher anzusetzen ist, je unausweichlicher der Patient auf eine Therapie angewiesen ist.

b) Das Verfügungsrecht über den Leichnam, das keinesfalls mit dem Verfügungsrecht des Menschen über seinen Leib (Einwilligung zu medizinischen Eingriffen am Lebenden) gleichzusetzen ist. Der Tod bedeutet das
Ende eines bestimmten Rechtssubjekts. Damit soll nicht gesagt sein,
die Persönlichkeit des Verstorbenen werde gleichsam vogelfrei. Ihr
Andenken und die von ihr geschaffenen und hinterlassenen Werte müssen
von jeder Rechtsordnung geschützt werden. Auch bestimmte Willensäuße-
rungen des Verstorbenen hinsichtlich seiner Güter oder im Hinblick
auf die Bestattungsart fordern den Respekt der Hinterbliebenen. Aber
der Leichnam als solcher hat keinen Sachwert, und zum Schutz der genannten Güter braucht man nicht auf den Fortbestand einer eingeschränkten Rechtssubjektivität oder auf ein quasi personales Fortwirken von
Persönlichkeitsäußerungen zu pochen. Bezugsobjekt von Rechten und
Pflichten sind allein die Überlebenden, vorzüglich die Angehörigen
des Verstorbenen. Hinsichtlich des Leichnams erstreckt sich die Pflicht
vor allem auf die Achtung der Pietät und eine entsprechende Bestattung. Dem entspricht auch das Entscheidungsrecht der Pflichtigen.
Dieses Entscheidungsrecht kann aber nicht unbeschränkt sein. Es muß
höheren Interessen untergeordnet werden. Es wäre unverständlich, wenn
die Angehörigen durch ihren Widerspruch gegen eine Sektion die Aufdek-
kung eines Verbrechens verhindern könnten. Ich meine, der Widerspruch
müsse sogar einem sehr ernsten Interesse an der Abklärung einer Krankheit zum Wohl der Allgemeinheit *weichen*.

Erst recht scheint mir vom sittlichen Standpunkt aus gar kein Zweifel
möglich, daß das persönliche Entscheidungsrecht und das Pietätsgefühl
der Angehörigen immer dann zurücktreten müssen, wenn die Lebensrettung
eines Menschen bei akuter Gefahr auf dem Spiele steht. Bei aller Bedeutung, die der Entscheidungsfreiheit des Individuums für den sittlichen Entscheid zukommt, so ist diese Freiheit doch nicht unbegrenzt.
Sie ist keine abstrakte Größe, sondern steht in der sozialen Ordnung
in einem Bezugssystem von sittlichen Pflichten. Hier muß die Pietät
gegenüber einem Toten der Pflicht der Rettung eines Mitmenschen weichen. Das Gegenteil schiene mir die Pervertierung echter Mitmensch-
lichkeit. Das geltende Recht scheint dies auch bereits zu berücksichtigen; so kann aus verhältnismäßig einfachen Gründen auch entgegen

einer Willenserklärung des Verstorbenen oder gegen den Einspruch der
Angehörigen eine Autopsie angeordnet werden.

c) Das Recht auf wirksamen Schutz vor jedem Mißbrauch. Das bedeutet
in unserem Zusammenhang die Garantie, daß potentielle Spender (z.B.
Unfallopfer) bis zu ihrem nicht mehr zu verhindernden Tod jede erforderliche medizinische Hilfe zu ihrer Rettung bekommen und daß vor jedem Eingriff ihr Tod unabhängig und zweifelsfrei festgestellt wird.
Kurz gesagt: hier handelt es sich um das bedeutende Rechtsgut des allgemeinen Vertrauens in das Gesundheitswesen und die Zuverlässigkeit
unserer Ärzte.

Diese drei Interessenbereiche sind bei einer gesetzlichen Regelung
abzuwägen und so umfassend wie möglich zu berücksichtigen.

Die Zurückhaltung vieler Menschen, durch eine eigenständige Erklärung
ihre Organe nach dem Tod zur Hilfe und Rettung anderer zur Verfügung
zu stellen, liegt nicht im mangelnden Helferwillen begründet; ihre
Wurzeln liegen vielmehr in einer tiefen Scheu vor dem Tod und einer
damit verbundenen Angst, vielleicht doch zu schnell als tot erklärt
zu werden. Im Zusammenhang mit intensivmedizinischen Maßnahmen kann
man eine widersprüchlich scheinende Beobachtung machen: einerseits begegnet man einer verbreiteten Angst, es werde in aussichtslosen Fällen
zuviel getan, um das erlöschende Leben künstlich zu verlängern, und
andererseits begegnet man der eben genannten Sorge, man könnte zu früh
für tot erklärt werden. Beide Verhaltensweisen sind Ausdruck der gleichen Angst vor dem Anonymen, Undurchschaubaren, das sich mit Sterben
und Tod verbindet.

Es ist darum zu hoffen, daß die gründliche Abklärung der Kriterien
des Hirntodes, um die sich dieser Kongreß im ganzen bemüht, dazu beitragen kann, Ängste abzubauen und den Menschen ein verstärktes Ver-
trauen in die Gewissenhaftigkeit derer zu vermitteln, die mit der
Feststellung des Todes beschäftigt sind.

Organtransplantation

R. Pichlmayr

Über Organtransplantation im Rahmen des Themas Hirntod zu sprechen,
markiert die unabänderliche Problematik und Belastung dieses neuen
medizinischen Gebietes Organtransplantation: Endgültiges Versagen der
Behandlung und meist tragischer Tod eines Menschen auf der einen Seite, große Hoffnung auf Gesundung anderer Menschen auf der anderen
Seite. Die Organtransplantation stellt in der Tat heute eine große
Hoffnung für viele Patienten dar und sie kann — oder könnte — diese
zumindest auf manchen Gebieten zunehmend erfüllen. Hierüber sei im
folgenden überblicksmäßig berichtet. Noch 1928 formulierte der bekannte deutsche Internist und Begründer der modernen Nephrologie, Franz
Volhardt, die Worte: " Der echten Urämie, d.h. der finalen Harnver-
giftung, stehen wir heute noch machtlos gegenüber, wenn sie erst einmal ausgebrochen ist. Eine Abwendung des Schicksals ist noch nicht zu
erwarten, so lange es nicht gelingt, für die zu Grunde gegangene Niere
ein gesundes Organ zu überpflanzen."

Man darf annehmen, daß Volhardt nicht an eine baldige Realisierung
dieses Zieles gedacht hatte. Doch schon ein viertel Jahrhundert später
beginnt mit der ersten erfolgreichen Nierentransplantation zwischen
eineiigen Zwillingen 1954 in Boston durch Murray und Murill die Epoche
der Nierentransplantation. Mit der Entwicklung immunsuppressiver Medikamente, vor allem des Azathioprins 1959, des Kortisons 1951, der An-
tilymphozytenseren 1966 und neuerdings des Cyclosporin A wird die Verpflanzung von Organen Nichtverwandter, also die Leichenorgantransplan-
tation, möglich und laufend erfolgreicher. Kenntnis und Wertung der
Gewebeverträglichkeit, der Histokompatibilität sowie die Vorbehandlung
des Empfängers mit Bluttransfusionen tragen dazu bei. Heute ist die
Nierentransplantation die Behandlungsmethode der Wahl für das terminale irreversible Nierenversagen.

Freilich ist auch künstlicher Ersatz der Nierenfunktion möglich. Er
stellt sogar die zahlenmäßig wichtigste Behandlungsmethode dar: Etwa
18.000 Patienten sind in der BRD an Dialyse, weitere 4.000 haben ein
Transplantat.

Künstlich lassen sich jedoch nur einige Hauptfunktionen eines Organs,
und diese nur unphysiologisch, ersetzen. Dies erlaubt Weiterleben
trotz Organausfalles. Glücklicherweise ist dieses Weiterleben heute
bei guter Dialysemöglichkeit für viele Patienten gut. Gesundung erfordert jedoch die Wiederherstellung aller Organfunktionen, und dies
in physiologischer Weise, wie es nur durch das Organ selbst möglich
ist. Klassisches Beispiel ist der prompte Anstieg des Hb-Wertes nach
einer Nierentransplantation infolge verbesserter Erythropoetinbil-
dung und Beseitigung der urämischen Gesamtsituation, die ja durch Dialyse letztlich nur jeweils kurzfristig unterbrochen bzw. gemildert
wird. Entsprechend gut ist die Gesundung erfolgreich Nierentransplan-
tierter.

Diese Gesundung beweist den hohen potentiellen Wert der Organtransplantation. Sie darf jedoch nicht über Gefahren und Komplikationen hinwegtäuschen. Diese sind vor allem durch die notwendige Immunsuppression bedingt. Infektion, Knochenveränderungen und erhöhte Tumorinzidenz sind die Hauptkomplikationen. Sie beeinträchtigen den erreichbaren Grad der Gesundung und beinhalten ein Letalitätsrisiko, das zumindest in früheren Jahren wohl über dem der Dialyse lag. Art und Stärke der Immunsuppression, vor allem die Höhe der Kortison-Behandlung, sind hierfür ausschlaggebend, daneben naturgemäß die Art des Krankengutes. Verringerung der Kortison-Dosierung ist deshalb ein schon längere Zeit beschrittener Weg, der besonders heute bei Verwendung des neuen Immunsuppressivums Cyclosporin A stärker möglich ist. Insgesamt konnte über die Jahre hinweg eine Verringerung des Risikos und gleichzeitig eine deutliche Erhöhung des längerfristigen Transplantationserfolges erreicht werden. Heute liegen die Patientenüberlebensquoten bei 90-95% und die Transplantatfunktionsquote bei etwa 80% nach ein und zwei Jahren mit einem wohl nur langsamen Abfall in den nächsten Jahren. Der Grad der Gesundung wird durch die neue immunsuppressive Behandlung höher. Dies alles führt zu einer Ausweitung der Indikation auch auf Risikogruppen — besonders die immer häufiger werdenden Patienten mit Nierenversagen bei juvenilem Diabetes mellitus und höhere Altersgruppen.

Der Nierentransplantation bei Kindern kommt besondere Bedeutung zu. Eine Dauerdialyse ist in diesem Alter psychisch und physisch besonders belastend; die Entwicklung, besonders das Wachstum, werden darunter stark gehemmt. Auch hier ist durch die neue Immunsuppression eine deutliche Verbesserung der Ergebnisse und offensichtlich auch der Wachstumsfähigkeit eingetreten.

Gerade für Kinder ist auch die Organspende von Lebenden, d.h. vor allem von den Eltern, zu bedenken. In der Bewertung dieses Vorgehens generell gehen die Ansichten stark auseinander. Gerade in den USA wird die Motivation zur Organspende von lebenden Verwandten sehr befürwortet. In unserem Land besteht eher Zurückhaltung. Zielrichtung kann und darf sie wohl nicht sein; sie ist weiter nur auf die Nierenspende beschränkt — abgesehen von der sehr viel weniger problematischen Knochenmarkspende.

Die Nierentransplantation ist also ein klinisches Standardverfahren geworden. Weltweit dürfte sie jetzt über 100.000 mal vorgenommen worden sein. Zunehmend entwickeln sich auch Herz- und Lebertransplantationen zu klinisch aussichtsreichen Behandlungsverfahren, heute zumindest für bestimmte Indikationsbereiche. Beim Herzen sind dies vor allem diffuse Myokarddegenerationen bei jüngeren Menschen. Nach dem ersten wenig erfolgreichen Boom der Herztransplantation nach der ersten Verpflanzung durch Barnard 1968 erfolgt jetzt eine zweite weit erfolgreichere weltweite Zunahme. Die Überlebensquoten steigen auch hier und liegen heute etwa bei 80% nach ein bis zwei Jahren. Die Rehabilitation dieser schwerst dekompensierten Patienten ist meist überraschend schnell. Ob dagegen das künstliche Herz als Langzeitersatz eine Chance hat, ist wohl noch nicht zu beurteilen, sicher nicht in nächster Zeit.

Die Lebertransplantation ist die schwierigste und aufwendigste unter den Organtransplantationen im engeren Sinn. Patienten mit Endstadien einer Lebererkrankung sind generell schwer krank mit Schäden an anderen Organsystemen. Die Leber ist in hohem Maße hypoxieempfindlich, eine unzureichende initiale Funktionsaufnahme führt zu Mißerfolgen. Nur wenn bei einem potentiellen Organspender nach festgestelltem Hirntod noch gute Kreislaufverhältnisse aufrechtzuerhalten sind und keine schweren Schockphasen vorlagen, kann eine Leberentnahme zur Transplan-

tation erwogen werden. Eine befriedigende Substitutionsmöglichkeit
der Leber durch technischen Organersatz existiert nicht. Weder ein
leberinsuffizienter Patient kann länger auf ein Transplantat warten
noch kann dies bei Versagen des Transplantates überbrückt werden. Ein
Erfolg hängt also von vielen Faktoren ab.

Einen solchen Erfolg möchte man sich von einer Lebertransplantation
bei inoperablem Malignom erhoffen. Er ist in Einzelfällen erreichbar,
doch tritt in der Regel ein Tumorrezidiv innerhalb des ersten oder
zweiten postoperativen Jahres ein. Die Hauptindikation für eine Lebertransplantation ist die Leberzirrhose. Der entscheidende Faktor hierbei liegt im Indikationszeitpunkt, d.h. in der Situation des Empfängers. Eine Transplantation im Notfall, also im Leberausfallskoma bzw.
im komplizierten Terminalstadium einer Zirrhose, kann als letzter Ret-
tungsversuch berechtigt sein, doch scheitert auch hoher Einsatz meist
an Komplikationen, die vorwiegend durch die ungünstige Ausgangslage
bedingt sind. Besonders vorbestehende Infektionen, pulmonale und renale Insuffizienzerscheinungen machen einen Erfolg unwahrscheinlich.
Anders ist die Situation bei einem elektiven Vorgehen. Darunter ist
ein Indikationszeitpunkt zu verstehen, an dem zwar ein fortgeschrit-
tenes Stadium einer Leberzirrhose mit beginnenden Dekompensationszeichen vorliegt, aber noch keine schweren Sekundärkomplikationen eingetreten sind. Besonders günstig sind die Ergebnisse bei Kindern. Fortgeschrittene Zirrhose auf dem Boden einer angeborenen Gallengangsatre-
sie, einer Hepatitis oder schwerer Stoffwechselstörungen der Leber
sind hier die Indikation. Erfolgreich kann eine Lebertransplantation
hier jedoch nur dann sein, wenn ein Organ zeitgerecht verfügbar ist.
Schon für den Erwachsenen scheitert dies heute häufig, selbst bei den
heute noch geringen Transplantationszahlen. Für die Situation beim
Kind ist dies besonders problematisch, ja oft tragisch. Nur für einen
Teil der Kinder, die für eine Transplantation geeignet erscheinen und
hierfür vorgesehen sind, ergibt sich die Möglichkeit der rechtzeitigen
Organtransplantation. Die Transplantation eines Teiles einer Erwachse-
nenleber kann hier möglicherweise einen Ausweg darstellen; diese Operation fügt aber zusätzliche Risiken hinzu. Auch nach einer Lebertransplantation, gerade beim Kind, ist die hervorragende Rehabilitation oft rasch erreichbar.

Wenn also neben der Transplantation der Niere auch die von Herz und
Leber zunehmend als klinische Behandlungsmethode zu werten sind, so
ergibt sich hieraus auch die Notwendigkeit der Mehrorganentnahme bei
einem verstorbenen Spender. Menschen, die zu Lebzeiten ihre Spendebe-
reitschaft erklären, sehen darin meist kein Problem, doch erhöht diese
Situation zweifellos die psychologischen Schwierigkeiten der Zustimmung
zur Organentnahme durch Verwandte eines Verstorbenen sowie bei Ärzten
und Pflegepersonal.

Noch nicht als etablierte klinische Behandlungsmethode zählt die Transplantation von Lunge und Pankreas. Die Lungentransplantation, z.Z. in
Form der Herz-Lungen-Transplantation in einigen Zentren erfolgreich,
ist oder wäre die einzige Behandlungsmöglichkeit bei fibrotischen
Lungenerkrankungen junger Menschen. Anders bei der Pankreastransplantation zur Substitution der endokrinen Funktion: Sie wäre wohl in der
Lage, beim juvenilen Diabetes, früh ausgeführt, die Sekundärkomplikationen, besonders des Gefäßsystems mit Erblindung, Nierenversagen und
allgemeinen Durchblutungsstörungen, zu verhindern. Ihrer frühen Aus-
führung steht jedoch das Risiko der dann lebenslang notwendigen Immunsuppression entgegen. Heute wird eine Pankreastransplantation deshalb
erst dann durchgeführt, wenn bereits ein Nierenversagen auf dem Boden
der diabetischen Vaskulopathie eine Nierentransplantation mit Immunsuppression erforderlich macht. Wahrscheinlich kann hiermit die Weiter-

entwicklung von Sekundärkomplikationen zumindest gebremst werden. Allerdings ist die Komplikationsrate dieser Transplantation für ihre relative Indikation noch hoch.

Nicht erfolgreich oder sinnvoll sind bislang Transplantationen anderer Organe, unter denen besonders die von Dünndarm eine Indikation hätte. Für eine vorübergehende Deckung nach schweren Verbrennungen wichtig, aber langfristig auch heute noch nicht erfolgreich ist die Transplantation der Haut. Auch eine Übertragung von Gliedmaßen, wie sie der Legende nach von den Heiligen Ärzten Kosmos und Damian erfolgreich vorgenommen wurde, ist noch nicht Realität. Hervorgehoben werden sollen aber die großen Erfolge der Hornhauttransplantation und andere immunologisch unkomplizierte Gewebetransplantationen. Der Knochenmarktransplantation, die in aller Regel von einem Lebenden erfolgt bzw. bislang nur bei hohem Übereinstimmungsgrad der Histokompatibilität erfolgreich ist, kommt zunehmend große Bedeutung zur Behandlung leukämischer Erkrankungen, von Immundefekten und möglicherweise zukünftig zur Tumortherapie zu.

Medizinisch-wissenschaftlicher Fortschritt wird also das Gebiet Organtransplantation immer weiter öffnen. Ob für die dann gegebenen Möglichkeiten genügend Spenderorgane verfügbar sein könnten oder ob ggf. Organe von Tieren einmal hierfür erfolgreich verwendbar sind und welche Probleme sich ggf. hieraus ergeben, sind offene Fragen. Wir müssen uns — gerade im Rahmen des Themas Hirntod — mit der derzeitigen Situation beschäftigen.

Heutige Behandlungsmöglichkeiten — und damit wohl auch Verpflichtung zur Behandlung — und Realität liegen weit auseinander. Bei etwa 5000 im Eurotransplant-Bereich auf ein Nierentransplantat wartenden Patienten können jährlich derzeit nur etwa 2000 ein Organ bekommen. Die Wartezeit beträgt mehr als zwei Jahre. In der BRD ist die Relation noch ungünstiger. Hinter dem Begriff der Wartezeit verbirgt sich oft große menschliche, familiäre und gesundheitliche Problematik. Trotz der so dringend erforderlichen Verringerung der tödlichen Verkehrsunfälle liegen diese bis heute nur noch bei jährlich etwa 10.000-12.000 in der BRD. Aus medizinischer Sicht könnte wohl bei 20-30% dieser Verstorbenen eine Organentnahme erfolgen. Nur bei etwa 500 geschieht dies derzeit. 1000 durchgeführten Nierentransplantationen pro Jahr stehen also etwa 4000-5000 mögliche gegenüber.

Die Bereitschaft zur Organspende nach dem Tode ist hierfür *eine* Voraussetzung. Mit ihr ist heute doch in hohem Maße zu rechnen; auch Angehörige erteilen — sofern informiert und darum gebeten — meist die Erlaubnis zur Organentnahme. Die breite ärztliche Zusammenarbeit ist die zweite Voraussetzung. Hemmungen verschiedener Art gegenüber Organentnahme beim verstorbenen Patienten und allen damit zusammenhängenden Bereichen sind zwar in hohem Maße verständlich, doch müssen sie zurückgestellt werden, wenn eingehende Erörterungen dieses Komplexes zu der Überzeugung führen, daß Organentnahme beim Verstorbenen heute medizinisch zur Behandlung und Rettung anderer Menschen geboten ist. Organentnahme ist gemeinsam ärztliche Aufgabe — dies weit mehr als andere Gebiete der Medizin. Sie ist nur gemeinsam zu lösen. Es braucht nicht ausgeführt zu werden, daß die neurologische Tätigkeit hierbei eine Schlüsselrolle spielt. Nicht nur die neurologische Untersuchung und letztlich die Feststellung des Hirntodes selbst, gerade die Vermittlung der Sicherheit einer Hirntoddiagnostik den Angehörigen und der Öffentlichkeit gegenüber sind entscheidende Grundlagen der Organtransplantation. Als einer, der Organtransplantationen ausführt, möchte ich Ihnen für diese Tätigkeit besonderen Dank aussprechen.

Tabelle 1. Entwicklung der klinischen Nierentransplantation

1954	Erste Transplantation zwischen eineiigen Zwillingen (Murray et al., Boston)
1959	Erste erfolgreiche Leichennierentransplantation (Hamburger et al., Paris)
1960 bis 1970	Zunehmende Entwicklung
ab etwa 1970	Klinische Behandlungsmethode
Heute:	Therapie der Wahl

Tabelle 2. Entwicklung der Immunsuppression

ab 1951	Kortison, ACTH
1958	Gesamtkörperbestrahlung
ab 1959	Immunsuppressive Medikamente (Methotrexat, 6-MP, Azathioprin)
1966	Antilymphocytenseren
1980	Cyclosporin A
1964	Histokompatibilitätstestung Cross-match
1973	Vor-Transfusion

Tabelle 3. Übersicht über den Stand der Organtransplantationen 1984

Organ	Durchführung			Therapeutische Stellung
	Weltweit gesamt	BRD gesamt	BRD jährlich	
Niere	~100 000	~5 327	1 027 (1983)	Methode der Wahl
Herz	~1 000	~60	~25 (1983)	(Klinische Behandlung) mit hohem Erfolg (bei enger Indikation)
Leber	~1 000	~140	35 (1983)	mit zunehmendem Erfolg bei angemessener Indikation
Herz-Lunge	~50	2	2 (1983)	noch in Erprobung und Entwicklung
Pankreas	~400	~35	15 (1983)	
Haut, Dünndarm andere endokrine Organe, Extremitäten, Gelenke u.a.				noch nicht erfolgreich

Fortsetzung Tabelle 3

Organ	Durchführung			Therapeutische Stellung
	Weltweit gesamt	BRD gesamt	BRD jährlich	
Knochenmark	~3 000	~160	~80	klinische Behandlung
Kornea, Gehör-knöchelchen, Knorpel etc.		(sehr häufig)		}klinische Behandlung

Tabelle 4. Orthotope Lebertransplantation

Erste erfolgreiche Anwendung 1963 durch T.E. Starzl

Erste Durchführung in Deutschland 1969 durch A. Gütgemann

Bisher etwa:	n	Hauptindikation
Denver/Pitsburg (T.E. Starzl)	568	Zirrhose, spez. Kinder
Cambridge (R.Y. Calne)	150	Tumor und Zirrhose
Hannover (R. Pichlmayr)	133	Tumor und Zirrhose
Groningen (R. Krom)	20	Zirrhose
Berlin-DDR (H. Wolff)	20	Tumor und Zirrhose
Innsbruck (R. Margreiter)	12	Tumor und Zirrhose
Villejuif (H. Bismuth)	8	Zirrhose
andere	~170	
gesamt	~1 000	

Tabelle 5. Kriterien der Eignung eines Verstorbenen als Organspender

Hirntod — (relative) Kreislaufstabilität

Alter bis 55/65 Jahre, infektfrei, kein Malignom (außer ZNS-Tumoren)

Spezielle Organfunktion normal oder Störung reversibel

   Niere: Ausscheidung

   Herz: gute Kreislauffunktion (Alterseingrenzung)

   Leber: kein längeres Schock- oder Hypoxieereignis

         Intensivbehandlung unter 5-7 Tage (?)

         Leberwerte etwa normal (Alterseingrenzung)

Tabelle 6. Entnahme mehrerer Organe bei *einem* Spender

z.Z. besonders: Nieren

                   Leber

                   Herz

                   evtl.: Herz - Lunge

                          Pankreas

                   evtl.: Gewebe

                          Netzhaut, Knorpel,
                          Knochen, Haut u.a.

Erfahrungen bei der Diagnose und Dokumentation des Hirntodes

H. Angstwurm, K. Einhäupl und M. Heuser

Die Voraussetzungen der Diagnose, das klinische Syndrom und die Möglichkeiten der Dokumentation des Hirntodes sind allgemein bekannt. Die Öffentlichkeit hat den Hirntod als Tod des Menschen akzeptiert. Es gibt also derzeit keine grundsätzlichen medizinischen, rechtlichen und menschlichen Probleme des Hirntodes.

Die Alltagserfahrung zeigt aber trotzdem immer wieder Detail-Schwierigkeiten. Sie lassen sich vor allem zurückführen auf

1. Eine mangelnde Differenzierung obligater und fakultativer Symptome des Hirntodes,
2. unerwartete Befunde bei der Prüfung einzelner Symptome,
3. eine Barbiturat-Behandlung,
4. eine Unsicherheit in formalen Fragen.

Zu diesen vier Detail-Problemen soll Stellung genommen werden anhand der eigenen Erfahrungen. Diese basieren auf Beobachtungen an 416 Kranken (297 männlich, 119 weiblich). Die meisten von ihnen (405/416) wurden als potentielle Organspender untersucht, einige (11/416) mit der Frage eines Therapieabbruchs. Die Organspender lagen in den Münchner Universitätskliniken (143/405), in verschiedenen Krankenhäusern und Kliniken der Stadt München (101/405) und des Landes Bayern (161/405) bis zu einer Entfernung von rund 250 km.

Zum Zeitpunkt der Diagnose des Hirntodes waren die ursächlichen Hirnschädigungen immer genau bekannt:

303 Schädel-Hirn-Traumen, davon

 219 Verkehrsunfälle,
  55 andere Hirnverletzungen,
  29 Kopfschüsse;

 87 primäre Hirnerkrankungen, davon

  70 spontane intrakranielle Blutungen,
   6 zerebrale Gefäßverschlüsse,
   6 Hirntumoren,
   5 Hydrozephali;

 26 sekundäre Hirnschäden, davon

  25 ischämisch-hypoxische Hirnschäden,
  1 hepatische Enzephalopathie.

Die Hirnschäden waren eingetreten vor

```
bis        6 Stunden bei 25 Kranken
bis       12 Stunden bei 33 Kranken
bis       24 Stunden bei 86 Kranken = insgesamt 35%

bis       36 Stunden bei 57 Kranken
bis       48 Stunden bei 48 Kranken = insgesamt 60%

bis       72 Stunden bei 37 Kranken
bis       96 Stunden bei 24 Kranken
bis        1 Woche   bei 60 Kranken = insgesamt 89%

über       1 Woche   bei 39 Kranken

unklar               bei  7 Kranken.
```

Zum Zeitpunkt der Hirntod-Diagnose war die Apnoe bereits bekannt

```
bis        2 Stunden bei 26 Kranken
bis        6 Stunden bei 53 Kranken
bis       12 Stunden bei 49 Kranken
bis       24 Stunden bei 78 Kranken
bis       36 Stunden bei 24 Kranken
bis       48 Stunden bei 20 Kranken
bis       72 Stunden bei 22 Kranken

über      72 Stunden bei 19 Kranken

unklar               bei 125 Kranken.
```

Diese Zahlen haben vor allem eine Bedeutung für die Öffentlichkeits-
arbeit, weil sie helfen können, Befürchtungen einer vorschnellen Organentnahme sachlich zu widerlegen.

Als diagnostisch verläßliche Vorinformation erwies sich entsprechend
der pathophysiologischen Entwicklung des Hirntodes die Kombination aus
der Lichtstarre der Pupillen, der fehlenden Reaktion beim Absaugen und
der Apnoe. Bei keinem einzigen Kranken mit diesen drei Symptomen des
Hirntodes fanden wir jemals andere Phänomene einer Hirntätigkeit, auch
keine Restaktivität im EEG. Allerdings erwies sich die Vorinformation
in über 10% (48/416) als ungenau, so daß 37 Kranke zweimal, 9 Kranke
dreimal und 2 Kranke sogar viermal untersucht werden mußten, bis die
Diagnose gesichert war. Die frühzeitige Frage nach dem Hirntod hat
keinem Kranken geschadet. Eine zumindest partiell erhaltene Hirnfunktion manifestierte sich immer in mehr als nur einem einzigen Symptom,
vor allem in einer — eventuell insuffizienten — Spontanatmung und in
einem positiven Atropin-Test.

Zu den genannten Detail-Problemen ergeben sich folgende Hinweise

Zu 1: Zur Differenzierung obligater und fakultativer Symptome des
Hirntodes

1a: Bekanntlich ist nur die Lichtstarre der Pupille obligat, die Mydriasis fakultativ. Wir fanden — soweit die Augen untersuchbar waren —
eine

```
maximal weite Pupille ($\geq$ 7 mm)       bei 126 Kranken (30%)
erweiterte Pupille     (= 5-6,5 mm)     bei 211 Kranken (51%)
normal weite Pupille   (= 2,5-4,5 mm)   bei  43 Kranken (10%)
enge Pupille           (< 2,5 mm)       bei   3 Kranken.
```

Bei 87 Kranken (21%) bestand eine Anisokorie, meist (83/87) von allenfalls 1 mm, selten (4/87) bis zu 3 mm.

Die unterschiedliche Pupillengröße können wir bislang nicht befriedigend erklären. Sie korreliert zumindest statistisch nicht mit der Art und der Lokalisation der Hirnschädigung oder mit dem Entwicklungstempo des Ausfalls der Hirnfunktion, ebensowenig mit dem angiographischen Befund der A. ophthalmica (Literatur s. auch 7).

1b: Nur die fehlende zirkadiane Temperaturschwankung ist obligat, ein konstanter Temperaturabfall und eine Hypothermie sind fakultativ.

Zum Zeitpunkt der Diagnose des Hirntodes lag die rektal gemessene Temperatur

bis 30,5°C bei 2 Kranken
bis 31,5°C bei 8 Kranken
bis 32,5°C bei 13 Kranken
bis 33,5°C bei 20 Kranken
bis 34,5°C bei 39 Kranken
bis 35,5°C bei 62 Kranken
bis 36,5°C bei 91 Kranken, hypotherm insgesamt 61%[1]
bis 37,5°C bei 76 Kranken, normotherm   18%
bis 38,5°C bei 23 Kranken
bis 39,5°C bei 12 Kranken
bis 40,5°C bei 7 Kranken
bis 41,5°C bei 1 Kranken, hypertherm insgesamt 10%
unbekannt bei 44 Kranken.

Nach der statistischen Auswertung (6) liegt die Körpertemperatur zum Zeitpunkt der Hirntodfeststellung höher, wenn der Hirnschaden längere Zeit besteht, mit anderen Worten: je länger wärmedämmende pflegerische Maßnahmen wirksam werden können, desto eher ist die Körpertemperatur im oder über dem Normbereich. Zum Zeitpunkt der Hirntod-Diagnose hängt sie nicht ab vom Alter und Geschlecht, ebensowenig von der Art der Hirnschädigung und dem Entwicklungstempo des Hirntodes. Im Durchschnitt — aber nur im Durchschnitt — ist die zuletzt gemessene Temperatur niedriger als die erste; bei Frauen ist diese Differenz größer als bei Männern, ohne daß dies plausibel erklärbar ist.

1c: Nur die fehlende Reaktion auf Karotis-Sinus- und Bulbusdruck sowie der negative Atropin-Test sind obligat, die medikamentöse Blutdruckstützung fakultativ: Der Blutdruck von 102 Kranken (25%) war ohne Therapie normal.

1d: Spinale Phänomene beim Hirntod kann man a priori erwarten, entspricht doch der Hirntod vom Rückenmark aus betrachtet einem Querschnittssyndrom im Bereich C_1 bis $C_{3/4}$, wo die Hirnnekrose wie im Bereich der Sehnerven demarkiert wird (Literatur bei 4, 5). Wir haben unsere entsprechenden Beobachtungen getrennt publiziert (1). Daß man Rückenmarkssymptome nicht noch öfter als ohnehin findet, erklärt sich durch die oft prekäre Kreislauflage und durch den "spinalen Schock" ("akute Spinalisierung"). Dazu kommen auch morphologisch faßbare Reaktionen auf in den Spinalkanal verlagerte nekrotische Hirnpartikel (4). Muskeldehnreflexe mit wurmförmiger Kontraktion finden sich häufig an den Armen, besonders Reflexe der Schulter- und Brustmuskeln sowie der Fingermuskeln, speziell des Daumenstreckers. An den Beinen

---

1 Incl. 18 Kranke mit allgemeiner hypothermischer Temperatur wie "unter 35°C"

sind Teile eines polysynaptischen Beugereflexes viel häufiger als an
den Armen, besonders im Bereich der Zehen. Streckreflexe am Arm werden
vorwiegend vom Hautbereich C_8-Th_4 ausgelöst (2); an den Füßen zeigen
sie sich noch am häufigsten als Plantarbewegungen aller Zehen. Komplexe Extremitätenbewegungen werden selten — bei 7 von 417 Kranken —
durch passive Kopfdreh- und -beugebewegungen provoziert. Weshalb niemals ein positives Babinskisches Zeichen im Zusammenhang eines Hirntod-Syndroms beobachtet wurde, ist uns bislang unklar.

Zu 2: Zu unerwarteten Befunden bei Prüfung einzelner Symptome

Hierzu zählen wir Phänomene bei Testung der Apnoe, einen fälschlich
positiven Atropin-Test und die — nach dem Hirntod offenbar sehr seltene — postmortale Pupillenverengung.

Pulssynchrone Luftbewegungen im Tubus stellen keine Tachypnoe dar;
sie geben sich außer durch ihre hohe Frequenz besonders eindrucksvoll
bei Extrasystolen zu erkennen durch ihre strenge Korrelation mit dem
Herzschlag sowie durch die völlig fehlende Innervation aller Atemmus-
keln. Bei der Prüfung der Apnoe ist außerdem ein "Schulterzucken" beschrieben worden (3), das bei Wiederholung und gleichem pCO_2 nicht
mehr auftrat. Eine Erklärung fehlt. Beim Atropin-Test darf man nicht
in das System einer laufenden Dopamin-Infusion spritzen, weil man damit gleichzeitig eine größere Dopaminmenge injiziert. Auf diese Weise
kann die Herzfrequenz gesteigert werden in Bereiche eines "positiven"
Atropin-Tests.

Bei Kontrolluntersuchungen findet man selten (4/416) eine gering enger
gewordene Pupille. Nachdem aber alle anderen Zeichen des Hirntodes
fortbestehen, muß man dieses Phänomen in Analogie setzen zu der sonstigen postmortalen Pupillenverengung infolge Flüssigkeitsverlustes
aus dem Bulbus und vielleicht infolge einer beginnenden Leichenstarre
der Irismuskulatur (1).

Zu 3: Zur Hirntod-Diagnose nach Barbiturat-Behandlung

Die Barbiturat-Behandlung bereitet gegenwärtig der Diagnose des Hirntodes die größte praktische Schwierigkeit. Das Problem ist noch gut
lösbar, wenn kontinuierlich der intrakranielle Druck registriert ist.
Ohne die intrakranielle Druckmessung kann man sich zum einen helfen
mit der Korrelation früherer Barbiturat-Bestimmungen im Serum zu den
jeweiligen neurologischen und EEG-Befunden, zum anderen aber muß man
immer wieder den Abbau des Barbiturats abwarten. Nicht ganz klar erscheint, wie weit Barbiturate allein — also ohne Hypoxie einer Intoxikation — eine Mydriasis bedingen können und wie weit sie den Atropin-Test beeinflussen. Wenn unter einer Barbiturat-Behandlung eine
Mydriasis eingetreten und der Atropin-Test negativ geworden war, haben
wir selbst bisher bei keinem von 48 Kranken, die aus verschiedenen
Gründen angiographiert wurden, eine erhaltene Hirnperfusion gesehen.
Ebensowenig haben wir in der gleichen klinischen Situation bei freilich erst 4 Kranken eine Erholung der Hirntätigkeit nach Abbau des
Medikaments beobachtet.

Zu 4: Zur Unsicherheit in formalen Fragen

Meistens beruht die Unsicherheit in formalen Fragen auf einer unzurei-
chenden Information und läßt sich deshalb leicht beheben. Immer wieder
aber muß man klarstellen, daß "die" Juristen wirklich nur die Sicher-

heit der Diagnose und die überprüfbare Dokumentation des Hirntodes
verlangen. In die medizinisch-ärztlichen Belange greifen sie nicht
ein. Der Text "Kriterien des Hirntodes", den der Wissenschaftliche
Beirat der Bundesärztekammer veröffentlicht hat (8), trägt deshalb zu
Recht den Untertitel "Entscheidungshilfe". Zumindest nach unserer Erfahrung vertreten nicht wenige Kollegen noch heute die Auffassung, der
Hirntod eines Organspenders dürfe ausschließlich angiographisch dokumentiert werden.

Anhand unserer jetzt über achtjährigen Erfahrung meinen wir feststellen zu dürfen: Die Diagnose des Hirntodes läßt sich normalerweise klinisch sicher stellen; apparative Untersuchungen können im allgemeinen
nur zur Dokumentation beitragen. Die Ausnahme von der Regel machen
derzeit die Untersuchungen unter der Barbiturat-Behandlung.

Zum Schluß gilt mein Dank den Kollegen unserer Klinik, die sich an
der Rufbereitschaft für das Transplantationszentrum an der Chirurgischen Klinik im Klinikum Großhadern beteiligt haben, und den Kollegen
in den verschiedenen auswärtigen Krankenhäusern, deren Vorarbeit für
uns praktisch, organisatorisch und nicht zuletzt menschlich unersetz-
lich ist.

Literatur

1. Angstwurm H (1983) Spinale reflektorische Bewegungen und postmortale Verengung der Pupille nach dem Hirntod. Anästh Intensivmed
   24:240
2. Jorgensen EO (1973) Spinal man after brain death. Acta Neurochir
   28:259
3. Ropper AH, Kennedy SK, Russel L (1981) Apnea testing with the diagnosis of brain death. J Neurosurg 55:942
4. Schneider H, Matakas F (1971) Spinal cord changes after brain death.
   Acta Neuropath 18:234
5. Schröder R (1983) Chronomorphologie der zerebralen Durchblutungsstörungen. Springer-Verlag, Berlin Heidelberg New York
6. Syniawa M (1984) Hirntod und Körpertemperatur. Inaugural-Dissertation, Ludwig-Maximilians-Universität München
7. Walker AE (1981) Cerebral Death. Verlag Urban & Schwarzenberg
   Baltimore München
8. Wolff HP (1982) Kriterien des Hirntodes. Dt Ärztebl 79:45

Neurologische Symptome bei Manifestation des Hirntodes

R. W. C. Janzen, P. Hohnstädt, L. Lachenmayer, W. Rohr und
H. P. Neunzig

Mit Eintritt des Hirntodes ändert sich die Rückenmarksfunktion. In der
Akutphase wird dies zunächst sichtbar an einem Ausfall sämtlicher spinaler Reflexe (sog. spinaler Schock). Nach etwa 6 Stunden lassen sich
die Eigen- und Fremdreflexe wieder auslösen; die Reflexantwort kommt
verzögert, die Kontraktionen sind verlangsamt bis wurmförmig, die re-
flexogenen Zonen erweitert; das Babinski-Phänomen erlischt, stattdessen
wird eine langsame tonische Plantarflexion der Zehen (tonic plantar
flexion) sichtbar (3). Entwickelt sich der Hirntod nicht innerhalb von
ein bis zwei Tagen, ist die Übergangsphase weniger scharf markiert.
Bei Fortdauer von Beatmung und ausreichenden Kreislaufverhältnissen
mehrere Tage über den Hirntod hinaus können zusätzlich Phänomene wie
komplexe Bewegungen der Extremitäten, Priapismus, Blutdruckkrisen beobachtet werden. Diese Beobachtungen führen immer wieder zu Unsicherheit in der klinischen Einschätzung; die Frage, ob es sich tatsächlich
um spinal gestaltete Erscheinungen handelt, wird aufgeworfen. Wir haben versucht, den Umfang der Spinalisation weiter zu untersuchen.

Methodik

In einem Gesamtkollektiv von 258 Fällen (148 Donoren und 110 Intensivpatienten), bei denen ein Hirntod diagnostiziert wurde (1), wurden die
neurologischen Befunde ausgewertet. In der Mehrzahl ware genauere Angaben über die Rückenmarksfunktion nicht gegeben. Daher war Grundlage
für die eingehende Analyse eine Gruppe von 50 Fällen, bei denen die
spinale Funktion einheitlich nach folgenden Kriterien untersucht war:
1. Die spinalen Reflexe wurden konventionell ausgelöst,
2. die sog. Spinalisationszeichen nach Jørgensen (7) und Ivan (5) und
der Nackenabdominalreflex (NAR) wurden ausgelöst, und
3. wurden vor allem spontane motorische und vegetative Reaktionen beachtet und nach taktil/nozizeptiv induzierten Reaktionen gefahndet (6).
Registriert wurde jeweils Vorhandensein oder Fehlen einer Reaktion oder
eines Phänomens. Die Verlaufsbeobachtung erfaßte längstens 7 Tage nach
Hirntod, meist 1-2 Tage (akute Spinalisationsphase); in einigen Fällen
wurde auch die Phase nach Diskonnektion vom Beatmungsgerät einbezogen.

Zusätzlich wurden 4 Fälle mit isoliertem Hirnstammfunktionsverlust,
d.h. Erlöschen aller Hirnstammreflexe und persistierendem Theta/
Delta-EEG (8), infolge Ruptur eines Basilarisaneurysmas, Basilaristhrombose oder Ponsblutung vergleichend untersucht.

Ergebnisse

In 86% der Fälle war zumindest eines dieser Zeichen spinaler Funktion
vorhanden, in 14% fehlten während der Beobachtungszeit alle Zeichen.
Wie Abb. 1 zeigt, fanden sich besonders regelmäßig die AER und die

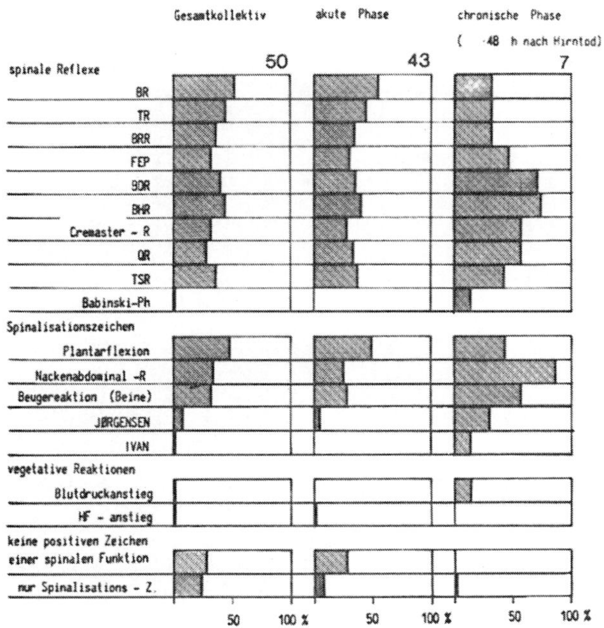

Abb. 1. Häufigkeit des Vorkommens und Fehlens von spinalen Reflexen, Spinalisationszeichen und vegetativen Reaktionen im Gesamtkollektiv (N = 50), während der akuten Phase (N = 43) und chronischen Phase des Spinalisationssyndroms; Angaben in Prozent. Graue Felder = Zeichen vorhanden, weiße Felder = Zeichen nicht vorhanden

BHR, BDR und der Cremaster-Reflex. Oft war eine Dissoziation zwischen BHR und BDR zu beobachten, nämlich BHR +/BDR - bzw. BHR -/BDR +. Nur einmal wurde eine Dorsalextension der Großzehe beobachtet. Von den Spinalisationszeichen waren Plantarflexion (tonic plantar flexion), Beugereaktion des Beines und der NAR positiv; in 5 Fällen fand sich nur eines dieser Zeichen. In diesen Punkten ist das Gesamtkollektiv mit der Gruppe der akuten Spinalisation vergleichbar. In der kleinen Gruppe von 7 Fällen, bei denen der Hirntod 3-7 Tage bestand, waren stets spinale Reflexe und/oder Spinalisationszeichen auslösbar, insbesondere der NAR fast immer positiv. Die Reflexantworten waren meist symmetrisch, in 42% jedoch fand sich eine einseitige Betonung oder ein einseitiges Vorhandensein einzelner oder mehrerer Befunde. Trotz kleiner Zahl fiel auf, daß bei Fällen mit primär lateralisierter primärer Hirnläsion 58% eine asymmetrische Konstellation boten, entweder i.S. eines Überdauerns von vorbestehenden Halbseitenzeichen oder einer kontralateral verminderten Funktion. Ähnliche Befunde fanden sich allerdings auch bei primär diffusen Hirnläsionen (38%). Seitenwechselnde Befunde waren selten.

Schließlich zeigte sich, daß vor allem in der chronischen Spinalisationsphase sehr unterschiedliche spontane und reizinduzierte motorische Phänomene hervortraten, die überwiegend in langsamen, fast dystonen Beugebewegungen bestanden, sog. spinalen Schablonen (3). Aus den in dieser Studie sicher auch noch imkomplett erfaßten möglichen Phänomenen gibt Tabelle 1 eine Zusammenstellung. Darüber hinaus wurden spinale hochfrequente Myoklonien (bis 360/min) beobachtet in einem Fall von medullospinaler Diskonnektion (4). In einem Fall lagen hypertone Krisen bis 210 mmHg vor.

<u>Tabelle 1.</u> Synopsis der im Kollektiv beobachteten motorischen Reaktionen nach nozizeptiven und taktilen Reizen; Stimulationsort bzw. -art sind angegeben

	Anzahl	Stimulationsort/ -art	Reaktion
Nach nozizeptiven Reizen	2	Lat. Thoraxwand	Ipsiversive Rumpfbeugung
	2	Vordere Rumpfhaut	Ipsilaterale Schulter-Arm-Beugung
	1	Th 1	Ipsilaterale Beugung des Beines
	1[a]	C 4	Zwerchfellmyoklonus
Nach taktilen Reizen	1	Fingerspitze	Isotope Fingerbeugung
	2	Rippenbogen (Perk.)	Kopfwendung nach ipsilateral
	1	Perkussion von peripheren Nerven	Kontraktion der innervierten Muskelgruppen
	1	Analregion	Priapismus

[a]Fall mit Strychnin-Intoxikation

Nach Diskonnektion vom Beatmungsgerät traten nach einer Latenz von 3–5 min über einen Zeitraum von etwa 30 s langdauernde symmetrische, aber auch lateralisierte komplexe, kopfwärts gerichtete Beugebewegungen der oberen Extremitäten einschließlich der Finger auf, ferner grobe Faszikulationen, passager extreme Steigerung der MDR mit anschließenden Kloni oder dystonen Kontraktionen sowie eine Schwellenherabsetzung für taktile und nozizeptive Reize. In den 4 Fällen mit isoliertem Hirnstammfunktionsverlust waren im Verlauf sowohl spinale Reflexe als auch Spinalisationszeichen nachweisbar.

Diskussion

Unsere Beobachtungen spinaler motorischer und vegetativer Phänomene bei Manifestation des Hirntodes ergänzen frühere Mitteilungen zu diesem Problem (2, 3, 5, 7–9). Solche Phänomene spiegeln die Funktionsänderung des Rückenmarks wider, die durch die funktionelle Isolierung von efferenten supraspinalen Systemen entsteht (10). In keinem Fall ergab sich ein Hinweis auf eine anderweitig belegbare Restfunktion des Bulbärhirns. Insgesamt kann ein einheitliches Syndrom nicht diagnostiziert werden, vielmehr zeigen die spinalen Reflexe eine große Variabilität hinsichtlich Häufigkeit und Muster. So sind in der akuten Spinalisation vor allem die AER vorhanden, während in der chronischen Spinalisationsphase vor allem die MDR der Beine häufiger positiv sind, z.T. sogar eine kloniforme Antwort zeigen. Auch ein scheinbares Überdauern von vorgegebenen, supraspinal induzierten Halbseitenzeichen kommt vor. Die sog. Spinalisationszeichen wie NAR, Zeichen nach Jørgensen, seltener nach Ivan, sind vor allem in der chronischen Phase nachweisbar, was trotz kleiner Fallzahl mit den Beobachtungen dieser

Autoren übereinstimmt (5, 7). In dieser Spätphase können auch komplexe
spontane oder nozizeptiv induzierte Beugeschablonen in Erscheinung
treten (3), die z.T. denen gleichen, wie sie nach Diskonnektion beobachtet wurden (9).

Trotz unterschiedlicher interindividueller Befunde läßt sich ein Syndrom diagnostizieren (5, 7), was hier Spinalisationssyndrom genannt
wurde und dessen Phänomenologie sicher noch über den hier vorgelegten
Umfang hinausgeht. Seine Manifestation war nicht abhängig von der vor-
ausgehenden Hirnläsion (Schädelhirntrauma 35, intrakranielle Blutungen
9, Anoxie 6). Ein Spinalisationssyndrom widerspricht nicht der Diagnose
"Hirntod"; es kann aber auch nicht mit dieser Diagnose gleichgesetzt
werden (7), wie unsere Beobachtungen an 4 Fällen mit isoliertem Hirnstammfunktionsverlust zeigen.

Über die Mechanismen, die der Entstehung der Spinalisationsphänomene
zugrunde liegen, lassen sich nur vorsichtige Vermutungen anstellen.
So dürften für den entlang der spinalen Achse stark wechselnden Re-
flexbefund z.B. die disseminierten ischämischen, entzündlichen und
kompressionsbedingten Veränderungen des Rückenmarks eine wichtige
Rolle spielen (10). Ob die beobachteten Lateralisationszeichen tatsächlich eine durch supraspinale Läsionen dem Rückenmark aufgeprägte
Funktionsstörung widerspiegeln, die den Hirntod überdauert, wie es
von Bronisch erwogen wird (2), wird durch unsere Untersuchungen eher
wahrscheinlicher. Histologische Befunde hierfür fehlen allerdings (10).
Über die neurophysiologischen Grundlagen der Spinalisationszeichen
und der Beugemotorik liegen nur Vermutungen vor. Die spinalen Schablonen, die durchaus supraspinal induzierten Mustern ähneln sollen (9),
mögen die Organisation des spinalmotorischen Eigenapparàts repräsentieren (3), der nach einer Phase der Disfaszilitation einer zunehmenden Enthemmung unterliegt. Die Symptomatik des Postkonnektionssyndroms
(9) dürfte am ehesten einer durch Sauerstoffmangel bedingten, inter-
mediären Erregungssteigerung neuronaler Strukturen bei Depolarisation
der Membranen zuzuordnen sein.

Zusammenfassung

An einer Gruppe von 50 Fällen mit der Diagnose Hirntod zeigte sich
eine erhebliche Variabilität der spinalen Reflexe und Spinalisationszeichen, die aber die Syndromdiagnose Spinalisation erlauben. Komplexe
Beugemotorik, Myoklonien widersprechen dieser Diagnose nicht. Die Ent-
stehungsmechanismen werden besprochen.

Literatur

1. Kriterien des Hirntodes. Entscheidungshilfen zur Feststellung des
   Hirntodes (1982) Dtsch Ärztebl 79:45-55
2. Bronisch FW (1969) Zum Reflexverhalten im Hirntod. Nervenarzt 40:
   592-593
3. Gerstenbrand F (1973) Die klinische Symptomatik des irreversiblen
   Ausfalls der Hirnfunktionen (Das Vorstadium und die spinalen Reflexe). In: Krösl W, Scherzer E (Hrsg) Die Bestimmung des Todes-
   zeitpunktes. Maudrich, Wien, 33 S.
4. Hohnstädt P, Janzen RWC, Kühne D (1980) Spinale Myoklonien bei
   Hirnstammfunktionsverlust. In: Mertens HG, Przuntek H (Hrsg) Pathologische Erregbarkeit des Nervensystems und ihre Behandlung.
   Springer, Berlin Heidelberg New York, 439 S.
5. Ivan LP (1973) Spinal reflexes in brain death. Neurology (Minneap)
   23:650-652

6. Janzen RWC, Huland H (1979) Neurologische Symptome nach Manifestation des Hirntodes. 12. Donausymposium, Innsbruck, 8.-11.11.1979
7. Jørgensen EO (1973) Spinal man after brain death: the unilateral extensor-pronation reflex of the upper limb as an indication of brain death. Acta Neurochir (Wien) 28:259-273
8. Robert F, Mumenthaler M (1977) Kriterien des Hirntodes. Die spinalen Reflexe bei 45 eigenen Beobachtungen. Schweiz med Wschr 107: 335-341
9. Ropper AH (1984) Unusual spontaneous movements in brain-death patients. Neurology (Minneap) 34:1089-1092
10. Schneider H, Matakas F (1971) Pathological changes of the spinal cord after brain death. Acta Neuropath 18:234-247

Der Hirnstammtod bei Basilaristhrombose –
Eine besondere Variante des Hirntodes?

A. Ferbert, H. Buchner, E. B. Ringelstein und W. Hacke

Einleitung

Der Streit um die Bedeutung des EEG's bei der Diagnose des dissoziierten Hirntodes ist fast so alt wie das Konzept des Hirntodes selbst.
Während ein Teil der Autoren der Auffassung ist, der eingetretene Hirntod könne allein mit den Mitteln der klinisch-neurologischen Untersuchung festgestellt werden (5, 7, 8), halten andere das EEG als Zusatzuntersuchung für erforderlich (3). Beide Methoden prüfen allerdings
ganz unterschiedliche Dinge: Die neurologische Untersuchung des komatösen Patienten erfaßt vor allem Hirnstammfunktionen, das EEG dagegen
spiegelt in erster Linie die elektrische Aktivität des Großhirns wider.

Wir berichten über einen Patienten mit einer Basilaristhrombose, bei
dem es zum Infarkt des gesamten Hirnstamms gekommen war, das EEG aber
noch eine erhaltene Großhirnfunktion anzeigte.

Fallbeschreibung

Bei einem 52jährigen Patienten führte Dysarthrie mit Gangstörungen
zur neurologischen Untersuchung. Einige Tage davor war es bereits zu
flüchtigen Sehstörungen gekommen. In der Folge entwickelte sich eine
Tetraparese mit Ausfällen mehrerer Hirnnerven und schließlich ein
Locked-in-Syndrom mit erhaltener Spontanatmung und bei nur gering gestörter Augenmotilität, mit der der Patient sich über einen Kode ver-
ständigen konnte. Angiographisch zeigte sich eine vertebrobasiläre
Thrombose. Eine lokale intraarterielle Fibrinolyse führte zwar innerhalb mehrerer Stunden zur Rekanalisierung der A. basilaris, die über
zwei Tage bestandenen schwersten neurologischen Ausfälle besserten
sich jedoch nicht. Der neurologische, elektrophysiologische und dopplersonographische Verlauf der nächsten drei Tage ist in Tabelle 1 zusammengefaßt. Insbesondere beachte man den EEG-Befund drei Stunden
und den Dopplersonographiebefund acht Stunden nach Feststellung des
klinischen Hirntodsyndroms. Das EEG zeigte eine mittelgradige Allgemeinveränderung mit Abflachung über der linken Hemisphäre. In der
Dopplersonographie zeigte sich zwar ein reduzierter Fluß über den Aa.
car. int., jedoch nicht der für den Hirntod typische Pendelfluß. Das
Computertomogramm vom 24.2. zeigte einen Infarkt des gesamten Hirnstamms und Kleinhirns mit beginnendem Hydrozephalus.

Diskussion

Der Verlauf des hier geschilderten Falles zeigt an, daß nicht nur das
Gehirn dissoziiert zum übrigen Körper tot sein kann, sondern daß auch
der Hirnstamm isoliert bei erhaltener Großhirnfunktion absterben kann.
Ausreichend dokumentiert ist dieser Zustand bei unserem Patienten nur

Tabelle 1. Klinisch-neurophysiologischer Verlauf: Hirntod bei Basilaristhrombose

	23.02.		24.02.			25.02.
	8.00	17.00	8.00	11.00	16.00	11.00
Neurol. Befund	Komatös re. Pupille ohne R auf L okulozeph. R Ø Spontanatmung +	Alle zeph. Refl. erloschen Spontanatmung beginnt bei PA CO_2 47	Klin. Hirntod	⟶		† 18.00
EEG				Mittelgrad. AV mit Abflachung li.		Nullinie
Evoz. AEP	Bds. "Null-AEP"		Wie 23.02.			
Pot. SEP	Bds. Ø N_2O flaches Pot. über Mast., norm. Pot. über C_7		Kein Pot. über Mast., sonst wie 23.02.			
Doppler				Reduz. Fluß in beiden Aa. car. int.		

für acht Stunden, wahrscheinlich hat er jedoch länger bestanden. Daß
bei der Kontrolle am folgenden Tag ein isoelektrisches EEG abgeleitet
wurde, erklären wir mit dem zunehmenden Hydrozephalus okklusus. Da
alle Efferenzen aus dem Großhirn durch den Hirnstamm ziehen, konnte
die Großhirnfunktion nicht klinisch, sondern nur durch das EEG dargestellt werden.

Erhaltene sporadische Restaktivität im EEG bei klinischem Hirntod-
syndrom wird auch beobachtet, wenn ein supratentorieller raumfordernder Prozeß den Hirnstamm sekundär durch Einklemmung schädigt, was der
weitaus häufigste Mechanismus beim Hirntod ist. In unserem Falle war
das EEG jedoch noch gut ausgeprägt. Erfahrungen über die Pathophysiologie des Hirntodes nach primär infratentoriellen Läsionen sind selten
(4, 6). In der amerikanischen Cooperativ-Studie waren von 503 Patienten nur zwei, die durch eine Ponsblutung das klinische Hirntodsyndrom
zeigten und dabei erhaltene EEG-Aktivität hatten (1, 2).

Es besteht kein Zweifel daran, daß Patienten mit einem Infarkt des gesamten Hirnstamms nicht überlebensfähig sind. Ob das von seinen Afferenzen und Efferenzen unterbrochene Großhirn noch eine Binnenfunktion
unterhält, kann nicht gesagt werden. Hirntot mit "Verlust der Groß-
hirn- und der Hirnstammfunktion" (8) sind diese Patienten jedoch nicht,
eine Organentnahme verbietet sich unserer Ansicht nach. Bei primär infratentoriellen Läsionen sollte daher das EEG obligat zur Hirntoddiagnose gehören.

Zusammenfassung

Es wird über einen Patienten mit einer Basilaristhrombose berichtet,
bei dem es zum Infarkt des gesamten Hirnstamms gekommen war. Drei Stunden nach Erfüllung aller klinischen Kriterien des Hirntodsyndroms wurde
ein mittelgradig allgemein verändertes EEG mit linkshirniger Abflachung
abgeleitet. Nach fünf weiteren Stunden zeigte die Dopplersonographie
zwar einen reduzierten Fluß über den Aa. carot. int., jedoch keine
diastolische Strömungsumkehr. Es wird darauf hingewiesen, daß bei primär infratentoriellen Prozessen das EEG bei der Hirntoddiagnose obligat sein sollte.

Literatur

1. Allen N, Burkholder J, Comiscioni J (1978) Clinical criteria of
   brain death. In: Korein J (ed) Brain death, interrelated medical and
   social issues. The New York Academy of Science, New York, pp 70-95
2. Bennett DR, Hughes JR, Korein J, Merlis JK, Suter C (1976) Atlas
   of electroencephalography in coma and cerebral death. Raven Press,
   New York, p 180
3. Collaborative Study (1977) An appraisal of the criteria of cerebral
   death. JAMA 237:982-986
4. Deliyannakis E, Joannou F, Davaroukas A (1975) Brain stem death
   with persistence of bioelectric activity of the cerebral hemispheres. Clin EEG 6:75-79
5. Mohandas A, Chou SN (1971) Brain death. A clinical and pathological
   study. J Neurosurg 35:211-218
6. Nilsson S, Laitinen L (1983) Patienter med skador pa hjärnstammen
   kan ge problem vid hjärndödskiagnostik. Läkartidningen 80:589-590
7. Pallis C (1983) ABC of brain stem death. The arguments about the
   EEG. Br Med J 286:284-287
8. Stellungnahme des Wissenschaftlichen Beirates der Bundesärztekammer
   zur Frage der Kriterien des Hirntodes (1982) Dtsch Ärztebl 79:45-55

Das komplette apallische Syndrom

R. Biniek, U. Schuchardt, V. Schuchardt und R. Heitmann

Ein Patient, der zwar die Augen geöffnet hat, seine Umwelt jedoch
nicht wahrnimmt, auf Außenreize nur mit vegetativen Reaktionen reagiert
und allenfalls über motorische Primitivschablonen, wie Kauen und
Schmatzen, verfügt, wird im Regelfall als apallischer Patient bezeichnet. Durch die moderne Intensivmedizin ist dieses Syndrom wesentlich
häufiger geworden. Damit ist der Neurologe heute in sehr viel mehr
Fällen aufgefordert, zur Prognose dieser Patienten Stellung nehmen zu
müssen. Doch solche Aussagen sind in der Regel nicht mit der wünschens-
werten Sicherheit möglich, da insbesondere bei jungen Patienten erstaunliche, nicht vorhersehbare Besserungen beobachtet werden.

Wir wollen jedoch hier anhand von vier Fallbeispielen eine Sonderform
des apallischen Syndroms abgrenzen, bei dem u.E. zur Prognose einwand-
frei Stellung genommen werden kann.

Der erste Patient, ein 46jähriger Mann, wurde nach einer schweren
E-605-Vergiftung in die neurologische Klinik eingeliefert, erholte
sich innerhalb von acht Tagen, so daß er bei Bewußtseinsklarheit und
stabilen Kreislaufverhältnissen extubiert werden konnte. Beim abschließenden Absaugen wurde der Patient ateminsuffizient, asystolisch und
mußte intubiert und reanimiert werden. Nach 60 Sekunden traten wieder
Herzaktionen auf, nach einer Stunde setzte die Spontanatmung ein. Das
EEG bot jedoch drei Stunden nach dem Ereignis eine Null-Linie, zeigte
in den nächsten Stunden vorübergehend ein Burst-Suppression-Muster
und blieb ab dem fünften Tag nach dem Herzstillstand isoelektrisch.
Zu diesem Zeitpunkt hatte sich das Vollbild des apallischen Syndroms
entwickelt mit oralen Automatismen, aufgehobenem Schlaf-Wach-Rhythmus
und fehlenden Reaktionen auf Außenreize. Neurologisch fand sich ein
tetraspastisches Syndrom. Zwei Monate nach dem Ereignis verstarb der
Patient an einer Lungenembolie. Die neuropathologische Untersuchung
(Pathologisches Institut der Universität zu Köln, Professor Dr.
Fischer) zeigte einen nahezu vollständigen Verlust der Ganglienzellen
des Großhirns, des Corpus striatum und des Thalamus sowie der Purkinje-
Zellen des Kleinhirns. Erhalten geblieben waren die Ganglienzellen
des Hypothalamus, des Mittelhirns und der Medulla oblongata.

Bei der zweiten Patientin, einer 32jährigen Hausfrau, entwickelte sich
nach einer Hypoxie im Rahmen von Entzugskrampfanfällen innerhalb weniger Tage ein apallisches Syndrom mit einem konstanten, isoelektrischen EEG. Die Patientin verstarb sechs Monate nach der Hypoxie kurz
nach der Verlegung in ein anderes Krankenhaus.

Der dritte Patient, ein 38jähriger Angestellter mit bekannten Herzrhythmusstörungen, bot zwei Tage nach Reanimation klinisch das Bild
des dissoziierten Hirntodes, im EEG bestand jedoch ein Alpha-Muster.
Drei Tage später zeigte das EEG eine Null-Linie, die auch nach Absetzen jeglicher Sedierung bestehen blieb. Wenig später setzte aber

wieder eine Spontanatmung ein, während der Patient klinisch alle Zeichen des apallischen Syndroms aufwies. Dieser Kranke verstarb sechs Wochen nach dem Ereignis, kurze Zeit nach Verlegung in das Heimatkrankenhaus, an zentralem Atemversagen.

Bei dem vierten Patienten handelt es sich um einen 12jährigen Jungen, der sich am 8.11.1983 strangulierte. Nach 25minütiger Reanimation wurde er in einer internistischen Intensivstation aufgenommen, wo die weitere Beatmung sowie hirndrucksenkende Maßnahmen erfolgten. Kurz nach der Aufnahme war der Patient bewußtlos und zeigte weder Lichtreaktion der Pupillen noch Muskeleigenreflexe. Nach zwei Tagen reagierten die Pupillen träge, die Muskeleigenreflexe waren bei schlaffem Muskeltonus wieder auslösbar, bei Manipulationen kam es zu Streckmechanismen. Zwischenzeitlich zu beobachtende orale Automatismen sistierten innerhalb von wenigen Tagen. Konstant blieb jedoch eine sympathikotone Reaktionslage mit Beschleunigung von Puls, Atmung und Lidschlag bei akustischen und Schmerzreizen. Die Spontanatmung war vier Wochen nach der Strangulation wieder völlig ausreichend. Parallel zum neurologischen Befund zeigte das EEG am dritten Tag eine nur spärliche, jedoch eindeutig hirneigene Aktivität aus dem Alpha- und Theta-Bereich, ging am siebten Tag in ein isoelektrisches EEG über, das bis heute konstant blieb. Der Patient wird weiterhin in einem Bonner Kinderkrankenhaus betreut, der neurologische Befund ist unverändert geblieben.

Bei der Durchsicht der internationalen Literatur stießen wir auf 23 Parallelfälle, also apallische Patienten mit nachgewiesener Null-Linie im EEG, aber für mindestens einige Tage stabilen, vegetativen Funktionen, insbesondere erhaltener oder wiederaufgetretener Spontanatmung. Bei drei dieser Kranken war die Null-Linie in einem gewissen Grade reversibel, es entwickelten sich flache Kurvenbilder mit angedeuteten Beta- und Theta-Aktivitäten. Der neurologische und psychische Befund besserte sich jedoch in keinem der beschriebenen Fälle. Die längste Überlebenszeit dieser Patienten ist mit 17 und 18 Jahren beschrieben worden. Seit der Erstbeschreibung durch Ingvar 1972 wird dieser Sonderfall des apallischen Syndroms als komplettes apallisches Syndrom bezeichnet. Gekennzeichnet ist es durch die erhaltenen Funktionen von Atmung und Kreislauf sowie der Flüssigkeits- und Temperaturregulation bei gleichzeitigem Verlust aller höheren Funktionen. Die völlige Zerstörung des Kortex kommt in der konstanten Null-Linie im EEG zum Ausdruck. Daß dabei Intoxikationen und Hypothermie ausgeschlossen sein müssen, versteht sich von selber. Da wir ein solches Syndrom bei einzelnen Patienten präfinal, also kurz vor dem Eintritt des Hirntodes, nachweisen konnten, sollte bei der Abgrenzung dieses Syndroms auch eine zeitliche Dauer berücksichtigt werden. Wir schlagen hier — in Analogie zur Hirntod-Definition — einen Nachweis dieses Syndroms für mehr als 72 Stunden vor.

Das komplette apallische Syndrom ist daher durch folgende Kriterien definiert:

1. Null-Linie im EEG;
2. Stabile vegetative Funktion, insbesondere Spontanatmung, Temperatur- und Blutdruckregulation;
3. Andauern dieses Syndroms über mehr als 72 Stunden.

In zwei unserer Fälle konnten wir CT-Verlaufsstudien machen. Wir möchten hier einen charakteristischen Verlauf darstellen.

Das CT des schon erwähnten 12jährigen Jungen drei Wochen nach der Strangulation zeigte mit Kontrastmittel eine deutliche Demarkierung des gesamten Neokortex und eine Anreicherung im Bereich des Kleinhirns

und der Hirnstammstrukturen in Nachbarschaft zum dritten Ventrikel.
Drei Wochen später ist diese Demarkierung nicht mehr so deutlich, es
fallen jedoch ausgedehnte Hypodensitäten im Bereich der gesamten Hirnrinde auf. Sechs Monate nach dem akuten Ereignis hat sich ein ausgedehnter Hydrozephalus e vacuo entwickelt, eine Hirnrindenstruktur im
gewohnten Sinne ist weiterhin nicht erkennbar.

Die Befunde der evozierten Potentiale bei zwei unserer Patienten lassen sich mit dem klinischen Bild vereinbaren. Während die somatosensorisch evozierten Potentiale bei kortikaler Ableitung nicht nachweisbar waren, blieben die akustisch evozierten Potentiale vollständig
oder zumindest teilweise bei normaler Latenz darstellbar.

Nach unseren Erfahrungen und den Verlaufsbeschreibungen der Literatur
kann mit dem Nachweis des kompletten apallischen Syndroms mit einer
Besserung für den Patienten nicht mehr gerechnet werden. Für die Dauer
des weiteren Überlebens ist bei diesen Patienten irgendeine Form von
bewußtem Leben, Erleben und Wahrnehmen von Umwelt oder Erleben und
Ausdrücken von Emotionen und Bedürfnissen nicht mehr möglich. Das
Leben als Person ist unwiderruflich zerstört. Die Patienten bleiben
auf die künstliche Ernährung und dauernde intensive Pflege angewiesen,
Komplikationen sind häufig und treten im allgemeinen rasch auf. Denn-
noch werden bei guter Pflege sehr lange Überlebenszeiten bis zu 18
Jahren erreicht.

Für den behandelnden Arzt stellen sich konkret folgende Fragen:

1. Muß ein Patient wieder beatmet werden, wenn sich die Spontanatmung
   erschöpft?
2. In welchem Ausmaß soll man bei sekundären Komplikationen therapeutisch aktiv werden?

Die erste Frage läßt sich relativ eindeutig beantworten: Mit der Verschlechterung der Spontanatmung nähert sich der Patient noch weiter
dem Hirntod, und eine erneute Beatmung würde bei der Irreversibilität
des Syndroms nur eine Verlängerung des Sterbens bedeuten. Wir halten
daher bei Abnahme der Spontanatmung ein erneutes Beatmen für nicht indiziert.

Zur zweiten Frage muß wiederum bedacht werden, daß für diese Patienten
irgendeine Form von Leben als Person nicht mehr möglich ist. Im Sinne
von Schara (1976) und Schuchardt (1984) sollte hier die sog. Normthe-
rapie durchgeführt werden, also eine Therapie, wie sie auf jeder normalen Krankenhausstation zu leisten ist, mit Sondenernährung, Physiotherapie und der körperlichen Pflege.

Die Frage, ob bei der rasch zu erwartenden Bronchopneumonie die Gabe
von Antibiotika auch unterlassen werden kann, läßt sich nicht generell
beantworten. Hier muß der behandelnde Arzt in individueller Verantwortung seine Entscheidung treffen.

Literatur

1. Ingvar D, Brun A (1972) Das komplette apallische Syndrom. Arch Psychiat 215:219-239
2. Ingvar D, Brun A, Johannsson L, Samuelson SM (1978) Survival after
   severe cerebral anoxia with destruction of the cerebral cortex:
   the apallic syndrome. Ann NY Acad Sci 315:184-214
3. Brierley JB, Adams JH, Di Graham, Simpson JA (1971) Neocortical
   death after cardiac arrest. Lancet II:560-565

4. Trojaberg W, Jorgensen EO (1973) Evoked cortical potentials in patients with "isoelectric" EEG's. Electroenceph Clin Neurophys 35: 301-309
5. Bennett DR, Hughes JR, Korein J, Merlis JH, Sutter C (1977) Atlas of electroencephalography in coma and cerebral death. Raven Press, New York
6. Schara J (1976) Die Grenzen der Behandlungspflicht in der Intensivmedizin. Dtsch Ärztebl 73:507-515 und 587-591
7. Schuchardt V, Biniek R, Heitmann R (1984) Grenzen neurologischer Intensivmedizin. Anästh Intensivther Notfallmed 19:65-70

Herzfrequenzvariabilität beim Hirntod

G. Schwarz, G. Pfurtscheller, V. Köpruner und W. List

Hatten ursprünglich die Fortschritte der Intensivmedizin mit ihren
Möglichkeiten in der Reanimation die Problematik Hirntod entstehen
lassen, so hat die Entwicklung in der Transplantationschirurgie eine
weitere Akzentuierung mit sich gebracht. Betroffen sind davon in großem Maße jene interdisziplinären Intensivpflegeeinheiten, an denen
Patienten mit Schädelhirntraumen (SHT) versorgt werden; dies bringt
mit sich, daß außer den Neurologen und Neurochirurgen auch die Anästhesisten immer wieder mit dieser Thematik befaßt sind. Über die Herzfrequenz, einen obligatorisch kontrollierten Parameter bei der Überwachung
von Intensivpatienten, wurde die Möglichkeit untersucht, retrograd von
der Variabilität der Herzfrequenz auf die Aktivität bzw. den Aktivi-
tätsverlust kreislaufsteuernder Zentren des Gehirns Rückschlüsse zu
erlangen. Die Herzfrequenzvariabilität (HFV) beschreibt dabei Distanz-
schwankungen der Intervalle von aufeinanderfolgenden Kammerkomplexen
(RR-Intervalle) bzw. Vorhofkomplexen (PP-Intervalle) im Elektrokardiogramm (EKG). Erste weiterführende Hinweise dazu gingen von Evans (3)
aus.

Patienten und Methode

Untersucht wurden insgesamt 51 Personen, die auf folgende drei Gruppen
verteilt wurden: 14 Patienten mit der Diagnose Hirntod nach SHT, 22
Patienten im Koma (Glasgow-Coma-Scale 3-6) (16) nach SHT, 15 freiwil-
lige Probanden mit unauffälliger Anamnese bezüglich des Zentralnerven-
und Herz-Kreislaufsystems.

Das Alter der Patienten lag im Mittel bei 25 + 12 Jahren. Der jüngste
Patient war sechs, der älteste 50 Jahre alt. Als Ausschlußkriterien
wurden festgelegt: 1. Intoxikation bzw. Medikation mit Parasympatho-
mimetika, Parasympatholytika und Ganglioplegika bzw. Pharmaka mit
analogen Nebenwirkungen; 2. pathologische Vorhofarrhythmien; 3. Par-
arrhythmien; 4. Erregungsleitungsstörungen und Präexzitationssyndrome;
5. ventrikuläre und supraventrikuläre Extrasystolen (mehr als 5/min);
6. Schrittmacher-EKG; 7. T-Wellen Trigger. Die an den drei untersuchten Gruppen durchgeführten therapeutischen Maßnahmen mit Wirkung auf
die kardiozirkulatorische Funktion, die Respiration und das ZNS zeigt
Tabelle 1.

Die Diagnose Hirntod wurde nach klinischen Kriterien erstellt (9, 19).
Das Elektroenzephalogramm (EEG) war zum Untersuchungszeitpunkt isoelektrisch. Zur Beurteilung wurde ein vom Transplantationsgeschehen

---

Mit Unterstützung durch den Fond zur Förderung der wissenschaftlichen Forschung
(Projekt 4109)

Tabelle 1.

Therapie/Diagnose	Hirntod (n = 14)	Koma (n = 22)	Probanden (n = 15)
Dopamin	14	21	–
Digitalis	–	4	–
Betablocker	–	5	–
Kalziumantagonisten	–	1	–
Kontrollierte Beatmung	14	4	–
Sedativa	–	10	–

unabhängiger Neurologe beigezogen. Das EKG wurde mit Klebeelektroden von der Brustwand abgeleitet. Ausgangsbasis für die HFV-Analyse war das Ausgangssignal eines Siemens-EKG-Monitors Sirecust BS 1, der synchron zu jedem QRS-Komplex einen Rechteckimpuls lieferte. Von diesen Rechteckimpulsen wurden 60 6-sec-Segmente mittels eines PDP-11/23-Rechners verarbeitet. Die Abtastung erfolgte im Abstand von 10 sec mit einer Frequenz von 64/sec. Die 6-sec-Segmente wurden in drei Subsegmente unterteilt, in jedem dieser Subsegmente der erste Rechteckimpuls gesucht und das Intervall zum nächstfolgenden Impuls bestimmt. Auf diese Art wurden pro Subsegment maximal 60 Herzschlagintervalle ausgemessen und daraus der Mittelwert (T) in sec und die Streuung (SD) berechnet. Für die Untersuchung wurde das korrigierte Meßwertpaar (T, SD) vom jeweiligen Subsegment genommen, das die kleinste Streuung aufwies (14). Die HFV wurde wie folgt ermittelt: HFV (%) = $SD \cdot T^{-1} \cdot 100$. Für die Abtastfrequenz von 64 Hz bei 60 Mittelungen ließen sich die Herzfrequenz auf 1/min genau und die HRV auf ein Zehntel Prozent genau rechnerisch erfassen.

Ergebnisse

Die HFV betrug im Mittel in der Gruppe der Hirntoten 0,9 + 0,5%, bei den komatösen Patienten 3,8 + 2,6% und bei den gesunden Probanden 7,1 + 2,3%. Aus den Daten der hirntoten Patienten wurde unter Annahme einer Normalverteilung eine Schranke von 2,3% ermittelt, die von keinem Hirntoten überschritten wurde. Über dieser Schranke ist der Hirntod mit einer statistischen Irrtumswahrscheinlichkeit von 2,4% nicht zu erwarten. Im Kollektiv der 22 komatösen Patienten lag die HFV in 15 Fällen über 2,3%, bei 7 Patienten unter 2,3%; von diesen 7 Patienten verstarben 5, einer wies nach 6 Monaten schwere neurologische und psychische Restschäden auf, einer hatte nach demselben Zeitraum ein gutes Remissionsergebnis. Von den gesunden Probanden hatte keiner eine HFV kleiner als 2,3%.

Diskussion

Verantwortlich für die Variabilität der Herzschlagfrequenz sind komplexe Reflexe, die über Strukturen des Hirnstammes ablaufen und auch in Wechselbeziehung zu anderen Hirnregionen wie Hypothalamus, limbisches System und Kortex (10) stehen. In erster Linie handelt es sich dabei um Reflexe im Kontrollsystem der Atmung (respiratorische Arrhythmie) (3, 5, 8, 16), des Blutdrucks (1, 7, 16) und der Körpertemperatur (15). Weiter wird die HFV von mentaler

(4, 13) und physischer Belastung (15, 18) wie auch von Pharmaka beeinflußt. Trotz einer nicht unbeträchtlichen interpersonellen Variabilität bestehen auch noch Einflüsse durch das Alter. Mit zunehmenden Lebensjahren nimmt die HFV ab (6). Die Herzfrequenz als solche ergibt sich am gesunden Herzen aus der Balance zwischen der Aktivität des sympathischen und parasympathischen Nervensystems. Der Sinusknoten, der von beiden Anteilen des autonomen Nervensystems versorgt wird, übernimmt in erster Linie die Funktion als Mediator für Veränderungen der Herzfrequenz. Dieses primäre Reizbildungszentrum kann jedoch auch auf mechanischen Zug im Vorhof durch veränderte Maxima des Blutvolumens am Ende der Vorhofdiastole eine geringe Veränderung der Herzfrequenz hervorrufen (11, 16). Aus diesem Grund scheint selbst unter den Bedingungen des Hirntodes eine vollständige Aufhebung der HFV als nicht wahrscheinlich; wir fanden dies auch durch unsere Untersuchungsergebnisse bestätigt. Eine funktionelle Bedeutung dieser sogenannten "intrinsic cardiac reflexes" ohne zentralnervöse Komponente wurde bislang nicht nachgewiesen (2). Die HFV steht somit im wesentlichen unter dem Einfluß des vegetativen Nervensystems, und zwar des Parasympathikus (3): da die Herzfrequenzantwort auf vagale Reizung stark davon abhängt, zu welchem Zeitpunkt des Herzzyklus der Reiz eintrifft, ist die Herzfrequenz eine irreguläre, diskontinuierliche Funktion der vagalen Impulsfrequenz. Im EKG imponieren diese Einflüsse als Veränderungen der Intervalle zwischen Kammer- bzw. Vorhofaktionen, wie auch in veränderten Überleitungszeiten (12). Im Gegensatz dazu ist die Steigerung der Herzfrequenz nach Sympathikusaktivierung unabhängig vom Verlauf der Herzaktion; sie manifestiert sich in Form einer einfachen, kontinuierlichen, hyperbolischen Funktion der Impulsfrequenz (11, 12). Offensichtlich erfolgt also die Regelung der HFV vorwiegend über Reflexmechanismen, die im efferenten Schenkel parasympathische Fasern (Rami cardiaci) aufweisen, welche am Herzen die primäre Reizbildung und Reizüberleitung steuern. Vergleichende Untersuchungen der Effekte von Atropin (Parasympatholytikum) und Propanolol (Beta-Blocker) bestätigen die Abhängigkeit der HFV vom Parasympathikus. So führt Atropin zu einer Tachykardie und weitgehenden Aufhebung der Variabilität der Herzschlagintervalle; Propanolol dagegen bewirkt eine Abnahme der Herzfrequenz, die HFV weist allerdings keinerlei Veränderungen auf. Folglich erscheint die HFV für eine Untersuchung der Reflexaktivität des Hirntammes als geeignet (3). Hinzu kommt noch, daß das Untersuchungsverfahren jederzeit wiederholbar und nicht invasiv ist.

Zusammenfassung

Eine HFV unterhalb einer Schranke, die aus den Daten Hirntoter ermittelt wurde, ist als Zeichen einer zerebrokardialen Dissoziation gedeutet worden, deren Ausmaß jedoch nicht beurteilbar ist. Dieses Verhalten ist für den Hirntod nicht pathognomonisch und gibt keinen Hinweis auf die Irreversibilität von Störungen herzkreislaufspezifischer Hirnfunktionen. Umgekehrt weisen unsere Ergebnisse in die Richtung, daß der Hirntod über einem bestimmten Grenzwert der HFV nicht zu erwarten ist.

Literatur

1. Billmann GE, Dichey DT, Teok KK, Stone LH (1981) Effects of central
   venous blood volume shifts on arterial baroreflex control of heart
   rate. Am J Physiol 241:571-575
2. Brown AM (1979) Cardiac reflexes. In: Berne RM, Sperelakis N,

Geiger SR (eds) Handbook of Physiology — The cardiovascular system I. American Physiological Society, Bethesda, p 677
3. Evans BM (1980) Heart rate studies in association with EEG as a means of following the progress of head injuries. In: Lechner H, Aranibar A (eds) EEG Clinical Neurophysiology. Excerpta Medica, Amsterdam, pp 403-408
4. Firth PA (1973) Psychological factors influencing the relationship between cardiac arrhythmia and mental load. Ergonomics 16:5-16
5. Golenhofen K, Hildebrand G (1958) Die Beziehung des Blutdruckrhythmus zu Atmung und peripherer Durchblutung. Pflügers Arch 267:27-45
6. Hellman JB, Stacy RW (1976) Variation of respiratory sinus arrhythmia with age. J Appl Physiol 41:734-738
7. Hildebrand G (1967) Rhythmus und Regulation unter besonderer Berücksichtigung der Blutdruckregulation. Z Gesamte Inn Med 22: 206-213
8. Hirsch JA, Bishop B (1981) Respiratory sinus arrhythmia in humans: how breathing patterns modulate heart rate. Am J Physiol 241: 620-629
9. Jennett B (1981) Brain death. Br J Anesth 53:1112-1119
10. Kelman GR (1977) Applied cardiovascular physiology, 2nd edition. Butterworths, London Boston Sydney Wellington Durban Toronto
11. Kirchheim H (1982) Kreislaufregulation. In: Busse R (ed) Kreislaufphysiologie. Thieme, Stuttgart New York, 167 S
12. Levy MN, Martin PJ (1979) Neural control of the heart. In: Berne RM, Sperelakis N, Geiger SR (eds) Handbook of Physiology — The cardiovascular System I. American Physiological Society, Bethesda, p 581
13. Mulder G, Mulder-Hajonides v.d. Meulen W (1973) Mental load and the measurement of heart rate variability. Ergonomics 16:69-83
14. Pfurtscheller G, Schwarz G, Pfurtscheller B, List W (1983) Computerunterstützte Analyse von EEG, evozierten Potentialen, EEG-Reaktivität und Herzfrequenzvariabilität. EEG-EMG 14:66-73
15. Rohmat W, Laurig W. Philipp U, Luczak H (1973) Heart rate variability and work-load measurement. Ergonomics 16:33-44
16. Sayers B (1973) Analysis of heart rate variability. Ergonomics 16:17-32
17. Teasdale G, Jennett B (1974) Assessment of coma and impaired consciousness. Lancet 2:81-83
18. Vogt JJ, Meyer-Schwertz MT, Metz B, Foehr R (1973) Motor, thermal and sensory factors in heart rate variation: a methodology for indirect estimation of intermittent muscular work and environmental heart loads. Ergonomics 16:45-60
19. Walker AE (1981) Cerebral death, 2nd edition. Urban und Schwarzenberg, Baltimore München

Methodische Aspekte der Ableitung evozierter Potentiale im Koma und bei drohendem Hirntod

H. Buchner, A. Ferbert und W. Hacke

Die Ableitung der evozierten Potentiale (EP) ist zur Funktions- und Topodiagnostik neurologischer Erkrankungen allgemein verbreitet. Zunehmende Bedeutung gewinnt die Verlaufsuntersuchung mittels akustisch evozierter Potentiale (BAEP) und somatosensibel evozierter Potentiale (SEP) bei progredienten Krankheitsverläufen. Die Überwachung im Koma und bei drohendem Hirntod ist dabei aufgrund möglicher therapeutischer und prognostischer Konsequenzen von besonderem Interesse (1). Wir leiten die EP routinemäßig auf der Intensivstation ab. Das Krankengut umfaßt alle neurologischen, intensivüberwachungsbedürftigen Erkrankungen, ausschließlich der Traumatologie.

Methodik

Die Gerätetechnik und die Ableitemethodik müssen sich den speziellen Erfordernissen der Intensivstation anpassen. Dabei geht es darum, mögliche Störeinflüsse bei der Ableitung auszuschließen und die Dauer der Untersuchung am Patienten möglichst kurz zu halten. Dies soll geschehen, ohne daß es dadurch zu einer Qualitätseinbuße kommt. Die Ableitung auf Intensivstationen sollte mit Nadelelektroden erfolgen. Eine zweikanalige Ableitung unter Einschalten einer automatischen Artefaktunterdrückung sowie das Speichern der Untersuchungsergebnisse auf Disketten hat sich bewährt.

Die SEP werden im Routinebetrieb C7 und C-P3/4 gegen FZ abgeleitet, die BAEP Vertex gegen Mastoid ipsi- und kontralateral. Die Reizparameter und Ableitebedingungen entsprechen weitgehend dem Routinebetrieb und damit den in Tübingen getroffenen Vereinbarungen (2).

Unterschiede bestehen lediglich bezüglich der SEP in der Analysezeit, die wegen des zweikanaligen Betriebs und wegen der Beschränkung auf die frühen SEP-Komponenten kurz gewählt wurde. Bezüglich der BAEP bestehen Unterschiede beim Stimulus. Der Klick wird routinemäßig im alternierenden Modus benutzt. Auch unter den Bedingungen einer Intensivstation ist die Ableitung mit einer relativ niedrigen Empfindlichkeit möglich.

Die Tabelle 1 faßt alle Reizparameter und Ableitebedingungen für BAEP und SEP zusammen.

Probleme

Schwierigkeiten in der Ableitung der EP bei Intensivpatienten ergeben sich nahezu ausschließlich durch biologische und technische Artefakte. Technisch störend wirken unserer Erfahrung nach lediglich hochfrequente Ströme, z.B. Thermokoagulatoren und Röntgenanlagen, die aber bei kurz-

Tabelle 1. Reiz- und Ableitbedingungen für SEP und AEP

	Ableitung 2 Kanäle	Stimulus	Duration	Rate	Repetitions	Sensitivity	Bandpass	Analysis Time
SEP	F_z							
	$- C_7$	2–19 mA	200 µs	4,7/sec	250–500	$25_{(50)} \pm$ µV	5–1500 Hz	50 ms
	$- CP_{3/4}$							
AEP	F_z	monaural						
	$-$ mastoid	90 dBHl					30 (150)	
	ipsi		100 µs	14,7/sec	2000	$10 \pm$ µV	$-$3000 Hz	10 ms
	und	$-$ 20 dB						
	contra	alternierend						

dauernder Anwendung durch eine Artefaktunterdrückung oder durch Unterbrechung der Ableitung ausgeschaltet werden können. Einen geringen Einfluß hat die gleichzeitige pflegerische Versorgung der Patienten.

Entscheidend dagegen ist, ob der Patient verspannt oder entspannt liegt, unruhig oder schlecht gelagert ist. Die Ableitung der EP kann durch massive Tonuserhöhung, einschießende Spasmen oder Myoklonien, gleichzeitige Anfälle oder auch nur sehr hoch gespannte EEG-Grundaktivität — bei eingeschalteter Artefaktunterdrückung — nahezu unmöglich werden. Insbesondere bei solchen Patienten ist es notwendig, daß ein in Problemen der Intensivstation erfahrener Arzt die Ableitungen selbst vornimmt. Meist ist dann eine Sedierung erforderlich, zu der wir Diazepam oder Etomidate in individueller Dosierung benutzen.

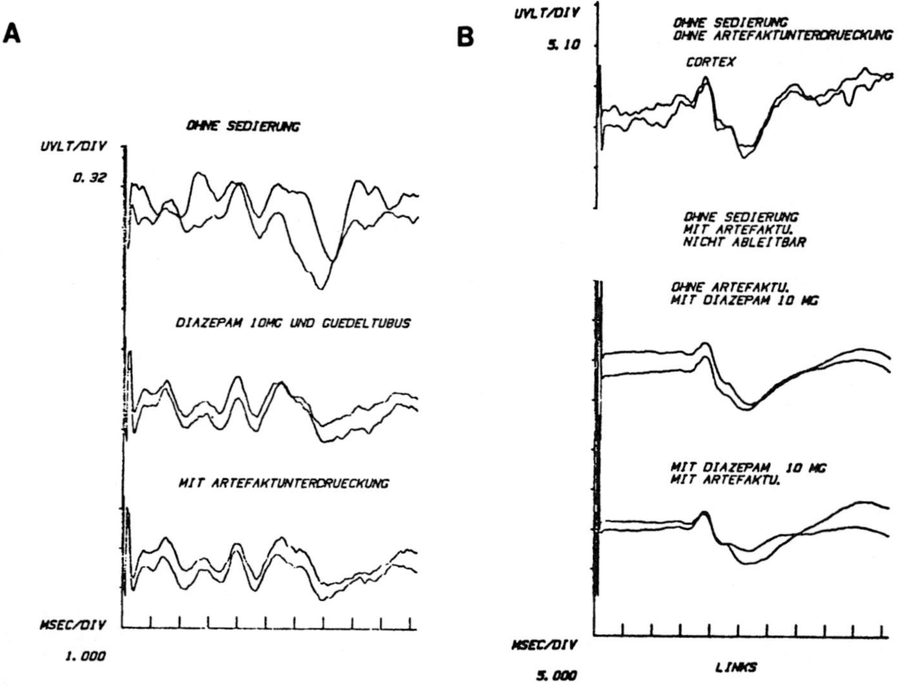

Abb. 1. A) Ableitung der BAEP ohne Sedierung und ohne Artefaktunterdrückung; mit Sedierung und ohne Artefaktunterdrückung; mit Sedierung und mit Artefaktunterdrückung. B) Ableitung der SEP ohne Sedierung und ohne Artefaktunterdrückung; ohne Sedierung, mit Artefaktunterdrückung nicht ableitbar; ohne Artefaktunterdrückung, mit Sedierung; mit Sedierung und mit Artefaktunterdrückung

Die Abb. 1 zeigt jeweils ein Beispiel für den Einfluß der Sedierung bzw. Artefaktunterdrückung bei der Ableitung der SEP und der BAEP eines unruhigen Patienten. Eine Artefaktunterdrückung allein kann die Ableitung unmöglich machen, während eine ausreichende Sedierung die gleichen Ergebnisse erbringen kann wie eine Sedierung plus Artefaktunterdrückung.

Besonders erwähnt seien Probleme mit Patienten, die eine Atemstörung haben, jedoch suffizient spontan atmen. Bei solchen Patienten mit Tachypnoen, pathologisch vertiefter Atmung oder Singultus bleibt eine

Sedierung ohne Erfolg. Solche Patienten sind dann nur noch untersuchbar, wenn sie beatmungspflichtig werden.

Besondere Probleme bei Verlaufsuntersuchungen

Um Verlaufsuntersuchungen mit Hilfe evozierter Potentiale durchführen
zu können, bedarf es zweier Voraussetzungen. Die Reizparameter und Ableitbedingungen müssen konstant sein, und die normale intraindividu-
elle Variabilität der Potentiale muß sehr klein sein. Unseres Wissens
liegen wenige Untersuchungen zur intraindividuellen Varianz der EP vor
(3, 4). Die SEP und die BAEP werden jedoch als sehr konstant angesehen.

Es bedarf also zum einen der Festlegung eines Ableitprogramms, wie es
oben vorgestellt wurde; zum anderen bedarf es der Konstanthaltung, vor
allem der von Patienten ausgehenden Einflüsse. Bei den bereits oben
erwähnten Problempatienten kommen neue Probleme hinzu. Bei den SEP
müssen periphere und zentrale Leitungsverzögerungen unterschieden werden. Wir haben nicht selten Leitungsverzögerungen aufgrund während
des Beobachtungszeitraumes auftretender Polyneuropathien (toxisch-
medikamentös, urämisch, metabolisch, entzündlich) beobachtet. Des weiteren können mögliche Einflüsse durch Hypothermie nicht immer ausgeschlossen werden. Bei Patienten mit drohendem Hirntod kommt es nicht
selten zu massiven vegetativen Entgleisungen, deren Einflüsse auf die
EP noch nicht sicher geklärt sind. So kommt es bei Patienten mit systemischer Hypotension zu deutlichen Latenzzunahmen, ohne daß Änderungen
im neurologischen Status festzustellen wären. Dieser Befund ist im
intraoperativen Monitoring bekannt (5).

Bei den akustisch evozierten Potentialen muß vor allem der Einfluß
neu hinzukommender cochleärer Störungen sowie Leitungsverzögerungen
im N. cochlearis berücksichtigt werden. Dies ist bei einer Reihe von
Medikamenten (Aminoglykoside, Furosemid) häufiger der Fall, als wir
zunächst vermuteten.

EP-Auswertung

Es dürfen nur mindestens einmal gut reproduzierte Potentiale ausgewertet werden. Bei den SEP wird seitenvergleichend, routinemäßig die Latenz für C7 (N 14) und für C-P3/4 (N 20) bestimmt. Amplituden werden
nicht gemessen. Im Seitenvergleich werden jedoch Amplitudenunterschie-
de beschrieben und im Verlauf Veränderungen der Amplituden in die Interpretation aufgenommen. Bei den BAEP werden die absoluten Latenzen
für die Komponenten I, III, IV und V gemessen sowie die Interpeak-
latenz I-V. Amplituden werden nicht gemessen, jedoch Seitenunterschiede und Amplitudenveränderungen im Verlauf interpretiert.

Verläufe werden beschrieben, wobei neben den obengenannten objektiven
Meßgrößen subjektive Beschreibungen der Kurvenformen hinzukommen, wie
z.B. bezüglich der SEP plump, steil ansteigend; bezüglich der AEP
glatte oder desynchronisierte IV-V-Komplexe.

Schlußfolgerungen

Nur durch Verlaufsuntersuchungen sind die Progredienz und die Verlaufs-
richtung einer Erkrankung erfaßbar. Aus Einzeluntersuchungen Prognosen
abzuleiten, ist methodisch nicht haltbar. Um zu zuverlässigen Verlaufsuntersuchungen zu kommen, bedarf es der Konstanz aller Ableitbedingungen, wie oben dargestellt, insbesondere der vom Patienten ausgehenden

Einflüsse. Es bedarf deshalb der Ableitung durch einen Arzt, der dann auch die Indikation zur Sedierung oder zu eingreifenden Maßnahmen stellt sowie die Auswertung und Interpretation im Zusammenhang mit dem klinischen Untersuchungsbefund vornimmt.

Unter diesen Voraussetzungen ist die Ableitung der EP eine aussagekräftige, nicht invasive Methode, mittels derer diagnostisch-prognostische und vor allem therapeutische Schlüsse möglich sind.

Literatur

1. Klug N (1982) Brainstem auditory evoked potentials in syndroms of decerebration, the bulbar syndrome and in central death. J Neurol 227:219-228
2. Hacke W, Stöhr M, Diener HC, Büttner U: Empfehlungen zur Methodik der Ableitung evozierter Potentiale in der Routinediagnostik (Tübinger Vereinbarungen) Z EEG EMG, im Druck
3. Allen A, Starr A, Nudleman K (1981) Assessment of sensory function in the operating room utilizing cerebral evoked potentials: a study of 56 surgically anesthetized patients. Clin Neurosurg 28:457-481
4. Clark DL, Rosner BS (1973) Neurophysiologic effects of general anesthetics. 1. The electroencephalogram and sensory evoked potentials in man. Anesthesiology 38:564-582
5. Stejskal L, Trávniček W, Sourek K, Krebka J (1980) Somatosensory evoked potentials in deep hypothermia. Appl Neurophysiol 43:1-7

Neurophysiologische und neurosonologische Verlaufsuntersuchungen beim drohenden Hirntod

W. Hacke, E. B. Ringelstein, H. Buchner, A. Ferbert und F. Wulfinghoff

Einleitung

Nach den Empfehlungen der Bundesärztekammer (7) kann der Hirntod allein
durch die klinische Untersuchung festgestellt werden. Der Nachweis
eines Nullinien-EEG's bei 3ominütiger artefaktfreier Ableitung ermöglicht eine schnellere Entscheidung über den eingetretenen dissoziierten Hirntod (vergleiche 2, 7). Bei Transplantationsfragen kann die
4-Gefäß-Angiographie eingesetzt werden; hier besteht gleichzeitig die
Möglichkeit der Nierenangiographie. Der Abbruch der Arterienfüllung
an der Schädelbasis im 4-Gefäß-Angiogramm beweist den Hirntod. Untersuchung der evozierten Potentiale und dopplersonographischen Studien
sind in den letzten Jahren häufiger bei Fragen des Hirntodes eingesetzt worden (1, 2, 4, 5). In diesem Beitrag sollen verschiedene neurophysiologische und neurosonologische Untersuchungsmethoden auf ihre
Sensitivität beim drohenden und eingetretenen Hirntod überprüft werden.

Material und Methodik

Der Bericht stützt sich auf Verlaufsuntersuchungen bei 15 Patienten
mit ausgedehnten hemisphärischen Insulten, Subarachnoidalblutungen,
spontanen intrazerebralen Blutungen und Basilaristhrombosen. Bei allen
Patienten waren das konventionelle EEG, die spinalen und kortikalen
SEP mehrfach vor und nach Nachweis der klinischen Zeichen des dissoziierten Hirntodes abgeleitet worden. Akustisch evozierte Hirnstammpotentiale wurden 13mal im Verlauf untersucht. Die methodischen Parameter sind im Beitrag Buchner et al. beschrieben.

Fünfmal konnte eine Verlaufsuntersuchung mit Hilfe der transkraniellen
Dopplersonographie der A. cerebri media bzw. des Karotis-Siphons durchgeführt werden.

Ergebnisse

Im folgenden sollen die Ergebnisse für die BAEP, SEP, Dopplersonographie und EEG nacheinander besprochen werden. Die Methoden wurden zunächst anhand der klinischen Kriterien evaluiert. Es ergibt sich danach die Möglichkeit, bei Verlaufsuntersuchungen auch zu überprüfen,
ob bei manchen Methoden falsch positive Ergebnisse gefunden werden
können. Als falsch positives Ergebnis würde der Nachweis der typischen
Veränderungen wie beim eingetretenen dissoziierten Hirntod gelten,
wenn noch nicht alle klinischen Kriterien erfüllt sind. Falsch negativ wäre ein Ergebnis, wenn die klinischen Kriterien des Hirntodes
vorlägen, aber mit Hilfe einer neurophysiologischen Methode noch zentral nervöse Aktivität nachgewiesen werden kann. Ein solches Ergebnis
ist nur dann als falsch negativ zu interpretieren, wenn man die klini-

schen Untersuchungsergebnisse als unbestrittenen externen Validierungs-
faktor auffaßt. Man kann dies Ergebnis aber auch umgekehrt als Nachweis
eines falsch positiven Ergebnisses der klinischen Untersuchung auffassen.

Akustisch evozierte Hirnstammpotentiale

In der linken Hälfte von Abb. 1 findet sich die Entwicklung der akustisch
evozierten Hirnstammpotentiale bei einer 63jährigen Patientin, die
nach einer Subarachnoidalblutung (Hunt und Hess, Grad V) komatös in
die Klinik kam. Die Patientin starb nach 12 Tagen. Auch der im rechten Teil der Abbildung wiedergegebene SEP-Verlauf stammt von dieser
Patientin.

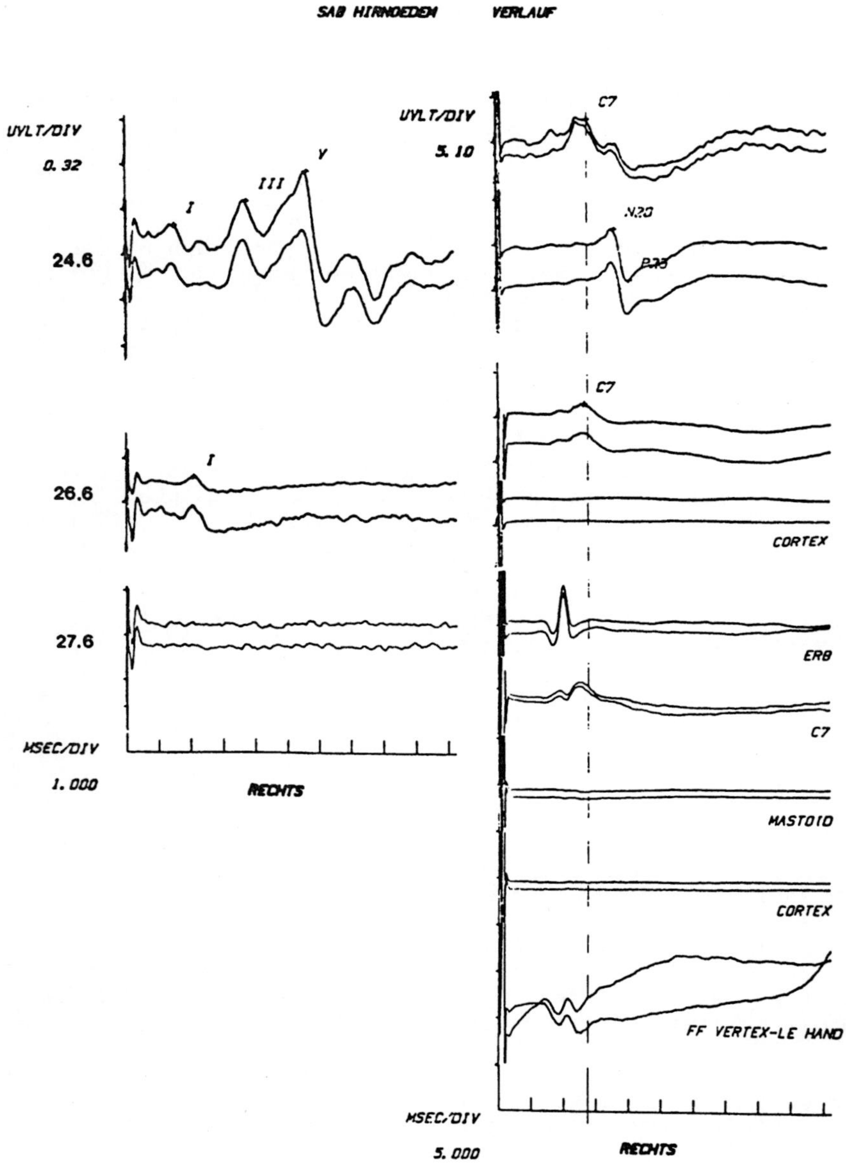

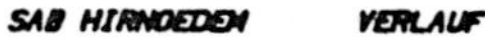

Abb. 1

Die akustisch evozierten Potentiale waren am Aufnahmetag gut reproduzierbar mit einer geringen Abflachung des V-Peaks. Im Verlauf kam es
zu dem charakteristisch kranio-kaudalen Verlust der Peaks V, IV und
III sowie II (4, 5). Schließlich liegt nur noch ein amplitudengemindertes I-Potential vor. Zu diesem Zeitpunkt waren die klinischen Kriterien des Hirntodes erfüllt. Am nächsten Morgen ist auch der I-Peak
nicht mehr nachweisbar.

Mehr als die Hälfte unserer Patienten zeigt im manifesten Hirntod
einen völligen Verlust des BAEP (vergleiche 5). Bei etwa einem Drittel
der Patienten ist das I-Element noch erhalten, einmal haben wir noch
ein amplitudengemindertes II-Element gesehen – ein Befund, wie er auch
von Stockard et al. (6) beschrieben wurde. Der doppelseitige Verlust
der BAEP darf nur dann als Hinweis auf den eingetretenen Hirntod interpretiert werden, wenn es vorher mindestens einmal gelungen ist, ein
BAEP eindeutig nachzuweisen, da ein Ausfall der BAEP auch bei schweren
bilateralen kochleären Störungen eintreten kann.

Der Ausfall der BAEP beweist jedoch nicht den Hirntod. Wir haben bei
zwei Patienten den oben beschriebenen Verlauf der BAEP beobachtet,
obwohl noch nicht alle Kriterien des Hirntodes erfüllt waren. Einmal
bestanden die klinischen Zeichen des Hirntodes, es waren aber noch eine
Restaktivität im EEG und ein Restfluß in der A. cerebri media nachweisbar. Insgesamt finden sich drei falsch positive Ergebnisse; die Sensitivität der BAEP (Tabelle 1) für den Nachweis des Hirntodes (Formel
unterer Teil der Tabelle) liegt bei 73%.

<u>Tabelle 1.</u> Neurophysiologische und neurosonologische Verlaufs-
untersuchungen beim drohenden Hirntod. Sensitivität von SEP,
AEP, EEG und klinischen Befunden in der Diagnose des Hirntods

	Falsch positive Befunde	Identifiziert durch		Sensitivität in %
SEP	5	AEP	4	66
		+ klin	4	
		EEG	1	
AEP	3	Klin	2	76
		EEG	2	
EEG	3	Klin	3	80
		+ AEP	1	
Klin	4	EEG	2	73
		AEP	2	

$$\text{Sensitivität in \%} = \frac{\text{richtig positiv}}{\text{richtig positiv + falsch positiv}} \times 100$$

Somatosensibel evozierte Potentiale

Im rechten Teil der Abbildung 1 ist der Verlauf der kombinierten SEP-
Untersuchung C7 und kortikal dargestellt. Das kortikale Potential ist
zunächst nicht nachweisbar, das C7-Potential bleibt erhalten. Dieser
Befund ist aus der Literatur bekannt (1, 3). Im weiteren Verlauf kann
sich auch das C7-Potential ändern. Es wird dann kleiner, schmaler und
erscheint zunächst mit kürzerer Latenz.

Für die über C2 abgeleiteten Potentiale werden andere Generatoren als
für die über C7 abgeleiteten Potentialanteile diskutiert, obgleich
ihre Latenz gleich ist. In diesem Fall ist bei erhaltenem Potential
über C7 das C2-Potential ausgefallen. In der Farfield-Ableitung gegen
eine extrazephale Referenz ist noch das spinale Potential weiterhin
nachweisbar. Dies spricht dafür, daß die C2-Potential-Anteile tatsächlich von hirnstammnahen Strukturen generiert werden, die im Hirntod
ihre Funktion früher einstellen als die Generatoren bei C7.

Der Ausfall des kortikalen Potentials ist nicht spezifisch und kann
bei verschiedensten Läsionen gefunden werden, ohne daß die Kriterien
des Hirntodes vorlägen. Für die Identifikation des genauen Zeitpunkts
des Eintritts des Hirntodes ist das SEP daher nicht geeignet. Die kortikalen SEP's fehlten bei uns viermal zu einem Zeitpunkt, an dem die
klinischen Kriterien des Hirntodes noch nicht erfüllt und auch die
akustisch evozierten Potentiale noch weitgehend erhalten waren. Einmal
war auch noch EEG-Aktivität festzustellen. Dies entspricht einer Sensitivität von nur 66% bei fünf falsch positiven Resultaten.

Transkranielle Dopplersonographie

Bei der transkraniellen Dopplersonographie mit Beschallung der A. cerebri media (auch die Beschallung der A. basilaris, des Karotis-Siphons
und der A. cerebri anterior ist möglich) haben wir in einigen Fällen
zu einem Zeitpunkt, bei dem die klinischen Kriterien des Hirntodes
vorlagen und die akustisch evozierten Potentiale ausgefallen waren,
noch einen systolischen Restfluß über der A. cerebri media nachweisen
können. Für die Dopplersonographie der extrakraniellen Arterien gilt
der Pendelfluß über den vier zuführenden Hirnarterien als Hinweis für
den eingetretenen Stillstand der Hirndurchblutung. Es scheint jedoch
so zu sein, daß mit der transkraniellen Beschallung der A. cerebri
media noch länger eine zentrifugale Flußkomponente nachgewiesen werden
kann. Bei Verlaufsuntersuchungen gelingt auch der Nachweis eines sich
entwickelnden Widerstandprofils.

EEG

Das EEG hat in unserer Stichprobe mit 83% die höchste Sensitivität.
Wir haben nur drei falsch positive Befunde mit einem Nullinien-EEG
bei fehlenden klinischen Kriterien des Hirntodes und/oder erhaltenen
akustisch evozierten Potentialen gesehen. Einschränkend muß jedoch gesagt werden, daß nach unserer Auffassung die Ableitung eines den Richtlinien entsprechenden Nullinien-EEG's auf einer Intensivstation weitaus schwieriger und aufwendiger ist als die Ableitung evozierter Potentiale oder die transkranielle Dopplersonographie. Diese Methoden können
schneller durchgeführt und — wenn notwendig — auch unterbrochen und
später fortgesetzt werden.

Diskussion

Keine der genannten Untersuchungen ist für den Hirntod allein beweisend. Im Verlauf finden sich zwar bei allen Patienten die aus der Literatur bekannten Veränderungen der SEP und der AEP (1, 3-5). Der Verlauf der Veränderungen in den spinalen Potentialen läßt eine unterschiedliche Entstehung der Potentialanteile über C7 und C2 annehmen. Aber auch die klinische Untersuchung ist mit einer Sensitivität von 73% nicht ausschließlich beweisend. Die klinischen Kriterien des Hirntodes können gefunden werden, wenn noch akustisch evozierte Potentiale vorhanden sind oder das EEG nicht vollständig ausgefallen ist.

Daher ist nach unserer Meinung erst die kombinierte Untersuchung der genannten Methoden zusammen mit den klinischen Untersuchungsparametern in der Lage, eine hinreichende Sicherheit für die frühe Diagnose des Hirntodes zu gewährleisten.

Literatur

1. Anziska BJ, Cracco RQ (1980) Short latency somatosensory evoked potentials in brain-dead patients. Arch Neurol 37:222-225
2. Besser R (1983) Das Problem des Hirntodes. In: Hopf HCH, Poeck D, Schliack H (Hrsg) Neurologie in Praxis und Klinik. Band 1, 5.46-5.551
3. Goldie WD, Chiappa KH, Young RR, Brooks EB (1981) Brainstem auditory and short-latency somatosensory evoked responses in brain death. Neurology (NY) 31:248-256
4. Klug N (1982) Brainstem auditory evoked potentials in syndromes of decerebration, the bulbar syndrome and in central death. J Neurolog 227:219-228
5. Starr A (1976) Auditory brainstem responses in brain death. Brain 99:543-554
6. Stockard JJ, Stockard JE, Sharbrough HF (1980) Brainstem auditory evoked potentials in neurology: methodology, interpretation, clinical application. In: Aminoff MJ (ed) Electrodiagnosis in clinical neurology. Churchill Livingston, New York Edinburgh London
7. Stellungnahme des wissenschaftlichen Beirates der Bundesärztekammer zur Frage der Kriterien des Hirntodes (1982) Dtsch Ärztebl 79:45-55

Zerebrale Fettembolie mit Langzeit-Überleben. SSEP, FAEP, Blink-, Masseter-Reflex Untersuchungen. Histopathologische Befunde

E. Rumpl, R. Henn, M. Prugger, J. M. Hackl und F. Gerstenbrand

Einleitung

Die Symptome einer Fettembolie treten in der Regel nach einem freien
Intervall von Stunden oder Tagen nach einem Trauma mit Frakturen großer Knochen auf. Die Emboli sind winzig und treten weit gestreut in
Erscheinung. Aufgrund dieser Verteilung sind die neurologischen Ausfälle bei der zerebralen Fettembolie meist nicht fokal, sondern entsprechen einer diffusen Schädigung des Gehirns. In schweren Fällen
kommt es zur Entwicklung eines komatösen Zustandsbildes mit entsprechend ungünstiger Prognose. Als Ursachen für das Auftreten von Fett-
embolien werden sowohl das Einschwemmen von Fettpartikeln des trauma-
tisierten Gewebes in die Blutbahn als auch die Aktivierung der intra-
vasalen Gerinnung diskutiert (10). In dieser Arbeit werden der klinische Verlauf und die elektrophysiologischen Untersuchungen von zwei
Patienten vorgestellt, die eine zerebrale Fettembolie vom Schweregrad
eines Komas über längere Zeit überlebt haben.

Methodik

Die frühen somatosensorischen Potentiale (SSEP) wurden nach N.-media-
nus-Stimulation gleichzeitig über der Nackenregion (C_v7) und über der
kontralateralen Skalpregion (C_3 und C_4, internationales 10-20-System)
mit Hilfe von Oberflächenelektroden abgeleitet (9). Die Differenz zwischen N13 und N20 wurde als zentrale somatosensorische Leitungszeit
(ZSLZ) bezeichnet (2). Die frühen akustisch evozierten Potentiale
(FAEP) wurden durch alternierende Click-Reizung (90 dB) ausgelöst und
ebenfalls mit Oberflächenelektroden bei standardisierten Bedingungen
(5) abgeleitet. Die Zwischenwellenzeit (ZWZ) I-V wurde berechnet. Der
Verlauf der SSEP und FAEP wurde bei einem Patienten über drei Wochen
beobachtet. Blinkreflex- (6) und Masseterreflex- (7) Untersuchungen
erfolgten in der jeweils letzten Woche der Beobachtung.

Fallberichte

Fall 1. Ein 40jähriger Patient erleidet im Rahmen eines Verkehrsunfalls
eine subtotale Amputation des rechten Unterschenkels und eine offene
Unterschenkelfraktur links. Bei der Aufnahme ist der Patient schok-
kiert, aber bewußtseinsklar. Am nächsten Tag wird der Patient komatös
und entwickelt die Symptome eines Mittelhirnsyndroms der Phase 4. Die
Computertomographie zeigt ein normales Gehirn. Die ophthalmologische
Untersuchung weist multiple Embolien am Augenhintergrund nach. Es bestehen keine respiratorischen Komplikationen. 17 Tage nach dem Unfall
beginnt der Patient die Augen zu öffnen und zeigt in den folgenden
drei Wochen das Vollbild eines apallischen Syndroms. Danach ist der
Drohreflex auslösbar, und der Patient beginnt nach Aufheben der Schwer-

kraft den linken Arm auf Aufforderung zu beugen. Acht Wochen nach dem
Unfall verstirbt der Patient nach rezidivierenden Lungenembolien ohne
weitere Zeichen einer Remission.

Elektrophysiologische Untersuchungen: 1. Untersuchung (zwei Tage nach Unfall): SSEP: Über der Nackenregion regelrechte Antworten. Über den
Skalpregionen hochgespannte, breite negative Ablenkungen, in deren
ansteigender Flanke ein kleines negatives Potential vorgelagert ist.
Die ZSLZ, gemessen von N13 bis zu dieser kleinen Negativität, beträgt
7.2, 7.5 msec zur linken, 5.0, 5.0 msec zur rechten Hemisphäre. FAEP:
Wellen I-V erhalten, ZWZ I-V rechts 4.1, 4.0 msec, links 4.1, 4.3 msec.
2. Untersuchung (eine Woche nach Unfall): SSEP: Deutlichere Ausprägung des Doppelgipfels der N20, wobei die erste Negativität die höchste Amplitude erreicht. ZSLZ rechts 6.5, 6.5 msec, links 6.5, 6.7 msec.
FAEP: Normale Antworten, ZWZ I-V rechts 3.8, 3.9 msec, links 3.9, 4.0
msec. 3. Untersuchung (zwei Wochen nach Unfall): SSEP: Verlust des
Doppelgipfels über der linken Hemisphäre, unveränderte Antwort rechts.
ZSLZ links 6.5, 6.8 msec, rechts 6.7, 6.7 msec. FAEP: Unverändert.
4. Untersuchung (vier Wochen nach Unfall): SSEP: Weiterhin breitampli-
tudige monophasische Negativität über der linken Hemisphäre, Doppelgipfel rechts. ZSLZ links 7.0, 7.2 msec, rechts 6.5, 6.7 msec. FAEP:
Weiter unverändert. 5. Untersuchung (fünf Wochen nach Unfall): SSEP:
Links monophasische Negativität, rechts weiterhin Doppelgipfel. ZSLZ
links 7.0, 7.0 msec, rechts 6.0, 6.5 msec. FAEP: Normale Wellen I-V,
ZWZ I-V rechts 4.1, 4.1 msec, links 4.1, 4.2 msec. Blinkreflex: Stimulation rechts supraorbital: $R_1 = 13$, $R_2 = 32$, $R_{2i} = 33$ msec. Stimulation
links supraorbital: $R_1 = 11$, $R_2 = 35$, $R_{2i} = 40$ msec. Keine Habituation
von R_2 bei Serienstimulation. Masseter-Reflex: Latenzzeit rechts 7.0,
links 7.0 msec. Neuropathologischer Befund: Zystische kleine Veränderungen bevorzugt im Marklager des Großhirns. Neurohistopathologisch:
Kleine herdförmige Nekrosen im Stadium II bevorzugt in den Marklagern
des Großhirns sowie in den Fasersystemen, gelegentlich auch in der
grauen Substanz.

Fall 2: Ein 58jähriger Patient kommt nach einem Arbeitsunfall mit offe-
ner Oberschenkelfraktur links bewußtseinsklar zur Aufnahme. Innerhalb
weniger Stunden Entwicklung eines Komas mit der Symptomatik eines Mittelhirnsyndroms der Phase 3. Die CT des Schädels ist unauffällig,
ebenso die zerebrale Panangiographie. Im Thoraxröntgen diffus fleckige
Verschattung im Sinne einer Schocklunge. Blutgasanalysen zeigen eine
ausgeprägte respiratorische Azidose und Hypoxie. Die ophthalmologische
Untersuchung weist ödematöse Bezirke im Makulagebiet nach. Der Patient
ist 19 Tage komatös, dann entwickelt sich ein apallisches Syndrom.
Nach weiteren 6 Tagen ist der Versuch, optisch zu fixieren, zu beobachten. Nach Aufheben der Schwerkraft gelingt nach Aufforderung eine
geringe Beugebewegung des rechten Armes. Der Patient verstirbt ohne
weitere Zeichen der klinischen Remission 5 1/2 Wochen nach dem Unfall
an einer ausgedehnten Pneumonie.

Elektrophysiologische Untersuchungen: 1. Untersuchung (einen Tag nach dem
Unfall): SSEP: Leicht verformte zervikale Antworten und leichte Verzögerung der N13 (15.3 msec rechts, 14.5 msec links). Hochgespannte
Negativität über der linken Hemisphäre, angedeuteter Doppelgipfel
über der rechten ZSLZ, links 11.7, 12.0 msec, rechts 7.5, 7.5 msec.
FAEP: Welle IV und V schwer trennbar, Verformung der Wellen, ZWZ I-V
rechts 4.2, 4.2 msec, links 4.2, 4.2 msec. 2. Untersuchung (zwei Wochen nach Unfall): SSEP: Leicht verformte Antworten über der Nackenregion. N13 beidseits gering verzögert. Deutliches Hervortreten einer
kleinen negativen Welle im ansteigenden Schenkel der negativen Hauptablenkung. ZSLZ rechts 6.5, 6.8 msec, links 7.5, 7.5 msec. FAEP: Fehlende Wellen I und III, Wellen IV und V rechts mit normalen Latenzen,

links Welle V mit 7.0 msec verzögert. 3. Untersuchung (drei Wochen
nach Unfall): SSEP: Normale Nackenantworten bei Stimulation des linken
N. medianus, verformte Antwort und Verzögerung bei Stimulation rechts.
Hochgespannte, weitgehend monophasische Skalpantworten über beiden
Hemisphären (Abb. 1), geringe Reste eines Doppelgipfels sind bei kurzer Analysezeit (50 msec) rechts zu erkennen. ZSLZ links 12.7, 13.0
msec, rechts 7.5, 8.0 msec. FAEP: Rechts stark verformte Wellen I, III
und V nachweisbar, ZWZ I-V 4.1, 4.5 msec; links nur eine stark verzögerte Welle V (6.9, 7.0 msec) zu erkennen. Blinkreflex: Stimulation
rechts supraorbital: R_1 = 10 msec, R_2-Komponenten fehlend. Masseter-
Reflex: Latenzzeit rechts 6.8, links 6.4 msec.

Neuropathologische Befunde: Frontal betont zahlreiche stecknadelkopf-
große zystische Defekte in der Markregion, wenige im Hirnstamm sowie
in der Kleinhirnrinde und im Kleinhirnmark. Neurohistopathologisch:
Zahlreiche Koagulationsnekrosen bevorzugt im Großhirnmark, gelegentlich auch in der Großhirnrinde und im Kleinhirnmark.

Diskussion

Die frühen somatosensorischen evozierten Potentiale (SSEP) und die
zentrale somatosensorische Leitungszeit (ZSLZ) haben sich als wichtige
prognostische Kriterien bei der Beurteilung komatöser Zustandsbilder
erwiesen (3, 4, 9). Die SSEP und die ZSLZ zeigen bei den vorgestellten Patienten ein weitgehend gleichartiges Verhalten. Bei dem ersten
Patienten ist die ZSLZ zunächst zur linken Hemisphäre deutlich verzögert, im weiteren Verlauf vorübergehend beidseits im weiten Bereich
der Norm. In der fünften Woche ist wieder eine deutliche Verzögerung
der ZSLZ zur linken Hemisphäre zu beobachten. Bei dem zweiten Patienten liegen im gesamten Beobachtungszeitraum deutlich pathologische
Werte vor, die drei Wochen nach dem Unfall ihr Maximum erreichen. Die
ZSLZ verschlechtert sich im Laufe der Beobachtungsperiode bei beiden

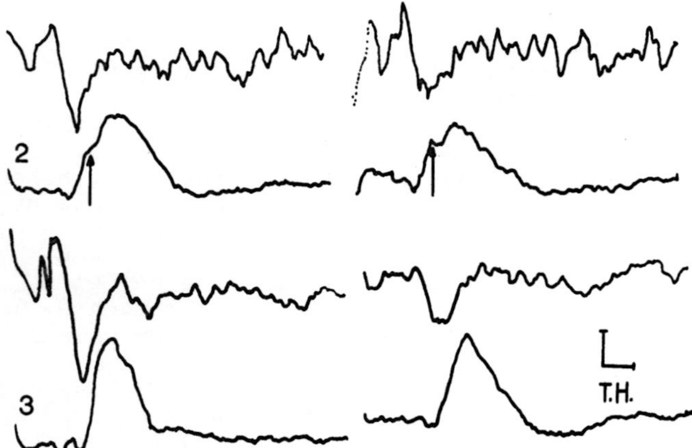

Abb. 1. Patient 2: Somatosensorisch evozierte Potentiale über der Nackenregion
(C_v7, oberer Kanal) und über der kontralateralen Skalpregion (C_3-linke, C_4-rechte
Darstellung unterer Kanal) in der zweiten und dritten Woche nach dem Unfall. Die
Balken kennzeichnen die Verstärkerempfindlichkeit und Analysezeit (10 µ V/Div.;
10 msec/Div.). Beachte die kleine Negativität im ansteigenden Schenkel der negativen Hauptablenkung in der zweiten Woche. In der dritten Woche monophasische negative Wellen, wie sie als typisch für schwere zerebrale Hypoxien mit Entwicklung eines
apallischen Syndroms angesehen werden

Patienten und könnte somit als alleiniger Parameter auf die ungünstige prognostische Entwicklung hinweisen. Gleichzeitig aber zeigen die Skalpantworten mit ihren von Beginn an oder in der Entwicklung auftretenden monophasischen Negativitäten eine Form an, die mit schweren zerebralen Hypoxien mit begleitender apallischer Symptomatik in Zusammenhang gebracht wird (1). Allerdings kann bei unseren Patienten weder klinisch noch durch die neuropathologische Untersuchung das Vollbild eines apallischen Syndroms gesichert werden. Ein stark differierendes Ergebnis zeigen dagegen die Untersuchungen der FAEP und des Blinkreflexes. Während bei dem ersten Patienten die FAEP und die Blinkreflex-Untersuchungen normale Befunde ergeben, zeigen die FAEP beim zweiten Patienten eine schwer pathologische Entwicklung; beim Blinkreflex ist nur die R_1-Komponente auszulösen. Neurohistopathologisch sind beim ersten Patienten die Lemnisci mediales und laterales, die Kerngebiete des N. cochlearis, der oben Olive, des sensiblen und motorischen Trigeminus und der Colliculi inferiores von keiner Nekrosezone betroffen. Beim zweiten Patienten liegt keine neurohistopathologische Analyse des Hirnstamms vor, ursächlich kann jedoch die systemische ausgeprägte Hypoxie für die erweiterten Ausfälle in den lateralen Abschnitten der pontomedullären Strukturen (6) in Betracht gezogen werden.

Zusammenfassung

Bei zwei Patienten, die nach einer zerebralen Fettembolie eine apallische Symptomatik entwickeln, zeigen die SSEP (pathologisch) und der Masseter-Reflex (normal) ein weitgehend gleichartiges Verhalten, während sich bei den FAEP und den Blinkreflex-Untersuchungen deutliche Unterschiede nachweisen lassen. Die SSEP zeigen von Beginn an oder in ihrem Verlauf eine für eine schwere zerebrale Hypoxie typische Form. Die zentrale somatosensorische Leitungszeit verschlechtert sich während der Beobachtungsphase. Die FAEP bleiben bei einem Patienen weitgehend unverändert, beim anderen kommt es zu einer deutlichen Verformung. Bei diesem Patienten ist auch der Blinkreflex schwer pathologisch, während der andere normale Antworten zeigt.

Literatur

1. Goldie WD, Chiappa KH, Young RR, Brooks EB (1981) Brainstem auditory and short-latency somatosensory evoked responses in brain death. Neurology (Minneap) 31:248-256
2. Hume AL, Cant BR (1978) Conduction time in central somatosensory pathways in man. Electroenceph Clin Neurophysiol 45:361-375
3. Hume AL, Cant BR (1981) Central somatosensory conduction time after head trauma. Ann Neurol 10:411-419
4. Lindsay KW, Carlin J, Kennedy I, Fry J, McInnes A, Teasdale GM (1981) Evoked potentials in severe head injury – analysis and relation to outcome. J Neurol Neurosurg Psychiat 44:796-802
5. Maurer K (1983) Akustisch evozierte Potentiale. In: Lowitzsch K, Maurer K, Hopf HC (Hrsg) Evozierte Potentiale in der klinischen Diagnostik. Thieme, Stuttgart New York, 177 S
6. Ongerboer de Visser BW, Kuypers JGJM (1978) Late blink reflex changes in lateral medullary lesions. An electrophysiological and neuroanatomical study of Wallenberg's syndrome. Brain 101:285-294
7. Ongerboer de Visser BW (1982) Afferent limb of the human jaw reflex: Electrophysiologic and anatomic study. Neurology (NY) 32: 563-566

8. Rumpl E, Gerstenbrand F, Hackl JM, Prugger M (1982) Some observations on the blink reflex in posttraumatic coma. Electroenceph Clin Neurophysiol 54:406-417
9. Rumpl E, Prugger M, Gerstenbrand F, Hackl JM, Pallua A (1983) Central somatosensory conduction time and short latency somatosensory evoked potentials in posttraumatic coma. Electroenceph Clin Neurophysiol 56:583-596
10. Sevitt S (1962) Fat embolism. Butterworth, London

Akustisch evozierte Hirnstamm-Potentiale in der Intensivneurologie

A. Ullrich, H. Reich, B. Riffel und M. Stöhr

Einleitung

Die Ableitung von akustisch evozierten Hirnstamm-Potentialen (AEHP)
ist als Routinemethode in der Hirnstamm-Diagnostik eingeführt. Die
diagnostische und prognostische Anwendbarkeit der AEHP basiert auf
deren bei Gesunden ausgeprägter Stabilität und deren geringer Beeinflußbarkeit durch Pharmaka (4). Diese Untersuchungstechnik bietet
eine besondere Einsatzmöglichkeit bei der Untersuchung komatöser Patienten, zumal diese im Zustand der maschinellen Beatmung, bei Gabe
von Relaxantien oder zentralnervös wirksamen Medikamenten (z.B. Barbituraten) nur sehr bedingt einer klinischen Untersuchung zugänglich
sind. In der hier vorgestellten Studie wird über Untersuchungen mittels AEHP bei komatösen Patienten berichtet. Besonderes Augenmerk
wurde hierbei auf eine frühestmögliche Feststellung der Diagnose Hirntod gelegt.

Patientengut

Die Messung der AEHP erwies sich als eine routinemäßig im intensivmedizinischen Bereich einsetzbare Methode. Bei den untersuchten Patienten wurde parallel zu den elektrophysiologischen Untersuchungen
fortlaufend das klinische Zustandsbild anhand einer eigens hierfür
zusammengestellten Koma-Skala erfaßt (3). In einem Beobachtungszeitraum von sieben Monaten wurden 174 komatöse Patienten untersucht.
Komaursachen waren schwere Schädelhirntraumen, spontane Blutungen,
Intoxikationen sowie Komata bei verschiedenen internistischen Grundkrankheiten. 62 dieser Patienten verstarben im Untersuchungszeitraum.

Ergebnisse

Bei 20 Patienten konnten zum Zeitpunkt der klinischen Feststellung
der Diagnose Hirntod AEHP-Ableitungen vorgenommen werden. Es war si-
chergestellt, daß zu diesem Zeitpunkt keine zentralnervös sedierenden
Medikamente mehr verabreicht wurden bzw. daß deren Spiegel auf sub-
therapeutische Werte abgefallen waren. Bei den im Stadium des Hirntodes abgeleiteten Patienten handelte es sich in 12 Fällen um Einzel-
ableitungen, bei den anderen 8 Patienten um Verlaufsuntersuchungen
vor und nach Eintritt des Hirntodes. 12 Patienten boten zum Ableit-
zeitpunkt einen Verlust aller Wellen im AEHP. Als Ursache hierfür
konnte dreimal ein Schädelbasisbruch mit vermutlich bilateraler Einbeziehung des Innenohrs verzeichnet werden, bei den übrigen Patienten
handelte es sich um Spätstadien von mehreren Stunden nach Eintritt
des klinisch diagnostizierbaren Hirntodes. An 8 Patienten mit initial
erhaltengebliebenen AEHP konnten bis zum Eintritt des Hirntodes fortlaufende AEHP-Messungen durchgeführt werden. Es zeigte sich, daß in

diesem Kollektiv ein ein- oder beidseitiger Verlust der Wellen V-IV
stets ein irreversibler Befund war und von keinem Patienten überlebt
wurde (Abb. 1). Eine Sonderrolle nahm der Verlust der Welle VI ein,
da diese mehrmals reversibel aufgehoben war. Im Gegensatz zu einigen
Angaben aus der Literatur (2) ließen sich zum Zeitpunkt des klinisch
und zum Teil auch angiographisch diagnostizierten Hirntodes wiederholt
die Wellen I und II ableiten. Dieser Befund steht in guter Übereinstimmung mit neueren Hinweisen auf eine Generation der Welle II in
proximalen Anteilen des N. acusticus, d.h. außerhalb des Hirnstammes.
Der Generatorort für die Welle I befindet sich nach Literaturangaben
in der Kochlea oder in distalen Anteilen des N. acusticus (1). Es erscheint uns daher wichtig festzuhalten, daß bereits bei einem von rostral nach kaudal fortschreitenden bilateralen Verlust der Wellen

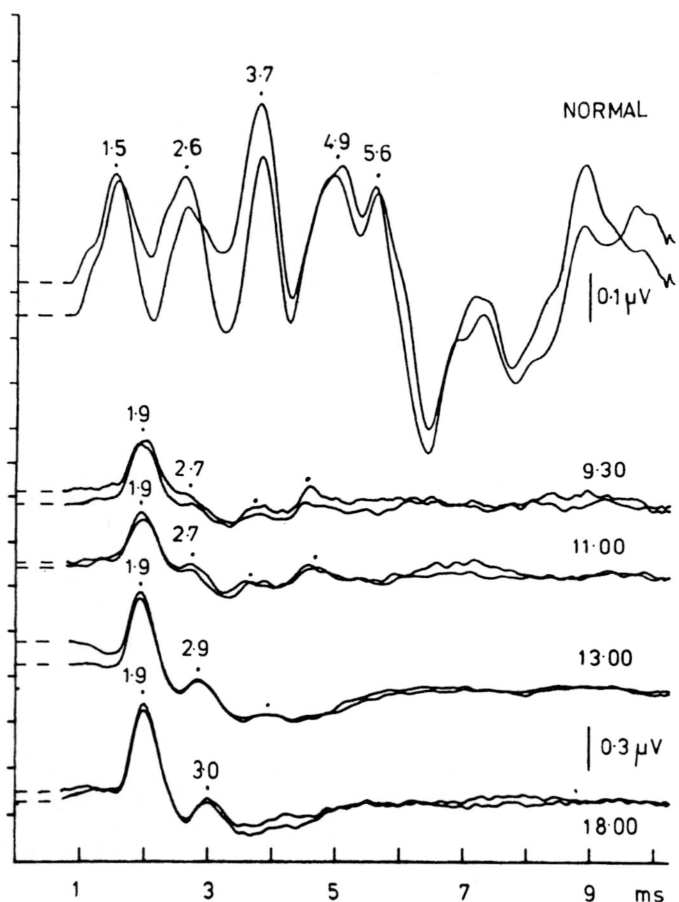

Abb. 1. AEHP-Ableitungen bei einer 19jährigen Frau mit Koma nach schwerem Schädelhirntrauma. Im Vergleich zu einem AEHP-Normalbefund (Zeile 1) in den folgenden
Zeilen die Ableitungen bei der Patientin. Anfänglich noch gut erhaltene Wellen
I-II, angedeutete Wellen III-IV (Zeile 2). Zu diesem Zeitpunkt waren der Kornealreflex beidseits und der Hustenreflex bei insuffizienter Spontanatmung vorhanden. In
der Ableitung um 13.00 Uhr (Zeile 4) fehlen eindeutig die Wellen V-IV, klinisch waren
nur noch der Hustenreflex und eine insuffiziente Spontanatmung vorhanden. Um 18.00
Uhr wurde klinisch der Hirntod festgestellt; zu diesem Zeitpunkt ließen sich noch
die Wellen I-II im AEHP ableiten

V-III die Diagnose Hirntod gestellt werden kann. Ein Ausfall der Wellen II-I ist bereits als Spätsymptom nach Eintritt des Hirntodes anzusehen. Ein einseitiger Verlust der AEHP III-V bei Erhaltenbleiben aller Komponenten der Gegenseite konnte bisher nicht beobachtet werden. In Einzelfällen ergab sich ein einseitiger Ausfall aller AEHP, d.h. einschließlich der Welle I bei unterschiedlichem Befund der Gegenseite. Diese Konstellation ist am wahrscheinlichsten einer einseitigen Innenohrschädigung zuzuschreiben. Patienten, bei denen bereits initial bilateral alle Komponenten der AEHP fehlen, können nicht verläßlich beurteilt werden, da hierfür z.B. eine vorbestehende beidseitige Ertaubung oder eine traumatische Schädigung des Innenohrs bzw. des achten Hirnnerven verantwortlich sein kann. Somit sollte möglichst frühzeitig nach Einlieferung des Patienten in die Klinik eine Ableitung von AEHP durchgeführt werden, denn nur Verlaufsuntersuchungen bieten die für die Diagnose Hirntod erforderliche Sicherheit.

Abweichend von den bisher aufgezeigten Korrelationen zwischen klinisch diagnostizierbarem Hirntod und AEHP sind zwei besondere Bedingungen bei komatösen Patienten zu berücksichtigen: Schwere Intoxikationen und — zum Teil mit diesen einhergehend — Hypothermien. Von schweren Barbiturat-Intoxikationen ist bekannt, daß diese zu einem Zustandsbild führen können, welches klinisch und nach der EEG-Diagnostik einem Hirntod entspricht. Diese Zustandsbilder sind jedoch prinzipiell reversibel. Hierauf weisen allein die erhaltenen AEHP hin, wie an einem Beispiel erläutert werden soll (Abb. 2).

Zusammenfassung

Aufgrund unserer bisherigen Erfahrungen läßt sich zusammenfassend festhalten:
1. Ein primärer bzw. bei Verlaufsuntersuchungen von rostral nach kaudal fortschreitender bilateraler Potentialverlust der AEHP bedeutet eine infauste Prognose.
2. Ein bilateraler Verlust der Wellen III-V und ein Erhaltenbleiben der Wellen I-II ist bereits mit der Diagnose Hirntod vereinbar.
3. Diagnostisch und prognostisch schwer zu beurteilende komatöse Zustände, wie sie bei Intoxikationen auftreten können, zeigen trotz Ausfall der Hirnstammreflexe und Atemstillstand erhaltene AEHP. Zwar werden die Reizleitungszeiten im AEHP von den zur Intoxikation führenden Pharmaka beeinflußt, der Wert der Methodik in der initialen Diagnostik und bei Verlaufsuntersuchungen bleibt jedoch erhalten.

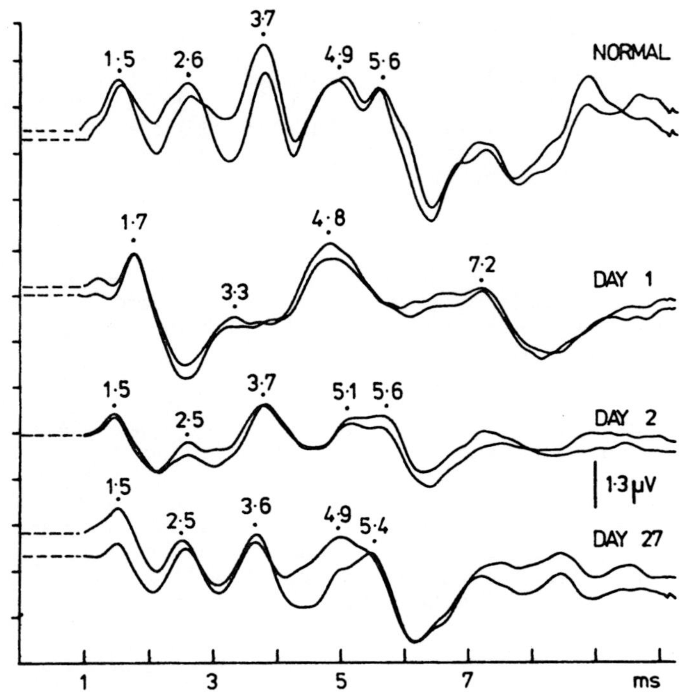

Abb. 2. 22jährige Patientin mit einer schweren Barbiturat-Intoxikation. In der obersten Zeile ist ein Normalbefund dargestellt. Zeile 2 zeigt die AEHP-Ableitung am Aufnahmetag. Der Serum-Barbiturat-Spiegel betrug zu diesem Zeitpunkt 92 mg/l. Die Welle I erscheint ohne wesentliche Verzögerung. Alle weiteren Reizantworten weisen jedoch eine erhebliche Verspätung auf. Nach zweimaliger Hämodialyse zeigt der Barbituratspiegel am zweiten Tag einen Wert von 8 mg/l. Die Latenzen hatten sich weitgehend normalisiert. In der untersten Zeile wird die Ableitung am Entlassungstag dargestellt. Es zeigt sich ein unauffälliger AEHP-Befund. Die Patientin hatte sich klinisch gut erholt

Literatur

1. Buettner UW (1982) Akustisch evozierte Potentiale. In: Stöhr M, Dichgans J, Diener HC, Buettner UW (Hrsg) Evozierte Potentiale. Springer, Berlin Heidelberg New York, S. 338–339
2. Chiappa KH (1982) Brainstem auditory evoked potentials in clinical neurology. In: Courjon J, Mauguiere F, Revol M (eds) Clinical applications of evoked potentials in neurology. Raven, New York, pp 157–158
3. Plum F, Posner JB (1980) The Diagnosis of Stupor and Coma. 3 ed. Davis, Philadelphia
4. Stockard JJ, Rossiter TA, Jones FW (1977) Effects of Centrally Acting Drugs on Brainstem Auditory Responses. Electroenceph Clin Neurophysiol 43:550–551

Wertigkeit von SEP-Untersuchungen in der Intensivneurologie

B. Riffel, A. Ullrich, M. Stöhr und W. Graser

Einleitung

Die Diagnose und Prognose komatöser Zustände und die Feststellung des Hirntodes sind wesentliche Aufgaben in der Intensivneurologie. Erschwert werden diese Aufgaben durch die häufige Gabe von Barbituraten in der Therapie des Hirnödems, was die klinische Untersuchung und insbesondere das EEG in ihrer Aussagekraft erheblich einschränkt. Neuroradiologische Untersuchungen wie das kraniale Computertomogramm (cCT) geben keine Auskunft über den Funktionszustand des Gehirns und sind zum Monitoring untauglich. Hirndrucksonden benötigen zur Anwendung einen — wenn auch kleinen — operativen Eingriff und liefern gelegentlich unzuverlässige Resultate. Demgegenüber sind die evozierten Potentiale in der Intensivneurologie einfach einsetzbar, genügend zuverlässig, zum Monitoring geeignet und durch Barbiturate in therapeutischen Dosen oder andere Sedativa nicht wesentlich gestört.

Material und Methodik

Wir untersuchten die somatosensorisch evozierten Potentiale (SEP) nach distaler Medianus-Stimulation bei 105 Patienten mit Koma unterschiedlicher Genese wie Schädel-Hirn-Traumata (SHT), spontanen intrazerebralen und subarachnoidalen Blutungen und Intoxikationen. Die Stimulation des N. medianus am Handgelenk erfolgte mit einer Reizstärke von 1 mA über der motorischen Schwelle, einer Reizdauer von O,1 ms und einer Reizfrequenz von 5,3 Hz. Die evozierten Potentiale wurden mit subkutan plazierten Platinelektroden (Disa Typ 25 C O4) simultan über dem Erbschen Punkt, den Dornfortsätzen Cz und C2 sowie dem kontralateralen kortikalen Projektionsfeld gegen eine frontale Referenz abgeleitet. Die Bandbreite des Verstärkers betrug 30–1500 Hz. Durchschnittlich wurden 1000 Reizantworten je Durchlauf (je zwei Durchläufe rechts und links) mittels eines 4-Kanal-Averagers (Nicolet CA 1000) aufsummiert und mittels eines X-Y-Schreibers registriert.

Zur Bewertung herangezogen wurden das Erhaltensein bzw. der Verlust evozierter Potentiale, die zentrale Überleitungszeit (3, 6), d.h. die Latenzdifferenz zwischen der kortikalen Primärantwort (N 20) und der spinalen Reizantwort bei C7 (N 13) sowie das Amplitudenverhältnis (6) N 20/N 13. Die nach dem Primärkomplex auftretenden Potentiale, die ebenfalls in der Prognose komatöser Zustände von Bedeutung sind (5, 9), wurden in dieser Zusammenstellung nicht berücksichtigt.

618

Ergebnisse

Bei allen 105 Patienten waren die SEP über dem Erbschen Punkt und über
dem Dornfortsatz C7 normal ableitbar. Damit war nachgewiesen, daß in
allen Fällen die Impulswelle das ZNS erreicht hatte.

In unserem Patientengut wurde in 19 Fällen ein beidseitiger Verlust
der kortikalen Reizantwort (manchmal erst im Verlauf) festgestellt.
Keiner dieser 19 Patienten überlebte.

In fünf Fällen war die kortikale Reizantwort einseitig ausgefallen.
Bei drei dieser fünf Patienten kam es in der Verlaufsbeobachtung zum
beidseitigen Verlust der SEP und zum Hirntod. Zwei der fünf Patienten
überlebten im "Coma vigile".

Der Verlust des kortikalen Potentials war in allen unseren Fällen irreversibel.

Im Stadium des Hirntodes war in sechs Fällen eine Reizantwort über dem
Dornfortsatz C2 nicht mehr ableitbar, während das Potential über C7
erhalten war.

Abbildung 1a-c demonstriert den Verlauf bei einem 42jährigen Patienten
nach Schädel-Hirn-Trauma. Computertomographisch zeigte sich nach der
Aufnahme ein ausgedehntes subdurales Hämatom über der rechten Hemisphäre mit Auspressung des rechten Seitenventrikels und Mittellinienverlagerung. Klinisch waren anfangs die Hirnstammreflexe erhalten,
auf Schmerzreize kam es zur gezielten Fluchtreaktion. Auch das normale
SEP (Abb. 1a) war Hinweis auf die funktionelle Intaktheit des lemni-
skalen Systems.

Am dritten Tag war es trotz osteoklastischer Trepanation und Abnahme
der Raumforderung im cCT klinisch zu einer Verschlechterung gekommen:
Die Hirnstammreflexe waren ausgefallen bis auf eine diskonjugierte
tonische Reaktion des linken Auges auf kalorische Spülung; eine moto-

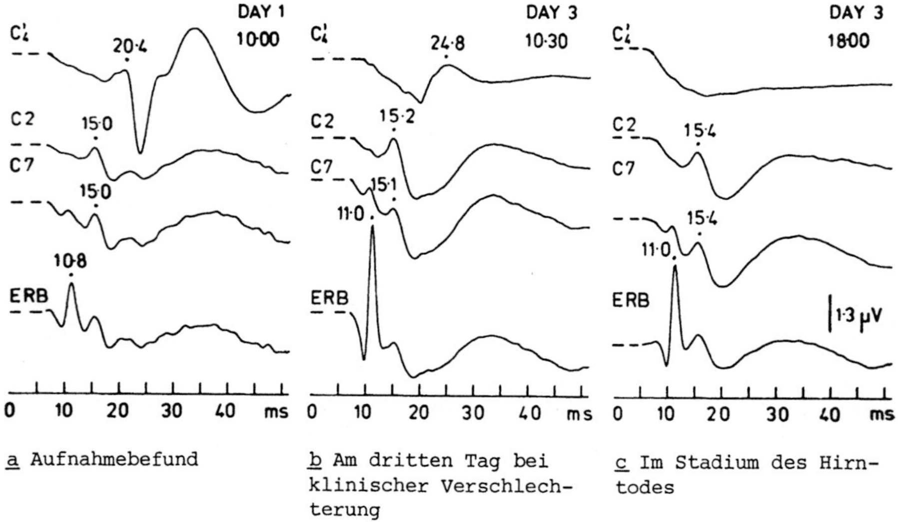

a Aufnahmebefund

b Am dritten Tag bei
klinischer Verschlech-
terung

c Im Stadium des Hirn-
todes

Abb. 1a-c. Medianus-SEP im Verlauf bei einem 42jährigen Patienten nach Schädel-Hirn-
Trauma

rische Reaktion auf Schmerzreize erfolgte nicht mehr. Im SEP (Abb. 1b)
ist nun die zentrale Überleitungszeit mit 9,7 ms deutlich verzögert
(Durchschnittswert 5,8 ms nach 3, 6, 7) und die kortikale Reizantwort
deformiert.

Am Abend desselben Tages war der Patient klinisch hirntot. Die kortikale Reizantwort ist nicht ableitbar, die zervikalen Reizantworten
sind erhalten (Abb. 1c).

Diskussion

In der Prognose des schweren Schädel-Hirn-Traumas sind akustisch evozierte Hirnstamm-Potentiale (AEHP) häufig durch traumatisch bedingte
Funktionsstörungen der Kochlea oder durch Schalleitungsstörungen in
Zusammenhang mit Blutansammlungen im äußeren Gehörgang und im Mittel-
ohr schlecht verwertbar (2, 5). Wenn Schädel-Hirn-Traumata in Kombination mit Armplexusläsionen oder C6/7-Wurzelausrissen (z.B. bei Mo-
torradunfällen) auftreten, kann auch mittels SEP keine Aussage über
die Funktion des ZNS gemacht werden. Deshalb ist die Ableitung der
zervikalen Reizantwort (bei C7) zusätzlich zur Registrierung der kortikalen Potentiale erforderlich; eine intakte Reizantwort bei C7 beweist, daß die Impulswelle das ZNS erreicht hat.

Bei beidseitigem Verlust der kortikalen Reizantwort hat keiner unserer
Patienten überlebt. Diese Beobachtung stimmt überein mit den Mitteilungen von Hume und Cant (4), die ebenfalls beidseits fehlende SEP nur
bei Patienten registrierten, die später verstarben. Auch Trojaborg
und Jörgensen (10) fanden bei 31 von 50 komatösen Patienten ein fehlendes SEP, wobei keiner dieser Patienten überlebte.

Der einseitige Verlust der kortikalen Reizantwort bei komatösen Patienten kann überlebt werden; eine "restitutio ad integrum" ist nach
unseren bisherigen Ergebnissen jedoch nicht zu erwarten. Hume und
Cant (4) beobachteten in ihren Fällen mit einseitigem kortikalem Potentialverlust eine "moderate or severe disability".

Eine einmal verschwundene kortikale Reizantwort ließ sich in keinem
unserer Fälle wieder darstellen. Im Gegensatz dazu haben Rumpl et al.
(6) in den seltenen Fällen einer primären Hirnstammläsion das Wiederauftreten eines Potentials und einen günstigen Verlauf trotz ursprünglich fehlender kortikaler Reizantwort beschrieben.

Der Verlust der zervikalen Reizantwort über dem Dornfortsatz C2, der
im Stadium des Hirntodes auftreten kann, ist Hinweis auf eine sekundäre vaskuläre Läsion im Bereich der unteren Medulla oblongata, die
die Hinterstrangkerne miteinbezieht. Der im Hinterhorn gelegene Generator für N 13 bei C7 verbleibt ungeschädigt. Goldie et al. (2) beobachteten in 31% ihrer 35 hirntoten Patienten einen Verlust des zervikalen Potentials, wobei sie jedoch nicht zwischen der Ableitung über
den Dornfortsätzen C2 und C7 unterschieden. Der Verlust der zervikalen
Reizantwort über C2 bei erhaltener C7-Antwort bestätigt die Annahme
zweier verschiedener Generatoren für diese beiden Potentiale, wie bereits früher von Allison und Hume (1) und Stöhr et al. (8) vermutet.

Zusammenfassung

Für die zervikale Reizantwort N 13 bei Ableitung über den Dornfortsätzen C7 und C2 nach Stimulation des N. medianus existieren verschiedene
Generatoren. Im Stadium des Hirntodes kann es zum Ausfall der zervika-

len Reizantwort bei C2 kommen, während das Potential bei C7 erhalten bleibt.

Der Verlust der kortikalen Reizantwort bei komatösen Patienten war in allen Fällen irreversibel. Ein beidseitiger Ausfall des kortikalen Potentials wurde von keinem unserer Patienten überlebt. Der einseitige Verlust der kortikalen Reizantwort bei komatösen Patienten kann überlebt werden.

Literatur

1. Allison T, Hume AL (1981) A comparative analysis of short-latency somatosensory evoked potentials in man, monkey, cat and rat. Exp Neurol 72:592-611
2. Goldie WD, Chiappa HK, Young RR, Brooks EB (1981) Brainstem auditory and short-latency somatosensory evoked responses in brain death. Neurol 31:248-256
3. Hume AL, Cant BR (1978) Conduction time in central somatosensory pathways in man. Electroenceph Clin Neurophysiol 45:361-375
4. Hume AL, Cant BR (1981) Central somatosensory conduction after head trauma. Ann Neurol 10:411-419
5. Lindsay KW, Carlin J, Kennedy I, Fry U, McInnes A, Teasdale GM (1981) Evoked potentials in severe head injury — analysis and relation to outcome. J Neurol Neurosurg Psychiat 44:796-802
6. Rumpl E, Prugger M, Gerstenbrand F, Hackl JM, Pallua A (1983) Central Somatosensory Conduction Time and Short-Latency Somatosensory Evoked Potentials in Post-Traumatic Coma. Electroenceph Clin Neurophysiol 56:583-596
7. Stöhr M, Dichgans J, Diener HC, Buettner UW (1982) Evozierte Potentiale SEP-VEP-AEP. Springer, Berlin Heidelberg New York
8. Stöhr M, Buettner UW, Riffel B, Koletzki E (1982) Spinal Somatosensory Evoked Potentials in Cervical Cord Lesions. Electroenceph Clin Neurophysiol 54:257-265
9. De La Torre JC, Trimble JL, Beard RT, Hanlon K, Surgeon JW (1977) Somatosensory Evoked Potentials for the Prognosis of Coma in Humans. Experiment Neurol 60:304-317
10. Trojaborg W, Jörgensen EO (1973) Evoked cortical somatosensory in patients with "isoelectric" EEGs. Electroenceph Clin Neurophysiol 35:301-309

Perfusionsszintigraphie zur Bestimmung des Hirntodes mittels eines tragbaren Strahlen-Detektor-Systems und eines Personalcomputers

K. Koppenhagen, A. Scholz, H. Schulz, J. Link, J. Mühlberg, M. Matthes und G. Holl

Die rasche und exakte Feststellung des Hirntodes bereitet in der Klinik häufig Schwierigkeiten. Die Bestätigung der klinischen Befunde durch das EEG ist wünschenswert, jedoch dann unmöglich, wenn z.B. arzneimittelinduzierte Hirnbeeinflussungen vorliegen. Die kraniale Viergefäßangiographie liefert zwar eindeutige Aussagen, ist aber mit großen praktischen Schwierigkeiten verbunden und wird als Routine-Methode abgelehnt.

Als nichtinvasive Untersuchung zur Bestimmung der Perfusion beider Hirnhemisphären bietet sich die Radionuklidangiographie in Form der i.v. Bolus-Technik mit ^{99m}Tec und Gamma-Kamera als Sequenz- und Funktionsszintigraphie an.

Da mobile Gamma-Kamera-Systeme aus Kostengründen selten zur Verfügung stehen, muß der zu untersuchende Patient ohne ausreichende Überwachung von Beatmung und Kreislauf in eine speziell ausgerüstete Abteilung transportiert werden. Hierdurch wird die Anwenderfrequenz insbesondere bei potentiellen Organspendern stark eingeschränkt.

Wir haben seit etwa 6 Monaten zur Bestimmung der Perfusion der Hirnhemisphären ein neuartiges, tragbares Strahlenmeßsystem in Verbindung mit einem Personal-Computer im Einsatz, über dessen Eignung zur Bestimmung des Hirntodes in 12 Fällen berichtet werden soll.

Material und Methodik

Zwischen dem 9.3. und 4.7.1984 haben wir bei 12 Patienten mittels eines tragbaren Strahlen-Detektor-Systems (ENGYPAN, Firma Siemens) (Abb. 1 und 2) in Verbindung mit einem Personal-Computer (APPLE II, Europlus) in Form der i.v. ^{99m}Tec-Bolus-Technik (370 MBq) jeweils 4 Hirnperfusionskurven (re und li frontal und okzipital) erstellt.

Die über eine spezielle Software im Personal-Computer angefertigten Perfusions-Histogramme wurden folgenden weiteren Untersuchungen gegenübergestellt:

- Funktions- und Sequenzszintigraphie mit einer üblichen Gamma-Kamera

- Kraniale Viergefäßangiographie

- EEG

- Neurologischer Status

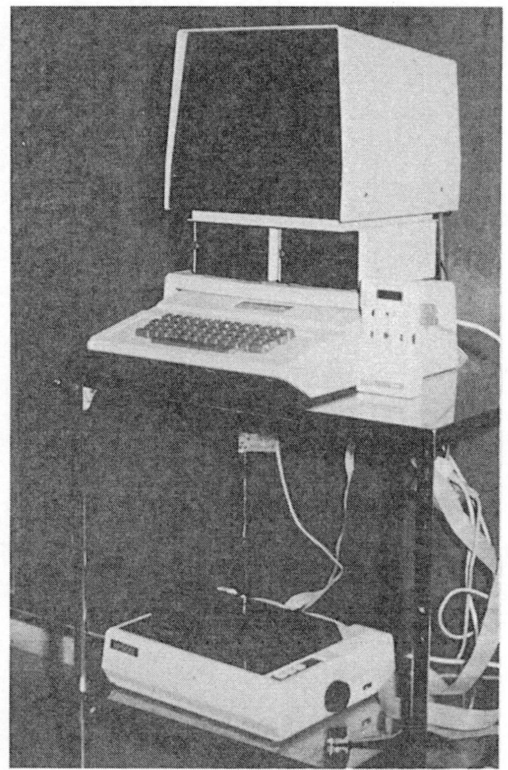

Abb. 1

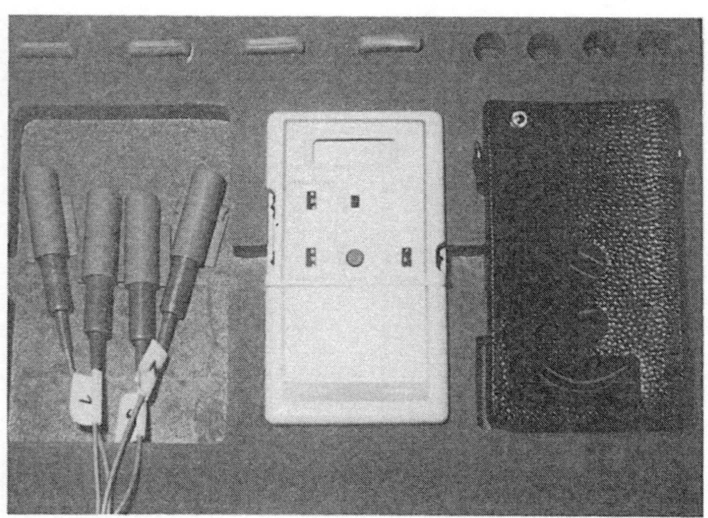

Abb. 2

Das neu entwickelte engymetrische Signalerfassungs- und auswertesystem
besteht aus 3 Subsystemen:

Strahlungsdetektion mit 4 portablen, batteriebetriebenen Geiger-Müller-
Mantelzählrohren, die durch eine Bleiabschirmung kollimiert werden.

Primärspeicherung der von den 4 Detektoren erzeugten Signale als Im-
pulsraten in einem taschenrechnergroßen Zwischenspeicher. Die Impuls-
rate kann auf einer LCD-Anzeige dezimal dargestellt werden und wird
nach vorwählbaren Integrationszeiten in den Speicher geschrieben. Die
max. Zählrate beträgt 1 MHz/Kanal. Ein Überlauf kann vom dritten Sub-
system korrigiert werden.

Personal-Computer mit 64 k Speicherkapazität, Sprachenkarte, Auslese-
interface für das Speichergerät, 2 Diskettenlaufwerken, Drucker und
Videomonitor. Die Software zum Auslesen, Auswerten und Darstellen der
Meßwerte ist trilingual in Assembler, Pascal und Fortran geschrieben.
Sie umfaßt ein umfangreiches interaktives Programmpaket zur Verarbeitung der Zeitaktivitätshistogramme mit speziellen Routinen für allgemeine Kurvenanalysen, Zerfallkorrekturen und Kompartmentberechnungen.

Das System ist von Herrn Pretschner in Hannover entwickelt worden und
wird von der Firma Siemens vertrieben.

Ergebnisse

In der folgenden Abb. 3 sind 4 mit dem tragbaren Strahlen-Detektor-
System im Original erfaßte Hirnperfusionskurven (re und li frontal sowie okzipital) mittels eines Druckers dargestellt. Nach mathematischer
Glättung der einzelnen Kurven sind die typischen "Perfusionspeaks" der
4 verschiedenen Hirnregionen erkennbar (Abb. 4). Sie werden durch den
Durchgang des Aktivitäts-Bolus durch die zentralen Hirngefäße beider
Hemisphären mit einem an- und absteigenden Kurvenanteil bestimmt. Die
mittels Gamma-Kamera-Funktionsszintigraphie angefertigten Photo-Szin-
tigramme und Computer-Histogramme bestätigten die unauffällige zerebrale Hemisphärenperfusion.

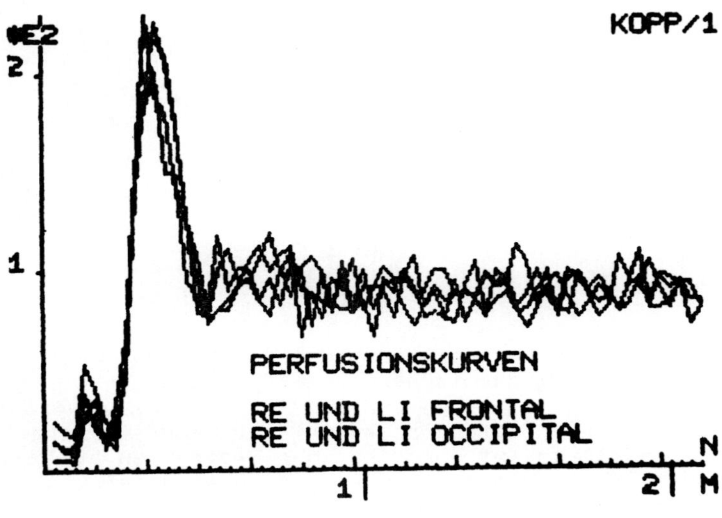

Abb. 3

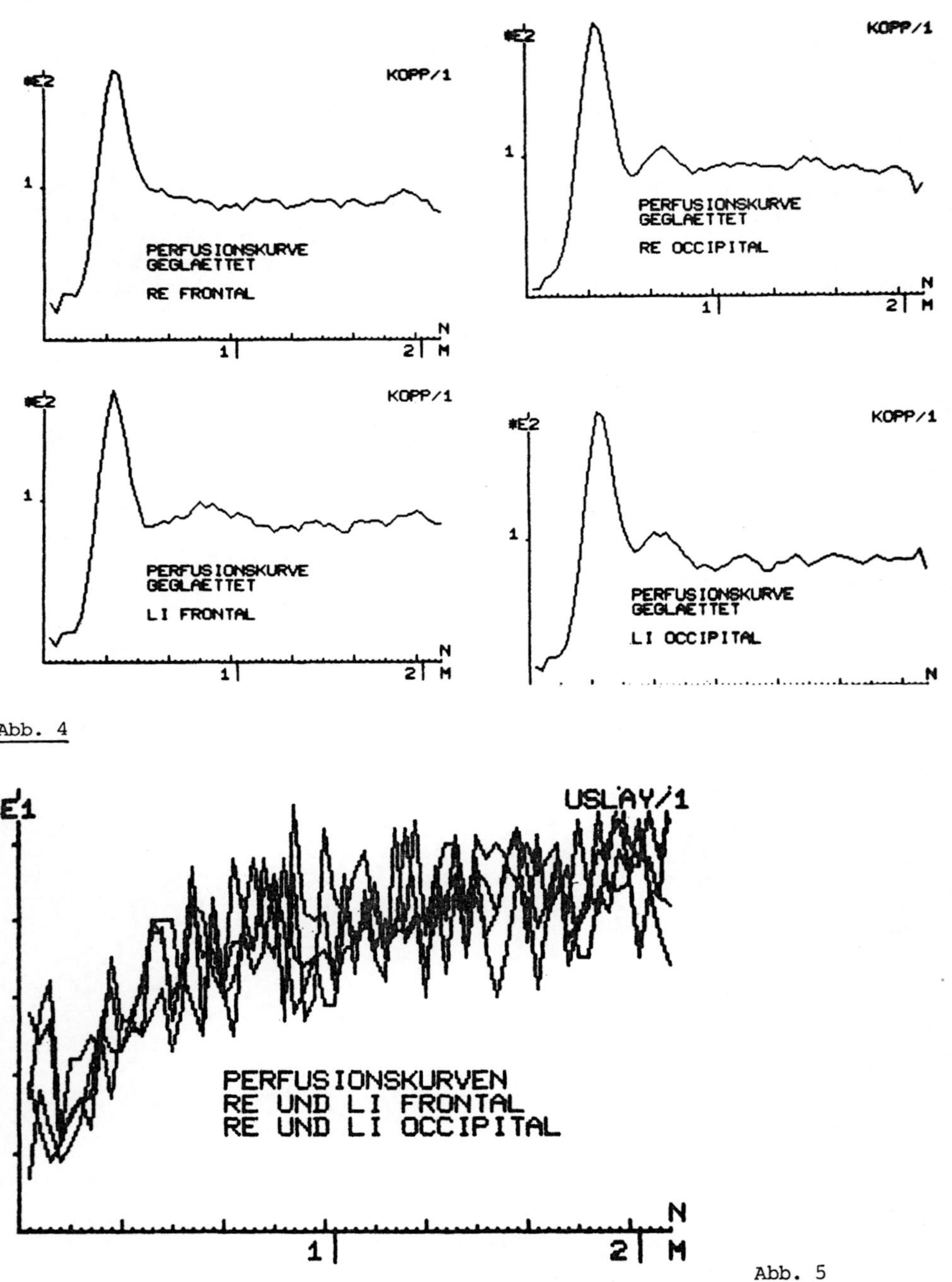

Abb. 4

Abb. 5

Der von der Viergefäßangiographie bestätigte Befund einer nicht mehr erkennbaren Durchblutung beider Hirnhemisphären liegt in Abb. 5 vor.

Bei Fehlen eines eindeutigen Durchblutungspeaks ist nur noch ein langsames Ansteigen des Kurvenverlaufs auf ein niedriges Plateau zu erkennen. Insgesamt ist das Impulsmaximum gegenüber der eben gezeigten Untersuchung deutlich niedriger und weist zu allen Aquisitionszeiten erhebliche statistische Schwankungen auf. Diese Kurven werden lediglich

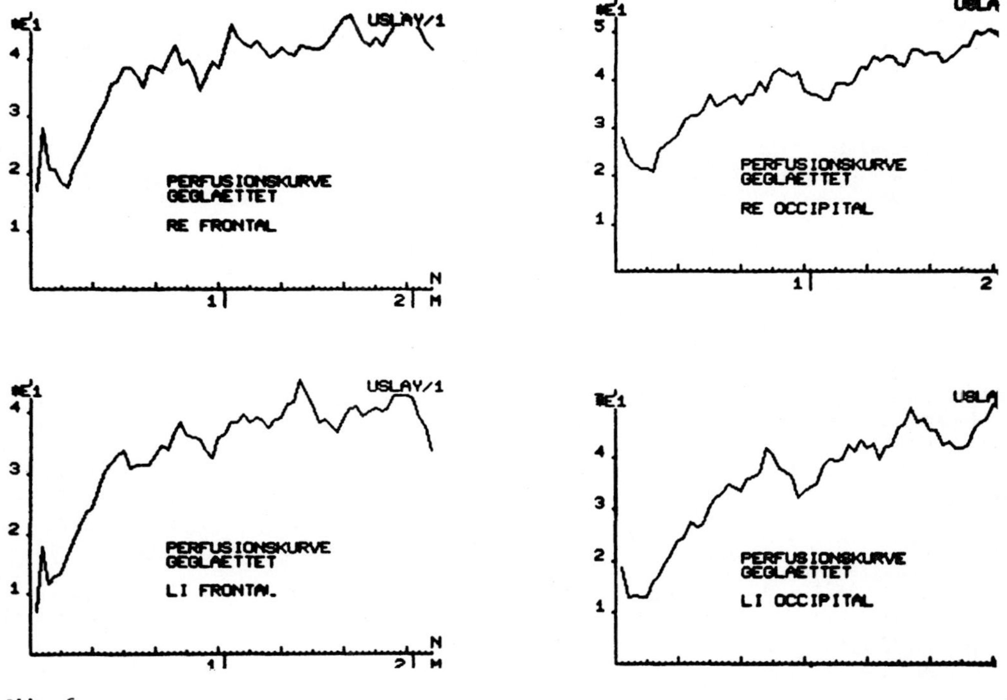

Abb. 6

durch extrazerebrale Kalottenaktivitäten hervorgerufen. Die mathematisch
mittels einer 5-Punkte-Glättung bearbeiteten Computerhistogramme sind
in Abb. 6 zu sehen.

Mittels der mobilen Perfusionshirnszintigraphie wurden zwischen dem
9.3. und 4.7.1984 in unserer Intensivabteilung 12 Patienten mit der
Verdachtsdiagnose Hirntod im Vergleich zur üblichen Gamma-Kamera-Szintigraphie, Viergefäßangiographie und EEG untersucht.

In allen Fällen wurde eine vollkommene Übereinstimmung der engyme-
trischen Messung mit den übrigen durchgeführten diagnostischen Methoden erzielt.

Diskussion

Die Problematik der schnellen und exakten Diagnose des Hirntodes ist
bekannt und insbesondere bei potentiellen Organspendern von Bedeutung.

Der Einsatz invasiverer Techniken wird lediglich zur Bestätigung des
eingetretenen Hirntodes akzeptiert und bei noch bestehender reduzierter Hirnperfusion als Kontraindikation angesehen.

Das EEG ist zumeist wegen der Barbituratverabfolgung nicht exakt zu
verwerten. Die Gamma-Kamera-Szintigraphie setzt in der Regel den Transport des Patienten zu der nuklearmedizinischen Abteilung voraus, was
die Anwenderfrequenz erheblichst einschränkt, da die Intensität der
Überwachung auf dem Transport des Patienten notwendigerweise eingeschränkt ist. Hieraus kann eine zusätzliche Gefährdung des Patienten
aber auch des potentiellen Organtransplantats resultieren.

Die von Gaab und Mitarbeitern entwickelte mobile ^{133}Xenon-Untersuchungs-
technik setzt zur exakten Beurteilung der Hirnperfusion die Mitarbeit
des Patienten voraus und ist deshalb für dieses Patientenklientel weniger geeignet. Auch ist der Strahlenwert des Strahlenschutzes gegenüber ^{133}Xe anders zu bewerten als gegenüber ^{99m}Tec.

Die Verwendung des neuartigen, tragbaren Strahlen-Detektor-Systems
E n g y p a n in Verbindung mit einem Personal-Computer ermöglicht
es nun, daß ein nichtinvasives Verfahren mit hoher Aussagekraft zur
Perfusion der Hirnhemisphären am Bett des Patienten durchgeführt wer-
den kann. Die bisher bei 12 Patienten durchgeführten Perfusionsunter-
suchungen zeigten eine völlige Befundübereinstimmung zur klinischen
Diagnostik, Karotis- und Vertebralisangiographie sowie zur Gamma-Kamera-
Funktionsszintigraphie.

Die Engypan-Messung erfolgt mit 370 MBq ^{99m}Tec-Pertechnetat, die aus-
geschiedenen Radioaktivitäten sind hinsichtlich des Strahlenschutzes
zu beachten und müssen gesammelt werden. Als zweckmäßig erweist sich
die Applikation von ^{99m}Tec-MDP oder -DPD, einer knochenaffinen Substanz,
die somit nach Messung des Aktivitätsbolus in den Hirnhemisphären mit
zunehmender Zeit im Skelett des zu untersuchenden Patienten festgehalten wird. Damit wird die Kontaminationsgefahr des Personals deutlich
reduziert.

Durch zukünftige Verbesserung der Strahlen-Detektoren (Verwendung von
Wismut-Germanium-Detektoren) kann sicherlich auch die Applikationsdosis
noch verringert werden.

Zusammenfassung

Die Perfusionsbestimmung beider Hirnhemisphären mittels eines mobilen
Strahlen-Detektor-Systems bei 12 untersuchten Patienten mit Verdacht
auf Hirntod zeigt eine völlige Befundübereinstimmung zur klinischen
Diagnostik, Angiographie und zur Gamma-Kamera-Funktionsszintigraphie.
Unsere Ergebnisse belegen, daß dieses mobile, größenmäßig wenig be-
lästigende, neuartige Strahlen-Detektor-System bei geringem Kostenauf-
wand die Perfusionsfrage beider Hemisphären zur Hirntodfeststellung
beantworten und auch außerhalb nuklearmedizinischer Bereiche bequem
eingesetzt werden kann.

Wert der Computertomographie für die Diagnose des Hirntodes

W. Hillesheimer und M. Schumacher

I. Einleitung

Die Feststellung des Hirntodes hat durch die Möglichkeiten der Intensivmedizin große medizinische und juristische Bedeutung. In zahlreichen Empfehlungen nationaler und internationaler Gremien wurden daher die klinischen und apparativen Kriterien des Hirntodes festgelegt. Dabei besitzt der angiographische Nachweis eines Zirkulationsstops im Niveau oder unterhalb der Schädelbasis von allen Untersuchungsmethoden die größte Aussagekraft (1, 3, 5, 7, 8, 10).

Die Brauchbarkeit und der sinnvolle Einsatz der Computertomographie (CT) für die Hirntoddiagnostik wurde verschiedentlich untersucht, ihr Wert bleibt jedoch trotz zahlreicher Veröffentlichungen unklar (2, 10-13).

Im folgenden werden die CT-Befunde bei 34 Patienten mit gesichertem Hirntod beschrieben. Die unterschiedlichen CT-Veränderungen werden im Hinblick auf ihre diagnostische Aussagekraft und die zugrundeliegenden Pathomechanismen diskutiert.

II. Patienten und Untersuchungsmethoden

Bei allen 34 Patienten im Alter von 4-75 Jahren (Durchschnittsalter 27,6 Jahre; 7 Frauen und 27 Männer) bestand das klinische Vollbild des Hirntodes. Bis auf fünf Fälle wurde mindestens einmal ein Null-linien-EEG abgeleitet. Als Ursache des Hirntodes waren bei 27 Patienten schwere Schädelhirntraumen vorausgegangen, bei 2 Patienten eine spontane Subarachnoidalblutung (SAB) aus einem Aneurysma, und in je einem Fall Myokardversagen, Verbrennung mit Schock, Strangulation durch Erhängen und Schußverletzung; bei einer Patientin lag ein unklares zerebrales Koma vor.

Bei sämtlichen Patienten wurde eine Angiographie durchgeführt, in der Regel als Aortenbogenangiographie, die in zweifelhaften Fällen durch zusätzliche selektive Darstellungen der Karotiden bzw. Vertebralarterien ergänzt wurde. Bei 2 Patienten wurde die Untersuchung wegen Nachweis einer Restdurchblutung wiederholt, bei einer Patientin wurde insgesamt dreimal angiographiert.

Die Computertomogramme wurden in 8-mm-Schichten von der Schädelbasis bis zum Sinus sagittalis superior angefertigt. Bei 9 Patienten wurde zusätzlich ein CT des Schädels nach intravenöser KM-Gabe angefertigt (100 ml in kombinierter Bolusinjektion und Schnellinfusion). In diesen

Fällen wurden zusätzlich überlappende Schichten in 4-mm-Abständen im Niveau der Gefäßhauptstämme, der Inselgefäße und des Confluens sinuum gelegt. Bei allen Patienten lagen zwischen CT-Untersuchung und definitiver Hirntodbestimmung durch Angiographie nicht mehr als 24 Stunden.

III. Ergebnisse

1. Angiographie und EEG

Bei allen Patienten konnte ein Zirkulationsstop im Bereich der Karotiden bzw. Vertebralarterien an oder unterhalb der Schädelbasis angiographisch nachgewiesen werden. Bei 27 Patienten wurde zumindest ein Nullinien-EEG abgeleitet.

2. Computertomographie

Bereits in der Nativ-Darstellung fanden sich bei 27 Patienten morphologische Veränderungen, die auf eine Schädigung von Mittelhirn oder Hirnstamm hinweisen. Die Befunde sind in Tabelle 1 dargestellt. 12 der Patienten zeigten den charakteristischen Befund des sogenannten "strukturlosen Hirns" mit durchgehend homogenem, hypodensem Parenchym bei verstrichenen inneren und äußeren Liquorräumen. 13 Patienten wiesen eine transtentorielle kaudale Herniation auf mit nicht mehr nachweisbarem drittem Ventrikel und vollständig verstrichenen basalen Zisternen, jedoch abgrenzbaren infratentoriellen Zisternen. 11 dieser Patienten zeigten eine Mittellinienverlagerung durch eine Raumforderung infolge Ödem und/oder Blutung. In zwei Fällen führten infratentorielle Massenblutungen zu einer bidirektionellen axialen Herniation mit Ausbildung eines Verschlußhydrozephalus. Bei 7 Patienten fanden sich keine wesentlichen Veränderungen im Nativ-CT; lediglich in einem Fall bestand eine kleine Blutung der Vierhügelregion und des Hypothalamus als Hinweis für eine mesenzephale Schädigung. 16 der Patienten hatten eine sichere SAB, in den meisten Fällen traumabedingt; bei 2 Patienten war die Ursache der spontanen SAB ein Aneurysma. Bei 4 Patienten ohne SAB fand sich eine deutliche Dichteanhebung im Bereich des Confluens sinuum und der venösen Blutleiter der hinteren Schädelgrube.

Die CT-Untersuchungen mit intravenöser KM-Gabe ließen drei unterschiedliche Befundtypen abgrenzen, die allein oder kombiniert auftraten:

1. Trotz angiographisch intrakraniell nicht nachweisbarem KM-Mittel stellten sich arterielle und/oder venöse Gefäßabschnitte partiell dar. Bei einem Patienten waren venöse Gefäßstrukturen im Bereich des Confluens sinuum und der epitentoriellen Venen mit deutlicher Kontrastanhebung zu identifizieren; bei zwei weiteren Patienten kam es nach KM-Gabe zu einer eindeutigen Dichteerhöhung im Verlauf beider Mediahauptstämme, der Inselgefäße und der vorderen Hirnarterien. In einem Fall zeigten venöse und arterielle Strukturen eine Dichtezunahme. Zuverlässige Messungen waren jedoch nur möglich, wenn die Kontrastmittelaufnahme in den Gefäßen nicht durch eine SAB störend überlagert wurde.

2. Übereinstimmend mit dem angiographischen Befund fanden sich bei 5 Patienten weder im arteriellen noch im venösen Gefäßsystem Dichteanhebungen.

3. In zwei Fällen kam es nach KM-Gabe zu einer ausgedehnten Dichteerhöhung im gesamten Subarachnoidalraum, wobei das Ausmaß einer Positiv-

Tabelle 1. Morphologische Befunde im Computertomogramm des Schädels bei 34 Patienten mit Hirntod

Zeichen des Hirntodes	Ohne umschriebene Raumforderung	Mit supratentorieller, einseitiger Raumforderung. Mittellinienverlagerung		Sichere SAB	Venöse Abflußstörung
		<1 cm	>1 cm		
1. "Strukturloses Hirn": homogenes Parenchym, verstrichene innere und äußere Liquorräume	12	Ø	Ø	3	2
2. Transtentorielle kaudale Herniation	2	4	7	9	2
3. Bidirektionelle axiale Herniation	(2 Patienten mit infratentorieller Blutung und Verschluß-hydrozephalus)			1	Ø
4. Keine	6	1	Ø	3	Ø
Gesamt	34			16	4

darstellung der äußeren Liquorräume der einer CT-Zisternographie entsprach (Abb. 1a). Beide Patienten hatten keine SAB.

4. Als einheitlicher Untersuchungsbefund fand sich bei allen 9 Patienten keine eindeutige Dichteanhebung des Parenchyms nach KM-Gabe.

IV. Diskussion

Als sicherster Beweis für den Hirntod gilt der angiographisch dokumentierte zerebrale Zirkulationsstop mit Gefäßabbruch an oder unterhalb
der Schädelbasis (1, 3, 5, 7). Andere, nicht angiographische Verfahren
wie Messungen der arteriovenösen Sauerstoffdifferenz, metabolischer
Produkte und dopplersonographische oder angioszintigraphische Untersuchungen wurden wegen ihrer Unzuverlässigkeit zur routinemäßigen
Hirntodbestimmung bisher nicht akzeptiert.

Vereinzelt durchgeführte CT-Untersuchungen zur Hirntodbestimmung ergaben entweder keine eindeutigen oder nur zum Teil übereinstimmende
Befunde (2, 10-13). Als gemeinsames und vorerst eindeutigstes Zeichen
des Zirkulationsstops fand sich bei den Untersuchungen dieser Autoren
wie auch bei unseren Patienten ein deutlich verringertes oder fehlendes Enhancement im Parenchym der Großhirnhemisphären nach KM-Gabe.
Darüber hinaus konnten jedoch bei vier unserer nach angiographischen
Kriterien hirntoten Patienten arterielle und/oder venöse Gefäßstrukturen kontrastmittelgefüllt dargestellt werden. Der Argumentation von
Brock (4) für die Angioszintigraphie folgend, reicht möglicherweise
ein geringer, wenn auch extrem verlangsamter zerebraler Durchfluß aus,
um im CT arterielle und besser noch venöse Gefäße darzustellen, die
angiographisch bereits nicht mehr erfaßbar sind. Die Bedeutung der
arteriellen und venösen Gefäße für die computertomographische Hirntoddiagnostik reduziert sich jedoch weiter durch die Tatsache, daß das
Enhancement der basalen Gefäße durch eine begleitende Subarachnoidalblutung maskiert und damit nicht identifizierbar sein kann.

Obwohl sich bei der Mehrzahl der Patienten bereits im Nativ-CT Befunde
nachweisen lassen, die auf eine strukturelle Schädigung im Bereich von
Mittelhirn oder Hirnstamm hinweisen, ist durch sie allein ein irreversibler zerebraler Tod nicht zu belegen. Ein relativ sicheres Hirntodzeichen im CT ist die fehlende Dichtezunahme in den Gefäßen und par-
enchymatös wie bei fünf unserer Patienten.

Die bei 2 Patienten beobachtete ungewöhnlich starke Kontrastanfärbung
der gesamten äußeren Liquorräume, besonders der temporalen und basalen
Zisternen, stellt eine pathophysiologische Besonderheit dar, die bisher nur in Einzelfällen (9) beschrieben wurde. Die nach intravenöser
KM-Applikation positive Darstellung der äußeren Liquorräume (Abb. 1a),
ähnlich der einer CT-Zisternographie, erklärt sich möglicherweise
durch einen KM-Austritt aus pathologisch permeablen Gefäßen. Vergleichbare Permeabilitätsstörungen intrazerebraler Gefäße sind bei Enzephalitiden bekannt (14). Eine Dichteanhebung der Ventrikelräume (6) wurde
von uns nicht beobachtet.

Der Pathomechanismus einer Gefäßwandläsion ist unserer Meinung nach
nur dann möglich, wenn der Eintritt des Hirntodes bereits länger zurückliegt und die Zeit für autolytische Veränderungen gegeben ist.
Der KM-Austritt muß über Duragefäße bei erhaltener Externaversorgung
erfolgen (Abb. 1b). In beiden Patienten mit KM-Diapedese waren die
postulierten Voraussetzungen erfüllt. Kontrastmittelextravasate im

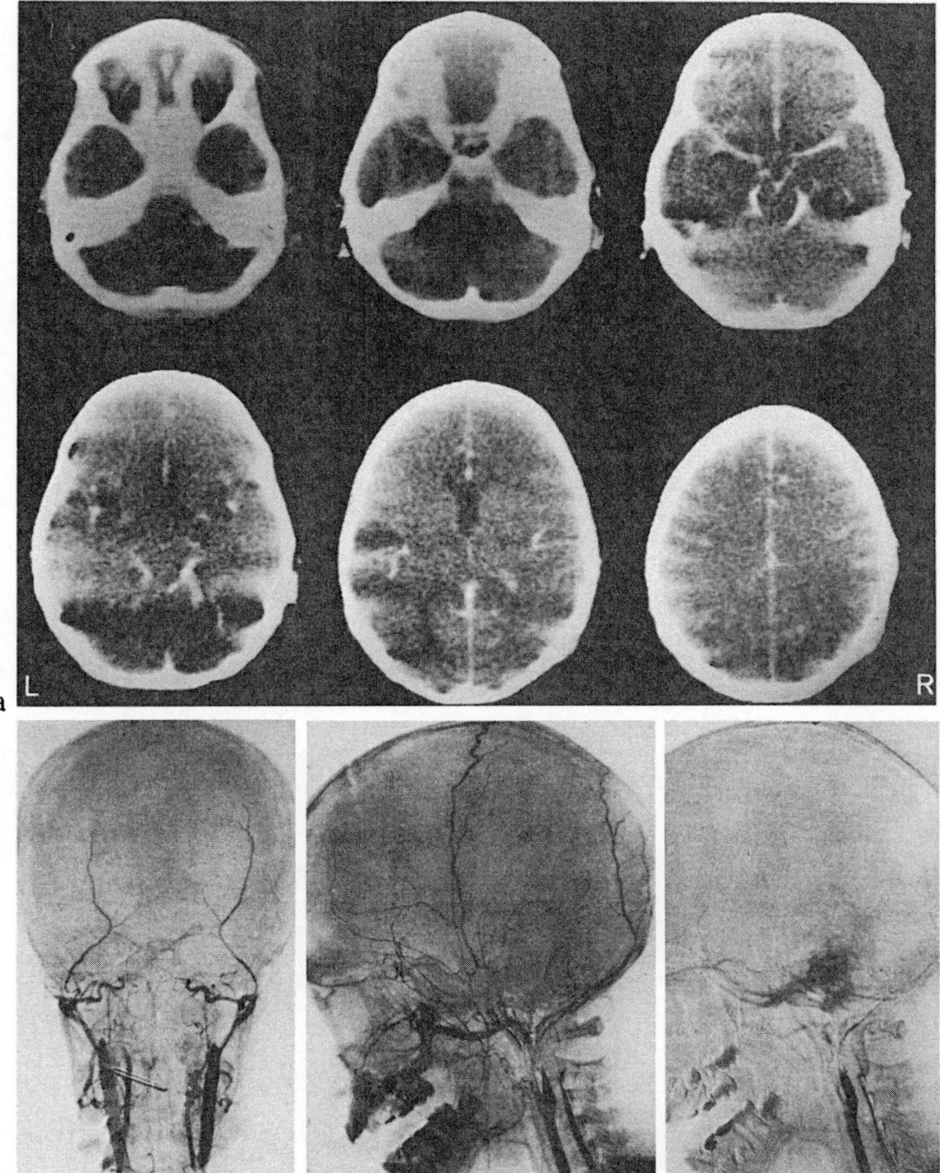

Abb. 1a. Positive Darstellung von Zisternen und äußeren Liquorräumen im CT nach intravenöser KM-Gabe bei länger bestehendem Hirntod. 9jähriger Junge, schwere Verbrennungen mit Schock und dreimaligem Herz-Kreislauf-Stillstand. **b** Fehlende Darstellung hirnversorgender Gefäße bei kräftiger Externafüllung. Aortenbogenangiographie, gleicher Patient wie in Abb. 1a

632

Subarachnoidalraum erscheinen generell als Hirntodzeichen verwertbar
zu sein; dies ist jedoch durch weitere Untersuchungen zu erhärten.

Aus den Befunden anderer Autoren wie auch aus unseren Untersuchungen
ergeben sich somit folgende vorläufige Schlußfolgerungen:

1. In der Mehrzahl der Nativ-CT-Untersuchungen finden sich Hinweise
für die wahrscheinliche Ursache des Hirntodes; sie reicht jedoch allein nicht aus, um zweifelsfrei die Diagnose Hirntod zu stellen.

2. Arterielle und/oder venöse Gefäße können trotz angiographisch gesichertem Zirkulationsstop im CT unter KM-Gabe nachweisbar sein.

3. Nach KM-Gabe finden sich nur bei etwa der Hälfte der Patienten Zeichen einer fehlenden zerebralen Perfusion. Bei fehlendem Enhancement
von Gefäßen und Parenchym liegt jedoch mit großer Wahrscheinlichkeit
ein Hirntod vor. Die kontrastunterstützte CT-Diagnostik stellt somit
eine risikoarme Voruntersuchung dar, mit der die Indikation zu einer
zerebralen Angiographie gezielter möglich ist.

4. Die Computertomographie eignet sich nur eingeschränkt zur Hirntodbestimmung bei Subarachnoidalblutung, da Gefäßdarstellungen weitgehend
maskiert sein können.

5. Postmortaler subarachnoidaler KM-Austritt ist möglicherweise ein
spätes, dann aber verläßliches Hirntodzeichen.

Literatur

 1. Arnold W (1976) Hirntod. Nervenarzt 47:529-537
 2. Arnold H, Kühne D, Rohr W, Heller M (1981) Contrast Bolus Tech-
    nique with Rapid CT Scanning. A Reliable Diagnostic Tool for the
    Determination of Brain Death. Neuroradiology 22:129-132
 3. Bergquist E, Bergström K (1972) Angiography in cerebral death.
    Acta Radiol Diagn 12:283-288
 4. Brock M, Schürmann K, Hadjidimos A (1969) Cerebral Blood Flow and
    Cerebral Death. Acta Neurochirurgica 20:195-209
 5. Bücheler E, Käufer C, Düx A (1970) Zerebrale Angiographie zur Be-
    stimmung des Hirntodes. Fortschr Röntgenstr 113:278-296
 6. Coin CG, Stolzman D, Kaminsky D (1977) Abnormal Perfusion of Jodi-
    nated Contrast Material into the Ventricular System in Cerebral
    Death. J Comput Assist Tomography 1:352
 7. Greitz T, Gordon E, Kolmoding G, Widén L (1973) Aortocranial and
    Carotid Angiography in Determination of Brain Death. Neuroradiol-
    ogy 5:13-19
 8. Käufer C (1971) Die Bestimmung des Todes bei irreversiblem Verlust
    der Hirnfunktionen. Hüthing, Heidelberg
 9. Kingsley DPE, Kendall BE, Greitz T, Hoare RD (1979) Extravasation
    of Contrast-Enhanced Blood into the Subarachnoid Space during Com-
    puted Tomography. Neuroradiology 18:259-262
10. Kühne D, Arnold H (1978) Diagnosis of Brain Death by Means of Com-
    puterized Tomography. In: Frowein A, Wilcke O, Karimi-Nejad A, et
    al. (eds) Advances in Neurosurgery, Vol 5. Springer, Berlin Heidel-
    berg New York, pp 52-53
11. Radberg C, Soederlundh S (1975) Computer Tomography in Cerebral
    Death. Acta Radiol 346:119-129
12. Rangel RA (1979) Computerized Axial Tomography in Brain Death.
    Stroke 9:597-598

13. Rappaport ZH, Brinker RA, Rovit RL (1979) Evaluation of Brain Death by Contrast-Enhanced Computerized Cranial Tomography. Neurosurgery 2:230-232
14. Scotti G, Harwood-Nash DC (1980) Leakage of Contrast into a Postmeningitic Subdural Effusion: A CT Finding. Neuroradiology 20: 95-98

Die akute Hypodensität des Hirnstammes im CT – Zeichen des Hirntodes?

A. Laun, A. L. Agnoli und N. Klug

Einleitung

Die querschnittserfassende hypodense Läsion des Hirnstammes im CT ist nur im zeitlichen Zusammenhang mit dem Beginn der klinischen Symptomatik zu sehen. Eine Blutung kann sich nach einiger Zeit als hypodense Läsion darstellen, ebenso wie ein Hirnstammtumor homogen hypodens sein kann. Abzugrenzen ist die scheinbare Hypodensität des Hirnstammes bei Subarachnoidalblutungen mit blutiger Tamponade der basalen Zisternen. Hier soll nur die akute, d.h. bis zu zwei Tagen nach Beginn der klinischen Symptomatik auftretende querschnittserfassende Hypodensität des Hirnstammes behandelt werden.

Material

Das analysierte Krankengut besteht aus zwei Gruppen: zum einen aus sechs Patienten mit einem Verschluß der A. vertebralis bzw. A. basilaris, und zum anderen aus siebzehn Patienten mit einer Hypodensität des Hirnstammes bei akuter intrakranieller Drucksteigerung. Über die zugrundeliegenden systematischen Dichtemessungen im CT und die Schwankungsbreite der Normalwerte wurde bereits an anderer Stelle berichtet (5, 7).

Ergebnisse

Von den sechs Patienten mit *Basilarisverschluß* (Abb. 1) zeigten drei bei der Aufnahme ein Dezerebrationssyndrom, zwei ein mehr oder minder komplettes Bulbärhirnsyndrom und ein Patient ein sogenanntes Locked-in-Syndrom. Die Patienten waren zwischen 24 und 62 Jahren alt, allein die jüngste Patientin war weiblichen Geschlechts.

Das Ausmaß der Zisternenverlegung bzw. der Herniation wurde bestimmt von der Mitinfarzierung des Kleinhirns (6). Zweimal waren beide, dreimal nur die linksseitige Kleinhirnhemisphäre betroffen. Alle infratentoriellen Zisternen waren entweder erheblich eingeengt oder verlegt. Der Hirnstamm zeigte bei den fünf Patienten mit begleitenden Kleinhirninfarkten eine entsprechende Kompression. Eine Ausnahme machte der Patient mit dem Locked-in-Syndrom; hier bestand keine Kompression des Hirnstammes, die Zisternen waren eng. In allen Fällen fand sich im CT eine Dichteminderung von 8-12 Hounsfield-Einheiten (HU) im Vergleich zum umgebenden Gewebe. Alle Patienten starben. Im Rahmen der eingehenden Analyse von über 1000 Computertomogrammen von 253 Patienten mit *akuten intrakraniellen Läsionen* (7) fanden sich bei 37 Patienten Infarkte, die einzelne Gefäßterritorien in ihrer Gesamtheit erfaßten. Eine Hypodensität des Hirnstammes fand sich bei vier Patienten mit Infarkten der A. cerebri posterior, bei drei Patienten mit Hemi-

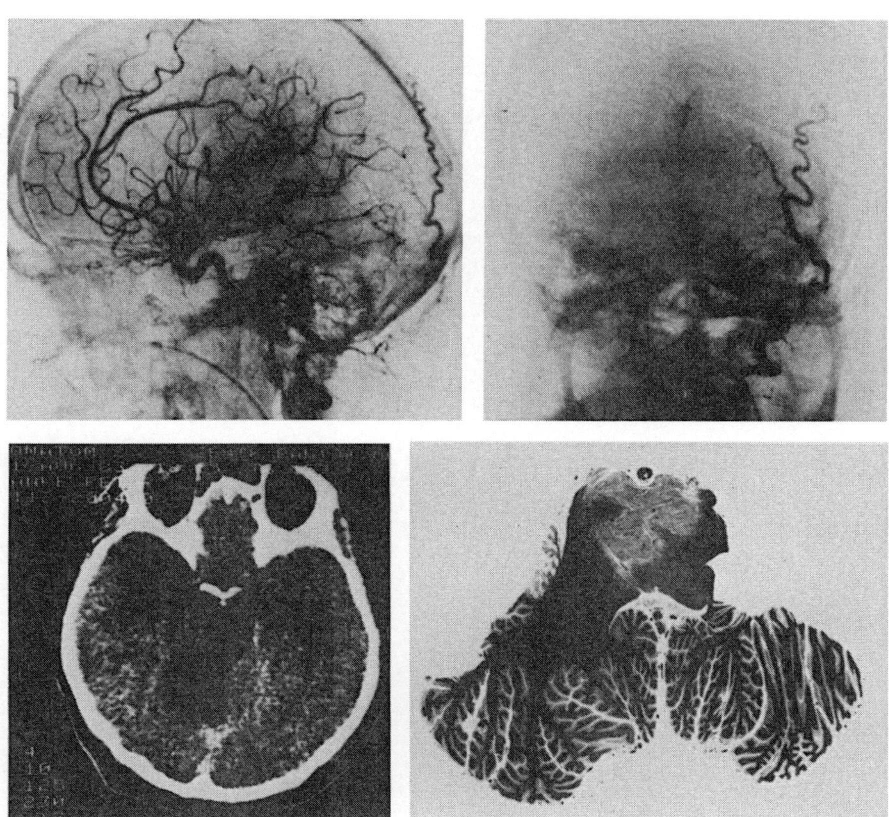

<u>Abb. 1.</u> Angiographie, CT und morphologisches Substrat bei Verschluß der A. basilaris zwischen AICA und Aa. c. posteriores

sphäreninfarkten, bei einem Patienten mit beidseitigem Infarkt der A. cerebri anterior sowie neunmal isoliert. Die Korrelation einiger Hirnstammreflexe, der Atemfunktion und des Tonus von Patienten mit Infarkten mit und ohne gleichzeitige Hypodensität des Hirnstammes zeigt Tabelle 1. Mit Ausnahme des Kornealreflexes (p <0,05) sind alle anderen Korrelationen auf dem 99%-Niveau signifikant. Mit drei Ausnahmen bestand zum Zeitpunkt des Infarktnachweises eine völlige Verlegung der basalen Zisternen. Entsprechend häufig, nämlich in acht Fällen, war eine sekundäre Hirnstammblutung nachweisbar (5). Die Hypodensität des Hirnstammes war innerhalb von zwei Tagen nach Beginn der klinischen Symptomatik, d.h. nach dem Ereignis, erkennbar. Die Überlebenszeit nach Infarktnachweis betrug bis zu zwei Tagen, mit zwei Ausnahmen: einmal überlebte ein Patient vier Tage, ein weiterer Patient mit epiduralem Hämatom der hinteren Schädelgrube lebt ohne neurologische Ausfälle. Dies war auch der einzige Patient, der bei Nachweis der Hypodensität nicht komatös war. Die Dichtedifferenz zum umgebenden Gewebe betrug in allen Fällen 4-18 HU mit einer Häufung zwischen 7-11 HU. Alle Patienten mit akuter hypodenser Läsion des Hirnstammes, bei denen evozierte Potentiale und Hirnstammreflexe abgeleitet wurden, zeigten schwere Funktionsstörungen des Hirnstammes sowohl medullopontin als auch pontomesenzephal, in der Regel pontomesenzephal betont. Am häufigsten war ein Ausfall aller Antworten des Blinkreflexes (BR), regel-

Tabelle 1. Korrelation einiger Hirnstammreflexe bei druckbedingten Infarkten mit und ohne Hirnstammbeteiligung

	N	Pupillen		LR		CR		Atmung		Tonus	
		weit	übr.	fehl.	vorh.	fehl.	vorh.	fehl.	vorh.	schlaff	vorh.
Hypodens	17	11	6	14	3	11	6	10	7	9	8
Isodens	20	2	18	6	14	6	14	1	19	1	19
Signifikanz		$p < 0,01$		$p < 0,01$		$p < 0,05$		$p < 0,01$		$p < 0,01$	

mäßig fehlte R_1, oder die R_2-Latenz war verlängert. Im akustisch evozierten Hirnstammpotential (BAEP) konnten in der Regel die Wellen I,
II und III nachgewiesen werden, zumeist mit einer verzögerten IPL I-
III und veränderten oder fehlenden Wellen IV und V. Die zusätzliche
Ableitung somatosensibler und visuell evozierter Potentiale zeigte
in der Regel eine normale N 14, während das kortikale SEP fehlte oder
mit verzögerter Latenz zur Darstellung kam, d.h. die zentrale Überleitungszeit länger als 6 msec betrug. Die P_{100} des blitzevozierten kortikalen visuellen Potentials war normal oder leicht latenzverzögert.
Im Bulbärhirnsyndrom fehlten alle Antworten des BR, das BAEP zeigte
nur die kochleär generierte Welle I.

Diskussion

Von pathologisch-anatomischer Seite konnten bei akuter intrakranieller
Drucksteigerung in nahezu 90% der Fälle Infarkte nachgewiesen werden
(1). Im CT sind kleinere Infarkte jedoch nicht von einem traumatischen
Ödem zu differenzieren. Trotz der Schwankungsbreiten der Dichtemessungen im Computertomogramm zwischen O,39% und 1,38% (5) sind dennoch
Dichteminderungen ab 4-6 HU im Vergleich zum umgebenden Hirngewebe zu
erkennen. Nach Sager (9) sind 25% der supratentoriellen Infarkte isodens. Einen Fogging-Effekt beobachteten wir jedoch nur einmal bei einem
Basilarisverschluß — der Hirnstamm wurde am elften Tag isodens. Wir
fanden bei 15% unserer Patienten Infarkte im Versorgungsgebiet einer
der großen zerebralen Arterien. Als Ursache der akuten Hypodensität
des Hirnstammes ist eine Hypoxie zu diskutieren. Daß dies jedoch nicht
immer zutrifft, beweist der einzige überlebende Patient mit einem akuten Hämatom der hinteren Schädelgrube. Gemeinsames Kriterium aller Patienten bei akuter intrakranieller Drucksteigerung und Infarkten war
die Verlegung der basalen Zisternen im CT (5, 8). Auch die evozierten
Potentiale und die Hirnstammreflexe — hierbei insbesondere das Fehlen
sämtlicher Antworten des BR — zeigen die massive pontomesenzephale
Funktionsstörung des Hirnstammes (2-4).

Zusammenfassung

Die im CT innerhalb von zwei Tagen nach Beginn der klinischen Symptomatik nachweisbare akute querschnittserfassende hypodense Läsion des
Hirnstammes bei Verschluß der A. basilaris sowie die Hypodensität des
Hirnstammes bei Schädelhirntraumen mit kompletter Verlegung der basalen Zisternen ist ein prognostisch außerordentlich ungünstiges Zeichen
und entspricht den neurophysiologischen Untersuchungsergebnissen. Die
Hypodensität des Hirnstammes kann nicht als Zeichen des Hirntodes angesehen werden.

Literatur

1. Graham DJ, Adams JH, Doyle D (1978) Ischemic Brain Damage in Fatal
   Non-Missile Head Injuries. J Neurol Sci 39:214-234
2. Klug N (1982) Brainstem auditory evoked potentials in syndromes of
   decerebration, the bulbar syndrome and in central death. J Neurol
   227:219-228
3. Klug N (1983) Funktionsuntersuchungen des Hirnstammes in akuten
   Mittelhirnsyndromen unter Berücksichtigung vegetativer Meßgrößen
   im Stadium der Dezerebration. Habilitationsschrift Gießen
4. Klug N, Csécsei G (1984) Brainstem acoustic evoked potentials in
   the acute midbrain syndrome and in central death. Proc Intern Sym-

posium Evoked Potentials, Rome, May 2-4, 1984. Elsevier Science Publ (im Druck)
5. Laun A (1982) Zum Problem der Zisternenverquellung und direkter sowie sekundärer Schädigung am Hirnstamm (computertomographische Analysen). In: Müller E (Hrsg) Das traumatische Mittelhirnsyndrom. Springer, Berlin Heidelberg New York, S 60-64
6. Laun A, Busse O, Calatayud V, Klug N (1984) Cerebellar Infarcts in the Area of the Supply of the PICA and Their Surgical Treatment. Acta Neurochirurgica 71:296-306
7. Laun A (1984) Akute Hirnstammschäden — eine computertomographisch-morphologische und klinische Untersuchung. Habilitationsschrift Gießen
8. Pia HW (1984) Primäre und sekundäre Hypothalamus- und Hirnstamm-schädigungen. 35. Jahrestagung, Dt Ges Neurochirurgie, Hannover, 13.-16.6.1984. Advances in Neurosurgery, Vol 13. Springer, Berlin Heidelberg New York Tokyo (im Druck)
9. Sager WD, Ladurner G (1979) Klassifikation und Verlauf des Hirninfarktes im Computertomogramm. Fortschr Röntgenstr 131:470-475

Zerebroprotektive Maßnahmen nach Herzkreislaufstillstand. Der Einfluß hirnstoffwechselsenkender Pharmaka auf die komplette Ischämie des Gehirns

C. Krier, K. H. Jünemann, K. Wiedemann und S. Hoyer

Das Ziel zerebroprotektiver Maßnahmen nach Herzkreislaufstillstand ist die Begrenzung der postischämisch-anoxischen Enzephalopathie, d.h. die Verbesserung des neurologischen Ausgangs nach erfolgreicher Wiederbelebung.

Der akute Herzkreislaufstillstand führt zur kompletten Ischämie des Gehirns —und falls die Reanimationsmaßnahmen nicht innerhalb kurzer Frist zu einer adäquaten Reperfusion des Gehirns führen —zur irreversiblen Zellschädigung (Abb. 1).

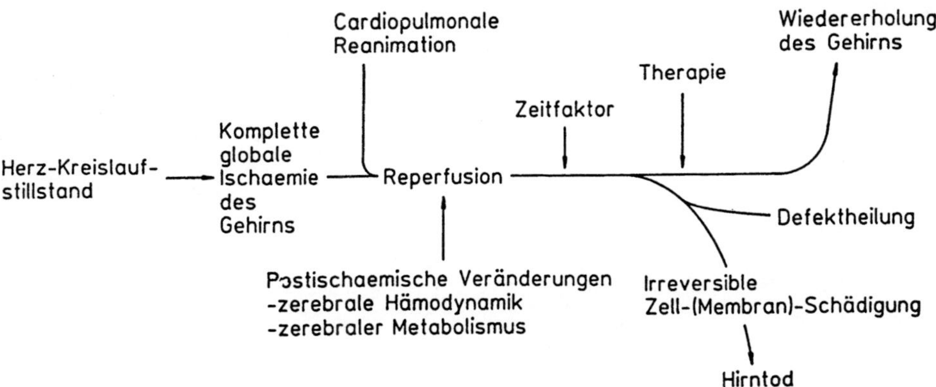

<u>Abb. 1.</u> Kardiopulmonale Reanimation —ZNS-Folgen

Ob es zu einer kompletten Wiedererholung des Gehirns oder lediglich zu einer Defektheilung kommt oder gar der irreversible Hirntod eintritt, hängt *erstens* vom *Zeitfaktor* bis zum Einsetzen erfolgreicher Reanimationsmaßnahmen und *zweitens* von den *postischämischen Veränderungen* der zerebralen Durchblutung und des zerebralen Metabolismus ab.

Die Arbeitsgruppe um Hossmann hat gezeigt, daß die Wiederbelebungszeit des Gehirns zumindestens im Tierexperiment wesentlich über die bisher in der Klinik gültige kritische Grenze von 6-8 min. angehoben werden kann, ohne daß irreversible Schädigungen der Neuronen eintreten (Hossmann 1982). Zwar konnten die vielversprechenden tierexperimentellen Ergebnisse von Bleyaert und Mitarbeiter beim Einsatz hochdosierter Barbiturate nach kompletter Ischämie später nicht bestätigt werden (Bleyaert 1978) —sie setzten jedoch eine Vielzahl klinischer und experimenteller Untersuchungen in Gang —wobei in schneller Folge eine Reihe von Substanzen als zerebroprotektiv wirksam propagiert wurden.

640

Die Pathophysiologie der kompletten Ischämie ist äußerst komplex und
kann hier nur gestreift werden. Sie beinhaltet das sogenannte no-re-
flow-Phänomen und die Entwicklung eines initialen zytotoxischen und
späteren vasogenen Ödems mit der Gefahr des Anstieges des intrakraniellen Druckes.

Die initiale Hyperämie wird gefolgt von einer Phase der Minderperfusion —wobei die gleichzeitige Übersteigerung des zerebralen Metabolismus zu einem Mißverhältnis zwischen Sauerstoff- und Substratange-
bot und Verbrauch und zu einer Entkopplung zwischen Durchblutung und
energetischem Stoffwechsel führt. Abhängig vom Glukosespiegel im Blut
kommt es zu einer erheblichen Laktatazidose im Gewebe.

Störungen des Ionentransportes mit ungehindertem Einstrom von Kalzium
in die Zelle, Kaliumaustritt und Natrium/Wassereintritt, Anstieg
freier Fettsäuren und Störung des Prostaglandin-Stoffwechsels, Freisetzung von Sauerstoffradikalen, Mediatorenfreisetzung und Störung
der Neurotransmitterfunktion führen ebenfalls zur sekundären Schädigung des neuronalen Gewebes (cf. Siesjö 1984).

Die Existenz einer Phase verzögerter Minderperfusion begleitet von
einem sich steigernden Metabolismus —wie sie von Siesjö und Mitarbeiter und der Gruppe um Hossmann demonstriert wurde —begründet den theoretischen Einsatz hirnstoffwechselsenkender Pharmaka, um dieses Miß-
verständnis zwischen Angebot und Verbrauch zu vermindern (Hossmann
1982, Siesjö 1984).

Ziel unserer Untersuchung war es den Einsatz der intravenösen Hypnotika Thiopental, Etomidate and Gamma-Hydroxy-Buttersäure auf die zerebrale Glykolyse und die energiereichen Phosphate nach kompletter Ischämie im Rattenmodell zu untersuchen. Der Versuchsablauf geht aus Abb.
2 hervor:

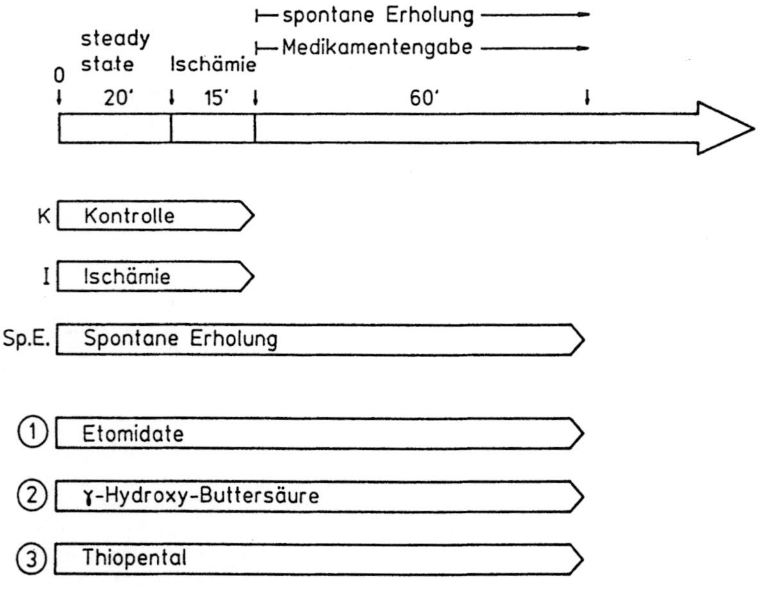

⊢spontane Erholung ⟶
⊢Medikamentengabe ⟶
steady state   Ischämie
0
20'   15'   60'

K   Kontrolle
I   Ischämie
Sp.E.   Spontane Erholung
① Etomidate
② γ-Hydroxy-Buttersäure
③ Thiopental

Abb. 2. Versuchsablauf. Komplette Ischämie

Unter den Bedingungen der Normoxie, Normokapnie, Normotension und
Normothermie (steady state über 20 min.) wurden bei jeweils 10 1jäh-
rigen Wistar Ratten die Metabolite des energieliefernden Stoffwechsels
und die energiereichen Phosphate in der in situ eingefrorenen Hirnrinde (Pontén 1973) nach kompletter 15minütiger Ischämie, nach spontaner Wiederholung über 60 min. und nach Therapie untersucht. Die komplette Ischämie wurde durch Anschlingen der von der Aorta abführen-
den Gefäße und gleichzeitige Hypotension (30 mm Hg) erzielt (modifiziertes Modell nach Pulsinelli, vgl. Pulsinelli 1979, Krier 1983).

Die Medikamentengabe erfolgte nach Aufhebung der temporären Ischämie
durch erneute Freigabe der Gefäße und Wiederherstellung der Normoten-
sion als Bolus mit anschließender kontinuierlicher Zufuhr in folgender
Dosierung:
Thiopental: 20 mg/kg als Bolus und 20 mg/kg/h als kont. Infusion;
Etomidate: 7,5 mg/kg als Bolus und 30 mg/kg/h als kont. Infusion;
γ-Hydroxy-Buttersäure: 363 mg/kg als Bolus und 18 mg/kg/h als kont.
Infusion.
Diese Dosierung hatte jeweils in Vorversuchen zu einem burst-suppres-
sion-EEG-Muster geführt.

Der Einfluß von Ischämie, spontaner Erholung und Therapie auf die Glu-
kose- und Laktatkonzentration *im Gewebe* wird aus Abb. 3 ersichtlich. Die
Konzentration der Metabolite wird in μmol/g Feuchtgewicht als Median
angegeben. Die statistische Auswertung erfolgte aus methodischen Prä-
missen deskriptiv mit einer p-Wert-Ermittlung nach Kruskal-Wallis.

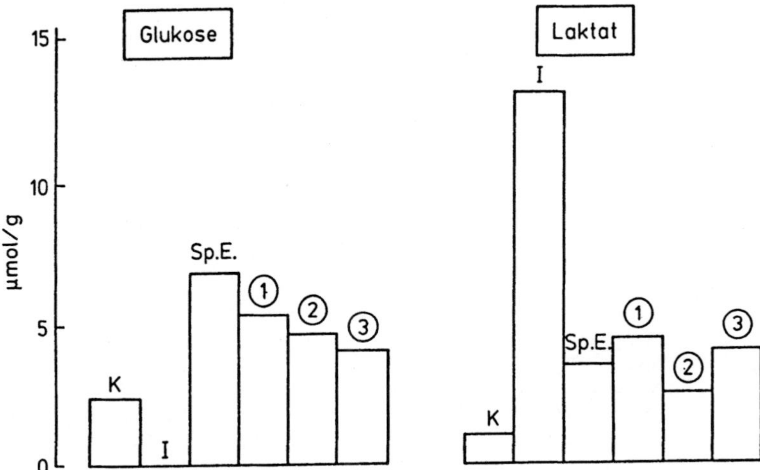

<u>Abb. 3.</u> Glukose- und Laktatkonzentration im Hirngewebe. (K = Kontrolle, I = Ischämie,
Sp.E = Spontane Erholung) (1 = Thiopental, 2 = Gamma-Hydroxy-Buttersäure, 3 = Etomidate)

Nach kompletter Ischämie kommt es zum Abfall der Glukosekonzentration
während die Laktatproduktion —als Ausdruck der gesteigerten anaeroben
Glykolyse drastisch zunimmt. Die spontane Wiedererholung führt zu einer
überschießenden Glukosekonzentration während die Laktatproduktion zwar
abfällt, jedoch nicht auf Kontrollwerte zurückgeht. Der Einsatz der
hirnstoffwechselsenkenden Pharmaka Thiopental (Säule 1) und Etomidate
(Säule 3) kann an dieser Entwicklung nichts wesentliches verändern.

642

Die Glukosekonzentration bleibt erhöht und die Laktatanhäufung im Gewebe unterscheidet sich nicht wesentlich von der spontanen Wiedererholungsgruppe.

Lediglich der Einsatz von Gamma-Hydroxy-Buttersäure (Säule 2) zeigt eine Tendenz zur Verminderung der Laktatproduktion, die jedoch ebenfalls über die Norm erhöht bleibt.

Auch bei den Gewebsspiegeln der energiereichen Phosphate Kreatinphosphat und ATP finden sich keine signifikanten Unterschiede zwischen spontaner Wiedererholung und spezifischer Therapie (Abb. 4). Das biochemische Energiereservoir ist nach Ischämie zwar gegenüber der Kontrolle erniedrigt, jedoch nicht unterschiedlich zwischen spontaner Erholung und Therapie.

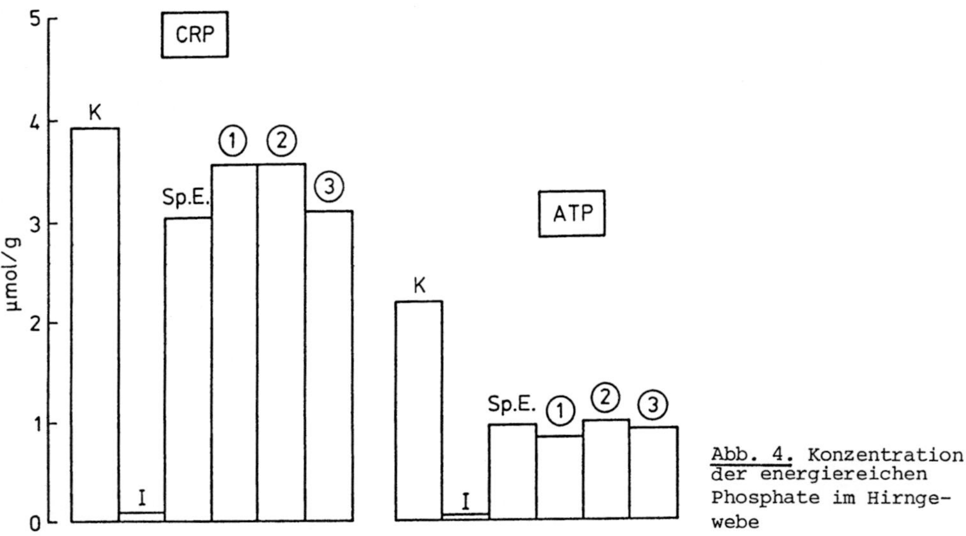

Abb. 4. Konzentration der energiereichen Phosphate im Hirngewebe

Zusammenfassend waren die hirnstoffwechselsenkenden Pharmaka in der gewählten Dosierung und bei akuter Applikation über 60 min. nicht in der Lage den postischämischen Hypermetabolismus effektiv zu bremsen und die Laktatanhäufung wesentlich zu drosseln, obschon die Substanzen in einer Dosierung gegeben wurden, die ein beinahe isoelektrisches EEG verursachten, also den zerebralen Funktionsstoffwechsel maximal supprimierte.

Diese Ergebnisse stehen in Übereinstimmung mit anderen tierexperimentellen und klnischen Untersuchungen.

Während von den meisten Untersuchern ein günstiger Effekt hirnstoffwechselsenkender Medikamente nach *fokaler* Ischämie nachgewiesen wurde (cf. Hossmann 1982), sind die Ergebnisse nach *kompletter* Ischämie sehr unterschiedlich, je nach Untersucher und Tierspezies.

Eine zerebroprotektive Wirkung von Hypnotika bleibt umstritten und muß insgesamt als nicht bewiesen angesehen werden (Hossmann 1982, Frost 1984, Heuser 1982).

Auch die neueren Ergebnisse einer großen multizentrischen klinischen
Studie bei insgesamt 262 Patienten konnten einen günstigen Effekt
der hochdosierten Thiopentaltherapie nach Herzkreislaufstillstand
nicht nachweisen.

Die neurologische Ausgangsbeurteilung nach 3 Monaten unterschied sich
nicht zwischen der Standardtherapiegruppe und der Gruppe, die nach
erfolgreicher Reanimation eine hochdosierte Thiopentaltherapie erhalten hatte (Abramson 1983).

Diese zugegebenermaßen enttäuschenden Ergebnisse sollten jedoch weniger zu einem therapeutischen Nihilismus als zu einer kritischen Beurteilung sogenannter zerebroprotektiver Pharmaka und dem Bestreben
nach weiterer Optimierung der kardiopulmonalen Reanimation Anlaß
geben.

Verbesserungen zerebraler Reanimation an *eine* Substanzgruppe oder *ein*
Behandlungsverfahren zu knüpfen wäre angesichts der vielfältigen Mechanismen der kompletten Ischämie sachlich unbegründet. Vielmehr ver-
spricht der Einsatz einer Palette gehirnorientierter Maßnahmen, die
in der Pathophysiologie der sekundären Hirnschädigung nach Ischämie
ihre Begründung finden, den neurologischen Ausgang nach Reanimation
zu verbessern (Safar 1981).

Dabei sind die Ziele:

- Verbesserung der Reperfusionsbedingungen durch Normotension und
  rheologische Maßnahmen.
- Reduzierung des Mißverhältnisses zwischen Blutfluß und Stoffwechsel
  durch Anstreben von Normoxie, Normothermie, mäßige Hypokapnie, Deafferenzierung und Krampfunterdrückung.
- Verhinderung biochemischer Reaktionen in der postischämischen Phase,
  die zur sekundären Schädigung des Hirngewebes führen wie Blockierung des ungehinderten Kalziumeinstroms in die Zelle, Glukosehomö-
  ostase zur Begrenzung der Laktatproduktion, Abfangen freier Sauer-
  stoffradikale und Beeinflussung der beschleunigten Arachidonsäure-
  kaskade. Die Wirkung einzelner Substanzen wie Ca-Blockern, Throm-
  boxaninhibitoren und sogenannter antianoxischer Pharmaka bleibt zu
  beweisen.
- Schließlich dient die Therapie des postischämischen Hirnödems zur
  Sicherung einer ausreichenden Perfusion bei steigendem intrakra-
  niellem Druck, wobei die Kortikosteroide sowie die hochdosierte
  Barbiturattherapie zur Kontrolle des ICP weiterhin umstritten bleiben und einfache Maßnahmen wie Oberkörperanhebung zur drastischen
  Senkung des intrakraniellen Druckes in der Lage sind.

Literatur

1. Abramson NS, Safar P, Detre K, Kelsey S, Monroe J, Reinmuth O,
   Snyder J, Mullie A, Hedstrand U, Tammisto T, Lund I, Breivik H,
   Lind B, Jastremski M (1983) Results of a randomized clinical trial
   of brain resuscitation with thiopental. Anesthesiology 59:A 101
2. Bleyaert AL, Nemoto EM, Safar P, Stezoski SW, Mickell JJ, Moossy
   J, Rao GR (1978) Thiopental amelioration of brain damage after
   global ischemia in monkeys. Anesthesiology 49:390-398
3. Frost AM (1984) Some inquiries in neuroanesthesia and neurological
   supportive care. J Neurosurg 60:673-686
4. Heuser D (1982) Möglichkeiten und Grenzen zerebraler Protektion.
   Versuch einer Bestandsaufnahme. Anästh Intensivmed 8:315-324
5. Hossmann K-A (1982) Treatment of experimental cerebral ischemia.
   J Cereb blood flow metabol 2:275-297

6. Krier C, Hoyer S (1983) Cortical glucose and energy metabolism during complete cerebral ischemia and after recovery. In: Wiedemann K, Hoyer S (eds) Brain protection. Springer, Berlin Heidelberg New York
7. Pontén U, Ratcheson A, Salford LG, Siesjö BK (1973) Optimal freezing conditions for cerebral metabolites in rats. J Neurochem 21: 1127-1138
8. Pulsinelli WA, Brierley JB (1979) A new model of bilateral hemispheric ischemia in the unanesthetized rat. Stroke 10:267-272
9. Safar P (1981) Cardiopulmonary cerebral resuscitation. WB Saunders Co, Philadelphia
10. Siesjö BK (1984) Cerebral circulation and metabolism. J Neurosurg 60:883-908

Probleme bei der Vorbereitung von potentiellen Organspendern zur Mehrfachorganentnahme

J. Mühlberg, H. Schulz, R. Rohling, D. E. Rosenow, W. Wagner,
K. Koppenhagen und J. Link

Einleitung

Bereits um die Jahrhundertwende versuchte man, Organe zu transplantieren. Die chirurgische Prozedur gelang zwar, der Erfolg mußte jedoch ausbleiben, da wesentliche Voraussetzungen fehlten (z.B. Kenntnis der immunologischen Prozesse usw.).

Seit ca. 25 Jahren werden Organe erfolgreich verpflanzt. Seitdem wurden weltweit etwa 80.000 bis 100.000 Nieren transplantiert. In der BRD wurden 1983 983 Nieren (895 im Jahre 1982), 20 Herzen (4 im Jahre 1982) und 33 Lebern (33 im Jahre 1982) übertragen.

Die chirurgisch-technischen Probleme dieser Eingriffe sind im Prinzip gelöst. In der Behandlung der Transplantat-Empfänger ist mit der Einführung von *Cyclosporin A* ein Sprung nach vorn gelungen. Die Transplantatüberlebensraten haben deutlich zugenommen.

Das Hauptproblem des Transplantationswesens ist nach wie vor der Mangel an geeigneten Spenderorganen. Obwohl in der BRD 1983 ca. 21% mehr Nieren gespendet und ca. 23% mehr transplantiert wurden, werden die Wartelisten immer länger. Die mittlere Wartezeit eines Empfängers auf ein Organ betrug 1983 28 Monate (21-62 Monate, je nach Dringlichkeitsstufe).

Eine große Zahl potentieller Spender geht verloren, weil nicht an die Möglichkeit einer Organspende gedacht wird.

Organisatorische Voraussetzungen — Ergebnisse

Mitte 1982 wurde von der nephrologischen Abteilung des Klinikums Steglitz ein Koordinator für Transplantationsfragen eingesetzt.

Mitte 1983 konstituierte sich in der Klinik für Anästhesiologie des Klinikums Steglitz eine Arbeitsgruppe, die sich mit den Problemen der Spendervorbereitung befaßt.

Die Wirkung ist quantitativ und qualitativ ablesbar. Die Zahl der explantierten Nieren stieg z.B. von 23 im Jahre 1982 auf 43 im Jahre 1983 und hat mit 63 Nieren bis August 1984 das Vorjahresergebnis bereits· übertroffen.

Erstmalig wurde auch eine positive Nettobilanz erzielt. In Berlin wurden mithin mehr Nieren gewonnen als implantiert. Nach vorläufigen Schätzungen hat sich die Rate der primären Funktionsaufnahmen von etwa 30% auf etwa 60% erhöht.

Nachdem zuvor keine Herzentnahmen erfolgten, wurden im zweiten Halbjahr 1983 drei und in den ersten acht Monaten des laufenden Jahres fünf Herzen entnommen. Für jeweils ein weiteres Organ 1983 und 1984 fand sich kein geeigneter Empfänger. Im gleichen Zeitraum wurden eine bzw. drei Lebern gespendet. Der Schritt vom Nieren- zum Mehrfachorganspender ist ein qualitativer Fortschritt.

Die Zunahme der Spendergesamtzahl hat eine Verschiebung der Altersverteilung zugunsten höherer Lebensalter mit sich gebracht. Der älteste Nierenspender war 74 Jahre alt (die Nieren zeigten nach der Transplantation eine primäre Funktionsaufnahme). Der gestiegenen Zahl gewonnener Organe steht allerdings auch eine höhere Rate unbrauchbarer Explantate gegenüber.

Auswahlkriterien für Organspender

Der Erfolg einer Organtransplantation hängt nicht zuletzt von der Güte des verpflanzten Organs ab. An die Qualität der Spenderorgane müssen höchste Anforderungen gestellt werden. Mehr noch als für Niere oder Hornhaut gilt dieser Anspruch für Herz oder Leber, da das Scheitern einer in Angriff genommenen Transplantation den Tod des Empfängers bedeutet.

Therapeutische Ziele

Eine Lebendorganspende kommt nur für einige wenige Empfänger von Verwandten-Nieren in Frage. Alle anderen sind letztlich auf die Spende von Leichenorganen angewiesen. Aufgabe der Intensivtherapie in diesem Zusammenhang ist die Organkonservierung in situ, um die Qualität der Leichenorgane denen einer Lebendspende anzugleichen.

Die Vorbereitung von Mehrfachorganspendern bereitet besondere Schwierigkeiten, da hier konkurrierende therapeutische Ziele im Interesse einer optimalen Organerhaltung gegeneinander aufgewogen werden müssen.

Ziel der Therapie ist die Bewahrung der morphologischen und funktionellen Integrität der Spenderorgane. Voraussetzung hierfür ist ein den metabolischen Bedürfnissen angepaßtes Sauerstoffangebot. Der Abtransport anfallender Metabolite muß gewährleistet sein. Adäquate Gewebsperfusion setzt sowohl genügenden Blutfluß wie Perfusionsdruck voraus, d.h. Herz-Zeit-Volumen, arterieller Mitteldruck und Sauerstoffgehalt des Blutes müssen ausreichen. Die Konstanz des Wasser-, Elektrolyt- und Säure-Basen-Haushaltes muß gewährleistet sein. Minderperfusion, Ödem und Hypoxie des Gewebes sind zu vermeiden.

Die pathophysiologischen Veränderungen unter den Bedingungen des Hirntodes laufen diesen Forderungen tendentiell entgegen.

Pathophysiologie

Der Hirntod ist der irreversible Ausfall aller Hirnfunktionen. Diese Definition schließt den Ausfall der Stammhirnfunktion mit ein. Auf die Feststellung des Ausfalls der Stammhirnfunktion stützt sich die klinische Hirntoddiagnose.

Der Verlust der Hirnstammfunktion ist gleichbedeutend mit dem Zusammenbruch aller effektiven zentralen Steuerungsmechanismen. Ausfall der

Spontanatmung, Ausfall der Kreislaufregulation mit Bradykardie und
Hypotonie, Hypothermie sowie Diabetes insipidus durch Ausfall des Hy-
pophysenhinterlappens mit Störung der Homoiostase des Flüssigkeits-
und Elektrolythaushalts sind die Folgen. Es drohen Kreislaufstillstand
infolge Hypovolämie oder extremer Hypokaliämie, Lungenödem als Folge
von Linksherzinsuffizienz unter Volumensubstitution, Organödeme durch
Imbalancen des Flüssigkeitshaushaltes usw.

Schädigung oder Verlust der potentiellen Spenderorgane kann nur verhindert werden, wenn der Ausfall der zentralen endogenen Regulation
durch ein entsprechend aufwendiges intensivmedizinisches Management
aufgefangen wird.

Intensivmedizinisches Management

Alle potentiellen Organspender erhalten eine invasive arterielle Druckmessung sowie einen Pulmonaliskatheter zur hämodynamischen Überwachung.
Volumensubstitution und Katecholamine können danach gezielt eingesetzt werden. Alle Patienten erhalten Dopamin in Nierendosis. Dobutamin wird frühzeitig zur Steigerung der Herzauswurfleistung gegeben.
Noradrenalin und Adrenalin sollten vermieden werden, können bei entsprechender Indikationsstellung jedoch ohne Gefahr für die Transplan-
tatfunktion appliziert werden (vgl.Abb. 1) .

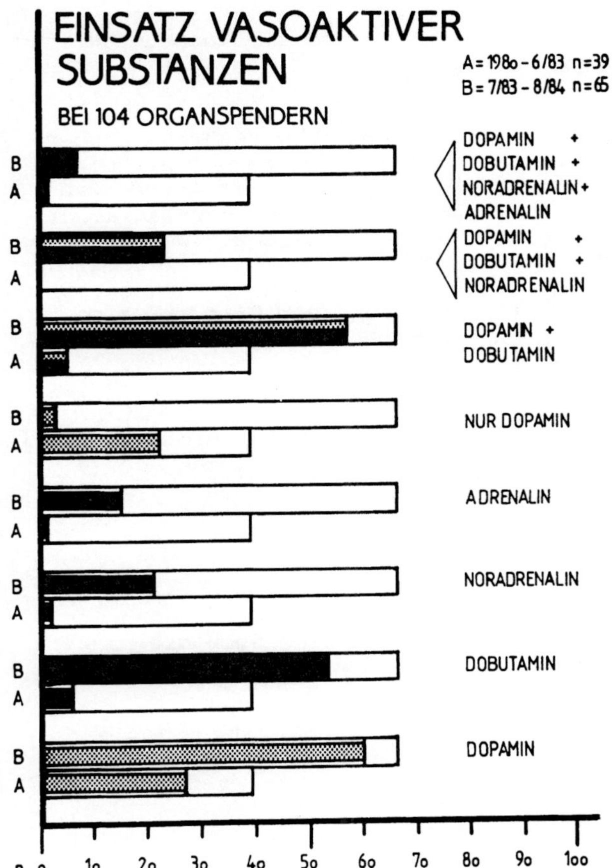

Abb. 1

648

Engmaschige Laborkontrollen sind notwendig, um metabolische Entgleisungen auffangen zu können. Zweistündliche Elektrolytmessungen, stünd-
liche Bilanzierung, Messung der spezifischen Dichte des Urins, der
Glukoseausscheidung usw. sind unverzichtbar. Ideal wäre eine online-
Messung der Serumelektrolyte.

Komplikationen treten in der Regel erst dann auf, wenn dieses Überwa-
chungsregime unterbrochen wird. Transporte z.B. aus diagnostischen
Gründen dürfen nur unter Fortsetzung des intensivmedizinischen Monitorings durchgeführt werden. Wegen des hohen Aufwandes und der Risiken
für Spender und Organe sollten die Transporte vermieden und durch bett-
seitige Diagnostik ersetzt werden.

Diagnostik

78% aller Organspender seit 1980 wurden zuvor mit Barbituraten behandelt. Eine klinische Hirntoddiagnostik ist unter diesen Umständen nicht
möglich. Tagelanges Abwarten auf einen Abfall des Barbituratspiegels
unter die kritische Grenze ist aus personellen, finanziellen und medizinischen Gründen nicht vertretbar.

Einen Ausweg bietet die apparative Diagnostik. Das EEG liefert unter
diesen Voraussetzungen keine verläßlichen Resultate. Durch die zerebrale Angiographie ist der Hirntodnachweis immer möglich. Juristische
Einwände sowie methodisches und Transportrisiko sind hier entscheidende Nachteile. Hirnperfusionsszintigraphie und akustisch evozierte Potentiale lassen sich dagegen bei entsprechender Ausstattung bettseitig
durchführen und scheinen in dieser Kombination eine mögliche Alternative zu sein.

Um die diagnostische Sicherheit der letztgenannten Verfahren zu überprüfen, vergleichen wir sie mit den konventionellen Methoden. Bei allen
Patienten wird nach der klinischen Hirntoddiagnostik mit Apnoe- und
Atropin-Test ein EEG abgeleitet. Zur Bestimmung der zerebralen avDO2
wird ein Katheter in den Bulbus V. jug. superior gelegt. Über einen
Cerebral-Function-Monitor wird ein kontinuierliches EEG geliefert. Ergeben sich keine Hinweise auf eine zerebrale Funktion, werden akustisch-
evozierte Potentiale abgeleitet. Zur Darstellung der Hirnperfusion
wird ein bettseitig verwendbarer Strahlendetektor mit der konventionellen Gamma-Kamera verglichen. Schließlich wird der Patient zum Ausschluß einer intrakraniellen Zirkulation angiographiert.

Nach unseren bisherigen Untersuchungen an 16 Patienten zeigte sich bei
der apparativen Diagnostik eine vollständige Übereinstimmung der Untersuchungsergebnisse.

Was kostet dies nun alles?

Es lohnt sich für die Patienten, und es zahlt sich auch für das Gesundheitswesen und damit für die Gesellschaft — also auch die nicht
unmittelbar Betroffenen — aus.

Zusammenfassung

Es sollte gezeigt werden, daß durch einfache organisatorische Maßnahmen das Defizit an Spenderorganen aufgefangen werden kann. Konsequen-
tes intensivmedizinisches Management kann die Qualität der Spenderorgane verbessern helfen, ablesbar z.B. an der Rate primärer Funktionsaufnahmen nach Nierentransplantationen. Die Initialfunktion des Trans-
plantats wird von der Qualität der Vorbereitung bestimmt. Weiter wird
die Ausgangssituation für Mehrfachorganentnahmen verbessert. Durch
eine Beschränkung diagnostisch notwendiger Transporte lassen sich Komplikationen reduzieren und die Ergebnisse verbessern.

Mit akustisch evozierten Hirnstammpotentialen (AEHP) und Hirnperfusionsszintigraphie stehen Methoden zur Verfügung, die bettseitig anwend-
bar sind und in der Zukunft auch unter den Bedingungen z.B. des Bar-
bituratkomas eine Hirntoddiagnose erlauben.

IV. Freie Themen

Somatisch evozierte Potentiale nach Stimulation des N. trigeminus bei Patienten mit Trigeminusneuralgie vor und nach operativer Dekompression

H. W. Ilsen, J. Menzel und T. Rommel

Einleitung

Die Ableitung von somatisch evozierten Potentialen (SEP) nach Stimulation des N. trigeminus ist in den letzten Jahren Routinemethode geworden. Als besonders geeignet für die klinische Auswertung hat sich
die erste positive Potentialkomponente (P 1 bzw. P 19) erwiesen (11).
Pathologische Veränderungen der P 19-Komponente wurden von zahlreichen
Autoren bei verschiedenen vaskulären, degenerativen, traumatischen und
entzündlichen Erkrankungen mit Beteiligung entweder der peripheren
Trigeminusäste oder des Hirnstamms nachgewiesen (2,9,10).

Für die idiopathische Trigeminusneuralgie erscheint die Ableitung von
Trigeminus-SEP besonders interessant im Hinblick auf die Hypothese,
daß dieser Erkrankung eine Mikrotraumatisierung der Trigeminuswurzel
durch Gefäßabnormitäten zugrunde liegen könnte (3,4,7). Diese Hypothese
wird in z.T. sehr eindrucksvoller Weise bestätigt durch neurochirurgische in-situ-Befunde und durch den Erfolg der mikrochirurgischen
Dekompressionsbehandlung (6,8).

Wenn es sich bei der idiopathischen Trigeminusneuralgie tatsächlich
um eine Art "Kompressionssyndrom" der Wurzel des N. trigeminus handeln
würde, so wäre zu erwarten, daß die Wurzelkompression in einer Verzögerung des Trigeminus-SEP ihren Ausdruck findet. Die Befunde von Stöhr
et al. (12) weisen in diese Richtung. Andererseits haben Hielscher et
al. (5) bei Patienten mit Trigeminusneuralgie beidseits normale Latenzzeiten gefunden. Das Ziel der vorliegenden Arbeit war es, erneut an
einem Kollektiv von Patienten mit idiopathischer und symptomatischer
Trigeminusneuralgie die SEP zu untersuchen und die erhobenen Befunde
mit den operativ gefundenen anatomischen Verhältnissen zu vergleichen.

1. Patienten und Methodik

a) Patienten

30 Patienten, 22 Frauen und 8 Männer mit einem Alter zwischen 25 und 83
Jahren (Durchschnittsalter 61,1 Jahre) wurden untersucht. Alle Patienten litten an einseitigem Gesichtsschmerz im Gebiet des 2. und 3. Trigeminusastes und waren in die Neurochirurgische Klinik zum Zwecke der
operativen Schmerzbehandlung aufgenommen worden, nachdem frühere Versuche medikamentöser Schmerzbehandlung sich als unzureichend erwiesen
hatten. Im Hinblick auf die endgültige Diagnose wurden die Patienten
wie folgt in 2 Gruppen geteilt:

1. 5 Patienten mit "symptomatischer Trigeminusneuralgie". Diese Gruppe
   umfaßte 3 Patienten mit Multipler Sklerose, einen Patienten mit
   einem Kleinhirnbrückenwinkeltumor und einen Patienten mit einem organischen Psychosyndrom, bei dem der Gesichtsschmerz als Ausdruck
   einer diffusen zerebro-vaskulären Insuffizienz gewertet wurde.
2. 25 Patienten mit "idiopathischer Trigeminusneuralgie". Bei diesen
   Patienten hatte sich mit klinischen Methoden keine organische Verursachung des Gesichtsschmerzes finden lassen. Im Hinblick auf Zeitverlauf und Charakter des Schmerzes wurde diese Gruppe noch einmal
   unterteilt in 20 Patienten mit typischem "Tic douloureux" und 5 Patienten mit "atypischem Gesichtsschmerz".

Bei 3 Patienten mit typischem Tic douloureux waren chirurgische Behand-
lungsversuche vorausgegangen:
In 2 Fällen eine Thermokoagulation des Ganglion Gasseri, in einem Fall
eine Exhairese des N. infraorbitalis.

b) Methodik

Bei allen Patienten wurden beidseits die SEP nach Stimulation von sensiblen Nervenendigungen des 2. und 3. Trigeminusastes abgeleitet. Die
Reizung erfolgte über Klammerelektroden, die an Ober- und Unterlippe
in der Nähe des Mundwinkels befestigt wurden. Die Reizfrequenz betrug
3/sec., die Reizdauer 0,1 msec. Als Reizintensität wurde der Mittelwert zwischen subjektiver Empfindungsschwelle und subjektiver Schmerz-
schwelle gewählt. Diese Intensität (20-40 V) verursachte gewöhnlich
eine minimale sichtbare Kontraktion des M. orbicularis oris.

Die Ableitung des kortikalen SEP erfolgte kontralateral über 2 Nadelelektroden, von denen die eine in der Position C5/C6 (9 cm lateral
der Mittellinie auf einer Verbindungslinie zwischen Vertex und äußerem
Gehörgang) die andere in Fz (als frontale Referenz) lokalisiert waren.
Verstärkung, Speicherung, Mittelwertbildung und Messung der Latenz der
sog. P19-Komponente erfolgten auf einem handelsüblichen EMG-Gerät
(DA II der Fa. Tönnies).

c) Chirurgische Therapie

Bei 14 Patienten (13 Patienten mit idiopathischer Trigeminusneuralgie
und 1 Patient mit Multipler Sklerose) wurde die mikrochirurgische Exploration der Trigeminuswurzel nach Kraniotomie der hinteren Schädelgrube durchgeführt. Wenn eine Wurzelkompression durch ein Gefäß gefunden wurde, wurde das komprimierende Gefäß mobilisiert und durch
Interposition von Muskelgewebe fixiert. (Operation nach Jannetta (6,
7)). Wenn keine Wurzelkompression darzustellen war, wurde eine partielle Radikulotomie (Operation nach Dandy (3)) durchgeführt. Bei 8
von den operierten 14 Patienten wurden postoperativ erneut die Trigeminus-SEP untersucht.

2. Ergebnisse

a) Symptomatische Trigeminusneuralgie

2 von den 3 Patienten mit Multipler Sklerose hatten erheblich defor-
mierte und nur schlecht reproduzierbare Trigeminus-SEP auf beiden Seiten. Die Latenzen der P1-Komponente waren mit 27 bzw. 23 msec. auf der
betroffenen (schmerzenden) Seite und 29 msec. bzw. 36,1 msec. auf der

nicht betroffenen Seite stark erhöht. Bei dem 3. Patienten mit Multipler Sklerose wurden überhaupt keine auswertbaren Potentiale auf beiden Seiten gefunden. Der Patient mit Kleinhirnbrückenwinkeltumor hatte ein fehlendes SEP auf der betroffenen Seite und ein normales SEP auf der Gegenseite. Der Patient mit diffuser zerebro-vaskulärer Insuffizienz hatte mäßig reproduzierbare Potentiale mit deutlicher Latenzerhöhung (23 bzw. 27 msec.) auf beiden Seiten.

b) Idiopathische Trigeminusneuralgie

Die 3 Patienten, die schon vor dieser Studie chirurgisch behandelt worden waren, hatten ein fehlendes SEP auf der behandelten Seite und ein normales SEP auf der Gegenseite (s. Abb. 1). Von den verbleibenden 22 Patienten zeigten weitere 4 ein so stark durch Muskelpotentiale gestörtes Potential, daß eine Auswertung nicht möglich war. Die verbleibenden 18 Fälle zeigten gut auswertbare SEP auf beiden Seiten. Mittelwerte und Standardabweichungen der Latenzen der P1-Komponente sind in Tabelle 1 dargestellt. Wie die Tabelle zeigt, liegen die Mittelwerte auf beiden Seiten zwischen 20 und 21 msec., allerdings auf der betroffenen Seite etwas höher als auf der gesunden Seite. Der Seitenunterschied ist statistisch nicht signifikant von Null verschieden.

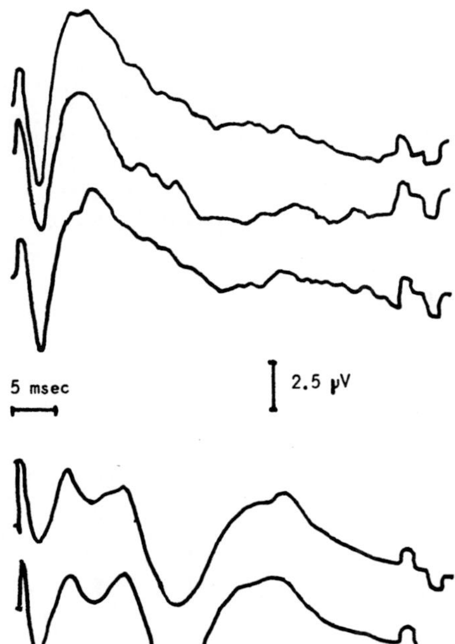

Abb. 1. Trigeminus-SEP nach Thermokoagulation des Ganglion Gasseri. Obere drei Spuren: Fehlendes Potential auf der koagulierten Seite. Untere zwei Spuren: Normales Potential auf der Gegenseite

Tabelle 1. P1-Latenz (in msec) des Trigeminus-SEP bei 18 Patienten mit idiopathischer Trigeminusneuralgie

	x	range	SD
kranke Seite	20.64	16.9-27.0	2.26
gesunde Seite	20.09	16.9-27.2	2.32
Differenz	0.53[a]	-0.7-+3.6	1.34

[a]Nicht signifikant von Null verschieden (Student's t-Test für gepaarte Beobachtungen).

c) Neurochirurgische Befunde

Bei dem einen Patienten mit Multipler Sklerose, der auch operiert
wurde, fand sich keine Kompression der Trigeminuswurzel. Bei der Operation der übrigen 13 Patienten mit idiopathischer Trigeminusneuralgie
wurde in 8 Fällen (61,5%) eine Wurzelkompression durch eine Gefäß-
schlinge aufgedeckt, in den übrigen 5 Fällen fand sich keine Anomalie.

Von diesen 13 Patienten hatte einer (nach Thermokoagulation) kein aus-
wertbares SEP auf der betroffenen Seite, 2 weitere waren wegen starker
Muskelartefarkte nicht beurteilbar. Es verbleiben 10 Patienten (6 mit
nachgewiesener Wurzelkompression, 4 ohne nachgewiesene Wurzelkompression), bei denen die Trigeminus-SEP auswertbar waren. Bei den 6 Patienten mit Wurzelkompression fand sich eine mittlere Latenzdifferenz
(betroffene Seite - gesunde Seite) von 0,5 msec. bei einer Schwankung
von -0,7 msec. bis +2,6 msec. Die 4 Patienten ohne Wurzelkompression
hatten eine mittlere Latenzdifferenz von 2,1 msec. bei einer Schwankung
zwischen -0,2 und +3,5 msec.

3. Diskussion

Es sollen hier nur unsere Befunde bei idiopathischer Trigeminusneuralgie diskutiert werden. Insgesamt ergab sich bei unseren 18 auswertbaren
Fällen, daß auf der betroffenen Seite die Latenz der Trigeminus-SEP
um ca. 0,5 msec. höher war als auf der gesunden Seite. Dieser Unterschied erreichte keine statistische Signifikanz. - Beim Vergleich derjenigen Fälle, bei denen sich neurochirurgisch eine Wurzelkompression
nachweisen ließ (N = 6), mit denjenigen, bei denen keine Wurzelkompression nachweisbar war (N = 4), zeigte sich, daß die Fälle ohne Wurzelkompression eine größere Seitendifferenz hatten als mit Wurzelkompression.

Eine verbindliche Antwort auf die Frage, ob bei der idiopathischen Trigeminusneuralgie die Latenz der SEP erhöht ist, ist daher aus unseren
Daten bisher nicht möglich. Die Befunde lassen einen Trend im diskutierten Sinne erkennen, erlauben aber noch keine (auf dem 5%-Niveau)
statistisch gesicherte Aussage.

Die Tatsache, daß anscheinend einige Patienten ohne Wurzelkompression
eine größere Latenzverzögerung auf der betroffenen Seite aufweisen als
die Patienten mit Wurzelkompression, wäre hypothetisch dadurch zu erklären, daß hier der Krankheitsherd an anderer Stelle als im Bereich
der Trigeminuswurzel (entweder im Bereich der peripheren Trigeminus-
äste oder auch im Bereich der zentralen Leitungsbahnen) lokalisiert ist.

Ob grundsätzlich die Trigeminus-SEP bei der Auswahl der Patienten, die
für eine operative Freilegung der Trigeminuswurzel in Betracht kommen,
eine Rolle spielen können, ist somit nach wie vor ungeklärt. Wir füh-
len uns aber durch die z.T. widersprüchlichen bzw. uneinheitlichen
Befunde dazu aufgefordert, unsere Untersuchungen fortzusetzen, um anhand größerer Fallzahlen zu klareren Aussagen zu kommen.

4. Zusammenfassung

An 5 Patienten mit "symptomatischer Trigeminusneuralgie" und 25 Patienten mit "idiopathischer Trigeminusneuralgie" wurden Somatisch evozierte Potentiale nach Stimulation des N. trigeminus untersucht. Von 18

auswertbaren Patienten mit idiopathischer Trigeminusneuralgie fand
sich im Mittel die Latenz der größten positiven Komponente der betroffenen Seite um O,53 msec. höher als auf der gesunden Seite. Der
Unterschied erreicht keine statistische Signifikanz auf dem 5%-Niveau.
Bei 13 Patienten mit idiopathischer Trigeminusneuralgie wurde eine
operative Exploration der Trigeminuswurzel durchgeführt. Diejenigen
Fälle, bei denen keine Wurzelkompression gefunden wurde (N = 4), zeigten im Durchschnitt eine größere Seitendifferenz der Latenz des Trigeminus-SEP (2,1 msec.) als diejenigen, bei denen eine Wurzelkompression aufgedeckt werden konnte (N = 6) (O,5 msec.).

Literatur

1. Bennet MH, Jannetta PJ (1980) Trigeminal evoked potentials in
   humans. Electroenceph clin Neurophysiol 48:517-526
2. Buettner UW, Petruch F, Scheglmann K, Stöhr M (1982) Diagnosis
   significance of cortical somatosensory evoked potentials following trigeminal nerve stimulation. In: Courjon J, Maugière F,
   Revol M (eds): Advances in neurology vol 32: Clinical applications
   of evoked potentials in neurology. Raven, New York, p 339-364
3. Dandy WE (1934) Concerning the cause of trigeminal neuralgia. Am
   J Surg 24:447-455
4. Gardner W (1968) Trigeminal neuralgia. Clin Neurosurg 15:1-56
5. Hielscher H, Ewert T, Roosen K (1982) Prä- und postoperative Verlaufskontrollen mittels somatosensorisch evozierter Potentiale
   vom N. trigeminus bei Trigeminus-Neuralgien. In: Struppler A
   (Hrsg) Elektrophysiologische Diagnostik in der Neurologie. Thieme,
   Stuttgart, 32-33
6. Jannetta PJ (1977) Observations on the etiology of trigeminal neuralgia, hemifacial spasm, acoustic nerve dysfunction and glosso-
   pharyngeal neuralgia. Definitive microsurgical treatment and results in 117 patients. Neurochirurgia (Stuttg) 20:145-154
7. Jannetta PJ, Rand RW (1967) Arterial compression of the trigeminal
   nerve at the pons in patients with trigeminal neuralgia. J Neurosurg (Suppl) 26:159-162
8. Penholz H (1983) Die operative Behandlung der Trigeminusneuralgie.
   Aktuelle Neurologie 10:29-34
9. Petruch F, Stöhr M, Scheglmann K (1980) Diagnostische Bedeutung
   der somatosensorischen evozierten Potentiale nach Trigeminussti-
   mulation. In: Mertens HG, Przuntek H (Hrsg) Pathologische Erregbarkeit des Nervensystems und ihre Behandlung. Springer, Berlin,
   Heidelberg, New York, p 642-644
10. Stöhr M (1980) Iatrogene Nervenläsionen. Injektion, Operation,
    Lagerung, Strahlentherapie. Thieme, Stuttgart, New York
11. Stöhr M, Petruch F (1979) Somatosensory evoked potentials follow-
    ing stimulation of the trigeminal nerve in man. J Neurol 220:
    95-98
12. Stöhr M, Petruch F, Scheglmann K (1981) Somatosensory evoked po-
    tentials following trigeminal nerve stimulation in trigeminal
    neuralgia. Ann Neurol 9:63-66

Das Ramsay-Hunt-Syndrom (Zoster des Ganglion geniculi)

J.-P. Malin, K. Weißenborn und H.J. Heinze

Einleitung

Der amerikanische Neurologe James Ramsay Hunt (1874-1937) beschrieb nicht nur die Dyssynergia cerebellaris myoclonica. Sein größtes Interesse galt dem Krankheitsbild, das hier vorgestellt werden soll (Tabelle 1).

Tabelle 1. Ramsay-Hunt-Syndrom

- Zoster oticus
  (Effloreszenzen selten auch am weichen Gaumen, ipsilateral)
- Periphere Fazialisparese mit Geschmacksstörung und Minderung der Tränensekretion
  (selten kontralaterale oder beidseitige Fazialislähmung)
- Sensibilitätsstörungen im Trigeminus-Innervationsbereich (1. bis 3. Ast)
- Sensibilitätsstörungen in den zervikalen Dermatomen (meistens C_2 bis C_4)
- Läsion des N. acusticus (Hörminderung)
- Läsion des N. vestibularis

In einer Serie von Publikationen befaßte er sich mit diesem Syndrom, das er als "herpetische Entzündung des Ganglion geniculi" bezeichnete.

Kasuistik

1. Eine bis dahin gesunde 52jährige Frau erkrankte Anfang September 1983 mit Schmerzen am linken Mastoid, ausstrahlend in die linke Kopfhälfte. Gleichzeitig stellte sich ein Taubheitsgefühl der linken Gesichtshälfte ein, später eine Hörminderung und eine Lähmung der linken Gesichtshälfte.

Aufnahmebefund: Rötung und Schwellung der linken Ohrmuschel. Zoster-Bläschen im äußeren Gehörgang. Trommelfelle frei. Inkomplette, linksseitige Fazialisparese mit Herabsetzung des Geschmacksempfindens und verminderter Tränensekretion im Schirmer-Test. Hypästhesie und Hypalgesie in allen drei Trigeminusästen links mit Abschwächung des Kornealreflexes. Hypästhesie und Hypalgesie in den Dermatomen C_2 bis C_4 links. Hörverlust links. Linker N. vestibularis nicht erregbar. Im lumbalen Liquor: proliferatives, chronisch-entzündliches Zellbild mit 1104/3 Zellen. Eiweißgehalt und Elektrophorese normal, ebenso die Immunglobuline. Oligoklonale Banden in der IEF[1] negativ. Im Serum erhöhte Titer gegen Varizellen-zoster-Virus (VZV) mit 1:40 in der KBR. VZV-IgG mit 1:320 und IgA mit 1:80 im Enzymimmuntest ebenfalls erhöht im Sinne einer floriden Varizellen-zoster-Virusinfektion.

---

1 IEF = isoelektrische Fokussierung

Verlauf: Die Herpeseffloreszenzen klangen innerhalb von 10 Tagen ab, ebenso die Schmerzen. In der dritten Woche nach Erkrankungsbeginn klangen die Sensibilitätsstörungen im Trigeminusbereich ab, danach die in den zervikalen Dermatomen. Die Fazialislähmung begann sich nach drei Wochen zurückzubilden. Die Zellzahl im Liquor war auf 144/3 zurückgegangen. Bei einer Nachuntersuchung im November 1983 war die Patientin schmerzfrei. Es bestand noch eine inkomplette Fazialisparese links. Der Hörverlust betrug noch 40 dB über 2 kHz. Das linke Vestibularorgan war nicht erregbar. Bei einer Nachuntersuchung im Juli 1984 war die Fazialislähmung bis auf eine spurhafte Schwäche der Mundwinkelmuskulatur geschwunden. Es bestand unverändert die linksseitige Hörminderung und der Vestibularisausfall.

2. Diese Patientin erkrankte im Alter von 61 Jahren mit plötzlichen, stechenden Schmerzen im rechten Gehörgang, gefolgt von heftigem Schwindelgefühl und Übelkeit mit Erbrechen. Am nächsten Tag traten eine rechtsseitige Gesichtslähmung, ein Taubheitsgefühl an der rechten Wange und Zunge sowie ein Ohrgeräusch auf.

Aufnahmebefund am 17.02.1983: Rötung und Schwellung der rechten Ohrmuschel. Im äußeren Gehörgang typische Zoster-Eruptionen, ebenso am weichen Gaumen rechts. Totale periphere rechtsseitige Fazialislähmung mit Aufhebung des Geschmacksempfindens und Minderung der Tränensekretion rechts. Hypästhesie und Hypalgesie im Trigeminusinnervationsgebiet rechts mit abgeschwächtem Kornealreflex. Hypästhesie und Hypalgesie am vorderen und hinteren Abschnitt des Gehörganges sowie in einem schmalen Streifen an der hinteren Fläche der Ohrmuschel. Hypästhesie und Hypalgesie in den Dermatomen C_2 bis C_4 rechts. Hörverlust rechts im Tieftonbereich, Ausfall des Vestibularorgans rechts. Rechtsseitige periphere Abduzensparese, Visus am rechten Auge auf 0,2 abgefallen, links normal. Im *lumbalen Liquor*: chronisch-proliferatives, entzündliches Zellbild mit 386/3 Zellen bei normalem Eiweiß und Elektrophorese. Oligokonale Banden in der IEF positiv. Im Serum: Titer gegen VZV mit 1:64 in der KBR erhöht, im Enzymimmuntest VZV-IgG mit 1:400 und IgA mit 1:80 erhöht. Im Liquor IgG und IgA nicht nachweisbar. Im M. masseter rechts elektromyographisch Denervationspotentiale.

Verlauf: Auch hier klangen die Herpeseffloreszenzen innerhalb von 12 Tagen ab, ebenso die Schmerzen. Die rechtsseitige Verminderung und die Abduzensparese bildeten sich in 14 Tagen zurück. Noch bei Untersuchungen Ende März, Mitte April und Mitte Mai 1983 waren Sensibilitätsstörungen im Trigeminusbereich mit einer Abschwächung des Kornealreflexes nachweisbar, während sich die periphere Fazialislähmung bereits Mitte April vollständig zurückgebildet hatte. Unverändert blieben die Hörminderung und der Ausfall des rechten N. vestibularis, hier mit erheblichem Schwindelgefühl und Gangunsicherheit. Bei extremem Blick nach rechts traten noch Doppelbilder auf. Liquor Ende März: Zellzahl 15/3. Weiterhin ein chronisch-proliferatives Zellbild.

Diskussion

Das Syndrom ist selten. Wegner (19) konnte nur fünf gesicherte Beobachtungen zusammentragen. Hunts Beschreibungen (11-14) beruhten auf einem Fall. Bis heute fanden wir zwölf Fälle, wenn man die in Tabelle 1 genannten Kriterien zugrunde legt. Ursache des Ramsay-Hunt-Syndroms ist eine Zoster-Infektion, und der Nachweis eines Zoster oticus ist Voraussetzung für die Diagnose. Die Effloreszenzen sind auf den äußeren Gehörgang und das Trommelfell begrenzt. Gelegentlich - wie in unserem Fall 2 - findet man sie auch am weichen Gaumen. Auch Herpeseffloreszenzen im Bereich der Trigeminusäste und der zervikalen Dermatome kommen vor. Die von Hunt (11) für entscheidend gehaltene herpetische Entzündung des Ganglion geniculi ist nach wie vor umstritten und hat sich histologisch nur in einzelnen Fällen nachweisen lassen (2,4,6,7). Sachs und House (15) sowie Grünberg (8) fanden bei Zoster oticus mit Fazialisparese ein normales Ganglion geniculi. Am eindrucksvollsten sind die Befunde von Bethlem (4), der neben einer ausgeprägten herpetischen Infektion des Ganglion geniculi eine Entzündung des Ganglion Gasseri und eine komplette einseitige Beteiligung der Trigeminuskerne im Hirnstamm einschließlich des Kerngebietes im Mesenzephalon fand. Dies entspräche der Idee Hunts, scheint aber eher die Ausnahme zu sein. Histologisch ließ sich häufer eine interstitielle Neuritis des N. facialis mit entzündlichem Ödem nachweisen (5,8,9). In der Diskussion zur Pathogenese der Fazialisparese wird übersehen, daß eine primäre Affektion des Nerven nicht erforderlich ist: Fazialislähmungen treten auch bei thorakalem oder lumbalem Zoster mit Pleozytose im Liquor auf, worauf schon Schaltenbrand (16) hinwies. Nach unseren Beobachtungen sind Fazialislähmungen bei Zoster im Dermatom C_3 eher die Regel als die Ausnahme (17). Shoji (18) berichtete bei einem Zoster in C_3 und C_4 über eine kontralaterale Fazialislähmung. Eine Beteiligung des N. abducens, wie wir sie bei unserer zweiten Patientin fanden, ist ungewöhnlich. Haymann (10) fand nur zwei Abduzensparesen in seinem Krankengut. Aviel und Marshak (3) fanden Abduzensparesen in ca. 15% der von ihnen zusammengestellten Fälle. Eine Beteiligung des motorischen Trigeminusanteils, wie wir sie durch den Nachweis positiver scharfer Wellen im EMG aus dem M. masseter belegen konnten, ist unseres Wissens bisher nicht beschrieben. Da der Zoster regelhaft zu segmental angeordneten motorischen Ausfällen führt (17), ist dieser Befund eigentlich nicht überraschend. Ob die in unserem Fall 2 festgestellte vorübergehende Visusminderung auf eine Optikusbeteiligung hinweist, ist zumindest zu diskutieren. Nach Aviel und Marshak (3) soll eine Optikusbeteiligung in ca. 2 bis 3% eines Ramsay-Hunt-Syndroms zu finden sein. Die optisch evozierten Potentiale waren bei unserer Patientin auch im Stadium der akuten Visusminderung normal. Möglicherweise hat hier eine herpetische Uveitis vorgelegen, die allerdings auch sehr selten sein soll und gewöhnlich bei Zoster ophthalmicus auftritt (1).

Zusammenfassung

Bericht über zwei Patientinnen mit klassischem Ramsay-Hunt-Syndrom: Zoster oticus mit ispilateraler Fazialisparese, Trigeminusläsion und Sensibilitätsstörungen in den Dermatomen C_2 bis C_4 sowie Läsion des N. acusticus und N. vestibularis. Zusätzlich stellten sich in einem der beobachteten Fälle eine periphere Abduzenslähmung und eine Beteiligung des N. opticus ein. Nach den bisherigen Mitteilungen sind bei dem seltenen Syndrom eine Abduzenslähmung und Beteiligung des N. opticus äußerst ungewöhnlich. Elektromyographisch ließ sich in einem Fall eine Beteiligung des motorischen Trigeminusanteils (M. masseter) nachweisen.

Literatur

1. Abelson MB, Parvan-Langston D (1977) Viral uveitis. Int Ophthalmol Clin 17:109-120
2. Aleksic JN, Budzilovich GN, Lieberman AN (1973) Herpes oticus and facial paralyis (Ramsay Hunt syndrome): Clinicopathologic study and review of literature. J Neurol Sci 20:149-159
3. Aviel A, Marshak G (1982) Ramsay Hunt Syndrome: A cranial polyneuropathy. Am J Otolaryngol 3:61-66
4. Bethlem J (1962) Herpetic geniculate ganglionitis. Acta Neuropath (Berlin) 2:97-101

5. Blackley B, Friedmann J, Wright J (1967) Herpes zoster auris associated with facial nerve palsy and auditory nerve symptoms. Acta Otolaryng (Stockholm) 63:553-572
6. Denny-Brown D, Adams RD, Fitzgerald PJ (1944) Pathologic features of herpes zoster. AMA Arch Neurol Psychiat 51:216-231
7. Findlay JP (1952) Facial paralysis. A clinical review with an autopsy report of the histopathology in a case of infection of the geniculate ganglion by the virus of cephalic herpes zoster. Med J Aust 2:810-815
8. Grünberg H (1961) Zur Histopathologie des Zoster oticus. Arch Ohr-, Nasen- und Kehlk Heilk 177:187-192
9. Guldberg-Möller J, Olsen S, Kettel K (1959) Histopathology of the facial nerve in herpes zoster oticus. Arch Otolaryngol 69:266-273
10. Haymann L (1922) Über Zostererkrankungen im Ohrgebiet mit besonderer Berücksichtigung des von Körner als Zoster oticus bezeichneten Symptomenkomplexes. Z f Hals-, Nasen- Ohrenheilk 1:397-468
11. Hunt JR (1907) Herpetic inflammations of the geniculate ganglion: a new syndrome and its complications. J nerv ment Dis 34:73-96
12. Hunt JR (1908) A further contribution of the herpetic inflammations of the geniculate ganglion. Amer J med Sci 136:226-241
13. Hunt JR (1915) The sensory field of the facial nerve; a further contribution to the symptomatology of the geniculate ganglion. Brain 38:415-446
14. Hunt JR (1937) Geniculate neuralgia (neuralgia of the nervus facialis); a further contribution to the sensory system of the facial nerve and its neuralgic conditions. Arch Neurol Psychiat 37:253-285
15. Sachs E Jr, House RK (1956) Ramsay Hunt Syndrome. Neurology 6:262-268
16. Schaltenbrand G (1951) Die Nervenkrankheiten. Thieme, Stuttgart
17. Schliack H (1978) Zoster als Modell motorischer und vegetativer Segmentinnervation. Dtsch Ärztebl, p 629-634
18. Shoji H, Krauseneck P, Samtleben T (1977) Contralateral facial palsy in a case of cervical zoster. J Neurol 217:75-78
19. Wegner W (1968) Nervus intermedius (Hunt's) neuralgia. In: Vinken PJ, Bruyn GW (eds) Handbook of clinical neurology, Vol 5. North Holland Publishing Company, Amsterdam, p 337-344

Therapie des Meige-Syndroms

A. Brinkmann, F. Schumm und J. Dichgans

Die Behandlung des idiopathischen Blepharospasmus mit orofazialer
Dystonie (Meige-Syndrom, 6) ist unbefriedigend. Die Ursache dieser
motorischen Störung ist unklar; man diskutiert ein Ungleichgewicht
der Neurotransmitter in den Basalganglien mit dopaminerger relativer
oder absoluter Überaktivität (12), möglicherweise auf dem Boden
einer lokalen Stimulation dopaminerger Rezeptoren.

Die Ergebnisse der wenigen bislang vorliegenden Therapiestudien sind
widersprüchlich (1,3,9,12) und zum Großteil unbefriedigend, da weder
standardisierte Therapien noch eine exakte Dokumentation der Befunde
und oft nur sehr kurze Verläufe berücksichtigt wurden (5,7,11). Wir
berichten über die Erfolge von vier verschiedenen Therapieansätzen,
die nach Berichten aus der Literatur und nach den derzeit bekannten
pathophysiologischen Kenntnissen wirksam sein könnten.

Patienten und Methodik

20 Patienten (6 Männer, 14 Frauen) mit einem Durchschnittsalter von
63 Jahren (49-77 Jahre) und einer Erkrankungsdauer von Therapiebeginn
zwischen 1 Monat und 11 Jahren (im Mittel 2 Jahre) wurden behandelt.
Vor Beginn wurden durch neurologische und neurophysiologische Untersuchungen einschließlich CT symptomatische Formen ausgeschlossen.
Einmal bestand eine familiäre Belastung (2 von 3 Schwestern waren
betroffen). Elf Patienten hatten eine Conjunctivitis sicca, die symptomatisch zusätzlich behandelt wurde.

Therapien

Die Medikation erfolgte jeweils einschleichend, bis entweder eine
mindestens 50%ige Besserung (Score s.u.) erreicht war oder starke Nebenwirkungen einen Therapieabbruch erforderten.

Folgende Behandlungen wurden erprobt:
A. Dopaminagonisten (7), Lisurid (Dopergin) bis 5 mg/die.
B. Anticholinergika (1,4), Trihexyphenidyl (Artane) bis 12 mg/die.
C. Dopaminantagonisten (10) Tetrabenazin (Nitoman) bis 200 mg/die.
D. Gabaerge Substanzen (2), Baclofen (Lioresal) bis 100 mg/die und
   Valproinsäure (Ergenyl) bis 2500 mg/die.

Nebenwirkungen waren bei Dopaminagonisten Blutdruckabnahme und asy-
stematischer Schwindel sowie Übelkeit, bei Anticholinergica Verschwommensehen und Mundtrockenheit, bei Dopaminantagonisten Müdigkeit und
leichtes Parkinsonoid. Bei der Behandlung mit Baclofen und Valproinsäure traten bei uns keine Nebenwirkungen auf, möglich sind jedoch
vorwiegend Leberenzymveränderungen und Müdigkeit.

Der Therapieerfolg wurde einerseits nach subjektiven Eigen- und Fremd-
angaben (Angehörige), andererseits nach einem eigens entwickelten
Score quantifiziert. Bei allen Patienten wurden Videoaufnahmen gemacht und gleichzeitig das EMG mit Oberflächenelektroden vom M. orbicularis oculi und vom M. masseter abgeleitet, so daß eine prozentuale
Änderung der Muskelaktivität pro Zeit (z.B. über 2 Minuten) quantifiziert werden konnte. Außerdem wurde beim Score die Behinderung beim
Lesen durch den Blepharospasmus und die Behinderung beim Essen durch
die orofaziale Dystonie berücksichtigt. Eine befriedigende Besserung
wurde nur beim Rückgang des Score um mindestens 50% für eine Behand-
lungszeit von mindestens 12 Wochen akzeptiert. Die Mindestbeobachtungs-
dauer war 11 Monate. Die Behandlungsdauer lag zwischen 11 und maximal
21 Monaten.

Ergebnisse (s. auch Tabelle 1):

ad A) Von 8 Patienten, die initial mit Lisurid behandelt wurden, zeig-
      ten 5 eine anhaltende und mindestens 50%ige Besserung. Die übri-
      gen sprachen dann gut auf Anticholinergica an.
ad B) Von 10 Patienten, die initial mit Trihexyphenidyl behandelt wur-
      den, zeigten 7 eine befriedigende Besserung. Von den 3 Versagern
      sprach einer gut auf Lisurid an, bei den beiden anderen ist die
      Behandlungszeit noch zu kurz.
ad C) Zwei Patienten sprachen gut auf Tetrabenazin an.
ad D) Die Therapie mit, Gabaergen Substanzen war bei 2 Patienten ohne
      Erfolg.

Tabelle 1. Therapieergebnisse, Scorebesserung über mindestens 12 Wochen

	Pat. insgesamt	0-25%	26-50%	51-75%	76-100%
Behandlungsbeginn mit Lisurid	8	3	0	5	0
Behandlungsbeginn mit Tetrabenazin	2	0	0	2	0
Behandlungsbeginn mit Trihexyphenidyl	10	2	1	5	2
Behandlung mit Baclofen und Valproinsäure (immer als Zeit-behandlung)	2	2	0	0	0

Schlußfolgerung

1. Nach diesen hier vorgelegten Therapiestudien kann das idiopathische
   Meige-Syndrom nicht mehr als kaum behandelbar angesehen werden. Bei
   18 von 20 Patienten haben wir eine befriedigende Besserung erreicht.
2. Als Mittel der ersten Wahl sind Dopaminagonisten oder Anticholinergika anzusehen. Die Medikamente müssen langsam gesteigert und ausreichend hochdosiert für mindestens 4 Wochen gegeben werden.
3. Als Mittel der zweiten Wahl bieten sich Dopaminantagonisten wie
   Tetrabenazin an, das auch bei spontanen oralen Dyskinesien und
   Blepharospasmus wirksam ist (10).
4. Unklar ist, warum einzelne Patienten nur auf bestimmte Anticholinergica ansprechen, z.B. auf Trihexyphenidyl (Artane) und nicht auf

Benzatropin (Cogentinol) und umgekehrt, was auch wir bei zwei Patienten bei einer Tagesdosis bis 6 mg/die beobachteten (1).

5. Obwohl ein verminderter Gehalt von GABA im Liquor von Meige-Patienten gemessen wurde (8) haben wir, allerdings bei nur wenigen Patienten mit Baclofen und Valproinsäure im Gegensatz zu Brennan et al. (2) keine Besserung gesehen.

6. Da unterschiedliche Pharmaka, die verschieden in den zerebralen Neurotransmitterstoffwechsel eingreifen, wirksam sind, ergibt sich aus unseren Therapiestudien kein exakter Rückschluß auf die dem Meige-Syndrom zugrunde liegende Neurotransmitterstörung. Demnach handelt es sich um eine komplexere Störung vermutlich mehrerer Transmitter.

7. Für die Therapiebeurteilung hat sich sehr gut der hier vorgestellte Score bewährt. Er ermöglicht eine quantifizierbare Beurteilung und damit auch statistische Auswertung der Bewegungsstörung.

8. Eine Voraussage, welche Patienten auf welche Medikamente am besten ansprechen, ist nach unseren Befunden nicht möglich.

Zusammenfassung

Die Therapie des idiopathischen Blepharospasmus mit orofazialer Dystonie (Meige-Syndrom) ist bislang unbefriedigend. Zum systematischen Therapiestudium wurde die Wirksamkeit von 4 Therapieschemata untersucht. Eine befriedigende Besserung wurde nur bei über 50%igem Rückgang eines eigens entwickelten Score angenommen. 8 Patienten wurden zu Beginn mit Lisurid (0,3-5 mg/die) behandelt, dabei zeigte sich bei 5 Patienten eine Besserung. Die übrigen 3 Patienten sprachen gut auf Therapie mit Trihexyphenidyl an. Bei 10 Patienten wurde die Therapie mit Trihexyphenidyl begonnen (6-12 mg/die), worunter 7 eine gute Besserung zeigten. Tetrabenazin wurde bei 2 Patienten eingesetzt (12,5-200 mg/die), jeweils mit gutem Erfolg. Insgesamt zeigte sich bei 18 von 20 Patienten eine befriedigende Besserung. Die Behandlung mit Gabaergen Substanzen (Valproat und Baclofen) war unbefriedigend.

Eine Voraussage, mit welchem Medikament bei dem einzelnen Patienten am ehesten eine Besserung zu erreichen ist, war nicht möglich.

Literatur

1. Altrocchi PH, Forno LS (1983) Spontaneous Oral-Facial dyskinesia: Neuropathology of a case. Neurology 33:802-805

2. Brennan MJW, Ruff P, Sandyk R (1982) Efficacy of a combination of sodium valproate and baclofen in Meige's disease (idiopathic orofacial dystonia). British Med J 285:853

3. Casey DE (1980) Pharmacology of blepharospasm - oromandibular dystonia syndrome. Neurology 30:690-695

4. Gollomp SM, Fahn S, Burke RE, Reches A, Ilson J (1983) Therapeutic trials in Meige syndrome. In: Fahn S, Calne DB, Shoulson I (eds) Experimental therapeutics of movement disorders. Adv Neurol vol 37. Raven Press, New York, p 207-213

5. Kingston D (1979) Tetrabenazine for involuntary movement disorders. Med J Aust 66(1):628-630

6. Meige H (1910) Les convulsions de la face, une forme clinique de convulsion faciale, bilaterale et mediane. Rev Neurol (Paris) 20: 437-443

7. Micheli F, Pardal MMF, Leiguarda RC (1982) Beneficial effects of lisuride in Meige disease. Neurology 32:432-434

8. Neophytides AN, Suria A, Chase TN (1978) Cerebrospinal fluid GABA in neurological disease. Neurology 28:359 (Abstract)

9. Paulson GW (1972) Meige's syndrome. Dyskinesias of the eyelids and facial muscles. Geriatrics 27:69-73
10. Schumm F, Dichgans J, Zeller E (1981) Spontane orale Dyskinesien. Arch Psychiat Nervenkr 230:315-323
11. Tanner CM, Glantz RH, Klawans HL (1982) Meige disease. Acute + chronic cholinergic effects. Neurology 32:783-785
12. Tolosa ES, Klawans HL (1979) Meige's disease. Arch Neurol 36: 635-637
13. Tolosa ES, Lai CW (1979) Meige disease: striatal dopaminergic preponderance. Neurology 29:1126-1130

Taktil ausgelöster Tinnitus

B. Conrad, R. Benecke und G. Dieckmann

Einleitung

Tinnitus ist keine nosologische Einheit, sondern ein Symptom, das durch verschiedene Ursachen ausgelöst werden kann (7,8). Dem objektiven Tinnitus läßt sich, im Gegensatz zum subjektiven Tinnitus, stets eine Schallquelle zuordnen, die in der Mehrzahl der Fälle auch therapeutisch angehbar ist.

Es soll im folgenden über eine bisher nicht beschriebene Form eines Tinnitus berichtet werden, der durch somatosensorische Reize der lateralen Gesichtsregion ausgelöst werden konnte. Die kasuistische Darstellung will zugleich einen Beitrag leisten zum Einsatz trigemino-trigeminaler Reflexe (Tensor-Tympani-Reflexe) bei der bis heute schwierigen Objektivierung von Trigeminus-Läsionen und schließlich zur Klärung pathophysiologischer Vorgänge bei der lokalen toxischen Applikation von Glyzerin beitragen.

Falldarstellung

Bei einem 48jährigen Mann kam es im Rahmen eines Traumas des Gesichtsschädels zu einer Kiefer- und Jochbeinfraktur rechts, die operativ osteosynthetisch versorgt wurde. 2 Monate nach dieser Operation traten erstmals unangenehme, brennende Parästhesien auf, die sich vom Jochbein bis zur Oberlippe und zum Nasenrücken rechts erstreckten. Eine deshalb erfolgte operative Entfernung des osteosynthetischen Plattenmaterials mit Freipräparation und weicher Einbettung des N. infraorbitalis erbrachte keine Schmerzlinderung. Ein halbes Jahr danach wurde der Patient deshalb nach der Methode von Hakanson (4) (stereotaktische Injektion von Glyzerol in die trigeminale Zisterne) behandelt. Die sehr schmerzhaften Parästhesien im Oberlippen-Nasenbereich rechts zeigten nur für wenige Wochen eine relative Rückbildung. Postoperativ fiel dem Patienten zunächst ein verminderter Tränenfluß des rechten Auges auf. Wenige Wochen später litt er zunehmend unter einem äußerst unangenehmen Dröhnen bzw. Sausen im Bereich des rechten Ohrs. Diese Beschwerden nahmen bei bestimmten Manipulationen, vor allem bei Berühren oder Bestreichen der rechten Schläfe und der Jochbeinregion, deutlich zu, geringer auch bei Kopfreklination und Mund- und Kieferbewegungen. Auch bei Lidschlag beobachtete er ein phasensynchrones Auftreten der akustischen Mißempfindungen. Die neurologische Untersuchung ergab im Hirnnervenbereich eine isolierte (partielle) Läsion aller 3 Äste des N. trigeminus. Der Kornealreflex rechts war hochgradig reduziert. Es fand sich eine höhergradige Hypästhesie mit zwiebelschalenförmiger Anordnung des Sensibilitätsdefizits, wobei besonders das rechte Areal der Nasal- und Oberlippenregion sowie der Augen einschließlich der Augenbrauenregion und der Jochbeinregion betroffen waren. Auch die Sensibilität im Bereich der Wangenschleimhaut sowie im Bereich des harten und weichen Gaumens und der lateralen Zungenregion war reduziert.

Für die vorderen 2/3 der Zunge rechts bestand eine Geschmacksempfin-
dungsstörung. Der Masseter-Reflex war nicht mehr auslösbar.

Akustisch evozierte Hirnstammpotentiale: Die akustisch evozierten frühen
Hirnstammpotentialkomponenten ließen sich beidseits symmetrisch darstellen. Dabei lagen die Komponenten I-V beidseits durchweg im Normbereich.

EMG: Die nadelelektromyographische Untersuchung ergab im rechten M.
masseter Zeichen eines chronisch neurogenen Umbaus mit vermehrt auf-
gesplitterten, z.T. hochpolyphasischen, z.T. auch verkürzten Willkür-
potentialen bei fehlendem Nachweis von Denervationsaktivität.

Stapedius-Reflex: Bei links- bzw. rechtsseitiger Beschallung konnte kontralateral vom Trommelfell eine typische Reflexantwort mit normaler
Latenz registriert werden. Bei 1-minütiger akustischer Reizapplikation
ergab sich ein geringes (<60%) Dekrement der Reflexamplitude.

Mit Hilfe der Impedanz-Audiometrie konnten die den Patienten zum Zeitpunkt der Untersuchung am meisten beeinträchtigenden akustischen Mißempfindungen objektiviert werden (s. Abb. 1). Synchron zum Bestreichen
der rechten lateralen Wangen-Schläfen-Region ließ sich eine rasche
Änderung der Trommelfellimpedanz registrieren, die vom Patienten als
lästige akustische Mißempfindungen angegeben wurden. Hierbei fiel auf,
daß sowohl "passive" taktile Reize (Bestreichen, Nadelrad) als auch
aktive Innervationen (Lidschlag, Nase rümpfen) zu einer abrupten
Änderung der Trommelfellimpedanz mit begleitendem Tinnitus führten
(s. Abb. 1).

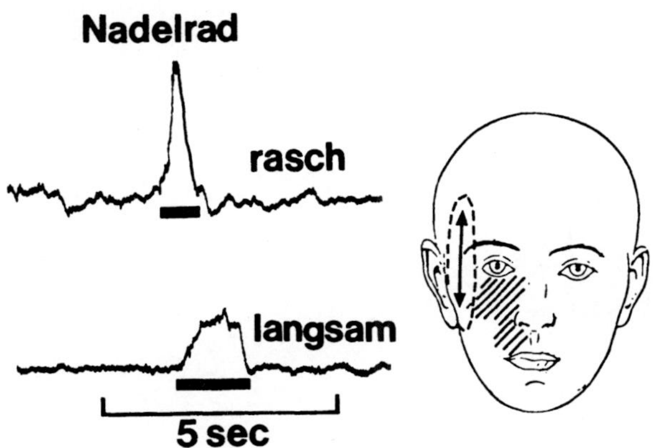

Abb. 1. Änderung der Trommelfellimpedanz rechts bei taktiler
Reizung der lateralen Gesichtsregion (umrandetes Gebiet). Das
schraffierte Gebiet kennzeichnet
den hypästhetischen bzw. hypal-
getischen Bereich

Diskussion

Über den Nervus trigeminus vermittelter Tinnitus
Die Tatsache, daß somato-sensorische Reize über der Wangen-Schläfen-
Region zu akustischen Mißempfindungen führen, erscheint beim ersten
Blick erstaunlich und schwer erklärbar. Führt man sich allerdings gewisse anatomische und funktionelle Gesichtspunkte vor Augen, so läßt
sich der beobachtete Tinnitus in seiner Genese dennoch relativ eng
eingrenzen. Zunächst ist im vorliegenden Fall bereits aufgrund der
sehr engen zeitlichen Korrelation zweifellos davon auszugehen, daß
zwischen taktilem Stimulus, Trommelfellanspannung und akustischem
Mißempfinden eine Beziehung bestand. Bei intaktem Stapediusreflex und
klinisch eindeutigen Hinweisen auf eine chronische Irritation der 3

Trigeminus-Äste und der über den N. trigeminus verlaufenden anatomischen Verknüpfung von sensorischem Eingang und motorischem Ausgang
(über den M. tensor tympani) liegt somit die Vermutung einer gestörten
Eingangs-Ausgangs-Beziehung nahe.

Hiervon ist ein objektiver Tinnitus abzugrenzen, der als Folge einer
rhythmischen Kontraktion der Gaumensegelmuskulatur mit resultierendem
raschen Öffnen und Schließen der Tuba auditiva aufzufassen ist (1,5,
10).

Zur Physiologie des M. tensor tympani
Während über die Physiologie des vom N. facialis innervierten M. stapedius zahlreiche Untersuchungen vorliegen, sind unsere Kenntnisse
über die Physiologie des zweiten Mittelohrmuskels, des über den vom
N. trigeminus versorgten M. tensor tympani, bisher relativ gering
(2,3,9). Die von Lehnhart gemachte Feststellung (6), der M. tensor-
tympani-Reflex sei beim Menschen nur durch einen Luftstrom in der Augenbrauenregion auslösbar, entspricht wohl nicht den Tatsachen.

Eigene Beobachtungen an 8 gesunden Versuchspersonen ließen erkennen,
daß ein einseitiger taktiler Reiz zu einer beidseitigen Kontraktion
des M. tensor tympani führt (ähnlich wie der einseitige akustische
Reiz zu beidseitiger Kontraktion des M. stapedius, s. Abb. 2). Dabei
wurden naturgemäß keine akustischen Wahrnehmungen berichtet. Allerdings
wurden bei gleichzeitiger Applikation eines 1000 Hz Sinus-Dauertones
von einem Teil der Versuchspersonen leichte Veränderungen der Toncha-
rakteristik wahrgenommen. Folgende Ergebnisse lassen sich leicht
herausstellen:
1. Eine Kontraktion des M. tensor tympani tritt sowohl bei aktiven motorischen Leistungen (vor allem Augenschluß) als auch bei "passiver"
   Applikation sensorischer Reize über der Augen- bzw. lateralen Gesichtsregion (Nadelrad, Wattebausch) auf.

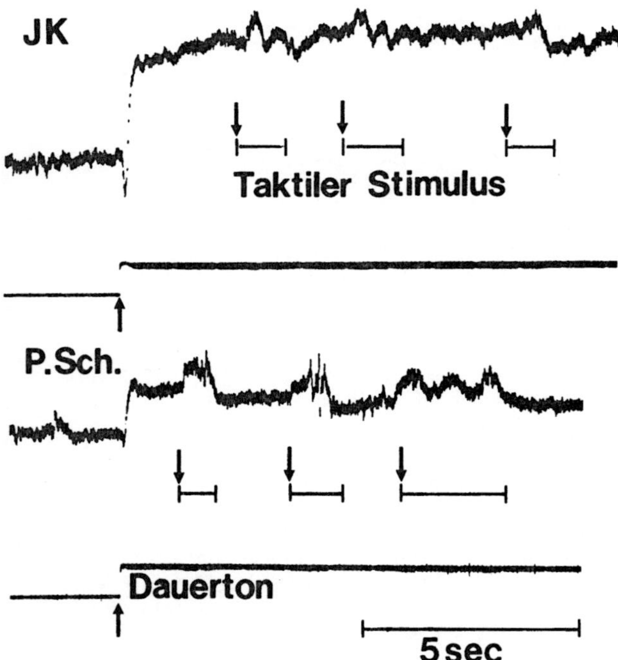

Abb. 2. Einfluß taktiler Reize (Pfeile nach unten) der lateralen Gesichtsregion auf die Trommelfellimpedanz bei 2 gesunden Probanden. Dem taktilen Reiz ging ein akustischer Reiz
(1000 Hz Sinus-Dauerton, Pfeil nach oben) mit Auslösung des
Stapedius-Reflexanteils voraus

2. Die Reizung der periokulären Region zeigt zwar die stärksten Reizantworten des Trommelfells, diese lassen sich aber von einem weiten Areal der Gesichtsregion aus erhalten.
3. Aktiv ausgelöste Tensor-Kontraktionen (vor allem während des Lid-
   schlusses) zeigen - ähnlich dem Stapediusreflex - eine auffallend
   geringe Adaption der Reflex-Antwort (s. Abb. 2).
4. Somato-sensorisch ausgelöste Reizantworten sind bei ipsilateralen
   Reizen größer als bei kontralateralen und zeigen bei elektrischer
   Reizung eine geringere Adaption.

Man kann vermuten, daß es sich bei dem von dem Patienten angegebenen
akustischen Mißempfindungen (in Form eines unangenehmen Dröhnens und
Brausens) um eine Steigerung der breits physiologischerseits vorhandenen trigemino-trigeminalen Reflexe gehandelt und in der vorliegenden pathologischen Situation zu einer die Hörschwelle überschreitenden akustischen Sensation geführt hat.

Über den präzisen Ort, an dem sich dieser Erregungsprozeß im vorliegenden Fall abspielt, kann man nur Vermutungen anstellen. Die
Tatsache, daß im Ganglion gasseri selbst eine partielle therapeutische Läsion durch Glyzerin gesetzt wurde, spricht in erster Linie
für das Entstehen auf dieser Ebene.

Zur Wirkung des Glyzerin auf nervale Strukturen
Über die direkte Wirkung von Glyzerin auf nervale Strukturen liegen
einige Untersuchungen vor. Es wird vermutet, daß diese hypertone, nicht-
ionisierte polare Substanz mit hauptsächlich hydrophilen Eigenschaften
sowohl die Lipid-Doppelschicht als auch die Membranproteine beeinflußt
und dadurch die Stabilität des Membranpotentials beeinflußt (4). Glyzerin soll dadurch Veränderungen von Leitfunktionsparametern bewirken,
die zumindest teilweise irreversibel sind. Diese Tatsachen könnten
zweifellos für die veränderten Erregungsbedingungen der Trigeminus-
Afferenzen sprechen.

Zusammenfassung

Es wird über einen 48jährigen Patienten berichtet, der wegen einer Tri-
geminus-Neuralgie rechts nach der Methode von Hakanson behandelt wurde
(4). 3-4 Wochen nach dem Eingriff bemerkte der Patient ein unange-
nehmes Dröhnen und Sausen im rechten Ohr, das überwiegend bei Berührung oder sanftem Bestreichen der rechten Schläfen- und Jochbeinregion, geringer auch bei Mund- und Kieferbewegungen (Kauen) auftrat.
Der neurologische Befund ergab eine Sensibilitätsstörung im Bereich
der rechten Gesichtshälfte mit Betroffensein aller 3 Trigeminus-
Äste. Der Kornealreflex war rechts deutlich reduziert; es bestand
eine Hypästhesie und Hypalgesie für die rechte Augen-, Nasal- und
Jochbeinregion; auch im Bereich der Wangenschleimhaut, des harten
Gaumens und der lateralen Zungenregion rechts ergab sich eine reduzierte Sensibilität. Durch Bestreichen einer streifenförmigen Region über
dem Jochbein wurde von dem Patienten konstant ein Tinnitus wahrgenommen.
Stapedius-Reflex und akustisch evozierte Hirnstammpotentiale waren
ebenso wie die Hörprüfung normal. Synchron zur taktilen Reizung der
Jochbeinregion (Wattestäbchen, Nadelrad) konnte jedoch vom Trommelfell
eine ausgeprägte Reizantwort (Impedanzänderung) registriert werden,
die als Kontraktion des M. tensor tympani gewertet wurde. Dabei waren
die objektive Reizantwort und die subjektive Einstufung der Intensität
der Ohrgeräusche mit der räumlichen Bahnung des taktilen Stimulus positiv korreliert.

Literatur

1. Collard ME, Wagner CA, Tingwald FR (1982) Conditioned muscle ear
   muscle tinnitus. A case report. Ann Otol Rhinol Laryngol 91:330
2. Djupesland G (1965) Electromyography of the tympanic muscles in
   man. Int Audiol 4:34
3. Djupesland G (1967) Contractions of the tympanic muscles in man.
   Norwegian Monographs on Medical Science, Universitetsforlage Oslo
4. Hakanson S (1981) Trigeminal neuralgia treated by the injection of
   glycerol in the trigeminal cistern. Neurosurgery 9:638
5. Kamerer DB (1978) Electromyographic correlation of tensor tympani
   and tensor veli palatini muscles in man. Laryngoscope 88:651
6. Lehnhart E (1979) Physiologie der Schalleitung einschließlich Ohr-
   trompete. In: Berendes J, Link R, Zöllner F (Hrsg) HNO Heilkunde
   in Praxis und Klinik, Band 5, I, Kap 10. Thieme, Stuttgart
7. McFadden D (1982) Tinnitus. Facts, theories and treatments. National Academy Press, Washington D.C.
8. Opitz HJ (1984) Ohrgeräusche – Ursachen und Behandlung. Deutsches
   Ärzteblatt 36:2551
9. Salomon G, Starr A (1963) EMG of middle ear muscle in man during
   motor activities. Acta neurol scand 39:161
10. Virtanen H (1983) Objective tubal tinnitus: a report of two cases.
   J Laryngol and Otology 97:857

Ophthalmoplegie mit „Levator sparing" und thalamische Demenz

A. Weindl, P. Lechner, H. Gräfin von Einsiedel, G. Ochs,
G. Sörgel-Hoegen und A. Struppler

Einleitung

Die Kenntnisse über die funktionelle anatomische Organisation der
Steuerung der Optomotorik beim Menschen stammen im wesentlichen von
tierexperimentellen Untersuchungen (6,20) sowie von klinischen Fall-
studien, bei denen eine sorgfältige neuropathologische Untersuchung,
evtl. auch neuroradiologische Diagnostik durchgeführt wurde (3,8,10,
13,14,17).

Das von Warwick (20) am Rhesusaffen erarbeitete Schema (Abb. 1) der
Gliederung des Nucleus oculomotorius in mehrere Unterkerne für die
einzelnen vom N. oculomotorius versorgten Augenmuskeln wurde auf den
Menschen übertragen (6,7).

Es soll hier ein Patient vorgestellt werden mit einer inkompletten
Ophthalmoplegie mit Aussparung des M. levator palpebrae, für die eine
subtotale Läsion des Okulomotoriuskomplexes mit Aussparung des Nu.
centralis caudalis zu postulieren ist.

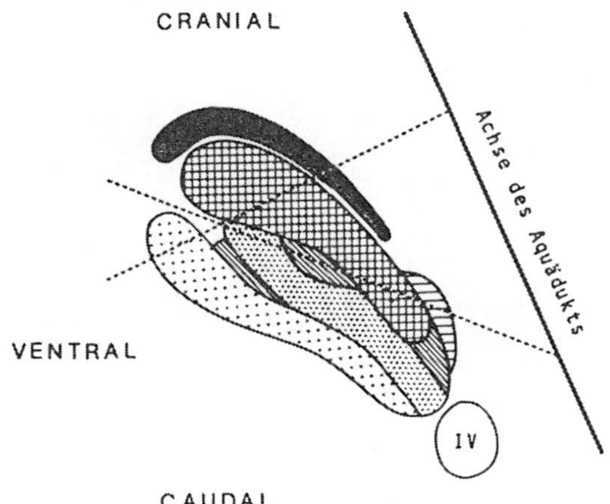

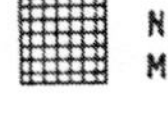 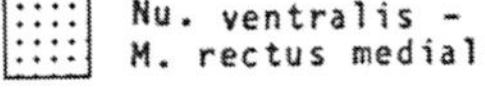
Nu. dorsalis –
M. rectus inferior

Nu. ventralis –
M. rectus medialis

Columna medialis –
M. rectus superior

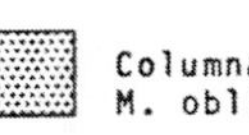 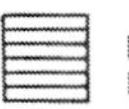 
Columna intermedia –
M. obliquus inferior

Nu. centralis caudalis –
M. levator palpebrae

Nu. Edinger-Westphal –
M. sphincter pupillae

Abb. 1. Topographisches Schema des Okulomotoriuskomplexes
beim Rhesusaffen nach Warwick
(1953). Der Motoneuronenpol
für den M. levator palpebrae
liegt im Subnucleus centralis
caudalis

Aufgrund der klinischen Befunde, der computertomographischen (CT) und magnetresonanztomographischen (MR) Befunde dieses Patienten sowie relevanter Literaturberichte soll das Warwick-Schema und seine Übertragbarkeit auf den Menschen zur Diskussion gestellt werden. Ferner soll die Ausdehnung dieser mesenzephalen Läsion in das Dienzephalon, insbesondere in den medio-dorsalen Thalamus und ihre Beziehung zum Syndrom der "thalamischen Demenz" erörtert werden.

Falldarstellung

Ein bei der Aufnahme in unsere Klinik 22jähriger, aus Rumänien stammender, volksdeutscher Patient wurde 4 Monate zuvor während seiner beruflichen Tätigkeit als Tischler in der Werkstatt innerhalb von Minuten bewußtlos. Nach den unvollständigen Angaben aus Rumänien war er etwa 3 Wochen komatös. Während des insgesamt 6wöchigen Krankenhausaufenthaltes in Rumänien besserte sich der Zustand langsam, doch blieb eine linksseitige Hemiparese, Gangataxie, Dysmetrie, eine inkomplette Ophthalmoplegie rechts und eine vertikale Blickparese zurück.

Neurologischer Befund: Bei Aufnahme in unsere Klinik: Visusminderung rechts (seit frühester Kindheit bekannt), interne und inkomplette externe Okulomotoriusparese rechts mit Aussparung des M. levator palpebrae, vertikale Blickparese nach oben und unten (Abb. 2). Der übrige Hirnnervenbefund war unauffällig. Es bestand ferner eine mäßig ausgeprägte Parese des linken Armes und Beines (MRC Grad 3-4) ohne Tonussteigerung. Die Muskeldehnungsreflexe waren schwach auslösbar. Stark links betonte Ataxie. Gehen war ohne Hilfe nicht möglich. Finger-Nasen- und Knie-Hackenversuch sehr unsicher. Intentionstremor links. Lautstärke und Tonhöhe konnten nur unzulänglich moduliert werden.

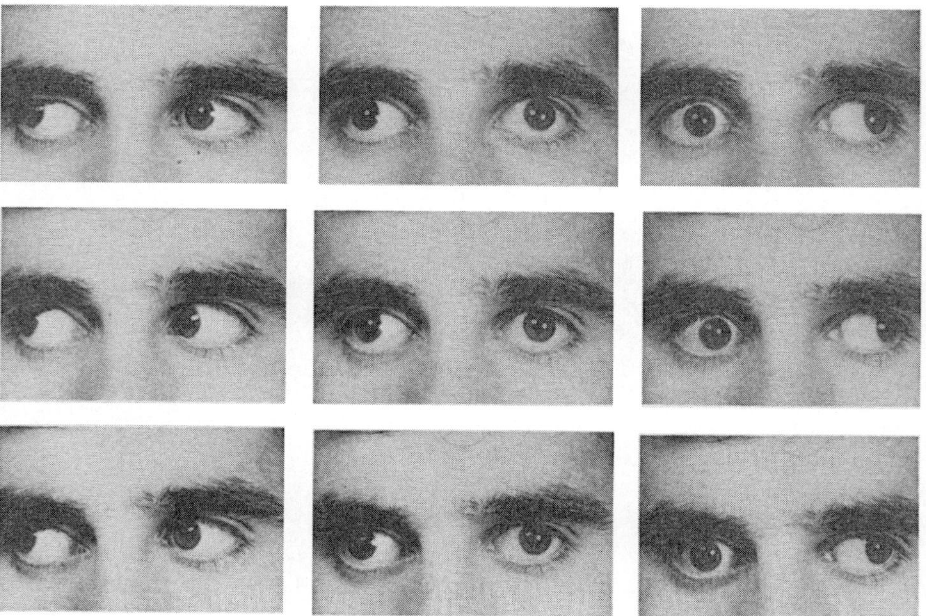

Abb. 2. Patient O.W. Optomotorischer Befund: Rechtsseitige innere und inkomplette äußere Ophthalmoplegie mit Aussparung des M. levator palpebrae, sowie vertikale Blickparese

Psychischer Befund: Bewußtseinsklar, orientiert, keine groben Störungen von Merkfähigkeit und Konzentration. Kein Anhalt für inhaltliche und formale Denkstörungen. Der Patient war affektiv auffällig, zum Teil distanzlos, zeitweise dramatisch-maniriert. Stimmungsmäßig inadäquat, gehoben, albern.

Testpsychologische Untersuchung: Bei durchschnittler Intelligenz niedrige Leistung bei der visuell-motorischen Koordination. Das Kurzzeitgedächtnis war eingeschränkt.

Laboruntersuchungen: Die blutchemischen Untersuchungen waren bis auf eine erhöhte Gamma-GT unauffällig.

EEG: Leichte Allgemeinveränderungen in Form einer unregelmäßigen Alphawellenaktivität. Leichte Funktionsstörung über der linken Hemisphäre in Form von Amplitudenminderung sowie vermehrt Thetawellenunregelmäßigkeiten mit temporaler Betonung.

Neuroradiologischer Befund: Im kranialen CT und im MR waren eine umschriebene Schädigung des meso-dienzephalen Übergangbereiches sichtbar.

Die axialen, 3 mm dicken CT-Schnitte zeigen eine ausgedehnte, gut demarkierte hypodense Läsion, die an der Grenze zwischen Mittelhirnhaube und -fuß zunächst rechts paramedian beginnt (Abb. 3a), dann die Mittellinienstrukturen ventral des Aquädukts bis zum Sulcus interpeduncularis ergreift (Durchmesser 16 × 9 mm), sich beidseits in den Thalamus fortsetzt, zunächst subependymär in die dorso-medialen Thalamuskerne, (Abb. 3c-e), dann auf der rechten Seite sich weiter nach lateral richtet und auch auf vordere Kerngruppen übergreift (Abb. 3g-h). Der dritte Ventrikel ist kompensatorisch auf 10 mm erweitert und es besteht eine leichte Erweiterung der Seitenventrikel. Normal weite äußere Liquorräume und keine weiteren Läsionen.

Das sagittale MR-Tomogramm des Gehirns zeigt auf einem 5 mm dicken T1-betonten Mittellinienschnitt im Spin-Echo-Verfahren eine Läsion mit niedrigem Signal (ähnlich wie Liquor) zwischen Commissura posterior und der Mitte der Kommissurallinie, die dorsal, kaudal und kranial gut abgrenzbar ist, jedoch weniger gut ventral, wegen des partiellen Volumeneffektes mit dem dritten Ventrikel (Abb. 4a). Auf den beiden rechts und links direkt angrenzenden paramedianen ebenfalls 5 mm dicken Schnitten ist die unterschiedliche Ausdehnung der Läsion gut zu erkennen (Abb. 4b,c). Linksseitig ist die Ausdehnung der Läsion sowohl in kranio-kaudaler als auch antero-posteriorer Richtung geringer (Abb. 4c). In Abb. 4d ist die unterschiedliche Ausdehnung der Nekrose schematisch dargestellt. Eine subtilere Analyse der betroffenen Strukturen wird demnächst möglich sein, wenn im Rahmen des "Brain-mapping Projektes" die Bilddaten verschiedener anatomischer Atlanten, einschließlich des hier zur Lokalisation benutzten Hirnatlasses von Schaltenbrand und Wahren (15), digitalisiert und mit den digitalisierten CT- und MR-Daten korreliert werden können. Zwar war die beidseits durchgeführte Vertebralisangiographie unauffällig, doch läßt sich die bilateral nicht ganz, aber weitgehend symmetrische Läsion auf das Versorgungsbiet von zwei arteriellen Gefäßterritorien beziehen: die Aa. thalamo-perforatae und die Aa. choreoideae mediales posteriores, die bei unserem Patient paarig angelegt waren. Beide Arterienpaare gehen 3-7 mm nach der Bifurkation der A. basilaris in die Aa. cerebri posteriores ab. Die Aa. thalamo-perforatae versorgen Hypothalamus, Subthalamus, den paramedianen, ventralen und dorsalen Thalamus und den Nu. ruber, die Aa. choreoideae mediales posteriores dorso-mediale Anteile des Thalamus und in Höhe der oberen Vierhügelplatte alle mittelliniennahen Strukturen des Mittelhirns einschließlich der Nn. oculomotorii (16).

674

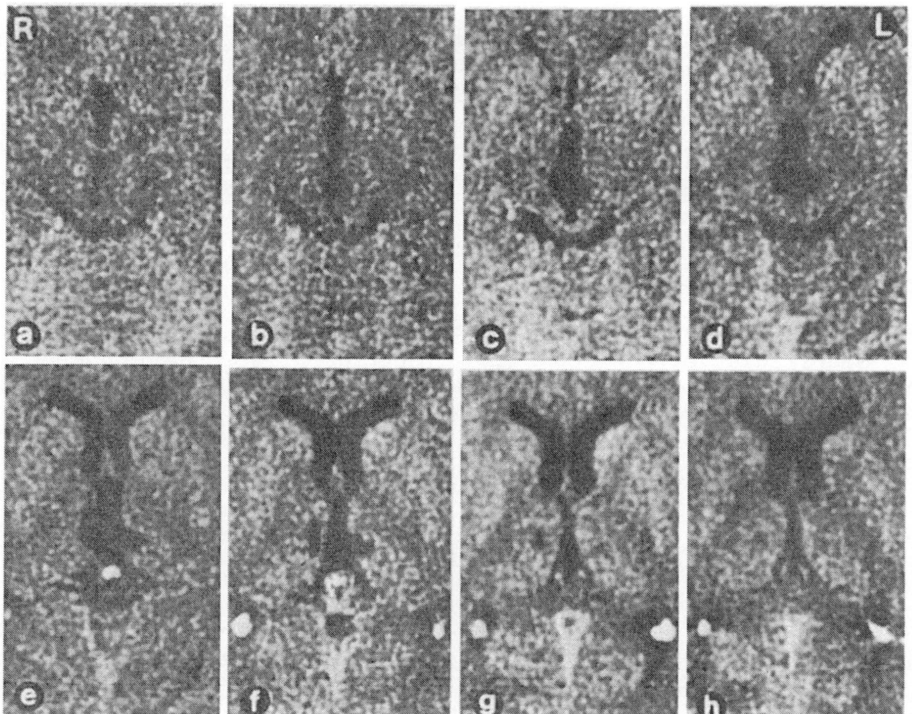

<u>Abb. 3.</u> Kraniales CT. Ausschnittsvergrößerungen von links oben nach rechts unten in
kaudo-kranialer Richtung abgebildet (mit freundlicher Genehmigung von Dr. Backmund,
MPI für Psychiatrie). Ischämische Nekrose im Mittelhirn, die rechts weiter nach
kaudal reicht als links (a), und sich beidseits bis in die Thalami fortsetzt. In
der kaudalen und mittleren Thalamusetage subependymäre Lokalisation (c-f), in der
oberen Etage rechtsseitig weiter laterale und anteriore Thalamusbeteiligung

Ischämische Läsionen bei unauffälligem Gefäßsystem sind in erster Linie
embolisch bedingt, auch dann, wenn wie bei dem vorgestellten Patienten,
keine Emboliequelle nachweisbar war. In diesem Fall könnte ein oraler
Basilarisverschluß vorgelegen haben bzw. ein "reitender Embolus" in
den proximalsten Abschnitten der Aa. cerebri posteriores, der sich
in dem Zeitraum zwischen Insult und Angiographie wieder aufgelöst hat.

Diskussion

Hinsichtlich der Zuordnung der neurologischen und neuropsychologischen
Störungen unseres Patienten zu Läsionen wie sie mittels moderner bildgebender Verfahren in vivo nachgewiesen werden können, sind zwei Aspekte von besonderem Interesse.

1. Die inkomplette Okulomotoriusläsion mit Aussparung des M. levator
   palpebrae in Korrelation mit der topischen Organisation der Sub-
   nuklei des Okulomotoriuskomplexes des Menschen.
2. Die Beziehung zwischen Läsionen des dorso-medialen Thalamus und
   organischem Psychosyndrom (sog. thalamische Demenz).

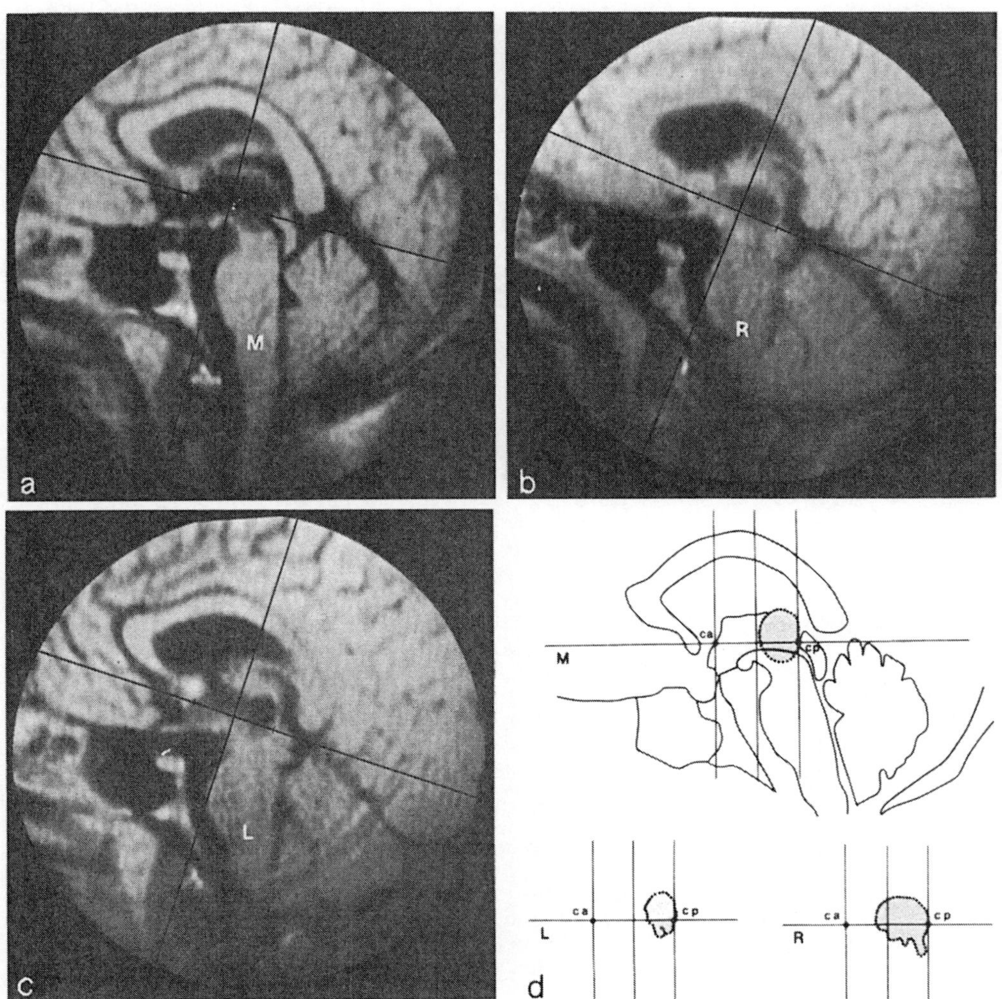

Abb. 4. Kraniales MR. Sagittaler Mittellinienschnitt (a,M-Mitte), rechts (b,R-rechts) und links (c,L-links) angrenzender parasagittaler Schnitt (Picker, Widerstandsmagnet 0.15 T; Spin-Echo, 40 msec. TE, 500 msec. TR, 5 mm Schnittdicke). Eingezeichnet sind jeweils commissura anterior (ca) und commissura posterior (cp) mit Verbindungslinie, sowie als Senkrechte die Mitte der Kommissurallinien. Ausgedehnte Nekrose vom Mittelhirn bis in die obere Etage des Thalamusmassivs, rechts weitgreifender als links. Schematische Darstellung der auf den 3 Schichten nachgewiesenen Läsionen in d

ad 1. Abb. 3 und 4 zeigen, daß die überwiegend im Dienzephalon gelegene Läsion auf der rechten Seite eine weitgreifendere Ausdehnung in das rostrale Mesenzephalon hat als links und dort in zentrale Anteile des Nu. oculomotorius, des Nucleus ruber, sowie mediale Anteile des Crus cerebri reicht. Nach Warwick (20) liegen die Motoneurone für den M. levator palpebrae in dem am weitesten kaudal und peripher gelegenen Subnukleus des N. oculomotorius, dem N. caudalis centralis (Abb. 1). Bei Übertragung des am Rhesusaffen gewonnenen Warwick-Schema das von Henn et al. (6,7) mittels moderner Tracertechniken überprüft und z.T. ergänzt wurde, auf den Menschen erscheinen klinische Ausfälle und neu-

roradiologischer Befund vereinbar. Eine dem Rhesusaffen vergleichbare
Organisation des Okulomotoriuskomplexes scheint auch beim Menschen zu
bestehen. Diese Schlußfolgerung steht im Einklang mit anderen Literaturberichten (10,13,14). Ein ähnlicher Fall mit "Levator sparing" bei
Okulomotoriusparese infolge einer Karzinommetastase im Okulomotorius-
komplex, die nicht im CT, jedoch später neuropathologisch verifiziert
werden konnte und die den Nu. centralis caudalis ausgespart hatte
wurde von Keane et al. (8) berichtet.

Bei unserem Patienten erklärt sich die vertikale Blickparese durch die
Läsion des prätektalen Feldes (12) und der Area prärubralis mit dem
rostralen interstitialen Kern des medialen Längsbündels (1). Intentionstremor und Hemiataxie links sind auf die Läsion des Nu. ruber und effe-
renter Kleinhirnbahnen des Brachium conjunctivum, die zum Nu. ruber
ziehen, zurückzuführen, die Hemiparese links auf die Miteinbeziehung
medialer Anteile des Crus cerebri.

ad 2. Grünthal (5) hat erstmals ein Syndrom der "thalamischen Demenz"
beschrieben und in Zusammenhang gebracht mit bilateralen Läsionen paramedianer Thalamusstrukturen, insbesondere des Nu. dorso-medialis. Von
Cramon et al. (19) haben über die "in vivo" Korrelation zwischen thalamischer Demenz und im CT nachgewiesenen strukturellen Veränderungen
im Thalamus berichtet, in Abgrenzung zum amnestischen Thalamus-Syn-
drom. Das amnestische Talamus-Syndrom tritt bei bilateralen (meist
vaskulären) Läsionen des anterioren Thalamus auf (18). Die thalamische
Demenz ist gekennzeichnet durch Gedächtnisstörung, Verminderung der
Urteilsfähigkeit, Nivellierung der Affekte und Veränderung der Per-
sönlichkeitsstruktur (19). Die thalamische Demenz zeigt Ähnlichkeiten
mit dem klinischen Bild der Frontalhirnschädigung mit dem Verfall der
"sozialen" Intelligenz ohne wesentliche Beeinträchtigung der "formalen"
Intelligenz. Der Nu. dorso-medialis ist ein Relaiskern für Fasern, die
aus dem Hippocampus und umgebenden limbischen Strukturen stammen und
nach Umschaltung im Nu. dorso-medialis reziprok zum Frontalhirn proji-
zieren. Da die Läsion unseres Patienten den Nu. dorso-medialis *beidseits* miteinbezieht, sind die bei ihm manifesten neuropsychologischen
Störungen, wie Persönlichkeitsveränderung im Sinne einer Distanzlosig-
keit und eines inadäquaten Affektverhaltens erklärbar. Ähnliche Fallberichte von thalamischer Demenz und vertikaler Blickparese wurden von
Castaigne et al. (2), Dehaene (4) und Kessler et al. (9) beschrieben
und zuletzt im Rahmen dieser Tagung von Kömpf und Oppermann (11) dargestellt.

Hervorzuheben ist, daß es sich bei unserem jugenglichen Patienten um
eine solitäre Läsion handelt, im Gegensatz zu den in der Literatur berichteten älteren Patienten mit meist multiplen vaskulären Schädigungen.

Thalamische Demenz, vertikale Blickparese und ein partielles Mittelhirnsyndrom, das eine inkomplette Okulomotoriusläsion mit Aussparung
des M. levator palpebrae einschließt, sind am wahrscheinlichsten Folgen einer Ischämie, für die das bilateral weitgehend symmetrische
Muster der Läsionen charakteristisch ist. Als Ursache der Ischämie
kommt in Betracht ein permanenter oder passagerer Verschluß der oralen
A. basilaris unter Einbeziehung der proximalsten Abschnitte beider
hinterer Hirnarterien - ein Abschnitt, aus dem die Aa. thalamo-perforatae und choreoideae mediales posteriores entspringen.

Literatur

1. Büttner-Ennever JA, Büttner U, Cohen B, Baumgartner G (1982) Vertical gaze paralysis and the rostral interstitial nucleus of the medial longitudinal fasciculus. Brain 105:125-149

2. Castaigne P, Lhermitte F, Buge A, Escourolle R, Hauw JJ, Lyon-Caen O (1981) Paramedian thalamic and midbrain infarcts: Clinical and neuropathological study. Ann Neurol 10:127-148
3. Conway VH, Rozdilsky B, Schneider RJ (1983) Isolated bilateral complete ptosis. Can J Ophthalmol 18:37-40
4. Dehaene I (1982) Bilateral thalamo-subthalamic infarction. Acta neurol belg 82:253-261
5. Grünthal E (1942) Über thalamische Demenz. Monatsschr Psychiat Neurol 106:114-128
6. Henn V, Büttner-Ennever JA, Hepp K (1982) The primate oculomotor system. I. Motoneurons. A synthesis of anatomical physiological and clinical data. Human Neurobiol 1:77-85
7. Henn V, Hepp K, Büttner-Ennever JA (1982) The primate oculomotor system. II. Premotor System. A snythesis of anatomical, physiological and clinical data. Human Neurobiol 1:87-95
8. Keane JR, Zaias B, Itabashi HH (1984) Levator-sparing oculomotor nerve palsy caused by a solitary midbrain metastasis. Arch Neurol 41:210-212
9. Kessler C, von Kummer R, Herold S (1982) Zur Ätiologie der doppelseitigen symmetrischen Thalamusläsion. Nervenarzt 53:406-410
10. Kömpf D (1984) Supranukleäre Okulomotorik: Organisation und Klinik. In: Marx P (Hrsg) Augenbewegungsstörungen in Neurologie und Ophthalmologie. Springer, Heidelberg New York Tokyo, pp 1-32
11. Kömpf D, Oppermann J (1984) Vertikale Blickparese und thalamische Demenz-Syndrome der posterioren thalamo-subthalamischen paramedianen Arterie. Jahrestagung der Deutschen Gesellschaft für Neurologie, Heidelberg 19.-22. September (im Druck)
12. Pasik P, Pasik T, Bender MB (1969) The pretectal syndrome in monkeys. I. Disturbances of gaze and body posture. Brain 92:521-534
13. Pierrot-Deseilligny C, Schaison M, Bousser MG, Brunet P (1981) Syndrome nucléaire du nerf moteur oculaire commun: A propos de deux observations cliniques. Rev Neurol (Paris) 137:217-222
14. Reagan TJ, Trautmann JC (1978) Combined nuclear and supranuclear defects in ocular motility. Arch Neurol 35:133-137
15. Schaltenbrand G, Wahren W (1977) Atlas for stereotaxy of the human brain. Georg Thieme, Stuttgart
16. Stephens RB, Stilwell DL (1969) Arteries and veins of the human brain. Charles C Thomas, Springfield-Illinois
17. Trojanowski JQ, Lafontaine MH (1981) Neuroanatomical correlates of selective downgaze paralysis. J Neurol Sci 52:91-101
18. von Cramon D, Eilert P (1979) Ein Beitrag zum amnestischen Syndrom des Menschen. Nervenarzt 50:643-648
19. von Cramon D, Kühnlein J, Wolfram A (1981) Die thalamische Demenz. Fortschr Neurol Psychiat 49:129-135
20. Warwick R (1953) Representation of the extra-ocular muscles in the oculomotor nuclei of the monkey. J comp Neurol 98:449-504

Hirnstammbeteiligung beim Fisher-Syndrom?
Beobachtungen bei fünf eigenen Fällen

D. Buddenberg, G. Krämer, P. Rinck und H. C. Hopf

Einleitung

Die Symptomentrias Areflexie, Ataxie und Ophthalmoplegie, 1956 von
C. Miller-Fisher (3) erstmals als nosologische Einheit definiert,
stellt seitdem ein bis heute ungelöstes topologisches Problem dar.
Meist wird sie als Sonderform des Guillain-Barré-Syndroms betrachtet;
manche Autoren (2,7) halten jedoch eine Erkrankung des Hirnstamms
für ursächlich. Unsere Beobachtungen an fünf Patienten ergaben Zeichen
einer peripheren Läsion; das Vorliegen einer möglichen zentralen Beteiligung wird diskutiert.

Fallbeschreibungen

Zunächst sei der klinische Verlauf bei unseren fünf Patienten dargestellt.

A: Bei dem 36jährigen Patienten entwickelte sich ohne Vorboten innerhalb von drei Tagen eine inkomplette Ophthalmoplegie mit mäßiger Ptose
bds. Am zweiten Krankheitstag traten zusätzlich Kribbelparästhesien
verbunden mit Taubheitsgefühl der Hände und Beine auf, die im Lauf der
folgenden Tage aufstiegen. Alle Eigenreflexe fehlten, die grobe Kraft
war nur gering vermindert. Der Vibrationssinn war distal deutlich gemindert (2-3/8). Es fand sich eine zerebelläre Rumpf- und Gangataxie,
ein Intentionstremor der Hände. Innerhalb von neun Wochen bildeten
sich sämtliche Symptome bis auf subjektive Doppelbildneigung und Areflexie zurück.

B: Zwei Tage nach einem mit Kopfschmerzen verbundenen Infekt der oberen Luftwege bemerkte ein 28jähriger Mann Gangunsicherheit und Diplo-
pie. Der Aufnahmebefund ergab eine beidseitige komplette äußere Ophthalmoplegie, generalisierte Areflexie, Gang- und Standataxie mit reduziertem Vibrationssinn distal. In der Rückbildungsphase zeigte sich
ein dissoziierter Blickrichtungsnystagmus bds. Nach fünf Wochen war
noch ein Nystagmus, nach sieben Monaten außer intermittierenden Doppelbildern bei extremen Blickwendungen keine weitere Symptomatik mehr
nachweisbar.

C: Acht Tage nach einer Grippe entwickelte der 48jährige Patient innerhalb von 24 Stunden rasch progredient Doppelbilder, Gang- und Standunsicherheit mit Schwindelgefühl. Neurologisch fand sich neben der Ataxie
eine Areflexie, Störungen der Oberflächensensibilität an Gaumen und
Mundschleimhaut links, angedeutete Schwäche der Schultergürtelmuskula-
tur. Kribbelparästhesien der Hände und Füße wurden angegeben, Sensibilitätsstörungen, insbesondere des Vibrationssinnes fehlten. Innerhalb der ersten Woche entwickelte sich eine Ophthalmoplegia totalis
ohne Ptose. Innerhalb der ersten vier Wochen ging zunächst die Ataxie,

dann auch die Opthalmoplegie zurück. Nach einem halben Jahr war das Syndrom bis auf die Areflexie abgeklungen.

D: Bei der 37jährigen Patientin kam es zwei Tage nach einem ORL-Infekt zu schräg übereinander stehenden Doppelbildern mit Schwindelgefühl, die sich im Lauf der folgenden zwei Tage deutlich verstärkten. Neurologisch fanden sich eine leichte Fazialisparese links, Gang-, Stand- und Extremitätenataxie mit angedeutetem Intentionstremor. Die zunächst noch mit Bahnung auslösbaren Eigenreflexe waren nach fünf Tagen erloschen; auch die Augenmotilität war zu diesem Zeitpunkt in allen Ebenen hochgradig eingeschränkt. Es trat eine dezente Ptose rechts und eine verstärkte Lichtempfindlichkeit ohne faßbar pathologische Pupillenreaktionen hinzu. Kribbelparästhesien perioral, in Händen und Füßen bestanden über zwei Wochen, ohne daß Sensibilitätsstörungen nachweisbar waren. Bereits nach 10 Tagen hatten sich die Augenmotilitätsstörungen fast komplett zurückgebildet. Die übrige Symptomatik klang im Lauf der folgenden Wochen ab.

E: Eine Woche nach einem grippalen Infekt entwickelte die 35jährige Patientin Schmerzen im Unterleib, Rücken und Extremitäten, verbunden mit zunehmender Gang- und Standunsicherheit sowie Verschwommensehen. Die Aufnahmeuntersuchung ergab eine hochgradige Ataxie, weite lichtstarre Pupillen ohne Konvergenzreaktion, Ptosis links, beidseitig grobschlägigen Blickrichtungsnystagmus. Die Eigenreflexe fehlten, Sensibilitätsstörungen wurden vorübergehend nur perioral angegeben. Zunächst nur in Endstellung der Bulbi manifeste Doppelbilder nahmen im lauf von 10 Tagen bis zur fast kompletten Ophthalmoplegie zu, um sich in den folgenden vier Wochen wieder zurückzubilden. Eine hinzugetretene gering ausgeprägte periphere Fazialisparese rechts bildete sich nach kurzer Zeit komplett zurück. Nach siebenwöchigem Verlauf kam es zur weitgehenden Remission; nach drei Monaten zeigten sich lediglich ein bds. dissoziierter Blickrichtungsnystagmus und die Areflexie.

An Zusatzuntersuchungen wurden bei allen Patienten Liquor- und EEG-Kontrollen durchgeführt. Die Patienten *C* bis *E* wurden darüberhinaus eingehend neurophysiologisch sowie mit Schädel-CT und NMR-Tomographie untersucht. Die sensible bzw. motorische Nervenleitgeschwindigkeit des N. suralis, medianus bzw. peronaeus wurde in üblicher Technik bestimmt. Akustisch (AEP) und sensibel evozierte Potentiale (SEP) nach Medianus- und Tibialisstimulation leiteten wir nach Standardbedingungen ab. Auch die anderen neurophysiologischen Untersuchungen (EEG, ENG, Blinkreflexe) erfolgten in Standardtechnik. Die Schädel-CT-Untersuchungen wurden mit einem EMI-Gerät am Institut für Neuroradiologie, Mainz, durchgeführt; die magnetresonanztomographische Studie (NMR) erfolgte mit einem Prototyp der Firma Bruker, an der Deutschen Klinik für Diagnostik, Wiesbaden. Untersucht wurden dabei sagittale Hirnstammschichten mittels einer CARR-PURCELL-Spinechosequenz; wobei Darstellungen nach T1 und T2 erfolgten.

Die Liquoruntersuchung ergab in allen Fällen eine dissociation albumino-cytologique, wobei die höchsten Eiweißwerte meist nach der 3. Woche auftraten; der IgG-Anteil war normal. Das EEG lag bei allen Patienten im Normbereich.

Die sensible Nervenleitgeschwindigkeit war in zwei von vier untersuchten Fällen erniedrigt (C: Suralis; E: Medianus) bzw. zeigte ein dissoziiertes SNAP (E: Suralis), normalisierte sich jedoch innerhalb der ersten drei Wochen. Die motorische NLG war nicht verlangsamt.

Die SEP zeigten in einem von drei untersuchten Fällen einen zu Beginn pathologischen Befund mit Verzögerung von P40 nach Tibialisstimulation und leicht verzögertem NSEP 2 als Hinweis auf eine mögliche Hinterwur-

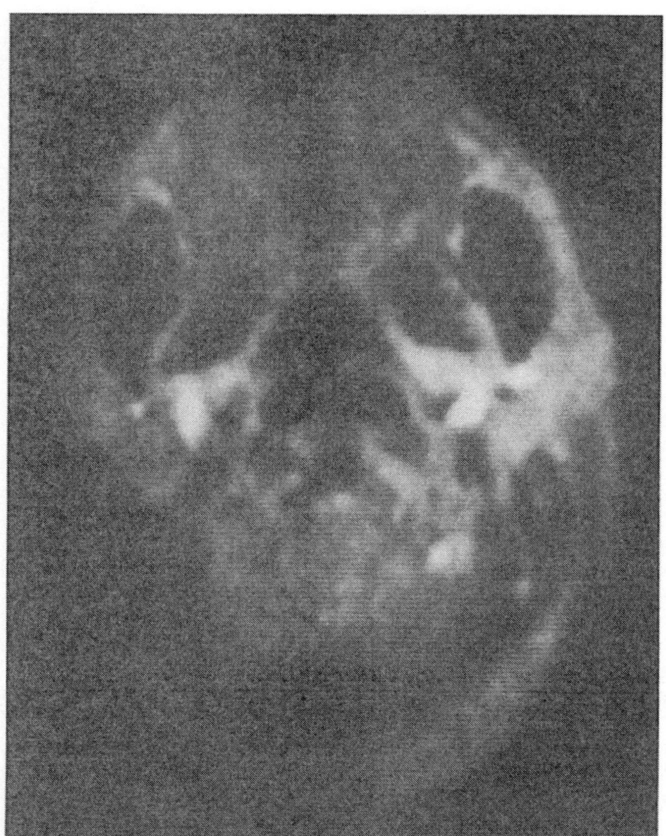

Abb. 1. NMR-Tomographie-Befund bei einem Fall (*C*) mit Fisher-Syndrom

zel-Läsion. Bei den AEP sahen wir zwei Normalbefunde; einmal (*C*) war keine reproduzierbare Wellenfolge ableitbar. Eine leichte Verzögerung der späten gekreuzten Blinkreflexantwort sahen wir in einem von drei Fällen, wo klinisch eine periphere Trigeminus- und Fazialisläsion bestand. Bei Verlaufskontrollen normalisierte sich dieser Befund. ENG-Veränderungen in drei Fällen waren nicht pathognomonisch für eine zentrale Läsion. Die NMR-Tomographie ergab in einem von drei Fällen (*C*) (Abb. 1) am 13. Tag ein Areal erhöhter Protonendichte und verlängerter T1- wie T2-Relaxationszeit im Bereich der Medulla und des Zerebellum links, das noch am 150. Tag nachweisbar war. Das CT war in allen untersuchten Fällen (3) normal.

Diskussion

Das klinische Bild unserer fünf Patienten entspricht dem von Fisher beschriebenen Syndrom. Obwohl die Ataxie als zerebellär gedeutet und die Ophthalmoplegie wegen ihrer stets symmetrischen Ausprägung ohne oder mit meist nur angedeuteter Ptose bzw. wegen des gelegentlichen Auftretens eines dissoziierten Nystagmus als supranukleär beschrieben wird (1,6,13), ist eine sichere topographische Zuordnung nicht möglich, da für jedes dieser Symptome auch periphere Läsionen verantwortlich gemacht werden (11). Studien zur häufig begleitenden Pupillenstörung (5,8) ergaben Parallelen zur Pupillotonie, aber auch pharmakologisch Zeichen einer präganglionär-sympathischen Läsion. Neuere

elektrophysiologische Untersuchungen haben eindeutige Hinweise auf
eine periphere Läsion ergeben (4,9,10,12). Demgegenüber wurden CT-
Veränderungen bei je einem Fall von Najim Al-Din et al. (7) mit einer
medullären bzw. von Derakhshan et al. (2) mit einer Läsion in Mittelhirn und rechtem Frontallappen beschrieben. Kritisch anzumerken ist
hier aber die nicht ganz klassische Ausprägung des Syndroms in beiden genannten Fällen.

Bei unseren Patienten zeigte sich bei *C* und *E* eine mit Neurographie,
bei *C* auch mit SEP nachweisbare periphere Läsion. Von drei mit NMR
untersuchten Patienten zeigte nur einer einen positiven Befund, dessen
Wert uns allerdings beim gegenwärtigen Erfahrungsstand mit dieser Methode offen bleiben muß.

Nach unseren Beobachtungen halten wir beim Fisher-Syndrom eine Läsion
des peripheren Neurons aufgrund der eindeutigen neurographischen Befunde für erwiesen. Für das Argument der Hirnstammbeteiligung fehlen
bisher sichere, die klinische Vermutung stützende Zusatzbefunde. Von
weiteren NMR-Untersuchungen sollte hier Klärung zu erwarten sein.

Zusammenfassung

Von fünf Fällen mit Fisher-Syndrom wurden vier neurographisch untersucht, wobei zwei Störungen der sensiben Nervenleitung aufwiesen. In
drei Fällen erfolgte eine weitergehende klinisch-neurophysiologische
Untersuchung, daneben wurden CT- und NMR-Untersuchungen durchgeführt.
SEP-Veränderungen zeigten sich in einem Fall. Von drei mit NMR-Tomographie untersuchten Patienten zeigte einer einen fraglich positiven
Befund.

Literatur

1. Collard M, Mathe JF, Guihenneuc P, Coquillat G, Eber AM, Ruh D
   (1975) Syndrome de Fisher. Orisine peripherique ou centrale?
   Rev Neurol 134:325-339
2. Derakhshan I, Lofti J, Kaufman B (1979) Ophthalmoplegia, ataxia
   and hyporeflexia (Fisher's syndrome). Eur Neurol 18:361-366
3. Fisher CM (1956) An unusual variant of acute idiopathic polyneuritis (syndrome of ophthalmoplegia, ataxia and areflexia).
   New Engl J Med 255:57-65
4. Jamal GA, MacLeod WN (1984) Electrophysiologic studies in Miller
   Fisher syndrome. Neurology 34:685-688
5. Keane JR (1977) Tonic pupils with acute ophthalmoplegic polyneuritis. Ann Neurol 2:393-396
6. Meienberg O, Ryffel E (1983) Supranuclear eye movement disorders
   in Fisher's syndrome of ophthalmoplegia, ataxia and areflexia.
   Arch Neurol 40:402-405
7. Najim Al-Din A, Anderson M, Bickerstaff ER, Harvey I (1982) Brainstem encephalitis and the syndrome of Miller Fisher. Brain 105:
   481-495
8. Okajima T, Imamura S, Kawasaki S et al. (1977) Fisher's syndrome:
   a pharmacological study of the pupils. Ann Neurol 2:63-65
9. Ricker K (1982) Fisher-Syndrom: Akute idiopathische Ophthalmoplegie mit Ataxie und Polyneuritis. In: Mertens HG, Dommasch D (Hrsg)
   Enzephalitis. Perimed, Erlangen, p 184
10. Ricker K, Rohkamm R (1984) Die sensible Polyneuropathie bei akuter
    Ophthalmoplegie und Ataxie (Fisher Syndrom). In: Gerstenbrand, Ma-
    moli (Hrsg) Metabolische und entzündliche Polyneuropathien.
    Springer, Berlin Heidelberg, p 191

11. Ropper AH (1983) The CNS in Guillain-Barré syndrome. Arch Neurol
    40:397-398
12. Sauron B, Bouche P, Cathala EP, Chain F, Castaigne P (1984) Miller
    Fisher syndrome: clinical and electrophysiological evidence of
    peripheral origin in 10 cases. Neurology 34:953-956
13. Schumm F, Geysel A (1975) Das Fisher-Syndrom, eine Sonderform des
    Landry-Guillain-Barré-Syndroms. Nervenarzt 46:678-687

Myasthenia gravis: Klinische und immunologische Krankheitsaktivität nach Absetzen immunsuppressiver Langzeittherapie mit Azathioprin

K. V. Toyka, R. Hohlfeld, K. Heininger, B. Gerhold und U. A. Besinger

Die Myasthenia Gravis (MG) ist eine humoral vermittelte Autoimmunerkrankung, bei der Antikörpern (AK) gegen Acetylcholin-Rezeptoren
(AChR) an der motorischen Endplatte eine entscheidende pathogenetische Bedeutung zukommt (6,10). Die Therapie mit Azathioprin (AZA)
ist seit der Einführung durch Mertens et al. inzwischen auch international etabliert (7). Wegen der bekannten Langzeit-Nebenwirkungen
dieser Therapie besteht grundsätzlich ein Interesse daran, bei erfolgreich behandelten Patienten ohne die Dauermedikation mit AZA auszu-
kommen. Im Rahmen einer prospektiven Verlaufsstudie wurde bei 16 Patienten, die unter Langzeitbehandlung mit Azathioprin klinisch in
vollständige oder fast vollständige Remission gekommen waren, die
AZA-Therapie abgesetzt und die klinischen und immunologischen Zeichen
der Krankheitsaktivität im Längsschnitt untersucht.

Patienten und Methoden

Aus einem Kollektiv von 150 Patienten, die langfristig mit AZA behandelt waren, wurden 16 Patienten nach den folgenden Kriterien ausgewählt: regelmäßige Verlaufsbeobachtung über mindestens 2-6 Jahre einschließlich regelmäßiger Messung der Anti-AChR-AK Titer, stabile,
vollständige oder fast vollständige Remission ohne oder mit Mestinon-
Therapie über mindestens 6 Monate bei einer Dauer-Therapie von 2-3 mg
pro kg Körpergewicht AZA, stabiler Verlauf des Anti-AChR-AK Titers
über mindestens 6 Monate, sowie eine mindestens mittelschwere, generalisierte Myasthenia gravis zu Beginn der Beobachtungszeit. AZA wurde
bei allen Patienten abrupt abgesetzt und in monatlichen Abständen
klinischer Befund (Myasthenie-Score) (2,3) Anti-AChR-AK (3,14), sowie
der Stimulationsindex (SI) im Mikroproliferations-Test nach Stimulierung peripherer Blutlymphozyten mit Acetylcholinrezeptor und Tuberku-
lin in vitro (9,11) bestimmt. Die vollständige Remission wurde als der
Zustand definiert, in dem ohne Mestinon-Therapie keine Myastheniesymp-
tome vorlagen (Myasthenie-Score =0). Als fast vollständige Remission
wurde ein Zustand bezeichnet, bei dem nur unter Belastungssituationen
diskrete Zeichen einer Muskelschwäche sichtbar waren (Myasthenie-Score
unter 0,3 über mindestens 6 Monate). Der klinische Rückfall wurde definiert als Wiederauftreten von klinischen Zeichen der Myasthenie mit
einer Zunahme des Myasthenie-Scores von mindestens 0,3. Im Falle eines
Rezidives wurden die Patienten engmaschig überwacht und bei Zunahme
der Symptome eine erneute Therapie mit AZA (2 von 6 Patienten) oder
AZA in Kombination mit Methyl-Prednisolon (20-80 mg/Tag, 4 von 6 Patienten) begonnen. Die Steroid-Therapie wurde je nach klinischer
Besserung innerhalb der folgenden Wochen bis auf 0 reduziert.

---

1 Mit Unterstützung der DFG (SFB 200, B5)

Ergebnisse

8 der 16 Patienten (50%) erlitten einen klinischen Rückfall entsprechend unserer Definition innerhalb von 3-11 Monaten, im Mittel nach 6 1/2 Monaten, nach Absetzen der Dauertherapie mit AZA. Bis zum Beginn des Rückfalls hatte die vorher bestehende stabile Phase weiter bestanden. 6 dieser 8 Patienten erhielten eine erneute immunsuppressive Behandlung nach 1-2 Wochen der Beobachtung wegen weiterer Zunahme der myasthenischen Zeichen trotz steigender Gaben von Mestinon. Bei den 4 Patienten mit besonders rascher Symptomzunahme erfolgte zusätzlich eine Medikation mit Kortikosteroiden, um die Besserung zu beschleunigen. Nach Beginn des zweiten Therapiezyklus konnte bei 7 Patienten eine Besserung innerhalb der folgenden 2-6 Wochen erzielt werden, wobei nach spätestens 3 Monaten der vor Absetzen bestehende Status wieder erreicht wurde. Bei 1 Patienten trat der Rückfall nach einem respiratorischen Virusinfekt auf und remittierte spontan nach Ablauf von 2 Wochen. Bei einem weiteren Patienten waren die klinischen Myastheniezeichen so wenig ausgeprägt, daß auf eine erneute Behandlung verzichtet werden konnte. Bei 1 Patientin entwickelte sich innerhalb von 2 Wochen eine myasthenische Krise, weshalb eine Plasmaaustauschbehandlung erforderlich wurde.

Re-Aktivierung der Autoantikörper-Produktion

Alle 16 Patienten hatten erhöhte Anti-AChR-AK Titer. Während der gesamten Beobachtungsperiode vor Beginn dieser Studie zeigte sich bei diesem Kollektiv eine enge, nicht lineare Korrelation der AK-Titer mit dem klinischen Befund. Bei 7 der 8 Patienten stieg der Antikörper-Titer bereits 2-3 Monate vor dem Höhepunkt des Rückfalles allmählich an und erreichte im Maximum das mehr als zweifache des Ausgangswertes. Nur bei dem Patienten mit klinisch geringfügigen Symptomen blieb dieser AK-Titeranstieg aus. Bei keinem der Patienten ohne Rückfall zeigte sich eine entsprechende AK-Titererhöhung. Nach Wiedereinsetzen der immunsuppressiven Therapie sanken die AK-Titer während der folgenden Monate stetig ab und erreichten die Ausgangswerte innerhalb von 4-7 Monaten.

Re-Aktivierung zellulärer Immunfaktoren

Während der AZA-Therapie war die AChR-induzierte Stimulation der peripheren Lymphozyten bei 6 von 11 untersuchten Patienten erhöht (2,6-13,8, Mittelwert 5,8). Nach Absetzen von AZA stiegen die Indizes innerhalb von 1-6 Monaten nur bei 3 der 6 gemessenen Patienten mit Rückfall an. Überraschenderweise fand sich auch ein Anstieg des SI bei 2 der 5 Patienten ohne Rückfall. Nach Wiedereinsetzen der immunsuppressiven Therapie fielen alle SI innerhalb von 1-8 Wochen auf die Ausgangswerte zurück. Bei den Tuberkulinsensitiven Patienten verhielten sich die Tuberkulin-induzierten SI gleichsinnig wie die mit AChR. Dies weist auf eine Reaktivierung nicht nur myasthenie-spezifischer T-Zellen hin.

Diskussion und Zusammenfassung

In dieser prospektiven Studie konnten wir die kürzlich von Mertens et al. (13) beschriebene klinische Beobachtung bestätigen, daß etwa 50% der Patienten nach Absetzen von AZA remittieren. Demgegenüber zeigte sich bei den verbleibenden 50% eine langfristig stabile Remission auch nach Absetzen über eine Beobachtungszeit von bisher 8-26 Monaten. Bei allen erneut immunsuppressiv behandelten Patienten zeigte sich ein erneuter Therapieerfolg.

Als zuverlässiger Prediktor eines Rückfalles erwies sich das Wieder-
ansteigen der zirkulierenden Autoantikörper mit erneutem Absinken
nach erfolgreicher Therapie. Im Gegensatz dazu verhielt sich die AChR-
spezifische zelluläre Immunität unterschiedlich, teilweise in deutlicher Dissoziation von der humoralen Immunantwort. Die mögliche Bedeutung dieser zell-gebundenen Sensibilisierung gegen AChR wurde in
einer weiterführenden Studie untersucht (Hohlfeld et al., a.a.O.).
Vermutlich handelt es sich bei diesen reaktiven T-Lymphozyten um auto-
reaktive Regulatorzellen (11).

Für die praktische Immuntherapie ergeben sich folgende Schlußfolgerungen:

Bei vollständiger oder fast vollständiger, längerfristig stabiler Remission der Myasthenie kann ein Absetzversuch unternommen werden, wenn
eine engmaschige Verlaufskontrolle mit Bestimmung der spezifischen
Autoantikörper gewährleistet ist. Im Falle eines Rezidivs sollte frühzeitig eine erneute Therapie erfolgen, vorzugsweise mit kurzfristiger
Co-Medikation von Glukokortikoiden. Ältere Patienten würden wir von
dieser Empfehlung ausnehmen, wenn nicht akute AZA-Nebenwirkungen zum
Absetzen zwingen, da hier die Risiken eines Rezidivs, u.U. mit der Notwendigkeit der Plasmapheresebehandlung, grundsätzlich höher einzustufen sind und zum anderen das Langzeit-Tumorrisiko nicht in gleicher
Weise berücksichtigt werden muß.

Literatur

 1. Berrih S, Gaud C, Bach M-A, Le Brigand H, Binet JP, Bach JF (1981)
    Evaluation of T cell subsets in myasthenia gravis using anti-T
    cell monoclonal antibodies. Clin Exp Immunol 45:1-8
 2. Besinger UA, Toyka KV, Heininger K, Fateh-Moghadam A, Schumm F,
    Sandel P, Birnberger KL (1981) Long-term correlation of clinical
    course and acetylcholine receptor antibody in patients with my-
    asthenia gravis. Ann NY Acad Sci 377:812-815
 3. Besinger UA, Toyka KV, Hömberg M, Heininger K, Hohlfeld R, Fateh-
    Moghadam A (1983) Myasthenia gravis: Long-term correlation of bind-
    ing and bungarotoxin blocking antibodies against acetylcholine re-
    ceptors with changes in disease severity. Neurology (Cleveland)
    33:1316-1321
 4. Brown TE, Ahmed A, Filo RS, Knudsen RC, Sell KW (1976) The immuno-
    suppressive mechanism of azathioprine. In vitro effect on lympho-
    cyte function in the baboon. Transplantation 21:27-35
 5. Conti-Tronconi BM, Morgutti M, Sghirlanzoni A, Clementi F (1979)
    Cellular immune response against acetylcholine receptor in mya-
    sthenia gravis: Relevance to clinical course and pathogenesis.
    Neurology (Minneap) 29:496-501
 6. Drachman DB (1978) Myasthenia gravis. N Engl J Med 298:136-142,
    186-193
 7. Editorial (1982) The management of myasthenia gravis. Lancet 2:
    135-136
 8. Fournier C, Bach M-A, Dardenne M, Bach J-F (1973) Selective action
    of azathioprine on T cells. Transplant Proc 5:523-526
 9. Hohlfeld R, Kalies I, Heinz F, Kalden JR, Wekerle H (1981) Auto-
    immune rat T-lymphocytes monospecific for acetylcholine receptors:
    purification and fine specificity. J Immunol 126:1355-1359
10. Hohlfeld R, Heiniger K, Toyka KV (1982) Myasthenia gravis - Modell
    einer Autoimmunerkrankung. Intern Welt 7:205-212
11. Hohlfeld R, Toyka KV, Heininger K, Grosse-Wilde H, Kalies I (1984)
    Autoimmune human T-lymphocytes specific for acetylcholine receptor.
    Nature 310:244-246

12. Mertens HG, Balzereit F, Leipert M (1969) The treatment of severe myasthenia gravis with immunosuppressive agents. Eur Neurol 2: 323-339
13. Mertens HG, Hertel G, Reuther P, Ricker K (1981) Effect of immunosuppressive drugs (azathioprine). Ann NY Acad Sci 377:691-699
14. Toyka KV, Becker T, Fateh-Moghadam A, Besinder UA, Brehm G, Neumeier K, Heininger K, Birnberger KL (1979) Die Bedeutung der Bestimmung von Antikörpern gegen Acetylcholinrezeptoren in der Diagnostik der Myasthenia gravis. Klin Wochenschr 57:937-942

Klinische und immunologische Verlaufsuntersuchungen bei der Myasthenia gravis

W. P. Kaschka, I. Kalies, F. Skvaril, R. Hilgers, J. R. Kalden und
K.-F. Druschky

Einleitung

Zahlreiche Befunde lassen erkennen, daß die Myasthenia gravis (MG)
keine homogene Krankheitsentität ist, sondern sich aus mehreren Untergruppen zusammensetzt, die jeweils durch Erkrankungsalter, Konzentration der gegen den nikotinischen Azetylcholinrezeptor der motorischen Endplatte (nAcChR) gerichteten Antikörper und Assoziation
mit immungenetischen Markern, wie HLA-Antigenen und Gm-Allotypen,
charakterisiert sind (1,3). Eine Einteilung nach dem Erkrankungsalter in "early onset" und "late onset" MG hat sich als sinnvoll erwiesen. Dabei wird, einem Vorschlag von Skolnik et al. (8) folgend,
das 35. Lebensjahr als Grenze angesetzt.

In Fortsetzung früherer Untersuchungen (4,5,7) studierten wir eine
Reihe klinischer und immunologischer Parameter bei MG-Patienten mit
Erkrankungsbeginn vor (n = 17) und nach (n = 16) dem 35. Lebensjahr. In
19 Fällen war eine Verlaufsbeobachtung über mindestens 3 Jahre hinweg
möglich.

Material und Methoden

Die Untersuchungen des Serum-Proteinprofils, der IgG-Subklassen-Ver-
teilung, der nAcChR-Antikörper und der epiphänomenalen Autoantikörper (antinukleäre, antimitochondriale und hämagglutinierende Antikörper sowie solche gegen glatte Muskulatur, quergestreifte Skelettmuskulatur, Herzmuskulatur und Parietalzellen des Magens) erfolgten, wie
früher beschrieben (4-6). Der Thymusbefund wurde in jedem Fall computertomographisch erhoben (2,7) und darüberhinaus bei Thymektomien
pathologisch-anatomisch gesichert.

Ergebnisse

Bei der "early onset" MG betrug das Geschlechtsverhältnis Frauen zu
Männer 2:1. Die mittlere Konzentration nAcChR-spezifischen Antikörper
war dreimal so hoch wie in der "late onset" Gruppe (Tabelle 1), und
die Serumkonzentration der Immunglobulin-Subklasse IgG 1 wurde im
Vergleich zu den gesunden Kontrollpersonen signifikant erhöht gefunden
(Tabelle 1). Am individuellen Patienten ließ sich eine Beziehung
zwischen den funktionell unterschiedlichen Populationen nAcChR-spezifischer Antikörper (vgl. 4) und der IgG-Subklassenverteilung im Serum
nicht nachweisen.

Die vorliegende Untersuchung wurde gefördert durch die Deutsche Forschungsgemeinschaft (Ka 325/8) und durch den Schweizerischen Nationalfonds zur Förderung der
Wissenschaften

Tabelle 1. Konzentrationen nAcChR-spezifischer Antikörper und IgG-Subklassenverteilung im Serum bei "early" und "late onset" MG sowie bei gesunden Kontrollpersonen

		Kontrollen n = 17	Early Onset MG n = 17	Late Onset MG n = 16
nAcChR-Ab	$\bar{x}$	0.4	16.4	4.9
(nMol/l)	s.d.	0.1	66.1	9.5
	range	(0.2, 0.6)	(0.5, 589.9)	(0.5, 46.5)
IgG 1	$\bar{x}$	6.0	8.3[a]	6.7
(g/l)	s.d.	1.5	2.6	3.4
	range	(3.8, 9.6)	(5.1, 13.7)	(2.8, 16.1)
IgG 2	$\bar{x}$	3.1	3.4	3.4
(g/l)	s.d.	1.5	1.5	1.5
	range	(2.4, 7.4)	(1.0, 8.1)	(1.6, 7.3)
IgG 3	$\bar{x}$	0.6	0.8	0.7
(g/l)	s.d.	0.3	0.6	0.2
	range	(0.3, 1.3)	(0.3, 3.2)	(0.4, 1.4)
IgG 4	$\bar{x}$	0.4	0.4	0.4
(g/l)	s.d.	0.2	0.3	0.3
	range	(0.1, 1.2)	(0.1, 1.2)	(0.1, 1.5)

[a]Signifikanter Unterschied (P < 0.01) zu den Kontrollen (Kruskal-Wallis test)

Bei der "late onset" MG fanden wir ein Geschlechtsverhältnis Frauen zu
Männer wie 1:1. Das Serum-Proteinprofil zeigte eine signifikante Erniedrigung der mittleren Albuminkonzentration, sowohl im Vergleich zur
"early onset" Gruppe als auch im Vergleich zu den gesunden Kontrollpersonen, wobei allerdings der Absolutwert noch innerhalb des Normalbe-
reichs lag. Dieser Befund erklärt sich aus dem höheren Durchschnittsalter der "late onset" Patienten (63,8 Jahre), verglichen mit dem der
"early onset" Gruppe (26,9 Jahre) und dem der gesunden Vergleichsper-
sonen (38,4 Jahre).

Im Rahmen der Verlaufsuntersuchung beobachteten wir bei "early onset"
MG eine mit der Zeit wachsende Anzahl epiphänomenaler Autoantikörper,
während "late onset" Patienten diesbezüglich eher gleichbleibende Befunde aufwiesen. Kranke mit fehlenden oder geringen Thymusverände-
rungen waren in der Regel klinisch leichter betroffen und zeigten eine
bessere Remissionstendenz als solche mit ausgeprägter Thymuspathologie.

Die Thymektomie führte meist zu einer klinischen Besserung, ohne jedoch auf die Serumkonzentration nAcChR-spezifischer Antikörper wesentlichen Einfluß zu nehmen. Die Konzentrationen der nAcChR-Antikörper
unterschieden sich interindividuell sehr stark, zeigten aber intraindividuell im zeitlichen Verlauf nur geringe Schwankungen (Abb. 1).

Diskussion

Unsere Studie zeigt erstmals Unterschiede zwischen "early" und "late
onset" MG hinsichtlich der IgG-Subklassenverteilung im Serum auf. Die
Ergebnisse lassen auf eine mögliche pathophysiologische Bedeutung der
IgG-1-Subklasse bei der "early onset" MG schließen. In Übereinstimmung
mit Whiting et al. (9) konnte jedoch keine Beziehung zwischen funktionellen Subpopulationen der nAcChR-spezifischen Antikörper und bestimmten IgG-Subklassen nachgewiesen werden.

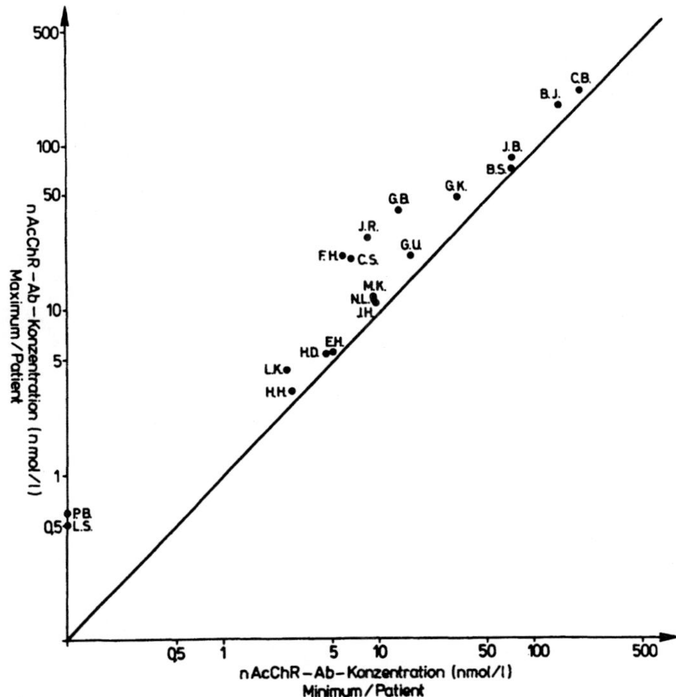

Abb. 1. Bivariate Darstellung der intraindividuellen und interindividuellen Variabilität der nAcChR-Antikörper-Konzentration nach 3jähriger Verlaufsbeobachtung von 19 Myasthenikern

Zusammenfassung

39 MG-Patienten wurden nach dem Erkrankungsalter in "early" und "late onset" Fälle eingeteilt und hinsichtlich verschiedener klinischer sowie immunologischer Parameter untersucht. Bei 19 Kranken erfolgte eine Verlaufsbeobachtung über mindestens 3 Jahre. Der immunpathologische Befund zeigte eine starke Abhängigkeit vom Erkrankungsalter. Dagegen konnten der klinische Schweregrad und die Remissionstendenz eher mit dem Ausmaß der Thymuspathologie in Beziehung gesetzt werden.

Literatur

1. Compston DAS, Vincent A, Newsom-Davis J, Batchelor JR (1980) Clinical, pathological, HLA antigen and immunological evidence for disease heterogeneity in myasthenia gravis. Brain 103:579-601
2. Druschky K-F, Stadler H-W, Daun H (1981) Thorakale Computertomographie bei Myasthenia gravis zur Beurteilung des Thymus. Fortschr Neurol Psychiat 49:415-442
3. Grosse-Wilde H, Toyka KV, Besinger UA, Doxiadis I, Heininger K, Hömberg V, Hohlfeld R, Fateh-Moghadam A, Jungwirth J, Kreeb G, Vögeler U (1983) Zur Immungenetik der Myasthenia-gravis-Patienten. Dtsch Med Wschr 108:694-700
4. Kalies I, Heinz F, Kaschka WP, Druschky K-F, Kalden JR (1984) Heterogenität von Acetylcholinrezeptor-Antikörpern bei Myasthenia-gravis-Patienten. Klin Wschr 62:377-385
5. Kaschka WP, Kalies I, Skvaril F, Hilgers R, Kalden JR, Druschky K-F (1983) Autoantikörper und IgG-Subklassen bei der Myasthenia gravis. In: Seitz D, Vogel P (Hrsg) Hämoblastosen, Zentrale Motorik, Iatrogene Schäden, Myositiden. Springer, Berlin Heidelberg New York Tokyo, pp 779-782

6. Kaschka WP, Klein G, Hilgers R, Skvaril F (1984) Humoral immunue response in Epstein-Barr virus infections. II. IgG subclass distribution in African patients with Burkitt's lymphoma and nasopharyngeal carcinoma. Clin exp Immunol 55:14-22
7. Rödl W, Druschky K-F, Daun H, Stadler H-W, Kaschka WP (1983) Computertomographie des vorderen Mediastinums bei Patienten mit Myasthenia gravis. In: Seitz D, Vogel P (Hrsg) Hämoblastosen, Zentrale Motorik, Iatrogene Schäden, Myositiden. Springer, Berlin Heidelberg New York Tokyo, pp 794-796
8. Skolnik PR, Lisak RP, Zweiman B (1982) Monoclonal antibody analysis of blood T-cell subsets in myasthenia gravis. Ann Neurol 11:170-176
9. Whiting PJ, Vincent A, Newsom-Davis J (1983) Acetycholine receptor antibody characteristics in myasthenia gravis. Fractionation of α-bungarotoxin binding site antibodies and their relationship to IgG subclass. J Neuroimmunol 5:1-9

Splenektomie bei Myasthenia gravis –
Ein therapeutisches Konzept?

W. E. Hofmann, P. Reuther und H.-G. Mertens

Einleitung

Da es wichtige Hinweise auf die Autosensibilisierung azetylcholin-
rezeptorenspezifischer T-Lymphozyten im Thymus gibt (3,4), ist die
Thymektomie als Therapiemaßnahme nahezu unumstritten, um damit die
Drüse als vermuteten Ort der Autosensibilisierung gegen myogene
Zellen zu entfernen (7).

1981 wurden Versuche einer Röntgenbestrahlung der Milz bei fünf Patienten mit Myasthenia gravis (MG) in den Vereinigten Staaten durch
die Gruppe um Engel (5) durchgeführt, wobei es zu passagerer Besserung der Grunderkrankung kam.

Material und Methodik

Auf Grund dieser Mitteilung entschlossen wir uns bei bisher fünf Patienten mit MG zur Splenektomie, wobei der operative Eingriff unge-
nügendes Ansprechen auf Thymektomie und langfristige immmunsuppressive
Therapie voraussetzte.

Es handelte sich um fünf Frauen mit MG aus dem mehr als 400 Patienten umfassenden Kollektiv, das Alter zum Zeitpunkt der Operation lag
zwischen 19 und 60 Jahren. Die Krankheitsdauer belief sich in drei
Fällen auf über zehn Jahre, einmal auf sieben und einmal auf zwei
Jahre.

Die im folgenden angegebenen Titer der Azetylcholin-Rezeptoren-Anti-
körper (Ach-R-Ak) (Alpha-Bungarotoxin-Bindungs-Assay nach Lindström)
stammen aus dem Institut für Klinische Chemie, Bereich Protein- und
Immunchemie (Leiter: Prof. Dr. med. A. Fateh) der Universität München.

Ergebnisse

Die fünf Kasuistiken der Patienten können hier nur kurz zusammengefaßt
werden.

Bei einer 63jährigen Frau (Fall 1), die im April 1978 erkrankte, nahm
in der Folgezeit die Muskelschwäche trotz Immunsuppression mit Azathioprin (200 mg/d) zu. Als Anfang 1980 die Diagnose einer Splenomegalie sonographisch und computertomographisch gestellt wurde, erfolgte
im März 1980 die Splenektomie. In diesem Fall wurde die Splenomegalie
auf eine Leberzirrhose zurückgeführt. Nach Milzentfernung kam es zu
guter klinischer Erholung, die jetzt über vier Jahre anhält. Die Patientin klagt selten über okuläre Symptome. Eine Ach-R-Ak-Bestimmung
wurde erstmals im Mai 1984 durchgeführt, der Titer belief sich auf
6 nmol/l.

Eine 52jährige Patientin (Fall 2) erkrankte im September 1973 an MG.
Nach wiederholten gravierenden Verschlechterungen trotz Immunsupres-
sion (Azathioprin bis 250 mg/d) und vorausgegangener Thymektomie
wurde im April 1983 die Splenektomie durchgeführt. Seit Mai 1983 hat
sich die vorher bestehende Muskelschwäche deutlich gebessert, der
Titer der Ach-R-Ak befand sich immer im Normbereich.

Bei einer 39jährigen Patientin (Fall 3) begann die MG im Februar 1969;
nach Diagnosestellung erfolgte die Thymektomie. In den folgenden zehn
Jahren stellten sich trotz immunsuppressiver Therapie (Azathioprin
200 mg/d, Cyclophosphamid) rezidivierende Verschlechterungen ein. Zwei
Monate später, nach Splenektomie im Februar 1982, fand sich keine relevante Schwäche mehr, welche unter Azathioprin 200 mg/d auch bis heute
ausblieb. Der Ach-R-Ak-Titer belief sich im März 1980 auf 55,5 nmol/l,
im Januar 1984 auf 28,7 nmol/l.

Die MG einer 26jährigen Patientin (Fall 4) begann 1969 mit schwerer
faziopharyngealer und generalisierter Schwäche. 1973 erfolgte die Thymektomie. Schon zu Anfang der Erkrankung wurde eine immunsuppressive
Therapie (Azathioprin 150 mg/d) eingeleitet. Nach schwerwiegenden
myasthenen Krisen entschlossen wir uns Ende 1981 zur Splenektomie,
wenig später besserte sich die allgemeine, nicht jedoch die fazio-
pharyngeale Schwäche. Die Therapie mit Azathioprin 200 mg/d wurde nach
der Operation fortgesetzt. Der Ach-R-Ak-Titer war präoperativ 0,84
nmol/l, postoperativ 1,49 nmol/l.

Die fünfte Patientin (Fall 5) war im August 1983 zum Zeitpunkt der
Splenektomie 19 Jahre alt. Bei ihr setzte sieben Jahre zuvor relativ
akut eine Schwäche beider Beine ein, zirka eineinhalb Jahre später
wurde die Thymektomie durchgeführt. In der Folgezeit erfolgte eine
intensive Immunsuppression mit Azathioprin und Cyclophosphamid, wobei
es immer wieder zu myasthenen Krisen kam, während derer die junge
Frau zeitweise völlig immobil war. Anfang 1983 erfolgte eine Milzbestrahlung mit nur passagerem Erfolg. Nach Entfernung des Organs im
August 1983 kann hier keine wesentliche Besserung konstatiert werden.
Der Ach-R-Ak-Titer war prä- und postoperativ grenzwertig.

Diskussion

Die fünf kurzen Falldarstellungen zeigen, daß die Entscheidung zur
Splenektomie von übereinstimmenden Kriterien des Krankheitsverlaufes
abhängig gemacht wurde. Nach Splenektomie wurde bei allen Patienten
die immunsuppressive Therapie mit Azathioprin fortgesetzt.

Bei der oben angeführten Milzbestrahlung kam es unter der Applikation
von 1000 rad über zwei Wochen bei drei von fünf Patienten mit MG zu
einer objektiven passageren Verbesserung des klinischen Zustandes,
die man auf den Rückgang der immunkompetenten Lymphozyten zurück-
führte.

Nach unseren Kenntnissen wurde über eine Splenektomie im Rahmen einer
Myasthenia gravis nicht berichtet.

Die Bedeutung der Milz als lymphatisches Organ kann nur kurz gestreift
werden.

Die Splenektomie wird in Zusammenhang mit anderen Erkrankungen durchgeführt, wobei die hämatologische und traumatologische Indikation im
Vordergrund steht (1). Dabei stellte sich heraus, daß nach Organtransplantationen die Funktionsrate der transplantierten Organe besser war,

wenn vorher eine Splenektomie durchgeführt worden war (8), was sich auch tierexperimentell bestätigte (2).

Ein Ort der Differenzierung und Reifung der Lymphozyten sowie der Produktion von Antikörpern ist die Milz. Während in den frühen Verlaufsstadien der MG die Autoimmunreaktion noch weitgehend zentral auf den Thymus beschränkt ist, kommt es in späteren Stadien zu einer Generalisierung der Autoimmunreaktion auf das periphere lymphatische System wie Milz und Lymphknoten (7). In Kenntnis dieser Befunde über die Rolle der Milz als Immunorgan, entschlossen wir uns zur Splenektomie, wobei die Entscheidung wegen des bekannten "overwhelming postsplenectomy syndrome" (6) sorgfältig abgewogen wurde.

Aufgrund der bisher vorliegenden Untersuchungen läßt sich keine verbindliche Erklärung für die Besserung der myasthenen Schwäche nach Splenektomie finden. Es läßt sich keine Korrelation zwischen Ach-R-Ak-Titer und Zeitpunkt der Splenektomie feststellen. Seit der Splenektomie wird die immunsuppressive Medikation bezüglich der hämatologischen Nebenwirkungen jedoch besser toleriert. Während wir bei drei Patientinnen schon auf einen längeren Beobachtungszeitraum zurückblicken können, liegt bei zweien die Splenektomie erst relativ kurz zurück. Trotz bisher ermutigender Erfolge ist die Splenektomie bei MG sicher keine primäre Therapiemaßnahme.

Zusammenfassend veranlassten uns zwei Überlegungen zur Splenektomie: a) Verminderung der Zahl immunkompetenter Lymphozyten eines wichtigen Speicherorgans, in unserem Fall die Milz, dort sind B- und T-Lymphozyten ortsständig, b) Verminderung der Gesamtmasse des Immunsystems bei einer Autoimmunkrankheit mit gesteigerter Autoantikörperproduktion trotz immunsuppressiver Therapie. Dabei war die Splenektomie immer nur eine zusätzliche Maßnahme, nach der auch auf weiterhin konsequente immunsuppressive Therapie nicht verzichtet werden kann.

Zusammenfassung

Die vorliegende Arbeit berichtet über fünf Patientinnen, die sich im Rahmen einer langjährig bekannten Myasthenie (bis zu 15 Jahren) einer Splenektomie unterzogen. Nach Splenektomie trat bei drei Patientinnen eine erhebliche Besserung ein, eine Patientin war mäßig, eine nicht gebessert. Es ist zu vermuten, daß die Besserung der Myasthenie a) auf die Verminderung der Zahl immunkompetenter Lymphozyten eines wichtigen Speicherorgans, b) auf die Verminderung der Gesamtmasse des Immunsystems bei einer Immunkrankheit mit gesteigerter Autoantikörperproduktion zurückzuführen ist.

Literatur

1. Andersen V, Cohn J, Sörensen SF (1976) Immunological studies in children before and after splenectomy. Acta paediatr Scand 65: 409-415
2. Dostal G (1977) Der Einfluß des Splenektomiezeitpunktes auf die Überlebenszeitverlängerung nach Nierentransplantation bei der Ratte. Langenbecks Arch Chir (Suppl):250-253
3. Drachman DB (1978) Myasthenia gravis (first of two parts). New Engl J Med 298:136-142
4. Drachman DB (1978) Myasthenia gravis (second of two parts). New Engl J Med 298:186-193

5. Engel WK, Lichter AS, Dalakas MC (1981) Splenic and total body
   irradiation treatment of Myasthenia gravis. In: Grob D (ed) Myasthenia gravis. Annals of the New York Academy of Sciences,
   Vol 377, New York, pp 744-754
6. Krivit W, Scott Giebink G, Leonard A (1979) Overwhelming postsplenectomy infection. Surgical Clinics of North America 59:223-233
7. Wekerle H, Ketelsen U (1983) Myasthenia gravis. In: Vorländer KO
   (ed) Immunologie. Thieme, Stuttgart, pp 570-581
8. Winkelmeyer M, Littmann K, Thraenhart O, Tichy G, Kuwert EK, Eig-
   ler FW (1981) Veränderungen des humoralen und zellulären Immunsystems nach Splenektomie. Klin Wochenschr 59:485-493

Klinische Pharmakokinetik von Pyridostigmin: Untersuchungen mit einer hochdruckflüssigkeitschromatographischen Methode

F. Schumm, U. Maier, A. Brinkmann, U. Breyer-Pfaff

Einleitung

Pyridostigmin wird seit mehr als 40 Jahren als Cholinesterase-Hemmer
zur symptomatischen Therapie der Myasthenia gravis eingesetzt. Die
Kenntnisse über seine Pharmakokinetik sind gering und die Daten teilweise widersprüchlich (8). Die bislang verwandten gaschromatogra-
phischen Methoden (3,4) zur Bestimmung von Pyridostigmin im Serum erwiesen sich in eigenen Untersuchungen als unempfindlich und lieferten
keine reproduzierbaren Werte (7); die massenspektrometrische Methode
von Aquilonius et al. (1) ist sehr aufwendig. Während frühere hochdruckflüssigkeitschromatographische (HPLC) Methoden sehr anfällig für
Störungen durch Begleitsubstanzen waren (7), stellte sich das 1982
publizierte Verfahren von Ellin et al. (6) als viel günstiger heraus.
Es wurde jetzt in modifizierter Form eingesetzt, um kinetische Daten
bei gesunden Probanden zu erheben.

Methoden

Gesunde Versuchspersonen, 6 Männer und 5 Frauen (durchschnittliches
Alter 33 Jahre) nahmen 60 mg Mestinon oral nach einem kräftigen Frühstück ein. Die Blutabnahmen erfolgten 0, 30, 60, 90, 120, 150, 180,
210, 240, 270, 300, 360, 420, 480, 600 und 700 min nach der Einnahme.
In einem zweiten Versuch, in zeitlichem Abstand von mindestens einer
Woche zum Oralversuch, wurde 10 dieser Personen 4 mg Pyridostigmin
über 30 min infundiert; die Abnahme von Blut war 5, 10, 15, 20, 25,
30, 35, 40, 50, 60, 75, 90, 120, 150, 180, 240, 300 und 360 min nach
Versuchsbeginn.

Die heparinisierten Blutproben wurden sofort nach Abnahme zentrifugiert, das Plasma mit 1/4 des Volumens 0,1 M Natriumdihydrogenphosphat
versetzt, bei -75°C eingefroren und innerhalb von höchstens 2 Wochen
aufgearbeitet. Durch die Erniedrigung des p_H-Wertes wurde eine wesentliche Verbesserung der Haltbarkeit beim Lagern erreicht; bei -15°C
ungepuffert gelagerte Proben hatten nach 4 Wochen nur noch 50% der
ursprünglichen Pyridostigmin-Konzentration.

Plasmaproben von 1 oder 2 ml wurden über einer Säule mit lipophilem
Adsorbens vorextrahiert und anschließend mittels Hochdrucksflüssig-
keitschromatographie (HPLC) analysiert. Bei den bei 254 nm detektier-
ten Chromatogrammen dient Neostigmin als interner Standard. Die Pyridostigmin-Konzentration in der Plasmaprobe wird über das Peak-Höhen-
verhältnis berechnet. Die untere Grenze für die Bestimmungsmethode
liegt bei ca. 1 ng/ml Pyridostigmin.

Mit Unterstützung der Deutschen Forschungsgemeinschaft (Schu 508/2-1)

696

Ergebnisse

<u>Tabelle 1</u>. Pharmakokinetische Daten von Pyridostigmin bei gesunden Probanden

A) bei i.v. Gabe von 4 mg (N = 10)	
scheinbares Verteilungsvolumen	1.0 ± 0.35 l/kg[a]
terminale Eliminationhalbwertzeit	98 ± 59 min
totale Clearance	650 ± 180 ml/min
B) bei oraler Gabe von 60 mg (N = 11)	
Halbwertszeit des Abfalls	200 ± 60 min
Bioverfügbarkeit	14 ± 3 %

[a]Mittelwert $\pm$ Standardabweichung

Abbildung 1 zeigt die Plasmaspiegelkurve einer Versuchsperson nach oraler und intravenöser Applikation von Pyridostigmin.

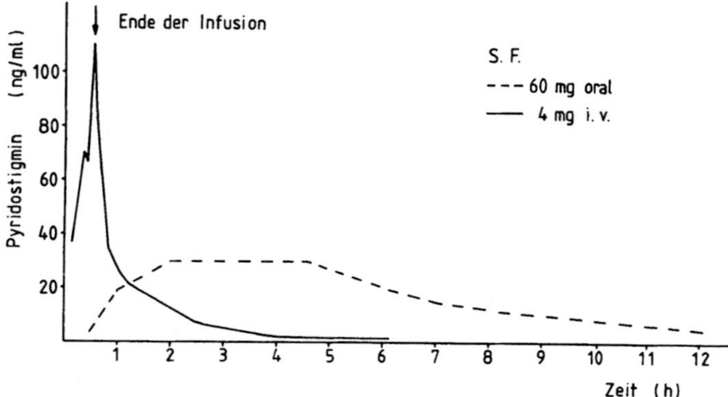

<u>Abb. 1</u>. Plasmaspiegelverlauf bei einer Versuchsperson nach intravenöser und oraler Gabe von Pyridostigmin

Bis zum Ende der Infusion steigen die Plasmaspiegel steil an. Dann folgt ein schneller Abfall, bedingt durch die Verteilung in extravasale Kompartimente. Die Halbwertszeit dieses Prozesses betrug im Mittel 10 min. Daran schloß sich eine Pause langsamerer Elimination an mit Halbwertszeiten um 100 min. Nach oraler Gabe von 60 mg Pyridostigmin unmittelbar nach einem kräftigen Frühstück erfolgte die Resorption verzögert; das Maximum, dem sich meist ein Plateau anschloß, wurde nach 1,5 bis 5 h erreicht. Sowohl die Resorption als auch die Elimination unterlagen sehr großen interindividuellen Schwankungen. Die Halbwertszeit des Abfalls betrug 200 ± 60 min.

Aus dem Verhältnis der Flächen unter den Konzentrations-Zeit-Kurven nach oraler und i.v. Gabe kann man - unter Berücksichtigung der Dosierungen - auf die Bioverfügbarkeit schließen. Sie lag bei 10 Probanden zwischen 11,5 und 19%, im Mittel bei 14%.

Bei einer Person wurden 2 verschiedene orale und 3 verschiedene i.v. Dosen gegeben. Dabei zeigte sich jeweils eine lineare Beziehung zwischen der Dosis und der Fläche unter der Konzentrations-Zeit-Kurve.

Diskussion

Die hier verwendete HPLC-Methode erwies sich als gut reproduzierbar
und nicht störanfällig durch Coffein- oder Nikotingenuß. Die Nachweisgrenze von 1 ng/ml lag niedriger als bei der Gaschromatographie (3),
selbst wenn ein Massenspektrometer als Detektor eingesetzt wurde (1).

Die nach i.v. Gabe von 4 mg ermittelten pharmakokinetischen Daten von
Pyridostigmin stimmten gut überein mit denen, die Aquilonius et al.
(1) an 2 Probanden maßen, und mit den von Cronelly et al. (5) mitgeteilten; diese wurden nach Gabe einer viel höheren Dosis an 5 Patienten im Rahmen einer Narkose ermittelt. Dagegen gaben Calvey et al.
(2) eine terminale Halbwertszeit nach i.v. Gabe an, die eher der
Halbwertszeit der Verteilung entsprechen dürfte.

Die orale Bioverfügbarkeit wurde bisher nur an 2 Probanden gemessen
und zu 5,0 bzw. 11,5% ermittelt (1). Angesichts der deutlichen interindividuellen Variationen besteht kein Widerspruch zu den jetzt gefundenen Werten von 11,5 bis 19%.

Der verzögerte Anstieg des Pyridostigmin-Plasmaspiegels nach Einnahme
in Zusammenhang mit einer Mahlzeit wurde schon von Aquilonius et al.
(1) an 4 Versuchspersonen beobachtet. Die von diesen Autoren angegebenen Halbwertszeiten waren kürzer (Mittelwert 1,8 h) als die jetzt
gefundenen (Mittelwert 3,3 h), was vielleicht damit zusammenhängen
könnte, daß die Elimination bis 6 h nach Einnahme verfolgt wurde, dagegen in unseren Versuchen bis 12 h.

Die eigenen Versuchsdaten lassen eine Diskrepanz erkennen zwischen den
terminalen Halbwertszeiten nach i.v. und oraler Gabe (Tabelle 1).
Daraus ist wohl zu schließen, daß nach oraler Gabe die Resorption
langsamer verläuft als die Elimination und sich auch nach Überschreiten des Konzentrationsmaximums beide Vorgänge überlagern.

Die totale Clearance lag sowohl bei der jetzigen Untersuchung als auch
bei der von Cronelly et al. (5) an der obersten Grenze dessen, was
als renale Clearance aufgrund glomerulärer Filtration und tubulärer
Sekretion erwartet werden kann. Wahrscheinlich setzt sich die Clearance aus einem renalen und einem hepatischen Anteil (Elimination
durch Stoffwechsel) zusammen.

Bei den beschriebenen Versuchen sind erstmals pharmakokinetische Daten
für Pyridostigmin an einer größeren Gruppe von Probanden gewonnen worden. Sie dienen als Grundlage für klinisch-pharmakologische Untersuchungen an Patienten mit Myasthenia gravis, bei denen die Fragen nach
Beziehungen zwischen Plasmakonzentration und Wirkung und nach den interindividuellen Unterschieden im Pyridostigmin-Bedarf im Vordergrund
stehen werden.

Zusammenfassung

Eine hochdruckflüssigkeitschromatographische Methode zur Messung von
Pyridostigmin wurde weiterentwickelt. 11 Personen nahmen 60 mg Mestinon oral ein; nach einem flachen Maximum zwischen 1,5 und 5 h fiel
die Konzentration mit einer Halbwertszeit von 200 ±60 min ab.

I.v. Gabe von 4 mg Mestinon ergab folgende Daten: Scheinbares Vertei-
lungsvolumen im steady-state 1,0 ±0,35 l/kg, terminale Halbwertszeit
98 ±59 min und totale Clearance 650 ±180 ml/min.

Die Bioverfügbarkeit betrug 14 ±3%.

Intraindividuell ergab sich eine hohe Reproduzierbarkeit der Plasma-
spiegelkurven, interindividuell zeigten sich Schwankungen.

Literatur

1. Aquilonius SM, Eckernäs SA, Hartvig P, Lindstrom B, Osterman PO
   (1980) Pharmacokinetics and oral bioavailability of pyridostigmine
   in man. Eur J Clin Pharmacol 18:423-428
2. Calvey TN, Chan K, Dehghan A, Williams NE (1981) Kinetics of intravenous pyridostigmine in man. Brit J Clin Pharmacol 11:406-408
3. Chan K, Williams NE, Naty JD, Calvey TN (1976) A quantitative gas-
   liquid chromatographic method for the determination of neostig-
   mine and pyridostigmine in human plasma. J Chromatogr 120:349-358
4. Cohan SL, Pohlmann JLW, Milszweski J, O'Doherty DS (1976) The pharmacokinetics of pyridostigmine. Neurology 26:536-539
5. Cronelly R, Stansky DR, Miller RD, Sheiner LB (1980) Pyridostigmine
   kinetics with and without renal function. Clin Pharmacol Ther 28:
   28-81
6. Ellin RI, Zvirblis P, Wilson MR (1982) Method for isolation and determination of pyridostigmine and metabolites in urine and blood.
   J Chromatogr 228:235-244
7. Gaertner HJ, Wiatr G, Schumm F, Breyer-Pfaff U (1982) Praktische
   Erfahrungen mit vier Methoden zur Bestimmung von Pyridostigmin
   (Mestinon) im Serum. Psycho 4:58-59
8. Schumm F, Gaertner HJ, Wiatr G, Dichgans J (1984) Serumspiegel von
   Pyridostigmin bei Myasthenia gravis. Methoden und klinische Bedeutung. Fortschr Neurol Psychiat (im Druck)

Isolierung autoimmuner T-Lymphozyten von Patienten mit Myasthenia gravis

R. Hohlfeld, K. V. Toyka, K. Heininger und I. Kalies

Einleitung

Wie kaum eine andere Autoimmunerkrankung eignet sich die Myasthenia
gravis zur Untersuchung der pathophysiologischen Grundlagen der Autoimmunität. Während bekanntlich die Krankheitssymptome der Myasthenie
durch Autoantikörper gegen Azetylcholinrezeptoren der neuromuskulären
Endplatte hervorgerufen werden (1,2), sind autoimmune Thymusabhängige
(T) Lymphozyten von entscheidender Bedeutung für die normale und
gestörte Immun*regulation*. Die präparative Darstellung reiner autoimmuner T-Lymphozytenlinien und -Klone ist deshalb Voraussetzung für die
Entwicklung von Strategien für eine im Tiermodell teilweise erprobte,
auch bei Menschen zumindest denkbare spezifische Immuntherapie. Bei
inzwischen insgesamt 6 Patienten mit Myasthenia gravis konnten wir
autoimmune T-Lymphozyten isolieren, in Reinkultur propagieren und
charakterisieren.

Material und Methodik

Das präparative Verfahren zur *Isolierung* autoimmuner humaner T-Lymphozytenlinien aus dem peripheren Blut von Myasthenie-Patienten (Abb. 1)
orientiert sich an einer von H. Wekerle und I.R. Cohen an verschiedenen Tiermodellen entwickelten Methodologie (z.B. 3). Das Prinzip
dieser Verfahren besteht darin, daß periphere Blutlymphozyten in Gegenwart von Autoantigen (hier: gereinigtem Azetylcholinrezeptor vom
Zitterrochen (Torpedo californica) inkubiert werden. Die Antigen-re-
aktiven T-Lymphoblasten können aufgrund ihrer geringeren Dichte von
den unstimulierten Lymphozyten mittels eines Dichtegradienten abgetrennt werden und unter Verwendung spezieller T-Lymphozyten-Kultur-
techniken über Monate hinweg in Kultur gehalten werden. Diese autoimmunen T-Lymphozytenlinien können immunologisch weiter charakterisiert
werden (Analyse des Phänotyps mit monoklonalen Antikörpern, HLA-Typi-
sierung, Mikroproliferationstests). Einzelheiten der verwendeten Verfahren sind andernorts beschrieben (4).

Ergebnisse

In Voruntersuchungen wurden periphere Blutlymphozyten von 30 Myasthe-
niepatienten hinsichtlich Azetylcholinrezeptor-Reaktivität getestet.
Bei insgesamt 6 Patienten war eine deutliche Sensibilisierung gegen
Azetylcholinrezeptor meßbar, die sich für die geplante Isolierung
autoimmuner T-Lymphozyten als ausreichend erwies. Bei 4 der 6 Patien-

Diese Untersuchungen wurden gefördert aus Mitteln der Deutschen Forschungsgemeinschaft (Sonderforschungsbereich 200, Teilprojekt B5).

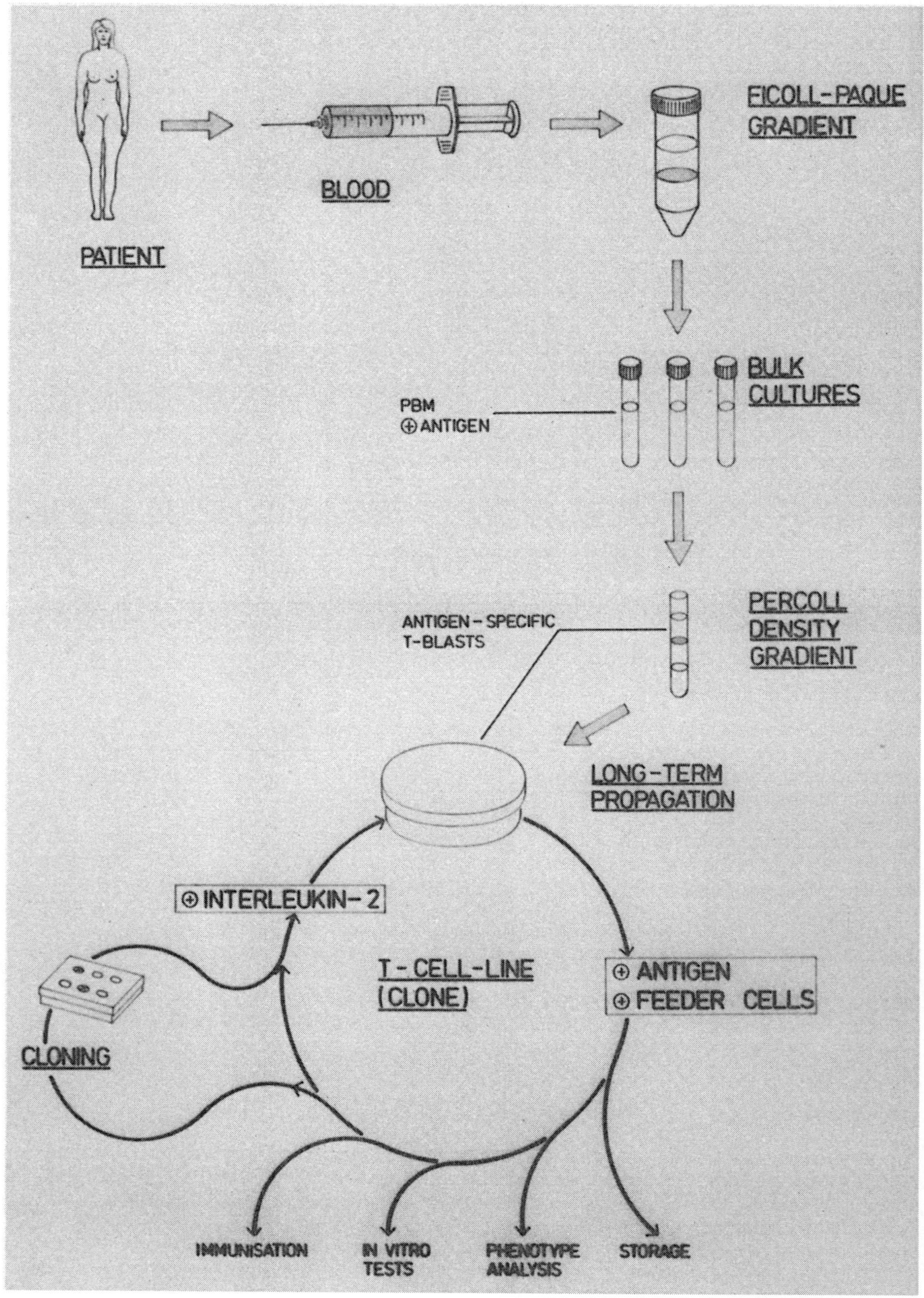

Abb. 1. Isolierung autoimmuner humaner T-Lymphozyten aus dem peripheren Blut. Zunächst werden die mononukleären Zellen (PBM) abgetrennt und in Gegenwart des Autoantigens (Azetylcholinrezeptor) inkubiert. Die spezifisch stimulierten Lymphoblasten werden abzentrifugiert und in Langzeitkulturen überführt (interleukin-2 = Wachstumsfaktor für T-Lymphozyten)

<u>Tabelle 1</u>. HLA-Phänotyp der sechs Patienten mit generalisierter Myasthenia gravis, von denen autoimmune, Azetylcholinrezeptor-spezifische T-Lymphozyten isoliert werden konnten

Patient	HLA - Phänotyp				Thymektomie
E.S., 31 J., w	HLA A1,1;	B8,8;	Cw7,w7;	DR3,3	+
G.T., 47 J., m	HLA A1,3;	B8,w44;	Cw4,w7;	DR3,7	+
H.K., 61 J., m	HLA A2,3;	B7,w57;	Cw7-;	DR2,w8	-
B.H., 21 J., w	HLA A1,w31;	B8,w38;	Cw3,-;	DR3,5	+
R.W., 37 J., w	HLA A2,w30;	B18,w39;	...;	DR5,-	+
J.G., 37 J., m	HLA Aw24,28;	Bw35,w51;	Cw3,-;	DR1,4	+

ten wurde die zelluläre Autosensibilisierung gegen Azetylcholinrezeptor erst meßbar, nachdem in klinischer Vollremission eine immunsuppressive Langzeittherapie mit Imurek abgesetzt worden war (5).

Tabelle 1 gibt eine Zusammenstellung der 6 Patienten nach Alter, Geschlecht, HLA-Phänotyp und Daten zur Therapie. In allen 6 Fällen wurden die von den Patienten isolierten, autoimmunen, spezifisch mit Azetylcholinreceptor reagierenden T-Lymphozyten als Helfer-T-Lymphozyten identifiziert. Weitere Analysen zeigten, daß die autoimmunen T-Zellen Azetylcholinrezeptor bevorzugt im molekularen Kontext von bestimmten HLA-DR-Antigenen erkennen.

Diskussion

Unsere Ergebnisse zeigen, daß bei der Myasthenia gravis nicht nur Autoantikörper gegen Azetylcholinrezeptor zirkulieren, sondern auch spezifisch mit Acetylcholinrezeptor reagierende, autoimmune Helfer-T-Lymphozyten. Vermutlich kommt diesen Zellen eine entscheidende Bedeutung bei der (gestörten) Immunregulation der Myasthenia gravis zu. Von besonderem Interesse scheint die Beobachtung, daß die autoimmunen T-Zellen bei einigen Patienten auch nach erfolgter Thymektomie aus dem peripheren Blut isoliert werden konnten, also offensichtlich auch ohne Vorhandensein eines Thymus im peripheren Blut persistieren können. Die von uns beobachtete "Restriktion" mit bestimmten HLA-DR Antigenen könnte eine teilweise Erklärung liefern für die bereits beschriebenen HLA-DR-Assoziationen bei der Myasthenia gravis (z.B. 6,7). In weiterführenden Untersuchungen werden wir versuchen, autoimmune T-Lymphozyten in vitro zu manipulieren, um damit möglicherweise einer spezifischen Immuntherapie der Myasthenia gravis näher zu kommen.

Zusammenfassung

Bei 6 Patienten mit generalisierter Myasthenia gravis konnten aus dem peripheren Blut autoimmune, spezifisch mit Azetylcholinrezeptor reagierende T-Lymphozytenlinien isoliert und charakterisiert werden. In allen Fällen handelte es sich um phänotypische Helfer-T-Lymphozyten. Diese Untersuchungen zeigen, daß im peripheren Blut von Myasthenie-Patienten nicht nur Autoantikörper gegen Azetylcholinrezeptor zirkulieren, sondern auch autosensibilisierte immunregulierend wirksame T-Lymphozyten.

702

Literatur

1. Vincent A (1980) Immunology of acetylcholine receptors in relation to myasthenia gravis. Physiol Rev 60:756-823
2. Toyka KV, Drachman DB, Griffin DE, Pestronk A, Winkelstein JA, Fischbeck KH, Kao I (1977) Myasthenia gravis: Study of humoral immune mechanisms by passive transfer to mice. N Engl J Med 296:125-131
3. Hohlfeld R, Kalies I, Heinz F, Kalden JR, Wekerle H (1981) Autoimmune rat T lymphocytes monospecific for acetylcholine receptors: Purification and fine specificity. J Immunol 126:1355-1359
4. Hohlfeld R, Toyka KV, Heininger K, Grosse-Wilde H, Kalies I (1984) Autoimmune human T lymphocytes specific for acetylcholine receptor. Nature 310:244-246
5. Hohlfeld R, Toyka KV, Besinger U, Gerhold B, Heininger K (im Druck) Myasthenia gravis: Reactivation of clinical disease and of autoimmune factors after discontinuation of long-term azathioprine. Ann Neurol
6. Grosse-Wilde H, Toyka KV, Besinger UA, Doxiades L, Heininger K, Hömberg M, Hömberg V, Hohlfeld R, Fateh-Moghadam A, Jungwirth J, Kreeb G, Vögeler U (1983) Zur Immungenetik der Myasthenia gravis: Bedeutung der HLA-, Komplement- und Gm-Gensysteme für klinische und immunologische Parameter. Dtsch med Wschr 108:694-698
7. Scherbaum WA, Schumm F, Maisch B, Müller C, Fateh-Moghadam A, Fluchter SH, Seif FJ, Bottazzo F, Berg PA (1983) Myasthenia gravis: Overlap with polyendocrine autoimmunity. Klin Wschr 61:509-513

Nachweis von Acetylcholinrezeptor spezifischen Zellen im Blut von Myasthenia gravis Patienten

H. Kachelries, I. Kalies, B. Koch, J. R. Kalden und K.-F. Druschky

Einleitung

Die Myasthenia gravis (MG) ist eine Autoimmunerkrankung, bei der Antikörper (AK) gegen den Acetylcholinrezeptor (ACHR) der neuromuskulären
Endplatte eine zentrale Rolle in der Pathogenese spielen. Die Ursache
für die Produktion von Autoantikörpern durch B-Lymphozyten der Patienten ist noch nicht geklärt. Möglicherweise erfolgt eine Stimulation
dieser Zellen durch Helferfaktoren, gebildet von Acetylcholinrezeptor-
erkennenden T-Helfer-Zellen, oder es liegt eine verminderte T-Suppres-
sorzell-Aktivität vor (7). Um Acetycholinrezeptor-erkennende Zellen
im Blut von Myasthenia gravis Patienten schnell und einfach zu charakterisieren und hinsichtlich ihrer Oberflächenmarker zu klassifizieren,
haben wir eine Doppelmarkertechnik entwickelt.

Material und Methoden

Affinitätschromatographisch gereinigte Rezeptoren von Torpedo c. (6)
werden an Rhodamin-markierte Kunststoffbeads (Covashere MX, CTC, Ann
Arbor) bei neutralem pH adsorbiert. Wie in Abb. 1 schematisch dargestellt, werden diese gecoateten Beads mit PBL eine Stunde bei 4°C inkubiert und nicht gebundene Beads durch Zentrifugation über FCS (3 min
1000 rpm) abgetrennt. Die so gewonnenen Zellen, die zum Teil Beads-
rosettiert sind, wurden dann mit einer Serie kommerziell erhältlicher
monoklonaler Antikörper gegen Differenzierungsantigene menschlicher
Lymphozyten charakterisiert:

OKT3 (dieser Antikörper markiert reife T-Lymphozyten), OKT4 (Helfer-T-
Lymphozyten), OKT8 (Suppressor und zytotoxische T-Lymphozyten), OKT9
(Transferrin Rezeptor), OKT11 (periphere T-Lymphozyten), Tac (aktivier-
te T-Lymphozyten), Vep9 (NK-Zellen), Vep13 (NK-Zellen), anti Leu 7
(LGL Zellen), HNK1 (LGL Zellen).

Die jeweiligen monoklonalen Antikörper werden 30 min mit den Zellen
inkubiert und der Überschuß durch dreimaliges Waschen entfernt, nach
Anfärben der zellgebundenen Antikörper (=Maus-IgG) mit isothiofluores-
zein-konjugiertem Ziege-anti-Maus-IgG (α-mouse-IgG-FITC, Dako), erfolgt die Beurteilung mit einem Leitz-Fluoreszenz-Mikroskop bei 400-
facher Vergrößerung.

Zunächst wird der prozentuale Anteil Beads-bindender Zellen und der
prozentuale Anteil Antikörper-bindender Zellen ausgezählt. Anschließend
wird der prozentuale Anteil Beads-bindender Zellen in den verschiedenen markierten Zellpopulationen ermittelt.

Mit Unterstützung der Deutschen Forschungsgemeinschaft Ka 325/8

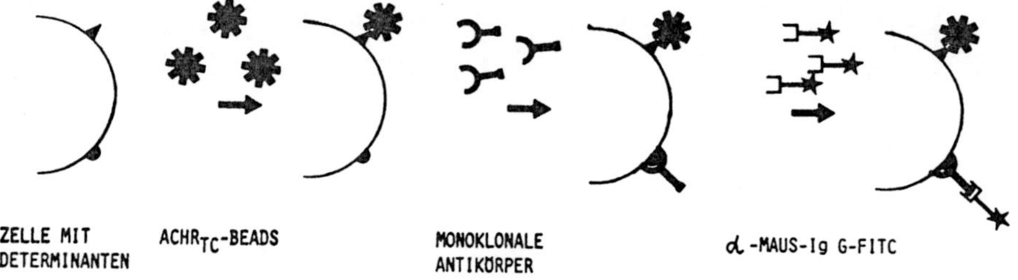

__Abb. 1.__ Schematische Darstellung der Doppelmarkertechnik

Mit dieser Methode wurde Blut von 30 Myasthenia gravis Patienten, 8
Normalpersonen und 6 Patienten mit anderen Autoimmunerkrankungen untersucht. Heparinisiertes Blut wurde einer Ficoll-Hypaque-Gradienten-
Zentrifugation unterzogen und die separierten PBL entweder bei -80°
eingefroren oder sofort für die Dopplermarkertechnik verwendet. Parallel
dazu wurden Acetylcholinrezeptor-Antikörper (ACHR-AK) im Serum der Patienten mit einem Radioimmunassay unter Verwendung von humanem ACHR
bestimmt (4).

Ergebnisse

Mit der vorgestellten Dopplermarkertechnik können im peripheren Blut
von Myasthenia gravis Patienten 7-36% ACHR Zellen (Tabelle 1) nachgewiesen werden, bei Kontrollpersonen sowie Patienten mit anderen Autoimmunerkrankungen liegt der Anteil hingegen unter 10%. Durch Vorinku-
bation der Zellen mit ACHR wird die Bindung der ACHR-beschichteten
Beads an die Zelle inhibiert und somit die Spezifität der Bindung nachgewiesen. Eine unspezifische Bindung von BSA-gecoateten Beads an Zellen
lag unter 10%. Der prozentuale Anteil Beads bindender Zellen in Relation gesetzt zu der ACHR-AK-Konzentration im Serum eines Patienten
zeigt (Abb. 2), daß bei dem Kollektiv mit niedriger Antikörperkonzen-
tration (<10 nmol/l) im Mittel gleich viel Beads bindende Zellen nachgewiesen werden können wie bei Patienten mit hohen Antikörperkonzen-
trationen (>10 nmol/l). Bei den sechs Patienten mit negativem ACHR-
Antikörpernachweis konnten mehr als 10% Beads-bindende Zellen ausgewählt
werden, so daß diese Methode einen empfindlichen Nachweis für die Myasthenia gravis darstellt.

Die Marker-Analysen zeigen hinsichtlich des Anteils der verschiedenen
Zellpopulationen bei Myasthenia gravis Patienten kein einheitliches
Bild; auffällig sind teilweise stark vermehrt OKM-positive Zellen. Ein
hoher Anteil dieser OKM-positiven Zellen bildet zusätzlich die ACHR-
Beads, die somit als Rezeptor-erkennende Zellen zu betrachten sind.
Mit allen anderen in der Doppelmarkertechnik eingesetzten monoklonalen
Antikörpern konnten keine Beads-bindenden Zellen erfaßt werden.

Diskussion

Mit dieser Doppelmarkertechnik ist ein weiterer Laborbefund zu erheben,
der die Diagnose einer Myasthenia gravis auch bei negativem Antikörpernachweis absichert. Die mangelnde Kreuzreaktivität der Acetylcholinrezeptor-Antikörper mit Rezeptoren anderer Spezies (5) ist auf zellulärem Niveau nicht nachzuweisen, so daß die Fluoreszenz-Beads mit Rezeptoren von Torpedo c. beschichtet werden können.

Tabelle 1. Ergebnisse der Doppelmarkertechnik für drei ausgewählte Zellpopulationen, ACHR-AK-Konzentrationen und % ACHR-spezifischer Zellen bei 30 Myasthenia gravis Patienten

	ACHR-AK nmol/l	ACHR-spez. Zellen	Zellpopulation (Anteil bei ACHR-spez. Zellen)		
			T 3 (%)	B 1 (%)	OKM 1 (%)
♀ early	19,5	27%	26 (−)	8 (−)	28 (54)
	80	15%	34 (−)	20 (−)	16 (16)
	4,9	19%	54 (−)	10 (−)	30 (66)
	230	18%	28 (−)	7 (−)	18 (44)
	107	17%	54 (−)	6 (−)	18 (70)
	3,1	29%	76 (−)	5 (−)	21 (81)
	79	29%	68 (−)	13 (−)	38 (100)
	36	27%	55 (−)	8 (−)	42 (78)
♀ late	21	16%	68 (−)	26 (−)	58 (80)
	19,4	23%	40 (−)	28 (−)	80 (80)
	−	12%	54 (−)	7 (−)	32 (80)
♂ early	62,6	26%	52 (−)	17 (−)	35 (62)
	41	7%	71 (−)	10 (−)	21 (80)
	69,8	15%	54 (−)	10 (−)	25 (60)
	15	25%	44 (−)	5 (−)	40 (60)
	17,1	8%	52 (−)	3 (−)	16 (96)
	−	12%	70 (−)	13 (−)	28 (90)
	−	12%	65 (−)	5 (−)	27 (92)
♂ late	9,2	20%	10 (−)	40 (−)	70 (96)
	7,5	35%	14 (−)	20 (−)	42 (88)
	1,7	30%	52 (−)	3 (−)	16 (94)
	3,6	27%	30 (−)	9 (−)	30 (50)
	−	26%	54 (−)	5 (−)	16 (48)
	−	17%	44 (−)	3 (−)	20 (90)
	−	36%	39 (−)	3 (−)	30 (82)
	3,5	18%	68 (−)	25 (−)	14 (98)
	12,6	32%	60 (−)	8 (−)	45 (88)
	2,3	18%	66 (−)	8 (−)	24 (94)
	1,3	20%	50 (−)	24 (−)	37 (94)
	11,2	20%	87 (−)	20 (−)	14 (30)

Acetylcholinrezeptor-Antikörper produzierende Zellen sind in der Lage, über ihr Oberflächen-Immunglobulin den Acetylcholinrezeptor als Antigen zu erkennen. Trotzdem konnten keine B-Zellen als rosettierende Zellen nachgewiesen werden, was darauf hinweist, daß weniger als 1% solcher Plasmazellen im peripheren Blut von MG-Patienten vorliegen. Mit der vorgestellten Methode konnten auch keine ACHR-spezifischen T-Zellen nachgewiesen werden, obwohl die Etablierung von ACHR-spezifischen T-Zellinien sowohl im Ratten- (2) als auch im humanen System (3) gelungen ist. Dieses Ergebnis ist zu erwarten, da T-Zellen ihr Antigen nur im Zusammenhang mit HLA-Determinanten der antigenpräsentierenden Monozyten erkennen können. Die Monozytenzahl ist bei MG-Patienten auffällig erhöht, und die Beads-bindenden Zellen lassen sich ausschließlich in dieser Population nachweisen.

Diese Befunde stehen im Einklang mit kürzlich publizierten Ergebnissen von Christadoss et al. (1), der im Versuchstiermodell der MG (EAMG) in Mäusen eine adhärente Zellpopulation nachweisen konnte, die die Con A-induzierte T-Zell Proliferation supprimiert. Eine verminderte T-Zell-Antwort ist somit auf eine defekte Monocytenpopulation, die den ACHR als fremd erkennt und eventuell auch präsentiert, zurückzuführen. Die

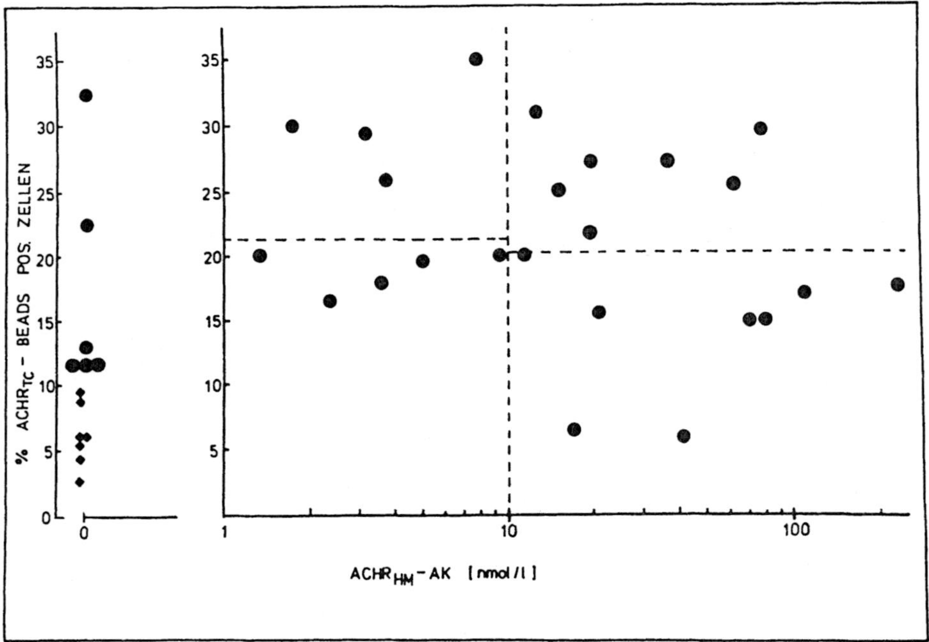

Abb. 2. ACHR-beads bindende Zellen in Relation zur ACHR-AK-Konzentration bei 30 Myasthenia gravis Patienten ● und 8 Kontrollen ♦

funktionelle Charakterisierung dieser rezeptorspezifischen adhärenten Zellpopulation bei MG-Patienten sollte den Mechanismus einer gestörten T-Zell-Funktion aufdecken.

Zusammenfassung

Periphere Blutlymphozyten (PBL) von 30 MG-Patienten und 8 Normalpersonen wurden in einer Doppelmarkertechnik mit $ACHR_{TC}$ gecoateten Fluoreszenz-beads und monoklonalen Antikörpern gegen Oberflächenantigene untersucht. Der Prozentsatz ACHR-spezifischer Zellen ist bei allen MG-Patienten gegenüber den Kontrollen erhöht, eine Korrelation mit ACHR-AK-Konzentration, dem Krankheitsstatus oder -beginn konnte jedoch nicht aufgezeigt werden. Die rezeptorspezifischen Zellen erwiesen sich als OKM-positiv. Es scheint sich hierbei um defekte Monozyten zu handeln, die die T-Zell-Funktion beeinflussen und denen eine wesentliche Rolle in der Pathogenese der MG zugewiesen werden kann.

Literatur

1. Christadoss P, Dauphinee M, Lindstrom J, Dang H, Fernandez G, Talal N (1983) Deficient T-cell mitogen response in murine experimental autoimmune Myasthenia gravis: a defect in the adherent cell population. Cellular Immunology 79:358-366
2. Hohlfeld R, Kalies I, Heinz F, Kalden JR, Wekerle H (1981) Auto-immune rat T lymphocytes monospecific for acetylcholine receptors: purification and fine specifity. J Immunol 126:1355-1359
3. Hohlfeld R, Toyka KV, Weininger K, Grosse-Wilde H, Kalies I (1984) Autoimmune human T lymphocytes specific for acetylcholine receptor. Nature 310:244-246

4. Kalies I, Kalden JR, Heinz F, Janzen RWCh, Lachenmayer L (1979)
   Nachweis von Acetylcholin-Rezeptor-Antikörpern im Serum von Myasthenia gravis Patienten unter Verwendung affinitätschromatographisch gereinigter humaner Acetylcholin-Rezeptor-Präparationen.
   Klin Wochenschr 57:875-881
5. Kalies I, Heinz F, Kaschka W, Druschky K-F, Kalden JR (1984) Heterogenität von Acetylcholinrezeptor Antikörpern bei Myasthenia gravis
   Patienten. Klin Wochenschr 62:377-385
6. Kalies I, Heinz F, Hohlfeld R, Wekerle H, Birnberger KL, Kalden JR
   (1984) Isolation and characterization of Acetylcholinreceptor protein from human muscle. Molec Cellul Biochem (in press)
7. Wekerle H, Hohlfeld R, Ketelsen U-P, Kalden JR, Kalies I (1981)
   Thymic myogenesis T lymphocytes and the pathogenesis of Myasthenia
   gravis. Ann NY Acad Sci 377:455-476

Monoklonale Antikörper (mAB) gegen Acetylcholine Rezeptor (AChR) verstärken die antigenspezifische Aktivierung AChR-spezifischer T-Zell-Linien

B. C. G. Schalke, W. E. F. Klinkert, H. Wekerle und D. S. Dwyer

Die Experimentelle Autoimmune Myasthenia gravis (EAMG) ist ein ideales Modell zur Untersuchung der Pathogenese der Autoimmunkrankheiten. Das Auto-Antigen, der Acetylcholine-Rezeptor (AChR), ist biochemisch genauestens charakterisiert. Es besteht kein Zweifel, daß sowohl Autoantikörper als auch AChR-Rezeptor spezifische T-Zellen eine wichtige Rolle in der Krankheitsentstehung spielen. Autoantikörper wirken mehr in der Effektorphase, während T-Zellen regulatorisch wirken.

Viele Hinweise deuten darauf hin, daß Antigen/Antikörper-Komplexe eine immunregulatorische Funktion haben (1-3). Sie können sowohl inhibierend wirken, wie auch stimulierend sein. In den hier vorgestellten Experimenten wird ein potenzierender Effekt von monoklonalen Ratten Anti-AChR-Antikörpern (mAB) bestimmter Isotypen auf die Antigen-Aktivierung von Anti-AChR-Ratten T-Zell-Linien demonstriert.

Wir selektierten eine AChR spezifische T-Zell-Linie aus Ratten, die mit AChR vom *Torpedo californica* immunisiert wurden. Nach 9-14 Tagen wurden die regionalen Lymphknoten entnommen und ihre Lymphozyten mit AChR in vitro re-stimuliert. Nach weiteren 3 Tagen wurden die aktivierten Blasten mit einem Dichtegradienten von unspezifischen Zellen abgetrennt. Die Blasten wurden für weitere 7-14 Tage in einem T-Zell-Wachstumsfaktor (TCGF) enthaltendem Medium kultiviert. Anschließend wurden die Linienzellen mit AChR und bestrahlten Thymuszellen (3000 R) (Antigen präsentierende Zellen) restimuliert und anschließend erneut in TCGF-Medium propagiert. Dieser Vorgang der zyklischen Restimulation und Propagation wiederholte sich ca. alle 2 Wochen (4,5).

Zur Bestimmung der Antigenspezifität der untersuchten T-Zell Linie (93ac) wurden die Linienzellen mit bestrahlten Thymuszellen und AChr in Mikrotiterplatten inkubiert. Zur Untersuchung der in vitro Aktivität der mAbs wurden die Linienzellen mit verschiedenen Konzentrationen AChR, der mAbs, bestrahlten Thymuszellen, sowie angereicherten Dendritischen Zellen (DC, aus dem Thymus) (6) oder residenten Peritoneal Makrophagen inkubiert. Die Mikrokulturen wurden nach 48 h mit H^3-Thymidin markiert und 18 h später geerntet und gemessen. Die Oberflächendifferenzierungsmarker der 93ac Zellen wurden mit indirekter Immunfluoreszenz bestimmt. Dabei wurden die 93ac Zellen mit monoklonalen Antikörpern (OX8, W3/25) inkubiert. Anschließend wurden die Zellen mit Fluoreszein markierten Antiimmunglobulin Antikörpern inkubiert und im Cytofluorographen (FACS) gemessen. Zusätzlich etablierten wir 5 monoklonale Ratten-Hybridomlinien die Antikörper gegen Torpedo AChR sezernieren. Die Antigenbindungscharakteristiken und Immunglobulin-Subklassen wurden mit einem Encyme-Linked Immunoabsorbent Assay (ELISA) bestimmt.

Die 93ac Linie zeigte nach 3 Restimulationszyklen eine ausschließliche Spezifität gegen AChR vom Zitterrochen (Torpedo californica). Es bestand keine Kreuzreaktivität gegenüber AChR vom elektrischen Aal und

unspezifischem Torpedo-Protein. Die FACS-Analyse zeigt, daß die 93ac
Zellen W3/25 positiv sind (Helferzellen) und OX8 negativ (nicht Helfer-
zellen). Im frisch aktivierten Zustand sind die meisten T-Zell Blasten
Ia positiv, während die ruhenden Zellen Ia negativ sind.

Bei Stimulierung der 93ac Linie mit AChR ergibt sich eine S-förmige
Dosiswirkungskurve für den Bereich von O.02-5 µg/ml. Bei Zugabe von
mAb (LS 96, LS 200) zeigt sich ein potenzierender Effekt auf die T-
Zell Proliferation. Die Dosiswirkungskurve wird dadurch nach rechts
verschoben. Bei einer Antigenkonzentration (O.5 µg/ml AChR), die an
sich noch nicht aktivieren kann, bewirken O.8% LS 96 noch einen sicheren potenzierenden Effekt auf die Proliferation der 93ac Linie.

Keiner der monoklonalen Antikörper war jedoch in der Lage 93ac Zellen
in Abwesenheit von AChR zu stimulieren. Von 5 untersuchten mAB's zeigten 2 diese potenzierende Wirkung. Beide mAB, waren Antikörper der
IgG2b, die anderen ineffektiven mAB waren vom Isotyp IgG2a. Jeder der
mAB hatte im ELISA individuelle Antigen-Bindungsmuster gegenüber AChR
vom Torpedo californica, vom elektrischen Aal und vom Rattenmuskel.

Zur Klärung der Antigen-Spezifität des beschriebenen Effekts untersuchten wir eine Ovalbumin-spezifische T-Zell Linie (OA) nach dem gleichen
Schema. Die Anti-OA-Linienzellen wurden mit verschiedenen Konzentrationen OA inkubiert. Die Zugabe von AChR/mAB Gemischen führt in keinem Falle zu einer Potenzierung, sondern zu einer Inhibition der OA
spezifischen T-Zell Proliferation. Zur genaueren Bestimmung des Wirk-
ortes und Mechanismus der Antigen/Antikörper Gemische inkubierten wir
jeweils Linienzellen oder bestrahlte Thymuszellen mit AChR, mAB oder
einem Gemisch. Teilweise wurden nach 1 h AChR, mAB oder AChR/mAB wieder entfernt. Die Präinkubation der T-Linienzellen hatte keinen Effekt.
Die Inkubation der Thymuszellen mit AChR/mAB zeigt den größten Effekt
auch bei nachfolgender AChR/mAB Entfernung. Durch nachträgliche Zugabe
von AChR/mAB kann dieser Effekt gesteigert werden.

Zur weiteren Definition Antigen-präsentierender Zellen untersuchten
wir angereicherte DC aus dem Thymus, Peritonealmakrophagen, entweder
alleine oder eine Mischung (1:1). Dabei ergibt sich wiederum, daß nur
die Inkubation mit AchR/mAB einen starken Effekt auf die T-Zell Pro-
liferation hat. Die Inkubation der Makrophagen ergibt keine starke
Proliferation, während die Inkubation der DC mit AChR/mAB eine starke
Proliferation bewirkt, auch wenn anschließend AChR/mAB entfernt wurde.
Unklar ist uns bisher der Wirkungsmechanismus, da einerseits der Effekt
Isotyp spezifisch zu sein scheint (IgG Subklassen spezifisch), also
über den Fc-Teil der Antikörper vermittelt wird, andererseits aber DC
Fc-Rezeptor negativ sind. Weitere Untersuchungen zur Klärung dieser
Fragen sind notwendig.

Zusammenfassung

In der Pathogenese der Experimentellen Myasthenia gravis spielen Auto-
AChR Antikörper und anti AChR T-Zellen eine wichtige Rolle. Wir konn-
ten zeigen, daß anti AChR-mAB der IgG2b Subklasse in Verbindung mit
AChR einen potenzierenden Effekt auf die Antigen spezifische T-Zell
Proliferation haben. IgG2a mAB hatten diesen Effekt nicht. Der Wirkort des AChR/mAB Gemischs ist auf den Antigen präsentierenden Zellen.
T-Zell Linien anderer Antigenspezifität werden durch die Zugabe von
AChR/mAB in ihrer Proliferation gehemmt. Erster Hinweis auf eine positiv regulierende Wirkung von humoralen AutoAK auf die Helfer-T-Lymphozyten. Regulationszyklus könnte für Verlauf und Therapie der M.g.
von Bedeutung sein.

Literatur

1. Heyman B, Andrighetto G, Wigzell H (1982) Antigen dependent IgM-
   ediated enhancement of the sheep erythrocytee response in mice.
   J Exp Med 155:994
2. Morgan EL, Weigle WO (1983) Polyclonal activation of murine B lymphocytes by immune complexes. J Immunol 130:1066
3. Morgan EL, Weigle WO (1979) Regulation of Fc fragment-induced murine
   spleen cell proliferation. J Exp Med 151:1
4. Ben-Nun A, Wekerle H, Cohen IR (1981) The rapid isolation of clon-
   able antigen-specific T lymphocyte lines capable of mediating
   autoimmune encephalomyelitis. Eur J Immunol 11:195
5. Schalke BCG, Hohlfeld R, Kalies J, Ben-Nun A, Cohen JR, Wekerle H
   (1984) Permanent lines of T lymphocytes specific for acetylcholine
   receptors: A clonal approach to study the pathogenesis of myasthenia gravis. Recent Advances in Immunology:205-209
6. Klinkert WEF, LaBadie JH, Bowers WE (1982) Accessory and stimulat-
   ing properties of dentritic cells and macrophages insolation from
   various rat tissues. J Exp Med 156:1

HLA-Antigene bei okulärer Myasthenia gravis

A. Brinkmann, F. Schumm, C. Müller, A. Fateh-Moghadam und
J. Dichgans

Bei 35 nicht verwandten Patienten mit okulärer Myasthenia gravis, bei
denen sich auch nach zwei Jahren keine Anzeichen einer Generalisation
fanden und eine medikamentöse Induktion ausgeschlossen war, wurden
HLA-Antigene und die Titer der Antikörper gegen Acetylcholin-Rezeptoren (6) untersucht. Die Ergebnisse wurden mit den Befunden bei 47
Patienten mit einer generalisierten Myasthenia gravis und mit der
Verteilung der HLA-Marker der Normalbevölkerung (1) verglichen.

Die HLA-Antigene wurden nach einem standardisierten Verfahren bestimmt
(2,8,13). Die statistische Auswertung erfolgte nach dem Chi-Quadrat-
Test mit Yates-Korrektur. Bei den 35 Patienten mit okulärer Myasthenia gravis handelte es sich um 18 Patienten mit einem Manifestationsalter unter 40 Jahren (7♀, 11♂) und um 17 Patienten mit einem Manifestationsalter über 40 Jahren (2♀, 15♂). 13 Patienten hatten erhöhte
Antikörper gegen Acetylcholin-Rezeptor (>0,6 nmol/l Bungarotoxin-
Bindungsstellen). Bei den 47 Patienten mit generalisierter Myasthenia
gravis handelte es sich um 26 Patienten mit einem Manifestationsalter
unter 40 Jahren (18♀, 8♂) und um 21 Patienten mit einem Manifestationsalter über 40 Jahren (9♀, 12♂). 41 Patienten hatten erhöhte Antikörper
gegen Acetylcholin-Rezeptor.

Ergebnisse

Bei *okulärer Myasthenia gravis* (s. Tabelle 1) fand sich im Vergleich zur
europäischen Normalbevölkerung ein gehäuftes Vorkommen von A 3 (40,0%:
21,9%, p <0,05), auch bei der Untergruppe der Männer (38,5%: p <0,05)
und bei Manifestation nach dem 40. Lebensjahr (47,1%, p <0,05). Aw 24
(9) war bei älteren Patienten häufiger (41,2%:18,2%, p <0,05). Cw 7
war häufiger (22,9%:4,5%, p <0,01), auch bei der Untergruppe der Männer
(23,1%, p <0,01) und bei älteren Patienten (29,4%, p <0,01). DR 2 war
häufiger (56,3%: 25,1, p <0,01), auch bei der Untergruppe der Männer
(58,3%, p <0,01) und unabhängig vom Manifestationsalter (jeweils 56,3%,
p <0,05). Eine spezielle Verteilung der HLA-Antigene bei Frauen (n = 9)
konnte bei der geringen Zahl nicht gefunden werden.

Bei *generalisierter Myasthenia gravis* fand sich ein gehäuftes Vorkommen von
B 8 im Vergleich zur europäischen Normalbevölkerung (27,7%: 15,7,
p <0,05), auch bei der Untergruppe der Frauen (33,3%, p <0,05) und bei
Manifestation vor dem 40. Lebensjahr (38,5%, p <0,01). Aw 24 (9) war
bei Alter über 40 Jahren gehäuft (38,1%: 25,5, p <0,05). Cw 4 war bei
jüngeren Patienten erniedrigt (3,8%: 22,7%, p <0,05). Cw 7 war häufiger
bei jüngeren Patienten (23,1%: 4,5%, p <0,01) und bei Frauen (25,9%,
p <0,01). Das HLA-Antigen A 8 war bei keinem Patienten mit okulärer
oder generalisierter Myasthenia gravis positiv.

Erhöhte Antikörper gegen Acetylcholin-Rezeptor waren bei okulärer Myasthenia gravis signifikant positiv korreliert mit DR 3 (46,2% bei Patienten mit erhöhten Antikörpern, 9,1%, bei Patienten mit negativen

Tabelle 1. HLA-Antigene bei okulärer Myasthenia gravis

Locus	Manifestations-alter unter 40 J. n = 18 (7♀, 11♂)	Manifestations-alter über 40 J. n = 17 (2♀, 15♂)	Frauen n = 9	Männer n = 26	Alle Patienten n = 35	Europäische Normal-bevölkerung (Baur et al. 1980) n = 2648-2651
A 1	38,9% (7)	23,5% (4)	22,2% (2)	34,6% (9)	31,4% (11)	27,5%
A 3	33,3% (6)	47,1% (8)[a]	44,4% (4)	38,5% (10)[a]	40,0% (14)[a]	21,9%
Aw 24(9)	16,7% (3)	41,2% (7)[a]	22,2% (2)	30,8% (8)	28,5% (10)	18,2%
B 8	27,8% (5)	23,5% (4)	22,2% (2)	26,9% (7)	25,7% (9)	15,7%
Cw 1	22,2% (4)	17,6% (3)	22,2% (2)	19,2% (5)	20,0% (7)[a]	8,1%
Cw 7	16,7% (3)	29,4% (5)[b]	22,2% (2)	23,1% (6)[b]	22,9% (8)[b]	4,5%
	n = 16 (6♀, 10♂)	n = 16 (2♀, 14♂)	n = 8	n = 24	n = 32	
DR 2	56,3% (9)[a]	56,3% (9)[a]	50,0% (4)	58,3% (14)[b]	56,3% (19)[b]	25,1%
DR 3	31,3% (5)	12,5% (2)	25,0% (2)	20,8% (5)	21,8% (7)	20,4%

Generalisierte Myasthenia gravis

Locus						
	n = 26 (18♀, 8♂)	n = 21 (9♀, 12♂)	n = 27	n = 20	n = 47	n = 2648 - 2651
A 1	38,5% (10)	23,8% (5)	25,9% (7)	40% (8)	31,9% (15)	27,5%
A 3	19,2% (5)	38,1% (8)	25,9% (7)	30% (6)	27,7% (13)	21,9%
Aw 24(9)	15,4% (4)	38,1% (8)[a]	18,5% (5)	35% (7)	25,5% (12)	18,2%
B 8	38,5% (10)[b]	14,3% (3)	33,3% (9)[a]	20% (4)	27,7% (13)[a]	15,7%
Cw 1	7,7% (2)	4,8% (1)	3,7% (1)	10% (2)	6,4% (3)	8,1%
Cw 4	3,8% (1)[a]	33,3% (7)	14,8% (4)	20% (4)	17% (8)	22,7%
Cw 7	23,1% (6)[b]	14,3% (3)	25,9 (7)[b]	10% (2)	17% (8)	4,5%
	n = 26 (18♀, 8♂)	n = 20 (9♀, 11♂)	n = 27	n = 19	n = 46	
DR 2	34,6% (9)	45% (9)	37,0% (10)	42,1% (8)	39,1% (18)	25,1%
DR 3	38,5% (10)[a]	20% (4)	37,0% (10)	21,0% (4)	30,4% (14)	20,4%

[a] Signifikant (p < 0,05); [b] signifikant (p < 0,01)

Antikörpern, p <0,05) und negativ korreliert mit A 3 (7,7%: 63,6%,
p <0,01) und B 7 (7,7%: 50%, p <0,05). Patienten mit okulärer Myasthenia gravis und erhöhten Antikörpern gegen Acetylcholin-Rezeptor
hatten Aw 24 (9) häufiger als in der Normalbevölkerung (46,2%: 18,2%,
p <0,05). Drei Patienten mit okulärer Myasthenia gravis hatten das
HLA-Muster A 1, B 8, DR 3, davon hatten zwei erhöhte Titer gegen
Acetylcholin-Rezeptor von über 1 nmol/l.

Diskussion

Bei der Myasthenia gravis spielen Autoimmunmechanismen eine große
Rolle. Die charakteristischen HLA-Antigenmuster, die heute als bedeutsam bei gestörter Immunregulation angenommen werden und für generalisierte Myasthenie belegt sind (3,10,11) fanden wir bei okulären Myasthenien nicht. Nachzuweisen ist jedoch ein anderes HLA-Antigenmuster, nicht nur im Vergleich zu generalisierten Myasthenien, sondern
auch mit der Normalbevölkerung. Die bislang vorliegenden Arbeiten
zur HLA-Verteilung berücksichtigen nicht die Gruppe der okulären
Myasthenie (3,5,10). Die Assoziation generalisierter Myasthenien mit
B 8 und DR 3 steht in Übereinstimmung mit Compston et al. (3) und mit
Grosse-Wilde et al. (5), die beschriebene Assoziation mit A 8 (4,5,7)
konnte von uns nicht bestätigt werden. Okuläre Myasthenien sind mit
A 3, Cw 1, Cw 7 und insbesondere DR 2 assoziiert. Auffallend war, daß
3 Patienten ein HLA-Antigenmuster A 1, B 8, DR 3 hatten und davon 2
relativ hohe Antikörper-Titer gegen Acetylcholin-Rezeptor. Eine solche
Assoziation findet sich vor allem bei begleitenden Autoimmunerkrankungen (11). Die Patienten mit erhöhten Antikörper-Titern (13 von 35)
hatten abgesehen von Aw 24 (9) kein besonderes HLA-Antigenmuster bei
Vergleich mit der Normalbevölkerung. Patienten mit relativ hohen Antikörper-Titern hatten keine besonders schwere okuläre Symptomatik (12),
aber eine positive Korrelation mit DR 3 und eine negative Korrelation
mit A 3 und B 7 im Gegensatz zu den Ergebnissen von Naeim et al. (9)
bei generalisierter Myasthenia gravis (Korrelation mit B 8 und DR 3).

Das andere HLA-Verteilungsmuster und die relativ niedrigen und selten
nachweisbaren Antikörper-Titer weisen darauf hin, daß die okuläre
Myasthenie eine eigene Manifestationsform der Autoimmunreaktion gegen
Acetylcholin-Rezeptoranteile ist. Ob es sich um eine Autoimmunreaktion gegen ein anderes Antigen des Acetylcholin-Rezeptors als bei generalisierter Myasthenia gravis handelt (14), kann nach diesen erstmals untersuchten HLA-Antigen-Verteilungen nicht entschieden werden.
Aber die Befunde legen nahe, daß bei dieser lokalen Form schon aus
genetischen Gründen (Bedeutung der HLA-Antigene bei der Immunregulation) eine Generalisation nicht zu erwarten ist.

Zusammenfassung

Bei 36 Patienten mit rein okulärer Myasthenia gravis (Osserman I), bei
denen eine Beobachtungsdauer von mindestens zwei Jahren besteht und
sich weder nach der klinischen noch neurophysiologischen Untersuchung
eine Generalisation zeigte, wurden die HLA-Antigene und die Korrelation
mit den Antikörper-Titern gegen Acetylcholin-Rezeptor-Protein untersucht. Dabei zeigte sich im Gegensatz zu den Daten über generalisierte
Myasthenia gravis ein anderes Verteilungsmuster. Im Vergleich zur Normalbevölkerung fand sich aber A 3, Cw 7, DR 2 häufiger. Erhöhte Antikörper-Titer waren positiv korreliert mit DR 3 und negativ korreliert
mit A 3 sowie B 7.

Nach diesen Befunden ist anzunehmen, daß es sich bei der okulären
Myasthenie um eine besondere Manifestationsform handelt, bei der eine
Generalisation schon aus genetischen Gründen (Steuerung der Immunre-
gulation) unwahrscheinlich ist.

Literatur

1. Baur MP, Danilovs JA (1980) Population analysis of HLA-A, B, C,
   DR and other genetic markers. In: Terasaki PI (ed) Histocompatibility testing. The Regents of the University of California,
   UCLA Tissue Typing Laboratory, Los Angeles
2. Bodmer JG, Pickbourne P, Richards S (1978) Report of the 7th Int
   Histocompatibility Workshop and Conference Oxford. In: Bodmer
   WF, Batchelor JR, Bodmer JG, Festenstein H, Morris PJ (eds) Histocompatibility Testing 1977, pp 35-84
3. Compston DAS, Vincent A, Newsom-Davis J, Batchelor JR (1980)
   Clinical, pathological, HLA antigen and immunological evidence
   for disease heterogeneity in myasthenia gravis. Brain 103:579-601
4. Feltkamp TEW, Van den Berg-Loonen PM, Nijenhuis LE, Engelfriet
   CP, Van Rossum AL, Van Loghem JJ, Oosterhuis HJGH (1974) Myasthenia gravis, autoantibodies and HLA antigens. Br Med J 1:131-133
5. Grosse-Wilde H, Toyka KV, Besinger UA, Doxiadis I, Heininger K,
   Hömberg M, Hömberg V, Hohlfeld R, Fateh-Moghadam A, Jungwirth J,
   Kreeb G, Vögeler U (1983) Zur Immungenetik der Myasthenia gravis.
   Bedeutung der HLA-, Komplement- und Gm-Gensysteme für klinische
   und immunologische Parameter DMW 108:694-700
6. Lindstrom J (1977) An assay for antibodies to human acetylcholine
   receptor in serum from patients with myasthenia gravis. Clin Immunol Immunpathol 7:35-43
7. Möller E, Hammarstrom L, Smith E, Matell G (1976) HL-A 8 and LD-8
   a in patients with myasthenia gravis. Tissue Antigens 7:39-44
8. Müller C, Fink D, Müller G, Wernet P (1980) Avoidance of certain
   systemic pitfalls in the detection of HLA-DR antibodies defining
   fine specifities. Tissue Antigens 16:244-253
9. Naeim F, Keesey JC, Herrmann C Jr, Lindstrom J, Zeller E, Walford
   RL (1978) Association of HLA-B 8, DRW 3, and Anti-Acetylcholine
   Receptor antibodies in Myasthenia Gravis. Tissue Antigens 12:381-
   386
10. Pirskanen R (1976) Genetic associations between Myasthenia gravis
    and the HLA system. J Neurol Neurosurg Psychiat 39:23-33
11. Scherbaum WA, Schumm F, Maisch B, Müller C, Fateh-Moghadam A,
    Flüchter SH, Seif FJ, Bottazzo GF, Berg PA (1983). Myasthenia gra-
    vis. Overlap with "polyendocrine" autoimmunity. Klin Wochenschr
    61:509-515
12. Schumm F, Dichgans J (1984) Klinisches Bewertungssystem (Score)
    der oculären Symptomatik bei Myasthenia gravis. Nervenarzt (im
    Druck)
13. Terasaki PI (1972) In: Ray J (ed) Manual of tissue typing tech-
    niques. Natl Inst Health Bethesda, Maryland, pp 50-55
14. Vincent A, Newsom-Davis J (1980) Anti-acetylcholine receptor anti-
    bodies. J Neurol Neurosurg Psychiat 43:590-600

Nachuntersuchung von MS-Patienten mit über zehnjährigem Verlauf: Vergleich von Azathioprin-behandelten und nicht immunsuppressivbehandelten Patienten

R. Heun, L. Kappos, D. Dommasch, U. Bogdahn, P. Krauseneck und
I. Haubitz

Die beiden Ausgangsfragen zu unserer Untersuchung waren:

1. Wie verändert sich ein möglichst unausgewähltes Kollektiv von ambulanten und stationären Multiple-Sklerose-Kranken unserer Klinik
   innerhalb einer Zehnjahresperiode?

Dazu sollte neben dem neurologischen Befund möglichst umfassend auch
die Sicht der Patienten selbst und ihre sozio-ökonomische Situation
erfaßt werden.

2. Wie wirkt sich die in unserer Klinik seit 1968 bei einem Teil der
   Patienten angewandte immunsuppressive Therapie mit Azathioprin auf
   den Verlauf aus?

Dabei erschien es uns besonders wichtig, auch solche Patienten mit zu
erfassen, die sich sonst aus verschiedensten Gründen der Nachbeobachtung entzogen hätten. Aus der Gesamtheit der in den Jahren 1973 und
1974 ambulant oder stationär untersuchten MS-Patienten wurden alle
diejenigen herausgesucht, die eine klinisch gesicherte Diagnose hatten,
nach 1920 geboren waren, nicht weiter als 150 km entfernt wohnten und
einen Wert in der Expanded Disability Status Scale (EDSS) (6) zwischen
0 und 6.5 hatten. Aus diesem Kollektiv bildeten wir Paare, wobei jeweils ein Partner/-in keinerlei immunsuppressive Behandlung erhalten,
der oder die andere mindestens 2 Jahre Azathioprin im Krankheitsverlauf eingenommen haben sollten. Eine eventuelle Schubtherapie mit
Kortison oder ACTH wurde hierbei nicht berücksichtigt. Innerhalb jedes
Paares sollte Geschlecht und Schweregrad der Behinderung nach Kurtzke
(EDSS 1973/74) gleich sein; nach Möglichkeit auch Alter, Erkrankungsdauer und Verlaufsform. So entstanden aus der Gesamtzahl von 230 Patienten mit klinisch gesicherter MS 42 Paare. Von diesen konnten wir
- z.T. nach erheblichen Mühen - 51 Patienten ausführlich ambulant
nachuntersuchen; leider nur 17 Paare aus der ursprünglichen Paarung.
12 der angeschriebenen Patienten waren in der Zwischenzeit verstorben;
von 16 erhielten wir verwertbare Informationen über Fragebögen und
Telefonate, 2 entpuppten sich als Fehldiagnosen und von den restlichen
3 konnten wir nur erfahren, daß sie am Leben sind. Die 51 erschienenen
Patienten wurden alle im Laufe des Jahres 1984 von R.H. und L.K. gemeinsam untersucht, wobei neben Anamnese und übrigem neurologischen
Befund noch folgende standardisierte Verfahren zur Anwendung kamen:
quantifizierter Neurostatus, EDSS, Incapacitiy Scale (IS) nach Kurtzke
(5), Ambulation Index (AI) nach Hauser et al., Fragebogen zur sozio-
ökonomischen Situation (SF) modifiziert nach (7), psychologische Untersuchung (u.a. Tests zur allgemeinen Befindlichkeit, Lebenszufrieden-
heit, Benton-Test), visuell evozierte Potentiale, schließlich Laboruntersuchungen.

Betrachten wir zunächst alle 79 Patienten, über die wir ausreichende
Daten hatten, um den Kurtzke-Wert und die soziale Situation zu erfassen:
von diesen waren 18 in der Azathioprin-Gruppe und 38 ohne Immunsuppression. Das mittlere Alter betrug in beiden Gruppen 37 Jahre; die mitt-

lere Erkrankungsdauer bis Januar 1974 in der Gruppe ohne Immunsuppression 7,9, mit Azathioprin 9 Jahre. Das Verhältnis Frauen zu Männer war mit 1,6 identisch, auch der mittlere Kurtzke-EDSS-Wert 1973/74 war mit 3,6 in der Gruppe ohne und 3,4 in der Gruppe mit Azathioprin praktisch gleich. Der mittlere EDSS-Wert 1984 lag bei den Azathioprin-Patienten mit 4,9 niedriger als bei den Patienten ohne Immunsuppression mit 6,0. In der 5-teiligen Arbeitsfähigkeitsskala in Anlehnung an (7) errechnet sich für die Azathioprin-Gruppe ein Durchschnittswert von 2,3, für die Patienten ohne Immunsuppression 2,7 (2 = eingeschränkte Arbeitsfähigkeit, aber über 50%; 3 = Arbeitsfähigkeit unter 50% des normalen Leistungsvermögens).

Wenn man außer diesen Durchschnittswerten auch die aussagekräftigere Verteilung der EDSS-Werte in jeder Gruppe berücksichtigen will, ergibt sich Abb. 1. Bei praktisch identischen Ausgangswerten vor 10 Jahren ist die Zahl der bettlägerigen Patienten und der Verstorbenen in der Gruppe ohne Immunsuppression gut doppelt so hoch. Dieser Verteilungsunterschied ist im Chi^2-Test auf dem 5%-Niveau signifikant. Während in der Azathioprin-Gruppe die Häufigkeit mit Zunahme des Behinderungsgrades kontinuierlich abnimmt, bilden die Patienten ohne Immunsuppression eine doppelgipflige Kurve, man könnte spekulieren, derjenigen mit primär benigner Verlaufsform (bei denen auch eine Azathioprin-Behandlung keine weiteren Vorteile gebracht hätte) und derjenigen mit spontan stark progrediendem Verlauf, der in der Azathioprin-Gruppe scheinbar abgebremst wird.

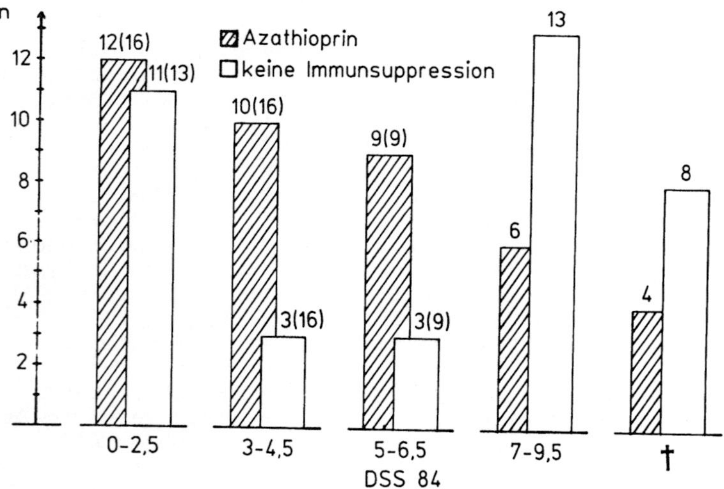

Abb. 1. Verteilung hinsichtlich Behinderungsgrad in Kurtzke's EDSS 1984 bei allen 79 erfaßten Patienten. Vergleich zwischen Azathioprin-behandelten (n = 41) und nicht immunsuppressiv-behandelten (n = 38) Patienten. Die in Klammern oberhalb der Säulen angegebenen Zahlen beziehen sich auf die Häufigkeit des jeweiligen Behinderungsgrades in der EDSS 1973/74. Die zwei Gruppen unterscheiden sich im χ^2-Test auf dem 5%-Niveau signifikant

Der Unterschied zugunsten der Azathioprin-Gruppe wird trotz kleiner Zahlen deutlicher, wenn man auch die Compliance und Dauer der Azathioprin-Einnahme zwischen 1974 und 1984 mit berücksichtigt. Als Indikator für gute Compliance wurde der mindestens einmalige Nachweis verminderter Leukozyten oder erhöhten mittleren Zellvolumens der Erythrozyten im Blutbild während der Einnahmezeit angesehen. In der Gruppe mit guter Compliance und über 5jähriger Einnahme ist der mittlere EDSS-Wert mit 3,4 fast nur halb so hoch wie in der Gruppe ohne Immunsuppression (p =0,03 im U-Test von Mann und Whitney). Dasselbe gilt auch, wenn man nur die 51 ambulant nachuntersuchten Patienten berücksichtigt, auch wenn hier wegen der geringen Fallzahl keine Signifikanz statistisch nachweisbar ist (s. Tabelle 1).

Tabelle 1. Vergleich verschiedener Parameter bei den 51 nachuntersuchten Patienten. Es wird unterschieden zwischen Patienten mit Azathioprin (n =30) und nicht immunsuppressiv behandelten Patienten (n =21). Innerhalb der Azathioprin-Gruppe wird nach Dauer der Einnahme und Compliance unterschieden

| | kein Aza | Azathioprin | | schlechte Compliance | Alle mit AZA |
		mind. 5 J. und gute Compliance	wenig. 5 J. und		
Anzahl (n = 51)	21	9	14	7	30
Alter	35,1	31,6	37,5	37,4	35,7
DSS 74	2,9	2,9	3,0	3,1	3,0
$\female$:$\male$	1,5	1,8	1,6	1,7	1,7
Erkrankungsdauer bis 1/1974	6,7	5,8	9,6	10,3	8,6
Score Neurostatus	92	56	86	80	76
Ambulation index	3,7	1,8	2,9	3,4	2,7
Incapacity scale	10,3	5,0	8,1	8,6	7,4
DSS 84	4,3	3,4	4,5	4,2	4,1

Diskussion

Trotz ihrer langjährigen klinischen Anwendung ist die Azathioprin-Behandlung der MS weiterhin umstritten. Während unkontrollierte (1,2,3, 10) oder offene randomisierte (9) Studien einen mehr oder minder ausgeprägten Effekt auf die Krankheitsprogression vor allem bei schubförmigen Verläufen belegen, war es bei zwei inzwischen abgeschlossenen doppelblind durchgeführten kontrollierten Studien (mit allerdings kleinen Fallzahlen und kurzen Beobachtungszeiten) nicht gelungen, statistisch signifikante Unterschiede nachzuweisen (8,11). Unsere 10jährige Nachbeobachtung unterstützt auch die Annahme eines Effektes von Azathioprin, wobei damit vor allem schwere Verlaufsformen abgemildert zu werden scheinen. Sie zeigt auch eindrücklich, daß nur bei einem geringem Anteil der Patienten diese Therapie über viele Jahre hinweg zuverlässig eingehalten wurde.

Retrospektive Verlaufsuntersuchungen haben immer ganz erhebliche methodische Nachteile; wohl der wesentlichste ist, daß sie keine Zufallszuteilung der Therapieverfahren gewährleisten. Damit können zwar *bekannte* Einflußgrößen - wie in unserer Untersuchung geschehen - durch Paar- oder Blockbildung weitgehend kontrolliert werden; die Wirkung *unbekannter* intervenierender Variablen bleibt jedoch unberechenbar. Die Alternative dazu, die prospektive, randomisierte, möglichst doppelt-blind zu führende Therapiestudie stößt allerdings dort auf ihre Grenzen, wo es auf langjährige Verläufe bei großen Patientenzahlen ankommt.

Bei chronischen Erkrankungen, zu welchen die MS in der Regel ja gehört, können deshalb Studien wie die unsrige bei vorsichtiger Interpretation durchaus ergänzende Ergebnisse liefern.

Literatur

1. Aimard G, Confavreux C, Ventre JJ, Guillot M, Devic M (1982) L'aza-thioprine dans le traitement de la sclerose en plaque. Expérience personelle (1967-1982). A propos de 213 malades. In: Hommes OR (ed) Immunosuppressive treatment in multiple sclerosis. Nijmegen, p 2-25
2. Dommasch D, Lurati M, Albert E, Mertens HG (1980) Long-term aza-thioprin therapy in multiple sclerosis. In: Bauer HJ, Poser S, Ritter G (eds) Progress in multiple sclerosis research. Springer, Berlin Heidelberg New York, p 381-387
3. Frick E, Angstwurm H, Blomer R, Strauss G (1977) Immunsuppressive Therapie der MS. 4. Mitteilung: Behandlungsergebnisse mit Azathio-prin und Antilymphozytenglobulin. MMW 119:1111-1114
4. Köpcke W, Zwingers Th, Baltzer J (1984) Indikation und Aussage-kraft von Beobachtungsstudien. Unveröffentl Manuskript
5. Kurtzke JF (1981) A proposal for a uniform minimal record of dis-ability in multiple sclerosis. Act Neurol Scand 64, Suppl 87: 110-129
6. Kurtzke JF (1983) Rating neurologic impairment in multiple scle-rosis: an expanded disability status scale (EDSS). Neurology 33: 1444-1452
7. Mellerup E, Fog T, Raun N, Colville P, deRham B, Hannah B, Kurtzke J (1981) The socio-economic scale. Act Neurol Scand 64, Suppl 87: 130-138
8. Mertin J, Rudge P, Kremer M et al. (1982) Double blind controlled trial of immunosuppression in the treatment of multiple sclerosis: final report. Lancet II:351-354
9. Patzold U, Hecker H, Pocklington P (1982) Azathioprine in treatment of multiple sclerosis. Final results of a 4 1/2 year controlled study of its effectiveness covering 115 patients. J Neurol Sci 54: 377-394
10. Rosen JA (1979) Prolongued azathioprine treatment of non-remitting multiple sclerosis. J Neurol Neurosurg Psychiat 42:338-344
11. Zeeberg J, Heltberg A, Kristensen JH, Raun NE, Fog T (1982) A long-term double blind, controlled trial of azathioprine versus placebo in treatment of progressive multiple sclerosis, In: Hommes OR (ed) Immunosuppressive treatment in multiple sclerosis. Nijmegen, pp 250-261

Verläufe der visuell evozierten Potentiale (VEP) bei akuter Retrobulbärneuritis (RBN) unter Kortikoidtherapie

H. Rüttinger, W. Emser, A. Knieriem und K. Schimrigk

Der diagnostische Wert der VEP-Untersuchungen bei Patienten mit Multipler Sklerose (MS) ist inzwischen unbestritten und allgemein anerkannt. Nach einer von Diener 1982 berichteten Literaturzusammenstellung sind die VEP bei gesicherten, wahrscheinlichen und fraglichen MS-Fällen in 2/3 aller Fälle pathologisch (5). In unserem Patientenkollektiv finden sich verlängerte Latenzen der P 100 Welle sogar in über 80% aller Fälle.

Die Wertigkeit einer Kortikoidtherapie bei der MS ist trotz des weitverbreiteten Einsatzes und der schon langjährigen Durchführung dagegen nicht so eindeutig nachgewiesen. Beschrieben wurde eine schubverkürzende Wirkung von ACTH, z.T. auch von Kortikoiden; ein längerfristiger Effekt bzw. eine Auswirkung auf das Spätergebnis sind dagegen nicht gesichert (1,4).

Wir sind der Frage nachgegangen, welche kurzfristigen Auswirkungen eine Kortikoidtherapie bei MS-Patienten mit einem akuten Schub der Erkrankung auf die VEP hat.

Zur Methode sollen nur kurz einige Anmerkungen gemacht werden. Die VEP wurden mittels Schachbrettumkehrmuster gewonnen. Ein Reizmustergenerator (Medelec, VS43781) projizierte mit der Umkehrfrequenz von 1 Hz ein Schachbrettmuster mit der Kästchengröße 1^0 auf einen Bildschirm mit der Gesamtfeldgröße $18^0 \times 20^0$. Die Leuchtdichte eines hellen Kästchens betrug 380 cd/m^2, die eines schwarzen Kästchens 12 cd/m^2. Der Fixationspunkt befand sich in der Bildschirmmitte. Abgeleitet wurde bipolar O_z gegen C_z entsprechend dem 10-20-System. Die verwendeten Silber-Silber-chlorid-Elektroden hatten Widerstände von maximal 1-3 kOhm. Über das Verstärkersystem Medelec MS 6 wurden in der Regel 64 Einzelreize gemittelt. Der Frequenzgang betrug 0,8-80 Hz, die Analysezeit 500 ms. Ausgewertet wurde die Latenz der P 100 Welle, erst in 2. Linie wurde die Amplitude dieser Welle berücksichtigt.

Eine pathologische Latenzverlängerung nahmen wir an bei Werten oberhalb des Mittelwertes plus der 2,5-fachen Standardabweichung (s. Abb. 1). Die Kortikoidbehandlung wurde nach einem festen Schema durchgeführt, es wurde mit einer Dosis von 100 mg Fluocortolon (Ultralan) täglich begonnen und diese Dosis nach jeweils fünf Tagen um 20 mg reduziert. VEP wurden in der Regel vor Beginn der Kortikoidtherapie sowie eine Woche und zwei Wochen nach Therapiebeginn abgeleitet. Kriterien der Besserung sahen wir in einer Latenzverkürzung von mindestens 9-10 ms, oder, wenn ein Potential, das zuvor nicht zu erhalten war, eindeutig evoziert werden konnte.

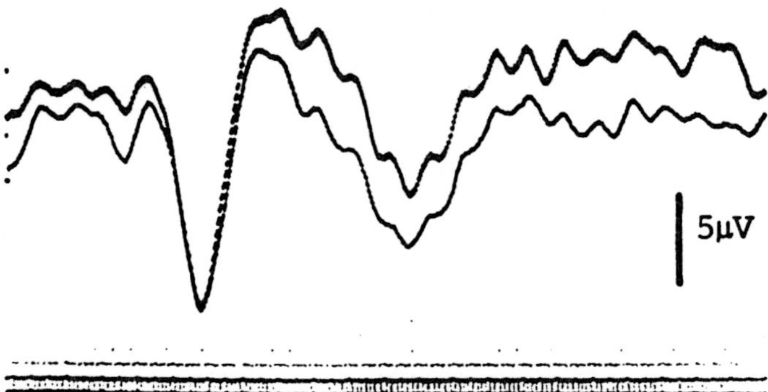

P 100 - Latenzen (ms); $\overline{X}$ 104 ± 13 (2,5 s$\overline{X}$)

Norm.-Kollektiv (Jahre); $\overline{X}$ = 37,6 ± 12,7 (n = 100)

Abb. 1. Normales VEP mit Angabe des Normbereiches der Latenz der P 100 Welle sowie des Normkollektivs

Die Untersuchung wurde zum einen bei 39 MS-Patienten mit einem akuten Schub der Erkrankung durchgeführt, die klinisch keine Beteiligung des visuellen Systems zeigten, die also keine akute RBN aufwiesen. Die Hälfte dieser Patienten hatte früher eine RBN durchgemacht; 2/3 der 39 Patienten hatten pathologische Latenzen der P 100 Welle. Diese Patienten zeigten mit Ausnahme von 2 Fällen unmittelbar unter einer Kortikoidmedikation keine Änderung der VEP, weder Verbesserungen noch Verschlechterungen. Dieses Ergebnis wäre mit der Annahme einer abgelaufenen Entzündung mit stationärem narbigen Zustand zu erklären.

Das gleiche Vorgehen wurde zum anderen in 20 Fällen mit einer akuten RBN angewandt (s. Abb. 2). Alle diese Patienten hatten zu Beginn pathologische Latenzen bzw. nicht evozierbare Potentiale auf dem betroffenen Auge. Bei den 13 akuten Retrobulbärneuritiden, bei denen zu Beginn ein Potential mit verlängerter Latenz zu evozieren war, kam es nach einwöchiger Kortikoidbehandlung zu einer signifikanten Latenzverkürzung, meist zwischen 9 und 20 ms. Nur in einem Fall, bei dem das Ausgangspotential wegen der kleinen Amplitude nur fraglich abgrenzbar war, kam es zu einer deutlicheren Latenzverbesserung nach einer Woche. Von der ersten zur zweiten Woche zeigten die Latenzen dagegen keine Änderung mehr. Nur in dem einen bereits genannten Fall kam es in der zweiten Woche wieder zu einer leichten Verschlechterung, was jedoch noch nicht signifikant war. Von den sieben Fällen mit akuter RBN, in denen zu Beginn kein Potential zu evozieren war, war in fünf Fällen nach einwöchiger Kortikoidbehandlung ein eindeutiges Potential zu erhalten.

In der zweiten Woche blieb die Latenz bei den schon gut gebesserten Fällen dann ebenfalls konstant; nur in den ausgeprägten Fällen, in denen die Latenz nach einer Woche noch hochgradig pathologisch war, kam es auch in der zweiten Woche unter der Kortikoidbehandlung noch zu einer Besserung der Latenz der P 100 Welle, in zwei Fällen sogar um signifikante Werte. Bei zwei Patienten war auch nach zwei Wochen kein eindeutiges Potential zu erhalten.

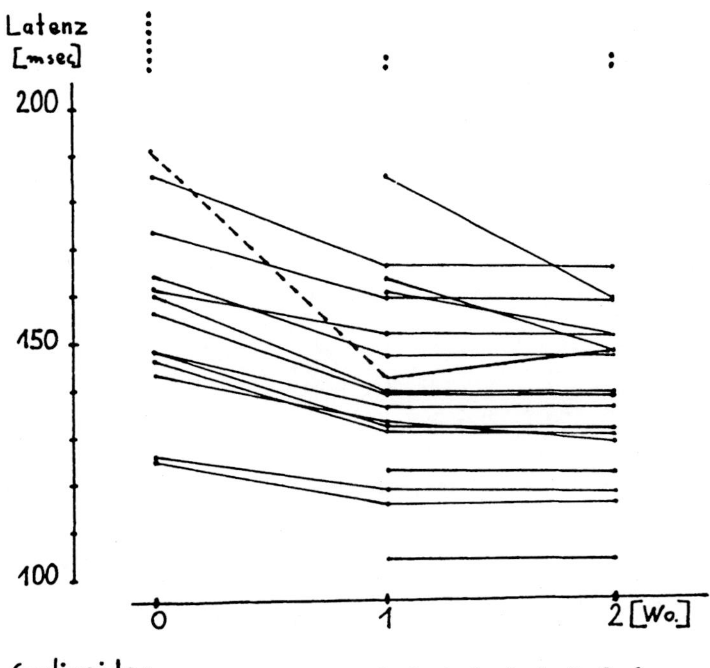

Abb. 2. VEP-Verlauf bei akuter Retrobulbärneuritis unter einer Kortikoidtherapie

Die Amplituden der P 100 Welle zeigten unter der Kortikoidbehandlung in den ersten beiden Wochen keine so einheitlichen Veränderungen wie die Latenzen. Es kam in der ersten Woche - auch abhängig vom Ausgangswert - zu mehr oder weniger deutlichen Besserungen der Amplitude, vor allem in den Fällen, bei denen zu Beginn kein eindeutiges Potential abzugrenzen war. In der zweiten Woche waren die Änderungen der Amplitude in der Regel weniger zahlreich und im Einzelfall weniger deutlich. Die Änderung der Amplitude über die erste Woche hinaus ist nicht verwunderlich, denn es ist geläufig, daß die allmähliche Visusbesserung bei Patienten mit akuter RBN nicht auf die erste Woche beschränkt ist, und der Visus nicht mit der Latenz der P 100 Welle korreliert ist, sondern eher mit der Amplitude. Dies hat Halliday in einer Untersuchung vor über zehn Jahren bereits nachgewiesen (2). Wir haben deshalb den exakten Visus nicht routinemäßig parallel zu den VEP-Untersuchungen messen lassen.

Interessant war nun die Frage, wie der VEP-Verlauf bei einer akuten RBN ohne Kortikoidbehandlung ist. Die Zahl der nicht bzw. verzögert behandelten Fälle ist geringer als die der mit Kortikoiden behandelten, die Veränderungen sind auch nicht einheitlich, man kann aber doch Unterschiede erkennen.

In der Abb. 3 ist zum Vergleich nochmals der VEP-Verlauf bei akuter RBN unter einer Kortikoidbehandlung (markiert durch Punkte) dargestellt mit signifikanter Besserung in der ersten Woche und dann konstanten Latenzen ab der zweiten Woche, auch bei späteren Kontrollen (Beispiel a). Daneben ist auch der VEP-Verlauf bei einem akuten Schub einer MS ohne gleichzeitige RBN dargestellt, wobei die Latenzen wie erwähnt unter der Kortikoidbehandlung konstant bleiben (Beispiel b). Im Beispiel c kommt es bei einer akuten RBN ohne Kortikoidtherapie in der ersten Woche nur zu einer leichten, nicht signifikanten Besserung der Latenz; erst in der zweiten Woche kommt es zu einer deutlicheren

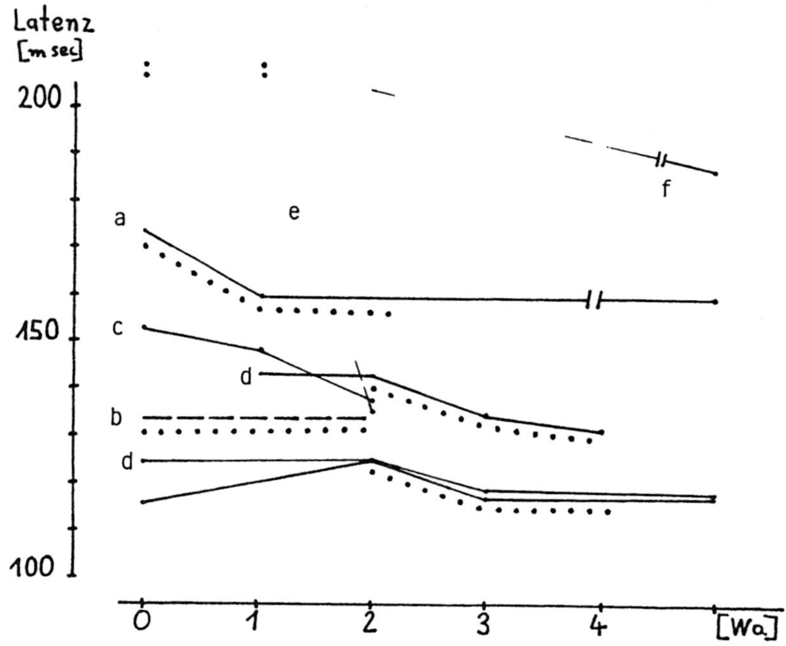

Abb. 3. Einzelbeispiele für VEP-Verläufe mit und ohne Kortikoidtherapie (siehe Text)

Latenzverkürzung. Nur in diesem einen Fall ist nach zwei Wochen bezüglich Latenz und Amplitude der P 100 Welle kein Unterschied zu den kor-
tikoidbehandelten Fällen zu erkennen, die Besserung tritt nur verzögert auf. In zwei anderen Fällen (Beispiele d) blieben dagegen Latenz
und Amplitude im Beobachtungszeitraum zunächst auf dem Ausgangsniveau.
Nachdem sich auch klinisch keine Besserungstendenz gezeigt hatte, wurde
schließlich doch eine Kortikoidtherapie begonnen, worauf sich auch bei
dem zeitlich etwas verzögerten Behandlungsbeginn noch der typische Verlauf mit Besserung der Latenz nach einer Woche zeigte. In zwei Fällen
mit akuter unbehandelter RBN war zu Beginn kein Potential zu evozieren.
In einem Fall (Beispiel e) war zwar nach zwei Wochen ein Potential mit
einer Latenz von 135 ms zu erhalten, die Amplitude dieses Potentials
betrug aber erst 1/3 der Amplitude des unbetroffenen Auges, während
bei den behandelten Fällen die Amplitude nach zwei Wochen mindestens
2/3 der Amplitude des unbetroffenen Auges oder sogar den gleichen Wert
erreicht hatte. In dem zweiten Fall mit anfangs nicht evozierbaren Potentialen war erst nach mehreren Wochen ein niedriges Potential mit
noch massiv verlängerter Latenz zu evozieren (Beispiel f).

Faßt man die Ergebnisse zusammen, so ergibt sich folgendes: Bei Patienten mit akutem Schub einer MS ohne RBN zeigen die VEP unmittelbar unter
einer Kortikoidtherapie keine Veränderung. Bei Patienten mit akuter RBN
stellt sich unter einer Kortikoidmedikation eine Latenzverkürzung der
P 100 Welle bzw. überhaupt keine Evozierbarkeit des Potentials innerhalb
einer Woche ein, während die Latenzen ab der zweiten Woche überwiegend
konstant bleiben. Bei Patienten mit akuter RBN ohne Kortikoidtherapie
kann die Erholung verzögert sein, anfänglich ausbleiben oder bezüglich
Latenz und Amplitude der P 100 Welle unbefriedigend sein.

Bei dem beschriebenen prompten Kortikoideffekt bei Patienten mit akuter RBN kann man kaum eine rasche Rückbildung der morphologischen Schädigung noch eine direkte pharmakologische Wirkung (z.B. auf einen Re-

zeptor) annehmen, sondern dieser Effekt scheint uns vorwiegend über
eine antiödematöse Kortikoidwirkung erklärbar. Hierdurch würde die
Erregungsleitung und ihre Synchronizität deutlich verbessert, denn
der Grad der akuten Verlangsamung und der zeitlichen Dispersion in
der Erregungsleitung durch die Demyelinisierung bedingen das Ausmaß
der Ausfälle. Desweiteren kann man durch eine rasche Ödemausschwem-
mung möglicherweise einer zusätzlichen axonalen Schädigung begegnen.
Wir sehen durch diese Verlaufsuntersuchung der visuell evozierten Potentiale eine Unterstützung unserer Indikation zu einer kurzdauern-
den, zu Beginn ausreichend dosierten Kortikoidtherapie bei Patienten
mit akuter Retrobulbärneuritis.

Literatur

1. Bowden AN, Bowden PMA, Friedman AI, Perkins GD, Rose SC (1974) A
   trial of corticotrophin gelatin injection in acute optic neuritis.
   J Neurol Neurosurg Psychiat 37:869-873
2. Halliday AM, McDonald WI, Mushin J (1973b) Delayed pattan - evoked
   responses in optic neuritis in relation to visual acuity. Transactions of the Ophthalmological Society, UK 93:315-324
3. Halliday AM (1982) The visual evoked potential in the investigation
   of diseases of the optic nerve, Ch 6. In: Halliday AM (ed) Evoked
   potentials in clinical testing. Churchill Livingstone, Edinburgh,
   pp 187-234
4. Poser CM (1978) Diseases of the myelin sheath. In: Baker AB, Baker
   LH (eds) Clinical· neurology, Vol 25, Ch 25. Harper and Row Hager-
   stown, Maryland, pp 1-188
5. Stöhr M, Dichgans J, Diener HC, Buettner UW (1982) Visuell evozierte kortikale Potentiale (VEP). In: Stöhr M et al. (Hrsg) Evozierte
   Potentiale, Kap 3. Springer, Berlin Heidelberg New York, S 233-323

Störungen „höherer kortikaler Funktionen" bei der Multiplen Sklerose

J. Haas und U. Patzold

1. Einleitung

Obwohl die Entmarkungsherde im Gehirn oft sehr ausgedehnt sind (6),
wird nur selten über neuropsychologische Störungen bei der Multiplen
Sklerose berichtet. Auch mit der Intelligenzminderung bei der MS beschäftigen sich nur wenige Untersuchungen an meist kleinen Patientengruppen. Trotz einer Reihe methodischer Mängel wurde in den bisher
vorliegenden Untersuchungen (1,3,5,7,10,12) immerhin aufgezeigt, daß
die verbale Intelligenz der MS Kranken im Bereich der von Wechsler
für gesunde Personen angegebenen Normen liegt. Für die nicht sprachliche Intelligenz blieb dies ungewiß.

Wir haben deshalb an einer großen, über Jahre gut dokumentierten
Gruppe MS Kranker speziell die nicht sprachgebundene Intelligenz mit
dem Handlungsteil des HAWIE (HAWIE-HT) im Vergleich zu Gesunden und
Kranken mit umschriebener Hirnschädigung untersucht. Neben der Intelligenz prüften wir, ob auch neuropsychologische Einzelleistungen,
wie z.B. die Sprache, durch die Erkrankung gestört werden. Hierzu bot
sich der jüngst von der Aachener Arbeitsgruppe um Poeck eingeführte
und validierte Aachener Aphasietest (AAT) (4) an.Des weiteren untersuchten wir das zentrale dichotische Hören als eine kognitive Fähigkeit mit dem Feldmann Test (2), ebenfalls eine Untersuchung, die auch
bei Schwerkranken mit Lähmungen und Koordinationsstörungen problemlos
durchgeführt werden kann. Eine zusätzliche Frage war, ob und inwieweit
die untersuchten zerebralen Fähigkeiten mit zunehmender Dauer der Erkrankung abnehmen und inwieweit die Leistungseinbuße mit der Schwere
der Erkrankung korreliert. In besonderem Maße war darüberhinaus von
Interesse, ob die Testergebnisse abhängen von den prognostisch durchaus unterschiedlichen Verlaufsformen der MS.

2. Methodik

86 Kranke mit gesicherter Multipler Sklerose wurden mit dem AAT, dem
HAWIE-HT und dem Feldmann Test untersucht. Die Schwere der Erkrankung
wurde unter Zugrundelegung einer objektivierten Wertskala in Wert-
punkten erfaßt (8). Als Kontrollgruppe dienten 29 hirngesunde Personen, die hinsichtlich Alter, Geschlecht und sozialem Status mit den
MS Kranken vergleichbar waren. Eine weitere Vergleichsgruppe für den
AAT und den HAWIE-HT waren 43 Kranke mit rechts- und linkshirnigen
hirneigenen Geschwülsten. Zum Gruppenvergleich wurden der T-Test und
varianzanalytische Verfahren verwendet. Testunterschiede wurden dann
als signifikant angesehen wenn p <0,05.

3. Ergebnisse

Das Durchschnittsalter der 86 MS Kranken betrug 35,4 Jahre. 27 Kranke waren männlich, 59 Kranke weiblich. Die mittlere Krankheitsdauer lag bei 5,1 Jahren. 37 Kranke hatten einen schubförmigen, 38 einen schubförmig progredienten und 11 Kranke einen chronisch progredienten Verlauf.

Bei 15 der 86 MS Kranken deckte der AAT sprachsystematische Störungen auf. Die Gesamtleistung der MS Kranken war signifikant geringer als die der gesunden Kontrollpersonen. Auch die nicht sprachgebundene Intelligenz gemessen mit dem Handlungs-IQ war gegenüber den gesunden Kontrollpersonen gemindert, gegenüber den Hirntumorträgern aber deutlich besser erhalten (Tabelle 1).

Im Feldmann Test hatten sowohl MS Kranke als auch gesunde Kontrollpersonen eine signifikant bessere Leistung für das rechte Ohr. Die Gesamtleistung der MS Kranken war aber signifikant geringer als die der gesunden Personen. Darüberhinaus war der sog. Rechtsohrvorteil, die mittlere Leistungsdifferenz zwischen dem rechten und linken Ohr für beidohrig angebotenes unterschiedliches Sprachmaterial, bei den Kranken doppelt so groß wie bei den Gesunden. Die Leistungen im Feldmann Test korrelierten bei Gesunden und Kranken mit den Nachsprech- und Sprachverständnisleistungen.

Die Gesamtleistung im AAT korrelierte bei den MS Kranken mit dem Handlungs-IQ und auch mit den einzelnen Untertests des HAWIE-HT. Bei den Hirntumorträgern hingegen fand sich keine Korrelation.

Manifestationsalter, Dauer der Erkrankung und Lebensalter zum Zeitpunkt der Untersuchung hatten keinen Einfluß auf die Testergebnisse. Die Testergebnisse korrelierten aber mit der Schwere der Erkrankung. Einen Einfluß auf die Testergebnisse hatte die Verlaufsform. Kranke mit schubförmigem Verlauf unterschieden sich nicht von den gesunden Kontrollpersonen.

4. Diskussion

Unsere Untersuchung ergab, daß Aphasien leichteren Grades bei der Multiplen Sklerose keineswegs selten sind. Auch belegt unsere Untersuchung ganz im Gegensatz zu den Ergebnissen der Literatur, daß die verbalen Fähigkeiten bei den MS Kranken keineswegs besonders gut erhalten sind. Dies stimmt aber überein mit den neuropathologisch häufigen und schon von Pette (9) beschriebenen Entmarkungsherden in den Sprachregionen.

Für die nicht sprachgebundene Intelligenz fanden wir bei den MS Kranken ebenfalls eine deutliche Beeinträchtigung im Vergleich zu den Gesunden. Besonders auffällig war, betrachtete man die Verteilung der Handlungs IQs, ein ausgeprägtes Defizit im Bereich überdurchschnittlicher Intelligenz. Dieses Defizit war bei den Hirntumorträgern noch deutlicher, die allerdings auch insgesamt in ihrer nicht sprachlichen Intelligenz stärker gemindert waren. Möglicherweise kann der, wenn auch herdförmige, so doch diffus verteilte Entmarkungsprozeß, der über Jahre fortschreitet, besser kompensiert werden als ein blastomatöser Hirnschaden.

Das dichotische Hören erwies sich als eine kognitive Fähigkeit, die bei MS Kranken im Vergleich zu Gesunden ebenfalls beeinträchtigt war. Bemerkenswert war, daß der Rechtsohrvorteil bei MS Kranken doppelt so groß war wie bei Gesunden. Dies führen wir auf den längeren Weg der

Tabelle 1. Beschreibende Statistik der Ergebnisse im Aachener Aphasietest und Handlungsteil des HAWIE bei MS Kranken, gesunden Kontrollpersonen und Hirntumorträgern. Angegeben sind die Mittelwerte ($\bar{x}$), die Zahl der untersuchten Personen (n) und die Standardabweichung (s)

	MS Kranke	Gesunde Kontrollpersonen	Hirntumorträger
	$\bar{x}$ (n) s	$\bar{x}$ (n) s	$\bar{x}$ (n) s
Nachsprechen	147,6 (86) 2,6	147,6 (29) 3,3	142 (43) 14,8
Schriftsprache	88,8 (83) 4,3	89 (29) 2,0	79 (43) 18,9
Benennen	114 (84) 4,8	114,1 (29) 4,2	101 (43) 25,9
Sprachverständnis	107 (85) 9,9	113,4 (29) 5,5	99 (43) 17,4
Gesamtleistung AAT[a]	487,2 (82) 17,1	495,1 (29) 10,0	445 (43) 67,4
Token Test	2,3 (86) 2,9	1,6 (29) 1,5	8,7 (43) 12,4
Bilderordnen	8,3 (79) 3,2	10,1 (29) 3,1	6,1 (31) 3,0
Bilderergänzen	7,9 (79) 3,2	10,6 (29) 2,6	6,0 (31) 3,2
Mosaik-Test	8,8 (80) 2,7	11,5 (29) 4,9	4,9 (31) 2,9
Figurenlegen	9,0 (80) 3,3	10,0 (29) 3,7	5,7 (31) 3,4
Handlungs IQ	93,7 (80) 15,3	106,1 (29) 16,3	80,3 (31) 13,7

[a]Einschließlich Spontansprache

linken Hörbahn zurück, der nicht nur bei der Deutung des physiologischen Rechtsohrvorteils eine Rolle spielt (11), sondern auch mit größerer Wahrscheinlichkeit von dem Entmarkungsprozeß betroffen werden kann.

Neben dem verbalen Kurzzeitgedächtnis prüft der Feldmann Test als kognitiver Leistungstest in einem Sprache verarbeitenden System auch Nachsprech- und Sprachverständnisfähigkeiten. Entsprechend fanden wir eine

Korrelation zwischen den Leistungen im Feldmann Test und den Leistungen Nachsprechen und Sprachverständnis des AAT.

Da Kranke mit schwerer körperlicher Beeinträchtigung auch nach kurzer Krankheitsdauer schon eine Hirnleistungsminderung zeigten, belegt dies die Beeinträchtigung des gesamten Zentralnervensystems durch die Erkrankung. Trotz oft langer Krankheitsdauer unterscheiden sich die MS Kranken mit schubförmigem Verlauf nicht von den Gesunden. Dies erweist die Gutartigkeit dieser Verlaufsform nicht nur für die körperliche, sondern auch für die intellektuelle Beeinträchtigung.

Da bei den MS Kranken die verbalen und nicht verbalen Fähigkeiten miteinander korrelieren, nicht jedoch bei Hirntumorträgern, nehmen wir an, daß MS Kranke mit aphasischen Störungen sehr viel mehr diffus verteilte und auch nicht sprachliche neuropsychologische Funktionen beeinträchtigende Plaques haben als solche ohne Aphasie.

5. Zusammenfassung

86 MS Kranke, 29 neurologisch gesunde Kontrollpersonen und 43 Hirntumorträger wurden mit dem Aachener Aphasie Test, dem Handlungsteil des HAWIE und dem dichotischen Test nach Feldmann untersucht. Die MS Kranken erbrachten in allen Testverfahren geringere Leistungen als die gesunden Kontrollpersonen. Die Testleistungen korrelierten mit der Schwere der Erkrankung. Einen entscheidenden Einfluß auf die Testleistungen hatte die Verlaufsform. MS Kranke mit schubförmigem Verlauf unterschieden sich trotz oft jahrelanger Krankheitsdauer nicht von gesunden Kontrollpersonen.

Literatur

1. Canter AH (1951) Direct and indirect measures of psychological deficit in multiple sclerosis. J Gen Psychol 44:3-50
2. Feldmann H (1965) Dichotischer Diskriminationstest, neue Methode zur Diagnostik zentraler Hörstörungen. Arch Ohr- Nas- Kehlk Heilk 184:294-329
3. Goldstein G, Shelly CH (1974) Neuropsychological diagnosis of multiple sclerosis in a neuropsychiatric setting. J Nerv Ment Dis 158:280-290
4. Huber W, Poeck K, Weniger D, Willmes K (1982) Der Aachener Aphasietest. Hogrefe Göttingen
5. Jambor KL (1969) Cognitive functioning in multiple sclerosis. Br J Psychiatry 115:765-775
6. Lumsden CE (1970) The neuropathology of multiple sclerosis. In: Vinken PJ, Bruyn GW (eds) Handbook of clinical neurology. Amsterdam, North Holland Publishing Co, Vol 9, pp 217-309
7. Marsh GG (1980) Disability and intellectual function in multiple sclerosis patients. J Nerv Ment Dis 168:758-762
8. Patzold U, Weinrich W (1975) Vorschlag einer neurologischen Befunddokumentation. Nervenarzt 46:550-556
9. Pette H (1942) Die akut-entzündlichen Erkrankungen des Nervensystems. Georg Thieme, Leipzig, S 374-396
10. Reitan RM, Reed JC, Dyken ML (1971) Cognitive psychomotor and motor correlates of multiple sclerosis. J Nerv Ment Dis 153:218-224
11. Rothenberger A, Jürgens R (1978) Kritische Anmerkungen zum dichotischen Hören. Folia Phoniat (Basel) 30:136-155
12. Staples D, Lincoln NB (1979) Intellectual impairment in multiple sclerosis and its relation of functional abilities. Rheumato Rehabil 18:153-160

Klinische und labordiagnostische Beobachtungen bei familiärer MS

H.-P. Hartung, V. Hömberg und M. Hennerici

Einleitung

Trotz intensiver interdisziplinärer Forschung ist die Ätiologie der Multiplen Sklerose weiterhin unbekannt. Schon frühzeitig wurden genetische Faktoren angeschuldigt, ausgehend von Einzelbeobachtungen über familiär gehäuftes Vorkommen von MS (5,6,8). Klinische Studien solcher Fälle werfen das Problem auf, wie sicher Betroffene und Nichtbetroffene unterschieden werden können, dies trifft vor allem für ältere Arbeiten zu, bei denen teilweise zusätzliche Schwierigkeiten in der eindeutigen differentialdiagnostischen Abgrenzung bestehen. Die im letzten Jahrzehnt verfügbar gewordene Zusatzdiagnostik erlaubt inzwischen eine größere Treff- und Diskriminationssicherheit.

Wir berichten über eine Familie mit mehreren an sicherer MS erkrankten Patienten, die wir unter Ausschöpfung des modernen Repertoires an Zusatzdiagnostik ebenso wie subjektiv nicht betroffene Familienmitglieder untersuchten.

Beschreibung der Familie

Die Familie des Propositus (52 J.) besteht in der gleichen Generation aus 5 männlichen Mitgliedern im Alter von 42-52 Jahren (Abb. 1a). Sie war stets in enger geographischer Nähe ansässig. Der Vater ist 30jährig im Krieg verschollen, die Mutter im Alter von 69 Jahren angeblich an Knochenkrebs verstorben. Drei der Brüder haben zusammen 3 Kinder im Alter von 3-21 Jahren, von denen wir bislang 2 untersuchen konnten.

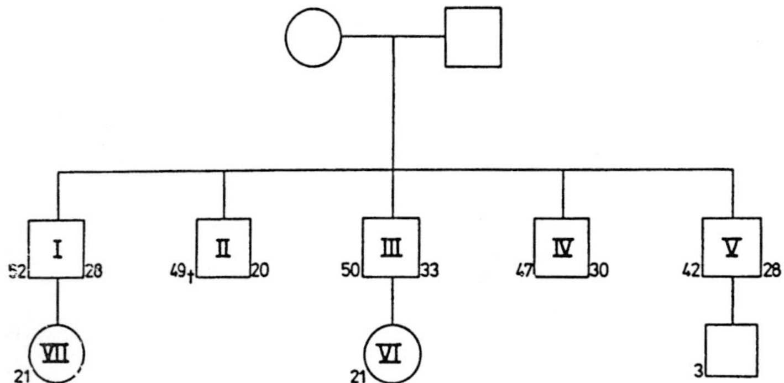

Abb. 1a. Stammbaum der Familie. Links Alter zum Zeitpunkt der Untersuchung, rechts der Erstmanifestation

Fallbeschreibung

I. Die Erkrankung des Patienten begann im 28. Lebensjahr mit einer Schwäche beider Beine, Gefühlsstörungen und Gangunsicherheit und nahm einen chronisch progredienten Verlauf. Neurologisch stand bei dem jetzt rollstuhlpflichtigen Patienten im Vordergrund eine zerebelläre Symptomatik mit schwerstem Intentions- und posturalem Tremor, Zeigeataxie und eine pontozerebelläre Störung der Blickmotorik; darüber hinaus fanden sich Farbsinnstörung und temporale Papillenabblassung beidseits ohne anamnestischen Hinweis auf abgelaufene Retrobulbärneuritis, sowie eine spastische Tetraparese, Harninkontinenz und mäßiger dementiver Abbau.

II. Dieser Patient bemerkte erstmals im 20. Lebensjahr eine Schwäche der Beine und Gangunsicherheit. Bei ihm lag ein chronisch progredienter Verlauf vor mit zum Untersuchungszeitpunkt völliger Immobilisation und schwerster Tetraspastik. Zusätzlich bestanden okulomotorische Störungen (bilaterale internukleäre Ophathalmoplegie, vertikale Blickparese), abgeblasste Papillen und Incontinentia urinae et alvi.

III. Bei diesem Patienten lag eine im 33. Lebensjahr mit einer Querschnittsmyelitis begonnene schubhaft remittierende Form der Erkrankung vor. Neurologisch imponierte wiederum eine zerebelläre Symptomatik (Intentionstremor, Dyssynergie) neben pyramidalen, blickmotorischen und sensiblen Störungen.

IV. Dieser Patient gab eine kurzfristige Episode von Gangunsicherheit im 30. Lebensjahr an. Er bot im wesentlichen einen zerebellären Befund mit Gangataxie, leichter Dysarthrie und gestörtem vestibulookulären Reflex.

V. Der 43-jährige berichtete neben einer zeitlebens bestehenden Standunsicherheit bei raschen Wendebewegungen über eine im Alter von 28 Jahren aufgetretene, 3 Tage anhaltende Drehschwindel-Episode. Neurologisch war er unauffällig.

Die untersuchten 21jährigen Kinder VI und VII (von I und III) waren anamnestisch und klinisch unauffällig.

In Ergänzung zum klinischen Befund wurden Computer- und Kernspin-Tomographie (Spin-Echo Pulssequenz) sowie neurophysiologische Zusatzuntersuchungen durchgeführt (Tabelle 1). Liquorproben lagen bei 2 Patienten vor, die Befunde waren pathologisch mit mäßiger Pleozytose, erhöhter ZNS-eigener IgG-Produktion und Nachweis oligoklonaler Bande. Während computertomographisch eindeutige Herde sich nicht darstellten, zeigte die Kernspin-Tomographie in den klinisch sicheren Fällen multiple Herde in der weißen Substanz, die teilweise mit der klinischen Lokalisation korrelierten, teilweise darüber hinausgingen (Abb. 1b und c). Bei den übrigen untersuchten Familienmitgliedern wurden unauffällige Befunde erhoben. Demgegenüber ergaben die Studien evozierter Potentiale pathologische Befunde in den akustischen (AEP), visuellen (VEP) und somatosensiblen (SSEP) Systemen (Tabelle 1). Bei den nicht schwer Betroffenen waren VEP (IV), bei V die SSEP grenzwertig, bei VII VEP und AEP pathologisch. Die kognitionsabhängige späte Komponente (P300) der akustisch evozierten Potentiale zeigte pathologische Latenzverzögerung bei I, IV und VII. Durch diese EP-Technik, die Veränderungen der Stimulusbearbeitungszeit mißt, können frühe Stadien kognitiver Störungen besonders bei subkortikalen Demenzen nachgewiesen werden (4,7).

Tabelle 1. Klinische und labordiagnostische Charakterisierung der Familie

Patient	Verlauf	Klin. be- troffene Systeme	Liquor	VEP	AEP	SSEP	P300	CT	NMR
I	CP	C, M, O, S	P	P	P	P	P	N	P
II	CP	C, M, O, S	P	NU	NU	NU	NU	N	NU
III	SR	C, M, O	NU	P	P	P	N	N	P
IV	SR	C, M, O	NU	P	P	N	P	N	P
V	–	–	NU	N	N	P	NU	NU	NU
VI	–	–	NU	P	P	N	P	N	N
VII	–	–	NU	N	N	N	N	N	NU

C: Cerebellär, CP: Chronisch-progredient, M: Motorisch, N: Normalbefund,
NU: Nicht untersuchbar, O: Nervus opticus, P: Pathologischer Befund,
SR: Schubhaft-remittierend

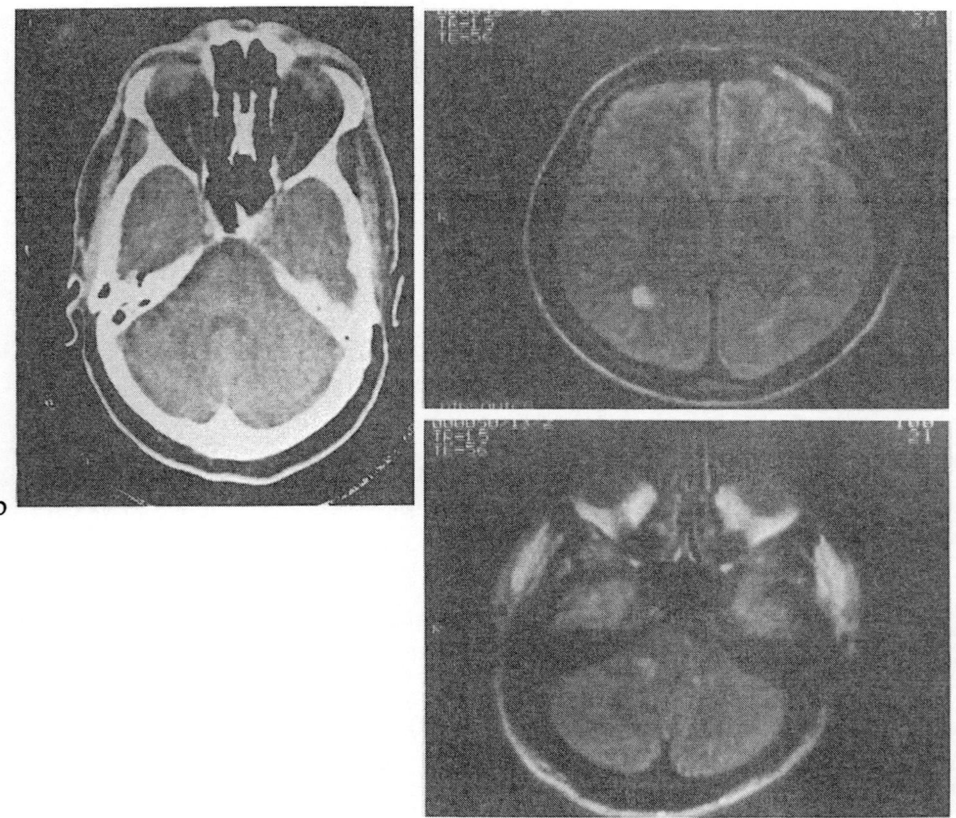

Abb. 1b und c. Vergleich computertomographischer und kernspin-tomographischer
(Spin-Echo Pulssequenz) Befunde bei Patient I (Legende zur Tabelle 1)

Diskussion

Nach der neurologischen Anamnese und dem klinischen Untersuchungsbefund
findet sich in dieser Familie das ganze Spektrum der Erkrankung in seinen charakteristischen Zeichen: die chronisch progredient schwere Verlaufsform ist ebenso wie die mit rezidivierenden Schüben und recht guten Remissionen vertreten, prinzipiell sind mehrere getrennte Abschnitte des ZNS betroffen. Auffallend ist jedoch bei dieser Familie die
allen Erkrankten eigene zerebelläre Symptomatik, die besonders bei den
am schwersten Betroffenen ausgeprägt vorhanden ist (I) oder war (II).
Diese Ausprägungsvarianz und das Manifestationsalter sind in Übereinstimmung mit den wenigen klinisch gut dokumentierten Arbeiten über fa-
miliäres Auftreten der MS (1,2,3,8,10). Nach der neurophysiologischen
Zusatzdiagnostik sind bei 3 Probanden (III, IV und V) anamnestisch,
klinisch und computertomographisch inapparente Läsionen zu vermuten.
Die Kernspin-Tomographie war im morphologischen Nachweis demyelinisie-
render Herde der Computer-Tomographie überlegen, wie dies von den wenigen bisherigen Studien bekannt ist (11,12). Bei 2 Mitgliedern der
zweiten Generation, gerade an der Grenze des üblichen Manifestationsalters, deuteten allein die Untersuchung der evozierten Potentiale auf
demyelinisierende Läsionen hin.

Ausgehend vom Propositus (1) konnten wir in dieser Familie neben dem
schwer betroffenen Patienten II mindestens 2 weitere Betroffene identifizieren, in der nachfolgenden Generation ergaben sich Hinweise auf
2 subklinische Fälle.

Zusammenfassung

Wir haben im vorliegenden Bericht erstmalig eine Familie vorgestellt,
in der innerhalb einer Generation 4 von 5 Mitgliedern nach Anamnese,
Klinik und relevanten Zusatzuntersuchungen an einer im Sinne der kürzlich veröffentlichten Empfehlung einer Konferenz über Diagnose der MS
(9) gesicherten Form dieser Erkrankung leiden und bei der zusätzlich
in der zweiten Generation Hinweise auf das Vorliegen subklinischer
Läsionen bestehen.

Wir danken Professor Marx und Dr. Seyfert, Berlin, für Untersuchung
des Probanden V, Dr. Gahlen und Dr. Stork, Düsseldorf, für die Durchführung der NMR-Untersuchungen, und Prof. W.I. McDonald, London, für
hilfreiche Diskussion.

Literatur

1. Bird TD (1975) Apparent familial multiple sclerosis in 3 genera-
   tions. Arch Neurol 32:414-416
2. Ebers GC (1983) Familial factors in multiple sclerosis. Neurologic
   Clinics 1:654-654
3. Eldridge R et al. (1978) Familial multiple sclerosis: clinical,
   histocompatibility and viral serological studies. Ann Neurol 3:
   72-80
4. Goodin DS et al. (1978) Long latency event related components of
   the auditory evoked potential in dementia. Brain 101:633-648
5. Hallpike JF et al. (eds) (1983) Multiple sclerosis. Chapmann and
   Hall, London
6. McAlpine D et al. (1972) Multiple sclerosis - a reappraisal.
   Churchill Livingstone, Edinburgh

7. McCarthy G, Dauchin E (1981) A metric for thought: A comparison of
   P300 latency and reaction time. Science 211:77-80
8. Myrianthopoulos N (1970) Genetic aspects of multiple sclerosis.
   In: Vinken PJ, Bruyn GW (eds) Handbook of Clinical Neurology, Vol
   9. Elsevier, Amsterdam, p 85
9. Poser CM et al. (1983) New diagnostic criteria for multiple sclerosis: guidelines for research protocols. Ann Neurol 13:227-231

Zur diagnostischen Bedeutung von long loop Reflexen bei Multipler Sklerose

H.-H. Friedemann, J. Noth und R. Glombitza

Einleitung

Die multiple Sklerose ist charakterisiert durch multiple, zeitlich ge-
staffelte Schübe und multiple topische Lokalisation der Krankheits-
herde im zentralen Nervensystem. Pathologisch anatomisch handelt es
sich dabei um herdförmige Demyelinisierungen ohne Destruktion der
Axone. Besonders im Anfangsstadium der Erkrankung ist es häufig klinisch nicht möglich, multiple Herde nachzuweisen, weshalb unterschiedliche neurophysiologische Methoden (Elektronystagmographie, Blinkreflex, somatosensibel, visuell und akustisch evozierte Potentiale) angewendet werden, um subklinische Läsionen zu erfassen. Die bisherigen
Untersuchungen ermöglichen eine exakte Diagnostik der Okulomotorik,
des Blinkreflexes und der afferenten Systeme. Eine Methode zur Erfassung von subklinischen Herden im zentralen efferenten System ist
von Diener und Mitarbeitern (1) beschrieben worden. Die Ableitung von
long loop Reflexen in distalen Handmuskeln, die nachfolgend dargestellt wird, ermöglicht eine vergleichbare Diagnostik mit geringerem
methodischen Aufwand.

Material und Methodik

29 Normalpersonen und 47 Patienten mit multipler Sklerose, die vorwiegend nur leichte Ausfälle hatten, nahmen an der Untersuchung teil.
Die Diagnosestellung erfolgte aufgrund einer eingehenden neurologischen
Untersuchung sowie der klinisch durchgeführten Zusatzdiagnostik einschließlich Lumbalpunktion.

Die Versuchspersonen wurden aufgefordert, mit dem Zeigefinger bei
opponiert gelagertem Daumen (Präzisionsgriff) gegen einen Hebelarm
mit 10% der Maximalkraft zu drücken. Das Kraftniveau konnte visuell
kontrolliert werden. Rasche Dehnung des M. interosseus dorsalis I wurde
durch dreieckförmige Auslenkungen des Hebelarms (Gipfelzeit 6 ms, Gesamtdauer 20 ms), die zu einer Dorsalextension des Zeigefingers führten, erzeugt. Das Oberflächen-EMG dieses Muskels wurde abgeleitet, ge-
filtert (5-1000 Hz), gleichgerichtet und 128-mal gemittelt. Die Analysezeit betrug 200 ms. Sämtliche Ableitungen wurden mindestens einmal reproduziert. Die Latenzzeiten der sich darstellenden EMG-Antwor-
ten wurden mittels eines Cursor auf dem Bildschirm bestimmt. In Anlehnung an Lee und Tatton (2) wurde der erste Gipfel, der dem spinalen
Dehnungsreflex entspricht, als M1 und der zweite Gipfel, der der long
loop Antwort entspricht, als M2 bezeichnet. Mittelwerte und Standardabweichungen der Latenzen sowie der Latenzdifferenz M2-M1, die der
Leitungszeit vom Rückenmark zum Kortex und zurück entspricht, wurden
berechnet.

Zusätzlich wurden bei dem Patientenkollektiv unter Standardbedingungen
(Stimulation des N. medianus 3 mA über der motorischen Schwelle, Reizfrequenz 3 Hz, Skalpelelektroden über dem kontralateralen Handfeld C3'
bzw. C4', Referenz über Fz) kortikale somatosensibel evozierte Potentiale abgeleitet. Ausgewertet wurde lediglich die Latenz der N2O Komponente. Entsprechend unserem Normalkollektiv wurde als obere Normgrenze 22,3 ms angesehen (Mittelwert +2,5 Standardabweichungen).

Ergebnisse

Bei allen 29 Normalpersonen waren die M1 und die M2 Antworten reproduzierbar auslösbar. Der Mittelwert der M1-Latenz betrug 32,6 ms, der
der M2-Latenz 55,5 ms und der der Latenzdifferenz M2-M1 22,7 ms. Für
die weitere Betrachtung wurde nur die Latenzdifferenz, die der zentralen Leitungszeit entspricht, berücksichtigt. Unter Zugrundelegung
von 2,5 Standardabweichungen ergab sich für die Latenzdifferenz ein
oberer Normwert von 27,5 ms.

Von den 47 Patienten mit multipler Sklerose zeigten 32 (68%) entweder
eine eindeutige Verzögerung der zentralen Leitungszeit (M2-M1, Abb. 1
B, C) oder ein vollständiges Fehlen der long loop Reflexe (Abb. 1D, E).
Demgegenüber fand sich nur bei 19 (40%) eine eindeutig pathologische
Latenzverzögerung der N2O Komponente im SEP als Hinweis auf eine Läsion im afferenten System. Nur 2 der 19 Patienten mit latenzverzögerten
SEP zeigten unauffällige long loop Reflexe, so daß bei diesen die Latenzverzögerung im afferenten System durch eine intakte efferente
Leitung wieder ausgeglichen werden konnte. Andererseits ergab sich
bei 15 Patienten ein auffälliger Befund der long loop Reflexe bei unauffälligen SEP. Ein solcher Befund muß als Hinweis auf eine Läsion
im efferenten motorischen (pyramidalen) System gewertet werden.

Diskussion

Die Ergebnisse zeigen, daß durch die Untersuchung der long loop Reflexe
und der SEP bei 15 von 47 Patienten eine Läsion im zentralen efferenten motorischen System nachzuweisen ist. Eine Läsion im peripheren
System würde sich durch eine Verlängerung der M1-Latenz bemerkbar
machen und ist somit durch die Berechnung der Latenzdifferenz M2-M1
für die zentrale Leitungszeit unbedeutsam. Das gleiche gilt für die
Armlänge. Ein wesentlicher Vorteil der Methode ist, daß sie sehr empfindlich ist und schon bei geringsten, klinisch nicht erfaßbaren Läsionen des motorischen Systems pathologische Befunde ergibt wie Untersuchungen an Risikopersonen für Chorea Huntington (3) und an Patienten mit latenten zentralen Paresen (4) gezeigt haben. Dabei ist bemerkenswert, daß es bei den beiden zuletzt genannten Gruppen zu einem
vollständigen Fehlen der long loop Reflexe kommt, während die Patienten mit multipler Sklerose Latenzverzögerungen aufweisen als Hinweis
auf eine Demyelinisierung bei noch durchgängiger Leitung. Ein ähnliches
Ergebnis hat die Untersuchung der long loop Reflexe an den unteren Extremitäten ergeben (1).

Zusammenfassung

Bei 47 Patienten mit multipler Sklerose wurden long loop (LL) Reflexe
der kleinen Handmuskeln und Medianus-SEP abgeleitet. 40% der Patienten
zeigten sicher latenzverzögerte SEP. Demgegenüber ergab die Untersuchung der LL Reflexe bei 68% der Patienten ein auffälliges Ergebnis.
Dabei zeigte sich sowohl eine Verlängerung der zentralen Leitungs-

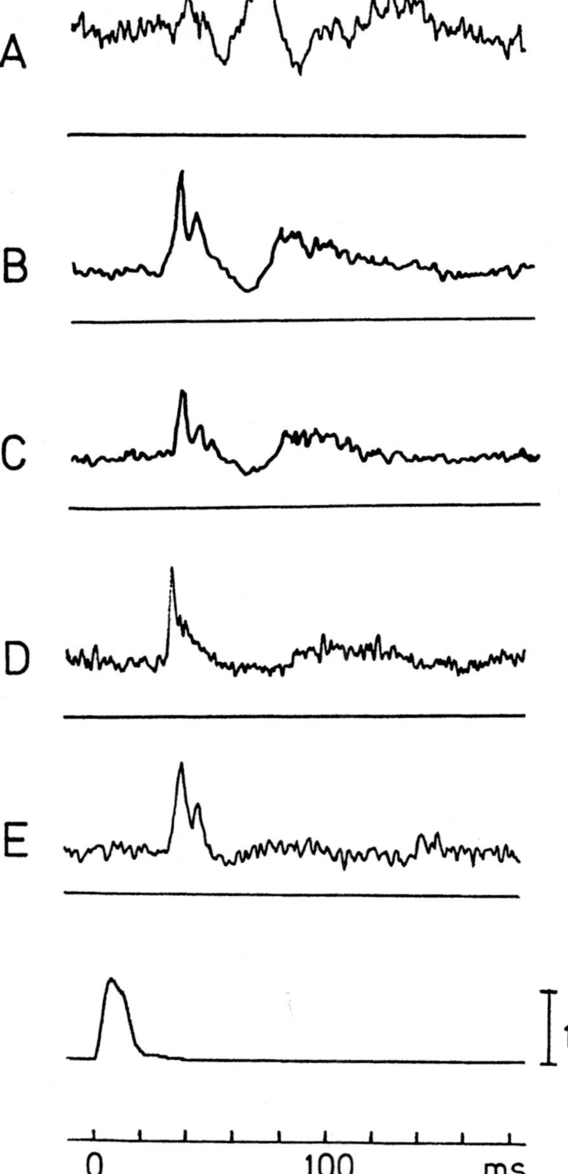

Abb. 1. Long loop Reflexe des M. interosseus dorsalis I. **A**: Normalperson, **B, C**: Patienten mit multipler Sklerose und eindeutiger Latenzverzögerung der M2 Antwort. **D, E**: Patienten mit multipler Sklerose und Fehlen der M2 Antwort. Untere Spur: Wegsignal der Auslenkung des Zeigefingers

zeit (M2-M1) als auch ein vollständiges Fehlen der LL Reflexe. Es wird dargestellt, daß die Ableitung der LL Reflexe eine einfache Methode zur Erfassung von Läsionen im zentralen motorischen (pyramidalen) System und eine sinnvolle Ergänzung zur SEP-Diagnostik ist.

Literatur

1. Diener HC, Dichgans J, Hülser PJ, Buettner UW, Bacher M, Guschlbauer B (1984) The significance of long loop 'reflexes' for the diagnosis of multiple sclerosis. Electroencephalogr Clin Neurophysiol 57:336-342

2. Lee RG, Tatton WG (1975) Motor responses to sudden limb displacements in primates with specific CNS lesions and in human patients with motor system disorders. Can J Neurol Sci 2:285–293
3. Noth J, Friedemann H-H, Podoll K, Lange HW (1983) Absence of long latency reflexes to imposed finger displacements in patients with Huntington's disease. Neurosci Lett 35:97–100
4. Noth J, Friedemann H-H (im Druck) Die Analyse langlatenziger Dehnungsreflexe zur Erkennung spastischer Syndrome. In: Benecke R, Conrad B, Bauer H (eds) Klinische Wertung der Spastizität. Schattauer, Stuttgart New York

Die spontane „Burst"-Aktivität peripherer Blutmonozyten (MO) von MS-Patienten – Ein Parameter für die aktuelle Aktivität des entzündlichen ZNS-Prozesses?

K. Hammann, C. Corradini, U. Dillmann, A. Fischer, A. Kleider,
F. Orengo und H. C. Hopf

Einleitung

Monozyten (MO)/Makrophagen (MØ) nehmen im unspezifischen wie im spezifischen Abwehrgeschehen eine zentrale Stellung ein (s. Referenz 7). Bei entzündlichen Prozessen kann daher stets eine Aktivierung von MO/MØ angenommen werden. Ein Maß für Aktivität von MO/MØ stellt die "burst"-Aktivität (bA) dar. In einer kürzlich publizierten Arbeit (2) haben wir die bA beschrieben und kritische Bedingungen für ihre Messung aufgezeigt. Hier soll am Beispiel einer Patientin mit lymphozytärer Meningoenzephalitis sowie zweier MS-Patienten paradigmatisch die Beziehung der bA zu anderen Laborparametern sowie dem klinischen Krankheitsverlauf dargestellt werden.

Patienten

Eine 16jährige Schülerin wurde wegen plötzlich aufgetretener Wortfindungsstörungen, Taubheit und Lähmung des rechten Armes stationär aufgenommen. Bei der Aufnahme waren die zeitliche und örtliche Orientierung eingeschränkt, es bestand ein mittelgradiger Meningismus und eine sensomotorische, armbetonte, rechtsseitige Hemisymptomatik. Der lumbale Liquor zeigte 307/3 Zellen, wovon 80% Lymphozyten und 2% Neutrophile waren, sowie ein Gesamteiweiß von 54,1 mg/dl. Alle übrigen Werte waren unauffällig. Unsere Entlassungsdiagnose war: Meningoenzephalitis, wahrscheinlich viraler Ursache.

Der 1. MS-Patient war 33 Jahre. Er bemerkte 5 Tage vor Untersuchungsbeginn Kribbelparästhesien der linken Körperhälfte, verbunden mit einer Kraftminderung und Ungeschicklichkeit in der linken Hand. Tage später trat rechtsseitig ein Taubheitsgefühl des Oberschenkels und der 3 ulnaren Finger auf. Im Vorhalteversuch fand sich linksseitig eine Pronation der Hand, die Feinbeweglichkeit und grobe Kraft der Finger waren vermindert, es bestanden eine Ataxie, Dysmetrie, Dysdiadochokinese und ein positives Babinski-Phänomen. Lumbaler Liquor: 23/3 Zellen, wovon 77% Lymphozyten waren und pos. oligoklonales IgG. Nach den gültigen Kriterien (5) wurde die Diagnose einer sicheren MS gestellt.

Der 2. MS-Patient war ein 42jähriger Mann. Er litt seit 5 Wochen unter dysarthrischen Sprachstörungen und einer verstärkten linksseitigen, motorischen Hemisymptomatik. Im Vorhalteversuch fand sich eine Pronation des linken Armes, eine Bradydiadochokinese, eine linksseitige Steigerung der MER und linksseitig positive Pyramidenbahnzeichen. Eine Liquoruntersuchung wurde vom Patienten abgelehnt. Nach den gültigen Kriterien (5) war auch bei diesem Patienten die Diagnose einer sicheren MS zu stellen.

Beurteilung des klinischen Verlaufs

Für die MS-Patienten wurde die Fog-Skala (1) verwendet. Dabei wurde
die Summe der Punkte der ersten Untersuchung als 100% gesetzt und
alle folgenden Untersuchungen auf das Ergebnis der Erstuntersuchung
bezogen.

Die Meningoenzephalitis-Patientin wurde vom behandelnden Arzt an verschiedenen Terminen untersucht. Drei Untersuchungsbefunde (1., 9. und
19. stat. Tag) wurden 5 Neurologen vorgelegt, die sie nach der Schwere
der klinischen Symptome ordneten. Dabei erhielt der schwerste Befund
3 Punkte, der mittlere 2 und der leichteste 1 Punkt. Für jeden Untersuchungsbefund ergaben sich 5 Bewertungen, die zu einer Gesamtpunkte-
zahl addiert wurden. Bei der vorgestellten Patientin wurden die Befunde von allen Kollegen einheitlich beurteilt.

Material und Methoden

Zur Durchführung der Lumineszenz-Messung dürfen wir auf unsere kürzlich veröffentlichte Arbeit (2) verweisen. Dort wurde dargestellt,
daß Art und Konzentration des verwendeten Puffers, die Zeit der Blutentnahme, die Temperatur bei der Zellseparation und der pH-Wert einen
entscheidenden Einfluß auf das Meßergebnis haben.

Ergebnisse

Bei einer Meningoenzephalitis-Patientin wurde die Beziehung der "burst"-
Aktivität (bA) peripherer Blut MO/MØ zur Zellzahl, dem Proteingehalt
und dem IgG-Gehalt des lumbalen Liquors untersucht. Der Korrelations-
koeffizient (r) für die Beziehung der bA zur Liquorzellzahl betrug
0,81, für das Liquoreiweiß 0,80 und für das Liquor IgG 0,27.

Der r für die Beziehung der bA zur klinischen Symptomatik war 0,96.

Desweiteren haben wir den klinischen Verlauf sowie den Verlauf der bA
im Schub bei einem MS-Patienten mit deutlicher klinischer Besserung
und einem Patienten ohne Besserung untersucht. Während die bA bei dem
Patienten ohne Besserung lediglich zwischen 150 und 250% schwankte,
erreichte sie beim Patienten mit Besserung 1050%. Auffallend war, daß
die klinische Besserung unter hoher bA einsetzte und beim Patienten
ohne Besserung kein Aktivitätspeak auftrat.

Diskussion und Zusammenfassung

Der Zusammenhang der bA peripherer MO/MØ mit Entzündungsparametern des
Liquors und dem klinischen Krankheitsverlauf wurde bei einer Patientin mit lymphozytärer Meningoenzephalitis untersucht und der Verlauf
der bA zweier im Schub befindlicher MS-Patienten mit deren Krankheitsverlauf verglichen. Bei den Liquorparametern ergab sich die größte
Korrelation zur Zellzahl (r =0,81). Für die Beziehung zum klinischen
Verlauf der Meningoenzephalitis war der r 0,96. Aufgrund unserer Befunde, die noch durch Untersuchungen an weiteren Enzephalitis-Patien-
ten bestätigt wurden (zur Publikation eingereicht), sowie der Ergebnisse anderer Laboratorien (3,4,6), nehmen wir einen hohen Grad des
Zusammenhangs zwischen der aktuellen Aktivität des Entzündungsprozesses im ZNS und der Höhe der bA an. Verlaufsmessungen der bA sind
u.E. daher geeignet Liquorpunktionen bei Patienten mit lymphozytärer
Meningoenzephalitis einzusparen. Ob die bA auch die Dauer des Entzündungsprozesses im ZNS wiederspiegelt, wird freilich durch die gefun-

denen Zusammenhänge nicht belegt. Für die MS-Patienten entstand das
Bild, daß nur in Phasen hoher bA eine Besserung des klinischen Befundes auftrat, wobei ein Einfluß der Therapie nicht völlig auszuschließen, jedoch sehr unwahrscheinlich ist. Abschließend kommen wir
zu der Auffassung, daß unsere Befunde bei MS-Patienten die sich an
weiteren Patienten bestätigen, am ehesten für die Anwesenheit eines
pathogenen Agens sprechen, das mittels des Abwehrsystems im Rahmen
von Entzündungsprozessen eingedämmt wird. Anhaltspunkte für eine
krankmachende Bedeutung des Entzündungsprozesses fanden wir nicht.

Literatur

1. Fog T (1965) A scoring system for neurological impairment in multiple sclerosis. Acta Neurol Scand 41:551-555
2. Hammann KP, Gies H, Hopf HC (1984) Die Messung der Luminol abhängigen Chemilumineszenz zur Bestimmung der spontanen Aktivität von
   peripheren Blut-Monozyten am Beispiel von Multiple Sklerose-Patien-
   ten und gesunden Probanden. Akt Neurol 11:77-81
3. Moench TR, Griffin DE (1984) Immunocytochemical identification and
   quantitation of the mononuclear cells in the cerebrospinal fluid,
   meninges, and brain during acute viral meningoencephalitis. J Exp
   Med 159:77-88
4. Nathan CF, Prendergast TJ, Wiebe ME et al. (1984) Activation of human macrophages. Comparison of other cytokines with Interferon. J
   Exp Med 160:600-605
5. Poser CM, Paty DW, Scheinberg L et al. (1983) New diagnostic criteria for multiple sclerosis: Guidlines for research protocols.
   Ann Neurol 13:227-231
6. Salvin SB, Youngner JS, Lederer WH (1972) Migration inhibitory
   factor and interferon in the circulation of mice with delayed hypersensitivity. Infec Immun 7:68-75

Das Komplement-Bindungsverhalten mononukleärer Zellen des peripheren Blutes von MS-Patienten in unterschiedlichen Krankheitsphasen.

K. P. Hammann, D. von Steldern, M. P. Dierich und H. C. Hopf

Einleitung

Die Antikörper-abhängige Zytotoxität (ADCC), die eine wesentliche
Rolle für den Entmarkungsprozeß spielt (1,2), wird durch Zielzellen-
gebundene C3-Fragmente verstärkt (9). Dabei geht die stärkste Wirkung
von C3bi aus. Kürzlich wurde gezeigt (11), daß 60% der C3bi-bindenden
peripheren Blutlymphozyten T-Zellen darstellen, die bekanntlich im akuten Schub der MS im peripheren Blut vermindert sind (10). Basierend
auf diesen Vorbefunden sowie auf Untersuchungen an MS-Patienten mit
nicht definierten C3-Intermediaten (5,7,8) haben wir periphere mono-
nukleäre Zellen von MS-Patienten in verschiedenen Krankheitsphasen auf
ihr Bindungsverhalten mit C3b, C3b-ß1H und C3bi-Intermediaten sowie
mit C3b- oder ß1H-bindenden Mikrokugeln (MK) untersucht. Wir erwarteten
von dieser Untersuchung einen Beitrag zur Aufklärung der uneinheitlichen früheren Ergebnisse und insbesondere Auskunft darüber, ob möglicherweise C3bi- bzw. MK-ß1H-bindende T-Zellen an der Reduktion der
T-Zellenpopulation in der aktiven MS-Phase beteiligt sind.

Material und Methoden

Einzelheiten zu den Patienten und den angewendeten Methoden sind unter
Referenz 4 bzw. der dort angegebenen Referenzen nachzulesen.

Herstellung von C3b- und ß1H-tragenden Mikrokugeln (MK): Die Beladung der MK
mit C3b oder ß1H wurde wie folgt durchgeführt (nach 6): 150 ul der MK-
Suspension (1,4%) in Phosphat gepufferter Lösung (PBS) wurden mit 100
ul C3b (350 ug/ml PBS) oder 150 ul ß1H (250 ug/ml PBS) für 1 Stunde
bei 25°C unter Rotation inkubiert. Die beladenen MK wurden 3 Mal in
1% Rinder-Serum-Albumin (BSA)/PBS gewaschen (Zentrifugation für 10
Min. bei 8000 ×G) und danach in 1% BSA/PBS, die noch 1 mM Phenylme-
thylsulfonylfluorid (PMSF) enthielt, aufgenommen. Zur Erzielung einzelner MK-Partikel wurde die Suspension noch kurz ultrabeschallt.

Bindungsverhalten von C3b- oder ß1H-beladenen MK an PBL: Es wurde mittels eines
Fluoreszenz-aktivierten Zell-Sortiergerätes (FACS) untersucht. 300 ul
einer 1,4% MK-Suspension wurden mit 500 ul PBL (4×10^6/ml) in einem
Plastikröhrchen vermischt und für 15 Min. bei 37°C auf einem Rotor gehalten. Zur Entfernung der ungebundenen MK wurde das Gemisch aus Zellen
und MK auf eine 6% BSA enthaltende PBS in einem Plastikröhrchen geschichtet und bei 100 ×G Min. zentrifugiert. Der Überstand wurde abgesaugt, die pelletierten Zell-MK-Rosetten resuspendiert und im FACS
untersucht.

Ergebnisse und Diskussion

In den ersten 14 Tagen nach Auftreten von Krankheitszeichen war die
Anzahl der EAC3b-ß1H-(P =0,04) und EAC3bi-Rosetten (P =0,03) signifikant erniedrigt, während die Anzahl der EAC3b-Rosetten nur gering reduziert war (P =0,25) (Abb. 1). B-Zellen (P =0,70) und Monozyten
(P =0,14) zeigten keine signifikanten Abweichungen von Kontrollwerten;
die Anzahl der T-Zellen war jedoch hochsignifikant reduziert (P =0,0015).

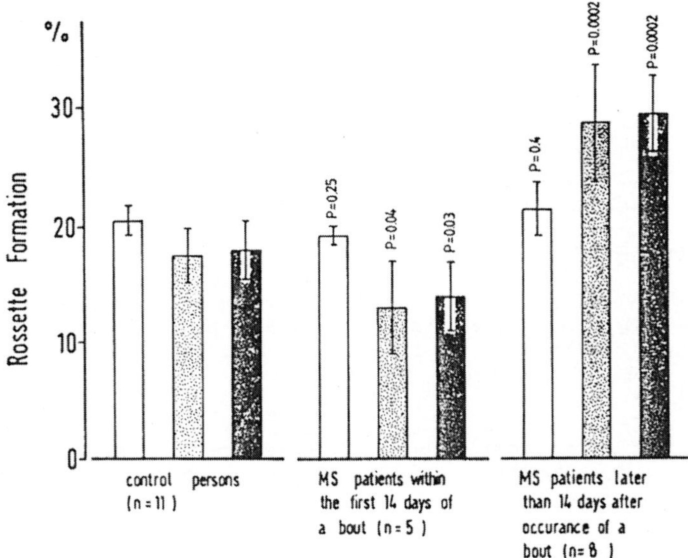

<u>Abb. 1.</u> Mittlerer Prozentsatz der Komplement-bindenden peripheren Blutleukozyten.
□ = EAC3b-Intermediat. ▣ = EAC3b-ß1H-Intermediat. ■ = EAC3bi-Intermediat. Die statistische Auswertung mit dem Wilcoxon's rank-sum-test

Da die Untersuchungen mit C3-Intermediaten für die klinische Anwendung methodisch zu aufwendig sind, haben wir parallel auch Untersuchungen mit Rhodamin-markierten MK durchgeführt. Abbildung 2 zeigt
ein typisches Beispiel unserer Befunde, die sich im wesentlichen von
unseren Ergebnissen mit C3-Intermediaten nicht unterscheiden. Die Methode des Rezeptornachweises mittels MK ist aufgrund ihrer relativ
leichten Durchführbarkeit für klinische Untersuchungen besonders gut
geeignet.

Aufgrund unserer Befunde sowie früherer Ergebnisse, daß 60% der C3bi-
bindenden Zellen T-Zellen sind, nehmen wir an, daß die Reduktion
der EAC3b-ß1H- und EAC3bi-bindenden Zellen sowie der ß1H-bindenden MK
vorwiegend auf eine Verminderung von T-Zellen zurückzuführen ist. Um
welche Subklasse von T-Zellen es sich dabei handelt, bleibt freilich
unklar.

Während in der frühen Phase von Schüben die Anzahl der C3b-ß1H- und
C3bi-bindenden Zellen reduziert war, waren sie signifikant vermehrt
(jeweils P =0,0002), wenn MS-Patienten mit einem progressiven Verlauf
oder später als 14 Tage nach Einsetzen von Symptomen untersucht wurden (Abb. 1). Um die Anstiege zu erklären, nehmen wir an, daß mehr
Zellen auf ihrer Plasmamembran Komplement-Rezeptoren exprimierten. Ein

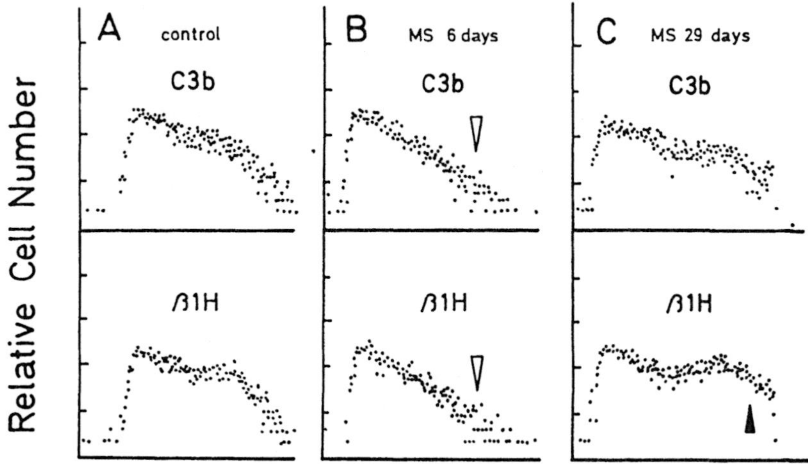

Log. Fluorescence Intensity

Abb. 2. Profile von drei Untersuchungen mit dem Fluoreszenz-aktivierten Zellsortier-gerät. A = Kontrollperson. B = MS-Patient am 6. stationären Tag. C = MS-Patient am 29. stationären Tag. Alle Untersuchungen wurden mit Rhodamin-markierten Mikrokugeln durchgeführt, die mit C3b bzw. ß1H beladen worden waren

Beispiel für ein derartiges Verhalten bieten C3b-Rezeptoren auf Mono-zyten unter dem Einfluß von Lymphokinen und/oder chemotaktisch wirk-samen Substanzen (3).

Zusammenfassung

Periphere Blutleukozyten (PBL) von MS-Patienten wurden auf ihre Kom-plementbindungsverhalten mit C3-Intermediaten und C3b- oder ß1H-bela-denen MK untersucht. Innerhalb der ersten 14 Tage nach Auftreten von Symptomen war die Zahl der EAC3b-ß1H und der EAC3bi-Rosetten sowie der ß1H-beladenen MK signifikant reduziert; gleichzeitig war die Zahl der T-Zellen signifikant vermindert. Wurden MS-Patienten später als 14 Tage nach Auftreten von Symptomen oder Patienten mit progressivem Verlauf untersucht, fanden sich bei den gleichen Komplementkomponenten signifikant erhöhte Werte. Unsere Ergebnisse deuten auf eine Verminde-rung ß1H (C3bi)-bindender T-Zellen, wobei die T-Zellen-Subklasse offen bleibt.

Literatur

1. Bresnan CF, Stoner GL, Bloom BR, Wisnewski HM (1977) Studies on demyelination by activated lymphocytes in the rabbit eye. J Immunol 118:2103-2110
2. Frick E, Stickl H (1982) Specificity of antibody-dependent lympho-cyte cytotoxicity against cerebral tissue constituents in multiple sclerosis. Studies with basic protein of myelin, encephalitogenic peptide, cerebrosides and gangliosides. Acta neurol scandinav 65: 30-37
3. Glass EJ, Kay AB (1980) Enhanced expression of human monocyte com-plement (C3b) receptors by chemoattractants. Clin exp Immunol 39: 766-776

4. Hammann KP, Steldern D von, Dierich MP, Hopf HC (1984) Changes in the number of complement-binding leucocytes in the peripheral blood of multiple sclerosis (MS) patients. Indication to a reduction of C3bi-binding T cells in the early acute phase of MS. Clin Immunol Immunopath 32:12-19
5. Kately JR, Bazzell SJ (1979) Immunological dysfunctions in multiple sclerosis. Clin exp Immunol 35:218-226
6. Lambris JD, Ross GD (1982) Assay of membrane complement receptors (CR1 and CR2) with C3b- and C3d-coated fluorescent microspheres. J Immunol 128:186-189
7. Lisak RP, Levison AJ, Zweimann B, Abdou NI (1975) T and B lymphocytes in multiple sclerosis. Clin exp Immunol 22:30-34
8. Nowak J, Wajgt A (1975) Surface markers on lymphocytes of multiple sclerosis patients. Clin exp Immunol 21:278-283
9. Perlmann H, Perlmann P, Schreiber RD, Müller-Eberhard HJ (1981) Interaction of target cell-bound C3bi- and C3d with human lymphocyte receptors. Enhancement of antibody-mediated cellular cytotoxicity. J Exp Med 153:1592-1603
10. Reinherz EL, Weiner HL, Hauser SL et al. (1980) Loss of suppressor T cells in active multiple sclerosis. N Engl J Med 303:125-129
11. Wählin B, Perlmann H, Perlmann P, Schreiber RD, Müller-Eberhard HJ (1983) C3 receptors on human lymphocyte subsets and recruitment of ADCC effector cells by C3 fragments. J Immunol 130:2831-2836

Frühsommermeningoenzephalitis und Bannwarth Syndrom: Klinische und laborchemische Befunde

H. W. Pfister, K. Einhäupl, V. Preac-Mursic, B. Wilske und G. Schierz

Einleitung

Unter den neurologischen Erkrankungen nach Zeckenstich findet die
Frühsommermeningoenzephalitis (FSME), eine Infektion mit Flaviviren,
seit langem in der Fach- und Laienpresse große Beachtung. Weniger
Aufmerksamkeit wurde bisher einer zweiten wichtigen Krankheit nach
Zeckenstich, dem Bannwarth-Syndrom (BS) (2), geschenkt. Anhand der
klinischen und laborchemischen Befunde unserer Patienten sollen die
beiden Krankheitsbilder vergleichend dargestellt werden. Da in der
Literatur ausführliche Berichte über die serologische Diagnostik bei
der FSME vorliegen (6), wird vorwiegend auf die laborchemischen Methoden beim BS eingegangen.

Material und Methodik

Wir haben im Zeitraum von 1978 bis Juli 84 an der Neurologischen Klinik Großhadern 46 Patienten mit einem BS, dagegen nur 6 Patienten mit
einer serologisch im ELISA-IgM-Test bestätigten FSME beobachtet. Bei
8 Patienten mit BS wurde aus 24 Blut- und Liquorproben in einem modifizierten Kelly-Medium eine Erregerisolierung versucht. Bei 27 Patienten mit einem BS haben wir im Serum und zusätzlich bei 17 Patienten
im Liquor IgG-Antikörpertiter gegen die Ixodes dammini Spirochäte
(IDS), den Erreger der engverwandten amerikanischen Lyme disease, im
indirekten Immunfluoreszenztest (IFT) bestimmt.

Ergebnisse

Im klinischen Spektrum weisen beide Erkrankungen häufig ein Schmerz-
syndrom auf, das beim BS im Gegensatz zur FSME meist in radikulärer
Verteilung gefunden wird (s. Tabelle 1). In Übereinstimmung mit der
Literatur ist das meningitische Syndrom typisch für die FSME (3).
Enzephalitische Zeichen sind ebenfalls charakteristisch für die FSME,
können jedoch auch in seltenen Fällen beim BS vorkommen. Ein anamnestisch zu eruierendes Erythema migrans ist wegweisend für die Diagnose des BS.

In jüngster Zeit haben wir einen Patienten beobachtet, der zugleich
an einer FSME und einem BS erkrankte. Diesen Fall verdanken wir der
Zusammenarbeit mit Herrn Dr. Kissel von der Neurologischen Klinik der
Technischen Universität München. Klinisch hatte der Patient die typischen Symptome eines BS. Im IFT gegen die IDS konnte ein signifikanter Ig G Antikörpertiteranstieg nachgewiesen werden. Zudem zeigte der
FSME-ELISA-IgM-Test ein positives Ergebnis.

Tabelle 1. Klinische Symptome beim Bannwarth-Syndrom und bei der Frühsommermeningoenzephalitis

	Klinik	
Bs (46 Fälle)		FSME (6 Fälle)
17	Arthropodenstich	3
18	Erythema migrans	–
46	Schmerzsyndrom	6
8	Kopfschmerzen	6
39	Radikuläre Verteilung	–
13	Wirbelsäule und paravertebral	3
2	Meningismus	6
2	Fieber (38°C)	6
2	Übelkeit, Erbrechen	6
1	Affektstörung	2
–	Vigilanzstörung	4
–	Grand mal Anfall	1
–	Zerebelläre Ataxie	1
25	Atrophische Paresen	–
34	Sensibilitätsstörungen	–
21	Hirnnervenbeteiligung	–

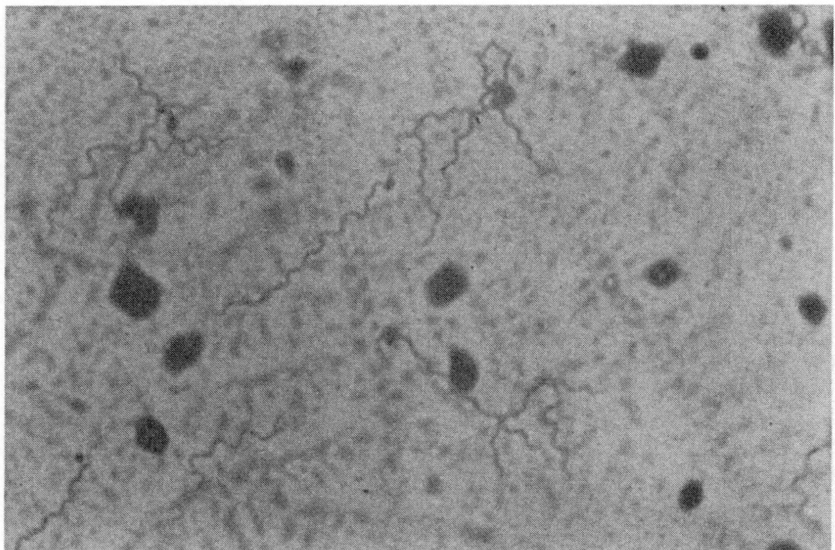

Abb. 1. Aus dem Liquor isolierte Spirochäten bei einem Patienten mit Bannwarth-
Syndrom (Fuchsin-Färbung)

Bei einem Patienten konnten aus dem Liquor nach achtwöchiger Inkubation in einem modifizierten Kelly-Medium Spirochäten isoliert werden
(4,5). Eine zweite Isolierung gelang aus einem 6 Wochen nach der ersten Punktion gewonnenen Liquor desselben, damals noch nicht antibiotisch behandelten Patienten (s. Abb. 1).

Bei 72% unserer Patienten konnten in den Serum- und Liquoruntersuchungen signifikant erhöhte IgG-Antikörpertiter gegen die IDS im IFT nachgewiesen werden.

Diskussion

Im klinischen Bild können die FSME und das BS bei typischer Ausprägung
der Symptome gut voneinander unterschieden werden. Die Beobachtung
einer Doppelinfektion wurde unseres Wissens bisher in der Literatur
nicht berichtet.

Über die Ätiologie des BS herrschte viele Jahre Unklarheit. Der
fluoreszenzserologische Nachweis von Spirochäten in Zecken der Gattung
Ixodes ricinus (1) sowie der Nachweis von Spirochätenantikörpern im
IFT in Serum und Liquor von Patienten mit BS (1,7) waren ätiologisch
richtungsweisend. Erstmals konnte nun beim BS wie bereits bei der
amerikanischen Lyme disease (8) der Erreger aus dem Liquor isoliert
werden (4,5). Die Beobachtung der Erregerpersistenz bei einem klinisch seit Wochen beschwerdefreien Patienten wirft die Frage auf, ob
die klinischen Symptome anstatt unmittelbar durch den Erreger sekundär, beispielsweise durch immunologische Vorgänge hervorgerufen werden.
Da die Erregerisolierung schwierig ist und sehr lange Beobachtungszeiten erforderlich sind, dient der IFT bislang als wichtigste diagnostische Methode, mit dem sich in den meisten Fällen mit dem klinischen
Bild eines BS positive serologische Anhaltspunkte ergeben.

Zusammenfassung

Anhand unserer Beobachtungen ist das BS wesentlich häufiger als die
FSME. Beide Krankheiten können in den meisten Fällen klinisch unterschieden werden. Doppelinfektionen sind möglich. Erstmals konnten beim
BS aus dem Liquor eines Patienten Spirochäten isoliert werden. Bei
demselben, damals noch nicht antibiotisch behandelten Patienten konnte
eine Erregerpersistenz im Liquor bei klinischer Beschwerdefreiheit
nachgewiesen werden. Bei 72% der Patienten mit BS fanden wir in Serum-
und Liquoruntersuchungen positive IgG-Antikörpertiter im IFT gegen die
IDS.

Literatur

1. Ackermann R (1983) Erythema chronicum migrans und durch Zecken übertragene Meningopolyneuritis (Garin-Bujadoux-Bannwarth): Borrelien-
   Infektionen? Dtsch med Wschr 108:557-580
2. Bannwarth A (1941) Chronische lymphozytäre Meningitis, entzündliche Polyneuritis und "Rheumatismus". Arch Psychiat Nervenkr 113:
   284-376
3. Duniewicz M (1976) Klinisches Bild der Zentraleuropäischen Zecken-
   enzephalitis. Münch med Wschr 118:1609-1612
4. Pfister HW, Einhäupl K, Preac-Mursic V, Wilske B, Schierz G (1984)
   The spirochetal etiology of lymphocytic meningoradiculitis of Bannwarth (Bannwarth's syndrome). J Neurol 231:141-144
5. Preac-Mursic V, Schierz G, Pfister HW, Einhäupl K, Wilske B, Weber
   K (1984) Isolierung einer Spirochäte aus Liquor cerebrospinalis
   bei Meningoradikulitis Bannwarth. Münch med Wschr 125:737-738
6. Roggendorf M, Heinz FX, Deinhardt F, Kunz CH (1981) Serological
   diagnosis of acute tick-borne encephalitis by demonstration of
   antibodies of the IgM class. J Med Virol 7:41-50
7. Ryberg B, Nilsson B, Burgdorfer W, Barbour AG (1983) Antibodies
   to Lyme-disease spirochete in European Lymphocytic Meningoradiculitis (Bannwarth's syndrome). Lancet Aug 27,2 (8348):519
8. Steere AC, Grodzicki RL, Kornblatt AM, Craft JE, Barbour AG, Burgdorfer W, Schmidt GP, Johnson E, Malawista SE (1983) The spirochetal etiology of Lyme disease. N Engl J Med 308:733-740

Chronische Meningomyeloradikulitis durch Ixodes-ricinus-Spirochäten – Eine der Metalues analoge Spirochätose?

W. Kohlhepp und H. G. Mertens

Durch Zecken übertragene Spirochäten sind die Ursache einer akuten Meningopolyneuritis, meist einhergehend mit einem Erythema chronicum migrans an der Eintrittspforte des Erregers.

Neben der von Bannwarth 1943 beschriebenen akuten entzündlichen Radikulitis mit Pleozytose, einhergehend mit heftigen Schmerzen sowie einer asymmetrischen sogenannten Schwerpunktsneuroradikulitis (Erbslöh) scheint es auch chronische Erkrankungsformen mit andersartiger Symptomatik zu geben.

Erstmals konnten bei zwei Patienten mit einer chronischen Meningomyelopolyradikulitis, die über mehr als 18 Monate bestand, Antikörper gegen Ixodes ricinus Spirochäten sowohl im Serum als auch im Liquor durch die Arbeitsgruppe Prof. Ackermanns (Köln) festgestellt werden.

Bei Vorliegen einer lymphozytären Meningitis sind differentialdiagnostisch neben Tuberkulose, Pilz- oder Virusmeningitis, Sarkoidose, auch die Spirochätosen Syphilis und Leptospirose zu erwägen. Die amerikanische Literatur kennt als dritte Spirochätenerkrankung die Lyme-Krankheit, übertragen durch Ixodes dammini, die der Erythema chronicum migrans Spirochätose in Europa in wesentlichen Punkten ähnlich ist.

Die Ixodes-ricinus-Spirochätose zeigt immunologisch eine enge Beziehung zum Erreger des Rückfallfiebers und zu Treponema pallidum. Bisher wurde angenommen, daß die europäische Zeckenspirochätose im Vergleich zur amerikanischen klinisch einen milderen Verlauf nehme.

Die beobachteten chronischen Verlaufsformen erinnerten uns an die Metalues. Neben akuten Erscheinungen kommt es zu einer chronischen Schädigung des ZNS, zunächst vorzugsweise unter Befall des Rückenmarks, mit Paraspastik und Hinterstrangstörungen.

Eine weitere, erst kürzlich beobachtete Kasuistik zeigte nach 52 Monaten der chronischen ECM-Infektion eine Acrodermatitis atrophicans sowie arthritische Beschwerden ohne Befall des ZNS. Die erst seit kurzem verfügbare Diagnostik wird in Zukunft weitere bislang unklare lymphozytäre Meningitiden klären können.

Fall 1
Der 48jährige Patient erkrankte im Oktober 1982 im Anschluß an mehrere Zeckenbisse. Ein Erythema chronicum migrans war nicht erinnerlich. Er klagte über Rückenschmerzen, Muskelschmerzen in Waden und Oberschenkeln nach längeren Wanderungen. Von Bekannten wurde er auf sein zunehmend auffälliges Gangbild aufmerksam gemacht. Dieses führte zu Liquoruntersuchungen in verschiedenen Kliniken, die eine persistierende Pleozytose um 400/3 Zellen zeigten. Das Eiweiß war auf 265 mg erhöht, der Liquorzucker deutlich erniedrigt. Unter dem Verdacht einer chronischen

tuberkulösen Meningitis erfolgte die Vorstellung in unserer Klinik im
Februar 1984, 16 Monate nach Krankheitsbeginn. Der Patient hatte eine
leichte linksbetonte Innenohrschwerhörigkeit, Paraspastik mit Kloni,
positive Pyramidenbahnzeichen, ausgeprägte Stand- und Gangataxie. Der
Knie-Hacken-Versuch war beidseitig spastisch-ataktisch, die Sensibilität erschien intakt. Seit kurzem bestanden Blasenentleerungsstörungen,
gastritische Beschwerden seit fast 2 Jahren. Die Routineuntersuchungen
fielen normal aus. Serologisch fehlten Hinweise für Toxoplasmose,
Candida- oder Cryptococcus-Mykose, Listeriose, Tuberkulose und Syphilis, Boeck-Sarkoidose weitgehend ausgeschlossen.

Im Liquor bei unserer ersten Untersuchung 760/3 Zellen bei 355 mg Eiweiß, davon IgG 36%.

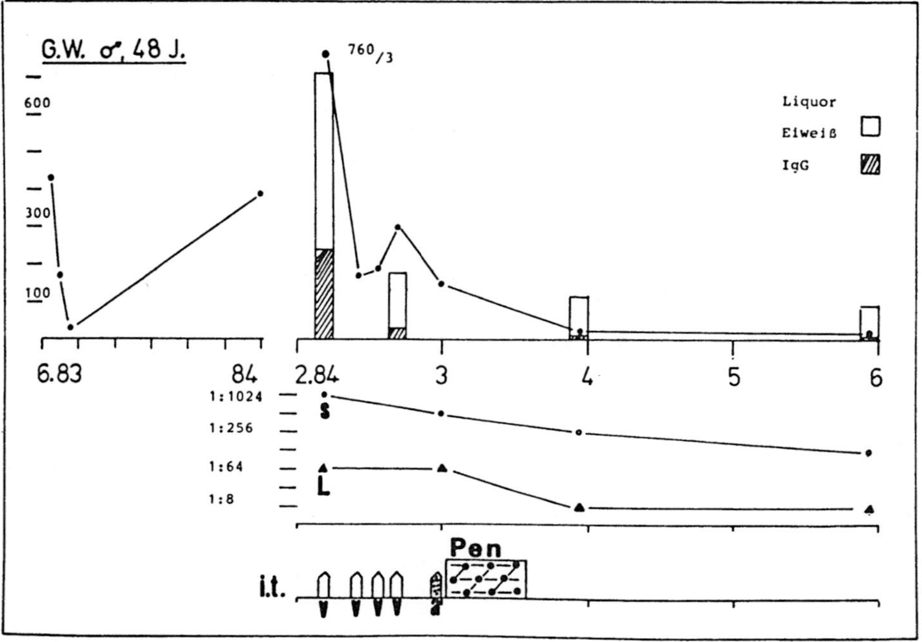

Abb. 1. Liquorbefunde vor und nach Penicillinbehandlung

Ein deutlich erhöhter IgG-Index von 3.7 spricht für eine autochtone
IgG-Produktion im Liquor. Der Albuminquotient von 39 zeigt die gestörte Schrankenfunktion.

In der isoelektrischen Fokussierung im Serum leichtgradiges, im Liquor
deutlich oligoklonales IgG.

Der Befund wurde auch von uns zunächst als mögliche chronische TB-
Meningitis interpretiert. Der Tine-Test war jedoch nur schwach positiv. Durch die intrathekale Triamcinolon-Applikation konnte eine
prompte, jedoch nicht anhaltende Liquorbesserung erreicht werden.

Nach positivem Nachweis von IgG-Antikörpern der Ixodes-ricinus-Spiro-
chäte behandelten wir den Patienten mit Penicillin (Amoxycillin, 5
g/die an insgesamt 16 Tagen). Die nachfolgenden Kontrollen zeigten
eine Normalisierung der Liquor-Pleozytose, des Eiweißes sowie einen
4fachen Titerabfall im Liquor und im Serum innerhalb von 8 Wochen.

Das klinische Bild besserte sich prompt und kontinuierlich, rückläufig waren Ataxie und Spastik, die Gehstrecke verlängerte sich von wenigen Minuten auf nahezu 2 Stunden, die Blasenstörungen verschwanden.

Fall 2
Die 34jährige Patientin erkrankte erstmals 1980 mit Kopfschmerzen, Erbrechen und beidseitiger Hörminderung. Die Beschwerden ließen nach wenigen Tagen teilweise nach. Frühjahr 1981 entwickelte sich eine zunehmende Gangunsicherheit. Die Patientin stellte sich im September 82, 24 Monate nach Krankheitsbeginn, erstmals in der Klinik vor.

Zu diesem Zeitpunkt waren die Hirnnerven unauffällig außer der erwähnten Hörminderung, Paraspastik mit Tonuserhöhung, gesteigerten Eigenreflexen, ausgeprägter Gangataxie, Hypästhesie und Hypalgesie im Bereich der Fingerspitzen. Auch hier waren die erfaßten Laborparameter normal, andere Ursachen der lymphocytären Pleozytose einschließlich Syphilis und Tuberkulose ausgeschlossen.

Im Liquor 640/3 Zellen, davon 71% Lymphozyten, mit einer Eiweißerhöhung auf 281 mg. Der IgG-Anteil betrug 27%, der Liquorzucker war erniedrigt. Es wurde Triamcinolon intrathekal appliziert mit vorübergehender klinischer Besserung.

1983 gelang es wiederholt nicht, eine Diagnose zu erzwingen. Im Mai 84 wurde erneut eine Aufnahme in unsere Klinik notwendig. Zur ausgeprägten Paraspastik und spastisch-ataktischem Gang war eine relative Harn- und Stuhlinkontinenz hinzugekommen. Eine Triamcinolon-Applikation i.t. war auch diesmal von einer Besserung gefolgt. Liquor und Serum wurden nun erstmals auf Spirochäten-Antikörper untersucht und zeigten positive Titer. Wir nahmen an, daß auch bei dieser Patientin eine chronische Spirochätosen-Infektion des ZNS vorliegt. Es folgte die Therapie mit Tetracyclin intravenös während 10 Tagen mit gutem klinischen Erfolg. Bei der Liquorkontrolle nach 6 Wochen wurde eine normale Zellzahl von 6/3 gefunden, das Eiweiß betrug 50,6 mg, IgG 20,4%. Die Gangstörungen waren rückläufig.

Zusammenfassend glauben wir, daß neben der akuten, durch Zecken übertragenen Spirochätenerkrankung mit Borrelia duttoni, einhergehend mit Erythema chronicum migrans, Akrodermatitis, Schmerzen, Nackensteifigkeit, Myalgien und gelegentlichen Arthritiden, auch eine *chronische Meningomyelitis* mit Gangstörung, Paraspastik, Sensibilitätsstörungen sowie Hirnnervenbeteiligung auftreten kann. Es ist möglich, daß in der Vergangenheit ähnliche Fälle bei negativer Luesserologie als chronisch-tuberkulöse oder autoimmunologische Meningitiden interpretiert wurden.

Die richtige Diagnose erlaubt eine spezifische Behandlung mit hochdosiertem Penicillin oder Tetracyclinen, wobei sich letztere zur Vermeidung von Spätfolgen bei der amerikanischen Lyme-Krankheit als überlegen erwiesen haben. Es kann z.Zt. nicht entschieden werden, ob die Langzeitmanifestationen Folge eines vom Erreger losgelösten Autoimmunprozesses sind. Die vorliegenden Daten lassen jedoch den Schluß zu, daß die Krankheit auch nach langer Dauer durch erfolgreiche Erregerbekämpfung geheilt werden kann.

Verlauf der Herpes-simplex-Enzephalitis unter Aciclovir-Behandlung

G. Japp, P.-A. Fischer und H. Baas

Die Herpes-simplex-Enzephalitis zählt zu den häufigsten und schwersten
virusbedingten ZNS-Infektionen; man rechnet in der BRD mit 60-120 Erkrankungen pro Jahr. Die Letalität wird zwischen 60-80% in der Literatur angegeben (4,5). Eine ideale Diagnostik der HSE gibt es derzeit
nicht. Während in Europa die HSE anhand serologischer und klinischer
Zeichen diagnostiziert wird, wird in den USA nach wie vor die Hirnbiopsie gefordert, um das Virus durch Anzüchtung in Zellkulturen
direkt nachzuweisen (8). In seltenen Fällen ist es gelungen, das Virus
aus dem Liquor zu isolieren (3). Die Nukleosid-Analoga Cytosinarabino-
sid (Cytarabin) und Adenosinarabinosid (Vidarabin) waren bisher die
wirksamsten antiviralen Substanzen, deren Anwendung allerdings mit erheblichen karzinogenen und mutagenen Nebenwirkungen behaftet war. Seit
1982 steht mit Aciclovir eine weniger toxisch wirksame Substanz zur
Verfügung, die einen selektiven virostatischen Effekt in der infizierten Zelle besitzt.

Material und Methodik

In der Zeit von 1982 bis 1984 wurden 5 Patienten mit akuter und subakuter HSV beobachtet. Es handelte sich um 5 Männer im Alter von
33-63 Jahren (Durchschnittsalter 45,4 Jahre). Liquoruntersuchungen
einschließlich radialer Immundiffusion, Laktatbestimmungen, qualitativer zytologischer Untersuchungen und Bestimmungen von oligoklonalen
Banden wurden in regelmäßigen Abständen durchgeführt. Die Komplement-
bindungsreaktionen auf Herpes-simplex-Virus aus Liquor und Serum wurden wöchentlich bestimmt. EEG und CT-Untersuchungen wurden zu Beginn
und in kurzen Abständen kontrolliert. NMR-Untersuchungen konnten aus
technischen Gründen erst nach Ablauf der akuten Symptomatik durchgeführt werden. Psychologische Testuntersuchungen wurden bei Patienten
mit aphasischen Störungen durchgeführt. 3 Patienten wurden mit Aciclovir (10 mg pro Körpergewicht alle 8 Std.) behandelt.

Ergebnisse

2 Patienten kamen erst in der 2. Woche mit Bewußtseinstörungen zur
stationären Aufnahme; sie sind im Verlauf verstorben. Sie wurden nicht
mit Aciclovir behandelt. Die übrigen Patienten boten nach unspezifischen Prodromi linkshirnige Herdsymptome. Alle Patienten, die in
den ersten Krankheitstagen untersucht werden konnten, hatten normale
CT-Befunde. Bei Kontrolle in der 2. Krankheitswoche fanden sich dagegen bei 5 Patienten links temporal gelegene Dichteminderungen, die
bei den verstorbenen Patienten am stärksten ausgeprägt waren. Bei
einem Patienten kam es zur leichten Ventrikelerweiterung. Das EEG
zeigte eine leichte bis mittelschwere Allgemeinveränderung und bei
allen Patienten einen Delta- bzw. Theta-Wellen-Herd links temporal.

Im lumbalen Liquor war die Zellzahl nur mäßig erhöht (13-333 Zellen/
µl^3). In der qualitativen zytologischen Untersuchung nach Sayk zeigte
sich eine lymphozytär-plasmazelluläre entzündliche Reaktion bei nur
vereinzeltem Nachweis von neutrophilen Granulozyten. Der Laktat-Gehalt
war bei allen Patienten leicht erhöht. Der Gesamt-Eiweiß-Gehalt
schwankte zwischen 0,6-3,6 g/l. Das IgG war im Frühstadium im Rahmen
einer Schrankenstörung erhöht und im Verlauf kam es zur nachweisbaren
lokalen IgG-Produktion im ZNS. Bei einem Patienten waren oligoklonale
Banden im hochalkalischen Bereich nachweisbar und persistieren noch
ein Jahr nach Erkrankungsbeginn. Die KBR auf HSV waren initial bei
allen Patienten im Liquor negativ und im Serum schwach positiv. Ein
signifikanter Titer-Anstieg konnte sowohl im Serum als auch im Liquor
während des Krankheitsverlaufes beobachtet werden. Die periphere
Immunabwehr (T-Zellpopulation im peripheren Blut) war bei allen Patienten intakt. 3 Patienten, die mit Aciclovir behandelt wurden,
überlebten. Kontrolluntersuchungen einschließlich psychologische Testuntersuchungen nach Abklingen der akuten Symptome ergaben in 2 Fällen
einen Normalbefund, bei einem Patienten verifizierten wir eine am-
nestisch-sensorische Aphasie. Die NMR-Untersuchungen ergaben keine abweichenden Befunde.

Diskussion

Neben schwersten enzephalitischen Krankheitsverläufen durch HSV wurden
auch Fallbeobachtungen erwähnt, bei denen es zur kompletten Wiederherstellung ohne Defektheilung gekommen ist (5). Die Anfälligkeit der
Ganglienzellen hängt besonders von der Virusmenge und der Virusaktivi-
tät ab (1). Um eine solche leichte Verlaufsform dürfte es sich bei
unserem Patienten E.M. gehandelt haben, der auch im CT keine Läsion
aufwies. Für die Prognose entscheidend ist das Alter des Patienten und
die Bewußtseinsstörung (6). Beide verstorbenen Patienten waren tief
komatös, und der älteste Patient verstarb ebenfalls. Durch frühzeitigen Einsatz von Vidarabin konnte die Letalität der HSE gesenkt werden
(7). Der virostatische Effekt ist bei systemischer Anwendung allerdings nicht nur mit Unterdrückung der viralen, sondern auch der zellulären DNS-Synthese verbunden, was zu unerwünschten Schädigungen besonders des blutbildenden Systems führt. Durch die Entwicklung von Aciclovir ist es gelungen, eine Substanz therapeutisch einzusetzen, die
nur die HSV-DNS-Polymerase hemmt und damit selektiv virostatisch wirkt
(2). Voraussetzung für die Wirksamkeit ist ein rascher Therapiebeginn,
der wiederum eine frühzeitige und fundierte Diagnostik erforderlich
macht. Eine sichere Diagnostik ist derzeit nur durch IgM-Antikörper-
nachweis im Serum oder durch mindestens 4fachen Titeranstieg der KBR
möglich (6). Aufgrund der relativ guten Verträglichkeit von Aciclovir
und aufgrund unserer eigenen Beobachtungen halten wir wie bereits andere Autoren (2) es für gerechtfertigt, sofort nach klinischem Verdacht eine Aciclovir-Behandlung zu beginnen und sie zumindest so lange
durchzuführen, bis ein signifikanter Titer-Anstieg zu erwarten ist.
Bei klinischem Verdacht auf HSE ist in der Frühphase (1. Krankheitswoche) ein negativer CT-Befund bei gleichzeitigen Herdbefunden im EEG
ebenfalls ein diagnostisches Kriterium. Zusätzlich kann ein erhöhter
Laktat-Gehalt im Liquor für eine HSE sprechen.

Zusammenfassung

5 Patienten mit HSE wurden in der Zeit von 1982 bis 1984 beobachtet.
Die Diagnose wurde durch klinische Befunde und serologisch nachgewiesenem Titeranstieg der AK im Liquor und Serum gestellt. 2 Patienten
verstarben und 3 überlebten. Die 3 überlebenden Patienten kamen im
akuten Stadium zur stationären Aufnahme und wurden sofort mit Aciclovir

behandelt, worunter es bei 2 Patienten zur Restitutio ad integrum, bei
einem Patienten zur Defektheilung kam. Die verstorbenen Patienten kamen
erst in der ersten oder 2. Krankheitswoche komatös in die Klinik und
wurden nicht mit Aciclovir behandelt.

Literatur

1. Glees P (1968) Voraussetzung für neurovirologische und neurotoxische
   Prüfungen im Tierversuch. Dtsch med Wschr 93:2383-2390
2. Kaschka WP, Kaschka-Dierich CH (1984) Herpes Encephalitis. Dtsch
   med Wschr 25:1000-1004
3. Harford CG, Wellinghoff R, Weinstein A (1975) Isolation of herpes
   simplex virus from the cerebrospinal fluid in viral meningitis.
   Neurology 25:198
4. Hencke Th, Ackermann R (1982) Herpes simplex Encephalitiden: Klinisches Bild. In: Mertens HG, Domasch D (Hrgs) Enzephalitis
5. Rappel M, Brihaye J (1969) Traitment de l'encéphalite nécrosante
   herpétique par l'idoxuridine. Rev neurolog 121:93-98
6. Spaar FW (1976) Die menschliche Herpes simplex Encephalitis und
   Meningitis, 1. Aufl. Fischer, Stuttgart New York
7. Whitley RJ, Soong SJ, Dolin R, Galasso GJ, Chien LT, Alford ChA
   (1977) Adenine arabinosid therapy of biopsy-proved herpes simplex
   encephalitis. N Engl J Med 297:289-295
8. Whitley RJ, Soong SJ, Linnemann C, Chien LT, Pazin G, Alford ChA
   (1982) Herpes Simplex Encephalitis. JAMA 247:317-320

Neurologische Komplikationen bei AIDS – 3 eigene Fälle von Toxoplasmose-Enzephalitis

W. Enzensberger, E. B. Helm, G. Japp, P.-A. Fischer und W. Stille

1. Einleitung

Das Krankheitsbild des "Acquired Immune Deficiency Syndrome", abge-
kürzt AIDS, ist seit Beschreibung der ersten Fälle 1981 in den USA
von hoher Aktualität. Die Zahl der Erkrankten ist weiter ansteigend
und beträgt derzeit in den USA 5394, in Europa 421, davon in der BRD
87 (1,3,9).

Nach der Definition dieser Erkrankung durch die Centers of Disease
Control in Atlanta (USA) liegt ein Acquired Immune Deficiency Syndrome dann vor, wenn es im Rahmen eines erworbenen zellulären Immun-
defektes zu schweren opportunistischen Infektionen oder bestimmten
Malignomen kommt, ohne daß ein Grund für diese Abwehrschwäche bekannt
wäre, wie z.B. eine längerdauernde immunsuppressive Therapie (2).
Neben diesem Vollbild des AIDS scheint es aber auch leichtere Verlaufsformen zu geben, die als Lymphadenopathie-Syndrom (LAS) zusammengefaßt wurden (5). Möglicherweise kommen auch subklinische Verläufe
vor (5).

AIDS ist eine Infektionskrankheit, deren Erreger das Retrovirus HTLV
III sein soll. Der Infektionsmodus ist parenteral durch Mikroinokula-
tion von Blut oder Blutprodukten. Die Inkubationszeit beträgt 6-48
Monate (und länger?). Die Mortalität im Zusammenhang mit den Komplikationen liegt über 80%. Hauptrisikogruppen sind männliche Homosexuelle, i.v.-Drogenabhängige, Hämophile, sowie Sexualpartner und Kinder
von Infizierten, Haitianer und Zentralafrikaner (1).

Das AIDS verdient das Interesse des Neurologen, da in etwa einem
Drittel der Fälle mit neurologischen Komplikationen im Verlauf der
Erkrankung zu rechnen ist (1,4,6-8,10).

2. Neurologische Komplikationen

Protozoen, Viren, Pilze und Bakterien können bei AIDS opportunistische
Infektionen des Zentralnervensystems (ZNS) verursachen. Für alle 4
Erregergruppen sollen Beispiele genannt werden, die zu ZNS-Abszessen,
Enzephalitiden, Meningitiden, und Myelitiden führen können (4,6-8,10):

1. Bei den Protozoen ist mit Toxoplasma gondii zu rechnen.
2. Bei den Viren kommen vor allem das Zytomegalievirus, das Herpes
   simplex-Virus und die Papova-Viren in Betracht.
3. Bei den Pilzen wurde ZNS-Befall mit Cryptococcus neoformans, Can-
   dida albicans und Aspergillus flavus beobachtet.
4. Bei den Bakterien sind das Mycobacterium tuberculosis, das Mycobacterium avium intracellulare sowie die Escherichia coli zu
   nennen.

Opportunistische Infektionen können bei AIDS auch kombiniert auftreten.

Primäre ZNS-Lymphome, Plasmozytome und Kaposi-Hirnmetastasen sind typische ZNS-Malignome bei AIDS.

Neben diesen zentralen Komplikationen sind bei AIDS auch Fälle von peripheren Neuropathien beschrieben worden (8).

3. Eigene Untersuchungen

Wir berichten von 3 eigenen AIDS-Patienten aus Frankfurt/Main, bei denen es im Rahmen der Erkrankung zur Entwicklung einer Toxoplasmose-Enzephalitis kam. Es handelt sich um 3 männliche Homosexuelle im Alter von 28 bis 49 Jahren, die nach einer Erkrankungszeit von 6 bis 15 Monaten als klinisches Leitsymptom ein organisches Psychosyndrom mit Verlangsamung und Desorientiertheit entwickelten. 2 der 3 Patienten boten in der Folgezeit zusätzlich neurologische Ausfälle (siehe Tabelle 1).

Tabelle 1. Klinische und technische Untersuchungsbefunde bei 3 Patienten mit Toxoplasmose-Enzephalitis bei AIDS

Befunde	Häufigkeit
1. Organisches Psychosyndrom	3/3
2. Epileptische Anfälle	2/3
3. Hemiparese	2/3
4. Zerebrale Ataxie	2/3
5. Aphasische Störungen	1/3
6. Pathologisches EEG	3/3
7. Pathologisches CCT	3/3
8. Erhöhtes Liquoreiweiß	3/3
9. Niedrig positive Toxoplasmosetiter i.S.	3/3

Im Elektroenzephalogramm war bei allen drei Patienten eine leicht bis mittelschwer allgemeinveränderte Grundtätigkeit zu finden sowie zusätzlich herdförmige Veränderungen.

Computertomographisch zeigten sich multiple Dichteminderungen in Groß- und Kleinhirn, in denen es bei Kontrastmittelgabe überwiegend zur Ausbildung zentraler Ringstrukturen kam. Die Läsionen hatten ein zum Teil erhebliches Begleitödem (siehe Abb. 1).

Der lumbal entnommene Liquor wies in allen 3 Fällen normale Zellzahl auf, bei leicht erhöhten Gesamteiweißwerten auf 56 bis 100 mg%.

Die Toxoplasmose-Titer im Serum lagen für den Immunfluoreszenztest (IFT) bei 1:40 bis 1:1280, bei negativer Komplementbindungsreaktion (KBR) und fehlendem Titeranstieg im Verlauf. Intravitale Hirnbiopsien wurden bei unseren Patienten nicht vorgenommen.

Wir führten unter der Verdachtsdiagnose einer ZNS-Toxoplasmose eine probatorische Therapie mit Pyrimethamin und Sulfametoxydiazin durch. Es kam daraufhin zunächst bei allen 3 Patienten innerhalb weniger Wochen zu einer guten klinischen Remission und zu einer Rückbildung der pathologischen EEG- und CT-Veränderungen, was wir im Sinne einer Bestätigung der Verdachtsdiagnose interpretierten (siehe Abb. 2).

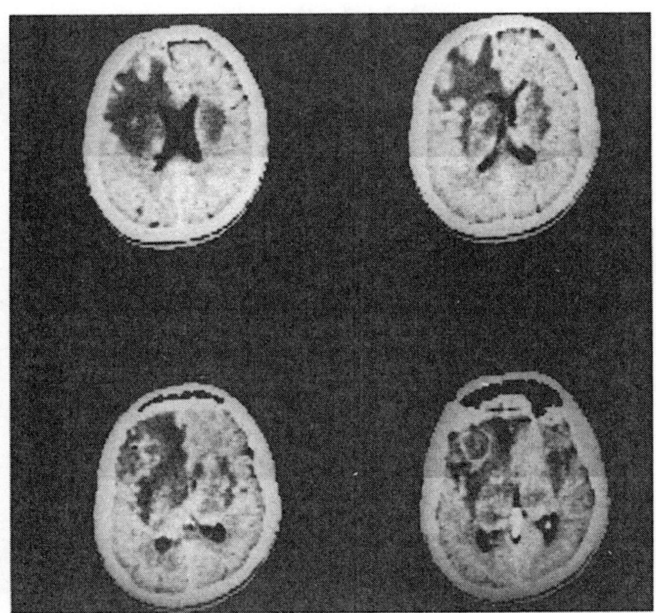

<u>Abb. 1.</u> Kraniale CT eines AIDS-Patienten mit Toxoplasmose-Enzephalitis vor Therapie.
In der links fronto-temporalen Hauptläsion sind 2 zentrale Ringstrukturen nach Kontrastmittelgabe zu sehen, mit Begleitödem

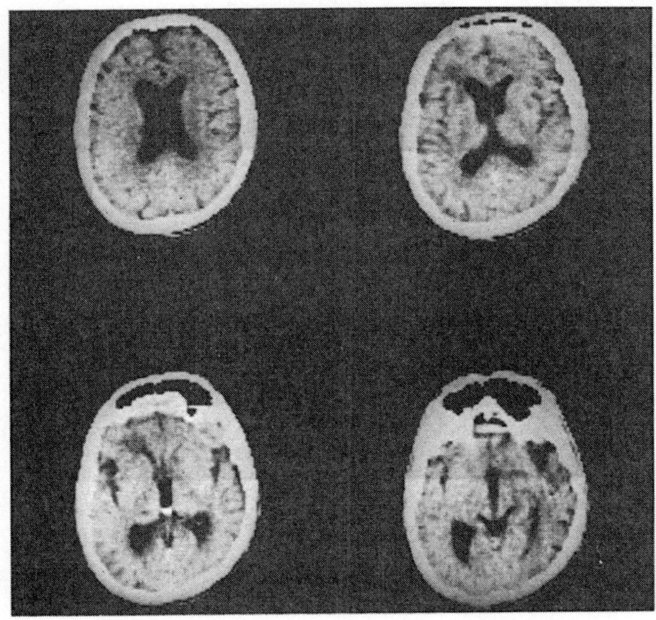

<u>Abb. 2.</u> Gleiche CT-Schichten wie in Abb. 1 nach 34 Behandlungstagen mit Pyrimetha-
min und Sulfametoxydiazin. Die entzündlichen Läsionen haben sich zurückgebildet

Ein Patient verstarb später in allgemeiner Kachexie, und es waren bei
der Obduktion vereinzelte Toxoplasma-Pseudozysten in unmittelbarer
Nähe kleiner Hirnnekrosen nachweisbar. Bei dem zweiten Patienten, der
an einer Darmkomplikation verstarb, wurde die Obduktion verweigert. Der
dritte Patient konnte unter Pyrimethamin-Dauertherapie zunächst nach
Hause entlassen werden.

4. Diskussion

So vielfältig die neurologischen Komplikationen bei AIDS sind, so wenig charakteristisch sind die klinischen und technischen Untersuchungsbefunde der Patienten (4,6-8,10). Häufig besteht klinisch lediglich
ein unspezifisches organisches Psychosyndrom, wenn computertomographisch bereits ausgedehnte Läsionen mit oder ohne Kontrastmittelspeicherung zu sehen sind. Üblicherweise hilfreiche serologische Untersuchungen lassen bei AIDS oft im Stich. Intravital entnommene Hirnbiopsien stellen für den Patienten einen erheblichen Eingriff dar.
Nur für einen Teil der neurologischen Komplikationen sind Therapiean-
sätze bekannt (4,6-8,10).

Bei Zugehörigkeit von Patienten zu einer AIDS-Risikogruppe sollte bei
Auftreten psychoorganischer Veränderungen immer an die Möglichkeit
einer AIDS-Erkrankung mit neurologischer Beteiligung gedacht werden.
Die neurologische Symptomatik kann die Erstmanifestation darstellen,
so daß es gegebenenfalls dem Neurologen zufällt, die Diagnose AIDS
zu stellen.

Zusammenfassung

Bei dem Krankheitsbild AIDS (acquired immune deficiency syndrome) ist
in etwa einem Drittel der Fälle mit neurologischen Komplikationen zu
rechnen, wobei diese die Erstmanifestation der Erkrankung sein können.
ZNS-Infektionen mit opportunistischen Erregern (z.B. Toxoplasma gondii,
Zytomegalievirus) und bestimmte ZNS-Malignome (z.B. primäres ZNS-Lym-
phom) sind die häufigsten neurologischen Komplikationen dieser neuen
Infektionskrankheit. Es werden 3 eigene AIDS-Patienten mit Toxoplasmose-Enzephalitis vorgestellt und die speziellen diagnostischen Probleme erörtert.

Literatur

1. Bundesgesundheitsamt, AIDS-Arbeitsgruppe (1984) AIDS (Gegenwärtiger
   Wissensstand) 20.8.84
2. Centers for Disease Control (CDC) (1982) Update on acquired immune
   deficiency syndrome (AIDS). Morbid Mortal Weekly Rep 31:507-514
3. CDC, AIDS Activity (1984) Weekly Surveillance Report - United
   States, July 30, 1984
4. Enzensberger W, Helm EB, Hopp G, Stille W, Fischer P-A (1984) Drei
   Fälle von Toxoplasmose-Enzephalitis bei Patienten mit AIDS. Dtsch
   Med Wochenschr (zur Publikation angenommen)
5. Helm EB, Bergmann L, Elbert M, Mitrou P, Stille W (1984) Verlaufsbeobachtung bei Patienten mit Lymphadenopathie-Syndrom (LAS). Dtsch
   Med Wochenschr (zur Publikation angenommen)
6. Luft BJ, Brooks RG, Conley FK, McCabe RE, Remington JS (1984)
   Toxoplasmic encephalitis in patients with acquired immune deficiency
   syndrome. JAMA 252/7:913-917
7. Pulst S-M (1984) Neurologische Komplikationen bei erworbenem Immun-
   defekt-Syndrom (AIDS). Nervenarzt 55:407-412

8. Snider WD, Simpson DM, Nielsen S, Gold JW, Metroka CE, Posner JB (1983) Neurological complications of acquired immune deficiency syndrome: analysis of 50 patients. Ann Neurol 14:403–418
9. W.H.O. Collaborating Centre on AIDS (1984) AIDS Surveillance in Europe, Report No2, Situation by the 15th of July 1984
10. Wong B, Gold JWM, Brown AE, Lange M, Fried R, Grieco M, Mildvan D, Giron J, Tapper ML, Lerner CW, Armstrong D (1984) Central-nervous system toxoplasmosis in homosexual men and parenteral drug abusers. Ann Intern Med 100:36–42

Die akute zerebelläre Enzephalitis im Erwachsenenalter. Spezifische Augenbewegungsstörungen, Klinik, Histopathologie

D. Kömpf, H.-J. Dietrich, A. Engelhardt und B. Neundörfer

Seit den 50iger Jahren wurde in der Literatur wiederholt unter den verschiedensten Synonymen auf ein stereotyp verlaufendes, gut von anderen Enzephalitiden abgrenzbares para/postinfektiöses Syndrom hingewiesen, wo bestimmte Formen rein das sakkadische System betreffender, nicht nystagmischer Augenbewegungsstörungen —Opsoklonus, ocular flutter (s. Tabelle 1) —neben generalisierten Myoklonien, intentionalem Tremor und einer Rumpfataxie die Leitsymptome darstellen (1-7,10). Im folgenden sollen zwei unterschiedliche Formen dieser im Erwachsenenalter seltenen Fälle zerebellärer Enzephalitis beschrieben und die Bedeutung der Elektrookulographie in der Syndromdiagnose und neuroophthalmologischen Differentialdiagnose betont werden.

Tabelle 1. Sakkadische Oszillationen —Systematik

A) Oszillationen ohne sakkadisches Intervall

1. Ocular Flutter

   Unterbrechung der Fixation durch Bursts hochfrequenter horizontaler sakkadischer Oszillationen wechselnder Richtung

2. Flutter-Dysmetrie

   Flutter unmittelbar am Ende einer Refixationssakkade

3. Opsoklonus

   Rasche, unwillkürliche, chaotische, wiederholte, meist konjugierte sakkadische Augenbewegungen in allen Richtungen, die eine Fixation verhindern (Persistenz im Schlaf)

B) Oszillationen mit intersakkadischem Intervall

1. Gegenrucke (square wave jerks)

   Jeweils ein Paar niederamplitudiger ($0,5-3^{\circ}$) sakkadischer Augenbewegungen, zuerst vom Blickziel weg, 200 ms später zum Blickziel zurückgerichtet. Häufig Aktivierung bei geschlossenen Augen; hier können sie auch bei Gesunden vorkommen.

2. Macrosaccadic Oscillations

   Serie von Sakkaden mit zuerst ansteigender, dann absteigender Amplitude bei normalem intersakkadischem Intervall, die bei Dunkelheit oder geschlossenen Augen sistieren.

3. Macro Square Wave Jerks (Kippdeviationen)

   Hochamplitudige Gegenrucke, die bei geöffneten Augen die Fixation unterbrechen, jedoch auch bei geschlossenen Augen vorkommen (Frequenz ungefähr 2 Hz, verkürztes intersakkadisches Intervall).

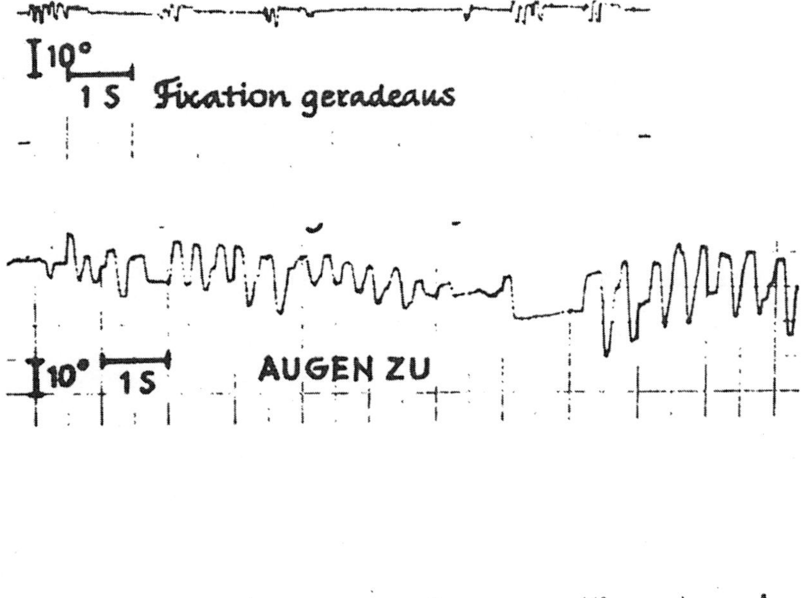

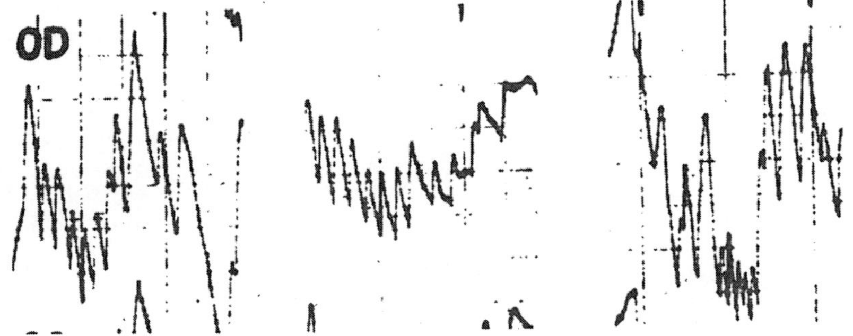

Abb. 1a. Ocular flutter in Primärposition bei geöffneten Augen (Zeile 1) und Kippdeviationen bei geschlossenen Augen (Zeile 2) im Fall I. **b** Opsoklonus (Fall II). Alle Bewegungen verlaufen konjugiert; dargestellt werden nur die Horizontalbewegungen des rechten Auges (OD)

Falldarstellungen

I. 33 J., männlich. Nach vorausgehender Rhinitis akutes Auftreten von sakkadischen okulären Oszillationen, verbunden mit Oszillopsie, intentionalem Tremor, generalisierten myoklonischen "Salven", Gang- und Standataxie. ENG: ocular flutter (s. Tabelle 1, Abb. 1a) bei Fixation und Refixation ('flutter dysmetria'), Kippdeviationen bei geschlossenen Augen (s. Tabelle 1, Abb. 1a). Liquor und EEG o.B. CCT: lediglich vermehrte Windungszeichnung im Oberwurmbereich. Insgesamt benigner Verlauf mit langsamem Abklingen der Symptome innerhalb von 6-12 Monaten. Kein Erregernachweis.

II. 60 J., weiblich. Im Anschluß an einen Infekt akutes Auftreten von Schwindel, Doppelbildwahrnehmung, Dysarthrie, Gang- und Standataxie. Rasche Verschlechterung der Symptome mit Opsoklonus, generalisierten Aktionsmyoklonien, Astasie und Abasie, progredienter Demenz mit Apa-

thie und Somnolenz sowie Erregungszuständen mit ständigem Schreien.
Exitus letalis 8 Wochen nach Beginn der Erkrankung an Sekundärkomplikationen. ENG: Opsoklonus (s. Tabelle 1, Abb. 1b). Liquor: 263/3
Zellen, Gesamteiweiß normal. EEG: temporale Dysrhythmie. Histopathologie: In nahezu allen Schnitten finden sich schüttere perivaskuläre
lymphozytäre Rundzellinfiltrate, akzentuiert jedoch im Bereich der
Medulla oblongata, des Brückenfußes und des Kleinhirnmarklagers.

Diskussion

Der Fall I des 33jährigen Mannes bietet in klassischer Ausprägung das
Bild einer akuten, benigne verlaufenden, zerebellären Enzephalitis
— neuroophthalmologisch ocular flutter und Kippdeviationen —im Erwachsenenalter bei einer vollständigen Remission in 6-12 Monaten. Im
Fall II hingegen stand der Opsoklonus nur anfänglich im Vordergrund
und im späteren Verlauf bestimmte zunehmend die enzephalitische
Wesensänderung und spätere Bewußtseinstrübung das Krankheitsbild. Nur
einzelne Todesfälle oder auch Defektheilungen wurden bislang mitgeteilt
(3).

Die bei Opsoklonus und ocular flutter generierten Sakkaden sind unvollständig; sie bestehen nur aus dem ersten pulse-Anteil, der step-Anteil
und somit das intersakkadische Intervall fehlt (8). Diese Störung kann
hypothetisch auf eine gestörte Funktion der pause-Zellen zurückgeführt
werden, indem diese die burst-Neurone zwischen den Willkürsakkaden
nicht adäquat hemmen. Nachahmungen dieser Oszillationen im Computermo-
dell unterstützen diese Hypothese (13). Die Störung des Regelkreises
zwischen den burst- und pause-Zellen der paramedianen pontinen Formatio reticularis (PPRF) mit der resultierenden Instabilität des pulse-
Generators kann hierbei theoretisch bedingt sein durch eine direkte
Störung der pause-Zellen selbst oder auch nur indirekt durch eine
Störung ihrer Afferenzen, die vor allem aus dem Cerebellum angenommen
werden (11).

Im Gegensatz hierzu ist bei macro square wave jerks (Kippdeviationen,
Tabelle 1) immer ein mehr oder weniger ausgeprägter step-Anteil vorhanden, d.h. hier handelt es sich um vollständige Sakkaden und es kann
von einer erhaltenen Funktion der pause-Zellen ausgegangen werden, so
daß die zugrundeliegende Störung hier die Eingänge selbst betreffen
muß. Sind, wie hier im Fall I, beide Formen sakkadischer Oszillationen
gleichzeitig vorhanden, kann auf eine Störung des okulomotorischen
Systems auf verschiedenen Ebenen geschlossen werden.

Die gleichzeitig vorliegenden Symptome wie intentionaler Tremor und
Ataxie weisen auf eine zerebelläre Störung hin (Vermis und zerebelläre
Hemisphären, Nucleus dentatus, Brachium conjunctivum). Bezüglich der
generalisierten Myoklonien wird eine Störung dento-thalamischer Bahnen, der Verbindung zwischen Nucleus dentatus und Nucleus fastigii
mit dem Nucleus reticularis pontis angenommen.

Nur 15 Fälle mit Opsoklonus —kein Fall mit ocular flutter —konnten
histopathologisch untersucht werden (12), hierunter nur 3 Fälle para/
postinfektiöser Ätiologie: Entzündliche Veränderungen im Kleinhirn
werden nur einmal erwähnt, einmal fanden sich entzündliche Veränderungen im Hirnstamm ohne Erwähnung des Kleinhirns, und in einem anderen Fall war das Kleinhirn unauffällig (12). Im Fall II lag auch eine
nur leicht ausgeprägte Enzephalitis vor, allerdings bei deutlicher
Akzentuierung der Entzündung im Bereich des Kleinhirnmarklagers, insbesondere in der Gegend des Nucleus dentatus. Überlegungen bezüglich
der Pathogenese bleiben so auch nach diesen morphologischen Befunden
weitgehend spekulativ, wenngleich auch schwerpunktmäßig zumindest

eine Störung des Cerebellums (Marklager) bzw. des zerebellären Systems insgesamt in aller Regel im Vordergrund zu stehen scheint.

Zusammenfassung

Das im Erwachsenenalter seltene Syndrom einer akuten zerebellären Enzephalitis wird anhand eines benignen und eines letalen Verlaufes beschrieben. Die elektronystagmographische Analyse der als klinischem Leitsymptom im Vordergrund stehenden sakkadischen Augenbewegungsstörung —Opsoklonus, ocular flutter, Kippdeviationen —und die histopathologische Untersuchung greifen die Frage der topodiagnostischen Zuordnung entsprechender okulärer Oszillationen auf.

Literatur

1. Baringer JR, Sweeney VP, Winkler GF (1968) An acute syndrom of ocular oscillations and truncal myoclonus. Brain 91:473-480
2. Brumlik J, Means ED (1969) Tremorine-tremor, shivering and acute cerebellar ataxia in the adult and child —a comparative study. Brain 92:157-190
3. Cogan DG (1954) Ocular dysmetria; Flutter-like oscillations of the eyes and opsoclonus. Arch Ophthal 51:318-335
4. Cogan DG (1968) Opsoclonus, body tremulousness and benign encephalitis. Arch Ophthal 79:545-551
5. Ellenberger C, Kellner JL, Stroud MH (1972) Ocular dyskinesia in cerebellar disease. Evidence for the similarity of opsoclonus, ocular dysmetria and flutter-like oscillations. Brain 95:685-692
6. Goldberg RT, Jampel RS (1963) Flutterlike oscillations of the eyes in cerebellar disease. Am J Ophthal 55:1229-1233
7. Kinsbourne M (1962) Myoclonic encephalopathy of infants. J Neurol Neurosurg Psychiat 25:271-276
8. Leigh RJ, Zee DS (1983) The neurology of eye movements. FA Davis Comp, Philadelphia
9. Leopold HC (1984) Opsoklonus- und Myoklonie-Syndrom. Fortschr Neurol Psychiat, im Druck
10. Orzechowski C (1927) De l'ataxie dysmétrique des yeux. J Psychol Neurol 35:1-18
11. Selhorst JB, Stark L, Ochs AL, Hoyt WF (1976) Disorders in cerebellar ocular motor control, I Saccadic overshoot dysmetria. Brain 99:497-508
12. Wertenbaker C, Behrens MM, Hunter SB, Plank CR (1981) Opsoclonus — a cerebellar disorder? Neuro-Ophthalmology 2:73-84
13. Zee DS, Robinson DA (1979) A hypothetical explanation of saccadic oscillations. Ann Neurol 5:405-414

Diagnostische und therapeutische Ansätze bei Tuberkulostatikaresistentem intrazerebralem Tuberkulom

U. Bogdahn, P. Reuther, B. Fleischer, L. Kappos, M. Ratzka, F. Schick, W. Gerharts, D. Seyboldt und H. G. Mertens

Einleitung

Intrazerebrale Tuberkulome stellen im westeuropäischen Raum und den USA eine Rarität dar, dagegen in Entwicklungsländern z.T. 20% aller intrakraniellen Raumforderungen (1). Die Diagnostik macht bei bekannter Organtuberkulose und meist parallel vorhandener Meningitis unter Anwendung von Computertomographie, Hirnszintigraphie und Liquordiagnostik keine allzu großen Probleme. Die operative Therapie war in älteren Untersuchungen mit einer nicht zu vernachlässigenden Mortalität von bis zu 27% (1) belastet, dürfte jedoch heute in geeigneten Fällen wesentlich besser abschneiden. Bei frühzeitiger Diagnosestellung und konsequenter Chemotherapie haben heute tuberkulöse Meningitis und ZNS-Tuberkulome quoad vitam eine sehr gute Prognose, es muß jedoch mit Residualsymptomen gerechnet werden (6). Bei inoperablen ZNS-Tuberkulomen und Chemotherapie-Resistenz der Erreger kann jedoch der Erfolg der Therapie ausbleiben. In der vorliegenden Arbeit wollen wir neuere diagnostische und therapeutische Ansätze in einer solchen, sicherlich extrem seltenen Situation diskutieren.

Material und Methoden

Fallbeschreibung: Ein 21jähriger Patient wurde ab Mai 1981 wegen einer spezifischen Pleuritis exsudativa mit INH, Myambutol und Rifampicin behandelt. Unter wohl doch inkonsequenter ambulanter Weiterbehandlung des Patienten (unregelmäßige Medikamenteneinnahme) kam es im Januar 1982 zur Diagnose einer Nierentuberkulose und tuberkulösen Meningitis, leider waren die Erreger resistent gegen INH, Streptomycin und Capreomycin. Unter Chemotherapie mit INH, Myambutol, Rifampicin und Pyrazinamid kam es zwar zur Ausheilung der Nierentuberkulose, die ZNS-Symptomatik verschlechterte sich jedoch zusehends. Bei Aufnahme in unserer Klinik (Mai 1982) bot er klinisch Zeichen der floriden Meningitis mit organischem Psychosyndrom, rechtsseitige fokale zerebrale Anfälle (beginnend im re. Arm), eine subjektiv empfundene Schwäche des linken Beines, sowie Zeichen der Polyneuropathie. Der Liquorbefund (s. Tabelle 1) war pathognomonisch. Im kranialen Computertomogramm zeigte sich ein raumforderndes, links hochparietal liegendes Tuberkulom mit perifokalem Ödem. Hirnszintigraphisch stellten sich links hochparietal,

Tabelle 1. Liquorbefunde

	Diagnose	Aufnahme	vor ARA-C	nach ARA-C
LZ/BZ (mg%)	42/123	13/116	18/73	51/90
Eiweiß (mg%)	456	3747	1021	93
Zellzahl (N/3)	1090	846	91	35

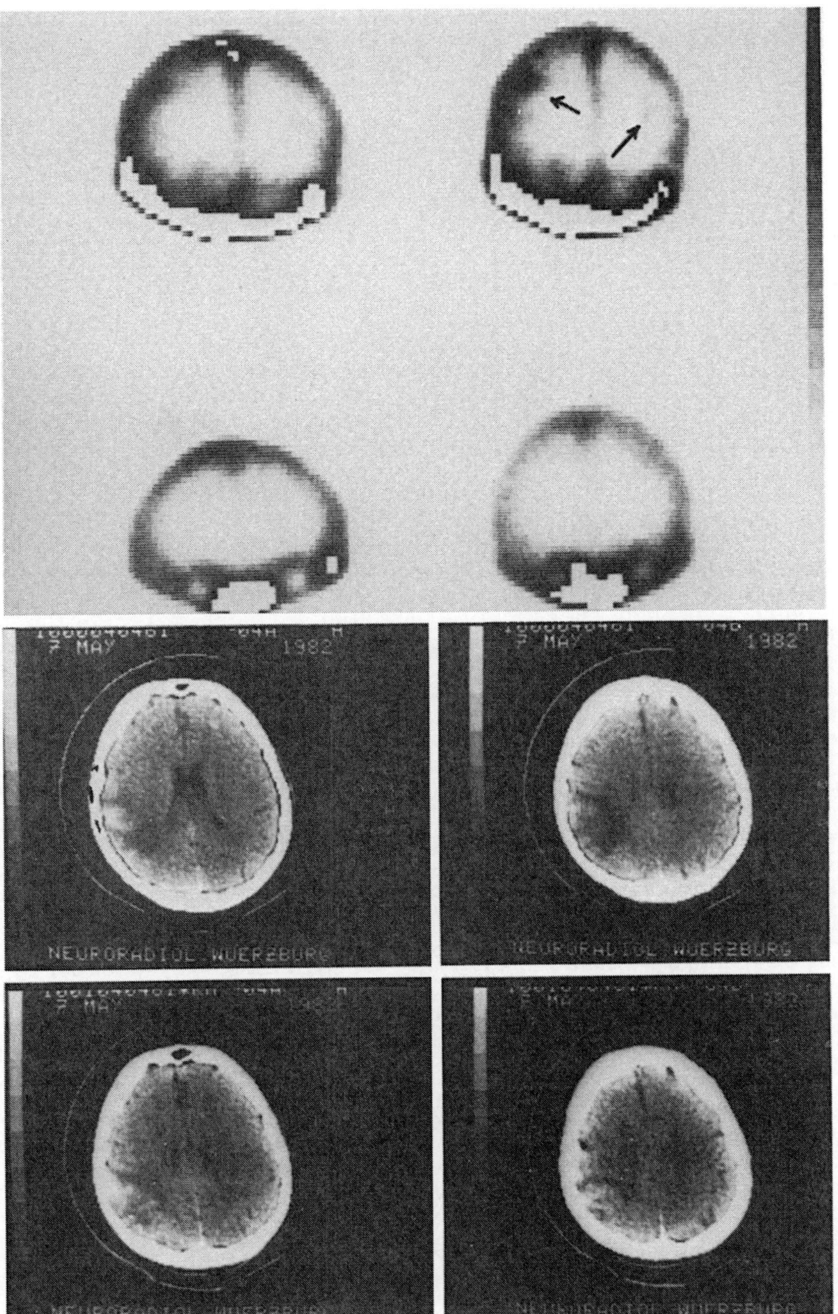

<u>Abb. 1a,b.</u> Hirnszintigraphie und Computertomographie vor tuberkulostatischer und antiproliferativer Therapie: <u>a</u> PA/AP-(Früh/Spät)-Aufnahmen der Hirnszintigraphie mit großem links parietalen und kleinem re. temporalen Befund; <u>b</u> computertomographischer (obere Reihe nativ, untere Reihe mit Kontrastmittel) links parietaler raumfordernder Befund mit perifokalem Ödem und geringer Kontrastmittelaufnahme

rechts temporal und fraglich links okzipital Anreicherungen dar (siehe Abb. 1). Die tuberkulostatische Chemotherapie mit zunächst INH, Myambutol, Prothionamid und Kortikoiden, später mit Rifampicin, Prothionamid, und Myambutol brachte keine klinische Besserung; der Liquorbefund zeigte nur eine zögernde Besserungstendenz.

Untersuchung der Liquorzellen

Über die Untersuchungen zur zellulären Immunität der Blut- und Liquor-Mononukleären unseres Patienten ist bereits gesondert ausführlich berichtet worden (2). Mittels Immunfluoreszenz-Techniken konnte gezeigt werden, daß sich im Liquor des Patienten —im Vergleich zum peripheren Blut —überdurchschnittlich viele zytotoxische T-Lymphozyten befanden (T_H/T_C im peripheren Blut 1,69, im Liquor O.94). In weiteren Klonierungs-Experimenten konnte gezeigt werden, daß aus dem Liquor geklonte Helfer-T-Lymphozyten mit PPD (Tuberkulin-"purif. prot. derivative") stimulierbar waren, und daß geklonte zytotoxische-T-Lymphozyten auch Zellen einer Lymphom-Linie lysieren konnten.

Ergebnisse

Da es unter der tuberkulostatischen Therapie bei unserem Patienten zu keiner klinischen Verbesserung kam, wurden die obigen experimentellen Befunde in unsere weiteren therapeutischen Überlegungen miteinbezogen. Unter der Annahme, daß dieser hohe Anteil zytotoxischer Lymphozyten möglicherweise einen Anteil am ungünstigen Verlauf des Krankheitsbildes hatte —Schädigung körpereigener Makrophagen durch zytotoxische T-Lymphozyten, dadurch zusätzlich verminderte Ausbildung eines für die Abgrenzung der verbliebenen Tuberkel notwendigen Granuloms —entschlossen wir uns zur Durchführung einer antiproliferativen Therapie mit Cytosin-Arabinosid. Unter dem tuberkulostatischen Schutz von Rifampicin, Prothionamid und Myambutol wurden insgesamt 8 Zyklen von je 190 mg Cytosin-Arabinosid verabreicht. Bis auf eine zu erwartende Knochenmarks-Depression (minimal 70000 Thrombozyten und 2000 Leukozyten) wurde die Therapie gut vertragen. Es kam zu einer recht eindruckvollen klinischen Besserung, insbesondere zum Sistieren der fokalen zerebralen Anfälle. Liquoreiweiß und Liquorzucker normalisierten sich ebenfalls rasch, bis auf eine noch bestehende Schrankenstörung (s. Tabelle 1). Computertomographisch kam es zur Verkleinerung und Verkalkung des beschriebenen Befundes, das perifokale Ödem verschwand (s. Abb. 2). Auch hirnszintigraphisch ließ sich jetzt nur noch das wesentlich besser abgrenzbare und verkleinerte links hochparietale Tuberkulom nachweisen, die beiden übrigen Herde rechts temporal und links okzipital verschwanden (s. Abb. 2). Der Patient ist seit inzwischen eineinhalb Jahren praktisch beschwerdefrei und seit einem Jahr wieder voll arbeitsfähig. Gravierende Residualsymptome bestehen nicht, die tuberkulostatische Therapie wurde seit fünf Monaten ausgesetzt, eine antiepileptische Medikation ist nicht mehr notwendig.

Diskussion

Obwohl die Tuberkulose eine der allerersten Erkrankungen war, bei der dem menschlichen Immunsystem eine wesentliche Rolle im Ablauf der Erkrankung zuerkannt wurde, und obwohl die zellulären Immunreaktionen vom verzögerten Typ als u.a. Tuberkulose-spezifische Reaktion als eine der ersten in ihrer Tragweite erkannt wurden (5), wissen wir dennoch recht wenig über die genauen immunologischen Abläufe. Makrophagen, die von spezifisch sensibilisierten (PPD) Helfer T-Zellen aktiviert werden

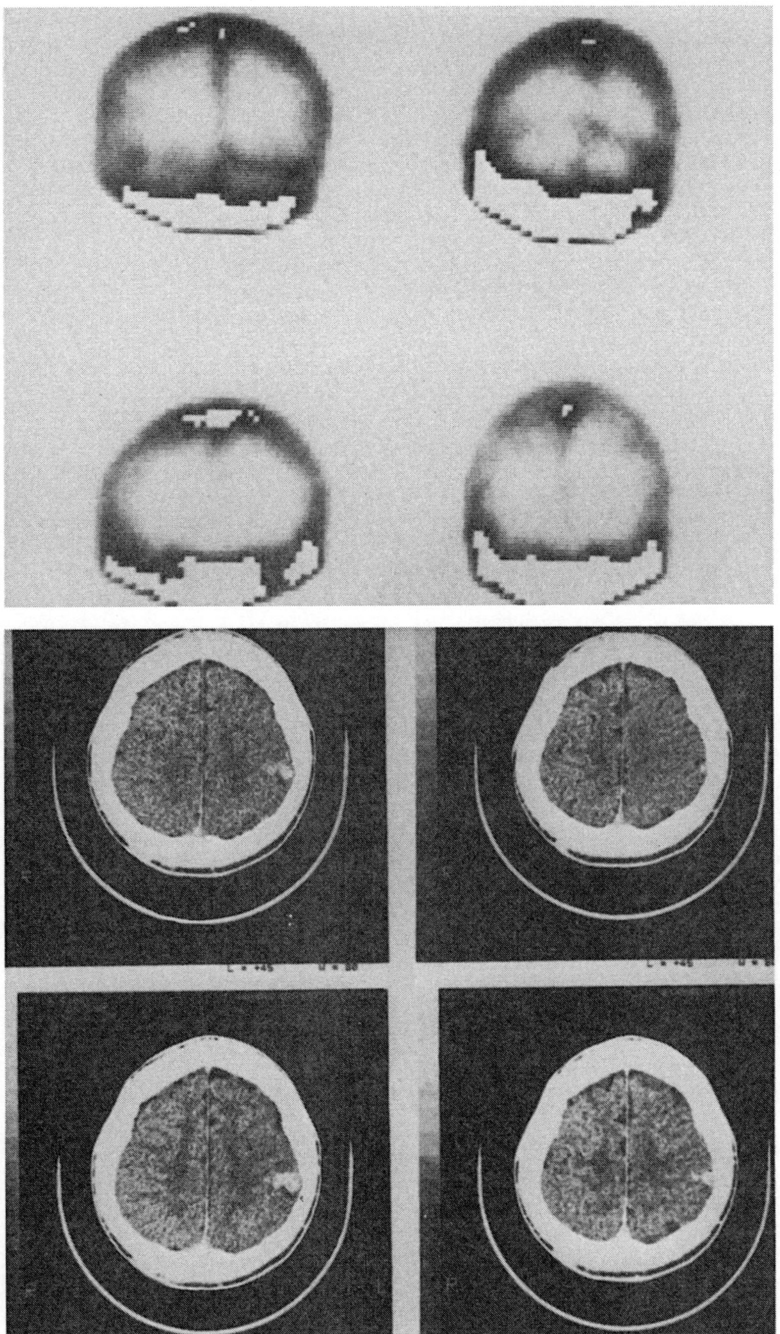

<u>Abb. 2a,b.</u> Hirnszintigraphie und Computertomographie nach Abschluß der kombinierten Behandlung: <u>a</u> PA/AP-(Früh/Spät)-Aufnahmen der Hirnszintigraphie ohne Nachweis der oben beschriebenen Befunde; <u>b</u> computertomographischer Befund links parietal (seitenverkehrte Darstellung gerätebedingt), inzwischen verkalkt (ohne Kontrastmittelgabe); weder Raumforderung noch perifokales Ödem sind noch nachweisbar

(3), scheinen die Haupt-Effektorzellen gegen das intrazelluläre Tu-
berkelbakterium zu sein. Gleichzeitig bewirken diese solchermaßen
beeinflußten Makrophagen eine Aktivierung von Fibroblasten, die wiederum bei der Bildung eines tragfähigen Granuloms zur Abgrenzung des
befallenen Gewebes vom umliegenden Gewebe beitragen (7). Wir waren
daher überrascht, bei der Untersuchung der Liquorzellen einen so
hohen Anteil zytotoxischer T-Zellen zu finden. Allerdings gibt es zumindestens aus experimenteller Sicht Hinweise, daß auch zytotoxische
T-Lymphozyten eine wichtige Rolle haben könnten: so wurden bei in-
vitro Stimulierung von Lymphozyten des peripheren Bluts unter anderem
auch PPD-spezifische zytotoxische T-Lymphozyten gefunden (4), deren
Bedeutung jedoch noch unklar ist. Es wäre jedoch durchaus denkbar,
daß ein hoher Anteil zytotoxischer T-Lymphozyten besonders dann zu
finden ist, wenn die Makrophagen nicht ausreichend in der Lage sind,
die intrazellulären Erreger abzutöten: solche Zellen würden dann
vielleicht — in einem letzten Versuch des Immunsystems, mit dem Erreger aufzuräumen — von zytotoxischen T-Lymphozyten abgetötet. Hierbei
würde dann eine für den weiteren Verlauf wichtige Granulombildung
zusätzlich behindert — der Krankheitsprozeß würde unentwegt weiter-
schwelen. Diese letzten Überlegungen entbehren noch jeglicher experimenteller Untermauerung — führten jedoch zu unserem therapeutischen
Vorgehen, das letztlich erfolgreich war. Eine weitere experimentelle
und klinische Absicherung könnte allerdings zu einer neuen Behandlungsmöglichkeit bei inoperablen Tuberkulostatika-resistenten ZNS-Tuberkulomen und Problemfällen von Tb-Meningitis führen.

Zusammenfassung

In der vorliegenden Arbeit wird über einen 21jährigen Patienten mit
tuberkulöser Meningitis und drei intrazerebralen (inoperablen) Tuber-
kulomen berichtet. Die tuberkulostatische Therapie war wegen Erreger-
resistenz nicht erfolgreich. In einer ausführlichen immunologischen
Untersuchung der Liquorlymphozyten zeigte sich u.a. ein außerordentlich hoher Anteil zytotoxischer Lymphozyten im Vergleich zum Befund
des peripheren Blutbilds. Unter der Annahme, daß diese zytotoxischen
T-Lymphozyten einen entscheidenden Anteil am ungünstigen Krankheitsverlauf haben könnten, wurde zusätzlich zur tuberkulostatischen Therapie eine antiproliferative Behandlung mit Cytosin-Arabinosid eingeleitet, die zur Sanierung des Liquors und zur Ausheilung der ZNS-
Tuberkulome führte.

Literatur

1. Dastur HM (1975) Tuberculoma. In: Vinken PJ, Bruyn GW (eds.) Tumours of the brain and skull. North-Holland Pub Comp, Amsterdam
   Oxford, pp 413-426
2. Fleischer B, Bogdahn U (1983) Growth of antigen specific, HLA-re-
   stricted T lymphocyte clones from cerebrospinal fluid. Clin exp
   Immunol 52:38-44
3. Hahn H, Kaufmann SHE (1981) The role of cell-mediated immunity in
   bacterial infections. Rev Inf Dis 3:1221
4. Hank JA, Sondel PM (1982) Soluble bacterial antigen induces specific helper and cytotoxic responses by human lymphocytes in vitro.
   J Immunol 128:2734-2739
5. Koch R (1891) Fortsetzung der Mitteilung über ein Heilmittel gegen
   Tuberculose. Dtsch Med Wschr 17:101-1189

6. Pohle HD, Lincke HO (1981) Meningitis tuberculosa. In: Hopf HCh,
   Poeck K, Schliack H (Hrsg) Neurologie in Praxis und Klinik. Georg
   Thieme, Stuttgart New York, pp 4/120-125
7. Wahl SM (1981) Inflammation and wound healing. In: Oppenheim JJ,
   Rosenstreich DL, Potter M (eds.) Cellular functions in immunity
   and inflammation. Elsevier/North-Holland, New York Amsterdam,
   pp 454-466

Primäre meningeale Sarkomatose – Eine Kasuistik zur Differentialdiagnose des polyradikulären Syndroms

J. Bleistein und F. Jerusalem

Die primäre meningeale Sarkomatose (PMS) ist eine seltene Erkrankung, die mit der Polyradikulitis bei Goldintoxikation, Hepatitis oder Sarkoidose in den differentialdiagnostischen Rahmen des Guillain-Barre-Syndroms gehört.

Kasuistik

Der 53jährige Mann erkrankte mit rascher Progredienz über einige Wochen an einer Abduzensparese, schlaffen Tetraparese und Störung der Tiefensensibilität. 8 Tage präfinal entwickelte er eine periphere Fazialisparese rechts. Im Liquor fand sich eine Pleozytose von 32/3 Zellen mit zahlreichen, atypischen, tumorzellverdächtigen Zellen und 176 mg% Gesamteiweiß. Elektromyographisch wurde eine generalisierte neurogene Störung bei normalen Nervenleitgeschwindigkeiten nachgewiesen. Wegen unstillbaren Erbrechens und starkem Gewichtsverlust wurde erfolglos nach einem Malignom gesucht. Der Patient verstarb infolge Herzkreislaufinsuffizienz. Neuropathologisch[1] ergab sich eine primäre meningeale Sarkomatose.

Diskussion

Der Anteil primärer intrakranieller Sarkome an allen intrakraniellen Tumoren beträgt 1.9-7.0% (2,4). Primäre meningeale Sarkome —definiert als aus den Bindegewebszellen der Leptomeningen entstehender und diffus in die leptomeningealen Räume wachsender Tumor —sind mit 2.4-3.0% aller intrakraniellen Sarkome sehr selten (2).

Von insgesamt 19 aus der Literatur berichteten Kranken mit PMS (1,2, 5) boten 12 das klinische Bild einer zerebralen (10 Kranke) oder spinalen Raumforderung (2 Kranke), 3 das Bild eines polyradikulären Syndroms. 3 Kranke hatten zerebrale Krampfanfälle als Erstsymptomatik, 1 Kranker litt an einer multifokalen Symptomatik mit Doppeltsehen, Kopfschmerz, Hyperalgesien und einer Hemiparese.

Von den 19 Kranken waren 14 männlich, 2 weiblich sowie 3 Kinder ohne Angabe des Geschlechts.

Die Altersverteilung bei der Erstmanifestation zeigte 3 Gipfel: das Kleinkindalter bis zum 5. Lebensjahr (7 Kranke), jüngere Erwachsene (9 Kranke) sowie jenseits des 50. Lebensjahres (3 Kranke). Bei allen Patienten schritt das Krankheitsbild unaufhaltsam und rasch voran.

---

1 Die neuropathologische Untersuchung erfolgte durch Herrn Prof. Dr. Kersting, Direktor des Institutes für Neuropathologie, Bonn.

Sie starben meist innerhalb weniger Wochen nach Auftreten der Erstsymptomatik.

Bei der Diagnostik der Erkrankung ist die Liquorzytologie wegweisend:
bei allen von Budka (2) berichteten Fällen fanden sich 30-58% Tumorzellen mit typischen Charakteristika: Zellgruppen oder größere Zell-
aggregate, große Zellgrößenvarianz, großer Zellpolymorphismus, zahlreiche Mitosen sowie hohe Zellplasmarelation.

Die Tumorzellen im Liquor weisen einen malignen meningealen Tumor
nach. Die Differenzierung als Karzinomzellen, Sarkomzellen oder Zellen
eines malignen Lymphoms ist in der Regel nicht möglich.

Die radiologische Diagnostik ermöglicht bei einigen Patienten den
computertomographischen oder myelographischen Nachweis einer cerebralen oder spinalen Raumforderung.

Definitionsgemäß findet sich bei der PMS im Gegensatz zur Meningitis
sarcomatosa (6) kein Tumorgewebe außerhalb des intrakraniellen oder
spinalen Raumes. Histologisch können 3 Subtypen unterschieden werden:
der polymorphzellige Typ (Zellpolymorphie und zahlreiche Mitosen), der
Spindelzelltyp (geringere Zellpolymorphie) und die Fibrosarkomatose
(deutliche Kollagenvermehrung). Einige Autoren sehen das Krankheitsbild als Unterform des Medulloblastoms an (3).

Die Therapie der PMS muß sich auf symptomatische Maßnahmen beschränken. Eine chirurgische Intervention bei zerebraler oder spinaler Raumforderung konnte die rasche Progredienz des Krankheitsbildes nicht
aufhalten. Die Strahlentherapie war ohne nennenswerte Erfolge. Über
Ergebnisse zytostatischer Therapie wird in den vorliegenden Arbeiten
nicht berichtet.

Zusammenfassung

Die primäre meningeale Sarkomatose (PMS) ist selten, sie macht nur
2-3% aller intrakraniellen Sarkome aus.

Der 53jährige Mann erkrankte mit rascher Progredienz an einem polyradikulären Syndrom. Im Liquor fanden sich tumorzellverdächtige
Zellelemente. Die Primärtumorsuche blieb erfolglos. Neuropathologisch
ergab sich eine PMS. 4 klinische Erscheinungsformen der PMS sind zu
unterscheiden: das Bild der zerebralen oder spinalen Raumforderung,
das polyradikuläre Syndrom, zerebrale Krampfanfälle sowie multiloku-
läre zentrale und periphere Ausfälle. Für die Diagnosestellung ist
die Liquorzytologie wegweisend.

Literatur

1. Bishop N, Chakrabarti A, Pierey D, Harriman DFG, Pearce D (1983)
   A case of sarcoma of the central nervous system presenting as a
   Guillain-Barré syndrom. J Neurol Neurosurg Psych 46:352-354
2. Budka H, Pilz P, Guseo A (1975) Primary leptomeningeal sarcoma-
   tosis. J Neurol 211:77-93
3. Dexter D, Howell DA (1965) Medulloblastomas and arachnoidal sar-
   comas. Brain 88:367-374
4. Distelmeier P (1977) Klinik, Differentialdiagnose und radiologisches Bild der primären Hirnsarkome. Nervenarzt 48:405-418
5. Onofrio BM, Kernohan JW, Uihlein A (1962) Primary meningeal sarco-
   matosis. Cancer 15:1197-1208
6. Stammler A, Marguth F, Schmidt-Wittkamp E (1964) Die Meningitis
   carcinomatosa und sarcomatosa. Fortschr Neurol Psychiatr 32:53-77

Klinische und neuropathologische Befunde bei progressiver Sklerose (Sklerodermie)

W. Gottwald, H. Schmidt und E. Haneke

Einleitung

Die Sklerodermie (Skl.) kann als Systemerkrankung des gesamten Gefäß-
bindegewebes mit zugeordneter neurovaskulärer Induktion bezeichnet
werden. Nach neuesten pathogenetischen Hypothesen (1-3) spielen sich
die entscheidenden Veränderungen am Gefäßendothel ab. Im Zuge der
"sklerodermatischen" Angiopathie werden alle Systeme des Mesenchyms
im Rahmen funktioneller wie organischer Störungen erfaßt, wobei Kapillaren, kleine Arteriolen und Venen Verdickung der Basalmembran,
Vermehrung der Wandzellen, Fibrose der Gefäßwände und Obstruktion des
Lumens aufweisen. Ob es sich um eine sog. Immunkomplexvaskulitis
handelt, ist derzeit noch offen, da Immunkomplexe bis jetzt noch nicht
in Gefäßwänden gefunden wurden. Eine Schädigung des Nervensystems soll
entweder unmittelbar, d.h. primär, oder sekundär z.B. als Folge von
Niereninsuffizienz geschehen. Spinale Symptomverbindungen sind selten
mitgeteilt worden, relativ häufig dagegen variable cerebrale Syndrome,
deren neuropathologische Grundlagen unterschiedlich interpretiert
wurden. Wir berichten über einen Fall mit "vaskulitischen" Veränderungen in peripheren Hirnarterienästen und davon abhängigen Hirnläsionen.

Fallbeschreibung

Die Patientin hatte 20 Jahre lang an rechtsseitigen Migräneattacken
und an einem nicht beachteten Raynaudsyndrom aller Extremitäten ohne
Beteiligung der Akren der Mittellinie sowie progredienten gleichfalls
unspezifisch gedeuteten dermatologischen Phänomenen gelitten. Im Juni
1979, d.h. in ihrem 41. Lebensjahr entwickelten sich unter bis dahin
ungewohnten diffusen Kopfschmerzen abundantes Fehlverhalten, Zustände
von Desorientiertheit und am Morgen des klinischen Aufnahmetages ein
universeller und ein jacksonartiger Krampfanfall, dem eine linksssei-
tige motorische Hemiparese, weitere symptomatisch-psychotische Syndrome sowie ein 3. epileptischer Anfall folgten. Am Aufnahmetag war
das kraniale Computertomogramm o.B., das EEG schwer allgemeinverändert; 2 Tage später bot es eine linksbetonte Thetawellendysrhythmie.
Am 3. Tag nach der stationären Aufnahme war im Hirnszintigramm kalot-
tennahe rechts parietal-okzipital eine diskrete vermehrte Aktivitäts-
anreicherung nachweisbar. Nach fast völliger Rückbildung der spastischen Halbseitenparese innerhalb weniger Tage wurde die Patientin in
die nephrologische Universitätsklinik verlegt, wo sie in Abständen
nervenärztlich untersucht wurde. Nach anfänglichen guten Dialyse-
effekten etablierten sich abgesehen von Hochdruckkrisen und wechselnden Zeichen von Niereninsuffizienz u.a. transitorische Bewußtseins-
trübungen, in davon freien Intervallen variable mnestische organische
psychopathologische Erscheinungen sowie −seltener −produktiv-psycho-
tische Episoden. Babinskiphänomene waren meist links inkonstant aus-

lösbar. Man registrierte ferner Störungen der Koordination und der
Diadochokinese. Kopfschmerzen blieben uncharakteristisch. 9 Monate
vor dem Tod wurde eine Fremdniere transplantiert, die gute Funktion
zeigte. 4 Monate vor dem Tod wurde wegen Hyperreninismus der Eigen-
nieren eine Ausschaltung derselben durch transfemorale Embolisation
der Nierenarterien versucht. Im März 1981, 21 Monate nach der klinischen Erstaufnahme, starb die Patientin im Koma bei weitgehend in-
takter Funktion des Nierentransplantates. Die neuropathologische Untersuchung ergab multiple, vielfach konfluierte und dadurch ziemlich
ausgedehnte Nekrosen im Haubengebiet des Stirn- und Scheitellappens
beiderseits mit Befall der Rinde und des Markes; alle anderen Hirn-
teile waren makro- wie mikroskopisch unauffällig. Histologisch stellten sich die Nekrosen als Insudationsnekrosen, d.h. durch Durchtränkung plasmatischer Extravasate entstandene Nekrosen dar. Damit übereinstimmend ergab die immunhistochemische Untersuchung mit der Peroxydase-Antiperoxydasereaktion eine diffuse Durchtränkung der Nekrosen
mit IgG und IgM sowie eine fleckenförmige Durchtränkung mit Fibrinogen. Außerhalb der Nekrosen, vorwiegend in deren Randgebieten, zeigten
sich ebenfalls durch Extravasation bedingte Veränderungen, nämlich
perivasale Extravasate, in denen histochemisch teilweise Fibrinogen,
IgG und IgM nachweisbar waren sowie ein herdförmiger Status spongio-
sus mit proliferierter Makroglia und different starker Entmarkung.
Außerdem ergaben sich Hinweise darauf, daß in der Rinde außerhalb der
Nekrosen die Läsionen nicht allein durch Extravasation, sondern auch
durch Übertritt von eiweißreichem Liquor aus dem Subarachnoidealraum
entstanden sein mußten (Abb. 1): es fanden sich IgG- und IgM-reiche
plasmatische Ausfällungen der obersten Rindenschicht streifenförmig
entlang der Grenzfläche zum subarachnoidalen Liquorraum; IgG und IgM
zeigten sich hier in gemästeten Gliazellen stark positiv, und schließlich ließen sich im Subarachnoidalraum selbst IgG und IgM in der Wand
kleiner Gefäße und an Bindegewebsfasern nachweisen. Das subarachnoi-
deale Bindegewebe wies im übrigen abschnittsweise Veränderungen wie
bei chronischer "seröser" Meningitis auf (Abb. 2), nämlich lockere
Infiltrate aus Lymphozyten und Histiozyten und eine partiell hochgradige Bindegewebsvermehrung mit vollständiger Obliteration der Liquor-
spalten. An den Gefäßen sah man differente Veränderungen: im Nekrosebereich herrschten fibrinoide Wandnekrosen kleiner Arterien und Arteriolen vor; histochemisch ließ sich in der Wand dieser Gefäße gelegentlich Fibrinogen nachweisen, hingegen nicht IgG oder IgM. In den
spongiösen Rinden- und Markarealen sowie im subarachnoidealen Bindegewebe zeigten die Gefäße überwiegend proliferative Wandveränderungen
mit zirkulärer Wandverdickung und Schwellung und Vermehrung der Wandzellen (siehe Abb. 2). Hingegen waren die großen arteriellen Gefäße
der Hirnbasis und ihre Äste unverändert.

Ergebnisse

Wir deuten die Befunde als Folgen eines mit schwerer Permeabilitäts-
störung verbundenen Endothelschadens, der sich an Kapillaren sowie
kleinen Arterien und Venen in Teilen des ZNS abspielte, an den Gefäßen zu teils exsudativ-nekrotisierenden, teils proliferativen Läsionen führte und mittels plasmatischer Extravasation im Hirnparenchym zu Nekrosen, in der weichen Hirnhaut zu einer chronischen Meningitis mit starker Fibrosierungstendenz. Inwieweit zusätzlich eine
Minderdurchblutung als Folge der Schädigung der kleinen Arterien von
bildgestaltender Bedeutung war, muß offen bleiben; nach Literaturberichten über Hirnveränderungen bei Sklerodermie ist ein solcher Schä-
digungsmechanismus ebenfalls möglich.

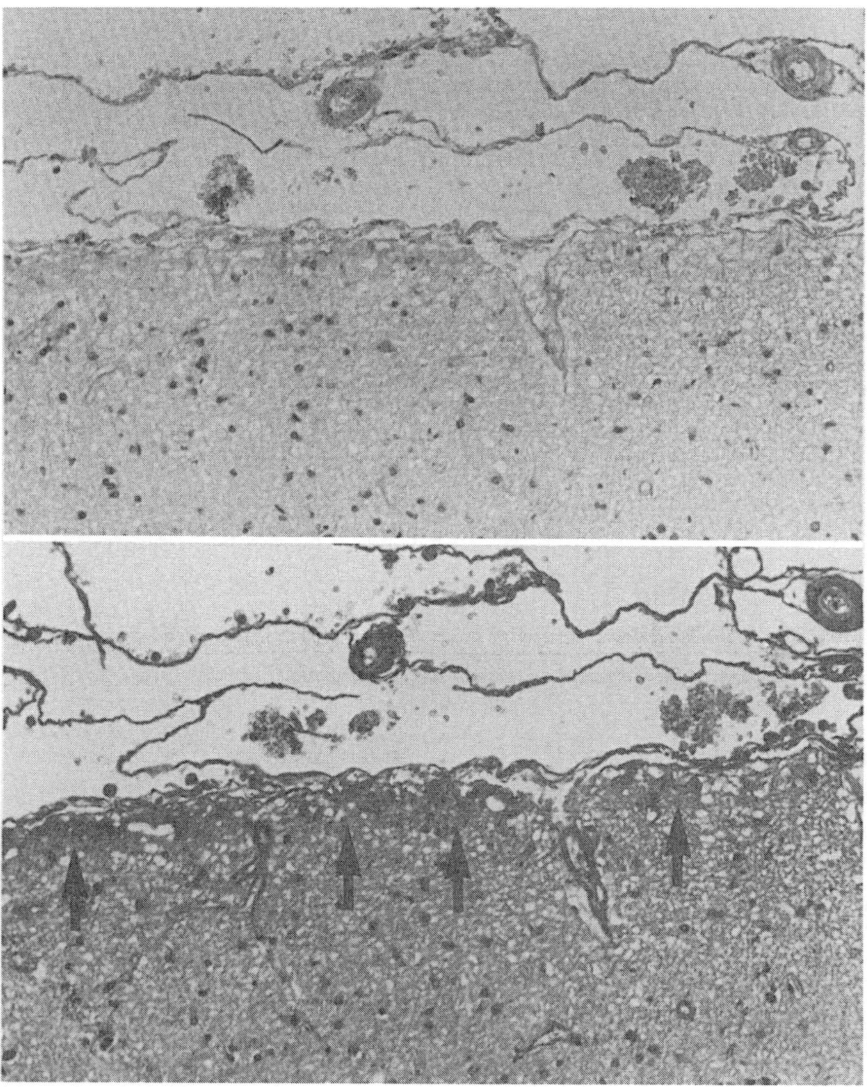

Abb. 1. IgG-positive plasmatische Ausfällungen in der subpialen Zone der Molekularschicht unmittelbar am subarachnoidealen Liquorraum (Pfeile), positive IgG-Reaktion
in subarachnoidealen Bindegewebsfasern und der Wand kleiner Arterien (untere Bildhälfte); im Kontrollschnitt (obere Bildhälfte) keine IgG-Darstellung an den entsprechenden Strukturen. Peroxydase-Antiperoxydasereaktion am Paraffinschnitt, × 100

Wir vermuten, daß der für den Endothelschaden verantwortliche Pathomechanismus durch die Skl. selbst in Gang gesetzt wurde und nichts mit
dem durch die Skl. bewirkten Schaden der Nieren oder eines anderen
Organes zu tun hatte. Die Gründe dafür sehen wir vor allem darin, daß
die Veränderungen am Gefäßbindegewebe des ZNS identisch mit den Veränderungen sind, wie sie bei der Skl. an Gefäßen und Bindegewebe allgemein beobachtet werden. Der Nachweis von Immunglobulinen im geschädigten Hirngewebe sowie an Strukturen der Leptomeninx unterstreicht

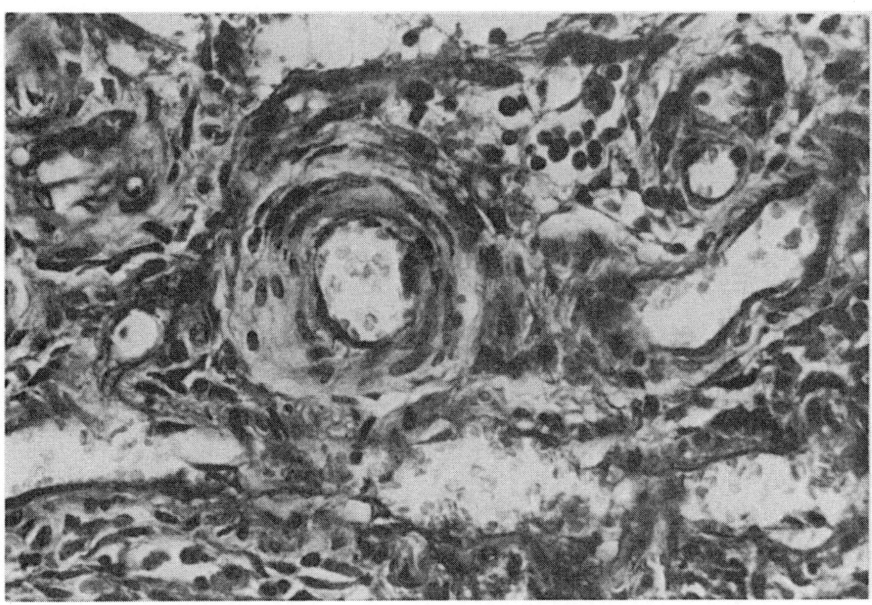

<u>Abb. 2.</u> Chronische Meningitis mit Lymphozyten und Histiozyten, starker Bindegewebs-
proliferation und produktiver Vaskulitis einer kleinen Arterie. Kresylviolett, ×250

bei den bekannten immunologischen Aspekten der Skl. diese Ansicht.
Die Präsenz von Immunglobulinen an Strukturen der Leptomeninx lenkt
die Aufmerksamkeit auf den Liquor cerebrospinalis. In unserem Falle
ergab eine Liquoruntersuchung 21 Monate vor dem Tode, alsbald nach
der klinischen Aufnahme während der massiven neurologisch-psychiatrischen akut manifestierten Symptomatologie, eine Erhöhung des Gesamteiweißes, eine Ausfällung der Normomastixkurve und einen ca. vierfach
erhöhten IgG-Gehalt von 13,62 mg/dl. Identische Liquorbefunde sind in
verschiedenen Fallberichten mitgeteilt worden. Daher muß man für regelmäßige Liquoruntersuchungen bei an Skl. Erkrankten mit neurologisch-
psychiatrischen Syndromen plädieren, da aus ihnen evtl. entscheidende
Hinweise über die Art der Beteiligung des ZNS zu erwarten sein dürften.

Zusammenfassung

Eine im 43. Lebensjahr verstorbene Frau hatte im mehrjährigen manifesten Krankheitsverlauf einer systemischen Skl. rezidivierend verschiedenartige neurologische und psychiatrische Erscheinungen geboten; der Tod erfolgte im zerebralen Koma. Neuropathologisch stand ein
mit Permeabilitätsstörungen verbundener Endothelschaden an Kapillaren,
kleinen Arterien und Venen im Vordergrund; in seinem Gefolge hatten
sich vorwiegend durch Extravasation herdförmige Parenchymläsionen und
eine chronische fibrosierende Meningitis in umschriebenen Bereichen
beider Großhirnhemisphären entwickelt. Die Schäden werden als direkte
Auswirkungen der Skl. angesehen.

774

Literatur

1. Fleischmajer R, Perlish IS, Duncan M (1983) Scleroderma. Arch
   Dermatol 119:957–962
2. Jayson MIV (1983) Systemic sclerosis —a microvascular disorder?
   J Roy Soc Med 76:635–642
3. Kresbach H, Kerl H (1983) Progressive systemische Sklerodermie.
   In: Mathies H (Hrsg) Rheumatologie. Springer, Berlin Heidelberg
   New York, p 761

Immunkomplex – Polyneuritis nach Kollagenase (Nucleolysin)

M. Franz, B. Pohlmann-Eden und J.-R. Bayerl

Es soll anhand einer Einzelfalldarstellung auf eine Nebenwirkung eines
Enzympräparates der Kollagenase hingewiesen werden —nämlich eine serogenetische Polyneuritis. Die erhobenen Befunde legen eine immunkom-
plexvermittelte Pathogenese dieses Krankheitsbildes nahe.

Einleitung

Seit 1979 wird Kollagenase zur enzymatischen Lyse des Nucleus pulpo-
sus-Prolaps (NPP) unterhalb L3 klinisch angewendet (2,5). Die technisch
korrekt durchgeführte Nukleolyse hat heute eine Erfolgsrate von ca.
80%. Allerdings kommt es nach dem Eingriff bei vielen Patienten zu
reversiblen Lumbalgien sowie in 3-4% zu vorübergehender Harnverhaltung
(3). In letzter Zeit sind lokal-histiolytische Destruktionen kollagen-
haltiger Strukturen außerhalb der Bandscheibe beim Menschen berichtet
worden (1,3). Diese führten zu schweren radikulären Ausfällen. Allergische Reaktionen auf Kollagenase sind selten (2,3).

Falldarstellung

Unsere 53jährige Patientin litt seit Jahren an rezidivierenden Lumbalgien, seit Anfang 1982 mit radikulärer Reizsymptomatik rechts.
Nach Sicherung eines NPP in L4/L5 rechts erfolgte am 8.2.1983 die
Nukleolyse mit 1 ml Nucleolysin intradiskal. 2 Tage später traten zunächst allgemeine Krankheitssymptome auf: Temperaturen um 39°C, Gelenkschmerzen, Appetitlosigkeit und Erbrechen. 6 Tage nach Nukleolyse
entwickelten sich plötzlich stärkste Schmerzen jetzt im linken Bein
und in der rechten Schulter bis in die Hand hineinziehend. Am nächsten
Tag traten eine ausgeprägte Parese des linken Beines sowie eine deutliche Schwäche von Schulter, Arm und Hand rechts auf.

Wir fanden im Februar 1984 deutliche *Atrophien* des M. quadriceps femoris links, des Thenar und der Mm. interossei rechts; mittelgradig bis
schwere *Paresen* der Hüftbeuger, des Kniestreckers, der Adduktoren, der
Fuß- und Zehenheber links sowie Schwäche der Schultermuskulatur und
Kleinfinger-Daumenopposition rechts; umschriebene *sensible Ausfälle* am
lateralen Unterschenkel links und an der ulnaren Handkante rechts.

Sämtliche *Laborwerte* in Serum und Liquor einschließlich immunologischer
Parameter waren unauffällig. Elektroneurographisch fand sich eine
herabgesetzte sensible Nervenleitgeschwindigkeit (NLG) im N. suralis
rechts und im N. ulnaris rechts, sowie eine erniedrigte motorische
NLG im N. tibialis rechts und im distalen Abschnitt des N. ulnaris
rechts. Außerdem ließen sich im EMG polytop Denervationszeichen nachweisen. Ein umfangreiches ätiologisches Polyneuropathie-Screening verlief negativ. Die *Histologie* des N. suralis zeigte teilweisen Untergang

und Degeneration von Axonzylindern und Markscheide sowie Proliferation von Schwann'schen Zellen und Fibroblasten als Zeichen einer chronischen, parenchymatösen Neuropathie. Die *immunhistochemische Untersuchung* des N. suralis ergab im Bereich des Perineuriums feingranuläre IgM-Ablagerungen, Fibrin-, C1q-, C3d-, C3b- und grobgranuläre C9-Ablagerungen.

Diskussion

Verlauf und Klinik der beschriebenen Krankengeschichte entsprechen am ehesten dem Typ LHERMITTE der serogenetischen Polyneuritis (4,6). Nach Applikation eines antigenen Materials — im klassischen Fall Fremdserum — kommt es hierbei nach wenigen Tagen zunächst zu einem unspezifischen Beschwerdesyndrom, wie auch bei unserer Patientin beschrieben. Daran anschließend folgen spezifische Symptome seitens des peripheren Nervensystems mit vorwiegend motorischen Ausfällen. So kam es bei unserer Patientin ca. 1 Woche nach Nukleolyse zu plötzlichen, massiven *Schmerzen* in verschiedenen Extremitäten proximalbetont, dann zu *Paresen* und *Atrophien*. Entsprechend dem Lhermitteschen Verlaufstyp war bei unserer Patientin die rechte Schulter/Arm-Region betroffen. Darüber hinaus bestanden stärkere Ausfälle der linken Oberschenkelmuskulatur.

Neben den elektrophysiologischen Untersuchungen bestätigte die Histologie das Vorliegen einer Polyneuropathie. Entscheidender Befund war der Nachweis von granulären Ablagerungen von Fibrin, Komplementfaktoren sowie IgM-Antikörpern im Perineurium des N. suralis. Das diesem Befund zugrunde liegende Immungeschehen läßt sich folgendermaßen verstehen: Die serogenetische Polyneuritis kann als *eine* Manifestationsform der Serumkrankheit aufgefaßt werden. Wesentlich für das Entstehen einer Serumkrankheit sind:
1. Das *Persistieren von antigenem Material* im Organismus und damit eine permanente Stimulation des Immunsystems; 2. die *Bildung von IgM-Antikörpern* gegen das Fremdprotein nach 3-4 Tagen unter weiterbestehenden Antigen-Überschuß; 3. das Auftreten von zirkulierenden *Antigen-Antikörper-Komplexen* nach ca. 5-7 Tagen; 4. die *Schädigung* verschiedener Organsysteme durch kapilläre Ablagerungen von Antigen-Antikörper-Komplexen.

Bei einer Nukleolyse wird durch die spezielle Applikationsweise von Kollagenase ein persistierendes intradiscales Antigendepot gesetzt, da sich Kollagenase während der Digestion an ihr Substrat bindet. Daher kann eine fortdauernde antigene Stimulierung des Immunsystems durch eine prolongierte Freisetzung von Kollagenase auch nach einer einmaligen intradiscalen Injektion von Nucleolysin als wahrscheinlich gelten. Die nach Einsetzen der Antikörper-Bildung entstehenden zirkulierenden Immunkomplexe aus IgM und dem homologen Antigen lagern sich bevorzugt am Endothel kleiner Gefäße ab, im geschilderten Fall in den Vasa nervorum. Es erfolgt dort die Aktivierung der klassischen Komplementsequenz durch IgM bzw. den Immunkomplex. Der Nachweis von Komplementkomponenten in Verbindung mit IgM im Perineurium kann als indirekter Nachweis von Immunkomplexen gelten. Neben der Extravasion von Fibrin und Komplementkomponenten belegen granuläre IgM-Ablagerungen im Perineurium des N. suralis die abgelaufene Immunvaskulitis, da IgM aufgrund seiner Molekülgröße die intakte Gefäßwand nicht durchdringen kann. Diese entzündliche Kapillarschädigung durch Immunkomplexe bzw. Komplementaktivierung stellt die Vorstufe der Schädigung neuronaler Strukturen dar.

Zusammenfassung

Der Untergang von Axonzylindern und die Degeneration von Myelinschei-
den sind bei dem geschilderten Fall einer serogenetischen Polyneuritis
wahrscheinlich Folge einer durch zirkulierende Immunkomplexe induzierten indirekt-ischämischen und direkt-membranolytischen Schädigung des
peripheren Nerven. Analog zu anderen immunkomplexvermittelten Entzün-
dungen wäre —bei Schädigung des peripheren Nervensystems —vorzuschla-
gen, von einer *Immunkomplexpolyneuritis* zu sprechen.

Immunfluoreszenzuntersuchungen: Institut für Immunologie und Serologie
der Universität Heidelberg (Direktor: Prof. Dr. K. Rother).

Literatur

1. Brock M (1984) Pers. Mitteilung (im Druck)
2. Bromley JW (1982) Intervertebral discolysis with collagenase. Drug
   research 32(II):1405-1408
3. Görge HH, Curio G, Brock M (1984) Chemonucleolyse als Alternative
   zur offenen chirurgischen Behandlung des lumbalen Bandscheibenvor-
   falls. Dtsch med Wschr 109:68-72
4. Lhermitte J (1919) Paralysies amyotrophiques dissocieés du plexus
   brachial à type supérieur consécutive à la sérothérapie antité-
   tanique. Rev neurol 26:894-900
5. Sussmann BJ, Bromley JW, Gomez JC (1981) Injection of collagenase
   in the treatment of herniated lumbar disk. JAMA 245:730-732
6. Vogel P (1934) Polyneuritis nach Seruminjektion. Dtsch med Wschr
   65:171-176

Polyneuritis und Hepatitis

V. Schuchardt

Einleitung

Unter den als ursächlich angeschuldigten Faktoren akuter Polyneuritiden vom Typ Guillain-Barré-Strohl sind grippale Infekte und gastrointestinale Infektionen die häufigsten. Von Bedeutung sind zudem
Impfungen, Fieber, 'Streß' und die Inkorporation von Fremdeiweißen.
An Viren sind vor allem die Erreger von Röteln, infektiöser Mono-
nukleose, Varizellen, Zoster, Herpes und Influenza A und B nachzuweisen (14). Daß Hepatitisviren als Ursache akuter Polyneuritiden in-
frage kommen, ist wegen der Seltenheit des Zusammentreffens von Hepatitis und Polyneuritis kaum bekannt. 43, meist in Einzelkasuistiken
dargestellte Fälle ließen sich aus der uns zugänglichen Literatur
zusammenstellen. Ein eigener 44. Fall (16) soll hier beispielhaft kurz
dargestellt werden.

Kasuistik

Der 26jährige Autoschlosser erkrankte eine Woche nach einem banalen
grippalen Infekt an einem akuten polyneuropathischen Syndrom, das
innerhalb von 5 Tagen zu einer schweren, schlaffen Tetraparese führte.
Einen Tag später mußte der Patient intubiert und beatmet werden. Das
Maximum der neurologischen Ausfälle war am Abend des 7. Krankheitstages erreicht mit einem Panparalyse-Syndrom: Völlige Bewegungslosig-
keit der gesamten Willkürmuskulatur unter Einschluß der von motorischen
Hirnnerven versorgten Muskeln, erloschene Reflexe (15). Bereits bei
der Krankenhausaufnahme am 5. Tag wurde die Diagnose der Polyneuritis
vom Typ Guillain-Barré-Strohl gestellt. Mehrfach waren der Liquorbefund regelrecht und die Nervenleitgeschwindigkeit nicht vermindert,
was mit dem frühen Stadium der Krankheit durchaus vereinbar ist (10).
Der Befall der Leber kündigte sich mit einer therapeutisch nicht zu
kompensierenden metabolischen Azidose an, als die neurologischen Ausfälle 6 Tage bestanden. Einen Tag später wurde ein Ikterus manifest
(Gesamt-Bilirubin 109 mmol/l), die GOT war mit 803 U/l, die GPT mit
957 U/l und die Gamma-GT mit 84 U/l deutlich erhöht. Das Maximum boten
die 'Leberwerte' am 9. Tag mit einer GOT von 3.470 U/l, einer GPT
von 3.500 U/l und einem Gesamt-Bilirubin von 144 mmol/l. Gleichzeitig
fiel eine erhöhte Kreatin-Kinase-Aktivität auf mit 2.080 U/l als Ausdruck einer nicht zu klärenden Rhabdomyolyse. Vom 7. Krankheitstag an
bestand ein protrahierter Kreislaufschock mit nachfolgender Anurie,
das EKG sprach für einen ausgeprägten Innenschichtschaden. Es entwickelte sich eine konfluierende Bronchopneumonie. Der Kranke starb am 10.
Tag unter den Zeichen des toxischen Herz-Kreislauf-Versagens. Serologische Untersuchungen auf HBs-Antigen, antiHA-Antikörper-IgM fielen in
vivo negativ aus; vom Leichenmaterial waren die Untersuchungen auf
das Epstein-Barr- und das Zytomegalievirus negativ[1]. Der Patient wurde
obduziert. Neuropathologisch[2] (Fußnoten 1 und 2 siehe folgende Seite)

fanden sich die charakteristischen Veränderungen einer nicht mehr
frischen, akuten Polyneuritis, wie sie vom 9. Tag an gefunden werden
(4): Sogenannte primäre Reizung motorischer Vorderhornzellen (die auf
eine schwere Schädigung des zugehörigen Axons schließen läßt); Nerven-
zellausfall und Perizytenwucherung sowie geringe lymphozytäre Infiltrationen im Bereich der Spinalganglien; Ausfall zahlreicher Einzel-
fasern, Schwannzell-Proliferationen und umschriebene lympho- und monozytäre Infiltrationen in den Wurzeln und Wurzelnerven. Die Leber[3]
zeigte den Befund einer schweren subakuten nekrotisierenden Hepatitis
vom viralen Typ. Somit war die Diagnose einer akuten Polyneuritis bei
Hepatitis non A non B zu stellen.

Diskussion

Klinisch manifeste Polyneuritiden treten selten in zeitlichem Zusammenhang mit akuten Hepatitiden auf, im Gegensatz etwa zu unspezifischen
psychischen Störungen oder z.B. meningoenzephalitischen Syndromen.
Bei der relativen Häufigkeit der Hepatitis liegt es deshalb nahe, ein
rein zufälliges Zusammentreffen anzunehmen, zumal bei allen Hepatitis-
formen (A, B, nonA-non B) Polyneuritiden vorkommen (s. Tabelle 1).
Außerdem können sie in allen Stadien der Hepatitis auftreten, präikterisch, ikterisch und in der postikterischen Phase, ebenso bei anik-
terischen Hepatitisverläufen. Zwischen Art und Schwere der Hepatitis
und der Ausprägung des neurologischen Syndroms läßt sich zudem keine
Beziehung ermitteln. Alters- und Geschlechtsverteilung, Verlauf,
Schwere und Prognose des neurologischen Krankheitsbildes entsprechen
durchaus dem typischen Guillain-Barré-Strohl-Syndrom.

Doch lassen sich für einen Kausalzusammenhang beider Krankheitsbilder
gewichtige Argumente finden.

Bei einem großen Teil von Hepatitiskranken konnten nervenbioptisch
(3) und elektrophysiologisch (6) Veränderungen nachgewiesen werden,
die sich mit subklinischen Polyneuritiden erklären ließen und den
Verdacht nahelegen, daß es bei Hepatitiden viel häufiger, als es
manifest wird, zu einer Beteiligung der peripheren Nerven kommt.

Die anderen, häufigen extrahepatischen Manifestationen von Hepatitis-
Virus-Infektionen wie Arthritiden, Ödeme, perikarditische und pleuri-
tische Erscheinungen, Polymyositiden, Panarteritis nodosa, schließlich die Glomerulonephritis sind mit großer Sicherheit kausal mit
der Hepatitis verknüpft und dürften immunvermittelt sein, ebenso wie
die Hepatitis B und wahrscheinlich die Hepatitis A selbst. Zumindest
die isolierten Hirnnervenausfälle und die Mononeuritiden bei der Hepatitis haben wohl die gleiche Pathogenese (2,5,11).

Die Pathogenese der viel selteneren akuten Polyneuritis im Rahmen der
Hepatitis läßt sich durch 3 entgegengesetzte Hypothesen erklären:

1. Die Annahme einer direkten Viruseinwirkung (1,9),
2. die 2-Virus-Theorie (8),
3. die Hypothese eines Immunvorganges mit Ablagerung von Antigen-
   Antikörper-Komplexen.

Eine direkte Viruswirkung ist unwahrscheinlich, wenn man die im Einzelfall unterschiedliche Schwere und den nur lockeren zeitlichen Zusammen-

---

1 Institut für Mikrobiologie und Immunologie der Universität Bonn (Leiter: Prof.
  Dr. H. Brandis)
2 Neuropathologisches Institut der Universität Bonn (Direktor: Prof. Dr. G. Kersting)
3 Pathologisches Institut (Direktor: Prof. Dr. P. Gedigk) der Universität Bonn

Tabelle 1. Polyneuritiden bei Hepatitiden (43 Fälle aus der Literatur und ein eigener Fall)

Hepatitisform	n	♂ ♀	Alter (Jahre)	Hepatitisstadium				Schweregrad der Polyneuritis				Defekte	Verstorben
				prae	ikt	post	anikt	I	II	III	IV		
'infektiöse Hepatitis' (n = 19) und Hepatitis A	23	17/6	3 1/2-62	6	14	2	1	19	2	–	1	6	1
'Virushepatitis'	9	8/1	12-59	1	3	3	1	7	2	–	–	3	1
'Serumhepatitis' (n = 2) und Hepatitis B	10	7/3	21-76	4	5	1	–	9	1	–	–	2	–
Hepatitis non A- non B	2	1/1	26,72	1	–	–	1	1	–	–	1	1	1
Summe	44	33/11										12	3

prae = präikterisch, ikt = ikterische Phase, post = postikterisch, anikt = anikterisch
Schweregrad: I = Tetraparese, II = Tetraparese und Atemmuskelparese, III = Tetraparalyse, IV = Panparalyse

hang zwischen beiden Krankheitsbildern berücksichtigt und außerdem in
Rechnung stellt, daß akute Virus-Erkrankungen des Nervensystems in der
Regel nicht wie Polyneuritiden abzulaufen pflegen.

Der 2-Virus-Theorie —der Organismus ist durch das Hepatitisvirus so
geschwächt, daß eine Infektion mit einem anderen Virus möglich wird
und zur Polyneuritis führt —kommt nur noch historische Bedeutung zu.

Alle wesentlichen Befunde werden mit der 3. Hypothese erklärt, einem
Autoimmunprozeß, der gleichzeitig für die akute Polyneuritis als auch
für die akute Hepatitis verantwortlich ist. Ein solcher liegt schon
deshalb nahe, da für sich gesehen sowohl die Hepatitis als auch die
Polyneuritis einem prodromalen Infekt folgen können und selber immunvermittelt sein dürften. Eine Schlüsselstellung bei der Entstehung
der Polyneuritis im Rahmen der Hepatitis dürfte der Ablagerung von
Hepatitis-Antigen-Immunkomplexen zukommen. Da sowohl das Hepatitis-
Antigen als auch die Antikörper, außer bei entzündeten Meningen und
bei einer 'blutigen' Liquorpunktion, nicht in den Liquorraum übertre-
ten, sprechen der Nachweis von HBs-Antigen im Liquor eines Hepatitis
B-Kranken durch Huet (5) sowie der Nachweis von HBs-Antigen-Immun-
komplexen im Liquor eines weiteren Hepatitis B-Kranken mit einer akuten Polyneuritis durch Penner und Mitarbeiter (12) stark für einen
Kausalzusammenhang und eine gemeinsame Pathogenese beider Krankheitsbilder.

Zusammenfassung

Die akute Polyneuritis vom Typ Guillain-Barré-Strohl tritt selten im
zeitlichen Zusammenhang mit einer akuten Hepatitis auf. Anhand von 43
Fällen aus der Weltliteratur und einer eigenen Fallbeobachtung werden
die Zusammenhänge zwischen den beiden Krankheitsbildern im zeitlichen
Ablauf und in der Ausprägung des klinischen Bildes dargestellt und die
wichtigsten diagnostischen Kriterien erörtert. Es wird zur Frage Stellung genommen, ob es sich um ein rein zufälliges zeitliches Zusammentreffen von zwei unabhängigen Krankheiten handelt, oder ob sich Hinweise für eine kausale Verknüpfung aufzeigen lassen.

Literatur

1. Apstein MD, Koff E, Koff RS (1979) Neuropsychological dysfunction
   in acute viral hepatitis. Digestion 19:349-358
2. Benhamou JP (1979) Les manifestations extra-hépatiques des hépa-
   tites virales aigues. Gastroenterol Clin Biol 3:851-856
3. Chari VR, Katiyar BC, Rastoyi BC et al. (1977) Neuropathy in hepatic disorders. J Neurol Sci 31:93-111
4. Haymaker W, Kernohan JW (1949) The Landry-Guillain-Barré syndrome.
   Medicine 28:59-141
5. Huet PM (1980) Hepatitis B surface antigen in the cerebrospinal
   fluid in a case of Guillain-Barré syndrome. Canad Med Assoc J 122:
   1157-1159
6. Koff RS, Sax DS, Freiberger Z (1973) Peripheral motor neuropathy
   associated with viral hepatitis. Gastroenterol 65:553
7. Lehmann H (1982) Extrahepatische Manifestationen der akuten Virus-
   hepatitis. Dtsch Med Wschr 107:430-433
8. Lescher FG (1944) The nervous complications of infective hepatitis.
   Br Med J 1:544-556
9. Martî-Massó JF, Obeso JA, Cosme A et al. (1980) Guillain-Barré
   syndrome associated to a type B acute hepatitis. Med Clin (Barce-
   lona) 73:447-450

10. McLeod JG (1981) Electrophysiological studies in the Guillain-Barré syndrome. Ann Neurol (suppl) 9:20-27
11. Nug PL, Powell LW, Campbell CB (1975) Guillain-Barré syndrome during the pre-icteric phase of acute type B hepatitis. Aust Nz J Med 5:367-369
12. Penner E, Maida E, Mamoli B et al. (1982) Serum and cerebrospinal fluid immune complexes containing hepatitis B surface antigen in Guillain-Barré syndrome. Gastroenterol 82:576-580
13. Scheid W, Gibbels E et al. (1980) Lehrbuch der Neurologie 4. Aufl. Thieme, Stuttgart New York
14. Prineas JW (1981) Pathology of the Guillain-Barré syndrome. Ann Neurol (suppl) 9:6-19
15. Schuchardt V, Mewes J, Heitmann R (1983) Intensivtherapie schwerster Polyneuritiden. Intensivmed 20:100-103
16. Schuchardt V, Kikis D, Wehner HD (1984) Akute Polyneuritis bei Hepatitis-nonA-nonB. Dtsch Med Wschr 109:1160-1164

Kasuistiken
über Fälle von Hepatitis und Polyneuritis außer den bereits aufgeführten Arbeiten 4,5,9,11,12,16 des Literaturverzeichnisses:

Balaestra F (1969) Sindrome poliradiculonevritica tipo Guillain-Barré in corso di epatite anitterica edemigena. Rass Int Clin 49:235-247
Berger JR, Ajyar DR, Sheremata WA (1981) Guillain-Barré syndrome complicating acute hepatitis B. Arch Neurol 38:366-368
Byrne E, Taylor C (1945) An outbreak of jaundice with signs in the nervous system. Br Med J 2:477-478
Dragsted PJ (1950) Guillain-Barré-Neel's syndrome as a complication of acute hepatitis. Nord Med 43:599-600
Dunk A, Jenkins WJ, Sherlock S (1982) Guillain-Barré syndrome associated with hepatitis A in a male homosexual. Br J Vener Dis 58: 269-270
Ilinski JA, Brodow LE, Bergmann GA (1975) Über die Polyneuritis als Komplikation einer Hepatitis (Titel übersetzt aus dem Russischen). Sovj Med 8:140-141
Janota O, Dobias J (1948) Polyradiculonévrite, syndrome de Guillain-Barré, complication tardive de l'hépatite épidémqiue. Encéphale 37:275-280
Johnston CL (1981) Acute inflammatory polyradiculoneuropathy following type A viral hepatitis. Postgrad Med J 57:647-648
Kakrani AL, Desai DV, Thanedar SM et al. (1980) Acute viral hepatitis with Guillain-Barré syndrome. J Assoc Phys India 28:539-541
Koba S, Nowak S (1975) Case of Guillain-Barré syndrome in the course of viral hepatitis. Przege Epidemiol 29:471-474
Laverdant Ch, Duriez R, Lémoine E (1965) Les débuts atypiques de l'hépatite virale. RJH 15:1199-1214
Lelong M, Bernard J (1935) Syndrome infectieux ictero-polynévritique d'étiologie inconnue. Bull Mém Soc Méd 51:1749-1753
Lustman F, Buyse G (1963) Polyradiculonévrite aigue avec diplégie faciale après une hépatite aigue. Acta Gastro-enterol Belg 26: 387-392
Markoff NG (1944) Nach- und Begleiterkrankungen der Hepatitis epidemica. Schweiz Med Wochenschr 74:2-5
Niermeyer P, Gips CH (1976) Guillain-Barré syndrome in acute HBsAg-positive hepatitis. Br Med J 4:732-733
Ninet J (1983) Polyradiculonévrite rélévant une hépatite aigue à virus nonA-nonB. Presse Med 12:103
Okuda S, Hattoi H, Goto IL (1978) Polyradiculopathy with hepatic dysfunction, pulmonary edema, hypertension, and paralytic ileus: report of a case. No To Shinkei 30:1177-1182

Paillet R, Giordano C, Exiga J (1972) Hépatite viral à début neurolo-
    gique. Med Trop 32:285-289
Partnow MJ, Devereaux MW, Humphries TJ (1980) Infectious hepatitis
    and the Guillain-Barré syndrome. J Med Soc Nj 77:118-120
Peluffo E (1952) Sindromo de Guillain-Barré: complication de una ic-
    tericia epidemica. Arch Pediatr Uruguay 23:511-514
Plough JC, Ayerle RS (1953) The Guillain-Barré syndrome associated
    with acute hepatitis. New Engl J Med 249:61-62
Powell L, Campbell B (1976) Guillain-Barré syndrome in acute hepati-
    tis. Br Med J March 1976:585
Rao UB, Sari ML, Gupta S (1968) Infectious hepatitis with myelitis
    and neuritis. J Indian Med Assoc 51:460-463
Rao MS, Balakrishnan S (1957) Infectious hepatitis: clinical observ-
    ations. Ind J Med Res 45:suppl 59-70
Rehm CD, Brock WM (1946) The Guillain-Barré syndrome: Report of a
    case associated with infectious hepatitis. Northwest Med 45:343-346
Rimbaud L, Janbon M, Bertrand L (1960) Polyradiculonévrite aigue mor-
    telle contemporaine d'une hépatite infectieuse. Bull Soc Med Hop
    (Paris) 76:912-920
Stokes J, Owen J, Holmes E (1945) Neurologic complications of infec-
    tious hepatitis. Br Med J 1:477-479
Zimmerman HJ, Lowry CF (1947) Encephalomyeloradiculitis (Guillain-
    Barré syndrome) as a complication of infectious hepatitis. Ann Int
    Med 26:934-936

Immunologische Parameter bei 187 Patienten mit entzündlichen peripheren Neuropathien

O. Segurado und H. Krüger

Die mit modernen Labormethoden zu erhebenden immunologischen Befunde erlangen eine zunehmende Bedeutung für die Diagnostik bzw. Differentialdiagnostik, Verlaufsbeobachtung und Therapiekontrolle entzündlicher peripherer Neuropathien.

Ziel unserer Arbeit war es, nach signifikanten Unterschieden der immunologischen Befunde bei den beiden Hauptgruppen entzündlicher peripherer Neuropathien —dem Guillain-Barré-Syndrom und der Meningo-radikulitis —zu suchen.

Patienten und Methoden

Wir erfaßten 66 Patienten mit akutem und subakutem Guillain-Barré-Syndrom (GBS), 6 Patienten mit Fisher-Syndrom (FS), 21 Patienten mit chronischem (rezidivierendem oder progredientem) Guillain-Barré-Syndrom (CGBS), 6 Patienten mit Polyneuropathie bei benigner monoklonaler Gammopathie (BMG), 82 Patienten mit lymphozytärer Meningoradikulitis (LMR), 5 Patienten mit Zoster-Meningoradikulitis (ZMR) und 1 Patienten mit syphilitischer Meningoradikulitis (SMR). Bei der Diagnostik eines GBS richteten wir uns nach den von Asbury (1) vorgeschlagenen Kriterien.

Hinsichtlich des CGBS folgten wir den Angaben von Dyck et al. (4), bei der BMG den Kriterien von Dalakas und Mitarbeitern (3). Unsere diagnostischen Kriterien für die akute bzw. subakute LMR stimmen im wesentlichen mit den Forderungen Meyer-Rieneckers und Hitzschkes (8) überein.

Die Bestimmungen des IgG-Index, des Serum Liquor-Albumin-Quotienten und der IgA- und IgM-Werte im Liquor erfolgten lasernephelometrisch. Weiterhin untersuchten wir das Liquor-Zytogramm und führten die isoelektrische Fokussierung von Serum und Liquor durch, wie bereits in einer früheren Arbeit beschrieben (6). Außerdem sammelten wir Daten wie Dauer und Schweregrad der Erkrankung (5), vorausgegangene Infekte, Art der neurologischen Ausfälle und weitere Parameter, um sie mit den immunologischen Befunden korrelieren zu können.

Ergebnisse

Das Ausmaß der Blut-Liquor-Schrankenstörung war am erhöhten Liquor-Totalprotein und noch sensitiver am pathologisch veränderten Serum/Liquor-Albumin-Quotienten erkennbar. Die Durchschnittswerte für das Liquorgesamteiweiß lagen bei den LMR mit 143 mg% deutlich höher als bei den verschiedenen Formen des Guillain-Barré-Syndroms mit ca. 100 mg%. Demgegenüber zeigen die Mittelwerte für den Albumin-Quotienten für GBS mit 84 und für LMR mit 85 kaum Unterschiede. Typisch für die

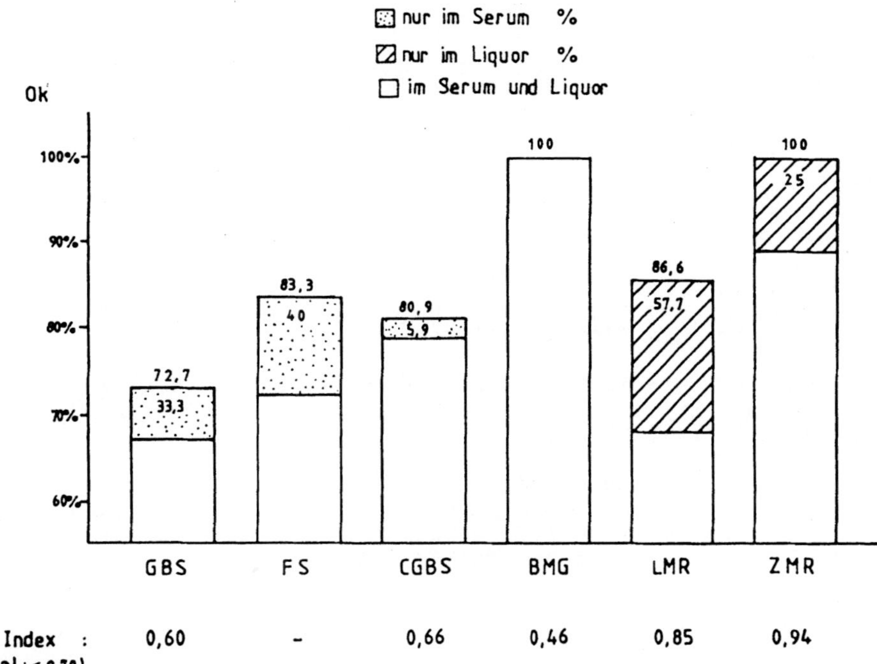

Abb. 1. IgG-Index und oliogklonales IgG (OK) bei entzündlichen peripheren Neuropathien

LMR sind deutlich erhöhte IgG- und IgM-Relativanteile am Totalprotein. Die vergleichende Darstellung (s. Abb. 1) des IgG-Index und des IEF-Nachweises von oligoklonalem IgG zeigt, daß es sich bei den verschiedenen Formen der Polyradikulitis Guillain-Barré mehr um ein transsudatives Liquor-Syndrom und bei den Meningoradikulitiden um eine Blut-Liquor-Schrankenstörung plus intrathekaler Produktion von oligoklonalem IgG handelt. Die IgG-Banden beim FS lassen keinen signifikanten Unterschied zum akuten Guillain-Barré erkennen. Beim CGBS fordern wir im Gegensatz zur akuten Krankheitsform fast immer im Serum und Liquor identische IgG-Banden. Etwa die Hälfte der Patienten wies die typischen 3 IgG-Banden im hochalkalischen pH-Bereich auf. Die Polyneuropathien bei BMG vom Typ IgG oder IgM zeigten stets im Serum und im Liquor identische Banden.

Während für das GBS und CGBS normale bis leicht erhöhte Zellzahlen (Mittelwert: 11/3 Zellen) und ein überwiegend monozytäres Zellbild (50%) typisch sind, fanden wir bei den IMR Pleozytosen von mehreren hundert bis zu einigen 1000/3 Zellen und ein lymphoplasmozytär verändertes Zytogramm (85%). Verlaufsbeobachtungen bei der LMR zeigten eine Abnahme der Pleozytose von durchschnittlich 1000/3 Zellen in der ersten Krankheitswoche auf ca. 150/3 Zellen ab der 8. Krankheitswoche. Wir haben versucht, die unterschiedlichen klinischen Angaben mit den immunologischen Befunden zu korrelieren. Beim GBS fanden wir keine Korrelativen zwischen dem Schweregrad der Erkrankung, dem Alter der Patienten und den verschiedenen Liquorparametern. Bei der LMR hingegen konnten wir signifikante Unterschiede zwischen den Patienten mit oder ohne motorische Ausfallserscheinungen hinsichtlich des Alters und des Ausmaßes der Blut-Liquor-Schrankenstörung finden. Die Patienten mit motorischen Ausfällen waren älter und wiesen eine deutlichere Schrankenstörung auf.

Diskussion

Alle von uns untersuchten immunologischen Parameter haben bei der
Differentialdiagnostik der entzündlichen peripheren Neuropathien ihre
Bedeutung. Erst die Zusammenschau der verschiedenen Befunde in Serum
und Liquor trägt zur diagnostischen Abgrenzung bei. Hierbei hat sich
die IEF als Untersuchungsmethode bewährt. Sie ist beim Nachweis einer
intrathekalen oligoklonalen IgG-Produktion sensitiver als der IgG-Index. Unsere Untersuchungen zeigen, daß es sich bei den verschiedenen
Formen der Polyradikulitis Guillain-Barré mehr um ein transsudatives
Liquor-Syndrom und bei den Meningoradikulitiden um eine Blut-Liquor-
Schrankenstörung plus intrathekaler Produktion von oligoklonalem IgG
handelt. Das oligoklonale IgG wird beim GBS primär im Serum (7) und
bei der LMR primär im Liquor gebildet.

Hinsichtlich des CGNS konnten wir den von Dalakas et al. (2) beschriebenen Befund der typischen 3 IgG-Banden im hochalkalischen pH-Bereich
bei etwa der Hälfte der Patienten bestätigen.

Die deutliche Ausprägung des oligoklonalen Liquor-IgG-Musters bei der
LMR, die dabei zu beobachtende anfänglich ausgeprägte intrathekale
IgM-Produktion und das zum Teil jahrelange Persistieren der Liquor-
IgG-Banden paßt gut zu der neueren Erkenntnis, daß es sich bei der LMR
nach Zeckenbiß zumindest teilweise um eine Borellien-Infektion und
somit um eine metaluetische Erkrankung handelt.

Zusammenfassung

Die von uns bestimmten immunologischen Parameter sind in der Differentialdiagnostik entzündlicher peripherer Neuropathien hilfreich. Bei
den verschiedenen Formen der Polyradikulitis Guillain-Barré handelt es
sich um ein transsudatives Liquorsyndrom und bei den Meningoradikulitiden um eine Blut-Liquor-Schrankenstörung plus intrathekaler Produktion von oligoklonalem IgG. Das oligoklonale IgG wird beim GBS primär
im Serum und bei der LMR primär im Liquor gebildet. Etwa die Hälfte
der Patienten mit CGBS weist die typischen 3 IgG-Banden im hochalkalischen pH-Bereich auf, bei den restlichen 50% finden sich mehr oder
auch weniger IgG-Banden.

Literatur

1. Asbury AK (1981) Diagnostic considerations in Guillain-Barré-syndrome. Ann Neurol (Suppl) 9:1-5
2. Dalakas MC, Houff SA, Engel WK, Madden DL, Sever JL (1980) CSF
   "monoclonal" bands in chronic relapsing polyneuropathy. Neurology
   30:864-867
3. Dalakas MC, Engel WK (1981) Polyneuropathy with monoclonal gammo-
   pathy: studies of 11 patients. Ann Neurol 10:45-52
4. Dyck PJ, Lais AC, Ohta M, Bastrom JA, Okazaki H, Groover RV (1975)
   Chronic inflammatory polyradiculoneuropathy. Mayo Clinic Proc 50:
   621-637
5. Hughes RAC, Newson-Davis JM, Perkins GD, Pierce JM (1978) Controlled trial of prednisolone in acute polyneuropathy. Lancet 2:750-753
6. Krüger H, Englert D, Pflughaupt K-W (1981) Demonstration of oligoclonal immunoglobulin G in Guillain-Barré syndrome and lymphocytic meningoradiculitis by isoelectric focussing. J Neurol 226:
   15-25

7. Link H (1975) Demonstration of oligoclonal immunoglobulin G in
   Guillain-Barré syndrome. Acta Neurol Scand 52:111-120
8. Meyer-Rienecker HJ, Hitzschke B (1976) Lymphocytic meningoradiculitis (Bannwarth's syndrome). In: Vinken PJ, Bruyn GW (eds)
   Handbook of clinical neurology, Vol 34. North Holland Pub Amsterdam, p 571-586

Die Bedeutung gemeinsamer Antigene im Nerven- und Immunsystem für die Pathogenese von Immunneuropathien

G. Stoll, G. Schwendemann, K. Heininger und K. V. Toyka

Einleitung

Ein monoklonaler Antikörper (m-Ak) gegen Leu 7, einem Marker natürlicher Killer-Lymphozyten (NK-Zellen), und polyklonale Antikörper gegen Myelin-assoziiertes Glykoprotein (MAG) erkennen gemeinsame antigene Determinanten im Myelin peripherer Nerven in vitro (4,6). MAG ist
das mutmaßliche antigene Molekül in humanen demyelinisierenden Neuropathien, die in Verbindung mit IgM kappa Gammopathien auftreten (7).

Wir berichten über ein identisches immunzytochemisches Färbemuster
eines anti-Leu 7 Antikörpers und eines humanen monoklonalen IgM kappa
Antikörpers gegen MAG im peripheren Myelin.

Unsere Befunde stützen die Hypothese gemeinsamer antigener Determinanten zwischen Nerven- und Immunsystem in situ.

Materialien und Methoden

Antikörper

Die Eigenschaften des humanen IgM kappa Ak gegen MAG aus dem Serum
eines Patienten mit einer demyelinisierenden Neuropathie und benignen
Gammopathie sind detailliert beschrieben (7). Er reagiert spezifisch
im "Immunoblot" mit MAG vom Mensch, Affen, Rind und Kaninchen. Der
monoklonale IgM Ak gegen Leu 7 von der Maus (Becton-Dickinson) richtet
sich gegen ein Oberflächenantigen auf der kultivierten T-Zell-Linie
HSB-2 (1) und erkennt dieses Antigen auf natürlichen Killer-Lymphozyten.

Immunzytochemie

Humane periphere Blutlymphozyten wurden mit Ficoll-Paque (Pharmacia)
isoliert und 20 min. mit 2,5% Glutaraldehyd fixiert. Nervi ischiadici
von Marmosetaffen wurden 4 h in 2,5% Glutaraldehyd Immersions-fixiert.
Lymphozyten und Nerven wurden ohne weitere Osmierung in Kunstharz
(Spurr) eingebettet. Rückenmark vom Affen wurde nach Perfusion mit 4%
Paraformaldehyd und 0,5% Glutaraldehyd in Paraffin eingebettet. Semi-
dünnschnitte (1 µm) wurden mit Natriumethoxid 15 min geätzt, Paraffinschnitte mit Xylol entparaffinisiert, und anschließend mit der Avidin-
Biotin-Komplex-Technik (3) gefärbt.

Nach Inkubation mit 5% Rinderserumalbumin in PBS (0,01 M phosphate
buffered saline, pH 7,3) für 30 min wurden die primären Ak (human

---

Unterstützt von der Deutschen Forschungsgemeinschaft SFB 200/B5 und Forschungssti-
pendium Sto 162-2

anti-MAG Ak, Maus anti-Leu 7 Ak 1:100 verdünnt in PBS) für 16 h bei
4°C auf die Schnitte gegeben. Danach wurden sie 30 min mit einem bio-
tinylierten Ak gegen human- bzw. Maus IgM (1:50, Vector) und in einem
weiteren Schritt 60 min mit dem Avidin-Biotin-Peroxidase-Komplex (Vector) 1:50 inkubiert. Die Peroxidasereaktion wurde 10 min in einer
Lösung von 10 mg/ml Diaminobenzidin (Sigma) in 0,05 M Tris-HCl-Puffer
pH 7,6 mit 0,004% H_2O_2 durchgeführt.

Abschließend wurden die Schnitte entwässert, eingedeckelt mit Eukitt
und mit Nomarski-Optik betrachtet.

In Kontrolluntersuchungen wurden der anti-Leu 7 Ak und der anti-MAG
Ak mit 1 µg gereinigten Rinder-MAG pro µl Antiserum 1:100 präabsor-
biert. Darüberhinaus wurde der primäre Ak durch PBS ersetzt.

Ergebnisse

Der monoklonale IgM Ak gegen Leu 7 färbte etwa 20% der peripheren
Blutlymphozyten (Abb. 1). Im peripheren Myelin war die Färbung be-
beschränkt auf Schmidt-Lantermann-Incisuren und paranodale Regionen
(Abb. 2). Nach längerem Ätzen mit Natriumethoxid trat darüberhinaus
eine feine Anfärbung der periaxonalen Regionen, jedoch keine Färbung
des Kompaktmyelins auf. Der humane monoklonale Ak gegen MAG zeigte
ein identisches Färbemuster im peripheren Myelin. Ersetzen des primä-

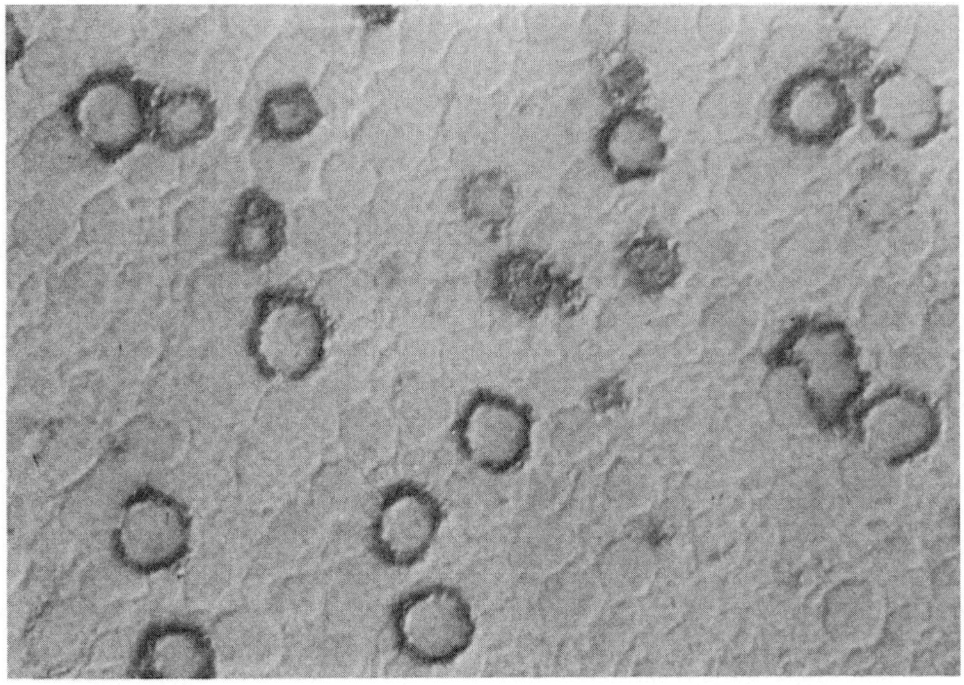

Abb. 1. Humane Lymphozytenpräparation inkubiert mit dem monoklonalen anti-Leu 7 Ak
(1:500). Das schwarze Reaktionsprodukt markiert die Oberfläche von natürlichen Killer-
Lymphozyten (Nomarski-Optik) × 1200

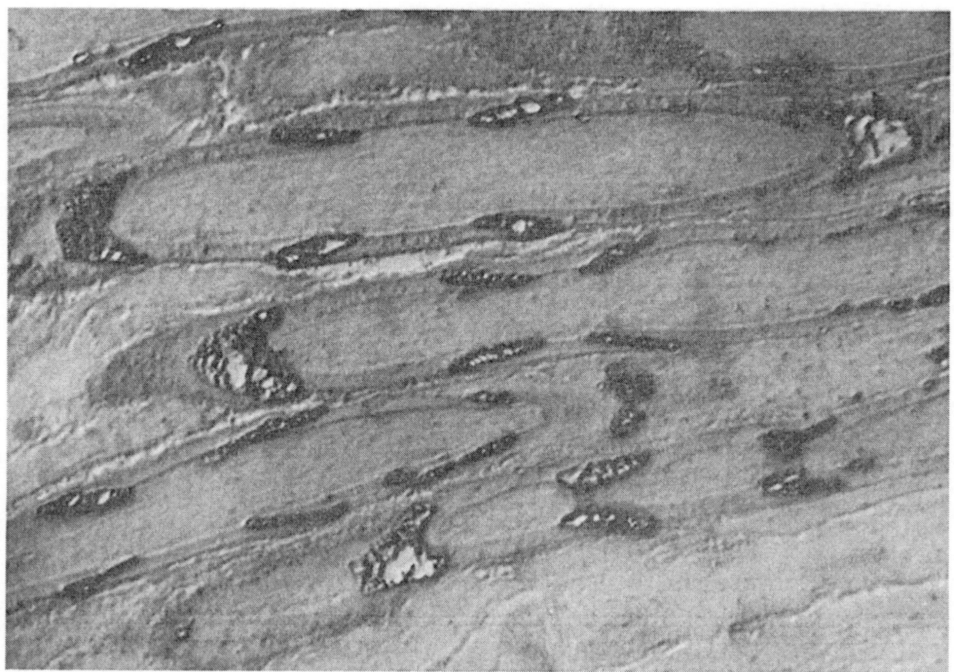

Abb. 2. Nervus ischiadicus eines gesunden Marmosetaffen inkubiert mit dem monoklonalen anti-Leu 7 Ak (1:100). Es sind Schmidt-Lantermann-Inzisuren, paranodale und
periaxonale Regionen des Myelins angefärbt (Nomarski-Optik) ×1200

ren Ak durch PBS oder Präabsorption der Antiseren mit gereinigtem MAG
führte zum Verschwinden der Immunreaktivität.

Im Rückenmark färbten beide Ak gleichermaßen Oligodendrozyten und
einen Teil der motorischen Vorderhornzellen.

Diskussion

Unsere immunzytochemischen Ergebnisse unterstützen und erweitern
neueste Befunde, daß NK-Zellen und Nervengewebe gemeinsame antigene
Determinanten besitzen (4,6). Der anti-Leu 7 Ak färbt peripheres Myelin mit demselben Muster wie ein humaner monoklonaler Ak gegen MAG.
Die Anfärbung der paranodalen und periaxonalen Regionen, sowie der
Schmidt-Lantermann-Inzisuren im peripheren Myelin steht im Einklang
mit anderen Untersuchungen zur immunzytochemischen Lokalisation von
MAG im peripheren Myelin, die mit polyklonalen Antiseren durchgeführt
wurden (8). Nachdem Präabsorption mit gereinigtem MAG alle Immunreak-
tivität verschwinden läßt, ist das von dem anti-Leu 7 Ak erkannte
Antigen höchstwahrscheinlich ein MAG-Epitop.

Die Kreuzreaktivität zwischen Zellen des Immunsystems und dem Myelin
des peripheren Nervensystems ist möglicherweise bei der Pathogenese
von Polyneuropathien in Verbindung mit monoklonalen Gammopathien bedeutsam. NK-Zellen spielen eine wichtige Rolle bei der Homöostase der
Antikörperantwort (2). Wenn sich die initiale Sensibilisierung, die

zur Antikörperbildung führt, primär gegen NK-Zellen richtet, folgt
möglicherweise eine sich selbst unterhaltende Bildung dieser Autoantikörper, die letztendlich das gemeinsame MAG-Epitop im peripheren
Nerven angreifen (5). Nachdem auch Oligodendrozyten und ein Teil der
motorischen Vorderhornzellen dieses MAG-Epitop aufweisen, ist darüberhinaus eine Mitbeteiligung des zentralen Nervensystems denkbar.

Literatur

1. Abo T, Balch CM (1981) A differentiation antigen of human NK and
   K cells identified by a monoclonal antibody (HNK-1). J Immunol
   127:1024-1029
2. Abruzzo LV, Rowley DA (1983) Homeostasis of antibody response:
   Immunoregulation by NK cells. Science 222:581-585
3. Hsu SM, Ree HJ (1980) Self-sandwich method: an important technic
   for the detection of small amounts of antigen. Am J Clin Path 74:
   32-40
4. McGarry RC, Helfand SL, Quarles RH, Roder JC (1983) Recognition of
   myelin-associated glycoprotein by the monoclonal antibody HNK-1.
   Nature 306:376-378
5. Murray N, Steck AJ (1984) Indication of a possible role for a shared
   antigen between myelin and NK cells in a demyelinating neuropathy.
   Lancet 1:711-713
6. Scholler-Petrovic S, Gebhart N, Lassmann H, Rumpold H, Kraft D
   (1983) A shared antigenic determinant between killer cells and nervous tissue. Nature 306:179-181
7. Steck AJ, Murray N, Meier C, Page N, Perrusseau G (1983) Demyelinating neuropathy and monoclonal IgM antibody to myelin-associated
   glycoprotein. Neurology (Cleveland) 33:19-33
8. Trapp BD, Quarles RH (1982) Presence of myelin-associated glycoprotein correlates with alterations in the periodicity of peripheral
   myelin. J Cell Biol 92:877-882

Ergebnisse rasterelektronenmikroskopischer Untersuchungen an Zellen des Liquor cerebrospinalis

M. Kaps, E. Burkhardt und C. Hornig

Einleitung

Über rasterelektronenmikroskopische Untersuchungen zur Ultrastruktur
von Liquorzellen liegen bisher nur Einzelmitteilungen vor (2,3). Ursache hierfür sind vor allem methodische Probleme. Begrenzte Liquor-
mengen sowie eine Vielzahl präparativer Schnitte, bei denen es weder
zu Deformierungen noch zu Zellverlusten kommen darf, erschweren die
Präparation erheblich. Dafür erschließt die 3-dimensionale Zelldar-
stellung liquorzytologisch neue Perspektiven.

Material und Methodik

Die Auswertung umfaßte ingesamt mehr als 100 Liquores mit erhöhter
Zellzahl. Auch normale Proben (< 10/3 Zellen) wurden untersucht. Die
Präparation erfolgte jeweils umgehend nach Gewinnung der CSF (Cerebrospinalflüssigkeit) Zellen. Mit Hilfe einer speziell hierfür entwickelten Trockenkammer war es möglich, zuvor mit 1,2%iger Glutaral-
dehyd-Cacodylatpufferlösung fixierte Liquorzellen in der Äthanol/
Isoamylazetatreihe zu entwässern (4). Danach erfolgte die "critical
point"-Trocknung sowie die Goldbeschichtung nach den üblichen Richtlinien.

Autolytische Prozeße in unfixierten Liquorpunktaten wurden bei bakterieller Meningitis untersucht. Hierzu wurden Liquorproben sofort
sowie 1, 2 und 4 Stunden nach Entnahme fixiert und später gleichzeitig unter identischen Bedingungen für die Rastelektronenmikroskopie
präpariert. Auswirkungen der Zentrifugation auf die Oberflächenstruktur der Granulozyten wurden entsprechend überprüft, indem unfixierte
Liquorproben drei Minuten lang unterschiedlichen g-Belastungen (100,
300, 500, 700, 900 g) ausgesetzt wurden.

Ergebnisse

Unser Präparationsverfahren bietet geeignete Voraussetzungen für eine
differenzierte Beurteilung der Oberflächenmorphologie von Liquorzellen.
Auch Liquorproben mit geringer Zellzahlerhöhung können ausgewertet werden. Bei 20/3 Zellen reicht 1 ml zur Rasterelektronenmikroskopie aus.
Größere Punktatmengen erlauben die Präparation zellarmer Liquores. Soweit typische Oberflächenprofile ausgebildet sind, lassen sich damit
verschiedene Zelltypen diagnostizieren: Lymphozyten weisen eine wechselnde Anzahl von "Mikrovilli" auf. Dem gegenüber sind bei Granulozyten schmale kamm- und rüschenartige ("Ruffles") Oberflächenprofile erkennbar. Das Erscheinungsbild der Monozyten ist vielfältig; oft ähneln
sie Granulozyten, ihre "Ruffles" haben aber mehr membranartigen Charakter. Bei einer Patientin mit metastasierendem Mamma-Karzinom konnten

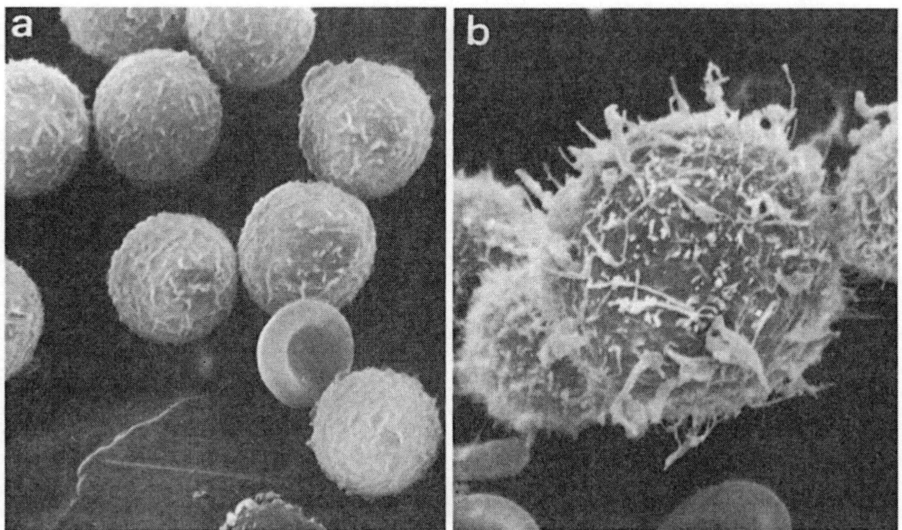

Abb. 1a. Granulozyten bei bakterieller Meningitis, einzelner Erythrozyt. × 2.800.
b Tumorzelle. Meningeosis carcinomatosa bei Mammakarzinom. × 2.900

Tumorzellen nachgewiesen werden. Ihre Oberfläche war charakterisiert
durch ungewöhnlich lange, dünne Mikrovilli.

Längere Zeitspannen zwischen Zellgewinnung und Präparation sowie Zentrifugation mit hohen g-Werten bewirken rasterelektronenmikroskopisch
erkennbare Veränderungen der Oberflächenmorphologie. Am Beispiel neu-
trophiler Granulozyten bei bakterieller Meningitis zeigt sich, daß der
Anteil der Zellen mit gut erhaltener Oberflächenstruktur nach 4stündi-
gem Stehen in unfixiertem Zustand nur noch etwa 16% beträgt.

Nennenswerte Auswirkungen der Zentrifugalkraft auf die Erhaltung un-
fixierter Zellen fanden wir bei g-Werten über 200, wenn drei Minuten
lang zentrifugiert wurde.

Diskussion

Die 3-dimensionale Darstellung von Liquorzellen mit Hilfe der Rasterelektronenmikroskopie ermöglicht eine detaillierte Darstellung der
Oberflächenprofile bei hoher Auflösung und ohne die Deformation, die
zwangsläufig beim Absedimentieren der Zellen auf die Objektträgerober-
fläche bei lichtmikroskopischen Untersuchungen auftreten. Die "critical
point"-Trocknung erfordert gegenüber einer einfachen Lufttrocknung
(3) zwar mehr Präparationsschnitte, dafür kommen die Oberflächenstruk-
turen aber bedeutend besser zur Darstellung.

CSF-Zellen hämatogenen Ursprungs unterscheiden sich oberflächenmorpho-
logisch nicht von artverwandten peripheren Blutzellen (1). Umfassendere
elektronenmikroskopische Untersuchungen zur zytologischen Diagnostik
maligner Prozeße stehen bisher aus.

Die experimentellen Ergebnisse unterstreichen die Bedeutung einer um-
gehenden Zellpräparation nach Gewinnung des Liquor cerebrospinalis.

Zusammenfassung

Aufgrund methodischer Probleme liegen bisher nur Einzelmitteilungen
über rasterelektronenmikroskopische Untersuchungen an Zellen des Liquor cerebrospinalis vor. Fortschritte der Präparationstechnik erlauben neuerdings eine differenzierte Darstellung der Oberflächenmorphologie von Liquorzellen. Anhand von Beispielen wird die Ultrastruktur
von Zellelementen, die unter physiologischen und pathologischen Bedingungen im Liquor vorkommen, dargestellt.

Literatur

1. Bessis M (1973) Living blood cells and their ultrastructure.
   Springer, Berlin Heidelberg New York
2. Dommasch D, Mertens HG (1977) Cerebrospinalflüssigkeit CSF. Georg
   Thieme, Stuttgart New York
3. Guseo A, Lechner G, Bierleutgeb F (1977) A simple method for demon-
   strating cells in the cerebrospinal fluid by scanning electron microscopy. Acta Cytol (Phil) 21:352-355
4. Kaps M, Burkhardt E, Berndt HR (1984) Processing human CSF cells
   for scanning electron microscopy. Mikroskopie (im Druck)

Isoelektrische Fokussierung (IEF) von Serum und Liquor bei 1000 neurologischen Patienten

H. Krüger

Die isoelektrische Fokussierung (IEF) von Liquor und Serum hat sich
einen festen Platz in der Diagnostik neuroimmunologischer Erkrankungen
erobert (3,4,6-8). Die oligoklonalen Muster im IgG-Bereich erlangten
vor allem bei der Multiplen Sklerose diagnostische Bedeutung (1,5).

Patientengut, Methoden, Fragestellungen

In der Zeit von 1979 bis 1983 fokussierten wir 2800 Serum- und Liquorproben von 1000 Patienten. 803 Patienten ließen sich verschiedenen
neurologischen Diagnosegruppen zuordnen, 197 dienten als Kontroll-
fälle. Ziel unserer Arbeit war es, die IEF an dem umfangreichen und
vielseitigen Patientengut unserer Klinik auf ihre Bedeutung bei der
Diagnostik, Verlaufsbeobachtung und Therapiekontrolle nicht nur der
Multiplen Sklerose, sondern auch anderer neurologischer Erkrankungen
zu untersuchen. Dabei galt unser Augenmerk ständig der Optimierung der
Methode. Klinisch interessierten uns folgende Fragen:

1. Wie verteilen sich die klonalen Gammabanden prozentual auf die verschiedenen neurologischen Erkrankungen?
2. Liegt im positiven Falle eine Produktion des IgG im ZNS selbst vor?
3. Lassen sich für bestimmte Krankheiten typische oligoklonale IgG-
   Muster feststellen?
4. Ab welchem Zeitpunkt nach Krankheitsbeginn ist mit dem Auftreten
   von IgG-Banden zu rechnen; wie verändern sie sich im Krankheitsverlauf oder unter Therapieeinfluß und wie lange bleiben sie nachweisbar?
5. Tritt oligoklonales IgG auf, wenn die anderen Liquorparameter wie
   Zellzahl, Zellbild und IgG-Index normal sind?
6. Existieren Korrelationen zwischen dem Nachweis von oligoklonalem
   IgG und sonstigen klinischen und paraklinischen Parametern?

Nach unseren Erfahrungen ergibt die Kombination von Delmotte's IEF-
Technik mit Merril's Silberfärbung eine für die Belange eines neurologischen Labor optimale Methode (2):
Reines Serum-IgG und normale Serum- und Liquorproben zeigen ein polyklonales Muster ohne scharfe, falsch positive Banden. Die Ampholine-
Mischung spreizt das IgG über den pH-Bereich 6,2-9,5, was einer Trenn-
strecke von ca. 5 cm entspricht. Nativ-Liquor liefert gute Resultate
in Mikroliter-Mengen. Laserdensitometrische Scans sind sensitiver
beim Erkennen der Banden als das menschliche Auge.

Ergebnisse und Diskussion

In der MS-Diagnostik ist die isoelektrische Fokussierung nicht mehr
wegzudenken. 97% unserer 287 MS-Patienten wiesen im Liquor oligoklonales IgG auf, davon fast 90% in deutlicher Ausprägung. Die Abb. 1 zeigt

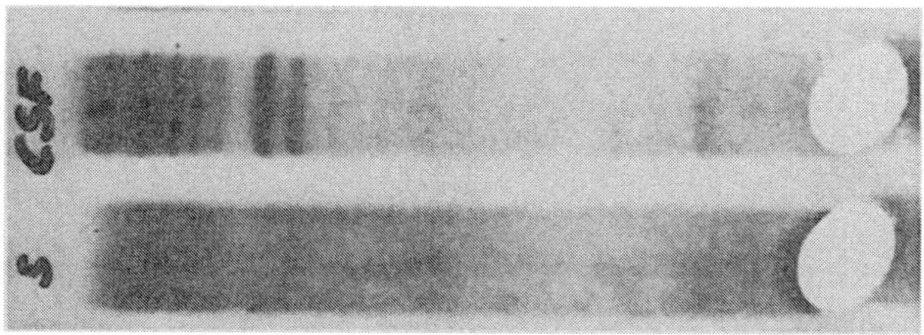

<u>Abb. 1.</u> Typisches MS-IEF-Bild (oben Liquor und unten Serum)

einen typischen IEF-Befund bei MS mit deutlichen IgG-Banden im Liquor
und einem polyklonalen IgG-Muster im Serum. Bei 59% der IEF-positiven
MS-Patienten sahen wir 6 bis 13 IgG-Banden. 28% hatten auch Banden im
Serum, jedoch nur 9% davon mit einem deutlichen Muster. Wir fanden keinen Zusammenhang zwischen der Intensität und dem Verteilungsmuster des
oligoklonalen IgG im Liquor und klinischen Daten wie Alter, Geschlecht,
Krankheitsbeginn, Krankheitsdauer, Verlaufsform und Schweregrad der
Erkrankung. Bei nie immunsuppressiv behandelten MS-Patienten ist eine
spontane Änderung des oligoklonalen Liquor-IgG-Musters möglich. Wir
können jedoch keine Aussage darüber machen, ob die Änderung des Ban-
den-Musters mit Krankheitsschüben korreliert. Eine immunsuppressive
Therapie kann zu einer —meist nur vorübergehenden —Reduktion sowohl
des IgG-Index als auch der oligoklonalen IgG-Banden führen. Die Diagnose einer Multiplen Sklerose darf nur im klinischen Kontext gestellt
werden. Trotzdem ist die IEF zur Zeit der sensitivste "MS-Test", der
in der Klinik-Praxis zur Verfügung steht.

Bei den entzündlichen neurologischen Nicht-MS-Erkrankungen betrug die
durchschnittliche IEF-Nachweisrate für oligoklonales IgG im Serum 53%
und im Liquor 75%. Im Unterschied zur MS waren hier im Serum 10% und
im Liquor nur 35% der Bandenmuster deutlich ausgeprägt. Die nichtent-
zündlichen neurologischen Erkrankungen, einschließlich der Immunozytome, hatten durchschnittlich zu 42% im Serum und zu 43% im Liquor IgG-
Banden. Der Anteil der deutlichen Muster betrug hier im Serum 14% und
im Liquor 15%. In unserer Kontrollgruppe fanden wir bei 3% der Patienten im Serum oder Liquor einige feine IgG-Banden, ohne daß eine Ursache
dafür zu erkennen gewesen wäre. Der weitaus größte Teil der Kontroll-
Patienten hatte jedoch ein normales polyklonales Serum- und Liquor-IgG,
was die Möglichkeit falsch-positiver IEF-Resultate sehr gering werden
läßt.

Ein Unterschied zwischen der Multiplen Sklerose und den anderen neuro-
logischen Erkrankungen ergab sich hinsichtlich der Verteilung der IgG-
Banden auf die verschiedenen pH-Regionen. Während bei der MS der Schwer-
punkt immer in der basischen Region IV liegt, sahen wir bei den übrigen
Erkrankungen auch isoliert Banden in den pH-Abschnitten I bis III unter
Ausschluß der hochalkalischen Region IV.

Bei den viralen und bakteriellen Meningitiden fanden wir in Einzelfällen schon 2 Tage nach Beginn der meningitischen Beschwerden einige
feine IgG-Banden im Liquor.

Die Verlaufsbeobachtungen bei den viralen Enzephalitiden bestätigen,
daß es während der akuten Krankheitsphase zur intrathekalen Produktion
von spezifischen oligoklonalen Antikörpern kommt, die entweder schritt-

weise wieder verschwinden oder auch über Jahre persistieren, ohne daß
die Patienten klinisch noch krank sind.

Der IEF-Nachweis von oligoklonalem Liquor-IgG trug auch entscheidend
zur Diagnose von Herdenzephalitiden bei.

Wir können hier nicht auf alle Besonderheiten der IEF-Befunde bei den
verschiedenen Diagnosegruppen eingehen. Erwähnt werden sollten die
positiven IEF-Befunde bei Arteriitis cranialis, bei der Neuritis hyper-
trophicans Dejerine-Sottas und bei 43% unserer ALS-Patienten.

Zerebrale ischämische Insulte weisen nach unserer Erfahrung nur in
einem geringen Prozentsatz ein leichtgradiges IgG-Banden-Muster auf,
eher im Serum als im Liquor, was auch auf eine arteriitische Ursache
hinweisen kann.

Pathognomonische IEF-Befunde liefern nur die zerebralen oder spinalen
Immunozytome. Verschiedene neuroimmunologische Erkrankungen weisen
jedoch ein typisches IEF-IgG-Muster auf, das einen wichtigen diagnostischen Hinweis liefern kann. Die IEF ist nach unserer Erfahrung die
sensitivste, in der Praxis zur Zeit verfügbare Methode zum Nachweis
von humoralen immunologischen Prozessen. Mit ihrer Hilfe gelingt der
Nachweis von intrathekal produziertem oligoklonalem IgG auch dann,
wenn andere Liquorparameter wie Zellzahl, Zellbild und IgG-Index normal sind.

Zusammenfassung

2800 Serum- und Liquorproben von 1000 neurologischen Patienten wurden
mit Hilfe der IEF untersucht. 97% der 287 MS-Patienten wiesen im Liquor
oligoklonales IgG auf, davon 90% in starker Ausprägung. 28% hatten auch
IgG-Banden im Serum, in der Regel deutlich weniger als im Liquor. Bei
den entzündlichen neurologischen Nicht-MS-Erkrankungen betrug die
durchschnittliche IEF-Nachweisrate für oligoklonales IgG im Serum 53%
und im Liquor 75%. Im Unterschied zur MS waren hier im Serum 10% und
im Liquor nur 35% der Bandenmuster deutlich ausgeprägt. Einige neuroimmunologische Erkrankungen haben ein typisches IEF-IgG-Muster. Ein
pathognomonisches IEF-Muster existiert jedoch mit Ausnahme der monoklonalen Gammopathie bei den Immunozytomen nicht.

Literatur

1. Delmotte P, Gonsette R (1977) Biochemical findings in multiple
   sclerosis: IV. Isoelectric focusing of the CSF gammaglobulins in
   multiple sclerosis (262 cases) and other neurological diseases
   (272 cases). J Neurol 215:27-37
2. Krüger H (1983) Optimierung von IEF-Verfahren zum Nachweis oligoklonaler Immunglobuline bei neuroimmunologischen Erkrankungen. Verhandlungen der Deutschen Gesellschaft für Neurologie Band 2:940-944.
   Springer, Berlin Heidelberg
3. Krüger H, Englert D, Pflughaupt K-W (1981) Demonstration of oligoclonal immunoglobulin G in Guillain-Barré-Syndrome and lymphocytic
   meningoradiculitis by isoelectric focusing. J Neurol 226:15-24
4. Laurenti MA, Link H (1978) Comparison between agarose gel electrophoresis and isoelectric focusing of CSF for demonstration of oligoclonal immunoglobulin bonds in neurological disorders. Acta neurol
   scand 58:148-156
5. Mehta PD, Patrick BA, Wisniewski HM (1981) Isoelectric focusing and
   immunfixation of cerebrospinal fluid and serum in multiple sclerosis.
   J Clin Lab Immunol 6:11-17

6. Poloni M, Rocchelli B, Scelsi R, Pinelli P (1979) Intrathecal IgG
   synthesis in multiple sclerosis and other neurological diseases: a
   comparative evaluation by IgG-Index and isoelectric focusing. J
   Neurol 221:245-255
7. Rieder HP, Jegge S (1979) Isoelektrische Fokussierung und Agar-
   Elektrophorese des Liquor cerebrospinalis bei neurologischen Patienten. Schweiz med Wschr 109:1411-1419
8. Rocchelli B, Poloni M, Mazarello P (1980) Analyse comparitive des
   parametres quantitatifs et qualitatifs de synthese intrathecale
   d'IgG en cours de sclerose en plaques et d'autres affections neuro-
   logiques. Schweiz Arch Neurol Neurochir Psychiatr 127:69-77

Agarose – IEF und Immunfixation von Serum und Liquor bei 50 neurologischen Patienten

U. Pickert, H. Krüger und K. W. Pflughaupt

Mittels direkter Immunfixation nach isoelektrischer Fokussierung (IEF) können in den aufgetrennten Proteingemischen speziell interessierende Proteine spezifisch nachgewiesen werden.

Patientengut und Methoden

Nach der Methode von Arnaud (1) untersuchten wir Serum und Liquor von 50 neurologischen Patienten hinsichtlich der Immunglobulin-Hauptklassen G, A und M, sowie der IgG-Leichtketten vom Typ Lambda und Kappa. Die immunfixierten IgG-Banden verglichen wir mit den Ergebnissen der Routine-IEF, die in Polyacrylamidgelen mit anschließender fotochemischer Silberfärbung nach Merril erfolgt.

Für die Immunfixation verwendeten wir auf Gelbondfolien der Firma Pharmacia selbstgegossene Agarosegele. Die Agarose-IEF erfolgte mit der gleichen Ampholytmischung wie bei unserer Routine-IEF. Die Agarosegele stellten wir nach der Klapptechnik im Format 165 × 110 × 0,5 mm her. Konzentrierter Liquor und entsprechend verdünntes Serum wurden zu 30 µl-Mengen auf Filterpapierstreifchen aufgetragen, die dem Gel in der Position pH 5-6 auflagen. Fokussiert wurde mit einem leistungsstabilisierten Stromversorger bei 1500 V, 150 mA und 15 W über 90 Minuten. Das Gel wurde hierbei konstant auf +10°C gekühlt. Anschließend mußte die Gel-Oberfläche getrocknet werden. Die interessierenden Fokussierbahnen wurden in den entsprechenden pH-Bereichen mit Zelluloseazetatstreifen bedeckt, auf die 25 µl Antiserum/cm^2 aufgetragen wurden. Nach einstündiger Inkubation in einer feuchten Kammer bei Zimmertemperatur verwarfen wir die Zelluloseazetatstreifen und legten das Gel in 1 l physiologische Kochsalzlösung, um so alle nicht immunfixierten Proteine über Nacht auszuwaschen. Danach wurde das Gel mit Filterpapier bedeckt und mit einem Gewicht von 2,5 kg gepreßt, anschließend mit einem Haartrockner soweit getrocknet, daß es von der Grundfolie kaum noch unterschieden werden konnte. Nach der Färbung mit Serva-Blau-R konnte das Trennergebnis ausgewertet werden.

Ergebnisse

Die Abb. 1 demonstriert das Resultat der Immunfixation von Liquor und Serum eines MS-Patienten. Auf den Bahnen 1-5 trennten wir Liquor und auf den Bahnen 6-10 Serum auf. Überschichtet wurde Bahn 1 mit Antiserum gegen das IgG-Gesamtmolekül, 2 gegen Leichtketten vom Typ Lambda, 3 gegen Leichtketten von Typ Kappa, 4 gegen IgA und 5 gegen IgM. Das

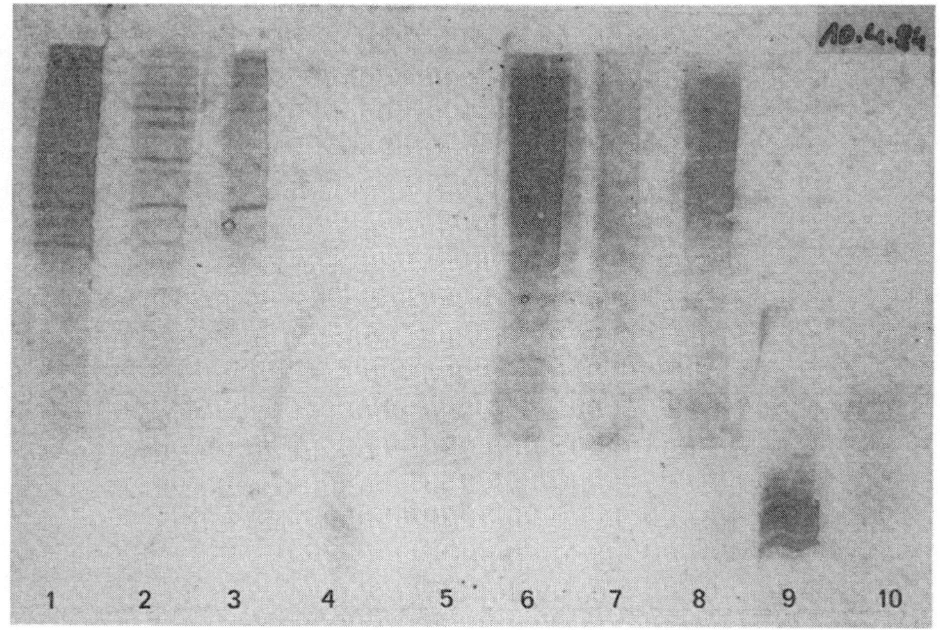

Abb. 1. Immunfixation von Liquor (Bahn 1-5) und Serum (Bahn 6-10) eines MS-Patienten

gleiche wiederholt sich auf den Bahnen 6-10 mit dem Serum des Patienten. Auf den Bahnen 1-3 kommt deutliches oligoklonales IgG zur Darstellung, wobei zu erkennen ist, daß der größere Anteil der Liquor-IgG-Banden dem Leichtketten-Typ Kappa angehört. Liquor-IgA ist mäßiggradig ausgeprägt, Liquor IgM kaum zu erkennen. Das Serum IgG zeigt ein normales polykonales IgG-Muster. Das Ergebnis der Immunfixation bestätigt somit die intrathekale Produktion des oligoklonalen IgG bei der MS.

Bei einem Patienten mit Guillain-Barré-Polyradikulitis sind im Liquor und im Serum korrelierende Banden von oligoklonalen IgG zu sehen, was durch die Blut-Liquor-Schrankenstörung beim Guillain-Barré-Syndrom zu erklären ist.

Im Vergleich mit der Routine-IEF unseres Labors fanden wir bei der Immunfixation im Serum eine Übereinstimmung der Ergebnisse. Im Liquor konnten nach Immunfixation in 29 Fällen mehr IgG-Banden nachgewiesen werden als bei der einfachen IEF. Die Patienten mit MS, chronischer Meningitis und SSPE zeigten in 24 Fällen Liquor-IgG-Banden vom Leichtketten-Typ Kappa und in 13 Fällen vom Typ Lambda. Bei 12 Patienten fanden wir im Liquor IgG-Banden vom Leichtketten-Typ Kappa und Lambda, wovon einer an SSPE und die übrigen an MS erkrankt waren. Unter den Diagnosen chronische Meningitis, SSPE und MS sahen wir in 2 Fällen im Serum IgG-Banden vom Leichtketten-Typ Lambda und in 5 Fällen vom Typ Kappa. Polyklonales Serum-IgM konnte bei 10 Patienten mit den Diagnosen MS und Meningoradikulitis nachgewiesen werden. Im Liquor gelang die Immunfixation von IgM nur andeutungsweise.

Diskussion

Das von Arnaud beschriebene Verfahren der direkten Immunfixation ergibt mit den von uns angewandten Modifizierungen eine brauchbare und relativ einfache Methode, um Proteine spezifisch nachzuweisen. Im Unterschied zu Arnaud gaben wir in Anlehnung an Ritchie (3) 25 µl Antiserum auf einen cm^2 Zelluloseazetatstreifen. Arnaud schlägt hingegen vor, die Streifen einen Moment in das Antiserum einzutauchen. Hierdurch kommen jedoch nach unseren Resultaten unterschiedliche Materialmengen zur Reaktion. Auch verließen wir das von Arnaud beschriebene Beschweren des Gels mit einer Glasplatte im Anschluß an die Inkubation, da das Antiserum auch so ausreichend von den Zelluloseazetatstreifen in das Agarosegel diffundiert.

Die Ergebnisse von Laurenzi (2) können wir im Wesentlichen bestätigen. Sie hatte nach der Methode von Arnaud in Polyacrylamidgelen IgG im pH-Bereich 4,7 bis 8,6 und IgA im pH-Bereich 4,9 bis 6,1 nachgewiesen. Wie sie hatten wir Schwierigkeiten beim Nachweis von IgM im Liquor. Die von Stibler (4) empfohlene Methode des direkten Aufträufelns des Antiserums auf die Gel-Oberfläche verließen wir schnell wieder, da dabei das aufgetragene Antiserum leicht vom gewünschten Areal verschwimmt. Dadurch kommt es dann zu ungenauen Ergebnissen, da nicht standardisierte Material-Mengen zur Reaktion gelangen und außerdem ein bestimmtes Antiserum ungewollter Weise zwei benachbarte Fokussierbahnen bedecken kann. Die Zelluloseazetatstreifen können dagegen exakt in Position gebracht werden und gewährleisten die Diffusion einer optimalen Menge von Antiserum in das Gel. Die auf Folien aufgetragenen Agarosegele können nach der geschilderten Behandlung und Auswertung unproblematisch in Aktenordnern archiviert werden, ohne daß es zu einem Qualitätsverlust der Serva-Blau-R gefärbten Proteine kommt.

Nach unseren Erfahrungen ist die IEF in Agarose auf Grund der optimalen Porengröße des Gels für die anschließende Immunfixation besser geeignet als die IEF in Polyacrylamidgelen. Versuche zur Silberfärbung des Agarosegels brachten ebensowenig befriedigende Ergebnisse wie die Immunperoxydasefärbung. Da wir für die Agarose-IEF die gleiche Ampholytmischung verwenden wie bei der Routine-IEF in Polyacrylamidgelen, bleiben die Resultate nach unseren Auswertungen vergleichbar. In einer Reihe von Fällen erwies sich die Agarose-IEF mit anschließender Immunfixation beim Nachweis von IgG-Banden als sensitiver.

Zusammenfassung

Sera und Liquores von 50 neurologischen Patienten wurden mittels Immunfixation nach IEF in Agarosegelen auf das IgG-Gesamtmolekül, IgG-Leichtketten vom Typ Lambda und Kappa und auf IgA und IgM untersucht.

Die Ergebnisse werden mit den Resultaten der Routine-IEF in Polyacrylamidgelen mit anschließender fotochemischer Silberfärbung verglichen.

Literatur

1. Arnaud P, Willson GB, Koistinen J, Fudenberg HH (1977) Immunofixation after electrofocusing: improved method for specific detection of serum proteins with determination of isoelectric points. I. Immunofixation print technique for detection of alpha-1-protease inhibitor. J Immunol Methods 16:221-231

802

2. Laurenzi MA, Link H (1978) Localization of the immunoglobulins G, A and M, β-trace protein and γ-trace protein on isoelectric focusing of serum and cerebrospinal fluid by immunofixation. Acta neurol scand 58:141–147
3. Ritchie RF, Smith R (1976) Immunofixation I. General principles and application to agarose gel electrophoresis. Clin Chem 22/4: 497–499
4. Stibler H (1979) Direct immunofixation after isoelectric focusing. J Neurol Sci 42:275–281

Analyse von zellulären Differenzierungsantigenen auf Liquorzellen mit monoklonalen Antikörpern

R. Hohlfeld, I. Brüske-Hohlfeld, A. Schwartz und K. V. Toyka

Einleitung

Monoklonale Antikörper gegen Differenzierungsantigene der Lympho- und Myelopoese haben einen festen Platz in der hämatologischen Diagnostik gefunden. Obgleich bisher tumorspezifische Marker noch nicht zur Verfügung stehen, kann in der Regel aus dem Reaktivitätsmuster einer gegebenen Zellpopulation (Zellsuspension oder Gewebsschnitt) mit einer "Batterie" von monoklonalen Antikörpern gegen verschiedene Differenzierungsantigene eine Klassifikation abgeleitet werden. Wir haben kürzlich ein praktikables Verfahren zur Markeranalyse von Liquorzellen beschrieben (1). Bisherige Erfahrungen zeigen, daß die Analyse von Liquorzellen mit diesem Verfahren als Ergänzung der konventionellen Liquorzytologie zur Differentialdiagnose neoplastischer bzw. entzündlicher Liquorpleozytosen beitragen kann.

Material und Methodik

Das verwendete Verfahren zur Markeranalyse von Liquorzellen, das andernorts ausführlich beschrieben wurde (1,2), versucht den besonderen Gegebenheiten der Liquordiagnostik Rechnung zu tragen: es steht in der Regel nur eine geringe Anzahl von Zellen zur Verfügung. Bei der Anwendung von Standardverfahren, wie sie bei der Fluoreszenzmarkierung z.B. von peripheren Blutlymphozyten üblich sind, ist die mit Liquorzellen zu erzielende Fluoreszenzintensität erfahrungsgemäß so gering, daß eine zuverlässige visuelle Auswertung unter dem Fluoreszenzmikroskop nur unter erheblichen Schwierigkeiten möglich ist. Hinzu kommt, daß die Fluoreszenzintensität beim herkömmlichen Verfahren für Dokumentationszwecke (Fotografie) bei der schnellen Bleichung der Präparate im Fluoreszenzlicht in der Regel nicht ausreicht. Entsprechend diesen Besonderheiten werden bei unserem Verfahren Kleinstvolumina verwendet, so daß eine Analyse auch kleiner Zellpopulationen möglich wird. Bei der indirekten Immunfluoreszenzmarkierung verwenden wir zur Verstärkung der Fluoreszenzintensität ein "double-sandwich" Verfahren, bei dem insgesamt 3 verschiedene Antikörper (von 3 verschiedenen Spezies) mit den menschlichen Liquorzellen reagieren. Durch Einbettung in Gegenwart von p-Phenylendiamin läßt sich weiterhin die Fluoreszenzbleichung erheblich reduzieren. Nach Fixierung mit 1% Formalin (10 Minuten) lassen sich Dauerpräparate anfertigen, die eine Beurteilung auch nach Tagen bis Wochen noch zuverlässig ermöglichen.

Diese Untersuchungen wurden mit Mitteln der Deutschen Forschungsgemeinschaft (SFB 200, Projekt B5) unterstützt.

804

Ergebnisse

Bisher wurden insgesamt 23 Patienten mit entzündlichen Liquorpleozytosen unterschiedlicher Ätiologie analysiert (14 klinisch wahrscheinliche bzw. serologisch gesicherte Virusmeningenzephalitiden, davon 4
Herpes zoster, 1 Herpes hominis. 1 postinfektiöse Enzephalitis nach
Röteln, 1 tuberkulöse Meningitis, 1 Neuro-Lues, 1 Zystizerkose, 2
Multiple Sklerose, 3 ätiologisch unklare chronische Meningoenzephali-
tiden). Die mittleren Zellzahlen lagen in einem Bereich von 7 Zellen/
mm^3 bis 540/mm^3 (arithmetisches Mittel = 117/mm^3). Mit der einen Ausnahme eines vorwiegend granulozytären Liquorzellinfiltrates fanden sich
bei den übrigen 22 Patienten überwiegend OKT3-positive T-Lymphozyten
(82.4 ± 12% (S.D.) der Liquorzellen). Bei der Mehrheit der T-Zellen
handelte es sich um OKT4-positive Helfer/Inducer T-Lymphozyten
(70,6 ± 17% (S.D.) der Liquorzellen). Das mittlere Verhältnis von Helfer (OKT4-positiven) zu Suppressor (OKT8-positiven) T-Lymphozyten betrug 4,2 ± 2,5 (S.D.). Lediglich in 2 Fällen (eine Zystizerkose, 1
Herpes-Enzephalitis) war das Helfer/Suppressor-Verhältnis kleiner als
1.

Bei bisher 5 untersuchten Patienten trat die Liquorpleozytose im Zusammenhang mit einer malignen lymphoretikulären Erkrankung auf. In 2
Fällen handelte es sich um chronisch lymphatische Leukämien vom B-Typ;
in einem dieser Fälle konnte die Diagnose primär aus dem Liquor-In-
filtrat gestellt werden (2). In diesen beiden Fällen reagierten die
Liquorzellen einheitlich mit einem B-zellspezifischen monoklonalen
Antikörper. In 2 weiteren Fällen handelte es sich um akute myeloische
Leukämien mit intrathekaler Aussaat. In diesen Fällen wurde das Liquorinfiltrat ebenfalls von Tumorzellen dominiert, die mit keinem der
verwendeten Marker-Antikörper (T-zellspezifischen Antikörper, B-zell-
spezifischer Antikörper, gegen reife myeloische Zellen gerichtete Antikörper) reagierten. Im 5. Fall waren zytologisch vereinzelte Tumorzellen nachweisbar, während der Hauptanteil des Liquorzellinfiltrates
aus normalen Lymphozyten bestand. Die Markeranalyse ergab in diesem
Fall das oben beschriebene "entzündliche Muster".

Diskussion

Bei 22 Patienten mit entzündlichen Liquorpleozytosen fanden wir ein
vergleichsweise einheitliches Liquorzellinfiltrat (ca. 80% T-Lymphozyten; 10% Suppressor/zytotoxische T Zellen, 70% Helfer/"Inducer"-T
Zellen). Dieses "Entzündungsmuster" erlaubte in einigen Fällen eine
Abgrenzung entzündlicher gegenüber neoplastischen Liquorpleozytosen.
Bei letzteren bestand das Liquorinfiltrat in einigen (nicht: allen)
Fällen aus einer nahezu reinen Tumorzellpopulation, so daß in einzelnen Fällen eine Charakterisierung des zugrundeliegenden Lymphoms aus
dem Liquor möglich war. Nach unserer bisherigen Erfahrung ist eine
quantitative Liquorzelltypisierung besonders in solchen Fällen sinnvoll, in denen die Differentialdiagnose zwischen entzündlichen und
neoplastischen Liquorpleozytosen Schwierigkeiten bereitet (3,4)

Zusammenfassung

Bei insgesamt 28 Patienten wurden Liquorzellen mit einer Serie von
monoklonalen Antikörpern gegen zelluläre Differenzierungsantigene mit
einem für die Liquordiagnostik adaptierten indirekten Immunfluoreszenz-
verfahren typisiert. Bei 22 entzündlichen Liquorpleozytosen unterschiedlicher Ätiologie ergab sich ein nahezu einheitliches "Entzündungsmuster", mit einem deutlichen Überwiegen von Helfer/Inducer T-Lymphozyten.

In einzelnen Fällen maligner Liquorpleozytosen war aus dem Liquorzellinfiltrat eine Klassifizierung des zugrunde liegenden Lymphoms
möglich.

Literatur

1. Hohlfeld R, Schwartz A, Brocke U, Toyka KV (1983) A practicable
   method for the analysis of T-lymphocyte subsets in CSF lymphopleo-
   cytosis. Klin Wochenschr 61:933-934
2. Hohlfeld R, Brüske-Hohlfeld I, Schwartz A, Brocke U, Toyka KV
   (1984) Analyse von Oberflächenmarkern auf Liquorzellen als Beitrag
   zur Differentialdiagnostik intrathekaler Lymphome. Dtsch Med
   Wochenschr (im Druck)
3. Oehmichen M (1976) Cerebrospinal fluid cytology. 1. Aufl. Thieme,
   Stuttgart
4. Kölmel HW (1978) Liquorzytologie. 1. Aufl. Springer, Berlin Heidelberg New York

T-Zell-Linien übertragene experimentell allergische Enzephalomyelitis (t-EAE) – vereinfachtes neuropharmakologisches Modell zur Effektivitätsmessung von Immunsuppressiva

M. E. Westarp, M. Gerlach, M. L. Vohl, H. Wekerle, P. Jutzi und H. Przuntek

Material und Methoden

Zu Beginn der Versuche wurden MBP-spezifische, syngene T-Linien-Zellen (6) mit bestrahlten Thymuszellen und dem Antigen (MBP) inkubiert. Für diese Restimulation diente Dulbecco's Modifiziertes Eagle-Medium, ergänzt um L-Asparagin (72 mg/dl) und Lewisserum (1%), als Kulturmedium.

Zugegeben wurden: Nystatin (0,05 ml/dl), Penicillin (10.000 E/dl), Streptomycin (10.000 ul/dl), Mercaptoäthanol (0,4 ul/dl), Natriumpyruvat (1 ml/dl 100 mM), nichtessentielle Aminosäuren (1 ml/dl) und L-Glutamin (1 ml/dl).

Thymuszellen als Quelle von Antigen-"Presentern" und Linien-Lymphozyten als Antigen-"Responder" im Verhältnis 100:1 wurden für 72 Stunden mit 2% Basischem Myeloprotein kultiviert. Nach Bestimmung der vitalen Lymphoblastenzahl mittels Trypanblau wurden die enzephalitogenen Zellen in gepufferten Eagle-Hepes Medium in die seitliche Schwanzvene injiziert.

Dinatrium-Methotrexat (Methotrexat Lederle) wurde in physiologischer Kochsalzlösung verdünnt. N,N,O,O-Tetrakis-dimethylbutylsilyl-Methotrexat synthetisierten M. Gerlach und P. Jutzi. Das Silyl-Methotrexat wurde stets unter Licht- und Sauerstoffausschluß gehandhabt und als ethanolische Lösung injiziert.

Die Tiere wurden täglich gewogen und mittels eines Beurteilungsschemas nach ihrem klinischen Zustand klassifiziert.

Wir definierten als Plus-Minus (±) (Verlust des Schwanztonus; (+) bei beginnenden Hinterbeinparesen, (++) bei kompletten Paresen der Hinterläufe, und im klonisch-moribunden Stadium schließlich (+++).

Ergebnisse

Unbehandelt nimmt die T-Zell-Linien-übertragene EAE folgenden Verlauf:

Tag 0 bis 1: Tiere halten Körpergewicht, Erkrankungsgrad: 0
Tag 2: manche Tiere nehmen über 5 Gramm ab, Erkrankungsgrad: 0 bis ±
Tag 3: Gewicht nimmt ab, kein Schwanztonus, Hinterbein-Lähmung, Erkrankungsgrad: ± bis +
Tag 4: hintere Extremitäten und Schwanz völlig gelähmt, Schwäche der Vorderbeine, Erkrankungsgrad: + bis ++
Tag 5: Erkrankungsgrad: +++
Tag 6: Zuckungen und Konvulsionen, Tod

Gewichtsverlust und Symptomatik setzen nach zwei unauffälligen Latenz-
tagen etwa gleichzeitig ein; liegt die Zelldosis über 10×10^6/kg, so
sterben die Tiere bis zum fünften oder sechsten Tag; bei subletaler
Induktion normalisieren sich Körpergewicht und motorische Funktionen
zwischen dem 8. und 14. Tag.

In unseren Behandlungsversuchen injizierten wir 15-20×10^6/kg Zellen
je Tier, d.h. eine deutlich supraletale Dosis von 3-4 Mio. Zellen je
Ratte.

Das üblicherweise verwendete Dinatrium-Methotrexat wird sehr schlecht
über die Blut-Hirn-Schranke transportiert (8). Intraperitoneal gegeben, verhindert es den tödlichen Ausgang der EAE erst ab Dosen von
24 mg/kg; über 48 mg/kg verursacht es aber bereits schwere systemische
Vergiftungserscheinungen.

Eine zweizeitige, zwei Tage auseinanderliegende Gabe von 48 mg/kg und
von 24 mg/kg führt innerhalb weniger Stunden nach der zweiten Verabreichung zu Koma und Tod; wie die einmalig mit Methotrexat intraperitoneal überdosierten Tiere entwickeln diese Ratten eine charakteristische, durch peritonealen Reiz erklärbare "katzbuckelige" Haltung,
und sterben vor den unbehandelten Zellkontrollen.

Wegen dieser geringen therapeutischen Breite haben wir die einzeitige
und intravenöse Verabfolgung vorgezogen.

Mit höchstens einer Stunde Abstand zu den Transfer-Zellen in die
Schwanzvene injiziert, verhindert normales Methotrexat schon bei einer Dosierung von 3 mg/kg KG den Gewichtsverlust und läßt keine Lähmungen auftreten.

Das Silyl-Methotrexat, bei dem die 4 H-Atome der Carboxyl- und Amino-
gruppen gegen 4 t-Butyl-dimethylsilyl-Gruppen substituiert sind, ist
dem Natriumsalz in der klinischen Wirkung gleichwertig, auch in um
den Faktor 3 höheren oder niedrigeren Dosen.

In den beiden ersten Tagen nach der Immunisation, also während der
klinischen Latenzphase, ist die Wirkung beider Substanzen gleich. So
kann die Gabe von 3 oder mehr mg/kg der jeweiligen Substanz regelmäßig
alle Versuchstiere retten (Abb. 1).

Am dritten Tag jedoch, wenn angenommen werden muß, daß zahlreiche
transferierte Lymphoblasten im ZNS sind und die Tiere anfangen, klinisch krank zu sein, wird der Unterschied eindeutig: bei gleichen Dosen überleben von allen immunisierten Tieren nur Silyl-Methotrexat-
Behandelte.

Die mit einem, drei oder neun mg/kg Dinatrium-MTX therapierten Ratten
sterben wie die Kontrolltiere um den Tag sechs, während in der Silyl-
Methotrexat-Gruppe eines der beiden 1 mg/kg-Tiere stirbt, aber ab 3
mg/kg alle Tiere überleben (Abb. 2).

Sowohl die Spontanverläufe der unbehandelten Zellkontrollen als auch
gezielte Wiederholungsversuche haben diese Behandlungsergebnisse bestätigt.

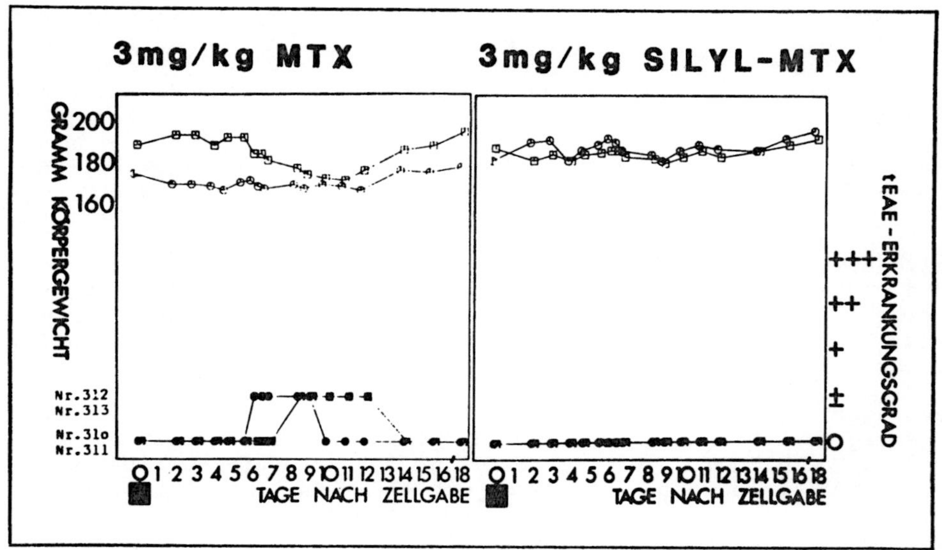

Abb. 1. 3 mg/kg Na$_2$-MTX i.v. schützen ebenso wie 3 mg/kg SILYL-MTX

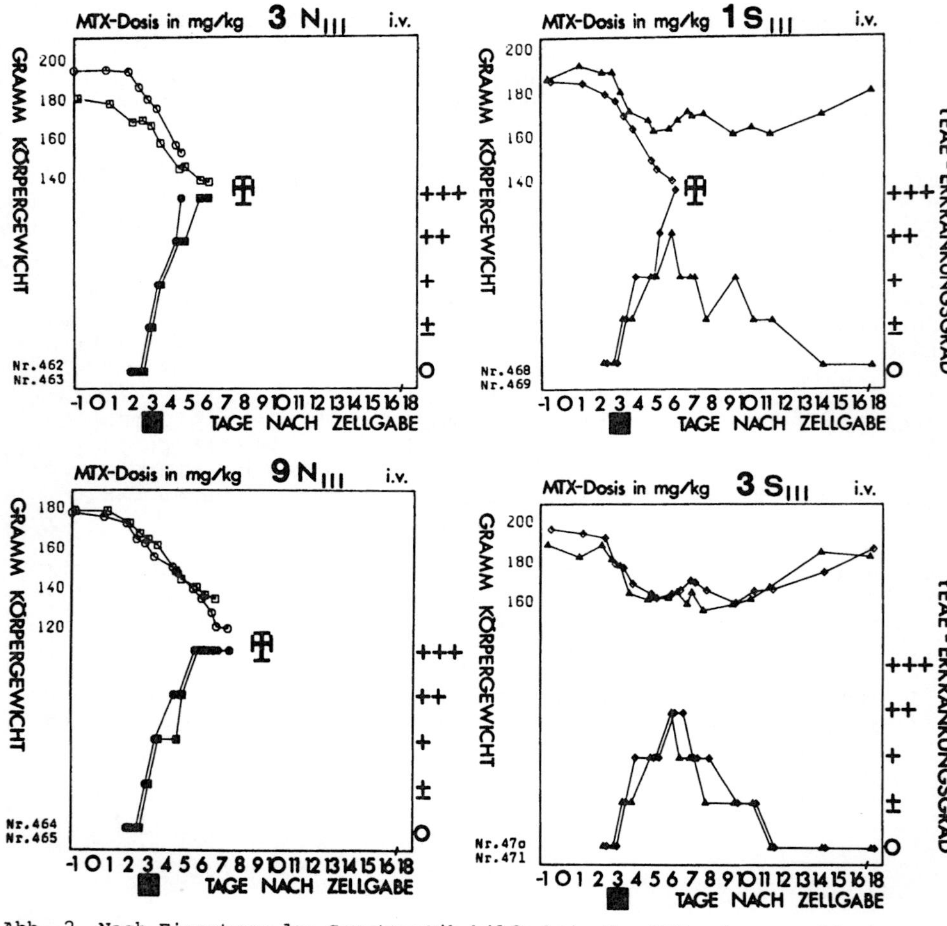

Abb. 2. Nach Einsetzen der Symptomatik hilft kein Na$_2$-MTX mehr,.. wohl aber noch das Dimethylbutylsilyl-MTX

Diskussion

Die Transfer-EAE zeichnet die akute, entzündliche Phase autoimmuner
ZNS-Erkrankungen wie der MS nach; sie läßt sich in Abhängigkeit von
der Zelldosis in ihrem Verlauf steuern, und bietet sich als pharmako-
therapeutisches Modell an.

Sie ist ein Modell der MS mit hoher Reproduzierbarkeit und voraussag-
barem Verlauf der Effektorphase.

Unabhängig von der Frage, ob es die verabreichten Zellen selbst sind,
die im Gehirn und Rückenmark der Tiere das basische Markscheidenprotein angreifen, hemmen Antimetabolite in jedem Fall vornehmlich akut
proliferierende Lymphozyten. Die Frage, "können wir mit der silylsub-
stituierten Substanz besser behandeln?", läßt sich mit "Ja" beantworten. Nach klinischem Krankheitsbeginn erlaubt nur das Silyl-Methotrexat
eine ausreichende therapeutische Wirkung, während keine verträgliche
Dosis normalen Methotrexats die Vergleichstiere am Leben erhält.

Dafür, daß sich das Dimethylbutylsilyl-MTX als überlegen erweist, gibt
es zwei mögliche Erklärungen:

1. die ausgezeichnete Lipophilie der Silylverbindung, die, wie für
   Silyl-Dopamin und Triethylsilyl-Methotrexat (9) bereits nachgewiesen, einhergeht mit erhöhter Blut-Hirn-Schranken-Permeabilität und
2. das Hydrolyseverhalten der Silylverbindung: schon unter physiologischen Bedingungen können silylierte Pharmaka hydrolysieren und
   dabei die ursprüngliche Substanz in einer Art "Prodrug"-Effekt lokal und intrazellulär freisetzen.

Diese Eigenschaften könnten Silyl-Verbindungen für die Pharmakothera-
pie des Zentralen Nervensystems besonders geeignet machen.

Zusammenfassung

Die experimentell-allergische Enzephalomyelitis ist eine disseminierte,
von autoaggressiven Zellen getragene Entzündung des ZNS. Sie läßt sich
aktiv und passiv induzieren. Aktiv, indem man peripher ein Antigen-
Adjuvans-Depot setzt (1), und passiv durch den Transfer aktivierter,
antigenspezifischer Lymphoblasten (2).

Die akute, vom basischen Markscheidenprotein (MBP) (3) abhängige EAE
dient als Tiermodell früher Phasen der Multiplen Sklerose (4), insbesondere für Studien. Wie im Schub dringen hier aktivierte Lymphoblasten durch die Blut-Hirn-Schranke (5).

Für ein pharmakologisches Modell der MS ist Zuverlässigkeit und einfache Reproduzierbarkeit unerläßlich. Die passive Transfer-EAE hat
diesbezüglich gegenüber der aktiven EAE zwei große Vorteile:

1. Die Symptomatik tritt voraussagbar gleichmäßig und gleichzeitig
   ein. Das erlaubt quantifizierbare Aussagen auch bei niedriger Ver-
   suchstierzahl.
2. Die therapeutischen Einwirkungen auf die immunologische Effektorphase lassen sich isoliert betrachten.

In der vorliegenden Arbeit wird der Einfluß von Dinatrium-Methotrexat
und N,N,O,O-Tetrakis-dimethylbutylsilyl-Methotrexat auf die T-Zell-
Linien übertragene EAE untersucht.

Literatur

1. Kies MW, Alvord EC (1959) Allergic encephalomyelitis, Springfield
2. Richert JR, Kies MW, Alvord EC (1980) Enhanced transfer of EAE with
   Lewis rat lymph node cells. J Neuroimm 1:195-203
3. Carbone AM, Ovadia H, Paterson PY (1983) Role of macrophage myelin
   basic protein interaction in the induction of EAE in Lewis rats.
   J Immunol 131:1263-1267
4. Raine CS, Barnett LB, Brown A, Behar T, McFarlin DE (1980) Neuropathology of EAE in inbred strains of mice. Lab Invest 43(2):150-
   157
5. Traugott U, Stone SH, Raine CS (1978) EAE-T-cell migration to the
   CNS. J Neurol SC 36:55-61
6. Ben-Nun A, Wekerle H, Cohen IR (1980) The rapid isolation of clon-
   able antigen-specific T-lymphocyte lines capable of mediation autoimmune encephalomyelitis. Eur J Imm 11:195-199
7. Simmons RD, Bernard CCA, Ng KT, Cargnegie PR (1980) Hind-limb motor
   ability in Lewis rats during the onset and recovery phases of EAE.
   Brain Res 215:103-114
8. Oldendorf WH (1974) Lipid solubility and drug penetration of the
   blood brain barrier. Proc Soc exp Biol Med 147:813
9. Stasch JP, Neuser D, Jutzi P, Gerlach M, Jungkunst J, Schübel J,
   Przuntek H (1983) Sila-Pharmaka und ihre Bedeutung für die Therapie
   neurologischer Erkrankungen. In: Seitz D, Vogel P (Hrsg) Verhandlungen der Jahrestagung der Neurologischen Gesellschaft, Hamburg,
   S 761ff

Galactocerebrosid-Experimentell-Allergische Neuritis: Tiermodell der chronischen Polyneuritis

G. Schwendemann, G. Stoll, K. Heininger, W. Köhne und K. V. Toyka

Einleitung

Die Galactocerebrosid-induzierte Experimentell-Allergische Neuritis
(GC-EAN) stellt erstmals ein brauchbares experimentelles Tiermodell
für eine chronisch-rezidivierende demyelinisierende Erkrankung des
peripheren Nervensystems dar. Bei diesem chronischen EAN-Modell, das
durch mehrmalige Immunisierung bisher nur beim Kaninchen induziert
werden kann, spielen humorale Faktoren, wahrscheinlich die anti-GC-
Antikörper, die pathogenetisch entscheidende Rolle (8). In vivo erzeugt intraneural injiziertes, komplement-aktives anti-GC-Serum un-
verzüglich eine fokale Demyelinisierung (6). Schon in früheren Untersuchungen war eine in vitro Demyelinisierung von bemarkten Axonen
durch anti-GC-Seren nachgewiesen worden (5,7). Die pathogenetische
Bedeutung von gegen Glykolipide gerichteten Antikörpern wird daher
bei verschiedenen humanen Entmarkungskrankheiten zunehmend diskutiert
(3); insbesondere ergeben sich in jüngster Zeit eine Reihe von Hinweisen für eine pathogene Rolle zirkulierender Antikörper bei der
chronisch-progredienten und chronisch-rezidivierenden Polyneuritis
des Menschen (chronisches Guillain-Barré-Syndrom, cGBS) (2). Vor
diesem Hintergrund haben wir in Längsstudien bei der GC-EAN durch
skalierte Erfassung der Paresezeichen, anti-GC-Titerbestimmung, durch
elektroneurographische Parameter (vgl. Heininger et al., a.a.O.) sowie licht- und elektronenmikroskopische Beobachtungen den Verlauf bis
zu 1 1/2 Jahren verfolgt und weitgehende Parallelen mit dem cGBS finden können.

Material und Methoden

Versuchstiere, Immunisierung und Antikörperbestimmung: 20 Kaninchen (Neusee-
land Albinos), 2,5 bis 3 kg schwer, wurden mit 2 ml Emulgat aus 2 mg
Galactocerebrosid als Hapten (Typ 1, Sigma), adsorbiert an 10 mg me-
thyliertem Rinderserumalbumin (Sigma) mit 1 ml komplettem Freund'schen
Adjuvans (Behring) i.m. injiziert und in zunächst 3-, später 6-wöchi-
gen Abständen geboostet. 10 Kaninchen wurden zur Kontrolle in gleicher
Weise mit Emulgat ohne Galactocerebrosid inokuliert. 14 Tage nach jeder Booster Injektion wurden aus dem Serum die anti-GC-Antikörper mit
dem Immunpräzipitation-Lysosomentest (1) bestimmt.

Krankheitszeichen: Die Tiere wurden regelmäßig nach einer Skala beurteilt, in der Tremor und Paresen als leicht (1), mittelschwer (2) und
schwer (3) bewertet wurden.

Mit Unterstützung der Gemeinnützigen Hertie-Stiftung und der Deutschen Forschungsgemeinschaft (SFB 200, B5)

812

Licht- und Elektronenmikroskopie: 10 Versuchstiere und 3 Kontrolltiere
wurden zu verschiedenen Zeitpunkten zwischen 4 Monaten und 1 Jahr
nach Immunisierungsbeginn mit 2,5% gepuffertem Glutaraldehyd perfusionsfixiert. Gewebsblöcke aus Rückenmark mit Cauda equina und den
Nn. ischiadici wurden nach Nachfixierung in 1% Osmiumtetroxid in
üblicher Weise in Kunstharz eingebettet. Für die Lichtmikroskopie
wurden toluidingefärbte Dünnschnitte, für die Elektronenmikroskopie
Ultradünnschnitte angefertigt.

Ergebnisse

Als erstes neurologisches Krankheitszeichen tritt bei fast allen Tieren ein im 3. Monat nach Beginn der wiederholten Immunisierung deutlicher Extremitätentremor auf. In der Regel folgen etwa 1-2 Monate später zunehmende Paresen. Wie Abb. 1 exemplarisch zeigt, geht der Entwicklung der Krankheitszeichen ein rascher Anstieg der anti-GC-Antikörper nach der ersten Booster-Injektion voraus. Alle GC-immunisier-
ten Tiere erreichen innerhalb der ersten 10-15 Wochen die höchsten
Antikörpertiter (um 1:500 bis 1:1000), bleiben über weitere 4 Monate
auf einem mittleren Titerniveau (durchschnittlich 1:200), um dann trotz
weiterer regelmäßiger Booster-Injektion auf ein relativ niedriges Niveau (unter 1:50) abzufallen. Bei gleichbleibend niedrigen Antikörper-
titern vom 8.-18. Monat gehen die Krankheitszeiten bei allen Tieren
nach etwa 1 Jahr bis zum 18. Monat, dem längsten bisher untersuchten
Zeitraum, zurück. In Einzelfällen können Tiere schon zu Beginn der
Symptomatik remittierende Verläufe zeigen.

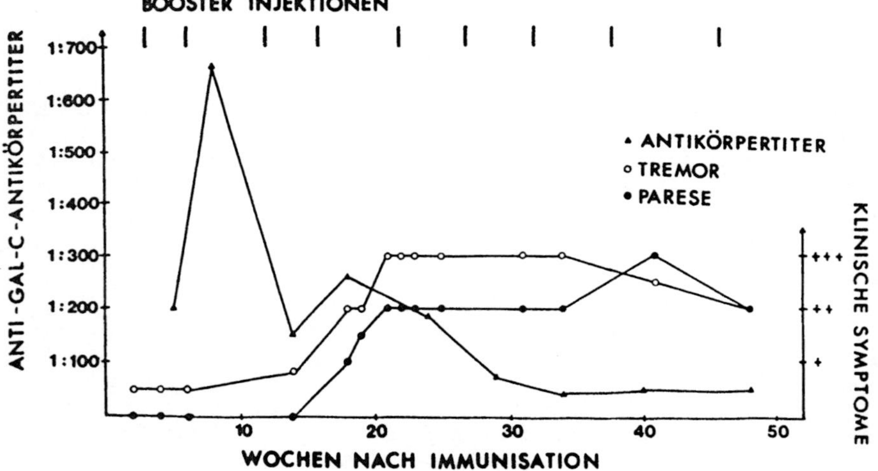

Abb. 1. Verlauf der chronischen GC-induzierten EAN über 48 Wochen, beispielhaft bei
einem Tier. Dargestellt sind die wiederholten Booster-Injektionen, der Anti-GC-Anti-
körpertiterverlauf sowie die Entwicklung von Tremor und Parese nach skalierter Beurteilung

Histologisch findet man eine chronische Neuropathie, die im Wurzelbereich, besonders in den Hinterwurzeln, am schwersten ausgeprägt ist
(Abb. 2). Neben vereinzelten frischeren Untergängen bemarkter Axone
mit Myelophagen beobachtet man als Zeichen älterer Untergänge nackte
sowie dünn bemarkte remyelinisierte Axone. An Infiltratzellen findet

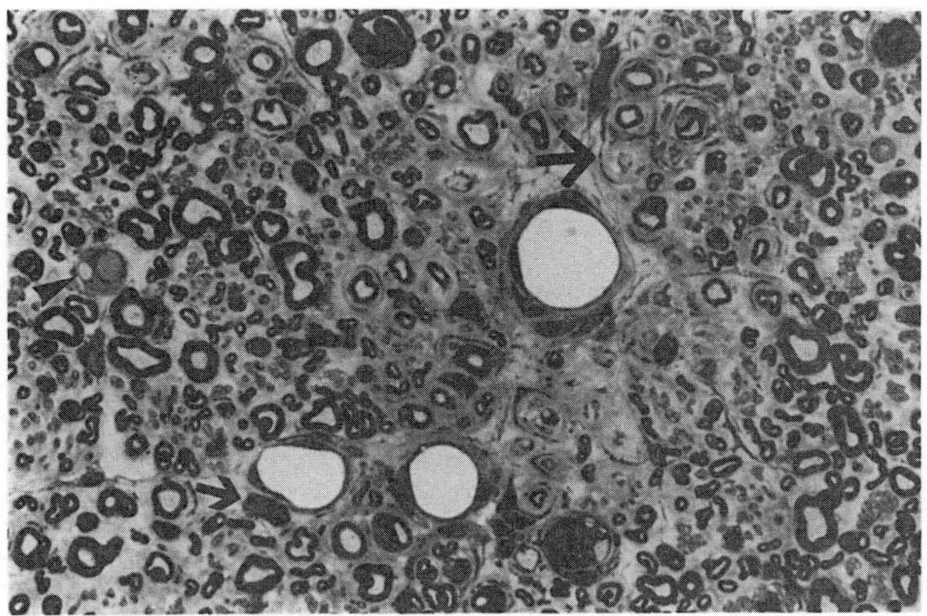

Abb. 2. Chronische GC-induzierte Neuritis im Hinterwurzelbereich. Die perivaskulär
betonten Veränderungen (Gefäßlumina offen durch Perfusionsfixierung) lassen vereinzelte akute Markfaseruntergänge (unten Mitte), nackte Axone (Dreieck) und chronische
Läsionen mit angedeuteten Zwiebelschalenbildungen erkennen (großer Pfeil). Kleiner
Pfeil: Perivaskulärer Phagozyt

man in diesem chronischen Stadium neben den Myelophagen einige bevorzugt perivaskuläre, mehr oder weniger aktivierte monozytäre Phagozy-
ten, aber so gut wie keine Lymphozyten. Die Läsionen sind um Gefäße
betont, sowohl im Wurzelbereich, als auch in der Peripherie, wo sie,
von Tier zu Tier etwas unterschiedlich, insgesamt geringgradiger sind.
Gelegentlich konnten segmentale Entmarkungen beobachtet werden.

Diskussion

Der von uns in Längsstudien bis zu 18 Monaten beobachtete Verlauf der
GC-EAN zeigt modellhaft in der Krankheitssymptomatik, den histopathologischen Läsionen und den im Beitrag von Heininger et al. in diesem
Band dargestellten elektroneurographischen Befunden bemerkenswerte
Übereinstimmungen mit dem menschlichen cGBS. Der Krankheitsverlauf ist,
als Sonderheit einer EAN, primär chronisch mit regelhaften Remissionen
und gleicht damit dem klinischen Verlauf humaner chronisch-progredien-
ter und chronisch rezidivierender Polyneuritiden. Wie beim cGBS haben
die histopathologischen Läsionen ihren Schwerpunkt im Wurzelbereich
und zeigen eine plurifokale, um endoneurale Gefäße betonte Verteilung.
Eine zellulär-entzündliche Komponente steht, im chronischen Stadium,
nicht im Vordergrund. Lymphozytäre Infiltratzellen sind so gut wie
nicht vorhanden und wieweit die monozytären Infiltratzellen eine primär immunologische oder, entsprechend neueren Hinweisen (4), eher sekundäre Funktion erfüllen, muß offen bleiben. Entscheidender patho-
genetischer Faktor bei der GC-EAN sind humorale Faktoren (6,8).

Auch beim cGBS spielen zirkulierende humorale Serumfaktoren wahrscheinlich eine pathogenetisch bedeutsame Rolle (2). In diesem Zusammenhang
ist daher interessant, daß beim GC-EAN-Modell nach unserer Längsstudie
die anti-GC-Antikörpertiter bereits vor der Manifestation von Krankheitszeichen ihre Maxima erreichen und zum Zeitpunkt der Entwicklung
höhergradiger Paresen bereits wieder auf relativ niedrige Werte abgefallen sind.

Zusammenfassung

Die Galactocerebrosid-induzierte Experimentell-Allergische Neuritis,
die nach mehrfacher Immunisierung mit Galactocerebrosid bislang nur
beim Kaninchen erzeugt werden kann, stellt erstmals ein brauchbares
Tiermodell für eine chronisch-rezidivierende demyelinisierende Erkrankung des peripheren Nervensystems dar. Den klinischen Symptomen mit
initialem Tremor und später schlaffer Tetraparese gehen hohe Titer
zirkulierender Antikörper gegen Galactocerebrosid voraus. Morphologisch zeigt sich eine segmentale Demyelinisierung, die ausgeprägt im
Wurzelbereich, aber auch peripher plurifokal, um endoneurale Venen
betont, auftritt. Das Modell zeigt Parallelen zum chronischen Guillain-
Barré-Syndrom und dient der Analyse pathophysiologischer Zusammenhänge
einschließlich der Bedeutung zirkulierender Antikörper gegen Nerven-
antigene.

Literatur

1. Fry JM, Lisak RP, Manning MC, Sieberberg DH (1976) Serological
   techniques for detection of antibody to galactocerebroside. J
   Immunol Meth 11:185-193
2. Heininger K, Liebert UG, Toyka KV, Haneveld FT, Schwendermann G,
   Kolb-Bachofen V, Ross HG, Cleveland S, Besinder UA, Gibbels E,
   Wechsler W (1984) Chronic inflammatory polyneuropathy: reduction
   of nerve conduction velocities in monkeys by systemic passive
   transfer of immunoglobulin G. J Neurol Sci (in press)
3. Leibowitz S (1980) Glycolipid haptens in disease of the nervous
   system. In Boese A (ed) Search for the cause of multiple sclerosis
   and other chronic diseases of the central nervous system. Chemie,
   Weinheim Derfield Beach (Florida) Basel, p 117
4. Powell HC, Braheny SL, Myers RR, Rodriguez M, Lampert PW (1983)
   Early changes in experimental allergic neuritis. Lab Invest 48:
   332-338
5. Raine CS, Johnson AB, Marcus DM, Suzuki A, Bornstein MB (1981)
   Demyelination in vitro. Adsorption studies demonstrate that galactocerebroside is a major target. J Neurol Sci 52:117-131
6. Saida K, Saida T, Brown MJ, Silberberg DH (1979) In vivo demyelination induced by intraneural injection of anti-galactocerebroside
   serum: a morphologic study. Am J Pathol 95:99-116
7. Saida T, Saida K, Silberberg DH (1979) Demyelination produced by
   experimental allergic neuritis serum and antigalactocerebroside
   antiserum in CNS cultures —an ultrastructural study. Acta Neuropathol (Berl) 48:19-25
8. Saida T, Saida K, Silberberg DH, Brown MJ (1981) Experimental allergic neuritis induced by galactocerebroside. Ann Neurol 9 (suppl):
   87-101

Elektrophysiologische Untersuchungen bei chronisch rezidivierender Neuritis am Kaninchen

K. Heininger, G. Stoll, G. Schwendemann, H.-P. Hartung und
K. V. Toyka

Einleitung

Die Galaktocerebrosid-induzierte experimentell-allergische Neuritis
(GC-EAN) am Kaninchen gilt als Tiermodell der chronischen Polyneuritis
des Menschen (5). Die pathogenetischen Grundlagen wurden an anderer
Stelle abgehandelt (vgl. Schwendemann et al. a.a.O.). Es gibt bisher
keine Angaben über systematische elektrophysiologische Untersuchungen
am in vivo-Modell, während zahlreiche Berichte über in vitro-Wirkungen
des GC-EAN-Serums bei intraneuraler Injektion vorliegen (6). Wir berichten hier erstmals über elektrophysiologische Langzeitbeobachtungen
bei der GC-EAN, die zeigen, daß wesentliche Zeichen der Nervenleitungs-
störung ähnlich wie bei der menschlichen chronischen Polyneuritis ablaufen.

Materialien und Methoden

Versuchstiere, Immunisierungsschema, GC-Antikörpertest und morphologische Methoden wurden an anderer Stelle beschrieben (Schwendemann et
al. a.a.O.).

Elektroneurographie

New Zealand-white Kaninchen wurden in Neuroleptanalgesie (Hypnorm
0,5 ml/Körpergewicht) vor Beginn der Immunisierung und anfangs in 2-
wöchentlichen, später in unregelmäßigen, meistens mehrmonatigen Abständen elektroneurographisch untersucht. Als Meßgerät diente ein Medelec MS91 mit Oszillograph und Averager, die registrierten Potentiale
wurden zur Auswertung sämtlich am Plotter ausgeschrieben. Der N.
ischiadicus wurde mit Teflon beschichteten DISA-Nadelelektroden (13L60
mit einer freien Elektrodenspitze von 5 mm^2) proximal am Trochanter
majus, der N. tibialis distal in Höhe des Malleolus, 2 cm proximal
der Ferse stimuliert. Aus dem M. plantaris medialis 6 cm distal der
Ferse wurde das Muskelaktionspotential (MAP) mit Stahlnadelelektroden
abgeleitet. Nervenleitgeschwindigkeit (NLG), proximale und distale Amplitude, distale Latenz und F-Wellen-Latenz wurden bestimmt. Dabei
erwies sich die Amplitude des proximalen MAP trotz routinemäßiger
Kontrolle der Nadellage mittels Schwellenbestimmung und alleinige Ver-
wertung der MAP mit minimaler Schwelle (40-50 V) als sehr variabel
bei Tag zu Tag Messungen, während der Inter-Assay Variationskoeffizient für distale Latenz und NLG um 10% betrug. Das gemischt afferente
Potential wurde nach distaler Stimulation am Malleolus mittels DISA-

____

Mit Unterstützung SFB 200, B5; Minister für Wissenschaft und Forschung des Landes
Nordrhein-Westfalen

Nadelelektroden am Trochanter abgeleitet und über mehrere Potentiale
gemittelt dargestellt.

Somato-sensibel evozierte Potentiale (SSEP)

Die Funktion der proximalen sensiblen Leitungsbahnen wurden mittels
Ableitung der lumbalen SSEP erfaßt. Dazu wurde am Trochanter über
Nadelelektroden stimuliert und die Potentiale pseudounipolar mit DISA-
Nadelelektroden (differente Elektrode in Höhe Th 12/L1 zwischen 2
Dornfortsätzen, indifferente Elektrode an der seitlichen Bauchwand)
abgeleitet.

Während der Messungen sorgte eine Wärmelampe für eine gleichbleibende
Temperatur von ca. 35°C über der abgeleiteten Extremität, was durch
wiederholte Temperaturmessungen mittels Thermistor kontrolliert wurde.
Konnte keine Temperatur von 35°C aufrecht erhalten werden, wurden die
entsprechenden NLG mit einem Korrekturfaktor von 1 m/sec pro Grad
Temperaturdifferenz normalisiert.

Ergebnisse

Die an 17 unbehandelten Kaninchen erhobenen Normalwerte sind in Tabelle 1 dargestellt. Etwa 4 Monate nach der ersten Immunisierung entwickelten sich bei den insgesamt 11 gemessenen GC-EAN Tieren parallel
zu den klinischen Symptomen (Schwendemann et al.) eine NLG-Verlangsamung, Verlängerung der distalen und F-Wellen-Latenzen, ein symmetrischer Amplitudenverlust der distalen und proximalen MAP, eine zunehmende Verplumpung und Dispersion der motorischen Reizantwort sowie
eine Verlangsamung der gemischt afferenten NLG und vermehrte Dispersion der afferenten Potentiale (Abbildung 1a). Im Mittel 9 Monate nach
Erstimmunisierung wurden die deutlichsten pathologischen Befunde erhoben (Tabelle 1). Die Befunde zeigen eine Leitungsverzögerung über
die gesamte Länge des peripheren motorischen Neurons mit Schwerpunkt
in den distalen Abschnitten, entsprechend einer distal betonten Leitungsverzögerung. Deutliche Amplitudendifferenzen zwischen distalem
und proximalem MAP im Sinne eines Leitungsblockes konnten nicht sicher
nachgewiesen werden, da die Variabilität der MAP-Amplituden zu groß
war. Zwischen den einzelnen Immunisierungszyklen kam es parallel zu
den sich bessernden Krankheitssymptomen zu partieller Rückbildung der
pathologischen neurographischen Befunde.

Seitens der lumbalen SSEP wurden als Erstveränderungen ab der 14.
Woche eine zunehmende Dispersion der Potentiale mit allmählichem Amplitudenverlust der ersten Komponenten beobachtet, der dann bei weiter

Tabelle 1. Elektroneurographische Normalwerte von 17 unbehandelten Kaninchen und
Maximalveränderungen bei 11 Tieren mit GC-EAN

	Normalwerte ± 2s (n = 17)	GC-EAN ± 2s (n = 11)
motorische NLG (m/s)	69 ± 7.5	48 ± 5.7
distale Latenz (ms)	1.9 ± 0.1	3.6 ± 1.0
F-Wellen-Latenz (ms)	10.1 ± 0.3	14.9 ± 2.8
prox. Amplitude (mV)	8.7 ± 3.2	3.2 ± 1.4
dist. Amplitude (mV)	12.1 ± 2.8	4.1 ± 1.5
afferente NLG (m/s)	95 ± 8.3	67 ± 9.3

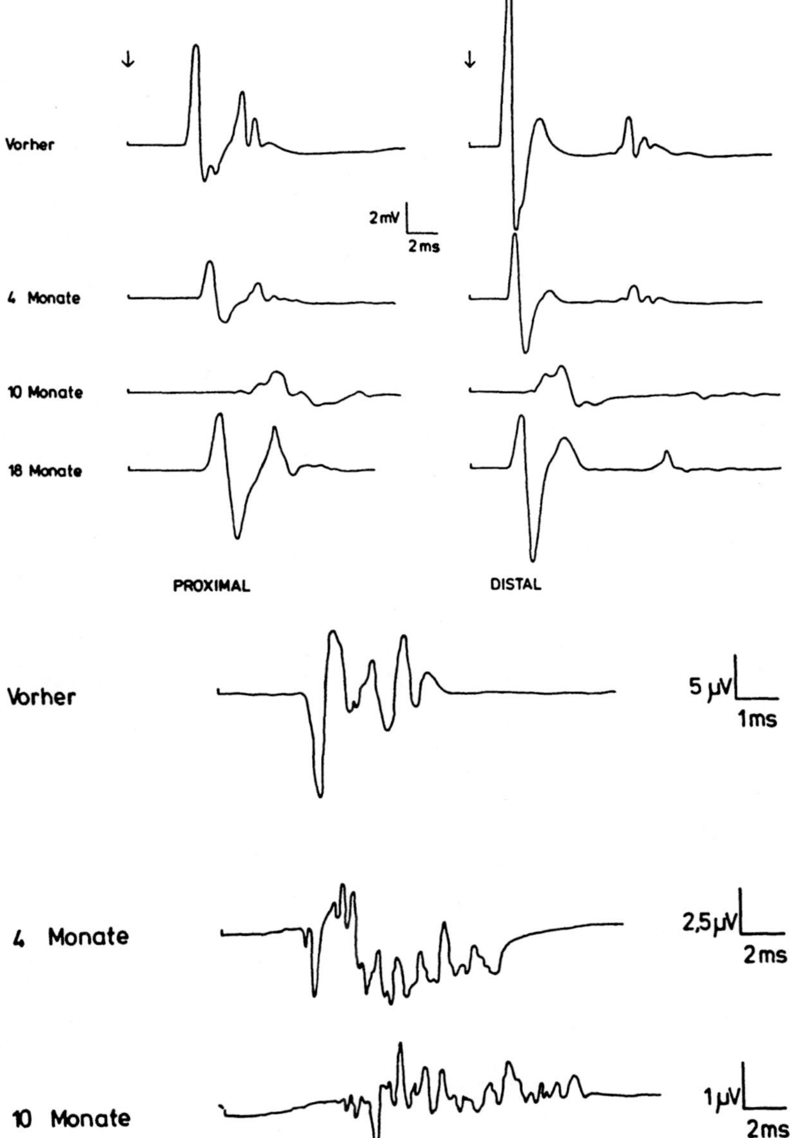

Abb. 1a,b. Typischer Langzeitverlauf der elektrophysiologischen Befunde eines GC-EAN Kaninchens. a Motorische Reizantwort. Proximale Stimulation am Trochanter, distale Stimulation am Malleolus; Ableitelektroden im M. plantaris medialis. b Lumbale SSEP. Stimulation am Trochanter, pseudounipolare Ableitung in Höhe Th 12/L 1

abnehmender Amplitude eine Latenzverlängerung bis auf das 2-3fache des Ausgangswerts bei erheblicher Dispersion der Potentiale folgte (Abb. 1b).

Nach etwa 12 Monaten kam es dann trotz weiterer Boosterinjektionen und weiter nachweisbarer, wenn auch niedriger GC-Antikörpertiter im Zeitraum eines halben Jahres zur langsamen Rückbildung der pathologischen klinischen und elektrophysiologischen Befunde bis fast auf die Ausgangswerte.

818

Die parallel mit BSA ohne GC immunisierten Kontrolltiere zeigten zu
keinem Zeitpunkt derartige elektrophysiologische Veränderungen, blieben vielmehr während der gesamten Versuchsdauer im Normbereich.

Diskussion

Kaninchen mit einer GC-EAN, die bis zu 18 Monate langzeituntersucht
wurden, zeigten elektrophysiologisch Funktionsstörungen im Sinne einer
chronisch-progredienten demyelinisierenden Neuropathie in allen Abschnitten des peripheren Neurons mit Schwerpunkt in den proximalen,
wurzelnahen sensiblen Bahnen und den distalen motorischen Abschnitten.
Mit einer Vielzahl von Parametern konnten damit die klinischen und
morphologischen Befunde auch funktionell gestützt und Schwerpunkte
des pathologischen Prozesses abgegrenzt werden. Auffällig war, daß
die elektrophysiologischen Veränderungen immer strukturellen Läsionen zuzuordnen waren und diesen zeitlich nicht vorausgingen. Befunde
im Sinne eines Leitungsblocks konnten bei den methodischen Einschränkungen im Gegensatz zu Saida et al. (4) nicht gesichert werden.

Damit finden sich beim GC-EAN Tiermodell auch im Hinblick auf die elektrophysiologischen Veränderungen weitgehende Übereinstimmungen mit der
humanen chronischen Polyradiculoneuritis (chronisches Guillain Barré
Syndrom). Auch diese, ätiologisch als autoimmun verdächtigte Erkrankung (1,2) ist durch chronisch progrediente, deutlich motorische und
sensible NLG-Verlangsamung, Verlängerung der distalen und F-Wellen
Latenzen und vermehrten F-Wellen Ausfall, vereinzelt auch durch Leitungsblocks gekennzeichnet (3). Damit ist es erstmals möglich, chronisch neuropathische, humananaloge Prozesse in ihrer Korrelation
zwischen morphologischen und funktionellen Veränderungen zu studieren.

Zusammenfassung

Elf Kaninchen mit Galaktocerebrosid-induzierter experimentell aller-
gischer Neuritis wurden im Verlauf bis zu 18 Monaten elektrophysiologisch untersucht. Die ersten Veränderungen fanden sich etwa 4 Monate
nach Erstimmunisierung mit zunehmender Dispersion und Amplitudenverlust der lumbalen SSEP, dann mit Abnahme der motorischen und sensiblen Nervenleitgeschwindigkeiten und der Amplituden der Muskelaktionspotentiale mit Maximum etwa um den 9. Monat, entsprechend einer distalen und proximal wurzelnah betonten chronisch-progredienten demyelinisierenden Neuropathie. Die elektrophysiologischen Befunde bei diesem
Tiermodell sind damit weitgehend analog zur humanen chronischen Poly-
radikuloneuritis.

Literatur

1. Dalakas MC, Engel WK (1981) Chronic relapsing (dysimmune) polyneuropathy: pathogenesis and treatment. Ann Neurol 9 (suppl):134-145
2. Heininger K, Liebert UG, Toyka KV, Haneveld FT, Schwendemann G,
   Kolb-Bachofen V, Ross H-G, Cleveland S, Besinger UA, Gibbels E,
   Wechsler W (1984) Chronic inflammatory polyneuropathy: reduction
   of nerve conduction velocities in monkeys by systemic passive transfer of immunoglobulin G. J Neurol Sci, in press
3. McLeod JG (1981) Electrophysiological studies in the Guillain-
   Barré syndrome. Ann Neurol 9 (suppl):20-27
4. Saida T, Saida K, Dorfman SH, Silberberg DH, Sumner AJ, Manning
   MC, Lisak RP, Brown MJ (1979) Experimental allergic neuritis induced by sensitization with galactocerebroside. Science 204:
   1103-1106

5. Saida T, Saida K, Silberberg DH, Brown MJ (1981) Experimental allergic neuritis induced by galactocerebroside. Ann Neurol 9 (suppl): 87-101
6. Sumner AJ, Saida K, Saida T, Silberberg DH, Asbury AK (1982) Acute conduction block associated with experimental antiserum-mediated demyelination of peripheral nerve. Ann Neurol 11:469-477

Traceruntersuchungen zur Blut-Nerv- und Blut-Hirn-Schranke bei Mäusen mit biotinyliertem humanen und murinen IGG

R.J. Seitz, K. Heininger, G. Schwendemann, K.V. Toyka und
W. Wechsler

Einleitung

Bei einer Reihe ätiologisch noch unklarer Krankheiten, wie z.B. der
Amyotrophischen Lateralsklerose, Polyneuropathien bei Paraprotein-
ämien und dem chronischen Guillain-Barré-Syndrom, wird eine humoral
vermittelte Immunpathogenese diskutiert (3,4,7). Dieser Hypothese
steht jedoch zunächst entgegen, daß nach dem Konzept der Blut-Hirn-
Schranke (BHS) und Blut-Nerv-Schranke (BNS) das pathogene Immunglobulin den Wirkort nicht erreichen kann. Immunzytochemische Untersuchungen an menschlichen Suralisbiopsien haben nun gezeigt, daß
menschliches Immunglobulin G (IgG) im endoneuralen Interstitium normaler peripherer Nerven nachweisbar ist (8). Da diese Befunde darauf
hindeuten, daß zumindest die BNS keine starre Schranke für IgG darstellt, haben wir mit dem Passiv-Transfer-Modell die Permeabilität
der BHS und BNS für IgG untersucht. Dazu haben wir unter Ausnutzung
der hohen Bindungsaffinität von Avidin zu Biotin erstmals biotiny-
liertes IgG (B-IgG) als intravitale Tracersubstanz und den Avidin-
Biotin-Peroxidase (ABC)-Komplex (6) als zytochemisches Nachweissystem
verwendet.

Material und Methoden

Humanes IgG von gesunden Spendern (hIgG) und murines IgG (mIgG, SIGMA
CHEMICALS, München) wurden nach der Methode von Heggeness und Ash (5)
biotinyliert und adulten BDF-Mäusen beiderlei Geschlechts täglich in
einer Dosis von 16 bzw. 27 mg für 1 und 4 Tage intraperitoneal verabreicht. Dabei wurden Serumspiegel im Bereich der physiologischen IgG-
Spiegel erzielt. Unbehandelte Tiere dienten als Kontrolle.

Gewebsproben der intrakardial mit 2,5% Glutaraldehyd perfundierten
Mäuse wurden aus Gehirn, Rückenmark mit Spinalganglien, N. trigeminus,
Plexus brachialis, N. ischiadicus, M. quadriceps femoris, Leber und
Niere gewonnen und in Epoxydharz sowie Proben aus dem N. ischiadicus,
dem M. quadriceps femoris, Leber und Niere in Paraffin eingebettet.
Das Tracer-IgG wurde mit dem ABC-Komplex (VECTASTAIN, Burlingame,
USA) an Paraffin- und Dünnschnitten nach Präinkubation mit 1% H_2O_2
und 0,0125% Trypsin unter Verwendung von 3'3'-Diaminobenzidin (SIGMA
CHEMICALS) zytochemisch dargestellt. Als methodische Positivkontrolle
wurden hIgG und mIgG mit der Peroxidase-Antiperoxidase (PAP)-Methode
immunzytochemisch an Serienparaffinschnitten nachgewiesen.

Ergebnisse

HIgG und mIgG wurden in der Skelettmuskulatur, der Leber und der Niere
an Tag 1 und 4 in gleicher Verteilung nachgewiesen; die Nachweisinten-
sität war aber am vierten Tag stärker ausgeprägt. In der Skelettmuskulatur trat es ubiquitär im endomysialen Bindegewebe um jede Muskelfaser auf (Abb. 1a). In der Leber wurde das Tracer-IgG als zarter Saum
entlang der Endothelien im Bereich der sinusoidalen Leberkapillaren
und Blutgefäße beobachtet. In der Niere war es entlang der Gefäßendothelien und der Oberflächen der ableitenden Harnröhrchen nachweisbar.
Im Bereich der peripheren Nerven war der Nachweis von B-hIgG und
B-mIgG an Tag 1 auf das Epineurium, die äußersten Schichten des Perineuriums und den Intravasalraum und die Gefäßendothelien der endoneuralen Gefäße beschränkt. Das gesamte endoneurale Interstitium einschließlich der Nervenfasern war negativ. Am vierten Tag wurde das
Tracer-IgG auch im Endoneuralraum nachgewiesen. Es stellte sich als
kleine granuläre Anfärbung des kollagenen Bindegewebes mit Schwerpunkt
subperineural dar (Abb. 1b). Die markhaltigen Nervenfasern blieben
aber frei. Mit der PAP-Methode wurde für b-hIgG eine entsprechende
Verteilung wie mit der ABC-Methode gefunden, während die immunzytochemische Darstellung von mIgG sowohl an Tag 1 als auch an Tag 4 eine
gleichmäßige Anfärbung von Perineurium, endoneuralen Gefäßen und en-
doneuralem Bindegewebe ergab. Im Gehirn und Rückenmark war der Nachweis von B-IgG an Tag 1 auf die Gefäße und die Dura mater beschränkt.
An Tag 4 waren ebenfalls die Arachnoidea und Pia mater leicht gefärbt.
Auch das Plexusependym, das Ependym der Ventrikelwand des Gehirns und
des spinalen Zentralkanals zeigten an Tag 4 eine diskrete positive
Markierung der Zelloberflächen. Im Gegensatz dazu wurde bereits an
Tag 1 eine starke positive Zeichnung der Spinalganglien beobachtet.
Gefärbt waren die Spinalganglienhülle und das Interstitium um jede
einzelne Nervenzelle (Abb. 1c). Die vorderen und hinteren Spinalwur-
zeln und der Wurzelnerv waren dagegen auch an Tag 4 negativ.

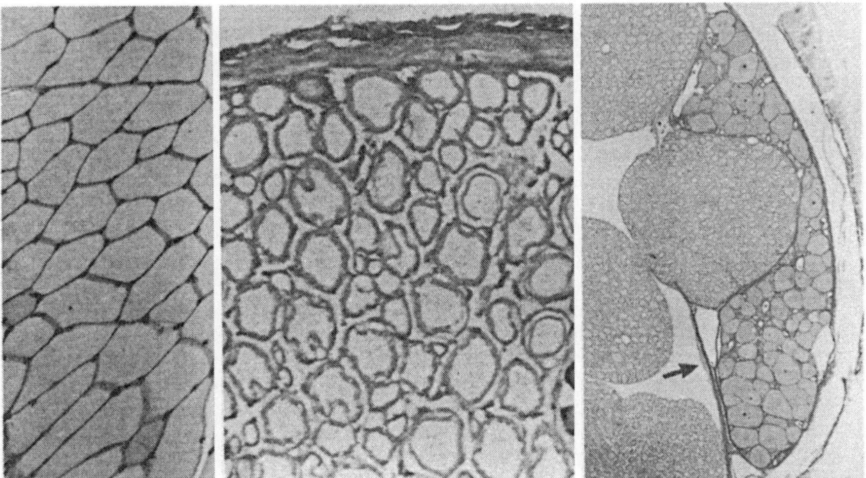

Abb. 1a. Ubiquitärer Nachweis von hIgG im Endomysium des M. quadriceps femoris; Tag
1. Paraffinschnitt, x 120. b Starke Reaktion für mIgG in äußeren Perineuralschichten
des N. ischiadicus, subperineural und fleckförmig im endoneuralen Bindegewebe; Tag
4. Semidünnschnitt, x 740. c HIgG-Nachweis in Kapsel und Interstitium eines Spinal-
ganglions, Nervenwurzeln und Pia mater (Pfeil) negativ. Unspezifische Markierung der
Ganglienzellnucleoli; Tag 1. Semidünnschnitt, x 90

822

Diskussion

Unsere Traceruntersuchungen zeigen eine rasche Verteilung des applizierten IgG im Organismus der Empfängertiere. Die Darstellung von
B-hIgG und B-mIgG innerhalb von wenigen Stunden in Leber, Niere und
Skelettmuskulatur ist daher als Ausdruck der physiologischen Gewebe-
perfusion aufzufassen. Mit der empfindlichen PAP-Methode konnten entsprechende Befunde auch an menschlichen Muskelbiopsien erhoben werden,
ohne daß dieser Beobachtung per se eine pathologische Bedeutung zuzu-
messen wäre (11). Demgegenüber unterstützen und verfeinern unsere Ergebnisse das Konzept einer BHS und BNS. Im Unterschied zu den bisherigen Traceruntersuchungen mit exogenen Substanzen (2,9) haben wir die
Schrankenfunktion für das physiologisch vorkommende Serumprotein IgG
untersucht. Mit unserer sensitiven Tracermethode konnten wir erstmals
zeigen, daß die BNS für kleine Mengen sowohl xenogenen als auch konge-
nen IgGs innerhalb von 4 Tagen durchlässig ist, während in diesem Zeitraum kein Übertritt des Tracer-IgG in das Gehirn oder das Rückenmark
beobachtet wurde. Interessanterweise besteht in den Spinalganglien
keine Blut-Gewebs-Schranke. Im Serienschnitt konnten wir mit der PAP-
Methode, in Übereinstimmung zu Befunden an menschlichen N. suralis-
Biopsien (8), mIgG auch im Endoneuralraum des N. ischiadicus nachweisen. Demnach können auch zirkulierende, gegen Markscheidenantigene
gerichtete IgG-Autoantikörper die BNS durchdringen und somit eine pathogene Wirkung an ihrem Zielorgan entfalten, wie es experimentell mit
dem IgG-Transfer von Patienten mit Myelomneuropathie auf Mäuse gezeigt
werden konnte (1). Der Transportweg für IgG aus dem Blutstrom in das
endoneurale Interstitium ist bisher nicht sicher identifiziert. Möglicherweise kommt dabei dem Endothel der endoneuralen Gefäße die wesentliche Bedeutung zu; denn die subperineurale Anreicherung von Ödem-
flüssigkeit und IgG bei entzündlichen Neuropathien könnte auf eine geringere Permeabilität des Perineuriums für IgG hindeuten (10).

Zusammenfassung

Die Permeabilitätseigenschaften der BHS und BNS adulter Mäuse für IgG
wurden mit dem Passiv-Transfer-Modell untersucht. Hierzu wurden humanes sowie murines IgG als biotinylierte Tracer in den Peritonealraum
von Mäusen appliziert und zytochemisch mit der ABC-Methode nach 1 und
4 Tagen in Gehirn und Rückenmark, den peripheren Nerven und zum Vergleich in Skelettmuskulatur, Leber und Niere nachgewiesen. Unsere Ergebnisse bestätigen das Konzept der BHS und BNS, aber zeigen eine partielle Permeabilität der BNS der Maus für xenogenes und syngenes IgG.

Literatur

1. Besinder UA, Toyko KV, Anzil AP, Fateh-Moghadam A, Neumeier D,
   Rauscher R, Heininger K (1981) Myeloma Neuropathy: Passiv transfer
   from man to mouse. Science 213:1027-1030
2. Brightman MW, Klatzo I, Olsson Y, Reese TS (1970) The blood-brain
   barrier to proteins under normal and pathological conditions.
   J Neurol Sci 10:215-239
3. Cook SD, Dowling PC (1981) The role of autoantibodies and immune
   complexes in the pathogenesis of Guillain-Barré-Syndrome. Ann
   Neurol 9 (suppl):70-79
4. Dalakas MC, Engel WK (1981) Polyneuropathy with monoclonal gammo-
   pathy: studies of 11 patients. Ann Neurol 10:45-52
5. Heggeness MH, Ash JF (1977) Use of the avidin-biotin complex for
   the localization of actin and myosin with fluorescence microscopy.
   J Cell Biol 73:783-788

6. Hsu S-M, Raine L, Fanger H (1981) Use of avidin-biotin-peroxidase complex (ABC) in immunoperoxidase techniques: a comparison between ABC and unlabeled antibody (PAP) procedures. J Histochem Cytochem 29:577-580
7. Krieger C, Melmed C (1982) Amyotrophic lateral sclerosis and paraproteinemia. Neurology (NY) 32:896-898
8. Liebert UG, Weber T, Seitz RJ, Wechsler W (1984) Immunzytochemischer Nachweis von Immunglobulinen in Biopsien des Nervus suralis. Fortschr Myol 7:184-187
9. Olsson Y (1975) Vascular permeability in the peripheral nervous system. In: Dyck PJ, Thomas PK, Lambert EH (eds) Peripheral neuropathy. WB Saunders Company, Philadelphia London Toronto, p 190
10. Powell HC, Braheny SL, Myers RR, Rodriguez M, Lampert PW (1983) Early changes in experimental allergic neuritis. Lab Invest 48:332-338
11. Seitz RJ, Weber T, Wechsler W (1984) Immunzytochemische Untersuchungen von Immunglobulinen, Komplement (C3) und Albumin an Muskelbiopsien. Fortschr Myol 7:165-172

Interaktionen von Substanz P mit Makrophagen

H.-P. Hartung, K. Wolters und K. V. Toyka

Einleitung

Das Undekapeptid Substanz P ist ein Neuropeptid, das innerhalb des
peripheren und zentralen Nervensystems weit verbreitet vorkommt. Es
besitzt potente spasmogene Wirkung auf die glatte Muskulatur des
Gastrointestinal- und Urogenitaltrakts, führt zu Blutdrucksenkung im
Gefolge peripherer Vasodilatation und vermag die Durchlässigkeit von
Kapillaren zu erhöhen (11). Unter einer Vielzahl beschriebener neu-
rotroper Effekte ist seine wahrscheinliche Funktion als Neurotransmitter in primär sensorischen Neuronen hervorzuheben, die im Rahmen
der Nozizeptionsvermittlung von Bedeutung sein soll (8). In den letzten
Jahren konnte gezeigt werden, daß Substanz P auch Wirkungen auf Zellen
entfaltet, die am Entzündungsgeschehen beteiligt sind (10).

Makrophagen sind die dominierende Zellpopulation in der späteren
Phase einer Entzündung; sie sind darüber hinaus entscheidend an der
Induktions- und Effektorphase der Immunantwort beteiligt. Angesichts
der Bedeutung von Makrophagen für Entzündungsgeschehen und Immunantwort untersuchten wir die Frage, ob Substanz P spezifisch mit diesen
Zellen reagiert. In einer vorhergehenden Untersuchung hatten wir bereits Hinweise auf eine solche Interaktion erhalten (4).

Methoden

Wir untersuchten Makrophagen, die wir nach intraperitonealer Injektion
von Albumin, aus dem Peritoneum von Hartley Meerschweinchen gewannen
und über Adhärenz an Kulturschalen reinigten. Für Bindungsstudien wurden kurzzeitkultivierte adhärente Makrophagen mit tritiierter Substanz
P inkubiert. Zellassoziierte Radioaktivität wurde nach 30 Min. bestimmt.
Als unspezifische Bindung wurde jene Bindung definiert, die nicht durch
Zugabe von 10^{-5} M Substanz P zu hemmen war, die spezifische Bindung
ergab sich als Differenz.

Als Parameter der zellulären Antwort der Makrophagen auf Besetzung
möglicher Bindungsstellen für Substanz P dienten uns Synthese und
Freisetzung der Arachidonsäuremetaboliten Prostaglandin E (PGE),
Prostaglandin I (PGI) bzw. dessen stabiles Derivat, Thromboxan B_2
(TXB) und Leukotrien C_4 (LTC), die alle in Kulturüberständen mittels
Radioimmunoassays bestimmt wurden (2,3). Ferner untersuchten wir Bil-
dung und Sekretion des lysosomalen Enzyms β-D-2-acetamido-2-desoxy-
glucosidase (ADGase) unter Koinkubation mit Cytocholasin B (12).

Mit Unterstützung der DFG, SFB 200 B5 und des Min. f. Wiss. u. Forsch., NRW.

Als weiteren etablierten Aktivierungsmarker bestimmten wir die Aktivität des membran-assoziierten Ektoenzyms 5'-nucleotidase nach der von Edelson und Cohn angegebenen Methode (1).

Ergebnisse

Mittels Radioligandenstudien konnten wir zeigen, daß Substanz P spezifisch an Peritonealmakrophagen bindet. Die Bindung ist spezifisch, dosisabhängig, und erreicht ein Plateau (Abb. 1). Eine Scatchard-Analyse der Bindungsdaten ergibt eine Dissoziationskonstante $K_D = 1.4 \times 10^{-8}$ M und zeigt, daß offensichtlich eine einzige Klasse von Substanz P-Bindungsstellen vorliegt.

Die weiteren Untersuchungen galten der Frage, ob die Bindung von Substanz P an Makrophagen von Änderungen des Stoffwechsels dieser Zellen gefolgt ist. Wir konnten zunächst zeigen, daß die Zugabe von Substanz P zu Makrophagenkulturen von einer Reduktion der 5'-nucleotidase-Aktivität begleitet ist; eine solche Aktivitätsabnahme zeigt typischerweise eine "Aktivierung" der Makrophagen an (1). Substanz P in Konzen-

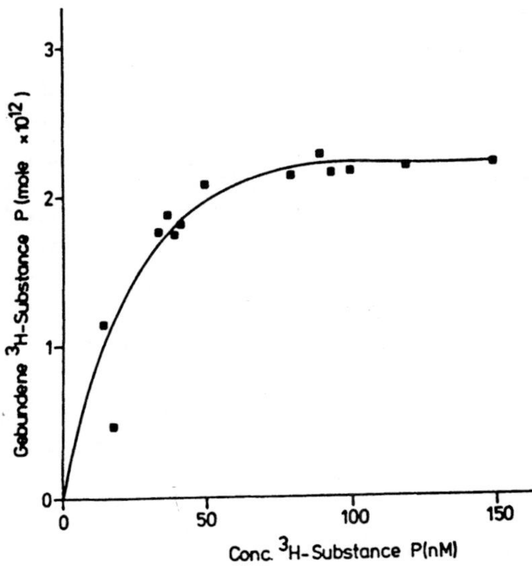

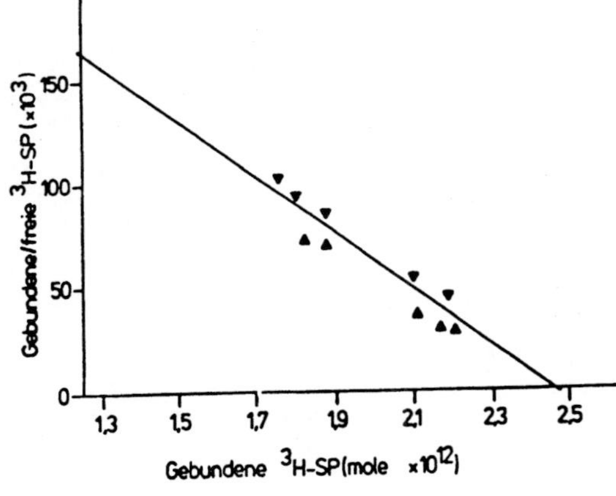

Abb. 1a. Spezifische Bindung von Substanz P. Makrophagenkulturen wurden mit tritiierter Substanz P in angegebenen Konzentrationen inkubiert. Nach 30 Min. bei 22°C wurde die spezifische zell-assoziierte Radioaktivität bestimmt. b Aus einer ähnlichen Sättigungs-Isotherme wurde ein Scatchard plot angefertigt. K_D = 14 nM

trationen von 10 bis 1000 nM bewirkte eine Stimulierung des Arachidon-
säure-Säurestoffwechsels. Dabei werden sowohl Produkte des Cyclooxy-
genase- als auch Lipoxygenase-Wegs gebildet und freigesetzt. Quantitativ überwiegt die Synthese der Cyclooxygenase-Derivate TXB und PGE.
Als Beispiel sei die Produktion nach Stimulation mit 10^{-7} M Substanz
P aufgeführt (Angaben pro 10^6 Zellen und 6 Std.): 9.4 ng TXB, 6.0 ng
PGE, 2.1 ng PGI, 1.6 ng LTC. Dabei erfolgt die Freisetzung zum größten
Teil innerhalb von 2 Std. nach Zugabe zu den Kulturen. Die Makrophagen können stimulus-spezifisch gegenüber Substanz P deaktiviert werden. Die Freisetzung der o.g. Eicosanoide läßt sich mit Indomethacin
(PGE, PGI, TXB) bzw. Nordihydroguaretinsäure (LTC) blockieren. Eine
spätere zelluläre Antwort auf Stimulation mit Substanz P ist die Sekretion des lysosomalen Enzyms ADGase, das mit Maximum nach 18 Std.
ausgeschüttet wird (bis zu 33% ADGase Aktivität in Kulturüberständen).

Diskussion

Wir konnten mittels Radioligandenstudien nachweisen, daß sich auf der
Oberfläche von Peritonealmakrophagen Bindungsstellen für das Neuropeptid Substanz P finden. Die Bindung von Substanz P an Makrophagen
ist gefolgt von deren Aktivierung. Es kommt zu vermehrter Umsetzung
der Arachidonsäure zu den Eicosanoiden TXB, PGE, PGI und LTC. Darüber
hinaus wird mit zeitlicher Verzögerung das lysosomale Enzym ADGase
sezerniert. Bindungscharakteristika und zelluläre Effekte beweisen,
daß Makrophagen Rezeptoren für Substanz P tragen. Welche Bedeutung
haben diese Befunde?

Zusammen mit früheren Arbeiten unterstreichen unsere Ergebnisse die
funktionellen Beziehungen zwischen dem Neuropeptid Substanz P und
dem Immunsystem. Arachidonsäuremetaboliten entfalten sowohl proin-
flammatorische Wirkungen als auch modulierende Effekte auf zelluläre
Kooperation im Rahmen der Immunantwort (5,6,9). Von Makrophagen se-
zernierte lysosomale Enzyme beteiligen sich an Gewebe-zerstörenden
Vorgängen. Die in vitro demonstrierten Wirkungen von Substanz P auf
einen wesentlichen zellulären Bestandteil entzündlicher und immuno-
logisch-vermittelter Reaktionen könnte in vivo bedeutsam werden in
Anbetracht der Rolle, die Makrophagen in der Pathogenese neuroin-
flammatorischer Prozesse spielen, z.B. bei der experimentell allergischen Neuritis, dem Guillain-Barré Syndrom, der MS (7). Bei entzündlichen Erkrankungen des Nervensystems, in deren Gefolge es zur
Freisetzung von Substanz P aus geschädigten Nervenendigungen kommt,
könnte die Interaktion dieses Neuropeptids mit Makrophagen die immu-
noinflammatorischen Reaktionen im Ausmaß verstärken, zu ihrer Perpe-
tuierung beitragen oder sie gar in Gang setzen.

Literatur

1. Edelson PJ, Cohn ZA (1976) 5'-nucleotidase activity of mouse peritoneal macrophages. J Exp Med 144:1581-1597
2. Hartung HP et al. (1983) Induction of thromboxane release from
   macrophages by anaphylatoxic peptide C3a of complement and synthetic hexapeptide C3a 72-77. J Immunol 130:1345-1349
3. Hartung HP et al. (1983) Stimulation of prostaglandin E and thromboxane synthesis in macrophages by purified C3b. J Immunol 130:
   2861-2865
4. Hartung HP, Toyka KV (1983) Activation of macrophages by substance
   P. Europ J Pharmacol 89:301-305
5. Hartung HP (1984) Leukotriene C_4 elicits a respiratory burst in
   peritoneal macrophages. European J Pharmacol 91:159-160

6. Kuehl FA, Egan RW (1980) Prostaglandins, arachidonic acid, and inflammation. Science 210:978-981
7. Leibowitz S, Hughes RAC (eds) (1983) Immunology of the nervous system. Arnold, London
8. Lembeck F, Gamse R (1982) Substance P in peripheral sensory processes. Ciba Found Symp 91:35-54
9. Lewis GP (1983) Immunregulatory activity of arachidonic acid metabolites. Br Med Bull 39:243-248
10. Payan DG et al. (1984) Modulation of immunity and hypersensitivity by sensory neuropeptides. J Immunol 132:1601-1604
11. Pernow B (1983) Substance P. Pharmacol Rev 35:85-141
12. Zimmer B et al. (1983) Quantitative studies of the secretion of complement component C3 by resident, elicited and activated macrophages. Eur J Immunol 12:426-430

Bulbospinale hereditäre motorische Neuropathie (BSHMN)

Falldarstellung unter besonderer Berücksichtigung elektrophysiologischer Befunde

M. Reiter und Th. N. Witt

Die Differenzierung der bulbospinalen, X-chromosomalen Muskelatrophie
von der amyotrophen Lateralsklerose (ALS) ist insbesondere aus Gründen
der genetischen Beratung wichtig (7). Klinisch unterscheiden sich die
Krankheitsbilder vor allem durch den Verlauf, daneben fehlen bei der
BSHMN Pyramidenbahnzeichen (Tabelle 1). Seit der genaueren Abgrenzung
durch Kennedy et al. 1968 (8) wurde über 29 Familien (80 Fälle) sowie
23 sporadische Fälle berichtet (1-3,6-8,10,12-15,17). Mitteilungen
aus dem deutschen Sprachraum liegen bisher nicht vor. Im Gegensatz zur
ALS, bei der die sensiblen elektroneurographischen Parameter als normal beschrieben wurden (5,9), fanden Harding et al. (7) bei 6 von 7
entsprechend untersuchten Patienten mit BSHMN eine deutliche Amplitudenreduktion sensibler Nervenaktionspotentiale (SNAP) bei klinisch
ungestörter Sensibilität und schlugen deshalb den Terminus "bulbospinale Neuronopathie" vor. Die Ergebnisse der sensiblen Neurographie
sowie die Medianus-SEP-Befunde eines weiteren, familiären Falles von
BSHMN werden im folgenden dargestellt.

Bei dem 45jährigen Patienten D.E. war im Rahmen einer kardiologischen
Untersuchung wegen einer früher durchgemachten Endokarditis lenta
eine isolierte Erhöhung der CK-MM im Serum aufgefallen. Seit 6 Jahren
hatte er vermehrt Muskelkrämpfe sowie Faszikulationen in der Ober-
schenkel- und Gesichtsmuskulatur bemerkt. Wegen einer seit der Puber-
tät zunehmenden Gynäkomastie war er im 24. Lebensjahr beidseits
operiert worden. Subjektiv hatte der Ingenieur bisher auch bei Sport
keine wesentliche Behinderung verspürt. Ein 52jähriger Bruder mit
Gynäkomastie leidet seit 8 Jahren unter einer progredienten Muskelschwäche. Neurologischerseits wurden vor 6 Jahren atrophische Paresen
vorwiegend stammnah sowie bulbär festgestellt. Der elektromyographische
Befund stützte die Verdachtsdiagnose einer generalisierten Vorderhorn-
erkrankung, die CK im Serum war auf das 5-fache des oberen Normwertes
erhöht (für die Überlassung dieser Befunde danken wir Herrn Prof. Dr.
Finke, Direktor der Neurologischen Klinik des Bürgerhospitals Stuttgart). Bei einem 49jährigen Bruder besteht eine Gynäkomastie ohne
sonstige Beschwerden, der Großvater mütterlicherseits soll im höheren
Lebensalter an einer Schwäche der Beinmuskeln gelitten haben, zwei
Cousins hätten vermehrte Muskelkrämpfe und Faszikulationen bemerkt.
Die klinischen, elektromyographischen und muskelhistologischen Befunde
bei unserem Patienten (D.E.) sind in Tabelle 1 zusammengefaßt. Neben
der CK war die Aldolase und LDH im Serum mäßig erhöht, die sonstigen
Routinelaboruntersuchungen und der lumbale Liquor waren normal. Von
den endokrinologischen Parametern zeigten T_3, T_4, Prolaktin, Testo-
steron und Östradiol im Serum jeweils normale Werte, FSH und LH lag
sowohl vor als auch 30 Minuten nach Stimulation mit 100 µg LH-RH im
Normbereich. Die sensiblen elektroneurographischen Parameter wurden
nach Standardmethoden in anti- (N. medianus und ulnaris, N. suralis)
und orthodromer Technik (N. medianus, nervennahe Nadelableitung) ermittelt, die Medianus-SEP Ableitung erfolgte nach den Angaben von
Stöhr et al. (16) mit einem 4-Kanal-averager.

Tabelle 1. Klinik der bulbospinalen hereditären motorischen Neuropathie (BSHMN)
(= proximal spinale und bulbäre Muskelatrophie)
(= bulbospinale Neuronopathie)
(= Kennedy-Syndrom)

Hauptmerkmale (nach 1,2,3,6,7,8,10,12,13,14,15,17)		Patient D.E. 45 Jahre
● Vererbung:	X-chromosomal + sporadische Fälle	+
● Erkrankungsalter:	4.-5. Dekade	+
● Verlauf:	langsame Progredienz (5-35 Jahre)	+
● Paresen:	proximal > distal bulbär	proximal (Grad 4[*]) +
● Faszikulationen:	generalisiert (perioral und proximal betont)	+
● Muskelkrämpfe:	meist vor dem Auftreten manifester Paresen	+
● Muskeleigenreflexe:	abgeschwächt bzw. nicht auslösbar (↓)	↓
● Pyramidenbahnzeichen:	keine (-)	-
● sensible Störungen:	klinisch nicht nachweisbar (-)	-
● weitere häufige Symptome:	- Haltetremor der Hände - Gynäkomastie - Impotenz	+ + -
CK im Serum	↑	277-648 U/l (normal bis 80 U/l)
EMG Muster:	neurogen	+ (incl. Zunge und M. orb. oris)
Spontanaktivität:	Fibrillationen, positive Wellen Faszikulationen	+⎫ ⎬ mäßig +⎭
	Komplexe repetitive Entladungen	+ (häufig)
Motorische NLG's	normal	normal
Muskelbiopsie	chronisch neurogenes Gewebs- syndrom mit sekundär myo- pathischen Veränderungen	+ (M. biceps brachii)

+ = vorhanden; - = nicht vorhanden; [*]Graduierung der Muskelkraft nach der Skala des
Medical research council von 0 = keine Kontraktion bis 5 = normale Kraft

Reizung am Handgelenk

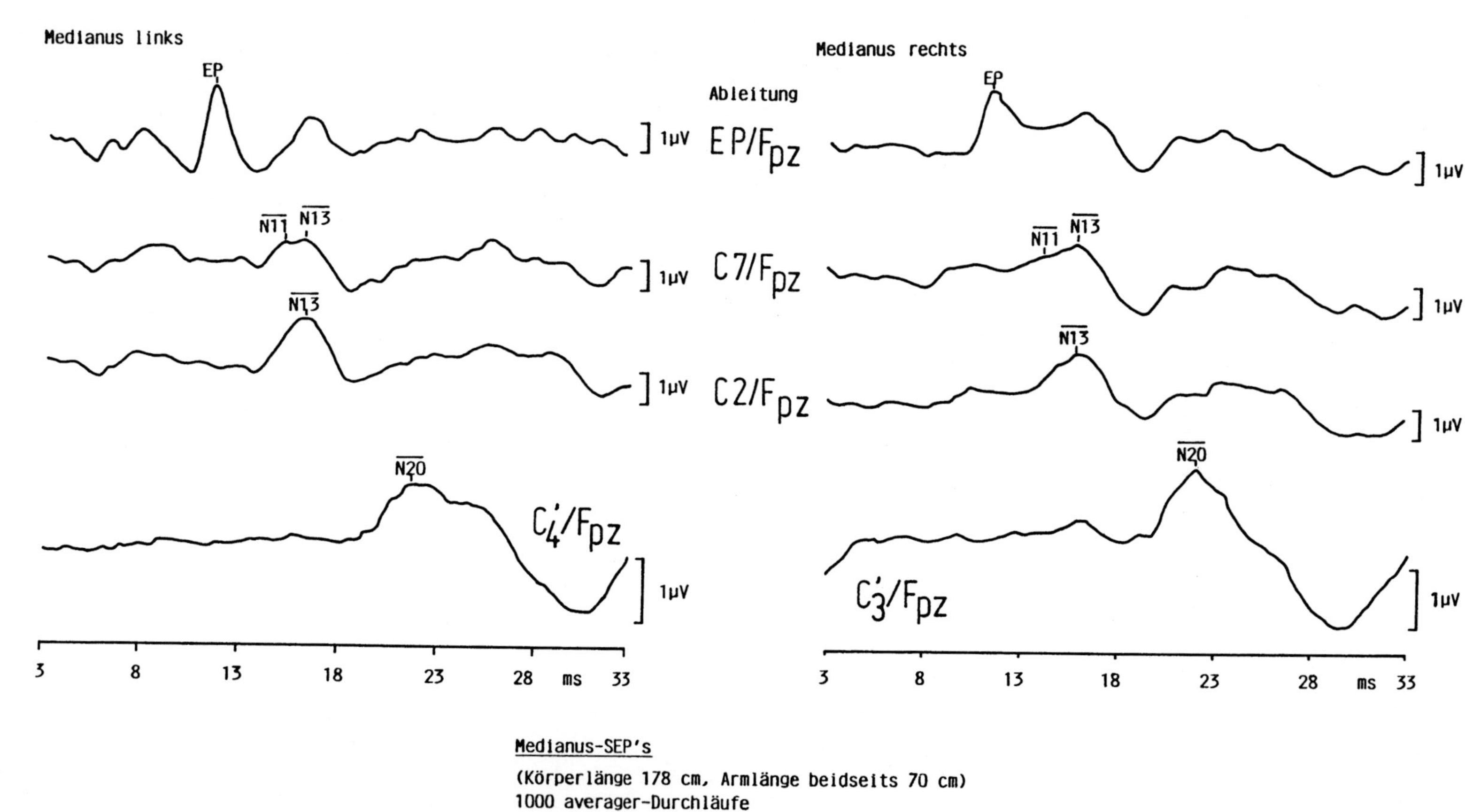

Medianus-SEP's

(Körperlänge 178 cm, Armlänge beidseits 70 cm)
1000 averager-Durchläufe

Abb. 1

Sämtliche sensible NLG's lagen im Normbereich. Die peak-zu-peakAmplituden der antidromen SNAP's zeigten mit jeweils 10 µV für den N. medianus und ulnaris (Reizung am Handgelenk) sowie 1 µV für den N. suralis (160 averager-Durchläufe) eine deutliche Minderung. Auch die Amplitude des orthodromen SNAP des N. medianus war mit 5 µV vermindert bei normaler Potentialdauer (3,2 ms) und Komponentenzahl (vier). Die Latenz des evozierten EP-Potentials lag im Normbereich, ebenso die entsprechende Amplitude mit 2,0 bzw. 3,1 µV. Von den subkortikalen SEP-Komponenten war N9 beidseits nicht abzugrenzen, auch N11 zeigte sich nur in Form einer diskreten Knotung im aufsteigenden Schenkel von N13. Die Latenz der jeweils gut abgrenzbaren zervikalen Hauptkomponente N13 war mit 15,9 bzw. 16,0 ms grenzwertig verzögert (>M+2,5 SD), lag jedoch noch innerhalb von M+3 SD. Die absolute Latenz von N20 sowie die interpeak-Latenzen EP-N13 und N13-N20 waren normal (<M+2,5 SD). Signifikante Seitendifferenzen zeigten sich nicht (Abb. 1).

Die Diagnose einer BSHMN bei unserem Patienten stützt sich auf das Vorliegen der klinischen Hauptmerkmale sowie den typischen elektromyographischen und muskelhistologischen Befund. Die Familienanamnese ist gut vereinbar mit einem X-chromosomalen Erbgang. Sexuelle Störungen bestehen bisher nicht, die endokrinologischen Untersuchungen verliefen normal. Die Ergebnisse der sensiblen Neurographie weisen auf eine subklinische Beteiligung der peripheren sensiblen Neurone im Sinne eines Axonverlustes hin und entsprechen den Befunden von Harding et al. (7). Anamnestisch und laborchemisch zeigten sich bei unserem Patienten keine Faktoren, die eine zusätzliche Polyneuropathie erklären würden, insbesondere kein Alkoholabusus oder Diabetes mellitus. Soweit bei der bisher untersuchten, geringen Fallzahl zu beurteilen, scheint die Amplitudenminderung der SNAP's ein wichtiges differentialdiagnostisches Kriterium zur ALS darzustellen. Grenzwertige Verzögerungen der cervicalen SEP-Komponente N13 wie in unserem Fall von BSHMN wurden dagegen auch bei der ALS beschrieben (4).

Zusammenfassung

Bei einem weiteren, familiären Fall von BSHMN konnte elektroneurographisch die subklinische Beteiligung des peripheren sensiblen Systems bestätigt werden. Die Medianus-SEP's zeigten dagegen Veränderungen wie sie auch bei der ALS beschrieben wurden.

Literatur

1. Araki S, Ushio K (1972) Progressive proximal spinal and bulbar muscular atrophy of late onset (Kennedy-Alter-Sung) - report of a case with gynecomastia, tremors, muscle cramps and low back pain. Clin Neurol (Tokyo) 12:9-14
2. Arbizu T, Santamaria J, Gomez JM, Quilez A, Serra JP (1983) A family with adult spinal and bulbar muscular atrophy. X-linked inheritance and associated testicular failure. J neurol Sci 59: 371-382
3. Barkhaus PE, Kennedy WR, Stern LZ, Harrington RB (1982) Hereditary proximal spinal and bulbar motor neuron disease of late onset. A report of six cases. Arch Neurol 39:112-116
4. Cosi V, Poloni M, Mazzini L, Callieco R (1984) Somatosensory evoked potentials in amyotrophic lateral sclerosis. J Neurol Neurosurg Psychiat 47:857-861
5. Fincham RW, Van Allen MW (1964) Sensory nerve conduction in amyotrophic lateral sclerosis. Neurology 14:31-33

6. Hausmanova-Petrusewicz I, Borkowska J, Janczewski Z (1983) X-linked adult form of spinal muscular atrophy. J Neurol 229:175-188
7. Harding AE, Thomas PK, Baraitser M, Bradbury PG, Morgan-Hughes JA, Ponsford JR (1982) X-linked recessive bulbospinal neuronopathy: a report of ten cases. J Neurol Neurosurg Psychiat 45:1012-1019
8. Kennedy WR, Alter M, Sung H (1968) Progressive proximal spinal and bulbar muscular atrophy of late onset. A sex linked recessive trait. Neurology 18:671-680
9. Kimura J (1983) Electrodiagnosis in diseases of nerve and muscle: principles and practice. FA Davis, Philadelphia
10. Mukai E (1980) Clinical features of bulbar-spinal muscular atrophy. Clin Neurol (Tokyo) 20:255-263
11. Papapetropoulos T, Panayiotopoulos CP (1981) X-linked spinal and bulbar muscular atrophy of late onset (Kennedy-Stefanis disease?) Eur Neurol 20:485-488
12. Paulson GW, Liss L, Sweeny PJ (1980) Late onset spinal muscle atrophy - a sex linked variant of Kugelberg-Welander. Acta neurol scand 61:49-55
13. Ringel SR, Lava NS, Treihaft MM, Lubs ML, Lubs HA (1978) Late-onset X-linked recessive spinal and bulbar muscular atrophy. Muscle and Nerve 1:297-307
14. Schoenen J, Delwaide PJ, Legros JJ, Franchimont P (1979) Motoneuropathie héréditaire: la forme proximale de l'adulte lieé au sexe (ou maladie de Kennedy). J neurol Sci 41:343-357
15. Stefanis C, Papapetropoulos Th, Scarpalezos S, Lygidakis G, Panayiotopoulos CP (1975) X-linked spinal and bulbar muscular atrophy of late onset. A separate type of motor neuron disease? J neurol Sci 24:493-503
16. Stöhr M, Dichgans J, Diener HC, Buettner UW (1982) Evozierte Potentiale. Springer, Berlin Heidelberg New York
17. Tsukagoshi H, Shoji H, Furukawa T (1970) Proximal neurogenic muscular atrophy in adolescence and adulthood with X-linked recessive inheritance. Neurology 20:1188-1193

Computertomographie der Unterschenkel bei Dystrophia myotonica

W. Wussow und U. Mielke

Einleitung

Die axiale Computertomographie der Extremitäten liefert anatomisch ge-
treue Schnittbilder, auf denen pathologische Veränderungen der Skelettmuskulatur auch in räumlicher Ausdehnung erfaßt werden können. Ihre
klinische Wertigkeit in der Diagnostik neuromuskulärer Erkrankungen
wird in bisher veröffentlichten systematischen Studien nicht einheitlich beurteilt (3-5,7). Ziel der vorliegenden Untersuchung an Patienten mit myotoner Dystrophie ist es, anhand unterschiedlicher Stadien eines definierten Krankheitsbildes Verlaufsbesonderheiten des
muskeldystrophischen Prozesses zu studieren und mit klinischen Befunden zu vergleichen.

Material und Methodik

11 Patienten (4 Männer, 7 Frauen) im Alter von 27-56 Jahren ($\bar{x}$=39±10)
mit voll ausgebildeter, klinisch und elektromyographisch gesicherter
Dystrophia myotonica wurden untersucht. In 3 Fällen wurde zur Diagnosesicherung eine Muskelbiopsie vorgenommen, die einen typischen histologischen Befund ergeben hatte. Der Paresestatus wurde mit Hilfe
des M.R.C.-Score (6) anhand einer Skalierung in Paresegrade von 0
(komplette Lähmung) bis 5 (volle Beweglichkeit) erhoben. Als Kontrollgruppe dienten 5 Patienten ohne Anhalt für neuromuskuläre Erkrankungen
sowie die gesunde linke Seite eines Patienten mit traumatischem Tibialis anterior-Syndrom rechts. Alle Patienten wurden mit einem Ganz-
körper-Scanner (Somatom DR2[1]) unter konstanten Ableitbedingungen untersucht: Gantry 0%, Röhrenspannung 133 KV, Bildmatrix 256 × 256, Fal-
tungskern 3, Scan-Zeit 7 s, Schichtdicke 4 mm. Die Ableitungen wurden
an beiden Unterschenkeln an der Stelle des stärksten Wadenumfanges
axial zur Tibia vorgenommen. Bei der Lagerung wurden Knie und Fersen
unterstützt, um ein Aufliegen der Waden und dadurch eventuell mögliche
Kompressionsartefakte der Muskeln zu vermeiden. Die quantitative Auswertung erfolgte densitometrisch getrennt für jeden der folgenden
Muskeln: M. tibialis anterior, M. extensor digitorum longus, M. peronaeus longus, M. soleus, Caput laterale und Caput mediale des M. gastrocnemius. Die mittleren Dichtewerte der untersuchten "regions of
interest" werden in Hounsfield Einheiten (HE) angegeben. Den verschiedenen Geweben wurden die Dichtebereiche -200/-20 HE für Fett, -19/19
HE für Bindegewebe und 20/70 HE für Muskelgewebe zugeordnet. Über
Highlighting wurde die Verteilung dieser Dichtewerte ermittelt und
deren prozentualer Anteil an der ausgemessenen Gesamtfläche jeder der
untersuchten Muskelgruppen errechnet. Die statistische Verteilung der
Gesamtdichtewerte wurde histographisch erfaßt.

---

1 Firma Siemens, 8520 Erlangen

Ergebnisse

Die Normalwerte haben wir unter Verwendung bereits von uns publizierter Daten (5) berechnet. Die mittlere Dichte von Muskelgewebe im Bereich der Unterschenkelmuskulatur liegt bei 50 ± 5 HE. Im normalen Muskel fanden wir mindestens 90% Muskelgewebe, während der bindegewebige Anteil 9% nicht übersteigt und derjenige von Fettgewebe unter 1% liegt. Alle Patienten weisen eine in Anfangsstadien fleckförmige Verminderung der mittleren Gewebedichte auf, die alle Muskeln betrifft, am stärksten aber im M. tibialis anterior, M. soleus und im Caput mediale des M. gastrocnemius ausgeprägt ist. Dagegen sind auch in fortgeschrittenen Erkrankungsstadien, bei denen Paresen vom Grad II und III bestehen, die Peronaeusgruppe und das Caput laterale des M. gastrocnemius verhältnismäßig viel weniger betroffen. Bedeutsame Seitenunterschiede ergaben sich nicht. Die mittleren Dichtewerte sind in Tabelle 1 dargestellt. Beispiele für verschiedene Erkrankungsstadien veranschaulicht Abb. 1. Die Differenzierung der Gewebeanteile über Highlighting läßt erkennen, daß in den fortgeschrittenen Erkrankungsstadien das Muskelgewebe auf im Mittel 55 ± 8% reduziert ist zugunsten einer Zunahme binde- und fettgewebiger Anteile. In mittleren Stadien überwiegt das Bindegewebe, während in Endstadien, in denen hochgradige Paresen vom Grad 1 oder 0 bestehen, das Fettgewebe bis zu 100% der Flächenausdehnung des ursprünglichen Muskelquerschnittes einnimmt. Die beste Korrelation der computertomographischen Dichtewerte mit klinischen Paresegraden ließ sich im M. tibialis anterior erzielen. Korrelationen mit der Erkrankungsdauer gelangen nicht, da entsprechend dem chronischen Verlauf keiner der Patienten den Beginn des Leidens auch nur annähernd genau datieren konnte.

Tabelle 1. Mittlere Gewebedichte der Unterschenkelmuskulatur bei Dystrophia myotonica (n = 11). Angegeben sind Mittelwerte und einfache Standardabweichung in Hounsfield Einheiten (HE)

M. peronaeus longus $\bar{x} \pm s$ (HE)		M. extensor digitorium longus $\bar{x} \pm s$ (HE)		M. tibialis anterior $\bar{x} \pm s$ (HE)	
links	rechts	links	rechts	links	rechts
27.6 ± 29.2	21.8 ± 35.8	5.1 ± 30.4	10.7 ± 20.2	5.5 ± 29.4	4.6 ± 24.6

Normalwert 50 ± 5

M soleus $\bar{x} \pm s$ (HE)		M. gastrocnemius caput mediale $\bar{x} \pm s$ (HE)		M. gastrocnemius caput laterale $\bar{x} \pm s$ (HE)	
links	rechts	links	rechts	links	rechts
-0.2 ± 45.4	-5.7 ± 46.5	-8.8 ± 49.7	-1.5 ± 37.9	14.6 ± 42.1	22.2 ± 53.8

Diskussion

Obwohl eine statistische Auswertung der Ergebnisse angesichts der geringen Anzahl untersuchter Patienten vergleichbarer Erkrankungsstadien nicht sinnvoll erscheint, gibt sie Aufschlüsse über den Verlauf des dystrophischen Prozesses. In Einklang mit Befunden anderer Autoren (3,8) zeigt sich, daß mit fortschreitender Erkrankung und zunehmenden Paresen die Röntgendichte der untersuchten Muskeln abnimmt. Der frühe und weitgehend symmetrische Befall des M. tibialis anterior gleicht den bei der progressiven Muskeldystrophie Duchenne mitgeteilten Befunden (5), während der frühzeitige Befall des Caput mediale des M.

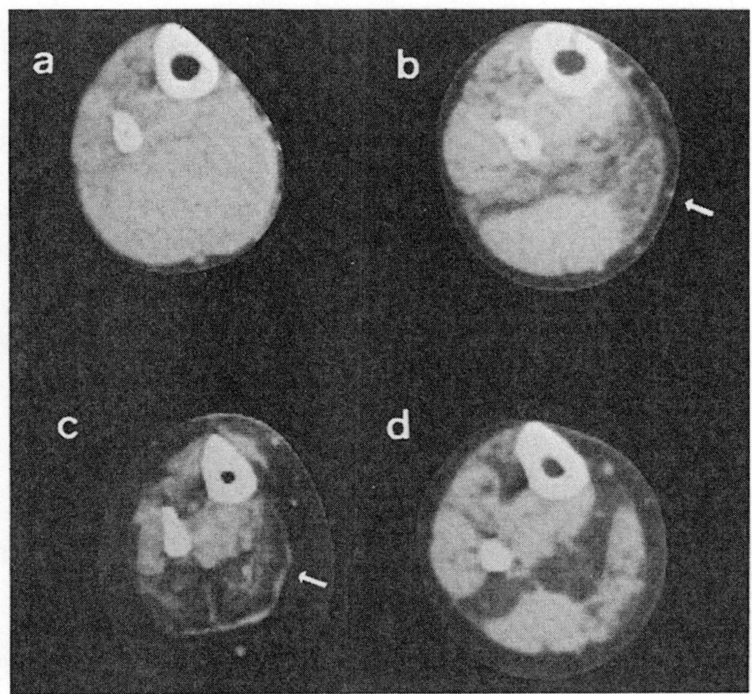

<u>Abb. 1a-d.</u> CT-Schnittbilder der Unterschenkel bei 4 Patienten mit Dystrophia myotonica in unterschiedlichen Stadien. Beachte die frühzeitige Atrophie des M. tibialis anterior im Anfangsstadium (<u>a</u>), den bevorzugten Befall des C. mediale des M. gastrocnemius (<u>b</u>,<u>d</u>) und den Erhalt der Faszien im Endstadium (←)

gastrocnemius davon abweicht. In Ergänzung der beiden bisher veröffentlichten systematischen Studien, in denen keine Dichtewerte vorgelegt werden, läßt die durch Highlighting vorgenommene Gewebedifferenzierung in Erkrankungsstadien unterschiedlicher Progredienz vermuten, daß der Muskelfaserdegeneration zunächst eine Bindegewebsproliferation folgt und erst später die Fettgewebsvakatwucherung überwiegt. Bemerkenswert ist der Erhalt der Faszien und damit der ursprünglichen Muskelkontur in Spätstadien, was auch bei der Duchenne Dystrophie beobachtet wurde (2,5). Weiteren Aufschluß könnten über Jahre durchgeführte Verlaufsuntersuchungen an demselben Patienten geben.

Zusammenfassung

Computertomographische Untersuchungen der Unterschenkel an 11 Patienten mit Dystrophia myotonica zeigen eine mit zunehmender Progredienz der Erkrankung abnehmende Röntgendichte der Muskulatur, die besonders den M. tibialis anterior, den M. soleus und das Caput laterale des M. gastrocnemius betrifft. Differenzierte Bestimmungen der Flächenanteile von Muskel-, Binde- und Fettgewebe lassen eine überwiegende Bindegewebsproliferation in mittleren Erkrankungsstadien erkennen, während später eine Vakatwucherung durch Fettgewebe vorherrscht.

836

Literatur

1. Bulcke JA, Termote JL, Palmers Y, Crolla D (1979) Computed tomography of the human skeletal muscular system. Neuroradiology 17: 127-136
2. Bulcke JA, Crolla D, Termote JL, Baert A, Palmers Y, van den Bergh R (1981) Computed tomography of muscle. Muscle and Nerve 4:67-72
3. Bulcke JA, Baert AL (1982) Clinical and radiological aspects of myopathies. Springer, Berlin Heidelberg New York
4. Jones DA, Round JM, Edwards RHT, Grindwood SR, Tofts RS (1983) Size and composition of the calf and quadriceps muscles in Duchenne muscular dystrophy. J Neurol Sci 60:307-322
5. Mielke U, Wussow W (1984) Computed tomography of the calf muscles in progressive muscular dystrophy. In: Gerstenbrand F (ed) Neuroimaging. Gustav Fischer, Stuttgart New York (in press)
6. M.R.C. (1943) Medical Research war memorandum no 7. Aids to the investigation of peripheral nerve injuries. HMSO, London (reprinted 1960)
7. O'Doherty DS, Schellinger D, Raptopoulos V (1977) Computed tomography patterns of pseudohypertrophic muscular dystrophy - preliminary results. J Comp assist Tomogr 1:482-486
8. Rickards D, Isherwood J, Hutchinson R, Gibbs A, Cumming WJK (1982) Computed tomography in dystrophia myotonica. Neuroradiology 24:27-31

Computertomographie der Muskulatur bei neuromuskulären Erkrankungen

G. Küther, S. O. Rodiek und A. Struppler

Einleitung

Die Computertomographie ist eine in der Neurologie allgemein anerkannte
Methode, um zerebrale und spinale Krankheitsprozesse zu differenzieren.
Demgegenüber wurde der CT-Diagnostik der Skelettmuskulatur bei neuromuskulären Erkrankungen bisher nur wenig Aufmerksamkeit gewidmet.
Neuere Befunde belegen aber, daß computertomographische Aufnahmen zusätzlich zu den bekannten Verfahren neuromuskulärer Diagnostik wertvolle Informationen über die Beschaffenheit der Muskulatur vermitteln
(1-7). Bereits mit wenigen repräsentativen CT-Schnitten durch den Körperstamm und die Extremitäten läßt sich das Ausmaß und die Verteilung
der Muskelläsionen bestimmen. Ziel der vorliegenden Untersuchung war
es, die computertomographisch erfaßbaren Veränderungen der Muskulatur
bei verschiedenen neurogen atrophisierenden Prozessen näher zu analysieren.

Methodik

Die Untersuchungen wurden an insgesamt 44 Patienten im Alter zwischen
16 und 67 Jahren durchgeführt. Bei 18 Patienten lag eine amyotrophische
Lateralsklerose (ALS) mit einer Krankheitsdauer zwischen einem 1/2 und
5 1/2 Jahren vor. Als Vergleichsgruppe dienten Patienten mit traumatischen Nervenläsionen, Residualzuständen nach abgelaufener Poliomyelitis und Polyradikulitis sowie Patienten mit einer spinalen Muskelatrophie vom Typ Kugelberg-Welander. Zur Kontrolle wurden daneben CT-
Aufnahmen gesunder Probanden angefertigt. Die CT-Untersuchungen wurden auf einem Siemens-Computertomographen (DR 2) nach einem von Bulcke
und Baert (1) entwickelten Standardprogramm durchgeführt. Bei ausgewählten Patienten wurden daneben einzelne Schichtaufnahmen durch die
Ober- und Unterarme angefertigt.

Ergebnisse

Computertomographische Aufnahmen der Skelettmuskulatur gesunder Kontrollgruppen zeigten ein homogenes Muskelgewebe, das sich durch die
höheren Dichtewerte eindeutig vom umgebenden Fettgewebe abgrenzen
ließ. Eng aneinander grenzende Muskelgruppen, wie sie insbesondere
in den Extremitäten vorgefunden werden, waren bei Gesunden häufig nur
schwer voneinander zu unterscheiden. Atrophierte Muskeln waren dagegen in der Regel von einem hypodensen Saum umgeben, der eine gute
Abgrenzung der einzelnen Muskeln voneinander ermöglichte. Die Dichtewerte dieser Zonen entsprachen den Densitäten des umgebenden subku-
tanen Fettgewebes. Daneben wiesen atrophische Muskeln auch innerhalb
der Querschnitte strukturelle Veränderungen auf, die als Inhomogenität der Muskeldensität infolge verstreuter hypodenser Bezirke in Er-

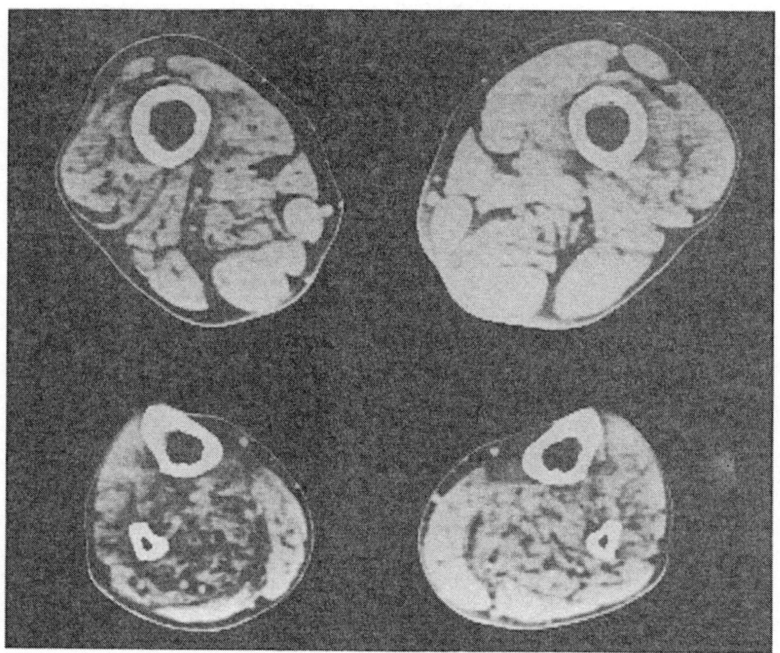

<u>Abb.1.</u> CT-Schichtaufnahmen der Oberschenkelmuskulatur (obere Reihe) und Unterschen-
kelmuskulatur (untere Reihe) bei einem Patienten mit amyotrophischer Lateralsklerose

scheinung traten. Grundsätzlich ließen sich diese Veränderungen bei
allen untersuchten Formen neurogener Muskelatrophien nachweisen. Das
Ausmaß der Läsionen sowie ihre Verteilung ließen aber krankheitsty-
pische Besonderheiten erkennen: Bei der ALS zeigte der Vergleich der
CT-Befunde von Patienten mit unterschiedlich weit fortgeschrittener
Erkrankung, daß die Entwicklung der im CT sichbaren Veränderungen einen regelhaften Verlauf annimmt. Zu Beginn der Erkrankung fanden sich
in unterschiedlicher Ausprägung in den verschiedenen Muskeln kleine,
über den Querschnitt diffus verteilte Hypodensitäten bei noch erhaltener Muskelkontur. Bei weiter fortgeschrittenen Atrophien ließen
sich die einzelnen, im Querschnitt verkleinerten Muskeln durch einen
hypodensen Saum gut voneinander abgrenzen. Gleichzeitig nahmen Anzahl
und Größe der über den Querschnitt verteilten hypodensen Läsionen zu.
Im weiteren Verlauf kam es zu einem Konfluieren dieser sich ausdeh-
nenden Hypodensitäten bis schließlich im Spätstadium der gesamte Muskel Auflösungserscheinungen zeigte. Hierbei ließen sich nur noch einzelne verstreute Bezirke mit der für die Muskulatur typischen Densität
nachweisen. Zwischen der meist gut abgrenzbaren unveränderten Faszie
und dem sich auflösenden Muskel bildete sich eine hypodense, mehr oder
minder breite Zone mit Dichtewerten des umgebenden Fettgewebes. Typisches Merkmal der Veränderungen bei ALS-Patienten war, daß auch bei
fortgeschrittenen Stadien verschiedene Muskeln unterschiedliche Atrophieerscheinungen aufwiesen (Abb. 1).

Ähnliche Veränderungen wie bei der ALS fanden sich bei Nervenläsionen,
die bei den untersuchten Patienten bis zu 2 Jahre zurücklagen. Der
Verteilungstyp der im CT nachweisbaren Atrophiezeichen entsprach dabei
dem Versorgungsgebiet des geschädigten Nerven. Gelegentlich ließen
sich aber infolge einer Inaktivitätsatrophie hypodense Tüpfelungen
auch in den Versorgungsbereichen nicht geschädigter Nerven nachweisen.

Wesentlich ausgeprägtere Atrophieerscheinungen wurden bei Patienten
beobachtet, bei denen es vor Jahren bis Jahrzehnten zu einer neurogenen, nicht weiter progredienten Atrophie im Rahmen einer Poliomyelitis oder Polyradikulitis gekommen ist. Charakteristisches Merkmal
dieser Erkrankungen waren selektive Nekrosen einzelner Muskeln, wobei
neben Teilatrophien auch ein vollständiger Ersatz des Muskelgewebes
durch Fettgewebe nachzuweisen war. Als Hinweis für kompensatorische
Veränderungen fanden sich bei diesen Patienten häufig Hypertrophien
agonistischer Muskelgruppen. Die schwersten Muskelveränderungen wurden bei einer Patientin mit langjährig bestehender spinaler Muskelatrophie vom Typ Kugelberg-Welander gefunden. In den proximalen Extremitätenabschnitten ließen sich nur noch schmale, unregelmäßig begrenzte Muskelreste mit verwaschenen Konturen nachweisen. In den distalen Extremitätenabschnitten fanden sich demgegenüber neben völlig
atrophierten, durch Fettgewebe ersetzten Muskeln einzelne, relativ
gut erhaltene und in ihrer Densität homogene Muskelgruppen.

Diskussion

Die vorliegenden Befunde zeigen in Übereinstimmung mit der Literatur,
daß sich mit Hilfe der Computertomographie ähnlich wie bei den Myopathien auch bei den unterschiedlichen neurogen atrophisierenden
Prozessen strukturelle Veränderungen nachweisen lassen (1). Die untersuchten neurogenen Veränderungen lassen einen regelhaften Verlauf
erkennen, wobei aufgrund der gemessenen Dichtewerte in Anlehnung an
die Ergebnisse von Bulcke und Baert (1) zu vermuten ist, daß nekro-
tisches Muskelgewebe durch Fett ersetzt wird. Wenngleich die unterschiedlichen Formen neurogener Atrophien Besonderheiten in der computertomographischen Darstellung aufwiesen, sind sie nicht als krank-
heitsspezifisch zu werten. Eine ätiologische Zuordnung der CT-Befunde
zu einem Krankheitsbild ist also ohne neuromuskuläre Zusatzdiagnostik
nicht möglich. Gleichwohl erlaubt aber die CT-Untersuchung eine nichtinvasive, den Patienten wenig belastende Übersicht über einen Großteil der Skelettmuskulatur.

Zusammenfassung

Mit wenigen computertomographischen Schnitten durch die Extremitäten
und den Körperstamm läßt sich das Ausmaß neurogener Atrophien bestimmen. Atrophische Muskeln lassen sich durch einen hypodensen Saum voneinander abtrennen. Innerhalb des Muskelquerschnittes finden sich
diffus verteilte Hypodensitäten, die mit zunehmender Schwere der Läsion konfluieren. Im Endstadium neurogener Atrophien finden sich unregelmäßig begrenzte schmale Muskelresiduen. Ausmaß und Verteilung
dieser Veränderungen hängen von der zugrunde liegenden Erkrankung ab,
eine ätiologische Zuordnung allein aufgrund der CT-Befunde ist aber
nicht möglich.

Literatur

1. Bulcke JA, Baert A (1982) Clinical and radiological aspects of
   myopathies. Springer, Berlin Heidelberg
2. Bulcke JA, Crolla D, Termote JL, Baert A, Palmers Y, van den Bergh
   R (1981) Computed tomography of muscle. Muscle Nerve 4:67-72
3. Bulcke JA, Termote JL, Palmers Y, Crolla D (1979) Computed tomography of the human sceletal muscular system. Neuroradiology 17:
   127-136

4. Enzmann D, Marshall WH, Rosenthal AR, Kris JP (1976) Computed tomography in Graves' ophthalmopathy. Radiology 118:615-620
5. Torch WC, Reno NV (1980) Computerized tomography of muscle: a useful technique in the differential diagnosis and study of infantile hypotonia and a variety of neuromuscular disorders in children and adults. Ann Neurol 8:233-234
6. O'Doherty DS, Schellinger D, Raptopoulos V (1977) Computed tomographic patterns of pseudohypertrophic muscular dystrophy: preliminary results. J Comp Assist Tomogr 1:482-486
7. Wussow W, Mielke U (1982) Computertomographische Befunde an der Wadenmuskulatur bei progressiver Muskeldystrophie. 18. Jahrestagung der Deutschen Gesellschaft für Neurologie, Hamburg

Infusionstherapie mit Thyreotropin-Releasing-Hormon bei amyotropher Lateralsklerose

W. R. Kießling und M. Schwalbach

Die Ätiologie der *Amyotrophen Lateralsklerose (ALS)* ist zwar noch immer unbekannt, jedoch wurde in jüngster Zeit die Vermutung geäußert, daß bei ALS-Patienten dem Mangel von endogenem *Thyreotropin-Releasing-Hormon (TRH)* eine wichtige pathogenetische Bedeutung zukommt. Wird nämlich TRH hochdosiert ALS-Patienten zugeführt, so sollen sich zumindest vorübergehend erstaunliche Besserungsphänomene, wie Zunahme der Muskelkraft und Abnahme der Spastik, einstellen (2). Da diese Daten bislang nicht bestätigt wurden, haben wir an einem eigenen Kollektiv von ALS-Patienten den Effekt einer hochdosierten TRH-Infusionstherapie über 2-4 Wochen untersucht.

Material und Methoden

ALS-Patienten: 4 Männer und 2 Frauen im Alter von 45-59 Jahren. Die Diagnose war gesichert durch die klinisch neurologische Untersuchung, den bisherigen Krankheitsverlauf, EMG und Liquordiagnostik.

In 4 Fällen handelte es sich um weit fortgeschrittene ALS-Stadien mit schwerster motorischer Behinderung (Rollstuhlpatienten) und Bulbärsymptomatik. Nur 2 Patienten waren noch gehfähig (der eine Patient konnte mit Hilfe von 2 Krücken noch 10 m Gehstrecke zurücklegen, der andere Patient erreichte mit Unterstützung einer Begleitperson noch ca. 1 km Gehstrecke).

TRH (Antepan 400, Henning Berlin GmbH)[1] wurde in 15 Tagen in einer Gesamtdosierung von 20-27 mg in Form einer täglichen Kurzinfusion mit Lävulose (250 ml) in 15-20 Minuten infundiert. Ein Patient erhielt über 30 Tage TRH-Infusionen in einer Gesamtdosis von 62 mg. Zur besseren Überprüfung des TRH-Effekts wurden die Patienten mindestens 3 Tage lang mit Lävulose infundiert, ohne daß ihnen bekannt war, wann mit der TRH-Gabe begonnen wurde. Vor TRH-Gabe wurde bei sämtlichen Patienten die Schilddrüsenstoffwechsellage durch Messung der peripheren Schilddrüsenparameter Trijodthyronin (T3), Thyroxin (T4) und schilddrüsenstimulierendes Hormon (TSH) bestimmt. Weitere Kontrollen erfolgten in Abständen von 5-7 Tagen.

Ergebnisse

Die Effekte der TRH-Therapie auf ALS-bedingte Symptome sind zusammengefaßt in Tabelle 1. Die Zusammenstellung läßt erkennen, daß bei 5 der 6 Patienten eine Änderung des Neurostatus im Sinne einer Zunahme der

---

1 Fa. Henning Berlin GmbH danken wir für die großzügige Unterstützung der Studie.

Tabelle 1. Effekte der TRH-Therapie auf ALS-bedingte Symptome

Patient 1	Zunehmende Kraft der Nackenmuskulatur, Kopf kann wieder angehoben und gehalten werden, kann im Gehwagen 30 m gehen, freundliche Grundstimmung, Patient fühlt sich subjektiv besser
Patient II	zunehmende Kraft in den Beinen, Steigerung der Gehstrecke auf 40 m (mit 1 Krücke), zuvor 10 m (mit 2 Krücken), freundliche Grundstimmung
Patientin III	Deutliche Abnahme der Spastizität der Arme, weniger der Beine, kann wieder stehen und mit Unterstützung 5 Schritte gehen, Schlucken besser, Sprache vorübergehend besser verständlich
Patient IV	Weniger Schmerzen im Bereich des Schultergürtels, ansonsten keine Änderung der Ausgangssymptomatik objektivierbar
Patient V	Zunehmende Kraft der Nackenmuskulatur, Kopf kann wieder angehoben und gehalten werden, Grundstimmung freundlich, ansonsten keine Änderung der Ausgangssymptomatik objektivierbar
Patient VI	Nackenmuskulatur wieder kräftiger, Kopf kann wieder angehoben und gehalten werden, kommt alleine aus dem Liegen wieder hoch, kann alleine stehen, freundlich zugewandte Stimmung

Muskelkraft und einer Abnahme der Spastik zu objektivieren war. Lediglich bei Patient IV ließ sich keine sichere Änderung des Ausgangsbefundes feststellen. Bulbärparalytische Symptome zeigten lediglich bei Patient III eine vorübergehende Besserung. Mit einer Ausnahme haben sämtliche Patienten die hochdosierte TRH-Gabe sehr gut toleriert, wobei während der TRH-Infusion in der Regel die üblichen passageren Nebenwirkungen wie z.B. leichte Übelkeit, Harndrang und leichter Blutdruckanstieg auftraten. Patient III klagte im Laufe der Behandlung zunehmend über schwersten Brechreiz und unangenehme "Magenkrämpfe". Über die Dauer des TRH-Effekts liegen zum Teil nicht überprüfbare Angaben der Angehörigen vor. Patient I verstarb 14 Tage nach Abschluß der TRH-Infusionstherapie an den Folgen einer Aspirationspneumonie. Die Patienten III und V wiesen spätestens nach 1-3 Tagen wieder die ursprüngliche Ausgangssymptomatik auf. Bei Patient II soll der Therapieeffekt nach spätestens 2-3 Wochen wieder abgeklungen sein. Bei Patient VI soll der Zustand der Besserung über mehrere (?) Wochen angedauert haben. Fünf Monate nach erfolgter TRH-Therapie soll die Kraft der Nackenmuskulatur im Vergleich zu früher noch immer besser sein, wenngleich sich eine zunehmende Schwäche derselben bemerkbar mache.

Sämtliche Patienten wiesen sowohl vor als auch nach TRH-Gabe eine euthyreote Stoffwechsellage auf.

Diskussion

TRH war das erste hypothalamische Releasinghormon, das in seiner Struktur aufgeklärt und synthetisiert werden konnte. Die ursprüngliche Annahme, TRH übe seine physiologische Wirkung lediglich als Regulator auf die Hypophysen-Schilddrüsen-Achse aus, trifft nicht zu. Inzwischen ist bekannt, daß TRH in unterschiedlicher Konzentration ubiquitär im Nervensystem vorkommt und eine Reihe von z.T. noch nicht erforschten Funktionen als Neurotransmitter, bzw. Neuroregulator ausübt (1,5). Wird TRH im Liquor von ALS-Patienten gemessen, so finden sich Konzentrationen, die verglichen mit Kontrollpersonen, deutlich erniedrigt sind (3). Dieser Befund hat für die Funktion der Hypophysen-Schilddrüsen-Achse bzw. Schilddrüsenstoffwechsellage keine Relevanz (4), jedoch scheint eine Abnahme der endogenen TRH-Konzentration mit dem Auftreten ALS-typischer Symptome im Zusammenhang zu stehen. In einer amerikanischen Studie (2) wirkte sich die ein- bzw. zweimalige Gabe von 500 mg TRH pro Tag äußerst günstig aus: eine deutliche Zunahme der Muskelkraft, Abnahme spastischer Symptome, Verbesserung der Sprache und Zunahme der Vitalkapazität ließen sich während und eine Stunde nach TRH-Gabe objektivieren. Weniger deutlich waren die Effekte bei sukzessiver Steigerung der TRH-Dosis von 0,5-19 mg/min. (Gesamtdosis 320-500 mg). Statt dessen wurde eine deutliche Zunahme von Nebenwirkungen wie Tachykardie, Schwitzen und Blutdruckanstieg registriert. Kein Effekt war feststellbar, wenn TRH 14-16 Tage in einer Dosierung von 200 mg über 24 Stunden verabreicht wurde. Vergleicht man diese Daten mit unseren Befunden, so ist es erstaunlich, daß in unserem Kollektiv positve Effekte (in 5 von 6 Patienten) mit weitaus geringeren TRH-Mengen auftraten (20-62 mg Gesamtdosis). Erwähnenswert ist in diesem Zusammenhang insbesondere die deutliche Kräftigung der Nackenmuskulatur. Auffallend war in unserer Gruppe ferner das Phänomen einer Stimmungsaufhellung. In der Literatur wird jedoch der psychotrope Effekt des TRH, dabei insbesondere die antidepressive Wirkung, unterschiedlich beurteilt und überwiegend in Frage gestellt (5). Möglicherweise ist die Stimmungsänderung unserer Patienten im Zusammenhang mit der sich abzeichnenden Besserung zu sehen und als sekundäres Phänomen zu werten.

Zusammenfassend läßt sich feststellen, daß frühere Beobachtungen zutreffen, wonach die hochdosierte Gabe von TRH mit einer Besserung der klinischen Symptomatik einhergeht; dennoch möchten wir unsere Befunde vorsichtig beurteilen, weil unseren Patienten während dieser Therapie zusätzlich eine krankengymnastische und hydrotherapeutische Behandlung zugute kam. Allerdings verzichteten wir während dieser Zeit auf die Gabe von Antispastika. Unbefriedigend ist die noch limitierte Dauer der erzielten Besserung einzelner Symptome. Dennoch wecken die bisherigen Erfahrungen die Hoffnung für eine neue therapeutische Basis bei einem noch immer nicht aufzuhaltenden neurodegenerativen Leiden. Von größtem Interesse wären daher weitere Untersuchungen mit TRH-analogen Substanzen von längerer Wirkungsdauer oder der Versuch einer intrathekalen Verabreichung von TRH.

Literatur

1. Breese GR, Müller RA, Mailman RB, Frye GD (1981) Effects of TRH on central nervous system functions. In: Liss AR (ed) The role of peptides and amino acids as neurotransmitters. New York, p99-116
2. Engel WK, Siddique T, Nicoloff J (1983) Effect on weakness and spasticity in amyotrophic lateral sclerosis of thyreotropin releasing hormone. Lancet 1:73-75

3. Engel WK, Siddique T, Nicoloff J, Wilber JF (1983) TRH levels are reduced in CSF of amyothophic lateral sclerosis (ALS) and other spastic patients, and rise with intravenous treatment. Neurology 33 (suppl 2):176
4. Kießling WR (1982) Thyroid function in 44 patients with amyotrophic lateral sclerosis. Arch Neurol 39:241-242
5. Morley JE (1979) Extrahypothalamic thyreotropin releasing hormone (TRH) - its distribution and its function. Life Sci 25:1539-1550

Die idiopathische lumbosakrale Plexusneuropathie

Klinische und elektrophysiologische Beschreibung eines eigenständigen
Krankheitsbildes

R. Benecke, B. Conrad und K. Felgenhauer

Während die idiopathische Neuritis des Plexus brachialis (neuralgische
Schulteramyotrophie) jedem Neurologen gut bekannt ist und in der Literatur ausführlich beschrieben wurde (7,12,16,17,19,21), ist bisher
die Frage nach einem Äquivalent im Bereich des Plexus lumbosacralis in
der Literatur widersprüchlich beantwortet worden (1,3,4,14,18). Die
Unsicherheit einer Diagnosestellung im Sinne einer idiopathischen Neuritis des Plexus lumbosacralis ergab sich bei Patienten mit Zeichen
einer Schädigung des Plexus lumbosacralis aus der komplexen Differentialdiagnose: proximale Amyotrophie bei Diabetes mellitus (3,13,15),
Polyneuropathie (11,20), Polyradikulitis (10), tumor-bedingte Plexus-
affektionen (1,8), Psoashämatom (6), Wurzelkompressions- oder Nerven-
kompressionssyndrome (2) und Gefäßerkrankungen (1,5,9). Es soll im
folgenden über sechs Patienten berichtet werden, bei denen über eine
umfangreiche laborchemische Diagnostik, eine apparative Diagnostik
unter Einsatz bildgebender Verfahren und eine elektrophysiologische
Diagnostik die o.g. Differentialdiagnosen weitestgehend ausgeschlossen
werden konnten (Tabelle 1). Nach einer Darstellung der Kasuistiken
sollen die Gemeinsamkeiten dieser Fälle und die Charakteristika der
idiopathischen lumbosakralen Plexusneuropathie als Pendant der neuralgischen Schulteramyotrophie herausgearbeitet werden.

<u>Tabelle 1.</u> Diagnostische Kriterien

1. Akute nicht-traumatische Läsion des Plexus lumbosacralis mit objektivierbaren
   klinisch-neurophysiologischen Befunden (EMG)
2. Ausschluß Radikulopathie (Myelographie; Computertomographie)
3. Ausschluß Polyradikulitis (LP)
4. Ausschluß Diabetes mellitus (Labor)
5. Ausschluß Polyneuropathie (NLG, Labor)
6. Ausschluß raumfordernder Prozeß im Beckenbereich (Computertomographie, Sonographie)
7. Ausschluß entzündlicher und degenerativer Gefäßprozesse (Dopplersonographie,
   Angiographie

Kasuistiken

Fall 1: Bei der 27jährigen Arzthelferin war es zwei Wochen vor Untersuchung zu heftigsten lumboischialgiformen Beschwerden links gekommen.
Bei Annahme eines akuten Bandscheibenvorfalles wurde auswärts eine
lumbale Myelographie durchgeführt, die einen unauffälligen Befund
erbrachte. Zum Zeitpunkt der Erstuntersuchung litt die Patientin nach
wie vor an heftigsten lumboischialgiformen Beschwerden mit nächtlicher
Intensivierung. Es zeigte sich eine ausgedehnte Parese im Bereich der
linken unteren Extremität unter Einschluß der Mm. glutaei, der Ober-
schenkel-, Unterschenkel- und Fußmuskulatur. Die peronaeale Muskulatur zeigte sich plegisch, während die übrige Muskulatur mit KG 3

innerviert werden konnte. Der PSR, der ADR und der ASR zeigten sich
links erloschen bei rechts mittellebhafter Auslösung. Im Versorgungsgebiet des N. peronaeus bestand eine mittelgradige Hypästhesie, weiterhin imponierte eine livide Verfärbung des linken Fußes mit Hypo-
hidrosis im Bereich der linken Fußsohle. Die Labordiagnostik, die
Computertomographie des Beckens und der Wirbelsäule, die Lymphogra-
phie, die Angiographie, die gynäkologische Untersuchung und die Lumbalpunktion erbrachten sämtlich unauffällige Befunde.

Im Verlaufe der nächsten drei Wochen intensivierten sich die Paresen
auch proximal, vorübergehend war auch eine Parese des M. quadriceps
femoris rechts mit erloschenem PSR zu beobachten. Die Schmerzen re-
mittierten innerhalb von vier Wochen. Die Patientin wurde regelmäßig
in einem Abstand von drei Monaten nachuntersucht, im Rahmen der letzten Untersuchung — 1 1/2 Jahre nach dem akuten Ereignis — zeigte sich
als Restsymptomatik eine mittelgradige Parese der peronaealen Muskulatur, die kontralaterale rechte untere Extremität und die proximale
Muskulatur der linken unteren Extremität zeigten sich klinisch wieder
unauffällig.

Fall 2: Bei der 23jährigen Hausfrau hatte sich vor drei Tagen unter heftigen ischialgiformen Schmerzen mit nächtlicher Intensivierung eine
Plegie der peronaealen Muskulatur und eine deutliche Parese des M.
glutaeus medius und M. glutaeus maximus links entwickelt. Während der
PSR und der ASR mittellebhaft seitengleich auslösbar waren, zeigte
sich eine deutliche Abschwächung des TPR links. Im Versorgungsgebiet
des N. peronaeus lag eine Hypästhesie vor. Im Rahmen einer Nachuntersuchung sechs Monate später zeigte sich eine leichte Rückbildung der
Paresen, die peronaeale Muskulatur konnte mit etwa KG 3 innerviert
werden, Schmerzen waren nicht mehr vorhanden.

Fall 3: Bei dem 53jährigen Maurer hatte sich unter heftigsten Schmerzen im Bereich der Vorderseite des rechten Oberschenkels mit Ausstrahlung bis in die Leiste eine Schwäche der Hüftbeuger und Kniestrecker
entwickelt. Der PSR war rechts erloschen, während die übrigen Reflexe
lebhaft seitengleich auslösbar waren. Im Versorgungsgebiet der Rami
cutanaei anteriores nervi femoralis zeigte sich eine Hypästhesie und
Hyperpathie. Eine Woche nach Entwicklung der akuten Symptomatik im
Bereich der rechten unteren Extremität entwickelte sich ebenfalls
rechts ein heftiger Schulterarmschmerz mit Parese des M. deltoideus,
M. biceps brachii, M. supra- und infraspinatus mit erloschenem BSR
und TSR bei fehlenden Sensibilitätsstörungen. Die umfangreich durchgeführten Laboruntersuchungen erbrachten eine leichte Erhöhung des
Gesamteiweißes im Liquor cerebrospinalis (629 mg/l) im Sinne einer
leichten Schrankenstörung. Während sich die offensichtliche neuralgische Schulteramyotrophie rechts innerhalb von vier Wochen zurückbildete, war nach einem Jahr im Bereich der rechten unteren Extremität noch eine Schwäche des M. psoas major mit erloschenem PSR rechts
feststellbar.

Fall 4: Der 24jährige Landwirt berichtet, daß er vor vier Wochen zunächst heftige Schmerzen im Bereich des rechten Unterschenkels mit
einer nachfolgenden Lähmung im Bereich der Fuß- und Zehenheber rechts
bemerkt habe. Einige Tage später sei es dann auch zu einer Schmerzsymptomatik im Bereich der rechten oberen Extremität mit Schwäche im
Bereich der Schultergürtel- und Oberarmmuskulatur gekommen. Bei der
neurologischen Untersuchung zeigte sich im Bereich der rechten oberen
Extremität als einziger pathologischer Befund eine Scapula alata,
im Bereich der unteren Extremität war eine Plegie der peronaealen und
eine deutliche Parese der tibialen Muskulatur feststellbar. Die Knie-
beuger waren mit KG 4 ebenfalls paretisch. Der Patient litt immer noch
an erheblichen ischialgiformen Beschwerden mit nächtlicher Intensivie-

rung. Der PSR und der ADR waren im Seitenvergleich rechts abgeschwächt,
der ASR war rechts erloschen, links mittellebhaft auslösbar. Im Versorgungsgebiet des N. peronaeus und des N. tibialis rechts bestand
eine Hypästhesie. Die durchgeführte Labordiagnostik und die apparative Diagnostik erbrachten sämtlich unauffällige Befunde, eine Lumbalpunktion wurde von dem Patienten abgelehnt. Nachuntersuchungen
waren im vorliegenden Fall wegen Unkooperativität des Patienten nicht
möglich.

Fall 5: Der 73jährige pensionierte Lehrer berichtete, daß er vor fünf
Wochen eine Schwäche im Bereich der Fuß- und Zehenheber rechts bemerkt habe, die sich innerhalb von 2-3 Tagen unter heftigen lumboischialgiformen Beschwerden entwickelt hatte. In der Folgezeit entwickelte sich dann auch eine Parese der Fuß- und Zehensenker rechts
sowie eine zusätzliche heftige Schmerzsymptomatik im Bereich des Oberschenkels mit Ausstrahlung bis in die Leiste. Nachts kam es zu einer
erheblichen Intensivierung der Beschwerden. Die neurologische Untersuchung zeigte eine Plegie der peronaealen Muskulatur, eine Parese
(KG 3) der tibialen Muskulatur und eine leichte Parese der Hüftbeuger
und -strecker rechts. Der PSR und der ADR waren rechts im Seitenvergleich abgeschwächt, der ASR erloschen. Im Versorgungsgebiet des N.
peronaeus und des N. tibialis, angedeutet auch im Bereich der Vorderseite des rechten Oberschenkels, bestand eine Hypästhesie bzw. Hyperpathie. Die Labordiagnostik erbrachte eine Erhöhung des Gesamteiweißes
im Liquor cerebrospinalis (631 mg/l) bei sonst unauffälligen Laborbefunden. Im Verlauf von 5 Monaten kam es zu einer allmählichen Reduktion der Schmerzsymptomatik und der Sensibilitätsstörung, während
sich die Paresen — insbesondere im Bereich der peronaealen Muskulatur — nur andeutungsweise zurückbildeten.

Fall 6: Bei einem 63jährigen Gärtner war es vier Wochen zuvor zu heftigen rezidivierenden Schmerzen mit nächtlicher Intensivierung im Bereich der rechten Gesäßregion und des rechten Oberschenkels gekommen.
In den letzten drei Wochen hatte sich zusätzlich eine Schwäche im Bereich der Oberschenkel- und Hüftmuskulatur entwickelt. Die neurologische Untersuchung zeigte eine Hüftbeuger- und Kniestreckerparese
(KG 4) bei erloschenem PSR und abgeschwächtem ASR. Der ADR war mittellebhaft seitengleich auslösbar. Sensibilitätsstörungen ließen sich
nicht nachweisen. Die Labordiagnostik erbrachte eine Schrankenstörung
(595 mg/l) bei sonst unauffälligen Laborbefunden. Innerhalb von sechs
Monaten kam es zu einer vollständigen Rückbildung der Beschwerdesymptomatik.

Elektrophysiologische Befunde

Bei allen Patienten ließ sich — mit Schwerpunkt im Bereich der pare-
tischen Muskulatur — pathologische Spontanaktivität mit positiv scharfen Wellen und Fibrillationspotentialen beobachten. Es wurde jedoch
auch in Muskelgruppen, die sich klinisch unauffällig zeigten, pathologische Spontanaktivität gefunden (s. Abb. 1). Die paravertebrale
Muskulatur war bis auf eine Ausnahme (Fall Nr. 2) nicht betroffen.

Die motorischen Nervenleitgeschwindigkeiten (NLG) (N. peronaeus, N.
tibialis, N. femoralis) und die sensiblen NLG (N. suralis, N. peronaeus, N. tibialis) zeigten sich im Rahmen der Erstuntersuchungen
(erste vier Wochen) — wenn noch meßbar — unauffällig. Die Fälle 1, 2,
4 und 5 zeigten zu einem späteren Untersuchungszeitraum (drei bis
zwölf Monate) eine leichte Herabsetzung der sensiblen NLG (35-40 m/sec),
die Fälle 1 und 2 zeigten eine Reduktion der motorischen Nervenleitgeschwindigkeit des N. peronaeus (30-40 m/sec) im Rahmen der Verlaufsuntersuchungen.

Fall-Nr.	Paravertebr.	Psoas maior	Quadricep.	Add.	Biceps	Glut. max.	Glut. med.	Tib. ant.	Gastroc.	Abd. hall. br.
1	0	+	+	+	+	++	++	+++	++	+
2	+	0	0	0	++	++	+++	+++	+	+
3	0	+++	+++	++	0	0	0	0	0	0
4	0	0	+	+	+++	+	+	+++	++	++
5	0	+++	+++	++	+	++	++	+	0	0
6	0	+++	+++	+++	+	+	+	0	0	0

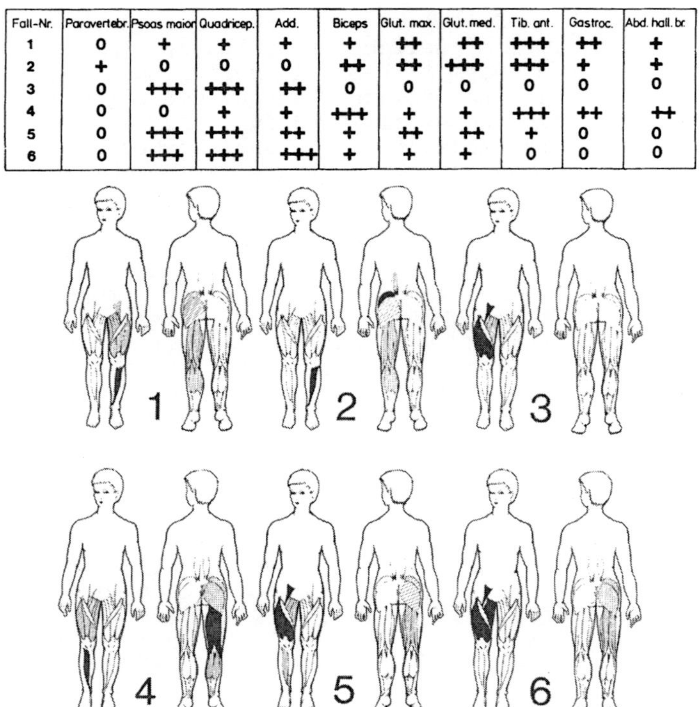

Abb. 1. Verteilung der pathologischen Spontanaktivität im EMG bei 6 Patienten mit
einer idiopathischen lumbosakralen Plexusneuropathie. Ergebnisse der Erstuntersuchung (2-4 Wochen nach Krankheitsbeginn). Mit koaxialen Nadelelektroden wurde in
4 Arealen jedes Muskels abgeleitet. Das Vorhandensein pathologischer Spontanaktivität (positiv scharfe Wellen und Fibrillationspotentiale) wurde nur dann akzeptiert,
wenn diese in 2 unterschiedlichen Arealen beobachtet wurde. Die Intensität der pathologischen Spontanaktivität wurde in konventioneller Form semiquantitativ beschrieben (O – +++). Im unteren Abschnitt sind die Muskeln mit lebhafter Spontanaktivität
(+++) schwarz markiert, die Muskeln mit mittellebhafter pathologischer Spontanaktivität (++) gestreift dargestellt und die Muskeln mit geringer pathologischer Spontanaktivität (+) gepunktet gekennzeichnet. Die Muskeln ohne pathologische Spontanaktivität (O) sind weiß belassen worden

Charakteristika der idiopathischen lumbosakralen Plexusneuropathie

Faßt man die kasuistischen Darstellungen zusammen, so kann festgestellt
werden, daß akute Schädigungen des lumbosakralen Plexus auftreten
können, bei denen unter Einsatz einer umfangreichen Labor- und apparativen Diagnostik keine faßbare Ursache eruiert werden kann. Gemeinsam
ist allen Fällen, daß es unter dem Leitsymptom heftiger Schmerzen bei
nächtlicher Intensivierung zu Paresen im proximalen, im distalen oder
in nahezu allen Abschnitten des Plexus lumbosacralis kommt. Sensibilitätsstörungen stehen — ähnlich wie bei der neuralgischen Schulteramyotrophie — eher im Hintergrund. Pathologische Spontanaktivität im
EMG ist — je nach Manifestationstyp — mehr proximal, unter Einschluß
der M. glutaei und selten auch der paravertebralen Muskulatur oder
distal vorhanden. Die motorischen und sensiblen NLG sind im akuten
Stadium in der Regel normal, in späteren Stadien können sie pathologisch werden. Die Liquoranalyse ist bis auf eine fakultative leichte
Schrankenstörung ohne pathologischen Befund. Die Prognose der idio-

pathischen lumbosakralen Plexusneuropathie ist ungünstiger als die
der neuralgischen Schulteramyotrophie. Die Paresen bilden sich innerhalb von Monaten häufig lediglich in Form von Teilremissionen zurück,
während die Schmerzen ähnlich der neuralgischen Schulteramyotrophie
mit nächtlicher Intensivierung über Wochen persistieren können, sich
jedoch später vollständig zurückbilden.

Bezüglich der Ätiologie der idiopathischen lumbosakralen Plexusneuropathie besteht die gleiche Situation wie bei dem gut bekannten Pendant
im Bereich des Plexus brachialis. Plexusneuritiden können bei Patienten mit Influenzainfektion beobachtet werden, nach Vakzination (17)
und im Rahmen einer Serumkrankheit (7,16,21). Abgesehen von diesen
ätiologisch klaren Fällen werden jedoch überwiegend Fälle beobachtet,
deren Ursache nicht geklärt werden kann. Eine autoimmunologische Genese wird zwar diskutiert, der überzeugende Nachweis ist jedoch bis
zum heutigen Tage nicht erbracht. Die Verwandtschaft der neuralgischen
Schulteramyotrophie mit der idiopathischen lumbosakralen Plexusneuropathie wird im Rahmen der vorliegenden Untersuchungen dadurch belegt,
daß beide Erkrankungen parallel auftreten können (Fall 3 und 4).

Bei allen Patienten wurde eine Kortison-Therapie für einen unterschiedlichen Zeitraum durchgeführt (vier Wochen bis neun Monate). Sichere
Aussagen zu Therapie-Effekten können aufgrund der kleinen Fallzahl und
den fehlenden Kontrollen nicht gemacht werden, überzeugende Effekte
scheinen jedoch prima vista nicht zu bestehen.

Zusammenfassung

Es werden sechs Patienten mit einer akut eingetretenen Läsion des
Plexus lumbosakralis beschrieben, bei denen über eine umfangreiche
laborchemische und apparative Diagnostik definierbare Ursachen einer
Affektion des Plexus lumbosacralis ausgeschlossen werden konnten.
Es wird davon ausgegangen, daß es sich bei diesen Patienten um eine
Erkrankung handelt, die als Pendant zur neuralgischen Schulteramyo-
trophie angesehen werden kann und auch mit ihr kombiniert sein kann.
Die klinischen Charakteristika und die elektrophysiologischen Befunde
werden zusammenfassend dargestellt.

Literatur

1. Biemond A (1970) Femoral neuropathy. In: Vinken PJ, Bruyn GW (eds)
   Handbook of clinical neurology, vol 8, part II. North-Holland
   Publishing Company, Amsterdam, pp 303-310
2. Banerjee R, Colin DH (1976) Sciatic entrapment neuropathy. J
   Neurosurg 45:216-217
3. Calverley JR, Mulder DW (1960) Femoral neuropathy. Neurology
   (Minneap) 10:963-967
4. Calverley JR (1975) Lumbosacral plexus lesions. In: Dyck PJ,
   Thomas PK, Lambert EH (eds) Peripheral neuropathy, vol 1. WB
   Saunders, Philadelphia, pp 682-687
5. Chapman EM, Shaw RS, Kubik CS (1964) Sciatic pain from arteriosclerotic aneurysm of pelvic arteries. N Engl J Med 271:1410-
   1411
6. Chiu WS (1976) The syndrome of retroperitoneal hemorrhage and
   lumbal plexus neuropathy during anticoagulant therapy. South
   Med J 69:595-599
7. Doyle JB (1933) Neurologic complications of serum sickness. Am
   J Med Sci 185:482-492

8. Edelman FL, Hopwood HG, Lonargan WM (1968) Intrapelvic neurilemoma of the lumbosacral plexus in a pregnant woman. Am J Obstet Gynecol 102:904-905
9. Gilden DH, Eisner J (1977) Lumbar plexopathy caused by disseminated intravascular coagulation. JAMA 237:2846-2847
10. Masucci EF, Kurtzke JF (1971) Diagnostic criteria for the Guillain-Barré syndrome. J Neurol Sci 13:483-501
11. Munsat TL, Poussaint AF (1962) Clinical manifestations and diagnosis of amyloid polyneuropathy. Neurology (Minneap) 12:413-428
12. Parsonage MJ, Turner JWA (1948) Neuralgic amyotrophy: the shoulder-girdle syndrome. Lancet 1:973-978
13. Raff MC, Sangaland V, Asbury AK (1968) Ischemic mononeuropathy multiplex associated with diabetes mellitus. Arch Neurol 18:487-499
14. Sanders JE, Sharp FR (1981) Lumbosacral plexus neuritis. Neurology (Ny) 31:470-473
15. Skanse B, Gydell K (1956) A rare type of femoral-sciatic neuropathy in diabetes mellitus. Acta Med Scand 155:463-468
16. Smith HP, Smith HP Jr (1955) Phrenic paralysis due to serum neuritis. Am J Med 19:808-813
17. Spillane JD, Wells CEC (1964) The neurology of jennerian vaccination. Brain 87:1-44
18. Thage O (1974) Quadriceps weakness and wasting: a neurological, electrophysiological and histological study. Fadls Forlag, Copenhagen
19. Tsairis P, Dyck PJ, Mulder DW (1972) Natural history of brachial plexus neuropathy: report on 99 patients. Arch Neurol 27:109-117
20. Wiederholt WC, Siekert RG (1965) Neurological manifestations of sarcoidosis. Neurology (Minneap) 15:1147-1154
21. Wilson G, Hadden SB (1932) Neuritis and multiple neuritis following serum therapy. JAMA 98:123-125

Morvan-Syndrom mit Thymom, Antikörpern gegen nikotinischen Acetylcholin-Rezeptor und elektromyographischen Zeichen einer Neuromyotonie

V. Hömberg, M. Halbach, M. Pause, R.J. Seitz, K.V. Toyka, H.-J. Freund und W. Wechsler

Einleitung

Schultze hatte 1894 den Begriff Myokymie für eine eigenartige Form eines dauernd am entspannten Muskel sichtbaren Wogens geprägt. Isaacs führte 1961 den Begriff "Syndrom kontinuierlicher Muskelfaseraktivitäten" ein und Mertens und Zschocke prägten 1965 den Begriff "Neuromyotonie". Gemeinsam ist all diesen klinischen Bildern eine myokymieartige dauernde muskuläre Überaktivität, oft mit Übergang in eine krampfartig schmerzhafte Dauerkontraktion der Muskulatur und eine begleitende generalisierte Hyperhidrose.

Fast ausschließlich in der französischsprachigen Literatur wird ein Syndrom mit klinisch ähnlicher muskulärer Überaktivität und Hyperhidrose, jedoch zusätzlich zentralnervösen Symptomen wie episodischen Halluzinationen und Insomnie sowie häufigen kutanen Läsionen berichtet und meist nach dem Erstbeschreiber als Choree fibrillaire de Morvan (CFM) bezeichnet (Morvan 1890).

Die Pathogenese dieser neuromuskulären Übererregbarkeitssyndrome ist weitgehend ungeklärt. Wir berichten hier über zwei Fälle mit dem klinischen Bild einer CFM, bei denen diese mit einem Thymom und positivem Nachweis von Antikörpern gegen Acetylcholin-Rezeptor assoziiert war.

Falldarstellungen

Fall 1: Ein 41 Jahre alter Buchhalter hatte seit 15 Monaten zunächst belastungsabhängigen Schmerz in beiden Waden, übergehend in krampfhafte Wadenverspannungen sowie später hinzutretende exzessive Schweißneigung, Juckreiz und Schlaflosigkeit zur Aufnahme. Die Symptome hatten nach einem fieberhaften Infekt erheblich zugenommen.

Bei der klinischen Untersuchung fielen bei völlig normaler Muskelkraft generalisierte grobe Myokymien und krampfhafte Verspannung in beiden Beinen auf. Nachts kam es zu häufigen Verwirrtheitszuständen und illusionären Verkennungen. Der übrige neurologische Untersuchungsbefund war unauffällig. Während der Episoden mit Verwirrtheit zeigte sich im EEG eine leichte Allgemeinveränderung. Sämtliche übrigen neurologischen Zusatzuntersuchungen (einschließlich CT und Liquor) waren unauffällig.

Unter jeweils hochdosierter Gabe von Phenytoin und Carbamazepin kam es allenfalls zu geringfügiger Reduktion der Myokymien. Ein thorakales Computertomogramm ergab den Verdacht auf ein Thymom. Die zu diesem Zeitpunkt durchgeführte Bestimmung von nikotinischen Acetylcholin-Rezeptor-Antikörpern im Serum ergab eine pathologische Titererhöhung. Bei der Operation zeigte sich ein lymphozytenreiches Thymom ohne

histologischen Hinweis auf Malignität, mit aber lokaler Infiltration
in die Wand der Vena cava superior. Nach der Operation kam es zu einer
deutlichen Rückbildung der Myokymien. Auch unter zwischenzeitlich eingeleiteter immunsuppressiver Langzeittherapie persistieren diese seither in geringerem Umfang weiter während des Beobachtungszeitraums von
jetzt mehr als 18 Monaten.

Fall 2: Ein 59 Jahre alter Anwalt bemerkte 1 1/2 Jahre vor der stationären Aufnahme erstmals Zuckungen im Bereich beider Oberarme, die allmählich zunahmen, sich auf Gesicht und Beine ausdehnten und zu oftmals
schmerzhaften Krämpfen in beiden Waden führten. Einige Monate später
traten ein profuses Schwitzen sowie Schlaflosigkeit und häufige nächtliche Episoden mit Halluzinationen hinzu. Aus der Vorgeschichte war
ein langzeitiger deutlicher Alkoholabusus und die zeitweilige Einnahme
von Disulfiram bekannt.

Nachdem bereits auswärts/andernorts die Verdachtsdiagnose einer CFM
gestellt worden war, nahmen wir den Patienten bei weiter progredienter
klinischer Symptomatik auf. Neurologisch fanden sich ausgeprägte generalisierte Myokymien ohne Muskelschwäche der gesamten Skelettmuskulatur, die besonders bei höheren Umgebungstemperaturen deutlich noch
an Intensität zunahmen. Bei fehlenden Atrophien und Paresen waren die
Reflexe durchgehend abgeschwächt und der Muskeltonus in beiden Waden
deutlich erhöht. Ein Thorax-CT ergab keinen Hinweis auf ein Thymom.
Die nikotinischen Acetylcholin-Rezeptor-Antikörper im Serum waren deutlich erhöht. Auch unter hochdosierter Behandlung mit Phenytoin und
Carbamazepin sowie Tocainid kam es zu keiner Besserung der Myokymien.
An einem besonders heißen Tag kam es bei dem Patienten zu einem Kreis-
laufstillstand und er verstarb trotz intensiver Reanimationsversuche.
Bei der Oduktion fand man ein kleines lymphozytenarmes Thymom.

Elektrodiagnostische Untersuchungen

Sämtliche motorischen und sensiblen Aktionspotentiale und Leitgeschwindigkeiten waren im Normbereich. Insbesondere auch die distalen Latenzen
waren unauffällig. Der einzig auffällige neurographische Befund bestand
in reproduzierbaren, unmittelbar der M-Antwort folgenden repetitiven
Nachentladungen im MAP sowohl bei distaler wie proximaler Stimulation.
Dies ist am Beispiel des N. medianus für Patient 1 in Abb. 1 dargestellt. Diese Nachentladungen machten die Identifikation von F-Wellen-
Antworten unmöglich.

Elektromyographisch fand sich bei Nadel- wie auch bei Oberflächenab-
leitung bei beiden Patienten ein ähnliches Bild mit spontan auftretenden repetitiven Multiplet-Entladungen ansonsten normal geformter motorischer Einheiten. Diese treten in bursts mit bis zu 10 oder 11 Re-
petitionen und Momentanfrequenzen von 150 bis 250 Hz auf. Bei Willkür-
kontraktion wurden Einheiten mit normaler Amplitude, Dauer und normaler
Abfolge rekrutiert. Das Interferenzmuster bei maximaler Willkürinnervation war unauffällig. Abbildung 2 zeigt einige typische Beispiele
dieser Multiplet-Entladungen.

Bei beiden Patienten wurde eine distale Blockade mit 6 bis 8 ml Lido-
cain am N. ulnaris 1 cm proximal des Handgelenks durchgeführt. Diese
Blockade führte zu einer Plegie des N. abductor digiti V und vollständigem Verlust des motorischen Ulnarispotentials bei distaler Stimulation. Hingegen wurden die Multiplet-Entladungen durch diesen Nerven-
block *nicht* verändert. Eine nur bei Patient 2 durchgeführte Lidocainin-
filtration am Motorpunkt des M. abductor digiti quinti führte zu einer
nur unwesentlichen Reduktion der Multiplet-Entladungen.

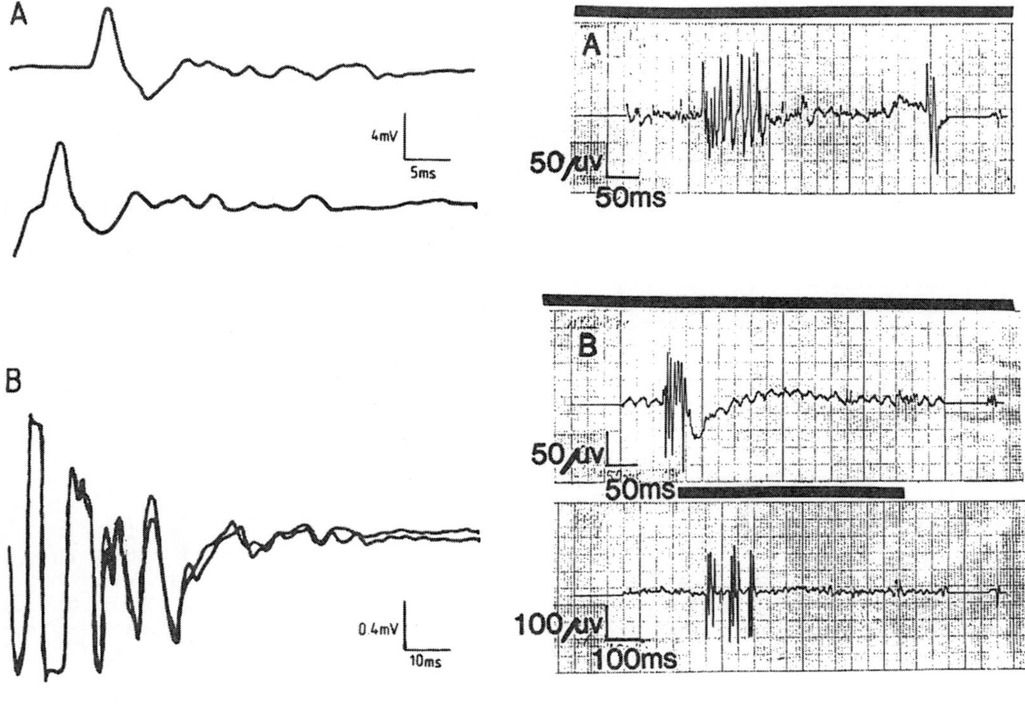

Abb.1A und B   Abb.2A und B

Abb. 1A. MAP-Morphologie bei Medianusstimulation (Patient 1). Auf die primäre Mus-
kel-Antwort folgen lang anhaltende Nachpotentiale sowohl bei proximaler (obere Spur)
als auch distaler Stimulation. B. 2 superponierte MAP von distaler Medianusstimulation, die die Reproduzierbarkeit der Nachpotentiale demonstrieren

Abb. 2A und B. Multiplet-Entladungen bei Nadelableitung aus M. abductor pollicis
bei Patient 1 (Teil A) und M. biceps brachii bei Patient 2 (Teil B)

Bei beiden Patienten ergab sich bei repetitiver Stimulation des N. axil-
laris mit 3 und 10/sec kein pathologisches Dekrement.

Neuropathologische Befunde

Patient Nr. 2 wurde autoptisch untersucht.

Die Hirnsektion ergab ein mäßiges Hirnödem und frische generalisierte
elektive Parenchymnekrosen, die auf den protrahierten Todeseintritt
des Patienten zu beziehen sind. Die peripheren Nerven zeigten eine
ausgeprägte axonal betonte senso-motorische Neuropathie mit gleich-
mäßiger Beteiligung distaler und proximaler Nervenabschnitte. Die Neuropathie war durch Ausfall vorwiegend der großen Markfasern und Re-
generationszeichen gekennzeichnet. Die Skelettmuskulatur ergab neben
leichten unspezifischen Einzelfaseratrophien ein Überwiegen der Typ-
I-Fasern im Musculus abducens digiti quinti sowie eine deutliche Faser-
typengruppierung im Musculus gastrocnemius rechts. Die elektronenmikroskopische Aufarbeitung der Endplattenregionen steht noch aus.

854

Diskussion

Beide Fälle zeigten das vollständige klinische Bild einer Choree fibrillaire de Morvan (Roger et al. 1953, de Bray et al. 1979) mit generalisierten Myokymien, Hyperhidrose und zentralnervösen Symptomen
wie Schlaflosigkeit und paranoid-produktiven Symptomen. Die elektrodiagnostischen Studien zeigten in beiden Fällen den gleichen Typ pathologischer Aktivität mit Multiplet-Entladungen, die auch bei distaler
Blockade des peripheren Nerven persistieren. Diese elektromyographischen
Befunde wie auch die neurographisch nachweisbaren repetitiven Entladungen nach Stimulation werden in identischer Weise auch bei den meist
unter der Bezeichnung Neuromyotonie oder Isaacs-Syndrom genannten neuromuskulären Übererregbarkeitsstörungen angetroffen. Der wesentliche
Unterschied zwischen diesen und der CFM besteht im zusätzlichen Auftreten zentralnervöser Symptome und in der deutlicheren Ausprägung vegetativer Symptome wie Juckreiz während eine Hyperhidrose durchaus
Teilsymptom der Neuromyotonie ist.

Bei beiden Fällen bestanden zusätzlich Thymome und es fanden sich
Antikörper gegen humane, nikotinische Acetycholin-Rezeptoren (Toyka
et al. 1979) bei vollständigem Fehlen myasthenischer Symptomatik. Allein
aufgrund dieser klinischen Assoziation erscheint die Annahme eines
neuen Syndroms gerechtfertigt (Halbach, Hömberg, und Freund 1984, zur
Publ. eingereicht). Weder die alten Beschreibungen des Morvan-Syndroms
mit Ausnahme des von Laterre et al. (1973) mitgeteilten Falles, noch
die Neuromyotonie bzw. Isaac-Syndrom sind zur Erklärung des Krankheitsbildes dieser beiden Patienten ausreichend. Bei Patient 2 war in der
Sektion morphologisch eine senso-motorische Neuropathie bei allerdings
fehlendem klinischem und elektrodiagnostischem Korrelat nachweisbar.
Pathogenetisch ist diese morphologisch gesicherte, aber klinisch latente Polyneuropathie unklar. Eine entzündliche Genese läßt sich nicht
belegen. Ätiologisch können auch Alkoholabusus sowie Disulfiramthera-
pie bedeutsam sein. Unabhängig davon ist aber die Frage, ob diese
morphologische Veränderung kausal mit der motorischen Übererregbarkeit
verknüpft ist. In der Literatur sind mehrfach Neuropathieassoziierte
Fälle von Neuromyotonie beschrieben (z.B. Lublin et al. 1979, Welch
et al. 1972) darunter auch eine chronisch rezidivierende Polyneuritis
sowie ein paraneoplastischer Fall (Waerness 1974). Die Ergebnisse der
Nervenblockierungsstudien weisen aber bei unserem Patienten darauf
hin, daß der Ursprungsort der Multiplet-Spontanaktivität im Bereich
der terminalen Axonaufzweigungen oder im motorischen Endplattenbereich
zu lokalisieren ist.

Die Assoziation der zentralen und peripher-neurologischen Symptomatik
mit Thymom und spezifischen Autoantikörpern lassen die Hypothese
attraktiv erscheinen, daß es sich bei dem hier beschriebenen Syndrom
um eine Autoimmunkrankheit handeln könnte. Bisher ist jedoch keine
unter AchR-Ak auftretende ähnliche Erkrankung bekannt, bei der ein
solcher autoimmuner Mechanismus gesichert oder wahrscheinlich gemacht
werden konnte (z.B. Vincent 1980). Antikörper gegen nikotinische AChR
der motorischen Endplatte kreuzreagieren *nicht* mit nikotinischen AChR
vegetat. Ganglionzellen oder mit muscarinischen AChR, so daß eine gemeinsame, erregende Wirkung auf neuromuskuläre und zentrale Synopsen
nicht wahrscheinlich ist, insbesondere da bisher alle beschriebenen,
agonistenähnliche AChR-Ak nicht erregend wirken. Lediglich im muscarinischen Cholin-Septum wurden kürzlich solche Ak beschrieben (Leiber
et al. 1984). Schwierig zu erklären wäre auf der Ebene von Übererre-
gung *einzelner* Synopsen auch die der Neuromyotonie entsprechende Ent-
ladungsform, die durch Entladung *ganzer* motorischer Einheiten gekennzeichnet ist. Alternativ könnten erregende, noch nicht klassifizierte
Auto-Ak im Serum dieser Patienten vorhanden sein, z.B. gegen Komponenten terminaler Nervenendigungen.

Bezüglich der ZNS-Symptomatik bleibt allerdings für jeden putativen Auto-Ak die Barriere der Bluthirnschranke zu überwinden.

Im klinischen Kontext erscheint es wesentlich, in Zukunft bei Patienten mit neuromuskulärem Übererregbarkeitssyndrom systematisch nach Thymomen und Acetylcholin-Rezeptor-Antikörpern zu suchen. Weitere Untersuchungen müssen zeigen, welches möglicherweise gemeinsame pathogenetische Prinzip für die Symptomatik dieser Patienten verantwortlich ist. Eine probatorische immunsuppressive Therapie erscheint bei Fehlen anderer therapeutischer Möglichkeiten gerechtfertigt.

Zusammenfassung

Es werden zwei Patienten beschrieben, bei denen das Krankheitsbild einer Choree fibrillaire de Morvan (Neuromyotonie-artige muskuläre Daueraktivität, verbunden mit Hyperhidrose und zentralnervösen Symptomen wie Verwirrtheitszuständen und Insomnie) mit assoziiertem Thymom und Nachweis von Antikörpern gegen nikotinische Acetylcholin-Rezeptoren verbunden war. Bei beiden Patienten bestand keinerlei Hinweis auf das Vorliegen einer Myasthenie. Während die Symptomatik bei einem Patienten durch Thymektomie und Immunsuppression günstig beeinflußt werden konnte, verstarb der andere akut an einem zentralen Herz-Kreislaufversagen. Die pathogenetische Relevanz der Befunde für neuromuskuläre Übererregbarkeitssyndrome wird diskutiert.

Literatur

1. De Bray JM, Emile J, Basle M, Morer T, Bastard J (1979) Choree fibrillaire de Morvan. Rev Neurol 135:827-833
2. Gardner-Medwin D, Walton JN (1969) Myokymia with impaired muscular relaxation. Lancet 127-130
3. Isaacs H, Gillian Frere (1974) Syndrome of continuous muscle fibre activity. SA Med J 1601-1607
4. Laterre EC, Bergmans J, Ferriere G (1973) Choree fibrillaire de Morvan et thymome (etude clinique et neurophysiologique). Schweiz Arch Neurol Neurochir Psychiat 111:160
5. Leiber D, Harbon S, Quillet J-G, Andre C, Strosberg AD (1984) Monoclonal antibodies to purified muscarinic receptor display agonist-like activity. Biochemistry 81:4331-4334
6. Lublin FD, Tsairis P, Streletz J, Chambers RA, Riker WF, van Poznak A, Duckett W (1979) Myokymia and impaired muscular relaxation with continuous motor unit activity. J Neurol Neurosurg Psychiat 42:557-562
7. Mertens HG, Zschocke S (1965) Neuromyotonie. Klin Wochenschr 43: 917-925
8. Morvan (1890) De la choree fibrillaire Gaz Hebd Med Chir 27:173-177, 186-189, 200-202
9. Roger H, Alliez J, Roger J (1953) La choree fibrillaire de Morvan Bilan de 70 Observations dont 30 Personelles. Rev Neurol 88:164-173
10. Schultze F (1895) Beiträge zur Muskelpathologie. Deutsche Zeitschr Nervenheilk 6:65-75
11. Toyka KV, Becker T, Fateh-Moghadam A, Besinger UA, Brehm G, Neumeier D, Heininger K, Birnberger KL (1979) Die Bedeutung der Bestimmung von Antikörpern gegen Acetylcholin-Rezeptoren in der Diagnostik der Myasthenia gravis. Klin Wochenschr 57:937-942

12. Vincent A (1980) Immunology of acetylcholine receptors in relation to myasthenia gravis. Physiol Rev 60:756-824
13. Waerness E (1980) Neuromyotonia and bronchial carcinoma. Electromyogr clin Neurophysiol 14:527-535
14. Welch LK, Appenzeller O, Bicknell JM (1972) Peripheral neuropathy with myokymia, sustained muscular contraction and continuous motor unit activity. Neurology 22:161-169

Glykogenose Typ V (Mc Ardle Syndrom) in Kombination mit anderen Störungen des Glukosestoffwechsels

U. Kauerz, K. Kunze und B. Weisner

Einleitung

Eine geringere Verfügbarkeit des Glykogen-spaltenden Enzyms Muskel-
phosphorylase führt zu einer mangelhaften Energieversorgung der Muskulatur und zu entsprechenden Störungen der Muskelfunktion. Das Krankheitsbild wurde erstmals von McArdle (1950,1951) beschrieben und als
Glykogenose Typ V klassifiziert.

Seither wurde bei dieser Erkrankung eine große Variabilität klinischer
Beschwerden, Symptome, Krankheitsverläufe und genetischer Vererbungsmodi beschrieben.

Wir untersuchten bei einer Familie mit McArdle Syndrom die Vielschichtigkeit von Manifestation, klinischen Beschwerden und biochemischen
Befunden. Die Funktionsstörung der Glykogenolyse durch den Muskelphosphorylasemangel und auch andere genetisch determinierte Störungen
des Glukosestoffwechsels wurden dabei besonders überprüft. Gleichzeitig
vorliegende Störungen des Glukosestoffwechsels wurden bisher nur selten beobachtet und dann auch nur als sekundäre Veränderungen verstanden
(7).

Material und Methoden

Von 15 lebenden Mitgliedern einer Familie mit McArdle Syndrom konnten
7 untersucht werden. Ein Stammbaum (Abb. 1) wurde erstellt und an Hand
dessen der Vererbungsmodus geprüft und durch das Institut für Humangenetik der Universität Hamburg geprüft und bestätigt. Die Beschwerden der betroffenen Familienmitglieder wurden erfragt und durch die
klinische internistische und neurologische Untersuchung ergänzt. Es
wurden weiterhin untersucht: CPK, GOT, Aldolase im Serum nach Muskelbelastung, Lactat unter Ischämiebedingungen, das Elektromyogramm, die
Muskelhistologie, das Muskelhomogenat (für die Bestimmung danken wir
dem Institut für physiologische Chemie der Universität Löwen in Bel-
gien, Dr. de Barsy) auf Muskelphosphorylaseaktivität hin. Darüber
hinaus wurden durchgeführt: der orale Glukose-Toleranz-Test auch mit
Insulinbestimmung, die Untersuchung von Urin und Serum auf Carnitin,
Myoglobin, Kreatin und Kreatinin.

Ergebnisse

Die Nachkommen der betroffenen Mutter (mit 3 Ehemännern) waren erkrankt (Abb. 1). Eine Bevorzugung des männlichen Geschlechtes fiel
auf. Nur wenige Beschwerden wurden von allen betroffenen geklagt
(Tabelle 1) und auch nur wenige klinisch-chemische Parameter waren
allen Patienten gemeinsam (Tabelle 1).

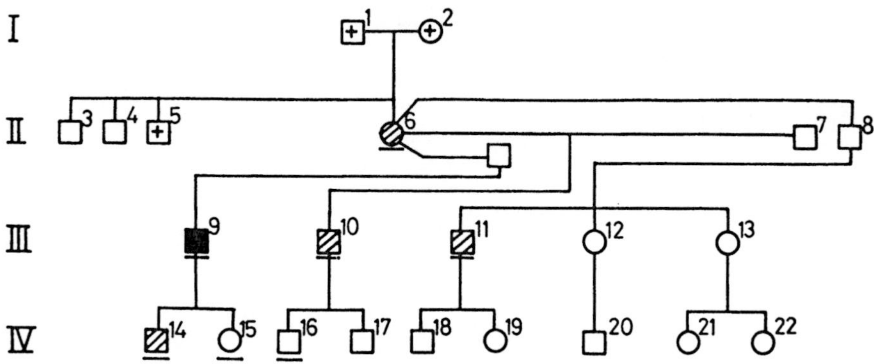

Abb. 1. Stammbaum einer Familie mit McArdle Syndrom (Glykogenose Typ V). Unterstrichen sind die von uns untersuchten Personen. Der Schweregrad des Krankheitsbildes ist durch unterschiedlich intensive Schwärzung des Patientensymbols angedeutet

In Ruhe ergab die klinische internistische und neurologische Untersuchung in jedem Fall einen unauffälligen Befund. Nach Muskelbelastung konnten die von den Patienten geschilderten Beschwerden (Tabelle 1) beobachtet und bei Eintritt der Attacke durch labordiagnostische Suchreaktionen genauer eingeordnet werden. Dabei fielen sehr hohe Werte der CPK im Serum (bis 64000 U/l) und besonders auch ein fehlender Lactatanstieg im Serum unter Ischämiebedingungen auf. Die Einordnung der Stoffwechselstörung erfolgte durch Nachweis einer Minderung der Muskelphosphorylaseaktivität im Muskelhomogenat in 3 von 4 untersuchten Fällen. Eine Minderung der Enzymaktivität und der Ausprägungsgrad klinischer Beschwerden korrelierten nicht. In einem Fall —der Mutter (Stammbaum Nr. 6) — waren stark ausgeprägte klinische Beschwerden nachweisbar, die biochemischen Suchreaktionen nicht auffällig, die Muskelphosphorylaseaktivität im Muskelhomogenat erniedrigt und damit das Krankheitsbild als weitgehend kompensierte Form des McArdle Syndroms bewiesen. Sie litt zusätzlich an einer renalen Glukosurie. Einer ihrer Söhne, das am stärksten betroffene Familienmitglied (Stammbaum Nr. 9) litt zusätzlich an saure-Maltase Mangel, der auch im Muskelhomogenat nachgewiesen werden konnte. Bei diesem Patienten konnten in der Muskelhistologie einige jedoch eher als unspezifisch einzuordnende Befunde deutlicher erhoben werden: Überwiegen der Typ II Fasern, Auflockerung der Myofibrillenstruktur, schollige Glykogenablagerungen, Faseraufsplitterung mit Vermehrung zentraler Kerne.

Diskussion

Das Krankheitsbild des Muskelphosphorylasemangels bietet eine große Vielschichtigkeit klinischer Beschwerden, Befunde und Ergebnisse der Labordiagnostik (Tabelle 1).

Schon der Vererbungsmodus ist unterschiedlich. Es werden autosomal dominante (1), autosomal-rezessive Formen (3) auch mit Bevorzugung des männlichen Geschlechtes beschrieben (2). Bei der von uns untersuchten Familie mit McArdle Syndrom liegt eine andere Variante —die autosomal-dominante Vererbung mit unterschiedlicher Expressivität vor. Wie schon vorher beobachtet (8), sind auch hier Beschwerden und Symptome bei den einzelnen Familienmitgliedern nicht einheitlich vertreten

Tabelle 1. Liste der von den betroffenen geklagten Beschwerden und klinischer Leitsymptome. Überblick über die typisch veränderten labordiagnostischen Suchreaktionen
bei McArdle Syndrom

<table>
<tr><td rowspan="2"></td><td colspan="2">Klinische Beschwerden</td></tr>
<tr><td>Stets pathologische Befunde</td><td>Vereinzelt pathologische Befunde</td></tr>
<tr>
<td></td>
<td>

- schnellere Ermüdbarkeit der Muskulatur
- verminderte beschwerdefreie Belastbarkeit der Muskulatur
- belastungsabhängige Muskel- schmerzen

</td>
<td>

- Muskelkrämpfe (n=3)
- Muskelverhärtungen, Steifigkeit (n=2)
- Verschmächtigung der Muskulatur (n=1)
- livide Hautverfärbung über der verhärteten Muskulatur (n=1)
- Second Wind-Phänomen (n=1)
- braun verfärbter Urin nach Muskel- belastung (n=1)
- vegetative Entgleisungen - spontan und nach Muskelbelastungen (Tachy- cardie, Fieber, Schweißausbruch, Blutdruckabfall) (n=2)

</td>
</tr>
<tr>
<td>Labordiagnostische Suchreaktionen</td>
<td>

- CPK-Enzymerhöhung im Serum nach Muskelbelastung
- Lactatanstieg im Serum nach Ischämietest der Muskulatur unterhalb des Normbereiches

</td>
<td>

In Ruhe und nach Belastung:

1. Vom Muskelstoffwechsel abhängige Parameter:

- im Urin erhöht: Kreatin, Kreatinin, Carnitin (n=6)
- im Serum erhöht: Kreatin, Kreatinin, Carnitin (n=3)

2. Von einer Membranstörung der Muskelzelle abhängige Parameter:

- im Urin erhöht: Myoglobin (n=3)
- im Serum erhöht: Myoglobin, Aldo- lase, GOT (n=4)

3. Histologie: subsarkolemnale Vakuolen, Glykogenakkumulation in der Mus- kelbiopsie (n=2)

4. Histochemie: verminderte Phos- phorylaseaktivität (n=3), ver- minderte Maltase-Aktivität (n=1)

5. Zusätzlich: renale Glukosurie (n=1)

</td>
</tr>
</table>

(Tabelle 1). Allen betroffenen gemeinsam waren subjektive Beschwerden —belastungsabhängig —als Hinweis auf einen gestörten Energiestoffwechsel der Muskulatur. Klinische Symptome traten auch unter dosierter
Muskelbelastung in unterschiedlicher Ausprägung nur selten auf. Im
Vordergrund standen Verkrampfungen der Muskulatur. Als labordiagno-
stischer Hinweis hat sich die unspezifische Erhöhung der CPK-Aktivität
nach Muskelbelastung bewährt und wird hier speziell durch den fehlenden oder nur sehr geringen Laktatanstieg nach Muskelbelastung unter
Ischämiebedingungen ergänzt. Andere biochemische Parameter, die Hinweise auf eine Störung des Muskelstoffwechsels bieten könnten, verhielten sich unterschiedlich (Tabelle 1). Der histologische Nachweis
subsarkolemnaler Vakuolen oder auch von Glykogenakkumulation direkt
gelang nur in einem Drittel der untersuchten Fälle und ist neben anderen unspezifischen histologischen Befunden auch bei anderen Muskelerkrankungen beschrieben und daher als Suchreaktion wenig geeignet
(4). Der die Diagnose beweisende Nachweis einer verminderten Muskelphosphorylaseaktivität im Muskelhomogenat konnte in 2 von 4 Biopsien
bei klinisch betroffenen Patienten geführt werden (Tabelle 1). Das
zeigt, daß im Einzelfall —ohne Kenntnis der Familie —die Einordnung
des Krankheitsbildes schwierig bleiben kann. Die Enzymaktivität hängt
von Einzelfaktoren ab, wie Konzentration und Funktion von Phosphorylase a,b, Phosphorylase-b-Kinase oder auch möglichen Hemmfaktoren.
Alle diese Faktoren können genetisch determiniert sein und den unterschiedlichen Erbgang erklären.

Darüber hinaus ergeben sich in der von uns untersuchten Familie Hinweise auf gleichzeitig genetisch bedingte Störungen des Zuckerstoffwechsels (saure-Maltase-Mangel, renale Glukosurie Typ A in je einem
Fall). Bei diesen Erkrankungen ist jedoch auch der bekannte autosomal
dominante Erbgang nicht zu verfolgen.

Therapeutische Ansätze, die bisher nur unbefriedigend geblieben sind,
sind neu zu überdenken. Ausgangspunkt sollte bei einer beschriebenen
Vielzahl von Manifestationen, Vererbungsmodi und zusätzliche Störungen des Glukosestoffwechsels die genaue Identifizierung des Enzymde-
fektes sein.

Zusammenfassung

Klinische und biochemische Leitsymptome und Beschwerden sowie die
unterschiedliche Expressivität anderer Einzelsymptome wurden bei einer
Familie mit Muskelphosphorylasemangel bei autosomal-dominantem Erbgang mit unterschiedlicher Expressivität untersucht. Als weitere Hinweise auf genetisch determinierte Störungen des Zuckerstoffwechsels
fanden sich ein saure-Maltase-Mangel und eine renale Glukosurie Typ
A, dessen Erbgang sich von dem des Phosphorylasemangels unterscheidet.

Literatur

1. Chui LA, Munsat TL (1976) Dominant inheritance of McArdle syndrome.
   Arch Neurol 33:636-641
2. Cochrane P, Hughes RR, Buxton PH, Yorke RA (1973) Myophosphorylase
   deficiency (McArdle's disease) in two interrelated families. J
   Neurol Neurosurg Psychiat 36:217-224
3. Dawson DM, Spong FL, Harrington JF (1968) McArdle's disease: lack
   of muscle phosphorylase. Ann Intern Med 69:229-235
4. Jerusalem F (1979) McArdle Syndrom (Muskel-Phosphorylase-Mangel,
   Glykogenose Typ V). In: Jerusalem F (Hrsg) Muskelerkrankungen.
   Thieme, Stuttgart, pp 299-301

5. McArdle B (1950) Myopathy due to a defect in muscle glycogen break-
down. Clin Sci 10:13-33
6. McArdle B (1951) Myopathy due to a defect in muscle glycogen break-
down. Clin Sci 10:13-35
7. Schmid R, Robbins PW, Traut RR (1959) Glycogen synthesis in muscle
lacking phosphorylase. Proc Natl Acad Sci USA 45:1234-1235
8. Schmid R, Hammaker L (1965) Hereditary absence of muscle phosphorylase (McArdle's syndrome). New Engl Medic 264:223-225

Periphere und zentralnervöse Störungen unter Folsäure- und Vitamin B6-Mangel. Eine tierexperimentelle Studie

D. Claus, R. Eggers, A. Engelhardt und B. Neundörfer

Einleitung

Auf einen Folsäuremangel werden neben dementiellen Bildern auch Hinter-
strangsymptome und sensomotorische Polyneuropathien zurückgeführt.
Einige Autoren vermuten, daß Folsäuredefizit für eine Polyneuropathie
vom demyelinisierenden Typ verantwortlich gemacht werden müsse. Im
Gegensatz hierzu steht die Beobachtung einer primär axonalen Degeneration von Bischoff et al. (1975).

Infolge eines Vitamin B_6-Mangels treten Anfälle und Störungen der Myelinisierung von Nerven auf, die unter Mangeldiät bei jungen Ratten
nachgewiesen werden konnten. Eine ursächliche Bedeutung des B_6-Defizits
für Polyneuropathien vom vorwiegend sensorisch, distal betont symmetrischen Typ ist wahrscheinlich. So fanden experimentelle Untersucher
Demyelinisierungen. Aber auch Axondegenerationen wurden beschrieben.

Material und Methode

24 Wistar-Rattenmännchen wurden über eine Periode von 20 Wochen mit
folsäurearmer Diät (Folsäuregehalt 0,02 mg/kg) ernährt. Die 18 gleichaltrigen Kontrolltiere erhielten ein Standardfutter in unbegrenzter
Menge. 22 Rattenmännchen (12-15 Wochen alt) wurden uneingeschränkt mit
einer Vitamin B_6-Mangeldiät (0,05 mg Vitamin B_6 in 100 mg Festfutter)
26 Wochen lang ernährt. Die gleichaltrigen Kontrolltiere erhielten das
oben genannte Standardfutter.

Die Tiere wurden in sechswöchigen Abständen wiederholt neurophysiologisch untersucht. Gemessen wurden die sensible Leitung schneller Nervenfasern am Schwanz, die sensiblen Latenzen bei LWK 4/5 nach Schwanzreiz und Stimulus an der rechten Hinterpfote. Ebenfalls nach Hinterpfotenreiz wurden die dritte Komponente der oberhalb LWK 1 erhaltenen
Summenantwort als postsynaptisches Potential spinal afferenter Systeme
(Wall und Devor 1981), die postsynaptische C_{II}-Antwort des Hirnstamm-
potentials und die erste negative Komponente N_1 des über der kontralateralen Konvexität abgeleiteten SEP gemessen. Nach der letzten Ableitung wurde am narkotisierten Tier der rechte Nervus ischiadicus
reseziert und —mit Osmiumsäure gefärbt —in Semidünnschnitten morphometrisch untersucht.

Ergebnisse und Diskussion

Unter Folsäuremangelbedingungen blieb die maximale sensible Nervenleitung am Schwanz über 20 Wochen normal. Auch Akesson et al. (1982)
fanden bei Ratten unter fünfmonatigem Folsäuremangel keine Herabsetzung der motorischen Nervenleitgeschwindigkeit. Die die Überlei-

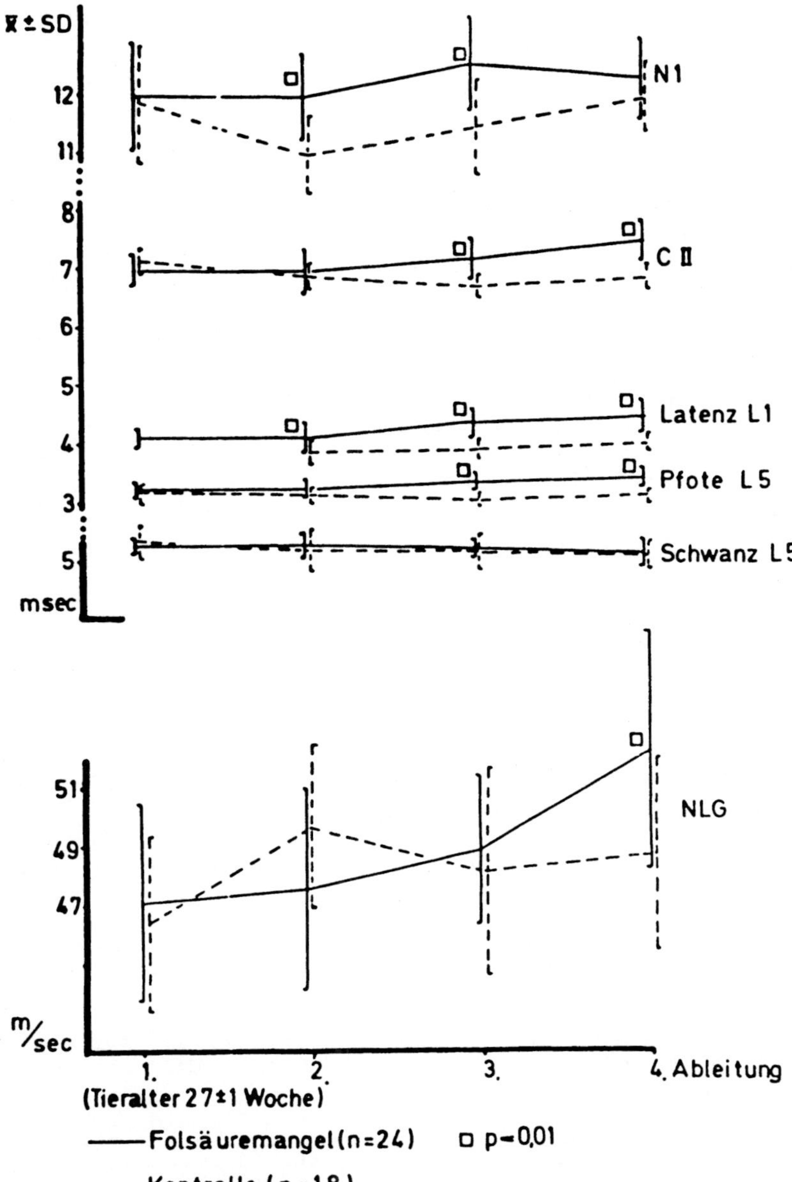

Abb. 1. NLG am Schwanz (m/sec) und sensible Latenzen (msec) unter Folsäuremangel

tung in langsameren sensorischen Fasern repräsentierende zweite Antwort der L_5-Latenz nach Hinterpfotenreiz nahm im Verlauf der Beobachtung signifikant zu. Da für ihre Beurteilung die negative Spitze des Summenaktionspotentials verwendet wurde, ist ein Einfluß des gesamten Faserspektrums auf den Wert möglich. Hierdurch unterscheidet er sich von den nach Schwanzreiz anhand der initialen Summenantworten gemessenen, die Erregungsleitung in den schnellen Fasern widerspiegelnden Antworten. Das Ergebnis spricht nicht für eine Funktions-

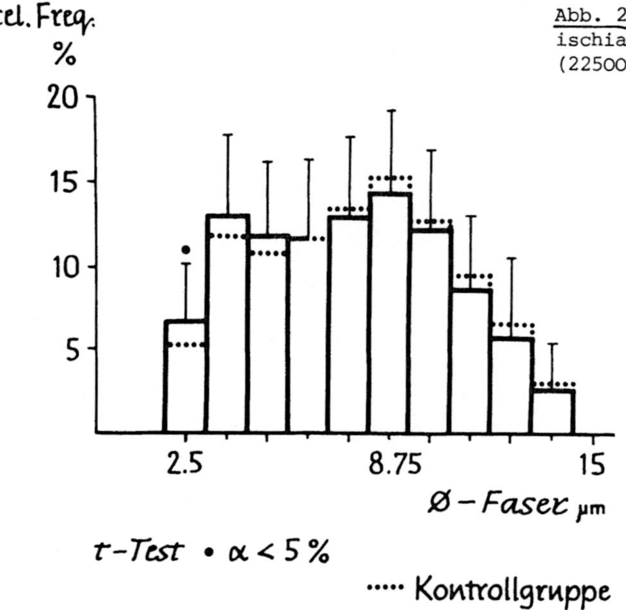

Abb. 2. Faserquerschnitte des N. ischiadicus nach Folsäuremangel (22500 μm^2)

störung der Markscheide (Bachevalier et al. 1981; Farmer 1981). Es kann aber als Hinweis auf eine sehr diskrete axonale Schädigung (Bischoff et al. 1975), ohne Einfluß auf die maximale Erregungsleitung, gedeutet werden. In diesem Sinne wäre auch der morphometrische Befund mit in keiner Klasse signifikant vermindertem Anteil großkalibriger Fasern bei nur in einer Klasse signifikanter Zunahme dünner Axone, zu verstehen. Zur endgültigen Beurteilung einer Polyneuropathie bei Folsäuremangel sind jedoch weiterführende morphometrische Untersuchungen erforderlich.

Auch die postsynaptische L_1-Antwort war signifikant verspätet. In den beiden letzten Ableitungen entwickelte die cervicale C_{II}-Antwort ebenfalls eine signifikante Latenzverzögerung. Diese Ergebnisse zeigen eine, sich unter Folsäuremangel ausbildende, intraspinale Leitungsverzögerung in ascendierenden Bahnen an. Sie bestätigen, daß spinale Schädigungen unter Folsäuremangel allein, unabhängig von Vitamin B_{12}-Mangel, auftreten können (Bischoff et al. 1975).

Unter Pyridoxinmangel entwickelten sich die Symptome einer "Ratten-Pellagra" (Erbslöh und Abel 1970). Die verlangsamte sensorische Nervenleitung im Schwanznerven, die im Untersuchungsverlauf signifikant wird, deutet auf eine Funktionsstörung der Markscheiden peripherer Nerven (Claus, Neundörfer 1984). Hiervon sind auch die in dem bei L_5 gemessenen Summenpotential nach Hinterpfotenreiz repräsentierten sensorischen Überleitungsfunktionen betroffen. Der neurophysiologische Befund spiegelt das Verteilungsmuster der Morphometrie des Nervus ischiadicus wider. Unter B_6-Mangel nimmt der Anteil großkalibriger Axone signifikant ab, während derjenige langsamer leitender dünner markhaltiger Fasern zunimmt. Einen vergleichbaren Befund hatten Swank und Adams 1984 bei Schweinen erhoben.

Eine Vitamin B_6-Mangelpolyneuropathie, wie sie unter dem Bild einer sensiblen Neuropathie beim Menschen experimentell herbeigeführt worden war (Vilter 1953), kann darum als gesichert angesehen werden. Ver-

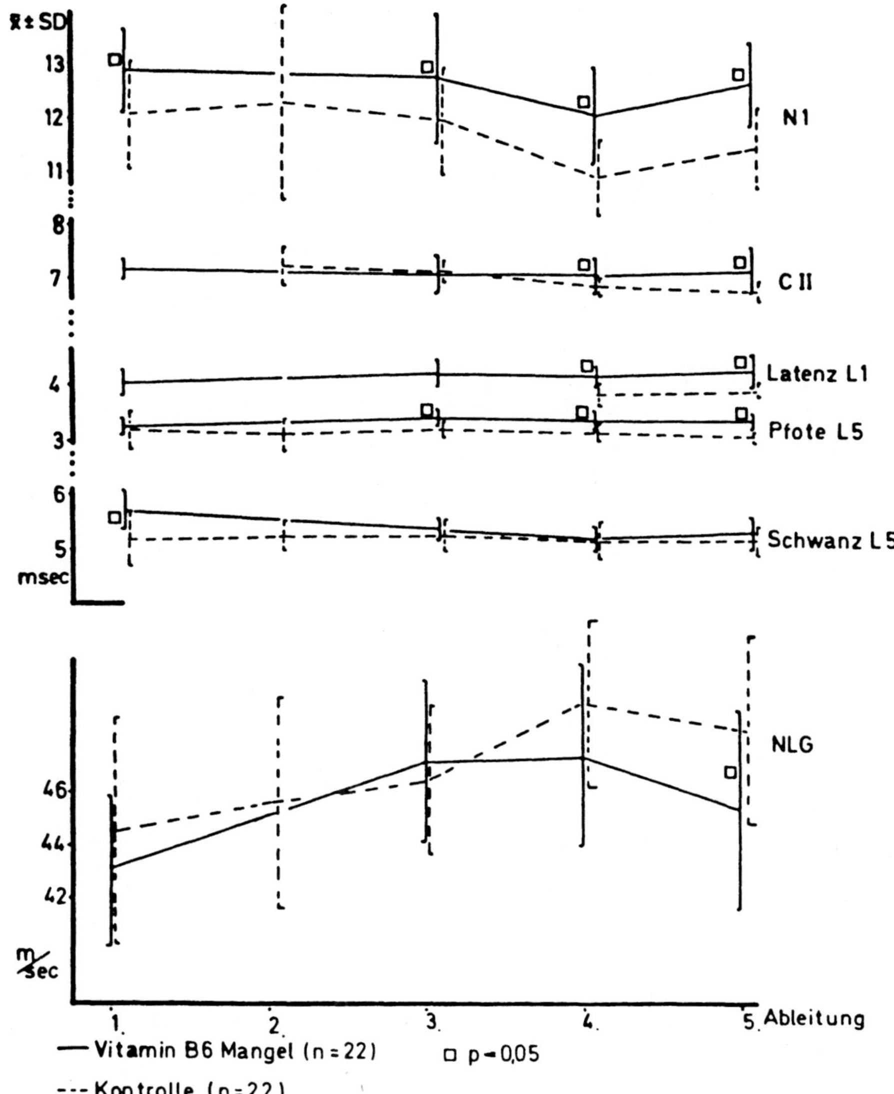

Abb. 3. NLG und sensible Latenzen unter Vitamin B_6-Mangelernährung

spätete spinale Antworten bei L_1 sowie supraspinal im Bereich des Hirnstamms können als Epiphänomen der peripheren Nervenschädigung mit konsekutiv verzögerter, postsynaptischer Erregungsleitung gedeutet werden. Fanden doch auch Swank und Adams (1948) beim Schwein keine degenerativen Veränderungen am Rückenmark. Die schon vor einer C_{II}-Verspätung auf dem 1%-Niveau verlängerte N_1-Latenz des SEP findet dadurch keine ausreichende Erklärung. Der Befund zeigt eine intrazerebrale Reizleitungsstörung an, wie sie anhand eines verspäteten VEP auch bei Ratten nach Vitamin B_6-Mangel gesehen worden war (Stewart et al. 1973).

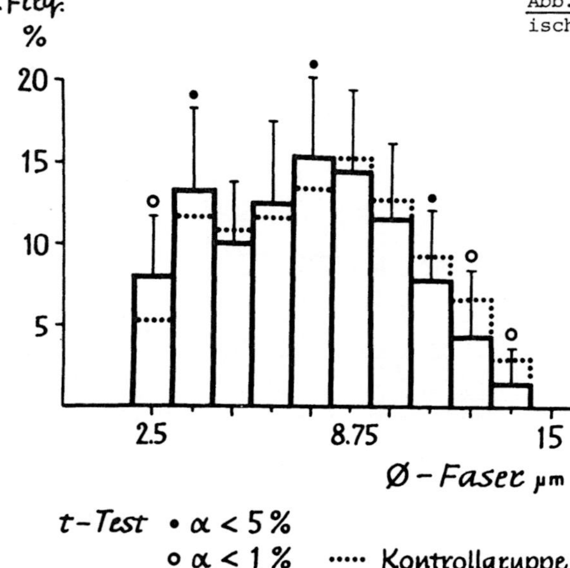

Abb. 4. Faserquerschnitte des N. ischiadicus nach Pyridoxinmangel

Ihre rasche Entstehung könnte eine Funktionsstörung des Neurotransmitterstoffwechsels oder des Protein- und Lipidmetabolismus, für die phosphorylierte Vitamin B_6-Derivate Bedeutung haben (Bersin 1966, Dakshinamurti 1982), anzeigen.

Die Gemeinsamkeit dieser Ergebnisse läßt bei zentralnervösen Störungen im Zusammenhang mit Fehlernährung z.B. bei chronischem Alkoholismus, neben der Thiaminsubstitution auch die Vitamin B_6-Gabe indiziert erscheinen.

Literatur

Akesson B, Fehling C, Jägerstad M, Stenram U (1982) Effect of experimental folate deficiency on lipid metabolism in liver and brain. Br J Nutr 47:505-520
Bachevalier J, Joyal C, Botez MI (1981) Blood thiamine and blood folate levels. Internat J Vit Nutr Res 51:205-210
Bersin Th (1966) Biochemie der Vitamine. Akademische Verlagsgesellschaft Frankfurt
Bischoff A, Lütschg J, Meier Cl (1975) Polyneuropathie bei Vitamin-B_{12}- und Folsäuremangel. Münch med Wschr 117:1593-1598
Claus D, Neundörfer B (1983) Zur Untersuchung der peripheren und zentralen Nervenleitung bei der Ratte. Z EEG-EMG 14:160-163
Dakshinamurti K (1982) Neurobiology of pyridoxine, Chap 6. In: Draper HH (ed) Advances in nutritional research, Vol 4. Plenum, New York London
Erbslöh F, Abel M (1970) Deficiency neuropathies, Chap 23. In: Vinken PJ, Bruyn GW (eds) Handbook of clinical neurology, Vol 7. North-Holland Publ Comp,Amsterdam New York Oxford
Farmer WTh (1981) Neurologic complications of vitamin and mineral disorders, Chap 42. In: Baker AB, Baker LH (eds) Clinical neurology. Harper & Row Publ. Philadelphia
Stewart CN, Coursin DB, Bhagavan HN (1973) Cortical evoked responses in pyridoxine-deficient rats. J Nutr 103:462

Swank RL, Adams RD (1948) Pyridoxine and pantothenic acid deficiency
in swine. J Neuropath Exp Neurol 7:274-286
Vilter RW, Mueller JF, Glazer HS, Jarrold Th, Abraham J, Thompson C
(1953) The effect of vitamin B_6 deficiency induced by desoxypyri-
doxine in human beings. J Lab Clin Med 42:335-357
Wall PD, Devor M (1981) The effect of peripheral nerve injury on dorsal root potentials and n transmission of afferent signals into
the spinal cord. Brain Res 209:95-111

Neurogene Befunde bei adultem Saure-Maltase Mangel (SMM)

W. Schubert, P. Vogel und I. Paetzke

Im Gegensatz zu der frühinfantilen Manifestation des SMM sind adulte
Fälle im allgemeinen durch einen milderen Krankheitsverlauf gekennzeichnet (3,6,11,12). Es kommt bei ihnen mehrheitlich nur zu einer
langsam progredienten, symmetrischen, proximal und beinbetonten Muskelschwäche und in 35% der Fälle zu einer Beteiligung der Atemmuskulatur
(2). Als Ausdruck der pathologischen Glykogenspeicherung in den Ske-
lettmuskelzellen findet man elektromyographisch und morphologisch
überwiegend myopathische Veränderungen.

Neurogene Befunde, wie sie bei infantilen Fällen nicht ungewöhnlich
sind, wurden bei adultem SMM nur in 4 Einzelfällen bekannt (1,4,8,10).
Wir berichten hier über Befunde bei einem Geschwisterpaar mit adultem
SMM, die ebenso in diese seltene Gruppe einzuordnen sind.

Kasuistik

Fall 1: Die 47jährige Patientin bemerkt seit dem 35. Lebensjahr eine
langsam progrediente Schwäche und Atrophie der linken Oberschenkelmuskulatur und eine leichte Behinderung beim Treppensteigen. Eine Mus-
kelerkrankung ist in der Familie nur bei der 51jährigen Schwester
(Fall 2) bekannt. Bei beiden Patientinnen war die Muskelkrankheit
früher irrtümlich als progressive Muskeldystrophie vom Gliedergürtel-
typ klassifiziert worden. - Die *neurologische Untersuchung* ergab eine
leichte Parese der Kopfbeuger und eine leichte, proximal und links
betonte Schwäche der Beinmuskulatur. Die Muskeleigenreflexe waren
schwach auslösbar und an den Beinen seitendifferent. Es bestanden keine sensiblen oder koordinativen Störungen.

Fall 2: Die Erkrankung der 51jährigen Schwester begann im 20. Lebensjahr in der Beckengürtelmuskulatur, blieb lange stationär und ist subjektiv seit dem 35. Lebensjahr progredient. Treppensteigen und Gehen
auf ebener Erde sind erheblich behindert. - Die *neurologische Untersuchung*
ließ eine ausgeprägte Atrophie der Beinmuskulatur erkennen; erhebliche
Paresen waren an den Beinen distal und rechts betont, Fuß- und Zehenheber plegisch. Darüberhinaus bestand eine leichte, bisher von der
Patientin nicht bemerkte Schwäche der rechtsseitigen Schultergürtel-
muskulatur. Die Muskeleigenreflexe waren an den Beinen erloschen; sensible oder koordinative Störungen bestanden nicht. - Eine Ventilations-
störung lag in keinem der beiden Fälle vor.

Laborchemisch waren die CPK-Werte bei beiden Patientinnen auf 200 bis
400 U/l erhöht. Die *kardiologische Untersuchung* (EKG, Ultraschall, Szintigraphie) erbrachte keinen Hinweis auf eine Kardiomyopathie. Die *elektroneurographische Untersuchung* (N. peroneus, N. tibialis, N. suralis, N.
medianus) und die Ableitung der *evozierten Potentiale* (VEP, N. tibialis-
SEP) ergaben Normalbefunde.

Elektromyographisch ließen sich bei beiden Patientinnen Fibrillations-
und Faszikulationspotentiale sowie pseudomyotone Entladungen registrieren, daneben eine eindeutige Perkussionsmyotonie. Die Einzelpo-
tentialanalyse der motorischen Einheitspotentiale ergab eine signifikante Erhöhung der Polyphasierate und eine sicher oberhalb der Norm
liegende mittlere Potentialdauer (17 bis 19 ms M. biceps brachii, M.
vastus medialis, M. tibialis anterior). Einzelne Potentiale erreichten Amplituden bis 17 mV.

Muskelbiopsie: Sie wurde bei Fall 1 im re. M. tibialis ant. und bei Fall
2 im re. M. deltoideus durchgeführt und für die licht- und elektronen-
optische Untersuchung bearbeitet (7). Die lichtoptische Untersuchung
von Fall 1 zeigte neben polymorphen glykogenspeichernden Vakuolen eine
multiple Anordnung gruppiert gelagerter atrophischer Muskelfasern.
Bei Fall 2 war der Befund der Glykogenspeicherung weniger ausgeprägt.
Es bestand ein normal dichtes Muskelparenchym und neben einer pathologischen Gruppierung der Typ-I Fasern waren in der NADH-Reaktion "small
dark angulated fibres" and Core-Targets in zahlreichen Typ-I und Typ-II
Fasern zu erkennen. In beiden Biopsien war die Reaktion der sauren
Phosphatase in vakuolisierten und nicht vakuolisierten Fasern positiv.

Elektronenoptischer Befund: Eine Vermehrung freien Glykogens in subsarko-
lemnalen und intermyofibrillären Arealen, membrangebundenes Glykogen,
rupturierte Glykogensäcke sowie zahlreiche Autophagievakuolen waren
in der Biopsie nachweisbar.

Biochemische Befunde: Die Analyse des Muskelhomogenates (5,9) ergab bei
Fall 1 einen vermehrten (236 mg/gNCP[1]) und bei Fall 2 einen normalen
Glykogengehalt. Eine Aktivität der alpha-1,4-Glykosidase war nicht
mehr nachzuweisen (Fall 1) oder stark reduziert (Fall 2: 0,24 U/gNCP[1]).
Die neutrale Maltase und die alpha-1,6-Glukosidase lagen im Normbereich. - Kontrollen: alpha-1,4-Glukosidase 1,2-3,4 (U/gNCP[1]), Glykogen
60-105 (Mg/gNCP[1]).

Diskussion

Im Unterschied zu den meisten bisher mitgeteilten Befunden des adulten
SMM besteht bei diesen Patientinnen, die wahrscheinlich einen autosomal rezessiven Erbgang repräsentieren, eine asymmetrische, in einem
Fall distal betonte Muskelschwäche und neben der muskulären Glykogenspeicherung eine zusätzliche neurogene Alteration. Unter Berücksichtigung der normalen Nervenleitgeschwindigkeiten und fehlender sensibler
Störungen ist anzunehmen, daß diese neurogenen Befunde Ausdruck einer
Schädigung der motorischen Vorderhornzellen sind. Ähnliche morphologische Beobachtungen berichteten kürzlich Pongratz et al. (10), aber
auch andere Autoren haben schon auf die Beteiligung des zweiten Motoneurons bei adultem SMM hingewiesen (1,4,8).

Die Beobachtungen bei diesem Geschwisterpaar machen erneut deutlich,
daß auch adulte SMM-Syndrome klinisch, elektromyographisch und vor
allem auch morphologisch heterogen sind. Anhand der bisherigen Erfahrungen ist vorläufig anzunehmen, daß rein myogene Alterationen häufiger
sind als neurogene. Wegen der geringen Fallzahl und eines zu kurzen
Beobachtungszeitraumes ist noch nicht zu bestimmen, ob die Fälle mit
neurogener Krankheitskomponente einen anderen Verlauf nehmen als die
ausschließlich myogenen Erkrankungsformen.

---

1 NCP = Non-Collagen-Protein

Zusammenfassung

Hier wird über die bei adultem SMM seltene Kombination von myogenen
und neurogenen Alterationen bei einem Geschwisterpaar berichtet, das
seit dem 20. bzw. 35. Lebensjahr unter einer asymmetrischen und beinbetonten Muskelschwäche leidet. Die Muskelserumenzyme sind erhöht
(CK 200 bis 400 U/l). Das EMG registriert hochfrequente Entladungen
und eine verlängerte mittlere Potentialdauer. Muskelbioptisch zeigt
sich neben der Glykogenspeicherung in Vakuolen ein neurogenes Gewebs-
syndrom. Die biochemische Analyse des Muskelhomogenates ergibt in einem Fall ein Fehlen, im anderen einen Mangel an Saurer Maltase. Weder
klinisch noch neurographisch sind infranukleäre Läsionen der Motoneurone objektivierbar, so daß eine Alteration der motorischen Vorderhornzellen anzunehmen ist.

Literatur

1. Carrier H, Lebel M, Mathieu M, Pialat J, Devic M (1975) Late familial pseudo-myopathic muscular glycogenosis with α-1,4-glucosidase
   deficiency. Path Europ 10:51-59
2. DiMauro S (1979) Metabolic myopathies. In: Vinken PJ, Bruyn GW
   (eds) Handbook of clinical neurology, Vol 41/2. North-Holland
   Publ Com. Amsterdam, p 175
3. Engel AG, Gomez MR, Seybold ME, Lambert HL (1973) The spectrum and
   diagnosis of acid maltase deficiency. Neurology (Minneap) 23:
   95-106
4. Gullotta F, Stefan H, Mattern H (1976) Pseudodystrophische Muskel-
   glykogenose im Erwachsenenalter (Saure-Maltase-Mangel-Syndrom).
   J Neurol 213:199-216
5. Hers HG, Verhue W, van Hoff F (1967) The determination of amylo-
   1,6-glucosidase. Europ J Biochem 2:257
6. Hudgson P, Gardner-Medwin D, Warsfold M, Pennington RJT, Walton
   JN (1968) Adult myopathy from glycogen storage disease due to acid
   maltase deficiency. Brain 91:435-462
7. Jerusalem F, Bischhausen R (1975) Zur Technik der Muskelbiopsie.
   Nervenarzt 46:42-48
8. Karpati G, Carpenter S, Eisen A, Aubé M, DiMauro S (1977) The adult
   form of acid maltase (α-1,4-Glucosidase) deficiency. Ann Neurol
   1:276-280
9. Keppler D, Decker K (1970) Glykogen. Bestimmung mit Amylo-1,6-
   Glucosidase. In: Bergmeyer HU (Hrsg) Methoden der enzymatischen
   Analyse. Verlag Chemie, Weinheim
10. Pongratz D, Kötzner H, Hübner G, Deufel Th, Wieland OH (1984)
    Adulte Form des Mangels an saurer Maltase unter dem Bild einer
    progressiven spinalen Muskelatrophie. Dtsch med Wschr 109:537-541
11. Schlenska GK, Heene R, Spalke G, Seiler D (1975) The symptomatolo-
    gy, morphology and biochemistry of glycogenosis type II (Pompe)
    in the adult. J Neurol 212:237-252
12. Stefan H, Böker DK, Müller J, Gullotta F (1977) Glycogenose Typ
    II (Morbus Pompe) als Myopathie des Erwachsenen. Dtsch med
    Wschr 42:1512-1514

Muskelrelaxation durch örtliche Iontophoreseanwendung von Suxamethoniumchlorid

A. Ritschl

Zustände eines gesteigerten muskulären Grundtonus sind ein zentrales Symptom neurologisch-psychiatrischer Krankheitsbilder. Die Grenze zum Zuständigkeitsbereich der Orthopädie ist unscharf. Die tägliche Praxis konfrontiert uns mit diesem Symptom stets von neuem: das Zervikalsyndrom in seinen verschiedenen Ausprägungen, der Spannungskopfschmerz und die Migräne, Zervikobrachialgien und Lumboischialgien sowie pseudoradikuläre Syndrome sind ebenso mit muskulären Verspannungen verbunden wie psychogen-situativ bedingte Angst- und Spannungszustände und nicht zuletzt die Depression.

Die Ursachen sind meist vielfältig, ineinander verzahnt und dabei durch die Tendenz zur Herausbildung eines sich selbst unterhaltenden Prozesses gekennzeichnet, indem das Symptom selbst die Voraussetzungen seines Fortbestehens schafft. Muskuläre Spannung und Schmerzzustände bedingen einander und verstärken sich gegenseitig. Ischämisch bedingte Veränderungen der Gewebsnutrition, Gefäßreaktionen, Gelenkreizzustände, flüchtige oder längerdauernde zerebrale Minderdurchblutung mit entsprechenden psychoorganischen Symptomen treten auf; es kommt zu einer Einengung des psychomotorischen Spielraumes.

Psychogene Momente, habituelle Fehlhaltung, berufsbedingte Zwangshaltungen werden ursächlich wirksam, ebenso wie posttraumatische Zustände und die häufig übersehenen strukturell-statischen Anomalien.

Muskuläre Verspannungen und Myalgien manifestieren sich vorzugsweise im Bereich der wirbelsäulennahen Stammmuskulatur. Diese Anteile des aktiven Bewegungsapparates unterliegen in geringerem Maße als die Extremitätenmuskulatur der willkürlichen Steuerung, was wahrscheinlich mit der Notwendigkeit eines ständigen Ausbalancierens des Körpergleichgewichts zusammenhängt. Die Möglichkeiten, auf willkürlichem Wege eine Entspannung herbeizuführen, sind daher begrenzt.

Die hier kurz dargestellten Feststellungen und Überlegungen führten mich vor einigen Jahren dazu, eine lokal angreifende Entspannungstherapie mit dem in der Anästhesie seit Jahrzehnten verwendeten Suxamethoniumchlorid (Succinyl Asta, Lysthenon, Pantolax) durch Iontophorese-Applikation zu versuchen.

Der Wirkungsmechanismus der Substanz ist bekannt. Es handelt sich um eine quarternäre Ammoniumbase, welche an der motorischen Endplatte zu einer Depolarisation mit nachfolgender Hemmung der Repolarisation führt, wodurch die Muskelfaser für die Dauer der Wirksamkeit der Substanz gegenüber weiteren vom motorischen Neuron hereinkommenden Impulsen refraktär wird. Der hydrolytische Abbau in Cholin und Bernsteinsäure erfolgt durch die Cholinesterase.

In wässriger Lösung dissoziiert Suxamethoniumchlorid, wobei der pharmakologisch wirksame Anteil als Kation vorliegt. Die Applikation muß daher von der Anode aus erfolgen.

Methode

Zwei als Anode dienende, zuvor mit Leitungswasser befeuchtete Schaumstoffplatten mit Zellstoffauflage werden jeweils mit 2,5 ml Succinyl 2% getränkt und in symmetrischer Anordnung über den zu behandelnden Körperpartien, z.B. dem seitlichen Halsdreieck angebracht. Die Lage der Kathode ist beliebig, wird jedoch vom Patienten am besten bei Plazierung in der Nackenregion toleriert. Die beidseitig symmetrische Anbringung der Anode auch bei einseitig ausgeprägter Symptomatik hat sich als günstig herausgestellt, da andernfalls mit störenden Gegenregulationen und Nacheffekten zu rechnen ist. Als Stromquelle dient ein handelsüblicher Reizstromgenerator. Es werden frequenzmodulierte Einzelimpulse (Gleichstrom) verwendet, wobei gleichzeitig durch rhythmisch sich wiederholende langsame Kontraktionen der behandelten Muskelpartien ein Massageeffekt erzielt wird. Durch die Impulsgalvanisation wird zugleich einer unerwünschten Elektrodenpolarisierung vorgebeugt. Die Dauer einer Einzelbehandlung beträgt 8-10 Min.

Unverträglichkeiten habe ich nach Behandlung von mehreren tausend Fällen bis auf gelegentliche unspezifische Hautreaktionen nicht gesehen. Recht häufig sieht man jedoch zu Beginn der Behandlung eine akute Verstärkung der Symptome im Sinne einer Gegenregulation, die zumeist mit einer Latenz von 1-2 Tagen auftritt. Dies ist nach meiner bisherigen Erfahrung als prognostisch günstiges Zeichen zu bewerten; es zeigt, daß die Behandlung "greift".

Hat sich nach 5-6 Behandlungen 1-2mal wöchentlich kein sichtbarer Effekt gezeigt, ist eine weitere Fortsetzung nicht mehr sinnvoll. Nach 10 Behandlungen lege ich eine Pause von mehreren Wochen ein, da andernfalls ein Gewöhnungseffekt mit der Folge immer geringer werdender Fortschritte eintritt.

Die Indikation für diese Behandlung: Spannungskopfschmerz, Migräne, vertebrobasiläre Durchblutungsstörungen bei Zervikalsyndrom, Zervikobrachialsyndrom einschließlich des beginnenden, noch nicht operationsbedürftigen Karpaltunnelsyndroms. Trigeminusneuralgie, Interkostalneuralgie, Lumbalgien und depressive Syndrome, die zumeist mit einem oder mehreren dieser Symptombilder einhergehen.

Ergebnisse

Obwohl aufgrund allgemeiner Überlegungen angenommen werden muß, daß bei dem angewendeten Verfahren nur eine geringe Menge der Substanz den gewünschten Erfolgsort erreicht, ist der therapeutische Effekt erstaunlich. Er unterscheidet sich ganz wesentlich von der allgemein üblichen Interferenzstromtherapie, die ich schon vor Jahren aufgegeben habe. Ein Hinweis für die unmittelbare Wirksamkeit des Suxamethoniums an der Muskelfaser ist in der Tatsache zu sehen, daß der Behandlungseffekt bei adipösen Patienten sehr viel schlechter als bei schlanken Personen ist, weil sich wahrscheinlich die überwiegende Menge der Substanz im Unterhautfettgewebe verteilt.

Bei intravenöser Gabe der bei der Iontophorese verwendeten Dosis kommt es zu einer vollständigen Erschlaffung der gesamten Skelettmuskulatur einschließlich Atemlähmung. Die im therapeutisch wünschbaren Bereich

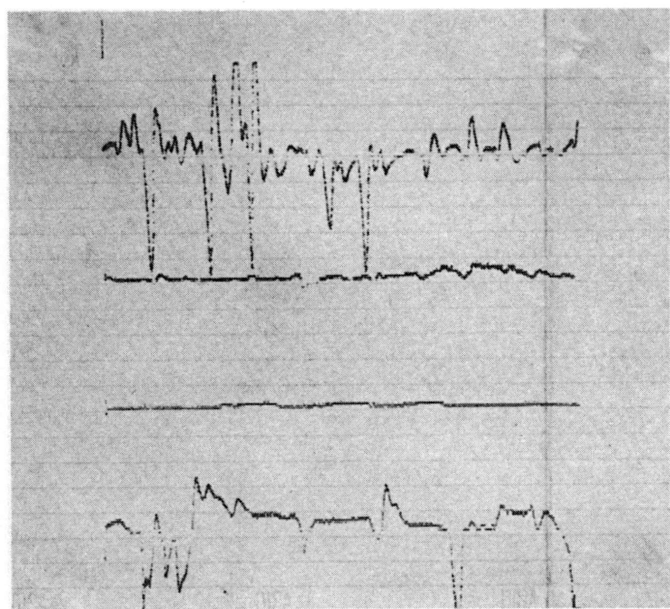

Abb. 1. 5Ojährige Frau, EMG vor Behandlung. Migräne, depressives Syndrom, rechtsbetonte Zervikobrachialgie. Kanal 1 und 2: M. longus capitis re. und li. Kanal 3 und 4: Schulterrand des M. trapezius re. und li.

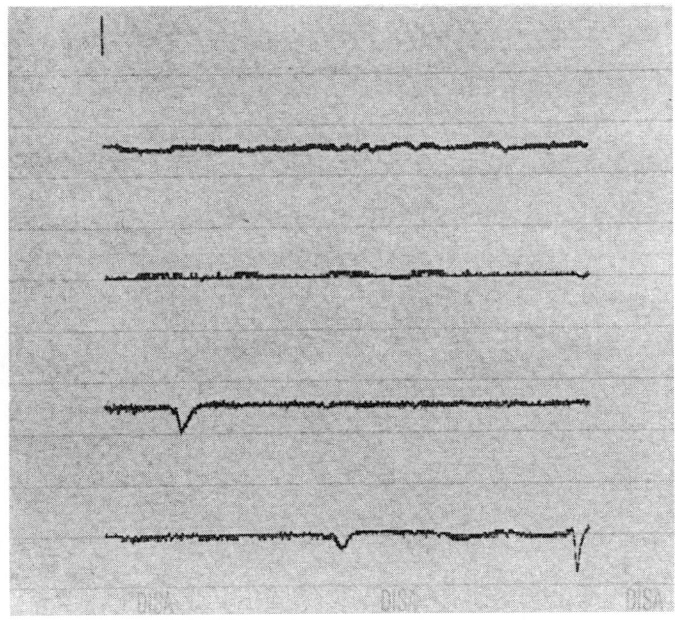

Abb. 2. Gleiche Patientin. Kontrolle nach 6 Behandlungen

874

liegende Rückführung des überhöhten auf einen normalen Muskeltonus
ohne das Eintreten einer vollständigen Relaxation dürfte die Folge
der erheblichen Verluste während des Ionentransportes sein.

Für die genaue Bestimmung der Konzentration am Erfolgsort wären histochemische oder autoradiographische Untersuchungen im Tierversuch erforderlich.

Anhand einiger Beispiele soll die mit klinisch-neurologischen Methoden erfaßbare Wirkung dargestellt werden.

Abbildung 1 und 2 zeigen das EMG bei Ableitung aus dem M. longus capitis und dem Schulterrand des Trapezius bds. vor und nach Behandlung.
Es handelt sich um eine 50jährige Frau mit Migräneattacken seit mehreren Jahren, depressiver Verstimmung und rechtsbetonter Zervikobrachialgie. Kontrolluntersuchung nach 6 Behandlungen.

Abbildung 3 und 4 zeigen das EEG eines 59jährigen Patienten mit Zervikalsyndrom und intermittierenden vertebrobasilären Durchblutungsstörungen vor und nach der Behandlung. Die anfänglich auffälligen
bilateralen Delta-Gruppen sind in der Kontrollableitung nicht mehr zu
sehen; es finden sich jetzt noch in Gruppen auftretende leicht über-
höhte und steilere Potentiale aus dem Theta-Frequenzbereich bds. temporal. Kontroll-EEG nach 6 Behandlungen.

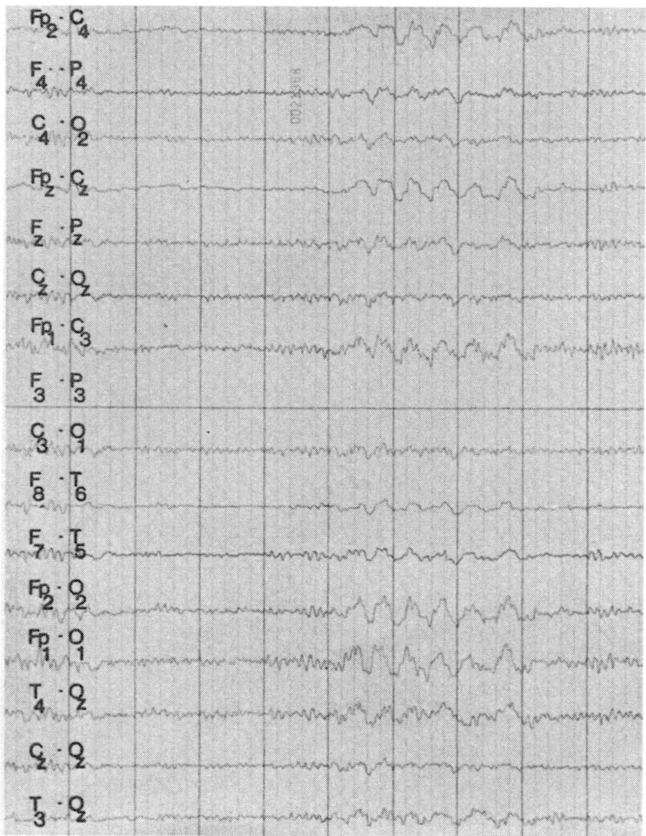

Abb. 3. 59jähriger Mann, EEG
vor Behandlung. Zervikalsyndrom, intermittierende vertebrobasiläre Durchblutungsstörung

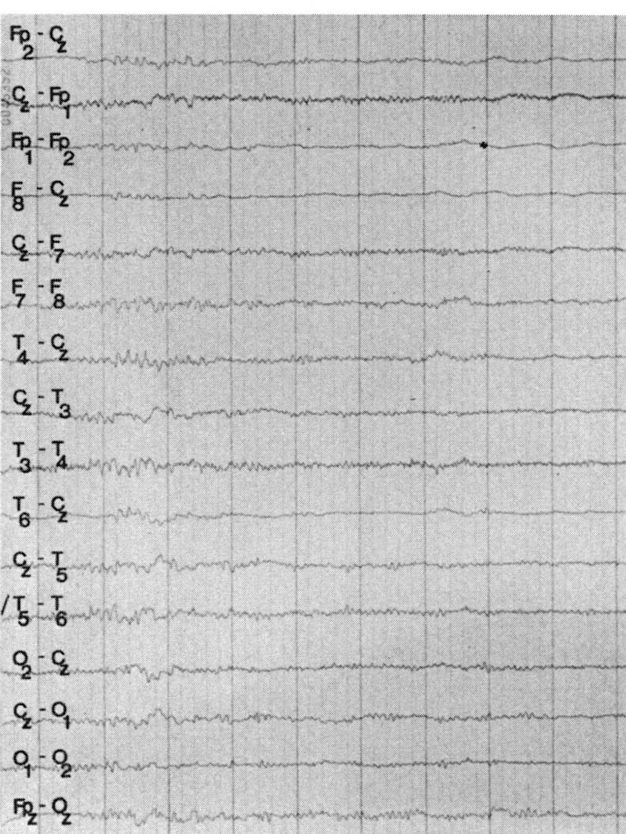

Abb. 4. Gleicher Patient. Kontrolle nach 6 Behandlungen

Abb. 5. 76jähriger Mann, Dopplerkurve der re. A. vertebralis vor und nach Behandlung. Der übrige Dopplerbefund ist regelrecht. Kontrolle nach 14 Behandlungen. Zervikalsyndrom, intermittierende vertebrobasiläre Durchblutungsstörung

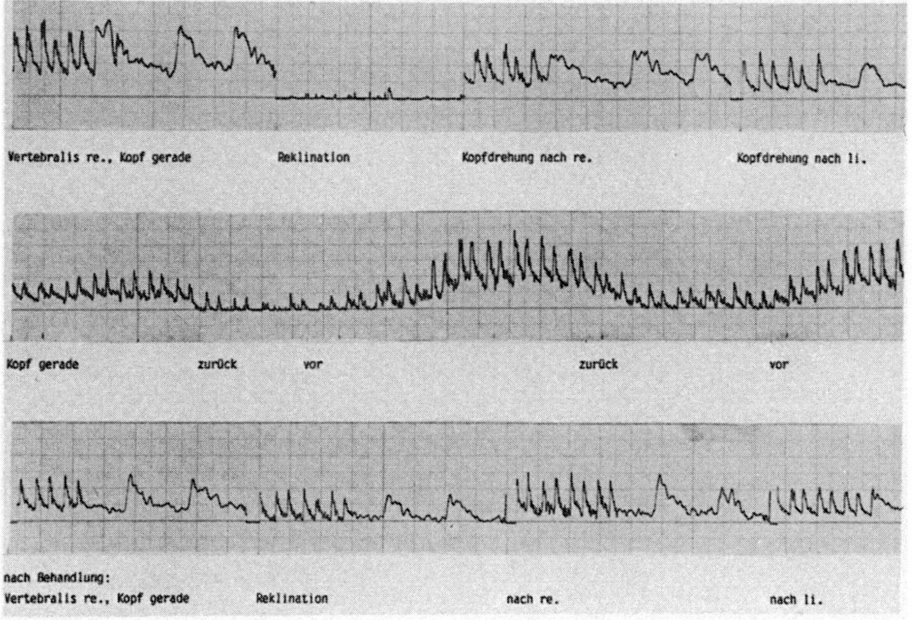

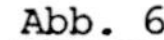
Abb. 6

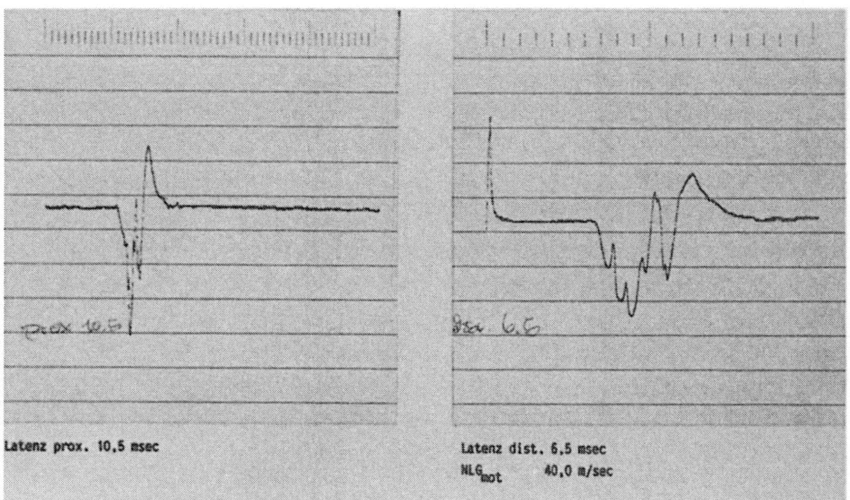

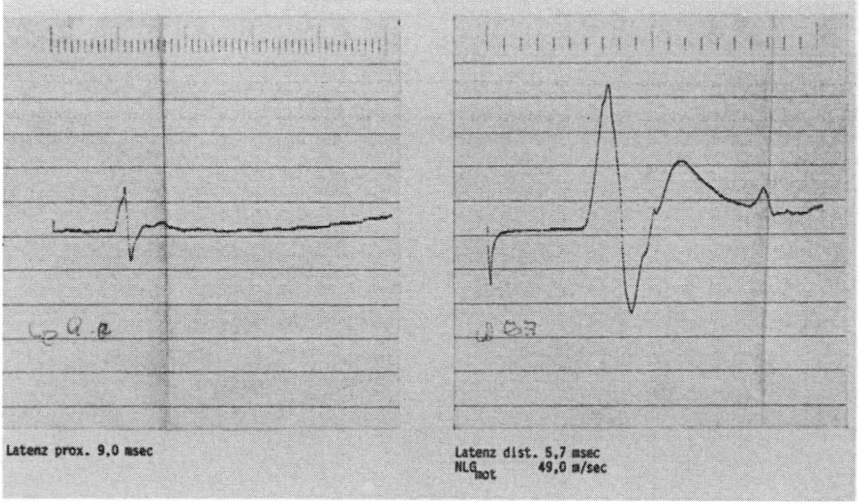
Abb. 7

Abb. 6. 71jährige Frau. EMG vom M. abd. poll. brev. li. vor Behandlung. Agitierte Altersdepression, Zervikobrachialgie li., beginnendes Karpaltunnelsyndrom li.

Abb. 7. Gleiche Patientin, Kontrolle nach 5 Behandlungen

Abbildung 5 zeigt die Dopplerkurve der rechten A. vertebralis eines 76jährigen Mannes mit Zervikalsyndrom und intermittierenden vertebro-basilären Durchblutungsstörungen. Der übrige Dopplerbefund ist regel-recht. Vor Beginn der Behandlung verschwindet das arterielle Signal bei Reklination des Kopfes. Normalisierung des Befundes und Beschwer-defreiheit nach 14 Behandlungen.

Abbildung 6 und 7 zeigen das EMG mit Ableitung vom Abd. poll. brevis li. einer 71jährigen Frau mit agitierter Altersdepression, Zerviko-brachialgie links und beginnendem Karpaltunnelsyndrom li. Zwischen der 1. EMG-Untersuchung und der Kontrolle liegen 5 Behandlungen. Die

distale Latenz ist von 6.5 auf 5.7 msec zurückgegangen, die motorische
NLG von 40 auf 49 m/sec angestiegen.

Diskussion

Es hat den Anschein, daß durch die örtliche Anwendung des Suxametho-
niumchlorids neue therapeutische Möglichkeiten eröffnet werden.

Die zentrale Bedeutung der muskulären Tonuserhöhung als pathophysiologische Dimension wird durch die Möglichkeit ihrer Aufhebung erst sichtbar. Scheinbar weit auseinanderliegende Phänomene zeigen einen engen
Zusammenhang.

Psychogene Momente spielen auf dem Wege über die unwillkürliche Psycho-
motorik in das Funktionsgeschehen ebenso ein, wie sie auch selbst hiervon wieder rückwirkend beeinflußt werden. Kennzeichnend für das subjektive Erleben der Behandlungswirkung ist das Gefühl der Erleichterung,
das von den Patienten immer wieder berichtet wird.

Der Vorzug der hier beschriebenen Methode scheint mir darin zu bestehen,
daß bei einem Minimum an Nebenwirkungen an definierter Stelle und in
erklärbarer Weise der Circulus vitiosus unterbrochen und zum Stillstand
gebracht wird.

Zusammenfassung

Es wird ein Verfahren der Muskelrelaxationsbehandlung durch lokale
Iontophoreseapplikation von Suxamethoniumchlorid beschrieben. Die Anwendung erfolgt am wachen Patienten.

Die unmittelbare und mittelbare Wirkung der Behandlung wird anhand von
Einzelfällen demonstriert. Die Möglichkeiten der Anwendung in der neuropsychiatrischen Therapie werden diskutiert.

Literatur

Ritschl A (1978) Die Succinyl-Iontophorese und ihre Anwendung in der
    Neuropsychiatrie. Techn Med 8, Heft 3
Ritschl A (1982) Iontophorese-Behandlung mit Suxamethoniumchlorid. Eine
    neue Methode der Entspannungstherapie. In: Aktuelles Forum zur 98.
    Wanderversammlung südwestdeutscher Neurologen und Psychiater in
    Baden-Baden 5. und 6. Juni 1982. Psycho, Supplement 1

Unterschiedliche EEG-Aktivität bei Schizophrenen und Gesunden vor und während willkürlicher Fingerbewegungen

K. P. Westphal, B. Grözinger, V. Diekmann, M. M. Frech, J. Nitsch,
C. Andersen, W. Scherb, K. D. Neher und H. H. Kornhuber

Einleitung

Die Schizophrenie wird bisher gewöhnlich spät und bei schleichendem
Beginn und Fehlen produktiv-psychotischer Symptome oft gar nicht erkannt. Eine biologisch fundierte Frühdiagnose aus Minussymptomen ist
deshalb eine dringende Aufgabe; Frühbehandlung wäre wirksamer, weil
sie die Patienten in Familie und Beruf integriert halten und Sekundärschäden vermeiden würde (3). Wir haben kürzlich gefunden, daß man
eine Gruppe schizophrener Patienten von Gesunden auch am EEG unterscheiden kann (2,5,6). Daß dies nicht früher bemerkt worden war, liegt
daran, daß das EEG nur in Ruhe untersucht worden war, obgleich die
Patienten darüber klagen, daß ihnen vor allem Handlungen schwerfallen.
Die von uns gefundenen EEG-Veränderungen bei schizophrenen Patienten
treten nur bei Willkürbewegungen auf und werden nur durch quantitative
Analyse faßbar. Es sind Veränderungen in drei Frequenzbereichen: im
langsamen Bereitschaftspotential (4) vor Willkürbewegungen, im Theta-
band (2) und im Alphaband (5,6). Zur Erfassung dieser Daten war es erforderlich, eine EEG-Analyse zu entwickeln, die auch bei Verwendung
kurzer Kurvenabschnitte (eine Sekunde Dauer) hinreichend genaue Daten
liefert (1). Da diese Zeichen an einer kleinen Serie von 16 schizophrenen Patienten und 15 Kontrollpersonen erhoben worden waren, wurden
jetzt größere Gruppen von Kranken und Gesunden untersucht, um zu prüfen, ob sich diese Befunde bestätigen.

Patienten und Methode

Untersucht wurden 31 neuroleptisch behandelte schizophrene Patienten
(17 paranoid-halluzinatorisch, 10 hebephren, einer kataton, 3 mit Re-
sidualsyndrom) sowie zur Kontrolle 21 nach Alter, Geschlecht und Schul-
bildung angepaßte Gesunde. Außerdem wurden 6 unbehandelte schizophrene
Patienten untersucht. Die Versuchsbedingung bestand in einem willkürlichen schnellen Faustschluß der rechten Hand. Dabei wurde das EEG
bei geschlossenen Augen abgeleitet. Der Bewegungsbeginn wurde elektromyographisch festgehalten. Auf den Bewegungsbeginn bezogen wurde das
Bereitschaftspotential (BP) (4) errechnet. Ferner wurde aus je 1 sec
langen EEG-Segmenten für 3 zeitlich bezüglich der Bewegung verschiedenen EEG-Abschnitte (Ruhe, BP-Abschnitt und Bewegung) mit Hilfe der
Fast Fourier Transformation gemittelte Leistungsdichtespektren errechnet und deren Parameter bestimmt. Einzelheiten der Methode sind in
(1,2,6) beschrieben.

Ergebnisse

Das BP vor dem raschen willkürlichen Faustschluß ist bei den schizophrenen Patienten im Unterschied zu den Gesunden signifikant länger.
Die Spektralanalyse zeigt, daß bei den schizophrenen Patienten die

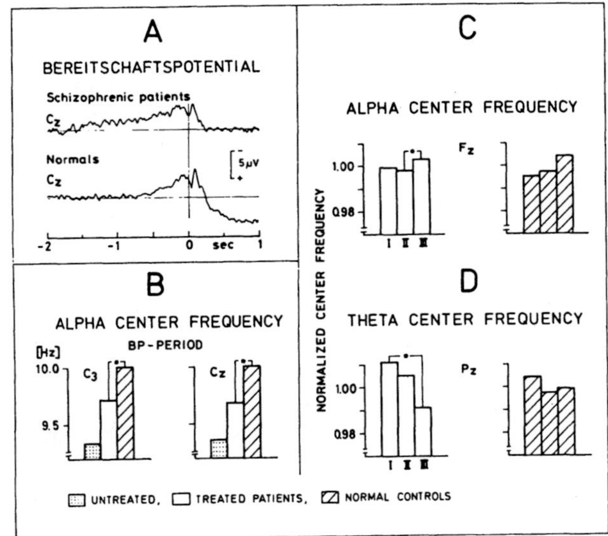

Abb. 1A. Bereitschaftspotential (BP) vor Fingerbewegungen bei schizophrenen Patienten (SP) signifikant länger als bei Gesunden (G). Grand average von 16 SP und 15 G. B: Die Alpha-Schwerpunktsfrequenz (SPF) in dem BP-Abschnitt (letzte Sekunde vor Bewegungsbeginn) ist bei SP (N=31) langsamer als bei G (N=21). Wie die noch langsamere Alpha-SPF bei unbehandelten SP (N=6) zeigt, liegt dies nicht an der Medikation. C: Bei den SP (N=31) wird die Alpha-SPF von dem BP-Abschnitt zum Bewegungsabschnitt signifikant schneller, bei den G (N=21) nicht. D: Die Theta-SPF nimmt vom Ruheabschnitt zum Bewegungsabschnitt bei den SP signifikant ab, bei den G nicht. 1=Ruheabschnitt, 11=BP-Abschnitt, 111=Bewegungsabschnitt. *=p <0.05. Cz, C3, Fz, Pz =Elektrodenpositionen. Theta-SPF nimmt vom Ruheabschnitt zum Bewegungsabschnitt bei den SP signifikant ab, bei den G nicht. 1=Ruheabschnitt, 11=BP-Abschnitt, 111=Bewegungsabschnitt. *=p <0.05. Cz, C3, Fz, Pz =Elektrodenpositionen

Alpha-Schwerpunktsfrequenz während des BP-Abschnitts (letzte Sekunde vor Bewegungsbeginn) niedriger ist als bei den Gesunden (Abb. 1B) und vom BP-Abschnitt zum Bewegungsabschnitt bei den Patienten ein signifikanter Frequenzanstieg erfolgt, der bei den Gesunden nicht gefunden wird (Abb. 1C). Bei den schizophrenen Patienten nimmt die Theta-Schwerpunktsfrequenz vom Ruheabschnitt über den BP-Abschnitt zum Bewegungsabschnitt über den parietalen Elektroden signifikant ab, bei den Gesunden nicht (Abb. 1D). An den frontozentralen Ableitpunkten finden sich derartige Veränderungen über die Abschnitte sowohl bei den Kranken als auch bei den Gesunden. Diese Frequenzveränderung ist bei den schizophrenen Patienten topographisch eindeutig weiter nach parietal ausgedehnt.

Diese Ergebnisse wurden auch bei unbehandelten Patienten gefunden. Sie sind nicht durch Medikamente bedingt. So wurde der Befund, daß die Alpha-Schwerpunktsfrequenz im BP-Abschnitt bei schizophrenen Patienten signifikant langsamer als bei Gesunden ist, auch bei 6 unbehandelten schizophrenen Patienten gefunden. Die Theta-Verlangsamung vom Ruheabschnitt über den BP-Abschnitt zum Bewegungsabschnitt fand sich auch bei den 6 unbehandelten schizophrenen Patienten, die Unterschiede wurden aber wegen der kleinen Zahl nicht signifikant.

Diskussion

Die gefundenen EEG-Veränderungen passen zu charakteristischen Minussymptomen der Schizophrenie. Daß mit Beginn der Willkürbewegung der Alpharhythmus und der Thetarhythmus sich bei schizophrenen Patienten mehr und über ausgedehnteren Hirngebieten ändert als bei Gesunden. paßt dazu, daß es den Schizophrenen mehr Anstrengung kostet, eine Willkürhandlung zu starten. Die längere Dauer des Bereitschaftspotentials bei Schizophrenen paßt zu ihrer Konzentrationsstörung und zur längeren Reaktionszeit (3). Unsere Befunde sind nicht erklärbar durch Unter-

schiede in Alter, Geschlecht oder Bildung. Die neuroleptische Medikation ruft die Unterschiede nicht hervor, sondern tendiert vielmehr
dazu, die Unterschiede zwischen Kranken und Gesunden zu verringern
(Abb. 1B). Man könnte vielleicht vermuten, daß die Biperiden-Medika-
tion, die einige Kranke erhielten, eine Mitursache sein könnte. Wir
haben deshalb Kontrollversuche mit Biperiden an Gesunden durchgeführt. Soweit wir bisher sehen, macht Biperiden nicht jene Veränderungen, die Schizophrene von Gesunden unterscheiden. Die Ergebnisse
in unserer zweiten und größeren, hier vorgestellten Gruppe von Kranken waren nicht ganz so eindeutig wie in der zuvor untersuchten kleineren Gruppe. Die Tendenz der Veränderungen ist aber durchgehend dieselbe.

Zusammenfassung

Die zuvor an einer kleinen Gruppe von schizophrenen Patienten gefundenen EEG-Veränderungen wurden an größeren Gruppen von Schizophrenen
(N = 31) und Gesunden (N = 21) geprüft und bestätigt. Alle diese Veränderungen finden sich nicht im Ruhe-EEG, sondern treten nur bei Willkürbewegungen auf, was dazu paßt, daß diese den Patienten schwerer
fallen als Gesunden. Es fanden sich eine Verlängerung des Bereitschaftspotentials und stärkere Veränderungen der Schwerpunktsfrequen-
zen im Alpha- und Theta-Band mit Bewegungsbeginn. Die Frequenzanalyse
wurde bei EEG-Abschnitten von je 1 sec Dauer ausgeführt. Trotz der
signifikanten Unterschiede der Gruppen ist eine Diagnose im Einzelfall
aus dem EEG bisher nicht möglich.

Literatur

1. Diekmann V (1985) Kurzzeit-Spektral-Analyse von ereignisbezogenen
   EEG-Abschnitten. In diesem Band
2. Grözinger B, Neher KD, Westphal KP, Diekmann V, Kornhuber HH (1984)
   The EEG in schizophrenia. Changes in relation to voluntary movement
   in the theta and delta band. Naturwissenschaften 17:320-321
3. Kornhuber HH (1983) Chemistry, physiology and neurophysiology of
   schizophrenia: towards an earlier diagnosis of schizophrenia I.
   Arch Psychiat Nervenkr 233:415-422
4. Kornhuber HH, Deecke L (1965) Hirnpotentialänderungen bei Willkürbewegungen und passiven Bewegungen des Menschen: Bereitschaftspotential und reafferente Potentiale. Pflügers Arch ges Physiol 284:
   1-17
5. Westphal KP, Neher KD, Grözinger B, Diekmann V, Kornhuber HH (1983)
   Six EEG signs of schizophrenia. VII. World Congress of Psychiatry
   Wien, F101, pp 284
6. Westphal KP, Neher KD, Grözinger B, Diekmann V, Kornhuber HH (in
   press) EEG differences during the Bereitschaftspotential period
   between schizophrenic patients and normal controls: prolonged Bereitschaftspotential, reduced alpha center frequency and other EEG
   signs of schizophrenia. Electroenceph Clin Neurophysiol, Suppl

Kurzzeit-Spektral-Analyse von ereignisbezogenen EEG-Abschnitten

V. Diekmann

Einleitung

Willküraktionen sind begleitet von langsamen Hirnpotentialänderungen
vor (z.B. Bereitschaftspotential (BP)) und während der Aktion, was
sich mit Hilfe von Mittelungstechniken zeigen läßt (z.B. (4)). Wir
fragten uns nun, ob auch das Roh-EEG Veränderungen vor und während
Willküraktionen zeigt im Vergleich zu "Ruhe"-Abschnitten. Wir entwickelten deshalb eine EEG-Analyse für die Beschreibung von EEG-Sequenzen von etwa 1 s Länge. Bisher wurde die Analyse kurzer EEG-Abschnitte gemieden, weil Standard-Analyse-Methoden (z.B. Fourierana-
lysen) ohne besondere Vorkehrungen nicht dafür geeignet sind.

Methodik

Artefaktfreie Abschnitte des EEG's werden digitalisiert und in 1024 ms
lange Abschnitte eingeteilt, für die Analyse einer willkürlichen Fingerbewegung z.B. in einen Vergleichsabschnitt 3,5-2,5 s vor Bewegungsbeginn (definiert durch den Beginn der Myogramm-Aktivität), einen Abschnitt 1 s vor Bewegungsbeginn (BP-Abschnitt) und einen Abschnitt
beginnend mit der Bewegung (Abb. 1, Abschnitte "REST", "BP" und "MOT").
Mit Hilfe der schnellen Fouriertransformation werden jeweils 128 Stichproben umfassende Datensätze vom Zeit- in den Frequenzbereich trans-
formiert und zu jedem Datensatz ein Leistungsdichte-Spektrum (LDS)
berechnet. Die so gewonnenen LDS schwanken stark als Funktion der Frequenz (Abb. 1 SAMPLE SPECTRA). Das "Herausschneiden" von 1024 ms langen
Abschnitten aus dem EEG bedeutet mathematisch die Wichtung des (theoretisch) unendlich langen EEG's mit einer Rechteck-Fenster-Funktion,
die 1024 ms den Wert 1 hat und sonst überall null ist. Dadurch kommt
es zur Überlagerung des theoretischen EEG-Spektrums mit dem Spektrum
des Rechteckfensters (3). Ist das Rechteckfenster, wie in unserem Fall,
sehr klein, so wird das theoretische EEG-Spektrum weitgehend durch
das Fensterspektrum verdeckt. Die Schätzung des wahren EEG-Spektrums
läßt sich durch Glättungsverfahren verbessern. Hierfür bietet sich
in unserem Fall Bartlett's Methode (3) an: Die Spektren von ca. 20-50
Ereignissen werden gemittelt. Das heißt in unserem Beispiel werden die
Spektren aller Vergleichsabschnitte, aller BP-Abschnitte und aller
Bewegungsabschnitte zu je einem gemitteltem LDS zusammengefaßt. Die
gemittelten LDS sind bessere Schätzer des theoretischen EEG-Spektrums,
weil sie nicht mehr von Rechteck-Fenster-Spektren überlagert werden,
sondern von den weniger störenden Spektren einer Dreieck-Fenster-
Funktion (Abb. 1 Smoothed spectra).

Das mit Hilfe der diskreten Fouriertransformation gewonnene, gemittelte LDS besteht aus einer Anzahl diskreter Linien mit den Leistungsdich-
ten (LD) p_i [μV^2/Hz] und den Frequenzen f_i [Hz]. In unserer Analyse
werden die LDS zunächst in die 5 klassischen Frequenzbereiche δ:

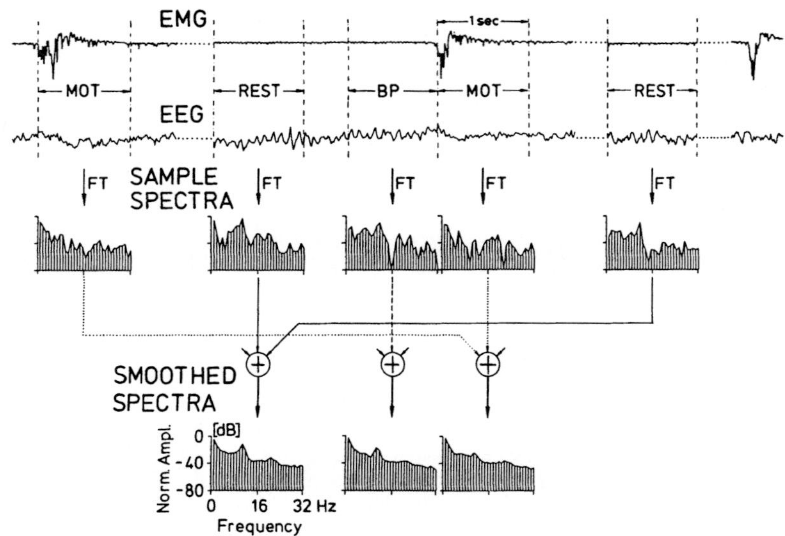

Abb. 1. Ereignisbezogene Leistungsdichte-Spektren (LDS) Beispiel für EEG-Veränderungen vor und während einer Fingerbewegung: Das EEG wird eingeteilt in verschiedene 1 s lange Zeitabschnitte definiert durch ihre zeitliche Lage zum Beginn der Aktivität im Myogramm (EMG): Ruheabschnitte (REST), Bereitschaftspotentialabschnitte (BP) und motorische Aktivitätsabschnitte (MOT). Diskrete Fouriertransformation (FT) der digitalisierten EEG-Abschnitte liefern rohe LDS mit starken, frequenzabhängigen Fluktuationen (SAMPLE SPECTRA). Ereignisbezogene Mitteilung von 20-50 rohen LDS erzeugen je ein geglättetes LDS (SMOOTHED SPECTRA) mit deutlichen Unterschieden zwischen den Abschnitten REST, BP und MOT

(3 Hz, ϑ: 3-7 Hz, α: 7-14 Hz und β: 14-32 Hz eingeteilt. Die Zahl K_x der Linien für die einzelnen Frequenzbereiche und für das Gesamtspektrum hängt von der Wahl der Abtastzeit und der Länge des Analysen-Zeitabschnitts ab. Für jeden Frequenzbereich und für das Gesamtspektrum werden dann 5 sogenannte Momentparameter (MP) berechnet. Die MP ermöglichen, wie im folgenden gezeigt wird, eine quantitative und gleichzeitig bildhafte Beschreibung der LD-Verteilung innerhalb eines Frequenzbandes.

Momentparameter

(a) Moment 0. Ordnung: *mittlere Leistungsdichte* (MLD)

$$P_x: = \sum_i p_i/K_x \quad [\mu V^2/Hz] \quad .$$

Die Summation ist hier und bei allen folgenden MP jeweils über alle Linien innerhalb des Frequenzbandes x auszuführen. Die MLD P_x gibt einen Mittelwert für die LD eines Frequenzbandes an. Im Spektrum läßt sich dies durch ein Rechteck für jedes Frequenzband veranschaulichen (Abb. 2, 1. Zeile).

(b) Moment 1. Ordnung: *Schwerpunktfrequenz* (SF)

$$F_x: = \sum_i p_i f_i/L_x \quad [Hz] \quad , \quad \text{mit} \quad L_x: = \sum_i p_i \quad .$$

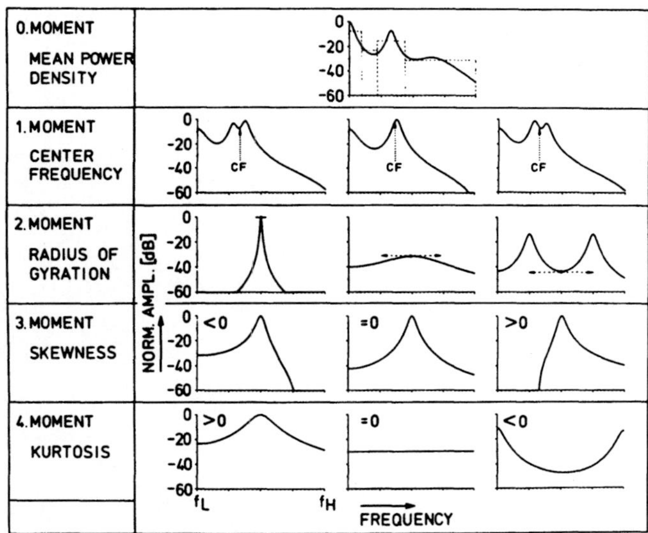

Abb. 2. Moment-Parameter (MP). Die MP beschreiben ein Leistungsdichte-Spektrum (LDS) innerhalb vorgegebener Frequenzbänder (FB) mit Eckfrequenzen f_L und f_H. Der Mittelwert der Leistungsdichte (LD) wird für jedes FB durch die mittlere Leistungsdichte (O. MOMENT, MEAN POWER DENSITY) beschrieben (gestrichelte Rechtecke). Die Schwerpunktfrequenz (1. MOMENT, CENTER FREQUENCY (CF)) gibt den Schwerpunkt der LD-Verteilung innerhalb eines FB an (gepunktete Linien mit Pfeil). Der Trägheitsradius (2. MOMENT, RADIUS OF GYRATION) gibt Informationen über die "Breite" der LD-Verteilung (gestrichelte Linien mit Pfeil). Der Wert der Schiefe (3. MOMENT, SKEWNESS) gibt Aufschluß über die Symmetrie und der Wert des 4. Momentes (KURTOSIS) über die Wölbung der LD-Verteilung innerhalb des FB

Die Schwerpunktfrequenz F_x kennzeichnet die Lage des spektralen Leistungsschwerpunkts. Bei geringfügiger Änderung der Leistungsverteilung innerhalb eines Frequenzbandes ändert sich auch die SF (Abb. 2, 2. Zeile) nur gering und nicht sprunghaft wie z.B. die Frequenz des LD-Maximums.

Bezogen auf die SF des Frequenzbandes werden die folgenden 3 MP bestimmt.

(c) Moment 2. Ordnung: *Trägheitsradius* (TR)

$$R_x: = \sum_i p_i (f_i - F_x)^2 / L_x \quad [Hz] \quad .$$

Der Trägheitsradius R_x bezüglich der SF ist klein (Abb. 2, 3. Zeile, linkes Bild), wenn die LD nahe der SF massiert ist, und ist groß, wenn die LD breit streut oder sich an den Frequenzgrenzen häuft (Abb. 2, 3. Zeile, mittleres und rechtes Bild). Bei eingipfeligen LD-Verteilungen ist der TR ein Maß für die "Breite" des Gipfels.

(d) Moment 3. Ordnung: *Schiefeparameter* (SCH)

$$S_x: = \sum_i p_i (f_i - F_x)^3 / L_x / R_x^3 \quad .$$

Die Schiefe S_x bezüglich der SF ist ein Maß dafür, ob die LD symmetrisch zur SF verteilt ist ($S_x = 0$), für Frequenzen größer als die SF steiler abfällt ($S_x(0)$ oder für Frequenzen kleiner als die SF steiler ist ($S_x)0$) (Abb. 2, 4. Zeile).

(e) Moment 4. Ordnung: *Wölbungsparameter* (WOE)

$$W_x: = \sum_i p_i (f_i - F_x)^4 / L_x / R_x^4 - 3 \quad .$$

Die Wölbung W_x beschreibt, ob die LD-Verteilung bezüglich der SF eben ist ($W_x = 0$), konvex geformt ist ($W_x)0$), oder konkav aussieht ($W_x(0)$) (Abb. 2, 5. Zeile).

Ergebnisse

Mit der oben beschriebenen Technik findet man charakteristische Unterschiede zwischen den verschiedenen EEG-Abschnitten (Abb. 1), die gut durch die MP beschrieben werden. Es liegen Erfahrungen vor aus Untersuchungen mit ca. 150 Normalpersonen und Patienten mit ca. 5000 gemittelten LDS. Für einfache Bewegungen (z.B. des rechten Zeigefingers) haben sich in erster Linie die ersten beiden Momente (MLD und SF) bewährt, sowohl zur Beschreibung von Unterschieden innerhalb einer Versuchspopulation (Unterschiede abhängig vom Zeitpunkt relativ zur Bewegung oder von der topographischen Position der Ableitelektroden) als auch zur Klassifizierung verschiedener Versuchspopulationen (2,5). Bei der Untersuchung komplexer Bewegungsabläufe (z.B. konditionierter Bewegungen) sind auch die höheren Momente (TR, SCH und WOE) von Nutzen, insbesondere der TR. Bei der Anwendung statistischer Methoden auf Populationen von üblicherweise ca. 20 Individuen ergaben sich in der Mehrzahl der Fälle für die MP nicht normale Verteilungen. Es müssen deshalb nichtparametrische Verfahren angewendet werden.

Diskussion

Das ereignisbezogene Mitteln der Spektren hat neben ihrer Glättung einen weiteren Vorteil: Es vermindert die Streuung der LDS, die durch die Variabilität des EEG's hervorgerufen wird und verbessert damit die physiologische Aussagekraft der gemittelten LDS. Kritisch anzumerken ist, daß die jeweiligen MP der einzelnen Frequenzbereiche nicht unabhängig voneinander sind. Z.B. können Veränderungen der α-Aktivität auch die ϑ-SF beeinflussen. Dies liegt zum einen an der Wahl fester Frequenzbandgrenzen und zum anderen an der Art der Berechnung des LDS mit Hilfe der diskreten Fouriertransformation. Die Einteilung in die klassischen Frequenzbereiche ist insbesondere dann nicht optimal, wenn Leistungsschwerpunkte in der Nähe der Bandgrenzen vorkommen (z.B. bei Spektren von Kinder-EEG's). Gut nachvollziehbare Vergleichsmöglichkeiten zwischen verschiedenen statistischen Populationen und die Möglichkeit, Bezug auf Daten aus der Literatur nehmen zu können, haben uns aber bewogen, an starren Frequenzgrenzen festzuhalten. Es ist aber möglich die EEG-Abschnitte durch Modelle zu beschreiben (1), und so die Abhängigkeit der MP von benachbarten Spektralbereichen zu reduzieren. Wir haben in diesem Fall Fourier-LDS benutzt, um große Datenmengen in vertretbarer Zeit analysieren zu können.

Zusammenfassung

Es wird eine EEG-Analyse für die Beschreibung ereignisbezogener EEG-Veränderungen angegeben. Fourier-Leistungsdichte-Spektren von kurzen EEG-Sequenzen werden dabei ereignisbezogen gemittelt und frequenzbandweise durch sogenannte Moment-Parameter quantitativ und anschaulich beschrieben. Für die Beschreibung von Unterschieden bei einfachen Willkürbewegungen z.B. zwischen zwei Versuchspopulationen haben sich die Momente O. und 1. Ordnung bewährt. Bei komplexeren Bewegungsabläufen sind Unterschiede auch in den Momenten 2., 3. und 4. Ordnung für statistische Vergleiche von Bedeutung. Die Methode ist zur Analyse großer Datenmengen geeignet und hat sich praktisch bewährt.

Literatur

1. Diekmann V (1978) Entwicklung einer EEG-Analyse mittels stochastischer Modelle und ihre Anwendung auf die Untersuchung der Abhängigkeit des EEG von Stoffwechselparametern, Dissertation, Universität Ulm
2. Grözinger B, Neher KD, Westphal KP, Diekmann V, Kornhuber HH (1984) The EEG in schizophrenia. Naturwissenschaften 71:320-321
3. Jenkins GM, Watts DG (1968) Spectral analysis and its applications. Holden-Day, San Francisco etc.
4. Kornhuber HH, Deecke L (1965) Hirnpotentialänderungen bei Willkürbewegungen und passiven Bewegungen des Menschen: Bereitschaftspotential und reafferente Potentiale. Pflügers Arch ges Physiol 284: 1-17
5. Reinke WE, Grözinger B, Neher KH, Diekmann V, Westphal KP, Kornhuber HH (in press) Changes of alpha activity preceding and during a voluntary finger movement in children. Electroenceph clin Neurophysiol, suppl

Charakterisierung eines Carbamazepin-Derivates (Oxcarbazepin) und eines Somatostatin-Analogs (SMS 201-995) durch Schlafmuster, EEG-Analyse und Hormonprofil

P. Clarenbach, E. Del Pozo, M. A. Kammerer-Hoch, F. Ries und
H. Cramer

Einleitung

Der Wirkungsnachweis einer zentralaktiven Substanz wird durch psychometrische Tests und EEG-Analysen beim Gesunden sowie klinische Beobachtungen beim Kranken erbracht. Aussagen über den Wirkungsmechanismus
beruhen auf tierexperimentellen und in-vitro Ergebnissen.

Eine Erweiterung des Wirkungsnachweises und eine Annäherung an neuro-
chemische Wirkungsmechanismen stellen die polygraphische Untersuchung
des physiologischen Schlafes und die Messung nächtlicher Hormonspiegel
dar, werden doch mit dem Einschlafen und im Schlaf selbst spontan verschiedene durch das EEG definierte funktionelle Zustände des Gehirns
durchlaufen, die —zumindest im Fall des Tiefschlaf-gebundenen Wachstumshormons (HGH) —von bekannten hypothalamisch-hypophysären Aktivitäten begleitet sind. Änderungen in der Abfolge und Verteilung der
Stadien und in den Profilen der Hormonplasmakonzentrationen erlauben
Rückschlüsse auf die zentrale Wirkung einer Substanz und —unter Berücksichtigung der neuronalen Transmission in der hypothalamischen Eminen-
tia mediana —Aussagen über ihren Wirkungsmechanismus.

Folgende Substanzen wurden untersucht:
Oxcarbazepin (10,11-dihydro-10-oxo-Carbamazepin) ist ein 10-Keto-Deri-
vat des Carbamazepins ähnlicher antikonvulsiver Potenz wie die Muttersubstanz, das jedoch bei rascher und nahezu vollständiger Metabolisierung in die 10,11-dihydro-10-hydroxy Form geringere Nebenwirkungen
zeigt und daher höher dosiert werden kann.

SMS 201-995 (SMS) ist ein von 14 auf 8 Aminosäuren verkürztes Somato-
statin-Analog, das eine 10-60 fach höhere HGH senkende Potenz und 4-30
fach höhere Spezifität (HGH vs. Insulin) als Somatostatin selbst bei
2-3 facher Wirkungsdauer auszeichnet.

Material und Methode

Probanden: 18-33jährige gesunde Männer. n = 8 (Oxcarbazepin) bzw. 6 (SMS)

Substanzen und Dosierungen: Oxcarbazepin (Ciba-Geigy GmbH, Frankfurt)
2 x 300 mg p.o., 16.30 bzw. 22.00 Uhr
SMS 201-995 (Sandoz AG, Basel), 40 µg i.v. per perfus. in 5 Stunden,
Start um 22 Uhr.

Design: 2 Nächte Adaptation an das Schlaflabor;
Kontroll-Nacht: 0.9% NaCl i.v. bzw. Placebo-Tabletten;
Verum-Nacht; Abstand zwischen Kontroll- und Verum-Nacht 1 Woche;
Oxcarbazepin: doppelblind, crossover, randomisiert;
SMS: einfach blind, cross over, randomisiert.

Polygraphie: EEG, EKG, EOG, EMG des M. mentalis; 22.00 bis 6.30 Uhr
Auswertung konventionell nach Rechtschaffen und Kales (7) sowie on-
line durch Normierte Steilheitsdeskriptoren nach Hjorth (4) (Siemens
Quantifizierungssystem 400) des EEG (O1Cz) der konventionell bestimmten Stadien des ersten Schlafzyklus.

Hormone: Blutentnahmen im Abstand von 20 min ohne Störung des Schläfers
über i.v. Katheter und Anschlußsystem aus dem Nebenraum; sofortige
Zentrifugation und Lagerung des Plasmas bei $-20^{\circ}C$; radioimmunologische
Bestimmung von HGH und Prolaktin.

Psychometrie: d2 Test; Konzentrations-Verlaufs-Test; Befindlichkeitsskala.

Statistik: Student t-Test für gepaarte Stichproben.

Ergebnisse

Oxcarbazepin: Weder Latenzen noch Schlafstadienanteile zeigten signifi-
kante Änderungen, auch die Hjorth-Parameter des EEG blieben unverändert
(Tabelle 1). Höchstwert und Gesamtfreisetzung von HGH und Prolaktin
sowie die zeitliche Abfolge der Profile entsprachen den Kontrollen.
Auch in den psychometrischen Tests zeigte sich kein Effekt des 10-Keto-
Carbamazepin Derivates.

Eine psychotrope Wirkung ist somit im Gegensatz zu Carbamazepin selbst
nicht nachweisbar (3), eine Beeinflussung z.B. serotonerger oder dopaminerger hypothalamischer Systeme nicht erkennbar.

Tabelle 1. Parameter der Schlafpolygraphie nach Placebo bzw. 2 x 300 mg Oxcarbazepin
(n = 8). Die Unterschiede sind nicht signifikant

	Kontrolle	Oxcarbazepin
Einschlaflatenz (min)	12.9 ± 11.6	13.6 ± 15.4
Tiefschlaflatenz (min)	15.2 ± 23.5	6.8 ± 3.4
REM-Schlaf-Latenz (min)	111.5 ± 50.4	96.3 ± 36.3
Schlaf-Index (%)	93.0 ± 5.5	94.0 ± 5.6
Stadium Wach (%)	3.8 ± 4.2	2.4 ± 2.1
Stadium 1 (%)	7.2 ± 4.0	6.7 ± 5.0
Stadium 2 (%)	35.3 ± 7.7	34.5 ± 5.4
Stadium 3 + 4 (%)	32.1 ± 7.9	36.0 ± 8.6
Stadium REM (%)	21.6 ± 5.6	20.4 ± 5.5

SMS: Schlafmuster (Latenzen und Stadienanteile) sowie die Normierten
Steilheitsdeskriptoren des EEG waren unverändert; die physiologische
Freisetzung von HGH zu Beginn des Schlafes war hinsichtlich Maximal-
wert (p < 0.05) und Gesamtfreisetzung (p < 0.01) signifikant gemindert
(Abb. 1). Die rechnerische Synchronisierung der HGH-Maxima ergab bei
Werten von 20.9 ± 5.1 bzw. 5.0 ± 2.9 ng/ml eine höchstsignifikante
Suppression (p < 0.001) der HGH-Freisetzung. Die Maximal- bzw. Gesamt-
freisetzung von Prolaktin war durch SMS dagegen nicht signifikant be-
einflußt.

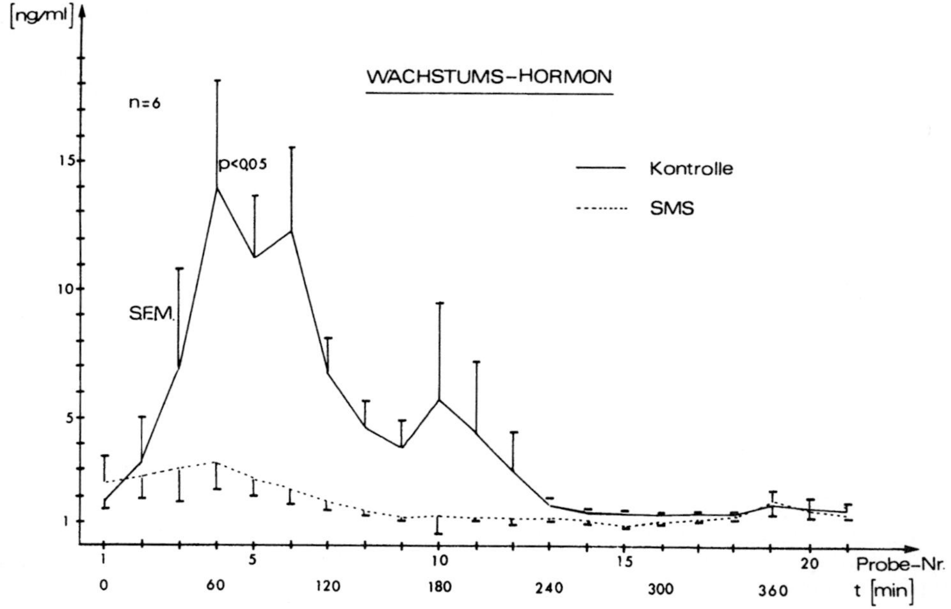

Abb. 1. Wachstumshormon-Plasmakonzentrationen nach 0.9% NaCl bzw. 40 µg SMS 202-995 über 5 Stunden i.v. (n = 6).
Bei dieser Darstellung mit Synchronisierung der Einzelprofile unter Berücksichtigung des Einschlafzeitpunktes unterscheiden sich die Maximalwerte (p < 0.05) und die Gesamtfreisetzung (p < 0.01) signifikant

Diskussion

Beide Substanzen, das Carbamazepin-Derivat ebenso wie das Somatostatin Analog zeigten in den verwendeten Dosen von 600 mg bzw. 40 µg keine Wirkung auf die Kriterien der Schlafpolygraphie oder des im Zeitbereich analysierten EEGs; die Suppression der schlafgebundenen Freisetzung von HGH nach SMS war der einzige signifikante Effekt.

Bei der Beurteilung von Schlafmuster und Hormonprofilen muß deren gegenseitige Abhängigkeit berücksichtigt werden: Der Schlaf hat einen maskierenden, nämlich stimulierenden Effekt auf die zirkadian rhythmische Freisetzung von HGH und Prolaktin (6), der bei HGH intensiver ist und zu einem früheren Peak führt als bei Prolaktin. Eine pathologische Änderung des Schlafmusters wie z.B. beim fragmentierten und an Tiefschlaf armen Schlaf des Narkoleptikers (9) mindert auch die HGH-Freisetzung, während eine weniger ausgeprägte, pharmakologische Minderung des Tiefschlafes durch z.B. Flurazepam (8) die HGH-Freisetzung unbeeinflußt läßt. Änderungen der Hormonspiegel, andererseits, können auch das Schlafmuster stören: So induziert die Gabe von HGH beim Menschen eine Zunahme des REM-Schlafes (5) und die Hemmung der nächtlichen Prolaktinfreisetzung durch z.B. Bromocriptin mindert Tief- und REM-Schlaf (2).

Schließlich sind jedoch auch völlige Dissoziationen von Tiefschlaf und HGH-Freisetzung bekannt, selten aber so signifikant wie im Fall des hier untersuchten SMS: Trotz supprimierter HGH-Freisetzung findet sich ein nach allen gängigen Kriterien normales Schlafmuster, d.h. das hypo-

physäre HGH kann in keiner Weise bei der Regulation des Schlafes beteiligt sein. Neben der fehlenden Psychotropie ist die Spezifität
des Somatostatin-Analogs, d.h. seine Neutralität gegenüber Prolaktin
hervorzuheben.

Oxcarbazepin induzierte in keinem Untersuchungsparameter signifikante
Änderungen und unterschied sich damit von der Muttersubstanz Carbamazepin, die eine okzipitale Zunahme der Amplitude und Abnahme der Frequenz des EEG, eine Verkürzung der Einschlaflatenz und einen steileren
Anstieg des HGH-Profils induziert (3). Vor allem die fehlende, oder
zumindest im Vergleich zu Carbamazepin schwächere Psychotropie des
10-Keto Derivates wurde bereits beschrieben (1) und ist unabhängig
von seiner antikonvulsiven Potenz, deren Erfassung nicht Gegenstand
dieser Studie war.

Zusammengefaßt charakterisieren die vorgelegten Ergebnisse nicht nur
die beiden Substanzen, sondern erlauben auch Aussagen über die Natur
des Schlafes.

Zusammenfassung

Zentral-aktive Substanzen lassen sich beim Gesunden durch EEG-Analyse,
Schlafpolygramm und nächtliche Hormonprofile charakterisieren. Oxcarbazepin, das 10-Keto Derivat des Carbamazepins und das Somatostatin-
Analog SMS 201-995 wurden derart bei 8 bzw. 6 Probanden untersucht.
Das Schlafprogramm wurde konventionell ausgewertet, die Hjorth-Parameter der einzelnen Stadien gemittelt und Wachstumshormon sowie Prolaktin im Plasma des Schläfers bestimmt. SMS 201-995 hemmte signifikant die schlafgebundene Freisetzung des Wachstumshormons ohne die
Prolaktinkonzentration oder die Schlafparameter zu ändern. Oxcarbazepin war ohne signifikante Wirkung auf Schlafmuster, EEG-Hjorth-
Parameter und Hormone.

Literatur

1. Ciba-Geigy GmbH: Persönliche Mitteilung
2. Clarenbach P, Del Pozo E, Brownell J, Heredia E, Spiegel R, Cramer
   H (1980) Characterization of ergot and non-ergot serotonin antagonists by prolactin and growth hormone profiles during wakefulness
   and sleep. Brain Res 202:357-363
3. Clarenbach P, Wachner R, Lucius G, Kanno O, Cramer H (1981) EEG-
   Befunde, neuroendokrinologische und psychometrische Untersuchungen
   zur Carbamazepin-Wirkung. Arch Psychiat Nervenkr 230:197-207
4. Hjorth B (1970) EEG analysis based on time domain properties.
   Electroenceph Clin Neurophysiol 29:306-310
5. Mendelson WB, Slater S, Gold P, Gillin JC (1980) The effect of
   growth hormone administration on human sleep: a dose response
   study. Biol Psychiatry 15:613-618
6. Parker DC, Rossmann LG, Kripke DF, Hershman JM, Gibson W, Davis C,
   Wilson K, Pekary E (1980) Endocrine rhythms across sleep-wake
   cycles in normal young men under basal state conditions. In: Orem
   J, Barnes CD (eds) Physiology in sleep. Academic, New York London
   Toronto Sydney San Francisco, p 145
7. Rechtschaffen A, Kales A (1968) A manual of standardized termin-
   ology, techniques and scoring system for sleep stages of human
   subjects. Brain Information Service, Brain Research Institute,
   Los Angeles

8. Rubin RT, Gouin PR, Arenander AT, Poland RA (1973) Human growth hormone release during sleep following prolonged flurazepam administration. Res Commun Chem Path Pharmacol 6:331-334
9. Takahashi Y, Takahashi K, Higuchi T, Niimi Y, Miyasita A, Ishii Y (1976) Pituitary hormone secretions and narcolepsy. In: Guilleminault Ch, Dement WC, Passouant P (eds) Narcolepsy. Spectrum Publications Inc, New York, p 543

Das Bereitschaftspotential bei unilateraler chronischer Läsion der supplementär-motorischen Area (SMA)

W. J. Heller, W. Lang, M. Hufnagl, L. Deecke und H. H. Kornhuber

Mit Hilfe des Elektroenzephalogramms lassen sich bekanntlich durch Summation und Mittelung vieler Einzelkurven ereignisbezogene Hirnpotentiale darstellen, die mit einer willkürlich initiierten Bewegung korreliert sind. 1978 konnten Deecke und Kornhuber zeigen, daß die SMA vor Willkürbewegungen aktiv ist und zusammen mit dem primären motorischen Kortex einen Hauptgenerator für das sogenannte Bereitschaftspotential darstellt, einer kortikalen Negativierung, die schon 1 sec und mehr vor der Bewegung beginnt.

Es war nun von Interesse, das Bereitschaftspotential bei Patienten mit einseitigen chronischen Läsionen der SMA zu untersuchen und bei diesen die Hirnpotentiale des gesunden gekreuzten Hirn-Hand-Systems mit denen des kranken Systems bei rascher Beugung des Zeigefingers zu vergleichen.

Ausschlaggebend für die Primärauswahl der Patienten war der organische Befund, wie er sich im Computertomogramm zeigte. Unter mehr als 20000 untersuchten Computertomogrammen der Neurologischen Klinik Dietenbronn aus den Jahren 1979-1983 fanden sich 20 geeignete Patienten, von denen 15 erfolgreich am Experiment teilnahmen und 12 schließlich unsere strengen Kriterien isolierter SMA-Läsionen erfüllten.

Die CT-Bilder wurden nochmals in den Computer gesteckt, so daß ein Computerdiagramm der Computertomogramme entstand. Die Läsionen aller Patienten wurden auf 9 axiale Schnittebenen übertragen und gemittelt, Abb. 1 zeigt die Vereinigungsmenge. 8 Patienten hatten die Läsion in der rechten Hemisphäre, 4 in der linken. Die Darstellung erfolgt hier so, daß alle 12 Läsionen rechts eingezeichnet sind. Ähnlich wurde auch mit den Daten verfahren, so daß die Ableitungen für alle 12 Versuchspersonen in die Begriffe krankes System und gesundes System umgewandelt wurden. Die Läsionen waren im Durchschnitt über 4 Jahre alt, es handelte sich dabei z.B. um Anteriorinsulte oder Falxmeningeome nach Operation etc.

Die Patienten waren alle primäre Rechtshänder, beide Hände waren funktionsfähig. 9 Patienten klagten über Konzentrations- und Gedächtnisstörungen, 4 über sensible Jackson-Anfälle und gelegentlichen Kopfschmerz. 2 Patienten hatten eine leichte kontralaterale Hemiparese des Beins, eine Frau war anosmisch. Viele Patienten wirkten allgemein verlangsamt in ihrer Auffassungsgabe, das Erlernen und korrekte Ausführen der Fingerbewegung fiel ihnen sehr schwer. Abbildung 2 zeigt die Versuchsanordnung: Während die Patienten ihren Zeigefinger krümmten, wurden das EEG, EOG, EMG und das Mechanogramm auf Band gespeichert und die artefaktfreien Bewegungen markiert. Anschließend wurden die Daten off-line gemittelt, digitalisiert und im Großrechner weiterverarbeitet.

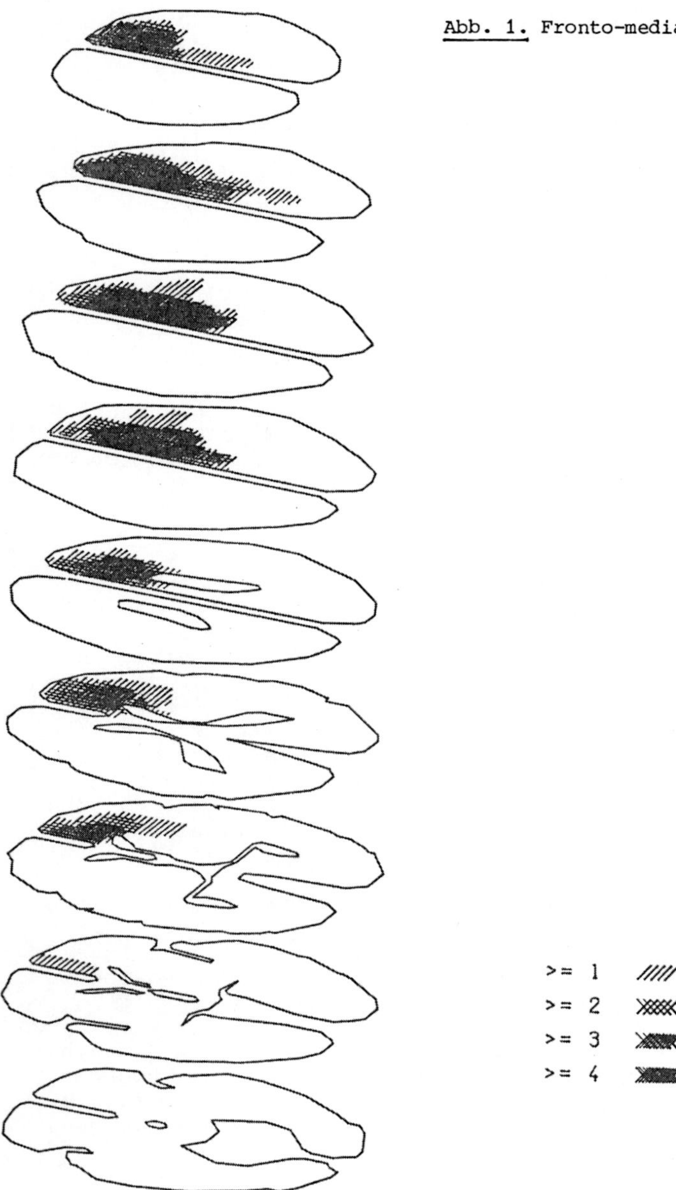

Abb. 1. Fronto-mediale Läsionen P_{1-12}

Es ergaben sich nur geringe, die Signifikanzgrenze nicht erreichende Unterschiede zwischen gesundem und krankem System. In allen Ableitungen fanden sich langsame Potentialänderungen von durchschnittlich 1 sec vor bis 0,6 sec nach Bewegungsbeginn. Über der SMA und dem Vertex waren die Potentiale am größten, die kleinsten Amplituden fanden sich über dem Frontalhirn. Es konnten 2 Potentiale vor und 2 nach Bewegungsbeginn unterschieden werden:

Das Bereitschaftspotential begann im Durchschnitt 0,8 sec vor den Fingerbewegungen der kranken Hand und 0,95 sec vor denen der gesunden Hand (FCz) und ist Ausdruck bewegungsvorbereitender synaptischer Er-

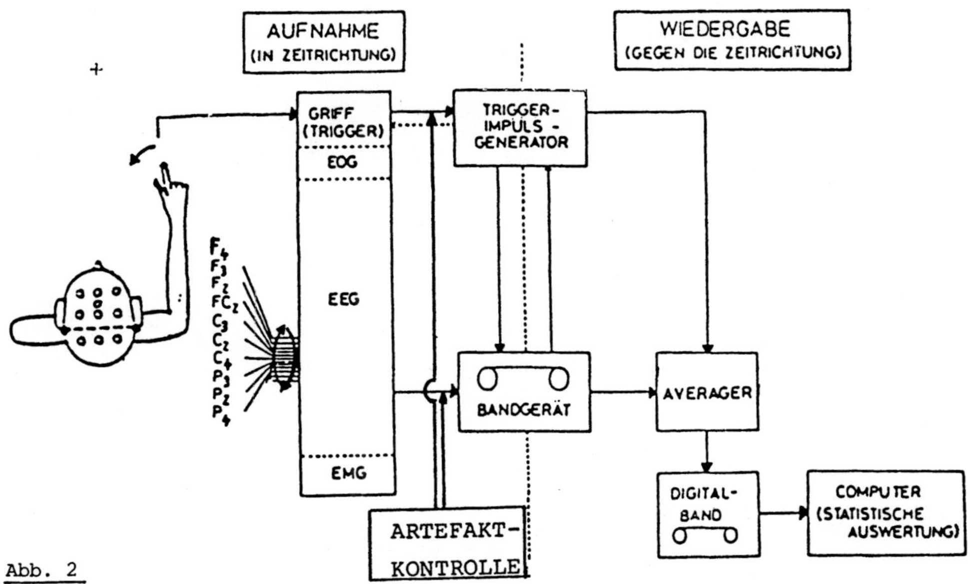

Abb. 2

regung. Das BP war über der kranken Hemisphäre um 0,7 Mikrovolt kleiner und begann auch später.

Präzentral ist das Bereitschaftspotential der jeweils kontralateral
zur bewegenden Hand deutlich negativer. Diese kontralaterale Präpon-
deranz der Negativierung (CPN) beginnt ungefähr 300 msec vor der Bewegung und findet sich vor allen einseitigen Bewegungen. Hier überwog
die CPN des kranken Hand-Hirn-Systems derjenigen des gesunden Systems
beträchtlich. Dies weist auf die größere Mühe bei Tätigkeit der geschädigten Hemisphäre hin.

Potentiale nach Bewegungsbeginn sind wahrscheinlich Ausdruck sensibler
Reafferenzen von Gelenks-, Haut- und Muskelrezeptoren. Mit der bereits
genannten Vorstellung, daß das kranke System mehr Mühe (Effort) auf-
wenden mußte, wäre auch zu erklären, daß die reafferenten Potentiale
bei Bewegung der kranken Hand derjenigen bei Bewegung der gesunden
Hand überwogen.

Der Seitenvergleich der Potentiale zwischen dem gesunden und kranken
Hirn-Hand-System ergab im Wilcoxon-Test für Paardifferenzen keinen signifikanten Unterschied des Bereitschaftspotentials in FC_z über der SMA,
d.h. die bewegungsvorbereitende Negativierung des BPs war bei Tätigkeit des kranken und des gesunden Hirn-Hand-Systems gleich groß.

Zusammenfassung

Aus über 20000 Computertomogrammen wurden einseitige SMA-Läsionen ausgewählt, deren Treffsicherheit durch nochmalige Computerisierung der
Computertomogramme nachgewiesen wurde. Da ferner im randomisierten
Seitenvergleich gearbeitet wurde, war das Design der Studie geradezu
ideal, um etwaige Unterschiede zwischen der Hemisphäre *mit- und* derjenigen *ohne* SMA-Läsion herauszuholen, falls Unterschiede vorhanden
wären.

Da signifikante Unterschiede in den Hirnpotentialen, vor allem im Bereitschaftspotential, aber fehlen, wird gefolgert, daß in Übereinstimmung mit dem klinischen Eindruck einseitige SMA-Ausfälle im chronischen Stadium gut kompensiert sind. Die Kompensation geschieht wahrscheinlich durch die verbliebene SMA der Gegenseite, zumal Hirndurchblutungsmessungen bereits beim Gesunden eine starke bilaterale Aktivierung beider SMA auch vor unilateralen Bewegungen zeigen und bilaterale SMA-Ausfälle unvergleichlich schwerere Folgen haben.

Untersuchungen zur Frage des Kopfnystagmus beim Menschen

W.-U. Weitbrecht, A. Hass und D. Claus

Es ist schon seit Untersuchungen von Barany (1) und Magnus (2) bekannt, daß eine Interaktion zwischen vestibulärem System, Informa-
tionseingang aus den Kopfgelenken und Augenbewegungen sowie den Eigenreflexen und Haltungsreflexen der Extremitäten besteht. Anatomische Untersuchungen —überwiegend an Katzen —haben gezeigt, daß die
Nuclei vestibulares superior und medialis vornehmlich in die Augen-
muskelkerne projezieren, während die Nuclei vestibulares medialis,
lateralis und caudalis nach spinal projezierende Fasern abgeben (7,8).
Dabei ist die Verbindung mit den zervikalen Neuronen am engsten (3).
Schmidt et al. (4-6) beobachteten bei Nadelableitungen aus dem linken
Musculus splenius capitis bei Gesunden und Patienten mit vestibulären
Störungen eine Aktivierung motorischer Einheiten bei rotatorischen
vestibulären Reizen, die nicht mit dem okulären Nystagmus korrelierten und die sie als Kopfnystagmus interpretierten. Die folgende Untersuchung soll ein Beitrag sein zu der Frage, inwieweit die bei vestibulären Reizen nachweisbare Aktivität der Nackenmuskulatur als Kopfnystagmus interpretiert werden kann.

Probanden und Methoden

Die Untersuchung wurde an 20 freiwilligen gesunden Probanden im Alter
von 26,3 +/- 2,1 Jahren durchgeführt (7 weiblich, 13 männlich) mit
Hilfe einer Tönnies Nystagmographie-Einrichtung. Zur Aufzeichnung der
Aktivität der Nackenmuskulatur wurden Oberflächenelektroden über der
Nackenmuskulatur symmetrisch zu den Dornfortsätzen im oberen zervikalen
Drittel angebracht. Die Bewegung der Augen wurde horizontal mit Hilfe
zweier lateral der Orbitae angebrachter Oberflächenelektroden ebenfalls registriert. Gereizt wurde optokinetisch mit einer Winkelgeschwindigkeit von 60 Grad mit dem üblichen Streifenmustergenerator,
rotatorisch vestibulär sinusförmig mit von 0 bis 10 Grad/Sek.^2

Winkelbeschleunigung und kalorisch durch Kaltspülung (27 Grad C) eines
Labyrinthes.

Ergebnisse

Bei optokinetischer und kalorischer Reizung läßt sich keine systematische elektrische Aktivität der Nackenmuskulatur nachweisen. Bei si-
nusförmiger vestibulärer Reizung dagegen stellt sich bei 17 von 20
Versuchspersonen schon bei einer Winkelbeschleunigung von 0,4 Grad/
Sek.^2, noch bevor ein Nystagmus der Augen nachweisbar ist, eine symmetrische Aktivität der Nackenmuskeln dar, die mit den Phasen der
linearen Beschleunigung korreliert. Mit zunehmender Beschleunigung
nehmen Dichte und Amplitude der Muskelaktivitätsimpulse zu und bei
einer Winkelbeschleunigung von mehr als 5 Grad/Sek.^2 ist auch ein
Nystagmus der Augen nachweisbar.

896

Diskussion

Die Untersuchung zeigt, daß bei den meisten Versuchspersonen durch rotatorischen Reiz eine symmetrische Anspannung der Nackenmuskeln nachgewiesen werden kann, während kalorischer und optokinescher Reiz zwar
zu einem Augennystagmus, nicht jedoch zu einem Kopfnystagmus führt.
Auch Schmidt et al. (4-6) fanden bei optokinetischem Reiz durch Strei-
fenmuster keine Muskelaktivität. Sie beschreiben jedoch bei freiem
Blick in den Raum und gleichzeitiger Drehung des Stuhles grobe Kopf-
rucke. Auch sie fanden eine sehr niedrige Schwelle für die Muskelaktivität bei rotatorisch-vestibulärem Reiz (0,6 Grad/Sek.^2), die sie als
Kopfnystagmus interpretierten. In Tierversuchen konnte gezeigt werden,
daß sowohl Reizung der Cupula im horizontalen Bogengang als auch des
Sacculus und Utriculus zu einer Aktivität der Motoneurone der Nacken-
strecker führt. Dabei kommt es bei einer Reizung der Cupula zu einer
Aktivität der Gegenseite, während lineare Beschleunigungen durch Reizung des Utriculus zu einer symmetrischen Aktivierung der Nacken-
strecker ("Streckreflex") führen (8). In unserem Versuch kommt es zu
einer symmetrischen Aktivierung der Nackenmuskulatur, was für eine
utrikuläre und nicht für eine cupuläre Reizantwort spricht. Diese Interpretation wird auch durch die deutlich unterschiedliche Schwelle
der Reizantwort von Nacken- und Augenmuskeln gestützt.

Literatur

1. Barany R (1906) Augenbewegungen durch Thoraxbewegungen ausgelöst.
   Zentralbl Physiol 20:298-302
2. Magnus R (1924) Körperstellung. Springer, Berlin
3. Rapoport S, Susswein A, Uchino Y, Wilson VJ (1977) Properties of
   vestibular neurons projecting to neck segments of the cat spinal
   cord. J Physiol London 268:493-510
4. Schmidt CL, Hellweger H, Schiel U, Pedersen P (1975) Reaktionen
   menschlicher Nackenmuskelfasern bei vestibulären Reizen. Arch
   Oto-Rhino-Laryng 211:231-236
5. Schmidt CL, Stange G (1976) Die Aktivität motorischer Einheiten
   des Musculus splenius capitis bei peripheren vestibulären Läsionen.
   Arch Oto-Rhino-Laryng 214:175-180
6. Schmidt D, Schmidt CL (1978) Optokinetischer und vestibulärer
   Kopfnystagmus: Untersuchungen von Normalpersonen und Patienten
   mit angeborenen und erworbenen Augenbewegungsstörungen. In:
   Kommerell G (Hrsg) Augenbewegungsstörungen - Neurophysiologie und
   Klinik. Bergmann, München 301-305
7. Wilson VJ, Gacek RR, Maeda M, Uchino Y (1977) Saccular and utricu-
   lar input to cat neck motoneurons. J Neurophysiol 40:63-73
8. Wilson VJ, Peterson BW (1978) Peripheral and central substrates
   of vestibulospinal reflexes. Physiol Rev 58:80-105

Möglichkeiten der computer-assistierten Signalerkennung in der Elektromyographie zentralmotorischer Störungen

R. Dengler, W. Wolf, P. Birk und A. Struppler

Glatte Bewegungsabläufe erfordern das geordnete Zusammenspiel einzelner motorischer Einheiten (EME) in den beteiligten Muskeln. Entsprechend
konnten bei Patienten mit zentralen Bewegungsstörungen Veränderungen
des Entladungsmusters von EME mit Hilfe elektromyographischer Techniken nachgewiesen werden (1,4,7). Bislang haben jedoch solche Untersuchungen keine weitere Verbreitung gefunden, da die erhebliche Daten-
fülle eine computer-gestützte Signalerkennung und statistische Aufbe-
reitung erfordert. Der folgende Beitrag soll anhand eigener Ergebnisse
einige Möglichkeiten der Analyse des Entladungsmusters von EME in der
Beurteilung zentralmotorischer Störungen aufzeigen.

Untersuchungsgut

Die Studie umfaßt 5 gesunde Probanden, 5 Patienten mit Parkinsonismus
und 4 Patienten mit choreatischen Störungen.

Methodik

Die Methodik wurde bereits an anderer Stelle beschrieben (2). Es wurden die Entladungen von EME im M. interosseus dorsalis I während
leichter isometrischer Kontraktionen (10-15% der Maximalkraft; visu-
elles Feedback über Diodenreihe) mit Hilfe bipolarer Nadelelektroden
registriert. EMG-Signale und Kraftkurve wurden auf einen Rechner über-
spielt. Die Klassifizierung der Potentiale der registrierten EME erfolgte mit Hilfe eines Rechnerprogramms auf der Basis von Segmentie-
rungs- und Korrelationstechniken (9).

Ergebnisse

1. Analyse der Entladungsfolge von EME
Bei der Entladungsfolge von EME interessiert im wesentlichen ihre Regelmäßigkeit. Diese läßt sich z.B. mit Hilfe von Intervallhistogrammen
beurteilen (Abb. 1A-C), wobei auf der Abszisse die Dauer und auf der
Ordinate die Häufigkeit der einzelnen Entladungsintervalle aufgetragen
wird. Die EME von Gesunden entladen unter isometrischen Bedingungen regelmäßig mit geringen Schwankungen um ein mittleres Intervall entsprechend einer Normalverteilung (Abb. 1A). Die Intervallhistogramme
von Patienten mit Parkinsonismus (Abb. 1B) und choreatischen Störungen
(Abb. 1C) zeigen häufig eine wesentlich breitere Basis sowie eine
schiefe Verteilung bedingt durch das Vorkommen besonders langer (Abb.
1B) bzw. kurzer (Abb. 1C) Intervalle.

Mit Unterstützung der Deutschen Forschungsgemeinschaft

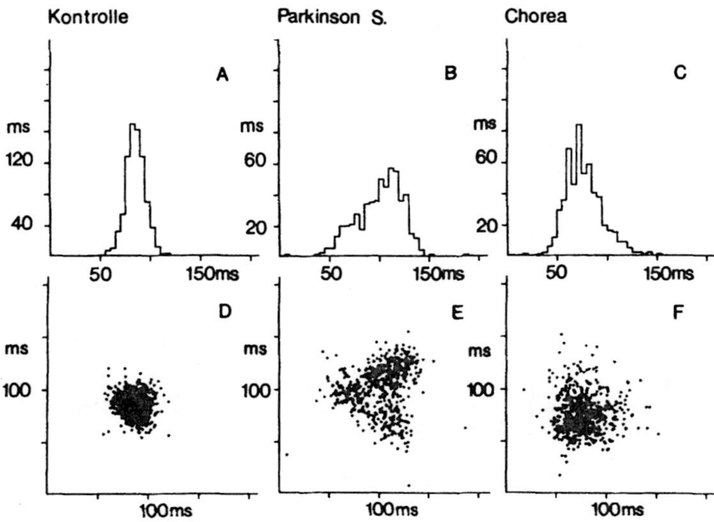

Abb. 1A-C: Intervallhistogramme von EME berechnet aus der Entladungsfolge während leichter isometrischer Kontraktion des M. interosseus dorsalis I. Abszisse: Intervalldauer (ms); Ordinate: Häufigkeit der einzelnen Intervalle. D-F: Zugehörige Verbundintervallhistogramme; Abszisse und Ordinate: benachbarte Intervalle (ms)

Mit Hilfe von Verbundintervallhistogrammen (Abb. 1D-F) können jeweils zwei benachbarte Entladungsintervalle zueinander in Beziehung gesetzt werden. Für jede Entladung einer EME wird das vorhergehende Intervall auf der Abszisse, das nachfolgende auf der Ordinate aufgetragen. Bei Gesunden resultiert eine Punkteschar innerhalb eines kleinen, kreisförmigen Areals, da benachbarte Intervalle etwa gleich lang sind (Abb. 1D). Dreiecksförmige Verbundintervallhistogramme bei Patienten mit Parkinsonismus zeigen an, daß neben gleichlangen Nachbarintervallen häufig die Relation "kurz-lang"bzw. "lang-kurz" auftritt (Abb. 1E). Bei choreatischen Störungen finden sich nicht selten völlig irreguläre Muster (Abb. 1F).

In Übereinstimmung mit anderen Autoren (4) läßt sich sagen, daß die oben beschriebenen Veränderungen nur bei etwa der Hälfte der untersuchten EME erkennbar werden und deshalb stets mehrere EME analysiert werden müssen.

2. Korrelation der Entladungen mehrerer EME
Die eingangs beschriebene Methodik erlaubt zumeist, mehrere (2-5) simultan aktive EME zu verfolgen und über den Rechner zu sortieren. Somit wird es möglich,das Zusammenspiel von EME, z.B. durch paarweise Korrelation, zu studieren.

Es ist bekannt, daß auch EME von Gesunden häufig eine leichte Tendenz zur Synchronisation aufweisen (2,3,8). Eine wesentlich stärkere Synchronisation ist nun charakteristisch für den Parkinsonismus, die sich in unserem Patientengut auch bei den beiden Patienten ohne manifesten Tremor nachweisen ließ. Erkennbar wird dies in Korrelogrammen, bei denen auf der Abszisse die relative Intervalldauer zwischen zwei EME und auf der Ordinate ihre Häufigkeit aufgetragen wird (Abb. 2A). Der Gipfel über dem "O-Intervall" signalisiert eine starke Synchronisation, wobei aus den Nachbargipfeln eine Rhythmizität von etwa 7/s abzulesen ist. Dieser Typ von Synchronisation beruht vermutlich auf der Synchronisierung von Interneuronen (5,6).

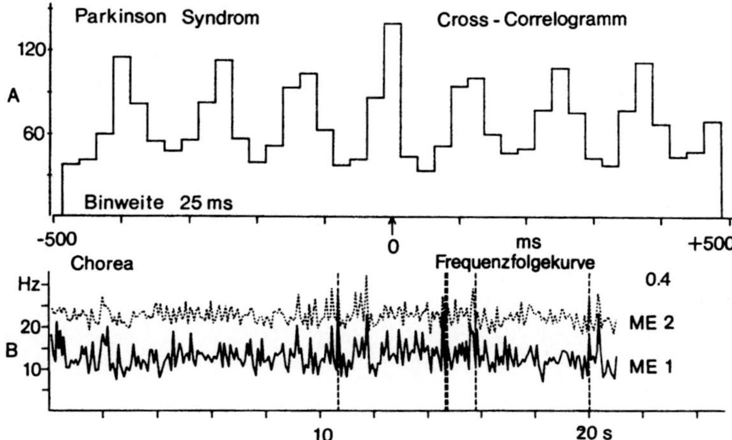

Abb. 2A: Correlogramm errechnet aus den relativen Entladungsintervallen zwischen
zwei simultan registrierten EME. Abszisse: relative Intervalldauer (ms); Ordinate:
Häufigkeit der einzelnen relativen Intervalle. B: Frequenzfolgekurven von zwei
simultan registrierten EME über ca. 20 s. Abszisse: Zeit (s); Ordinate: Frequenz
(Hz); die punktierte Kurve ist um 10 Hz angehoben. Die senkrechten Linien markieren
Entladungssynchronien, denen Frequenzsprünge beider EME von mehr als 40% (0.4) der
mittleren Frequenz vorhergehen

Bei Patienten mit choreatischen Störungen findet sich keine stärkere
Synchronisationstendenz als bei Gesunden. Es zeigt sich jedoch, daß
den synchronen Entladungen häufig erhebliche Frequenzsprünge beider
EME von mehr als 40% der mittleren Entladungsfrequenz vorhergehen.
Bei Gesunden sowie bei Patienten mit Parkinsonismus wird dies allenfalls ausnahmsweise gesehen. Die vertikalen Linien in Abb. 2B kreuzen
die Frequenzfolgekurven von 2 EME eines Choreatikers an den Zeitpunkten, wo Synchronien aus Frequenzsprüngen von mehr als 40% des Mittelwertes resultieren.

Diskussion

Das Entladungsmuster von EME sowie ihre Interaktion ist bei Patienten
mit zentralen Bewegungsstörungen häufig in charakteristischer Weise
verändert. Die Untersuchung dieser Veränderungen war bislang nur von
theoretisch-experimentellem Interesse, da sie an den Einsatz von Com-
putertechniken gebunden ist. Mit der zunehmenden Verbreitung von La-
borrechnern sowie Standardisierung von Rechenprogrammen, könnte ihnen
jedoch bald eine klinische Bedeutung zukommen, z.B. in der quantitativen Beurteilung sowie in der Verlaufs- und Therapiekontrolle. Weitere Studien mit dem Ziel, diagnostisch verwertbare Muster für die
verschiedenen zentralmotorischen Erkrankungen herauszuarbeiten, erscheinen lohnend.

Literatur

1. Dengler R, Birk P, Wolf W, Strupper A (1984) Temporal relations of
   simultaneously active motor units: a study in normal subjects and
   patients with central motor disorders. Neurology 34:361
2. Dengler R, Wolf W, Birk P, Struppler A (1984) Synchronous discharges
   in pairs of steadily firing motor units tend to form clusters.
   Neurosci Letters 47:167-172

3. Dietz V, Bischofsberger E, Wita C, Freund HJ (1976) Correlation between discharges of two simultaneously recorded motor units and physiological tremor. Electroenceph clin Neurophysiol 40:97-105
4. Freund HJ (1983) Motor unit and muscle activity in voluntary motor control. Physiol Rev 63:387-436
5. Freund HJ, Wita C (1971) Computeranalyse des Intervallmusters einzelner motorischer Einheiten bei Gesunden und Patienten mit supraspinalen Störungen. Arch Psychiat Nervenkr 214:56-71
6. Kirkwood PA, Sears TA, Tuck DL, Westgaard RH (1982) Variations in the time course of the synchronization of intercostal motoneurons in the cat. J Physiol 327:105-135
7. Rosenfalck A, Andreassen S (1980) Impaired regulation of force and firing pattern of single motor units in patients with spasticity. J Neurol Neurosurg Psychiat 43:907-916
8. Sears TA, Stagg D (1976) Short-term synchronization of intercostal motoneurone activity. J Physiol 263:357-381
9. Wolf W, Dengler R (1982) Detection and classification of single motor unit potentials in EMG recordings - a preliminary report. Proceedings, 6th international conference on pattern recognition. Computer society press 2, 1195

Horizontale Sakkaden bei Gesunden und Diabetikern – Ein Vergleich mit der Bestimmung der Nervenleitgeschwindigkeit

M. Hirschberg, M. Hesseling, I. Husstedt, B. Hofferberth und
G.G. Brune

Einleitung

Diabetes ist eine chronische Erkrankung, die mit pathologischen Veränderungen des peripheren Nervensystems einhergehen kann. Die Häufigkeit der diabetischen Polyneuropathie wird in der Literatur je nach
untersuchtem Kollektiv und angewandten elektrophysiologischen Untersuchungsverfahren zwischen 2% und 90% angegeben (1,2,9). Eine Studie
aus der jüngeren Vergangenheit gibt die mittlere Häufigkeit der diabetischen Polyneuropathie mit 19.1% an (4).

Pathologische Veränderungen der sensiblen Nervenleitgeschwindigkeit
sind ein frühes Zeichen eines diabetischen Nervenschadens (3). Es ist
allgemein anerkannt, daß dies der empfindlichste Indikator einer subklinischen Neuropathie ist (5). Studien der Nervenleitgeschwindigkeiten von Diabetikern haben gezeigt, daß die motorische Nervenleitgeschwindigkeit von Patienten, die keine Symptome oder Zeichen einer
Neuropathie aufwiesen, verlängert sein kann (6,8).

Auch die Hirnnervenfunktionen können bei Diabetikern geschädigt sein.
Der am häufigsten befallene Hirnnerv ist der Nervus oculomotorius. Es
kann deshalb erwartet werden, daß quantitative Analysen der Augenbewegungen Aufschluß über klinisch nicht beobachtbare Augenbewegungsstörungen beim Diabetes mellitus geben können.

Diese Untersuchung sollte klären, inwieweit horizontale sakkadische
Augenbewegungen bei Diabetikern im Vergleich zu einem Normalkollektiv
verändert sind. Außerdem sollten an vorläufigen Einzelbeobachtungen
Sakkaden und Nervenleitgeschwindigkeiten von Diabetikern verglichen
werden.

Material und Methode

Untersucht wurde ein Normalkollektiv von 30 gesunden Personen mit 15
männlichen und 15 weiblichen Probanden, deren Durchschnittsalter 38
Jahre betrug. Die Gruppe der Diabetespatienten bestand aus 21 Patienten, 11 weiblichen und 10 männlichen, deren Durchschnittsalter 56 Jahre betrug. Sie litten an einem Diabetes Typ II, der durch Diät, orale
Antidiabetika oder Insulin laborchemisch gut eingestellt war. Alle
Probanden waren laut Anamnese und klinischem Untersuchungsbefund frei
von Erkrankungen, die die Elektrookulographie-Untersuchung (EOG) beeinträchtigen könnten. Die Sehschärfe jedes Probanden betrug nach Korrektur wenigstens 20/30. Medikamente mit möglichem Einfluß auf sakkadische Augenbewegungen wurden spätestens 48 Stunden vor der Untersuchung abgesetzt.

Untersucht wurden mittels EOG quantitativ horizontale Sakkaden auf
Latenz, maximale Winkelgeschwindigkeit und Dauer. Die horizontalen
Ableitungen wurden binokulär vorgenommen mit zwei Paar Klebeelektroden für jedes Auge, die in Höhe der inneren und äußeren Kanthi befestigt wurden. Die Untersuchung umfaßte jeweils fünf Blicksprünge
von 20 Grad nach rechts und nach links. Die Versuchsperson fixierte
dazu alternierend zwei computergesteuerte Lichtquellen. Die einzelnen
Blicksprünge wurden in einem zeitlichen Abstand von zwei Sekunden
ausgeführt. Nach DC-Verstärkung wurden die Signale über einen Analog-
Digital-Wandler mit einer Abtastrate von 100 pro Sekunde digitalisiert
und einer Datenverarbeitungsanlage zugeführt. Die weitere Auswertung
erfolgte halbautomatisch durch ein von uns entwickeltes Programm.
Insgesamt wurden pro Sakkadenparameter und Proband mindestens 10
Messungen durchgeführt, die anschließend gemittelt und statistisch
weiterverarbeitet wurden.

Die motorische Nervenleitgeschwindigkeit der Nervi peronaei und medianus sowie die sensible Nervenleitgeschwindigkeit des Nervus suralis
wurden für jeden Diabetespatienten bestimmt. Die altersabhängigen
Normwerte wurden einem Referenzwerk entnommen (7).

Ergebnisse

Für das Normalkollektiv' ergaben sich folgende Resultate der Messungen:
Die mittlere Latenz der binokulären Sakkaden von 30 Probanden betrug
231 Millisekunden mit einer Standardabweichung von 30, die mittlere
Sakkadendauer 72 Millisekunden bei einer Standardabweichung von 18.
Die an 30 Normalpersonen gemittelte maximale Winkelgeschwindigkeit
betrug 479 Grad pro Sekunde, die Standardabweichung betrug 64. Im
Vergleich zu den Normalwerten zeigten die Diabetespatienten eine Ver-
längerung der mittleren Sakkadenlatenzen auf 281 Millisekunden bei
einer Standardabweichung von 62, eine im Durchschnitt verminderte
Dauer auf 61 Millisekunden und eine leicht erhöhte mittlere maximale
Winkelgeschwindigkeit auf 500 Grad pro Sekunde bei einer Standardab-
weichung von 43. Diese Mittelwerte wurden an einem Kollektiv von 21
Diabetespatienten erhoben (Abb. 1).

	NORMAL	DIABETES
LATENZ in ms	231,2 ±30	281,9 ±62
DAUER in ms	72,5 ± 18	61,2 ± 7
GESCHW. in °/sec	479,9 ± 64	500,8 ± 43

Abb. 1. Vergleich der gemittelten Messergeb-nisse und Standardab-weichungen von je min-destens zehn horizontalen Sakkaden für Normalper-sonen (n = 30) und Dia-betiker (n = 21)

Der statistische Vergleich der an Normalpersonen und Diabetikern erhobenen Mittelwerte ergab keine statistisch signifikanten Unterschiede der drei gemessenen Parameter.

	ALTER	GESCHL.	NLG BEFUND	LATENZ in ms	DAUER in ms	GESCHW. in °/sec
P_1	68 J.	m.	verl.	363	61	500
P_2	64 J.	w.	verl.	306	68	472
P_3	67 J.	w.	verl.	293	68	476
P_4	59 J.	w.	o.B.	405	62	450
P_5	58 J.	m.	o.B.	308	64	509
P_6	63 J.	w.	o.B.	281	52	529

<u>Abb. 2.</u> Gemittelte Messergebnisse der drei Sakkadenparameter Latenz, Dauer und maximale Winkelgeschwindigkeit für je drei Diabetiker mit verlängerten und normalen Nervenleitgeschwindigkeiten

Um festzustellen, ob Verlängerungen der Nervenleitgeschwindigkeiten mit Latenzverlängerungen der Sakkaden und umgekehrt einhergehen, wurden drei Diabetespatienten mit verlängerten Nervenleitgeschwindigkeiten der Nervi medianus, peronaeus und suralis und drei mit normalen Nervenleitgeschwindigkeiten aus dem Gesamtkollektiv herausgegriffen. Die Abb. 2 zeigt Alter, Geschlecht, NLG-Befund und Sakkadenparameter dieser sechs Patienten. Es läßt sich als vorläufiges Ergebnis festhalten, daß die Latenzwerte der Patienten mit deutlich verlängerter motorischer und sensibler Nervenleitgeschwindigkeit im Vergleich zum Normalkollektiv als verlängert zu bezeichnen sind. Maximale Winkelgeschwindigkeit und Dauer der Sakkaden weisen im Vergleich zu den Normalpersonen keine Veränderungen auf. Für die drei Diabetespatienten mit normalen motorischen und sensiblen Nervenleitgeschwindigkeiten fanden wir ebenfalls verlängerte Sakkadenlatenzen, keine Veränderungen von Dauer und maximaler Geschwindigkeit der Sakkaden.

Diskussion

Unsere Ergebnisse, die zusammenfassend eine Tendenz zu verlängerten Sakkadenlatenzen bei Diabetespatienten im Vergleich zur Kontrollgruppe zeigen, weisen daraufhin, daß Diabetes einen subklinischen Effekt auf Augenbewegungen haben kann. Offensichtlich kann dieses System durch die diabetische Erkrankung schon geschädigt sein, wenn die motorische und sensible Nervenleitgeschwindigkeit noch intakt sind. Die breite Streuung der Meßergebnisse im Normal- wie im Patientengut scheint aber den Aussagewert der Sakkaden-Messungen beim einzelnen Diabetiker, etwa zur diagnostischen Abklärung oder Frühdiagnose einer diabetischen Neuropathie, erheblich einzuschränken. Möglicherweise ließen sich durch eine größere Zahl von Diabetespatienten und Kontrollpersonen signifikante Unterschiede der drei Sakkadenparameter Latenz, Dauer und maximale Winkelgeschwindigkeit herausfinden, so daß diese Untersuchungstechnik zu einem zusätzlichen diagnostischen Instrument, neben der bewährten Methode der Messung der Nervenleitgeschwindigkeiten, bei der Suche klinisch stummer Veränderungen im Rahmen der diabetischen Neuropathien werden könnte.

904

Zusammenfassung

Computerunterstützt wurden horizontale sakkadische Augenbewegungen
von Normalpersonen (n = 30) mit denen eines Diabetikerkollektivs
(n = 21) hinsichtlich Latenz, Dauer und maximaler Winkelgeschwindigkeit verglichen. Auffällig war eine Tendenz zur Verlängerung der
Sakkadenlatenzen der Diabetiker, sonst zeigten die drei Parameter
keine statistisch signifikanten Unterschiede.

Verzögerte Sakkadenlatenzen wiesen je drei Diabetiker mit pathologischen und normalen Nervenleitgeschwindigkeiten auf.

Literatur

1. Buschmann G, Fritze E, Marsch A (1958) Verlaufsbeobachtung bei 1500
   Diabetikern. Dtsch med Wschr 83:1284
2. Collens WS, Rabiner AM, Zilinsky JD, Boas LC, Greenwald JJ (1950)
   The treatment of peripheral neuropathy in diabetes mellitus. Amer
   J med Sci 219:482
3. Downie AW, Newell DJ (1961) Sensory nerve conduction in patients
   with diabetes mellitus and controls. Neurology (Minneap) 11:876
4. Fischer W, Reichel G, Rabending G (1981) Die diabetische Polyneuropathie. In: Seidel K (Hrsg) Beiträge zur klinischen Neurologie und
   Psychiatrie. VEB Thieme, Leipzig
5. Lamontagne A, Buchthal F (1970) Electrophysiological studies in diabetic neuropathy. J Neurol Neurosurg Psychiat 33:442
6. Lawrence DG, Locke S (1961) Motor nerve conduction velocity in
   diabetes. Arch Neurol 5:483
7. Ludin HP (1981) Praktische Elektromyographie, 2. Aufl. Enke, Stuttgart
8. Skillman TG, Johnson EW, Hamwi GJ, Driskill HJ (1961) Motor nerve
   conduction velocity in diabetes mellitus. Diabetes 10:46
9. Yamagata S, Yamauchi Y (1967) Diabetic neuropathy and myopathy.
   Proc VI Congr int Diab Fed: 649

Störung der Exkretion von Hautoberflächenlipiden beim Parkinsonsyndrom

H. Baas und P.-A. Fischer

Einleitung

Neben anderen Vegetativstörungen sind beim Parkinsonsyndrom Störungen
der Exkretion der Hautoberflächenlipide (HOL) aufgrund klinischer Beobachtungen seit langem bekannt. Exakte Untersuchungen wurden jedoch
nur vereinzelt, überwiegend an kleinen Patientengruppen mit z.T. nicht
vergleichbarer Technik durchgeführt (4,6). Wir konnten bereits früher
an einem kleinen Parkinsonkollektiv eine gegenüber einer Kontrollgruppe
erhöhte HOL-Exkretionsrate zeigen und die Störung auch beim Hemipar-
kinsonsyndrom bilateral nachweisen (1). In der vorliegenden Untersuchung haben wir unsere früheren Ergebnisse an einem größeren Patientengut überprüft und anhand dessen versucht, das Ausmaß der Störung
mit Einzelsymptomen zu korrelieren.

Material und Methodik

49 Parkinsonpatienten und 32 Patienten mit anderen neurologischen Erkrankungen, die bezüglich Geschlecht, Alter und allgemeiner Krankheits-
schwere keine signifikanten Unterschiede aufwiesen, wurden untersucht.
Die klinische Symptomatik wurde anhand der Webster-Scale protokolliert.
Die HOL wurden nach der von uns bereits früher ausführlich beschrie-
benen Methode in Anlehnung an die Extraktionsmethode von Herrmann und
Prose (1) gewonnen und gravimetrisch bestimmt. Bei 9 unbehandelten
Parkinsonpatienten wurden HOL-Exkretionsrate und klinisches Syndrom
sowohl vor Therapiebeginn als auch nach medikamentös befriedigender
Einstellung untersucht.

Ergebnisse

In Übereinstimmung mit unseren früheren Resultaten war der Mittelwert
der Lipidexkretionsrate bei Parkinsonpatienten mit 6,54 mg/1.000 mm^2
gegenüber 3,67 mg/1.000 mm^2 bei den Kontrollpatienten hochsignifikant
erhöht und lag deutlich im hyperseborrhoischen Bereich. Nach Aufglie-
derung in Geschlechter fanden sich in beiden Kollektiven bei Männern
deutlich höhere Werte als bei Frauen. Die Werte waren mit 8.46 mg gegenüber 5,29 mg/1.000 mm^2 sowohl bei männlichen als auch mit 3,77 mg
gegenüber 2,05 mg/1.000 mm^2 bei weiblichen Parkinsonpatienten signifikant höher als in der Kontrollgruppe. Bei weiblichen Parkinsonpatienten war die HOL-Exkretionsrate jedoch immer noch niedriger als bei
männlichen Kontrollpersonen, in sämtlichen Kollektiven wiesen die Einzelwerte eine relativ starke Streuung auf. Extrem hohe Werte deutlich
über 10 mg/1.000 mm^2 wurden nur bei männlichen Parkinsonpatienten gemessen, aber auch sehr niedrige Werte von unter 1 mg/1.000 mm^2 fanden
sich in Einzelfällen bei Parkinsonpatienten. Die gemessenen Werte
korrelierten linear hochsignifikant mit dem Grad der klinischen Be-

Tabelle 1. HOL-Exkretion/24 Std. bei Parkinsonpatienten und Kontrollgruppe sowie Korrelationen zur Krankheitsschwere und Kardinalsymptomen

	n	$\bar{x}$	s	t/r	p	
Parkinsonpatienten	49	6,54	1,72	3,73	0,001	
Kontrollgruppe (Gesamtkollektiv)	32	3,67	2,78			
Parkinsonpatienten	29	8,46	3,13	3,37	0,002	
Kontrollgruppe	26	5,29	2,78			
Parkinsonpatienten	20	3,77	2,63	2,28	0,01	
Kontrollgruppe	16	2,05	1,62			
Websterscore	49	14,78	4,75	0,47	0,001	
Akinese	49	2,02	0,72	0,26	0,10	0,05
Rigor	49	1,45	0,68	0,25	0,10	0,05
Tremor	49	1,06	0,69	-0,03	n.s.	

einträchtigung, gemessen anhand des Webster-Gesamtscore. Auch mit den Kardinalsymptomen Akinese und Rigor sowie mit der Erkrankungsdauer konnte die Lipidexkretionsrate auf niedrigerem Signifikanzniveau linear korreliert werden. Keine Korrelation bestand mit dem Kardinalsymptom Tremor (Tabelle 1).

Bei 9 initial unbehandelten Parkinsonpatienten kam es unter medikamentöser Einstellung insgesamt zu einer signifikanten Reduktion der HOL-Exkretionsrate. Im Einzelnen besserten sich die Werte bei 7 von 9 Patienten. Bei 2 Patienten, von denen einer bereits initial einen sehr niedrigen Wert aufwies, kam es zu keiner Reduktion. Die Besserung der HOL-Exkretionsstörung unter Behandlung korrelierte im Einzelfall nicht immer mit dem Ausmaß der klinischen Besserung (Abb. 1).

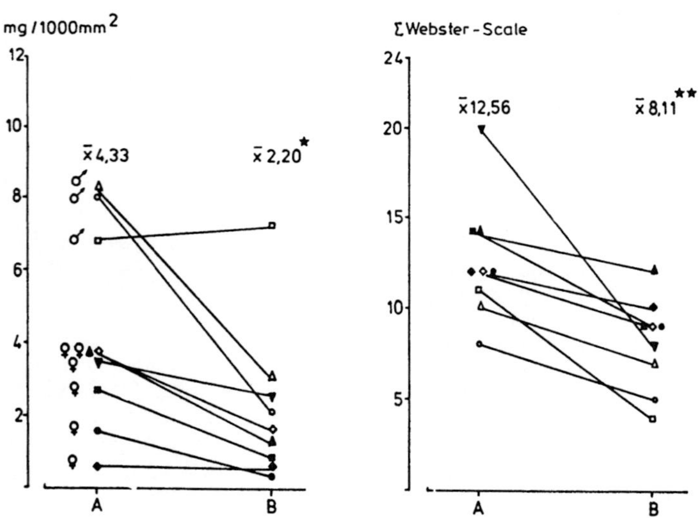

Abb. 1. HOL-Exkretion/24 Std. und Schwere des Parkinsonsyndromes bei 9 unbehandelten Patienten vor (A) und nach (B) klinisch befriedigender medikamentöser Einstellung *p <0,02 **p <0,01

Diskussion

Die vorliegenden Untersuchungsergebnisse bestätigen unsere früheren
Resultate und zeigen übereinstimmend mit den meisten Literaturangaben eine Steigerung der HOL-Exkretion bei Parkinsonpatienten. Eine
quantitativ exakte Untersuchung an einem ähnlich großen Patientengut
wurde unseres Wissens bislang nicht durchgeführt. Auch konnten erstmals Korrelationen zwischen der HOL-Exkretionsrate und dem klinischen
Ausmaß der Erkrankung sowie einzelnen Kardinalsymptomen gezeigt werden. Eine Steigerung der Lipidexkretion konnte nicht bei allen Parkinsonpatienten beobachtet werden, einige Patienten mit schwerem
akinetischen Parkinsonismus wiesen normale oder niedrige Werte auf.
In unserem Patientengut konnten wir ferner in den meisten Fällen eine
deutliche Reduktion der HOL-Exkretion unter medikamentöser Therapie
beobachten, wobei die Reduktion bei männlichen Patienten mit hohen
Ausgangswerten am stärksten ausgeprägt war. Im einzelnen reagierten
die Patienten jedoch sehr unterschiedlich. Hierdurch, durch die geringe Fallzahl und die z.T. nicht optimalen Meßverfahren dürften die
in der Literatur berichteten z.T. sehr unterschiedlichen und von
unseren Resultaten abweichenden Ergebnisse zu erklären sein (3,6).
Die Ätiologie der HOL-Exkretionsstörung bei Parkinsonpatienten ist
bislang noch nicht hinreichend geklärt. Die Steuerung der HOL ist komplex und erfolgt sowohl durch Lokalfaktoren, wie Temperatur, Durchblutung etc. als auch auf humoralem Weg durch eine Stimulation durch
MSH, ACTH, TSH, STH und Androgene. Die entscheidende Bedeutung beim
Parkinsonsyndrom dürfte hierbei dem MSH zukommen, da ACTH nur eine
untergeordnete funktionelle Bedeutung hat, STH meist erniedrigt ist
und TSH an eine bei Parkinsonpatienten im allgemeinen nicht zu beobachtende periphere Schilddrüsenhormonerhöhung gebunden ist. Den
Androgenen kommt wegen der normalen 17-Ketosteroid-Ausscheidung bei
Parkinsonpatienten ebenfalls keine Bedeutung zu (4). Schuster et al.
konnten hingegen eine deutliche Erhöhung des MSH-Spiegels bei Parkinsonpatienten nachweisen (5). Die MSH-Freisetzung ihrerseits unterliegt
einer vielfältigen Steuerung durch Neurotransmitter im Hypothalamus
wie Gammaaminobuttersäure, Acetylcholin und Noradrenalin. Ein hemmender Einfluß wird im Hypothalamus ferner durch Dopamin über eine Hemmung
bzw. Stimulation von MRH und MIF-I vermittelt (2). Insgesamt ergibt
sich ein wahrscheinlich inhibitorischer Effekt hypothalamischer, dopaminerger Neurone auf die MSH-Freisetzung. Aufgrund dieser Befunde
dürfte das Salbengesicht bei Parkinsonkranken durch einen hypothalamischen Dopaminmangel zu erklären sein.

Zusammenfassung

Wir konnten bei 49 Parkinsonpatienten eine signifikant erhöhte Haut-
oberflächenlipidexkretion sowohl bei männlichen als auch bei weiblichen Patienten nachweisen. Das Ausmaß der Exkretionsstörung korrelierte mit dem Schweregrad der Erkrankung, den Kardinalsymptomen Akinese und Rigor, jedoch nicht mit dem Tremor. Unter medikamentöser Behandlung konnte ein Rückgang der Lipidexkretionsstörung beobachtet
werden. Die Steigerung der HOL-Exkretion beim Parkinsonkranken wird
wahrscheinlich durch einen Wegfall der dopaminergen inhibitorischen
Kontrolle der MSH-Freisetzung vermittelt.

Literatur

1. Baas H, Fischer PA (1984) Salbengesicht. Zentrale Dysregulation der
   Talgsekretion beim Parkinson-Syndrom. In: Fischer PA (Hrsg) Vegetativstörungen beim Parkinsonsyndrom. Editiones Roche Grenzach,
   pp 221-234

2. Kastin AJ (1980) Possible aminergic mediation of MSH release and of the CNS effects of MSH and MIF-I. Fed Proc 39:2931-2936
3. Kohn SR, Pochi PE, Strauss JS, Sax DS, Feldmann RG, Timberlake WH (1973) Sebaceous gland secretion in Parkinson's disease during L-Dopa treatment. J Invest Derm 60:134-136
4. Pochi PE, Strauss JS, Mescon H (1962) Sebum production and fractional 17-keto-steroid excretion in parkinsonism. J Invest Derm 38:45-54
5. Shuster SA, Thody AJ, Goolamali SK, Burton JL, Plummer VN, Bates D (1973) Melanocyte-stimulating hormone and parkinsonism. Lancet i:463-464
6. Streifler M, Avrami E, Rabey JM (1980) L-Dopa and the secretion of sebum in Parkinsonian patients. Eur Neurol 19:43-48

Morbus Parkinson und Opioide

Bestimmung des Met-Enkephalin und der biogenen Amine im Liquor
cerebrospinalis und Parkinson-antagonistischer Effekt vom Naloxon

H. Przuntek, K. Henning, H. Russ und H. Eckhardt

Einleitung

Die Zuordnung der Neuropeptide als Neurotransmitter bzw. Neuromodulatoren machte die Feinregulation der Motorik über biochemische Signale
einsehbarer und verständlicher.

Sie warf aber gleichzeitig auch neue Fragen nach der Pathogenese zentralmotorischer insbesondere extrapyramidaler Störungen auf.

Derzeit gilt der Untersuchung der Opioide und der Substanz P in der
Deutung extrapyramidaler Bewegungsregulation unvermindert großes
Interesse, denn beide Substanzgruppen finden sich in relativ hoher
Konzentration in den Basalganglien (3,4,11,12).

Tierexperimentelle Untersuchungen lassen den Verdacht zu, daß Met-Enkephalin zu einer Inhibition und Substanz P zu einer Exzitation dopaminerger Neurone führt (1,2).

In dieses Bild fügt sich wenig, daß beim Morbus Huntington, wie auch
beim Morbus Parkinson in post mortem Gehirnen der Met-Enkephalingehalt der Basalganglien erniedrigt ist (3,4,11,12).

Wir haben versucht, die widersprüchlichen Aussagen von post mortem
Befunden und tierexperimentellen Untersuchungen über die Rolle der
Opioide beim Morbus Parkinson auf zwei Wegen näher zu kommen.

Wir haben Parkinson-Patienten mit dem Opiat Antagonisten Naloxon behandelt und die motorische Leistungsfähigkeit gemessen, und den Met-
Enkephalin-Gehalt des Liquors bestimmt.

Methodik

Messung der motorischen Leistungsfähigkeit
Die Messung der motorischen Leistungsfähigkeit wurde mit dem Apparat
nach Schoppe zur Messung der motorischen Leistungsserie durchgeführt,
wobei wir hier nur die Werte für das Umstecken von Stiften wiedergeben. Die Patienten wurden zum Zeitpunkt O, 10 Min., 60 Min., 24 Std.
und 48 Std. nach Injektion von O,4 mg Naloxonhydrochlorid i.v. untersucht.

Es wurde die motorische Leistungsänderung sowohl für die linke als
auch die rechte obere Extremität bestimmt.

Bestimmung von Met-Enkephalin und biogenen Aminen im Liquor cerebrospinalis
Der Liquor wurde zwischen 8.00 und 11.00 Uhr lumbal entnommen und
sofort tiefgefroren. Die Patienten waren medikamentenfrei oder hatten
Antiparkinson-Substanzen für mindestens 7 Tage nicht genommen.

Der Liquor wurde hochdruckflüssigkeitschromatographisch aufgetrennt
(Säule: u-Bondapak $C_1 8$, 150 x 3,9 mm, 10 um,
Eluent A: 0,08% Trifluoressigsäure (TFA), pH: 2,0,
Eluent B: 80% Acetonitril, 0,08% TFA, 14,4 nmol Arginin/l B,
Gradient: 22%B innerhalb 35 Min. bis 87%.
Flow: 1,5 ml/min Retentionsvolumen für Met-Enkephalin: 4,5 ml
Temperatur: Raumtemperatur
Fraktionsgröße: 1,5 ml pro Minute mit je 50 ul vorgelegtem Puffer
(0,01 M BSA, 0,02 M Na-Phosphat pH 7,5, 0,01 M Thiomersal, 0,15 M
NaCl, 0,1% Gelatine, 0,1% Triton X 100)
HPLC Anlage: Waters (M 510, M 680 und M 444).
Nach dem Lyophilisieren werden die Fraktionen in RIA-Puffer aufge-
nommen und dem ^{3}H-Met-Enkephalin-RIA unterzogen (5).

Die biogenen Amine wurden ebenfalls hochdruckflüssigkeitschromatographisch getrennt und mit dem elektrochemischen Detektor gemessen
(methodische Details siehe 8).

Ergebnisse

Die Injektion von 0,4 mg Naloxon führte bei 4 Parkinson-Patienten zu
eindeutigen Besserungen der motorischen Leistungsfähigkeit. Diese
Besserung konnte bereits 10 Min. nach Injektion beobachtet werden und
hielt bis zu 24 Std. an. 48 Std. nach Injektion war der Ausgangswert
wieder erreicht. Die Besserungsrate betrug, gemessen an der motorischen
Leistungsserie nach Schoppe 20-30%.

Bei 11 Parkinson-Patienten ergab sich für Met-Enkephalin ein Medianwert von 189 fmol/ml bei einem Kontrollwert bei 7 Probanden von 89
fmol/ml. Bei der Untersuchung von HVA zeigte sich bei 10 Parkinson-
Patienten ein Medianwert von 34 ng/ml, und ein Medianwert von 53 ng/ml
bei 9 Kontrollpersonen. Der Medianwert von 5 HIAA war bei 10 Parkinson-Patienten auf 19 ng/ml erniedrigt, bei einem Medianwert von 34
ng/ml bei 9 Kontrollpersonen.

Diskussion

Die Bestimmung von Met-Enkephalin in post mortem Gewebe von Parkinson-
Patienten ließ den Schluß zu, daß eine Erniedrigung von Met-Enkephalin in den Basalganglien zu verzeichnen sei (4).

Die untersuchten Patienten waren aber weitgehend mit L-Dopa bis kurz
vor dem Tode vorbehandelt.

Dies ließ die Autoren vermuten, daß der Morbus Parkinson mit einem
Mindergehalt an Met-Enkephalin im Gehirn einhergehen müsse.

Tierexperimentelle Untersuchungen allerdings ließen den Schluß zu, daß
die Applikation von Met-Enkephalin (1) zu einer Inhibition dopaminerger
Neurone führen müsse.

Wir haben Parkinson-Patienten mit Naloxon, einem Opiatantagonisten behandelt und konnten mittels Messung mit der motorischen Leistungsserie
nach Schoppe eine eindeutige Besserung von 20-30% beobachten. Diese

Besserungsrate muß im Vergleich zu den Behandlungsmöglichkeiten mit
L-Dopa oder Dopaminergica als gering angesehen werden. Geklärt ist
aber nicht, ob Naloxon wirklich der spezifische Antagonist für die
Opioide ist, die die extrapyramidal motorische Regulation beeinflussen.

Zu ähnlichen Ergebnissen wie wir kamen auch Vardi et al. (13), während
Nutt et al. (6) bei hochdosiert mit L-Dopa behandelten Patienten eine
Besserung der Parkinson-Symptomatik, gemessen an einem klinischen Score
nicht feststellen konnten.

Der Einfluß von Naloxon auf die Besserung der motorischen Leistungsfähigkeit von Parkinson-Patienten könnte ein Hinweis dafür sein, daß
Opioide als Transmitter bei Morbus Parkinson eine Rolle spielen.

Die Messung des Met-Enkephalingehaltes im Liquor ergab für Parkinson-
Patienten deutlich erhöhte Werte. Es handelte sich bei allen Patienten um Patienten im Frühstadium des Morbus Parkinson. Diese Untersuchungsergebnisse decken sich auch mit denen von Pezzoli et al. (7)
die gleichzeitig mit uns bei beginnendem Morbus Parkinson erhöhte
Met-Enkephalinspiegel im Liquor gefunden haben. Die Interpretation
dieser Liquordaten, so einleuchtend sie zunächst scheinen mag, bleibt
noch im Spekulativen. Der erhöhte Met-Enkephalingehalt im Liquor könnte
in Übereinstimmung mit den tierexperimentellen Daten zu einer Inhibition dopaminerger nigrostriataler Neurone führen und damit zu Akinese
und Rigor. Ob eine jahrelange erhöhte Met-Enkephalinsekretion zu einer
Degeneration nigrostriataler dopaminerger Neurone führen kann, muß
bezweifelt werden.

Daß mit der HPLC Methodik niedrigere Met-Enkephalin Werte im Liquor
gefunden werden als mit der einfachen Säulentrennung, kann an der
höheren Spezifität der HPLC-Methodik liegen.

Auf die Erniedrigung des HVA und 5-HIAA Gehaltes hatte Roos (10) bereits 1971 hingewiesen. Wir fanden ähnliche Ergebnisse wie er. Eine
direkte Korrelation zwischen HVA und 5-HIAA Gehalt konnten wir nicht
beobachten.

Zusammenfassung

Bei beginnendem Morbus-Parkinson ist der Met-Enkephalinspiegel im Liquor deutlich erhöht. Der Gehalt der Metaboliten der biogenen Amine
Dopamin und Serotonin ist erniedrigt. Die Gabe von Naloxon, einem
Opiatantagonisten führt beim Morbus Parkinson zu einer 30%igen Besserung der motorischen Leistungsfähigkeit. Es wird angenommen, daß dem
Met-Enkephalin ähnlich wie dem Dopamin eine Rolle bei der Pathogenese
des Morbus Parkinson zukommt.

Literatur

1. Algeri S, Brunello N, Calderini G, Consolazione A (1978) Effect of
   enkephalins on catecholamine metabolism in rat CNS. In: Costa E,
   Trabuchhi M (eds) Advances in biochem Psychopharmacology 18:199-210
2. Carlsson A, Magnusson T, Fisher GH, Chang D, Folkers K (1977)
   Effect of synthetic substance P on central monoaminergic mechanism.
   In: Euler von US, Pernow B (eds) Substance P. Raven Press, New York,
   pp 201-205
3. Emson PC, Arregui A, Clement-Jones V, Sandberg BE, Rossor M (1980)
   Regional distribution of methionin-enkephalin and substance P-like
   immunreactivity in normal human brain and in Huntington's disease.
   Brain Res 199:147-160

4. Javoy-Agid F, Ruberg M, Taquet H, Bokobza B, Agid Y, Gaspar P, Berger B, N'Guyen-Legros J, Alvarez C, Gray F, Escourolle R, Scatton B, Rouquier L (1984) Biochemical neuropathology of Parkinson's disease. In: Hassler RG, Christ JF)eds) Adv in Neurol Vol 40. Raven Press, New York, pp 189-198
5. Neuser D, Lesch KP, Stasch JP, Przuntek H (1984) Beta-endorphin-, leucin enkephalin and methionin-enkephalin-like immunreactivity in human cerebrospinal fluid. Eur Neurol 23:73-81
6. Nutt JG, Rosin AJ, Eisler T, Calne DB, Chase TN (1978) Effect of an opiate antagonist on movement disorders. Arch Neurol 35:810-811
7. Pezzoli G, Panerai AE, Di Giulio A, Longo A, Passerini D, Carenzi A (1984) Methionine-enkephaline, substance P, and homovanillic acid in CSF of Parkinsonian patients. Neurol 34:514-516
8. Przuntek H, Stasch JP (1984) Biochemical and pharmacological aspects of the mechanism of action of budipine. In: Clinical aspects of budipin. Springer, Berlin Heidelberg New York
9. Przuntek H, Russ H, Stasch JP, Henning K, Eckhardt H (im Druck) The protective effect of 1-tert-butyl-4-4-diphenylpiperidine against the nigrostriatal neurodegeneration. Life Sciences
10. Roos BE (1971) Metabolits of the monoamines in the cerebrospinal fluid. In: Monoamines noyaux gris centraux et syndrome de Parkinson. George und Cie, Genf
11. Taquet H, Javoy-Agid F, Cesselin F, Hamon M, Legrand JC, Agid Y (1981) Microtopography of methionine-enkephalin, dopamine and noradrenaline in the ventral mesencephalon of human control and Parkinsonian brains. Brain Res 235:303-314
12. Taquet H, Javoy-Agid F, Hamon M, Legrand JC, Agid Y, Cesselin F (1983) Parkinson's disease affects differently Met[5]- and Leu[5]-enkephalin in the human brain. Brain Res 280:379-382
13. Vardi J, Flechter S, Regev I (1979) The modulatory effect of opiate receptor inhibitor in Parkinsonism. Curr Ther Res 26: 1015-1018

Das Shy-Drager Syndrom

W. Kohlhepp, H. Przuntek, R. Rohkamm und H. Wernze

Das Shy-Drager Syndrom ist charakterisiert durch eine asympathikotone orthostatische Hypotonie, begleitet von neurologischen Störungen des pyramidalen, extrapyramidalen und zerebellären Systems (3).

Hauptsymptom ist ein Blutdruckabfall von mehr als 30 mm Hg beim Lagewechsel vom Liegen zum Stand ohne reaktiven Anstieg der Herzfrequenz. Es kommt zu bedrohlicher Hypotonie bei gleichzeitigem Abfall des Herzzeitvolumens (4). Als Folge kommt es zur Verminderung des zerebralen Blutflusses und zu Schwindelgefühl, Schwäche, Standunsicherheit und Synkopen.

Zu weiteren autonomen Störungen gehört die Anhidrosis mit möglichen Temperaturerhöhungen. Hinzu kommen Blasen- und Mastdarmschwäche durch Sphinkterschwäche. An den Augen treten Irisatrophie, Horner-Syndrom sowie herabgesetzte Tränensekretion auf.

Zu den hauptsächlichsten, somatischen, neurologischen Manifestationen gehören Gangstörungen mit Ataxie, Sprachstörungen und Tremor. Störungen der Epiglottis führen zum sogenannten cluster-breathing oder zu apnoischen Attacken (1,5). Desweiteren wurden Nystagmus und Störungen der Kornealempflindlichkeit beobachtet.

Das Shy-Drager-Syndrom kann sich mit einem ausgeprägten Parkinson-Syndrom darstellen. Auch Zeichen einer zerebellaren Degeneration sind häufig vorhanden.

Pathologisch anatomisch findet man einen Zelluntergang vor allem in den intermediolateralen Säulen des Spinalmarkes. Zelluntergänge finden sich aber auch im Kleinhirn, Striatum sowie in den pigmentierten Kernen des Hirnstammes wie der Substantia nigra, Vaguskernen oder Locus caeruleus. Seltener sind degenerative Vorderhornveränderungen des Rückenmarks oder der Hinterstränge.

Die klinische Bezeichnung asympathikotone oder neurogene Hypotonie umfaßt letztlich 2 Krankheiten. Zum einen eine degenerative, hauptsächlich die postganglionären sympathischen Neuronen betreffende Erkrankung (Bradbury und Eggleston). Die andere wurde von Shy-Drager (3) beschrieben wobei die präganglionären Neuronen des spinalen Seitenhorns von der Degeneration betroffen sind und mit extrapyramidalen Symptomen einhergehen. Die Unterscheidung der beiden Formen durch biochemische Untersuchungen zeigt bei dem postganglionären Typ subnormale Plasmaspiegel von Nor-Epinephrin in Ruhe mit einem Anstieg bei Lagewechsel. Beim Shy-Drager-Syndrom sind die Plasma-Nor-Epinephrin-Spiegel in der Ruhe normal, jedoch fehlt ein ausgeprägter Anstieg beim Lagewechsel. Die Empfindlichkeit gegenüber zugeführtem Nor-Epinephrin ist hierbei normal. Bei beiden Formen sind die Plasmaspiegel von Dopamin-beta-hydroxylase, dem Enzym, welches Dopamin zu Nor-Epinephrin umwandelt, erniedrigt.

Fallbeschreibung

Diese komplexen Zusammenhänge lassen sich durch den folgenden Fall
illustrieren. Eine 60jährige Patientin litt seit ca. 2 Jahren an synkopalen Anfällen mit Schwindelattacken bei Lagewechsel sowie leichter
Gangunsicherheit. Seit längerem beklagte sie eine psychomotorische
Verlangsamung und Sprachstörungen. Ein Sturz mit Rippenserienfraktur
und Klavikulafraktur brachte die Patientin 1983 erstmals in die Klinik.

Bei der ersten Untersuchung hatte die Patientin einen Blutdruck von
140/90 mm Hg im Liegen, im Sitzen 150/85 mmHg. Die Herzfrequenz zeigte
keinen Anstieg bei 85/min. Eine leichte Pupillendifferenz, deutliche
Dysarthrie, Tonuserhöhung in beiden Beinen mit lebhaften Muskeleigen-
reflexen sowie positivem Pyramidenbahnzeichen rechts waren die übrigen Auffälligkeiten. Bei späteren Untersuchungen kamen stark verlangsamte Bewegungsabläufe, Rigor, kleinschrittiger Gang, Hypomimie und
Inkontinenz hinzu. Die Sensibilität war immer ungestört.

Die Blutdruckkontrollen zeigten im Schellong-Test mehrfach eine hochgradige, orthostatische Dysregulation bei absoluter Frequenzstarre.
Blutdruckabfall bei Lagewechsel war von 150/95 auf 100/70 mmHg. Im
EKG normofrequenter Sinusrhythmus ohne Erregungsrückbildungsstörung,
bei der Fahrrad-Ergometrie kam es unter Belastung sogar zu einem Blutdruckabfall.

Die nahezu komplette Anhidrosis wurde im Schweißtest nach Minor demonstriert.

Die Blutkatecholamine zeigten niedrig normale Basalwerte für Nor-Adre-
nalin und Adrenalin. In aufrechter Haltung kam es zu einem mäßigen
Nor-Adrenalinanstieg, Adrenalin zeigte nahezu keine Reaktion. Das basale Dopamin war leicht erhöht, in Orthostase erfolgte eine weitere
Zunahme.

Aldosteron im Plasma war einmal normal, einmal erniedrigt. Die kurzfristige Änderung der Körperhaltung beeinflußte die Konzentration nur
inkonstant.

Das Renin hatte einen niedrigen Ausgangswert mit tendentiellem Ortho-
staseanstieg. Kortisol im Plasma sowie freies Kortisol im 24-Stunden-
Urin waren normal.

Ein kranielles Computertomogramm war ohne Auffälligkeiten, die Doppler-
Sonographie ermittelte allgemeine Zeichen einer Gefäßsklerose ohne umschriebenen Stenosenachweis. Begleiterkrankung war eine Hypothyreose,
die mit L-Thyroxin ausreichend ausgeglichen werden konnte. Sella-
Schichtaufnahmen sowie Hypophysentests waren unauffällig.

Behandlung

Die Parkinson-Symptomatik wurde mit Madopar therapiert, 5 x 125 mg.
Gegen die orthostatische Hypotonie erhielt die Patientin zunächst
3 x 50 mg Indometacin. Beides führte zu einer Besserung sowohl bezüglich der Parkinson-Symptomatik, als auch der orthostasebedingten
Störungen. Die Indometacinwirkung soll durch eine Blockierung der Synthese von endogenen Prostaglandinen zustande kommen, die als Vasodilatatoren fungieren. Der Versuch, diesen Erfolg durch die Gabe von
Diclofenac oder Piroxicam ebenfalls zu erhalten, ist bei dieser Patientin gescheitert. Die Synkopenhäufigkeit nahm zu, so daß zur Indo-
metacinbehandlung zurückgegangen werden mußte. Ein Jahr später wurde

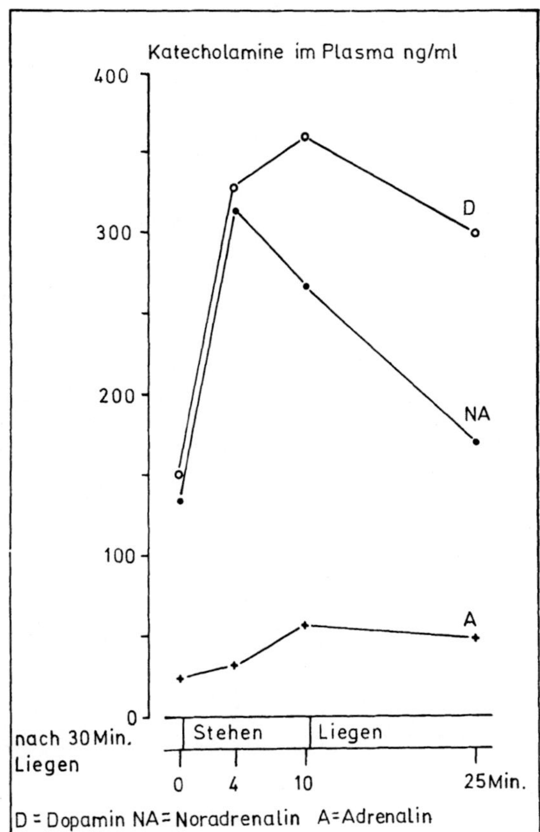

Abb. 1. Verhalten von Dopamin, Noradrenalin und Adrenalin im Stehversuch

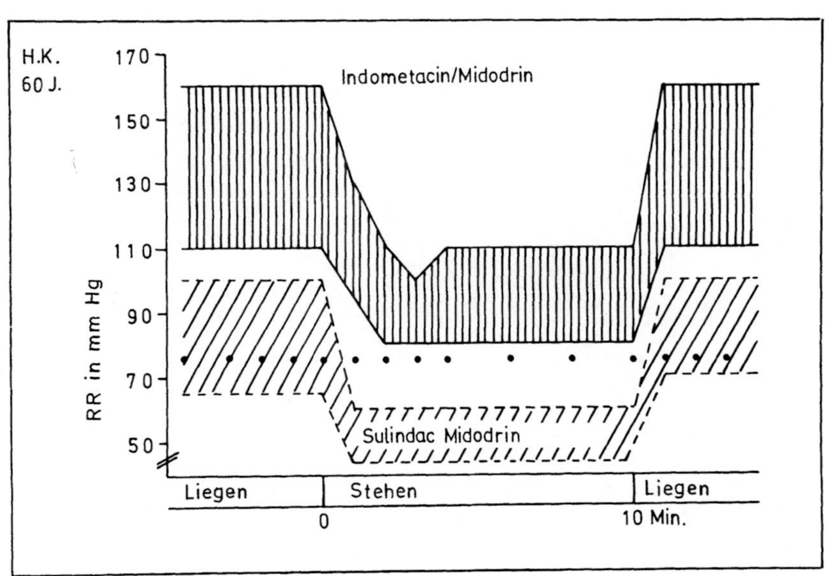

Abb. 2. Vergleich im Schellong-Stehversuch, Indometacin gegen Sulindac, beides in Kombination mit Midodrin

unter stationären Bedingungen der Versuch unternommen, Indometacin
gegen Sulindac auszutauschen. Trotz der chemischen Verwandtschaft
und angenommener gleichartiger Wirkprinzipien beider Substanzen hat
sich der Erfolg des Indometacins nicht kopieren lassen. Nach nur wenigen Tagen waren wir gezwungen, die ursprüngliche Medikation wieder
aufzunehmen.

Zusätzlich erfolgreich war die Gabe von Midodrin, welches hauptsächlich eine alphasympathikomimetische periphere Wirkung entfaltet (8 mg/
die). Andere eingesetzte Sympathikomimetika wie Norfenefrin oder Etile-
frin zeigten nach kurzer Zeit einen deutlichen Wirkungsverlust
(Tachyphylaxie).

Zusammenfassend läßt sich berichten, daß ein ausgeprägtes Shy-Drager-
Syndrom mit erheblicher Parkinson-Symptomatik sich zufriedenstellend
mit der Gabe von Madopar, Indometacin und Midodrin behandeln ließ.
Der Versuch, andere Prostacyclin-Synthesehemmer einzusetzen, scheiter-
te. Die zusätzliche Gabe eines Alphasympathikomimetikums wirkte sich
günstig aus.

Literatur

1. Gilmartin JJ et al. (1984) Upper airway obstruction complicating
   the Shy-Drager syndrome. Thorax 39:313-314
2. Kochar MS, Itskovitz HD (1978) Treatment of idiopathic orthostatic
   hypotension with indometacin. Lancet I:104-1014
3. Shy GM, Drager GA (1960) A neurological syndrome associated with
   orthostatic hypotension. Arch Neurol (Chic) 2:511-527
4. Tsuda Y et al. (1983) Haemodynamics in Shy-Drager syndrome and treatment with indometacin. Eur Neurol 22:421-427
5. Vincken GW, Gauthier SG, Dollfuss RE, Hanson RE, Darauay CM, Cosio
   MG (1984) Involvement of upper-airway muscles in extrapyramidal disorders: a cause of airflox limitation. N Eng J Med 311:438-442

Zur Epidemiologie des Morbus Huntington in Unterfranken

B. Schrank, A. Steigerwald, J. Filger, W. Kuhn und H. Przuntek

Der Morbus Huntington ist im Spätstadium gekennzeichnet durch Demenz, unwillkürliche Bewegungen wie z.B. Chorea, aber auch Dystonie, Rigor, Tremor und Akinese, durch Psychosen wie Depression oder Schizophrenie-ähnliche Zustände und Abmagerung.

Die Krankheit wird autosomal dominant vererbt, ihre Penetranz beträgt 100%. Der Definition des Erkrankungsbeginns werden die allgemeinärzt-lichen Untersuchungsmöglichkeiten oder auch die Kriterien nach Panse (5) zugrunde gelegt. Panse definierte den Erkrankungsbeginn als den Zeitpunkt, an dem erstmals Symptome auftraten, die "rückschauend als Ausdruck des Choreatischen Prozesses angesehen werden müssen". Der Erkrankungsgipfel liegt zwischen der 4. und 6. Lebensdekade. Ein stei-ler Anstieg der Erkrankung ist zwischen dem 20. und 30. Lebensjahr zu verzeichnen.

Gusella et al. berichteten 1983 (3), daß das pathologische Gen auf dem Chromosom 4 lokalisiert sei. Damals verstärkte sich kurzfristig die Hoffnung, daß damit alle Huntington-Probleme lösbar geworden seien. Epidemiologische Untersuchungen sind dennoch für die genetische Bera-tung derzeit unentbehrlich.

Denn für die Chromosomenanalyse werden noch große Familien benötigt, da die DNA-Markierung bislang erst an wenigen Familien durchgeführt und die Huntington-Spezifität des Gen-Markers noch nicht gesichert ist.

Unterschiedliche Huntington-Familien zeigen interfamiliär unterschied-liche Manifestationsalter. Das bedeutet, daß bei manchen Familien die Krankheit früh, bei anderen spät beginnt. Daraus ergeben sich Unter-schiede zwischen den einzelnen Familien hinsichtlich der Prognose.

Nach Brackenridge (1) manifestiert sich die Erkrankung in wärmeren Ländern zu einem früheren Zeitpunkt. Wir sind u.a. der Frage nachge-gangen, ob auch andere Umwelteinflüsse zu einer früheren Manifesta-tion der Erkrankung führen. Wir haben im Einzugsgebiet unserer Klinik epidemiologische Untersuchungen durchgeführt, um eine präzisere gene-tische Beratung durchführen zu können und die DNA-Analyse in größeren Familien zu ermöglichen.

Methoden

Unter den Bedingungen des Datenschutzes haben wir versucht, zwischen 1980 und 1983 alle Familien mit Huntingtonscher Erkrankung im Regie-rungsbezirk Unterfranken und im Einzugsbereich der Klinik, der sich nach Hessen und Baden-Württemberg erstreckt, zu erfassen. Bei Frage-stellungen wie Prävalenzwerten oder Einfluß von Umweltbedingungen haben wir uns auf das Gebiet Unterfranken beschränkt.

Ergebnisse

1. In Unterfranken haben wir derzeit eine Prävalenzrate von $48/10^6$ bei
einer Gesamtbevölkerung von 1,19 Mio zu verzeichnen —doppelt so hoch
wie die der gesamten BRD nach den von Wendt und Drohm (9) 1972 publizierten Daten $(22/10^6)$.

2. Im Durchschnitt erkrankten die Patienten mit 42,6 ±12,3 (SD) Jahren. Die Erstmanifestation lag zwischen dem 10. und dem 70. Lebensjahr. Wendt et al. (8) empfahlen, die Berechnung des Erkrankungsalters
nur dann vorzunehmen, wenn die Heterozygoten mindestens das 60. Lebensjahr erreicht hatten. Danach beträgt das Erkrankungsalter in
unserer Patientengruppe in Unterfranken 49,2 Jahre.

3. Beim Vergleich des Manifestationsalters innerhalb von Familien
korreliert das Erkrankungsalter der Eltern signifikant (r =0,72;
p <0,01) mit dem der Nachkommen. Das bedeutet, wenn ein Elternteil
früh erkrankt, so werden die heterozygoten Kinder ebenfalls früh erkranken. Interfamiliär dagegen treten Differenzen des mittleren Erkrankungsalters bis zu 30 Jahren auf. Nach Stevens (7) läßt sich daher
das Risiko für Nachkommen Erkrankter, ebenfalls heterozygot zu sein,
anhand eines einfachen Diagramms wesentlich präziser angeben.

4. Die Krankheitsdauer von im Mittel 12,9 ±7 (SD) Jahren liegt im internationalen Vergleich eher im unteren Bereich, was dem hohen Manifestationsalter fränkischer Huntington-Patienten entspricht. Die Lebenserwartung differiert dabei umso weniger von der nicht erkrankter
Altersgenossen, je später die Erkrankung beginnt. Zwar erscheint das
mittlere Sterbealter mit 54,8 Jahren eher niedrig, ein Drittel der
erfaßten Patienten verstarben jedoch erst nach dem 60. Lebensjahr.

5. Die Fertilität der Huntington-Patienten ist in unserem Raum mit
durchschnittlich 2,17 Kindern zwar nicht höher als die der Normalbevölkerung, jedoch deutlich höher als die nicht erkrankter Geschwister
(1,64 Kinder). Dies weist darauf hin, daß die Heterozygoten psychisch
bereits früh in ihrer Kritikfähigkeit beeinträchtigt sind. Eine langfristige genetische Beratung der gesamten Familie vermag allerdings
die Kinderzahl betroffener Familien zu senken (2).

6. Eine besondere Beziehung der Häufigkeit des M. Huntington zu Umweltfaktoren wie naturräumliche Gliederung, Bodenkultur, Anteil von
Ackerland und Waldgebieten, Verkehrsdichte u.ä. ergab sich nicht. Die
Häufigkeit von Huntington-Erkrankten korrelierte direkt mit der Be-
völkerungsdichte.

7. Anhand ausgedehnter genealogischer Untersuchungen versuchten wir
festzustellen, inwieweit die erfaßten Familien im Norden Würzburgs
sich auf eine Mutante zurückführen lassen. Dabei war das Jahr 1680
die Informationsgrenze, da vor dieser Zeit infolge der Verwüstungen
und Vertreibungen des 30jährigen Krieges Pfarrbücher als ausschlag-
gebende Dokumente häufig nicht mehr vorhanden sind. Von 14 Familien
mit insgesamt 3000 Mitgliedern konnten wir nur zwei zusammenführen.

Schlußfolgerung

Das Erkrankungsalter, gemessen an den Kriterien nach Wendt und Drohm,
liegt in Unterfranken bei 49,2 Jahren. Frauen und Männer erkranken
gleich häufig und im gleichen Alter. Zwischen Umwelt und Häufigkeit
der Erkrankung besteht kein Zusammenhang.

In den einzelnen Familien besteht eine signifikante Korrelation
zwischen dem Erkrankungsbeginn der Kinder und der Eltern. Dies ermöglicht eine genauere genetische Beratung. Ausgedehnte Untersuchungen an großen Familien bis zum Jahre 1680 ergaben, daß nur zwei von
14 Familien zusammengeführt werden konnten.

Eingehende psychometrische Untersuchungen ergeben, daß in den untersuchten Familien der eigentliche Krankheitsbeginn mit ausgefeilten
Methoden (Syndrom-Kurztest, Benton-Test, Motorische Leistungsserie
nach Schoppe, HAWIE) vor dem 20. Lebensjahr zu vermuten ist (4,6).

Literatur

1. Brackenridge CJ (1974) Effect of climatic temperature on the age
   of onset of Huntington's chorea. J Neurol Neurosurg Psychiatry
   37:297-301
2. Carter CO, Evans K (1979) Counselling and Huntington's chorea
   (letter). Lancet II:470-471
3. Gusella JF, Wexler NS, Conneally PM et al. (1983) A polymorphic
   DNA marker genetically linked to Huntington's disease. Nature 306:
   234-238
4. Lyle OE, Gottesman JJ (1977) Premorbid psychometric indicators of
   the gene for Huntington's disease. J Consult Clin Psychol 45:
   1011-1022
5. Panse F (1942) Die Erbchorea: eine klinisch-genetische Studie.
   Samml Psychiat Neurol Einzeldarst 18. Thieme, Leipzig
6. Przuntek H (1984) Huntington'sche Erkrankung. Vortrag in Hamburg
7. Stevens DL (1973) The heterozygote frequency for Huntington's chore.
   In: Barbeau A, Chase TN, Paulson GW (eds) Huntington's chorea,
   1872-1972. Raven Press, New York, pp 191-198
8. Wendt GG, Landzettel HJ, Unterreiner I (1959) Das Erkrankungsalter
   bei der Huntington'schen Chorea. Acta genet 9:18-32
9. Wendt GG, Drohm D (1972) Fortschritte der allgemeinen und klinischen
   Humangenetik Bd IV. Die Huntington'sche Chorea. Eine Populations-
   genetische Studie. Thieme, Stuttgart

Blickkoordination bei Chorea Huntington: Klinische Befunde zur Kopf-Augen-Koordination

W. H. Zangemeister und A. Mueller-Jensen

Über Augenbewegungsstörungen bei Patienten mit Chorea Huntington wurde
in den letzten Jahren verschiedentlich berichtet (1,2,4,6,13-15).

Verlangsamte Sakkaden, Verschwinden der schnellen Nystagmusphasen,
und Sakkadierung der langsamen Blickfolgebewegungen wurden beschrieben. Häufiger und meist früher waren vertikale Augenbewegungen betroffen (2,13,14). Auffällig häufige Lidblinks, die offenbar synkine-
tisch die Sakkadengeschwindigkeit bzw. -auslösung fördern können, und
erheblich verlängerte sakkadische Latenzzeiten wurden ebenfalls beobachtet. Untersuchungen auch von erkrankten Familienmitgliedern der
gleichen und nächsten Generation (2,13,14) ergaben, daß gezielte
Prüfungen der Augenmotilität in einem Teil der Fälle als Frühindikator, wenn nicht Prediktor der Huntington'schen Erkrankung gelten konnten, da durch genaue Meßmethoden (Elektrookulogramm-EOG; Infrarotre-
flexokulogramm-IROG) klinisch nicht erkennbare Störungen objektiviert
werden konnten. Übertriebene und auffallend häufige Kopfbewegungen
in Zusammenhang mit beinahe unbeweglichen Augen vermerkte Hayden 1981
(9) in seiner umfassenden Übersicht bei mehr als 80% aller Chorea
Patienten.

Ziel unserer Studie war es, die Augenbewegungsstörungen sämtlicher
Chorea H. Patienten unserer Klinik der letzten 15 Jahre zu sichten,
zusätzliche Untersuchungen bei Nachkommen und Verwandten unserer
Patienten mit EOG/IROG durchzuführen und insbesondere die Kopf-Augen-
Blick-Koordination —soweit möglich —zu untersuchen.

Material und Methode

Von 13 in 15 Jahren gesehenen Patienten sowie 13 Verwandten derselben
Generation waren 20 erkrankt, wobei 14 Augenmotilitätsstörungen zeigten.
Aus dieser Gruppe sahen wir 10 Kinder, bei welchen in 2 Fällen —nur
mit Hilfe des EOG —Augenbewegungsstörungen nachweisbar waren. Eingehende Untersuchungen der Kopf-Augen-Blick-Koordination wurden bei
diesen Familien sowie 4 weiteren Patienten durchgeführt. Die verwendeten Untersuchungs- und Auswertetechniken für DC-EOG/IROG wurden
andernorts beschrieben (11,16,17). Die Patienten saßen vor einem
transluzenten Schirm in einem abgedunkelten Raum und hatten die Aufgabe, kontinuierlich leuchtenden Lichtpunkten im Bereich von +-10 bis
40 Winkelgrad alsbald zu folgen - *nur* mit den Augen bei fixiertem
Kopf, oder mit Augen *und* Kopf. Die Blickziele wurden randomisiert oder
regelmäßig und vorhersagbar mit Frequenzen von 0.1 bis 1.0 Hz ange-
boten. Außerdem wurden mit Hilfe einer Toennies-Anlage optokinetische
und Rotationstests durchgeführt.

Resultate

Von den 20 Patienten bzw. deren Verwandten hatten 4 zwei oder mehr
typische Augenmotilitätsstörungen: 1. verlangsamte willkürliche Sakkaden (vertikal deutlicher), 2. Verlangsamung von Reflex-Sakkaden und
schnellen Phasen des vestibulären und optokinetischen Nystagmus,
3. Sakkaden-Hypometrie, 4. sakkadierte, diskontinuierliche Blickfolgebewegungen, 5. Fixationsinstabilität, 6. abnorme Kopf-Augen-Koordina-
tion. Zwei der —klinisch gesunden —Kinder zeigten verlangsamte und
hypometrische Sakkaden, gestörte Blickfolgebewegungen, und auffällig
häufige Blinks bei Aufblick sowie Fixationsinstabilität (Abb. 1). Ein
Vergleich der dynamischen Charakteristik von Sakkaden der okulographisch untersuchten Patienten (n = 11) zeigte erheblichste Abweichungen von der Norm (11,13,16) hinsichtlich Dauer, Maximalgeschwindig-
keit und Geschwindigkeitsprofil (Phasendiagramm und Main Sequence).

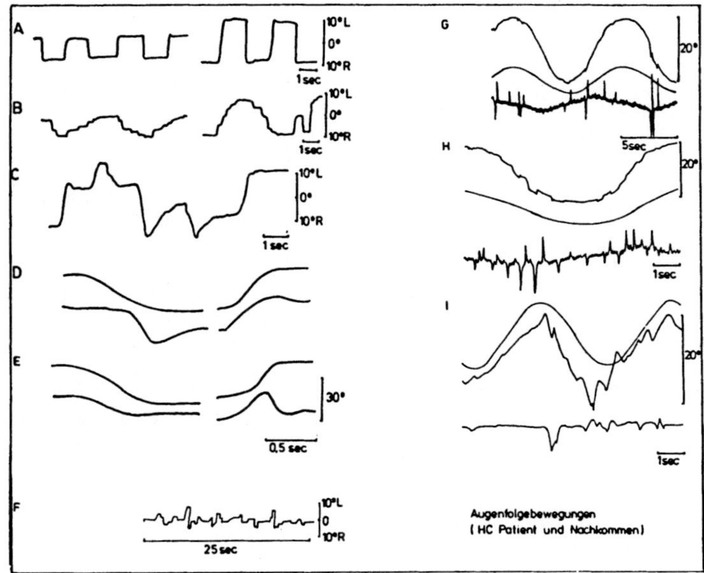

Abb. 1. Horizontale Blickbewegungen: Gesunde Patiententochter (27 Jahre): A. Sakkaden, G. Blickfolgebewegungen (BFB). Gesunder Patientensohn (29 Jahre): B. langsame,
hypometrische Sakkaden, F. Fixationsinstabilität, H. sakkadierte BFB. Vater (Patient,
54 Jahre): C. stark verlangsamte, dysmetrische Sakkaden; D. und E. bei frei beweglichem Kopf (obere Spur) verlangsamte Sakkaden (untere Spur), oft mit Hemmung des
sonst intakten VOR (rechts in D, links in E), I. irreguläre, diskontinuierliche BFB

Neben der Verlangsamung bzw. dem Verlust von Sakkaden und schnellen
Nystagmusphasen, Hypometrie und diskontinuierlichen Blickfolgebewegungen, war die Störung aktiver koordinierter Kopf-Augenbewegungen
das auffälligste pathologische Merkmal unserer Patienten, das bisher
nicht genauer untersucht wurde. Wegen der Schwierigkeit, ohne syn-
kinetische Kopf- (oder auch: Blink-)Bewegung Sakkaden genügend schnell
auszulösen, verwendeten Huntington-Patienten bei frei beweglichem
Kopf fast ausschließlich koordinierte Kopf-Augen-Bewegungen, (Abb.
1D,E). Diese koordinierten Blickbewegungen wiesen 3 Charakteristika
auf: 1. Der —sonst bei den Patienten intakte vestibulooculäre Reflex
(VOR: aktiviert bei Kopfdrehungen die der Kopfdrehung entgegengerich-

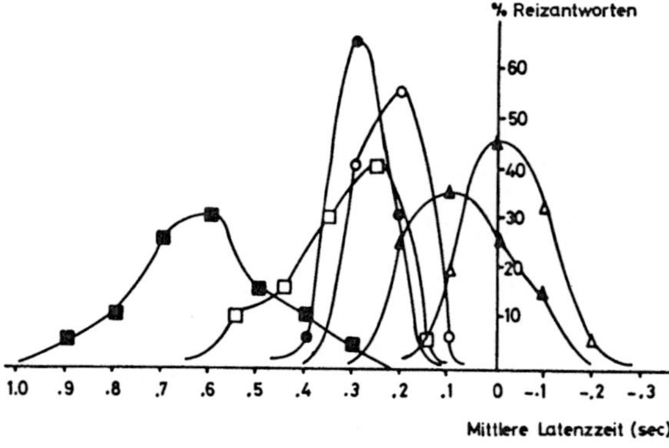

Abb. 2. Blick-Latenz-Histogramme. Je 50 Blickbewegungen (+-10 bis +-40 Grad) mit frei beweglichem Kopf wurden für je eine Bedingung ausgewertet. Für Patienten sind die Latenzen immer die Kopfbewegungslatenzen, da diese immer kleiner/gleich der Augenbewegungslatenz war; für Normalprobanden sind diese dagegen getrennt aufgetragen (vergl. (16))

tete kompensatorische Augenbewegung) wurden fast immer unterdrückt, so daß synchron oder etwas später als die Kopfwendung eine gleichgerichtete Augenbewegung erfolgte. 2. Da sich hierbei die Bewegungsamplituden von Auge und Kopf addieren — und nicht subtrahieren wie normalerweise — kam es besonders häufig zu *hyper*metrischen koordinierten Blickbewegungen, trotz einer Sakkaden-Verlangsamung und Hypometrie. 3. Bei einer generellen Zunahme der Blick-Latenzzeiten, waren die Latenzen für Augenbewegungen immer größer oder gleich den Latenzen für Kopfbewegungen (Abb. 2). 4. Die Fähigkeit zur Vorhersage für regelmäßig sich ändernde Blickziele war dagegen bei unseren Patienten erhalten geblieben; d.h., mit der Möglichkeit ein Blickziel hinsichtlich Position und zeitlichem Auftreten vorherzusagen, benötigten die Patienten im Mittel 300 msec weniger bis zum Beginn einer koordinierten Blickbewegung. Dieses Verhalten entsprach dem früher beschriebenen Blicktyp III (16), der beim Gesunden für visuelle Ziele größerer Blickamplitude und guter Vorhersagbarkeit auftritt. Bei beiden okulographisch auffälligen Abkömmlingen fanden sich verlängerte Latenzen für Sakkaden, jedoch keine abnorme Blickkoordination in der o.g. Weise.

Diskussion

Die teilweise extreme Verlangsamung aller Arten von schnellen Augenbewegungen deutet darauf hin, daß neben dem Striatum häufiger als sonst angenommen Neurone des pontinen Hirnstamms mitgeschädigt sind (11,13, 15). Zusätzliche, evtl. sekundäre, Veränderungen auf der Ebene der Motoneurone könnten außerdem die in Phasendiagrammen von Sakkaden deutliche Störung der normalen Dynamik erklären; EMG-Befunde bei Huntington-Patienten (9) würden hierfür sprechen. - Die bei frei beweglichem Kopf von unseren Patienten überwiegend verwendete 'Technik', Blickwendungen durch schnelle Kopfdrehungen auszuführen, bei gleichzeitiger Unterdrückung des VOR und −verspäteter −Auslösung einer Sakkade, stellt im Rahmen der sehr beschränkten Möglichkeiten dieser Patienten eine optimale Adaptation an die Störung der Blickmotorik dar. Sie entspricht partiell dem normalerweise in durch Vorhersage bestimmten Situationen auftretenden Blicktyp III (16). Hierin dürfte sich die spezifische Störung der koordinierten Blickmotorik (3) über ein Defizit frontostriärer Verbindungen (7,10) zeigen. Die verwendete

Blickstrategie erinnert andererseits an solche von jüngeren Kindern (12) und Patienten mit sog. okulomotorischer Apraxie (17).

Die insgesamt auf mehr als das Doppelte des Normalen verlängerten Latenzen für Augen- und Kopfbewegungen sprechen für eine generelle Beeinträchtigung der übergeordneten motorischen Kontrolle. Die bemerkenswerterweise unvermindert gute Fähigkeit zur Voraussage spricht für die Intaktheit komplexer höhergeordneter Funktionskreise, wie sie für Parkinson Patienten beschrieben wurde (5).

Neben neuen genetischen (8) und biochemischen (9) predictiven Tests dürfte die Untersuchung der Augen- und koordinierten Kopf-Blickbewegungen eine zusätzliche wertvolle Möglichkeit zur Beurteilung des Erkrankungsrisikos bieten.

Literatur

1. Andre-Thomas M, Abely X, Eullien L (1945) Rev Neurol 77:248-250
2. Avanzini G, Floriano G, Tommaso C (1979) J Neurol Neurosurg Psychiat 42:581-589
3. Bizzi E, Schiller P (1970) Exp Brain Res 10:151-158
4. Bittender JB, Quadfasel FA (1962) Arch Neurol 7:275-288
5. Bloxham CA, Mindel TA, Frith CD (1984) Brain 107:371-384
6. Dereux J (1945) Rev Neurol 77:207-208
7. Goldberg ME, Bushnell MC (1981) J Neurophysiol 46:773-787
8. Gusella JF, Wexler NS, Conneally PM et al. (1983) Nature 306: 234-238
9. Hayden MR (1981) Huntington's chorea. Springer, Berlin Heidelberg
10. Leichnetz GR (1981) J Neurol Sci 49:387-396
11. Leigh RJ, Newman A, Folstein SE, Lasker AG, Jensen BA (1983) Neurology 33:1268-1275
12. Netchine S, Solomon M, Guihou MC (1981) Psychol Franc 26:111-124
13. Oepen G, Clarenbach P, Thoden U (1981) Arch Psychiat Nervenkrankh 229:205-213
14. Petit H, Milbled G (1973) Adv Neurol 1:287-294
15. Starr A (1967) Brain 90:545-564
16. Zangemeister WH, Stark L (1983) Neuro-Ophthalmology 3:259-276
17. Zee D (1977) In: Brooks B, Bajandas F (eds) Eye movements. Plenum, New York London, pp 9-39

Familiäre paroxysmale dystone Choreoathetose Mount-Reback: Familienanamnese, Fallschilderung und Effekt von Clonazepam

A. Arlt und R. W. C. Janzen

Einleitung

In der Gruppe anfallsartig auftretender Choreoathetosen können zwei
relativ einheitliche Krankheitsbilder abgegrenzt werden: ein 1941 von
Smith und Heersema (8), ein weiteres 1940 von Mount und Reback (5)
beschriebenes Syndrom. Mitteilungen über Familien mit Mount-Reback
Erkrankung waren bisher selten (2,4,7). Wir berichten über eine weitere Familie mit paroxysmaler dystoner Choreoathetose Mount-Reback.

Familienanamnese und Fallschilderung

Der Familienstammbaum konnte bisher über drei Generationen verfolgt
werden. Das choreoathetotische Syndrom zeigt bei den befallenen
Familienmitgliedern eine weitgehend identische Ausprägung. Die Verteilung der Erkrankung innerhalb der Familie legt die Annahme eines
autosomal-dominanten Erbganges nahe.

Die zu dem Zeitpunkt 27jährige Proposita sahen wir erstmals im Mai
1983. Sie litt etwa seit ihrem zweiten Lebensjahr unter anfallsartig
auftretenden, stets ohne Bewußtseinsstörung einhergehenden Bewegungsstörungen: Nach einem flüchtigen Kribbel- oder Schauergefühl im gesamten Körper beginnt die Attacke meist mit einer unilateralen dystonen Kontraktion von Hand- und Unterarmmuskeln. Im Verlauf einiger
Minuten breiten sich die zunächst vorwiegend tonischen Muskelkontrak-
tionen über den ipsilateralen Arm nach proximal aus. Meist beginnen
unterdessen kontralateral ähnliche Symptome ebenfalls distal. Während
sich proximal zunehmend eine dystone Muskelanspannung ausbreitet und
persistiert (mit Rumpfstreckung und Adduktion im Schulter- und Ell-
bogengelenk), wechselt der Muskeltonus im distalen Bereich der oberen
Extremität mit dem Resultat von meist athetotischen, seltener auch
choreatischen Bewegungen im Finger-/Handbereich. Die Atemexkursionen
werden flacher. Häufig breitet sich die Bewegungsstörung aszendierend
auf die Halsmuskulatur aus. Etwas seltener wird die Schlund-, Zungen-
und mimische Muskulatur in Form vorwiegend dystoner Muskelanspannungen
mitbefallen. Störungen der Blickbewegung oder Pupillenmotorik wurden
nicht beobachtet. Im Bereich der unteren Extremität ist der Muskeltonus entweder herabgesetzt mit passivem Verharren der Beine in der
jeweiligen Ausgangsstellung, oder es kommt seltener zu einer dystonen Anspannung vornehmlich der Streckmuskulatur. Bei voller Ausprägung
ist die Willkürkontrolle aller Muskeln mit Ausnahme der Augenmuskeln
unabhängig von ihrem jeweiligen Funktionszustand aufgehoben. Die
Sphinkterkontrolle bleibt immer erhalten. Die Symptome bilden sich in
der umgekehrten Reihenfolge ihres Auftretens zurück. Die Dauer der
Attacken schwankt zwischen 10 Minuten und 1 Stunde. Sie treten vorwiegend in der zweiten Tageshälfte auf, nicht während des Schlafes.
Die Frequenz beträgt zur Zeit durchschnittlich 1-4/Tag. Ausgelöst

werden die Attacken vor allem durch Alkohol, daneben auch durch
psychische Belastungen und Schlafentzug. Ein Zusammenhang mit besonderer körperlicher Belastung oder abrupten Willkürbewegungen besteht
nicht.

Die allgemeine und neurologische Untersuchung der Patientin ergab
ebenso wie umfangreiche neurophysiologische und neuroradiologische
Untersuchungen keinen auffälligen Befund. Hervorzuheben ist eine geringe epileptische Erregbarkeitssteigerung im EEG nach Schlafentzug.
Mehrfach während der Attacken registrierte EEG's zeigten jedoch keine
mit den Attacken korrelierbaren Veränderungen. Hinweise auf eine
Stoffwechselstörung, insbesondere des Kalzium-, Magnesium- oder Kupfer-
stoffwechsels waren ebensowenig wie Zeichen einer hormonalen Dysregulation zu gewinnen. Unter den ansonsten unauffälligen Ergebnissen
der klinisch-apparativen Untersuchung und Anamnese der Familienmitglieder erscheint erwähnenswert, daß von den bisher 4 untersuchten
und erkrankten Familienmitgliedern alle im EEG in wechselnder Ausprägung Zeichen einer epileptischen Erregbarkeitssteigerung aufwiesen. Eine nicht-erkrankte Schwester der Proposita zeigte hingegen
ein unauffälliges EEG. Abgesehen von zwei Fieberkrämpfen einer erkrankten Schwester wurden jedoch nie eindeutige epileptische Anfälle
dokumentiert.

Von den initialen Behandlungsversuchen bei der Proposita bleiben die
orale Applikation von Di-N-Propylacetat, Tiaprid-HCl, Baclofen, Acet-
azolamid, Primidon und Phenytoin ohne wesentlichen Effekt. Unter
Carbamazepin verminderte sich die Intensität der Attacken bei unver-
änderter Frequenz und Dauer geringfügig.

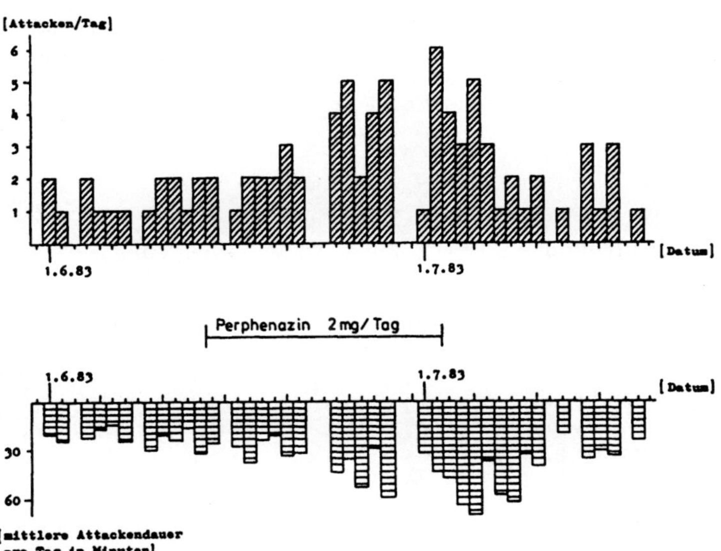

Abb. 1. Wirkung von Perphenazin auf Attackenfrequenz und -dauer bei der Proposita
C.A.

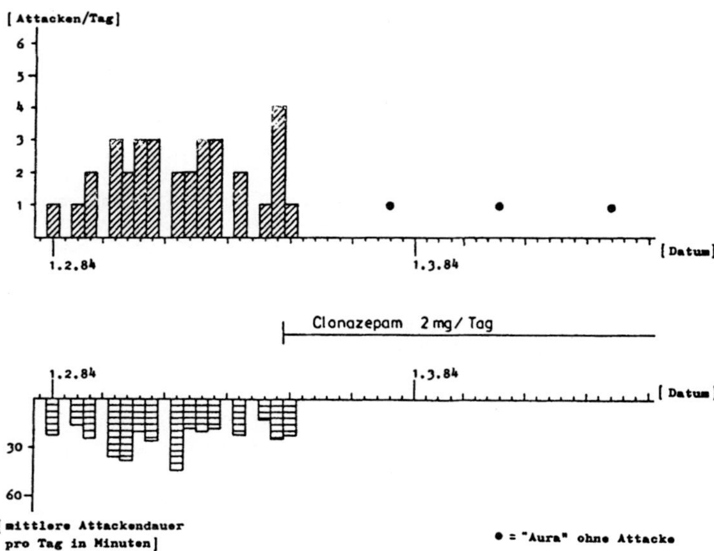

<u>Abb. 2.</u> Wirkung von Clonazepam auf Attackenfrequenz und -dauer bei der Proposita C.A.

Perphenazin führte dagegen in niedriger Dosierung zu einer Erhöhung der Attackenfrequenz und Zunahme der Attackendauer. Obwohl die intravenöse Applikation von Clonazepam und Diazepam *während* der Attacke deren Ablauf nicht änderte, führte die orale Applikation von Clonazepam zu einer drastischen Senkung der Attackenfrequenz. Die Proposita berichtete lediglich vereinzelt über ein Schauergefühl ähnlich der gewohnten Aura, ohne daß die übliche Attacke folgte. Bei einer vorübergehenden Verschlechterung zeigten die Attacken dann jedoch das gewohnte Bild hinsichtlich Ablauf und Dauer.

Diskussion

Unter den Aspekten der Mount-Reback Erkrankung in unserer Familie erlaubt vor allem die Dauer der Attacken und deren Provokation durch Alkohol —nicht jedoch durch abrupte Willkürbewegungen —die Abgrenzung gegenüber anderen paroxysmalen Choreoathetosen und insbesondere gegenüber der kinesiogenen paroxysmalen Choreoathetose Smith-Heersema.

Der pathophysiologische Stellenwert der im EEG erkrankter Familienmitglieder nachgewiesenen epileptischen Erregbarkeitssteigerung läßt sich nicht abschließend werten, insbesondere da entsprechende EEG-Veränderungen *während* der Attacken nicht registriert wurden.

Aus neuropharmakologischer Sicht lassen sich folgende Überlegungen zur Pathophysiologie der Mount-Reback Erkrankung anstellen: Einerseits waren die klassischen Antikonvulsiva wie zum Beispiel Phenytoin in Übereinstimmung mit der Literatur auch in unserem Fall unwirksam (4,6). Andererseits wird über eine deutliche Wirksamkeit des Dopaminantagonistisch wirksamen Haloperidol berichtet (6). In unserem Fall erhöhte sich jedoch unter einer niedrigen Neuroleptikadosis (Perphenazin) die Attackenfrequenz und -dauer. Dies muß nicht zwangsläufig als Widerspruch gewertet werden. Ein paradoxer Effekt von im Dopaminstoffwechsel wirksamen Medikamenten wurde zum Beispiel auch beim Parkinsonsyndrom unter Levodopa-Therapie beschrieben (1).

In Übereinstimmung mit Lance (4) erwies sich in unserem Fall Clonazepam als wirksamste Substanz. Aufschlußreich erscheint in diesem Zusammenhang, daß Clonazepam 1. die Frequenz der Attacken deutlich senkt, 2. Ablauf und Dauer der Attacken nicht wesentlich ändert und 3. während der Attacke intravenös appliziert deren Verlauf kaum beeinflußt. Im Zusammenhang mit der Perphenazinwirkung könnten diese Beobachtungen dahingehend interpretiert werden, daß benzodiazepinoceptive Neuronensysteme vornehmlich an der Initiierung der Attacken beteiligt sind, deren Ablauf jedoch maßgeblich durch dopaminoceptive Regelkreise bestimmt wird.

Unter langfristiger Clonazepamtherapie ist klinisch häufig ein zunehmender Wirkungsverlust zu beobachten. Auch bei der hier vorgestellten Patientin traten nach etwa 3 Monaten erneut Attacken auf. Dieser Wirkungsverlust konnte bislang durch Dosiserhöhung auf zur Zeit 2 × 2 mg Clonazepam pro Tag kompensiert werden. Alternativ zu weiteren Dosiserhöhungen könnte jedoch auch eine alternierende Therapie im 2- oder 3-tägigen Zyklus mit jeweils ein oder zwei Medikamenten-freien Tagen —wie sie in einem ähnlichen Fall von Kurlan erfolgreich durchgeführt wurde (3) —sinnvoll sein.

Zusammenfassung

Es wird über eine Familie mit paroxysmaler dystoner Choreoathetose Mount-Reback berichtet. Clonazepam senkt die Attackenfrequenz drastisch. Pathophysiologische Überlegungen werden unter besonderer Berücksichtigung neuropharmakologischer Wirkungen diskutiert.

Literatur

1. Fahn S, Barett RE (1979) Increase of parkinsonian symptoms as a manifestation of Levodopa toxicity. In: Poirier LJ, Sourkes TL, Bédard PJ (eds) Advances in Neurology, Vol 24
2. Forssman H (1961) Hereditary disorder characterized by attacks of muscular contractions, induced by alcohol amongst other factors. Acta Med Scand 170:517-533
3. Kurlan R, Shoulson I (1983) Familial paroxysmal dystonic choreoathetosis and response to alternate-day Oxazepam therapy. Ann Neurol 13:456-457
4. Lance JW (1977) Familial paroxysmal dystonic choreoathetosis and its differentiation from related syndromes. Ann Neurol 2:285-293
5. Mount LA, Reback S (1940) Familial paroxysmal choreoathetosis. Arch Neurol Psychiat 44:841-847
6. Przuntek H, Monninger P (1983) Therapeutic aspects of kinesiogenic paroxysmal choreoathetosis and familial paroxysmal choreoathetosis of the Mount and Reback type. J Neurol 230:163-169
7. Richards RN, Barnett HJM (1968) Paroxysmal dystonic choreoathetosis. Neurology 18:461-469
8. Smith LA, Heersema PH (1941) Periodic dystonia. Proc Mayo Clin 16:842-846

Vergleichende Untersuchungen des Gehirns von Patienten mit Morbus Wilson durch Computer- und magnetisch Resonanzfeld-Tomographie

K. Demisch, E. Schneider und D. Vonofakos

Bei der Wilsonschen Erkrankung kommt es bekanntlich durch eine verminderte bzw. defektiöse Caeruloplasminbildung zu einer fortschreitenden Kupferintoxikation, die vor allem Leber und Gehirn schädigt. Durch die Entwicklung der Computertomographie (CT) wurde es möglich, die charakteristischen Läsionen des Linsenkerns bereits intra vitam nachzuweisen, wobei von besonderem Interesse war, diese Befunde mit den klinischen Symptomen zu vergleichen und Verlaufsbeobachtungen unter der Therapie mit D-Penicillamin vorzunehmen (1). Die neuere Magnetisch Resonanzfeld (MR) Tomographie führte zu einer bemerkenswerten Verbesserung der Grau-Weiß Kontrastierung und erbrachte bereits bei einer Reihe von neurologischen Krankheitsbildern erweiterte diagnostische Einblicke. So war es von Interesse, bei Patienten mit einem Morbus Wilson beide bildgebenden Verfahren miteinander zu vergleichen.

Es wurden 6 Patienten mit einer hepatolentikulären Degeneration untersucht, deren Daten in Tabelle 1 aufgeführt sind. Patient 2 ließ die MR-Tomographie leider nicht zu. Die Patienten 5 und 6 sind ein Geschwisterpaar, die klinisch die hepatische Form der Erkrankung aufwiesen. Eine weitere Schwester der beiden war mit 18 Jahren im Leberkoma verstorben. Klinisch zeigten die Patienten 1 bis 4 zum Zeitpunkt der Diagnose ausgeprägte extrapyramidale Störungen und boten einen Kayser-Fleischerschen Ring. Die Patienten wurden halbjährig eingehend testpsychologisch untersucht, worüber an anderer Stelle berichtet wird. Dabei zeigte das Geschwisterpaar trotz des Fehlens von neurologischen Ausfällen diskrete hirnorganische Leistungseinbußen. Die CT-Untersuchungen wurden in der Abt. für Neuroradiologie mit einem Siemens 2 N Somatom durchgeführt, die MR-Untersuchungen bei Dr. A. Kühnert, Dietzenbach, mit einem Siemens Magnetom unter Anwendung der Inversion Recovery and Spinecho Methode

Tabelle 1

Nr.	Name	Geschlecht	Alter Jahren	Alter bei ersten Symptomen Jahren	Behandlung seit Jahren	Cu µg/dl	Caeruloplasmin µg/dl
1	P.H.	w.	38	19	17	54	4,6
2	U.J.	m.	32	23	6	65	9,4
3	R.H.	m.	32	28	3	12	3,4
4	A.S.	w.	18	16	1 3/12	50	3,2
5	H.ST[a]	m.	33	31	1 6/12	81	27,7
6	S. SCH[a]	w.	30	22	abgebrochen	160	39,0

[a]Hepatische Form

Tabelle 2

Nr.	Name	CT Hypodensität der Basalganglien	Nucl. caud.	MRT[a] Putam.	Glob. pall.	Kl.-Hirn Olive
1	P.H.	+++	(+)	+++	+	+
2	U.J.	(+)	_b	_b	_b	_b
3	R.H.	(+)	∅	+	+	∅
4	A.S.	++	(+)	++	(+)	∅
5	H.ST	(+)	∅	+	(+)	∅
6	S.SCH	∅	∅	∅	∅	∅

[a]Signalfreie und helle Zonen; [b]nicht untersucht

Tabelle 2 zeigt die Ergebnisse, wobei das Ausmaß der Hypodensität der Basalganglien (CT) mit dem Auftreten von signalfreien Zonen (MRT), die wahrscheinlich Kupfereinlagerungen entsprechen und dem Auftreten von hellen Zonen, die eine vakuolige Degeneration anzeigen, verglichen wurde.

Eine konsekutive Ventrikelerweiterung sowie eine kortikale oder zerebelläre Atrophie wurden hier nicht berücksichtigt.

Wir fanden, daß durch die Computertomographie grundsätzlich die entsprechende Läsion als hypodense Zone dargestellt wurde, die Magnetisch Resonanzfeld Tomographie jedoch eine relativ präzise anatomische Lokalisation ermöglichte. Darüberhinaus erscheint, daß sich mit der MRT die pathologischen Befunde weiter differenzieren lassen, nämlich signalfreie Zonen als Kupfereinlagerung und helle Zonen als vakuolige Degeneration, wogegen in der CT die Läsion lediglich als Hypodensität abbildbar ist. So zeigten die Patienten 1, 3 und 4 eine zerebrale Symptomatik sowie einen Kayser Fleischerschen Ring und entsprechend signalfreie Zonen im Linsenkern im Sinne einer Kupfereinlagerung. Patient 5 hingegen mit einer hepatischen Form der Erkrankung und ohne Kayser Fleischerschen Ring wies lediglich helle Zonen im Linsenkern auf. Klinisch wichtig erscheint außerdem, daß die MRT in der Lage ist, bei Patienten mit einer hepatischen Form bereits diskrete Läsionen im Linsenkern aufzudecken. Unsere Befunde entsprechen im wesentlichen denen von Lawler et al. (2), die jedoch auf Grund einer älteren Magnetisch Resonanzfeld Technik die Frage offen lassen mußten, ob sich intrazerebral abgelagertes Kupfer mit dieser bildgebenden Methode nachweisen läßt.

Bei Patienten, die an einem Morbus Wilson litten, wurden vergleichend CT und MRT Untersuchungen vorgenommen. Im CT Befund konnten die entsprechenden Läsionen der Basalganglien zwar nachgewiesen werden, die MRT ermöglichte jedoch eine deutlich genauere Lokalisation und konnte in signalfreie Zonen (Kupfereinlagerung) und helle Zonen (vakuolige Degeneration) differenzieren.

Wir danken Herrn Dr. A. Kühnert für die Durchführung und Befundung der MRT und die hilfreichen Diskussionen.

Literatur

1. Williams FJB, Walshe JM (1981) Wilson's disease. An analysis of the cranial computerized tomographie appearances found in 60 patients and the changes in response to treatment with chelating agensts. Brain 104:735-752
2. Lawler GA, Pennock JM, Steiner RE, Jenkins WJ, Sherlock S, Young IR (1983) Nuclear magnetic resonance (NMR) Imaging in Wilson disease. J Comput Assist Tomogr 7:1-8

Klinische Beobachtung bei einer bioptisch gesicherten juvenilen Form der neuro-axonalen Dystrophie

G. Arendt, J. Noth und G. Schwendemann

Einleitung

Hallervorden und Spatz beschrieben 1924 eine Erkrankung des extrapyramidalen Systems, die in einer Familie mit 9 Kindern auftrat, von
denen 5 Mädchen erkrankt waren (3). Klinisch waren neben extrapyramidalen Bewegungsstörungen auch Sprachveränderungen, Spastik und
fortschreitende Demenz zu beobachten. Das Leiden, das in der ersten
Lebensdekade auftrat, erwies sich als chronisch progredient zum Tode
führend. Histologische post mortem Untersuchungen zeigten neben Axonschwellungen eine rostbraune Verfärbung des pallido-nigralen Systems.
Die Axonschwellungen mit teilweise scholliger Degeneration führten
später zum Krankheitsbegriff der neuro-axonalen Dystrophie.

Ähnliche Symptomeinheiten wurden auch von anderen Autoren wie Seitelberger (10), Cowen und Olmstead, Jellinger (4,5) und Richter (7) beschrieben, jedoch nach genetischen und morphologischen Gesichtspunkten
klar von der nach den Erstbeschreibern benannten Hallervorden-Spatz-
Krankheit abgetrennt.

Kasuistik

Wir möchten über einen intra vitam bioptisch gesicherten sporadischen
Fall einer generalisierten NAD berichten. Von den etwa 100 in der
Literatur beschriebenen Fällen (4) ist bisher nur noch ein weiterer
zu Lebzeiten des Patienten durch Hirnbiopsie verifizierter Casus (11)
bekannt.

Es handelt sich um eine 1953 geborene Patientin. Die Eltern sind
nicht blutsverwandt, es sind keine familiären Erkrankungen bekannt.
Die Schwangerschaft der Mutter verlief in den ersten 6 Monaten normal, dann entwickelte sie eine EPH-Gestose; es kam zu einer Frühgeburt (Geburtsgewicht 980 g). Die statomotorische Entwicklung der
Patientin verlief zunächst leicht verzögert. Im Säuglingsalter machte
sie eine Rachitis durch. Ab dem 3. Lebensjahr vollzog sich die Entwicklung altersgemäß. Die Patientin wurde mit 6 Jahren eingeschult
und erbrachte gute Schulleistungen. Im Alter von 14 Jahren —die Patientin besuchte inzwischen das Gymnasium —traten erstmals neurologische Symptome in Form von Sprachstörungen auf. Im 18. Lebensjahr
kam es beim Schulsport zu auffallenden Bewegungsstörungen. Die Patientin schloß das Gymnasium mit einer durchschnittlichen Gesamtnote ab,
wobei allerdings eine leichte Leistungsminderung gegenüber früheren
Jahren zu konstatieren war, und nahm etwas später ein Germanistikstu-
dium auf. Im 23. Lebensjahr setzten athetoid-dystone Bewegungsstörungen der oberen Extremitäten ein, zu deren Abklärung die Patientin in
verschiedenen neurologischen Kliniken war.

932

Sie wurde uns im Januar 1984 unter der Verdachtsdiagnose Chorea
Huntington vorgestellt.

Der neurologische Befund zeigte im Hirnnervenbereich einen horizontal
verlangsamten und vertikal aufgehobenen optokinetischen Nystagmus.
Der Reflexstatus war unauffällig bei leichter Tonusminderung der Extremitätenmuskulatur. Es zeigten sich dystone Bewegungsmuster der
oberen Extremitäten mit distaler Betonung und Fechterstellung beider
Hände, ein ausfahrender Gang und eine schlecht artikulierte Sprache
ohne aphasische Störungen. Es fanden sich keine zerebellären Symptome
oder Sensibilitätsausfälle.

Psychisch war die Patientin deutlich affektnivelliert.

EEG, kranialer CT-Scan, NMR-Scan, Elektroneurographie und Liquorwerte
waren unauffällig. Von den Leitungsstudien zeigten VEP und AEP verzögerte Latenzen, die SSEP in den frühen Komponenten eine leichte
Amplitudenreduktion. Eine psychologische Testung zeigte bei hohem
prämorbiden Intelligenzniveau (IQ 136) einen deutlichen intellektuellen Abbau (aktueller IQ 96) sowie im Benton- und Raven-Test Hinweise auf ein hirnorganisches Psychosyndrom.

Die extrapyramidalmotorische Symptomatik in Zusammenhang mit dem
schleichend progredienten Intelligenzabbau führte uns zu der Annahme
einer Systemerkrankung, weshalb wir Rektum- und Hautbiopsien durchführten.

Bioptische Untersuchung

Die durch Rektoskopie mit einer Biopsiezange entnommene Probe zeigte
nach üblicher Fixierung und Einbettung für Elektronenmikroskopie in
der Rektum-Mukosa und Submukosa verschiedene Stadien dystropher ge-
schwollener Axone. Die Axonauftreibungen enthielten in ihrem Zentrum
Konglomerate von tubolovesikulären Strukturen. Diese waren eingebettet und umgeben von amorphen Substanzen und leeren sowie granu-
lierten Vesikeln, außerdem von Akkumulationen multigranulärer und
vesikulärer sowie multilamellärer Körperchen. Es fanden sich alle
Übergangsstadien von maximal geschwollenen bis unverändert erscheinenden Axonen, wobei am Anfang der Veränderungen Mitochondrienansamm-
lungen und Ansammlungen von Vesikeln zu stehen scheinen.

Eine in Lokalanästhesie entnommene Hautbiopsie enthielt elektronenmikroskopisch gleichfalls Axone mit entsprechenden, insgesamt aber
etwas geringer ausgeprägten Veränderungen. Zusammenfassend belegen
die bioptischen Befunde einen generalisierten pathologischen Axon-
prozeß im Sinne einer neuro-axonalen Dystrophie.

Diskussion

Der von uns vorgestellte Fall entspricht am ehesten einer von Rozdilsky beschriebenen generalisierten juvenilen Form der NAD. Peiffer
(6) stellte 1976 eine generalisierte, also auch in anderen Organsystemen auftretende, einer nicht generalisierten, auf das pallido-
nigrale System beschränkten Form der NAD gegenüber. Unter die generalisierte Form subsumierte er die von Seitelberger beschriebene infantile Form sowie die von Rozdilsky (8) vorgestellte juvenile Er-
scheinungsform, beide ohne die vormals als charakteristisch bezeichnete Pallidumpigmentation, sowie eine ebenfalls im juvenilen Alter
auftretende Form mit Pallidumpigmentation. Die auf das pallido-nigrale

System beschränkte, lokalisierte NAD mit Pallidumpigmentation (von ihm als Hallervorden-Spatz-Syndrom bezeichnet) unterteilte er nach Erkrankungsalter in eine infantile, spätinfantile, juvenile (klassische Hallervorden-Spatz-Krankheit) und adulte Form. Diese Einteilung nach morphologischen Gesichtspunkten — in der Literatur vielfach diskutiert — stellt eine auch für den klinischen Alltag geeignete Schematisierung des klinisch und morphologisch sehr vielfältigen Krankheitsbildes dar.

Eine Beteiligung des peripheren Nerven, wie sie in der Literatur einige Male beschrieben wurde (2,5), konnten wir elektroneurographisch nicht nachweisen. Auf eine Biopsie wurde auf Wunsch unserer Patientin bisher verzichtet. Hinweise auf eine Beteiligung des ersten motorischen Neurons als Begleitsymptom der Erkrankung (4,5) fanden sich ebenfalls nicht; es ist jedoch bekannt, daß die Spastik oft erst im späten Krankheitsverlauf einsetzt. Die ebenfalls einige Male beschriebene Kleinhirnatrophie (1,2) sahen wir andeutungsweise bei den letzten CT-Kontrollen. Krampfanfälle, z.B. als Myoklonus-Epilepsie (9), ein eher seltenes Symptom, konnten wir ebenfalls nicht beobachten.

Ungewöhnlich an unserem Fall ist die relativ langsame Progredienz (Krankheitsdauer zur Zeit 16 Jahre), wobei in der Literatur durchaus Verläufe von durchschnittlich 15 Jahren Dauer beschrieben sind. Eine weitere Besonderheit des von uns geschilderten Falles ist die mit wenig invasiven Methoden gesicherte intra vitam Diagnose. Ein Therapieversuch mit Tetrabenazine führte vorübergehend zu einer deutlichen Besserung der Sprach- und Gangstörungen.

Zusammenfassung

Es wird über einen intra vitam mittels Haut- und Rektum-Biopsie elektronenmikroskopisch gesicherten Fall einer NAD berichtet. Eine heute 31jährige Patientin bekam im Alter von 14 Jahren Sprachstörungen, zu denen im 17. Lebensjahr Gang- und im 23. Lebensjahr athetoid-dystone Bewegungsstörungen hinzutraten; später zeigten sich auch deutliche psychische Veränderungen. Unter der Annahme einer Systemerkrankung wurden Rektum- und Hautbiopsien durchgeführt, die aufgetriebene Axone im Sinne der neuroaxonalen Dystrophie zeigten.

Literatur

1. Dooling EC, Richardson EP, Davis KR (1980) Computed tomography in Hallervorden-Spatz disease. Neurol 30:1128-1130
2. Goebel HH, Kohlschütter A, Schulte FJ (1980) Rectal biopsy findings in infantile neuroaxonal dystrophy. Neuroped 1:4
3. Hallervorden J (1924) Über eine familiäre Erkrankung im extrapyramidalen System. Dtsch Zeitschr f Nervenheilkunde 81:201-210
4. Jellinger K (1973) Neuroaxonal Dystrophy: its natural history and related disorders. Progr Neuropath 2:129-180
5. Jellinger K (1981) Progressive Pallidumatrophie Neurologie in Praxis und Klinik. In: Hopf HCh, Poeck K, Schliack H (Hrsg) Bd I:6.15-6.22. Thieme, Stuttgart New York
6. Peiffer J, Brunner N, Landoldt RF, Müller G, Schlote W (1976) Generalisierte infantile neuroaxonale Dystrophie mit Pallidumpigmentation und Lipophanerose bei einem eineiigen Zwillingspaar. Neuropäd 7:327-350
7. Richter E (1972) Ein Beitrag zur infantilen neuroaxonalen Dystrophie. Z Neurolog 201:160-195
8. Rozdilsky B, Bolton CF, Takeda M (1971) Neuroaxonal dystrophy. A case of delayed onset and protracted course. Acta neuropath (Berl) 17:331-340

9. Scheithauer BW, Lysia S Forner, Dorfmann LJ, Kane ChA (1978) Neuroaxonal dystrophy (Seitelberger's disease) with late onset protracted course and myoclonic epilepsy. J Neurol 36:247-258
10. Seitelberger F, Gross H (1957) Über eine spätinfantile Form der Hallervorden-Spatz'schen Krankheit. Dtsch Zschr Nervenheilk 176: 104-125
11. Williamson K (1982) Neuroaxonal dystrophy in young adults: a clinicopathological-study of two unrelated cases. Ann Neurol 11: 335-343

Neuropeptide bei degenerativen ZNS-Erkrankungen – Radioimmunologischer Nachweis von Somatostatin und vasoaktivem intestinalem Polypeptid im Liquor cerebrospinalis

A. Weindl, J. Unger, H. Gnahn, H. Lange, W. Lange und A. Struppler

Einleitung

Mehr als 30 Peptide wurden bisher im Zentralnervensystem nachgewiesen, denen klassische Neurotransmittern vergleichbare Funktionen bei der neuronalen Impulsübermittlung zukommen (19). Hinsichtlich der Kenntnis der Funktionsmechanismen neuroaktiver Peptide in Gehirn und Rückenmark bestehen noch erhebliche Lücken. Um die Rolle von Neuropeptiden bei Erkrankungen des ZNS weiter aufzuklären, schien es uns sinnvoll, bei Patienten mit degenerativen ZNS-Erkrankungen, bei denen bestimmte Funktionssysteme bevorzugt betroffen sind, die Konzentrationen von Somatostatin (ST) und Vasoaktivem Intestinalem Polypeptid (VIP) im Liquor cerebrospinalis zu bestimmen.

Sowohl ST, als auch VIP kommen weitverbreitet in Gehirn und Rückenmark vor, jedoch in unterschiedlicher Verteilung. ST ist sowohl im mediobasalen Hypothalamus, entsprechend seiner ursprünglich beschriebenen Funktion als Inhibiting-Hormon für die Wachstumshormonfreisetzung, als auch in nahezu allen Regionen des Gehirns und Rückenmarks nachweisbar (8,31-33). VIP wurde ursprünglich im Gastrointestinaltrakt und in Gefäßen vieler Organe, sowie in Hirngefäßen nachgewiesen (11). VIP wird aber auch autochthon vorwiegend in kortikalen und in einigen subkortikalen Neuronen gebildet (21,28).

Material und Methoden

Patienten mit degenerativen ZNS-Erkrankungen, sowie Kontrollpersonen, deren klinische Untersuchung kein organisch-neurologisches Defizit ergab, wurden in die Studie einbezogen. Die Liquoruntersuchungen konzentrierten sich auf Patienten mit Morbus Parkinson, Chorea Huntington, M. Wilson, heredodegenerativen spinozerebellären Erkrankungen und seniler Demenz vom Typ des M. Alzheimer. Ferner wurden Patienten untersucht, die an Amyotropher Lateralsklerose und Multipler Sklerose erkrankt waren. Die überwiegende Zahl der Patienten mit der Diagnose Chorea Huntington stammte aus der Rheinischen Landesklinik, Düsseldorf (Psychiatrische Klinik, Direktor: Prof. Dr. Heinrich). Die Patienten wurden jeweils am frühen Vormittag lumbalpunktiert, um mögliche zirkadiane Schwankungen der Peptidkonzentrationen weitgehend auszuschließen (2). Die ersten beiden Liquorportionen von jeweils ca. 5 ml wurden für Routine-Laboruntersuchungen verwendet. Die dritte Probe wurde in kleine Portionen aufgeteilt, sofort nach Entnahme tiefgefroren und bei -20°C aufbewahrt. Zum Nachweis von ST und VIP wurden empfindliche und spezifische Radioimmunoassays entwickelt (29), deren Empfindlichkeit und Spezifität mit entsprechenden Literaturberichten übereinstimmen (1,13,20).

Mit Unterstützung der DFG, We 608/7-6

936

Im Assay-Ansatz wurden O,2 ml Liquor oder Standard zusammen mit Antiserum (Endverdünnung für ST 1:60.000, für VIP 1:18.000) und Jod-125-
markiertem Tracer (ca. 5000 cpm) in PTB-Puffer (O,1 M, pH 7,4) 48
Stunden bei 4°C inkubiert. Nach Trennung des gebundenen und nicht
gebundenen Tracers mit Hilfe der 2. Antikörper Methode wurde das
Präzipitat in einem Gammazähler gemessen. Die Nachweisgrenze lag
für ST bei 1 pg, für VIP bei 5 pg. Die verwendeten Antiseren wurden
durch Immunisation von Kaninchen gewonnen (30) und im Enzyme-Immuno-
Assay (ELISA) und RIA hinsichtlich ihres Titers und ihrer Kreuzreak-
tionen mit einer Vielzahl von Peptiden getestet, einschließlich Gastrin,
Gastric Inhibiting Peptide (GIP), PHI, Cholezystokinin und Motilin.
Mit keinem der Peptide konnte eine erkennbare Kreuzreaktion festgestellt werden.

Ergebnisse

Somatostatin
Bei Kontrollpersonen lag die ST-Konzentration im Liquor bei
139,6 ± 7,3 pg/ml (Mittelwert ± SEM). Ein alters- oder geschlechtsbe-
zogener Unterschied war nicht festzustellen. Die ST-Werte waren signifikant erniedrigt bei M. Parkinson, sowie bei bisher einem Patienten mit M. Wilson (hepatolentikulärer Degeneration). Erniedrigte
ST-Konzentrationen wurden ferner gefunden bei hereditären spinozerebellären Atrophien, sowie bei M. Alzheimer. Bei Chorea Huntington
ergibt sich eine Gruppe mit erniedrigten ST-Werten und ein zweites,
größeres Patientenkollektiv mit ST-Konzentrationen innerhalb des
Kontrollbereichs (Abb. 1). Kein Unterschied zu Kontrollpersonen fand
sich bei Amyotropher Lateralsklerose. Bei Multipler Sklerose wurde
eine sehr große Streuung der Einzelwerte gefunden.

Vasoaktives Intestinales Polypeptid
Die Kontrollwerte für VIP lagen bei 212,0 ± 7.7 pg/ml ($\bar{x}$ ± SEM). Auch
hier zeigten sich hinsichtlich Alters- und Geschlechtsverteilung
keine Korrelationen. Bei M. Parkinson, M. Wilson und Chorea Huntington waren keine signifikanten Unterschiede zu der Kontrollgruppe zu
erkennen. Erniedrigte Werte wurden beobachtet bei M. Alzheimer und
Patienten mit hereditärer spinozerebellärer Atrophie, jedoch bestand
in beiden Gruppen eine Überlappung mit dem Vergleichskollektiv. Bei
Multipler Sklerose zeigt sich ein Trend zu erniedrigten VIP-Werten,
doch findet sich eine breite Streuung der Einzelwerte (Abb. 2).

Diskussion

Die ST-Werte von Kontrollpersonen dieser Untersuchung entsprechen der
Mehrzahl anderer Literaturberichte (9,10,16,18). Einige Autoren haben
etwas niedrigere Werte angegeben (6,25,34). Die erniedrigten Werte
bei Basalganglienerkrankungen wie M. Wilson und M. Parkinson können
darauf hinweisen, daß bei diesen Erkrankungen auch die in den Basalganglien immunhistochemisch nachgewiesenen ST-Neurone (15,31) betroffen
sind. Bei M. Alzheimer, wo kortikale ST-Neurone in den Zelluntergang
einbezogen sein dürften (17), fanden wir erniedrigte ST-Werte im Liquor. Die unterschiedlichen Gruppen bei Chorea Huntington können derzeit noch nicht sicher interpretiert werden. Untersuchungen von post-
mortalem Hirngewebe von Chorea-Patienten ergaben unveränderte bis erhöhte ST-Konzentrationen im Striatum (3,24) und Nucleus accumbens (5).
Dieses Ergebnis läßt den Schluß zu, daß somatostatinerge Neurone und
Verbindungen in den Basalganglien bei der Chorea Huntington nicht oder
nur unwesentlich beeinträchtigt sind. Dieser Befund wäre vereinbar mit
unserer Beobachtung eines unveränderten ST-Gehaltes im Liquor bei der
überwiegenden Zahl dieser Patienten. Erniedrigte ST-Konzentrationen

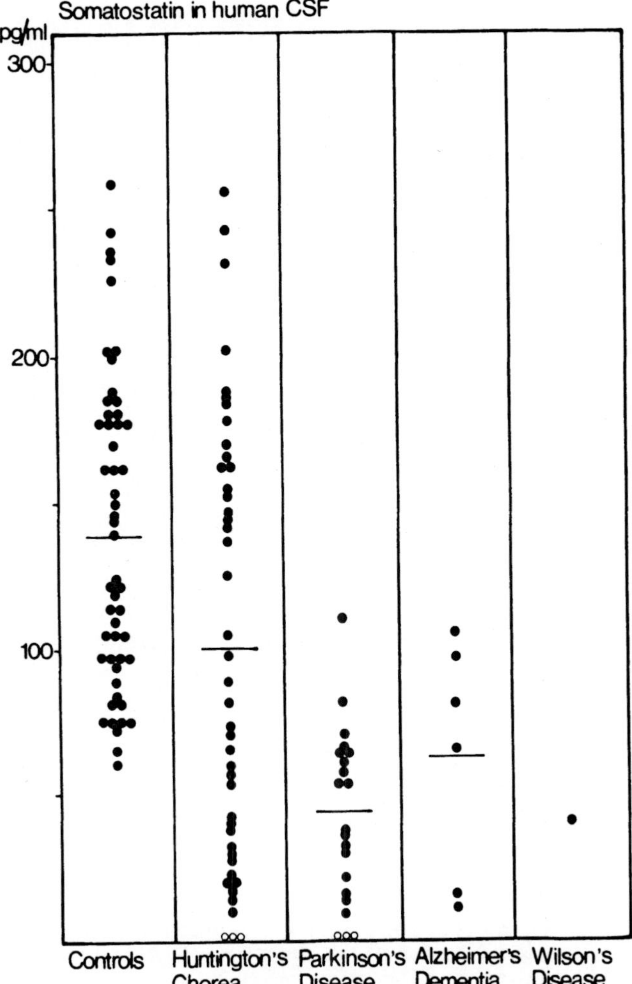

Abb. 1. Somatostatin im Liquor cerebrospinalis [pg/ml] von Kontrollpersonen und Patienten mit ZNS-Erkrankungen. Die Einzelwerte sind jeweils durch Punkte dargestellt; Werte unterhalb der Nachweisgrenze durch Kreise. Der Mittelwert ist durch einen Querstrich angezeigt. Zur statistischen Prüfung wurde eine Varianzanalyse durchgeführt

im Liquor bei Chorea-Patienten, ähnlich wie bei einer Untergruppe unserer Patienten wurde von Cramer et al. (9) berichtet. Die unveränderten ST-Werte bei Amyotropher Lateralsklerose könnten damit erklärt werden, daß bei dieser motorischen Systemerkrankung ST-Neurone nicht bevorzugt beteiligt sind. Von Epelbaum et al. wurde über erniedrigte ST-Konzentrationen in postmortalen Gewebsproben bei Parkinsonpatienten mit Demenz berichtet (12). In unserem Untersuchungsgut waren Parkinsonpatienten mit ausgeprägter Demenz nicht enthalten. Ferner war ein Unterschied zwischen behandelten und unbehandelten Patienten nicht erkennbar. Somatostatin hemmt in vitro die dopaminabhängige Adenylatcyclase im Striatum (4,27) und erhöht den Dopamin-Umsatz im Striatum (7), so daß ein ST-Mangel zu einer Störung im nigrostriatalen dopaminergen Verbindungsweg führen könnte.

Die Bestimmung von VIP im Liquor ergab meßbare Werte, die mit Literaturberichten vergleichbar sind (14). Im Neokortex nachgewiesene VIP-Neurone zeigen einen Synergismus mit Noradrenalin bei der Glykogenolyse (23). Ferner wurde über eine Koexistenz von VIP mit Cholinacetyltransferase berichtet (22). Die Beobachtung eines Verlusts

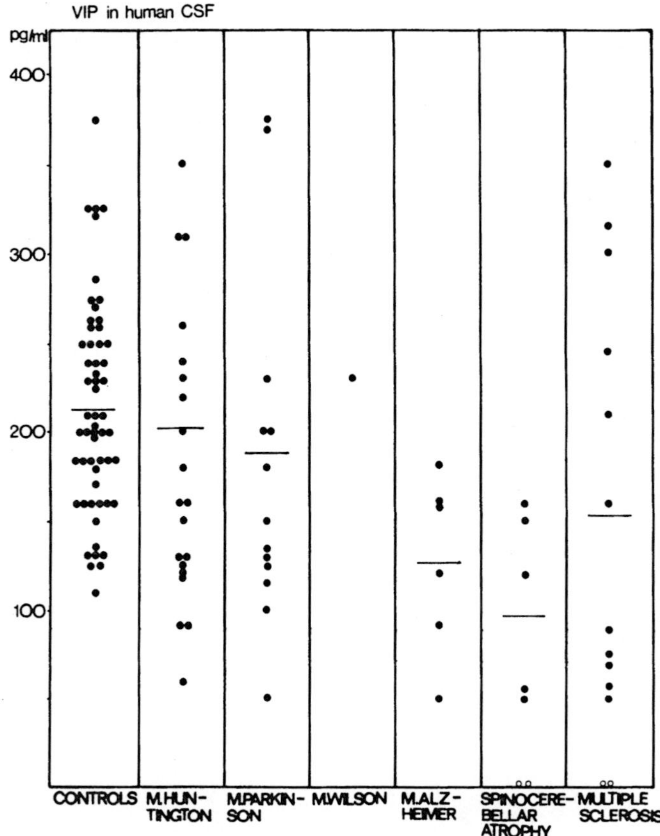

Abb. 2. VIP im Liquor cerebrospinalis [pg/ml]. Darstellung wie in Abb. 1

cholinerger Projektionen im Neokortex bei M. Alzheimer (26) und die erniedrigten VIP-Werte bei einigen dieser Patienten könnten auf eine Affektion von kortikalen VIP-Neuronen hinweisen. Die unauffälligen VIP-Werte bei Basalganglienerkrankungen sind vereinbar mit dem Fehlen des Neuropeptids in diesen Hirnarealen (21,28).

Zusammenfassung

Radioimmunologische Messungen von Somatostatin und VIP im Liquor ergaben bei Patienten mit Basalganglienerkrankungen (M. Parkinson, M. Wilson) erniedrigte ST-Konzentrationen und unveränderte VIP-Konzentrationen. VIP war lediglich bei Demenz vom Alzheimer-Typ signifikant erniedrigt. Eine Beteiligung peptiderger Neurone bei degenerativen neurologischen Erkrankungen wird diskutiert.

Literatur

1. Arimura A, Sato H, Coy DH, Schally A (1975) Radioimmunoassay for growth hormone-release inhibiting hormone. Proc Soc Exp Biol Med 148:784-789
2. Arnold AM, Reppert SM, Rorstad OP, Sagar M, Keutman HT, Perlow MJ, Martin JB (1982) Temporal patterns of somatostatin immunoreactivity in the zerebrospinal fluid of the rhesus monkey: effect of environmental lighting. J Neurosci 2:674-680

3. Aronin N, Cooper PE, Lorenz LJ, Bird ED, Sagar SM, Leeman S, Martin JB (1983) Somatostatin is increased in the basal ganglia in Huntington's disease. Ann Neurol 13:519-526
4. Chesselet MF, Reisine TD (1983) Somatostatin regulates dopamine release in rat striatal slices and cat caudate nuclei. J Neurosci 3:232-236
5. Beal MF, Bird ED, Longlais PJ (1984) Somatostatin is increased in the nucleus accumbens in Huntington's disease. Neurology 34: 663-666
6. Beal MF, Martin JB (1984) CSF somatostatin in dementia. Neurology 34 (Suppl 1):120
7. Beal MF, Martin JB (1984) Effects of somatostatin on striatal dopamine. Neurology 34 (Suppl 1):98
8. Brownstein M, Arimura A, Sato H, Schally AV, Kizer JS (1975) The regional distribution of somatostatin in the rat brain. Endocrinology 96:1456-1461
9. Cramer H, Kohler J, Oepen G, Schomburg G, Schröter E (1981) Huntington's chorea - measurements of somatostatin, substance P and cyclic nucleotids in the cerebrospinal fluid. J Neurol 225: 183-187
10. Dupont E, Christensen SE, Hansen AP, de Fine Olivarius B, Ørskov H (1982) Low cerebrospinal fluid somatostatin in Parkinson's disease; an irreversible abnormality. Neurology (NY) 32:312-314
11. Edvinsson L, Fahrenkrug J, Hanko J, McCulloch J, Owman C, Uddman R (1981) Vasoactive intestinal polypeptide: distribution and effects on cerebral blood flow and metabolism. In: Cervos-Navarro J, Fritschka E (eds) Cerebral microcirculation and metabolism. Raven Press, New York
12. Epelbaum J, Ruberg M, Moyse E, Javoy-Agid F, Dubois B and Agid Y (1983) Somatostatin and dementia in Parkinson's disease. Brain Res 278:376-379
13. Fahrenkrug J, Schaffalitzky de Muckadell OB (1977) Radioimmunoassay of vasoactive intestinal polypeptide (VIP) in plasma. J Lab Clin Med 89:1379-1387
14. Fahrenkrug J, Schaffalitzky de Muckadell OB, Fahrenkrug A (1977) Vasoactive intestinal polypeptide in human cerebrospinal fluid. Brain Res 124:581-584
15. Graybiel AM, Ragsdale CW, Yoneoka ES, Elde RP (1981) An immunohistochemical study of enkephalins and other neuropeptides in the striatum of the cat with evidence that the opiate peptides are arranged to form mosaic patterns in register with the striosomal compartments visible by acetylcholine-esterase staining. Neurosci 6:377-397
16. Hansen AP, de Fine Olivarius B, Pederson E, Sorensen K, Dupont E, Ingenslev J, Christensen SE, Ørskov H (1984) Cerebrospinal fluid SLI: On its origin and pathology in neurological disease. In: Rosenthal J (ed) Proceedings of the 2nd symposion on somatostatin, Athens 1981, University Press, Tübingen
17. Joynt RJ, McNeill TH (1984) Disease correlated morphologic changes of somatostatin-like-containing neurons of the cortex in senile dementia of the Alzheimer type. Neurology 4 (Suppl 1):120
18. Kohler J, Schröter E, Cramer H (1982) Somatostatin-like immunoreactivity in the cerebrospinal fluid of neurological patients. Arch Psychiatr Nervenkr 231:503-508
19. Krieger DT (1983) Brain peptides: what, where and why? Science 222:975-985
20. Krohnheim S, Berelowitz M, Pimstone BL (1976) A radioimmunoassay for growth hormone release-inhibiting hormone: Method and quantitative tissue distribution. Clin Endocrinol 5:619-630
21. Lorén I, Emson PC, Fahrenkrug J, Björklund A, Alumets J, Hakanson R, Sundler F (1979) Distribution of vasoactive intestinal polypeptide in the rat and mouse brain. Neurosci 4:1953-1976

22. Lundberg JM, Hökfelt T, Schultzberg M, Uvnäs-Wallenstein K, Kohler C, Said SI (1979) Occurence of vasoactive intestinal polypeptide (VIP)-like immunoreactivity in certain cholinergic neurons of the cat: Evidence from combined immunohistochemistry and acetylcholinesterase staining. Neurosci 4:1539-1559
23. Magistretti PJ, Schorderet M (1984) VIP and noradrenaline act synergistically to increase cyclic AMP in cerebral cortex. Nature 308:280-282
24. Nemeroff CH, Youngblood WW, Manberg PJ, Prange AJ, Kizer JS (1983) Regional brain concentrations of neuropeptides in Huntington's chorea and schizophrenia. Science 221:972-975
25. Patel YC, Rao K, Reichlin S (1978) Somatostatin in human cerebrospinal fluid. N. Engl J Med 296:529-533
26. Perry RH, Candy JM, Perry EK, Irving D, Blessed G, Fairbairn AF, Tomlinson BE (1982) Extensive loss of cholinacetyltransferase activity is not reflected by neuronal loss in the nucleus of Meynert in Alzheimer's disease. Neurosci Lett 33:311-315
27. Schröter E, Cramer H (1980) Wirkung der Neuromodulatoren Adenosin, Substanz P und Somatostatin auf die dopaminsensitive Adenylatzyklase im Corpus striatum der Ratte. In: Mertens HG, Przuntek H (Hrsg) Pathologische Erregbarkeit des Nervensystems und ihre Behandlung. Springer, Berlin, pp 502-505
28. Sims KB, Hoffman DL, Said SI, Zimmerman EA (1980) Vasoactive intestinal polypeptide (VIP) in mouse and rat brain: an immunocytochemical study. Brain Res 186:165-183
29. Unger J, Weindl A, Pitzl H, Schrell U, Lange W (1984) Antiserumproduktion gegen Somatostatin (ST): Titerkontrolle mit ELISA und Radioimmunoassay zur Bestimmung der quantitativen Verteilung von ST im Rattengehirn. Verh Anat Ges 78:515-517
30. Vaitukaitis J, Robbins IB, Nieschlag E, Ross GT (1971) A method for producing specific antisera with small doses of immunogen. J Clin Endocr 33:988-991
31. Vincent SR, Staines WA, Fibiger HC (1983) Histochemical demonstration of separate populations of somatostatin and cholinergic neurons in the rat striatum. Neurosci Lett 35:111-114
32. Weindl A, Sofroniew MV (1980) Immunocytochemical localisation of hypothalamic peptide-hormones in neural target areas. In: Wuttke W, Weindl A, Voigt KH, Dries RR (eds) Brain and pituitary peptides. S. Karger, Basel, pp 97-109
33. Weindl A, Sofroniew MW, Wetzstein R (1984) Comparative aspects of the distribution of somatostatin in the mammalian brain and spinal cord. In: Rosenthal J (ed) Proceedings of the 2nd symposion on somatostatin, Athens 1981, University Press, Tübingen
34. Wood PL, Etienne P, Lal S, Gauthier S, Nair NPV (1982) Reduced lumbar CSF somatostatin in Alzheimer's disease. Life Sci 31: 2037-2079

Posturographischer Nachweis von paraneoplastischer zerebellärer Degeneration bei Bronchialkarzinom

K. Wessel, H. C. Diener, H. Ackermann und E. Heidemann

Einleitung

Paraneoplastische neurologische Syndrome sind Erkrankungen, die weder
durch den Tumor selbst noch durch metastatische Absiedlungen erklärt
werden können. Als solche sind Enzephalopathien, Myelopathien, amyotrophische Lateralsklerose, Polyneuropathie, Myopathie, das Lambert-
Eaton-Syndrom und die paraneoplastische zerebelläre Degeneration
(PCD) bekannt. *Klinisch* treten paraneoplastische neurologische Ausfälle am häufigsten bei Lungenkarzinomen mit einer Inzidenz von 16%
auf (2,3). Die PCD soll nach *pathologisch*-anatomischen Studien bei
bis zu 40% dieser Patienten beobachtet werden (5,12). Die klinische
Symptomatik mit Stamm- und Extremitätenataxie, Dysarthrie und weniger
häufig Nystagmus (1,4) entwickelt sich bei der PCD subakut und kann
der Entdeckung des Karzinoms um Monate vorausgehen oder nachfolgen.
Histopathologisch besteht ein ausgeprägter Verlust an Purkinjezellen
in der Kleinhirnrinde, wobei einige Autoren das vorwiegende Betroffensein des Paleozerebellums beschreiben. Die Körnerzellschicht ist in
geringerem Ausmaß in den Krankheitsprozeß miteinbezogen (10). Die
Pathogenese der PCD ist unklar. In der vorliegenden Studie suchten
wir bei Patienten mit Bronchialkarzinom klinisch und mit der Posturographie, einer Methode, die die Charakterisierung und Quantifizierung zerebellärer Läsionen erlaubt (7), systematisch nach Hinweisen für eine PCD.

Material und Methodik

Es wurden 25 Patienten mit Bronchialkarzinom untersucht. 10 hatten
ein kleinzelliges Karzinom, 7 ein Plattenepithelkarzinom, 2 ein un-
differenziertes Karzinom, 2 ein Adenokarzinom, bei 4 Patienten war
die histologische Klassifizierung nicht bekannt.

Neben der klinischen Untersuchung, bei der insbesondere auf das Vorliegen zerebellärer Symptome geachtet wurde, führten wir die statische
und dynamische Posturographie zur Charakterisierung, Quantifizierung
und Dokumentation der Standataxie durch (7). Dabei wurde im ersten
Schritt auf einer Meßplattform die Auslenkung des Kraftschwerpunktes
in Projektion des Körpers auf die Fußfläche (CFB = Center of foot
pressure) unter statischen Bedingungen mit offenen und geschlossenen
Augen registriert. In einem zweiten Untersuchungsschritt wurde die
Plattform sinusförmig mit einer Frequenz von 1 Hz und einer Amplitude
von ±4° in anterior-posteriorer Richtung um die obere Sprunggelenks-
achse gekippt. Die Schwingungsbewegung des Kopfes wurde mit einem
Goniometer registriert und zusammen mit den Ausgangssignalen der

Mit Unterstützung der DFG, Di 278/1-2

Plattform (CFP) einer Fourier-Analyse unterzogen. Die Amplitude des
dominanten Gipfels im Fourier-Spektrum bei 1 Hz sowie Nebenmaxima
wurden erfaßt. Normwerte ermittelten wir bei altersentsprechenden,
gesunden Versuchspersonen, als pathologisch wurden Meßwerte außerhalb
der dreifachen Standardabweichung des Normkollektivs angesehen.

Ergebnisse

10 (=40%) der 25 Patienten hatten bei der klinischen Untersuchung
eine deutliche zerebelläre Symptomatik, wobei die Stand- und Gangataxie auffallend stärker ausgeprägt war als die Extremitätenataxie
und -dysmetrie. Nur bei 2 Patienten waren auf das Zerebellum bezieh-
bare Augenmotilitätsstörungen in Form einer Sakkadierung der Blick-
folge und einer Dysmetrie der Sakkaden nachweisbar (6), eine Dysarthrie war in keinem Fall vorhanden. 4 Patienten (=16%) zeigten geringe zerebelläre Ausfallserscheinungen, 11 (=44%) waren bezüglich
der Kleinhirnfunktionen unauffällig.

Die klinischen Daten und Angaben zu den Patienten sind, geordnet nach
dem histologischen Typ des Bronchialkarzinoms, in der Tabelle 1 angegeben. Eine sichere Beziehung zwischen dem histologischen Typ des Tumors und dem Auftreten zerebellärer Symptome bestand nicht. Bei allen
Patienten konnte eine andere Ursache für die zerebelläre Symptomatik,
wie eine primäre Kleinhirnerkrankung, eine Kleinhirnmetastase oder
eine schwere Polyneuropathie mit afferenter Ataxie ausgeschlossen
werden. Zwei Patienten mit und fünf ohne zerebelläre Symptomatik
waren zum Teil vor, zum Teil während der Untersuchung mit den Zytostatika Adriblastin, Endoxan und Vinkristin behandelt worden. Hinweise aus der Literatur, daß diese Therapie für die Kleinhirnsymptome
verantwortlich sein kann, gibt es bisher nicht (11,14).

Tabelle 1. Auflistung von Anzahl, Alter, Geschlechtsverhältnis, klinischem und post-
urographischem Befund nach dem histologischen Typ des Bronchialkarzinoms

	Anzahl	Alter (AM)	♂/♀ (n)	Rumpf-ataxie (n)	Extremitä-tenataxie (n)	Okulomot. Störungen (n)	Pathologische Posturographie (n)
Kleinzelliges Bronchial-karzinom	10	56,6	10:0	4	4	1	4
Plattenepi-thelkarzi-nom	7	59,0	7:0	2	2	-	2
Undifferen-ziertes Kar-zinom	2	69,5	1:1	-	-	-	-
Adenokar-zinom	2	59,5	1:1	2	1	-	2
Unbekannte Histologie	4	66,3	4:0	2	2	1	2
Total	25	60,1	12,5:1	10	9	2	10

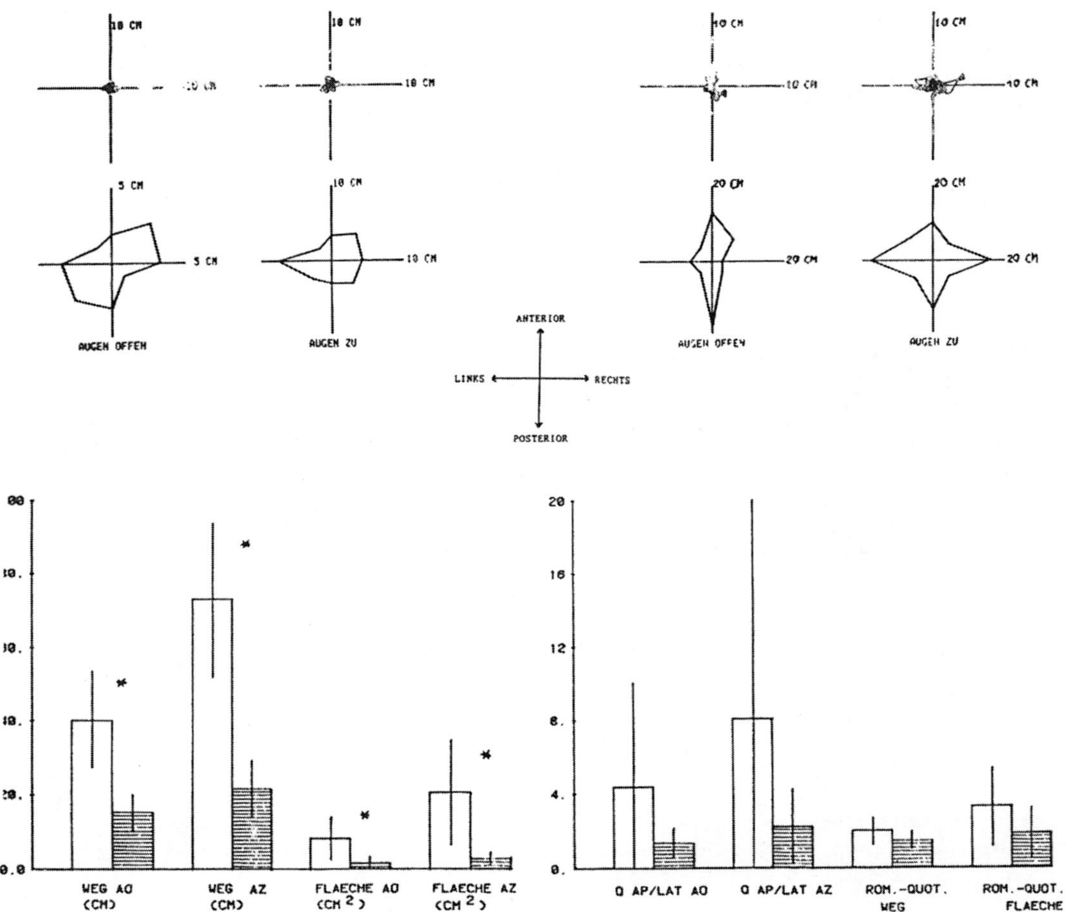

Abb. 1. Der obere Bildteil zeigt den Weg des CFP mit dem jeweils entsprechenden Richtungshistogramm darunter. Links ist ein Normalbefund mit offenen und geschlossenen Augen dargestellt. Rechts ein typischer Befund bei PCD. Unterschiedliche Skalierung der Achsen in den Richtungshistogrammen! Der untere Bildteil zeigt die Durchschnittswerte für Weg, Fläche, Quotient aus der anterior-posterioren und lateralen Schwankungsamplitude (Q AP/Lat), jeweils mit offenen (AO) und geschlossenen (AZ) Augen, und den Quotienten aus dem Weg und der Fläche des CFP bei geschlossenen und offenen Augen (Romberg-Quot.). Weiße Säulen = Patienten mit PCD (N = 10); schraffierte Säulen = Normalwerte (N = 60). Das Symbol * bezeichnet den signifikanten Unterschied (P < 0.05) bezogen auf die Normalwerte

In der Posturographie hatten die 10 Patienten mit deutlicher zerebellärer Symptomatik erwartungsgemäß einen pathologischen Befund (Abb. 1). Der obere Teil der Abbildung zeigt als Beispiel rechts die Befunddokumentation bei einer PCD, links einen Normalbefund. Die erhöhte Weglänge des CFP bei Stehen in Ruhe mit offenen und geschlossenen Augen und die omnidirektionale Schwankrichtung im Richtungshistogramm sprechen für eine Läsion des Kleinhirnwurmes. Der untere Teil der Abbildung zeigt die Werte der verschiedenen Meßparameter im Vergleich zu den Normalwerten. Die Durchschnittswerte von Weg und Fläche des CFP bei offenen und geschlossenen Augen sind bei der PCD signifikant erhöht. Der normale Quotient aus dem Summenvektor der anterior-posterioren und der lateralen Auslenkrichtung des CFP zeigt, daß das vermehrte Schwanken omnidirektional ist und keine Vorzugsrichtung hat. Der normale Quotient aus dem Weg und der Fläche des CFP bei geschlossenen und offenen Augen (Romberg-Quotient) spricht für eine intakte visuelle Stabilisation.

Bei sinusförmigen Plattformbewegungen war die Amplitude der dominanten Schwingung für die Auslenkung des CFP bei drei Patienten erhöht, viermal waren pathologische Nebenpeaks (1,7-3,3 Hz) in der Fourier-Analyse der Körperschwankfrequenz nachweisbar.

Diskussion

Die klinische Untersuchung zeigt, daß ein paraneoplastisches zerebelläres Syndrom bei Bronchialkarzinom mit einer Inzidenz von 40% viel häufiger auftritt als bisher angenommen wurde. Veränderungen am Kleinhirn bei Patienten mit Karzinomen wurden so häufig nur morphologisch von Pathologen nachgewiesen. Aber auch an Kleinhirnschnitten von neurologisch unauffälligen Patienten mit Bronchialkarzinom konnte morphometrisch eine signifikante Reduktion von Purkinjezellen und Körnerzellen gezeigt werden (13). Die zerebelläre Symptomatik war bei unseren 10 Fällen mit PCD zwar deutlich ausgeprägt und bei der klinisch-neurologischen Untersuchung eindeutig zu erfassen, aber in keinem Fall so schwer, daß sie das führende Symptom war, oder die meist schwerkranken Patienten zusätzlich zu den Beschwerden durch die Grundkrankheit erheblich behinderte. Eine leichte Ataxie bei Patienten mit maligner Erkrankung und schlechter Prognose wie dem Bronchialkarzinom wird in der Regel nicht als zerebelläre Ataxie gewertet, sondern der allgemeinen Schwäche der Patienten zugeschrieben.

Auch wir haben uns in diesem schwierigen Grenzbereich diagnostisch nicht eindeutig festlegen können. Einer der Gründe für die Schwierigkeit, klinisch-neurologisch eine leichte Stand- und Gangataxie zu diagnostizieren, lag bisher darin, diese zu objektivieren und klar von der Altersnorm abzugrenzen. Die von uns angewandte Methode der Posturographie erlaubt diese Abgrenzung. So erklärt sich unseres Erachtens die bei uns gegenüber den bisherigen Literaturangaben höhere Inzidenz der PCD.

Die klinischen Ausfälle bei unseren Patienten mit der Gang- und Standataxie als führendes Symptom, mit geringgradiger Extremitätenataxie und nur wenig ausgeprägten Störungen der Okulomotorik erlauben keine sichere topodiagnostische Zuordnung der Läsion zu einem umschriebenen Kleinhirnareal (6). Auch das in der Posturographie nachweisbare vermehrte omnidirektionale Schwanken ohne Vorzugsrichtung spricht für eine nicht umschriebene Kleinhirnschädigung (8). In einzelnen Fällen allerdings sprach der posturographische Befund für einen bevorzugten Befall im Bereich des Kleinhirnwurmes. Bei 4 anderen Patienten weisen Nebenpeaks im Fourier-Spektrum zwischen 1,7 und 3,3 Hz eher auf eine Läsion des Vorderlappens hin. Entsprechend ist nach allerdings nicht unwidersprochenen pathologisch-anatomischen Untersuchungen die ganze Kleinhirnrinde ohne lokale Bevorzugung von dem degenerativen Prozeß betroffen (10). Die in drei Fällen bei sinusförmigen Plattformbewegungen nachweisbare erhöhte Amplitude der dominanten Schwingung für die Auslenkung des CFP in der Fourier-Analyse der Körperschwankfrequenz sprechen für einen Verlust der Fähigkeit, die Körperhaltung aktiv zu regulieren.

Zum pathogenetischen Prinzip der PCD gibt es nur Hypothesen. Diskutiert werden ein immunologischer und ein karzinotoxischer Entstehungsmechanismus sowie eine durch das Karzinom begünstigte Virusentzündung.

Nach einer vor kurzem erschienenen Arbeit (9) und nach vorläufigen, eigenen Ergebnissen sind bei der PCD Antikörper gegen Purkinjezellen nachweisbar, diesbezüglich weiterführende Untersuchungen stehen noch aus.

Zusammenfassung

Die klinische und posturographische Untersuchung von 25 Patienten mit Bronchialkarzinom ergab in 40% eine deutliche zerebelläre Symptomatik, die durch eine paraneoplastische zerebelläre Degeneration verursacht war. Die klinischen Symptome und die Charakterisierung der Standataxie in der Posturographie sprechen eher für eine Schädigung der gesamten Kleinhirnrinde ohne topographische Bevorzugung bestimmter Areale.

Literatur

1. Brain L, Wilkinson M (1965) Subacute cerebellar degeneration associated with neoplasmas. Brain 88:465-478
2. Croft PB, Wilkinson M (1963) Carcinomatous neuromyopathy its incidence in patients with carcinoma of the lung and carcinoma of the breast. Lancet 1:184-188
3. Croft PB, Wilkinson M (1965) The incidence of carcinomatous neuromyopathy in patients with various types of carcinoma. Brain 88:427-434
4. Croft PB, Wilkinson M (1969) The course and prognosis in some types of carcinomatous neuromyopathy. Brain 92:1-8
5. Dayan AD, Croft PB, Wilkinson M (1965) Association of carcinomatous neuromyopathy with different histological types of carcinoma of the lung. Brain 88:435-448
6. Dichgans J (1984) Clinical symptoms of cerebellar dysfunction and their topodiagnostical significance. Human Neurobiol 2: 269-279
7. Diener HC, Dichgans J, Bacher M, Gompf B (1984) Quantification of postural sway in normals and patients with cerebellar diseases. Electroenceph clin Neurophys 57:134-142
8. Diener HC, Dichgans J, Bacher M, Guschlbauer B (1984) Characteristic alterations of long-loop reflexes in patients with Friedreich's Disease and late atrophy of the cerebellar anterior lobe. J Neurol Neurosurg Psychiat (in press)
9. Greenlee JE, Brashear HR (1983) Antibodies to cerebellar Purkinje cells in patients with paraneoplastic cerebellar degeneration an ovarian carcinoma. Ann Neurol 14:609-613
10. Henson RA, Urich H (1982) Cortical cerebellar degeneration. In: Henson RA, Urich H (eds) Cancer and the nervous system. Blackwell scientific publications, Oxford London Edinburgh Boston Melbourne, p 346
11. Kaplan RS, Wiernik PH (1982) Neurotoxicity of antineoplastic drugs. Seminars in Oncology 9:103-130
12. Morton DL, Itabashi HH, Grimes OF (1966) Nonmetastatic neurological complications of bronchogenic carcinoma: The carcinomatous neuromyopathies. J Thoracic Cardiovas Surg 51:14-29
13. Schmid AH, Riede UN (1974) A morphometric study of the cerebellar cortex from patients with carcinoma. Acta neuropath 28:343-352
14. Strian F, Maurach R (1981) Neurotoxische Nebenwirkungen der zytostatischen Therapie. Fortschr Neurol Psychiat 49:152-163

Die kortiko-nigrale Projektion benutzt Glutamat als Transmitter

J. Kornhuber, J. S. Kim, M. E. Kornhuber und H. H. Kornhuber

Einleitung

Es gibt gute Hinweise auf eine direkte kortiko-nigrale Projektion bei verschiedenen Säugetieren; ein großer Teil der Bahnen entstammt dem frontalen Kortex (2,17). Man vermutet, daß Aspartat oder Glutamat der Transmitter dieses Weges ist, weil Entfernung des Kortex zu einer Reduktion des hochaffinen natriumabhängigen Glutamat-Transportes in der Substantia nigra (SN) führt (4,10). Dieser hochaffine Aufnahme-Mechanismus kann jedoch nicht zwischen L-Glutamat und L-Aspartat unterscheiden (3) und ist nicht nur auf den synaptischen Endigungen, sondern auch auf Gliazellen lokalisiert (8). Der hochaffine Aufnahme-Mechanismus ist daher kein spezifischer Indikator. Wir haben deshalb untersucht, ob einseitige Entfernung des frontalen Kortex zu einer Glutamat-Verminderung in der SN derselben Seite führt. Da der kortiko-nigrale Weg nicht oder nur gering auf die Gegenseite kreuzt (2,17), konnte die kontralaterale SN als Kontrolle benutzt werden.

Material und Methodik

Männliche Chbb-Ratten (200 g) wurden mit Evipan betäubt und in einem stereotaktischen Rahmen fixiert. Der Schädelknochen wurde auf der linken Seite vor der Kranznaht entfernt und die Dura unter aseptischen Bedingungen geöffnet. Bei allen Tieren wurde der linke frontale Kortex unter dem Operationsmikroskop mit einer feinen Glaspipette abgesaugt. Dadurch wurden große Teile des motorischen und prämotorischen Kortex entsprechend den Karten von Krieg (14) und Hassler et al. (7) entfernt. 18 Tage später wurden die Gehirne unter erneuter Evipannarkose entfernt und das Ausmaß der Läsion dokumentiert. Von drei zufällig gewählten Ratten dieser Versuchsserie wurde an den rostralen Teilen des Gehirns die Läsionsgröße histologisch bestimmt. Bei keinem dieser Gehirne war das Striatum verletzt. Die Gehirne wurden schnell auf einer eisgekühlten Glasplatte zerlegt und Gewebsstücke von SN und Hippokampus auf beiden Seiten entnommen. Glutamat und GABA wurden enzymatisch nach der Methode von Graham und Aprison (6) bzw. Okada et al. (15) bestimmt.

Ergebnisse

Es fand sich 18 Tage nach Entfernung des linken frontalen Kortex eine 19,5%ige Verminderung des Glutamatgehaltes in der SN auf der Seite der Läsion (p <0,001), während der Glutamatgehalt im Hippokampus unverändert blieb. Die GABA-Werte blieben in beiden Hirngebieten unbeeinflußt (Abb. 1).

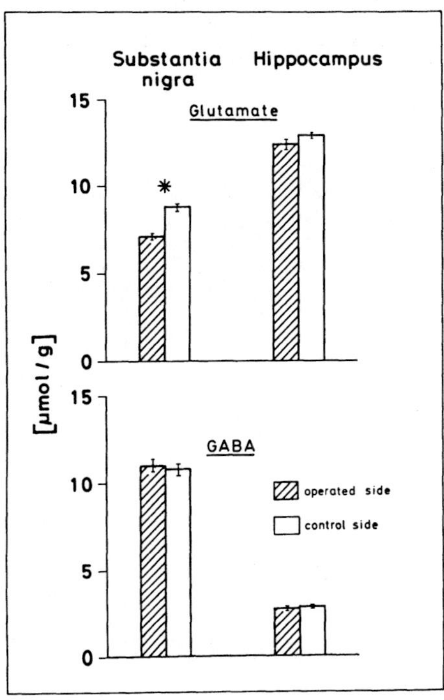

Abb. 1. Auswirkung von links-frontaler Läsion auf Glutamat- und GABA-Werte in Substantia nigra und Hippokampus der Ratte. Es sind die Mittelwerte ± SEM für 16 Ratten dargestellt. Der Stern kennzeichnet einen signifikanten Unterschied (p < 0,001) zur Kontrollseite

Diskussion

Das Ausmaß der Glutamaterniedrigung ist in guter Übereinstimmung mit früheren Ergebnissen nach Läsionen glutamaterger Projektionen (5). Die Spezifität unserer Befunde wird durch die unveränderten Glutamat-Werte im Hippokampus und durch die unbeeinflußten GABA-Werte in SN und Hippokampus unterstrichen. Unsere Daten legen nahe, daß Glutamat ein Transmitter des kortiko-nigralen Weges ist; eine zusätzliche Transmitter-Funktion für Aspartat, wie vermutet worden ist (16), kann jedoch nicht ausgeschlossen werden. Nach Zerstörung des striato-nigralen Weges, in dem GABA und Substanz P als Transmitter nachgewiesen sind, fand sich keine Änderung des Glutamatgehaltes in der SN der Ratte (13). Dies läßt vermuten, daß die Glutamatverminderung in der SN nach Läsion des frontalen Kortex durch Reduktion des Transmitter-Glutamats und nicht des metabolischen Glutamats bedingt ist.

Der frontale Kortex hat eine große Bedeutung für Motivation und Planung. Ein Ausfall des aktivierenden Einflusses des frontalen Kortex auf die SN hat möglicherweise klinische Bedeutung: Es gibt Fälle mit Adynamie und Akinese bei fronto-kortikalen Läsionen (12). Auch beim Parkinson Syndrom finden sich häufig kortikale, besonders frontale Atrophien (1). Die Minussymptome bei Schizophrenie, einschließlich der Antriebsminderung, sind möglicherweise eine Folge der kortikalen Atrophie, die bei diesen Patienten gefunden wird (9) und wurde mit einer Unterfunktion glutamaterger Mechanismen in Verbindung gebracht (11).

Zusammenfassung

Einseitige Entfernung des frontalen Kortex bei der Ratte führt zu einer signifikanten Erniedrigung der Glutaminsäure in der Substantia nigra derselben Seite von -19,5%. Die GABA-Werte in der Substantia nigra und sowohl Glutamat- als auch GABA-Werte im Hippokampus bleiben unverändert. Die Ergebnisse legen nahe, daß Glutamat ein Transmitter des kortiko-nigralen Weges ist.

Literatur

1. Adam P, Fabre N, Guell A, Bessoles G, Roulleau J, Bes A (1983) Cortical atrophy in Parkinson disease: Correlation between clinical and CT findings with special emphasis on prefrontal atrophy. Am J Neuroradiology 4:442-445
2. Afifi AK, Bahuth NB, Kaelber WW, Mikhael E, Nassar S (1974) The corticonigral fibre tract. An experimental Fink-Heimer study in cats. J Anat 118:469-476
3. Balcar VJ, Johnston GAR (1972) The structural specificity of the high affinity uptake of L-glutamate and L-aspartate by rat brain slices. J Neurochem 19:2657-2666
4. Carter CJ (1980) Glutamatergic pathways from the medial prefrontal cortex to the anterior striatum, nucleus accumbens and substantia nigra. Brit J Pharmacol 70:50P-51P
5. Fonnum F (1984) Glutamate: A neurotransmitter in mammalian brain. J Neurochem 42:1-11
6. Graham LT, Aprison MH (1966) Fluorometric determination of aspartate, glutamate and γ-aminobutyrate in nerve tissue using enzymic methods. Analyt Biochem 15:487-497
7. Hassler R, Haug P, Nitsch C, Kim JS, Paik K (1982) Effect of motor and premotor cortex ablation on concentrations of amino acids, monoamines, and acetylcholine and on the ultrastructure in rat striatum. A confirmation of glutamate as the specific cortico-striatal transmitter. J Neurochem 38:1087-1098
8. Henn FA, Goldstein MN, Hamberger A (1974) Uptake of the neurotransmitter candidate glutamate by glia. Nature 249:663-664
9. Huber G (1957) Pneumencephalographische und psychopathologische Bilder bei endogenen Psychosen. Monographien aus dem Gesamtgebiet der Psychiatrie und Neurologie, H.79. Springer, Berlin Göttingen
10. Kerkerian L, Nieoullon A, Dusticier N (1983) Topographic changes in highaffinity glutamate uptake in the cat red nucleus, substantia nigra, thalamus, and caudate nucleus after lesions of sensorimotor cortical areas. Experimental Neurol 81:598-612
11. Kim JS, Kornhuber HH, Schmid-Burgk W, Holzmüller B (1980) Low cerebrospinal fluid glutamate in schizophrenic patients and a new hypothesis on schizophrenia. Neurosci Lett 20:379-382
12. Kleist K (1934) Gehirnpathologie. Barth, Leipzig, pp 934-1159
13. Korf J, Venema K (1983) Amino acids in the substantia nigra of rats with striatal lesions produced by kainic acid. J Neurochem 40:1171-1173
14. Krieg WJS (1946) Placement of minute lesions in the brain of the albino rat. Quart Bull Northw Univ Med Sch 20:199-208
15. Okada Y, Nitsch-Hassler C, Kim JS, Bak IJ, Hassler R (1971) Role of γ-aminobutyric acid (GABA) in the extrapyramidal motor system 1. Regional distribution of GABA in rabbit, rat, guinea pig and baboon CNS. Exp Brain Res 13:514-518
16. Taniyama K, Nitsch C, Wagner A, Hassler R (1980) Aspartate, glutamate and GABA levels in pallidum, substantia nigra, center median and dorsal raphe nuclei after cylindric lesion of caudate nucleus in cat. Neurosci Lett 16:155-160
17. Usunoff KG, Romansky KV, Malinov GB, Ivanov DP, Blagov ZA, Galabov GP (1982) Electron microscopic evidence for the existence of a cortico-nigral tract in the cat. J Hirnforsch 23:23-29

Messung der Affinität von Dopamin-Rezeptoren im menschlichen Gehirn mittels 11C-Methyl-Spiperone und Positronen-Emissions-Tomographie

S. Herold

Positronen-Emissions-Tomographie ist stets ein multidisziplinäres
Geschehen. An dem im folgenden beschriebenen Projekt sind beteiligt:
T.J. Crow, F. Owen, S. Cooper (CRC Division of Psychiatry, Northwick
Park Hospital, Harrow), D.R. Turton, M.J. Kensett (Chemistry Section,
MRC Cyclotron Unit), S. Herold, D.J. Brooks and K.L. Leenders (Physics
Isotope Section, MRC Cyclotron Unit).

Einleitung

Die Dopamin-Rezeptoren des Gehirns sind aus zwei Gründen in das Interesse vor allem der Schizophrenieforschung gerückt. Zum einen konnte demonstriert werden, daß die antipsychotische Wirksamkeit verschiedener Neuroleptika eng mit ihrer Fähigkeit zur Dopamin-Rezeptor-Blok-
kade korreliert (2,5). Zum anderen haben pathologisch-biochemische
Untersuchungen eine vermehrte Anzahl von Dopamin-Rezeptoren in den
Gehirnen schizophrener Patienten aufgezeigt (7). Dies könnte zwar eine
Folge neuroleptischer Medikation sein, die im Tierversuch zu einem
Anstieg der Dopamin-Rezeptoren führt (1). Da sie jedoch auch bei Pa-
tienten gefunden wurde, die mehr als ein Jahr vor ihrem Tod keine
Neuroleptika erhalten hatten, bleibt die Möglichkeit offen, daß die
Vermehrung der Rezeptoren mit der Erkrankung selbst zusammenhängt (3).

Die Positronen-Emissions-Tomographie (PET) hat die Möglichkeit eröffnet, die Verteilung von pharmakologischen Substanzen und Neurotransmittern nach ihrer Markierung mit Positronenemittern in vivo im
menschlichen Gehirn zu untersuchen. Ein Derivat des Butyrophenon-
Neuroleptikums Spiperone, 11C-Methyl-Spiperone, wird vorwiegend von
den Dopamin-Rezeptoren (D2) des Gehirns gebunden und hat sich als
geeigneter Ligand zur Untersuchung der Dopamin-Rezeptor-Affinität
mittels PET erwiesen (6,8).

Material und Methodik

Sechs Normalpersonen und vier frisch diagnostizierte, nicht mit Neuroleptika behandelte schizophrene Patienten wurden bisher untersucht.
Je nach Präparation wurden zwischen 5.2 und 20 mCi des Tracers mit
einer spezifischen Aktivität von 200 bis 300 mCi/umole erhalten und
appliziert.

Das folgende Untersuchungsprotokoll wurde nach einigen geringfügig
abweichend durchgeführten Scans am geeignetsten befunden: 11C-Methyl-
Spiperone (Halbwertszeit von Kohlenstoff-11 beträgt 20.4 Minuten)
wird intravenös als Bolus dem auf dem Scanner (ECAT II-Tomograph, EG
und G Ortec) liegenden Patienten injiziert. Mit der Injektion wird
eine Serie von aufeinanderfolgenden Scans initiiert. Emissionsdaten

werden alternierend aus zwei Schichten, 2.5 und 4.5 cm oberhalb und
parallel zur orbitomeatalen (OM-) Linie gesammelt, jeweils fünf Minuten lang pro Schicht. Je nach Menge der erhaltenen Aktivität wird
die Scanning-Prozedur 70 bis 80 Minuten lang durchgeführt, 7 bis 8
"Zyklen" in beiden Schichten entsprechend. Vor der Injektion des
Tracers wird stets ein Transmissions-Scan nach Exposition einer äußeren
Ringquelle aus Germanium-68 für beide Schichten durchgeführt, um die
Emissionsdaten für die Schwächung, die die Positronenstrahlung im Gewebe erfährt, korrigieren zu können.

Ergebnisse

Die Schicht 2.5 cm über der OM-Linie verläuft durch das Kleinhirn,
die Schicht 4.5 cm oberhalb der OM-Linie ergibt erfahrungsgemäß ein
gutes Bild der Basalganglien. Die aufeinanderfolgenden Scans zeigen,
daß sich 11C-Methyl-Spiperone zunächst in einem von der Hirndurchblutung bestimmten Bild über das Gehirn verteilt. Mit der Zeit jedoch
reichert sich der Tracer spezifisch im Striatum an, während die Aktivität im umgebenden Hirngewebe und im Kleinhirn langsam abnimmt.
Bildet man das Verhältnis der Tracerkonzentration Striatum: Zerebellum,
so nimmt der Wert dieses Quotienten mit der Zeit zu von Werten geringfügig über 1 in den ersten 10 Minuten zu Werten zwischen 3.1 und 5.5
60 bis 80 Minuten nach Injektion. Der Anstieg des Quotienten mit der
Zeit verläuft linear und scheint nach 80 Minuten noch nicht abgeschlossen zu sein.

Diskussion

Da das Kleinhirn kaum Dopamin-Rezeptoren besitzt, ist seine Tracer-
Konzentration ein Maß für die unspezifische, nicht an Rezeptoren gebundene Aufnahme, während die Konzentration in den Basalganglien sowohl spezifische als auch unspezifische Bindung reflektiert (4). Der
Quotient Striatum: Zerebellum stellt daher ein Maß für die spezifische
Aufnahme alleine dar. Gemessen stets im gleichen Zeitabstand nach Injektion des Tracers scheint er einen einfachen Index zur Abschätzung
der Dopamin-Rezeptor-Affinität und zur Untersuchung pathologischer
Veränderungen darzustellen.

Schwierigkeiten könnten jedoch daraus entstehen, daß, wie der lineare
Anstieg des Quotienten zeigt, die spezifische Aufnahme in der Unter-
suchungszeit, die mit einem kurzlebigen Isotop zur Verfügung steht,
nicht abgeschlossen ist und man daher nicht die endgültige Verteilung
mißt. Andere Untersucher haben zudem zumindest bei Männern eine altersabhängige Abnahme des Quotienten demonstriert (9). Daraus entsteht
die Notwendigkeit alters- und geschlechtsmäßig gepaarter Kontrollkollektive. Aus den eigenen Untersuchungen lassen sich daher vorläufig
noch keine klinisch verwertbaren Aussagen ableiten.

Zusammenfassung

11C-Methyl-Spiperone hat sich als geeignete Substanz zur Darstellung
der Dopamin-Rezeptoren im menschlichen Gehirn in vivo erwiesen. Seine
spezifische Aufnahme in den Basalganglien kann mittels serienmäßiger
PET-Scans verfolgt werden. Die Technik könnte Antwort auf die Frage
geben, ob bei der Schizophrenie (und anderen neurologischen und
psychiatrischen Erkrankungen) Änderungen der Dopamin-Rezeptor-Affinität vorliegen.

Literatur

1. Burt DR, Creese I, Snyder SH (1977) Antischizophrenic drugs: chronic treatment elevates dopamine receptor binding in brain. Science 196:326-327
2. Creese I, Burt DR, Snyder SH (1976) Dopamine receptor binding predicts clinical and pharmacological potencies of antischizophrenic drugs. Science 192:481-483
3. Crow TJ (1980) Molecular pathology of schizophrenia: more than one disease process? Br Med J 280:66-68
4. Fields JZ, Reisine TD, Yamamura HI (1977) Biochemical demonstration of dopaminergic receptors in rat and human brain using ^{3}H-spiroperidol. Brain Research 136:578-584
5. Johnstone EC, Frith CD, Crow TJ, Carney MWP, Price JS (1978) Mechanism of the antipsychotic effect in the treatment of acute schizophrenia. Lancet I:848-851
6. Leenders KL, Herold S, Brooks DJ, Palmer AJ, Turton D, Firnau G, Garnett ES, Nahmias C, Veall N (1984) Pre-synaptic and post-synaptic dopaminergic system in human brain. Lancet II:110-111
7. Owen F, Crow TJ, Poulter M, Cross AJ, Longden A, Riley GJ (1978) Increased dopamine-receptor sensitivity in schizophrenia. Lancet II:223-225
8. Wagner HN, Burns D, Dannals RF, Wong DF, Langstrom B, Duelfer T, Frost J, Ravert HT, Links JM, Rosenbloom SB, Lukas SE, Kramer AV, Kuhar MJ (1983) Imaging dopamine receptors in the human brain by positron tomography. Science 221:1264-1266
9. Wong DF, Wagner HN, Dannals RF, Frost JJ, Ravert HV, Links JM, Folstein MF, Jensen BA, Kuhar MJ, Young JT (1984) The effects of age on dopamine receptors measured by positron tomography in the living brain. J Nucl Med 25:P73

Erste Erfahrungen mit einer computer-gestützten Kopfschmerzdiagnostik

K. Christiani und D. Soyka

Fast die Hälfte aller Menschen leidet unter mehr oder weniger häufigen Kopfschmerzen, etwa 10% suchen irgendwann in ihrem Leben einen Arzt wegen Kopfschmerzen auf. In der neurologischen Sprechstunde liegt der Anteil zwischen 40 und 50%. Insbesondere chronische Kopfschmerzsyndrome, mögen sie nun rezidivierend oder paroxysmal bzw. chronifiziert (lokalisiert oder diffus) auftreten, erfordern eine sorgfältige Schmerzanalyse und eine ausführliche Sozial-, Familien- und Eigenanamnese. Dies bedeutet einen erheblichen Zeitaufwand, der vom niedergelassenen Arzt nicht immer erbracht werden kann. Daher liegt der Gedanke nahe, den Ablauf der Diagnosefindung durch eine vorgeschaltete Bildschirmbefragung des Patienten mit computer-gesteuerter Auswertung richtungsweisend zu erleichtern. Im folgenden wird über die ersten Erfahrungen mit dieser diagnostischen Methode berichtet.

Material und Methodik

Die Untersuchungen wurden mit dem SHARP Personal-Computer MZ-700 durchgeführt. Fragen und Ergebnisse wurden über einen Bildschirm sichtbar gemacht. Die Ausgabe von Programmergebnissen erfolgte in Form von Texten und graphischen Darstellungen durch Benutzung eines 4-Farben-Plotter-Drucker.

Das auf einer Kassette gespeicherte Programm erstellte Herr Dipl.-Psychologe Lehrl aus Erlangen. Das Programm umfaßt insgesamt 47 Fragenkomplexe. Bei der Beschreibung von Kopfschmerzen wurden folgende Gesichtspunkte berücksichtigt: Zeitliche Aspekte (seit wann, wie oft, wie lange), Art der Schmerzen (Lokalisation, Charakter und Intensität), Begleiterscheinungen (subjektiv, objektiv) beeinflussende Momente (auslösend bzw. günstig wirkend), familiäre Belastung und psychische Faktoren.

Als Grundlage für die Speicherung der Fragen diente die Klinik gut definierter chronischer Kopf- und Gesichtsschmerzformen (Tabelle 1). Kopfschmerzen anderer Genese wurden unter der Rubrik "sonstige Kopfschmerzen" subsummiert. Wie aus der Abb. 1 ersichtlich, ist das erreichbare Maximum bzw. Minimum wegen der unterschiedlichen Sicherheit der Definition verschieden. Die Profildarstellung der Diagnose erfolgte anhand einer Skala, die von +100 (sehr wahrscheinlich) bis -100 (sehr unwahrscheinlich) reicht. Werte zwischen +25 und -25 sind als unspezifisch anzusehen, d.h. diagnostisch nicht zu verwerten.

Je nach Umfang der einzelnen Fragenkomplexe stand für die Beantwortung ein Zeitraum von 10 bis 20 sec. zur Verfügung. Erfolgte in diesem Zeitraum die Benutzung der Antworttaste nicht, erschien die Frage erneut auf dem Bildschirm. Der Gesamtvorgang der Computer-Diagnostik dauerte im Schnitt 15 Min.

Tabelle 1

Diagnose	Erreichbares	
	Maximum	Minimum
Klassische Migräne	175	-265
Einfache Migräne	195	-290
Bing-Horton	280	-415
Spannungs-Kopfschmerz	150	-375
Psychogener Kopfschmerz	170	-340
Vasomotorischer Kopfschmerz	135	-355
HWS-Kopfschmerz	155	-315
Trigeminus-Neuralgie	245	-495
Sonstige Kopfschmerzen	240	-175

```
PROFILDARSTELLUNG      + 0 -
DIAGNOSE   100 75 50 25  0 25 50 75 100
-------------+--+--+--+--+--+--+--+--+
klass. Migr.I  *********         I
einf. Migr. I    ******          I
Bing-Horton I       ***          I
Spannungs-K.I       ***          I
psychogen K.I       ****         I
vasomot. K. I       *****        I
HWS-Kopfsch I       *****        I
Trigem.Neur.I       *****        I
sonstige K. I        **          I
-------------+--+--+--+--+--+--+--+--+
+100 = sehr wahrscheinlich
-100 = sehr unwahrscheinlich
zwischen +25 und -25 keine Hinweise
```

Abb. 1

Ergebnisse

Zum gegenwärtigen Zeitpunkt kann über 70 Patienten berichtet werden,
die an der computer-gestützten Kopfschmerzdiagnostik teilnahmen. Es
handelte sich um 54 Frauen und 16 Männer. Das Alter lag zwischen 19
und 64 Jahren, im Durchschnitt betrug es 41,4 Jahre. 47 Patienten
standen in ambulanter, 23 in stationärer Behandlung.

Die klinische Diagnose lautete in 42 Fällen "Migräne", je viermal wurde
von dem Vorliegen eines Bing-Horton-Syndroms bzw. Cluster-Kopfschmer-
zen, Spannungskopfschmerzen bzw. psychogenen Kopfschmerzen und einem
HWS-Syndrom ausgegangen. Je 2 Probanden litten unter vasomotorischen
Kopfschmerzen bzw. einer Trigeminusneuralgie. 8 Kranke wurden der
Rubrik "sonstige Kopfschmerzen" zugeordnet. Dabei handelte es sich
fünfmal um einen Hypertonus, zweimal um eine Enzephalitis und in
einem Fall bestand eine chronische Nasennebenhöhleninfektion.

Vergleicht man die klinisch gestellten mit den durch den Computer aus-
geworfenen Diagnosen insgesamt, ergibt sich eine Übereinstimmung in
47 (67%) Fällen. Für 12 (17%) Patienten konnte der Computer keine
Diagnose angeben, d.h. die Werte auf der Profilskala lagen zwischen
+25 und -25. Bei den restlichen 11 (16%) Probanden wich der Computer
viermal von der gestellten Diagnose ab und ordnete die Symptomatik

```
PROFILDARSTELLUNG      + 0 -
DIAGNOSE   100 75 50 25   0 25 50 75 100
--------------+--+--+--+--+--+--+--+--+
klass. Migr. I              ****        I
einf. Migr.  I              *           I
Bing-Horton  I            *****         I
Spannungs-K. I             ***          I
psychogen K. I             ****         I
vasomot. K.  I             ****         I
HWS-Kopfsch  I             **           I
Trigem.Neur. I             **           I
sonstige K.  I             **           I
--------------+--+--+--+--+--+--+--+--+
+100 = sehr wahrscheinlich
-100 = sehr unwahrscheinlich
zwischen +25 und -25 keine Hinweise          Abb. 2
```

einem anderen Kopfschmerzsyndrom zu, siebenmal fanden sich im Computer keine positiven Hinweise für die klinisch gestellte Diagnose, jedoch wurden die anderen Kopfschmerzformen als sehr unwahrscheinlich dargestellt.

Bei der Betrachtung der Einzelergebnisse der verschiedenen Krankheitsbilder zeigt sich, daß bei gut definierten Syndromen wie z.B. der Migräne (Abb. 1), dem Bing-Horton-Syndrom (Abb. 2) und der Trigeminusneuralgie der Computer durchaus in der Lage ist, eine exakte Diagnose zu stellen. So kam der Computer bei den 43 Migränekranken dreißigmal zu derselben Diagnose, bei 7 weiteren machte er das Vorliegen einer anderen chronischen Kopfschmerzform unwahrscheinlich, was zusammen einem Prozentsatz von 88 entspricht. In den 5 Fällen, in denen der Computer keine Hinweise auf das Vorliegen einer Migräne fand, bestand bei den Kranken zusätzlich ein durch Analgetika-Abusus bedingter chronischer Kopfschmerz. Das Gleiche traf für einen Patienten mit einem Bing-Horton-Syndrom zu. Die Aussagekraft des Computers bei Spannungskopfschmerzen, psychogenen und vasomotorischen Kopfschmerzen kann noch nicht beurteilt werden, da die Fallzahl zu gering ist. Der Trend scheint aber dahin zu gehen, daß entsprechend der oft multifaktoriellen Genese dieser Kopfschmerzformen der Computer wie auch der Kliniker sich bei der Differentialdiagnose schwer tun.

Aufgrund der bisher vorliegenden Ergebnisse ist aus unserer Sicht der Versuch einer computer-gestützten Kopfschmerzdiagnostik als ermutigend anzusehen. Mit Sicherheit müssen noch bestimmte Fragen, wie der Kommentar einiger Patienten nach der Untersuchung ergab, inhaltlich und formal verbessert werden. Zwei Aspekte seien noch besonders hervorgehoben. Einmal fanden sich alle angesprochenen Patienten bereit, sich dieser Diagnostik zu unterziehen. Zum anderen ist die Tatsache erwähnenswert, daß auch die das psychische Befinden ansprechenden Fragenkomplexe angenommen wurden. Immerhin gaben 50 (71%) der Untersuchten an, daß psychische Auffälligkeiten vorhanden waren. Dies betraf u.a. die Auslösung der Kopfschmerzen durch Ärger und Anspannung, eine Stimmungslabilität und Ängstlichkeit unabhängig von den Kopfschmerzen sowie die wegen der Kopfschmerzen geäußerte Befürchtung, an einer schwerwiegenden Erkrankung zu leiden.

Zusammenfassung

Die Diagnostik chronischer Kopfschmerzsyndrome erfordert eine umfangreiche Anamnese und damit für den niedergelassenen Arzt einen erheblichen Zeitaufwand. Um diesen abzukürzen wurden bisher 70 Patienten neben der klinischen Untersuchung einer computer-gestützten Kopfschmerzdiagnostik unterzogen. Nur in 4 (6%) Fällen wurde vom Computer eine andere als die klinisch gestellte Diagnose genannt. 12mal (17%) war der Computer nicht in der Lage, die Symptomatik einer bestimmten Kopfschmerzform zuzuordnen, für 7 Probanden machte der Computer eine andere als die klinisch gestellte Diagnose unwahrscheinlich. Die bisher vorliegenden Ergebnisse können als erfolgversprechend angesehen werden und ermutigen zu einer systematischen Weiterentwicklung dieser Screening-Methode.

Migränesyndrom und Liquorpleozytose

J. Kohler und A. Ebner

Einleitung

Die Migräne ist ein häufiges und gleichzeitig heterogenes Krankheitsbild, dessen Pathophysiologie nach wie vor nicht gänzlich verstanden
ist. Neben vaskulären Mechanismen werden zusätzlich neurogene Funktionsstörungen diskutiert.

Liquorveränderungen im Rahmen einer Migräne sind selten und bisher
nur an Hand von wenigen Kasuistiken in der Literatur mitgeteilt (5,7,
8). Zweifel an der Richtigkeit der Diagnose "Migräne" sind dann angebracht, zumal andere Grundkrankheiten, insbesondere entzündliche Erkrankungen der zerebralen Gefäße unter dem Bild einer symptomatischen
Migräne ablaufen können (1-3).

Patienten und Methoden

Aus dem Krankengut der Neurologischen Universitätsklinik Freiburg
zwischen 1980 und 1983 berichten wir über acht Patienten (vier Frauen,
vier Männer) im Alter von 15 bis 44 Jahren, die bei der Erstuntersuchung weitgehend die klinischen Kriterien eines Migräneanfalls erfüllten. Drei Patienten hatten eine typische Migräneanamnese mit anfallsartig rezidivierenden Kopfschmerzattacken und begleitenden neurologischen und vegetativen Störungen. Eine weiterführende neurologische Diagnostik einschließlich Lumbalpunktion erfolgte jedoch wegen
der z.T. außergewöhnlich heftigen oder erstmaligen Kopfschmerzen mit
begleitenden fokalen neurologischen Störungen zum Ausschluß einer
Subarachnoidalblutung bzw. Meningoenzephalitis.

Neben der Liquoruntersuchung gehörten das Elektroenzephalogramm (EEG),
die Dopplersonographie der hirnversorgenden Arterien, das kraniale
Computertomogramm (CT) und z.T. das Elektronystagmogramm (ENG) sowie
die in der Klinik übliche Routinelabordiagnostik im Blut zu den Zusatzuntersuchungen.

Die Lumbalpunktion erfolgte bei sieben Patienten innerhalb der ersten
24 Stunden nach Einsetzen der Kopfschmerzen. Ein Patient (Fall 2) wurde
erst eine Woche nach der akuten Kopfschmerzattacke punktiert.

Im lumbalen Liquor wurden bestimmt:
Zellzahl in Drittel Zellen (ZZ), Gesamteiweiß in mg/dl (EW), Immunglobulin G in mg/dl (IGG) und die Liquorzytologie. Bei Verdacht auf
eine entzündliche Genese erfolgte zusätzlich eine mikrobiologische
Untersuchung von Liquor und Blutserum.

Ergebnisse und Diskussion

Die Ergebnisse sind in der Tabelle wiedergegeben (Tabelle 1). Drei
Patienten boten das Bild einer klassischen, drei das Bild einer komplizierten Migräne mit reversiblen neurologischen Reiz- und/oder Ausfallerscheinungen. Hiervon hatten fünf Patienten pathologische EEG-
Befunde, die im Verlauf ebenfalls reversibel waren. Die übrigen neurophysiologischen und neuroradiologischen Zusatzuntersuchungen waren
bei allen Patienten unauffällig.

Tabelle 1

Fall	Geschlecht w/m	Alter (J)	Migräne-anamnese	fokale neurolo-logische Störungen	Liquor ZZ/EW	path. Zusatzunter-suchungen
1	m	40	+	Flimmerskotom	18/35	EEG: AV + HB
2	w	40	+	Flimmerskotom	22/39	-
3	w	44	-	-	24/25	Leberenzyme
4	m	34	-	-	17/65	-
5	m	28	-	Hemiparese	26/44	EEG: AV
6	m	16	-	Hemianopsie/KA	23/16	EEG: HB
7	w	16	-	Flimmerskotom	15/35	EEG: HB
8	w	15	+	Flimmerskotom, Sprachstörungen, Gefühlsstörungen	25/37	EEG: AV + HB

ZZ = Zellzahl in Drittel, EW = Gesamt-Eiweiß in mg/dl, AV = Allgemeinveränderung,
HB = Herdbefund, KA = Krampfanfall

Neben dem Migränesyndrom war eine leichte Liquorpleozytose das wesentlichste Symptom. Die sonstigen Liquorparameter, einschließlich Liquorzytologie, waren, bis auf einen Patienten mit leicht erhöhtem Liquor-
Gesamteiweiß (Fall 4) normal. Nur bei einem Patienten mit initial
gastrointestinaler Symptomatik, erhöhten Leberenzymen im Serum und
einer Serumdysproteinämie fanden sich indirekte Hinweise auf eine
entzündliche Ätiologie. Bei den übrigen Fällen waren nach klinischem
Bild und Verlauf entzündliche Affektionen der Hirnhäute, des Gehirns
oder der Hirngefäße nicht anzunehmen.

Die Interpretation der Befunde ist schwierig, zumal die Lumbalpunktion
nicht zur üblichen Diagnostik bei der Migräne gehört. Eine leichte
Liquorpleozytose bei schweren Migräneattacken scheint am ehesten ähnlich den postiktalen Liquorveränderungen bei zerebralen Krampfanfällen (4) und Ischämie (6, eigene unveröffentlichte Beobachtung) ein
sekundäres, in Anbetracht der Häufigkeit der Erkrankung insgesamt jedoch seltenes Begleitphänomen zu sein. Über den Entstehungsmechanismus
kann nur spekuliert werden. Hierbei erscheint neben einer passageren
Alteration der Blut-Hirn-Schranke eine leptomeningeale Begleitreaktion
im Rahmen einer schweren Migräneattacke möglich.

Zusammenfassung

Wir berichten über acht Patienten mit der Kombination von Migränesyndrom und leichter Liquorpleozytose. Bei fehlenden Hinweisen auf eine
andersgeartete neurologische Erkrankung die mit einer Liquorpleozytose
einhergeht, dürfte es sich hierbei um ein unspezifisches, insgesamt
seltenes Begleitphänomen von schweren Migräneattacken handeln. Eine

leichte Liquorpleozytose ist demnach auch mit der Diagnose einer Migräne vereinbar.

Literatur

1. Bartelson JD, Swanson JW, Whisnant JP (1981) A migrainous syndrome with cerebrospinal fluid pleocytosis. Neurology 31:1257-1262
2. Brandt KD, Lessell S (1978) Migrainous phenomena in systemic lupus erythematosus. Arthritis Rheum 21:7-16
3. Dobkin BH (1981) Migraine and meningitis. Arch Neurol 38:69
4. Edwards R, Schmidley JW, Simon RP (1983) How often does a CSF pleocytosis follow generalized convulsions? Ann Neurol 13:460-462
5. Schrader PL, Burns RA (1980) Hemiplegic migraine associated with an aseptic meningeal reaction. Arch Neurol 37:377-379
6. Siemkowicz E, Diemer NH (1978) Cytology of human cerebro-spinal fluid after cardiac arrest. Acta Neurol Scand 47:1-7
7. von Storch TJC, Merritt HH (1935) The cerebrospinal fluid during and between attacks of migraine headache. Am J Med Sci 190:226-231
8. Whitty CWM (1953) Familial hemiplegic migraine. J Neurol Neurosurg Psychiat 16:172-177

Therapeutische Wirksamkeit eines psychophysiologischen Trainingsprogramms bei Migränepatienten

M. Falkenstein, J. Zülch, J. Hoormann und E. Müller

1. Einleitung

Der Grundansatz eines Diathese-Streß-Modells in der Migräne geht dahin, daß Personen mit konstitutioneller Vasolabilität auf psychischen
Streß mit einer stereotypen Sequenz von kranialen Gefäßveränderungen
reagieren, welche den Migräneschmerz verursachen. Hierbei scheint die
extreme Dilatation extrakranieller Gefäße eine wichtige Rolle zu spielen (5,6). Die Therapie der Migräne besteht bisher fast ausschließlich
in der Verabreichung von Ergotaminpräparaten, welche in therapeutischen
Dosen vasokonstriktorisch auf die Äste der Carotis externa wirken.
Die chronische Einnahme von Ergotamin ist mit erheblichen Nebenwirkungen behaftet, oft entsteht sogar Dauerkopfschmerz (1). Daher wird
seit einiger Zeit die Möglichkeit untersucht, Migränepatienten durch
Biofeedback die Fähigkeit zu vermitteln, Gefäßbereiche willkürlich
zu beeinflussen (Vasokonstriktionstraining, VKT) (3,4). Die Ergebnisse
im Hinblick auf eine Symptombesserung deuten auf eine Überlegenheit
des VKT gegenüber anderen psychophysiologischen Trainingsverfahren
(Temperatur-Feedback, Entspannungstrainings), was durch eine eigene
Pilotstudie klar bestätigt wurde.Problematisch bei den meisten bisherigen Studien ist die unterschiedliche Methodik und die geringe
Stichprobengröße. Daher sollte die Wirksamkeit des VKT an einer größeren Patientenstichprobe getestet werden. Daneben sollte die Streßkom-
ponente des Migränegeschehens durch ein psychologisches Training (SBT)
zur Verbesserung der Streßbewältigungskompetenz beeinflußt werden. Die
Wirkung des VKT und des SBT sowie deren Kombination auf Symptomatik
und Medikamenteneinnahme sollte untersucht werden.

2. Methodik

2.1. Patienten und Versuchsdesign: 40 Migränepatienten mit langjähriger
Anamnese nahmen an der Studie teil. Alle Patienten führten über die
Dauer der Studie ein Migränetagebuch (4), in dem u.a. Migräneanfälle
und Medikation protokolliert wurden. Nach einer 5wöchigen Baseline-
Phase wurden die Patienten in 2 parallele Gruppen eingeteilt. Gruppe
A (N = 20) erhielt je 5 Wochen VKT und SBT (je 2 Sitzungen pro Woche).
Ein Reihenfolgeeffekt (4) sollte dadurch untersucht werden, daß die
Hälfte der Gruppe A zuerst VKT, dann SBT erhielt (A 1), die andere
Hälfte die umgekehrte Reihenfolge (A 2). Nach Therapieende wurde
eine 5wöchige Katamnese erhoben. Gruppe B (N = 20) diente als Warte-
kontrolle.

2.2. Physiologisches Training (VKT): Die Pulsvolumenamplitude (PVA) der
A. temporalis superficialis als indirektes Maß für die Gefäßweite
bzw. den Tonus (4) wurde photoplethysmographisch gemessen und den
Patienten in visueller Form rückgemeldet. Die PVA steuerte hierbei
die Größe eines Fernsehbildes, so daß kleinste PVA-Änderungen auf dem
Monitor sichtbar wurden. Zur artefaktfreien Signalgewinnung und -ver-

960

arbeitung wurde daher ein neukonstruierter Sensor und Signalprozessor
verwendet (2). Nach Fixierung des Sensors und einer Ruhephase (10')
unternahmen die Patienten in einer Sitzung 6 Vasokonstriktionsversuche,
die sich mit Pausen abwechselten. Das Monitorbild ermöglichte dabei
den Patienten die Kontrolle, ob die Versuche erfolgreich waren. Die
gesamte Sitzungsdauer betrug 40'. Das Rückmeldesignal wurde im Verlauf der folgenden Sitzungen immer öfter abgeschaltet. Gleichzeitig
wurden die Patienten angewiesen, täglich zu Hause die Konstriktionsübung zu praktizieren (4).

2.3. Psychologisches Training (SBT): Das SBT bestand aus einem kombinierten
lerntheoretisch orientierten Interventionsprogramm, welches im wesentlichen die Selbstsicherheit und die Streßbewältigungskompetenz der
Teilnehmer erhöhten sollte. Das Training fand in Kleingruppen mit 6
Patienten und 2 Therapeuten statt. In Zusammenarbeit mit den Patienten wurden deren Bewältigungsstrategien in individuellen Streßsitu-
ationen eruiert und ihre Effektivität diskutiert. Neue Strategien
wurden in der Gruppe eingeübt (Rollenspiel), in der Realität erprobt
("Hausaufgaben") und ggf. modifiziert. Ziel war die positive Veränderung von sozialen Ängsten, kognitiven Fehleinstellungen und resultierenden Fehlhandlungen. Eingebaut in den Sitzungsablauf waren Ent-
spannungselemente.

3. Ergebnisse

Die zeitlichen Veränderungen der Variablen Migränetage pro Woche $\underline{T}$,
Migränestunden pro Woche $\underline{S}$, mittlere Anfallsintensität $\underline{I}$ sowie die
Menge des pro Woche eingenommenen Ergotamins $\underline{E}$ und leichter Analgetika
$\underline{A}$ (bezogen auf die Baselinephase (100%) in den Gruppen A (Therapie)
und B (Wartegruppe) zeigt Tabelle 1.

Tabelle 1. Zeitliche Veränderung der Mittelwerte der Symptomkomponenten für
Therapie-(A) und Wartegruppe (B)

| Phase | | Baseline | | Therapie 1 | | Therapie 2 | | Katamnese | |
| Woche | | 1 - 5 | | 6 - 10 | | 11 - 15 | | 16 - 20 | |
Gruppe		A	B	A	B	A	B	A	B
Migräne-tage	$\underline{T}$	3.25	3.16	2.48	3.09	2.24	2.95	1.80	-
Migräne-stunden	$\underline{S}$	40.0	40.3	34.4	40.1	30.6	35.6	26.0	-
Migräne-stärke	$\underline{I}$	4.94	5.22	4.55	5.50	4.17	5.29	4.09	-
Ergotamin	$\underline{E}$	1.00	1.00	0.73	1.07	0.57	1.24	0.55	-
Analgetika	$\underline{A}$	1.00	1.00	0.63	1.16	0.50	1.20	0.42	-

In der Wartegruppe (B) ergaben sich praktisch keine Verbesserungen.
In der Therapiegruppe (A) nahmen alle Symptomparameter deutlich ab,
insbesondere $\underline{I}$, $\underline{E}$ und $\underline{A}$. Bei Aufspaltung der Gruppe A in A1 und A2
zeigte sich, daß die Abnahme von $\underline{T}$ im Verlauf des VKT größer war als
im Verlauf des SBT; bei den Medikamenten zeigte sich der umgekehrte
Effekt. Abbildung 1 zeigt dies am Beispiel der Parameter $\underline{T}$ und $\underline{E}$:

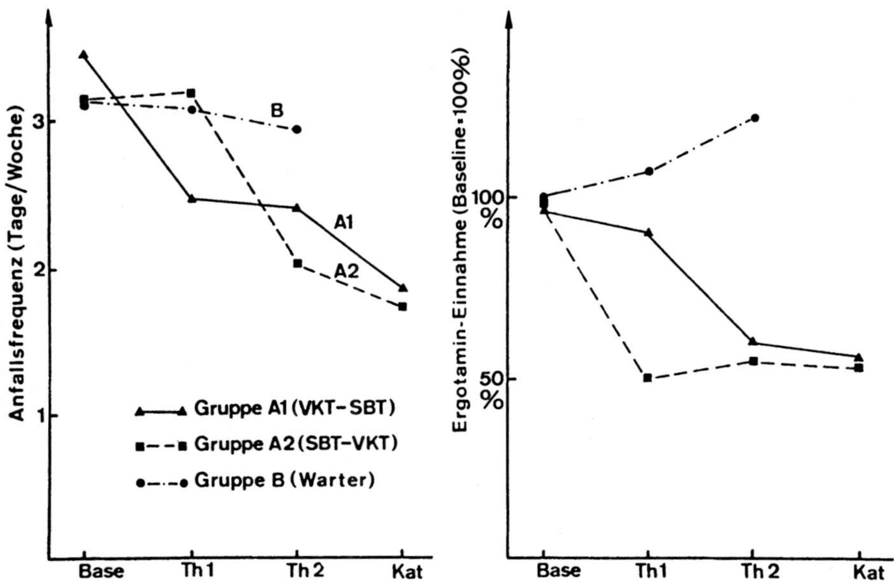

<u>Abb. 1.</u> Mittelwerte von Anfallsfrequenz $\underline{T}$ und Ergotamineinnahme (bezogen auf Base-
line) in den einzelnen Therapiephasen. (A1:Th1=VKT, Th2=SBT; A2:Th1=SBT, Th2=VKT;
B-Warter)

4. Diskussion

Die Resultate zeigen einen differentiellen Effekt der beiden Trainings-
teile auf Symptomatik (z.B. Anfallsfrequenz) und Medikation. Für den
endgültigen Erfolg des Trainingsprogramms scheint die Reihenfolge der
Trainingsphasen keine wesentliche Rolle zu spielen. Bei näherer Einzelfallanalyse zeigte sich ein hoher Zusammenhang zwischen der Fähigkeit
zur Kontrolle der A. temporalis und der Symptomverbesserung. Dies
deutet darauf hin, daß die Besserung tatsächlich durch Beeinflussung
eines pathologischen Geschehens bedingt ist. Dies zeigt sich auch
deutlich in den Aussagen vieler Patienten, sie hätten beginnende Anfälle durch Anwendung der Konstriktionsübung kupieren können.

5. Zusammenfassung

Bei 20 Migränepatienten wurde ein kombiniertes psychophysiologisches
Trainingsprogramm (Vasokonstriktions- und Streßbewältigungstraining)
durchgeführt. Im Vergleich zu einer gleichstarken Wartegruppe ergaben sich deutliche Verringerungen der Anfallsfrequenz und der Medikamenteneinnahme.

Literatur

1. Dichgans J, Diener HC, Gerber WD, Verspohl H, Kukiolka H, Kluck M
   (1984) Analgetika-induzierter Dauerkopfschmerz. Deutsche Med
   Wochenschr 109:369-373
2. Falkenstein M, Hoormann J, Zülch J (1984) Signalverarbeitung bei
   fotoelektrischer Gefäßplethysmographie. Vortrag 18. Jahrestag der
   Dtsch Ges für Biomed Techn Mainz 1984

3. Friar LR, Beatty I (1976) Migraine management by trained control
   of vasoconstriction. J Cons Clin Psychol 44:46-53
4. Haag G, Gerber WD, Birbaumer N, Mayer K, Lutzenberger W, Schroth G
   (1982) Differentielle Indikation zur Psychotherapie der Migräne.
   In: Huber H (Hrsg) Migräne. Urban & Schwarzenberg, München Wien
   Baltimore, p 205
5. Heyck H (1982) Der Kopfschmerz. Differentialdiagnostik, Pathogenese
   und Therapie für die Praxis, 5. Aufl. Thieme, Stuttgart
6. Wolff HG (1948) Headache and other headpain. Oxford University
   Press, New York

Operationsergebnisse bei Gliomen in funktionell hochwertigen Arealen der Großhirnhemisphären

A. Kühner

Einleitung

Trotz infauster Langzeitprognose werden Gliome, solange sie in funktionell weniger bedeutsamen Hirnarealen liegen, von allen Neurochirurgen operiert. Ziel und Zweck der Operation soll eine Verlängerung der Überlebenszeit sein. Liegen solche Gliome jedoch in funktionell hochwertigen Großhirnarealen, so muß ein weiterer Faktor, nämlich die Überlebensqualität, bei der Indikationsstellung unbedingt berücksichtigt werden. Gemeint sind hier in erster Linie die Lokalisationen links temporal, links parietal sowie beidseitig zentral. Kommt es zu Ausfällen seitens dieser Areale, so treten Hemiplegien bzw. Aphasien der verschiedenen Formen auf, die in der Tat eine ganz wesentliche Verschlechterung der Überlebensqualität darstellen. Deshalb wird bei solchen Tumorlokalisationen die Operationsindikation unter den Neurochirurgen sehr unterschiedlich beurteilt, wobei die Zahl der ablehnenden Haltung bisher überwiegt. Eine ablehnende Haltung wäre aber nur dann begründet, wenn mit Sicherheit nachgewiesen wäre, daß es bei diesen Tumorlokalisationen zwangsläufig postoperativ zu entsprechenden Ausfallserscheinungen kommt. Dies ist jedoch längst nicht bewiesen, im Gegenteil, es fehlen in der Fachliteratur jegliche Angaben über Operationsergebnisse bei derartigen Tumorlokalisationen. Dies und die Tatsache, daß es Fälle gibt, bei denen trotz einer solchen Gliomlokalisation keine entsprechenden neurologischen Störungen präoperativ vorhanden sind, haben uns veranlaßt, dieser Frage nachzugehen. Als Arbeitshypothese diente die Überlegung, daß ein in einer funktionell hochwertigen Großhirnregion gelegener Tumor, der keine entsprechenden Ausfallserscheinungen herbeigeführt hat bzw. diese unter Dexamethason rückläufig sind, auch ohne bleibende lokalspezifische Ausfallserscheinungen entfernt werden kann. Dies allerdings unter der Voraussetzung, daß der Tumor abgrenzbar erscheint und mikrochirurgisch angegangen wird.

Material und Methodik

Es wurden die Operationsergebnisse bei 46 Patienten mit Gliomen der linken Parietal-, Temporal- und beider Zentralregionen untersucht. Pathologisch-anatomisch handelte es sich zehnmal um Astrozytome vom Grad I und II und achtmal um Oligodendrogliome. Die übrigen 28 Patienten wiesen Astrozytome vom Grad III und IV bzw. Glioblastome auf. 18 der Tumoren lagen in der Zentralregion beidseits, elf in der linken Parietal- und 17 in der linken Temporalregion. Lokalisationsspezifische neurologische Ausfallserscheinungen lagen präoperativ bei 35 Patienten vor, in elf Fällen bestanden präoperativ keine Ausfallserscheinungen. 26 Patienten mit präoperativen neurologischen Ausfällen wurden mit Dexamethason vorbehandelt. In neun Fällen kam es zu einer deutlichen Rückbildung der Ausfallserscheinungen, bei den übrigen Patienten blieb die Herdsymptomatik durch Dexamethason unbeeinflußt.

964

Da neurologische Ausfallserscheinungen unter Umständen längere Zeit
für ihre Rückbildung brauchen, wurden die Operationsergebnisse aufgrund neurologischer Untersuchungsbefunde drei Monate nach der Operation beurteilt. Ein späterer Nachuntersuchungszeitpunkt erschien uns
nicht sinnvoll, da zumindest bei den malignen Gliomen ab diesem Zeitpunkt auch wieder mit Rezidiven zu rechnen ist.

Als symptomfrei wurden jene Patienten bezeichnet, die drei Monate nach
der Operation keinerlei schwerwiegende neurologische Ausfallserscheinungen mehr aufwiesen. Geringfügigere neurologische Symptome, die zu
keiner wesentlichen Beeinträchtigung der Überlebensqualität führen
wie z.B. Hemianopsie, Pyramidenbahnzeichen oder latente Paresen, wurden hierbei nicht berücksichtigt.

Als postoperativ gebessert bezeichneten wir diejenigen Patienten, die
drei Monate nach erfolgter Operation eine deutliche Reduktion der präoperativen Ausfälle aufwiesen. Als verschlechtert bezeichneten wir
jene Patienten, bei denen es entweder zu einer Verstärkung der präoperativen Ausfälle oder zum Auftreten neuer Ausfallserscheinungen
kam.

Ergebnisse

Von den 46 Patienten verstarben vor dem Nachuntersuchungszeitpunkt
drei (6,5%), so daß die Operationsergebnisse von insgesamt 43 Patienten beurteilt werden konnten. 18 dieser 43 Patienten (42%) waren postoperativ ohne neurologische Ausfallserscheinungen. In 17 Fällen (39%)
sahen wir eine deutliche Besserung der präoperativ bestehenden Ausfallserscheinungen. Drei Patienten (7%) waren neurologisch unverändert und fünf Patienten (11%) waren postoperativ eindeutig verschlechtert. Eine detailliertere Zusammenstellung der Ergebnisse ist
der nachfolgenden Tabelle zu entnehmen, bei der wir die Patienten
in zwei Gruppen eingeteilt haben: in der ersten Gruppe von elf Patienten bestanden präoperativ keine lokalspezifischen Ausfallerscheinungen,
in der zweiten Gruppe von 35 Patienten waren diese jedoch vorhanden.

| Präoperative Ausfälle | N | keine | Postoperative Ausfälle | | | |
			gebessert	gleich	verschlechtert	verstorben
keine	11	9	–	–	1	1
vorhanden	35	9	17	3	4	2

Unter den elf Patienten, die präoperativ keine Ausfallserscheinungen
aufwiesen, waren postoperativ neun ebenfalls ohne Ausfälle, während
ein Patient durch Auftreten einer Hemiparese durch die Operation eindeutig verschlechtert worden war. Dies entspricht einer Verschlechterungsquote in dieser Gruppe von 10%.

Da von den 35 Patienten mit präoperativen Ausfallserscheinungen zwei
vor dem Nachuntersuchungszeitpunkt verstorben waren, konnten hier
also nur 33 Fälle ausgewertet werden. Von diesen waren postoperativ
neun, d.h. 27%, frei von schwereren neurologischen Ausfallserscheinungen. 17 Patienten (52%) waren eindeutig gebessert und drei (10%)
ungebessert. Bei vier Patienten sahen wir eine eindeutige Verschlechterung, dies entspricht 12%.

Trotz prekärer Tumorlokalisation wurden also nur 11% unserer Patienten
durch den operativen Eingriff verschlechtert.

Bei jenen neun Patienten, deren präoperative fokale Symptomatik unter
Dexamethason gebessert war, war postoperativ entweder eine Besserung
oder gar eine völlige Zurückbildung derselben zu beobachten. Im Gegen-
satz hierzu sahen wir eine postoperative Verbesserung oder gar ein
Verschwinden der Ausfallserscheinungen lediglich bei zehn jener 17
Patienten, die präoperativ nicht auf Dexamethason angesprochen hatten.
Dieser Unterschied ist statistisch signifikant.

Ein Zusammenhang zwischen Operationsergebnissen und Tumorlokalisation
bzw. Tumorhistologie fand sich nicht. So lag die Zahl der postoperativ
symptomfreien bzw. gebesserten Patienten bei Astrozytom vom Grad I und
II bei 80%, bei den malignen Astrozytomen und Glioblastomen bei 79%
und bei den Oligodendrogliomen bei 76%. Bei Tumorlokalisation in der
Zentralregion waren postoperativ 76% der Patienten symptomfrei bzw.
gebessert, bei links parietaler Lage waren es 90% und bei links temporaler Lage 80%. Wegen der kleinen Fallzahlen sind diese Unterschiede nicht statistisch signifikant.

Interessanterweise hatte auch die Art des operativen Vorgehens keinen
wesentlichen Einfluß auf die Operationsergebnisse. Bei 26 Patienten
war versucht worden, den Tumor radikal zu entfernen; in dieser Gruppe
sahen wir 12% postoperative Verschlechterungen gegenüber 10% bei be-
wußt nicht radikalem Vorgehen.

Diskussion

Bei der Durchsicht der Fachliteratur fiel uns zunächst auf, daß die
Zahl derjenigen Autoren, die der Meinung sind, daß man Gliome auch
in funktionell hochwertigen Großhirnarealen operieren sollte (5,8,9,
11), gering ist im Vergleich zu denjenigen, die in der Tumorlokalisation eine Kontraindikation sehen (1-4,6,7,10,12-16). Da bisher keinerlei konkrete Operationsergebnisse bei solchen Tumorlokalisationen
in der Literatur mitgeteilt wurden, müssen wir annehmen, daß die ablehnende Haltung lediglich durch eine hypothetisch begründete Befürchtung bedingt war.

Unsere Operationsergebnisse zeigen jedoch mit eindeutiger Klarheit,
daß das Risiko einer postoperativen Verschlechterung bei Gliomlokalisation in funktionell hochwertigen Großhirnarealen relativ gering ist.
Die Verschlechterungsquote lag in unserer Serie bei durchschnittlich
11%. Hierbei spielte weder die Tumorhistologie noch die Tumorlokalisation eine Rolle. Insbesondere letztere Beobachtung scheint uns von
einiger Bedeutung, läßt sie doch die Annahme zu, daß es keine besonders
"gefährliche" Region gibt. Besonders günstig waren die Operationsergebnisse bei jenen Patienten, die präoperativ keine lokalspezifischen
Ausfallserscheinungen aufwiesen. Hier sahen wir nur einmal eine Verschlechterung. Aber auch jene Fälle, in denen präoperativ neurologische
Ausfallserscheinungen vorlagen, haben nach unseren Untersuchungsergebnissen eine durchaus nicht ungünstige Prognose, denn immerhin
waren 79% in dieser Gruppe postoperativ symptomfrei bzw. deutlich gebessert. Innerhalb dieser Gruppe sind jene Patienten, deren fokale
Symptomatik unter Dexamethason rückläufig ist, offensichtlich prognostisch besonders günstig einzustufen, denn hier sahen wir nie eine
postoperative Verschlechterung. Aber auch unter jenen Patienten mit
fokalen Ausfällen, die nicht auf Dexamethason ansprachen, sahen wir
in mehr als der Hälfte eine deutliche Besserung.

Unsere Untersuchungsergebnisse sprechen unseres Erachtens dafür, daß
eine allein auf die Tumorlokalisation begründete Kontraindikation bei
Gliomen in funktionell hochwertigen Großhirnarealen unbegründet ist.
In jenen Fällen, in denen entweder präoperativ keine Ausfallserschei-

nungen vorliegen bzw. diese unter Dexamethason rückläufig sind, ist
die postoperative funktionelle Prognose ausgesprochen günstig zu beurteilen. Etwas ungünstiger scheint die Prognose wenn die fokalen
Ausfallserscheinungen nicht auf Dexamethason ansprechen. Eine pau-
schale, rein auf die Tumorlokalisation bezogene Entscheidung, ob
operiert werden soll oder nicht, erscheint uns nicht sinnvoll, diese
sollte vielmehr individuell unter Berücksichtigung aller Einzelfaktoren gefällt werden.

Zusammenfassung

In der vorliegenden Arbeit wird anhand einer Analyse von 46 Patienten,
die an Gliomen in funktionell hochwertigen Großhirnarealen operiert
worden waren, zur Frage des Risikos einer postoperativen Verschlechterung der Überlebensqualität Stellung genommen. Die Analyse der
Operationsergebnisse zeigt, daß die Verschlechterungsquote mit 11%
überraschend niedrig ist, so daß damit die bisher weit verbreitete
Ansicht, Gliome in funktionell hochwertigen Großhirnarealen nicht
zu operieren, weitgehend unbegründet erscheint. Als prognostisch besonders günstige Faktoren erwiesen sich das Fehlen präoperativer fo-
kalspezifischer Ausfallserscheinungen, ebenso aber auch die Rückbildung derselben unter präoperativer Dexamethasongabe. Bezüglich der
Tumorhistologie und Tumorlokalisation gab es keine Unterschiede in
den Operationsergebnissen. Die Autoren kommen zu dem Schluß, daß abgrenzbare Gliome auch in funktionell hochwertigen Großhirnarealen
operiert werden sollten.

Literatur

1. Bushe KA (1983) Operative Therapie. In: Krauseneck P, Merkus HG
   (Hrsg) Therapie maligner Neoplasien des Gehirns). Perimed, Würzburg, p 29-33
2. Constans JP, Schlienger M (1975) Radiothérapie des tumeurs du
   système nerveux central de l'adulte. Neurochirurgie 21, Suppl
   2:72-75
3. Crawford I (1970) Intracranial neoplasms. In: Gillingham F (ed)
   Clinical surgery: neurosurgery. Butterworths J, London, pp 190-
   192
4. Diemath HE (1978) Operative indications in glioblastoma. Acta
   Neurochir 42:117-121
5. Harders A, Hassler W, Gilsbach J (1983) Microchirurgie "inoperab-
   ler" zentraler Gliome. Die Chemotherapie der Gliome, Mainz
   13.-15.10.1983
6. Hitchcock E, Sato Fumiaki (1964) Treatment of malignant gliomata.
   J Neurosurg 21:497-505
7. Löhr HH, Luft R, Olivecrona H, Raguell A, Simon G, Vieten H,
   Wilcke O (1967) Tumors of the glioma group. In: Handbuch der
   Neurochirurgie IV/4. Springer, Berlin Heidelberg New York, pp 12-
   101
8. Pecker J, Chatel M, Scarabin JM, Darcel F, Ben Hassel M (1983)
   Management of malignant gliomas. A ten years survey at the Neurosurgical Clinic of Rennes. Die Chemotherapie der Gliome, Mainz
   13.-15.10.1983
9. Pia HW (1983) Microchirurgie der Hirngliome. Dt Ärztebl 40:31-36
10. Posner JB, Shapiro WR (1975) Brain tumor. Arch Neurol 32:781-784
11. Ransohoff J, Liebermann A (1978) Surgical theory of primary malignant brain tumors. Clin Neurosurg 25:403-411
12. Rougier A, Cohadon F, Pigneux J, Richard P (1981) Les gliomes
   malins. Sem Hop Paris 57:240-244

13. Rougier A, Pigneux J, Cohadon F (1983) La Place de L'irridation interstitielle dans le traitement des gliomes. Société de Neurochirurgie de Langue Francaise, Paris 28.-30.11.1983
14. Seiler RW (1983) Die undifferenzierten Astrocytome des Großhirns. Schriftenreihe Neurologie. Springer, Berlin Heidelberg New York
15. Tomita Tadanai, Raimondi AJ (1981) Brain tumors in the elderly. JAMA 246:53-55
16. Walker M (1977) Treatment of brain tumors. Med Clin North Am 61: 1045-1051

Spinales Trauma und Syringomyelie

B. C. G. Schalke, M. Ratzka, N. Sörensen und R. Rohkamm

Die Zusammenhänge zwischen einem einmaligen Wirbelsäulentrauma und
der möglichen nachfolgenden Ausbildung einer Syrinx im Rückenmark
gelten seit längerem als gesichert (1). Die genauen Pathomechanismen
einer solchen sekundären traumatischen Syringomyelie sind unbekannt.
Der wahrscheinlichste Grund dürfte in der posttraumatischen Bildung
von intraspinalen Nekroseherden liegen, die sich langsam ausweiten
und so zu zunehmenden Beschwerden führen. Die Schwierigkeiten bei der
Diagnosestellung einer posttraumatischen Syringomyelie bestehen darin,
die Höhlenbildung als direkte Traumafolge nachzuweisen, da eine lange
Latenz zwischen Rückenmarksschädigung und Beschwerden bestehen.
Hieraus ergeben sich gutachterliche wie auch therapeutische Probleme.
Dieses komplexe Bedingungsgefüge illustrieren die folgenden Falldarstellungen.

1. Patient H.J.
Ein damals 32jähriger Monteur erlitt 1975 einen Arbeitsunfall, bei dem
er von einer abwärts fahrenden Aufzugskabine von einer Leiter gerissen
und zwischen Leiter und Aufzug eingeklemmt wurde. Die Folge war ein
Verrenkungsbruch zwischen TH 11/12 mit Querschnittsyndrom in Form von
Paraplegie mit Blasen- und Mastdarmlähmung. Der Patient wurde zunächst
chirurgisch versorgt und soweit wie möglich rehabilitiert. Er war
nicht mehr in der Lage zu stehen, bzw. zu gehen. Es bestand eine Gefühlsminderung beidseits ab der Leistengegend, links stärker als
rechts, die Temperaturempfindung beidseits ab Knie war aufgehoben. Es
bestand eine sogenannte reflektorisch neurogene Miktionsstörung. Die
Mastdarmfunktion konnte unregelmäßig kontrolliert werden. Dieser Befund blieb konstant bis zum Jahre 1978. Dann traten erstmals bei
Husten, Niesen und Pressen, Mißempfindungen, die als stechend bis krib-
belnd beschrieben wurden, in der rechten Thoraxseite auf. Nach ca. 2
Monaten trat eine Gefühlsminderung in der rechten Wangenregion hinzu.
Nochmals 1-2 Monate später bemerkte der Patient ein Druckgefühl mit
wechselnder Intensität am rechten Oberarm. Das Gefühl für Temperatur,
Berührung und Schmerz im Bereich der rechten Schulter und des rechten
Armes nahm ab. Aufgrund der Gefühlstörungen, wurde die rechte Hand
erheblich unsicher.

1978 und 1979 wurden 2 spinale CT-Untersuchungen durchgeführt, die
keinen eindeutigen Befund erbrachten. In Höhe von C4 wurde eine diskrete Dichteminderung beschrieben, die als traumatisches Kontusions-
residuum gedeutet wurde. Mehrere, im Laufe der Jahre durchgeführte
Myelographien waren zervikal und im Bereich der oberen sowie der mittleren Brustwirbelsäule regelrecht bis auf einen inkompletten Kontrast-
mittelstop in Höhe der Frakturstelle. Der Patient stellte sich 1981
mit der Frage bei uns vor, ob die geschilderte Zunahme der Symptomatik
mit dem Unfall im Jahre 1975 ursächlich im Zusammenhang stehen würde.

Bei der körperlichen Untersuchung bestand eine spastische Paraparese.
Babinskisches Phänomen beidseits positiv. Es bestand eine Abschwächung
aller sensiblen Qualitäten rechts bis zum Kniegelenk, links etwa bis
in Höhe des Oberschenkels. An den oberen Extremitäten fiel ein rechts
schwächer auslösbarer Bizepssehnenreflex gegenüber links auf. Die
Kraft war an beiden Armen gleichmäßig gut ausgebildet. Unsicherheit
bei Zielversuchen des rechten Armes. Das Temperatur-, Druck- und
Schmerzempfinden sowie teilweise die Perzeption von geführten Bewegungen war im Bereich des gesamten rechten Armes, der rechten Schulter
sowie der rechten Thorax-Region vermindert.

Bei der weiteren Diagnostik zeigte der Schweißtest eine Minderung der
Schweißsekretion im Bereich des gesamten rechten Armes. Bei der Ableitung der somatosensiblen evozierten Potentiale durch Reizung des jeweiligen Nervus medianus, waren die Amplituden bei Reizung auf der
linken Seite doppelt so hoch wie rechts. Das zervikale Computertomogramm zeigte eine Höhlenbildung im Bereich des oberen Halsmarkes. Aufgrund dieser Befunde wurde die Diagnose einer Syringomyelie gestellt.
Ein Zusammenhang mit dem vorangegangenen Wirbelsäulentrauma erscheint
uns wahrscheinlich. In diesem Falle vergingen vom Auftreten der ersten
Symptome bis zur Diagnosestellung 3 Jahre. Auf eine weitere operative
Therapie wurde wegen der Konstanz der Symptome, über 3 Jahre bis heute,
verzichtet.

2. Patient K.K.
1982 stürzte der damals 71jährige aus ca. 5 Meter Höhe beim Kirschen-
pflücken von einem Baum. Bei der stationären Aufnahme bestand eine
deutliche Minderbewegung des rechten Beines sowie eine sensible Störung für alle Qualitäten ab TH 5. Radiologisch fanden sich eine BWK 4
Kompressionsfraktur sowie eine Klavikula-Fraktur rechts. Der Patient
wurde initial mit Fortecortin behandelt und 4 Wochen immobilisiert.
Hierunter kam es zu einer raschen, wenn auch nicht vollständigen Rückbildung der neurologischen Symptomatik. Er konnte in der Folge beide
Beine gut bewegen, die sensiblen Störungen waren teilweise verschwunden, es bestanden keine Blasen-Mastdarmstörungen. Anschließend mehrere
stationäre Aufenthalte zur weiteren Rehabilitation. Im Juni 1983 war
der Patient wieder in der Lage, mit Unterarmgehstützen zu laufen. Dann
kam es zu einer raschen Verschlechterung des Befindens, so daß der
Patient innerhalb von 9 Wochen sich nur noch im Rollstuhl fortbewegen
konnte. Bis Januar 1984 weitere Zunahme der Symptome. Das Laufen war
schließlich nicht mehr möglich, die Kontrolle der Blasen-Mastdarmfunk-
tion war nur noch unvollständig erhalten. Die Vorstellung in unserer
Klinik 1984 erfolgte wegen der Verdachtsdiagnose einer Kompression des
Duraschlauches von der durch die Fraktur bedingten Knickkyphose.

Bei der stationären Aufnahme bot sich das Bild einer rechtsbetonten
spastischen Paraparese beider Beine mit geringer Restbeweglichkeit.
Das linke Bein konnte bis ca. 30 Grad angehoben und das rechte Bein
gerade von der Unterlage abgehoben werden. Es fand sich eine Minderung aller sensiblen Qualitäten ab Höhe Th 4/5 nach kaudal.

Ein spinales CT zeigte in Höhe BWK 4 eine Deformierung des Spinalkanals. Eine Verlegung des Spinalkanals durch knöcherne Massen im Bereich der alten Frakturstelle war nicht zu beobachten.

Bei der anschließenden zervikothorakalen Myelographie fand sich eine
von ventral kommende epidurale Stoppfigur in Höhe BWK 4 sowie eine
dorsale Verlagerung der Medulla spinalis.

Im postmyelographischen CT stellte sich zusätzlich eine zentral innerhalb der Marklagerbinnenstrukturen gelegene rundliche Kontrastmittelaufnahme dar, welche am ausgeprägtesten im Stoppbereich zu erkennen
war. In Spätaufnahmen zeigten sich jedoch eine Persistenz dieses Effektes in etwas tieferen Abschnitten. Sicher war sie nachweisbar bis
BWK 7.

Auf der Grundlage dieser Befunde und angesichts der progredienten
Symptomatik wurde eine operative Revision durchgeführt, hierbei stellte
sich eine erhebliche dorsale Raumforderung durch Bogenanteile und
Bandapparat in Höhe von BWK 4 dar. Unterhalb des BWK 4 bis zum BWK 5
erschien das Myelon weißlich derb verändert. Oberhalb des BWK 4 war
deutlich das Pulsieren des Liquors zu beobachten. Die Pulsationen wurden jedoch nicht weiter nach kaudal fortgeleitet. Unterhalb BWK 5
fand sich dann wiederum ein unauffälliger Subarachnoidalraum. Es gelang intraoperativ, diese zystische Veränderung zu entlasten und
eine erneute Kommunikation herzustellen.

Postoperativ kam es zu einer deutlichen Besserung der rechtsseitig
betonten Paraspastik, während die Blasen- und Mastdarminkontinenz nicht
rückläufig war. Der Patient war wieder in der Lage zu stehen. Eine erneute Verschlechterung der Symptomatik trat bisher nicht auf.

Diskussion

Bei traumatischen Rückenmarksverletzungen sollte eine medulläre Höhle
stets ausgeschlossen werden, wenn nach anfänglicher Besserung der
Symptomatik eine erneute Progredienz der Symptome auftritt. Zur diagnostischen Eingrenzung ist die exakte Dokumentation der neurologischen
Befunde im zeitlichen Verlauf wichtig. Eine Befundänderung sichert
einerseits die Progredienz der Erkrankung und liefert damit ein wesentliches Indiz für einen operativen Eingriff. Zum anderen ist sie
für den Einsatz einer aufwendigen und teuren operativen Zusatzdiagnostik bedeutsam, da sie das Ausmaß dieser Untersuchungen genau festlegen kann. Unserer Ansicht sollte nur dann eine Operation erfolgen,
wenn die Beschwerden eindeutig zunehmen. Dies gilt besonders für motorische Ausfälle, Blasen-Mastdarmstörungen oder stark anhaltende
Schmerzen. Bei rein sensiblen Ausfällen wurde eine weitere klinische
Beobachtung empfohlen.

Zusammenfassung

Eine wesentliche Spätkomplikation bei traumatischen Rückenmarksverletzungen stellt die nachfolgende Ausbildung einer Syringomyelie dar.
Um frühzeitig eine solche Entwicklung erkennen zu können, ist eine regelmäßige Kontrolle mit exakter Befunddokumentation unbedingt erforderlich. Bei gesicherter wesentlicher Verschlechterung muß mit apparativen Methoden die Diagnose gesichert bzw. ausgeschlossen werden. Bei
zunehmenden motorischen Ausfällen, Blasen-Mastdarmstörungen und starken Schmerzzuständen ist eine operative Revision zu erwägen.

Literatur

1. Hertel G, Hild J (1972) Arch Psychiat Nervenkr 216:393-408

Experimentelle Aspekte zur Immuntherapie in der Neuroonkologie: Induktion einer effektiven autologen zytotoxischen Reaktion bei malignen Hirntumoren

U. Bogdahn, L. B. Epstein, H. T. R. Rupniak und B. Fleischer

Über die klinische Relevanz lymphomonozytärer Infiltrate in menschlichen Hirntumoren gibt es widersprüchliche Angaben in der Literatur (1). Die sich in etwa 10 bis 20% der histologischen Schnitte zeigenden Infiltrate sind jedoch nicht in der Lage, das intrazerebrale Tumorwachstum entscheidend zu beeinflussen. Fehlende Tumor-Antigen-Präsentation und Unterdrückung einer effektiven zellulären −vorwiegend T-Lymphozyten-vermittelten −Immunreaktion durch Tumorzell-produzierte Glykoproteine (5) scheinen einige hierfür verantwortliche Faktoren zu sein. Mit der vorliegenden Arbeit soll gezeigt werden, daß es möglich ist, unter geeigneten Bedingungen eine effektive zelluläre Immunreaktion in-vitro zu induzieren; mit den modernen Methoden der Lymphozytenpropagation in-vitro könnte dies zu einer weiteren therapeutischen Möglichkeit für Hirntumorpatienten entwickelt werden.

Material und Methoden

Lymphozyten und Tumorzellen einer 20jährigen Patientin, die im Juni 1983 an einem fibrillären Astrozytom (links temporal, entspr. Gr. II-III) operiert worden war, kamen zur Untersuchung. Lymphozyten wurden in üblicher Weise kryokonserviert (10% DMSO, 50% fötales Kälberserum, 40% RPMI-Medium), Tumorzellen wurden nur bis zur 10. Passage verwandt. Als allogene Zielzellen wurden solche von Patienten mit Glioblastoma multiforme bzw. anaplastischem Astrozytom verwandt; zum Ausschluß spontaner Zell-vermittelter Zytotoxizität (NK-Aktivität) wurden K 562 Zellen bzw. autologe PHA-(Phythämagglutinin-stimulierte)-Lymphoblasten benutzt. Der zytotoxische Effekt wurde in einem modifizierten Mikrozytotoxizitäts-Assay untersucht: Zielzellen wurden in 96-well Mikroplatten (COSTAR) ausgesät; nach 24 Stunden Inkubation (Kulturbedingungen: 5% CO_2, 37°C, ges. H_2O-Atm) wurden Effektorzellen in unterschiedlichem Effektor/Zielzell-Verhältnis hinzugefügt, nachdem sie 30 Gy einer ^{137}Cs-Quelle ausgesetzt worden waren (Abb. 1). Nach ca. 5 Zielzell-Populations-Verdopplungszeiten wurden die Zellen für nochmals 4 Stunden mit ^3H-Thymidin inkubiert, und anschließend der ^3H-Thymidin-Einbau in die Zielzell-DNS (als Maß der Zellproliferation) mittels Flüssigkeitsszintillationszählung gemessen. Der jeweilige zytotoxische Effekt wurde ermittelt, indem der Quotient aus ^3H-Thymidineinbau der mit Effektorzellen inkubierten Zielzellen und dem der unbehandelten Zielzellen gebildet wurde.

Vorbehandlung der Lymphozyten in-vitro: autologe Lymphozyten wurden mit Phythämagglutinin (PHA, DIFCO, 1%) für 48 Stunden vorinkubiert, anschließend gewaschen und im Zytotoxizitätstest als Effektorzellen

____

Diese Arbeit wurde unterstützt durch Stipendien der Deutschen Forschungsgemeinschaft und des NIH

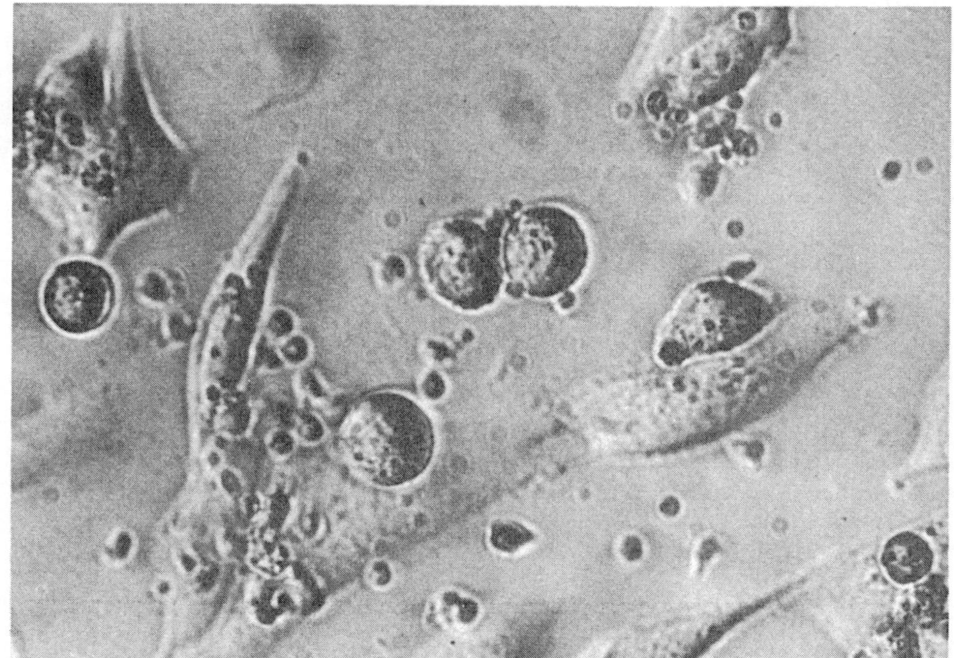

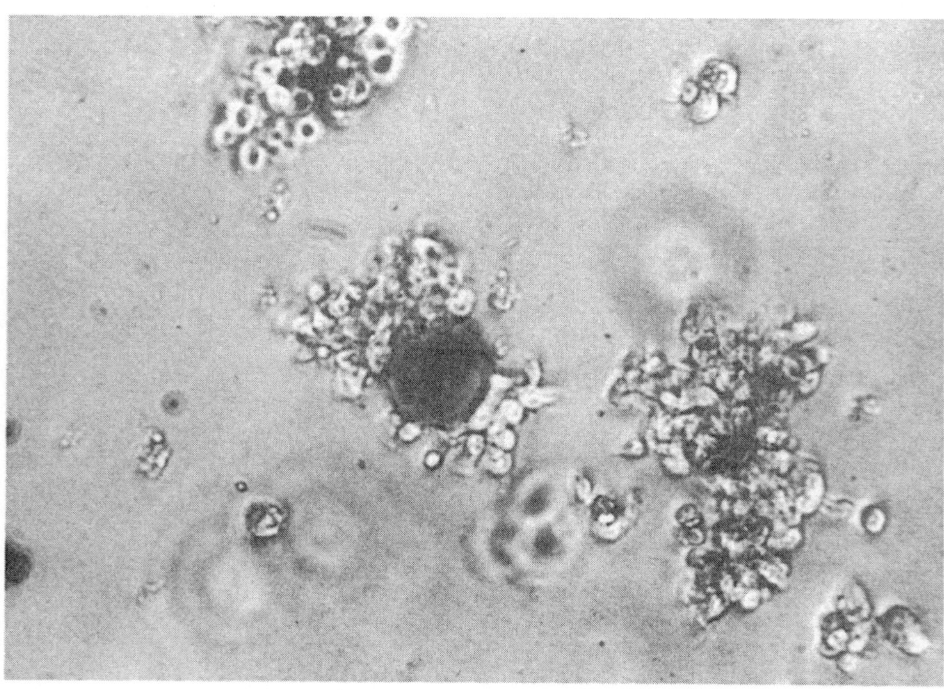

Abb. 1a. Tumorzellen und γ-IF-vorbehandelte, Interleukin-2 propagierte autologe Lymphozyten kurz nach der Vermischung für den Zytotoxizitäts-Assay. Phasenkontrast × 288. b Nach 24 Stunden Inkubation unter Kulturbedingungen zeigen die meisten Tumorzellen Zeichen der Membranzerstörung: Trypan-Blau wird inkorporiert. Im Bild sind 4 dunkel gefärbte Tumorzellen jeweils Rosetten-ähnlich von vitalen Lymphozyten umgeben. Phasenkontrast × 288

eingesetzt oder zur Tumor-Sensibilisierung verwandt. Lymphozyten wurden außerdem mit γ-Interferon (γ-IF, GENENTEC, 250 IU/ml) oder Interleukin-2 (Laborpräparat, Mitogen-haltig oder BIOTEST, Mitogen-frei -20%) ebenfalls für 48 Stunden vorinkubiert und gleichermaßen eingesetzt. Zur Tumor-Sensibilisierung bzw. Reedukation wurden vorbehandelte Lymphozyten (mit Überstand) zu bereits vorgelegten, letal (60 GY) bestrahlten autologen Tumorzellen gegeben und unter Kulturbedingungen inkubiert. Nach 48 bis 72 Stunden ließen sich erste Lymphozyten-Klone mittels Interleukin-2 propagieren, die bei Erreichen einer entsprechenden Zellzahl erneut im Zytotoxizitätstest eingesetzt werden konnten.

Charakterisierung der Tumorzellen: Tumorzellen wurden mit Hilfe verschiedener monoklonaler/polyklonaler Antikörper gegen zytoplasmatische und Membran-Antigene charakterisiert: Anti-HLA (A,B,C) - (CAPPEL), anti-Thy-1 (Laborpräparat von R.C. Seeger), anti-GFAP (Laborpräparat von L. Eng), GE2 und BF7 (Membran- und zytoplasmatischer Marker bei Gliomen, Laborpräparat von N. de Tribolet), sowie UJ13A (pan-neurektodermaler Marker, vorw. in Gefrierschnitten, Laborpräparat von J.T. Kemshead).

Charakterisierung der Effektorzellen: Effektorlymphozyten wurden ebenfalls mit verschiedenen monoklonalen Antikörpern (OKT 3,4,8 der Fa. Ortho, HLA-DR der Fa. Becton Dickinson, und anti Thy-1, s.o.) in der Immunfluoreszenz charakterisiert.

Ergebnisse

Charakterisierung der Tumorzellen: Die Tumorzellen zeigten gegenüber anti-HLA, anti-GFAP, GE2 und BF7 eine positive Reaktion in der Immunfluoreszenz, während für Thy-1 und UJ13A keine solche Reaktion zu beobachten war.

Ermittlung der allogenen bzw. autologen Zytotoxizität: Die Lymphozyten unserer Patientin wurden zunächst ohne Vorbehandlung auf ihre Zytotoxizität gegenüber allogenen Zielzellen dreier verschiedener maligner Gliome untersucht, wobei sich bei einem maximalen Effektor/Zielzell-Verhältnis von 25:1 eine ausreichend gute zytotoxische Potenz von bis zu 85% erreichen ließ. Die zellulären Effektormechanismen waren also durchaus intakt. Wurden nun die gleichen Lymphozyten gegenüber autologen Zielzellen getestet, so zeigte sich praktisch keinerlei zytotoxische Aktivität (Tabelle 1). PHA-, Interleukin-2- und γ-IF-voraktivierte Lympho-

Tabelle 1

Effektorzelle	Zielzelle	$\frac{Eff.}{Ziel}$-Ratio	%Zytotoxizität
Unbeh. Lymphozyt.	allogen G.M.	25:1	36.2
Unbeh. Lymphozyt.	allogen G.M.	25:1	95.2
Unbeh. Lymphozyt.	allogen A.A.	25:1	77.8
Unbeh. Lymphozyt.	autol. Tu-Zell.	25:1	10.3
PHA-vorbeh. Ly.	autol. Tu-Zell.	25:1	85.0
PHA-vorb. IL-2 Ly.	autol. Tu-Zell.	25:1	78.4
IL-2-vorbeh. Ly.	autol. Tu-Zell.	25:1	58.7
γ-IF-vorbeh. Ly.	autol. Tu-Zell.	25:1	56.2
γ-IF-vorb. IL-2 Ly.	autol. Tu-Zell.	25:1	90.9
γ-IF-vorb. IL-2 Ly.	K 562		3.4
γ-IF-vorb. IL-2 Ly.	autol. PHA-Blasten		stimuliert

zyten zeigten dagegen bei einem maximalen Effektor-Zielzell-Verhält-
nis von 25:1 beachtliche zytotoxische Aktivität von bis zu 85% (Tabelle 1). Wenn die Lymphozyten zusätzlich mit letal bestrahlten autologen Tumorzellen sensibilisiert/reduziert und mittels Interleukin-
2 propagiert wurden, so ließ sich Spezifität und Effektivität der
zytotoxischen Reaktion für γ-IF vorbehandelte Lymphozyten deutlich
steigern, nicht jedoch für Lektin-vorbehandelte Lymphozyten (Tabelle 1).

Charakterisierung der autologen Effektorzellen: Die Effektorzellen (γ-IF-vor-
aktivierte, Tumor-reeduzierte, Interleukin-2 propagierte autologe
Lymphozyten) wurden mittels monoklonaler Antikörper in der Immunfluoreszenz charakterisiert: hierbei zeigten 91% der Zellen gegenüber OKT3,
20% gegenüber OKT4, 78% gegenüber OKT8, 17% gegenüber HLA-DR, und 14%
gegenüber anti-Thy-1 eine deutliche Membranfluoreszenz. Gegenüber K 562
Zellen zeigten die gleichen Effektorzellen bei einem maximalen Effek-
tor/Zielzell-Verhältnis von 25:1 praktisch keine zytotoxische Aktivität (Tabelle 1). Autologe PHA-stimulierte Lymphoblasten wurden durch
die so gewonnenen Effektorzellen ebenfalls nicht lysiert —im Gegenteil,
es kam zu einer leichten Stimulierung. Damit dürfte es sich bei diesen
Effektorzellen um zytotoxische T-Lymphozyten handeln. Leider konnte
im vorliegenden Beispiel die eventuelle zytotoxische Aktivität gegenüber anderen autologen "Normalzellen", wie Fibroblasten, nicht untersucht werden.

Diskussion

Immuntherapeutische Ansätze haben bisher mit wenigen Ausnahmen enttäuscht: einerseits entkommen viele Tumoren, insbesondere Hirntumoren,
dem Immunsystem von vornherein, und andererseits sind Tumorprogre-
dienz und -Heterogenität dem tatsächlich einmal involvierten Immunsystem hoffnungslos überlegen. Methoden der in-vitro Sensibilisierung des Immunsystems gegen autologe Tumorzellen, wie sie tierexperimentell belegt sind (2), ermöglichen eine effektive Interaktion und
möglicherweise Antigen-Präsentation zwischen Tumorzelle und zellulärem Immunsystem, wobei zusätzlich Tumor-produzierte immunsuppressive
Faktoren in ihrer Wirksamkeit erheblich eingeschränkt werden (5). Die
in-vitro Propagation funktionell aktiver, hochspezifischer T-Zellen
kann zudem die Mehrheitsverhältnisse zwischen Tumor auf der einen und
Immunsystem auf der anderen Seite zu Gunsten des letzteren verschie-
ben (4). In der vorliegenden Arbeit konnten wir zeigen, daß es möglich
ist, durch "in-vitro Erziehung" aus gegenüber autologen Tumorzellen
inaktiven Lymphozyten für autologe Tumorzellen zytotoxische T-Zellen
herauszuselektionieren; durch in-vitro Propagation scheint für therapeutische Ansätze auch eine genügend große Menge an Zellen zur Verfügung zu stehen. Immunologisch dürfte es sich um spezifische zytotoxische T-Lymphozyten vom Typ OKT^{3+4-8+} handeln, NK-Zell-Aktivität konnte mit den vorliegenden Experimenten ausgeschlossen werden. Welche
Bedeutung der Vorbehandlung mit γ-IF hierbei zukommt, muß noch geklärt
werden —eine Zunahme der Expression von HLA-DR auf Effektorzellen und
Tumorzellen dürfte jedenfalls für die beschriebenen Phänomene nicht
in Frage kommen. Für Lektin- und Interleukin-2 vorbehandelte Lymphozyten wurde bereits eine Aktivierung autologer zytotoxischer Zellen
beschrieben (3), wobei auch hier die Mechanismen nicht geklärt sind.
Die weitere Charakterisierung dieses Ansatzes könnte jedenfalls zu
einem therapeutisch relevanten Aspekt in der Neuroonkologie führen.

Zusammenfassung

In der vorliegenden Arbeit wurde die zytotoxische Reaktion Patienten-
eigener Lymphozyten gegenüber autologen Tumorzellen in der Gewebekul-
tur untersucht. Während unbehandelte Lymphozyten zwar allogene Tumorzellen, nicht jedoch autologe Tumorzellen (allogen: zwei Glioblastoma
multiforme, ein anaplast. Astrozytom; autolog: fibr. Astrozytom) lysieren konnten, waren PHA-, Interleukin-2 und γ-Interferon-vorbehan-
delte autologe Lymphozyten in der Lage, ihren Tumor in-vitro zu lysieren. γ-Interferon vorbehandelte, Tumor-sensibilisierte, Interleu-
kin-2 propagierte Lymphozyten (OKT^{3+4-8+}) zeigten die beste zytotoxische Aktivität, die gut von NK-Aktivität abgegrenzt werden konnte.

Literatur

1. Brooks WH, Markesberry WR et al. (1978) Relation of lymphocyte in-
   vasion and survival of brain tumor patients. Ann Neurol 4:219-224
2. Forni G, Giovarelli M (1984) In vitro reeducated T Helper cells
   from sarcoma bearing mice inhibit sarcoma growth in vivo. J Immunol
   132:527-533
3. Grimm EA, Ramsey KM et al. (1983) Lymphokine-activated Killer-cell
   phenomenon. J exp Med 157:884-897
4. Lotze MT, Strausser JL et al. (1980) In vitro growth of cytotoxic
   human lymphocytes. J Immunol 126:2215-2220
5. Roth JA, Grimm EA et al. (1982) Immunoregulatory factors derived
   from human tumors. J Immunol 128:1955-1962

Immunzytochemische Untersuchungen zur Blut-Hirn-Schranken-Störung menschlicher Gliome

R. J. Seitz und W. Wechsler

Einleitung

Die Mehrzahl der menschlichen Gliome ist durch das Vorkommen pathologischer Tumorgefäße gekennzeichnet (6). Elektronenmikroskopisch unterscheiden sich diese von normalen Hirngefäßen durch ein abnormes
Endothelzellager, irreguläre Basalmembranen und das Fehlen einer umgebenden Gliazellscheide (9). Mit Traceruntersuchungen konnte nachgewiesen werden, daß diese neugebildeten Tumorgefäße eine abnorme Permeabilität für kleine Proteine besitzen (2). Hierin wird die Ursache
für das zerebrale Tumoren begleitende Hirnödem gesehen (5). Unklar
aber ist, wie die Schrankenverhältnisse in Gliomen für die höhermole-
kularen Serumproteine in Abhängigkeit des histologischen Gliomtyps
und des Malignitätsgrades beschaffen sind. Mit der Peroxidase-Antiperoxidase (PAP)-Methode, die die Darstellung von Serumproteinen
und Immunglobulinen auch an Paraffinschnitten formalinfixierten Un-
tersuchungsmaterials ermöglicht, sind wir erstmals dieser Frage
nachgegangen.

Material und Methoden

Untersucht wurden 9 Astrozytome und 12 Oligodendrogliome (Grad II),
9 anaplastische Astrozytome (Grad III), 10 anaplastische Oligodendrogliome (Grad III) und 10 Glioblastome (Grad IV) sowie zum Vergleich 3 Medulloblastome und 3 Karzinommetastasen. Tumorfreies Hirngewebe mit und ohne Ödem diente als Kontrolle. Verwendet wurden
kommerzielle polyvalente Antikörper gegen Präalbumin, Albumin, Caeruloplasmin, IgG, IgA, IgM, alpha-2-Makroglobulin und beta-Lipoprotein
(DAKOPATTS, Dänemark, Kopenhagen). Die Inkubationszeit betrug bei
Raumtemperatur 3 Stunden; die optimale Verdünnung der primären Antikörper war an Serienschnitten ausgetestet worden (Tabelle 1). Bei
den Negativkontrollen wurden die primären Antikörper durch 5% Albu-
minlösung ersetzt.

Ergebnisse

Die immunzytochemisch nachweisbaren Verteilungsmuster der jeweiligen
Serumproteine sind für die unterschiedlichen Gliome in Tabelle 1 zusammengefaßt. Sämtliche Serumproteine kamen stets intravaskulär und
in den Leptomeningen sowie in Tumornekrosen und im Bereich frischer
Blutungen zur Darstellung. Im vitalen Gehirngewebe und den Gliomen
waren für die verschiedenen Serumproteine und Immunglobuline interstitielle Färbemuster unterschiedlicher Ausprägung erkennbar.

Präalbumin und Albumin waren in allen differenzierten und anaplastischen
Gliomen, Medulloblastomen und Karzinommetastasen sowie in den Tumor-
randzonen stark nachweisbar. Außerdem kam es in den meisten Fällen

<u>Tabelle 1.</u> Immunzytochemische Lokalisation von Serumproteinen und Immunglobulinen im Tumorgewebe

Proteine Molekulargewicht Serumkonzentration Antikörperdilution Farbintensität ( )	Astrozytome (Grad II)	Oligodendrogliome (Grad II)	Anaplastische Astro- zytome und Oligoden- drogliome (Grad III)	Glioblastome (Grad IV)
Praealbumin 61.000 0,1 - 0,5 g/100 g 5×10^{-3} (+)	diffus- interstitiell	diffus- interstitiell	diffus- interstitiell	diffus- interstitiell
Albumin 69.000 50 - 75 g/100 g 2×10^{-4} (++++)				
IgG 150.000 13 - 22 g/100 g 2×10^{-4} (+++)	Zystische Degeneration	Mukoide Degenera- tion	Anaplastische Bezirke, um proliferierte Tu- morgefäße, Nekrosen	Anaplastische Bezirke, um proliferierte Tumorgefäße, Nekrosen
Caeruloplasmin 150.000 0,3 - 0,5 g/100 g 5×10^{-2} (+)				
IgA 170.000 0,8 - 2,8 g/100 g 2×10^{-3} (+++)				
α-2-Makroglobulin 820.000 1,5 - 4,5 g/100 g 2×10^{-3} (++)	Zystische Degeneration	Mukoide Degenera- tion	Um proliferierte Tu- morgefäße, Nekrosen	Um proliferier- te Tumorgefäße, Nekrosen
IgM 900.000 0,6 - 1,7 g/100 g 5×10^{-3} (++)	Keine	Keine	Nekrosen	Nekrosen
β-Lipoprotein 2.500.000 4 - 14 g/100 g 1×10^{-3} (++)	Zystische Degeneration	Mukoide Degenera- tion	Nekrosen	Nekrosen

auch zu einer diffusen Anfärbung der weißen Substanz, die nicht von
Tumorzellen infiltriert war, wobei die Färbung an der Großhirnrinden-
Mark-Grenze graduell zu dem überwiegend negativen Kortex abnahm.

IgG und IgA zeigten ungefähr vergleichbare Farbintensitäten, während
der Nachweis von *Caeruloplasmin* von deutlich geringerer Stärke war. Das
Färbemuster war jedoch zwischen diesen Serumproteinen sehr ähnlich.
Graue und weiße Hirnsubstanz, die frei von Tumorinfiltration waren,
blieben negativ. In den soliden, differenzierten Gliomabschnitten
ließen sich IgG, IgA und Caeruloplasmin nicht nachweisen, unabhängig
davon, ob es sich um einen reinen Grad II-Tumor handelte oder die
Gesamtdignität des Glioms mit Grad III eingestuft worden war. Die
anaplastischen Tumorabschnitte in den Grad III-Gliomen und den Glioblastomen zeigten eine diffuse positive Zeichnung des Interstitiums
ebenso wie Medulloblastome und die Karzinommetastasen. Zusätzlich zur
interstitiellen Färbung war das Zytoplasma eines Teils der Astrozyten
und der astrozytären Tumorzellen markiert.

IgM und alpha-2-Makroglobulin wurden nicht im Gehirn oder vitalen Gliomabschnitten nachgewiesen. Dagegen waren Karzinommetastasen und Medulloblastome interstitiell diffus positiv. Alpha-2-Makroglobulin
war außerdem im perivaskulären Interstitium und im Zytoplasma astro-
zytärer Zellen im Bereich von Gliomgefäßknäueln in anaplastischen
Gliomen und in Abschnitten mit zystischer und mukoider Degeneration
in differenzierten Astrozytomen bzw. Oligodendrogliomen nachweisbar.
Auf Serienschnitten waren IgG, IgA, Caeruloplasmin und beta-Lipoprotein hier ebenfalls positiv. *Beta-Lipoprotein* kam sonst in Gliomen
und Medulloblastomen nicht zur Darstellung, während in Karzinommeta-
tasen Stromasepten gefärbt wurden.

Diskussion

Unsere Befunde zeigen, daß mit immunzytochemischen Methoden die Blut-
Hirn-Schrankenfunktion für Serumproteine einschließlich der Immunglobuline als auch ihre Störungen in Hirntumoren differenziert am
Paraffinschnitt darstellt werden können. Während man bisher einen
vollständigen Zusammenbruch der Blut-Hirn-Schranke in Hirntumoren angenommen hat (4,8), fanden wir für die verschiedenen Serumproteine
und Immunglobuline, die in der klinischen Liquordiagnostik als In-
dikatorproteine für Schrankenstörungen angesehen werden (1), unterschiedlich ausgeprägte Permeabilitätssteigerungen. Das Ausmaß der
Permeabilität wurde dabei offenbar einerseits von dem Molekulargewicht und der Serumkonzentration der Proteine und andererseits durch
den Typ und den Malignitätsgrad des Hirntumors beeinflußt. Interessant
ist, daß außerdem in degenerativ veränderten Bezirken der differenzierten Gliome auch hochmolekulare Serumproteine nachweisbar waren, während in anderen Abschnitten normale Schrankenverhältnisse bestanden.
Da Strukturanomalien der Gliomgefäße als Ursache für Schrankenstörungen in den malignen Gliomen angesehen werden (3,9), erscheint eine
exakte Korrelation der Gefäßveränderungen mit den immunzytochemisch
faßbaren Schrankenstörungen erforderlich.

Nach unseren Befunden sind größere Gliomabschnitte für systemisch ver-
abreichte zytostatisch oder radioaktiv markierte monoklonale Antikörper nicht erreichbar. Möglicherweise kann deshalb der Einsatz von
Fab-Fragmenten, die eine Molekülgröße von Albumin besitzen, für die
radiologische Diagnostik und therapeutische Verfahren (7) bedeutsam
werden.

Zusammenfassung

50 differenzierte und anaplastische zerebrale Gliome des Menschen,
i.e. Astrozytome, Oligodendrogliome und Glioblastome, wurden auf das
Vorkommen und die Verteilung von Serumproteinen und Immunglobulinen
immunzytochemisch mit der PAP-Methode untersucht. Die Ergebnisse zeigen, daß die Blut-Hirn-Schranke in Gliomen nicht vollständig zusammen-
gebrochen ist, sondern in Abhängigkeit von Serumkonzentration und
Molekulargewicht der Proteine und vom Gliomtyp und Malignitätsgrad
des Hirntumors Funktionsstörungen unterschiedlicher Art, Stärke und
Verteilung aufweist.

Literatur

1. Bauer HJ (1980) Klinisch-chemische Diagnostik der Cerebrospinalflüssigkeit. In: Dommasch D, Mertens HG (eds) Cerebrospinalflüssigkeit. Thieme, Stuttgart New York, p 81
2. Ginsbourg M, Foncin JF, Le Beau J, Saffroy M (1973) Les anomalies
   vasculaires des tumeurs cérébrales. Etude comparative de l'activité
   enzymatique et de la perméabilité aux traceurs fluorescents. Rev
   Neurol 129:275-288
3. Hirano A, Takayoshi M (1975) Vascular structures in brain tumors.
   Human Pathol 6:611-621
4. Long DM (1970) Capillary ultrastructure and the blood-brain barrier in human malignant brain tumors. J Neurosurg 32:127-144
5. Manz HJ (1974) The pathology of cerebral edema. Human Pathol 5:
   291-313
6. McComb RD, Bigner DD (1984) The biology of malignant gliomas —a com-
   prehensive survey. Clin Neuropathol 3:93-106
7. Order SE (1982) Monoclonal antibodies: potential role in radiation
   therapy and oncology. Int J Rad Oncol Biol Phys 8:1193-1201
8. Vick NA, Khandekar JD, Bigner DD (1977) Chemotherapy of brain tumors.
   The "Blood-brain barrier" is not a factor. Arch Neurol 34:523-526
9. Weller RO, Foy M, Cox S (1977) The development and ultrastructure
   of the microvasculature in malignant gliomas. Neuropathol Appl
   Neurobiol 3:307-322

Erhöhte Vasopressinkonzentration im Liquor bei Pseudotumor cerebri

K. Wessel, H. Wiethölter und W. Knepel

Einleitung

Der Pseudotumor cerebri (PC) ist ein Krankheitsbild, das durch Zeichen erhöhten Hirndrucks bei sonst normalem neurologischen Befund und neuroradiologisch gesichertem Ausschluß eines Hirntumors, Aquäduktverschlusses oder einer extrazerebralen Raumforderung gekennzeichnet ist. Typische Symptome sind chronische Kopfschmerzen, Übelkeit, manchmal Erbrechen und Sehstörungen, meist Obskurationen von einigen Sekunden Dauer. Bei den meist stark adipösen Patienten besteht eine Stauungspapille, bei einem Teil sind Gesichtsfelddefekte nachzuweisen, selten kommt es als Folge des Hirndrucks zu einer Abduzensparese (1,4,9,12,14,25). PC ist eine Ausschlußdiagnose, Voraussetzung für die Diagnose sind normale Zusatzuntersuchungen, insbesondere ein normaler Liquorbefund und ein unauffälliges Schädel-CT mit gelegentlich sichtbarer Mikroventrikulie (7,22). Verschiedene ätiologische Faktoren wie Sinusthrombose, endokrine Störungen, Adipositas, Vitamin-A-Intoxikation, Tetracyclintherapie, Liquoreiweißerhöhung, Schädel-Hirn-Trauma und Bluthochdruck werden in der Literatur angegeben (1,10,14,24). Die Pathophysiologie des PC ist unklar, als mögliche Mechanismen werden (a) eine gesteigerte Liquorsynthese, (b) ein erhöhter intrakranieller Venendruck, (c) eine verminderte Liquorabsorption und (d) ein erhöhtes intrazerebrales Blutvolumen oder ein interstitielles Hirnödem diskutiert (3,8,10). Ausgehend von letzterer Annahme und zwei Berichten über entsprechende Studien in der Literatur (23,26) konzipierten wir die vorliegende Untersuchung. Bekannt ist, daß Vasopression (AVP) die Wasserdurchlässigkeit biologischer Membranen beeinflußt und eine Rolle in der Regulation des Wassergehaltes des Gehirns spielt (20,21). Des weiteren gibt es tierexperimentelle Hinweise dafür, daß AVP an der Steuerung des intrakraniellen Drucks beteiligt ist (2,19). Es lag daher nahe, die Vasopressin-Konzentration im Blutplasma und im Liquor bei Patienten mit PC zu bestimmen.

Material und Methodik

Es wurden 5 Patienten[1] mit PC untersucht, bei denen die Diagnose anläßlich z.T. mehrerer stationärer Klinikaufenthalte gesichert war. Alle waren weiblichen Geschlechts, bei vieren bestand eine starke Adipositas. Eine Patientin hatte jetzt Normalgewicht, nachdem bei Beginn der Erkrankung vor 15 Jahren ebenfalls deutliches Übergewicht vorgelegen hatte. In diesem Fall bestand infolge des langen Verlaufes eine beidseitige Papillenatrophie, bei den übrigen 4 Patienten war nach einem durchschnittlichen Verlauf von 18 Monaten (Minimum 6, Maxi-

---

1 Für die Zuweisung der Patienten danken wir Frau Prof. Dr. E. Aulhorn, Abteilung Pathophysiologie des Sehens und Neuroophthalmologie der Universitäts-Augenklinik Tübingen

mum 31 Monate) eine beidseitige Stauungspapille nachweisbar. Es wurden eine neurologische und eine ophthalmologische Untersuchung einschließlich Gesichtsfeldbestimmung, eine Lumbalpunktion und ein Schädel-CT durchgeführt. Die Lumbalpunktion erfolgte im Sitzen mit einer 0,9 mm Nadel in Höhe der Dornfortsätze $L_{3/4}$ oder $L_{4/5}$, der Liquordruck wurde im Sitzen nach Ablassen von etwa 3 ml Liquor mit einem geschlossenen Manometer gemessen, nachdem mit dem einfachen Queckenstedtversuch die freie Liquorpassage nachgewiesen worden war. Liquor und Blut zur Vasopressinbestimmung nahmen wir zwischen 10.oo und 12.oo Uhr nach vorheriger einstündiger Flachlagerung ab. Das Blut wurde in 4 ml Röhrchen gegeben, die 6 mg Di-Kalium-EDTA enthielten. Das Plasma wurde abzentrifugiert und zusammen mit dem ebenfalls zentrifugierten Liquor bis zur Analyse bei -20°C eingefroren. Die Vasopressinkonzentration im Plasma und im Liquor bestimmten wir nach säulenchromatographischer Extraktion mit einem Radioimmunoassay. Die Nachweisgrenze (Sensitivität) des Essays lag bei 1 fmol/ml, die Intra- und Interassay-Variabilität betrug 13%. Die Methode der Säulenchromatographie und des Radioimmunoassays ist an anderer Stelle genau beschrieben (15,18). Normwerte für die Vasopressinkonzentration wurden anhand eines altersentsprechenden Vergleichskollektivs von 7 Patienten ermittelt, bei denen die aus diagnostischen Gründen vorgenommene Liquorpunktion einen normalen Befund ergeben hatte und keine Hinweise auf Hirndruck bestanden. Die statistische Analyse wurde nach dem student-t-test vorgenommen.

Ergebnisse

Die ophthalmologische Untersuchung ergab neben der Stauungspapille bei 4 Patienten und der Papillenatrophie bei einer Patientin in 4 Fällen Gesichtsfelddefekte, die durch bogenförmige Nervenfaserausfälle, konzentrische Einengung, aber auch zentrale Ausfälle mit Vergrößerung des blinden Flecks gekennzeichnet waren. Vier von fünf Patienten gaben Obskurationen an.

Neurologische Ausfälle bestanden in keinem Fall, das Schädel-CT sowie der Liquorbefund (Eiweißkonzentration, Zellzahl) waren unauffällig. Die klinischen Daten und weitere Angaben zu den Patienten sind in der Tabelle 1 aufgeführt.

Mit der lumbalen Liquordruckmessung konnte bei allen Patienten mit klinischen Zeichen für PC eine intrakranielle Hypertension nachgewiesen werden. In der Literatur werden Normwerte zwischen 136 mm H_2O und 167 mm H_2O für den lumbalen Liquordruck im Liegen angegeben (6), bei unseren 7 Kontrollen lag der Durchschnittswert im Sitzen bei 188 mm H_2O. Bei den Patienten mit PC war der Liquordruck auf durchschnittlich 476 mm H_2O erhöht.

Die Ergebnisse der Vasopressinbestimmung sind in der Abb. 1 dargestellt. Die Vasopressinkonzentration im Plasma war bei den Kontrollen mit 11,67 fmol/l und den Patienten mit PC mit 9.82 fmol/ml nicht signifikant verschieden. Die Vasopressin-Plasmakonzentration war in Übereinstimmung mit Angaben in der Literatur (11,23,28) in beiden Gruppen deutlich höher als die Vasopressin-Liquorkonzentration und betrug bei den Kontrollen das 14fache, bei den Patienten mit PC das 5fache der Liquorkonzentration. Im Liquor war die Vasopressinkonzentration bei den Pseudotumoren mit 1,82 fmol/ml signifikant ($p < 0,05$ im student-t-test) höher als bei den Kontrollen mit 0,81 fmol/ml.

Tabelle 1. Auflistung von klinischen Daten und Befunden zu den fünf Patienten mit Pseudotumor cerebri

Fall Nr.	Alter (J.)	Verlaufs-dauer (Mon.)	Obskura-tionen	Stauungspapille rechts (Dioptrin)	links	Gesichts-feld	Schädel-CT	Druck (mm H_2O)	Liquor-Eiweiß (mg/l)	Zellen
1 (U.E.)	28	12	+	3	2	o.B.	o.B.	300	150	1/3
2 (A.F.)	64	24	+	3	3	vergr. bl. Fleck	o.B.	730	245	1/3
3 (R.R.)	54	6	–	1	1	nasal + temp. re.	o.B.	540	410	8/3
4 (M.S.)	35	31	+	1	1	zentral	o.B.	380	240	2/3
5 (S.S.)	40	191	+	Atrophie		konzentr. + zentral	o.B.	430	250	4/3

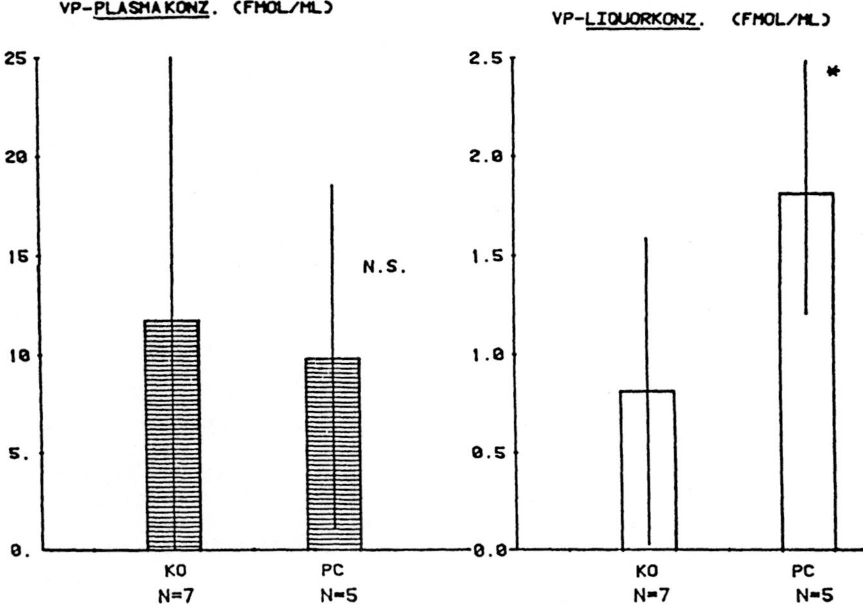

Abb. 1. Vasopressin-Plasmakonzentration (schraffierte Säulen, links) und Vasopressin-Liquorkonzentration (weiße Säulen, rechts) bei Patienten mit Pseudotumor cerebri (PC) und Kontrollen (KO). Die Säulen stellen Mittelwerte mit Angabe der Standardabweichung dar. Das Symbol (*) bezeichnet den signifikanten Unterschied (P <0.05) bezogen auf die Kontrollgruppe

Diskussion

Bei allen 5 untersuchten Patienten sind die folgenden Kriterien für die Diagnose PC erfüllt: (a) erhöhter intrakranieller Druck in der Regel mit Stauungspapille, (b) Fehlen einer neurologischen Herdsymptomatik mit Ausnahme von auf den Hirndruck beziehbaren Krankheitszeichen, (c) reguläre Liquorzusammensetzung, (d) Ausschluß einer intrakraniellen Raumforderung und (e) Nachweis eines normalen oder verkleinerten Ventrikelsystems (4,12). Wir konnten wie (23) und (26) zeigen, daß die Vasopressinkonzentration im Liquor bei diesen Patienten signifikant erhöht ist, während die Vasopressin-Plasmakonzentration gegenüber Kontrollpersonen unverändert ist. Die Erhöhung der Vasopressinkonzentration im Liquor kann dabei durch Freisetzung direkt in den Liquorraum (5,13,16) oder durch vermehrten Übertritt von Vasopressin aus dem Blut infolge gestörter Blut-Liquor-Schranke bei PC bedingt sein (23,28). Möglicherweise ist die erhöhte Vasopressinkonzentration im Liquor eine unspezifische Folge der intrakraniellen Hypertension. Dafür spricht, daß auch bei anderen Ursachen für erhöhten Hirndruck wie Hirntumoren und Hämorrhagien die Vasopressinkonzentration im Liquor erhöht ist (17,27). Das AVP könnte durch Erhöhung des Wassergehaltes des Gehirns infolge gesteigerter Wasserdurchlässigkeit der Blut-Hirn-Schranke dabei diesen Effekt noch verstärken und so einerseits einen weiteren Anstieg des Hirndrucks verursachen (17). Andererseits kann die vermehrte Vasopressin-Konzentration im Liquor als Epiphänomen eines Regulationsmechanismus aufgefaßt werden, der den Hirndruck durch Verminderung des Gesamt-Wassergehaltes senken soll (2,19,20).

984

Es muß vorläufig offen bleiben, ob der Erhöhung der Vasopressin-Liquorkonzentration bei PC eine klinische Bedeutung zukommt und ob dieser
Befund für die Pathophysiologie des PC eine Rolle spielt.

Zusammenfassung

Bei 5 Patienten, die sämtliche Kriterien für die Diagnose Pseudotumor
cerebri erfüllten, war die Vasopressinkonzentration im Liquor signifikant erhöht, die Vasopressin-Plasmakonzentration ergab normale Werte. Die Bedeutung dieses mit der Literatur in Übereinstimmung stehenden Befundes wird in Hinsicht auf die Pathophysiologie des Pseudotumor cerebri diskutiert.

Literatur

1. Ahlskog JE, O'Neill B (1982) Pseudotumor cerebri. Ann Int Med
   97:249-256
2. Barbella YR, Keil LC, Wurpel JND, Severs WB (1983) Cerebrospinal
   fluid pressure during cerebroventicular infusion of angiotensin
   and vasopressin. Exp Neurol 82:325-334
3. Bjerre P, Lindholm J, Gyldensted C (1982) Pseudotumor cerebri.
   A theory on etiology and pathogenesis. Acta neurol scandinav
   66:472-481
4. Boddie HG, Banna M, Bradley WG (1974) "Benign" intracranial hypertension. Brain 97:313-326
5. Brownfield MS, Kozlowski GP (1977) The hypothalamo-choroidal tract.
   Immunohistochemical demonstration of neurophysin pathways to the
   telencephalic choroid plexuses and cerebrospinal fluid. Cell Tissue Res 178:11-127
6. Corbett JJ, Mehta MP (1983) Cerebrospinal fluid pressure in normal obese subjects and patients with pseudotumor cerebri. Neurol
   33:1386-1388
7. Danzé F, Rosa A, Mizon JP (1984) Hypertension intracrânienne
   bénigne (pseudo tumor cerebri) (1984) Rev Neurol 140:37-44
8. Donaldson JO (1981) Pathogenesis of pseudotumor cerebri syndromes.
   Neurol 31:877-880
9. Fishman RA (1980) Benign intracranial hypertension (pseudotumor
   cerebri) and related disorders. In: Fishman RA (ed) Cerebrospinal
   fluid in diseases of the nervous system. W.B. Saunders Company,
   Philadelphia, London Toronto, pp 128-139
10. Fishman RA (1984) The pathophysiology of pseudotumor cerebri.
    Arch Neurol 41:257-258
11. Hammer M, Sørensen PS, Gjerris F, Larsen K (1982) Vasopressin in
    the cerebrospinal fluid of patients with normal pressure hydro-
    cephalus und benign intracranial hypertension. Acta endocrinol
    100:211-215
12. Herzau V, Aulhorn E, Wiethölter H (1983) Diagnose und Therapie
    bei Pseudotumor cerebri aus augenärztlicher Sicht. Fortschr
    Ophthalmol 80:26-29
13. Jenkins JS, Mather HM, Ang V (1980) Vasopressin in human cerebro-
    spinal fluid. J Clin Endocrinol Metab 50:364-367
14. Johnston J, Paterson A (1974) Benign intracranial hypertension.
    Brain 97:289-300
15. Knepel W, Meyer DK (1980) Effect of isoprenaline and trimethi-
    dinium on the plasma vasopressin concentration in conscious rats.
    Arch Int Pharmacodyn 245:249-261
16. Luerssen TG, Shelton RL, Robertson GL (1977) Evidence for separate
    origin of plasma and cerebrospinal fluid vasopressin. Clin Res
    25:14 A

17. Mather HM, Ang V, Jenkins JS (1981) Vasopressin in plasma and
    CSF of patients with subarachnoid haemorrhage. J Neurol Neurosurg
    Psychiat 44:216-219
18. Meyer DK, Wessel K, Knepel W (1979) Inhibitory effect of atropine
    on the isoprenaline-induced increase in vasopressin plasma con-
    centration in rats. Experientia 35:1495-1496
19. Noto T, Nakajima T, Saji Y, Nagawa Y (1978) Effect of vasopressin
    on intracranial pressure of rabbit. Endocrinol Jpn 25:591-596
20. Raichle ME, Grubb RL (1978a) Regulation of brain water permeabi-
    lity by centrally-released vasopressin. Brain Res 143:191-194
21. Raichle ME, Grubb RL Jr, Phelps ME, Cado MH, Caronna JJ (1978b)
    Cerebral hemodynamics and metabolism in pseudotumor cerebri.
    Ann Neurol 4:104-111
22. Reid AC, Teasdale GM, Matheson MS, Teasdale EM (1981) Serial ven-
    tricular volume measurements: further insights into the aetiology
    and pathogenesis of benign intracranial hypertension. J Neurol
    Neurosurg Psychiat 44:636-640
23. Reid AC, Morton JJ (1982) Arginine vasopressin levels in cerebro-
    spinal fluid in neurological disease. J Neurol Sciences 54:
    295-301
24. Ropper AH, Marmarou A (1984) Mechanism of pseudotumor in Guillain-
    Barré syndrome. Arch Neurol 41:259-261
25. Rush JA (1980) Pseudotumor cerebri. Mayo Clin Proc 55:541-546
26. Sørensen PS, Hammer M, Gjerris F (1982) Cerebrospinal fluid vaso-
    pressin in benign intracranial hypertension. Neurology (Ny)
    32:1255-1259
27. Sørensen PS, Gjerris F, Hammer M (1984) Cerebrospinal fluid vaso-
    pressin and increased intracranial pressure. Ann Neurol 15:
    435-440
28. Vorher H, Bradbury MWB, Hoghaughi M, Kleeman CP (1968) Antidiure-
    tic hormone in cerebrospinal fluid during endogenous and exogenous
    changes in its blood level. Endocrinology 83:246-250

Die Wirkung von hypotensiv wirkenden Substanzen auf die regionale Hirndurchblutung und den Hirndruck von Pavianen mit normalem und erhöhtem intrakraniellen Druck

A. Hartmann, C. Buttinger und Z. Czernicki

Die evtl. auftretende Verschlechterung der neurologischen Funktionen von Patienten mit akuter Subarachnoidalblutung ist in erster Linie auf 4 Faktoren zurückzuführen (1):

1. Blockade der Liquorpassage durch Blut im (extraventrikulären) Subarachnoidalraum führt zur intrakraniellen Drucksteigerung mit konsekutivem Durchblutungsabfall.
2. Intravaskuläre Plättchenaggregate verursachen eine Embolisation kleiner Gefäße durch Plättchenthromben und somit einen Hirninfarkt.
3. Die Ausbildung von Gefäßspasmen erhöht regional den Gefäßwiderstand und senkt somit die regionale Durchblutung (2).
4. Die Schädigung der Autoregulation durch die Blutung führt zur passiven Abhängigkeit der Hirndurchblutung vom Perfusionsdruck. Jede Blutdrucksenkung kann somit einen Abfall der Hirndurchblutung nach sich ziehen. Ebenso führen intrakranielle Drucksteigerungen zur Durchblutungsminderung. Auf der anderen Seite beinhaltet ein erhöhter Blutdruck der Subarachnoidalblutung das Risiko der Nachblutung und der durch Blutdruckspitzen unterstützten Hirnödementwicklung. Sowohl auf der Intensivstation wie auch während der neurochirurgischen Operation zur Unterbindung der Gefäßmißbildung ist die kontrollierte Blutdrucksenkung Teil der therapeutischen Maßnahmen. Es stellt sich jedoch die Frage, inwieweit wegen der eingeschränkten autoregulativen Kapazität die Blutdrucksenkung eine Ischämie auslösen kann.

Die induzierte Blutdrucksenkung mit dem alleinigen Ziel, die Hirndurchblutung zu messen, ist bei Patienten nicht vertretbar. Aus diesem Grunde sind wir dieser Frage in experimentellen Untersuchungen nachgegangen. Die für die induzierte Hypotension verwendeten Substanzen Natrium-Nitroprussid (SNP, Sodium-Nitroprussid), Trinitroglyzerol (TNG, Nitroglyzerin) und Trimethaphan (TMP) wurden dabei untersucht.

Methode

18 erwachsene Paviane mit einem Gewicht von 10-15 kg wurden verwendet, sechs Tiere für jede Gruppe. Die Untersuchung erfolgte in Relaxierung mit Pancuronium und Beatmung mit einem Lachgas-Sauerstoff-Gemisch durch einen eingeführten orotrachealen Tubus. Die regionale Hirndurchblutung rCBF wurde mittels der intraarteriellen ^{133}Xenon-Technik über 8 Regionen der linken Hemisphäre gemessen (3). Der intrakranielle Druck ICP wurde über einen epiduralen Druckaufnehmer registriert. Arterieller Blutdruck, Zentralvenendruck und Atmung wurden kontinuierlich aufgezeichnet, die arteriellen Blutgase wurden regelmäßig bestimmt. Der ICP wurde mittels eines aufblasbaren über der linken Hemisphäre subdural eingelegten Ballons variiert.

Die Infusion der drei hypotensiven Substanzen zur Autoregulations-
bestimmung erfolgte derart, daß die physiologische Autoregulationsgrenze während der Basismessung (steady state) nicht unterschritten
wurde. Während der Erhöhung des intrakraniellen Drucks war eine Unterschreitung der Autoregulationsgrenze von 70 mm Hg nicht in jedem
Fall zu vermeiden.

Folgende CBF-Messungen wurden durchgeführt:
CBF 1 - 3: Basismessung, CO_2-Reaktivität durch Hypokapnie und Auto-
regulationsprüfung bei normalem ICP.
CBF 4 - 7: Drei Basismessungen und CO_2-Reaktivität (CBF 6) bei erhöh-
tem ICP.
CBF 8: Autoregulationstest mit erhöhtem ICP.
CBF 9: CO_2-Reaktivität bei erhöhtem ICP und gesenktem Blutdruck.

Ergebnisse

Abbildung 1 gibt den Verlauf des *intrakraniellen Drucks* in jeder Substanzgruppe wieder: Bei *normalem ICP* führt die Blutdrucksenkung durch TMP
nicht zum ICP-Anstieg, jedoch die der Infusion von TNG und SNP (siehe
"CBF 3" in Abb. 1). Die ICP-Steigerung durch die beiden zuletzt genannten Substanzen ist auf die Vasodilatation der intrakraniellen Gefäße zurückzuführen. Der Unterschied der Wirkung von TMP einerseits
und TNG und SNP andererseits war signifikant. Bei *erhöhtem ICP* (siehe
Verlauf von "CBF 7" nach "CBF 8" in Abb. 1) führt die Infusion von
TMP nur zu einem geringen weiteren ICP-Anstieg. Unter SNP steigt ICP
auf 34 ±5,9 mm Hg und unter TNG-Infusion auf 28 ±5,5 mm Hg an. Diese

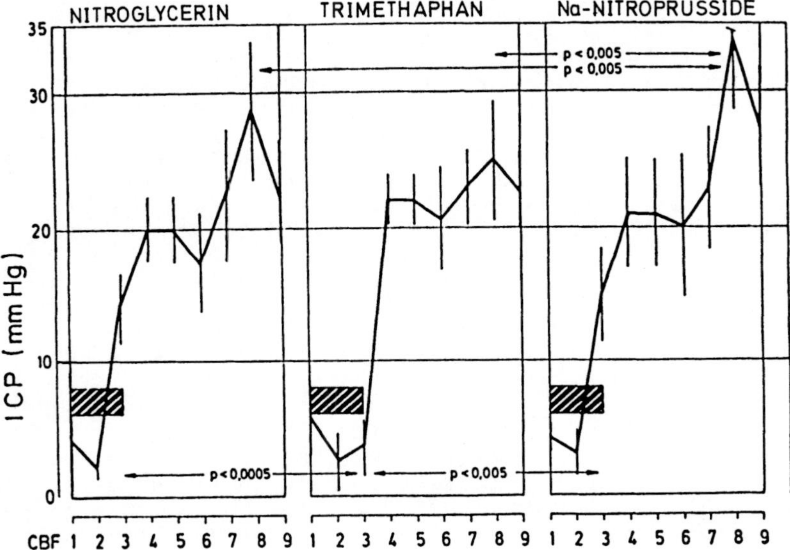

Abb. 1. Die Wirkung der induzierten Hypotension auf den intrakraniellen Druck. Auf
der Koordinate ist der intrakranielle Druck in mm Hg angegeben, auf der Abzisse die
einzelnen Untersuchungen des Meßprotokolls. Bei normalem intrakraniellen Druck
(CBF 1-3) führt Trimethaphan nicht zu einer Steigerung des intrakraniellen Drucks,
jedoch beide anderen Substanzen (siehe CBF 3). Bei erhöhtem intrakraniellen Druck
führt die induzierte Hypotension unter Trimethaphan nur zu einer geringen Steigerung von ICP (CBF 8), während Nitroglyzerin und Natrium-Nitroprussid eine deutliche
intrakranielle Drucksteigerung verursachen

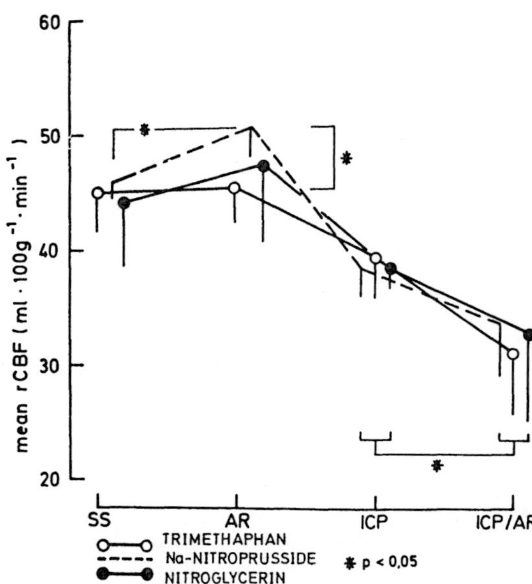

Abb. 2. Die Wirkung der induzierten Hypotension auf die Gehirndurchblutung. Die Hirndurchblutung ist in $mm \cdot 100 \ g^{-1} \cdot min^{-1}$ angegeben. Auf der Abszisse sind die einzelnen Stadien der Untersuchung angezeigt. SS = steady state (normaler ICP); AR = Autoregulationsprüfung mit induzierter Hypotension im Bereich der physiologischen Autoregulationsgrenze; ICP = intrakranielle Drucksteigerung durch Aufblasen eines subdural aufgelegten Ballons; ICP/AR = induzierte Hypotension bei erhöhtem intrakraniellen Druck. Bei normalem Hirndruck (AR) führt Natrium-Nitroprussid zu einer Durchblutungssteigerung, während beide andere Substanzen keine signifikanten Durchblutungsänderungen hervorrufen. Bei erhöhtem intrakraniellen Druck führt die Autoregulationstestung (ICP/AR) zu einer Durchblutungssenkung infolge der Infusion aller drei Substanzen

Ergebnisse belegen, daß infolge auch der intrakraniellen Vasodilatation, vor allem bei Infusion von SNP, weniger durch jene von TNG, der intrakranielle Druck ungünstig beeinflußt wird. TMP führt nicht zu einer nachteiligen Veränderung des intrakraniellen Drucks im Rahmen dieser Blutdrucksenkung.

Abbildung 2 zeigt die Wirkung der Substanzen auf die *regionale Gehirndurchblutung*. Die Autoregulationsmessung bei *normalem ICP* infolge einer Blutdrucksenkung von maximal 20% (in jedem Fall lag der Perfusionsdruck oberhalb von 80 mm Hg) führte unter TMP und TNG nicht zu einer CBF-Änderung. Das bedeutet, daß TMP als ganglionärer Rezeptorenblocker den Blutdruck ohne Schädigung der Autoregulation senkt. TNG erweitert zwar die Gefäße und erhöht somit auch bei normalem ICP-Ausgangswert den intrakraniellen Druck; dieser Effekt wird aber durch die Autoregulation so normalisiert, daß CBF nicht abfällt. Unter SNP hingegen kommt es bei normalem ICP zu einer signifikanten Durchblutungssteigerung (p 0,05)(siehe "AR" in Abb. 2). Der Effekt kann nur so erklärt werden, daß die Vasodilatation mit Senkung des Gefäßwiderstandes trotz Senkung des Perfusionsdrucks zu einer Durchblutungssteigerung führt, weil SNP die Autoregulation schädigt.

Die *ICP-Erhöhung* durch Ballon-Inflation führt in allen Gruppen zum Durchblutungsabfall ("ICP" in Abb. 2). Wird dann zusätzlich die Autoregulation durch Infusion der Substanzen überprüft, fällt in allen drei Gruppen die Hirndurchblutung weiter ab ("ICP/AR" in Abb. 2). Die vorher bereits stattgehabte Autoregulationsschädigung durch Ballon-Inflation kann somit nicht einmal durch TNG kompensiert werden, schon gar nicht durch SNP. TMP zeigt hier zum ersten Mal eine Durchblutungssenkung, hat somit auch keinen neutralisierenden Effekt auf die vorgeschädigte autoregulative Kapazität.

Diskussion

Alle drei Substanzen nehmen Einfluß auf ICP, TMP jedoch nur bei erhöhtem ICP. SNP (am deutlichsten) und TNG führen zu einem intrakraniellen Druckanstieg auch bei normalem Ausgangswert. SNP und TNG sind effektive Relaxantien der Gefäßmuskulatur und verursachen somit auch eine intrakranielle Vasodilatation mit Zunahme des intrakraniellen Gesamtvolumens. Die nachteilige Wirkung von SNP auf ICP bestätigt die Beobachtungen anderer Autoren (4-6). TNG zeigt ebenfalls eine hirndrucksteigernde Wirkung (7-9). Die Untersuchungen hinsichtlich TMP und seine Wirkung auf den intrakraniellen Druck sind begrenzt; aus den hier vorgelegten Beobachtungen kann gefolgert werden, daß die drucksteigernde Wirkung gering ist, vermutlich infolge einer nur wenig ausgeprägten Vasodilatation. Der nachteilige Einfluß von SNP auf ICP und CBF ist bereits daraus abzuleiten, daß unter normalen intrakraniellen Druckverhältnissen die Hirndurchblutung leicht ansteigt. Auch Pickard et al. haben das registrieren können (4), während Brown et al. sowohl bei Affen wie auch bei Patienten einen Durchblutungsabfall beschrieben haben (10,11). Alle Autoren ziehen die Schlußfolgerung, daß SNP die Autoregulation schädigt. Beobachtungen über die Wirkung der drei genannten Substanzen auf die regionale Hirndurchblutung bei erhöhtem intrakraniellen Druck wurde bisher nicht mitgeteilt. Die hier vorgelegten Untersuchungen können bestätigen, daß alle drei Substanzen bei erhöhtem intrakraniellen Druck zu einer weiteren Durchblutungssenkung führen und daß die nachteilige Wirkung auf den intrakraniellen Druck bei erhöhtem Ausgangswert für SNP am deutlichsten ist, für TNG geringfügiger und für TMP kaum nachweisbar.

Zusammenfassung

1. Der blutdrucksenkende Rezeptoren-Blocker Trimethaphan (TMP) führt bei normalen intrakraniellen Druckverhältnissen weder zu einer ICP-Steigerung noch zu einer Durchblutungssenkung. Bei erhöhtem ICP führt die Blutdrucksenkung infolge TMP-Infusion nur zu einer geringfügigen weiteren ICP-Steigerung, jedoch zu einer deutlichen zusätzlichen Durchblutungssenkung.
2. Trinitroglyzerol (TNG) führt bei normalem ICP infolge der Vasodilatation zu einem ICP-Anstieg, der unterhalb 20 mm Hg verbleibt. Diese ICP-Steigerung führt nicht zu einer Durchblutungsveränderung. Bei erhöhtem Ausgangswert des intrakraniellen Drucks führt TNG jedoch zu einer deutlichen Steigerung von ICP und gleichzeitig zu einer signifikanten Durchblutungssenkung.
3. Natrium-Nitroprussid (SNP) führt ebenfalls bei normalem Ausgangswert von ICP infolge der Vasodilatation zu einer signifikanten ICP-Steigerung, die mit einem leichten Durchblutungsanstieg infolge Schädigung der Autoregulation gekoppelt ist. Bei erhöhtem ICP-Ausgangswert führt die Blutdrucksenkung durch SNP infolge der ausgeprägten intrakraniellen Vasodilatation zu einem ICP-Anstieg auf 34 ± 5.9 mm Hg. Diese intrakranielle Drucksteigerung ist ebenfalls mit einer deutlichen Durchblutungsminderung verbunden.

Literatur

1. Hartmann A, Dorndorf W, Alberti E (1977) Komplikationen der Subarachnoidalblutung. Med Klinik 72:476-482
2. Allen GS (1976) Cerebral arterial spasms, part 8. Surg Neurol 6: 71-80
3. Hartmann A, Menzel J, Lange D, Buttinger C (1983) An experimental primate stroke model to study cerebrovascular responses to chronic regional ischemia. Advances in the Bioscience 43:167-183

4. Pickard JD, Boisvert BPJ, Graham DI, Fitch W (1979) Late effects of subarachnoid hemorrhage on the responses of the primate cerebral circulation to drug-induced changes in arterial blood pressure. J Neurol Neurosurg Psychiat 42:899-903
5. Anile C, Zanghi F, Bracali A, Maira G, Rossi GF (1981) Sodium nitroprusside and intracranial pressure. Acta Neurochir 58:203-211
6. Cottrelli JE, Patel K, Turndorf H, Ransohoff J (1978) Intracranial pressure changes induced by sodium nitroprusside in patients with intracranial mass lesions. J Neurol 48:329-331
7. Ghani GA, Sung YF, Weinstein MS, Tindall GT, Fleischer AS (1983) Effects of intravenous nitroglycerin on the intracranial pressure and volume pressure response. J Neurosurg 58:562-565
8. Gogers SC, Hamburger C, Owen K (1979) Intracranial pressure in the cat during nitroglycerin-induced hypotension. Anesthesiol 51: 227-229
9. Dohi S, Matsumoto M, Takahashi T (1981) The effects of nitroglycerin on cerebrospinal fluid pressure in awake and anesthetized humans. Anesthesiol 49:511-514
10. Brown FD, Hanlon K, Crockard HA, Mullan S (1977) Effect of sidum nitroprusside on cerebral blood flow in conscious human beings. Surg Neurol 7:67-70
11. Brown FD, Crockard HA, Johns LM (1977) The effects of sodium nitroprusside and trimetaphan camsylate on cerebral blood flow in rhesus monkeys (Nicht publiziert, zitiert in Ref. 10)

Veränderungen der Serumosmolalität bei der Hirndruckbehandlung mit oraler und intravenöser Glyzeringabe

P. W. Schönle, S. Menck, H. Prange und E. Bollensen

Einleitung

Hirnödem, intrakranielle Drucksteigerung und schließlich transtentorielle Einklemmung mit Kompression des Hirnstamms stellen die häufigste Todesursache in der ersten Woche nach Hirninfarkten dar. Wie neuropathologische Untersuchungen zeigen, ist die Frühmortalität nach einem Hirninfarkt unmittelbar Folge des Hirnödems, das um den vierten Tag nach dem akuten Ereignis das Maximum seiner Ausbildung erreicht und sich in vier Wochen wieder weitgehend zurückbildet (14). Der Behandlung des Hirnödems kommt daher in der Frühphase des Hirninfarkts eine entscheidende Bedeutung zu.

Glyzerin, das seit Anfang der sechziger Jahre zur antiödematösen Behandlung verwandt wird, senkt als hyperosmolare Lösung (1379 mosmol/l) den Hirndruck durch intrazelluläre Dehydrierung innerhalb von 30 Minuten, ohne daß der von anderen Osmotherapeutica bekannte Rebound-Effekt auftritt. Darüberhinaus fördert es die Hirndurchblutung im ischämischen und gesunden Hirngewebe, führt zu einer Verbesserung des Energiestoffwechsels und beeinflußt den Hirnmetabolismus in komplexer Weise (10,11).

Die Effektivität der Hirndrucksenkung durch Glyzerin wurde nicht nur tierexperimentell (2), sondern auch in mehreren klinischen Studien bei Patienten mit Schädelhirntraumen, Tumoren, metabolischen Störungen, Hirninfarkten und Enzephalitiden nachgewiesen (1,2,4,9-11,13), ohne daß negative Auswirkungen bei Patienten mit Herzinsuffizienz oder partieller Niereninsuffizienz, toxische Effekte oder Elektrolyt- und Flüssigkeitsverluste selbst bei Langzeittherapie (1,12) beobachtet wurden. Andere Studien (3,5) fanden jedoch unter Glyzerintherapie beim akuten Hirninfarkt keine Verbesserung der klinischen Befunde oder der Mortalitätsrate. Hier ist zu fragen, ob die fehlende Beachtung der Serumosmolalität, die durch Glyzerin zur Erlangung einer Hirndruckentlastung um ca. 30-40 mOsmol/l anzuheben ist, nicht der Grund für die Ineffektivität der Therapie war.

Ziel der vorliegenden Studie war es daher, den Zusammenhang zwischen Dosierung von oral bzw. intravenös appliziertem Glyzerin und Serumosmolalität zu untersuchen. Dabei wurde unter regelmäßiger Messung der Serumosmolalität ihre Anhebung um 30-40 mOsmol/l auf Werte zwischen 310-340 mOsmol/l im Serum angestrebt. Die jeweilige Dosierung richtete sich nach den aktuell gemessenen Osmolalitätswerten im Serum.

Methodik

Untersucht wurden 106 Patienten mit akuten ischämischen Hirninfarkten (n = 84), intrakraniellen Blutungen (n = 18) und entzündlichen ZNS-Prozessen (n = 6), die wegen der Schwere der klinischen Symptomatik (Hirn-

992

druckzeichen mit soporösen oder komatösen Bewußtseinsstörungen) auf
der neurologischen Wachstation behandelt werden mußten. Dabei wurde
zur antiödematösen Therapie 10%iges Glyzerin (Glycerosteril) kontinuierlich mit einem Infusomaten über einen zentralen Venenkatheder
oder 85%iges Glyzerin über eine Magensonde gegeben. 38 Patienten erhielten das Glyzerin oral, 27 Patienten intravenös und 41 Patienten
oral und intravenös. Vor Beginn der Therapie und regelmäßig alle vier
Stunden wurde die Serumosmolalität mit einem Osmometer (Gefrierpunkts-
erniedrigung) gemessen. Die Behandlungsdauer betrug im Durchschnitt
9,3 Behandlungstage (6 Stunden bis maximal 3 1/2 Wochen). Neben der
Protokollierung des klinischen Verlaufs und der regelmäßigen Bestimmung der Serumosmolalität wurden u.a. routinemäßig Blutzucker, Elektrolyte, Kreatinin, Harnstoff, GOT, GPT, Gamma-GT, Hb, HK, Quick,
Thrombinzeit und Thrombozytenzahl bestimmt.

Ergebnisse

In der Gruppe der Patienten, die 85%iges Glyzerin oral erhielten,
zeigte sich, daß die Serumosmolalität nach initialer Gabe von 50-60 ml
(= 51 g Glycerin) bei 19 Patienten (54,3%) nach 4 Stunden auf Werte
zwischen 310 und 340 mOsmol/l anstieg, bei vier Patienten (11,4%) bei
Werten über 340 mOsmol/l und bei 12 Patienten (34,3%) unter 310 mOsmol/l
lag. Bei der intravenösen Applikation von 10%igem Glyzerin (Glycerosteril) mit einer entsprechend der Ausgangsosmolalität zwischen 15-25
ml/h liegenden Infusionsgeschwindigkeit erreichten nach vier Stunden
17 Patienten (65,4%) Werte zwischen 310 und 340 mOsmol/l, drei Patienten (11,5%) Werte über 340 mOsmol/l, 6 Patienten (23,1%) lagen unter
310 mOsmol/l. Bei der kombinierten oralen und intravenösen Gabe lagen
29 Patienten (70,7%) zwischen 310 und 340 mOsmol/l, 1 Patient (2,4%)
unter 310 mOsmol/l und 11 Patienten (26,8%) über 340 mOsmol/l. Vier Patienten wiesen bereits bei initialer Bestimmung einen Wert von über
310 mOsmol/l auf und erhielten erst im weiteren Verlauf nach Rückgang
der Serumosmolalität Glyzerin. Inspektion der Osmolalitätswerte über
den jeweiligen Gesamtbehandlungszeitraum hinweg ergab für die orale
und die intravenöse Applikation individuelle Schwankungen, wobei die
orale Gabe in der Regel zu langsameren Veränderungen führte. Bei kombinierter intravenöser und oraler Anwendung zeigte sich, daß akute
Korrekturen oder schnelle Interventionen intravenös besser möglich
waren als bei alleiniger oraler Gabe, andererseits durch die orale
Gabe länger konstantere Werte erreicht wurden. Insgesamt waren bei
allen Patienten meist mehrfache Dosiskorrekturen notwendig. Bei diabetischer Stoffwechsellage wurden initial und über den Behandlungs-
zeitraum hinweg meist niedrigere Dosen benötigt, intravenös zwischen
5-15 ml/h und oral 10-30 ml/4h, wobei in sechs Fällen mit intermittierend erhöhten Blutzuckerwerten und über 320 mOsmol/l liegender Osmolalität eine Glyzeringabe nicht nötig war. In drei Fällen fielen bei
oraler Applikation trotz mehrfacher zusätzlicher Gabe von 85%igem Glyzerin die Serumosmolalitäten konstant über ein bis zwei Tage ab.

Auch bei längerer Anwendung wurden weder bei oraler noch bei intravenöser Gabe toxische Effekte, wesentliche negative kardiale oder renale Nebeneffekte beobachtet, auch nicht hinsichtlich der routinemäßig bestimmten Parameter: Elektrolyte, Kreatinin, Harnstoff, GOT,
GPT, Gamma-GT, Hb, HK, Quick, Thrombinzeit und Thrombozytenzahl. In
zwölf Fällen kam es jedoch intermittierend zu erhöhten Blutzuckerwerten,
ohne daß ein Diabetes mellitus oder eine Dexamethasontherapie vorlag.

Diskussion

In der vorliegenden Studie wurde Glyzerin im Gegensatz zu den bisherigen Studien nicht in einer festen Standarddosierung verabreicht. Die jeweilige Dosis wurde vielmehr anhand der aktuell vor Therapiebeginn und während der Therapie regelmäßig gemessenen Osmolalitätswerten festgelegt. Dabei zeigte sich, daß manche Patienten bereits bei der ersten Osmolalitätsbestimmung Werte über 310 mOsmol/l aufwiesen und zunächst überhaupt keiner Osmotherapie bedurften. Verabreichung einer Standarddosis hätte in diesen Fällen wahrscheinlich zu toxischen Effekten geführt. Die Bestimmung der Serumosmolalität ist daher vor Therapiebeginn anzustreben. Weiter zeigte sich, daß sich sowohl oral als auch intravenös ausreichend hohe Serumosmolalitätswerte erreichen lassen. Um jedoch eine möglichst rasche Anhebung zu gewährleisten, sollte die Therapie intravenös begonnen werden. Das Verhalten der Serumosmolalitäten während des Behandlungsverlaufs wies, wie die regelmäßigen Kontrollen zeigten, sowohl bei oraler als auch intravenöser Verabreichung individuelle Schwankungen auf. Dabei ergaben sich bei manchen Patienten spontan durch Anstieg des Blutzuckers ausreichend hohe Osmolalitätswerte, bei anderen hingegen konnten trotz mehrfacher zusätzlicher Gabe die Osmolalität oral nicht ausreichend angehoben werden. Eine regelmäßige Osmolalitätskontrolle erscheint daher zur Optimierung der Therapie wünschenswert. Die kombinierte orale und intravenöse Gabe ist anzustreben, da sie den Vorteil der konstanteren Osmolalitätswerte bei oraler mit dem der besseren Steuerbarkeit bei intravenöser Gabe verbindet. Die Ergebnisse dieser Untersuchung lassen vermuten, daß die negativen Therapieeffekte in den Studien von Gelmers (3) und Larsson (5) auf zu niedrige Glyzerinspiegel und zu niedrige Osmolalitätswerte zurückzuführen waren.

Insgesamt kommt dem Glyzerin unter Berücksichtigung der hier gemachten Beobachtungen bei der Behandlung des Hirndrucks zusammen mit anderen Therapieprinzipien eine wesentliche Bedeutung zu.

Zusammenfassung

Da die osmotische Effektivität von Glyzerin bei der Hirndrucktherapie mit vom Erreichen ausreichend hoher Osmolalitätswerte abhängt, wurde der Zusammenhang von Serumosmolalität und oraler bzw. intravenöser Glyzerindosierung bei 106 Patienten untersucht unter Vorgabe einer Zielosmolalität von 310-340 mOsmol/l und regelmäßiger Kontrolle der Osmolalitätswerte. Wegen ihrer Variabilität ist eine flexible, an den aktuellen Osmolalitätswerten orientierte Dosierung anzustreben. Eine kombinierte orale, intravenöse Applikation erscheint vorteilhaft. Bei Diabetes mellitus sind niedrigere Dosen ausreichend.

Literatur

1. Buckell M, Walsh L (1964) Effect of glycerol by mouth on intracranial pressure in man. Lancet 2:1151-1152
2. Gaab M, Pflughaupt KW (1977) Experimentelle und klinische Untersuchungen zur intravenösen Glyzerintherapie beim Hirnödem. Acta Neurochirurgica 37:17-31
3. Gelmers HJ (1975) Effect of glycerol a treatment on the natural history of acute cerebral infarction. Clin Neurol Neurosurg 4: 277-282
4. Gilsanz V, Rebollar JL, Buencuerpo J (1975) Controlled trial of glycerol versus dexamethasone in the treatment of cerebral edema in acute cerebral infarction. Lancet 1:1049-1050

5. Larsson O, Marinovich N, Barber K (1976) Double blind trial of glycerol therapy in early stroke. Lancet 17:832-834
6. Mathew N, Rivera VM, Meyer JS, Charney JZ, Hartmann A (1972) A double blind evaluation of glycerol-therapy in acute cerebral infarction. Lancet 2:1237-1239
7. Meyer JS, Charney JZ, Rivera VM, Mathew NT (1971) Treatment with glycerol of cerebral edema due to acute cerebral infarction. Lancet 2:993-996
8. Meyer JS, Itoh Y, Okamoto S, Welch KM, Mathew NT (1975) Circulatory and metabolic effects of glycerol infusion in patients with recent cerebral infarction. Circulation 51:701-712
9. Newkirk TA, Tourtellotte WW, Reinglass JL (1972) Prolonged control of increased intracranial pressure with glycerin. Arch Neurol 27:95-96
10. Reinglass J (1974) Dose reponse curve of intravenous glycerol in the treatment of cerebral edema due to trauma. Neurology 24:743-747
11. Shaw CE, Alvord E, Berry R (1959) Swelling of the brain following ischemic infarction with arterial occlusion. Arch Neurol 1:161-167

Psychophysiologische Untersuchungen an Aphasikern unter verschiedenen sprachlichen Anforderungen

H. Hielscher, H. Wilhelm und R. Tigges

Klinische Beobachtungen erwecken den Eindruck, daß Patienten mit einer
Aphasie je nach Schweregrad und Form bei sprachlichen Leistungsanfor-
derungen unterschiedlich stark emotional beteiligt sind.

Es lag deshalb nahe zu versuchen, mit Hilfe von in der Psychophysio-
logie verwendeten elektrophysiologischen Meßmethoden (2,4) Aufschluß
über die emotionale Beteiligung bzw. den allgemeinen Aktivierungsgrad
der Patienten mit einer Aphasie zu gewinnen.

Patienten und Methodik

30 Patienten mit einer Aphasie im Alter zwischen 16 und 78 Jahren und
einem Durchschnittsalter von 50 Jahren wurden untersucht. Die Aphasie
beruhte in allen Fällen auf einem Hirninfarkt, wobei die Zeit zwischen
dem Auftreten der Symptomatik und dem Zeitpunkt der Untersuchung 9
Tage bis 8,4 Jahre betrug. Mit Hilfe des Aachener-Aphasietestes wurde
die Form der Aphasie klassifiziert. Danach bestand das Patientenkollektiv aus 3 Fällen mit einer globalen, 13 mit einer motorischen, 7 mit
einer sensorischen und 7 Fällen mit einer amnestischen Aphasie. Die
Bestimmung des Schweregrades der Aphasie erfolgte mittels Token-Test.
Es fand sich bei 6 Patienten eine leichte Aphasie (3-10 Fehler). 18
Patienten zeigten eine mittelschwere (11-33 Fehler) und 6 Patienten
eine schwere Aphasie (34 und mehr Fehler).

Alle Patienten wurden der gleichen Versuchssituation unterworfen. Der
Versuch bestand aus 5 Phasen: einer 5minütigen Ruhephase, einer Perzeptionsphase, in welcher der Patient eine Fabel anhörte, einer Produktionsphase, in welcher der Patient den Inhalt der Fabel wiedergeben
sollte, einer anschließenden 5minütigen Ruhephase und einer zweiten
Produktionsphase von 5 Minuten, in der ein halbstandardisiertes In-
terview durchgeführt wurde.

In allen Versuchsphasen wurden über einen gleich langen Zeitabschnitt
von mehreren Minuten kontinuierlich die Hautpotentialreaktionen, das
EKG und EEG abgeleitet.

HPR, EKG und EEG-Potentiale wurden analog auf Band (Ampex) gespeichert.
Die Weiterverarbeitung der Biosignale erfolgte mit einem Laborrechner
(Plurimat S). Bei den HPM wurde für jede Kurve ein Kennwert ermittelt.
Die Pulsfrequenz berechnete sich über den Abstand der R-Zacken einer
digitalisierten EKG-Kurve. Aus dem EEG wurden Powerspektren einzelner
Frequenzbänder erstellt und deren Anteil an der Gesamtpower ermittelt.

Alle digitalen Daten wurden über EDV mit Hilfe des Statistical Analysis System (SAS) jeweils einer Varianzanalyse mit anschließenden multiplen Vergleichen (DUNCAN-Test) unterzogen.

Ergebnisse

Hinsichtlich der Versuchssituationen ergaben sich bei allen elektrophysiologischen Methoden signifikant unterschiedliche Werte, wobei
die Differenzierung der Phasen nicht bei allen Untersuchungsmethoden
gleich gut möglich war (Tabelle 1).

Tabelle 1. Unterschiede der elektrophysiologischen Parameter zwischen den Untergruppen. Signifikante Differenzen (p <0,5) durch Schrägstrich markiert

	HPR	Puls-frequenz	EEG-Bereiche		
			Alpha 7,5-13 Hz	Beta 13-25 Hz	Theta 3,5-7,5 Hz
Schweregrad nach Token-Test					
l : leicht	l/m,s	s/l,m	s/m/l	–	l,s/m
m : mittel					
s : schwer					
Versuchssituationen					
R1 : Ruhephase1	Pro1,				
Per : Perzeptionsphase	Pro2/	Pro1/	R1,R2/	Pro1,	
Pro1: Produktionsphase1	/Per/	/R2,R1	/Pro1,	Pro2/	–
R2 : Ruhephase2	/R2,R1		Pro2	/R1	
Pro2: Produktionsphase2					
Art der Aphasie					
G : global					
M : motorisch					
S : sensorisch					
A : amnestisch	A,M/G,S	S/M	S,M/A/G	M/G	A/M,G,S

Unabhängig von Form und Schweregrad der Aphasie konnten für die Phase
der Sprachproduktion, der Perzeption und der Ruhe signifikant unterschiedliche HPR-Werte nachgewiesen werden. Es zeigten die Produktions-
phasen größere Kurvenschwankungen als die Perzeptionsphase. Die geringsten HPR-Werte fanden sich in den beiden Ruhephasen.

Die Pulsfrequenz differenzierte nur zwischen der Phase, in welcher
die Fabel nacherzählt wurde und den beiden Ruhephasen, während sich
die Perzeptions- und Interviewphase hinsichtlich der Pulsfrequenz
von den übrigen nicht unterschied.

Die Desynchronisation des EEG war nur während der Sprachproduktion,
nicht aber während des Anhörens quantitativ nachweisbar.

Bezüglich des Schweregrades der Aphasie ergab sich, daß Patienten
mit einer leichteren Störung größere HPR-Werte boten, als solche mit
einer mittelschweren oder schweren Aphasie. Bei Pulsfrequenz und EEG-
Desynchronisation waren die Gruppen anders differenziert. Einerseits
war bei schweren Aphasien eine höhere Pulsfrequenz als bei leichten
und mittelgradigen zu beobachten, andererseits fand sich bei den Patienten mit einer schweren Aphasie eine geringere Desynchronisation
als bei denjenigen mit einer mittelschweren und leichten Sprachstörung.

Eine Unterscheidung aller nach Art der Aphasie getrennten Untergruppen durch die elektrophysiologisch ermittelten Werte war unabhängig von den Versuchsphasen nicht möglich. Die HPR zeigten keine Differenz zwischen amnestischer und motorischer Aphasie oder sensorischer und globaler Aphasie. Andererseits ergaben sich bei Patienten mit einer amnestischen oder motorischen Aphasie stärkere Schwankungen der Hauptpotentialkurven, als bei Kranken, bei denen eine globale oder sensorische Aphasie bestand. Auch wenn man die HPR in denselben Versuchsphasen bei den verschiedenen Aphasieformen miteinander verglich, unterschieden sich amnestische von motorischen oder globalen von sensorischen nicht (Abb. 1).

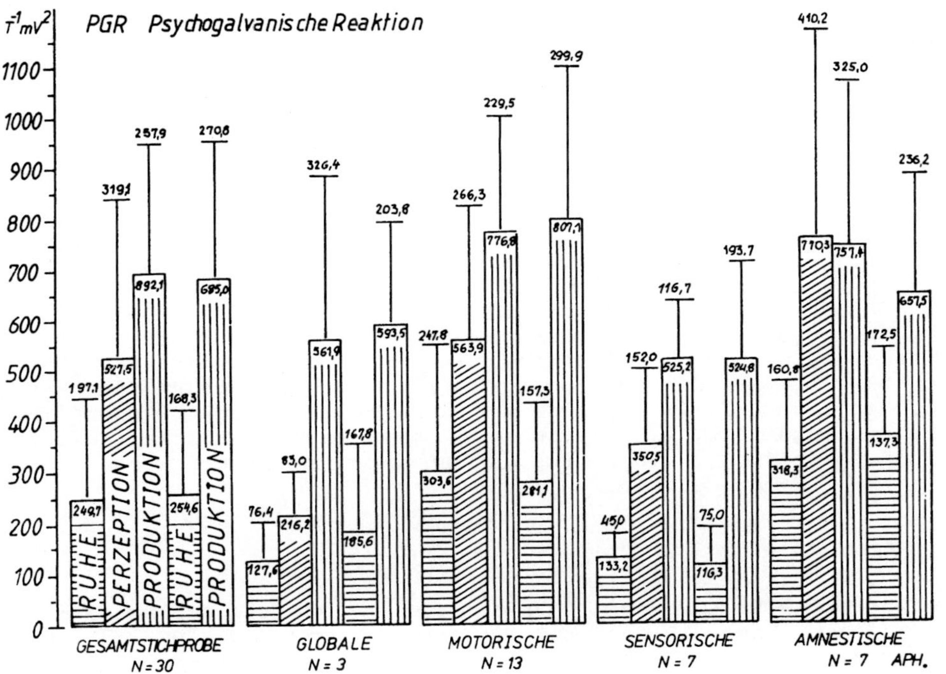

Abb. 1. Durchschnittliche HPR-Werte (= psycho-galvanische Reaktion) in den einzelnen Versuchsphasen bei der Gesamtstichprobe und bei den nach Art der Aphasie differenzierten Untergruppen

Die Pulsfrequenz trennte nur zwischen sensorischen und motorischen Aphasien, indem die Patienten mit einer sensorischen Aphasie höhere Frequenzen aufwiesen.

Beim EEG waren die Verhältnisse hinsichtlich der Unterschiede in den Frequenzen bezogen auf die Aphasietypen uneinheitlich. Die geringste Alpha-Power zeigten Patienten mit globaler Aphasie. Die Desynchronisation war besonders stark ausgeprägt in der Phase der Sprachproduktion.

Diskussion

HPR, Pulsfrequenz und EEG-Aktivität gelten als Indikatoren für emotionale Prozesse bzw. den Grad der Aktiviertheit (4). Auch bei unseren Untersuchungsergebnissen fällt die bekannte Tatsache auf, daß die ver-

998

schiedenen elektrophysiologischen Aktivitätswerte zwischen den einzelnen Untergruppen keine einheitlichen Unterschiede zeigen (3,4).

Die HPR weisen darauf hin, daß der Grad der Aktivierung in sprachlich
produktiven Versuchsphasen besonders groß ist. Wenn nun nicht nur auf
die Bahnung, sondern auch Hemmung der Sprachproduktion durch emotionale Reize hingewiesen wird (5,6) und auch eine Verschlechterung der
intellektuellen Leistung z.B. durch Angst bei Patienten mit einer Aphasie ähnlich wie bei anderen hirngeschädigten diskutiert wird (1), ist
die Einführung von Entspannungsübungen in Therapiekonzepte für aphasische Syndrome mehr als bisher üblich in Betracht zu ziehen.

Der durch Beobachtung gewonnene Eindruck, daß Patienten mit einer motorischen Aphasie im Vergleich zu sensorisch aphasischen Patienten
bei sprachlichen Entäußerungen besonders in affektiven Druck geraten
können, bestätigte sich durch die hohen HPR-Werte. Es liegt deshalb
nahe, einem Entspannungstraining in der Sprachtherapie von motorisch
aphasischen Patienten besonderen Raum einzuräumen.

Zusammenfassung

Bei 30 Patienten mit einer Aphasie verschiedener Form und unterschiedlichen Schweregrades auf der Basis eines Hirninfarktes wurden während
eines Versuches mit Phasen verschiedener sprachlicher Leistungsanfor-
derungen und Ruhephasen die Hauptpotentialreaktionen (HPR), Pulsfrequenz und EEG-Aktivität gemessen. Am besten differenzierte die HPR
zwischen den verschiedenen Versuchsphasen. Die Gruppe der Patienten
mit einer amnestischen oder motorischen Aphasie wies signifikant
größere HPR-Werte als die Patientengruppe mit einer globalen oder sensorischen Aphasie auf. Im Hinblick auf die Zusammenhänge zwischen emotionalen Prozessen bzw. Aktivierungsgrad und Leistungsfähigkeit wird
die besondere Bedeutung eines Entspannungstrainings in der Aphasie-
Therapie in Betracht gezogen.

Literatur

1. Eisenson J (1975) Language rehabilitation of aphasic adults: a review of some issues as the state of the art. In: Tower DB (ed) The
   nervous system, Vol 3. Human communication and its disorder. Raven
   Press, New York, p 437-450
2. Foerster F, Schneider HJ, Walschburger P (1983) The differentiation
   of individual-specific, stimulus-specific and motivation-specific
   response patterns in activation processes: an inquiry investigating
   their stability and possible importance in psychophysiology. Biol
   Psychol 17:1-26
3. Grossman SP (1967) Textbook of physiological psychology. Wiley,
   New York London Sidney
4. Haider M (1969) Elektrophysiologische Indikatoren der Aktiviertheit. In: Schönpflug W (Hrsg) Methoden der Aktivierungsforschung.
   Huber, Bern Stuttgart Wien, S 126-156
5. Kainz F (1960) Psychologie der Sprache, Bd 2. Enke, Stuttgart
6. Lhermitte F, Gautier JC (1969) Aphasia. In: Vinken PJ, Bruyn GW
   (eds) Disorders of speech, perception and symbolic behaviour. Hdb
   clin neurol, Vol 4. North-Holland Publ Comp, Amsterdam, p 84-104

Ein epidemiologischer Beweis für die Wirksamkeit der Frühbehandlung zerebraler Sprachstörungen im Kindesalter mit Hilfe der Mütter

D. Bechinger, H. H. Kornhuber und W. Schmidt

Wenn man von der Taubstummheit absieht, beginnt die Organisation der
Übungstherapie von Sprachstörungen bei Kindern auf breiter Basis erst
jetzt. Die Wirksamkeit dieser Therapie wird dabei vorausgesetzt, wobei man wohl von der Sprachstörung infolge Gehörlosigkeit oder von
der Wirkung der Übungsbehandlung der Bewegungsstörung bei zerebraler
Kinderlähmung ausgeht. Dies ist aber aus zwei Gründen unzulässig:
erstens findet bei der Sprache (abgesehen von Gehörlosigkeit) immer
eine Übung durch die tägliche Kommunikation statt, und zweitens ist
bei den zerebralen Sprachstörungen Erwachsener eine Wirkung der üblichen ambulanten Behandlung zweimal wöchentlich nicht nachgewiesen
(3). Eine wissenschaftlichen Ansprüchen genügende Untersuchung bei
Kindern gibt es unseres Wissens bisher nicht. Angesichts dieser Lage
hört man heute auch die Meinung, man solle die psychische Entwicklung der Kinder nicht durch Überforderung stören, sondern die Kinder
spielen lassen. Ein weiterer Einwand kommt aus der Kosten-Nutzen-
Perspektive. Meist kann man zwar mit hohem Aufwand eine Wirkung erzielen, wichtiger aber ist die Frage, ob mit vertretbarem Aufwand
ein hinreichender Effekt erreichbar ist. Eine Klärung dieser Frage
bei kindlichen Sprachstörungen durch randomisierte prospektive Untersuchung erscheint nicht vertretbar. Wir haben deshalb den unterschiedlichen Organisationszustand der sprachlichen Frühförderung in verschiedenen Regionen zur epidemiologischen Klärung genutzt. Ziel der Untersuchung war, zu prüfen, ob die jetzt auf breiter Basis beginnende
Frühtherapie kindlicher Sprachstörungen den Kindern nützt und wie man
sie verbessern könnte. Ergebnis ist, daß Frühbehandlung nützt, daß
aber Verbesserungen wünschbar sind.

Methodik

Die Grundschüler eines Einschulungsjahrganges wurden in zwei Landkreisen untersucht. Im Kreis A wird seit etwa 10 Jahren sprachliche Frühförderung durchgeführt, im Kreis B nicht. Beide Kreise sind sozio-
ökonomisch vergleichbar. Im Kreis A wurden 1273, im Kreis B 1039 Kinder untersucht. Dies waren im Kreis A 81%, im Kreis B 86% des untersuchten Einschulungsjahrganges. Hinsichtlich der restlichen Kinder,
die wegen des mangelnden Einverständnisses der Eltern nicht untersucht
werden konnten, wurden die Lehrer befragt, ob Sprachstörungen vorlägen.
In zwei Fällen wurden danach Kinder ohne Untersuchung als sprachge-
stört gezählt. Kinder, die in Sprachheilschulen oder anderen Sonder-
schulen waren, wurden vollständig miterfaßt. Die Untersuchung bestand
in Lautprüfung, Erzählen einer Bildgeschichte, Nachsprechen, Lesepro-
ben und Analyse der Spontansprache. Die sprachlichen Äußerungen wurden auf Magnetband registriert, transkribiert und quantitativ analysiert.

1000

Ergebnisse

Im Kreis A zeigten 215 von 1273 (17%), im Kreis B 241 von 1039 (23%)
der Kinder Sprachstörungen: dieser Unterschied ist hochsignifikant
(p < 0.0005). Läßt man alle Sigmatismen weg, so fanden sich im Kreis A
50 (4%), im Kreis B 86 (8%) sprachgestörte Kinder. Vor allem auch
schwere Sprachstörungen (z.B. multiples Stammeln) sind im Kreis B signifikant häufiger, während sich leichte S-Fehler nicht signifikant
unterscheiden. Stottern zeigt nur eine Tendenz zu größerer Häufigkeit
im Kreis B. In beiden Kreisen hatten Jungen signifikant mehr Sprachstörungen als Mädchen (Abb. 1). Lese- und Rechtschreibschwäche ist in
beiden Kreisen etwa gleich häufig (2,6%). Kinder mit Lesestörungen
haben signifikant häufiger (35%) eine Dyslalie als Kinder ohne Lesestörungen (16%).

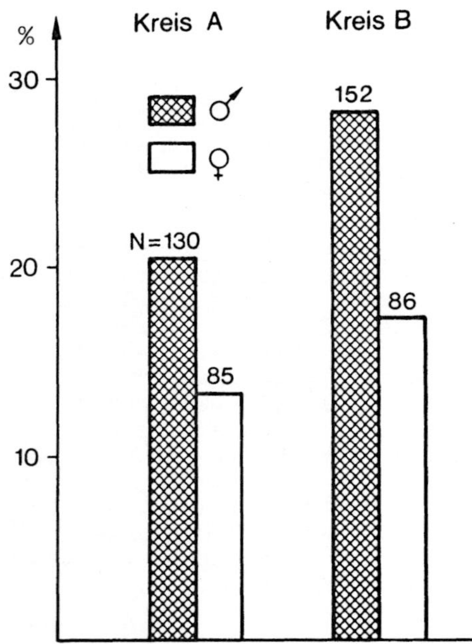

Abb. 1. Häufigkeit von Sprachstörungen
bei Kindern eines ganzen Einschuljahrganges,
die im zweiten Schuljahr untersucht wurden.
Im Kreis A wurde sprachliche Frühförderung
durchgeführt, im Kreis B nicht. Sowohl die
Unterschiede zwischen Kreis A und Kreis B
als auch die zwischen Jungen und Mädchen
sind signifikant

Diskussion

Das Ergebnis zeigt, daß eine besondere sprachliche Frühförderung Kindern mit Sprachstörungen hilft. Negative Wirkungen wurden nicht bekannt, aber die Zahl sprachauffälliger Kinder wurde bedeutsam vermindert. Woher dieser Erfolg im Gegensatz zum Ergebnis von Lincoln et al.
(3) bei Erwachsenen? Drei Gründe sind plausibel: erstens Frühbehandlung im 4.-6. Lebensjahr, zweitens intensive Behandlung (täglich durch
die Mutter) und drittens lange Behandlungsdauer. Von der Mutter lernt
das Kind am meisten, zu ihr hat es besonders guten emotionalen Kontakt. Deshalb sollte sie bei der Behandlung mitwirken. Auch aus Kostengründen ist längere tägliche Behandlung ohne die Mutter nicht denkbar.
Die Behandlung im Kreis A wurde von Müttern mit Anleitung durch Sprach-
heillehrer durchgeführt, in der Regel ambulant, nur bei schwersten
Sprachstörungen stationär (im Sprachheilzentrum).

Bei den kindlichen Sprachstörungen war es bisher wie bei der multiplen
Sklerose: die meiste Behandlung wird von der Familie geleistet, aber
diese erhielt keine Information (2). Präventive Neurologie muß sich
vorhandener Strukturen bedienen und diese zu optimaler Wirkung bringen, vor allem die Familie; nur so ist auch das Kosten-Nutzenverhält-
nis vernünftig zu gestalten. Die Kosten für die Therapie waren im
Kreis A günstig: 150 DM pro geheiltes Kind. Natürlich sollte die Behandlung möglichst bald nach dem Auftreten der Störung beginnen, d.h.
im Vorschulalter. Deshalb ist verstärkte Früherfassung wünschenswert.
Im Kreis A kamen die Kinder größtenteils auf Initiative der Eltern
oder von Ärzten zur Behandlung. Eine systematische Erfassung über die
Kindergärten würde die Rate der Frühförderung erhöhen. Deshalb sollten die Erzieherinnen der Kindergärten in der Früherfassung kindlicher Sprachstörungen ausgebildet werden, was bisher nicht geschieht.
Auch die Lehrer der ersten Schulklassen müssen in der Erkennung und
Beachtung kindlicher Sprachstörungen ausgebildet werden; denn Behandlung im Schulalter ist besser als keine Behandlung. Hörstörungen sollten schon bei der Vorsorgeuntersuchung im ersten Lebensjahr gefunden
werden. Auf jeden Fall sollte eine möglichst frühe Behandlung der
Sprachstörungen zwischen dem dritten und fünften Jahr angestrebt werden, weil hier noch die sensitive Phase für den Spracherwerb liegt
und das Gehirn die größte Plastizität aufweist. Während bei späteren
Läsionen eine Korrelation zwischen Ausdehnung der Läsion und neuro-
psychologischem Defizit besteht, findet sich bei frühkindlichen Hirnläsionen diese Korrelation nicht - ein Hinweis auf die Plastizität
des kindlichen Gehirns und die Möglichkeit der Therapie (1). Da sich
bei Kindern mit Sprachstörungen auch Lesestörungen gehäuft finden,
würde eine bessere Früherfassung der Sprachstörungen auch eine wirk-
samere Frühbehandlung der Lesestörung erlauben.

Zusammenfassung

In zwei Landkreisen vergleichbarer sozio-ökonomischer Struktur wurde
ein ganzer Jahrgang von Schulanfängern auf Sprachstörungen untersucht.
Im Kreis A mit systematischer sprachlicher Frühförderung (1273 Kinder)
fanden sich 215 Kinder = 17%, im Kreis B ohne Sprachtherapie (1039 Kinder) 241 = 23% mit Sprachstörungen (p < 0.0005). Nach Ausschluß von Sig-
matismus gab es im Kreis A 4%, im Kreis B 8% sprachgestörte Kinder.
Besonders schwere Sprachstörungen waren im Kreis A signifikant vermindert. Artikulationsstörungen und Lesestörungen interkorrelierten.
Diese erste epidemiologische Untersuchung der Wirksamkeit von Sprachtherapie zeigt, daß gerade mit Hilfe der Mütter Sprachtherapie auf
breiter Basis bei vertretbaren Kosten wirksam sein kann. Durch Ausbildung der Erzieherinnen der Kindergärten und der Grundschullehrer sollten die Früherfassung von Sprachstörungen bei Kindern verbessert werden.

Danksagung

Gefördert durch die DFG. Den Sprachheillehrern, Schulämtern und Schulen danken wir für ihre freundliche Hilfe, vor allem Herrn Dri. O.
Stöckle und Rektor J. Dreher sowie ihren Mitarbeitern.

1002

Literatur

1. Bechinger D, Jung H, Kornhuber HH, Sauer E (1984) Epilepsy and
   neuropsychological deficits in children: extent and localization
   of cerebral lesions. 25. Congr Ger Epilepsy League
2. Kornhuber HH (1983) Präventive Neurologie. Nervenarzt 54:57-68
3. Lincoln NB, Mulley GP, Jones AC, McGuirk E, Lendrem W, Mitschell
   JRA (1984) Effectiveness of speach therapy for aphasic stroke
   patients. A randomised controlled trial. Lancet I:1197-1200

Schlucksynkopen als seltene Ursache nicht-epileptischer Anfälle

J. Kotzian, K.-F. Druschky, H. Daun und R. Leutschaft

Einleitung

Treten beim Schluckakt flüchtige Bewußtseinsstörungen oder Bewußtlosigkeitszustände auf, so muß das Krankheitsbild der Schlucksynkopen
differentialdiagnostisch in Erwägung gezogen werden. Dabei handelt es
sich um synkopale, kreislaufabhängige Anfälle, welche nach Gastaut in
den Formenkreis der Reflexsynkopen einzuordnen sind (3). Durch Vagus-
reizung und Erregung des parasympathischen Reflexzentrums im kaudalen
Hirnstamm kommt es zu einer Abnahme der Herzfrequenz und des systolischen Aortendrucks. Eine kompensatorische Vasokonstriktion im venösen Niederdrucksystem genügt oft nicht, um den Blutrückfluß zum rechten Herzen und damit die Sauerstoffaufnahme zu verbessern. Die Abnahme
der Hirndurchblutung bedingt eine progrediente zerebrale Funktions-
minderung mit nachfolgenden Bewußtseinsstörungen oder Bewußtlosigkeitszuständen (3,7).

Material und Methodik

Wir untersuchten in den letzten Jahren drei Patienten, die eine auf
Schlucksynkopen verdächtige Anamnese aufwiesen.

Ergebnisse

Fall 1
Bei einer jetzt 56 Jahre alten Patientin traten erstmals vor 15 Jahren
in Abhängigkeit vom Schluckakt während der Mahlzeiten, gelegentlich
auch bei der Einnahme kalter, kohlensäurehaltiger Getränke, flüchtige
Bewußtseinsstörungen und kurzzeitige Bewußtlosigkeitszustände auf.
Häufig gingen unsystematisierte Schwindelzustände, Schwarzwerden vor
den Augen und Gesichtsblässe voraus. Die Bewußtlosigkeitszustände,
deren Dauer mit wenigen Sekunden bis maximal 3 Minuten angegeben wurde,
häuften sich in Abhängigkeit von der Nahrungsaufnahme und traten zuletzt beinahe jeden zweiten Tag auf.

Nervenärztliche und internistische Untersuchungen einschließlich Durchführung eines Schädel-Computertomogramms ergaben keine pathologischen
Befunde. Die Patientin wurde drei Jahre antiepileptisch mit Diphenylhydantoin 400 mg täglich behandelt, ohne daß eine Besserung der Beschwerdesymptomatik zu verzeichnen war.

Der anläßlich einer ambulanten Untersuchung in unserer Poliklinik im
Februar 1980 erhobene Befund ergab keine Hinweise auf herdförmige
oder diffuse zerebrale Störungen. Dopplersonographisch konnten regelrechte Strömungsverhältnisse an den extrakraniellen Karotisabschnitten
nachgewiesen werden. In der Hirnstromkurve kam ein spannungsniedriges
Alpha-Typ-EEG mit vermehrt Beta-Wellen zur Darstellung.

Die Patientin wurde zur weiteren Diagnostik der kardiologischen Abteilung der Chirurgischen Universitätsklinik Erlangen zugewiesen.
Es fand sich in Ruhe ein normaltypisches EKG bei Sinusrhythmus mit
einer Frequenz von 60 pro Minute. Die QT-Dauer war auf 0,46 Sekunden
verlängert, die T-Wellen waren leicht abgeflacht.

Beim Wasser-Trinkversuch mit gekühltem, kohlensäurehaltigem Mineralwasser ließ sich unter kontinuierlicher EKG-Ableitung eine Asystolie
von 2,3 Sekunden Dauer nachweisen. Dieser Befund wurde in Zusammenhang mit der Anamnese als beweisend für das Vorliegen einer Schluck-
synkope angesehen (Abb. 1).

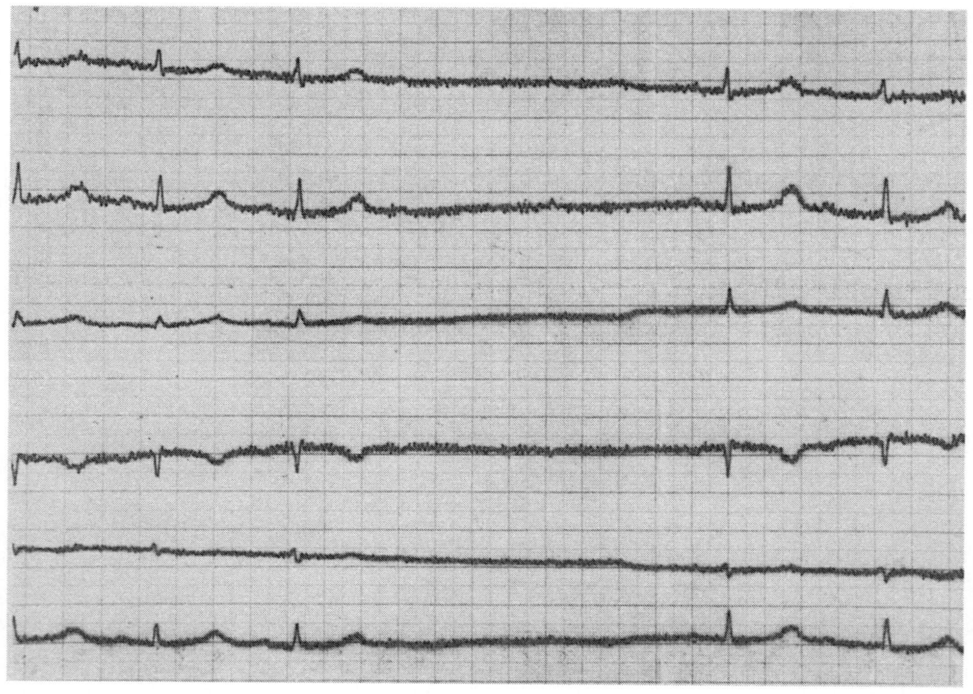

Abb. 1. Extremitätenableitungen während des Wasser-Trink-Versuches. Unter kontinuierlicher EKG-Ableitung Asystolie von 2,3 Sekunden Dauer

Nach der transvenösen endokardialen Herzschrittmacher-Implantation
traten bei der Patientin keine synkopalen Anfälle mehr auf (Abb. 2).
Eine weiterführende gastroskopische Diagnostik hatte die Patientin
abgelehnt.

Fall 2
Über einen jetzt 54 Jahre alten Patienten berichteten Rösch et al.
bereits 1969 (13), der seit seinem 33. Lebensjahr unter flüchtigen
Bewußtseinsstörungen litt. Nach einem retrosternalen Druckgefühl und
Schwarzwerden vor den Augen kam es schließlich überwiegend in Ab-
hängigkeit von der Nahrungsaufnahme zu Bewußtlosigkeitszuständen,
wobei gelegentlich auch tonisch-klonische Bewegungsabläufe der oberen
Extremitäten beobachtet werden konnten.

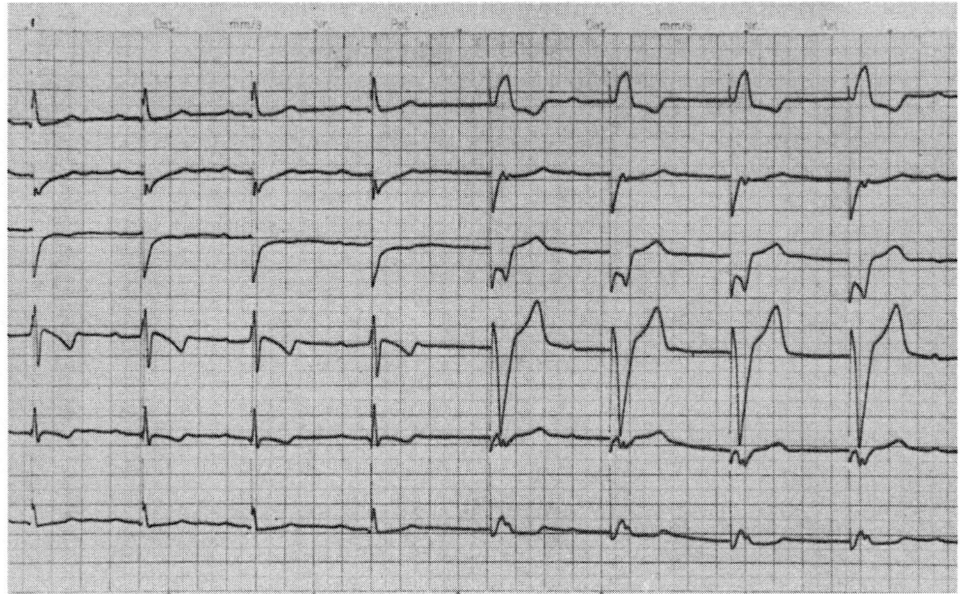

<u>Abb. 2.</u> Kontinuierliche EKG-Ableitung während des Wasser-Trink-Versuchs. Übernahme
der Ventrikelstimulation durch den Herzschrittmacher

Durch nervenärztliche Untersuchung konnte ein hirnorganisches Anfallsleiden weitgehend ausgeschlossen werden. Es wurde der Verdacht auf
ein synkopales Anfallsgeschehen geäußert. Im Mai 1968 konnte in der
Medizinischen Universitätsklinik Erlangen mittels Röntgen-Kontrast-
mitteldarstellung eine Achalasie der terminalen Ösophagussegmente gesichert werden. Das EKG zeigte einen unauffälligen Befund. Durch
Ballon-Dilatation des unteren Ösophagusdrittels und Wasser-Trink-Versuch mit gekühltem, kohlensäurehaltigem Mineralwasser konnte unter
kontinuierlicher EKG-Schreibung ein intermittierender totaler AV-Block
mit Asystolie-Dauer von 11,2-20 Sekunden verifiziert werden. Nach
Herzschrittmacher-Implantation war der Patient bezüglich der Bewußtlosigkeitszustände beschwerdefrei.

Fall 3
Diesen 61 Jahre alten Patienten untersuchten wir erstmals 1982.
6 Wochen zuvor hatte dieser Patient nach Genuß kalter, kohlensäurehaltiger Getränke (eisgekühltes Coca Cola) zweimal einen Bewußt-
losigkeitszustand erlitten. Nach Sekunden andauernder Bewußtlosigkeit kam der Patient rasch wieder zu sich. Der neurologische Untersuchungsbefund war unauffällig. Auch in psychischer Hinsicht konnten
keine belangvollen Störungen festgestellt werden. Die Hirnstromkurve
zeigte ein Alpha-Typ-EEG mit intermittierend auftretenden monomorphen
Theta-Wellen über dem Mittelhaupt. Hypersynchrone Potentiale kamen
nicht zur Darstellung. Eine EEG-Kontrolle mit Flackerlicht-Provokation
ergab keine wesentliche Befundänderung. In der Ultraschall-Doppler-
Sonographie der extrakraniellen Karotisabschnitte ließen sich regelrechte Strömungsverhältnisse nachweisen. Das Schädel-Computertomogramm
zeigte eine leichte bis mäßige, frontal betonte Rindenatrophie. Es
fanden sich insgesamt keine als sicher pathologisch zu wertende Dichte-
veränderungen, insbesondere kein Tumornachweis.

1006

Die in der Medizinischen Universitätsklinik Erlangen erfolgte internistische Diagnostik ergab bei Dilatation des distalen Ösophagus
keine Änderung der Herzstromkurve, insbesondere konnte kein Asysto-
lienachweis geführt werden. Durch Karotissinus-Massage konnte links
eine Asystolie von 3,2 Sekunden Dauer im Sinne eines hyperaktiven Karotissinus-Reflexes provoziert werden. Der Patient steht weiter in internistischer und nervenärztlicher Kontrolle.

Diskussion

Die Seltenheit des Krankheitsbildes Schlucksynkopen wird durch die
Tatsache unterstrichen, daß in Übersichten von Levin und Posner 1972
sowie von Tomlinson und Fox 1975 insgesamt 20 Einzelfalldarstellungen
aufgeführt sind (10,15). Bei Durchsicht des neuen Schrifttums ergibt
sich eine Gesamt-Fallzahl von 25 publizierten Kasuistiken (4,11,13).

In den meisten Fällen konnten mittels Wasser-Trink-Versuch, Ballon-
sondierung oder Endoskopie unter fortlaufender EKG-Schreibung atrioventrikuläre Überleitungsstörungen bis hin zum kompletten AV-Block
mit und ohne Kammerautomatie aufgezeigt werden (1,4,9,11-13). Neben
der Arteriosklerose haben auch Herzglykoside einen Einfluß auf die
Empfindlichkeit der vago-vagalen Reflexe (2). Seltener konnten ein
Sinusarrest oder eine Sinusbradykardie beobachtet werden (5,15). Auch
bei ischämischen Herzerkrankungen wie bei einem akuten Herzinfarkt
sind intermittierende AV-Blockierungen während der Nahrungsaufnahme
nachgewiesen worden (12).

Patienten mit Schlucksynkopen leiden häufig an Erkrankungen des Ösophagus. Hier sind vor allem Ösophagusdivertikel (2,6), Ösophagusstrik-
turen (16), das Ösophaguskarzinom (15), das Krankheitsbild der Achalasie (13) und der Ösophagusspasmus (11) zu nennen.

In therapeutischer Hinsicht ist bei Vorliegen von Ösophaguserkrankun-
gen die Behandlung des Grundleidens angezeigt (5). Auch die verabreichten Herzmedikamente sind zu überprüfen und ggf. die Herzglykoside abzusetzen. Weiterhin können Anticholinergika eingesetzt werden.
Allerdings verbietet sich meist eine erforderliche Dauertherapie mit
Atropin wegen der mannigfaltigen Nebenwirkungen, insbesondere bei Al-
terspatienten (8).

Die effektivste und mit den geringsten Nebenwirkungen behaftete
Therapieform stellt die transvenöse Herzschrittmacher-Implantation
dar.

Zusammenfassung

Bewußtlosigkeitszustände in Abhängigkeit von der Nahrungsaufnahme
werden als Schlucksynkopen bezeichnet, wenn mittels Wasser-Trink-
Versuch oder Ballon-Dilatation des distalen Ösophagusdrittels eine
Asystolie nachgewiesen werden kann. Es werden drei Patientenverläufe
dargestellt. Bei zwei Patienten konnte die Diagnose durch apparative
Untersuchungsverfahren gesichert werden. Auf neurologischem Gebiet
ergaben sich keine Hinweise auf hirnorganische Krampfanfälle. Nach
transvenöser Herzschrittmacher-Implantation traten in den ersten beiden Fällen keine Bewußtlosigkeitszustände mehr auf. Der 3. Patient
steht weiter in internistischer und nervenärztlicher Kontrolle.

Literatur

1. Alstrup P, Pedersen SA (1973) A case of syncope on swallowing secondary to diffuse oesophageal spasm. Acta med scand 193:365-368
2. Correll HL, Lindert MCF (1949) Vagovagal syncope: report of a case apparently induced by digitalization. Am heart J 37:446-454
3. Gastaut H (1974) Generalized anoxic cerebral seizures. In: Visken PJ, Bruyn GW (eds) Handbook of clinical neurology. p 815-835
4. Golf S (1977) Swallowing syncope. A case report. Acta med scand 201:585-586
5. Grützmacher J, Horstkotte W, Kitzing J (1978) Synkopale Anfälle beim Schlucken. Med Klin 73:1218-1220
6. James AH (1958) Cardiac syncope after swallowing. Lancet I: 771-772
7. Kollmannsberger A (1974) Nichtepileptische Anfälle und Krisen. In: Bodechtel G (Hrsg) Differentialdiagnose neurologischer Krankheitsbilder. Thieme, Stuttgart, p 1032
8. Kollmannsberger A, Bolte HD (1978) Synkopale (nichtepileptische) Anfälle. In: Flügel KA (Hrsg) Neurologische und Psychiatrische Therapie. Straube, Erlangen, p 283
9. Kopald HH, Roth PH, Fleshler B, Pritchard WH (1964) Vagovagal syncope. Report of a case associated with diffuse oesophageal spasm. New Engl J Med 271:1238-1241
10. Levin B, Posner JB (1972) Swallow syncope. Report of a case and review of literature. Neurology 22:1086-1093
11. Lux G, Luther M (1974) Synkope beim Schluckakt. Dtsch med Wschr 99:526-629
12. Ragazza PE, Rectra EH, Pardi MT (1970) Intermittent complete heart block associated with swallowing as a complication of acute myocardial infarction. Am Heart J 79:396-400
13. Rösch W, Bachmann K, Ottenjann R (1969) Asystolischer Herzstillstand bei Achalsie. Dtsch med Wschr 94:2191-2194
14. Sapru RP, Griffiths PH, Guz A, Eisele J (1971) Syncope on swallowing. Brit Heart J 33:617-622
15. Tomlinson IW, Fox KM (1975) Carcinoma of the oesophagus with "swallow syncope". Brit Med J 315-316
16. Tolman KG, Ashworth WD (1971) Syncope induced by dysphagia. Am J dig Dis 16:1026-1028

Der Effekt der Gewichtsreduktion auf Schlaf-Apnoe und Hypersomnie beim Pickwick-Syndrom

C. Mohs, L. Lachenmayer, S. Zschocke und K. Winckler

Schlaf-Apnoe-Syndrome können bei Entwicklung chronisch alveolärer Hypoventilation, pulmonaler und systemisch arterieller Hypertonie, Herzinsuffizienz und hypoxischer Myokardschädigung mit Herzrhytmusstörungen die Bedeutung akut lebensbedrohlicher Erkrankungen gewinnen. Für viele Patienten wird die Hypersomnie am Tage zum ersten beeinträchtigenden Symptom, das oft auch zur Konsultation des Neurologen veranlaßt. Wird dann bei stark adiposen, hypersomnolenten Patienten mit Schlaf-Apnoe die Diagnose eines Pickwick-Syndroms gestellt, so gilt die drastische Gewichtsreduktion als Therapie der ersten Wahl, bevor in Ermangelung wirksamer medikamentöser Behandlungsmöglichkeiten die allgemein als erfolgreich anerkannte Maßnahme der Tracheostomie empfohlen wird (4). Der therapeutische Effekt der Gewichtsreduktion wird jedoch unterschiedlich bewertet, wobei widersprüchliche Ergebnisse bei den verschiedenen Autoren auf unterschiedliche Besetzung der Patientenkollektive mit verschiedenen Formen von Schlaf-Apnoe-Syndromen bezogen werden können (1,2).

Wir haben vier stark übergewichtige, männliche Patienten mit Pickwick-Syndrom und einem Durchschnittsalter von 54 J (46-64 J) untersucht. Neben den eigen- und fremdanamnestischen Angaben zur Symptomatik wurden die Ergebnisse einer polygraphischen Untersuchung des Nachtschlafs ausgewertet. Dabei wurden EEG (F_3/P_3 bzw. F_4/P_4), horizontale Augenbewegungen (EOG), EKG, submentales Oberflächen-EMG und Atmung mittels NTC-Fühler vor Mund und Nase sowie mittels thorakoabdominalen Dehnungsmeßstreifen registriert. Über eine arterielle Verweilkanüle wurden in wachem Zustand sowie zu Beginn und am Ende der Apnoephasen im Schlaf Proben zur Blutgasanalyse (BGA) entnommen.

Das Körpergewicht der Patienten lag mit durchschnittlich 44% über dem Sollgewicht. Alle Patienten klagten über häufiges Einschlafen am Tage. Die Lebenspartner berichteten über unruhigen Nachtschlaf mit lautem Schnarchen und längeren Atempausen. Die Auswertung der Schlaf-EEG zeigte die bekannte Störung der physiologischen Schlafzyklik, ein Fehlen der tiefen NREM-Phasen (Stadium 3 und 4 nach Rechtschaffen und Kales (6)) und ein REM-Defizit. Es herrschte das Schlafstadium 2 vor, wobei das EEG durch die am Ende der Apnoephasen immer wieder auftretenden arousal reactions mit K-Komplex-artigen Steilwellen gekennzeichnet war. Es wurden Apnoephasen von durchschnittlich 26 s Dauer im NREM Schlaf registriert. Im REM-Schlaf wurden Apnoephasen bis zu 80 s Dauer beobachtet. Der Apnoeindex (Zahl der Apnoephasen/Stunde) betrug im NREM-Schlaf durchschnittlich68. Bei den Apnoephasen handelte es sich überwiegend um gemischte Apnoe, d.h. kurze Phasen von zentraler Apnoe (Fehlen von Zwerchfell- und Thoraxexkursionen) waren von länger andauernden obstruktiven Apnoephasen (frustrane Atembewegungen bei blockierten oberen Luftwegen) gefolgt. Bei drei der vier Patienten traten in wechselndem Ausmaß Herzrhythmusstörungen zum Teil im Sinne ventrikulärer, salvenförmiger Extrasystolen stets am Ende der Apnoephasen auf. Die BGA zeigten teilweise schon im Wachzustand eine mäßig

ausgeprägte Hypoxie und Hyperkapnie, am Ende der Apnoephasen kam es
zu oft erheblich hypoxischen und hyperkapnischen Werten mit bedrohlicher Sauerstoffuntersättigung des Blutes und mäßiger Azidose. Die
Blutgasveränderungen wurden in den Ventilationsphasen des Schlafs
nicht vollständig normalisiert (Tabelle 1).

Tabelle 1

ERSTUNTERSUCHUNG

	Sollgewicht Überschreitung	Apnoe-index	Apnoe-dauer Ø	BGA wach pH, pO_2, SO_2, pCO_2	BGA Apnoeende pH, pO_2, SO_2, pCO_2
St., E.	48%	87	31s	7,35 64 88 50	7,26 28 44 67
C., G.	41%	64	25s	7,39 62 90 39	7,29 46 78 54
F., L.	44%	60	21s	7,40 76 94 39	7,31 48 78 53
L., J.	43%	62	24s	7,36 66 90 42	7,30 42 62 58
$\bar{X}$	44%	68	26s	7,37 67 91 43	7,29 41 [65] 58

KONTROLLUNTERSUCHUNG NACH GEWICHTSREDUKTION

	Sollgewicht Überschreitung	Apnoe-index	Apnoe-dauer Ø	BGA wach pH, pO_2, SO_2, pCO_2	BGA Apnoeende pH, pO_2 SO_2 pCO_2
St., E.	29%	76	29,5s	7,41 66 91 42	7,35 49 81 52
C., G.	26%	58	24s	7,39 72 93 41	7,34 50 82 49
F., L.	21%	58	19s	7,40 75 94 38	7,36 51 81 48
L., J.	9%	54	22s	7,42 72 93 35	7,35 50 82 46
$\bar{X}$	21%	62	24s	7,40 71 93 39	7,35 50 [82] 49

Die Nachuntersuchungen erfolgten nach einer Gewichtsreduktion von
durchschnittlich 18 kg, so daß das Sollgewicht in der Gruppe nur noch
um 21% überschritten wurde.

Die Patienten berichteten über eine deutliche Besserung bzw. sogar
über eine vollständige Normalisierung der Hypersomnie am Tage. Die
Partner hatten weiterhin Atempausen im Schlaf, jedoch weniger lautes
Schnarchen und etwas ruhigeren Schlaf beobachtet. Die Analyse der
Schlaf-EEG ergab sowohl hinsichtlich der gestörten Schlafperiodik,
des REM-Defizits und des Fehlens tiefer NREM-Stadien keine Änderung.
Weiterhin wurden überwiegend gemischte Schlaf-Apnoephasen registriert,
die durchschnittlich nur wenig kürzer andauerten als bei der Erstuntersuchung. Auch der Apnoeindex war mit 62 (vorher 68) nur gering
herabgesetzt. Die BGA im Wachzustand waren weitgehend normalisiert.
Am Ende der Schlaf-Apnoephasen war naturgemäß wieder ein deutliches
Absinken des pO_2 und der Sauerstoffsättigung und ein Anstieg des pCO_2
zu verzeichnen. Da die BGA zu Beginn der Apnoephasen weitgehend denen
des Wachzustands entsprachen, waren die Blutgasveränderungen am Ende
der Apnoephasen deutlich geringer ausgeprägt als vor der Gewichtsreduktion. Dies wird besonders beim Vergleich der Werte der arteriellen
Sauerstoffsättigung deutlich (vor Gewichtsreduktion 65%, nach Gewichtsreduktion 82%).

Unsere Ergebnisse belegen einen günstigen Effekt der Gewichtsreduktion auf das Symptom der Hypersomnie bei adipösen Patienten mit überwiegend obstruktivem Schlaf-Apnoe-Syndrom. Auch die hypoxisch bedingten Herzrhythmusstörungen traten nach Gewichtsreduktion nicht mehr auf. Der subjektiv erlebte Rückgang der Schläfrigkeit am Tage ging nicht mit einer elektroenzephalographisch faßbaren Normalisierung des Schlafprofils einher. Dies widerspricht der allgemein vertretenen Auffassung, daß die Hypersomnie am Tage allein Folge des von gehäuften arousal reactions unterbrochenen und gestörten Nachtschlafs ist (3,7).

Im Gegensatz zu anderen Autoren (1) fanden wir nach Gewichtsreduktion auch keine entscheidende Besserung des Apnoeindex und keine wesentliche Verkürzung der Apnoedauer. Die anhand der Blutgasanalysen nachgewiesene und besonders im Vergleich der arteriellen Sauerstoffsättigung am Ende der Apnoephasen vor und nach Gewichtsreduktion deutlich werdende Verbesserung des pulmonalen Gasaustauschs beziehen wir vor allem auf eine suffizientere Ventilation während der "Pnoephasen" des Schlafs und somit auf eine günstigere Ausgangsposition beim Eintritt in die Apnoe. Dadurch bewirkt ein betragsmäßig ähnliches Absinken des pO_2 bzw. Ansteigen des pCO_2 nur eine geringere Sauerstoffuntersättigung des Blutes und demnach eine geringere Gewebshypoxie. Wir führen die suffizientere Ventilation in den "Pnoephasen" hauptsächlich auf eine durch Gewichtsreduktion bedingte Verbesserung des pulmonalen Ventilations/Perfusionsverhältnisses und auf geringere obstruktive Atemwegsbehinderungen zurück.

Wie Orr et al. (5) bei einem Vergleich von hypersomnolenten und nicht-hypersomnolenten Schlaf-Apnoikern zeigen konnten, so weisen auch unsere Ergebnisse darauf hin, daß ein direkter kausaler Zusammenhang von Hypersomnie am Tage und Störung des Nachtschlafs durch häufige arousal reactions am Ende der Apnoephasen nicht besteht.

Möglicherweise ist die wechselnde nächtliche Gewebshypoxidose nicht nur für die Herzrhythmusstörungen verantwortlich zu machen sondern bewirkt auch eine zerebrale Schädigung, die in Form einer Hypersomnie am Tage nachwirkt. In diesem Zusammenhang wäre an eine Schädigung schlafanstoßender serotonerger Systeme im Hirnstamm zu denken, die sich als besonders empfindlich gegen Hypoxie erwiesen haben.

Schließlich weisen auch unsere Ergebnisse darauf hin,daß auch den obstruktiven Schlaf-Apnoe-Syndromen eine primär zentrale Atemregulationsstörung zugrunde liegt, die durch mechanische Faktoren wie Adipositas nur verschlimmert, durch deren Beseitigung aber nicht geheilt werden kann.

Zusammenfassung

Vier männliche Patienten mit Pickwick-Syndrom wurden vor und nach Gewichtsreduktion polygraphisch untersucht. Die Gewichtsreduktion besserte die Hypersomnie und die nächtlichen Herzrhythmusstörungen; bezüglich des gestörten Nachtschlafs und der Schlaf-Apnoe ergab sich jedoch keine signifikante Änderung. Hypoxie und Hyperkapnie am Ende der Apnoephasen waren deutlich geringer ausgeprägt, was auf eine verbesserte Ventilation während der "Pnoephasen" des Schlafs zurückgeführt wird. Die Pathogenese der Hypersomnie und die pathophysiologische Bedeutung der Adipositas beim Schlaf-Apnoe-Syndrom werden diskutiert.

Literatur

1. Guilleminault C, vd Hoed J, Mitler MM (1978) Clinical overview of
   the sleep apnea syndromes. In: Guilleminault C, Dement WC (eds)
   Sleep apnea syndromes. Alan R Liss Inc, New York, p 1-12
2. Fisher JG (1978) Starvation and behaviour modification as a treatment in obese patients with sleep apnea. Sleep Res 7:222
3. Karacan I (1977) Disturbed sleep as a function of sleep apnea: too
   much sleep but not enough. Tex Med 73:10, 49-56
4. Kuhlo W, Doll E, Franc M (1969) Erfolgreiche Behandlung eines Pick-
   wick-Snydroms durch eine Dauertrachealkanüle. Dtsch Med Wochenschr
    94:1286-1290
5. Orr WC, Martin MD, Imes NK, Rogers RM, Stahl M (1979) Hypersomno-
   lent and nonhypersomnolent patients with upper airway obstruction
   during sleep. Chest 75:418-422
6. Rechtschaffen A, Kales A (1968) A manual of standardized terminolo-
   gy, techniques and scoring system for sleep stages of human subjects.
   Pub 204, Public Health Service, Washington DC, US-Govt Printing
   Office
7. Sackner MA, Landa J, Forrest T (1975) Periodic sleep apnea: Chronic
   sleep deprivation related to upper airway obstruction. Chest 67:
   164-171

Die magnetische Resonanz Tomographie (MRT) in der Neurologie

H.-J. Meencke, D. Janz und W. Schörner

Die Magnetische Resonanz Tomographie (MRT) beruht auf einem wesentlich
anderen Prinzip als die bisher angewandten bildgebenden Verfahren wie
Röntgen Computertomographie (RCT) und Ultraschall (6). Bei der MRT
werden langwellige elektromagnetische Strahlen zur Aktivierung der
Atome eingesetzt, wobei dann die Atome selbst meßbare Energiequellen
darstellen. Bei ungerader Protonenzahl entsteht ein magnetisches Moment, die Kerne verhalten sich wie rotierende magnetische Kreisel. In
die Messung und damit in die Bildgebung gehen zwei wichtige Zeitkon-
stanten ein -T1 und T2-, die kurz erläutert werden sollen, da sie auch
in der Befundung immer wieder auftauchen. Die Zeitkonstante T2 gibt die
Querrelaxation an. Sie wird im wesentlichen bestimmt durch die Wechselwirkung der verschiedenen Spins auf ihrer Rotationsachse. Die Zeitkonstante T1 gibt das Maß der Längsrelaxation an. Bestimmt wird dieser
Wert durch die Zeit in der die Gleichgewichtslage wieder erreicht ist,
d.h. der Spin feldparallel ist. T1 ist beeinflußt durch thermische
Wechselwirkung, T2 durch Unterschiede in den intermolekularen Magnet-
feldern. Über beide Relaxationszeiten (T1 und T2) sind damit biochemische Aussagen über das untersuchte Gewebe möglich. T1 betonte Bilder
geben starkes Signal bei fetthaltiger Substanz, z.B. dem Großhirnmark-
lager. Der Kontrast zwischen Rinde und Marklager ist groß, so daß
diese Technik besonders zur anatomischen Darstellung geeignet ist.
T2 betonte Bilder sind signalintensiv bei Wasserreichtum in einer Substanz, so daß z.B. bei T2 betonten Bildern ein intrazerebrales Ödem
sichtbar wird, womit bei Aufnahmen mit diesem Mode eine gute Differenzierung zwischen gesundem und krankhaft verändertem Gewebe möglich
wird. Genaue Kenntnisse über Relaxationszeiten und Gewebetyp, die noch
erarbeitet werden müssen, würde eine histologische Differentialdiagnose erlauben (Abb. 1-3) (2,5).

Die hier dargestellten Erfahrungen wurden an einem 0,35 Tesla-Magnetom
(Siemens) gewonnen.

Bisher wurden 100 Patienten untersucht. Der Schwerpunkt liegt auf der
Darstellung pathologischer Veränderungen bei Temporallappenepilepsien
(7). So stammen ungefähr die Hälfte der Untersuchungen aus dieser
Diagnosegruppe, die andere Hälfte stellt breitgestreutes neurologisches
Krankengut dar.

Unsere bisherigen Erfahrungen lassen sich im Wesentlichen in drei
Punkten zusammenfassen:

1. Der größere Kontrastumfang und fehlende Knochenartefakte führen
   zu einer höheren Trefferquote pathologischer Veränderungen.
2. Der höhere Rindenmarklagerkontrast und die Darstellung in drei
   Ebenen führt zu einer Verbesserung der topographischen Zuordnung.
3. Mit der Erfassung neuer Meßparameter (T1 und T2 betontes Bild) wird
   die Entwicklung qualitativer Differentialdiagnosen pathologischer
   Veränderungen möglich.

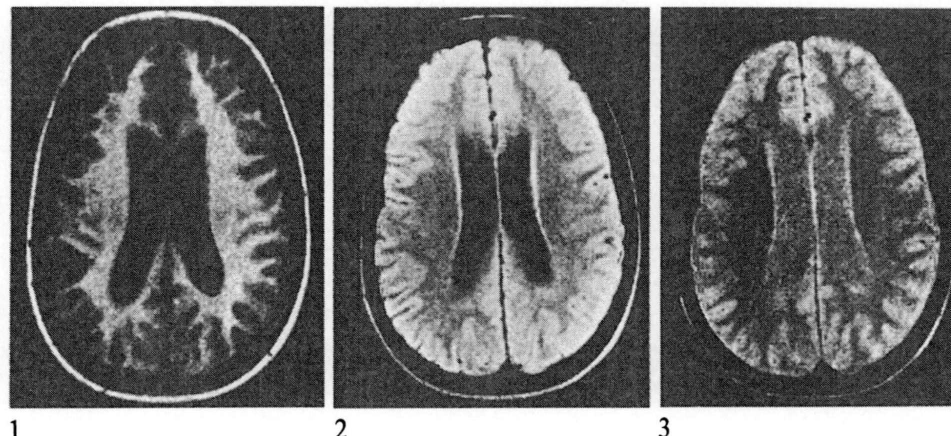

Abb. 1. Inversion recovery. RE 1.5 EC 35
Abb. 2. Spin-Echo T1 betont RE 0.4 EC 35
Abb. 3. Spin-Echo T2 betont RE 1.6 EC 70

Die Zunahme positiv pathologischer Befunde trifft besonders für die
hintere Schädelgrube mit Hirnstamm und den Übergang von Hirnstamm ins
Spinalmark zu. Supratentoriell sind es besonders die kalotten- und schä-
delbasisnahen Hirnregionen, die sich artefaktfrei darstellen lassen.
Dies sind Regionen, die bisher bei der RCT wenig aussagekräftig untersucht werden konnten (1).

Abbildung 4 stammt von einer 81jährigen Patientin, die seit 4 Monaten
vor der NMR Untersuchung rezidivierende Ischämien in der Medulla oblongata hatte. Die Beschwerden und der klinische Befund ließen sich
nicht einem definierten Hirnstammsyndrom der Medulla oblongata zuordnen. Die Befunde sprachen sowohl für eine paramediane als auch eine
mediolaterale Funktionsstörung. Im MRT gelang es, das morphologische
Korrelat dieser Funktionsstörung —den Hirnstamminfarkt —in der Medulla
oblongata darzustellen.

Abbildung 5 stammt von einer 42 Jahre alten Patientin mit Parästhesien, dissoziierten Sensibilitätsstörungen, nukleären Atrophien und
Paresen. Klinisch wurde die Diagnose einer Syringomyelie gestellt.
Das MRT zeigt in der T1 betonten Aufnahme deutlich die Höhlenbildung
im Halsmark. Die verlängerte T1 Zeit in der Höhle ist für die Signal-
abnahme verantwortlich.

Abbildung 6 stammt von einer 55 Jahre alten Patientin mit dem 4. Schub
einer Multiplen Sklerose mit Befunden des Großhirns und des Spinal-
marks. Die MRT Aufnahme zeigt die ausgedehnten pathologischen Veränderungen im Marklager, charakterisiert durch eine Signalanhebung im T2
betonten Bild. Auch bei hochdosierter Kontrastmittelgabe und zweizeitiger Untersuchung sind die Läsionen im RCT nicht vergleichbar darzustellen (8).

Lokalisation und Qualität der Veränderungen bei Temporallappenepilepsien machten bisher eine bildgebende Darstellung häufig unmöglich.
Die Lokalisation überwiegend im mediobasalen Temporallappen führte
bei der RCT in der Regel zu Knochenartefakten, die nur bei größeren
Prozessen und in spezieller Orbitaeinstellung eine direkte Darstellung
erlaubten. Auch die Häufigkeit von Hippocampussklerosen und unspezifischen Gliosen mit 70% machen deutlich, daß bei der RCT bisher in der
Mehrzahl der Fälle negative Befunde erhoben wurden (3).

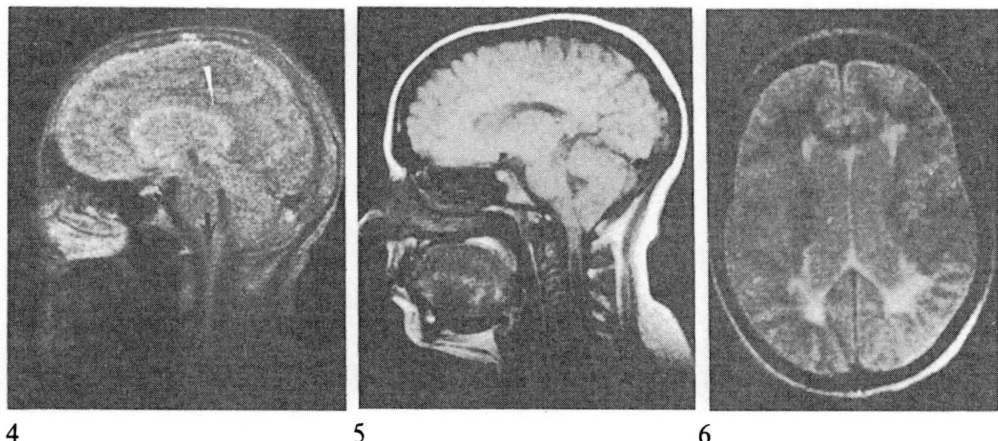

4   5   6

Abb. 4. Hirnstamminfarkt. T2 betont
Abb. 5. Syringomyelie. T1 betont
Abb. 6. Multiple Sklerose. T2 betont

Von den bisher knapp 50 untersuchten Fällen ist bei negativem RCT auch
in 20% die MRT negativ. 40% haben einen positven MRT Befund bei negativem RCT. Die hohe Ausbeute pathologischer Befunde bei der MRT ergibt sich im wesentlichen aus der Möglichkeit der Diagnose lokalisierter temporaler Atrophien, die der Lokalisation der Herdstörung entsprechen. Nur wenige Fälle haben eine umschriebene Signalanhebung im
MRT bei negativem RCT. 40% haben positive RCT und MRT Befunde, wobei
das MRT die Diagnose um histologisch qualitative und topographische
Aspekte bereichert.

Ein jetzt 33 Jahre alter Patient hat eine Epilepsie mit oral psychomotorischen Anfällen und running fits seit dem 14. Lebensjahr. Im EEG
stellt sich ein links temporal anterior bis Mitte gelegener spezifischer Herd dar. Das RCT zeigt in der linken Temporalspitze ein hyper-
denses kalkdichtes Areal, umringt von einer hypodensen Zone.

Die MRT zeigt im T1 betonten Bild im linken Temporallappen ein fleckig
signalarmes Areal, das basal lateral bis in die Rindenstruktur reicht.
Im T2 Mode ist diese Region signalreich. Diese signalreiche Zone ist
nach lateral und auch nach medial ausgedehnter als die signalarme
Zone im T1 betonten Bild.

Bei konstantem Herd, Therapieresistenz und nachgewiesener morphologischer Läsion wurde der Patient inzwischen operiert. Die neuropathologische Untersuchung des Operationspräparats ergab ein Hamartom,
einen sogenannten Mißbildungstumor mit mesodermalen und neuroektoder-
malen Bestandteilen (4). Die signalreiche Zone im T2 betonten Bild,
die über die durch T1 markierte Läsion hinausgeht entspricht im Präparat der reaktiven Randgliose (Abb. 7-9).

Bei Fall 2 handelt es sich um eine jetzt 22 Jahre alte Patientin,
die seit dem 8. Lebensjahr an einer Epilepsie mit psychomotorischen
Anfällen, isolierten epigastrischen Auren und fokal eingeleiteten
Grand Mal leidet. Im EEG zeigt sich ein rechts temporal anterior gelegener spezifischer Herd.

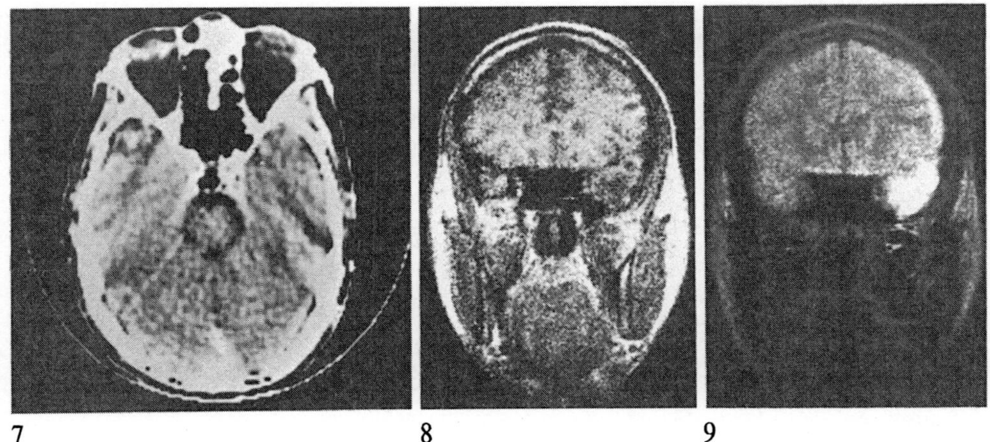

7   8   9

Abb. 7. Hamartom li. temporal. RCT
Abb. 8. Spin-Echo T1 betont. RE 0.4 EC 35
Abb. 9. Spin-Echo T2 betont. RE 1.6 EC 70

Mehrere RCT auch in der Frontalebene sind unauffällig. Die MRT im T1
betonten Bild ergibt einen deutlich atrophischen rechten Temporallappen
bei sonst unauffälliger Signalverteilung. Das T2 betonte Bild zeigt
mediobasal eine signalreiche Zone. Die signalintensive Zone hält sich
streng an die anatomischen Strukturen von Hippocampus und angrenzender Rinde. Die Signalzunahme in der T2 Aufnahme bei unauffälligem T1
betonten Bild kann wie in Fall 1 die Gliose markieren (Abb. 9-12).

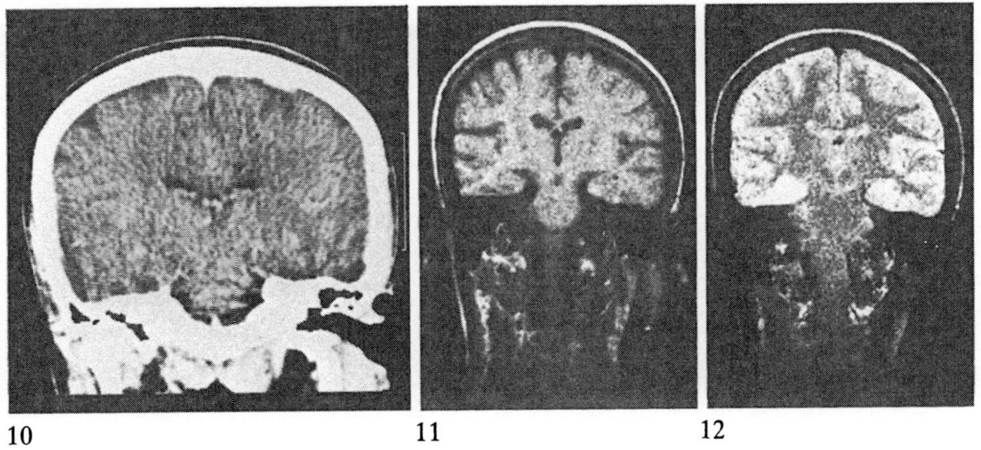

10   11   12

Abb. 10. Gliose re. temporal. RCT
Abb. 11. Spin-Echo T1 betont. RE 0.3 EC 35
Abb. 12. Spin-Echo T2 betont. RE 1.6 EC 70

Die wenigen Beispiele belegen, daß die MRT bei differenziertem Einsatz
eine deutliche Bereicherung der Möglichkeiten vitaler morphologischer
Diagnostik in der Neurologie ist.

1016

Literatur

1. Bydder GM, Steiner RE, Young IR, Hall AS, Thomas DJ, Marshall J,
   Pallis CA, Leeg NJ (1982) Clinical NMR imaging of the brain: 140
   cases. AJR 139:215
2. Heindel W, Huk W (1983) Gewebsdifferenzierung im Bereich des zentralen Nervensystems mit der Kernspin-Tomographie: erste klinische
   Erfahrungen. Elektromedica 51:2-6
3. Jensen J, Klinken L (1976) Temporal lobe epilepsy and neuropathology. Histological findings in resected temporal lobes correlated
   to surgical results and clinical aspects. Acta neuro scand 54:391
4. Meencke HJ, Stoltenburg-Didinger G (1984) Mißbildungstumoren
   (Hamartome) bei medikamentös therapieresistenten Epilepsien mit
   psychomotorischen Anfällen. In: Meyer-Ewert (Hrsg) Therapieresistenz bei Anfallsleiden. Karl Zuckschwerdt, München
5. Mills CM, Crooks LE, Kaufman L, Brant-Zawadzki M (1984) Cerebral
   abnormalities: Use of calculated T1 und T2 magnetic resonance
   images for diagnose. Radiology 150:87-94
6. Purcell EM, Torrey HC, Pound RV (1946) Resonance absorption by
   nuclear magnetic moments in a solid. Phys Rev 69:37
7. Schörner W, Felix R, Meencke HJ. Magnetische Resonanz Tomographie
   (MRT) bei Temporallappenläsionen. RöFo (im Druck)
8. Yong IR, Hall AS, Pallas CA, Bydder GM, Legg NJ, Steiner RE (1981)
   NMR Imaging of the brain in multiple sklerosis. Lancet 14:1063-1066

Kostenverminderung der Antikonvulsivabestimmung im homogenen Enzym-Immunoassay (EMIT) im Vergleich zum Fluoreszenz-Polarisations-Immunoassay (FPIA)

T. O. Kleine, N. Arold, H. Adam und H. Pick-Kober

Einleitung

Ein Hauptnachteil bei der Bestimmung von Antikonvulsiva-Spiegel mittels
Immunoassay sind —neben beachtlichen Gerätekosten —die hohen Reagenzienkosten. Dies trifft besonders für Einzelbestimmungen oder Messungen mit geringer Probenzahl zu, was in der Routine häufig vorkommt.
Durch Verminderung der Test- und Reagenzienvolumen konnten wir die
Reagenzienkosten der Enzyme-Multiplied-Immunoassay-Technik (EMIT) auf
ein Drittel bis ein Viertel senken mittels Adaption an vielseitig
einsetzbare Systeme wie das teilmechanisierte kinetische Eppendorf-
System (Enzymanalysator 5080) (2,3) oder das vollmechanisierte System
103 Gilford (4). Hier soll über eine kostenvermindernde Adaption der
EMIT an das automatisierte Syva-Mikrolitersystem berichtet werden im
Vergleich zum Therapeutic Drug Monitoring System (TDx) der Firma Abbott.

Material und Methodik

Reagenziensätze für Carbamazepin, Phenobarbital, Phenytoin, Primidon
und Valproinsäure mit Puffer, Standards und Kontrollseren wurden von
Syva-Merck, Darmstadt, bezogen bzw. von der Fa. Abbott, Wiesbaden,
und nach Firmenvorschrift (1,5) verwendet. Weitere Kontrollseren wurden
von DMD GmbH, Gailingen, und Fa. Fisher Therapeutic Drugs, München,
gekauft. Seren von Patienten unter Antikonvulsiva-Therapie wurden bei
4°C verschlossen gelagert und innerhalb von 10 Tagen analysiert.

Die *originale EMIT* wurde vollautomatisiert mit EMIT-Auto Carousel TM,
Spectrophotometer S-III und CP-5000 plus Clinical Processor von Syva-
Merck, Darmstadt, mit Calibrator 1 und 5 in Doppelbestimmungen durchgeführt (vgl. 5). Für die Untersuchungen einer Probe wurden ca. 80 s
benötigt.

Die *modifizierte EMIT* wurde in der gleichen Apparatur mit Calibrator 1
und 5 in Doppelbestimmungen mit 4,1 µl Probe und je 25 µl Reagenz A
und B (auf 454,1 µl mit EMIT-Puffer verdünnt) gefahren.

Der *Fluoreszenz-Polarisations-Immunoassay* (FPIA) wurde im TDx der Fa. Abbott,
Wiesbaden, mit 20 µl Probe in einem Gesamtvolumen von 2050 µl in Ein-
fachbestimmungen durchgeführt (vgl. 1). Für die Untersuchung einer
Probe wurden ca. 60 s benötigt. Im Gegensatz zu EMIT wurde die Eich-
kurve einmal für eine Reagenziencharge erstellt und gespeichert.

Ergebnisse und Diskussion

Die modifizierte EMIT mit reduziertem Proben- und Reagenzienvolumen
wurde nach den von der Fa. Syva angegebenen Kriterien (5) durchgeführt:
Doppelbestimmungen wichen nicht mehr als 6 ΔE-Einheiten voneinander ab
und die maximale Abweichung der Kontrollen vom Sollwert war ±10%. Für
die *Präzision in der Serie* mit 3 Kontrollseren niederer, mittlerer und
hoher Konzentration aller 5 Antikonvulsiva wurde ein Variationskoeffizient (VK) <10% berechnet (Tabelle 1). Er lag bis zu 2,7fach höher
als beim FPIA. Diese größere intraserielle Streuung beim EMIT zeigte
sich auch bei Probendoppelbestimmungen, bei denen die prozentuale
Abweichung des höheren gegen den niedrigen Wert für Carbamazepin,
Phenobarbital, Phenytoin und Primidon in 5 bis 25% der untersuchten
Proben Werte >10% aufwies. Bei Valproinsäure lagen bis zu 35% der
Proben über diesem Wert. Daher erscheint die von der Herstellerfirma
empfohlene generelle Doppelbestimmung bei EMIT gerechtfertigt. Für die
Präzision von Tag zu Tag wurde für diese 3 Kontrollseren der 5 Antikon-
vulsiva ein VK <10% ermittelt. Er lag deutlich niedriger als beim
FPIA (Tabelle 1), was anzeigt, daß die von der Herstellerfirma em-
pfohlene Einfachbestimmung beim FPIA *nicht* gerechtfertigt erscheint.
Für die *Richtigkeit* wurde die prozentuale Abweichung der in mehreren
Serien bestimmten mittleren Konzentration des jeweiligen Kontroll-
serums gegen den Sollwert berechnet. Sie ergab noch akzeptable Werte
von −5,3 bis +2,7% für EMIT und von −6 bis +10% bei FPIA.

Da die Anfangsextinktion A_O und die Kalibratordifferenzen zwischen
Kalibrator 1 und 5 gelegentlich unter den geforderten Werten lagen,
wurde zur Absicherung der modifizierten EMIT ein Methodenvergleich
mit FPIA durchgeführt, der eine gute Übereinstimmung der erhaltenen
Werte in Patientenseren für Carbamazepin, Phenobarbital, Phenytoin
und Primidon erbrachte (Abb. 1). Für Valproinsäure wurden mit EMIT
etwa 10% höhere Werte als mit FPIA gemessen. Bei diesen EMIT-Messun-
gen in größeren Serien wurden zur Kontrolle der Stabilität der Eich-
kurve bis zu 6 Kontrollen pro 18 Patientenseren eingesetzt.

Die *Reagenzienkosten* mit Zubehör wurden pro Test für Original-EMIT,
modifizierte EMIT und FPIA nach Listenpreisen für die 5 Antikonvulsiva berechnet, bei TDx inklusive Leasing-Gebühren. Hierbei wurden bei EMIT für eine Probe eine Kontrolle, für 4 Proben 2 Kontrollen,
für 8 Proben 3 Kontrollen und für 18 Proben 6 Kontrollen zur Absicherung der Ergebnisse mitgeführt, bei FPIA jeweils 2 Kontrollen für 2
bis 18 Proben. Für Original EMIT sind die Kosten für eine Probe ca.
1,6fach höher als bei FPIA, für 4 bis 18 Proben etwa gleich hoch. Für
modifizierte EMIT sind die Kosten für eine Probe 10 bis 20% niedriger
als bei FPIA, für 4 bis 18 Proben 40 bis 50% niedriger. Dieser Preis-
unterschied verringert sich um 30 bis 40%, wenn die Leasing-Gebühren
für TDx entfallen und erhöht sich, wenn die Stabilität der EMIT-Eich-
kurve verbessert werden kann.

Zusammenfassung

Eine im Reagenzienvolumen um 50% verminderte EMIT ergab eine vergleichbare Präzision und Richtigkeit wie die Original-Syva-EMIT und wies bei
Methodenvergleich mit FPIA für Carbamazepin, Phenobarbital, Phenytoin,
Primidon und Valproinsäure eine gute Übereinstimmung auf. Die Reagenzienkosten sind für eine Probe um 10 bis 20% und für 4 bis 18 Proben
40 bis 50% niedriger als beim Abbott-TDx. Mit der modifizierten EMIT
konnten bis zu 20 Proben pro Stunde gemessen werden, mit TDx ca. 40
Proben.

Tabelle 1. Präzision in der Serie und von Tag zu Tag für 5 Antikonvulsiva in niedriger, mittlerer und hoher Konzentration, bestimmt mittels Abbott-FPIA und Syva-EMIT. Mittelwert $\bar{x}$ mit VK

Antikonvulsivum	Methode	Präzision in der Serie								
		$\bar{x}$(mg/l)	n	VK%	$\bar{x}$(mg/l)	n	VK%	$\bar{x}$(mg/l)	n	VK%
Carbamazepin	FPIA	3,1	10	3,2	6,1	10	3,3	15,9	10	2,5
Phenobarbital	FPIA	14,8	10	2,0	29,2	10	1,7	47,3	10	1;9
Phenytoin	FPIA	7,7	10	5,1	14,8	10	2,0	28,9	10	2,1
Primidon	FPIA	3,2	10	3,1	11,9	10	1,7	20,2	10	2,0
Valproinsäure	FPIA	38,4	10	3,1	74,1	10	3,6	124,2	10	2,6
Carbamazepin	EMIT	4,9	10	5,9	5,8	10	5,7	14,5	10	5,9
Phenobarbital	EMIT	14,9	10	5,1	29,8	10	4,6	44,4	10	5,1
Phenytoin	EMIT	10,1	10	4,0	14,6	10	3,9	25,9	10	4,8
Primidon	EMIT	5,5	10	3,4	11,7	10	3,4	17,9	10	3,3
Valproinsäure	EMIT	50,1	10	5,4	75,0	10	5,2	135,2	10	4,1
		Präzision von Tag zu Tag								
Carbamazepin	FPIA	3,1	66	9,0	6,1	62	6,8	15,7	68	5,6
Phenobarbital	FPIA	14,6	64	7,3	29,0	65	6,6	47,0	65	7,8
Phenytoin	FPIA	7,6	64	8,5	14,9	67	8,2	29,1	69	8,6
Primidon	FPIA	3,3	61	8,5	12,0	57	6,4	20,5	55	9,5
Valproinsäure	FPIA	38,0	63	14,6	74,4	64	6,5	124,0	59	8;8
Carbamazepin	EMIT	5,0	10	6,0	5,7	10	5,6	15,6	10	5,5
Phenobarbital	EMIT	15,5	10	5,2	29,2	10	5,1	46,2	10	5,3
Phenytoin	EMIT	9,8	10	6,1	14,2	10	4,2	25,5	10	4,7
Primidon	EMIT	10,5	10	5,3	11,5	10	3,2	17,3	10	2,5
Valproinsäure	EMIT	48,2	10	3,3	73,1	10	6,3	132,2	10	4,4

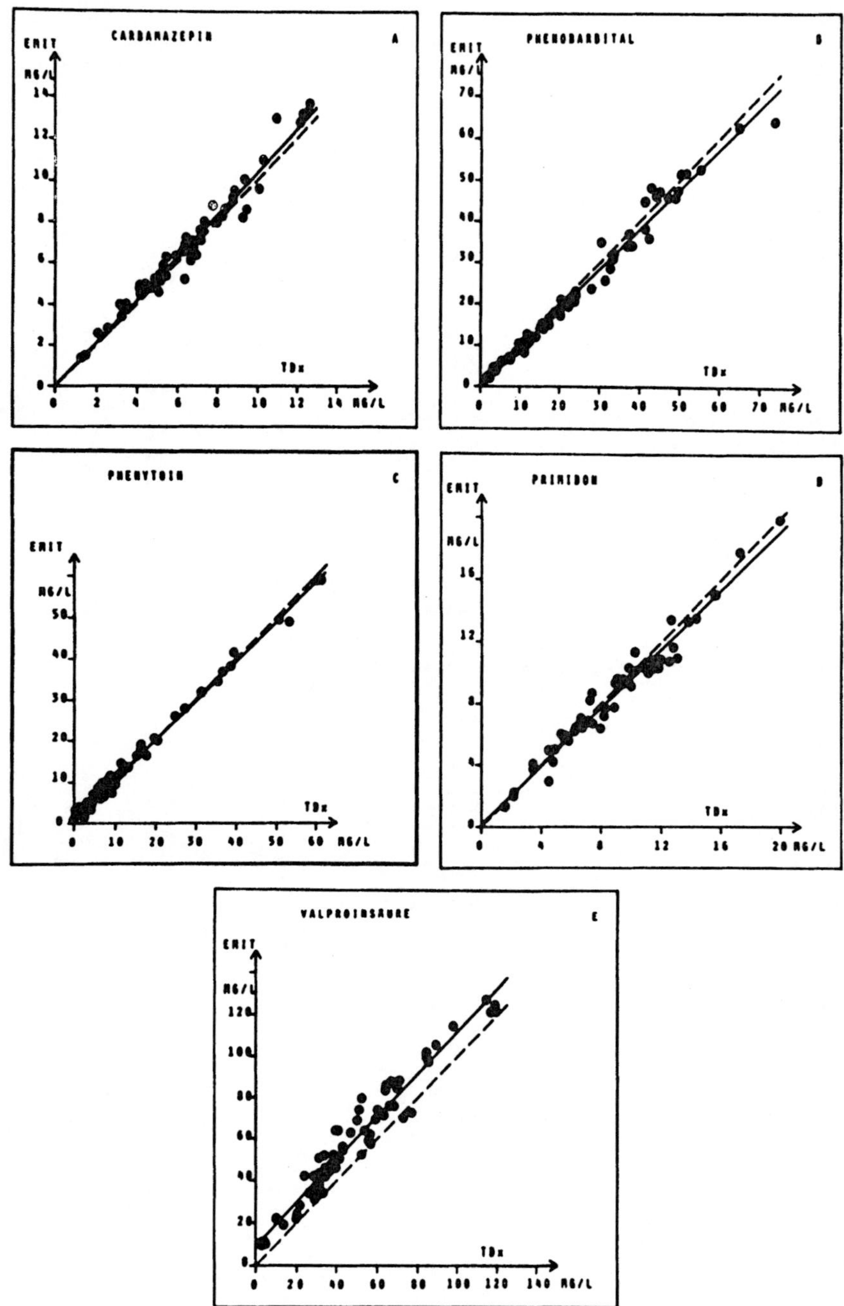

<u>Abb. 1.</u> Methodenvergleich der modifizierten Syva-EMIT (Ordinate) mit Abbott-FPIA
(TDx) (Abszisse) für 5 Antikonvulsiva in Patientenseren mit Berechnung der linearen
Regression y = ax +b (ausgezogene Gerade) und Korrelationskoeffizienten r:
A: Carbamazepin : y = 1,03 x + 0,08 (n = 50) r = 0,983
B: Phenobarbital : y = 0,96 x − 0,33 (n = 63) r = 0,991
C: Phenytoin   : y = 0,96 x + 1,25 (n = 56) r = 0,998
D: Primidon   : y = 0,95 x + 0,17 (n = 52) r = 0,981
E: Valproinsäure : y = 1,03 x + 8,94 (n = 63) r = 0,975

Literatur

1. Abbott Firmenvorschrift für Antikonvulsiva TDx[TM]. Abbott Diagnostics Division, 1982
2. Kleine TO (1978) Lowering the cost of the enzyme immunoassay (EMIT) for carbamazepine by its adaptation to a mechanized microliter system. Clin Chim Acta 82:193-195
3. Kleine TO (1980) Kostenverminderung des Enzym-Immuno-Assays (EMIT) für Antikonvulsiva durch Anwendung eines mechanisierten Mikrolitersystems. In: Sommer R (Hrsg) Kontrolle der Plasmaspiegel von Pharmaka. Thieme, Stuttgart, S 25
4. Kleine TO, Merten B, Singh A (1982) Kostenminderung der Bestimmung der Konzentration von Antikonvulsiva mittels des Enzym-Immuno-Assay (EMIT) durch Verringerung der Analysemengen. Lab Med 6: A+B 203-206
5. Syva Firmenvorschrift für Antikonvulsiva Merckotest[R] EMIT[R] -aed Syva-Merck, 1982

Vergleichende Hirndurchblutungsmessung mit der intraarteriellen ^{133}Xenon-Technik und der Mikrosphärenmethode bei Pavianen mit fokaler transitorischer Hirnischämie

A. Hartmann, Z. Czernicki, S.-N. Reske, F.-J. Schuier, L. Solymosi und J. Lopez

Die exakte Messung der regionalen Hirndurchblutung mit dem Fickschen
Prinzip ist schwierig, da das Gehirn sowohl von verschiedenen Arterien
versorgt wie auch über mehrere Venen drainiert wird. Frei diffusible
Substanzen werden vor allem bei Patienten eingesetzt, obgleich Nach-
teile die Zuverlässigkeit einschränken. Die Messung der regionalen
Hirndurchblutung (rCBF) mit frei diffusiblen Substanzen wie z.B.
^{133}Xe gehört diesbezüglich zu den am häufigsten praktizierten Metho-
den.

In der experimentellen Neurophysiologie werden radioaktive frei diffusible Substanzen wie ^{133}Xe ebenfalls verwendet, um rCBF durch an der
Oberfläche fixierte Detektoren zu bestimmen. Die Messung der lokalen
Hirndurchblutung lCBF in tieferen Strukturen des Gehirns ermöglichen
sie nicht. Hier werden markierte Mikrosphären eingesetzt, um vor allem
die lokale Durchblutung zu bestimmen. Sowohl frei diffusible radioaktive Gase (^{133}Xe) wie auch Mikrosphären können dann Territorien
nicht betreten, wenn das versorgende Gefäß verschlossen ist. Unter
diesen Umständen sind beide Methoden auf Kollateralen angewiesen. Es
erscheint daher einleuchtend, daß der Wert beider Methoden bei Untersuchungen mit induzierten Gefäßverschlüssen kritisch betrachtet werden muß.

In den vorliegenden Untersuchungen wurde die intraarterielle ^{133}Xe-
Technik (1) mit der Mikrosphärenmethode (2) bei induziertem zerebralen
Gefäßverschluß an Pavianen verglichen.

Methode

6 Paviane beiderlei Geschlechts der Gewichtsklasse 10-14,5 kg wurden
in das Protokoll aufgenommen.

1. Intraarterielle ^{133}Xe-Technik

^{133}Xe wurde über einen eingelegten Polyäthylenkatheter in die A. lin-
gualis injiziert, wobei alle anderen Gefäße der A. carotis communis
bis auf die A. carotis interna vorübergehend unterbunden wurden. Die
Radioaktivität wurde mit 8 über der linken Schädelkalotte stereotaktisch fixierten Natrium-Iodid-Detektoren mit einem Kristalldurchmesser
von 8 mm und einer Kollimation von 14 mm gemessen. Zur Berechnung der
Durchblutung wurde die stochastische Methode ("Höhe über Fläche"-
Technik) verwendet.

2. Mikrosphärentechnik

Ungefähr 6×10^6 Mikrosphären (Größe 15 ± 5 micron) mit radioaktivem Scandium, Cerium oder Rutenium markiert, wurden verwendet. Die Injektion erfolgte über einen transfemoral eingelegten Katheter, dessen Spitze mit röntgenologischer Kontrolle in den linken Herzventrikel plaziert wurde. Während der Injektion der Mikrosphären über 60 Sekunden wurde über eine Pumpe aus der Aorta kontinuierlich Blut abgesaugt, um die arterielle Konzentration zu bestimmen. Nach Abschluß der Untersuchung und Entnahme des Gehirns erfolgte die Konzentrationsbestimmung in koronaren Schnitten mittels eines Probenzählers. Die Durchblutung ergab sich aus folgender Formel:

$$rCBF = \frac{R_{Gewebe} \cdot F_{Blut} \cdot 1oo}{W_{Gewebe} \cdot R_{Blut}} \quad (ml \cdot 100 \ g^{-1} \cdot min^{-1})$$

R = Radioaktivität; F = Geschwindigkeit der Blutentnahme; W = Gewicht der Gewebeprobe.

Mittels der ^{133}Xe-Technik wurde im Ausgangsstadium, während und nach Positionierung eines für 60 Minuten verbleibenden Clips auf der transorbital frei gelegten A. cerebri media die CO_2-Reaktivität und die autoregulative Kapazität überprüft. Sie war für alle Tiere normal. Parallel zu den drei ^{133}Xe-Basismessungen in Normokapnie und Normotension wurden pro Tier 3 Mikrosphärenuntersuchungen unternommen. Da die Energie der verwendeten Mikrosphären deutlich voneinander abwich, war mit dem Probezähler in einer Gewebeschicht eine Konzentrationsbestimmung aller 3 Mikrosphären möglich. Die stereotaktisch fixierten Natrium-Iodid-Detektoren wurden für die Korrelationsuntersuchungen so gruppiert, daß ihre Lokalisation mit den koronaren Schnittebenen für die Mikrosphärenbestimmung übereinstimmte.

Ergebnisse

Unter Normokapnie und Normotension betrug die mittlere Hemisphärendurchblutung CBF (^{133}Xe) in der linken Hemisphäre vor Setzen des Clips $42 \pm 3,1$ (ml $\cdot$ 100 $g^{-1} \cdot min^{-1}$) (Abb. 1). Die Mikrosphärentechnik ergab hier einen Wert von $43,8 \pm 2,9$ (ml $\cdot$ 100 $g^{-1} \cdot min^{-1}$) in der rechten Hemisphäre. Während der Clip-Positionierung fiel CBF auf $33,7 \pm 3,9$ (linke Hemisphäre, ^{133}Xe) bzw. $26,3 \pm 4,5$ (Mikrosphärentechnik) ml $\cdot$ 100 $g^{-1} \cdot min^{-1}$) ab. Der Unterschied war mit p <0,05 signifikant. In der kontralateralen Hemisphäre betrug CBF während der Clip-Positionierung $43,2 \pm 1,2$ (ml $\cdot$ 100 $g^{-1} \cdot min^{-1}$). 10-20 Minuten nach Clip-Entfernung stieg in der betroffenen Hemisphäre CBF auf $48,8 \pm 2,8$ (^{133}Xe) bzw. $49,6 \pm 4,1$ (Mikrosphären) (ml $\cdot$ 100 $g^{-1} \cdot min^{-1}$) an, in der kontralateralen Seite fiel CBF auf $42,8 \pm 1,7$ (ml $\cdot$ 100 $g^{-1} \cdot min^{-1}$) ab.

Die Verwendung der intraarteriellen ^{133}Xe-Technik erlaubt keinen intraindividuellen Seitenvergleich, der aber mit der Mikrosphärentechnik möglich ist. Bei selektiver Betrachtung der Perfusion im Versorgungsgebiet der A. cerebri media zeigt sich, daß rCBF auf der infarzierten Seite während der Clip-Positionierung um $52 \pm 4\%$ abfiel, auf der kontralateralen Seite signifikant um $6,1 \pm 4\%$ (Abb. 2). Nach Entfernung der Clips fällt CBF in der kontralateralen Seite um $11,2 \pm 10,8\%$ gegenüber dem Wert vor Setzen des Clips ab, in der homolateralen Seite stieg CBF auf $128 \pm 8\%$ (^{133}Xe) bzw. $119,8 \pm 3,3\%$ (Mikrosphären) an.

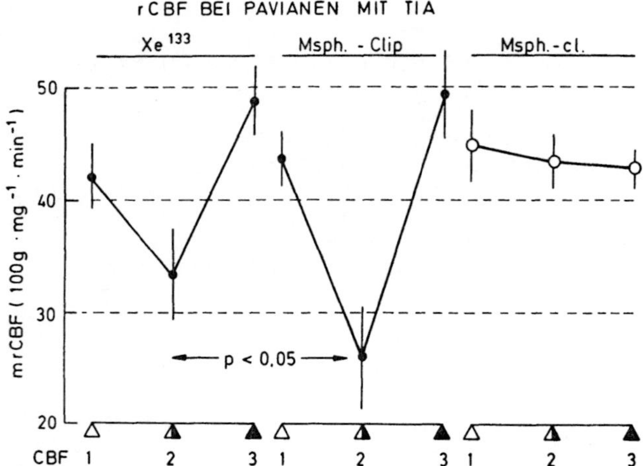

Abb. 1. Gehirndurchblutung bei Pavianen vor, während und nach transitorischer Ischämie. Die mittlere regionale Hirndurchblutung mrCBF wurde mit der intraarteriellen ^{133}Xe-Technik (links) bzw. in der von der Ischämie betroffenen (Mitte) und kontralateralen (rechts) Hemisphäre mit der Mikrosphären-Technik bestimmt. CBF 1 = Ausgangswert vor Setzen des Clips auf der A. cerebri media. CBF 2 während Stationierung des Clips, CBF 3 nach Entfernung des Clips. Lediglich während der induzierten Ischämie kommt es zu einem signifikanten Unterschied beider Methoden und niedrigerer Durchblutungsbestimmung mit der Mikrosphärentechnik

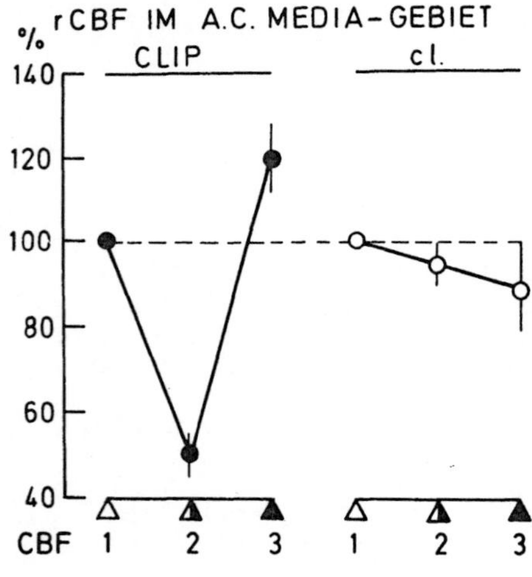

Abb. 2. Veränderung der regionalen Hirndurchblutung durch transitorische Ischämie. Angegeben ist die mit der Mikrosphären-Technik gemessene Durchblutungsveränderung im Versorgungsgebiet der A. cerebri media gegenüber dem Ausgangswert vor Setzen des Clips (CBF 1 = 100%) in der ischämischen (CLIP) und der kontralateralen (cl.) Hemisphäre. Während Clip-Positionierung (CBF 2) zeigt sich ein deutlicher Abfall der Hirndurchblutung in der betroffenen Hemisphäre, nach Entfernen des Clips (CBF 3) ein deutlicher Durchblutungsanstieg gegenüber dem Ausgangswert. In der kontralateralen Hemisphäre (cl.) kommt es von CBF 1 nach CBF 3 zu einer signifikanten Durchblutungsabnahme

Diskussion

Inwieweit die intraarterielle ^{133}Xe-Methode wirklich imstande ist, Hirngewebe hinter einem Gefäßverschluß (A. cerebri media) über Anastomosen zu erreichen, kann während des Experiments nicht geklärt werden. Die Tatsache, daß die Aufteilung der Detektoren-Areale für die Perfusionsgebiete der A. cerebri anterior, A. cerebri media und A. cerebri posterior für Basiswert, CO_2-Reaktivität und Autoregulation unterschiedliche Ergebnisse ergibt, läßt vermuten, daß auch im Gebiet der A. cerebri media echte Durchblutungswerte bestimmt werden, so daß eine Füllung über Kollateralen angenommen werden darf.

Die Zuverlässigkeit der Mikrosphärenmethode hängt von der Größe der verwendeten Mikrosphären ab. Zu kleine Mikrosphären erhöhen das Risiko des "shunting" (4), zu große führen zu rheologischen Veränderungen und somit zu einer Verteilung, welche nicht genau der wahren Durchblutung entspricht (5,6). Marcus et al. (2) konnten nachweisen, daß die Verwendung von Mikrosphären mit einer Größe von 15 micron am ehesten die tatsächlichen Perfusionsverhältnisse wiederspiegelt. Das hier verwendete Modell wurde von Hossmann und Schuier (7) an der Katze bereits erfolgreich verwendet.

Unter normalen und hyperämischen Perfusionsbedingungen ergaben beide Methoden identische Durchblutungswerte. Während der Gefäßligatur jedoch wichen beide Methoden signifikant voneinander ab. Der Unterschied mit konstant höheren ^{133}Xe-CBF-Werten kann folgende Ursache haben:

1. Die extern angebrachten Detektoren zur Registrierung der [133]Xe Aktivität mit einer Längsachse quer zur sagittalen Ebene des Gehirns erfassen die Radioaktivität von mindestens 2 Perfusionsgebieten. Kommt es zu einem Gefäßverschluß in einem dieser Perfusionsgebiete, überwiegt relativ der Einfluß des anderen Territoriums.

2. Die evtl. nicht ausreichende Füllung von Gewebe im Versorgungsgebiet der A. cerebri media während der Clip-Positionierung mit [133]Xe führt zu Kurven niedrigerer Zählrate, die von Aktivität aus dem Versorgungsgebiet der A. cerebri posterior oder der A. cerebri anterior maskiert werden (look through).

3. Da bei der Gewebezählung die Mikrosphärenaktivität in den Zähler der Formel eingeht, wird die Durchblutung unterschätzt, wenn infolge verzögerter Ankunft der Mikrosphären über Kollateralen eine unzureichende Menge das Gewebe erreicht.

4. Aufgrund der geringen Halbwertstiefe von ^{133}Xe wird am ehesten Radioaktivität von der detektornahen kortikalen Oberfläche registriert und somit CBF aufgrund des angeblich erhöhten Einflusses der grauen Substanz überschätzt, wenn der Infarkt tiefere Strukturen betrifft. Dieses Argument wird jedoch durch die Beobachtung entschärft, daß in der Basismessung beide Methoden identische Werte lieferten.

Da die Durchblutungswerte in beiden Methoden konstant waren, sind Mischungsprobleme aufgrund der Injektionen der Mikrosphären in die Herzkammer (statt in den Vorhof) sicherlich nicht Ursache der Flußdifferenzen. Um die offen gebliebenen Fragen zu beantworten, wird die Mikrosphärenmethode derzeit mit der Messung der lokalen Hirndurchblutung mittels Inhalation von stabilem, nicht radioaktivem Xenon und Aufzeichnung der Dichteverhältnisse im Computertomogramm überprüft.

Literatur

1. Lassen NA, Hoedt-Rasmussen K (1966) Human cerebral blood flow measured by 2 inert gas techniques. Circ Res 19:681-688
2. Rudolph AM, Heyman MA (1967) The circulation of the fetus in utero: methods for studying distribution of blood flow, cardiac output and organ flow. Circ Res 21:163-169
3. Hartmann A, Menzel J, Buttinger C, Lange D (1983) An experimental primate stroke model to study cerebrovascular responses to chronic regional ischemia. Advances Biosciences 43:167-183
4. Prosenz P (1972) Investigation of the filter capacity of the dog's brain. Arch Neurol 26:479-488

5. Phibbs RH, Dong L (1970) Nonuniform distribution of microspheres
   in blood flowing through an medium-size artery. Can J Physiol
   Pharmacol 48:415-421
6. Roth JA, Greenfield AJ, Kaihara S, Wagner HN (1970) Total and regional cerebral blood flow in unanesthetisized dogs. Am J Physiol
   219:96-101
7. Hossmann K-A, Schuier FJ (1980) Experimental brain infarcts in
   cats. I. Pathophysiological observations. Stroke 11:583-592

Eine nozifensive Reaktion der Katze und ihre Eignung zur schonenden Algesimetrie – Eine Verlaufsstudie über 120 Tage

M. Schlenker und M. Zimmermann

Einleitung

Methoden zur Bestimmung der Schmerzstärke werden besonders für die
klinische Forschung, zum Beispiel die Erprobung neuer Analgetika, benötigt. Beim Menschen werden einfache Skalierungen, zum Beispiel auf
der DOL-Skala von Hardy (5), ausführlichere Fragebogen wie der von
Melzack (8) und standardisierte Verhaltensbeobachtungen (9) verwendet.
Bei Tieren stehen grundsätzlich nur nonverbale der Nozizeption ent-
springende Reizantworten zur Verfügung. Nach Sherrington (10,11) versteht man unter Nozizeption die Verarbeitung mutmaßlich schmerzhafter
Reize auf jeder Ebene des Nervensystems. In der pharmakologischen Forschung zum Routineverfahren geworden ist der sogenannte teil-flick
test (3). Der Schwanz fixierter Ratten wird hierbei schmerzhaften Hitzereizen ausgesetzt. Die Methode erlaubt bei allmählicher Reizsteigerung
eine Schwellenbestimmung sowie über die Veränderung der Wegziehlaten-
zen bei bestimmten Reiztemperaturen unter Anwendung verschiedener anal-
getischer Maßnahmen deren Vergleich. Bei fixierten Affen hat Dubner
(4) nachgewiesen, daß die Reaktionslatenz einer konditionierten Ver-
meidungsreaktion bei thermischer Reizung der Oberlippe in linearer Abhängigkeit von der Reizstärke abnimmt.

Wir haben uns mit einer nozifensiven Reaktion der unfixierten Katze,
nämlich dem Wegziehen eines Hinterbeins bei abgestufter thermischer
Reizung der Fußsohle, befaßt und ihre Eignung zur Algesimetrie überprüft.

Material und Methodik

Abbildung 1 zeigt unsere Versuchsapparatur (s. nächste Seite).

Versuchstiere. Wir benutzten elf weibliche ausgewachsene Katzen mit
einem Gewicht zwischen 2 und 3 kg.

Training und Fütterung. Die Katzen wurden für das Besteigen der Thermoden
durch Milchfütterung belohnt. Die Trainingszeit (anfänglich Fütterung
ohne Hitzereize, später Gewöhnung an diese) war beendet, sobald die
Katze die Thermoden für die Dauer von mindestens 20 Minuten nicht verließ. Acht von elf Katzen taten dies nach zwei bis sieben Trainings-
sitzungen (eine pro Tag). Sie nahmen an der sich über einen längeren
Zeitraum erstreckenden Untersuchung teil. Zwischen den Experimenten
hatten sie freien Zugang zu Trockenfutter und erhielten einmal täglich
Kitekat at libitum. Die anderen drei Katzen verließen regelmäßig die
Thermoden, sobald eine ihrer Fußsohlen thermisch gereizt wurde, sie
konnten für die Untersuchung nicht verwendet werden.

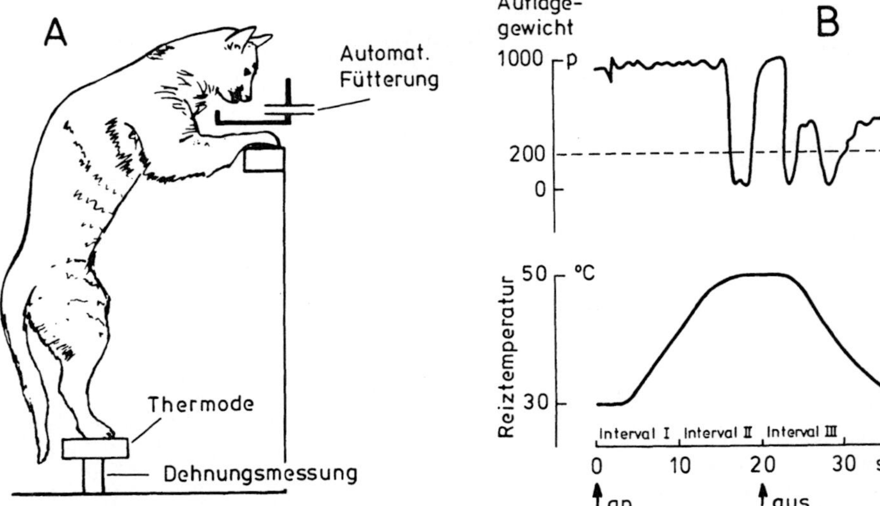

Abb. 1A. Die frei bewegliche Katze steht mit den Hinterbeinen auf zwei getrennten Thermoden deren Temperatur vermittels Durchströmung mit Wasser verändert werden kann. Das Versuchstier erhält 0.5 ml Milch alle 20 s. Ein Dehnungsmeßstreifen in der Aufhängung der Thermode registriert das aufliegende Gewicht. Die Temperatur an der Fußsohle der Katze wird über ein dieser anliegendes Meßelement gemessen. **B** Unterer Kurvenzug: Im Intervall zwischen den Hitzereizen beträgt die Thermodentemperatur 30°C. Gezeigt wird das Beispiel eines Hitzereizes bis 50°. Reizdauer 20 Sekunden. Oberer Kurvenzug: Beispiel einer Wegziehreaktion während des unten gezeigten Hitzereizes. Gewicht <200 p wurde definiert als "Fußhebung".
Temperatur am Ende eines Intervalls (T_i) Gesamtzeit der Fußhebungen während dieses Intervalls (t_i) und Frequenz der Hebungen (f_i) wurden registriert, benutzt wurde ein BIOMAC 500 Computer, das Schaltintervall betrug 10 s

Aufbau der Experimente. Nach Abschluß des Trainings wurde mit den Experimenten begonnen. Eine Sitzung dauerte 20 Minuten. Während dieser Zeit wurden sechs Hitzereize von 20 s Dauer appliziert, dem Zufall folgend rechts oder links, die Reizstärke (zwischen 44°C und 55°C) und der Abstand zwischen den Reizen (zwischen 100 s und 300 s) waren ebenfalls randomisiert. Die Experimente wurden über einen Zeitraum von 120 Tagen durchgeführt, jeden dritten Tag eine Sitzung. Aufgrund der Randomisierung wurden stets unterschiedliche Reizprotokolle angewandt.

Statistische Auswertung. Wir verglichen die möglichen Kombinationen Reiz (Temperatur) und Reaktion (Frequenz oder Gesamtzeit der Hebungen) mit dem Ziel, das am stärksten korrelierende Paar herauszufinden. Um die Reaktion jedes Tieres zu charakterisieren, wurde eine lineare Regression berechnet. Für jede Kalkulation (die getrennt für das rechte und das linke Bein durchgeführt wurde) faßten wir die Daten von vier aufeinanderfolgenden Sitzungen zusammen. Die Signifikanztestung erfolgte mit dem einseitigen FISHER-Test. Die Reaktion des Versuchstieres wurde als charakterisiert durch die Steigung der errechneten Gerade sowie die Reaktionsschwelle (deren Schnittpunkt mit der Abszisse).

Ergebnisse

Beste Parameter. Die Hebefrequenz korrelierte nur sehr schlecht mit der Reizstärke. Wurde auf der Reaktionsseite die Gesamtzeit der Fußhebungen in einem bestimmten Intervall herangezogen, so ergaben sich die höchsten Korrelationen, wenn T_2 und t_3 benutzt wurden. Die folgende Tabelle faßt die Ergebnisse zusammen.

Tabelle 1. Signifikanzniveau der errechneten Korrelationen Reiztemperatur/Fußhebezeit

Tier Nr.	Anzahl der Regressionen	Davon Regressionen mit		
		$p < 0.01$	$p < 0.05$	$p < 0.0,1$
171	16[a]	14	2	–
212	18	15	3	–
220	18	12	3	3
221	18	13	3	2
2	18	14	4	–
5	18	12	3	3
177	16[a]	12	1	3
200	18	10	2	1[b]

[a] Die letzten Versuche konnten aufgrund einer Infektion nicht durchgeführt werden.
[b] Hier war fünfmal $p > 0.1$. Das Tier hatte gelernt, nach Art einer "alles oder nichts" Reaktion den Fuß zu heben.

Veränderung der Reaktion. Im Verlauf der 120 Tage kam es bei allen Katzen zu einer allmählichen Sensibilisierung, das heißt zunehmender Reizantwort. Die Reaktionsschwellen lagen anfänglich zwischen 47°C und 50°C, der Mittelwert betrug 48,7°C. Der Schwellenwert sank anfänglich rasch, um dann wieder etwas anzusteigen und im weiteren Verlauf fast linear auf 47,2°C abzusinken.

Im Vergleich zu dieser relativ geringen Änderung der Schwelle fand sich eine wesentlich ausgeprägtere Zunahme der Anstiegssteilheit, das heißt die Reizbeantwortung bei verschiedenen überschwelligen Hitzereizen wurde differenzierter. Die Anstiegssteilheit nahm im Verlauf der Untersuchung in fast linearer Weise um 50% von 0,38 s/°C auf 0,56 s/°C zu.

Diskussion

Die Methode erfüllt die nach Kenshalo (7) für jede algesimetrische Methode zu fordernden Bedingungen (natürlicher Reiz, der an Laborsituation adaptierbar ist, keine Gewebsschädigung, Schwellenbestimmung möglich). Was die praktische Nützlichkeit angeht, so meinen wir, diese aufgrund der auch bei längerer Anwendung der Methode hohen Korrelation zwischen Reiz und Reaktion bejahen zu können.

Die anfänglich gemessene Reaktionsschwelle betrug im Mittel 48,7°C. Kenshalo (7) fand einen Wert von 50°C. Die Erklärung dieser Differenz könnte —neben anderen methodischen Unterschieden —sein, daß seine Hitzereize langsam und linear anstiegen, unsere bis zur Erreichung eines Plateaus relativ rasch. Wir nehmen an, daß zur Auslösung einer Wegziehreaktion eine gewisse Afferenzsumme in einer bestimmten Zeit erreicht werden muß. Dies geschieht bei raschem Reizanstieg mit entsprechend schnellerer Rekrutierung von Rezeptoren rascher. Hardy (5, 6) hat entsprechendes beim Menschen gezeigt.

Ein Vergleich mit einer elektrophysiologischen Arbeit von Beck et al. (1) zeigt, daß bei der Schwellentemperatur von 48,7°C ungefähr 90% der für die Schmerzempfindung verantwortlichen C-Rezeptoren erregt sind.

1030

Während der 120 Tage kam es insgesamt zu einer Sensibilisierung, wobei diese sich weniger in einer Abnahme der Schwelle als vielmehr in
einer Zunahme der Reizunterscheidung für überschwellige Reize zeigte,
d.h. auf überschwellige Reize wurde stärker reagiert bei nur wenig
niedrigerer Schwelle. Elektrophysiologische Langzeitstudien existieren unseres Wissens nicht. Eine Sensibilisierung peripherer Rezeptoren
als Grundlage der Reaktionszunahme erscheint bei Anwendung unseres
Versuchsprotokolls aufgrund des langen Reizabstandes unwahrscheinlich.

Einen Vorteil unserer Methode sehen wir darin, daß bei ihrer Anwendung
die Versuchstiere entsprechend den ethischen Richtlinien der Internationalen Gesellschaft zum Studium des Schmerzes (2) weitestgehend ge-
schont werden.

Zusammenfassung

Bei acht Katzen wurde eine die Versuchstiere nicht belastende algesimetrische Methode erprobt. Die Tiere standen frei beweglich auf er-
wärmbaren Podesten, bei Hitzereizung einer Fußsohle wurde das entsprechende Bein zur Schmerzvermeidung gehoben. Bei über einen Zeitraum
von 120 Tagen wiederholten Versuchen fand sich zu jedem Zeitpunkt eine
hohe lineare Korrelation der Fußhebezeit zur variablen Reiztemperatur.
Es kam zu einer zunehmenden Sensibilisierung, die sich weniger in
einem Absinken der Reaktionsschwelle zeigte als vielmehr in einer Zunahme der Reaktion auf überschwellige Reize bei nur wenig geringerer
Schwelle.

Literatur

1. Beck PW, Handwerker HO, Zimmermann M (1974) Nervous outflow from
   the cat's foot during noxious radiant heat stimulation. Brain Res
   67:373-386
2. Commitee for Research and Ethical Issues of the IASP (1983) Ethical guidelines for investigations of experimental pain in conscious animals. Pain 16:109-110
3. D'Amour FE, Smith DL (1941) A method for determining loss of pain
   sensation. J Pharmacol exp Ther 72:74-79
4. Dubner R, Beitel RE, Brown FJA (1976) A behavioral model for the
   study of pain mechanisms in primates. In: Weisenberg M, Tursky B
   (eds) Pain - New perspectives in therapy and research. Plenum,
   New York, p 155-170
5. Hardy JD, Wolff HG, Goodell H (1952) Pain sensations and reactions.
   Williams and Wilkins, Baltimore, Md
6. Hardy JD, Jacobs I, Meixner MD (1953) Threshold of pain and reflex
   contraction as related to noxious stimulation. J Appl Physiol 5:
   725-739
7. Kenshalo DR (1972) Korrelate für Schmerzschwellen in der Aktivität
   peripherer Nerven von Katzen. In: Janzen R et al. (eds) Schmerz.
   Thieme, Stuttgart, p 81-90
8. Melzack R (1975) The McGill pain questionnaire: major properties
   and scoring methods. Pain 1:277-299
9. Richards JS, Nepomuceno C, Riles M, Suer Z (1982) Assessing pair
   behavior: The UAB pain behavior scale. Pain 14:393-398
10. Sherrington CS (1904) Qualitative difference of spinal reflex
    corresponding with qualitative difference of cutaneous stimulus.
    J Phyisol (Lond) 30:39
11. Sherrington CS (1906) The integrative action of the CNS. Constable,
    London

Sachverzeichnis

Pathologie des Nervensystems I
Durchblutungsstörungen und Gefäßerkrankungen des Zentralnervensystems

Von J. Cervós-Navarro, H. Schneider
Redigiert von G. Ule

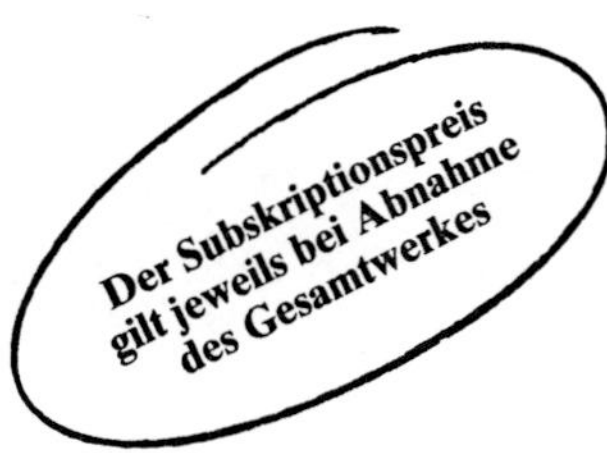

1980. 263 Abbildungen in 374 Einzeldarstellungen, 4 Tabellen. XXI, 665 Seiten
(Spezielle pathologische Anatomie, Band 13, Teil 1)
Gebunden DM 350,–; Subskriptionspreis: Gebunden DM 280,–
ISBN 3-540-09788-0

Der 1. Teilband bringt eine ausführliche, der eminenten klinischen Bedeutung und Häufigkeit gerecht werdende Darstellung der Gefäßerkrankungen und Durchblutungsstörungen des Gehirns durch J. Cervos-Navarro Berlin, der sich als einer der Initiatoren und aktiven Mitgestalter der internationalen Berliner Erwin-Riesch-Symposien in den letzten Jahren mit diesem Gebiet sehr intensiv beschäftigt hat. Erstmalig in einer systematischen Übersicht werden hier die Störungen der Mikrozirkulation mit Beeinträchtigung des Stoffaustausches in der terminalen Strombahn und die der Makrozirkulation mit den Folgen für Zufuhr, Verteilung und Abfluß des Blutes aus morphologischer Sicht umfassend dargestellt.

Die entsprechenden Erkrankungsformen im Bereich des Rückenmarks werden in einem gesonderten Abschnitt von H. Schneider Berlin abgehandelt, der durch eigene Untersuchungen mit dieser Thematik bereits seit längerem vertraut ist. Die getrennte Darstellung erschien in Anbetracht der strukturellen Eigentümlichkeiten und der hämodynamischen Besonderheiten des Rückenmarkes sinnvoll, zumal die in den letzten Jahren erheblich verfeinerte klinische Diagnostik der vaskulären Myelopathien zusätzliche Fragen aufwirft.

Beide Beiträge vermitteln so unter Einbeziehung neuester Erkenntnisse der Pathophysiologie einen Überblick über den aktuellen Stand der Pathomorphologie cerebrospinaler Durchblutungsstörungen und Gefäßerkrankungen mit ihren Folgen, von der Makroskopie bis hin zur Elektronenmikroskopie.

Mit diesem Teilband wird der direkte Bezug zur Klinik hergestellt.

Pathologie des Nervensystems II
Entwicklungsstörungen, chemische und physikalische Krankheitsursachen

Von H. Berlet, H. Noetzel, G. Quadbeck, W. Schlote, H.P. Schmitt, G. Ule
Redigiert von G. Ule

2952/5/1a

1983. 281 Abbildungen in 522 Einzeldarstellungen. XX, 957 Seiten
(Spezielle pathologische Anatomie, Band 13, Teil 2)
Gebunden DM 750,–; Subskriptionspreis: Gebunden DM 600,–
ISBN 3-540-11536-6

Der Band behandelt die Hirnentwicklung mit ihren Störungen und die exogenen Noxen chemischer und physikalischer Art mit ihren Auswirkungen auf das Nervensystem.

Der Abschnitt über die Entwicklungsstörungen und Schäden des reifenden Gehirns (H. Noetzel) wird von W. Schlote mit einer Einführung über die Entwicklung des Nervensystems eingeleitet. Die für das Verständnis der verschiedenen Mißbildungen wichtigen Phasen der Organogenese, der Differenzierung und der Synaptogenese werden in übersichtlicher Form dargestellt und die zur Fehlbildung führenden Grundmechanismen erörtert. Wichtige Fragen der Spezifität und Unspezifität neuronaler Kontaktbildung während der Ontogenese, die für das Verständnis der in zunehmendem Maße an Kinderkliniken beobachteten embryo-fetalen Schäden und Syndrome mit psychomotorischer Retardierung wichtig sind, werden ebenso angesprochen wie Probleme der Entwicklung und Differenzierung der Neuroglia und der Gefäßentwicklung im Zentralnervensystem.

Der Beitrag „Exogene Intoxikationen und Nervensystem" befaßt sich mit den hochaktuellen Problemen wie Umweltverschmutzung durch Industrie und Technik, Gefährdung durch in der Landwirtschaft eingesetzte Chemikalien, aber auch gewerblichen Vergiftungen, Suchtfolgen und Therapieschäden, soweit sie das Nervensystem betreffen.

H.P. Schmitt schließlich befaßt sich mit den Folgen physikalischer Einwirkungen auf das Nervensystem (ohne Neurotraumatologie), wie Elektrizität und Blitzschlag, Strahlentherapie, Ultraschall, Änderung des Umgebungsdruckes sowie thermische Schäden.

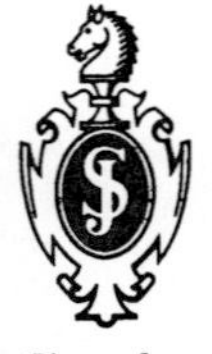

Springer-Verlag
Berlin
Heidelberg
New York
Tokyo

Tiergartenstr. 17, D-6900 Heidelberg 1
175 Fifth Ave., New York, NY 10010, USA
37-3, Hongo 3-chome, Bunkyo-ku, Tokyo 113, Japan

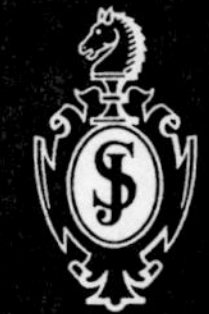
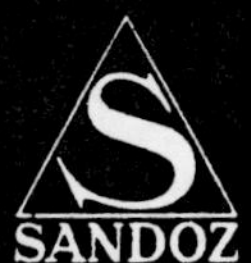

SPRINGER · SANDOZ ADVANCED TEXTS

Basic and Clinical Aspects of Neuroscience

Editors: E. E. Müller, M. O. Thorner   Managing Editor: **E. Flückiger**

Physicians are well aware of the significant role the neurosciences have come to play in modern medicine. Indeed, therapeutic advances and the understanding of many pathophysiological processes would be unthinkable without underlying insights from neuroendocrinology and neuropharmacology. But how do concerned clinicians go about keeping themselves informed of neuroscientific developments with a direct bearing on daily practice?

Basic and Clinical Aspects of Neuroscience is how. This joint undertaking by Springer-Verlag and Sandoz Ltd. is designed especially for general practitioners and clinicians, medical biologists and advanced students in medicine and biology. Each volume is devoted to a single topic and contains contributions by acknowledged authorities in their fields. The series – handy, readable volumes profusely illustrated with high quality 4-color-graphics – offers a unique opportunity of staying abreast of a pioneering field's rapidly expanding frontiers, an opportunity on which medical proficiency and patients' welfare depend.

The Dopaminergic System

By **B. Halász, K. Fuxe, L. F. Agnati, M. Kalia, M. Goldstein, K. Andersson, A. Härfstrand, B. Clark**

1985. 23 figures. Approx. 50 pages. Soft cover DM 25,-. ISBN 3-540-13700-9

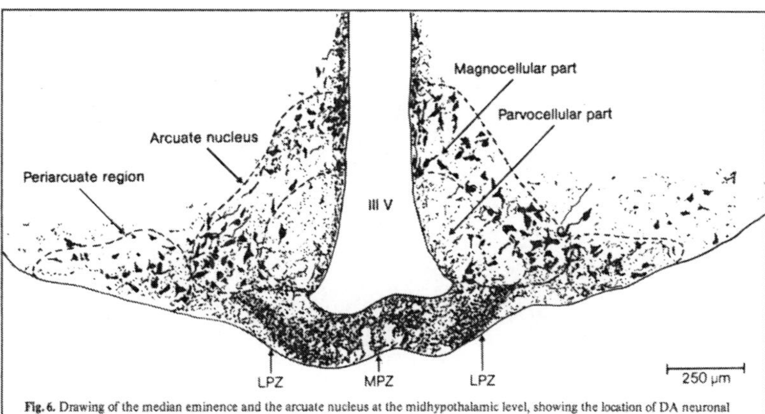

Fig. 6. Drawing of the median eminence and the arcuate nucleus at the midhypothalamic level, showing the location of DA neuronal perikarya *(large profiles)* and nerve terminals *(small profiles)*.

Contents: Introduction to Neuroendocrinology: Oxytocin and Vasopressin Producing Neurons. Pituitary Trophic Hormone Releasing and Release Inhibiting Factors (Hormones). Anterior Pituitary Hormones, Gastrointestinal Hormones, and Other Peptides in the Central Nervous System. Monoaminergic Systems. Structural Organization of the Nervous Elements Involved in the Control of the Pituitary. Peripheral Innervation of the Endocrine Glands. – Dopaminergic Systems in the Brain and Pituitary: Ascending DA Neuron Systems. Descending DA Neuron Systems. Local DA Neuron Systems of the Midbrain, Hypothalamus, and the Preoptic Area. Local DA Neurons of the Olfactory and Opti-System. Studies on the Postsynaptic Regulation of DA Mechanisms: Evidence for Receptor-Receptor Interactions at the Local Circuit Level and at the Comodulator Level. On the Functional Role of the Nigrostriatal and Mesolimbic DA Systems. Mesolimbic and Mesolimbocortical DA Neurons and Their Possible Functional Role. Tuberoinfundibular DA Neurons and Their Role in Regulating Secretion of Hormones from the Anterior Pituitary Gland. Tuberohypophyseal DA Neuron Systems and Their Role in Regulating Secretion of Hormones from the Pras Intermedia of the Anterior Pituitary Gland. – The Role of Dopamine in the Periphery: Introduction. Cardiovascular Effects of Dopamin – Vascular Receptors. Sodium Excretion. Renin Excretion. Effects on Ganglionic Transmission. Prejunctional Receptors. Dopaminergic Nerves.

In preparation:

Transmitter Molecules of the Brain

Editor: **G. Fink**
ISBN 3-540-13701-7

Springer-Verlag Berlin Heidelberg New York Tokyo